中医手象学

李乃民　肖　刚　张大鹏　于金昌　主　编

學苑出版社

图书在版编目（CIP）数据

中医手象学/李乃民等主编 . —北京：学苑出版社，2022. 8
ISBN 978 – 7 – 5077 – 6362 – 1

Ⅰ. ①中… Ⅱ. ①李… Ⅲ. ①掌纹 – 望诊(中医) Ⅳ. ①R241. 29
中国版本图书馆 CIP 数据核字（2022）第 013592 号

责任编辑：黄小龙
出版发行：学苑出版社
社　　址：北京市丰台区南方庄 2 号院 1 号楼
邮政编码：100079
网　　址：www. book001. com
电子邮箱：xueyuanpress@ 163. com
销售电话：010 – 67601101（销售部）、010 – 67603091（总编室）
印 刷 厂：北京兰星球彩色印刷有限公司
开本尺寸：880mm × 1230mm　1/16
印　　张：49. 75
字　　数：1090 千字
版　　次：2022 年 8 月第 1 版
印　　次：2022 年 8 月第 1 次印刷
定　　价：698. 00 元

编 委 会

主 编 李乃民 肖 刚 张大鹏 于金昌

副主编 王宇光 张永丰 左旺孟 崔振超 单 明
刘 珊 王春燕 刘 静 李仕维 杜文众
闫子飞 林 洁 高 杰

编 委 (按笔画顺序排列)
丁戊坤 白 银 母 凯 巩沅鑫 朴青山
吕宣谕 朱健彰 刘 南 刘 琳 牟 贵
孙 婷 李伟楠 李春杰 李彦慧 冷楚君
张文萍 张春梅 国德瑞 姜 涛 徐 慧
宿小满 宿英贵 潘虹如

主　　编

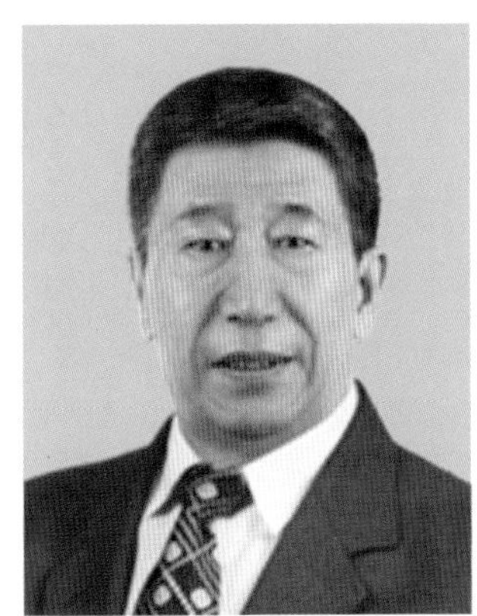

李乃民

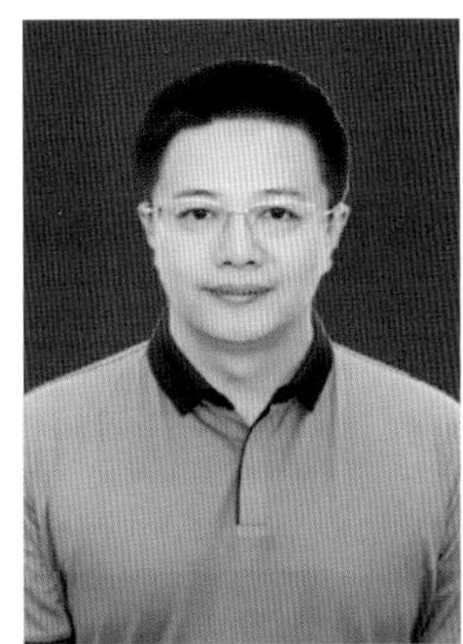

肖　刚

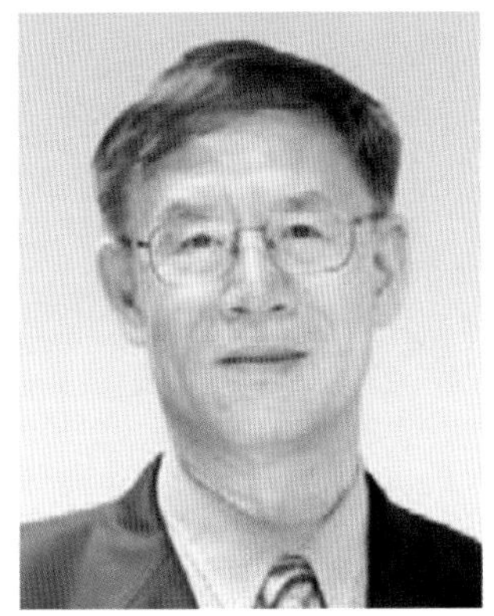

张大鹏

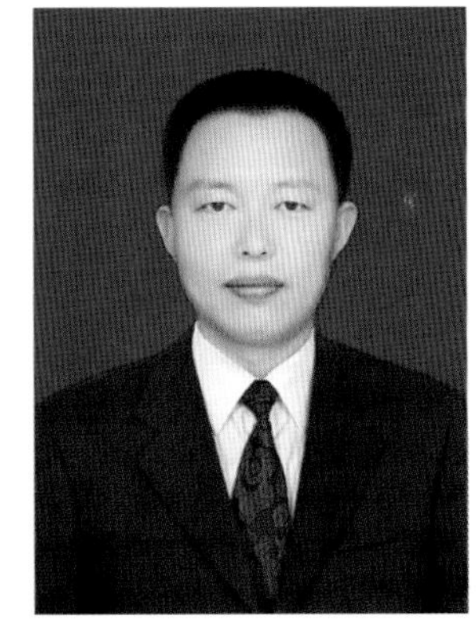

于金昌

副 主 编

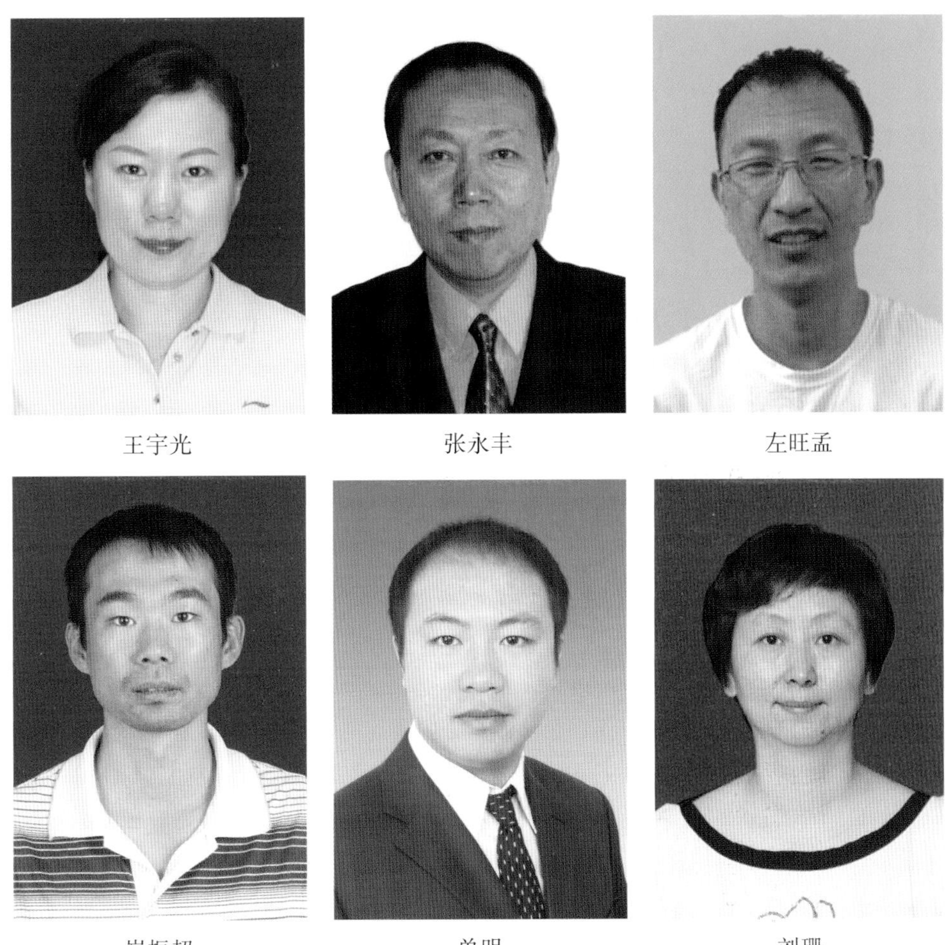

王宇光　　张永丰　　左旺孟

崔振超　　单明　　刘珊

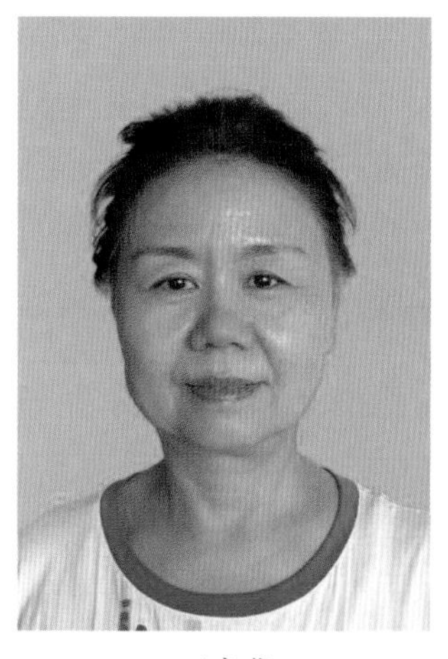
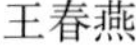
王春燕

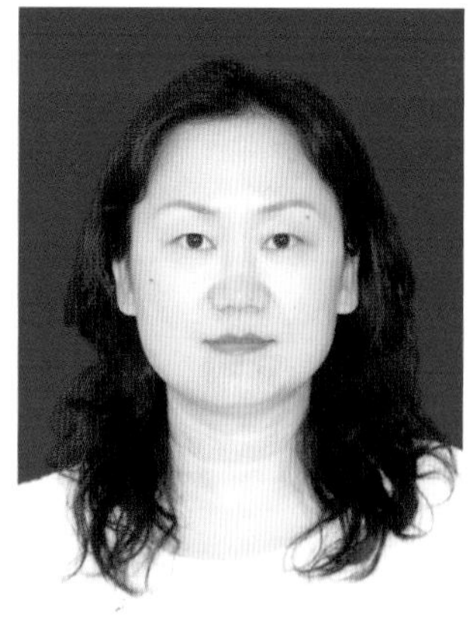
刘静

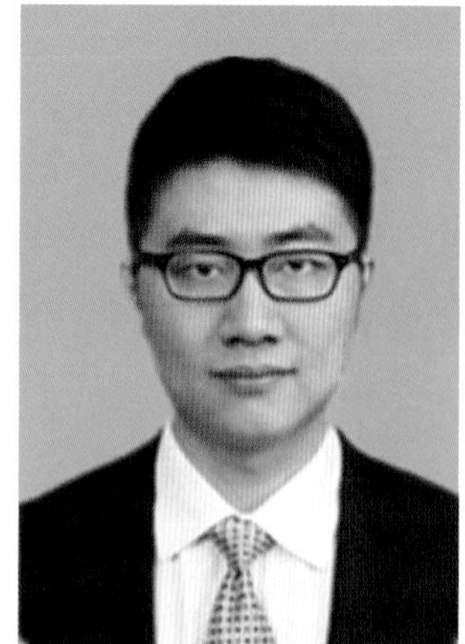
李仕维

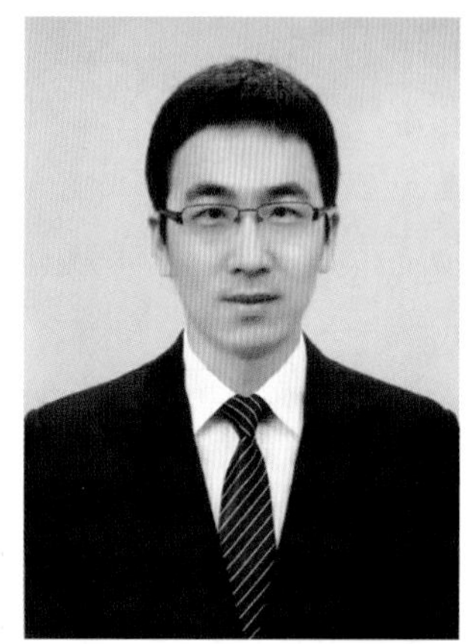
杜文众

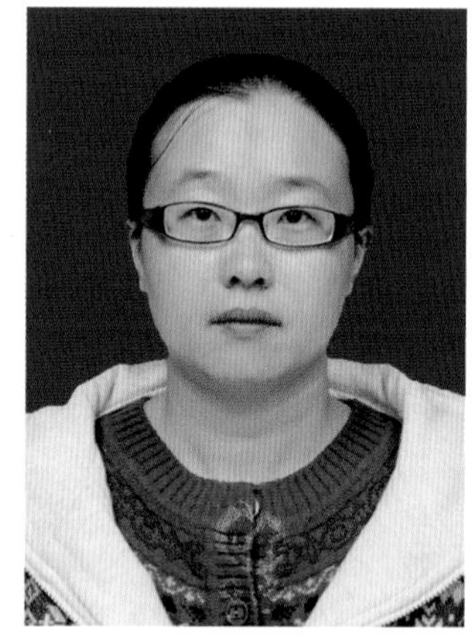
闫子飞

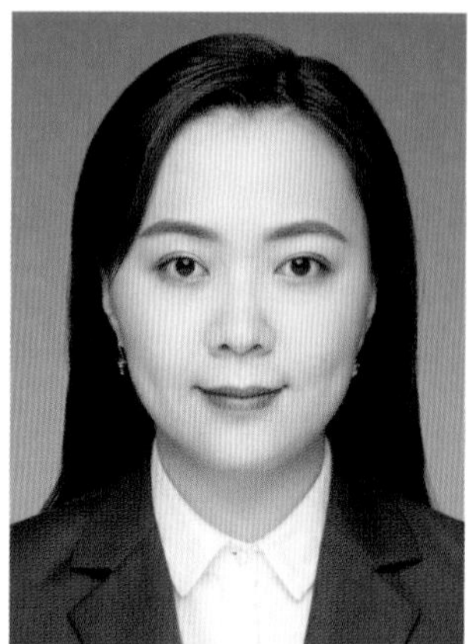
林洁

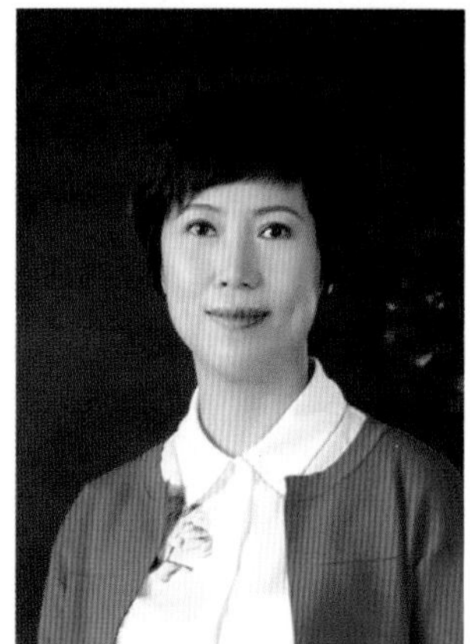
高杰

编　　委

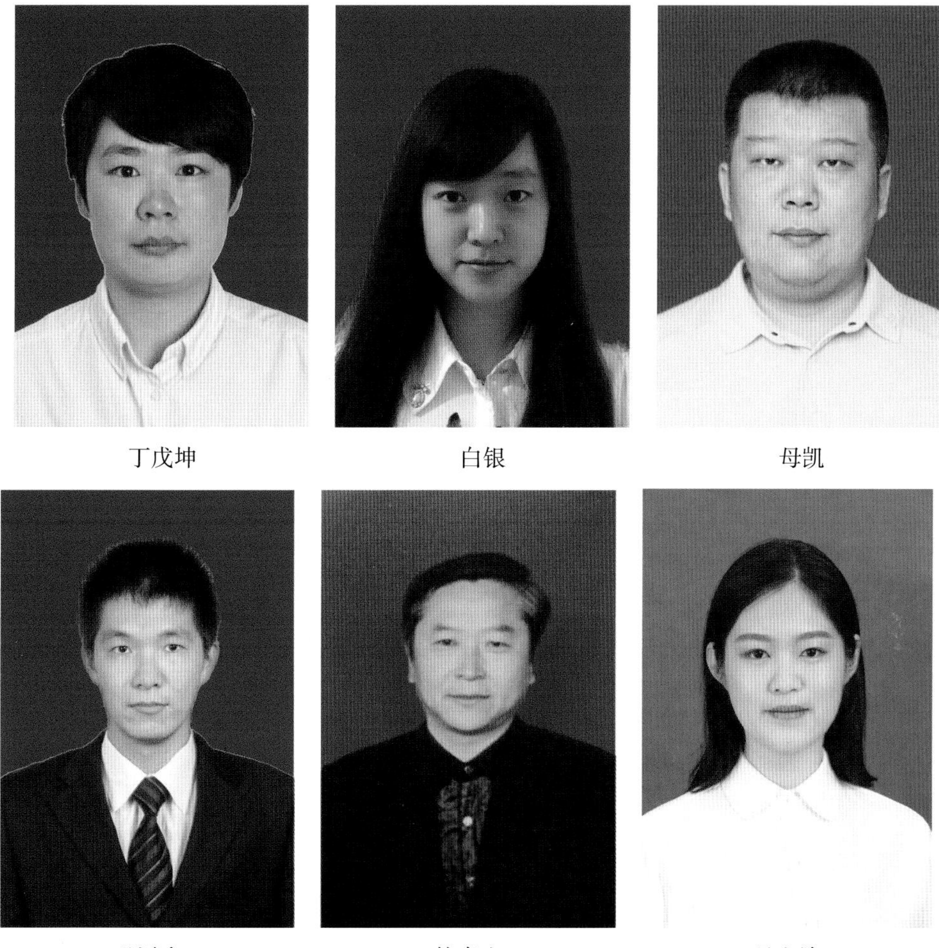

丁戊坤　　白银　　母凯

巩沅鑫　　朴青山　　吕宣谕

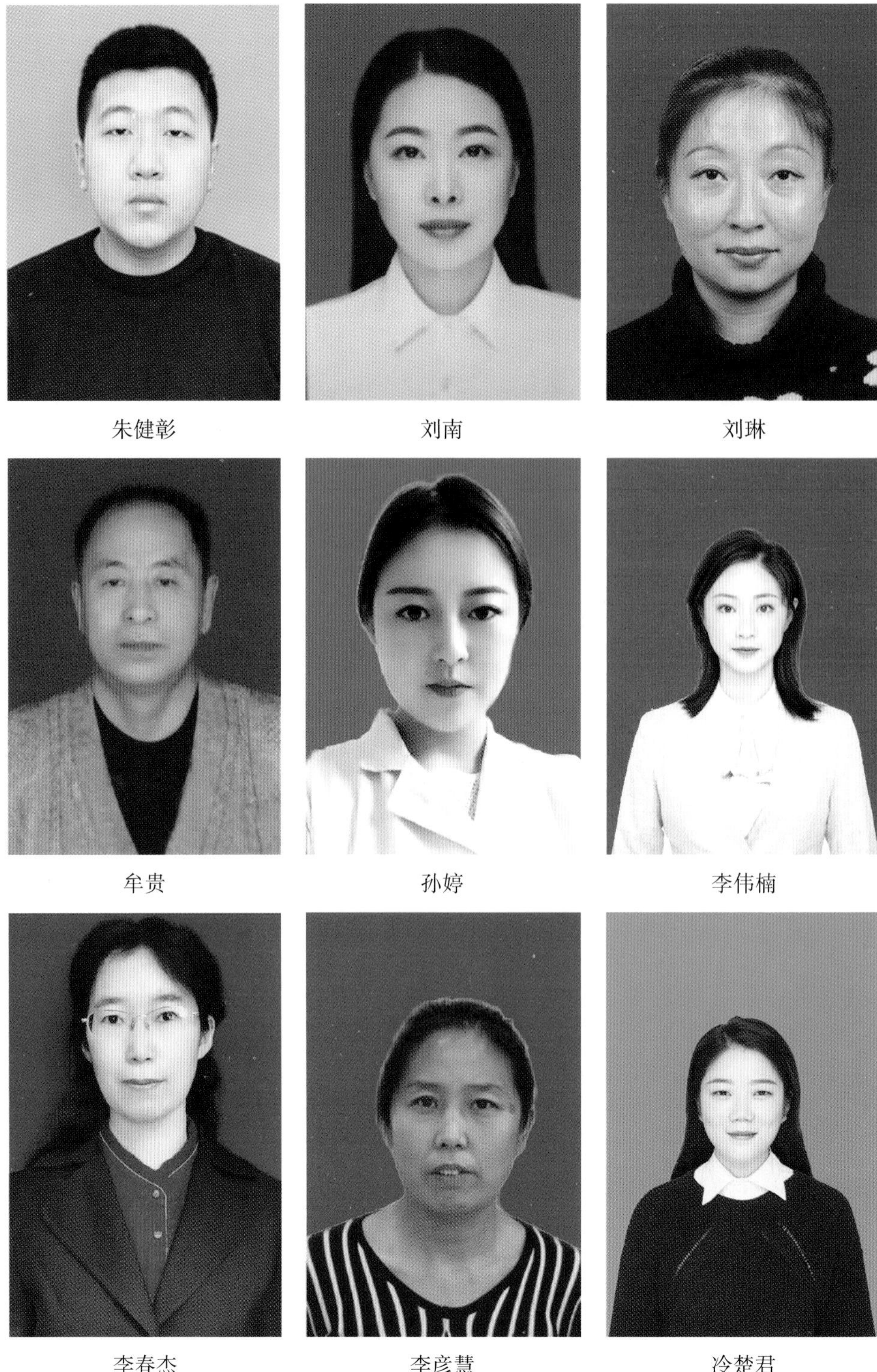

朱健彰 刘南 刘琳

牟贵 孙婷 李伟楠

李春杰 李彦慧 冷楚君

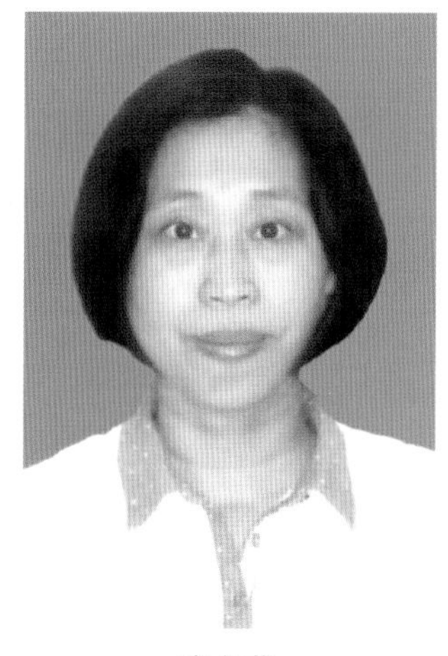

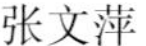
张文萍

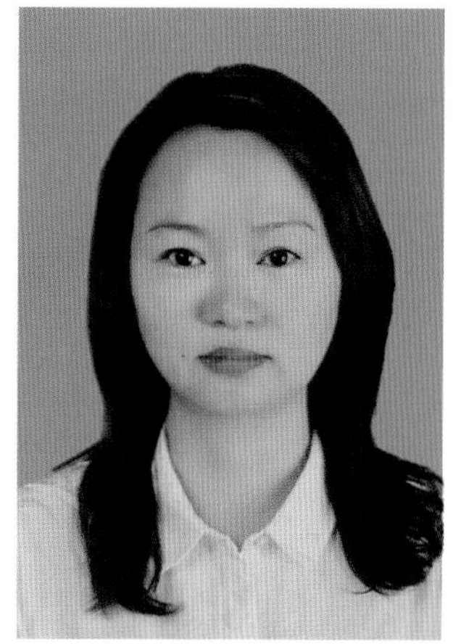
张春梅

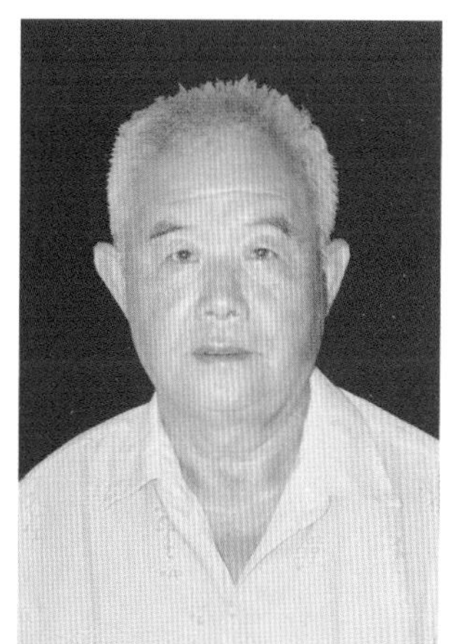
国德瑞

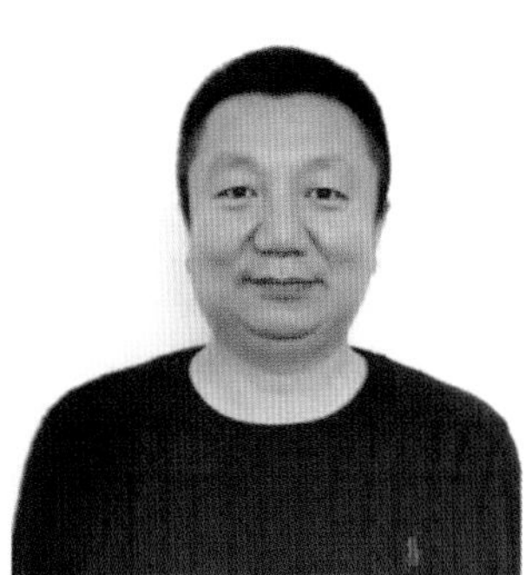
姜涛

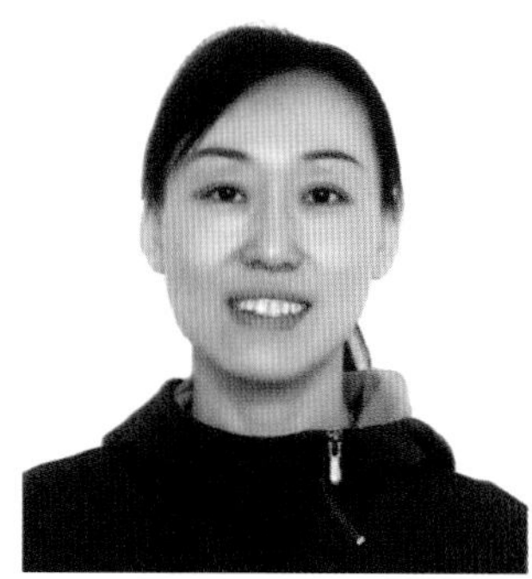
徐慧

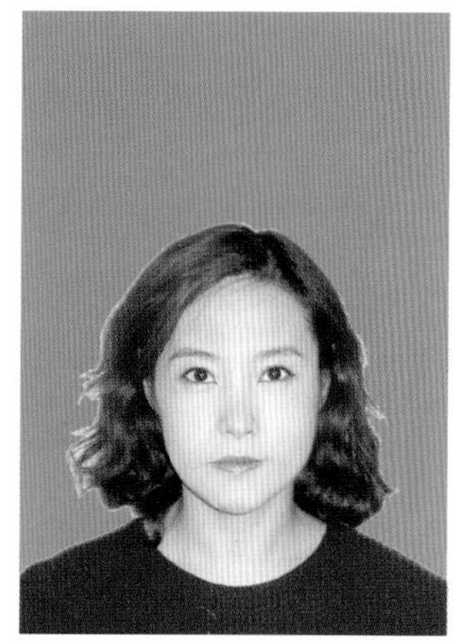
宿小满

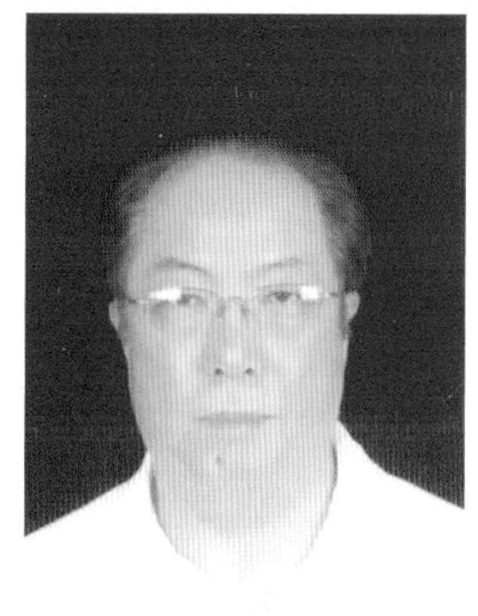
宿英贵

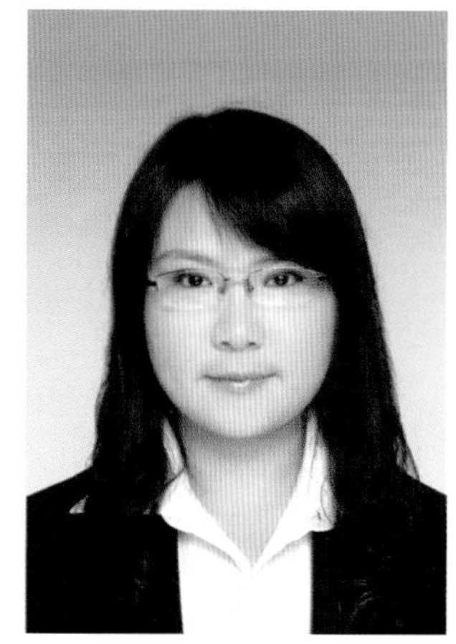
潘虹如

内容介绍

本书是我国第一部系统研究临床应用的中医手象学专著。作者团队几十年临床潜心观察，并组织专职医务人员用6年时间对包括病人和健康人在内的3万余人的样本进行了手象表象的普查。才促成了此书的成稿。书中所应用的指导理论为中国哲学之《易经》阴阳五行学说，使之所观察研究的手象表象完全符合两千多年前《黄帝内经》手象观察初衷。

全书用直观性证据表述了人类自新生儿始，伴随年龄的增长、岁月的蹉跎、疾病的侵袭等内外因素所致的手在形、色、纹、脉等方面的信息量积累所留下的记痕，首开了中医手象学应备内容，摒弃了某些主观、臆造、局限、随意取舍的非科学手象信息表述，使中医手象观察在继承发展中成为可进行理论研究、便于临床应用的一门独立学说。本书共分十二章四十七节，手象彩图1579幅，从人类手的“第一次推动”、中国相学史、中医手象学史、手的解剖、手的生理和疾病、手象识别的相关研究，人类手的形、色、纹、脉、指甲等系统观察研究分析，到手的中医证型，现代疾病诊断应用等全方位展现中医手象学全貌，是一部表述人类生理特征和以其巨大信息量识别人类自身病症的系统全书，可供中医、中西医结合的临床、科研、教学及各级各类人员自我保健和应用。

本书由以下课题支持完成

国家自然科学基金资助项目，项目号 6177010570、61271093、61471146、61102037。

中央军事委员会后勤保障部卫生局 2017 年全军医学科技青年培育计划孵化项目 17QNP061。

主编简介

李乃民

李乃民，男，1939 年 5 月出生，20 世纪 50 年代师承中医，1962 年毕业于沈阳军医代培班医疗系，1963 年再次学习中医一年，并分别在中国医科大学、哈尔滨医科大学、上海第二军医大学研修普外及肝胆外科专业七年。现为解放原军第 211 医院普通外科、肝胆外科中心顾问，主任医师；哈尔滨工业大学兼职教授，博士生导师。曾任中国中西医结合诊断专业委员会主任委员，国际医学生物特征识别学会第一副会长，中国中西医结合周围血管病专业委员会常委，普通外科专业委员会委员，黑龙江省中西医结合学会常委，黑龙江省中西医结合周围血管病和普通外科专业委员会主任委员，中西医结合外科杂志和中华医学研究杂志编委。文职二级，技术三级，少将待遇。享受国务院政府津贴。曾立一等功一次，二等功一次，三等功四次。2001 年获中国中西医结合特殊贡献奖。

1968 年，他将中医师承经验与现代医学科学相结合，带领医疗队为聋哑人及中医疑难杂症病人治病。提出了“聋靠治，哑靠训”的聋哑病人的治疗原则，打开了“聋哑禁区”。并采用中医针刺、中药和中医其它外治疗法，先后为 2 万余例中医疑难杂症患者治疗，获得优异成绩，原沈阳军区为其所在医院记集体一等功一次，为他本人记一等功一次。

1970 年春，美国著名记者埃德加·斯诺先生夫妇对他进行了专访（见 1971 年 5 月 9 日的意大利《时代》周刊）。1971—1978 年先后两次受我国政府派遣任中国中医专家组组长和专业负责人，在东欧、中东地区为 30 多个国家人民用中药和中医外治疗法治疗多种中医疑难杂症病人，取得优异成绩，受到了相关国家人民的好评，许多外国媒体报道了中医专家组治好众多疑难杂症的事迹，并多次受到我国政府相关部门通报嘉奖。同时，他还进行中医教学工作，学习了国外的一些先进医疗技术。1984 年任解放军第 211 医院外科主任，开始进行普通外科和肝胆外科的中西医结合工作，将中医四诊技术广泛用于临床，开展了以舌诊和脉诊为代表的中西医结合四诊研究工作，并取得成绩。1987 年建立起解放军第一座舌象研究室，撰写出《望舌诊病》和《急腹症舌象图谱》两本专著，并于同年成为中国中西医结合四诊研究专业委员会学术团体创始人之一，之后开始了在外科、内科、妇产科等多学科领域的广泛四诊研究工作。同时，运用其几十年在国内外临床与基础医学科研所积累的经验，结合临床治疗中医疑难杂症的实际需要，先后开展“抗疲劳”“未病”“过劳耗竭”和“防止过劳死”及其他一些常见疑难杂症疾病防治研究。用20多年时间将师承几代人的中药方剂，进行基础与临床相结合系统优化组合研究，创建了如“生命一号”“血瘀一号”“心肾养荣散”“健脑益智散”“伸脊龙”“心脑理血散”“滋阴消热散”“除痹暖宫散”“舒肝理脾散”等实用于临床并能取得很好疗效的中药方剂，为解除病人痛苦和部队指战员实际需要，提供了有价值的传统医学保障。及时将各种研究成果总结，先后撰写出版了《急症腹病研治》《非药物疗法》《中国舌诊大全》《中国传统医学外治疗法全书》《实用中西医周围血管病学》《舌诊学》《疲劳学》《过劳耗竭学》等18种医学专科著作，发表文章400余篇。获得国家、军队、省部科技进步一等奖2项，二等奖6项，三等奖3项。1997年开始与我国著名计算机人体生物特征识别专家合作，在哈尔滨工业大学成立计算机人体生物特征识别中心，带领博士生开展舌诊、脉诊、面诊、闻诊、耳诊、手诊、虹膜等人体生物特征计算机与临床相结合的计算机各种生物特征提取、分割确认等工作。近20年来培养了数十名博士、硕士研究生，开发了多种中医四诊现代化仪器，取得了优异成绩，为中国传统中医诊法实现现代化、科学化，造福于人民，步入世界做了一定的贡献。

肖刚

肖刚，男，46岁。毕业于哈尔滨医科大学临床医学系，研究生学历。1994年入伍，现任原第211医院院长，副主任医师，大校军衔。担任全军防疫防护专业委员会委员，黑龙江省医学会副会长，黑龙江省康复学会副会长，原沈阳军区防疫防护专业副主任委员，黑龙江省援外医学分会主任委员。

2005年以来，他开始关注抗疲劳研究工作，经常与李乃民主任探讨抗疲劳研究中的中西医结合工作，他提出应以中医学理论为主的研究方向。2008年他将在国外对不同肤色的国际人群抗疲劳经验提供给原211医院抗疲劳研究组，为过劳-耗竭的系统研究增加了更加有力的实践依据。

在多次执行维和医疗任务过程中，走访了刚果（金）及周边的4个东非国家，马里等2个西非国家，以及黎巴嫩、以色列、叙利亚等中东地区，组建了中国二级医院，治愈了很多病人，使祖国传统医学在世界舞台上得到了良好的展示，为世界人民的和平与健康做出了贡献。

2013年他与李乃民主任进行了过劳性脏腑功能耗竭的临床经验总结和相关理论探讨，结合他多年在国外从事过劳-耗竭病症的救治经验，提出了以《易经》“象数理论”作为诊断和预防过劳-耗竭发生发展演变过程中的病因、病机、病情、病位、病势的诊察依据手段，使过劳-耗竭的研究有了质的飞跃。同期，他还参与到李乃民主任场理论创建的学术资料发掘与整理，使过劳耗竭学达到了新的境界。为加速过劳-耗竭理论更新层次发展，2015年他着手成立原211医院过劳-耗竭专题研究课题组，抽调各方面科技力量组建了专职研究队伍，全面系统开展了过劳性脏腑功能耗竭的基础、临床、防治中药的研发等研究工作，并确立了理论、临床、基础、药物等研究方向，使之前近20年过劳-耗竭研究步入了新的发展阶段。

为进一步增添对过劳-耗竭病症更有效的观察方法，他提出了手象研究，经过1年多时间大批量、多领域对过劳人群手象临床观察，已取得重要进展。在《过劳耗竭学》撰著中，他睿智卓见地提出了该书的理论支撑和临床基础研究均以中医为基础的正确方向，为该书更臻顺利撰著完成提供了可能。

十几年来，他曾于2005年、2008年、2013年三次在非洲和中东地区执行维和医疗任务，荣立二等功2次，三等功3次。编著了《马里维和医疗队工作手册》，参编《小儿骨科手术学》《新编临床骨科学》《医院感染病例分析与管理对策》等医学、管理和感染控制等方面著作，撰写了医疗队冬季寒区训练和热区维和医疗两组专题的论文，承担军队和省级科研课题，并获得科技进步奖项。

张大鹏

张大鹏，香港理工大学电子计算系讲席教授，IEEE（美国电气与电子工程师学会）会士，IAPR（国际模式识别学会）会士，香港生物特征识别学会创始人，哈尔滨工业大学生物计算研究中心主任以及香港生物特征识别研究中心主任。曾任香港理工大学电子计算学系主任。1985年和1994年分别获得哈尔滨工业大学和加拿大滑铁卢大学博士学位。他是美国IEEE计算智能学会的技术委员会主席（2006－2008）、IEEE计算机学会授予的“卓越演讲人”（2005至今）以及香港裘槎基金会授予的香港特别行政区的最高科学技术奖项“裘槎优秀科研者”（2004－2005）。张大鹏教授的研究领域主要涉及图像处理和模式识别。他出版了第一本生物识别研究专著*Automatic Biometrics: Technologies and Systems*（Kluwer Academic Publisher, USA, 2000）。曾获黑龙江省自然科学一等奖（掌纹图像分析和自动鉴别方法），航天部科技成果一等奖（实时遥感图像处理系统）、国防科工委三等奖（指纹识别系统），及中国发明展览会发明金奖、香港工业奖、日内瓦国际发明银奖等多项奖项。出版英文专著15余部，已获得了美国、日本、中国发明专利授权近20项，发表重要国际期刊论文400余篇，被Google Scholar引用次数超过30，000次，2014－2016年连续入选ISI高被引学者。张大鹏教授是国际图像和图形学报（*International Journal of Image and Graphics*）和Springer国际生物特征识别丛书（*International Series on Biometrics*）的创始人和主编，以及国际医学生物特征识别会议（International Conference on Medical Biometrics）的创始人，同时还在多个IEEE Transactions（T－SMC，T－IM，CIM等）及国际模式识别杂志担任专刊主编。

于金昌

于金昌，男，43岁，本科毕业于哈尔滨医科大学，研究生就读于第二军医大学卫勤系公共卫生专业。2000年7月特招入伍，现任中国人民解放军联勤保障部队第962医院院长，副主任医师，上校军衔。担任学术职务有：中国医药教育协会寒区医学委员会专家委员，黑龙江省康复医学会疼痛康复专业委员会副主任委员，黑龙江省医师协会第三届理事会理事，黑龙江省医师协会继续教育学会委员，黑龙江省医师协会毕业后教育与继续教育分会常务委员。

工作以来他多次参与并组织部队卫勤保障，利用专业特长将临床医学与现代军队卫勤保障结合起来，每年多次下基层，着眼强保障谋打赢，走访基层部队官兵，了解官兵健康需求及训练伤防治。因工作突出先后记三等功两次，多次获得表彰嘉奖。出版了《非战争军事行动卫勤保障案例》《赴马里维和医疗队工作指导手册》《医院感染病例分析与管理对策》《血液系统疾病并发医院感染病例分析》等多篇著作及多篇军队训练卫勤相关论文。于金昌主编在每年数次下基层走访慰问及巡诊边防部队过程中，发现军队军事训练强度增加后，部队官兵过劳及训练伤明显增多，特别是在寒区冬季练兵，对官兵的心肺功能及体能考验极大，边远基层缺乏先进的医疗设备，不能做出及时有效的诊治。在此过程中他也深感寻求简便易得的诊疗方法对缺医少药的边防官兵十分重要。本着临床研究从实践中来，到实践中去的原则，他在原 211 医院已有 20 余年抗疲劳研究经验基础上，经与已有多年抗疲劳经验的中西医结合专家李乃民教授商议，在李乃民教授团队已有的前期计算机四诊研究工作基础上，最后决定通过中医传统的望、闻、问、切四诊客观化方法来为基层官兵判定身体健康水平及评估疲劳、过劳，在医院协调多科室开展协作研究，以获取部队官兵过劳耗竭大数据集成数据库并进行计算机分析，最终获得部队官兵训练对体能过劳耗竭的影响，积累相关经验指导部队官兵科学训练以提高战斗力，以期减少非战斗减员。

于金昌主编在下基层过程中进一步完善了手诊等相关研究数据，积累了大样本的手诊图片数据资料，获得了部队官兵过劳性体力耗竭乃至全部人群的健康与疾病大数据资料。在实际研究中发现，手诊作为常见易得到数据，确有意义且诊治评估意义重大，易于被基层掌握并初步判读，但目前尚被忽视。于金昌主编为进一步深化手诊及过劳耗竭等研究，花费 2 年多的时间积极申报国家自然科学基金并成功获批，指导并协调组织医院成立相关课题组，在中国人民解放军联勤保障部队第 962 医院门诊及病房采集临床疾病手诊数据并统计分析，同时巡诊时下到基层部队走访大量官兵，在附近中小学及幼儿园采集了近 3 万例宝贵的手诊数据和临床资料，并协同李乃民主任全面系统从西医辨病和中医辨证角度，同时联合哈尔滨工业大学生命科学学院进行计算机手诊分析，得到国内甚至世界第一手珍贵的手诊数据库，开创了中西医结合系统科学研究手诊的先河，现把手诊相关研究集成一书，可谓目前为止手诊集大成者，以飨后人。

前　言

手作为人体最普通的一个肢体器官和生存工具，有着既平常而又神秘的色彩。《老子》曰："知常曰明……贵必以贱为本，高必以下为基……知我者希，则我贵矣。"就目前所知，人类对自身天天见到，天天使用，理念中最平常，每时每刻都处在低下位置——手的了解，可以说知之甚少，或根本没有把其放在想了解的位置上。这是不是就可以称为《老子》所言的"知我者希，则我贵矣"？为了还给人类之手，在人类发展进化过程中所做出的人体其他器官不可替代的特殊贡献，本书通过较全面的拉网式追踪溯源，查渺寻迹，理繁去杂，探索求真，经过数年工作，在大量人群中认真研究，终于对人类身体上最平常的手有了初步了解。从过去的少知、不知、误知的认知中解脱出来，发现人类手的真实、珍贵面貌所在。

从此而知，为什么"相"学通过对手的观察能窥测到人生的禀性、尊卑、贫富、贵贱、吉凶、祸福……

为什么医者通过对手的观察能晓知人体小宇宙的入出状态，核心引力场运行态式，五脏六腑、气血、经脉荣衰尺度……从而判断出人体整体生命状态的太过、不及、安危、肓极等关乎生命存在正常与不正常的重要信息。水有源、树有根，水的源头愈广大、势高，所经流途愈险阻万千，其波涛流势才愈宏大壮观。树木根枝穿扎岩泥愈深远，干枝愈高大茂盛。手在人类几百万年，从"种生命"变为"类生命"的进化、发展历程中，经历了最多样、最曲折、最艰苦、最多环境、最多挫折、最多腥风血雨等等，从万千磨炼中积累获得大量丰富信息，并一代一代整合提炼、发展进化遗传下来，这就是为什么说手有着诸多神秘色彩，为什么手象含有诸多神奇……之前，只有少数人有所了解，多数人不了解或因为其太平常而不想了解，进而对手相、象学产生诸多疑惑不解，甚至说其完全是封建迷信。

十九世纪以来，恩格斯在《自然辩证法》中以历史唯物主义，辩证唯物主义，肯定了手在人类发生、发展进化史中具有"第一次推动"的宏伟作用，复原了人类手在人类由"种生命"变为"类生命"过程中所发挥的不可替代的作用。明确地阐述了人类所以由类人猿变成人，是由于手足分离后手的劳动，并在劳动中对手的组织结构进行修正，使之适应更精细的操作，而发挥着更大的作用。"劳动创造了人类"，"劳动创造了世界"，劳动使人类食物链发生改变，促进了人类脑的发育。

之后，经过人类手脑互促、互用、互启、互推，开发了人类早期文明，改变了人类生存环境，创建了人类丰富多彩，无以尽述的人间奇迹。由于占有欲的膨胀，手持器械进行杀戮，也刻画了人类文明进步进程中必经的血腥历史。在和谐安逸中创建了拉斐尔的绘画，托尔瓦德森的雕刻，帕格尼尼的音乐手和王羲之的书法，张择端的《清明上河图》，白居易的《琵琶行》……

亦是在这一过程，人类逐渐发现通过对自己手的观察，可以发现人体的安危祸福、病痛疾患的信息密码。诚然，人类观察自身信息密码的方法不仅限于对手的观察。中医学和“相”学在两千多年前就把观察人整体形象（体像），骨体作为观察内容，更把观察人的面部，手的变化等作为认知人生命安危、吉祥、祸福的更重要方法。汉代王充在《论衡》中专设“骨相篇”说明观察人表候的重要性。在他之前的《内经》专设色诊篇，论述观察人面部变化方法及晓知病症的要候。其后所出现的“相”学，更把面部观察例为“相”的重点。

我们认为，中医学和“相”学都注重观察人体面部的原因，是因为人类面部从进化初始，终日都暴露于人体外部，大自然的风寒暑湿燥火，无时不在接触人体裸露的面部，因为人类情感方面的喜、怒、忧、思、悲、恐、惊等各种情绪每时每刻都刺激着人的面部。如此之多的各种刺激，使人的面部肌肤接力式的积累了大量信息记痕，使医者、相者通过观察可以了解到人的禀性境况，更可以查见人体的病疾有无、轻重、极危等重要表象。

这也应该是“相”“象”学把面部作为观察人诸般变化的主因。否则为何不把人体的胳膊，大腿作为观察主体，为何把观察重点都放在人每日要经历着风风雨雨诸般磨炼的面上，如眼象、耳象、鼻象、舌象、足象，而不是其他。其根本原因就是这些部位经受刺激信息量大，所含信息丰富，它们之间只是程度不同而出现主次，归根到底，还是经历。

从本书对人类手的考察中发现，人类手的经历可以称得上是人体信息含有量之最。就是在人脑高度发达的今天，当夸奖一个人时，常用的词语亦是“心灵手巧”。人在世界中，任何物质的获得，客观物质的发明创造没有手的参与都可能事倍功半。特别当我们真实了解到手在人类文明创建过程中所经历的无以计数的神奇事实后，是否可以定论手所经历的磨难、刺激和不断创新所构成的信息，明显优于面部和人体其它部位。所以手是人类器官中含信息最丰富的部位，因此对手的信息密码进行发掘识别尤显得重要。这也是本书作者组织大量人力进行大数据客观观察研究之目的。

我国医学手象观察已有两千多年历史，但至今尚无人对其进行系统的考察研究。虽然近期有人撰写了一些手象观察科普性书著，但都局限于临床散在观察，缺乏系统探究取真之功，一些内容仍多留于猜测可能之际。

本书为了确实弄清医学手象渊源与临床应用价值，在作者几十年临床对各种常见疾病手象观察基础上，组织多名专职医务人员，应用统一方法仪器，对正常人，按新生儿、幼儿、学龄前儿童、少年、青年、成年、老年，分组进行各级年龄组的手象采集。经过六年多时间，在同行大力协助下，获得各组成百上千例真实样本。之后，进行系统比较分析，找出人类手象因年龄、经历等因素所产生的正常表象，制定出人类正常手象标准。

在此基础上本书又对经现代医学相关仪器、实验室检测诊断明确的各系统疾病病人手象按统一观察方法进行了采集，获得各种疾病及中医证型手象表象，经过计算机识别比对分析，分别明确各种常见疾病应见的手象表象，并经临床重复验证，获得较为明确的观察结果。

几年来我们经过组织人力专职的工作，获取30580人的手象系列数据。又经过对手型、手色、手纹、掌部各种色、斑、痕、凹、凸、肉阜及手掌、手背络脉、指甲型、色变等具体分类分析，并以手疾病证型及之前几十年在临床诊病过程中观察所积累的七千余例手象相对照，去伪存真，将个别代表一般、少见当成多见、年龄变化误认为病理变化、正常人群中本应据有的变化而误认为是疾病信息等假象、表述错误掺杂等进行了矫正。明确了正常人所应据有的手神、手型、手色、手纹、肉阜、手掌、手指、手背、手腕、甲型、甲色等正常手象的表象和疾病手象的识别标准，纠正了有碍手象识别的错误命名，从而为病理手象的确认提供度量尺度。在疾病手象观察中获得轻、重、单病、兼病等手象信息表达的确认，从而使手象学摆脱了神奇、迷茫、夸张、幼视、杂称、蒙混等摆在人们面前的障眼猜想，回到客观真实有序，有法可寻的手象不断深化研究与发展的正确轨道。

本书在撰写过程中为追寻手象之所以产生，手在人类进化史中所历经的磨难和不断创生遗留的诸多丰富信息并经一代代遗传进化所取得令人叹惊的宝贵存在，而进行了大量相关史料书籍的获取，使人们在应用手象之时，知道手象能表达人类生命过程中各种信息，其不是一蹴而就，也不是有其内必表现于外那么简单。手在人类几百万年进化，由猿转变为人类的过程中首当其冲，为创建人类福祉而艰苦拼搏，在人类历史中储存寓意万千的各种类型的信息，信息含量超常丰富。所以，人们在相、象学中才能通过观察分析的方法，从大量信息中寻找到与人类生命过程相关信息，否则空穴来风，根浅源稀，手相、象学也无从流传。这是本书为什么在开篇章节中粗略揭示了人类之手在人类进化史中有着丰功伟绩，意为人手对人类发展的贡献讨还一个“公道”。

必须指出，本书所引用的一些历史资料，只能是作为学术研究的参考，其中一些带有种族歧视或自认为优等人种的观点必须予以纠正。如尤瓦尔·赫拉利在《人类简史》中所称谓的“智人”（白种人）优于其他人种的观点纯属种族歧视。他承认在所称谓的“智人”存在同时，地球上可能已存在六种人种（“智人”、尼安德特人、丹尼索瓦人、梭罗人、小矮人和亚洲的直立人），可是他有意地编写出白种人优先的依据，即白种人“智人”优于其他人种。我们在人类手的寻根溯源中，即发现了人类手的“第一推动”，亦发现7万年前从中东出走的所谓“智人”，利用手的功能一路抢杀掠地，为获得食物灭绝其他人类种族群时对所能捕获的动物进行灭绝性杀戮的血腥历史。我们认为白种人所以在之前没能入侵中国这块宝地，绝不是因为所谓的高山、戈壁……而更可能是他们讲的比他们进化晚的直立人，实际中比他们所谓的“智人”进化的更早。从我国《中国历史简表》中所记载的距今1万年左右，伏羲氏做《易经》八卦的史实可以见到，那个年代赫拉利笔下的“智人”还在只满足于杀戮人、兽的野蛮时代，根本无文化可言，更谈不上能有哲学理论出现。所以所谓的“智人”，只能是沿着北非、西亚、欧洲以及后来的澳大利亚之路杀戮占领灭绝原已存在的弱小族群。从伏羲氏和《易经》八卦中亦可以见到中国人手的功能开发之早，所积累的信息量明显优于白种人。所以才能在历史进程中产生手相（象）学说，这也是本书的编撰表达与其它书籍有所不同的真因所在。

手象学现代作为一门医学专门学说，本书在撰写过程中注意了按照医学纪序的方法，从手的生理、解剖，手的常见疾病等基础范围述起。其后是手象观察方法，注意事项，各种病证的手象表象分类，进行章节清晰的表述。为了弄清一些病证为什么会出现相关的手象表象，我们还进行现代医学相关仪器、实验室项目检测研究，如手微循环、手彩色多普勒、手象表象的计算机分析与提取。本书内容集取张大鹏教授几十年，历经千辛万苦带领众多博士、硕士所进行的有关手的生物特征提取研究与应用经验，达到对指掌纹更深入的解析和对病理手象产生更深刻的认知，以求得向前进取获得更宽广研究探索范围。张大鹏教授做为世界知名指、掌纹识别专家，学识根底深厚，其科研经验丰富，研究经历超人，必将为医学手象研究探索提供更多捷途。

本书共分十二章四十七节，手象彩图1579幅，其中中医证型手象87幅，疾病手象69幅，各种手象表象特征分析图谱（型、色、纹、甲）1333幅，微循环检测手象分析35幅，彩色多普勒手象分析55幅。

本书在撰写中花费大量的人力、物力，进行实事求是的考查研究，并企图弄清人类手象为什么会产生，如何产生，手象的产生、发展、变化的真象到底是什么样子，各种手象表象表达如何甄别，各种证病手象的标准如何界定，一些病理手象产生与年龄、性别、疾病特点有着什么样的特定关系等等。这些问题在本书各章节虽然作了一定的诠释，但一些认知还相当肤浅，有待进一步研究提高。

关于如何对待目前手象观察中的一些争论和分岐，及不同见解如何统一和解决问题，我们认为可留待时日在实践中进一步认识统一。总之，手象研究前途广大，为人类健康贡献大有作为。

几点说明

我为中国中西医结合四诊研究专业委员会目前仅在的创始人。第二主编肖刚系原中国人民解放军第211医院院长，他带头组建了手诊研究课题组，并指派专职人员进行手诊的采集观察和相关临床研究，并主持国家自然科学基金1项，对手诊研究资料库的建立做出了贡献。本书第三主编张大鹏是香港理工大学、香港中文大学资深教授，以计算机识别指纹、掌纹数十年，是世界这一领域的著名学科带头人。第四主编于金昌系中国人民解放军联勤保障部队第962医院院长，他延续了肖刚院长的工作，继续进行了手诊人群的相关数据采集工作。

1997年我与张大鹏组合，在哈尔滨工业大学成立了“计算机人体生物特征识别研究室”，带领博士生开展了舌诊、脉诊、面诊、虹蟆、耳诊、闻诊、手诊等全面中医四诊计算机识别研究工作。其中曾派一名博士专门从事手诊研究工作，并从此时起我在中医疑难杂症诊治过程中，开始了系统手诊临床观察与研究工作。经过近20年手诊研究与临床观察发现，近些年所出版的一些有关手诊观察研究书籍，多将中国相术学中的手纹观察资料进行移植，重纹、轻色、轻型、轻源头探索。将一些个案临床观察所得，轻率确定为可重复验证结论。

为了寻找中医手象学真实本来面目和中医临床确实的实用价值，2015年我与原211医院院长肖刚一起，由医院抽调9名专职医务人员和聘请哈尔滨工业大学、哈尔滨医科大学、黑龙江中医药大学、河北大学等单位的相关科研人员，成立了17人的中医手象专职科研组。从不同医院、不同地方开始了对经过现代医学系统检查确诊为某一明确疾病的病人进行了统一模式、统一仪器、统一方法的手象采集工作，并按新生儿、婴幼儿、学龄前儿童、少年、青年、成年、老年分组，对“健康”者和疾病者分组进行手象手样采集。经过近6年的连续专职工作和我20多年的临床观察积累，共获得各年组手象图像三万余人（例）。经过系统研究分析，初步发现了中国人手象形成、发展、变化的真实面貌。特别为撰写此书，我反复阅读了我国有文字记载，可觅寻到的相书资料和相关“史”“记”记载有关手象资料。经过用“易经”、八卦、阴阳五行理论的系统分析，找到了中国中医手象临床观察应用的适用方法和观察运用规律，中国中医手象的发展和继续深入研究打下了坚实基础。

本书在编撰过程中，曾对人类手在人类发展史所处的重要位置和作用进行了大量学术研究。因为中医手象学与中国相学的发生发展有密切关系，所以本书特设中国相术学发展史简述一节，使其符合中医学手象学发展真实情况。在中医学中，中国第一本医书《黄帝内经》曾与中国相术学早期发展相同步，重视手色、手温等观察。至汉代张仲景《伤寒论》《金匮要略》重证重脉影响，之后中医手象学基本很少有人在临床中应用。近期所产生的医学手象观察热潮，应是一些有识之士通过临床观察，参考中国相术学中手相观察经验而形成一些看法。其主要缺点是重纹轻色，违背了《黄帝内经》对中医临床手象观察的初衷。

中国中医手象学临床观察，必须以中国哲学理论为统帅，所有手象内容命名全部中国化，一切观察认知均以《易经》的八卦阴阳五行理论为指导，使其与中国的《黄帝内经》理论相一致。本书大量数据，图像处理都离不开张大鹏教授的多年工作。

李乃民
2021年5月

目　　录

第一章 中医手象学简史

手是本书核心角色，是本书必须阐述清楚的问题。由于一些历史学、生物学、生命科学及人类发展史等方面原因，对手常忽略不计，因此要达到对人类手的精妙绝伦表象和手对人类进化发展进步所做出的难以用语言详尽描述的促推和量、质变化过程的真实了解，必须要到数千年的历史时空中去追踪溯源，查寻渺迹，理清繁杂，求真探索。

手是人体上的一个器官，由骨骼、肌肉、皮肤、血管、神经等组成，是食血动物中组织类同，而功能、性质、表象异殊的器官。它的出现改变了人类在动物中存在的性质，使人在地球上食血动物中成为由“种生命”变为“类生命”。近代宇宙学科研究表明，人类所生活的地球是太阳系中的一颗行星，而太阳又是宇宙众多星系之一银河系位置在旋臂上的一颗淡黄色的恒星。要了解人手是怎样成为人类进化过程的首次推动，必须要知道人是怎样产生的，产生人的地球是怎样形成和如何在太阳系中能相对衡稳的存在，要了解这些则先要溯源宇宙是如何发生，星体是怎样形成，之后才是太阳系、地球和地球上人类产生、发展进化，之后才能认知手是如何成为促进人类发展进化的首次推动者。这一追溯链条涉及哲学、物理学、宇宙科学、生物学、生命科学等多种学科，而到目前这些学科所能提供的资料，一些是经过多代人的观察研究所获得的目前认为是历史事实的，而大多数是通过触类旁通所形成的逻辑推理中的认知。更多的事实可能是人类永远的追求（如人类对宇宙的真实的全面的认知）。尽管如此我们还是要尽量在已知的资料中去努力发掘整理了关于宇宙起源、太阳系地球形成以及人的产生、人手的推动的认知。

第一节 人类的起源与“第一次推动”

关于人类是怎样产生的，这是一个千古谜题，从古代到现代说法不一，到底哪个是真相，笔者实在寻不到有刚性结论的证据。

在西方社会，造物主观念一直统治人们两千多年，斯多葛派及其泛神论者认为：上帝和万有是同一的。普罗提诺的上帝观则认为上帝是唯一实在的东西，其他一切存在物是上帝的余晖，是出自上帝的流射物（emanation）。基督教认为上帝是万能的造物主，上帝根据自己的意志从虚无中创造了世界，人也是被造物，在造物主和人之间好像有一条无法逾越的鸿沟。到16世纪哥白尼的日心说出现，上帝创人的观念开始动摇。1859年达尔文在《物种起源》一书中，提出了“进化论”，对西方原本以宗教为基础价值观造成了冲击，使上帝造人观破产，让人们开始不去询问“神如何造人”，转而着重于探讨“人到底是什么样的生命，其初始是如何产生的？”

在中国关于人是怎样产生的，亦有不同说法，其中有神话传说，有万物造化论亦有唯物论。

中国神话创人说，最典型的就是女娲造人说：当天地开辟了以后，虽然大地上已经有了山川草木，甚或也有了鸟兽虫鱼，可是没有人类，世间仍旧荒凉寂寞。在这一片荒寂土地上，大神女娲心里感到非常孤独，她觉得应添点什么东西才有生气。她在一处水池边蹲下身子，掘了池边地上的黄泥，掺和了水，仿照水中自己的形貌，揉团成一个泥娃娃样的东西，刚一放到地上，小东西就活了起来，呱呱地叫着，欢喜地跳着，他的名字就叫作“人”。人的身体渺小，但因是神亲手创造，他和飞着的鸟，爬着的兽都不相同，生来似乎就有着管领万物的气概，女娲对于她的创造很满意，就继续用水和黄泥造了许许多多男男女女的人。赤裸的人们围着女娲跳跃，欢呼，然后或单独或成群走散了。女娲心里充满了惊讶和安慰，她继续着她的工作，因为大地太大，造了许久，她的造人工作还是满足不了她的心愿，在疲劳状态下为了继续造人，她只得顺手在山崖上拉下一条藤条伸入泥潭里，沾上黄泥泥浆向四方一挥，泥点溅落居然也成了呱呱叫着欢喜跳跃着的一个个小人。这方法很省事，藤条挥挥大地上就布满了人类的踪迹。为了让大地上的人类继续生存下来，代代相传，她就让男人和女人配合起来，创造他们自己的后代，使人类绵延不断，使大地到处都有人类存在。这就是我国远古时代女娲女神黄泥造人的神话。其讲的神奇，比西方上帝造人的故事更为具体而生动，它说明地球在初始阶段，人的出现或晚于植物或其他小的生物。

在中国关于人类的起源探讨，除了神话亦有唯物变化观的推测判断。在距今2500年前《庄子》“至乐”篇中说：“天无为以之清，地无为以之宁，故两无为相合，万物皆化生……种有几，得水则为继，得水土之际则为蛙蠙之衣，生于陵屯则为陵舄，陵舄得郁栖则为乌足。乌足之根为蛴螬，其叶为胡蝶。胡蝶胥也化而为虫，生于灶下，其状若脱，其名为鸲掇。鸲掇千日为鸟，其名为干余骨。于余骨之沫为斯弥，斯弥为食醯。颐辂生乎食醯，黄軦生乎九猷，瞀芮生乎腐蠸。羊奚比乎不箰，久竹生青宁，青宁生程，程生马，马生人，人又反入于机。万物皆出于机，皆入于机。”《庄子》在这篇论述中，批判了神造人，他认为地球上一切植物、动物包括人都来自地球早期所据有的极其微细状态的“几”，“几”是蛋白质所形成的细胞，还是现代前沿科学所发现的“粒子”，承不可知，但它是最小形态可以变化成各种物类，庄子在两千多年前已认知到了，而且庄子是观察到物类千变万化的起源和演变过程、生变进化关系，这种造化来源于自然的存在。这种自然物质的存在就是人类的起源，两千多年前的《庄子》的唯物观、进化观已活生生展现在人们面前。这种认知超于西方哲人们对人类产生的认知文明，其说明中华民族文明历史悠久，认知超前，实不为过。

公元1世纪，汉王充（公元29年—约公元97年）著成《论衡》一书。王充以历史唯物主义的思辨认知，对于他之前儒家或传家在“书”“传”“记”中关于人生的问题所宣传的一些思想、言论进行有力的批判。他在《雷虚篇》《自然篇》等论述中认为：人在天地之间，物也，物亦物也。天地合气，万物自生。人之所以生者，精气也。天者普施气万物之中，不欲以生物，则物自生，此则自然也。夫天覆于上，地偃于下，并生万物，万物之生，俱得一气，阳气自出，物自生长，阴气自起，物自成藏。人物也，万物之中，有智慧者也，其受命于天，禀气于元，与物无异。高祖时母妊之时，蛟龙在上，梦与神遇，尧母感于赤龙，禹母吞薏苡，契母咽燕子，后稷母履大人之迹，凡诸众瑞，重至者希。

王充否认神、天命造人，他认为人来源于自然，生于自然，什么“龙种”“神异之种”都是“虚”言。人是大自然之物进化而来，与神鬼天命等毫无关系，这种唯物主义思想较之达尔文的“进化论”思想要早一千七百多年。

那么，人在宇宙、天地、大自然演化中如何产生的呢？现代物理学家霍金在他的《时间简史》中认为：宇宙大爆炸之后，云里的大部分气体形成了太阳或者喷到外面去，但是少量的重元素集聚在一起，形成了像地球这样的，现在绕太阳公转的物体。地球原先是非常热的，并且没有大气。在时间长河中它冷却下来，并从岩石中溢出的气体里得到了大气。这早先的大气不能使我们存活，因为它不含氧气，反而包含很多对我们有毒的气体，如硫化氢（即像臭鸡蛋难闻的气体）。然而，存在能在这种条件下繁衍生命的其原始形式。人们认为，它们可能是作为原子的偶然结合的结果形成叫作宏观分子的大结构，而在海洋中发展，这种结构能够将海洋中的其他原子聚集成类似的结构。它们就这样复制了自己并繁殖。在有些情况下复制有了误差，这些误差多数使得新的宏观分子不能复制自己，并最终被消灭。然而，有一些误差会产生出新的宏观分子，在复制它们自己时会变得更好。所以它们有优点，并趋向于取代原先的宏观分子。进化过程就是用这种方式开始，它导致了越来越复杂的自我复制的组织。第一种原始的生命形式消化了包括硫化氢在内的不同物质而放出氧气。这样就能将大气改变到今天这样的组成，它允许诸如鱼、爬行动物、哺乳动物以及人类等生命的更高形式的发展。

人类在宇宙大爆炸或称混沌结束，产生天地。经过自然复杂的变化过程，世界万物与食血动物是相继而生，还是最后而生？达尔文《物种起源》中的“一条鞭”式进化论，使其未找到人与其他生物之间如何变化的“失落的环节”。这个失落环节是《庄子》的极微物质在地球演化中的“几”变过程而来，还是在“天无为以之清，地无为以之宁，故两无为相合，万物皆化生”。中按照其“无为”自然规律而产生的？到目前，任何推测只能是猜想，因为人们仅靠考古发现，并不能发现在地球形成初期，如霍金所言的“宏观分子”是如何在万千变化中使人类这一含血物种产生的。

据尤瓦尔·赫拉利所著的《人类简史》记载：“在地球自身变迁由远离平衡到相对稳态形式。在过去百万年间，平均每几万年就有一次冰河期，澳大利亚巨大的双门齿兽早在150多万年前便已出现，活过了至少10次冰河期，甚至连7万年前的那次冰河期高峰也安然无恙。特别是6500万年前，一颗陨石让恐龙灭绝，智人就这样在所有巨型动物都死于严寒和恐龙灭绝的‘自然的毁灭’的时候来到澳大利亚，实在很难令人信服。”据该书介绍“大约7万年前，一些属于‘智人’（Ilomo Aapiens）这一物种的生物，开始创造出更复杂的结构，称为‘文化’。”那么人类如何从“原子”，“分子结合”形成有机体，又发展成一种属于“智人”物种生物。这种生物物种经过数万年演化进展如何在地球上生存下来，并逐渐创造出如此丰富多彩、广博富娆美丽而变化多端的大千世界呢？

据目前有关资料，有两种说法：

第一个版本是以色列尤瓦尔·赫拉利撰著的《人类简史》，在这本书中作者认为：大约在135亿年前，经过所谓的“大爆炸”（Big Bang）之后，宇宙的物质、能量、时间和空间，在物理学概念上形成。之后，大约又过了30万年，物质和能量开始形成复杂的结构“原子”，再进一步构成分子，“原子”和“分子”互动，“化学”的概念形成。大约38亿年前，地球上有些分子结合起来形成一种特别庞大而又精细的结构“有机体”“生物学”概念上形成。

到了大约7万年前，一些属于“智人”的生物开始创造出更复杂的架构，人类“文化”“历史学”概念出现。尤瓦尔·赫拉利认为：在历史的路上，有三大重要革命，大约7万年前认知革命，让历史正式启动。大约1.2万年前，“农业革命”让历史加速发展。而到了大约仅仅是500年前，“科学革命”可以说是让历史画下了句点而另创新局面。那么人类怎样从“创生”不断发展到今天这一地步？

该书认为人类早在历史记录之前就已存在，早在250万年前，就出现了非常类似现代人类的动物。然而，世世代代的繁衍生息，他们与一同共享栖息地的其他生物相比，并没什么特别突出之处。该书认为，到了200万年前的东非，出现了像人类一样生物的远古人类。该书作者猜想在6万年前，有一头母猿产下了两个女儿，一头成了所有黑猩猩的祖先，另一头则成了所有人类的祖奶奶。尤瓦尔所猜想推测的“类人猿”出现之前的情景，正是达尔文进化论所“缺失”的部分。实际中无论物理学、宇宙科学、生物学还是其他相关科学都无法还原宇宙在混沌状态中，在广义相对论“奇点”和第二热学定律所刻画的混乱的增加和秩序的丧失，所致的宇宙在奇点处“大爆炸”后形成的宇宙群体中，太阳系如何形成，地球又是如何形成，地球形成后又经过多少漫长时空的自我组合、调整，形成现在人类可以赖以生存的相对稳态，何人又能说得清楚，所有说法只能是推衍或称推测。人类的祖先类人猿又是经过多少时间在地球自身变迁，组合不断完善其相对稳态过程中，经历山崩、地裂、地陷、严寒、其他星体撞击等所造成“灭绝”性自然灾害中生存发展起来，仅依靠现代人的考古发现很难成为刚性依据。一切都是推测，但其中规律（老子所说的“道”）的存在是必然的。宇宙的形成，太阳系的出现，地球上的万物化生等等，都有着不以人们意志为转移的自然规律。这一规律的根本就是物质运动，就是宇宙存在着无以计数的极微对立互存的物质，按现代量子力学讲，就是在宇宙混沌期已先存的正负粒子或中国“易经”所说的阴阳两种物质。是这两种物质的运动过程构成或创立了宇宙，太阳，地球，人类及其他物质。

类人猿出现是怎样不断进化成现代人的呢？尤瓦尔认为：在过去一万年间“人种”确实只剩下智人一种，然而“human”一词，人乃“属于人属的动物”而已。该书认为最早的人类是从大约250万年前的东非开始演化，祖先是一种更早的猿属“Australopithecus”（南方古猿）。大约在200万年前，这些远古人类有一部分离开了家园踏上旅程，足迹遍及北非、欧洲和亚洲广大地带。北欧森林白雪皑皑，印度尼西亚热带丛林湿气蒸腾，想活命显然需要不同的需求，因此人类开始朝着不同方向进化。于是人类发展出几个不同的物种，之后的科学家也为每一个种都取了华丽的拉丁名称。

在欧洲和西亚的人类成了“Homo meanderthalensis”（尼安德特人），亚洲的“Homo erectus”（直立人），印度尼西亚的“Homo soloensis”（梭罗人）和“Flores”（弗洛里斯人）。

2010年科学家在西伯利亚洞穴中又发现一种“Derusovans”（丹民索瓦人）。

尤瓦尔认为：人类另一项独有的特点，用两条腿直立行走，而且既然手不需负责移动身体就必须发挥其他用途，像丢石块或是做信号。手能做的事情越多，人就变得越厉害，于是人的演化也就越来越着重手发展，也不断对手掌和手指的肌肉做修正。于是人类的手开始能够处理非常精细的任务，特别是能生产、使用复杂的工具。最早的证据证明，人类开始制作工具大约可追溯到250万年前，在前后长达数百万年的时间里，人类会猎杀小动物，采集到能得到的食物，但同时也会遭到较大型食肉动物的猎杀。一直到40万年前，有几种人种才开始固定追捕大型猎物，而要到10万年前智人崛起，人类才一跃而居于食物链顶端。大约80万年前有部分人种偶尔会使用火，到了大约30万年前，对直立人、尼安德特人以及智人的祖先来说，用火已是家常便饭。火带来的最大好处在于开始能够烹饪。火不只会让食物起化学变化，消灭病菌和寄生虫，还缩短了人类用食和消化的时间，使肠道缩短，大脑发育。

大约7万年前，智人从东非扩张到阿拉伯半岛，并很快席卷整个欧亚大陆。智人来到阿拉伯半岛的时候，欧亚大陆多半已住着其他人种。那么智人如何与当地人种相处呢？有两种完全不相同的理论，一是混种繁衍理论，这种理论认为，欧亚人是智人和尼安德特人的混血儿。而东亚人应是智人与直立人的混血儿。另一种理论是替代理论，双方水火不容发生种族灭杀。其理论认为：两种人种，生理结构有所不同，基因相差太远，无法产下可繁衍的后代，尼安德特人不管是自然灭绝还是遭到屠杀，他们的基因同样灰飞烟灭。智人所做的就是取代了所有先前的人种，现今所有的人类只要追本溯源，都应该能够一路追到7万年前的东非，都是“纯种”的智人。

在过去3万年间，智人已习惯自己是唯一的人类物种。当达尔文提出智人也不过是另一种动物的时候，有些人就大发雷霆。不论智人是否是罪魁祸首，但每当他们抵达一个新地点，当地的原始人类族群很快就会灭绝。大约在5万年前，丹尼索瓦人在那之后不久就绝迹。尼安德特人是3万年前退出历史舞台。1.2万年前小矮人从弗洛里岛上永远消失。

大约7万年前智人不仅把尼安德特人和其他人类物种赶出了中东，甚至还赶出了这个世界。大约4.5万年前，不知道用什么方法，他们越过了海洋抵达了从未有人类居住的澳大利亚大陆。大约在7万前－3万年前之间智人发明了船、油灯、弓箭和缝制御寒衣物所不可缺少的针。同期出现了新式的语言沟通（有人认为是偶然的基因突变），之后是文字。尤瓦尔认为：智人沟通方式、社会行为与其他动物一样，有相当程度都是出于基因，但DNA并不是唯一的决定因素，其他因素还包括环境影响以及个体的特殊之处。在特定的环境中，同一物种的动物也倾向表现出类似的行为模式，如果没有发生基因突变，它们的社会行为不会有显著的改变。200万年前，就是因为基因突变，才让“直立人”这种新的人类物种出现。总之，尤瓦尔·赫拉利在《人类简史》中所阐述的观点是智人之所以能创造物质文明，能统治世界是智人的生物基因所决定。他认为在人类产生发展中，虽然先后产生了多个不同物种族群，但由于基因DNA不如“智人”最后都被智人或自然灾害所灭绝。这种优秀人种的历史记述，使人们可以从了解人类发展史中获得认知方面的收益。

但同时这种理论所含有的种族优劣观，必然为世界带来诸多负面影响。希特勒纳粹分子在第二次世界大战中就是打着保护优秀人种的旗号，实行种族灭绝杀戮。纳粹分子认为：人类并非处处相同，也不是永恒不变，而是一个会进化或退化的物种，人可以进化成超人，也可以退化成非人。纳粹主张应该保护，好好养育雅利安人（Ayyan）（他们认为这是最进步的智人类型）。至于犹太人、吉卜赛人、同性恋者和精神病患者这些被认为是退化的智人类型，则必须隔离甚至灭绝。纳粹认为，智人一开始能够胜出，本来就是因为演化留下了这种“较优异”的远古人种，而淘汰了某些“较低劣”的人种。如尼安德特人就从此消失。纳粹认为，智人已经分化出几个不同的种族，各有独特的特质，而雅利安人拥有各种最优秀的特质：理性、美丽、诚信、勤奋。因此雅利安人拥有让人类进化为超人的能力，至于像犹太人和黑人这些种族，特质不佳，可以说是现代的尼安德特人。如果让他们任意繁衍，甚至还和雅利安人通婚，岂不是污染了整体的人类物种，即将造成智人灭绝吗？诚然，纳粹的种族歧视理论早已被生物学家的基因研究所戳破。但1932年的科学知识，许多西方精英都相信有不同人种存在，相信白人较为优越。例如黑格尔的哲学观实际就是带有种族偏见的，他认为东方哲学是一种宗教哲学，东方人的思想方式是一种宗教世界观。他还鄙视中国文化，他说：中国人和印度人一样，在文化方面有很高的名声，但无论他们文化上名声如何大，典籍的数量如何多，但在进一步的认识之下，就都大为降低了。

所以在施杜里希所撰著的《世界哲学史》（第17版）之前，对中国哲学很少有人作较为详尽的介绍。施杜里希认为由于受大范围地理隔绝的影响——海洋，山脉和戈壁——由此造成的文化封闭状态，似乎是这些地理原因使中国哲学文化不能被世界所认知。实际中，并非如此，尤瓦尔·赫拉利的智人第二个负面影响，就是智人在适者生存自我状态优越法则下，从人类初始就到处去侵城略地，去不断灭绝其他人种。达尔文在自己已经思考过进化论与道德关系问题，尽管他坚信：“在人与动物的所有区别当中道德感与良心具有最为深刻的意义。”他认为，人类的道德可能就是从动物王国里普遍存在的“社会本能”中发展而来。如果自然选择手段的进化始终对那些极端的利己主义者有利——在为了争夺食物、战利品、巢穴、捕猎区以及性伙伴的斗争中，他们无所顾忌地对待自己的竞争者。达尔文曾经思考过这个问题，不过他也苦思不得其解：在一个部落或种族中间，那些高贵的，不自私的人比那些贪生怕死逃避危险的人更容易死亡。这样，在进化过程中，高贵者和有道德的人的数量又怎么能够增多呢？所以，智人在世界广泛占领地盘时，应该是无道德可讲的，这一基因流传下来：1521年西班牙征服阿兹特克帝国进入中美洲世界；麦哲伦环球航行染指征服大洋洲；1532年西班牙打倒印加帝国使安第斯世界不复存在；1686年欧洲人登陆澳大利亚，1788年英国殖民开始，15年后英国人在塔斯马亚岛上设了第一个殖民地。从此，殖民者为了所谓的“新知”征服行为在全球到处蔓延，比初始从东非走出时的表现更加猖狂，在一个世纪前，全世界几乎任何地方都可能成为大英帝国的一部分。

关于人是如何产生，怎样进化到今天这个样子的第二种说法，见于恩格斯的《自然辩证法》。恩格斯以历史唯物主义和辨证唯物主义的观点回答了人的生命实践，人与自然，人和他人之间关系。人所以从“种生命”中脱颖而变为哲学观的“类生命”是人在其“天地合气，万物自生”的演变过程中经历诸多磨难，在生存挣扎中，为维持其食血动物有机体能量物质出入的有效保持和支配有机体气血升降通畅，促使其探索一般食血动物、爬行、匍行之常态，开始寻求手脚分离，手脑互促，极力发展，而在不断进化发展中达到自我完善，使人类自己从种生命中彻底解脱出来，变成了“类生命”，完成人类发展史中的“第一次推动”。

恩格斯在《自然辩证法》中说：在好几十万年以前，在地质学家叫作第三纪的地球发展阶段的某一个还不能确切肯定的时期，据推测是在这个阶段的末期，在热带的某个地方——大概是现在已经沉入印度洋的一片大陆，生活着一种特别高度发展的类人猿，达尔文曾经向我们大致地描述了我们的这些祖先，它们满身是毛，有须和尖耸的耳朵，成群的生活在树上。这些猿类，大概首先由于它们的生活方式的影响，使手在攀登时从事和脚不同的活动，因而在平地上行走时就开始摆脱用手帮助的习惯，渐渐直立行走，就完成了从猿转变到人的具有决定意义的一步。现在还活着的一切猿类，都能直立起来并且单凭两脚向前移动，但是它们只是在迫切需要的时候才这样做，并且非常不灵便。它们自然走法是半直立的姿势，而且需要用手来帮助。（遇到紧急状态它们则手脚着地，共同协助奔跑）大多数的类人猿是以捏成拳头的手的指关节支撑在地上，两腿腾起使身体穿过长臂之间前进，就像跛子撑着两根拐杖行走一样。一般讲来，我们现在还可以在猿类中间观察从四肢行走到两脚行走的一切过渡阶段，但是一切猿类都只是在不得已的时候才只用两脚行走。如果说我们遍体长毛的祖先的直立行走，一定是首先成为惯例，而后来才渐渐成为必然，那么必须有这样的前提：手在这个时候已经愈来愈多地从事其他活动了，手和脚的运用已经有了某种分工。在攀登时手和脚是有不同用途的，手主要是用来摘取和拿住食物，就像比较低级的哺乳动物用前掌所做的那样，有些猿类用手在树林中筑巢，或者像黑猩猩一样在树枝间搭棚以避风雨。它们用手拿着木棒抵御敌人，或者以果实和石块向敌人投掷。它们被捉住以后用手做出许多简单的模仿人的动作，但是在这里我看到：在甚至和人最相似的猿类不发达的手和经过几十万年的劳动而高度完善化的人手之间，有多么巨大的差别。骨节和筋肉的数目和一般排列，在两种手中是相同的，然而即使最低级的野蛮人的手，也能做几百种为任何猿手所模仿不了的动作。没有一只猿手，曾经制造过一把哪怕是最粗笨的石刀。因此，我们的祖先在从猿转变到人的好几十万年的过程中逐渐学会了使自己的手适应于一些动作，这些动作在开始时只能是非常简单的。最低级的野蛮人，甚至那种可以认为已向更加近似兽类的状态倒退而同时身体也退化了的野蛮人，也总是远远高出于这种过渡期间的生物。在人用手把第一块石头做成刀子以前，可能已经经过很长很长的一段时间，和这段时间相比，我们的历史时间就显得微不足道了。但是具有决定意义的一步完成了。手变得自由了，能够不断地获得新的技巧，而这样获得的较大灵活性便遗传下来，一代一代地增加着。所以，手不仅是劳动的器官，它还是劳动的产物。只是由于劳动，由于和日新月异的动作相适应，由于这样所引起的肌肉、韧带以及在更长时间内引起的骨骼的特别发展遗传下来，由于这些遗传下来的灵巧性以愈来愈新的方式运用于新的愈来愈复杂的动作，人的手才能达到这样高度的完善。

但是手并不是孤立的，它仅仅是整个极其复杂的机体的一个部分，凡是有利于手的，也有利于手所服务的整个身体，而且这是从两方面进行的。首先是达尔文所称的生长相关律，依据这一规律，一个有机生物的个别部分的特定形态，总是和其他部分的某些形态相联系的，虽然在表面上和这些形态似乎没有什么关联。例如，一切具有无细胞核的红细胞并以两个骨节（颞骨）来联结后脑骨和第一节脊椎骨的动物，无例外地都以乳腺来哺养幼子。同样地，哺乳动物中的偶蹄通常是和用来反刍的复杂的胃囊相联系的。身体某一部分的形态的改变，总是引起其他部分的形态改变，虽然我们还不能解释这种联系。蓝眼睛纯白猫总是或差不多是聋的。人手的逐渐灵巧以及与此同时发生的脚适应于直立行走的发展，由于这种相关律，无疑地也要反过来作用于机体的其他部分。更重要得多的是手的发展对其余机体的直接的，可证明的作用。正如我们已经说过的，人是一切动物中最社会化的动物，随着手的发展，随着劳动而开始的人对自然的统治，每一个新的进展中扩大了人的眼界，他们在自然对象不断地发现新的，以往不知道的属性。

另一方面，劳动的发展必然促使社会成员更紧密地相互结合起来。因为它使互相帮助和共同协作的场合增多了，除手外需要产生自己的器官，如猿类不发达的喉头，由于音调的抑扬顿挫的不断加多，口部的器官也逐渐学会了发出一个个清晰的音节。语言同手一样是从劳动中并和劳动一起产生出来的。首先是以手为主的劳动，然后是语言和劳动一起，成了两个最主要的推动力，在它们的影响下，猿的脑髓就逐渐地变成了人的脑髓，从这里可知推动人类的脑髓发展的真正动力首先是因手的劳动作用，之后才是在劳动需要产生了语言，再后则是手、语言共同作用促成了猿的脑髓发展。在脑髓进一步发展的同时，它的最密切的工具，即感觉器官，也进一步发展起来了。正如语言的逐渐发展必然是和听觉器官的相应完善同时进行的一样。脑髓的发展也完全是和所有感觉器官的完善化同时进行的。鹰比人看得远得多，但是人的眼睛识别东西却远胜于鹰。狗比人具有更敏锐的嗅觉，但是它不能辨别在人感觉到各种东西特定标志的气味的百分之一。

脑髓和为它服务的器官，愈来愈清楚的意识的抽象能力和推理能力的发展，又反过来对劳动（手的能力发展）和语言起作用，为二者的进一步发展提供了愈来愈新的推动力。从攀树的猿群进化到人类社会之前，一定是经过了几十万年——这在地球的历史上只不过是人的生命中的一秒钟（威廉汤姆曾计算过：从地球冷却以致地面上能够生长植物和动物时候起，大概已经过去了一亿年。）。人类社会最终出现了，人类社会区别于猿群的特征又是什么呢？是劳动（是手的各种功能的逐渐发生发展）。猿群满足于把它们由于地理位置或由于侵略附近的猿群而分得的地区内食物吃光。它们为了获得新的食物地区而进行迁徙和斗争。一旦所有可能占据的食物地区都被占据了，猿类就不能再扩大繁殖了，动物的数目最多只能和往常一样，动物这种“滥用资源”在物种的渐变过程中起了重要的作用，因为它逼迫着动物去适应和平常吃的不一样的食物，因此它们的血液就有了和过去不一样的化学成分，整个身体结构也渐渐变得不同了。至于一下子固定下来的物种，那就灭绝了。毫无问题，这种滥用资源有力地促进了我们的祖先转变成人。“滥用资源”（倒逼）食物愈来愈复杂，因而食入身体内的材料也愈来愈复杂，而这些材料就是这种猿变成人的化学条件。

但是，这一切还不是真正的劳动，劳动是从人手能制造工具开始的，打猎、捕鱼的工具都是人手造出来的，有了打猎和捕鱼，从只吃植物转变到同时也吃肉，而这又是转变到人的重要一步。肉类食物几乎是现成的包含着为身体新陈代谢时所必需的重要的材料，它缩短了消化过程以及身体与生活相适应的时间。这种在形成中的人离植物愈远，他超出了动物也就愈高。既吃植物也吃肉的习惯，大大地促进了正在形成中的人的体力和独立性。但最重要的还是肉类食物对于脑髓的影响。脑髓因此得到了比过去多得多的为本身的营养和发展所必需的材料，因此它能够一代一代更迅速更完善地发展起来。肉类食物引起了两种新的有决定意义的进步，即火的使用（手对钻木取火功劳）和动物的驯养（手的持械驱赶制服作用）。前者更加缩短了消化过程，后者使肉类食物更加丰富起来。因此它们一起开辟了新的更经常的食物来源。

正如学会了吃一切可以吃的东西一样，人也学会了在任何气候下生活。人分布在所有可以居住的地面上，人是唯一能独立自主地这样做的动物，又是手创造一切的功劳，住房和衣物都需要手去制造。由于手、感受器官和脑髓不仅在每个人身上，而且在社会中共同作用，人才能有能力进行愈来愈复杂的活动，提出和达到愈来愈高的目的。手所从事的劳动本身一代一代地变得更加不同，更加完善和更加全面。这种手－脑互相促进发展而最后由脑统帅手及一切器官是由于以手为代表的劳动产生的过程，在达尔文学派最富有唯物精神的自然科学家们还弄不清，他们没有认识到（手的）劳动在这中间所起的作用。一句话，动物仅仅利用外部自然界，单纯的以自己的存在来使自然界改变，而人则通过他所做出的改变来使自然界为自己的目的服务，来支配自然界。这便是人同其他动物的最后的本质的区别。而造成这一区别的还是不论自己的手还是借用他人的以及现代所出的机械手的劳动。

手的专门化意味着工具的出现，而工具意味着人所特有的活动，意味着人对自然界进行改造的反作用，意味着生产。只有人才能给自然界打上自己的印记，因为他们不仅变更了植物和动物的位置，而且改变了他们所居位的地方面貌、气候，他们甚至还改变了植物和动物的本身。而人之所以做到这点，主要是由于手。但是随着手的发展，头脑也一步一步地发展起来，首先产生了对个别实际效益的条件的意识，而后来在处境较好种族中间，则由此产生了制约着这些效益的自然规律的理解。随着自然规律的知识的迅速增加，人对自然界施加更大作用的手段也增加了，如果人的脑不随着手，不和手一起，不部分地借助手相应地发展起来的话，那么单靠脑是永远造不出蒸汽机来的。

人离开狭义的动物愈远，就愈有意识地自己创造自己的历史。恩格斯作为马克思辩证唯物主义的创始人之一，他以历史唯物的观点，人类发展历史中由于手的“第一次推动”将人从食血动物中分离出来。兽、禽为何不如人精灵，其主要原因就是它们不具有手和手的功能。它们的足、爪可以猎杀其角爪不刃体骨不强的弱小者，看似它们也具有如恩格斯所讲的类似手一样的“工具”，但它们只能用于捕猎或自卫，其所谓的掘穴、筑巢仅为其而用与世无益。正如恩格斯在《自然辩证法》中所讲的：“狭义的动物也具有工具，然而这只是它们躯体的四肢。蚂蚁、蜜蜂、海狸就是这样，动物也进行生产，但它们的生产对周围自然界的作用在自然界面前只等于零。”所以王充讲：“天地之性人为贵。”

人贵之根源在于手脚分离的“第一次推动”；也正是这“第一次推动”使人从“种生命”进化到“类生命”；更是这“第一次推动”使人大脑开始在手的驱动，发育得愈加聪明完善。手脑相互驱动，使人成为世界之贵。人之手在脑的指挥下可以改造世界，可以飞天探月，亦可以下海捉鳖，可以雕刻出精美的雕塑，书写出龙飞凤舞的文字，画出精美绝伦的画作，更可以撰著流芳百世的传、记、书等。总之，人手的“第一次推动”促使人脑发育，人脑发育更增加了手的灵性。

宇宙的“第一次推动”应是来源于宇宙大爆炸，银河系中各类星体的“第一次推动”靠的是宇宙大爆炸所形成原银河系中的中心黑洞不断吞喷所产生的场所形成的引力，令整个星系旋转运动，生成广博无垠的宇宙。地球从混沌中得以新生，得以变得更加变幻莫测，丰富多彩。人类不断探索的手的“第一次推动”，不但改变了自身种类的性质，使之从“种生命”进化为“类生命”，更改变了人类赖以生存的环境，构建了人类早期福祉，创造了人类早期文明和无数的人间奇迹。但是在手为人类创建更美好生活同时，也衍生出许多悲剧。如用手对环境的破坏，造出的各类杀伤性武器所造成的杀戮。在中国历史上秦赵长平之战，四十万赵国士卒被活埋，两次世界大战数以亿计人被灭杀……这些都是因手的存在，在脑的驱使下而发生。这些证明人类的“第一次推动”人手足分离各司其职，为人类所带来的还有毁灭、繁华、衰退，有时是变幻莫测的大千世界。但手的功能愈加丰富，愈加灵巧，愈加创建出令人叹服精彩的物质和精神世界。这亦是自然界一切运动着的物质“它的任何属性都永远不会丧失”的刚性必然。关于手的超越性不仅是恩格斯所讲的，西方古希腊哲学巨匠也认为：人是属于动物一类的，但是人又被赋予了高级的使命，能够灵活地使用手和语言，并且能直立行走运用大脑。

讲到这里，我们可以说人类手足分离的“第一次推动”，改变了人类种类性质，使其为种的存在者变为创造者，它改变了自身，也改变了自然，改变了生存条件，更改变了生存方式。它对自然界的胜利，虽然亦得到了自然界的报复，但他们从中亦吸收了经验教训，使手的运用更合乎自然规律。正如恩格斯所说：“我们连同我们的肉、血和头脑都是属于自然界，存在于自然界。”人手在几十万年的进化、劳作中，经历了自然界和人类自身变化的各种考验。“按着属性不变”“物质不灭”的原理，其手所历经的各种变化的痕迹，必然要印记在人手肌肤之上，特别人是一个完整的有机体。人脑的精神变化，五脏六腑，气血变化又紧密地与手的形态运动相联系，因此使手的表象变化规律，变得更复杂而神秘，它既存在着古老演化过程所嵌留的痕迹，又不时表达着脑、五脏六腑、气血变化所带来的各种表象。所以手既改变人的性质亦不时反映人体各种变化所造成的复杂成象。如此，就为人们对手的研究提供探索的兴趣，亦留下令人难解的棋局。手改变了人类，盼望人们不断在对手的认知中获得新的成果。

第二节　中国“相”“象”术学产生与发展的简述

中医手象学的产生与发展，始终都与中国相术相伴，两者互促、互用、互相借鉴而发生发展，所以谈中医手象学不言中国相术，就是断章取义，否定历史事物发展真实性。因此，本书从历史唯物观点出发而确立本章节。

中国相术起于何时，说法不一。一般认为相术（学）应与其他“经”“史”一样，起自我国文化鼎盛的春秋时期与中医四诊中的望诊出现时期相近。也有人说其应以第一部相书出现为准，应是唐宋时期。我们认为一种学问的形成，常常在民间，术者之间流传长久时日，之后才可能有人把散在的或以成小册的知识进行总结汇集成专论之书。特别是相术（学）是人类自己认识自己的一门学问，它的形成发展必然与社会文化认知的发展相同步。中华民族上下五千年，五千多年漫长曲折的发展进化过程，充满着无以计数的复杂多变，迂曲错综，万千变数。其后来者只能是依据零散的文献记载进行分析推测。

据文献记载中华民族的伟大文明史应是从庖牺氏作八卦为其始。汉・许慎在《说文解字》中说：“古者庖牺氏之王天下也，仰则观象于天，俯则观法于地，观鸟兽之文与地之宜，近取诸身，远取诸物，于是始作易八卦，以垂宪象。及神农氏结绳为治而统其事，庶业其繁，饰伪萌生。黄帝之史仓颉，见鸟兽蹄迒之迹，知分理之可相别异也，初造书契。”一个学问的产生，必须有认知事物的认识方法，逻辑推理和思辨过程，之后人们把其分类称为哲学，“有文化就有哲学”。世界之大，各地域、各民族在发生、发展过程中都逐渐形成了该地域民族一套对事物认知的有效方法，没有这一套方法，人类认识问题，创造新鲜事物就将陷于混乱、无序状态。中国先民们所以创造了中华民族伟大的五千年的文明史，就是因为首于庖牺氏创建的象、数、理为标志的唯物辩证逻辑思维体系——中国哲学理论。而这一理论的起始正是源于观察，之后至黄帝时代，仓颉创建文字也是起于观察。庖牺氏和仓颉用观天视地，视兽鸟纹迹的方法，产生以象为始的象形图示文字，为中国文明做了最初始的开拓性的本原和基础。庖牺氏和仓颉创建“易”学理论和中国文字的前提方法是观察，是唯物主义的基本法则，以物为对象，从中寻找认知规律。这种观察象迹的认知方法，由物象上升为思维的认知逻辑走向，就是中国文明发展史中的中国人思维定势。这种思维定势和象形文字的出现为中华民族文化科学的发展，提供唯物辩证的事物相关性、相联系性，天人合一的思维理论基础。有了这一基础，才会出现我国春秋时期诸子百家，儒、道、墨、阴阳、医、兵、法等家的百家争鸣的繁荣景象。

相术（学）以观察形象（形貌）入手，从“相”与“被相”获得逻辑思维理论体系，构成相术（学）的完整学问。我们从以下几个说法和事实进一步理清。我们可以以《黄帝内经》中的黄帝与岐伯的对话为证。成书于先秦两汉时期的《黄帝内经》距现在已有2000多年。在2000多年前，《素问·移精变气论》中当黄帝与岐伯谈及色脉来源时说道“上古使僦贷季，理色脉而通神明，合之金木水火土、四时、八风、六合，不离其常”，色是中医的面诊也称色诊。黄帝之时的岐伯就说观察面部变化是上古名医僦贷季“理色脉”的卓越经验，中医面诊就是观察面部色、斑、痕、凹、凸等变化，诊察五脏六腑疾病的。从岐伯谈话中我们是否可以知道，观察人相貌变化的事，是在中国上古时已有经验并且有了这一领域有突出成绩者。一个成功观察事物经验，常在民间流传几百年，甚至几千年，才可能被智者总结整理成学问，成为该领域的能人。可见中国面诊产生年代之久远。从岐伯回答黄帝的谈话中，可以确定人们观察相貌变化的行径，在庖牺氏时代、黄帝时代已有之。另外有记载，相传在黄帝之时已有兽医操作相马术，有个叫马师皇的兽医能“善识马之形气生死”。中国第一部《相牛经》出自公元前7世纪齐桓公的大夫甯戚之手，后来传给了百里奚。诚然，这些传说已无法甄别其真伪。但史籍中所记载的王良、伯乐一批相马专家，他们观察畜相的能力已达到善识妙知的能力。公元前400年左右的《庄子》也载有徐无鬼相狗马之事。司马迁作为史学家在《史记·日者列传》中也载有“黄直……以相马立名天下”。又载有留长孺相彘，荥阳褚相牛的纪实。到了战国时期，吕不韦更在《吕氏春秋》中对春秋时期相马的名人做了详尽介绍。这些上古时期到战国时期，在文献中所记载相畜术纪实，进一步证实了庖牺氏以观察、考察为考究事物的唯物主义哲学观在中国大地上的繁育发展。

从观察事物的因果关系中，可以类推出既然在黄帝时期就有精湛的相畜术。相畜者能从畜的骨骼、体态、色泽、毛发、动性中推断出畜的寿命、脾性、能力、特性……了解畜的好坏优劣。这种技艺能力能不在观察人类中得到启迪和传衍吗？物之性相近则类同，人之知相近则易于得到启发。相术起源甚早，定是事实。阮元在《十三经注疏》曾引用《大戴礼记》中记载说：“昔尧取人以状，舜取人以色，禹取人以言，汤取人以声，文王取人以度。”这些都是人类观察人状态的内容，与相学相关。由孔子编选而成的《尚书》是我国现存最为久远的一部文献汇编，其中《洪范》篇中的

“五事”中就谈到人做事时，要注意貌和视，貌是对人整体观察，视则为细致的解。

列子（约公元前450－公元前375年），名御寇，在《列子》篇中：“人自世至老，貌色智态，亡日不异。”“凡有貌像声色者，皆物也。物与物何以相远也？”“夫至人者，上窥青天，下潜黄泉。”“有生之气，有形之状尽幻也，造化之所使，阴阳之所变者，谓之生，谓之死。”“造物者其巧妙，其功深，困难究难尽。因形者其巧显，其功浅，故随起随灭。”“目将眇者，先睹秋毫。心将迷者，先识是非。”“万物所异者生也。”《列子》所言说明人的面色变化“亡日不异”，人的观察能力无穷无尽，其形貌之变化源于阴阳，其观察之难，因其“随起随灭”而困难重重。但人的能力可以将其变异之处观察出来。列子在这未提相学但为相学的观察指出了一些通达的道理。

荀子（约公元前298－公元前238年），战国末期赵国人。《荀子》“非相”篇中说“古者有姑布子卿，今之世，梁有唐举，相人之形状、颜色而知其吉凶、妖祥，世俗称之。古之人无有也，学者不道也。故相形不如论心，论心不如择术，形不胜心，心不胜术。术正而心顺之，则形相虽恶而心术善，无害为君子也；形相虽善而心术恶，无害为小人也。君子之谓吉，小人之谓凶。故长短、小大、善恶形相，非吉凶也。盖帝尧长，帝舜短；文王长，周公短；仲尼长，子弓短。昔者卫灵公有臣曰公孙吕，身长七尺，面长三尺，焉广三寸，鼻、目、耳具，而名动天下。楚之孙叔敖，期思之鄙人也，突秃长左，轩较之下，而以楚霸。……且徐偃王之状，目可瞻焉；仲尼之状，面如蒙倛；周公之状，身如断菑；皋陶之状，色如削瓜；闳夭之状，面无见肤；傅说之状，身如植鳍；伊尹之状，面无须麋，禹跳，汤偏，尧、舜叁牟子。……古者，桀、纣长巨姣美，天下之杰也；筋力越劲，百人之敌也。然而身死国亡，为天下大僇”。荀子一系列语言，相形不如相心，实际心术必现于形，他所说的姑布子卿，唐举都是古人相家能手，但未自成经传，而学者不道也。其后他所列举的诸多古代名人，相貌各异，形象出奇，亦正是相学所研究的重要实例之部分，相形不如论心，桀、纣长样较好，而为人处事刁横蛮霸，喜怒无常，表情残忍，常露于面，这可能是荀子所未能注意到的相之变化。

《鬼谷子》：“言有象，事有比，其有象比，以观其次。”人与一生，出于物也。知类在窍，有所疑惑，通于心术。见形为容，象体为貌者，谓爻为之生也。可以影响形容象貌而得之也。鬼谷子为机谋之师，他察人时注意从形、象、容、貌等揣测对方心意，这也是相学内容的一部分。

《淮南子》：“古未有天地之时，惟象无形，窈窈冥冥，芒芠漠闵，澒濛鸿洞，莫知其门。”2000多年前，淮南子就道出了宇宙的混沌状态，并由此指出象与形的关系，象为整体，形为散体，为相学，相与象之分提供了依据。“夫大怒破阴，大喜坠阳，大忧内崩，大怖生狂。”“除岁去累，漠若未始出其宗，乃为大通。”又为相学提供了一条观相知内的理论。

汉王充（约公元1世纪）著有《论衡》一书，被汉斯·约阿西·姆施杜里希所著的《世界哲学史》（第17版）称为中国的六大哲学家之一。他在《论衡·骨相第十一》中说：人曰命难知，命甚易知。知之何用，用之骨体。人命禀于天，则有表候于体。察表候以知命，犹察斗斛以知容矣。丞相黄次公故为阳夏游徼，与善相者同车俱行，见一妇人年十七八，相者指之曰："此妇人当大富贵，为封侯者夫人。"次公止车，审视之。相者曰："今此妇人不富贵，卜书不用也。"次公问之，乃其傍里人巫家子也，即娶以为妻。其后次公果大富贵，位至丞相，封为列侯。赵简子使姑布子卿相诸子，莫吉，至翟婢之子无恤，而以为贵。无恤最贤，又有贵相，简子后废太子而立无恤，卒为诸侯，襄子是矣。相工相黥布当先刑而乃王，后竟被刑乃封王。卫青父郑季与杨信公主家童卫媪通，生青。在建章宫时，钳徒相之，曰："贵至封侯。"青曰："人奴之道，得不笞骂足矣！安敢望封侯？"其后青为军吏，战数有功，超封增官，遂为大将军，封为万户侯。周亚夫未封侯之时，许负相之曰："君后三岁而入将相。持国秉贵重矣，于人臣无两。其后九岁而君饿死。"亚夫笑曰："臣之兄以待侯矣，有如父卒，子当代，亚夫何说侯乎？然而已贵如负言，又何说饿死？指示我！"

许负指其口，有纵理入口，曰："此饿死法也。"居三岁，其兄绛侯胜有罪，推亚夫，乃封条侯，续绛侯后。至景帝之时，亚夫为丞相，后以疾免。后因其子盗卖官器，景帝下吏责问，因不食五日呕血而死。

当邓通之幸文帝也，贵在公卿之上，赏赐亿万，与上齐体。相工相之曰："当贫贱饥死。"文帝崩，景帝立，通有盗铸钱之罪，景帝考验，通亡，寄人家，不名一钱。

韩太傅为诸生时，借相工五十钱，与之俱入壁雍之中，相壁雍弟子谁当贵者。相工指倪宽曰："彼生当贵，秩至三公。"后名闻于天下，倪宽位至御史大夫，州郡丞旨，遂于太傅。

夫钳徒，许负及相邓通、倪宽之工，可谓知命之工矣。故知命之工，察骨体之证，睹富贵贫贱，犹人见盘盂之器，知所设用也。

范蠡去越，自齐遗大夫种书曰："飞鸟尽，良工藏。狡兔死，走狗烹。越王为人，长颈鸟喙，可与共患难，不可与共荣乐。子何不去？"大夫种不能去，称病不朝，赐剑而死。范蠡遂去，自齐遗大夫种书曰："蜚鸟尽，良弓藏。狡兔死，走狗烹。越王为人长颈鸟喙，可与共患难，不可与共乐。"

大梁人尉缭说秦始皇以并灭天下之计，始皇从其册，与之亢礼，衣服饮食与之齐同。缭曰："秦王为人，隆准长目，鸷膺豺声，少恩，虎视狼心，居约易以下人，得志亦轻视人。我布也，然见我常身自下我。试使秦王须得志，天下皆为虏矣，不可与交游。""乃亡去。故范蠡，尉缭见性行之证，而以定处来事之实。实有其效，如其法相，由此言之，性命系于形体明矣。"

王充作为东汉时哲人，将东汉及其以前相术实例一一列举，他相信相法，尤其是骨法。他将前人所相之实例，予以肯定，可见相术在我国汉以前已有相当地位。

《论衡》"骨相篇"对人面貌的优劣有比较唯物的论述，他认为面貌优好和有缺陷者不是决定人命运的关键，要看人的在社会中实际干练能力，诚然他承认与骨体有关。传言黄帝龙颜，颛顼戴午，帝喾骈齿，尧眉八采，舜目重瞳，禹耳三漏，汤臂再肘，文王四乳，武王望阳，周公背偻，皋陶马口，孔子反羽。斯十二圣者，皆在帝王之位，或辅主忧世，世所共闻，儒所共说，在经传者，较著可信。这些有姣好有奇异面相的人，都在帝王之位或近王重臣，如果单纯以貌论，除皇帝外，其他人都当不成为帝王和重臣。所以单纯以手型、手色、手姿等定人生命运，肯定会出现错误。书中论“掌纹”，论“手背纹”和手纹形模71余型，为后世研究手相、手纹提供了重要参考依据。

《抱朴子·外篇》：夫在天者垂象，在地者有形，故望山度水，则高深可推；风起云飞，则吉凶可步。智者睹木不瘁，则悟美玉之在山；觌岸不枯，则觉明珠之沈渊。余非谓人物了不可知，知人挺无形理也。夫貌望丰伟者不必贤，而形器尪瘁者不必遏，咆哮者不必勇，淳淡者不必怯。《抱朴子》在这以观天察地，望山度水，睹木觌岸等观察方法道出了相术应参考和所能达到的目的。看相望形作用之大也，他道出习好相术的重要性和必然性，为相术提供了一定的理论支撑。

肤表或不以论中，望貌或不可以核能，仲尼如丧家之狗，公旦类朴斫之材。咎繇面如蒙倛，伊尹形若槁骸。这里如荀子一样，又为相形，相容提出了应仔细推敲，寻找其真髓所在之醒语。

人有识真之明者，不可欺以伪也；有揣深之智者，不可之狂以浅也。乃给相者提出了为人处事之警语。

《汉书》汉代班固撰。《汉书·律历志第一》：象事成败，易吉凶之效也。物生后有象，象而后有滋，滋而后有数。阐述了相的基本作用，和运用机理。《汉书·五行志第七》：史记成公十六年，公会诸侯于周，单襄公见晋厉公视远步高，告公曰：“晋将有乱。鲁侯曰：敢问天道也？对曰：吾非瞽史，焉知天道？吾见晋君之容，殆必祸者也。夫君子目以定体，足以从之，是以观其容而知其心矣。目以处谊，足以步目。晋侯视远而足高，目不在体，而足不步目，其心必异矣。目体不相从，何能久处。后三年，晋人杀厉公。这又是一幅春秋时期相人术灵验的典型事例。

古者八岁入小学，故固官保氏掌养国子，教之文书，谓象形，象事，象意，象声，转注，假偖造字之本也。象的内容包含很广，内容很多，古时已有之。

据《三国志》记载，平原人管辂精通相术。有一次何晏、邓飏请管辂为他们看相。管辂看后，把两人着实羞辱了一通。管辂回到家中，舅舅得知后，又惊又怕，责怪管辂说：“何、邓二人是朝廷重臣，大权在握，你怎敢羞辱他们，你不要命了吗?”管辂微笑一下，回答说：“我同死人说话，有什么可怕呢!”舅舅问其原因，管辂说：“邓飏走路，筋不束骨，脉不制肉，站立时身体歪斜，必须要靠住物体才能立稳，好像没有骨头一样。相书上说是‘鬼躁’之相；何晏与人交谈时，好像魂不守舍，而且面无光泽，精神恍惚如烟雾浮动，面色灰暗，又似干枯的朽木，他这叫“鬼幽”之相。这两个人不久定有杀身之祸，哪里值得害怕!”舅舅听了不相信，骂管辂是“疯子”。然而，在不久之后的一场宫廷政变中何、邓二人果真被司马懿所杀，从此舅舅才深信管辂的相术。

《隋书·艺术》：然昔之言阴阳者，则其箕子、禆竈、梓慎、子韦，其巧思则奚仲、墨翟、张平子、马德衡。论相术则内史叔服，姑布子卿，唐举，许负。语医则文挚，扁鹊、季成、华佗凡此诸君者，仰观俯察，探赜索隐，咸诣幽微，思侔造化，通灵入妙，殊才绝技。或弘道以济时，或隐身以利物，深不可测，固无得而称焉。近古涉乎斯术者，鲜有存夫贞一，多肆其淫僻，厚诬天道。或变乱阴阳，曲成君欲，或假托神怪，荧惑民心。《隋书》道出了中国春秋至汉代的著名相家，夸赞了他们的相术精湛，殊才绝技之本事，说明中华民族之真“相术”者，实为绝顶人才，而相术实为现代所称的科学之术。同时也揭露了晋时一些借相术欺骗人的错误作法，也列出了晋时善于相术的韦鼎，来和等人的技术。

《旧唐书》：袁天纲益州成都人也，尤工相术。曾为杜淹，王珪、韦梃就之相面。天纲谓淹曰：“公兰台成就，学堂宽博，必得亲纠察之官，以文藻见知。”谓王曰：“公三亭成就，天地相临，从今十年已外，必得五品要职。”谓韦曰：“公面似大兽之面，交友互诚，必得士友摧接，初为武职，后各人俱职，皆如天纲之言。则天初在襁褓，天纲来至第中，谓其母曰：“唯夫人骨法，必生贵子。”见元庆、无爽曰：“为官至三品。”韩国夫人：“此女亦大贵，然不利其夫。”乳母时抱则天，衣男子之服。天纲曰：“此郎君子神色爽彻，不可易知，试令行看。”于是步于前，仍令举目，天纲大惊曰：“此郎君子，龙睛凤颈，贵人之极也。”更转侧视之，又惊曰：“必若是女实不可窥测，后当为天下之主矣。”

天纲相岑文本，若得三品，恐是损寿之徵，后至中书令寻卒。相马周，张行成，马周官至尚书而短寿，行成至尚书右仆射寿长。天纲相人所中，皆此类也。

张憬藏，少工相术，与袁天纲齐名。太子詹事蒋俨，因问禄命，憬曰：“公从今二年，当得东宫掌兵之官，秩未终而免职……又经六年，据此合死死徵，然后当享富贵，各位俱盛，即又不合中兴，年至六十一，为满洲刺史，十月三十日，午时禄绝。”俨后皆如其言。

金梁凤，善相人，又言玄象。金梁凤判裴冕事：“玄象有变，半年间有兵起，郎中此时当得中丞，不拜中丞，郎得宰相，不离天子左右，天宝年十三载，大富贵。”冕曰：“公乃狂言，冕何至此?”梁凤曰：“有一日向东京，一日入蜀川，一日来向朔方，此时公得相。”后果一一应验，其后安禄山反，后潼关失守，肃宗北如灵武等。

《三国志》中记载，管辂所言“相书上说”，大概在汉代末期，民间已有流散相书，特别是隋唐时期的袁天纲、李淳风等人，相卜术，名扬天下，且文采一流，一定会有经验之字记述，但后人无迹所考，只能是记录有著者了。

我国现存相书，清《钦定四库全书》所记的《月波洞中记》为先，此书提要记有：月波洞中见于宋郑樵《通志・艺文略者》二卷。称老君记于太白山月波洞，凡九篇。晁公武《读书志》亦载此书一卷，序称唐任逍遥得之于太白山月波洞石壁上，凡九篇相形术也，与《艺文略》所记并合。《宋史・艺文志》载《月波洞中龟鉴》一卷，又《月波洞中记》一卷，皆无撰人姓氏。这一记录表明，此书一定是出于宋代以前，是唐代还是三国时期，无迹可考。之后，有明确年代撰提著者的相书，应以宋代麻衣道者所著的《麻衣神相》，宋代陈抟等著的《神相全编》，明代袁柳庄所著的《柳庄神相》，明清时佚名著《神相铁关刀》和清代右髻道人所著的《水镜神相》等等，为自唐代以来相书。《月波洞中记》记有：“仙济”“九天玄微”“冥度”“灵岳”“幽隐”“河岳”“心隐”“玉枕”“耳限十五年”“额限十年”“眉限四年”“眼限六年”“鼻限十年”“上下唇二十年”“颏限五年”“论八限”“凶暴五章”“恶死五章”“夭折五章”等章节。认为相者先相出气重者为贵，轻者为贱。若人内心神有千尺之索，是行也。穿满者为大贵，取尽者为大杀。相者天地之玄机，圣贤之蕴兴。取祸福而无差定生死，而有则遇之于相。

《麻衣神相》是宋代麻衣道者所撰，它是中国有较完整相法的相书之首，奠定了相术的理论体系。《麻衣神相》的出现至少说明两个问题，一是说明宋代以前民间肯定有“相书”或“散篇”存在，否则一部较全面的相书不会瞬间成书。二是说明宋代时起相学已顺理成章发展到有相书时期。《麻衣神相》吸纳了前代命相书籍的精华，勘正了一些缺点和错误，摒弃了江湖中一些烦琐无稽的说法。运用相学的理论对人的心理世界进行了较为恰当的分析，对人的性格进行了一般与特殊的综合判断。从人的生活处事等细节入手，比较全面而且有分寸地把握生命过程。纵观全书，它所追求的学术科学思想显而易见，它所融汇的道家、佛家、杂家的哲学思想，可以称得起是博大精深。

《麻衣神相》全书共分面相部位图、相骨与五官、相手足、麻衣先生石室神异赋、命相通论等5卷，112节。其内容丰富翔实，大量插图通俗直观，引人深思，探索，使相术理论在宋代达到高峰。

其中“论手”一篇，对手与人的富贵、贫穷、智愚、福禄、灾祸等有所表述。但其中不乏有一些着无边际的武断奇说。在现实生活中，不劳而获者及有风雨劳碌而对手无损害者，和那些以手辛苦劳作为生的劳动人之手，其形态、皮肤、纹理等都有磨损者，二者当然不同。

如果从手的形态、皮肤、肌肉的不同表现，判断其是辛苦劳动者还是养尊处优者，确实是重要分判依据，但是命里注定是不科学的。

由宋代陈抟等著的《神相全编》产生于宋元时期，是一本以江湖相学为主的相术代表作品。据说陈抟是宋初著名道家隐士，是麻衣道者的传人。故而本书是对《麻衣神相》的补充与延伸，是一部相学集大成的著作。其内容庞杂而丰富，自其出现之日起，在中国相学领域中就具有了一定的地位，无论是对于专门研究相学的人还是业余相学爱好者此书都是一部有重要参考价值的书。全书共有神相全编14卷共246节，每卷内容各不相同。

《神相全编》中“相说”一篇，基本是总结宋以前“骨相法”的经验来确定人的富贵贫贱，寿夭穷达，荣枯得失，流年休咎，某些内容有过于神秘，过度夸张之嫌。书中“十观”的面部观察与中医“色诊”有关，中医色诊与相学相面紧密相关，所以该书“十观”中的有关人整体精神状态和面部表象的观察与中医色（面）诊相比较有很实际相互补充之意义。在“论手”中所言的“掌有八卦，纹络鲜明，尖起三峰，指尖相称，指大相停，龙虎相吞”等对现代手相学的研究都有实际参照意义。在“论手”篇中，72幅手纹图与《麻衣神相》相比，有继承也有一定发展。其中“许负相手篇”是之前相书著作所未见者。许负是汉代有名望相术家，她相周亚夫纵纹入口必然饿死，实为精彩，但自汉《史记》《论衡》《汉书》《后汉书》《晋书》《旧唐书》并无许负相手的记载，所以此书本节记载有托名人而厚重此书之嫌，有待进一步考证。总之《神相全编》内容庞杂，其说多有神奇，宿命论明显，但我们也不能因此而否定此书为无稽之谈，应当广开思路，多方研究，揭示其相学与相关科学的联系、渗透的真谛。如此才能真正发现相学所尚未发现的“玄之又玄，众妙之门”的真谛存在。

明代出现的《柳庄神相》是袁柳庄所著，是中国唐宋以来在相术理论阐述和相术基本基础表达的所谓江湖派经典专著之一。全书共分4卷141节，该书图文并茂、通俗易懂、文字简练，详细的介绍了相法基础知识，基本理论和基本相法，阐述了预测人的流年运气、福祸寿夭、富贵贫穷等的基本技巧。在普通相法基础上，对妇女和儿童进行了弥补前人缺失或不足的开拓性研究和论述，成为宋代有相书存在以来富有创见性的首开之言。在“相说”篇中，该书继承汉代以来重骨骼，看五行，量长短，察盈亏，观清秀，看枯荣，取厚薄，观疏浊等基本方法，对人生富贵、贫贱、寿夭、穷通、荣枯、得失、流年、休咎等相于周密，值得进一步推敲研究。

《柳庄神相》对之前的一些相书流传亦作了提要介绍。如《玉管照神局》提南唐、宋，齐丘撰，齐丘字超回，改字子嵩，庐陵人，是书专论相术，疑即出其门客所撰集，而假齐丘以行世者也。而所取各书，尤多世所未睹，犹属相传旧文，故稍加订正，出于乾隆四十六年九月。此段说明了《玉骨照神局》一书的来历。在陈抟之后，对中国相术贡献较大者可能就是袁柳庄了。人们多认为《柳庄神相》在集前代各相书之大成的基础上，从理论上对相术进行系统总结并提出许多前人没有过的独到见解方面和丰富相学知识内容等方面可以与《麻衣神相》并成双峰，是所谓“江湖派”的一部重要著作，值得参考介绍。

《神相铁关刀》为佚名著作，可能出于明清朝代，其长期流传于民间，书中记有大量口诀和心法，简浅易明，深受广大爱好相学者欢迎。《神相铁关刀》书中有相五形秘诀，面相秘诀汇要、体相与人生休咎秘诀、相术补充与禁忌、与柳树珊编撰的《中西相人探原》（卷上，卷下）等章节，具体论述人生大事，生死祸福流年吉凶等相，特别是它提出了“结穴相法”对相术是一独特贡献。

《水镜神相》为清代右髻道人著，右髻道人真名范文园，是明末清初人，生卒年不详。《水镜神相》是历代相术精华之总汇。右髻道人在个人相术经验基础上，吸收了自汉代许负到明代袁柳庄等历代相术名家的理论精华，在分类排列上加以融会贯通，提出了不少个人精辟的见解和体会，使相术更加易于理解。其中“水镜神相问难篇”“孔子异相四十九表”“如来三十三相八十种好”都是为了劝勉众人行善，学习圣贤佛祖，有普度众生，与世有益的意义，为相书增添了集善为好的内容，使相人之法为指人迷路，趋吉避凶，点破暗昧，修省归正，免堕沟壑提供益言。书中将中医五行观人学说加以自己的理解，提出了“肥相为土，厚相为水，方相为木，瘦相为金。生者为克，克者为生，不辨木瘦、金方、土厚、水肥、火尖之理，误于人者非小。”特别右髻道人在辨阴骘纹方面提出了自己的见解和体会，值得加深观察体会。

《鬼谷相法》实为借鬼谷子之名，借题发挥之作。从赵金声编写中州古籍出版社出版的《鬼谷相法》一书的内容看，可称得是杂乱无章，时空错乱，书名为《鬼谷相法》开篇确是袁柳庄人象赋，关心鉴通玄赋，管略人伦渊奥赋，罗真人相赋，达摩动静论，柳庄杂论，麻衣杂论。在相手节还有许负相手篇。一个战国时代的名家，怎么能倒回时空，参照其千年之后的著作而著撰成书呢？所以《鬼谷相法》虽然有许多关于相手记载，都应是伪托胡乱编写而成，其出自何书，亦不需考证。故本书对《鬼谷相法》有关相手的记载不与介绍。

中国古代相术是一门综合性学问，有比较完备的理论体系和应用方法，有相当已知和待知的合理性和实用性，有坚实的群众基础，有人将其分为江湖派和学士派两类，把《麻衣神相》《柳庄神相》《神相全编》《鬼谷相法》等定为江湖派，把《人物志》《观人学》《大清神鉴》《人伦大统赋》《月波洞中记》《玉管照神局》等定为学士派。本书以年代考为例，仅举十二部在社会上流传较广，人们认为实用的“相书”做介绍，达致知而即可的目的。因为不论是学士派还是江湖派，其理论基础都来源于阴阳五行，天干地支和《易》学中的四象八卦，都多少综合了儒家思想、道家思想、佛家思想，涵盖了中医学、哲学、社会学、心理学等内容。

总之相学不是唯心学，而在一定程度上是一门科学，是几千年来人们对人生经验的总结，是从观察中求得认知，不是凭空忆想，特别它包含的哲学思想值得人们深加探讨研究。

手相是中国传统相术中所含的面相、体相、气相、色相、耳相、眼相、足相等以“相”表述的内容之一。它的相视核心是以掌形、掌纹为表述特点的相手之法。在中国源远流长的相术发生、发展形成过程中，它应该是出现相对晚于其他相学的一个分支。

在中国悠久的文化历史中，相术资料散布在浩如烟海的古籍里。儒、墨、子、法、名、道、佛、杂者，民间乃至口头秘传。可以说在中国这块古老的大地上，相术无处不在，要想在这繁如烟海的古籍中真正准确找出其发生、发展时间，并非易事。特别是主导中国文明主流的史、纪、传等，由于其对当时社会，人们的世界观、人生观、价值观的差异和所处社会需要的取舍，以及考究失真，常产生对一个事物有多种看法。

从一些古籍中所记载历史情况看，研究手相学发生的时间确实是一个很困难的事。在《中西相人探索》一书介绍“手相学之沿革”中，作者举风萍生说：“手相学发源于印度，雅利安文明初期已成专门之学，以之研究手纹，判定人生祸福，而不背科学原理，非世之妄谈休咎者，所可同日语也。征之史籍，雅利安文明，实为欧西文化之源，衍而为希腊文明，罗马文明。故当时之古碑遗刻，断简残篇，吉光片羽，存在人间者，好古之士，每珍之如拱璧焉。其古文书中，有手相学遗籍，今尚存诸印度婆罗门教徒之手。珍诸寺院石箧中，为印度国宝之一，其书图解数百篇，均皆释手纹、手印，而加以证据说明者也。阿利安文明散布世界以来，手相学亦随之扩散于西欧、中国、波斯、埃及，延于今已成一种专门科学。纪元前四百二十三年，大哲阿拿古萨哥喇斯氏，为手相学教授以来，大哲西施巴拿斯氏，发见金字手相学书于神使祭坛，进呈历山大帝，蒙其褒嘉，世人于以珍重焉。”从这段文字记述中，可以看出手相学应是初源于古印度，但所言是否真实有待进一步考究。

据《中国方术正考》说：德国哲学家雅斯贝斯（Kari Jaspers）所说：轴心期的突破前后，中国的孔、墨、老、庄，印度的释迦牟尼，波斯的琐罗亚斯德，犹太的以赛亚，希腊的巴门尼德，赫拉利特和柏拉图等贤哲几乎同时出现。作者认为这是思想空前活跃时代，一个对主要文明的后来发展起了定向作用的时代。对于中国哲学的研究，无疑是集中在阴阳家和道家这两家之中。

这些记述说明国内外相学的产生与雅斯贝斯所说的所谓的“轴心期的突破前后”时期相关。但他们讲孔、墨、老、庄并不能完全代表中国的哲学思想，中国的辩证唯物主义思想“易”学的出现远早于这一时期。

汉班固所撰著的《汉书》在记述中国文明发展史中说：庖牺氏仰观象于天，俯观法于地，观鸟兽之文，与地之宜，近取诸身，远取诸物，于是始作八卦，以通神明之德，以类万物之情。至于殷周之际，文王以诸侯顺命而行道，天人之占，可得而数，于是重易六爻，作上、下篇。孔氏为之彖、象、系辞、文言、序卦之属十篇。故曰易道深矣，人更三圣世历三古。

这一段记述，证明了中国文明发展史久远，绝不是雅斯贝斯所说的2000多年。雅斯贝斯所说的春秋，孔、墨、老、庄时代只是中国二千多年时期文明中鼎盛时期的一个表象，而孔、墨、老、庄之前在中华文明史占主导地位《易经》的出现，才是其文明之始。《汉书·艺文志》记录：易、书、诗、春秋、论语、孝经、文艺、儒、道、阴阳、法、名、纵横、杂、墨、农、小说、诸子、歌诗、兵、历谱、五行、著色、杂占、数术、医经、房中、神仙、方技诸家三十余。著书数千卷，虽所分类含糊重叠、界限不清，但足以说明中华文明史之博广渊深，不能仅以一家两家而语。《汉书》在记述汉以前各行各业名家时，终始以“易学”为轴线，引经述典揭源据初，以证在中国文明史中《易经》是诸经、诸史的统纲，衔领，其充分说明中国的“六经”之首“易经”是其诸学说产生发展的根本之道理。汉斯·约阿西姆·施杜里希在《世界哲学史》（第十七版）将《易经》写入世界哲学史是正确之举，他复原了中华民族文明史的全貌。

从手象学角度讲，庖牺氏做《易》时，就已为相学以观察为主的形象思维的逻辑推理奠定了基础。庖牺氏在仰俯之间，观象觅理，辨纹辨迹，以观察为依据所形成对各种事象的抽象获得以上升为思维的逻辑走向，就是中国相术（手象）从观察人的形体、相貌以至手的纹路入手，得出人命运好坏、吉凶祸福的启迪。

因此，手相是从印度传入还是在中国相学发生、发展中形成，这个问题确实难以做出结论。因为人们毕竟没有生活在历史中，过去的历史在笔墨记载过程中，好恶、错对、见与未见，以及有意的取舍等都会不能真实反映当时的历史存在。在宋·陈抟等著的《神相全编》中有“许负相手篇”。篇中对手纹、手掌形态、含物、手动形态、指纹、手势等都有研究，许负是汉初（公元前205年－公元8年）时代的相家，如果《神相全篇》所述真实，与现在有人认为手相是在魏（公元220－265年），晋（公元265－420年），南北朝（公元420－589年）时期伴随着佛教的传入而进入的时间相差数百年。因此手相是否是完全从印度引入，还是印度佛教带来的手相知识与中国已有手相知识的融合，而使手相学发展至比较全面，史书无记载，无从考证。仅凭杜撰记述，不可为证。有人在佛教传播中讲：佛教自两汉之际，传入我国，在经历了与中原、本土宗教和传统思想彼此融合借鉴的漫长过程后，逐渐形成了一支兼融南传、北传、藏密三大系统，带有浓郁汉地特点的中国禅宗。

我们考证从荀子的非相（公元前298－公元前238年）到司马迁的《史记》，班固的《汉书》以及范晔所撰的《后汉书》均未见有关佛教传入中国的记载。据记载，在晋代有一位叫师圭的相士曾替陶侃看过手相："君左手中指有竖理，当为公。若彻于上，贵不可言，侃以针决之见血，洒壁而为'公'字，以纸裛手，'公'字愈明。及都督八州，据上流，握强兵，潜有窥窬之志，每思折翼，自抑而止。"

这段话的意思是师圭认为陶侃左手中指有一条竖纹，预示其人可官至公侯。倘如把这条竖纹继续向上延伸，则陶侃就将贵不可言。陶侃亦想成一国之尊，故听从相士指点，以针刺破左掌，用人工以延伸那条天然竖纹。后来，陶侃手握整个东晋王朝兵权，有过夺取帝位的念头，但又考虑到曾做过一个折断翅膀的奇梦，于是就打消此念头。从这段记述中可以看到看手相在东晋时已有如此精湛的本领。如果记述为真，不是杜撰出来。其技术来源是源于中国还是来源于印度佛教传入所带来的手相观察技艺，这确实是一个应引人深思的问题。

因为考察《汉书》《后汉书》《晋书》等均未见有印度佛教传入中国的记载。但一些作者认为，印度佛教是在唐以前魏、晋、南北朝时传入中国。因为自两汉开始，相术在中国大地传播日甚，特别是魏晋南北朝时期，由于是中国历史上自秦汉以来最混乱时期。自晋惠帝元年（公元291年）起，晋王朝内部发生八王之乱，兵戎相见，互相残杀，天下大乱达十六年之久，从此晋朝的统治基础动摇，而至史称的"五胡"的匈奴、鲜卑、羯、氐、羌北方诸族乘机崛起。自惠帝永兴元年（公元304年）刘渊建号称王开始，至南朝、宋文帝元嘉十六年（公元429年）北凉降魏止，先后有十六国自立，或入侵，或对峙与晋王朝周旋一百多年。其后由宋、齐、梁、陈四朝组成的南北朝历时一百六十多年，中国大地其局面各有所主，乱象横生可能为通过西域传来的印度佛教提供机会。隋文帝杨坚统一中国后，由于与外族交往增多，从国外来到中国的人士暗涌增多，佛寺开始在一些地方出现。此时为由外传入中国的手相亦提供了机会，至唐统一中国，由于唐太宗李世民世观通达，眼界广阔，政治安定，国运昌盛，使周边储国，特别是西域多国冠拜冕旒。在中国大地除儒家、道家等主导思想领域，释家在国内开始有一席之地。《旧唐书》玄奘赴印度求学就是有力佐证。因为佛教如果在当时的中国没有一席之地玄奘也不能赴印学佛。但由于一种思想理念刚入一个崭新地域，其正统的意识思想领域肯定不能接受，何况只是一种"禅宗"。

《旧唐书》述："夫龟文成象，肇八卦放于庖牺，鸟迹分形，创六书於苍颉。圣作明述，同源共流，坟典起之于前，诗书继之于后。"在记述学术思想变化种类时，排序为："易类一（诸经之首）、书类二、诗类三、礼类四、乐类五、春秋类六（以上为六经）、孝经类七、论语类八、谶纬数九、经解类十、古训类十一、小学类十二。"又说："儒家类一、道家类二、法家类三、名家类四、墨家类五、纵横家类六、杂家类七、农家类八、小说类九、天文类十、历算类十一、兵书类十二、五行类十三、杂艺术类十四、事类十五、经脉类十六、医术类十七。”在道教为传统的中国，虽然有人反复讲，唐时佛教已传入中国，但在几千年的中国传统文化范畴内，其由外而入应是异类，所以在《隋书》《旧唐书》中均无记载。在《旧唐书》中对玄奘入印也仅仅记载为：“僧玄奘，陈氏，在西域十七年，经百余国，悉解其国之语，仍采其山川谣俗，土地所见，撰西域记十二卷，贞观十九年归至京师。”此记述一字不提佛教，但以僧称玄奘，说明唐贞观年间佛教已在中国大地传播非一日了。虽然正史无记载，唐之前印度佛教传入中国的记述是事实的。

讲到这里，我们可以从佛教书中所记载各种手印中得到启迪。印度佛教教意、教容博多庞大，各种佛、菩萨、罗汉、如来名称繁多。其中有关手印的记载亦可以称得起多而丰富。在佛教中佛、菩萨、如来、罗汉等所展现出不同的手势，有着不同的含意。手印是由肢、腕、掌、指所组成不同姿式的手势，它表述着佛的另一种表情和语言。这些手势的外机表象与佛菩萨的内在意念有着深层联系，从而构成了佛像整体的仪姿。它亦象征着佛菩萨的特殊愿力与因缘，与此展现出其所产生的身份力量和意念的力量。总之佛教中丰富多彩的手势表达和其二百余种手势的展现，说明印度在早期存在“手相”观人法是有可能的。因此前述晋时师圭指纹与此关系难以理清。

中国手相，从何年代起生，亦在是、否之间。据考古发现，敦煌遗书《相书》是可见的现存的最古相书，此书是西汉著名的相家许负所著。该书记有相“手掌文”。《史记・绛侯周勃世家第二十七》周亚夫“有從理入口，此饿死法也。”后亚夫果应许负言。（姚氏按：楚汉春秋，高祖封负为鸣雌亭侯。）亚夫父绛侯周勃是与高祖沛公初起封侯者。汉高祖刘邦曾封许负为鸣雌亭侯，说明许负的生存年代在公元前 200 年左右，此时我国已有明确手相记载。可见我国相手学产生之早，与印度北传佛教之年代相当，所以有关手相学是由印度传入我国之说，有待考究校正。

另据对有争议的载有相手相书的《月波洞中记》出现的年代考查，《月波洞中记》所提到的该书为：老君记于太白山月波洞，由唐任逍遥得之于太白山月波洞石壁上。原序提到此系钟吕二真人为证也。赤乌二十七年二十三日序。如上述所言为真，老君为春秋时人，钟离权生于汉代，吕洞宾为唐代，赤乌是三国年纪，是不学之徒错记还是其他误称，一时难以知之。但有一点，此相书出于道家而与佛教无关，其可以说明中国的手相是以道家为参与的一脉相承，其后的孙思邈，麻衣道者，陈抟等都是以道家身份出现。道教是中国文明表达的宗教之一，它源于中国，参与中国历史中的变革，与中国文化传承一脉相连，我们考证这一部分历史的目的，就是告知人们中国五千年文明史渊源博广，许多事物在无充分证据证明时，不要简言否定，应在其千丝万缕中，寻找真实存迹。

《麻衣神相》对手相的观察研究已较为完备，其中对纹线、手位、手形、手指、指形、手皮肤润燥粗细、手的八卦丘野、手色、手背纹理等均有观察研究记载。特别是记述陈抟见王克正十余岁女捧香炉手势，不见其面就知其甚贵的典故，说明麻衣道者弟子陈抟观察手形、手势的水平如此之高，麻衣道者观手程度一定更高。《麻衣神相》中重视掌纹观察，其71幅掌纹图，以取五行、四时、五方、五色等相互联系，将人的手掌划分出不同部位（八卦布局），依据所呈现的颜色、形状、部位等推断人生诸事。如：带印纹、金花印纹、双鱼纹、拜相纹、兵符纹、雁阵纹、六花纹、悬鱼纹、独朝纹、宝晕纹、金龟纹、玉柱纹、笔阵纹、乱花纹、花洒纹、花柳纹、色欲纹、桃花纹、奴仆纹、过随纹、朝天纹、贪心纹、亡神纹、朱雀纹等等。以掌纹断定人生富贵荣华，贫寒疾苦，品德优劣，吉凶福祉，说明观掌纹已有较为成熟的体会。其中是否都可重复再见，有待后人考查研究。总之，中国手相学从该书起已有了系统文字记载，可作为之前散在记述的总结性结论。之后陈抟在《神相全编》中将手纹观察发展为72种，在麻衣道者观手经验的基础上增加手的触感，如软硬度，寒凉等。

《柳庄神相》在观掌心气色上有自己的体会，还注意到指背和指甲。在“十观”中指出手有八卦纹路，尖起三峰，奇纹异纹，手背不宜显露筋骨，指节不宜漏缝。其掌纹63幅。虽然比《麻衣神相》和《神相全编》少，但亦有个人之体会之经验。

《神相铁关刀》在手相学方面除继承前人经验基础上对相掌色，看掌定法等方面亦有发展，如：掌中乌雅，病上有差；掌中生黄，家有死亡；掌中卦暗，求谋未遂；指上色暗，时运仍滞；纹溢掌背主破耗，纹乱坤位主好色等都较之前相书观手有新的体会，特别与人体疾病相联系，为相手术开了一条新路。

《水镜神相》在“手相总论”中认为：“夫手纹者，或散乱而粗俗，或成形而细秀，皆从胎元内所成，胎元中所出，而可辨其根蒂也。故手不可无纹，有纹者上相，无纹者下相。纹细而深者吉，纹细粗而浅者贱。筋骨粗露，纹断纹乱，纹粗纹浅，肉暗肉焦，色黑色枯，不贫则夭也。……观手之法，非取一端而可定。先观掌之细腻端方，偏削硬薄，次察纹脉气血之根蒂，再揣摩骨肉之平和，量其指头之长短，然后看浮筋、露节之凶情，方可定矣！”《水镜神相》观手相之法，在继承前人经验基础上进行体会总结，指出手相的观察方法，各种手相表相的主要作用及对人富贵贫穷，吉凶福祉，灾难疾病的影响，简明扼要，在手象学研究可参考借鉴。

晚清至民国时期，由于西方相学渐入中国，一些书籍开始引用现代科学知识谈研手相，其表象各有差异，特别是近20年来，手相研究引人关注，继承发展研究，批判研究多有展现，本书以手相（象）研究源宗为对象，故对近期相关书籍内容不做介绍，此止。

第三节　“象”与“相”的含意解析

中华民族是世界上最古老、最优秀的民族之一。五千多年无可争辩的历史事实，展示着她的光辉璀璨，博大精深的文化底蕴和宏硕的发展进步真实图景。在无法尽其笔书的丰富多彩的文化中，我们仅以本节需涉及中文方框字为例，说明“象”与“相”的含义，为理解“手象”打下基础，进一步证明，中国文化的优秀和深邃，中国文字结构之精妙和难以掌握。这里我们也可充满自信地说，中国文化中的每一个字的复杂含意程度，都需要人们认真研究的。

前已述及相学在我国产生已有几千年历史，相学包含内容广泛，但对人体疾病认知甚少。为什么《黄帝内经》（以下简称《内经》）在诊视人体疾病时不用“相”字而用“象”字，追溯其根源可能有以下三个原因：一是两个字形结构不同，所含字义就应不同。二是相与象在社会学、人文学和医学中有应对观察对象和其所涵盖的哲学概念有所不同。三是其所探寻的领域和所含的内容不同。

首先从两个字的含意进行简释，在我国最早的中文辞典，东汉许慎著的《说文解字》中对相字的解释是：相，省视也，从目，从木。易曰：地可观者莫可观于木。诗曰：相鼠有皮。其意为：相为察看，由目，由目会意。《易》说：“地上可观的东西，没有什么比树木更易观了。”《诗经》：“察看那老鼠，一定有皮。”省视，段注：《释诂》《毛传》皆云：相，视也。此别之云省视，谓察视也。《现代汉语词典》解释为：“相：（1）互相，相像，相似，不相上下。（2）亲自察看：相貌、外貌、长相、扮相、物体的处观，坐立等姿态，站相，坐相，吃相。（3）相位。（4）交流电路中一个组成部分。（5）同一物质的某种物理、化学状态，如：水蒸气，水和冰是三个相。（6）观察事物的外表，判断其优劣（如相马）。（7）相可以做辅助词：吉人天相。宰相。某些国家的官名等。总观以上对“相”字的解释，从词意上看相的基本含意就观察审视的意思。在中国文字中意近与观察审视的文字很多，如：阅（阅览、查阅、查点、视察）；察（审视、调查、观察、察觉、察言观色）；观（注意地看：观看，景象：奇观、壮观和对事物的认识看法：悲观、乐观、人生观、价值观）；查（检察、了解、证实：查证、翻查、查阅）；看（使视线接触人物：看电影，观察、判断、探望、看望、看病人、看病、照看）；瞧（看：瞧得起、瞧书、瞧病、瞧一眼）；视“眂”“眎”（同“视”看：视力，看待、对待：歧视，观察、考察：视察、巡视）；望（往远看：望无垠，拜访：探望，盼望、希望，声望，怨望，望子，对着、朝着）；觑（把眼睛合成一条细缝、注意的看：觑看，偷看：面面相觑）；窥（从小孔或缝隙里看、暗中查看：窥探）；瞰（俯视：鸟瞰，窥视）；瞪（睁大眼睛注视，众目睽睽）；睥睨（斜着眼睛看，高傲，睨视）等。

在中国文字有如此多的与观察、审视、看等相关字意中，古人对相术为什么不选择其他词字，而选择“相”作为相术的定语词句？这大概还是需要在《说文解字》的省视和从目，从木上加深理解。词典中的“省”解释为（1）检查（自己的思想行为）：深刻反省。（2）看望，问侯。（3）醒悟，清醒，发人深省。所以省视，不是一般的看、观、望、瞧等，而是边看边进行所获知识的逻辑思维，对过去的已知，现在的所见进行深琢细磨，比较对照，斟酌，找到其相似处，不相同处和更微小的差别，以求获得事物等真实的，与其命运、机遇、时空相关联的较为真实的形态、动、变。

从目，目者，眼也。其功用是看、视、望、瞰、瞧、窥……从木，木者，季节应春，万物生发之兆，其含义博深，对其解释需费很多唇舌，简言之：木色绿而枝叶繁茂，且连结并延为枝，对其观察，常瞀惑而很难一眼将其全部看清。特别是木质的本色，因枝叶繁茂，被遮掩之弊，所以观察者必须有“入木三分”的观察能力，才能将木貌、木质、木态、木变看视清楚。因此，我们理解古人以相，从目、从木之意，表达出相字的含意，不仅是要求人们观象时要在头脑中将所见所看到事物进行快速逻辑思维的理顺，去杂，去伪，找出事物本来所具有的真实面目，更要求在逻辑思维的思辨中，对所掌握的第一手材料真正做到去粗取精，去伪存真，要有“入木三分”的眼力，实事可靠的程度。把上述二者含意结合起来，不难看出古人在相术施行中为什么要用相字，而不是用其他看、望、观、察等词字了。

有人将省视只解释为“察视”，将从目从木解释为：在原始社会，古人驰目展望，所见无非荆榛木，这大概就是“相”字从目木的原因。我们认为这种解释很难说明中国相术的深刻寓意，包罗广泛，内容繁杂，更难说清，在众多看视、观、察、瞧等文词中，为什么相术要选用相字而不是其他，就不言而喻了。

东汉许慎在《说文解字》中对象的解释如下：长鼻牙，南越大兽，三季一乳，象耳牙四足之形，凡象之属皆从象。像：象也。从人，从象，象亦声。《段注》凡形像、图行、想像字当从人，而学者多作象，象形而像废矣。《周易·系辞下》：象也者，像此者也。孔颖达疏：言象此物之形状也。《现代汉语词典》：“象：（1）哺乳动物，大象。（2）形状，样子，景象，气象，天象。（3）仿效，模拟，象形，象声。（4）姓。

有人从揭示生命信息关系解释象相，认为中国传统文化和传统医学，经常使用“象”“相”术语，这是揭示生命万象全息律的文化密码。从道气层次看，通天下一气所化，清阳气在天成象，浊阴气在地成形，所以“形象”连用。天象、气象、物象、景象、脏象，这里的“象”，都是指一种具有实质性的自组织的生命状态，是由内在的基因编码建构的生命模式。因此，凡是象，都是阴阳二气涵化的有形、有质、有量的占有一定时空度位的客体，并且具有生命力。但是“相”一般意义仅仅指象的外在特征，外观、外表。这种外在特征，实际上是象的内在自组织的外显形式。作者是以“全息学”“基因学”角度解释了相与象的本质区别。这确实是对“相学”和中医脏象理论的一种别开蹊径的认识。

水有源，树有根，一般认为世界上任何一个事物的形成，都有它的本源所在。无源之水，无根之本，如果存在，只能是罕见的超常存在，代表不了一般事物的发生、发展规律。

中国“相术”和中医脏象理论的活水源头，是中国传统文化中“天人合一”“阴阳五行”理论，而代表这一种理论产生、发展、成熟的重要哲学理论著作，正是我国传统文化中六经之首的《易经》。“易”学是西方人对东方最难理解的书，所言“东方神秘主义”的代表。它的辩证唯物主义思想，以象、数、理为核心，表达对世界万物（包括人）的认知方法与逻辑思维推理规律。这一理论认为“象”是“河图”“洛书”及其后来出现的“太极图”所呈现的以数字符号组成各种图阵为基础衍化体系。并以相关性为推衍方式，形成其“理”的逻辑推理系统，从而达到对世界万物认知的可能性和必然性。“易”学中的“象”是以图、数形式表达的。如“河图”的东三八，南二七，西四九，北一六和中央的五数组成其图。“洛书”以东三、西七、南九、北一、东南四、东北二、西南八、西北六中央五组成其图。大约在北宋时期出现的太极图是以阴阳两点互补互动组成其图。这种独特辩证唯物逻辑推理表达认知事物的哲学理论，对缺乏中国文化底蕴或不懂、不知中国传统文化根源及其表述形式的人，当然会如愚人观字，雾里看花，雨夜望星一样，蒙头转向，不知如何，无所真见！

“易”学的“象、数、理”理论深奥，不是笔者在几行字里能阐述清楚的。但有关“易”学中“象”的表达方式、方法，所达目的，我们还是可说上一二的。“易”学“象”是图式，数字对垒阵式，表达事物运行规律的。象中有数，以数成象。其中的曲线认知事物的特性和事物之间的相关性，又是其根本所在。这就是“易”学认为，世界上一切事物都是相关的，“天人合一”“阴阳互补”“五行生克”等。单一的直线观察和因果关系呈现可以发现世界间一些物质事物的存在演化规律，但是对于天体宇宙，人体小宇宙以及人世间复杂万变的人事观察，就会显露出明显的短板。例如20世纪初爱因斯坦《相对论》的出现，纠正了牛顿以直线运动所规范的万有引力定律，使人类对宇宙观察与接触产生了质的改变。又如20世纪80年代苏联学者所提出人类“健康”第三状态，充分揭示了现代医学仅以欧几里得数学和黑格尔哲学所形成的机械线性逻辑推理和16世纪文艺复兴时所出现因果关系理论框框，认知现代人类疾病的复杂性是有明显缺陷的。人所共知，“易”学中“象”所表达的是整体的曲线的，相关的认识事物的逻辑推理，就避免了线性认知不全面性。这一理论，体现在我国传统中医学，就形成了以“象”观人的理论体系。《素问・五运行大论》所讲的：“土主甲乙，金主乙庚，水主丙辛，木主丁壬，火主戊癸。夫数之可数者，人中之阴阳也。然所合，数之可得者也。夫阴阳者，数之可十，推之可百，数之可千，推之可万。天地阴阳者，不以数推，以象之谓也。故中医诊病，观察疾病所在，病位，病情，病势，病变，转归等，不以数谓，而是以面（色）象、舌象、体象、脉象、手象、眼象、耳象、足象、指象、经络象等，即现代人们所讲生物特征图“象”，认知脏腑疾病进行辨证施治。

从这里可以得出以下结论：象是“易”学中的重要组成部分，它所包含的内容和所表达的意义，是人类欲掀开各种事物内在运行规律的金钥匙，它以图、数形式，将世界各种事物本质及其相关性联系的各种复杂一时难以弄清楚的事物，有独特的指导探索、掌控、不断认知的能力。虽然相学中的相，也包有通过相术经验在天人合一，阴阳五行理论指导下，亦可认知天体，人世间各种事物表现变化能力，但与象的科学内涵相比，“易”学中的象与相术的“相”，无论是哲学内涵，还是科学内涵，象较之相在更深层次、更广泛视野、更具有探索意义方面明显有着差别。

因为“易”学中象既是图像概念，更是中国哲学理论体系之根。“易”学虽然诸有无极数、太极数、阴阳数、河图数、天地数、生成数、大衍数、万物数、洛书数、太玄数、甲子数、动植数等数的表达体系，但离开河图、洛书两个图数所表达的象，则各种表象也就不会存在。所以“易”学中“象”理的逻辑推衍之象，是宇宙各种事物（人）抽象概念之象，它的既实在又抽象的内涵，决定其指导人类认识更多、更复杂事物的可能性。《内经》中所讲的“以象谓之”，就是告知人们要真正认知人体小宇宙的存在，动变，特别是认知各引力场的真实现状，必须通过观察人体各种象（体象、面象、舌象、眼象、手象等），才能具有真正认知和对其掌控的能力。所以我们今天所谈的“象”与“相”是有着差别的。

亦可以说相是用以观察人的命运、殊途、遭遇、贵贱、吉凶、福祸，所经波折而预示提醒为用。而狭义的象是用以观察窥测人体五脏六腑，四肢百骸所呈现的运转情况，气血盈亏，经络畅阻，引力场出入功能的异常。核心引力场所形成的引力波是否正常传达到人体四末。总之相其常应是为人事所用，而象则常是为医学所用。二者根都源于观察，而途指向确殊异明显矣。

第四节　中医学手象学史简介

研究相学者多认为“相”人术与中医以象诊病技术在我国古代时期应是相互联系、相互补充、协同发展的。就是说相学参考了医学，医学也参考了相学，二者关联紧密。所以要觅寻医学手象学发展史首先要从相面部色变开始。

《素问·移精变气论》中，帝曰：余欲临病人，观死生，决嫌疑，欲知其要，如日月光，可得闻乎？岐伯曰：色脉者，上帝之所贵也，先师之所传也。上古使僦贷季理色脉而通神明，合之金木水火土，四时八风六合，不离其常。色脉中的色就是中医的面诊，称为望诊。其是以观察面部气色、形态等变化诊断疾病的中医四诊之一。《黄帝内经》虽然可能成书于战国至汉时，但其书绝不是一日而成，其一定是在继承战国前一些名医留存的散书或秘籍编撰而成。因为在其之前一些传记中曾有医书赠传记录，如：《史记》卷一百五《扁鹊仓公列传》中有：“扁鹊者，渤海郡郑人也，姓秦氏，名越人。少时为人舍长。舍客长桑君遇，扁鹊独奇之，常谨遇之，长桑君亦知扁鹊非常人也。出入十余年，乃呼扁鹊私坐，闲与语曰：‘我有禁方，年老，欲传与公，公毋泄。’扁鹊曰：‘敬诺。’……乃悉取其禁方书尽与扁鹊。”

扁鹊乃春秋时名医，那时代已有医书相传，可见《黄帝内经》并不是某一“神人”空穴来风，或“外星人所撰”，书中所说的上古僦贷季是何年代？岐伯与黄帝问答，黄帝距今五千年是父系社会之始君。那个年代言上古，可见不应是黄帝时代。据《正义》讲：秦越人与轩辕时扁鹊相类，仍号之为扁鹊。轩辕是黄帝别称，五千年前就有扁鹊一样的名医，岐伯之称看来为真实。黄帝时代距今五千余年，那个时代的上古应是其几千年的事，据记载伏羲氏作八卦，按《中国历史简表》距今约为八千至一万年，我们不妨猜想，那个时代伏羲氏仰观象于天，俯观象于地，观鸟兽之纹与地之宜，近取诸身，远取诸物，于是始作八卦以通神明之德，以类万物之情。为何在他那个时代就不能出现一个观色脉而诊疾病的圣贤人物？所以岐伯之言所代表者，不能信，也不能全信，毕竟我们不能如同光子一样转瞬飞回那个时代。如果岐伯所言为真，中国医学的“象”学史，应同“相”学史一样久远，都应是启蒙于伏羲氏时代。另外从《史记·扁鹊仓公列传》扁鹊救治虢太子与中庶子喜方对话中可知，在扁鹊之前早有名医。中庶子曰：“臣闻上古之时，医有俞跗，治病不以汤液醴酒，镵石挢引，案扤毒熨，一拨见病之应，因五脏之输，乃割皮解肌，诀脉结筋，搦髓脑，揲荒爪幕，湔浣肠胃，漱涤五脏，炼精易形。”据《索隐》讲：“俞附音臾附，应劭云：‘黄帝时将也。’”这里中庶子所讲的话可以解释三个问题。一是中庶子所讲的上古距春秋二千多年。二是再一次证明黄帝时期果然有岐伯一样的名医。三是岐伯在《内经》中所讲的上古应是距他之前二、三千年的事，其时间正是伏羲氏时代。进一步说明上古医者已有察色诊病的方法，至春秋时期已较为成熟。所以司马迁才以《史记》正式记载扁鹊出奇运用色诊诊病的事实。司马迁在《史记·扁鹊仓公列传》中记到：“扁鹊过齐，齐桓侯客之。入朝见，曰：‘君有疾在腠理，不治将深。’桓侯曰：‘寡人无疾。’扁鹊出，桓侯谓左右曰：‘医之好利也，欲以不疾者为功。’后五日，扁鹊复见曰：‘君有疾在血脉，不治恐深。’桓侯曰：‘寡人无疾。’扁鹊出，桓侯不悦。后五日，扁鹊复见，曰：‘君有疾在肠胃间，不治将深。’齐侯不应，扁鹊出，桓侯不悦。后五日，扁鹊复见，望见齐侯而退走。桓侯使人问其故。扁鹊曰：‘疾之居腠理也，汤熨之所及也，在血脉针石之所及也；其在肠胃，酒醪之所及也；其在骨髓，虽司命无奈之何。今在骨髓，臣是以无请也。’后五日，桓侯体病，使人召扁鹊，扁鹊已逃去，桓侯遂死。”

司马迁以史家妙笔记述了扁鹊四望齐侯的生动过程，说明中医学的望诊，特别望面色发展到了一定程度。所以之后托名以秦越人的《难经》“第六十一难”中有“望而知之谓之神”的定语。

至《黄帝内经》时，中医望诊，特别是望面色已达到理论系统临床应用非常纯熟的程度。其《灵枢·五色》不仅有面部脏腑定位名称，还明确真色、病色和各部肉凹骨陷对病情轻重的判断，并指出心肝脾肺肾五脏各有主色，以及病人卒死的“赤色出两颊，大如拇指者，病虽小愈，必卒死。黑色出于庭，大如拇指，必不病而卒死。”的结论。还进一步将人体六腑、四肢、百骸在面部进行了区域定位，并将色与人体疾病病理性质进行明确：“沉浊为内，浮泽为外，黄赤为风。青黑为痛，白为寒，黄而膏润为脓，赤甚者为血，痛甚为挛，寒甚为皮不仁。”并指出：“五色各见其部，察其浮沉，以知浅深；察其泽夭，以观成败；察其散抟，以知远近；视色上下，以知病处；积神于心，以知往今。……色明不粗，沉夭（大）为甚；不明不泽，其病不甚。其色散，驹驹然未有聚，其病散而气痛，聚未成也。肾乘心，心先病，肾为应，色皆如是。男子色在于面王，为小腹痛，下为卵痛，其圜直为茎痛，高为本，下为首，狐疝㿗阴之属也。女子在于面王，为膀胱子，处之病，散为痛，抟为聚，方员左右，各如其色形。其随而下，至胝为淫，有润如膏状，为暴食不洁。”

这些以观察面色定人体疾病部位、浅深、轻重、安危的经验技术论述，较同时的“相学”记述春秋时的姑布子卿、范蠡去越、尉缭相秦始皇、汉许负等有过之而无不及，所以说中国古代医相互补、互用、互促、互进是有依据的。

关于象的其他论述《内经》亦记载很多，前已述过中医学为什么诊察人体之病不以相视象察呢？《素问·五运行大论》说：夫数之可数者，人中之阴阳也。然所合，数之可得者也。夫阴阳者，数之可十，推之可百，数之可千，推之可万。天地阴阳者，不以数推，以象之谓也。象所见之内容庞大，对人体不时数变万千的小宇宙复杂变化，只有通过象的观察分析才能有所了解。中医学以《易经》中阴阳五行学说为基础理论，阴阳五行有名无形，其变化之数，如环无端，要彻底识别其变化真谛，亦只有以其理论所形成八卦来对证对因解析。

《内经》论象非常强调对阴阳的理解与应用，如其《素问·阴阳应象大论》所说："善诊者，察色按脉，先别阴阳。"《素问·五脏生成》："五色微诊，可以目察，能合色脉，可以万全……凡相五色之奇脉。面黄目青，面黄目赤，面黄目白，面黄目黑者，皆不死也。"《素问·玉版论要》："色夭面脱，不治，百日尽已。"《素问·三部九候论》进一步说："五藏已败，其色必夭，夭必死矣。"这些论述进一步指出中医四诊诊察面象的重要性，必要性和必行性。因为其关乎着人的安危、生死。较之"相"学中的相富贵、贫贱，吉凶、祸福等重要矣。

《内经》中关于手象诊病也有诸多论述。如《素问·脉要精微论》：五色精微象见矣，其寿不久也。诸浮不躁者，皆在阳，则内热；其有躁者在手。此处指观察手的躁动可以诊断人体内热而躁的病情。《素问·通评虚实论》：所谓从者，手足温也。所谓逆者，手中寒也。手足温则生，寒则死。邪气盛则实，精气夺则虚，气虚者，为肺虚，重实者言大热病。判断大热病的方法是观察手的寒温为重要指征。因为温为顺症，寒为逆症，故寒则死。《素问·疟论》：手足热而欲呕，名曰瘅疟。这里用手足热来鉴别诊断疟的类型。《素问·厥论》：阳气衰于下则为寒厥，阴气衰于下则为热厥。阳气衰，不能渗营其经络，阳气日损，阴气独在，故手足之为寒也。酒入于胃，则络脉满而经脉虚，阴气虚则阳气入。酒气与谷气相薄，热盛于中。夫酒气盛而慓悍，肾气有衰，阳气独胜，故手足为之热也。三阴俱逆，不得前后，使人手足寒，三日死。这里亦是以手的温寒在厥症中判断病情的性质，部位，轻重及安危。《内经》中《灵枢》在完整论述面色的基础上对手象的论述也较《素问》为多。《灵枢·邪气脏腑病形》：黄帝问于岐伯曰："天寒则裂地凌冰，其卒寒，或手足懈惰，然而其面不衣，何也？岐伯答曰：十二经脉，三百六十五络，其血气皆上于面而走空窍。"这里讲的是天寒地冻手不得动作，而面部不怕冷的原因，是手的经脉没有面部经脉密集，故而手不耐寒而面部耐寒。

《灵枢·终始第九》：手屈而伸者，其病在筋，伸而不屈者，其病在骨，在骨守骨，在筋守筋。病生于头者头重，生于手者臂重。这里的手的功能能否屈伸，确定脏腑位置而决定治则治法。并以手感的轻重判断体态病处所在。

《灵枢·热病》：热病面青，手足躁，取之筋间。用针刺疗法治疗热病时，见手躁动，取穴在筋间，筋间与肝、肺有关，指出热病手躁脏腑病变位置和所应舍取的治法。

《灵枢·厥病》：真头痛，头痛甚，脑尽痛，手足寒至节，死不治。这里是以手足寒至节的程度判断头痛的性质和程度。

《灵枢·经脉》：凡诊络脉，脉色青则寒且痛，赤则有热。胃中寒，手鱼之络多青矣；胃中有热，鱼际络赤；其暴黑者，留久痹也；其有赤有黑有青者，寒热气也。其小而短者，少气也。手太阴之别，名曰列缺。起于腕上分间，并太阴之经，直入掌中，散入于鱼际。其病实则手锐掌热，虚则欠去。这里观察手的络脉青赤黑等变化诊断胃寒，暑热是古人在医疗实践中一个重大发现，至今仍应用可信，重复性准确：如在加上坎青，则脾肾虚寒定矣。还指出肺病掌热手锐是因手太阴之别经脉循行所达之因引起，解剖观点在此已体现矣。

《灵枢·口问》：耳者，宗脉之所聚也，故胃中空虚则宗脉虚，虚则下溜，脉有所竭者，故耳鸣。补客主人，手大指爪甲上与肉交者也。这里指出手大指甲上与肉交者穴位是治疗耳鸣的重要穴位。

《灵枢·本脏》：肝应爪。爪原色黄者胆厚，爪薄色红者胆薄，爪坚色青者胆急；爪软色赤者胆缓；爪直色白无约者胆直；爪恶色黑多纹者胆结也。甲爪诊在《内经》中已出现，可见中国中医手象学起源之早，这里阐述了肝、胆与指甲的关系，肝的精华在爪，为后世研究甲诊提供了重要参照依据。

《灵枢·本脏》还进一步解释为什么脏腑有病会反映到甲爪、毫毛、脉络，是因为"视其外应，以知其内藏，则知所病矣。

《灵枢·阴阳二十五人》：手阳明之下，血气盛则手鱼肉以温；气血皆少则手瘦以寒。手少阳之下，血气盛则手卷多肉以温；血气皆少则寒以瘦；气少血多则瘦以多脉。手太阳之下，血气盛则掌肉充满，血气皆少则掌瘦以寒。这里讲的是手三阳经变与手热寒的关系。在讲到五形人时，亦提到各形人的手之特点：木形之人，小头长面，手足好。火形之人，脱面，小头，小手足。土形之人，圆面，大头，小手足。金形之人，白面，小头，小手足。水形之人，面不平，大头，动手足。

《灵枢·论疾诊尺》：独调其尺以言其病，从外知内。手所独热者，腰以下热。掌中热者，腹中热；掌中寒者，腹中寒。鱼上白内（肉），有青血脉者，胃中有寒。面色微黄，齿垢黄，爪甲上黄，黄疸也。此处从手寒热诊腰痛，鱼际肉白青脉诊胃寒，爪甲上黄诊黄疸等多有体会。

从以上《内经》中所见关于手的论述，可以看到两千多年前手诊在医学领域已多有应用。虽然不如面诊成熟，但已有较丰富临床应用经验与体会。由此可见我国医学手象学起源之早。其早于《内经》，《内经》在体现秦汉之前手诊与面诊一样，亦早有应用，只是经验散失而未成书籍而以。

《难经》成书于《内经》之后，托秦越人之名而著，其书主要是谈脉诊，但也有谈手象之处。如《难经·六十难》"手足青者，即为真心痛。"是对《内经》所言手象内容的肯定。由汉张仲景所著成书于公元 200 年左右的《伤寒杂病论》是中医学最重要的临床著作。其在自序中"余每览越人入虢之诊，望齐侯之色，未尝不慨然叹其才秀也"，可谓其肺腑之言，可见张仲景对中医望诊之佩服和应用研究之心情。但张仲景在《伤寒论》和《金匮要略》中，仅在手的温度，手动和手形等方面应用了手象诊法，故内容不如《内经》丰富，有如下内容：

《伤寒论·辨脉法第一》（下文省略伤寒论书名）：脉阴阳具紧者，口中气出，唇口干燥……到七日以来，其人微发热，手足温者，此为欲解。

《辨痉温暍脉证第四》：太阳中暍者，发热，恶寒，手足逆冷小有劳，身即热，口开，前板齿燥。

《辨太阳病脉证并治上第五》：言夜半手足当温，两脚当伸……风则生微热，虚则两胫挛。夜半阳气还，两足当热。

《辨太阳病脉证并治中第六》：发汗过多，其人叉手自冒心、心下悸，欲得按者，桂枝甘草汤主之。

伤寒四五日，身热恶风，颈项强，胁下满，手足温而渴者，小柴胡主之。

太阳病中风，以火劫发汗，久则谵语，甚者至哕，手足躁扰，捻衣摸床。

《辨太阳病脉证并治下第七》：伤寒五六日，头汗出，微恶寒，手足冷，心下满，口不欲食，大便鞕，脉细者，此为阳微结。

太阳病，医发汗，遂发热恶寒，面色青黄，肤瞤者，难治；今色微黄，手足温者，易愈。

《辨阳明病脉证并治第八》：伤寒脉浮而缓，手足自温者，是为系在太阴。阴阳病，若中寒者，不能食，小便不利，手足戢然汗出。此欲作固瘕。阳明病，脉迟，虽汗出不恶寒者，手足戢然汗出者，此大便已鞕也，大承气汤主之。

三阳合病，腹满身重，难以转侧，口不仁，手足逆冷。若自汗出者，白虎汤主之。二阳并病，太阳证罢，但发潮热，手足漐漐汗出，大便难而谵语者，下之则愈，宜大承气汤。阳明病，下之，其外有热，手足温，不结胸，栀子豉汤主之。

《辨太阴病脉证并治第十》：伤寒脉浮而缓，手足自温者，系在太阴。

《辨少阴病脉证并治第十一》：少阴病，脉紧，至七八日，自下利，脉暴微，手足反温，脉紧反去者，为欲解也。少阴病，吐利，手足不逆冷，反发热者，不死。少阴病，八九日，一身手足尽热者，以热在膀胱，必便血也。少阴病，吐利，手足逆冷，烦躁欲死者，吴茱芋汤主之。少阴病，下利清谷，里寒外热，手足厥逆，脉微欲绝，身反不恶寒，其人面色赤，或腹痛或干呕，通脉四逆汤主之。少阴病，饮食入口则吐，手足寒，脉弦迟者，不可下之，当吐之。

《辨厥阴病脉证并治第十二》：凡逆者，阴阳气不相顺接，便为厥。厥者，手足逆冷者是也。病者手足厥冷，言我不结胸，小腹满，按之痛者，此冷结在膀胱关元也。伤寒六七日，脉微，手足厥冷，烦躁，炙厥阴，厥不还者，死。伤寒脉促，手足厥逆，可炙之。手足厥寒，脉细欲绝者，当归四逆汤主之。病人手中厥冷，脉乍紧者，病在胸中，当须吐之，宜瓜蒂散。伤寒六七日，大下后，寸脉沉而迟，手足厥逆，唾脓血，泄利不止者，为难治，麻黄升麻汤主之。

《辨可发汗病脉证并治第十六》：凡发汗，欲令手足具周，时出似热漐漐然，一时间许益佳，不可令如水流离。

伤寒四五日，身热恶风，颈项强，胁下满，手足满而渴者，属小柴胡汤证。

《辨不可吐第十八》：少阴病，始得之，手足寒，脉弦迟者，此胸中实，不可下也。病手足逆冷，脉乍结，欲食不能食者，病在胸中，当吐之。

《辨不可下病脉证并治第二十》：少阴病，始得之，手足寒，脉弦迟者，此胸中实，不可下也。

《辨发汗吐下后病脉证并治第二十二》：阳明病，下之，其外有热，手足温，不结胸属栀子豉汤证，伤寒六七日，大下，寸脉沉而迟，手足厥逆，唾脓血，泄利不止者，为难治，属麻黄升麻汤。

《金匮要略·痉温暍病脉证并治第二》（下文省略金匮要略书名）：太阳中暍，发热恶寒，手足逆冷，小有劳，身即热，若发其汗，则恶寒甚。

《血痹虚劳病脉证并治第六》：其人疾行则喘喝，手足逆寒，腹满，甚者溏泄，食不消化也。虚劳、裹急、悸、衄、腹中痛，梦失精，四肢酸疼，手足烦热，咽干口燥，小健中汤主之。

《腹满寒疝宿食病脉证治第十》：腹满脉弦而紧，寒症续脐痛，手足厥冷，大乌头煎主之。

《痰饮咳嗽病脉证汉第十二》：青龙汤下已，多唾口燥，寸脉沉，尺脉微，手足厥逆，气从小腹上行胸咽，手足痹，其面翕热。如醉状，因腹下流阴股，小便难，时复冒者，与茯苓桂枝五味子甘草汤，治其气冲。

《水气病脉证并治第十四》：肾水者，其腹大，脐肿腰痛，不得溺，阴下湿如牛鼻上汗，其足逆冷，面反瘦。寒气不足，即手足逆冷，手足逆冷，则营冲不利。

《黄疸病脉证并治第十五》：额上黑，微汗出，手足中热，薄暮即发，膀胱急，小便自利，名曰女劳疸，腹如水状不治。

《呕吐哕下利病脉证治第十七》：干呕哕，若手足厥者，橘皮汤主之。下利，手足厥冷，无脉者，灸之不温；若脉不还，反微喘者死。夫六腑气绝于外者，手足寒，上气，脚缩；五脏气绝于内，利不禁，下甚者手足不仁。下利后脉绝，手足厥冷，啐时脉还，手足温者生。

《趺蹶手指臂肿转筋狐疝蚘虫病脉证治第十九》：病人常以手指臂肿动，此人身体瞤瞤者，藜芦甘草汤主之。

《妇人杂病脉证并治第二十二》：妇人年五年所，病下利，数十日不止，暮即发热，少腹里急，腹满，手掌烦热，唇口干燥，何也？师曰：此病属带下。

《针灸甲乙经》是西晋皇甫谧撰于公元259年左右。书中所涉及手的部分多与疾病涉手如何针刺治疗有关，但对于手象医学发展亦有一定意义。

《针灸甲乙经·正邪袭内生梦大论第八》（下文省略《针灸甲乙经》书名）：脾气盛则梦歌乐，体重，手足不举，肾气盛则梦腰脊两解而不属。

《六经受病发伤寒热病第一上》：肝热病者，小便先黄，胁满痛，手足嗦，不得安卧。热病，先胸胁满痛，手足躁，刺足少阳，补足太阴。

阳者，天气也；主外，阴者，地气也，主内。故阴气从足上行至头，而下行循臂至指端；阳气从手上得至头，而下行至足。

邪气盛则实，精气夺则虚。顺则生，逆则死。所谓顺者手足温，所谓逆者手足寒也。脉实满，手足寒，头热者，春秋则生，冬夏则死。热病始于手臂者，先取手阳明、太阴而汗出。

热病胸中澹澹，腹满暴痛，恍惚不知人。手清，巨阙主之。热病先手臂瘛疭，唇口聚，鼻张目上，列缺主之。

《六经受病发伤寒热病第一下》：振寒瘛疭，手不伸，咳嗽唾浊，气鬲善呕，尺泽主之。热病烦心，心闷而汗不出，掌中热，心痛，中冲主之。热病发热，舌中烂，掌中热，欲呕，劳宫主之。心澹澹然善惊，身热，烦心，口干，手清，逆气，曲泽主之。振寒，小指不用，寒热汗不出，头痛，喉痹，舌卷，小指之间热，口中热，烦心，少泽主之。热病汗不出，且厥，手足清，暴泄，此胃心痛也，大都主之。

手足寒至节，喘息至死。热病刺然谷，足先寒，寒上至膝乃出针。手足清，烦热汗不出，手肢转筋，头痛如锥刺之，耳聋鸣，窍阴皆主之。

《阴衰发热厥阳衰发寒厥第三》：厥阴者，众筋之所聚，阳气衰，不能渗营其经络，阳气日损，阴气独在，故手足为之寒。

热厥取太阴，少阳，寒厥取阳明，少阳，手足皆留之。厥、气走喉而不能言，手足微满清，大便不利，取足少阴。厥阴腹满胀，肠鸣，胸满不得息，取下胸二肋间，咳而动应手者，与背俞以指按之立快。

《阴阳相发在疟第五》：其但热而不寒者，阴气先绝，阳气独发，则热而少气，烦冤，手足热而欲呕，名曰瘅疟。肾疟令人凄凄然，腰脊痛，宛转大便难，目眴眴然，手足寒，刺足太阳，少阴。刺疟者，先手臂痛者，先刺手少阴。

《五脏传病发寒热第一》：寒濯濯，心烦，手臂不仁，唾沫，唇干引饮，手腕挛，指肢痛，肺胀上气，少商主之。

臂厥，掌中热，乍寒乍热，缺盆中相引痛，太渊主之。

《寒气容于五脏六腑发卒心痛胸痹心疝三虫第二》：真心痛，手足清至节，心痛者，旦发夕死，夕发旦死。

《邪在心胆及诸脏腑发悲恐太息口苦不乐及惊第五》：胆眩寒厥，手臂痛，善惊，妄言，面赤，泣出，腋门主之。

《肾小肠受病发腹胀腰痛引背少腹控睾第八》：小肠痛者，若独肩上热甚，及小指次指间热，若脉陷者，此其候也。

《阳受病发风第二下》：手臂不得上头，尺泽主之。手尺臂挛，神门主之。两手挛不收伸，及腋偏枯不仁，手瘈偏小筋急，大陵主之。头身风热，寒中少气，掌中热，肘挛腋肿间使主之。嗌外肿，肘臂痛，五指瘈不可屈伸，头眩，中诸主之。偏枯，五指掣不可屈伸，战栗，腕骨主之。风眩惊，手腕痛；泄风汗出至腰，阳欲主之。风入腹中，侠脐急，五指端尽痛，足不践地，涌泉主之。

《热在五脏发痿第四》：口缓不收，不能言语，手足痿躄不能行，地仑主之。痿厥，身体不仁，手足偏小，先取京骨，后取中封，绝骨，皆深之。虚则痿躄，坐不能起，身体不仁，手足偏小，善啮颊，光明主之。肩中热，指臂痛，肩髃主之。肩肘中痛，难屈伸，手不可瘵重，腕急，曲池主之。肩痛欲折，腰如拨，手不能自上下，养老主之。

《足太阴厥脉病发溏泄下痢第五》：春伤于风，夏生飧泄肠辟，飧泄而脉小，手足寒难已。飧泄而脉小，手足温者易已。

《小儿杂病第十一》：小儿痫瘛，手足扰，目昏，口禁，溺黄，商丘主之。

《中藏经》关于手象论述，书中《虚寒大要论第八》有：肠鸣走气，足冷手寒，食不入胃，吐逆无时，皮毛憔悴，此五脏之虚也。

《火法有五论第十六》：病起于五脏者，皆阴之属也。其发也，或偏枯，或痿躄；或手足拳挛，或 口眼不正。脾风之状，一身通黄，腹大而满，四肢不收持，若手足未青而面黄者可治，不然即死。癫厥者，自劳而得之，手足不遂者，言语謇涩者，房中而得之。

《论心脏虚实寒热生死逆顺脉证之法第二十四》：真心痛，手足寒，过节五寸，则旦得夕死，夕得旦死。心脉沉小紧，若心下气坚实不下，手热，烦满，多忘，太息，此得之思虑太过也。微涩则血溢，手足厥，耳鸣，癫疾。病胸满，悸，腰腹中热，心烦，掌中热，甚则呕血，宜急疗之。心伤则心坏，为水所乘，身体手足不遂，骨节解，下利无休息，此疾急宜治之，不过十日而亡也。

《论脾脏虚实寒热生死逆顺脉证之法第二十六》：脾病则面色萎黄。太过，则令人四肢沉重，语言謇涩，不及，令人中满不食，乏力，手足缓弱不遂。脾病，面黄体重，目直视，唇反张，手足爪甲青，四肢逆，此十死不治也。

《论痹第三十三》：痹者，闭也，或口眼偏邪，或手足欹侧，或左右手疼痛。

《论五丁状侯第四十》：黄丁者，起于唇齿龈边，其色黄中有黄水，手足麻木，涎出不止，多唾不寐者死。

《论脚弱状侯不周第四十二》：人之病脚气何也？谓人之心肺二经起于手。脾、肾、肝三经起于足。手则清邪中之，中则浊邪中之。人身之苦者，手足耳。

《论诊杂病必死侯第四十八》：病妄言，身热，手足冷，其脉细微者死。

《察声色形证决死法第四十九》：爪甲青黑色死，掌肿无纹，脐肿出，囊茎俱肿者死，手足爪甲肉黑色者死。

《华佗神方》传为三国时华佗著。《论心脏虚实寒热生死逆顺脉证之法》：心虚则畏人，瞑目欲眠，精神不倚，魂魄妄乱。若心下气坚不下，喜咽唾，手热烦满，多忘太息，此得之思虑太过。

《论脾虚实寒热生死逆顺脉证之法》：脾者土也，不及则令人中满不食，乏力，手足缓弱不遂，涎引口中，四肢肿胀。寒则吐涎沫而不食，四肢痛，滑泄不已，手足厥，甚则颤栗如疟。

《论诊杂病必死脉候》：掌肿无纹，脐肿出，囊茎俱肿者死；手足爪甲肉黑者死；筋绝魂惊虚恐，手足爪甲青，呼骂不休者，八九日死。

隋代巢元方在《诸病源候论》亦论及手的症候是从病理机制角度论及人手表象，有独特之处。

《诸病源候论·风身体手足不随候》（下文省略《诸病源候论》书名）：风身体不随者，由体虚腠理开，风气伤于脾胃之经络也。足太阴为脾之经，脾与胃合；足阳明为胃之经，胃为水海之海也。脾候身之肌肉，主为胃消行水谷之气，以养身体四肢。脾气弱，即肌肉虚，受风邪所使，故不能为胃还行水谷之气，致四肢肌肉无所禀受，而风邪在经络，搏于阳经，气行则迟。机关缓纵，故令身体手足不随也。

《风湿痹身体手足不随候》：风寒湿三气合而为痹，其三气时来，亦有偏多偏少，而风湿之气偏多者，名风湿痹也。若伤诸阳之经，阳气行见迟缓，而机关弛纵，筋脉不收摄，故风湿而复身体手足不随也。

《风半身不随候》：风半身不随者，诊其寸口沉细，名曰阳内之阴，病苦悲伤不乐，恶闻人声，少气，时汗出，臂偏不举，又寸口偏绝者，其两手尽绝者，不可治也。

《虚劳病诸候上》：四曰胃极，令人瘦削，齿苦痛，手足烦疼，不可以立，不欲行动。男子平人，脉大为劳，极虚亦为劳。男子劳之为病，其脉浮大，手足烦，春夏剧，秋冬差，阴寒精自出，酸癫。

《虚劳四支逆冷候》：经脉所行，皆起于手足，虚劳则血气衰损，不能温其四大，故四肢逆冷也。

《虚劳手足烦疼候》：虚劳血气衰弱，阴阳不利，邪气乘之，次淡热交争，故以烦疼也。

《虚劳病诸候下》：夫蒸病有五：一曰骨蒸，其根在肾，旦起体凉，日晚即热，烦躁，寝不能安，食无味，细喘无力，腰疼，两足厥冷，手心常热。二曰脉蒸，其根在心，日增烦闷，掷手出足，脉数。

《虚劳手足皮剥候》：此由五脏之气虚少故也。血行通荣五脏，五脏之气，润养肌肤，虚劳内伤，血气衰弱，不能外荣于皮，故皮剥也。

《虚劳偏枯候》：夫劳损之人，体虚是伤风邪。风邪乘虚容于半身，血气不行，故半身手足枯细，为偏枯也。

《时气毒攻手足候》：热毒气从脏腑出，攻于手足，手足则火欣热毒赤肿疼痛也。入五脏六腑井荣俞，皆出于手足指，故此毒从内而出。

《时气病后阴阳易候》：阴阳易病者，是男子，妇人时气病新瘥未平复，而与之交接得病者，名阴阳易也。其病之状，身体热冲胸，头重不能举，眼中生眵，四肢拘急，小腹绞痛，手足拳，皆即死。

《肝热病者》：小便先黄，腹痛多卧，身热、热争则狂言及惊，胁满痛，手足躁，不安卧。

《热病毒攻手足候》：夫热病毒攻手足，及入五脏六腑井荣俞皆出于手足指。今毒气从脏腑而出，循于经络，攻于手足，故手足指皆肿赤火欣痛也。

《瘅疟候》：夫瘅疟者，肺素有热，其状，但热不寒，阴气先绝，阳气独发，则少气烦惋，手足热而呕也。

《寒疝候》：寒疝者，阴气积于内，则卫气不行。故令恶寒不欲食，手足厥冷，绕脐痛，白汗出，遇寒即发，故云寒疝也。

《膈痰风厥头痛候》：膈痰者，谓痰水在于胸膈之上，又犯大寒 使阳气不行，令痰水结聚不散。若手足寒冷，至节即死。

《大腹水肿候》：夫水肿病者，皆由荣卫否涩，肾脾虚弱所为。故四肢小，阴下湿，手足逆冷，腰痛，上气，咳嗽，烦疼。

《霍乱转筋候》：夫霍乱大吐下之后，阴阳俱虚，其血气虚极，则手足逆冷，而荣卫不理，冷搏于筋，则筋为之转；入于手之三阴三阳，则手筋转。

《代指候》：代指者，其指先肿，焮焮热痛，其色不暗，然后方缘爪甲边结脓，极者爪甲脱也。夫爪甲，筋之余也。由筋骨热盛，气涩不通，故结肿生脓，而爪甲脱。

《手足发胝候》：人手足忽然皮厚涩，而圆如茧者，谓之胼胝。此由血气沉行，不荣其表，故皮涩厚而成胝。

《手足逆胪候》：手足爪甲际皮剥起，谓之逆胪。风邪入于腠理，血气不和故也。

《手足皲裂候》：皲裂者，肌肉破也。言科时融冒风寒，手足裂，故谓之皲裂。

《五指筋挛不得屈伸候》：筋挛不得屈伸者，是筋急挛缩，不得伸也，筋得风热则弛纵，得风冷则挛急。

《四肢痛无常处候》：四肢痛无常处者，手足指节皆卒然而痛，不在一处。其痛处不肿，色亦不异。由体虚受于风邪，风邪随气而行，气虚之时，邪气则胜，与正气交争相击，痛随虚而生，故无常处也。

《疣目候》：疣目者，人手足边或生如豆，或如结筋，或五个或十个相连肌里，粗强于肉，谓之疣目。

《气候》：气病，是肺虚所为。而有冷有热，热则四肢烦热也，冷则手足逆冷。

《手逆胪候》：手逆胪者，经脉受风邪，血气否涩也。十二筋脉有起于手指者，其经虚，风邪客之，使血气否涩，皮胪枯剥逆起，谓之逆胪。

《妊娠中风候》：若脾中风，踞而腹满，身通黄，吐咸汁出，可治，急炙脾俞百壮。若手足青者，不可治。

唐代孙思邈《千金翼方》与手有关的内容有《千金翼方・卷十六・中风上》（以下省略书名卷名）：鲁公酒 主百病风眩心乱，耳聋目瞑泪出。胸胁肩髀痛，手不上头，不自带衣，腰脊不能俯仰，脚酸不仁，难以久立。“麻子酒”主虚劳百病，伤寒风湿，手足疼痹著床。方：麻子一石，法曲一斗。万金散，主头痛眩乱耳聋，两目流出，半身偏枯不遂，手足筋急缓，不能屈伸。

《杂病上》：四顺汤，主霍乱吐下，腹痛手足逆冷方。大附子一枚，去皮，破八片，干姜三两，人参甘草各一两。

《寒冷第六》：茱萸汤主男子虚热，寒冷，妇人寒劳气逆，寒心，吞酸，手足逆冷，或自口干，手足烦，苦喝湿痹。

《饮食不消第七》：太一白丸，主八痞，湿痢，手足烦或有流肿。

《代指第九》：单煮地榆汤渍之，半日便愈。麻沸汤内指其中。取猪脂和姜末稍令热，内指甲中，食顷即差。取酱清和蜜任多少，温涂之，即愈。

《备急千金要方》也是孙思邈的医学著作，在这本书中关于手的记载，主要是在疾病相关的症候、病理特点方面体现手的功能改变。《备急千金要方・卷第四・妇人方下》（以下省略书名卷名）：大玉石泽兰丸，治妇人风虚寒中，腹内雷鸣，手足常冷，多梦纷纭，身体痹痛。太平胃泽兰丸治妇人五劳七伤诸不足，手足虚冷羸瘦。鳖甲丸治女人小腹中积聚，手足苦冷，咳噫腥臭。

《惊痫第三》：风痫者，初得之时，先屈指如数，及发作者，此风痫也。

《候闲法》：手白肉鱼际脉黑者，是痫候。鱼际脉赤者热，脉青大者寒，脉青细为平也。卧惕惕而惊，手足振摇，是痫候。卧梦笑，手足动摇，是痫候。犬闲之为病，手屈拳挛，炙两手心一壮，炙足太阳一壮，炙肋户一壮。

《论风毒状第一》：风毒中人，或先中手足十指，因汗毛引开，腠理疏通，风如赤箭。

《酒醴第四》：大金牙酒治瘴疠毒气中人，风冷湿痹，口㖞面戾，半身不遂，手足拘挛，历节肿痛。茵芋酒治中风，头眩重，骨中酸疼，手不得上头，足不得屈伸。

《贼风第三》：治心虚寒，气性反常，心手不随，语声冒昧。脾风占候，声不出，或上下手，当炙手十指头，次炙人中，次炙大椎。

《肝脏脉论第一》：肝病其色青，手足拘急，胁下苦满。肝伤，其人脱肉，又卧口欲得张，时时手足青，目瞑瞳仁痛。男子积疝，女子瘕淋，身无膏泽，善转筋，爪甲枯黑，春瘥，秋剧色青也。

《筋极第四》：伤寒则筋不能动，十指爪皆痛，数好转筋。扁鹊云：筋绝不治，九日死，后以知之？手足爪甲青黑，呼骂口不息，筋应足厥阴，足厥阴气绝，则筋缩，引卵与舌，筋先死矣。

《心脏脉论第一》：心病其色赤，心痛短气，手掌烦热，或啼笑骂詈，悲思愁虑，面赤身热。真心痛，手足青至节，心痛甚，旦发夕死，夕发旦死。

《小肠腑脉论第一》：小肠病者，小腹痛，腰脊控睾而痛，若寒甚，独肩上热，及手小指、次指之间热。

《肺虚实第二》：补肺汤，治肺气不足，心腹支满，咳嗽，喘逆上气，唾脓血，胸背痛，手足烦热，惕然自惊。

《肾脏脉论第一》：肾脉沉之而大坚，浮之而大紧，若手足骨肿，厥而阴不兴，时泄。肾病手足厥冷，面赤目黄，小便不禁，骨节烦疼，少腹结痛，气冲于心，此是土之克水，为大逆。

《骨极第五》：骨极者，主肾也。若肾病则骨极，牙齿苦痛，手足痟背，不能久立，屈伸不利，身痹脑髓酸。

《补肾第八》：建中汤治虚损少气，寒热头痛，手足逆冷，大小便难。建中汤治五劳七伤，手足疼痛，久立腰疼。

《儒门事亲》是金元四大名医之一张从正（1156－1228）所撰，其书所谈及手的内容多与临床诊病有关，其在《七方十剂绳墨订一》（以下省略书卷名）中关于厥证论述中有：厥之为状，手足及膝下或寒或热也。阴气衰于下则为寒厥。阳气衰于下则为热厥。热厥为手足热也，寒厥为手足寒也。阳气既衰，真精又竭，阳不养荣，阴气独行，故手足寒，发为寒厥也。肾气既衰，阳气独胜，故手足热，发而为热厥也。手足搐搦者为风厥，因醉而得之为酒厥。……西华季政之病寒厥，其妻病热厥。二人脉皆浮大无力。政之曰：吾手足之寒，时时渍以热汤，渍而不能止。吾妇人手足之热，终日以冷水沃而不能已者，何也？余曰：寒热之厥也，此皆得之贪饮食，纵嗜欲。

《风一》：夫风者，厥阴风木之主也，诸风掉眩，风痰风厥，涎潮不利，半身不遂，手足挛急。

《风八》：头风眩运，手足时复麻痹，心腹满闷，按之如水声，可用独圣散吐之。

《痹九口》：风寒湿三气合而为痹，及手足麻木不仁者，可用郁金散吐之。

《骨蒸热劳二十七》：五劳之病，乃今人不明发表攻里之过也。大忌暑月于手腕，足外踝上着灸。手腕者，阳池穴也，此穴皆肌肉浅薄之处，炙疮最难痊。

《仪指痛二十二》：麻先生妻，病代指痛，不可忍。酒调通经散一钱，半夜大吐，吐毕而痛减。

《臂麻不便八十九》：郾城梁贾人，年六十余，忽晓起梳发，觉左手指麻，斯须半臂麻，又一臂麻。此枯涩痹也。可针溪谷。

《心包络手厥阴为母血》：是动则病手心热，臂肘挛急，腋肿，甚则胸胁支满，心中澹澹大动。

《丹溪心法》是元朱震亨（1281 年—1358 年）所撰著，书中关于手的记述主要是疾病所致手症候。简录于下（省略书卷名）：

《中风一》：肥人中风，口，手足麻木，左右㖞，手足麻木，左右俱废痰治。

《厥五十七附手足十指麻木》：厥逆也，手足因气血逆而冷也。因气虚为主，有因血虚，有痰脉弦。因痰者，用白术，竹沥；气虚四君子，血虚四物，热厥用承气，外感用双解散加姜汁酒。手足麻者属气虚，手足木者有湿痰，死血。十指麻木是胃有湿痰，死血。

《医验大成》是明代秦昌所撰，年代不详。其在临床医案中涉及一些病证与手的关系，其中《麻木章》曰：一人素有痰，两臂作麻，两目流泪，服被祛风化痰药愈盛，臂反痛不能伸，手指拘挛，盖麻属气虚，遂用六味地黄丸，补中益气汤不三月而痊。一友时较肠中作痒，因而右手麻木，不能运动，偶服驱虫药，打出虫如飞蚁者，不计其数。

在《瘛疭章》中有：一人中年后，宦子岭南，莅任数月，患手足拘挛，屈伸不利，医以风湿治之，不效。用益肝补肾法治疗，数日手足便能动，一月而起矣。

在《虚损节》中记有：一人脉弦而大，左手独甚，症见面青转筋，爪甲痛，善恐，不能久立。此为肝伤筋极之候，宜用六味丸加枸杞，五加皮之类。一人面色萎黄，四肢倦怠，头眩作渴，手足厥冷而麻，诵读略劳，真元不足，脾气受损，气血两亏，虚火上炎之象也。以扶养元气及固保脾胃之药为主治之。

《外科证治全书》由清代许克昌、毕法撰，是中医外科书，该书在手病方面对手的病理改变影响手功能等方面有一些论述，现简介如下。在《膊臂手部证治》中提到了手的外科病有：

生于手腕里面横纹前，梢动穴之间的脉疽。生于掌后横上三寸两筋陷中的穿髓。生于手背的手背发。生手心劳宫穴，若偏于掌边名穿掌毒，一名穿梗毒，又名鹚痈，总名为掌心毒。用新桑叶不拘多少，研烂卷之。

虎口疽：生于大指次指歧骨间，又名丫毒，又名臂蟹毒，初起漫肿色白。木痛坚鞕者，按疽例治。若初起黄色小泡，麻痛根深，隐隐有红线上攻腋内合谷疔，须将疔根挑去，当红线尽处，用针砭断，按疔疮用治法。手丫发，生于丫骨缝间，除大指合谷穴，蓁手丫生患者皆同此名。具按阳痈阴疽则例治法。

病虫下：一名肉蜒痈，生于手背，形热如虾，高梗横长，赤肿疼痛，用嫩桑叶七钱，生地三钱，冰片一分，捣烂敷之。内服仙方活命饮。如溃，按阴痈阴疽则例治法。

调痈：患生手大指，初漫肿，渐如李，青紫麻木，痒痛彻心，宜刺破出脓血，贴洞天膏，服仙方活命饮倍黄芩。

蛇头疔，天蛇毒：此二证俱生手指头尖，初起小泡色紫，疼痛坚鞭如钉者，名蛇头疔，初起闷肿无头，色红痛如火燎者名天蛇毒，其治法相同。取白萝卜十一段挖空，以雄黄填入，蒸半熟，套手指上，或取乌梅捶碎去核肉，只取仁研粉，米醋调涂皆可消。蛇眼疔、蛇背疔，蛇节疔，蛇腹疔，泥鳅痈：此五证，名虽殊而治也。蛇眼疔生于指甲两旁，形如豆粒，色紫，半合半露，鞭似铁钉。蛇背疔生于指甲根后，高肿色紫。蛇节疔（一名蛀节疔）生于中节，绕指俱肿，其色或黄或紫。蛇腹疔生于指中节侧面，肿如鱼肚，色赤疼痛。泥鳅痈一指通肿色紫，形如泥鳅，揿热痛连肘背。五证俱敷雄黄散，内服仙方活命饮，溃贴洞天膏即愈。

仪指：生于指内侧，先肿焮热，疼痛应心，初宜用葱叶乌梅捶碎去核肉只取仁，共研和醋浸之，或用甘草，朴硝各五钱，煎水浸之亦瘥。

脱疽（一名羌螂蛀）：脱疽多生于指节中，无名指上最多。不红不热，肿如蟾腹疼痛。乃少阴痰气凝滞。书云：丞劳去其指，可保其命，迟则肿延手足背，救无术矣。殊不知此易治也，大人用阳和汤，小孩用小金丹，最重者用犀黄丸，皆可消之。痊疱：生于指掌之中，形如茱萸，两手相对而生，亦有成撰者，起黄白脓泡，痒痛无时，破津黄汁水，时好时发，极其疲顽。用藜芦，苦参各一两，猪油八两，将二味炸枯，滤去渣，入制松香末，枯矾末各八钱，雄黄细末一两，搅匀候温冰之，以痊为度。孤尿刺：乃螳螂当甚暑交媾，精汁染于诸物于久有毒，人手足误触之，即成此患。初起红紫斑点，肌肤干燥，闷肿焮痛，十日后溃腐，疮口日宽，宜服败毒汤，外以蒲公英连根浓煎洗之，如得鲜蒲公英捣汁涂患上更佳。

鹅掌风：手足掌心，燥痒起皮，坚厚枯裂者，以豆腐浆沫热洗之。轻者搽砒油，每日三、四次，至愈乃止。如日久延及遍手枯裂极重者，用二矾汤。

鹅爪风：即油灰指甲，用白凤仙花捣涂指甲上，日日易之，待至凤仙过时，灰甲即好。

侧甲：爪甲忽然倒生肉内，刺痛如锥，食葵叶即愈。

丫指：手生丫指，疼痛夫奈，用通草为末，鸡子清调熬即愈。

血余：十指断坏，惟有筋连，无节肉虫出，如灯心长数寸，遍身绿毛，名血余。用茯苓，胡黄连煎服即愈。

擘蟹毒：即手大指之间所生，俗名丫指，用活蟹杵烂涂之。

《四诊抉微》由清代林之翰撰于1723年，书中在望诊中有《诊爪甲》一节，无特殊发现只是重复《脉经》及他人著作所言，看来至清代手象诊法有退变之势，《内经》等早期中医学中以手象诊病的经验渐有流失。该书作为四诊专著在《诊爪甲》一节中仅有：《脉经》曰：病人诊爪甲青者死。又曰：诊爪甲白者，不治。又曰：手足诊爪甲下肉黑者，八日死。《医灯续焰》曰：爪甲下黑有瘀血，亦有下出能生死。又曰：手足爪甲青或脱落，呼骂不休，筋绝，八日死。在儿科望诊中有《三关纹主病歌》：紫热红伤寒，青惊白是疳，黑时因中恶，黄即困脾端。青色大小曲，人惊并四足。赤色大小曲，水火飞禽扑。紫色大小曲，伤米曲鱼肉。黑色大小曲，脾风微作搐。并创有手指脉纹八段锦图形，是有临床经验体会，对小儿手象学研究有参考价值。

《望诊遵经》由清代汪宏撰著于1875年。书中有《诊手望法提纲》一章，简要总结了清代以前从《内经》等名著所容括的手象望诊经验从手的生理病理、手象表象与经络、脏腑关系等诸多方面进行提纲式的概述，为中医手象学研究起到了提纲挈领的作用。

《诊手望法提纲》：四肢为诸阳之本，脾实主之，然有上下左右内外之分焉。当观经脉篇，手之三阴从藏走手，手之三阳从手走头。阳行于外，阴行于内，阳则自下而上，阴则自上而下，析而言之，左为阳，右为阴，上为阳，下为阴，手臂之在外者为阳，在内者为阴。自肩至肘曰臑，自肘至腕曰臂。臂下谓之掌，掌下谓之指。其大指曰拇指，其次指曰食指，内属太阴。外属阳明。其中指曰将指，其屈而不伸者，曰无名指，内属厥阴。外属少阳。其小者曰小指，内属少阴，外属太阳，此皆经络之行，即部位之分也。推而论之，男女有左右逆从之异。经络有上下标本之殊，病症有内外浅深之辨。望之之法，可弗深究其理哉。以形言之，则形盛为有余，形瘦为不足。手之臃肿者为实，手之枯细者为虚。左右偏偏枯曰偏风，手指堕落曰疠风，手掌肿无纹，曰阴虚气绝。手背肿至腕，曰阳虚气结，此皆以形言也。以容言之，则强者病气实，痿者形气虚，撒手者，阳气外脱，握手者，阴邪内伏。手之伸者，病在阳，手之屈者，病在阴，屈不易伸，伸不易屈者，阴阳交合，阴阳俱病也。屈而不伸，其病在筋，伸而不屈，其病在骨。汗漏不止，四肢微急者，亡阳之证。小腹急痛，手足拘挛者，将死之容。挛急转筋者，邪气实而伤于寒。弛纵不收者，正气虚而因于热。瘛瘲不定者，筋脉相引而难瘳。振摇不定者，血气俱亏而可疗。两手不举者，脾实。四肢不收者，脾虚。掣衣扬手者，烦躁犹可解，循衣摸床者，实热已难除。叉手冒心者，血液大亏，交手目瞀者，肺病臂厥，捶胸者，胀闷之状，拒按者，疼痛之容。手如数物者，风痫。手不欲动者。脾亏。指不用者，属脉。臂不遂者，为痹。手足絷习者，肝绝之形。手足觯曳者，风懿之状。此皆以容言也。于是合形容而诊之，按经络而验之，审其寒温，察其部位，参四诊以究同类。分三因而辨本标。病症之殊，疗治之变，庶乎知所适从矣。

从《内经》岐伯说“上古史僦贷季理色脉而通神明”的时间看，中医学起始时间早于相学或都与伏羲氏仰观天文、俯察地理，观鸟兽纹相关。从扁鹊四观齐桓侯面色变化而判定其病情轻重的时间看，与春秋时期的叔服，姑布子卿等相学名家同处于一个时代，所以医学中的象学与相人术的相学应该是出入同源，同时代，二者应是并行互促发生、发展的。但是在茫茫无际、浩如烟海的历史中谁又能将二者的先后的真相阐述清楚？

医学象学说是从观察人体体象、面象开始，这一点在《史记》的记述中已经证实。之后才扩展到手的观察，这一点也是肯定的。从《内经》对手的手温、手病、手形、手动、手感、手容、手甲、手纹脉的观察内容可以看到，在《内经》成书之前，这些手象表象特征应已有临床应用和验证记录，只是无人记载与证实。否则《内经》不会凭空设想，写入如此多的手象表象。

司马迁在《史记·扁鹊仓公列传》中记载，淳于意是西汉初人，公元前 187 年他受业于同郡元里的公乘阳庆，阳庆年七十余无子，传给淳子意“黄帝扁鹊之脉书”“五色诊”。说明在公元前 200 多年前已有《内经》雏形。《中国医学史》认为《内经》成书于两千多年前，并说与希腊的《苏格拉底全集》的成书年代相近。因此《内经》的成书应在战国末期到西汉时期（公元前 200 年左右）。说明中国中医手象学起源甚早，其有书籍记载早于之后成书的“手相”学。至汉张仲景（公元 150—219 年）在《伤寒论》和《金匮要略》中仅重视脉诊而忽视了对《内经》的手诊经验继承与发展，对后世中医学对手象观察的不重视产生了重要影响。这即可能是他之后的中医临床书著很少谈及手象观察的主要原因。与张仲景近时代成书的《针灸甲乙经》（公元 259 年）仅为临床诊病以手病、手感取穴治疗提供了经验，补充了《内经》在这一领域的不足。

晋代以后一些医书虽然也在临床诊病中有所应用，但淡化明显，尊张仲景的脉象、舌象者多，提及手象者少。巢元方在《诸病源候论》中从手的病证产生到发病机理等方面论及一些病症，手作为症候手象的特征和产生原因、机理，其是对《内经》论手象内容的发展，特别是对手在一些疾病诊断所表象的形态、动态、特征等变化和对一些手病中手的表象记录是对《内经》手象内容的重要补充与发展。清许克昌在《外科证治全书》中虽然记述了他之前一些中医外科书籍有关手的外科病症，但对中医手象学的发展只能是旁支末流的补充。

清汪宏在《望诊尊经》中虽然继承了《内经》中的中医手象学的理论思想。从手的生理、病理、经络、气血等方面进行了总结，提出了手象观察的要领或称为提纲，但缺乏临床手象观察经验，使人读了仅有空洞启示而见不到具体的内容，更谈不上能见到有具体内容的手象观察经验。所以中国中医手象学的发展，由于自汉张仲景始，诊病仅重视脉、舌，而忽视手象以及面象的观察，至清代使中国中医手象学发展形成明显前重后轻，缺乏明显研究与发展的局面。

清代末年至民国时期，由于西方医学文化不断进入中国，医学手象研究在参照“手相”学研究同时，相继引入西方社会对人类手的研究成果，拓宽医学手象学研究的内容，促进了医学手象学研究的发展。

民国时期的卢毅安于 1924 年撰著的《人相学之新研究》中的《手指瑜略》中即引入了现代医学中的生理解剖知识，文中说：“据生理学家言，人之四肢全体以神经三种分布之，手亦然也。顾因其分布之情状各自不同，故其手之大小即不免相缘而各有所偏焉。试求其故，则头盖中脑块有以使之。忧郁悲悯之手，则掌背均俗长、枯瘦，爪甲极薄，实系由脑髓乱动而致。胃肠衰弱之人，其小指下外侧部属于肥满也，则其脑底之部必发达。掌属脑髓下部，而指主上部，指胜于掌者，上部发达也，掌胜于指者，下部较优也。每见患忧郁病者，其指瘦小，其爪甲扁薄，细纹纵横排列，而至鲁钝白痴及目不认丁之人，则只有二三粗纹，且中多生掌硬肉，毫无山谷起伏之态。发生纹理纯属运动神经作用。”作者在此将手的形态，纹理与脑的解剖生理关系联系在一起是与清之前中医望手象的理论完全不同的。

袁树珊1937年撰著的《中西相人探原》是中西方相学结合之作，在谈及“手相”学时，以中国宋代以来阴阳五行八卦观掌法和西方的丘野观掌相结合提出了东西方相手学相结合的方法。在论及《手相学与科学之关系》时提到一些西方著名人士对手的机能的肯定，如亚里士多德所说的“手为机能中的机能，为人生全体中活动之仪表者也”，提到手较身体部分神经为多，自脑部传达而来的神经，因使用频繁之故，发达愈增完密。故受动、自动两方，均可称手为脑之下役。在谈到《手爪甲》时涉及一些疾病，如：长爪之甚者，易罹肺病及胸部之病。同型之短爪易罹咽喉病，即喉头炎，喘息，气管支炎等症。长爪形广阔而色青者，表明因神经衰弱而血液循环不良。爪之短而小者，易罹心脏病。短爪底部广平，不见白痕者，心脏运动弱也。爪之白痕愈大，血液循环愈良。短平之爪，两侧翻上而浮起者，麻痹症之兆也。色白而脱者，其病已深。爪有斑点者，神经过敏之症。在这里手相学初步与现代疾病相结合，为观手诊病提供了一些有益尝试。

1945年由黄龙阿清编著的《手相学浅说》提到了手形、拇指、手质、手指、指甲、掌纹等内容。书中提到：“看手相时将对方双手平放于前，手掌向上，先粗看其手之长短，指形是否尖宽或方，手指节是否显现，抑或爽直，四指是否松离，仰或紧靠。掌之丰亏，指之短长，或指长掌短，或者指短掌长，则在进行观察掌纹之前已具有不少参考材料矣。”作者在书中引用多处资料将掌纹分成生命线、命运线、智慧线、成名线、直觉线、心经线、婚姻线、情感线。将掌峰分类成：拇指峰、拇指上峰、食指峰、中指峰、无名指峰、小指峰、掌心、掌边峰、掌角峰和天地人三线。

进入20世纪90年代以来，伴随着医学科学的进步和人们对临床疾病手象表象的观察经验的逐渐增多，医学手象在继承前人相手和手象观察经验基础上，有了明显的发展与进步。1987年由林朗晖编著的《手纹与健康》一书就是这一时期的代表。作者通过在门诊观察病人手纹及深入病房进行床边观察，积累了一些可供参考的资料，总结了一些观察经验。作者将所观察到的手纹变化与疾病进行了分析总结，发现了一些有诊断价值的纹路变化。该书在《手纹学的研究范畴与方法》一文中提出：“手型的大小与厚薄，指型的长短软硬，手掌皮肤的润泽与平燥，手掌肌肉的丰腴与瘦瘠，手部青筋（静脉）的分布与深浅，指甲的厚薄与韧脆，甲根半月的隐显，以及手指的大小，握力的强弱，指端的曲直，甲床的荣枯，手掌纹线的纯杂等等，与机体内部的病变有着特定的联系，因此都是手纹学研究的范畴，望诊时都要全面、系统地详细观察。”书中认为：“西方国家均以右手为准，认为左手纹理反映先天禀赋，右手纹理反映后天，是人们的社会经历，生活条件及环境的印记。左手的望诊较多地提示既往健康状况。右手则较多地提示现在与将来。”作者认为：“必须左右合参。”作者在《手的各部名称》一节中：将屈纹三大线和再生的玉柱线、太阳线、健康线、障碍线、土星线、金星线、性线、放纵线、手颈线、火星线等中西方观纹法一起综合起来运用，在掌部分区中亦将中国手相学的八卦分区与西方的丘野分印区一起并列。在手型观察中一些名词的应用多采用现代医学命名法，在指甲观察中亦近同。在手掌颜色观察中总结了作者的一些观察经验。如：手呈金黄色者，提示肝脏腑疾病，淡白或青暗者，提示患有贫血，瘀血等病症。作者在对小鱼际“朱砂掌”（肝掌）的观察中发现个别妊娠妇女，亦可出现“朱砂掌”。

在掌纹观察中作者将掌部病理纹分作6种：星纹、十字纹、三角纹、鸟纹、环形纹、四角形纹。指出各种纹理出现与掌部各八卦分区的意义和与健康及疾病的关系，是中国手相学与西方手相学在医学临床中结合疾病表象的初步实际观察所获，亦是医学手象学发展进步的标志。该书由于来源医学临床观察，对中医学手象学的发展有一定的促进意义，其中一些观察资料为之后医学手象研究提供了有益的借鉴与参考。该书应是新中国成立后一部具有价值的医学手象学研究与应用的参考书。

1996年王大有编撰的《掌纹诊病实用图谱》是一部将中国传统文化与现代一些科学知识相结合而进行的与之前手象研究有所创新的手纹诊病专著。在书的内容简介中介绍了作者具有深厚的中国传统文化知识修养，综合运用气功学，中医学，遗传学，体质人类学，文化人类学等知识，以全息思维方法研究运用，发展了中国古代和西方现代人体生命科学成果，建构了生理医学指掌诊测系统。在本书首页所展示的人体手掌图即可初步看到，作者参照中国传统相学，面相观察分部法，结合全息生物学知识所构建出的人手五官脏腑图。作者以生命密码的定义，说明手图部位标志定位缘由。认为：“生命是具有气机和活性运动周期的气象聚合体，生命密码是构成和决定生命体气机和活性运动的生命信息元的编码结构程序和调控系统。它的编组程序和数目，以及气、灵、象、数、理的总体特征，决定生命的特征，发展趋势和最终结果，也即决定生命运程。换句话说，先有气，再有气数，气数为‘生命场’，‘生命场’产生生命体，生命体按气数运行，呈现生命运程。”作者认为人生命运程可以以生命信息符号的形象通过手象、面象得以表现。作者认为：生命信息符号，有先天的，有后天的，先天的符号是与生俱来的，特别是生命线、智慧线、感情线，在胎化期即已生成，携带父母双亲系的遗传基因，构成人的先天禀赋、气质、身心健康、人生大格局。后天的符号是随着年龄的增长，人的教育程度，参与介入社会的深度、广度，人与人交往的密度（人和），自然环境（地利）和时邪或细菌、病毒（天时）对机体功能的衰减等等因素，部分地改变、干扰先天功能状态，甚至器质状态，出现的不同程度的病毒符号，也就是由于自然因素和人为因素，促成的人体生命状态变异，所显示出来的生命信息符号，就是后天生命信息符号。象、相就是符号。人体生命信息符号，是人类生活经验长期积累的结果，在本质上它是从形态学、形象学角度观察人的方法，即通过人的外部形象，深入人的心态，精神以至行为表现，对人所做的整体认识，事实上命象学或生命密码符号学是研究生命信息传导符号、心态、行为的相互关系——均衡与和谐，矛盾与畸变，相克与互补等关系的科学。

作者认为：中国传统文化和传统医学，经常使用“象”“相”“像”术语，这是揭示生命万象全息律的文化密码。这里的“象”都是指一种具有实质性的自组织生命状态。是由内在的基因编码建构的生命形式。凡是象都是阴阳二气涵化的有形有质有量的占有一定时空度位的客体，并且具有生命力。

“相”一般意义仅仅指象的外在特征、外观、外表。这种外在特征，实际上是象的内在自组织的外显形式。“像”是从相的外在相似性，同一性，判断内在基因是不是相似相同。像是一种类比法，归类法，是从类性同一的全息原则，考察诸多事物关系的表述。本书探讨研究的面象、手象、指象、耳象、足象、体象、脏腑象都是讲人体生命个体的生命本象（自组织状态）。这些生命象通过经脉，穴位、血循环、神经、淋巴、呼吸、消化、内分泌等运化，联属，在体表部位显示出形形色色的“仪表特征”——内象外形。这就是面相、手相、指相、耳相、足相、体相、脏腑相、气血相。这些“相”都有实质内容，掌纹的纹理形状就是相。

在这一思想指导下，作者在书中展开了对掌纹观察，并列举了一些临床病例所见掌纹相，但由于都是水墨丹青图，使人很难看到病人真实手象的表象全像，因为人体是一个远离平衡的开放体，非平衡状态是其主体，在非平衡状态中，一些显性和不显性（包括即往痕迹性）变化都可能同时展现在手掌或手背某些部位，而脏腑的相生相克亦是不可回避的变化事实，所以水墨丹青图很难使人认同其真实存在，有待研究商讨。

2007 年王晨霞撰著的《王晨霞掌纹诊病治病》一书，书中简述了“掌纹医学发展史”，展示了几幅黑白像掌相图，其后用大量线条图水墨丹青图描绘对一些常见疾病，男科疾病，妇科疾病，儿科疾病观察经验。并列举了九例掌纹治疗案例分析，但由于都是水墨丹青图，很难使人看清病案的手色、形态变化区、纹理真性显示等的整体手象变化真实图像。此书内容很多，涉及范围较大，但他人重复性差，值得进一步研究提高。

2011 年季秦安编著的《手中有福音》书中以手部反射疗法为特色的（阐述）“生命就在手中”的观点。强调了识别手部反射区的重要性，介绍了手部反射区按摩手法，将中医的经络、俞穴、按摩和现代医学的神经反射原理、生物全息律学说相结合，发展了中医外治疗法中手部穴位的数量，对一些疾病的特点反射区有所发现，为手象学的脏腑投影部位增加了新的可供参考内容，是手象学研究极有益的参考著作，值得借鉴应用。

2015 年廖春红编著了《观手知健康全书》，作者认为：人的手掌就像一台显示器，全身的脏腑、器官、四肢和关节都在其上占领一席之地。通过观手的颜色、纹理、形态变化，就可以知道内部脏腑的生理病理变化。现代统计学表明人体有 80% 左右的健康信息可以直接从视觉中得到的，而手上又可以反映视觉信息的 80% 以上。强调手象观察的重要性。作者还认为：可以把手纹看成是遗传基因的一种外在表达形式，因为基因在人类的个体中无一完全相同的，掌纹的表达也是无一相同。故才保证了每个生命个体的唯一性和稳定性。由于手的变化敏感，直观可见，是体内忠实的反应，所以我们就可以随时随地进行自我观察。通过观察手的经络、气色、指甲、形态、掌纹、反射区等方法，去了解人体内在的遗传性和健康状况，就有着许多独特的地方和特殊的诊断意义。这里仍然以基因为观手变化之根本，没有注意到人体是一个活体，是动态中的生命体，人体在生命过程中各种动变中所反应到手上所产生的各种表象变化，作者仍然没有提及。

该书从经络全息的角度，较全面介绍了握手，观手指（指形），指甲，半月痕，青筋“三斑”（黑斑、白斑、血痣）、掌纹、手掌气血等内容，一改之前仅以观察掌纹为主，与相学相近似的僵化模式，为手象诊断疾病提供了一些比较实际而符合临床所见的操作经验。书中第一篇第一章讲到手与皮肤纹理，手与神经系统，手与血液循环，手与经络穴位等关系。第二章讲到掌纹的沉浮、消长，掌上定位、掌色、纹色、指纹、青筋等观察内容和意义。作者在总结前人及参考国外掌纹观察所确定的十四条线：即感情线（心线，天纹），智慧线（头脑线，人纹），生命线（肾线，地纹），健康线，事业线（玉柱纹），障碍线（干扰线），太阳线，放纵线，金星线，土星线，性线。接着作者介绍了手掌上常见的八种病理纹和掌上八卦位置，是一些看掌纹诊断各种疾病常识，并提示了对应的护理知识等。从书的总体结构思路和表达意愿中可以看到此书虽然仍有“相学”内容，但观手知健康是其主题。书中将之前中外观手经验集一成，结合作者自身观手经验，所形成的一些结论对手象诊断疾病实有应用价值，值得手象研究者参考借鉴。

2008 年由赵理明编著的《手诊快速入门》是一本手象彩色图谱书。作者以多年观手经验写出此书，并同时编著了《5 天学会望手诊病》等科普著作。介绍了他的临床观手经验，在一些常见病，多发病可在手上找到反应印迹上做彩色图谱介绍。在手掌生理病理定位中，他除了介绍了八卦丘野分区法外，还介绍了手掌酸区，碱区划分法。并将手指掌各线位置以手彩图加线条划系法介绍给读者，其所提出的 24 条（种）线基本总结了之前相色和医学手诊及国外手诊观察经验，图示清楚，可达到一观即明白之目的。但其忽略了人体是一个整体，阴阳互动，五行生克，生活经历过程不同可产生的同因而不同表现的实际情况，给人以一锤定音的绝对感，有过于自信而缺乏辨证论治之嫌。例如作者在常见疾病望手诊治篇中，所介绍的高血压，低血压手象表现，没有注意高血压所引起的脏腑功能改变而致的手象所含有的其他表象。如介绍心肌梗死时将鼻尖红赤为辅助临床指标之一，与临床面诊观察有明显差异，从五行生克角度，面诊鼻头部属土，火生土，鼻尖红为脾土旺盛，瘀积火盛常为肝木所克，若累及其母脏心（火生土）则为子实母虚，心脏表现应是心阳虚而不是心血瘀阻的心肌梗死。如此观察《手诊快速入门》和《5 天学会望手诊病》，作者愿望为好，但现实不可能，因为手诊的诊察技术要经过临床反复实践，不断反复观察验证方能获得。5 天就学会手象观察应有夸张之嫌，学习和掌握手诊技术实不应抱此不实际想法。

2011 年李学诚编著成《李学诚指甲诊病》一书。该书是作者四十余年临床指甲诊病经验总结。指甲诊病是中医学，手象诊病的内容之一。在《灵枢 · 本藏篇》就曾有记载。而作者认为是始于宋代，看来对中医学了解尚不全面。

据该书前言讲，该书是作者多年来通过 3 万多病例的研究总结出来的。20 年中已治愈 3800 多例不治和难治之症。准确率达 80% 左右，越大的脏器诊病的准确性越高，说明指甲诊病是中医手象学，手诊的重要内容之一。该书在“指甲诊病总论”中介绍正常指甲的解剖名称形态。介绍了常见指甲形态与体质的一般关系，列举了百合形、扁形、长形、方形、碗形、带白环形、大甲形、翘甲、圆甲形、矩甲形等不同指甲形态。并指正常指甲应具备的七点特征：1. 甲色均匀，呈淡粉红色，无其他颜色，斑带，黑色彩出现。2. 甲色泽光滑，个个如一。3. 甲缘整齐，无缺损变化。4. 甲质坚韧有一定弹性，厚薄适当。5. 甲皮黏连，无分离改变。6. 皮带有光泽，大小一致，无分层现象和甲紧密黏连。7. 甲周围组织皮肤完整而柔软，无角化，撕裂，倒刺等出现。

在“指甲的定位”一节指出：大拇指主管全身；食指主要反映大脑，心肌的生理病理变化；中指重点表现消化系统、胃、肝、胆的病理变化；无名指主管胸部、肺脏、纵隔、心内膜的病理变化；小指主要反映肾脏、腰部疾病、男性生殖系统的疾病。并提出了指甲诊病的要求。并在“异常指甲形态”一节中列举了几十种常见指甲病变形态。这些内容为诊断脏腑病变在指甲上的表现提供了前题和依据。

本书指甲彩图清楚，内容丰富，是手象学研究应用学习研究的书籍。中医手象学发展历史悠久，本节以此简要阐述，但由于其发展过程曲折而多样，特别对追根溯源有不同的记载和在医学手象学到底应观察那些内容，如何观察认证，手象学的理论依据是什么等说法不一。许多问题都没有得到解决，所以研究和正确为中医手象学发展定下正确结论尚有待进一步研究考证。

第二章　手象学研究的各种学说简介

第一节　相关学说的源头探寻

手象学研究中的理论探讨，是决定手象学合理范畴中的重要一环。在对一种新事物或一种古老事物的理论依据探寻中，依靠所知的纯理论推理和演绎，会使我们的思维理念的源泉易于耗尽。仅仅依靠纯经典的归纳，也会被一些人提出永无休止的疑问，或者被人找到一两个反例，试图否定这种归纳。只有理论与实践相结合，才能确定理论，发挥作用。手象学说是处在二者皆存的待查定状态中，因此如何在把手象学的理论推导和经验事实相归纳相结合，产生在观察经验基础所发掘出的符合手象学存在的事实，将牢固根基置于科学殿堂中巍然屹立，显得十分重要。今天我们将各种手象学研究中所形成的各种理论学说，展示于下的目的就是要从中找到其最合理最科学最符合手象观察临床实际的科学依据。

由于手作为人体一个器官虽然因为改变人类性质，建立人类早期福祉，执行过诸多不光彩的杀戮和创建人类丰富神奇社会做出过难以言尽的贡献，但史学家都把其归为聪明才智，对手的作用基本上视而不见、听而不闻、见而不记。所以手象学多潜行于民间，不如其他科学理论的研究易登大雅之堂。特别是其观察基础来源世界各地多民族，受各种不尽相同思想文化元素影响，产生了不同研究发展的初步理论，因此说法不一，各持己见是必然现象。从目前国内外对手象学理论源头探讨的态势看，基本有以下数种观点。

一、印度佛教手印

一些书籍记载认为，由印度吠陀文化所表述延传的相学可能起源于佛陀降生以前，其中手相尤盛，佛教中的各种佛陀菩萨观音手式数百种，寓意引人深思。据风萍生言，手相学发源于印度，雅立安文明初期。风萍生说：雅立安文明散布世界以来，手相学亦随之而扩充于欧亚、中国、西藏、波斯、埃及。在古文书中，有手相学遗籍尚存储印度婆罗门教徒之手。均皆释有手纹、手印。

但因印度考古历史，多出自欧洲人之手，所以印度手相起于何时创自何人无法考证。清袁树珊所著的《中西相人探原》，所述的：“纪元前四百二十三年，大哲阿拿古萨哥喇斯氏，为手相学教授已来，大哲西施巴拿斯氏，发现金字手相学置于神使祭坛……”这些杜撰传说无刚性证据可查。而今天我们所能见的仅有佛教手式给人印象深刻，但凡人难解其寓意，其表达与诊断病证有效关联尚待研究解析。

二、西方相人术的星座说

西方相术起于何时？据卢毅安《人相学之新研究》所说：西相学之起源见之史传者，实始于希腊之相师苏维亚者相苏格拉底。

一些人认为，西方手象认知观出现与苏格拉底，柏拉图，亚里士多德等人的哲学、神学思想相关。据《人相学之新研究》记载：西方相学之祖应是“瑞士之拉巴得尔氏”至于其手象丘野观的形成始自何时何人无法考证。西方的手象丘野说与中国《易经》学中八卦学说相近似。在后面各种学说比较中，再论之。

三、手象全息论出现

19 世纪由奥地利修道士孟德尔在豌豆实验中总结出来的植物遗传分离规律和自由组合规律，以及后来由 G. HaberLamdt 所提出的植物体细胞全能性和 F. H. C. Crick 提出的 DNA 双螺旋模型，特别 M. Schleidem 和 T. Schwamn 研究所确立的细胞有两个生命，一个是它自己的，一个是属于整体的说法成立，为体细胞全能性提供了分子方面的基础，使全息生物学（全息胚生命现象）逐渐形成。我国学者张颖清在人手第二掌骨发现了人体全息穴位群，与人体各脏腑器官相对应，使人体全息胚研究迈入一个新的阶段。张颖清认为：“全息胚是生物体上处于某个发展阶段的特化的胚胎，并提出了经胚论：全息胚在生物体上是广泛分布的，任何一个在结构和功能上有相对完整性关联与其周围部分有相对明确边界的相对独立的部分都是全息胚。”在全息生物学理论影响下，特别体细胞克隆羊的出现，使全息现象在医学界广泛应用，如中医耳象图的倒植婴儿图、虹膜象脏腑部位分布图和如今出现的手象详细脏腑分布图等，既为手象学研究提供了新理论，亦提出了更多难解之谜。

四、《易经》阴阳五行说

阴阳五行说，原于中国《易经》哲学思想，是具有中国特色的唯物辩证认识论、方法论。伏羲氏创“八卦”河图始于我国新石器时代中晚期，距今已有八千至一万年。后大禹治水又创洛书八卦，商末周初，武王约箕子作五行学说，到春秋时期经我国文圣孔子继承整理将他之前各种“易书”分别成册而留传后世。《易经》中的八卦阵图以中国文字横线条和横断线条的不同排列组合，序化出阴阳方位。

《尚书》言：“武王胜殷，杀受，立武庚，以箕子归。作《洪范》……一，五行”。箕子是纣王之叔，说明殷之前，五行说早已存在。中医手象学的手掌、手指各部位以《易经》八卦定位进行阴阳五行脏腑定位、生克知变，是中国特色的认识论、方法论，是揭示人体手象奥秘的捷径。

五、中医脏腑说

中医脏腑学说是以易经阴阳五行学说为哲学理论所形成的中医辨证施治基本理论。有学者认为：人体脏腑的心肺核心引力场，与肝、肾、脾、胃等引力场是积聚运行人体气血维持人体生命存在动力之源，内在脏腑的任何变化都必然在人体外部反映出来，正如《灵枢·本脏篇》："有诸于内，必形于外。""视其外应以知其内脏，则知其所病矣。"《灵枢·论疾诊尺篇》："掌中热者，腹中热；掌中寒者，腹中寒"。脾胃居于中焦，执掌中气，为后天之本，五脏六腑皆享气于脾胃，且"脾主四肢"，外在四肢百骸，皆有赖于脾胃滋养，"中央健，四旁如"，"中土一败，百药难施"，因此《灵枢》才有此说。《内经》在进一步阐述五脏与手的关系更有明确阐述如：《灵枢·经脉篇》："胃中寒，手鱼际之络青矣；胃中有热，鱼际络赤；其暴黑者，留久痹也。"从这些论述可知，中医脏腑理论在手象理论研究中的重要性。"掌受血而能握，指受血而能摄"察肤之滑涩，以征津液之盛衰；触肉之坚，以征胃气之虚实，爪之刚柔，以征肝胆之疏泄；掌之厚薄，以征脏气之丰歉……都说明手的生理活动、病理表现与脏腑气血盛衰密切相关，这些内容更是指导医者对人体疾病在手部识别的重要方法。

六、中医经络说

中医理论认为，经络是维系人体气血通畅，联系人体脏腑器官之间联系的重要通路，是手与人体五脏六腑相连通和反映其有无故障的重要信息载体，为此《灵枢》有"经脉篇""经别篇""经水篇""经筋篇"，详细阐明人体经脉走行与脏腑及主病关系，明确了通过经脉联系与人体肢体包括手部联系所经历的穴位及脏腑病患在该部位表象，并在"经别篇"和"经水篇"中阐述人体经络是如何布满人体全身的。关于手与全身脏腑器官的联系《灵枢·逆顺肥瘦篇》，简言概括："手之三阴，从脏走手；手之三阳，从手走头"。通过手的六经，使手与人体诸脏腑联系起来。从手的经穴和人们逐渐发现反映区（或称反应点）的角度看，人类手上有诸多穴位和反映区。从张延生所阐述的手掌诊治生命密码定位图所标定人体 12 条经络在手指反映区及张颖清第二掌骨五脏定位点可以看出，人类之手上的反映区、反应点、穴位，足可以将人体五脏六腑的出入、升降、枯荣、兴衰等生理病理状态反映出来，所以中医的经络学说亦是揭示人类手象真谛不可缺少的理论之一。

第二节　各种学说的内容简介

一、印度手印简介

佛教的手势被称为"印相"或"印契"，又称"手印"。佛像的各种手印代表佛像的不同身份，表示佛教的各种教义，是具有佛教特点的人体语言，表达的含义极为丰富。常见的有说法印、施无畏印、与愿印、降魔印、禅定印 5 种，即"释迦五印"。手印形式可有多种变化，尤其是密教手印多达几百种，变化莫测，常见的有智拳印、期克印等。

二、西方手象的星丘手掌分布图解析

星丘学说来源说法不一，有人说此学说起源于欧洲及南美洲一些少数民族看手象所积累的经验所得，如吉卜赛人，也有人说星丘学说是由希腊人所命名。星丘学说所表达的根本依据是天人相关理论。这一学说以恒星太阳，行星木，火，土，金，水，地球及其卫星月球所命名的手掌丘野部位，与中国的五行学说在手掌上所形成的掌峰方法有近似之处。星丘理论与人体五脏六腑相应，或象手者所谓的星与命运相关是这一学说的支撑。此学说将手分为十个区，如图 2－1 所示。

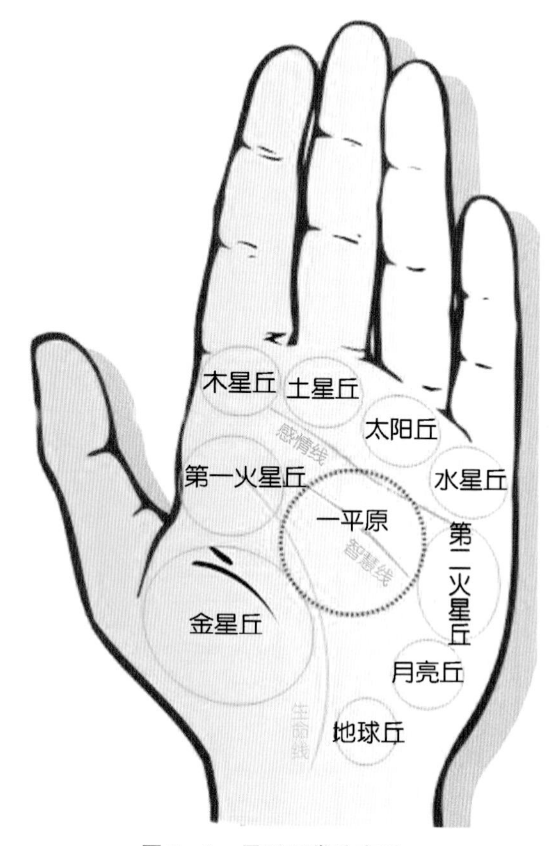

图 2－1　星野手掌分布图

1. 木星丘

位于食指下方食指掌指关节附近，相当于八卦分野的“巽”位。其主要对应肝脏及心功能的强弱及病理变化。

2. 第一火星丘

在木星丘下方，拇指掌指关节下方部位，在金星丘上方，相当于八卦分野的“震”位。此处为肾所主，与生殖功能强弱及生殖相关病症有关。

3. 第二火星丘

在水星丘下方，小指掌指关节下方，月丘上方，相当于八卦分野的“兑”位。此星丘为呼吸系统所主，与呼吸机能的病理改变相关。

4. 土星丘

在中指下方，掌指关节附近，相当于八卦分野的“离”位，此星丘与人体心血管循环系统功能及病症相关。

5. 金星丘

在大拇指下端，腕掌关节上方，大鱼际曲线所包围的位置，相当于八卦分野的“艮”位。此星丘与脾胃、消化系统及女子的胞宫功能及病症相关。

6. 水星丘

在小指下方，掌指关节及第二火星丘上方，相当于八卦分野的“坤”位，此星丘与人体的生殖系统及呼吸系统的生理病理变化相关。

7. 太阳丘

在无名指根部，掌指关节上方，相当于八卦分野的“离”“坤”之间的间位位置。此星丘与人体的感觉器官（脑）、运动器官的功能及病症相关。

8. 月丘

在第二火星丘下方，掌腕关节上方，相当于八卦分野的“乾”位。此星丘与人体的神经系统功能及病症相关。

9. 地丘

在手掌的正下方，腕关节上方，火星平原下线下方。相当于八卦分野的“坎”位，此星丘与人体的生殖生长系统及内分泌系统的功能及病理改变相关。

10. 火星平原

位于手掌掌心中央部位，是各丘野环绕部位，火形木形手人此丘略呈上宽下窄长形，而土、金、水形手人此区可呈近方、圆形，此平原为各丘野功能相关部位，与人体的心血管系统、脾胃系统的功能及病理改变相关。

三、全息生物学理论所衍生的人体脏腑器官分布图

全息学说认为，每一个机体包括人体都是由若干全息胚组成的。而每一个全息胚又可表达整体的存在，并在其内镶嵌着机体整体各种器官的对应点。张颖清在人体手掌第二掌骨发现的人体和脏腑与穴位对应，就是全息相在人体手掌上一个部位的表达。手是人体的一个器官，是人体信息表达最明显部位之一。因此全息相亦是近年来人们观察研究的重要内容之一。手部的全息相如何表达展示亦是近年来人们关注的难题之一。

四、中国《易经》八卦手掌布图解析

自古以来人们常用八卦方位在手上观察人体健康，五行手诊这门学问在中医学中历来也是极其重要的组成部分。人的手掌共分九个区域，观全掌时关键是观九个区域的常色，查找色泽是否正常。如有一两个区色泽有异样，说明这些系统已经生病或有问题，如果个别或九个区都晦暗无光泽，则说明病情已重或扩散。

手掌的九个区域对应有九宫定位，详述如下：

1. 乾宫

属金，位于小鱼际下方，腕横纹的上方。主要反映内分泌系统疾病、胃肠疾病，其表现为面色萎黄、色斑、黄褐斑、长皱等。糖尿病、小肠炎、大肠炎、阑尾炎等。

2. 坎宫

属水，位于腕横纹中间上方。主泌尿生殖系统疾病，男科如前列腺增生、肥大，阳痿早泄，腰酸腰痛；妇科如痛经、月经不调，急慢性盆腔炎，子宫肌瘤以及男女不孕不育等疾病。

3. 艮宫

属土，位于大鱼际下方。主脾胃系统疾病，湿重体倦、胞宫寒瘀、心脏循环系统疾病等可表现在此部位（火生土）。

4. 震宫

属木，位于虎口处。主肝胆系统。若心情抑郁，胸胁闷痛，乳腺增生和肝胆疾病此区域有变化。

5. 巽宫

属木，位于食指下方。主疲劳乏力，失眠多梦，颈椎等病症。

6. 离宫

属火，位于中指下方。主头面区，眼、鼻、牙、咽喉、头晕、头痛等五官疾病及高血压、低血压、心脑血管疾病。

7. 坤宫

属土，位于环指和小指下方。主要反映气管炎、支气管炎、肺炎、胸膜炎、肺气不足等症（因五行生克土生金）。

8. 兑宫

属金，位于感情线下方的小鱼际肚腹区。主大肠功能紊乱、溏泄、便秘、各种结肠炎等症。肝病日久此处若出色变（因五行生克金克木），血管病亦常有变化（因五行生克火克金）。

9. 中宫

位于手掌中央，反映心血管、消化系统状况。该区有异样者，常易忧郁，以致失眠，脾胃阳虚。常见于循环系统衰弱、消化不良、内分泌功能低下、植物性神经功能失调或慢性消耗性疾病、脾胃消化系统疾病等。

五、中国脏腑学说与手象表象

手诊法是在中医学基础理论的指导下，运用中医学诊断方法，主要是依靠望诊及触诊，通过观察手掌手背色泽、纹理、肌肉、温度、手形、动态、指、甲等变化，按照中医学脏腑经络气血理论得出相应的临床诊断并辨证施治的一种重要的独特诊病方法。

中医学在形成和发展的过程中，受到中国古代哲学思想的影响，其认识论和方法论都具有朴素的唯物辩证法思想。对于自然界和人体生理病理的认识，是以直观的方法从总体方面看待其关系，构成了天人相应、神形相合、表里相关的整体观点。以整体观念为指导思想的中医学主张司外揣内、见微知著的诊断方法，人体内在脏腑气血经络病理变化均可在体表相应部位反映出来，即《灵枢·本脏》所言："视其外应，以知其内脏，则知所病矣。"因此，手掌部可作为全身某些脏腑经络气血变化的反映部位，正如《素问·阴阳应象大论》所谓"内之应，皆有表里，其皆然也"。充分体现了中医学以整体观为核心的思想。

手诊诊病，在我国有悠久的历史。两千多年前《黄帝内经》认为人体局部与整体是辩证统一的，其中《灵枢·逆顺肥瘦》言："手之三阴，从脏走手；手之三阳，从手走头"。《灵枢·论疾诊尺》说："掌中热者，腹中热；掌中寒者，腹中寒"。《灵枢·本脏》记载："厚薄美恶，皆有形，愿闻其所病。"，"视其外应，以知其内脏，则知其病矣"。手诊作为中医望诊的一个分支，古已有之。

此外，《难经》提出对于脏腑病有时要从四肢见证加以鉴别的观点。如《难经·六十难》中记载："手足青者，即真心痛。"汉代华佗《中藏经》中首次记载了察手足辨生死的方法，每遇到危难病症，常常诊指甲之颜色来判断疾病的生死。如《中藏经·诸病察手足辨死法》中记载："手足爪甲肉黑色青者死"；"筋绝、魂惊、虚恐，手足爪青，呼骂不休，八九日死。"《中藏经·论脾脏虚实寒热生死顺逆脉证之法》中说："脾病，面黄，体重，失便，目直视，唇反张，手足爪青黑，四肢逆，吐食，百节疼痛不能举，其脉浮大而缓，今反弦急，其色当黄而反青，此十死不治也。"可见，华佗对手部爪甲的色诊相当的重视，常常甲象与症状合参，以决生死。西晋王叔和所撰《脉经》中记载手部见证甚多，如《脉经·扁鹊华佗察声色要诀》："病人爪甲青者死"；"病人爪甲白者不治"；"病人手足爪甲下肉黑者八日死"。

明末清初医家蒋示吉认为手色包括手掌颜色变化之"色"和手掌润泽程度之"气"两个方面。在《望色启微·望色光体论》中说："色深而明泽者为轻，色深明而不泽，泽而不明者为重，色深而不明泽者为尤重也。色浅而明泽者为轻，色浅而不泽，泽而不明者为重，色浅而不明泽者为尤重也。"可见色之泽与不泽，不论是色深色浅，实乃病情轻重之关键。手部皮肤明亮润泽，即是"有气"，晦暗枯槁，则为"无气"。手有气无色，正气不足，预后较好，手有"色"无"气"，则元气已损，预后较差。

历代医家非常重视手诊（气、色、形态），诊脉观手是中医诊断中的一大特色。中医脏象理论中关于手与脏腑间的联系论述颇丰，手通过经络和内脏相关联。与此对应，内脏的生理状态、病理变化也可以从手部表现出来。故而形成手诊理论。

1. 心与手

中医把大脑皮层的精神意识和思维活动归属于心。《灵枢·本神篇》亦曰"所以任物者，谓之心。""心"为五脏六腑之大主，俗语说："心灵手巧"，手巧首先要心灵，手要受"心"的支配。另外，心主血脉，心血充足，经脉流畅，手也和面部一样红润光泽，灵活有力。

2. 肺与手

肺主一身之气，这里的气（营气、卫气、宗气等）是指体内的精微物质，这些营养物质靠肺的输布布散周身，使手得以维持正常的活动。正如张景岳所云：“经脉流动，必由于气，气主于肺，故为百脉之朝会。”足之所以能步，手之所以能摄，除靠肝血的濡养，心气的推动，还靠肺的输布才能完成。

3. 脾胃与手

《内经》曰：“脾主肉”，“脾主四肢”，“四肢皆秉气于胃”。脾胃居人体的中央，执掌中气，为后天之本。人的五脏六腑禀气于脾胃。又认为脾主四肢，内而五脏六腑，外而四肢百骸，皆有赖于中气的供养，脾胃的盛衰关系着精微的输布。所以，曾有“中土一败，百药难施”的说法。脾有运化水谷精微的功能，脾气健旺，化源充足，则肌肉丰满，四肢强劲，手灵活有力。反之，若脾失健运，化源不足，肌肉四末失养，以致肌肉消瘦，四肢倦怠无力，手软下垂不能握。

4. 肝与手

肝主筋，其华在爪。筋，包括肌腱、韧带等纤维结缔组织，它的主要功能联络骨节，主司运动。《素问・五脏生成》篇曰：“肝之合筋也”。《素问・痿论》也说：“肝主身之筋膜。”爪的营养来源与筋相同，故称“爪为筋之余。”肝之盛衰可以影响到爪甲荣枯的变化，如肝血充盈则爪甲就坚韧、光泽、红润。肝血不足，则爪甲多薄而软，甚则苍白、干枯、变形而易脆裂。小儿高热可见指甲发青，多为惊厥动风的先兆。肝血不足，筋失濡养，筋脉拘挛，手足屈伸无力。热病好伤肝血，血不养筋，出现手足震颤、抽搐。故望手、诊手对判断“肝”的生理病理有一定的参考价值。现代医学诊断慢性肝炎、肝硬化患者，把反映在手掌部的“肝掌”作为一个条件，肝胆病的胆汁不正常排泄而掌上发黄等，都是掌色异常的客观反映，对“肝”与手的关系也是一个佐证。

5. 肾与手

中医理论认为，肾为先天，主骨、生髓，通于脑。《素问・六节藏象论》曰：“肾者其充在骨。”肾气充足，骨质坚硬，手足强劲。反之，肾气不充，骨质不坚，则腰脊酸软，手摄无力。脊髓上通于脑，脑为髓海，肾精充足，髓海满盈，“脑”的功能就健旺，思考敏捷，反应灵敏，手动灵活，故又有“肾出伎巧”之说。反之，髓海空虚，精神萎靡，反应迟钝，智力低下，手动缓慢。另外，肺主呼气，肾主纳气，肾气不纳，喘息疲惫，手握无力，久之，可见手指肿大如鼓槌，不能握物。

近二三十年来，随着时代的进步，手诊的研究日渐增多，在对手诊及其在临床诊断上的价值更引起中西医临床医师的关注，一致认为手诊能客观显现机体的健康状况、疾病的性质和确定病变部位。有关手诊的著作也日趋增多，其丰富内容，可供研究手诊参考。如 1987 年，福建科技出版社出版了由林朗晖编著的《手纹与健康》一书，1992 年，华龄出版社出版了刘剑锋编写的《手诊》一书；1994 年，天津科学技术出版社出版了由杨旭等编著的《形色手诊》一书；1996 年，北京科学技术出版社出版了王大有编撰的《掌纹诊病实用图谱》一书；1999 年，陕西人民出版社出版了由赵理明著的《实用掌纹诊病技术》一书；2000 年广西科学技术出版社出版了由王晨霞著写的《现代掌纹诊病图谱》一书等等，真可谓百花齐放、百家争鸣的繁盛局面。另外，在对手诊诊断客观化研究上也进行了系统研究，如对手的温度、干湿度及色泽等方面的正常与病理变化检查。随着现代科学仪器设备检查应用于手诊，临床也开展了多种方法对手诊的研究，现代科学技术的应用加快了手诊的研究，微观揭示了手象实质的临床意义，可以预料这将在手诊研究上提供更加可靠的客观数据。

六、中国经络学说与手象表象

《灵枢・经脉》详细解说手通过经脉与脏腑之联络。《灵枢・逆顺肥瘦》中说“手之三阴，从脏走手；手之三阳，从手走头”，从上述的理论中可以看出，通过手的六经，使手和心、大肠、心包络、小肠、三焦等脏腑密切联系起来。从经络腧穴角度看，手上分布有各个器官有关的经穴，故而人体脏腑气血的生理病理变化都可以反映到手的一定部位。从脏腑理论角度看，掌受血则能握，指受血则能摄，说明手的生理活动与机体的脏腑气血充盛有密切联系。察肌之滑涩，以征津液之盛衰；肉之坚，以征胃气之虚实，爪之刚柔，以征胆液之清浊；指之肥瘦，以征经气之荣枯；掌之厚薄，以征脏气之丰歉。可见脏腑、经络、气血的盛衰病变，都会在手部有所反映。此外，由于经络手经和足经也密切相通，实质上，手和人体的各个部位，都有着一定的联系。《灵枢・本脏》曰：“视其外应，以知其内脏，则知所病矣。”

《灵枢・经脉》记载：“胃中寒，手鱼之络多青矣；胃中有热，鱼际络赤；其暴黑者，留久痹也……”《灵枢》中也记载有诊鱼际纹路之法及爪甲诊病法。后世医家的论述也屡见不鲜，汉代在继承的基础上有所发展，如《伤寒杂病论》《中藏经》等著作中都有不同程度的论述。晋唐时期专著迭出，唐代王超《水镜图诀》就介绍过小儿指纹诊病方法。《诸病源候论》《千金翼方》均有望色诊病的内容，进一步充实了手诊法的理论基础。宋、金、元时期在继承前人的基础上多有发挥，明清时期日趋成熟，众多医家积极探索研究望诊、手诊，先后著述了《行色外诊简摩》《四诊抉微》《望诊遵经》等中医诊断学专著，其中有很多关于手诊的论述。

到了近代，随着科技的进步，手诊法得到全新发展，结合解剖、遗传等知识，使手诊的研究有了更加广阔的应用前景。根据张延生的阴掌诊治生命密码定位图标出了人体 12 条经络在手指的反映区。12 条经络的定位方法是取自传统中医的定位方法，即：从拇指到小指指背和靠近桡骨侧侧面为阳，依次地诊察五腑胃、胆、大肠、小肠、膀胱的病气、病变；从拇指到小指指腹和靠近尺骨侧侧面为阴，依次地诊察五脏脾、心、肺、肝、肾的病气、病变。

有人说“手为人身一太极”，手掌连接人体前部，手背连接人体后部各种器官。也就是说，整个身体有无异常的情况，可由经穴传递到手的各部位。当人体内外的环境平衡有所破坏出现病理状态时，体内的疾病信息会经由自主神经传递给大脑，之后通过脊髓神经在手上有所反映。

经络在人手有 6 条经脉循行贯穿。当手臂下垂，手心向内的方位时，它们依次分布在手背的前、中、后，即手三阳经：手阳明大肠经、手少阳三焦经、手太阳小肠经。手内侧则为手三阴经：手太阴肺经、手厥阴心包经、手少阴心经。它们也依次分布在手掌部的前、中、后。手作为整体的一部分，与全身通过经络相连。手为四末，是气血输注、交汇的地方，阴阳的交汇，表里的沟通，经脉的聚集，五输的分布大都在四末，手作为人的一个重要部位，靠经脉的流畅，气血的充盈，才能强劲有力。腧穴是脏腑、经络之气输注于体表的聚集点，是转输、运送气血的孔隙。手部六条经脉，约有 75 个穴位。大量手穴测量与研究发现全身表皮动作电位唯头顶和手心最高，手的触觉能力高于机体其他部分，是观察生命信息最敏感的区位。当人体受到外邪侵袭或饮食起居失节，生理的相对平衡被打破而处于病态时，经络与腧穴有传递病邪和病证的作用。临床上有些病证可以通过手部腧穴出现的压痛或知觉异常反映以及手表面的气、色、形态，辨别疾病之所在。然后通过针灸、按摩、推拿、割治、埋线、穴位注射等疗法治病祛邪。总之，内脏的变化可通过经络反映到手上，这就是望手诊病的原理。

人体内部脏腑气血经络的生理活力和病理变化以及人体的衰老等都会直观地反映到手部形态、掌纹的深浅、指甲的变化、手掌的光泽度等方面，就像树上发生病虫害，或树木缺少营养，树叶就变黄，树根缺水或太阳曝晒，树上供水不足，树叶就变软一样。所以，如果把人比作一台电脑，那手就是显示器，更神奇的是手会发出求救信号并指示出人体内部五脏六腑的变化程度和病灶方位。人的手部变化就跟电脑显示器一样直观，应用手诊这一特性做出疾病的诊断，可为诊断和治疗提供超前的宝贵时间。

拇指能反映肺脾的功能，主全头，主要观察人体的整体素质的强弱。中指反映心和神志的问题，主头顶。中指为心包经所过，可以判断心脑血管功能的正常与否，元气是否充足，若中指状况不佳说明心血管功能状况差或贫血。小指反映心肾方面的问题，主后头，为心经和小肠经所过，与心肾子宫、睾丸等器官关系密切，能显示出其机能与功能。又如：青筋出现，反映出身上瘀瘀，湿毒积滞。哪个部位出现青筋，哪个部位就有积滞。用力按压拇指指腹 3 秒，弹起回复快则气足，慢则气弱。甲床内血色苍白，血流缓慢，瘀血凝滞，多是血少虚寒，时常在上四肢痛，在下手脚冻，是冬天怕冷，热天怕热的人。手与手指半月痕大小成比例，半月痕呈奶白色则精足气壮，血斑提示急性炎症或出血，白斑提示慢性炎症，黑斑提示久病的累积，灰斑提示退行性或功能减退。突起如豆粒提示为增生、过敏或慢性气滞性疾病，凹陷坑沟，皱纹提示慢性气滞性疾病，刀纹为疤痕，提示曾手术或外伤。皮屑老茧提示消化不良或内分泌失调。血管色紫凸现，提示血管性疾病。

七、相关学说对中医手象学理论确立可能产生的影响

（一）遗传研究

遗传学和肤纹学的研究基础为望手诊病提供了生物遗传学等现代科学依据。人体的各种性状特征都与其细胞中的遗传物质（染色体、基因、DNA）的组成和表达有关，人的手指掌肤纹亦不例外。近代遗传学认为人体的皮肤纹理属多基因遗传，具个体的

特异性。皮肤纹理于胚胎14周形成，一旦形成终生不变，所以皮纹具有高度稳定性特点。指纹记录着人体发育时的若干信息，因此对诊断疾病，特别是发育不良的若干遗传性疾病有重要意义。

目前的研究表明，肤纹中的一些特征是受控于多基因遗传机制，而另一些特征可能存在着主基因的作用。肤纹特征的遗传性、个体特异性和恒定性可能提示某人在一定时间中的某一脏腑状况。人体的某脏腑发育的先天不足就表现在一生中它的功能较弱、易患病和/或该脏腑某一疾病易复发和较不易治愈。肤纹学在鉴别单卵和双卵双胞胎、确定父子关系以及法医个体鉴定等方面都有重要价值。各种单基因遗传病、染色体病和多基因病除了身体结构畸形外，在肤纹上也出现相关的特异性改变，这已被众多的研究相继证实。研究表明，指纹定型后终生不变，现代指纹学家甚至将其用作“生物护照”来鉴定身份的真伪。掌纹亦相当敏感，因为供血供氧充足与否、细胞代谢旺盛与否、生理、心理、环境的声、光、电、刺激等诸因素的影响，脏腑患病、心灵创伤、人格扭曲等生物电位的刺激，造成局部营养失调，使皮纹发生显性的或隐性的改变，一生中各阶段变化较大。这些特征为医生提供了察病验灾、判断心理态势的重要“线索”。

由于个体体质差异和成长经历的不同，结合相关体征，还可以前瞻性预示其将来。人类头、脸、耳、鼻、眼、舌、脚都可以察验病患，却因为人的脸面受心理影响太强，内、外在刺激因素容易改变气色而造成讹误；而双手可以任人观察研究，多无太大影响，为察验病患提供了极大的方便。

（二）解剖研究

现代解剖学证实，手掌皮肤比其他处皮肤有更为丰富的神经纤维网及各种神经末梢，手神经直接连着大脑。当脏腑患病时，就由自主神经传到大脑，然后，再通过脊髓神经把变化情形反映到双手上。如：中风前预兆，无名指麻木，向中指移动，或食指发麻；脑出血后，半身不遂之人，两手掌浮肿，呈紫红色，又冰凉，双手掌纹路也很快变浅。所以，一个人的身心健康及遗传等其他信息，也自然会在手掌上反映出来。

解剖学特点奠定了望手诊病的科学依据。手在大脑皮质的功能定位位于中央前回和中央旁小叶前部，包括Bradman第四区和第六区。因手的功能重要性和复杂程度，所以其代表区最大。身体各部的投影特点之一为身体各部在该区投射范围的大小也与各部形体大小无关，而取决于该部感觉的敏感程度即感觉越敏感，投射范围越大。

（三）微观研究

微循环学说丰富了望手诊病的内容。手指掌上分布着非常丰富的神经（多达150多万条末梢神经）、血管。手掌皮下的血液循环极为丰富，微循环密集。手掌中纹理是由微循环调节的不同而发生形态的变化。细胞的分解代谢会影响手掌中纹理发生局部的隆起和凹陷、延长和消失，这样，凸与凹之间就形成新的皮纹沟嵴。如当末梢血液中脂肪含量过高，多余的脂肪颗粒就会被送到手掌上堆积，形成软丘，即脂肪丘，它表明血液中脂肪含量过高。指掌上的不同部位的末梢小血管和浅表微静脉的浮沉、变色、膨大、扭曲，是微循环学说在望手诊病上的广义应用。指掌上的手诊部位的气色形态变化反映机体相应部位脏腑的气血供应状况，是望手诊病的重要评价指标之一。我们知道，“一个拇指在大脑的运动区，相当于一条大腿的10倍。大脑控制整个躯干的脑细胞。只相当于手的四分之一。”手在大脑中枢神经的支配下从事生活、生产和表达情感，当人体内外环境的平衡受到破坏，出现病理改变时，体内疾病的信息就会经自主神经传递到大脑，再通过脊神经反映到体表，尤其是手的指掌上来，引起手上的种种变化。

手诊是中国医药宝库中传统诊病方法之一。是中医诊断学中望、闻、问、切四诊组成部分，是祖国医学颇具特色的传统诊法。望手诊病是通过观察手的相关部位的气色、纹线、形态等变化判断身体的健康状态与疾病变化。

我们的先人在长期的医疗实践中，通过无数反复细致的观察与验证，逐步探索出手纹与人体健康关系的一些规律，积累了一些有价值的经验，并用以指导临床实践。然而纯粹的关于掌纹诊病的相关论述比较少，同时大多散见于各种中医古今专著中，缺乏系统性，而其应用亦未广泛展开。这种分散的状态，无疑影响着手诊法的发展，这给现代中医望手诊病的研究带来了很大的困难。

西方早在20世纪20年代开始将手诊作为科学来研究，自20世纪50年代沃克首次将皮纹构型的变异作为先天愚型的诊断标准之一以来，许多的医学家和皮纹学家对皮纹的变异与疾病之间的关系做了大量的研究工作，并取得了较大的进展，并已经证实皮纹性状的变异与先天缺陷和某些遗传疾病关系密切，并在辅助诊断方面具有重要的参考价值，此法也应用于医学领域作为临床诊断疾病的辅助方法之一。美国马里兰大学的华德高华列夫斯基教授做了多次的调查，他认为人的指甲变化和人体的健康息息相关。他说指甲是一台灵敏的“人体健康测定仪”。这些都充分表明了表现在体外的肢体上的手纹变异和萌发于体内器官的病理变化之间，有共同的物质渊源关系。

现代统计学也表明，人体有80%左右的健康信息，是可以直接从视觉中得到的，而手上又可以反映视觉信息的80%以上。因此，通过手的望诊，可以简单、直观地观察人体的健康情况。

我国的手诊研究也步入了多学科交叉研究的阶段。据报道，早在2002年，北京中医药大学东方医院在继承发扬的基础上，成立了手诊门诊，研制了可照相、分析、存储、检索的手诊数字化电脑处理系统，并首先开展了对中风、冠心病、肿瘤、糖尿病、胆结石、子宫内膜异位症、乳腺病等十大疾病的手诊研究。陈锋等提出一种皮肤检测方法，该方法在传统的使用颜色对像素进行过滤的基础上，进一步引入了纹理特征对皮肤区域进行过滤，从而有效地降低了背景错分率。北京中医药大学刘井红在传统中医整体观的基础上，从遗传和肤纹学、微循环学、解剖学等多角度探讨了望手诊病的西医学机制。

总之，望手诊病是医生运用视觉、触觉等，通过观察手的相关部位的气色、纹线、形态等手上的征象变化，判断身体的健康状态与疾病变化，以了解人体健康状况并得出中医辨证结论的一种诊断方法。当人体内外环境遭到破坏而发生疾病时，很多情况下，会在人手之皮肤纹理上记下它的变化特征，故表现在外的手掌纹理与萌发于内的病理变化有着同一性的关系。当前，由于人们对手的生理病理信息表达方面正处在百家争鸣的局面，所以对手的识别方法、内容等多有混乱。目前关于中医手诊的理论较为系统明确的有四种学说，分别是星丘学说、脏腑经络学说、阴阳八卦学说和全息学说。这四种方法各有各的理论体系，又各有各的实践经验，各有所长，但又因为其学说的固有局限存在一些弊端。我们在临床上采用主要是脏腑经络学说结合八卦学说为主的手诊方法，同时吸取星丘学说及全息学说中的有益部分，结合临床实际，实事求是的在临床望手，通过手诊辨别脏腑功能的盛衰和气血的盈亏，尽量做到要精而求精，在所获信息中进行思辨，要望而有序，望而获真，望而有用。

第三节　本书作者的观点

医学手象学到底依据何种理论指导临床通过对手象的观察获得较为可靠的人体五脏六腑、肢体器官等病理信息？

前已述及袁树珊在《中西相人探原》一书中一再举风萍生所言：“手相学发源于印度，雅利安文明初期。”并称“有手相遗籍，存储印度婆罗门教徒之手，其书有图解数百幅，均皆释手纹、手印而加以证据说明者也。”这些证述是作者有据所见，还是人云亦云？因为该书并未展示出实例，特别是印度的考古发现多由英国殖民者完成，袁氏所言资料来自何处，引人疑虑！本书在前章曾阐述中国手象是否来源印度，只是有人认为，而在中国历史书籍根本找不到证据，特别是印度佛教手印虽有二百多种，寓意亦难解，但是否与诊察人类机体病症相关，尚未见有真凭实据，所以虽然有人说中国手象源于印度，是以讹传讹，还是文字方面的讹误或哗众取宠，本书无法评说。通过对中国中医手象发展史的考证，尚未见到所谓的印度手象学说记载，为此本书无法做相关介绍。

关于西方社会所传入中国社会的手象星丘学说，何时传入中国，尚无法获得有价值证据，其应是源于中西方文化交流的过程。一些掌握西方文化知识的中国人或西方传教士，在进入中国传教过程将这种学说带入。袁树珊在《中西相人探原》“掌之丘”一节中介绍了金星丘、木星丘、土星丘、太阳丘、水星丘、火星丘等掌面的位置和相学意义，其中并没涉及与人体疾病的关系。在“手纹”一节中作者在东西线纹混杂命名中，虽然提到“金星线”“太阳线”“火星线”等线名，但在谈及线色与人体健康状态时虽然指出“线见青色者，身体不健全之征也。黄色者，胆汁性之人，而有肝脏病”而并未提及与哪条丘野线相关。

西方手象学的丘野学说来源于西方社会所流传“星座”学。其起源与苏格拉底－拉伯图的宇宙天体地球生物哲学观有关，但西方的手象说与中国手象说一样，起于民间，早期在欧洲、南美洲流行，其后才有星丘理论出现。星丘说以恒星太阳，行星的木、火、土、金、水，地球及地球的卫星月球所命名，其方法是以人类手掌为手象主要观察区，将各星丘分布于掌面各丘野部位，并定义其功能用以认证其相学观察所获佐证。在其后不知何时有人将其与观察人体疾病相联系而产生的手掌星丘疾病观察方法。

星丘学说所指导下的手掌丘野组成分部仔细分布甄别、辨识其布局功能与我国《易经》八卦在手掌中的布局位置功能有极相近似的吻合，只是缺乏五行生克变应，因此作者怀疑，目前在国内所流传的西方相学星丘学说是否人为的、已进行近期“中西结合”工作，或是这之前，曾有人将中国《易经》理论与西方的星座理论相融合，而在手象学理论指导方面产生当前这种状态。作者认为人是活体，阴阳升降熵流出入无时不在发生变化，西方星丘手象学说虽然与中国《易经》八卦位置相近似，但其表述人们阴阳升降所形成的人体动态变化，生理与病理功能，特别是五行生态功能缺失，该学说只能作为医学手象观察时参考指标或称补佐系数，不能作目前手象观察理论的主要依据。

医学手象观察的全息学说是 20 世纪伴随着孟德尔植物分离规律和自由组合规律所提出，之后经植物体细胞全能性研究和 DNA 双螺旋模型的提出，为动物体细胞的全能性提供了基础，揭示了在细胞与整体之间一般全息胚层次的存在，进而产生了全息生物学。1973 年张颖清教授在人体第二掌骨经按摩或针刺发现了对应人体脏腑和肢体的全息穴位群。这一发现与《灵枢 · 五色》面部人体全息图近似，而过去和之后中医学出现全息耳穴图，头皮针穴位系统，鼻针穴位系统，足部按摩反射系统都是处在人体一些特殊部位和器官上，而第二掌骨的穴位脏腑对应点发现，证明在人体一个普通的部位存在全息现象，是对全息胚理论的有力佐证，对于揭示生物体部分与整体及部分与部分之间关系有重要意义。张教授将其称为生物全息律。在全息生物学理论指导下，近年手象学全息图先后生成。一些图示按人类脏腑器官分布特点，在全手掌面详细画示出某一脏腑器官的位置。亦有将掌指各定为一区，展示相关脏腑位置。从遗传学、细胞学、基因科学发现的植物体细胞的无性繁殖，到动物的无性繁衍，对人类科学进步是一重大贡献。但近期人们发现应用手部反射区诊治病症都是用针刺或按摩、点压方式获得相关脏腑对应信息，手象的诊病方法无论是人眼察看获得，还是用仪器观察，其结果都是经过观察方法获得。人们在手上画了人们从小器官到脏腑密密麻麻的位置，一些人体脏腑生理病理如何能用人眼观察到，临床中发现目前完全是不可能的事，亦正如耳穴一样，眼察方法只用于部位变化而其余都是用点压法获得临床证明。

全息生物学说是一个好学说。无性繁殖的发现，打破了植物界、生物界所存在的固有观念，促进了人类科学进步。但任何一种学说，科学理论均不是万能灵药，托勒密与哥白尼、哥白尼与霍金、牛顿与爱因斯坦，细胞—分子—原子……宇宙的无边际性，人类的认知无限性，告诉人们不要把一种学说生搬硬套到所有范畴。全息生物学的根本是无性繁殖，在无性繁殖中发现植、动物的全息胚存在，但并意味着人体各部位的生物特性都可用全息性表达。如张教授在第二掌骨所发现的人体脏腑全息现象，那么第一、第三、第四、第五掌骨是否应该都应用在这种全息胚现象。如果真是这样，如今人们在手掌所布划的全息图，其意义何在？何况这些图示并没有经过科学的方法验证，怎能作为科学依据？全息生物学为我们架起了在手部观察疾病的桥梁，但认真严肃而不是假想、推理、杜撰的临床实事求是的验证，显得十分重要，因为世界上不存在最终和绝对的东西。人们按照目前存在的全息图寻找一些脏腑，特别是器官病症确实找不到人眼所能见到的对应表象。因此作者认为全息学为人类手象学发展提供了广泛的研究空间，亦可能在某一方面产生理论突破。但目前作为指导手象学临床观察的理论指导尚不成熟，有待进一步研究临床大样本病症进行改正提高，以求全息理论与医学手象观察表象实际相结合或能成为一种独立指导人类手象观察的实用学说。

由中国《易经》哲学为理论为代表所构成的中医学阴阳五行学说、脏腑经络学说是指导中医学诊治病症的重要理论。展开中医学最经典书籍《黄帝内经》可以见到在这通篇论述中无一不以《易经》中的阴阳五行为指导，展示出具有中华民族特色的独特医学。《易经》中仰而观天、俯而察地、远取诸物、近取诸身的相关论辩证唯物观所形成的太极生两仪、两仪生四象、四象生八卦，是《易经》对自然界的认知，小之于微观物质，大到宇宙天体，特别是其中所展示的阴阳五行观，它既囊括了事物之间质、能、势、位的相关性，还包容了事物与事物之间的协固性，互置性和所展现出的数理逻辑结构。阴爻阳爻以明其性，阴卦阳卦以定其富，三爻相合，以体三才所形成的天人相应、道法自然，人与自然具有统一性法则，是指导中医学二千多年来形成发展，并立于不败之地的根本所在。所以遵照《易经》阴阳五行动态变应理论所形成的中医脏腑经络理论所体现出的观察人体内外变应，在鲜活运动中所见到的统一性、相关性、一相协同性、相动变性，唯物辩证的展现出人体在远离平衡状态下所呈现的阴阳升降，熵流出入，各引力场自主而相协同、相制约、相助求、相依赖的整体与个体既统一又独立的宏观状态，使人体细胞与组织相连相依，组织与脏腑相连相依，脏腑与器官相连相依，人体内外、上下、左右相连相依，人与自然、天地、万物、六气四时相连相依，并展现出这种相连相依的无限玄机。中医手象在这一理论指导下，所形成综合性阴阳五行脏腑经络理论，使手象的表象和所含内容的动态运动变化状态，展现出丰富而实在的、能在动变中查出人体疾病的病因、病机、病性、病位、病势等变化表象。

《易经》的象数理符号结构所形成中医面象、体象、舌象、脉象象观法，对人体生理病性大体微观变化掌控有序、应变有方、获得有真、验证有在、主宰有理。掌控范围大、专注微观精玄，既看到整体，亦看到微观结构，更能看到自身的象、相关的象、关系的象，又能看到这些由自身相关的象所组成的整体系统。特别是这其中生命观是带有公理性质（公理是不需要验证的）使人很难用什么方法来证明，这亦给人们的认知带来一定困难，所以在之前的一些西方傲慢、自负、自以为是、胡乱对中国《易经》哲学所怪言的“东方神秘主义”“宗教式”等带有种族歧视的评价，实为平庸的无知评论人所犯下的错误（如黑格尔之流）。

河图数是中国算数之祖，五行生成之源、万物之数的基础。其中所含的定数、天地数、生成数、大衍数、万物数，变化之玄妙无垠。（孔子推大衍得三百八十四爻、一万一千五百二十策。万物之数为一万一千五百二十。）洛书数，其位有九，从一至九、共计四十有五。数分奇偶以言阴阳之变。其数之可十、推之可百、数之可百、推之可千、数之可千、推之可万……太玄数，太玄数以二为基数可推衍为二万六千四百四十四策，形成了一个万物相关的世界。甲子数，天干有十其首为甲，地支十二其首为子，甲子相和共有六十动植物数，宋代邵康节利用干支的运算，得出了天上日月星辰的动数，地上水火土石的植数，其通数为二万八千九百八十一加上一万六千五百七十六。以上简单列举《易经》中术数变化，就可以初知其所含内容丰富，寓意深奥，不是仅能把“辩证例挂起来”而称圣的人所了解，知晓的。

在《易经》理论指导下，《内经》在养生开篇“法于阴阳和于术数”始，就把《易经》中的阴阳五行，天人合一等理论精髓，引入其整个表述体系中，所形成“脏腑”“经络”学说尤为突出显示着《易经》的简、易、动、变主体思想。如脏腑对应八卦、经络对应脏腑阴阳，其变之多样、所含内容之丰富是其他一些难成体系学说无法比拟的。以肝脏为例，按《易经》八卦布局，肝在河图之东，天三生木、地八成之，在方震巽，在季属春，与胆相表里，为阴中之少阳，其数八。

《易传》说：万物处乎震，震东方也。《周易本义》说：震动也，一阳始生于二阴之下，震而动也。何梦瑶说“冬至而一阳生，惊蛰而雷击也。……化气以上，肝受之而生滕，故肝于时为春，于象为木。”《内经》在此理论指导下，在有关脏腑学说中认为：肝为将军之官，谋虑出焉，肝在人体主司谋虑，关乎性情，性喜调达，刚烈易怒具有生发之气。肝藏血，具有储藏血液和调节血液的功能，肝主疏泄，肝为风木之脏具有万物出乎此，始乎此的生发畅达以下上下疏通之意，肝疏泄的功能，可以理解为将所藏之血有节奏的输入心脏（木生火），而泄的功能，是将门静脉系统所带来各种饮食之营养和毒素在经血液循环经过肝的作用有益者上输于心有毒者通过胆汁排于肠道而排出体外。肝其华在爪、其充在筋、开窍于目，这些就体现出《易经》理论相关性的纵横优势。

肝脏功能盛衰可以通过手指甲的变化而得知。而人体肢体的伸缩功能变异。一些颈、肩、腿、腰、筋膜病，其根深都在于肝的功能正常与否。肝气通于目，肝脏有病必在眼睛有表现，如肝火上炎的眼睛红肿。肝与胆互为表里，二者脏腑经脉相连相引相依附，肝属木、木生火、胆为相火，由此而知胆火来源于肝火。而泻的功能胆是主要参与者，所以不能相离，而相促进也。

肝仅为生发之脏，与大体其他四脏心肾肺脾关系亦紧密关联。汉·刘安在《淮南子·地形训》中说：“木胜土、土胜水、水胜火、火胜金、金胜木。木壮、水老、火生、金囚、土死；火状、木老、土生、水囚、金死；土状、火老、金生、木囚、水死；金壮、土老、水生、火囚、木死；水壮、金老、木生、土囚、火死。”五行生克中的变化玄机如此奥妙曲折。以肝为例，肝木强盛，肾水必干涸（水生木）心火则亦产生动变（木生火），肺金则被制服（金克木、木胜反克）；脾土死亡（木克土）。说明以《易经》为理论源头形成的中医脏腑学说，其脏腑之间的关系是错综复杂的。其相关性、相联系性、相依存性、相制约性和相绞杀性应无时不存在的。因此，以《易经》理论所形成的中医脏腑经络理论是其他线性，机械因果理论是无法比拟的，特别在手象观察，八卦、脏腑经络理论还可在观察辩证中随时互补，使之应用更加灵活，更趋于科学。有了这些理论指导，再查手象就没有必要专把注意力拘泥于寻找某一个小点，而是见到手的肝脏出现变化，就应想到以上所谈及的诸般病理变化相应出现的可能，临床中可以获得更多实证，使手象诊病走向可信、可发展的光明之路。为此我们认为中国哲学《易经》中的八卦阴阳五行学说所形成中医脏腑经络理论是手象研究中，在诸多学说中目前是唯一可以被确定为科学实用学说。

马克思列宁主义唯物辩证法告诉我们：世界并不是完成了东西的集合体，而是不断变化的过程，不存在最终和绝对的东西，而只有不断地生成和消亡。发展是以另一种方式重复，是在更高的基础上的重复（否定之否定）发展是飞跃式的，剧变式的，革命的，量转化为质，互相依存，及其密切而不可分割地联系在一起。以上我们所以说目前是可以被确定为科学实用学说，其原因就在此。之前所介绍的星丘学说，全息生物学说，都有其各自存在的优缺点，亦有着其发展探索空间，所以本书作者在确立本书观察手象理论同时必须注意融合和借鉴其他理论所提出的有价值的东西，使手象观察理论依据更加坚实。并在此基础创建出有中国特色的手象观察新学说，我们必须更努力。

第三章　手的解剖、生理及手部疾病

第一节　手的解剖

一、手的皮肤

手是由手骨、手肌、手的深浅筋膜、韧带及手的血管、淋巴、神经和皮肤等组成，即皮、脉、肉、筋、骨。手的营养靠动、静脉的血液循环。手有意识的活动是受大脑皮层和神经系统的支配。手的各个部分有机的结合共同完成手的协调动作。

手的掌面皮肤有较厚的角化层，皮下有较厚的脂肪垫，有许多垂直的纤维小梁，将皮肤与掌腱膜、腱鞘及指骨骨膜相连，使掌侧皮肤不易滑动，有利于捏、握动作。但在皮肤缺损时，则不易直接缝合，常需植皮或皮瓣转移覆盖创面。手指末节皮肤的乳头层内，有十分丰富的感觉神经末梢及感受器，感觉十分灵敏。两点区别试验可达3－5毫米距离，有良好的实体感觉，仅用手触摸，可以识别物体的形状，软硬度及光滑与否。手部皮肤纹理明显，在掌部及指间关节相对处，有恒定的皮纹，它们是手部切口的重要标记，切口要与皮纹平行，以防止疤痕挛缩。手掌约占整个人手面积的1/2，人手完成的动作，它也有着很大的功劳。一般人掌心都有3－4条掌纹，是手掌握紧时自然皱褶的纹路，虽千差万别，但都呈不规则的圆弧，而且互成倾角。有位致力于遗传功能研究的医生发现先天畸形儿及其父母的掌纹70%以上都呈平行直线，就由此提出了一套用掌纹研究遗传病因的理论。

手的背部皮肤较薄，皮下脂肪少，仅有一层疏松的蜂窝组织，有较大的移动性。伸指时，手背皮肤可以捏住提起，但握拳时，皮肤拉紧，在掌指关节背面因张力增加而局部变白。因此，手背的皮肤缺损时也应像手掌一样植皮或皮瓣覆盖，而不应勉强缝合，影响手指屈曲。手指和手掌的静脉及淋巴管经手背回流，因此，手掌炎症时手背肿胀明显。

手的每个指头上都贴肉长着一片光润的指甲，呈浅红色。指甲的末端都有一块月牙似的白斑，据说医学上已利用这“月牙斑”的大小程度来预测某些疾病了；坚韧的指甲是手指尖的保护者，演奏家还常常用它来弹拨吉他之类的弦乐器呢。指甲的生长速度较快，每天约可长0.2－0.3毫米，据一位医学家的调查结果证明，一个人的指甲内可藏4－5万个细菌，其中有一部分是病原体细菌，有的人不爱洗手，还把指甲留得很长，吃东西时抓了就朝嘴里塞，这就使细菌能够堂而皇之地进入人体，大量繁殖，让人得病，可见，常剪指甲和科学洗手确实是很有必要的。

手指上的指纹是人的特征之一，它因人而异。国外有位科学家调查了数十万人的指纹，发现其中竟没有相同的，就连孪生兄弟、姐妹也不例外；利用指纹抓罪犯，已成为公安机关破案的一种重要方法了。

二、手部的肌腱

（1）屈肌腱　指深、浅屈肌分别附着于远节及中节指骨基底部，分别屈曲远侧指间关节及近侧指间关节，在接近肌腱附着处，有三角形的膜状组织，连结于肌腱与骨膜，为短腱纽。在近节指骨处有带形膜状组织与肌腱相连，为长腱纽。它们是腱鞘滑膜脏层、壁层交接部分。腱纽内有营养肌腱的血管。手指屈曲时，深腱与浅腱收缩幅度不一致，它们之间有0.5－0.75厘米的相对滑动，深、浅肌腱有黏连时，相对滑动丧失，影响手指屈伸功能。从掌骨头到中节指骨，屈肌腱被包围在纤维骨管内，该管叫腱鞘。起滑车作用，其中掌骨头、近节指骨中部、中节指骨中部的腱鞘明显增厚，称腱鞘的滑车。这些滑车损伤后，屈指时肌腱会离开指骨，形成“弓弦状”而不能充分屈指。掌部指深屈肌腱的桡侧是手蚓状肌的起点，所以，手指肌腱断裂时，深腱因蚓状肌的牵拉而仍在手掌内。拇长屈肌止于拇指远节指骨基部，拇指内亦有腱鞘，因为它与指浅屈肌都没有蚓状肌牵拉，断裂后，近端常回缩到腕部甚至前臂内。

（2）伸肌腱　手背的伸肌腱仅被皮肤及一层疏松网状组织覆盖，肌腱外有腱旁膜，有较好的循环。示指及小指各有一条固有伸肌腱，均位于指总伸肌腱的尺侧。在掌指关节背面，肌腱扩展成膜状，称为腱帽。两侧接受来自骨间肌（桡侧还有蚓状肌）的纤维，腱帽有保持伸肌腱不向两侧脱位的作用。紧靠掌指关节的远侧，从腱帽的深面分出一些纤维止于近节指骨的基部。在近节指骨，伸腱分成三股继续向前，即中央束和两条侧束。中央束止于中节指骨基部及关节囊，骨间肌、蚓状肌参与构成中央束及两侧束，所以手内肌能伸指间关节。侧束有纤维与中央束联系，使手指屈曲时两条侧束不会向掌侧滑脱，在中节指骨中远侧，两条侧束逐渐汇世一条，止于远节指骨基部及关节囊，两束间有横向纤维相连。手指部的伸腱很薄，与指骨骨膜仅隔一层疏松网状组织，长期固定、炎症、水肿等都容易造成黏连，妨碍手指活动。

拇指有拇长伸肌及拇短伸肌，分别附着于远节指骨及近节指骨的基部，分别伸拇指指间关节及掌指关节。

（3）手内肌　包括骨间肌、蚓状肌及大、小鱼际肌。掌侧骨间肌使手指内收，背侧骨间肌使手指外展。骨间肌与蚓状肌协同能屈曲掌指关节，伸展指间关节。大鱼际肌包括（由浅入深）拇短展肌、拇短屈肌、拇指对掌肌及拇内收肌。小鱼际肌包括掌短肌、小指外展肌、小指短屈肌及小指对掌肌。

（4）腕管与腕横韧带　腕骨在掌部形成一条深沟，腕横韧带横跨其上。韧带的尺侧附着于豆状骨及钩状骨的钩部，桡侧附着于大多角骨嵴和舟骨结节，形成一个骨性纤维管道，叫腕管。管内有拇长屈肌腱、指深屈肌腱、指浅屈肌腱及正中神经通过。正常时，屈肌腱有薄的滑膜包绕，正中神经在管的浅层偏桡侧，紧贴韧带，有纤维脂肪样组织与肌腱相隔，若腕管内因滑膜水肿、增生等而压力增高，正中神经易受韧带压迫而产生症状，称为腕管综合征。

三、手部的血管

1. 手部的动脉

手部供血主要来自桡动脉、尺动脉及掌侧骨间动脉。尺动脉终支与桡动脉浅支构成掌浅弓，位于掌腱膜下、屈肌腱浅面。相继发出指总动脉及指固有动脉，是手指的主要供血来源。桡动脉终支从手背动脉穿过1、2掌骨间隙，进入手掌与尺动脉掌深支形成掌深弓，位于屈肌腱下，骨间肌浅面，发出细小掌心动脉与指总动脉吻合，参与手指供血。深、浅弓之间通过终末分支及掌心动脉等相互交通。桡动脉穿过掌骨间隙后，发出拇主要动脉，供应拇指，示指的桡侧指动脉常由拇主要动脉发出。桡动脉在进入掌骨间隙前，发出第一掌骨背动脉共同供应虎口及示指背面皮肤，是示指背侧以瓣的轴心动脉。桡动脉在腕背部发出腕背支，与尺动脉腕背支及掌侧骨间动脉背侧支组成腕背侧动脉网，发出掌背动脉，供手指背侧循环。

手的动脉主要来自前臂的桡动脉和尺动脉。其次来自骨间掌侧动脉和骨间背侧动脉。约有5%－10%手正中动脉也参与手的血液供应。这些动脉在手部构成两个动脉弓（掌浅弓和掌深弓）和两个动脉网（腕掌侧网和腕背侧网），由弓和网发出分支供应手的大部分，手的其余部分由桡动脉和尺动脉直接发支供应。临床上，当桡、尺二动脉在腕部同时被结扎，骨间动脉或正中动脉可逐渐变粗，从而通过动脉弓和动脉网建立侧支循环，供应手部血液。

掌浅弓的构成及分支：掌浅弓位于掌腱膜的深面，其最凸点绝大多数（89.9%）在掌正中线中点附近0.35厘米半径范围内。它的构成变化较大，一般根据参加的动脉分四种类型：即尺动脉型（单纯由尺动脉终支构成，桡动脉掌浅支不参与手指的血供应）、桡尺动脉型（由尺动脉终支和桡动脉掌浅支构成）、正中尺动脉型（由尺动脉终支和正中动脉构成）和桡正中尺动脉型（由尺动脉终支、桡动脉掌浅支和正中动脉构成）。每种类型均有闭锁成弓与开放不成弓的两种情况。在人类以尺动脉型和桡尺动脉型占大多数，其中多闭锁成弓，开放不成弓者仅占少数。

掌浅弓到手指去的分支：多为三条指掌侧总动脉（称第2、3、4指掌侧总动脉）和一条小指尺掌侧动脉。少数掌浅弓还有分支到拇指两侧和食指的桡侧。更少数掌浅弓缺少一条指掌侧总动脉（11.8%）或小指尺掌侧动脉（4.6%），而由掌深弓的相应分支（掌心动脉或掌背动脉）增粗代替。如果正中动脉参与手指的血液供应，其范围不超出桡动脉掌浅支通常所供应的范围。原因是在胚胎发生过程，正中动脉为桡动脉所代替。

掌深弓的构成及分支：掌深弓的构成和位置都比较恒定，它的最凸部分在浅弓的近侧约1厘米处。绝大多数（96%－100%）。由桡动脉终支和尺动脉掌深支构成。但尺动脉掌深支不一定像一般教科书所描述的与尺神经深支伴行，经小指展肌和小指短屈肌起点之间进入深部。这种情况只占34.5%，更多的（49%）是不与尺神经深支伴行，而在尺神经深支的远侧自尺动脉发出，经小指短屈肌和指屈肌腱间进入深部。在我们的标本上，这两种掌深支都遇见过。少数手两种掌深支同时存在，形成双弓形的掌深弓。桡动脉终支绝大多数穿经第一掌骨间隙，只有在个别手可能穿经第2或第3掌骨间隙。极少数（5%）掌深弓不闭锁成弓，桡动脉终于第一掌心动脉，尺动脉掌深支终于第2或第3掌骨间隙的后穿支。掌深弓除部分（40.8%）发支与浅弓直接相通外，主要有三种分支：

（1）近侧支：包括2-3条返支，参加腕掌侧网或与骨间前动脉的腕掌支吻合。

（2）远侧支：包括4条掌心动脉，是手部变化最多的动脉，其中第1、2掌心动脉较恒定，分别位于第1、2掌骨的掌侧面，多数分别单独起始，少数共干起始。第1掌心动脉又称拇主要动脉，末端分二支走向拇指掌面的两侧，有时发出食指桡掌侧动脉到食指。第2掌心动脉多数（75%）在近第2掌骨头处分成二支：一支走向食指掌面桡侧，一支走向第2指蹼与第2指掌侧总动脉吻合。Weathersby强调他观察的256例中，有21例第2指总动脉很细或不存在，这时第2掌心动脉即成为食指和中指桡侧的主要血液来源，如手术时结扎此动脉，有引起食指和中指桡侧供血不足的危险。又据Weathersby观察，食指桡掌侧动脉很少像一般教科书所说单独起自掌深弓，几近半数（45%）为第1或第2掌深动脉的分支，少数（13%）单独起自掌浅弓或为指掌侧总动脉的分支。其余（42%）则既起自掌心动脉，也起自掌浅弓或其分支。第3、4掌心动脉位置不恒定，而且不一定都同时存在。另据文献观察报道，掌心动脉与指掌侧总动脉直接吻合者仅占30%，与指掌侧固有动脉吻合者占10%多，其余60%多止于掌指关节的关节囊，与指掌侧总动脉或指掌侧固有动脉没有吻合或只有很细的吻合。

（3）穿支：又称近侧穿支，只有3条，分别穿过第2至4掌骨间隙的近侧部，与掌背动脉吻合或延续成掌背动脉。

腕背侧网及掌背动脉：腕背侧网位于远侧列腕骨的背面，主要成自桡动脉的腕背支，助以骨间掌侧动脉的穿支，从网向远侧发出第2至4掌背动脉和小指尺侧动脉。掌背动脉在掌骨间隙的近侧部和远侧部都有穿支与手掌的动脉相连。近侧穿支连于掌深弓，远侧穿支大多数是掌背动脉的终支，连于掌心动脉（在掌心动脉与指掌侧总动脉吻合的远侧）或指掌侧固有动脉。有时远侧穿支较粗，使掌背动脉成为指掌侧固有动脉的主要或相当大的一部分血液来源。小指背尺侧动脉往远侧通常不超越掌指关节。指背动脉是掌背动脉在远端的分支，多为一些分散的小支，分布于掌指关节囊和近节指背面小部分皮肤。像教科书所说，沿指背两侧纵行的指背动脉，在我们的标本上未有见到。第1掌背动脉是桡动脉未穿骨间肌之前的分支，往远侧分二支，到拇食二指相对缘背侧皮肤。第1掌背动脉或其支有时较大，绕骨间肌和拇收肌的远侧缘止于拇主要动脉或食指掌桡侧动脉拇指背桡侧动脉也是桡动脉穿骨间肌前的分支，很细，少有向远侧越过拇指的掌指关节者。

腕掌侧网：是一细动脉网，位于桡骨下端的掌面，主要由桡、尺二动脉的腕掌侧支构成，骨间掌侧动脉也有支参加。此网有与掌深弓相连的交通支，为胚胎早期供应手部的动脉主干的残迹。

手指的动脉：理论上每一手指有4条指动脉，但实际在标本上能清楚见到的只是两条指掌侧固有动脉，而指背动脉往往仅为一些分散的小支（见前述）。指掌侧固有动脉沿腱鞘掌面的两侧直达指端血管网，在网内有一较粗的支与对侧动脉作弓形吻合。沿途发支供应手指的绝大部分。在全部指间关节的近侧都可见两固有动脉间有一细动脉弓由弓发支经健纽至屈肌腔，参与肌腱的血液供应。每指两侧的指掌侧固有动脉的粗细不完全相同，一般是拇指、食指和小指的近中指一侧稍粗些，在中指和环指两侧粗细大致相等。在我们的标本上，一对手是如此，另一对手拇指两侧动脉相等，其余也是如此。这似符合动脉在保护侧较粗的一般规律。

指掌侧固有动脉的血液来源可能有三：①指掌侧总动脉，②掌心动脉，③掌背动脉。据观察，第1指蹼处的指掌侧固有动脉来自指掌侧总动脉者仅4%，其余来自掌心动脉和掌背动脉；第2指蹼处的指掌侧固有动脉来自指掌侧总动脉者50%，来自掌心动脉或掌背动脉者50%；第3指蹼处的指掌侧固有动脉来自指掌侧总动脉者95%，其余来自掌心动脉，极少数来自掌背动脉；第4指蹼处的指掌侧固有动脉来自指掌侧固有动脉者84%，其余来自掌心动脉，未见来自掌背动脉。由此可见，桡侧1指大多数主要由掌深弓分支供应，尺侧2指大多数主要由掌浅弓的分支供应，食指和中指的相对缘则两种可能性相近。此点与国外其他人的意见一致，与国内文献略有出入，后者认为，尺侧3指大多数主要由掌浅弓的分支供应。

2. 手部的静脉

手部的静脉分深浅两层。手掌的深静脉多与动脉伴行，回流至尺、桡静脉或手背静脉网。手的浅静脉在背侧，远较深静脉重要，最后回流至头静脉及贵要静脉，是断指再植或拇（手）指再造的主要血液回流通道。

手的深静脉：在我们制作的一对手标本上可以见到所有动脉的主干及几乎全部有名称的分支都有深静脉伴行。即其中除拇指的掌侧固有动脉未见有静脉伴行外，其余指的掌侧固有动脉都分别有一条细小的静脉伴行，其口径约只有伴行动脉的1/4，位置在动脉的内侧。指掌侧总动脉、掌心动脉和掌背动脉各有1到2条静脉伴行，其口径比所伴行的动脉显著细。掌浅弓、掌深弓、腕背侧网、桡动脉和尺动脉都有成对的静脉伴行。但两条静脉口径的总和亦不如所伴行的动脉粗。以上说明手掌和手指深部静脉血大部分不经深静脉而经浅静脉回流。

指掌侧固有动脉是否有静脉伴行，意见不一，有人认为有，有人认为没有；另有学者认为有，但不是普遍存在的。在我们制作的两对手标本上只是在其中一对的大多数手指见到，曾取另一成人尸体的食指作组织切片观察，也看不到。因此这些伴行静脉可能不是恒定的，有待进一步调查。

手的浅静脉：手指掌面的浅静脉比较细小，自指端的静脉网开始，构成3－4条较大的静脉行往近侧，沿途一面互相吻合成网状，一面有支经指的两侧走向指背。在我们的标本上可见静脉行经近侧指间关节时，多靠近两侧。在行经指的近节时，在中、环二指的静脉仍多靠近两侧，在拇指、食指和小指的静脉则有偏离中指的趋向，即离中指较远一侧的静脉似较大和较多些。这现象与上述指掌侧固有动脉的粗细适相反，是否为普遍规律，有待进一步调查。在第2－4指蹼处，相邻指的静脉主支合并或单独成小头间静脉，往背侧汇入指背静脉弓的脚或总脚。其余支走向手掌，互相连接成一与手掌远侧缘平行的细长静脉弓（边缘静脉弓），此弓与手掌的浅静脉网有许多支相连。

手指背面的静脉比掌面粗，自甲床的边缘起始，构成2－4条较大的静脉沿指背走向近侧，沿途互相吻合成网状或多级的弓状，最后汇集成一较粗的指背静脉弓。弓的凸面向远侧，位置虽都在近节指骨的背面，但远近不一，变动在指骨背面中2/4的范围。在第2－4指蹼处，相邻指静脉弓的脚合并成总脚（掌背静脉），往近侧汇入手背静脉网。手掌浅静脉网由静脉细支连接而成，从网发支绕于掌的侧缘和第一指蹼走向手背，其余支经腕部汇入前臂掌侧浅静脉干。手背浅静脉网由较粗大的静脉构成，除接受手指和手掌的浅静脉外，还借穿过掌骨间隙的穿静脉接受手掌深部的静脉。手背静脉网有时构成一个大致呈弓形的手背静脉弓。在腕背汇集成数条大小不一的静脉干进入前臂，其中靠近桡侧和尺侧的二条常较大，往往是头静脉和贵要静脉的起点。

四、手部的神经

手部主要由正中神经及尺神经支配，桡神经仅支配部分手背感觉。

正中神经在腕上发出一掌皮支，支配手掌桡侧及大鱼际部感觉，主干在掌长肌深面进入腕管，刚出腕横韧带就分出大鱼际肌支，支配在鱼际诸肌（拇内收肌除外，拇短屈肌深头偶尔由尺神经支配）。正中神经出腕管后，相继发出感觉支支配桡侧三个半手指。

尺神经在腕上分出一感觉支到手背，支配背面尺侧两个半手指。主干在豆状骨的桡侧进入尺神经管。在管内分成浅支和深支。浅支靠桡侧，主要是感觉支，支配掌短肌、手掌尺侧及尺侧一个半手指的感觉。深支是运动支，与尺动脉伴行，穿过小鱼际进入手掌，在屈指肌腱的深面，骨间肌的浅面与掌深弓伴行，沿途发出肌支，支配小鱼际肌、骨间肌及3、4蚓状肌，最后支配拇内收肌，偶尔支配拇短屈肌的深头。在腕部尺神经干内，深浅支有5－6厘米的自然分束，在腕部吻合神经时，可按自然分束，分别吻合感觉支、运动支。

手部感觉的神经支配有较多变异。拇指掌指关节背侧及大鱼际一部分偶可由肌皮神经终支支配。

五、手的骨骼、肌肉、关节及相关肌腱

人手骨骼结构主要由腕骨、掌骨、指骨所组成。

指骨又由近端指骨、中指骨、远端指骨组成。

腕骨、掌骨和近端指骨、中指骨和远端指骨之间又形成了腕掌关节（CM）、掌指关节（MCP）、近端指间关节（PIP）、远端指间关节（DIP），如3－1所示。

人手的肌肉包括4大群：

（1）大鱼际肌包括拇短展肌、拇短屈肌、拇对掌肌和拇内收肌。拇短展肌由正中神经支配，其功能除使拇指外展之外，还有部分纤维止于拇伸肌腱膜，故有协助伸拇

指作用。在重续拇外展功能时，移位腱止点应从拇指深头及近节指骨基部桡侧越过指背固定在尺侧，以保证伸拇力量不致减弱。拇短屈肌浅头为正中神经支配，而拇内收肌为尺神经支配。此外，由于拇短展肌、拇短屈肌、拇对掌肌及拇内收肌斜头纤维走行方向与虎口较为垂直，仅拇内收肌横头和第 1 骨间背侧肌与虎口方向平行，故虎口扩大矫形术中，以切断后两部分肌肉的腱止点为主。如剥离肌。

止点太多，术后拇内收能力将减弱，且重建的虎口呈深凹的“V”形，影响外形。

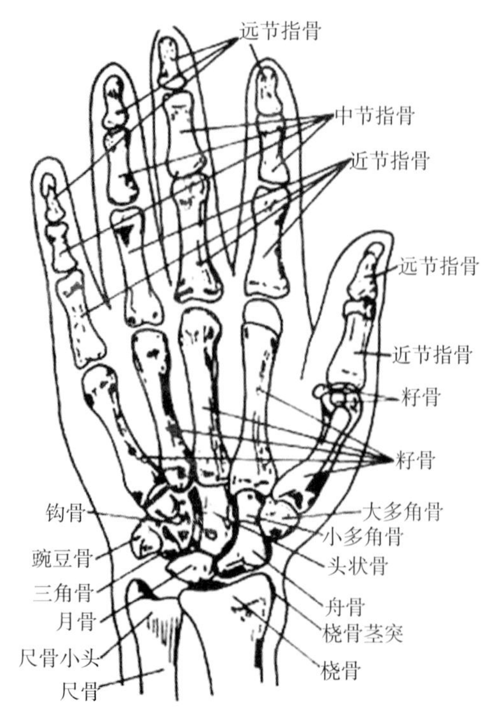

图 3-1　人手骨骼

（2）小鱼际肌包括浅层的掌短肌和小指展肌、深层的小指短屈肌和小指对掌肌，均由尺神经支配。掌短肌收缩可使小鱼际皮肤下凹，并有轻度外展小指作用；小指展肌除外展小指外，还因部分纤维止于小指指背腱膜，故可协助屈掌指关节和伸指间关系，表现出类似蚓状肌的作用；小指短屈肌止于近节指骨的掌尺侧，故有屈掌指关节和外展小指的双重作用；小指对掌肌起到使小指的拇指相互捏持的作用。

（3）骨间肌，分骨间掌侧肌和骨间背侧肌两组，均由尺神经支配。骨间掌侧肌共 3 块，为单羽状肌，它收缩时使示、环、小指向中指靠拢；骨间背侧肌有 4 块，为双羽状肌，它收缩时使示、环指离开中指，使中指向尺或桡侧活动，同时可使各掌骨相互接近。小指和拇指的外展分别由各自的外展肌控制。

（4）蚓状肌共 4 条，分别起于掌部指深屈肌腱外膜的纤维结缔组织上。第 1、2 蚓状肌为单羽状肌，起于示、中指指深屈肌腱桡侧，其腱索绕过掌指关节桡侧与骨间肌腱索共同形成伸肌腱膜的侧索，由正中神经支配；第 3、4 蚓状肌为双羽状肌，起于中、环、小指指深屈肌腱的相邻两侧，其腱索同样参与形成伸指腱膜的侧索，由尺神经支配。蚓状肌的单位一动作是使掌指关节屈曲、指间关节伸直。但在手的活动中，它是与骨间肌，特别是骨间掌侧肌共同产生作用的，正因为这种协调作用，手指才能完成许多精细动作。一旦蚓状肌麻痹，手指关节的动力失衡，出现环、小指掌指关节过伸、指间关节屈直的爪状畸形；正中神经损害时虽有 1 到 2 条蚓状肌麻痹，但骨间肌正常，手指的屈伸肌力仍能相对平衡，基本上不出现爪状畸形，如图 3-2 所示。

人手自由度（degrees of freedom，DOF）共有 21 个，前端四指每个手指有 4 个自由度，其中掌指关节（MCP）具有 2 个轴线垂直相交的转动自由度；近端指间关节（PIP）和远端指间关节（DIP）各有 1 个自由度；大拇指除了指间关节（IP）以及掌指

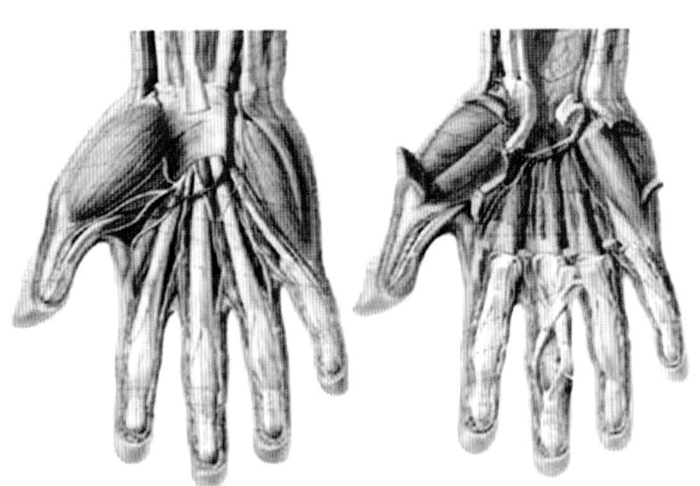

图 3-2　人手肌肉

关节各 1 个自由度外，腕掌关节（CM）具有 3 个自由度，共有 5 个自由度。人手关节的运动范围因人而异，它们大致有一个通用的范围。

表 3-1　人手自由度

手指关节	运动方式	运动范围（°）
MCP	内收/外展	-15～15
MCP	弯曲/伸展	0～120
PIP	弯曲/伸展	0～90
DIP	弯曲/伸展	0～90
IP	弯曲/伸展	0～90
CM	弯曲/伸展	0～90

拇指　拇指有三个关节：第 1 腕掌关节、掌指关节和拇指之间关节。通过三个关节和韧带在相应肌肉协同运动的配合下完成屈曲、伸展、外展和内收等动作。图 3-3 是拇长屈肌和拇短屈肌相互作用形成拇指的屈曲，箭头表示绷紧或拉伸的组织。拇指的功能非常重要，手功能的完成和发挥都需要拇指配合。

其余四指　其余四指有掌指关节、近端指间关节和远端指间关节。通过三个关节和韧带在相应肌肉协同运动的配合下完成屈曲、伸展、外展、内收和少量旋转运动。图 3-3 为指浅屈肌和指深屈肌共同作用完成手指关节的近端和远端指间关节主动屈的关节形态，箭头表示绷紧或拉伸的组织。四指有选择的配合拇指共同完成手部的功能性动作。

掌弓　腕骨、掌骨及指骨排列形成三条手掌弓：近端横弓、远端横弓、纵弓。

近端横弓位于腕的远端，由两排腕骨构成，结构稳定，可动性小。

远端横弓由第 1、2、3、4、5 掌骨共同形成，并横穿第 1 至 5 掌骨头。其中第 2、3 掌骨头较固定，形成轴心，第 1、4、5 掌骨以其为中心进行转动。

纵弓由中央腕骨、第 2、3 掌骨及示指和中指指骨构成，如图 3-4 所示。纵弓近端被腕掌关节（CMC）牢固的连接在腕骨上，是纵弓维持稳定性的基础。纵弓远端非常灵活，允许每一个手指主动屈曲总和约 280°。

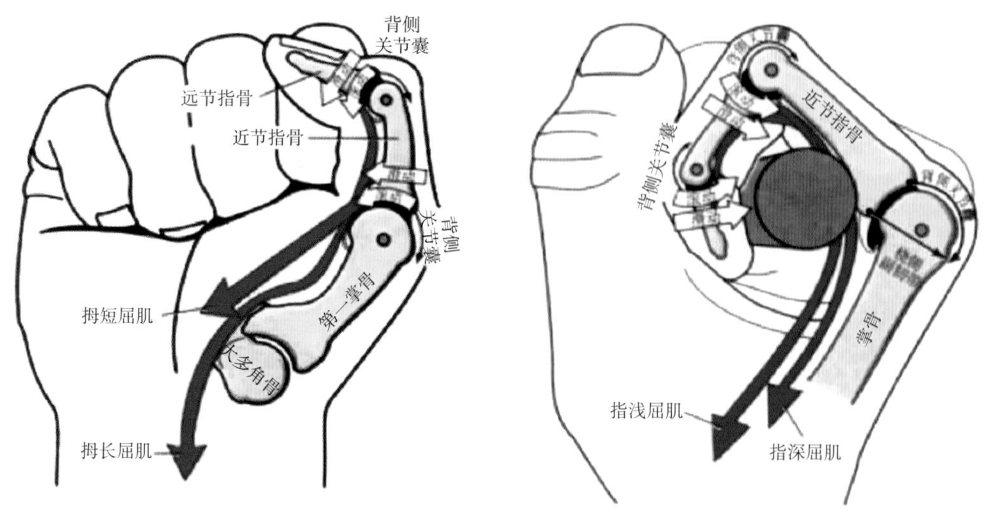

图 3－3　关节形态解剖图

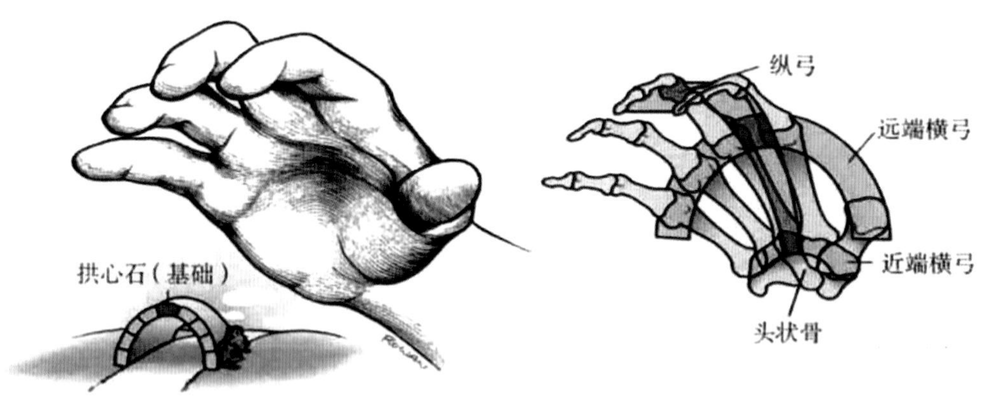

图 3－4　掌弓解剖图

手在不同姿势和位置时，手部的掌横弓和纵弓都发生变化。随弓形角度变化，手可持握大小不同、形状各异的物体。

手的正常动作取决于掌弓的完整性和活动性。手外在肌和内在肌分别主管手的力量和精细动作，两者的完整结合式人类的手能够完成各种复杂的功能动作。任何导致掌弓破坏以及手内在肌或手外在肌损伤或瘫痪的疾病或外伤将会对手功能产生重大影响。

桡腕关节由桡骨、舟状骨、月状肌及三角软骨盘构成，尺骨不直接参加，桡腕关节是个球窝关节，能做多轴向运动。

腕掌关节中以拇指的最重要，由大多角骨与第 1 掌骨基部构成，是鞍形关节，关节囊较松弛，可作拇指屈、伸、内收和外展，是拇指对掌－外展运动的主要关节。

掌指关节由掌骨头与近节指骨基部构成。拇指的掌骨头较扁平，动度不及其他掌指关节大。每个掌指关节由侧副韧带及掌侧韧带加强。两侧的侧副韧带由近背侧斜向远掌侧走行。关节屈指时韧带绷紧，关节较稳定，伸直时韧带松弛。伸指位固定可引起韧带挛缩致屈曲受限，故手部外伤时应屈曲位固定。指间关节只作屈伸运动，两侧也有副韧带加强，结构与掌指关节相同。掌指关节是手指运动的主要关节，伸直位或过伸位强直时，虽指间关节屈伸正常，也难以与拇指捏握，功能严重受限。若能屈曲到35°－45°则可发挥指间关节作用，手功能大大改善。

第二节　手的生理

人的手是认识客观世界、与外界交往的一个重要器官，正是人有了一双灵巧的手，才使人和动物有了质的区别。但是手的这种灵活不是与生俱来的，而是要有一个相当长的发育过程。这个发育过程也遵循着一定的规律。在人类的胚胎期，大约妊娠期第5周，人类的手足萌芽开始出现，再经过大约3周的时间开始有功能并且出现手指继续发育。第11周出现椭圆的手和脚，有五条深纹会形成指（趾）。继续在胎儿期，大约妊娠的4个月，开始出现皮肤汗腺和皮脂汗腺。在人类手动作发育方面，也称之为精细动作的发育，在3个月左右时随着握持反射的消失，孩子开始出现无意识的抓握，这就标志着手的动作开始发育了。孩子开始抓握时，往往是用手掌的尺侧（小拇指侧）握物，然后逐渐向桡侧（大拇指侧）发展，最后发展用手指握物，也就是说手的动作是从小拇指侧向大拇指侧发展的。如果两个同样年龄大小的孩子，用靠近小拇指侧处取物的孩子手的动作就没有用大拇指侧取物的那个孩子发育得好。此外，手的抓握往往是先会用中指对掌心一把抓，然后才会用拇指对食指钳捏。一个小儿如能用拇、食指端取物，就表明他的手的动作发育已相当好了。再次，小儿先能握物，然后才会主动放松，也就是说小儿先会拿起东西，然后才会把东西放到一处。

我们的双手能做复杂而灵巧的捏、握、抓、夹、提等动作，正因为双手的这些独特功能，我们才能顺利完成日常事务，而手的这些复杂功能与其解剖结构是息息相关的。

一、探析手指运动的基本生理特征表现

1. 独特的手指生理结构构成

手指的运动特点是由其自身的运动原因造成的。人的手指共有5个手指头，由大拇指、食指、中指、无名指和小拇指组成。大拇指的位置是在手腕处的大多角骨上，包含着1块掌骨和2块指骨。其他4个手指头在指跟骨、指间骨和指端骨上并且都包含着1块掌骨。手指的运动是有手心的内部肌肉所控制的。这些内部肌肉把肌腱跟手骨或者腕骨连在一起，大脑的运动神经系统发出活动信号，手心的内部肌肉接收到大脑传来的运动信号后进行收缩，在收缩的过程中产生有距离的拉扯力，从而使接收到运动信号的这块肌腱带动着各个手指头的骨骼进行运动，肌肉通过拉紧的力量来控制所需要运动的关节的旋转。因此，每条肌肉中都拥有一条或者很多条跟自己本身力矩不同方向的肌肉进行相互作用来进行手指运动。人体唯一可以控制的力就是手的肌肉收缩力，也是手指运动的主要原因。肌肉的收缩可以表现为等张或者等长收缩，在研究手指力量输出的实验中经常研究的等长收缩，它是在肌肉的收缩力和阻力相同的情况下，运动的这块肌肉长度

保持不变，不引起手指关节的运动，所以等长收缩又称为静力收缩。

2. 手指运动最基本的生理特征

身体关节的运动形式基本上可以分为这几种形式，即伸、屈、内收、外展、环转等形式。伸是2块骨头组成关节时相互接近靠拢，2块骨头之间形成的夹角越来越大的运动过程；屈是跟伸的运动方式相反，是在2块骨头靠拢的过程中，所形成的夹角越来越小的运动过程；内收是将通过中指和中轴之间的假想线为中心，运动的肢体向中指中轴飞放心靠拢的运动过程；外展是和内收呈相反的运动状态，是运动肢体偏离中指中轴的运动过程；环转是需要运动的肢体在最近的原位上进行转动，在较远处的地方进行圆周运动，在运动的过程中形成一个圆锥形的运动轨迹，也就是一个尖在近处，底部在远处的形状。而屈、展、伸和收这几个动作连续运动也就形成了环转运动。

二、解析手指运动的生理特征和检测的控制理论

1. 运动协同的控制理论

在1967年，就已经有专家提出了运动协同元控制理论。该理论指出，人体的运动过程是由肌肉或者关节的运动作为基本模式组成运动协同元控制，不同的协同元组合在运动的过程中会形成不同的运动结构，人体的运动器官是根据自身功能的不同来组成协同元控制和运动结构。人体的运动决策是通过大脑的运动神经系统利用协同元和运动结构的结合来减少其中的参数，将复杂的运动指示转化为骨骼和肌肉神经所可以接受的简单指令。在转化和执行这些运动的过程中，人体的大脑运动系统利用人类身体上的协调和生理因素来完成这项运动。该理论重点强调的是关于人体运动的整体性，并不是将每个运动环节区分为一些细小的部分。在手指运动过程中，每个运动单元的变化是相互独立的，共同作为整体发生相对应的变化。协同元的控制理论同时也说明手指在运动过程中是不准确的，并且通过后天的训练是可以改变的，如婴儿在刚开始抓握时是毫无控制力的，而成人就比较熟练，容易掌握。运动协同元的控制理论是研究运动生理科学上的一个里程碑。

2. 不同层次的控制理论

国外的一名专家曾研究了人体的运动系统是分层次控制理论。分层次控制理论定义了功能和肌肉协同元是通过大脑运动分层控制的。该专家指出，大脑运动控制在给出确定的任务后在功能协同元控制中包含会发生的相对应的变化，并且进一步地分析在运动协同元运动的过程中表现最多的不是定量特征而是拓扑特征。运动协同元控制在运动的过程中有时是独立出现，有时也是和其他多个运动协同元结合出现。因为这些协同元有顺序的出现所以构成了在手指运动过程中的时序结构，从而根据这些有顺序的简单指令完成手指运动。

3. UCM 的决策控制理论

近年来在研究人体运动控制理论是研究出了UCM决策理论。这项控制理论指出对于一个大脑运动给出的运动任务有多种完成方案，大脑会自主选择其中的一个UCM，选中的这个子空间比其他的子空间变化度较大。从选中这个子空间的观点来观察，大

脑运动系统会用所有的自由度来产生完成方案，保证完成该运动的灵活性是由冗余的自由度所决定的。

三、手功能模式

正常人手指的运动有如下特点：①各手指关节屈曲/伸展运动被生理结构限制在一定范围内（如 MP 关节的运动范围在 0°－90°）；②大拇指和四指各段指骨的运动都限制在同一个平面内；③四指 PIP 和 DIP 之间的运动具有一定的约束关系，在没有施加外力的条件下，当 PIP 屈曲时 DIP 也会随之屈曲，反之亦然 。

手的正常抓握功能有赖于手部骨和关节动力链的完整性、手内外在肌之间协同和拮抗的平衡关系以及手的各种感觉输入正常。手的功能模式可分为抓握功能和非抓握功能。而抓握功能又可分为力性抓握和精确抓握两类。力性抓握是拇指运动与手部尺侧的环指和小指用力屈曲相结合所产生的动作；精确抓握则是手的桡侧部分参与产生的较精细的功能动作。而 Feix 按照分类学的基本原理将人手的抓取动作分成了更为细致的 33 种不同抓取模式，如图 3－5 所示。

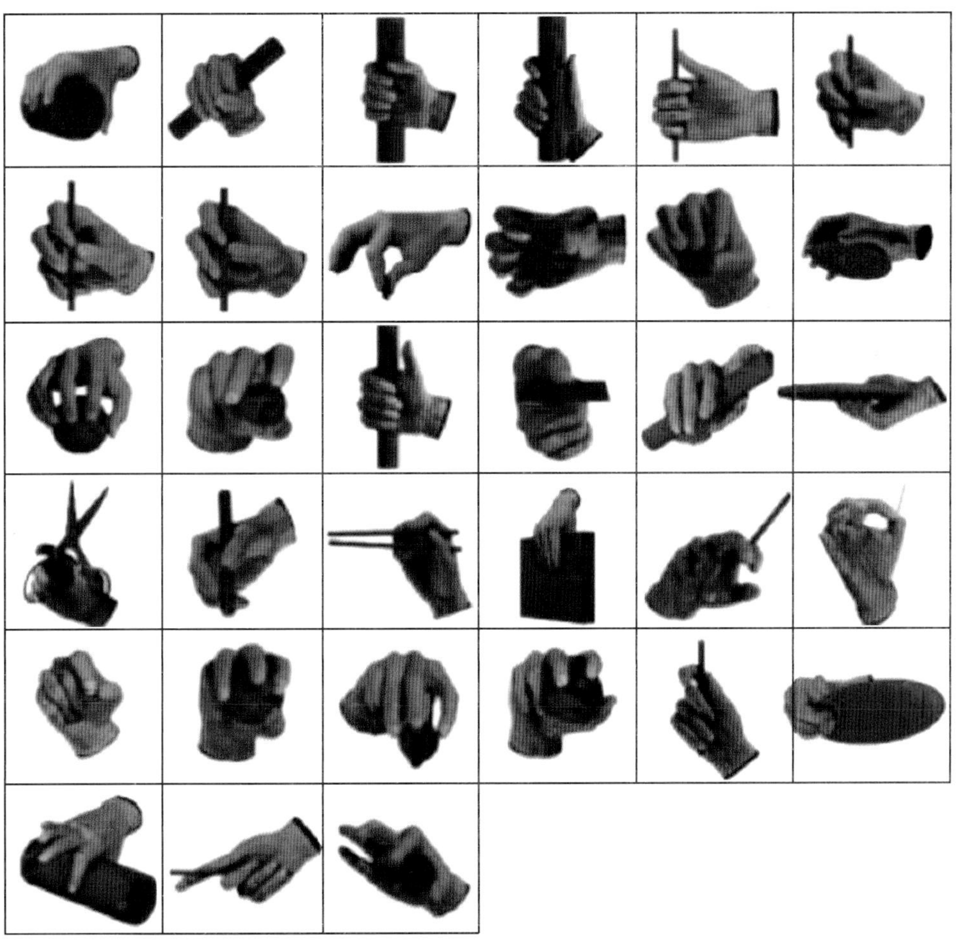

图 3－5　手的 33 种不同抓取模式

由于手部解剖精细、复杂，导致手外伤或者偏瘫后手功能难以恢复，致残率高，严重影响患者的日常生活和工作能力。手功能主要通过腕和手指灵活、协调的运动来完成。因此，如何尽快恢复手外伤或者偏瘫患者的手部肌力、关节活动范围，以及手指的协调性、灵活性就显得尤为重要。

神经系统控制手指的灵活应用，人的手指拥有 20 多个自由度可以灵活地组合起来，从而可以实现人类在日常生活中所需要的各种动作。从大脑皮层所显示的信息来观察，手指运动的投射面积占大脑表层运动区的绝大部分，所占面积几乎接近 1/4 – 1/3 之间。

因此，实现手指运动的功能不仅与手指特殊的生理特征有关，还与大脑里的运动神经系统有密切关系。然而，大脑运动神经系统如何控制其他器官像手指这样运动灵活是一个漫长又艰难的研究过程。这一重要研究课题吸引着各方各面的专家进行研究，尤其是解剖学、神经生理学和运动应用控制等学科的研究学者。就目前的研究而言，研究手指运动生理特征的主要方式是从人体本身的运动功能和行为科学的方向出发。通过做大量的手指运动实验同时记录这些手指运动的数据信息，分析手指运动的生理规律和神经控制因素，最终得出手指运动中所包含的运动学、生物力学、神经控制学等重要信息。本文将具体分析手指运动的生理特征表现和研究手指运动生理特征所存在的重要应用价值和意义。

四、手功能评定

概念：对手的功能状况和潜在能力的判断，也是对手功能各方面情况的资料收集、量化、分析并与正常标准进行比较的过程。

1. 手功能评定的内容及结果记录：

手运动功能的检查与评定

a. 观察畸形、肌肉萎缩、肿胀的程度及范围，必要时用尺测量或容积仪测量对比。

b. 肌力和关节活动范围测定，也应对耐力、速度、肌张力予以评价。

c. 运动功能恢复情况评定。

英国医学研究院神经外伤学会将神经损伤后的运动功能恢复情况分为六级

0 级（M0）肌肉无收缩

1 级（M1）近端肌肉可见收缩

2 级（M2）近、远端肌肉均可见收缩

3 级（M3）所有重要肌肉能抗阻力收缩

4 级（M4）能进行所有运动，包括独立的或协同的

5 级（M5）完全正常

2. 手感觉功能评定

2. 1 感觉检查

感觉功能的测定，除了常见的用棉花或大头针测定触觉痛觉外，还可做温度觉试验、Von Frey 单丝压觉试验、Weber 二点辨别觉试验、手指皮肤皱褶试验、皮肤定位

觉、皮肤图形辨别觉、实体觉、运动觉和位置觉试验、Tinel 征检查等。

2.2 感觉功能恢复评定

对感觉功能的恢复情况，英国医学研究院神经外伤学会也将其分为六级

0 级（S0）感觉无恢复

1 级（S1）支配区皮肤深感觉恢复

2 级（S2）支配区浅感觉和触觉部分恢复

3 级（S3）皮肤痛觉和触觉恢复，且感觉过敏消失

4 级（S3+）感觉达到 S3 水平外，二点辨别觉部分恢复

5 级（S4）完全恢复

3. 手的电生理学评定：

强度－时间曲线检查；肌电图检查；体感诱发电位检查。

4. "手机能评定箱"检查

检查箱内有大小不同的多个立方体、长方体、圆球、小钢珠、塑料片、金属杆等元件，让病人将这些元件从一个地方移到另一个地方，记录完成各项所需的时间（秒表）。可以定量评价手的粗大和精细功能。没有国际统一标准，适合同一病人前后对比。

5. 注意事项

（1）手关节活动范围与年龄、性别、职业等因素有关，各正常值只是平均的近似值与健偶相应手关节比较存在差异时应考虑为异常。有 3°－5°的误差。

（2）手关节要充分暴露，固定好骨性标志点及测角的轴心。

（3）先记录主动活动范围，后查被动活动范围。

（4）避免在按摩运动及其他康复治疗后立即进行检查。

（5）记录关节活动范围。必须写明起、止度数，不可只记录活动度数，因活动度数常不能说明关节的功能状态。

五、分析研究手运动生理存在的意义和价值

1. 临床医学方面

人的手受伤是有很多方面的原因造成的，如外在伤害或者内部神经损坏等多个方面，研究手运动生理的特征可以帮助医学专家正确认识到手部受伤的原因，采取对应的措施来救治这些患者，使这些手部受伤的患者早日治疗手部疾病，重获健康。

2. 康复保健方面

人的手是日常活动中使用最频繁的器官，很容易就会造成损伤，容易造成手部的残疾导致运动功能受阻，影响到患者的生活。因此，通过研究手运动生理特征和检测可以帮助手运动有障碍的患者通过正确的康复方式，进行康复锻炼，恢复正常。

3. 人机工程方面

生活中的一些机械需要用手来进行操作，手与机器、手与环境要密切配合发挥作用。所以，研究手运动生理特征为研究人机工程学科的研究提供了重要的依据。

4. 体育运动方面

在体育运动过程中避免不了一些手部运动，如乒乓球、空竹之类的体育运动。

通过研究手的运动生理特征可以提高人们在体育运动过程中的运动水平，并且减少一些意外的情况对手造成危害，减少一些意外损伤情况，同时也为手部体育运动理论基础提供了帮助。

5. 仿生机制与制造

社会在进步，仿生机制层出不穷，人们意识到，想要做成高水平的仿生器械就需要对该生物的运动原理很透彻。通过研究手运动生理特征，可以帮助仿生学者专家了解手部的运动原理和其内在的机构，为仿生机构提供理论支持，从而仿制出人体与机器相适应的机械器材，为人类提供帮助。

六、手掌全息反应

手掌全息反应是指手掌是人体的全息反应区。手掌的不同位置反映了身体对应器官的反应，不同的指头与不同的脏器相对应，大拇指对应脾经，食指对应肝经，中指对应心经，无名指对应肺经，小指对应肾经。

我国的中医研究工作发现了人体全息反应区。认为人体是一个有机的统一整体，甚至五脏六腑和四肢五体都要通过经络的网络和气血津液的流布，密切地联系成一个统一体。任何局部器官的生理功能和病理变化，对整体的生理活动与病理反应都会产生影响；而整体功能的失调，也必然波及所有局部器官。因此中医一方面在治疗局部器官疾病时，注意从整体调节入手；另一方面在治疗全身疾病时，采取对局部器官的刺激。因为人体上的每一独立的解剖段都包含着与全身部位全息对应的经穴。同时还发现手部有许多与人体内部组织器官相对应的全息反应区，这些反应区又独立地在经穴与奇穴之外发挥着独特的作用。

无论是经络学说，还是全息学说，刺激手上穴位和反应区治疗疾病是被实践证明了的行之有效的方法。针对某些病症和身体不适，参照全息反应图，通过双手运动和良性刺激便能达到调理人体内脏阴阳气血，减少疾病，促进健康的作用。

第三节　手的常见疾病

一、手的常见疾病简介

手的常见疾病种类众多，有直接性的损害如手外伤、手部感染、手部先天畸形等；也有其他器官或系统的疾病反映在手部的征象，如先心病、神经系统疾病、免疫系统疾病、内分泌性疾病或炎症性疾病等。

其中手部原发性损害常见如下：

1. 外伤类　如手部切割伤、手指骨骨折、手的肌腱损伤、断指等。

2. 炎症性疾病　如急性化脓性腱鞘炎、手部脓肿、拇指关节炎、手腕腱炎、炎性肉芽肿等。

3. 先天或遗传性性疾病 多指畸形、21－三体综合征、马方综合征等。

4. 肿瘤或恶性病变 如皮肤癌、恶性黑色素瘤、腱鞘巨细胞瘤、表皮样囊肿、血管球瘤、脂肪瘤等。

5. 其他 如触发手指、手腕腱炎、手部湿疹、手疣等。

其他脏器疾病累及手部常见如下：

1. 心脏问题 先天性心脏病或缺氧性疾病常见十指末梢皮温凉，指甲呈紫蓝色，提示血中缺氧等；大拇指指甲面有一条凸走的黑色纵线纹，提示心绞痛、高血压等信号可能；十指并拢时双掌指缝下掌面处有凸出的脂肪丘；十指指甲月眉过大，提示高血压等。

2. 肝胆问题 肝炎常见肝区发暗，掌色发黄，有光泽者轻，暗浊者重，典型的呈现“肝掌”，表现手掌大拇指和小指的根部的大小鱼际处皮肤出现片状充血，或是红色斑点、斑块，加压后变成苍白色。肝掌为慢性肝炎、肝硬化的重要标志之一。

3. 肺部问题 食指第二节蜂腰状变细、无名指下太阳线呈“丰”字样，均提示慢性支气管炎或鼻炎等；指间过粗，甚至超过最末直接的维度，看上去像小型的杵，这是心脏或者肺部疾病的征兆。

4. 内分泌性疾病 小鱼际下方与腕横纹的上方有时可以看出内分泌的状态，通常这个区域光滑丰满，没有杂纹，皮肤有弹性，指压后没有塌陷，血色迅速恢复，说明内分泌功能良好；如果看上去色泽较暗，欠缺光泽，有不规则的、暗哑的红色，则通常表明脾肾两虚，气血不足，常提示内分泌失调等情况。

二、某些疾病所致手的形态、功能变化

1. 手的外科常见疾病

(1) 急性化脓性腱鞘炎

手的常见腱鞘炎多因深部刺伤感染后引起，亦可由附近组织感染蔓延而发生。致

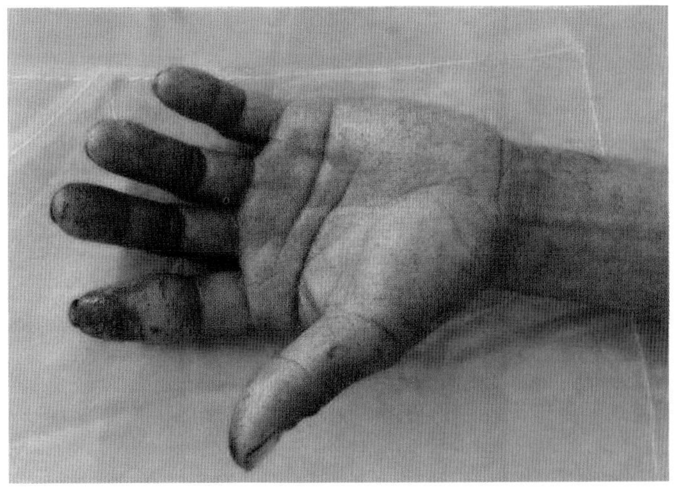

图 3－6 急性化脓性腱鞘炎

病菌多为金黄色葡萄球菌。手背伸指肌腱鞘的感染少见。本病病情发展迅速，24 小时后，疼痛及局部炎症反应即较明显。典型的腱鞘炎体征为：①患指除末节外，呈明显的均匀性肿胀，皮肤极度紧张。②患指所有的关节轻度弯曲，常处于腱鞘的松弛位置，以减轻疼痛。③任何微小的被支的伸指运动，均能引起剧烈疼痛。④检查时，沿整个腱鞘均有压痛。化脓性炎症局限在坚韧的鞘套内，故不处处波动（见图 3－6）。

（2）手的脓肿

手部脓肿是急性感染过程中，组织、器官或体腔内，因病变组织坏死、液化而出现的局限性脓液积聚，四周有一完整的脓壁。脓肿由于其位置不同，可出现不同的临床表现。通常是因为金黄色葡萄球菌侵入组织或血管内所致。常以手指局部红、肿、热、痛及压痛，继而出现波动感为主要症状和表现，治疗以引流为主。（见图 3－7）

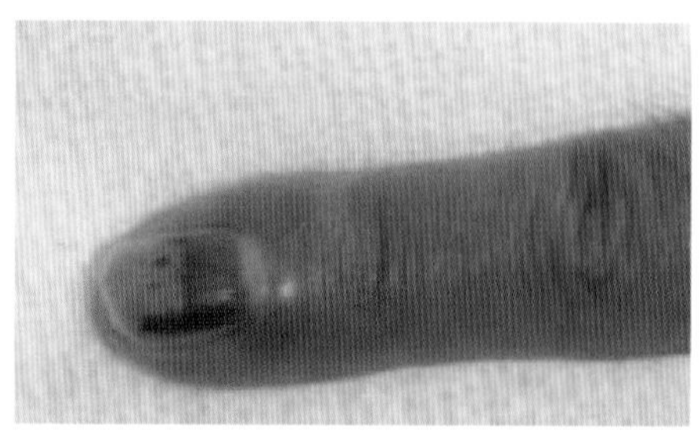

图 3－7　手部脓肿

（3）手部肌腱损伤

手部肌腱损伤多为开放性，以切割伤较多，常合并指神经伤或骨折等，也可有闭合性撕裂。由于手内肌仍完整，掌指关节屈曲不受影响。病因多是由于外伤性因素引起，肌腱断裂后，相应的关节失去活动功能。如指深屈肌腱断裂，表现为远侧指间关节不能屈曲；指深、浅屈肌腱均断裂，则远近侧指间关节均不能屈曲。伸肌腱不同部位断裂，其相应关节不能伸展，并可出现畸形。有时肌腱不完全断裂，关节虽仍能活动，但作抗阻力试验时无力、疼痛。（见图3－8）

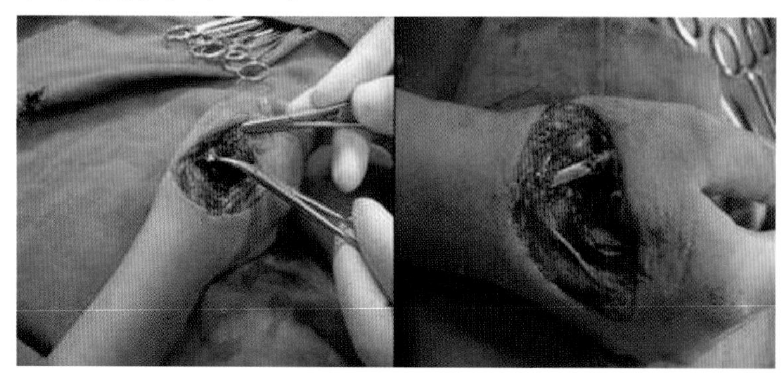

图 3－8　手部肌腱损伤

（4）断指再植

主要原因就是不同原因不同程度地外伤；断指再植的能否成功关键在血管能否接通，1965 年 Kleinert 应用放大镜接通手指血管和 Buncke 等用显微外科技术成功地进行兔耳再植与猴拇再植的动物实验后，1966 年我国医务人员与日本学者 Komatsu（1968 年）等相继报告完全离断的拇指再植成功。目前小儿断指再植术，手指末节再植术，十指离断再植术等高难度手术的成功，标志着显微外科已经发展到了新的高度。（见图 3－9）

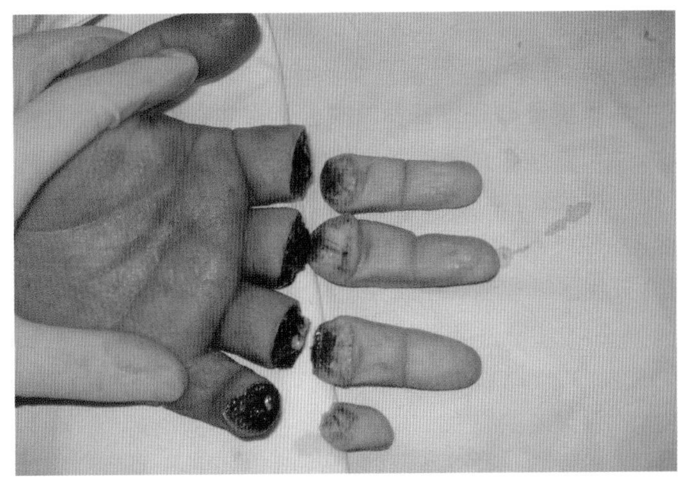

图 3－9　断指再植

（5）多指畸形

又称重复指，是指正常手指以外的手指、手指的指骨、单纯软组织成分或掌骨等的赘生，是临床上最常见的手部先天性畸形，男性高于女性，男女比例为3∶2，右手多于左手，比例为2∶1，双手发病约占10%，拇指多指发病率约占总数的90%以上。部分病例为遗传因素，且有隔代遗传现象；环境因素对胚胎发育过程中的影响，如某些药物、病毒性感染、外伤、放射性物质的刺激等；多指畸形一目了然，多数可在分娩时发现而诊断，在组织的重复现象中包括多指症和镜手。多指畸形中，多生的手指可以是单个或多个、或双侧多指；多指畸形分为桡侧多指、中央多指及尺侧多指三类，以桡侧多指最为多见，其次是尺侧多指，而中央多指很少见。多生的手指可发生在手指末节、近节指骨，与正常指骨或掌骨相连，也可发生在掌指关节、指间关节的一侧。有的多指可以是某个手指重复发育的结果，有相应的掌骨多生，形成一手六指、甚至重手畸形，但较少见。多指的外形和结构差异很大，可以仅是皮蒂相连的皮赘直到一个完全的手指，甚至难于分辨正常指与多指，以致造成手术决定留舍方面的困难。多指生长的角度也各不相同，有的多指与手的桡侧或尺侧缘呈直角。多指畸形可单独存在，或与并指等畸形同时存在，如复拇指畸形；也有的多余 3 或 4 个手指，形成“镜影手”畸形。尺侧多指可伴有多种其他畸形，如并指、三节指骨拇指、脊柱畸形、指甲发育不良等。中央多指多伴有并指畸形，双侧性多见，命名为多指并指，中央多指并指常属于分裂手畸形的一种。对多指应行 X 线检查，明确其骨关节情况，为手术提供依据。（见图 3－10）

（6）指骨骨折

指骨骨折在手部最为常见，多为开放性骨折。且多为直接暴力所致，可于手指的任何部位导致各种不同类型的骨折。指骨骨折由于部位不同，受到来自不同方向的肌腱的牵拉作用，产生不同方向的移位，如近节指骨中段骨折，受骨间肌和蚓状肌的牵拉，而致向掌侧成角；中节指骨在指浅屈肌腱止点远侧骨折，由于其牵拉亦产生向掌

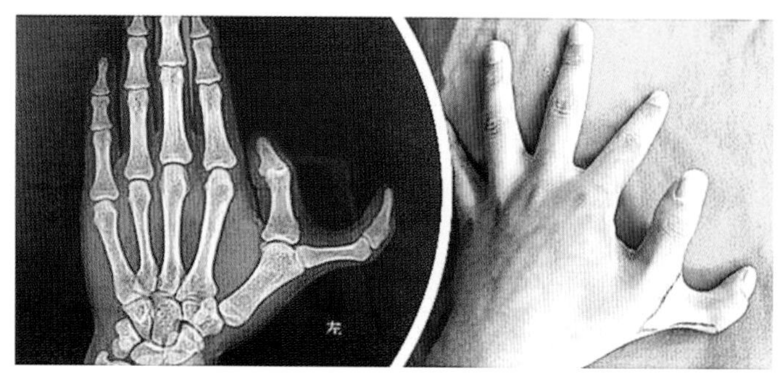

图 3－10 多指畸形

侧成角；如在指浅屈肌腱止点近端骨折，则受伸肌腱牵拉造成向背侧成角。近节指骨基底部关节内骨折可分为副韧带撕裂、压缩骨折及纵形劈裂骨折 3 类。远节指骨骨折多为粉碎性骨折，常无明显移位；而远节指骨基底部背侧的撕脱骨折，通常形成锤状指畸形。指骨位置表浅，伤后除明显疼痛、肿胀、压痛和活动功能受限外，有明显畸形可见。对于可疑骨折者，拍摄 X 线片即可确诊。指骨骨折的治疗常未能引起高度重视，常因对位不佳或固定不牢固而产生畸形愈合或不愈合，也常因固定不当或固定时间过长而致关节囊和侧副韧带挛缩，导致关节僵硬；特别是关节附近或经关节的骨折，常导致关节强直，严重影响手指的功能。（见图 3－11）

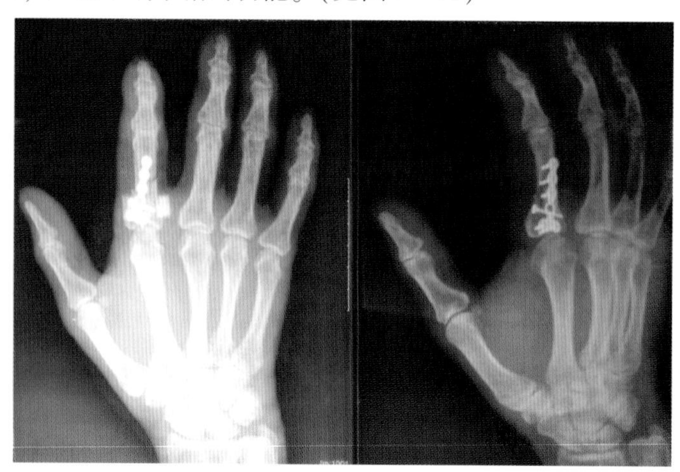

图 3－11 指骨骨折

（7）拇指关节炎

当手腕和拇指根部的关节发生骨关节炎时，就会发生这种情况。40 岁以后更常见。包括衰老、关节损伤或压力以及遗传在内的多种因素可能导致拇指关节炎；表现为拇指活动时疼痛、不适感。

（8）腕管综合征

症状从手腕隐隐作痛开始，延伸到手或手臂。其他症状包括手指刺痛或麻木，尤其是在晚上；随着时间的推移，手会变得虚弱或麻木。这种情况经常归咎于在键盘上花太多时间，任何需要手或腕部肌腱反复弯曲和伸展或反复和长时间抓握的活动都可能导致问题。

(9) 神经节囊肿

这些囊肿在腕关节或手指关节附近表现为隆起的充满液体的肿块。它们是非癌的，通常沿着手腕和手的肌腱或关节发展。通常，它们是无痛的，但并不总是。如果神经节囊肿对关节附近的神经施加压力，也会导致手疼痛、虚弱或麻木。神经节囊肿的原因尚不清楚。在以下情况下，风险可能更大：骨关节炎患者或者手部有受伤的关节或肌腱。

(10) 触发手指

又称狭窄性腱鞘炎，通常是一个手指或拇指卡在弯曲位置的疼痛情况。在严重的情况下，手指可能会被锁定在弯曲或笔直的位置。原因是受影响手指肌腱周围的衬里或护套增厚。触发手指在那些工作或爱好需要重复抓握动作的人，或者患有类风湿性关节炎、糖尿病或甲状腺功能减退的人群中更常见。

(11) 手腕腱炎

手腕腱炎最常见的症状是疼痛和肿胀，距离拇指根部大约 1 厘米。捏、抓或其他拇指和手腕运动可能会加重疼痛。如果不治疗，疼痛可能会蔓延到拇指、前臂。手腕腱炎是由连接手腕和拇指的主要肌腱周围的护套发炎和肿胀引起的。这可能是由于过度使用手腕和拇指造成的。通常被称为“新妈妈”病，这种病在新父母中很常见，他们用拇指抬起婴儿，手腕向后弯曲。

(12) 腱鞘巨细胞瘤

又称为黄素瘤，好发于手指上。如果手指上长出不规则的、硬硬的肿块，边界清楚但无法活动，那很有可能就是腱鞘巨细胞瘤了。这是腱鞘组织上长出的良性肿块，但随着它的长大，会慢慢占领肌腱、骨骼等组织的位置，影响功能；所以这一类肿块还是建议尽早手术的（见图 3－12）。

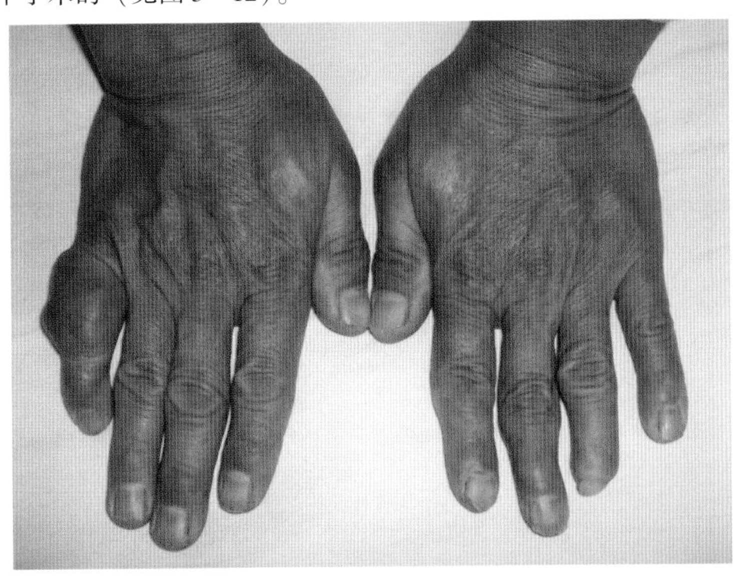

图 3－12　腱鞘巨细胞瘤

（13）表皮样囊肿

如果手指上长了一个软软的肿块，而且这个部位以前破过皮，那很有可能就是长了个表皮样囊肿。这是破损的皮肤进入手指后的产物。虽然这也是囊肿，但它与腱鞘囊肿完全不同，不能通过挤压、抽吸等方法来治疗，只能通过手术来进行治疗。当我们将囊肿切开后，会发现，这囊肿里不是黏黏的关节液，而是类似豆腐渣一样的物质。

（14）脂肪瘤

一类软软的肿块，有时会痛感，一般长在皮肤较松且皮下脂肪较多的地方，在手上，拇指与食指间的虎口位置是脂肪瘤最容易生长的部位，多为良性的肿块。

（15）掌腱膜挛缩

好发于中老年的男性。是因为掌腱膜组织（手掌皮肤下的特有组织）皱缩起来引起的，皱缩严重的时候就牵拉到了手指，影响伸直。对于这种疾病，如果没有功能影响，无须治疗，如果影响手指伸直，那在疾病稳定后，也就是手指不再进一步弯曲后半年，再来接受手术治疗。

（16）恶性黑素瘤

简称“黑瘤”，黑素瘤多数是在色素病变的基础上发生，少数发生正常皮肤或黏膜的色素细胞，具体原因不明，多数认为与内分泌因素有关，并且外伤刺激，日光照射促发黑然素瘤的作用。其临床特征是黑痣增生形成肿物或溃烂形成溃疡。肿物一般呈黑色，最小的仅 6－7 毫米，大的可达几厘米至十几厘米，痛痒等症状不是很明显，故易被人忽视。它具有和其他癌症一样的生物学特性，具有易复发、易淋巴转移的特点。而且“恶黑”恶性程度极高，一旦血行转移，要比其他癌症广泛，且预后不良，死亡率高。相对其他部位的痣来说，手脚部位的痣一般经常受到刺激、摩擦，易遭受外伤，不可随意自行烧灼或用针头挑破。因为处置不彻底，残存的细胞在这种不良刺激下，极有可能活跃增殖甚至恶变。

（17）手部湿疹

手部湿疹是由于接触外界各种刺激物质引起的手部皮肤炎症反应，一般较难确定病因。多数起病缓慢，发病率高，临床表现为手部干燥，出现暗红斑，局部浸润肥厚，冬季常开裂。多见于家庭主妇，因此也称为“主妇手”。手部湿疹的皮损呈亚急性或慢性湿疹表现，常发生于指背及指端掌面，可蔓延至手背和手腕部，境界不清或呈小片状皮损。慢性病程时可浸润肥厚，手指活动出现皲裂，甲周皮肤肿胀，指甲可变厚而不规则。手部湿疹也可发生于掌侧，具局限性，但边缘不明显，多粗糙，有小丘疱疹、疱疹及浸润肥厚，冬季常开裂。手部湿疹仅发生于指尖部时，又称指尖湿疹。发生于掌中部及指掌侧时，皮损干燥，角质增生，皲裂，称为慢性复发性水疱或角质增生性手部湿疹。皮损也可发生于邻近两指至掌部远端掌指关节皮肤，皮损形态如围裙状，又称围裙样湿疹。（见图 3－13）。

（18）手疣

手疣是由人类乳头瘤病毒所引起的表皮肿瘤，具有一定的恶化癌变率。本病是由人类乳头瘤病毒（HPV）所引起，通过直接或间接接触传染，外伤对 HPV 感染是一个

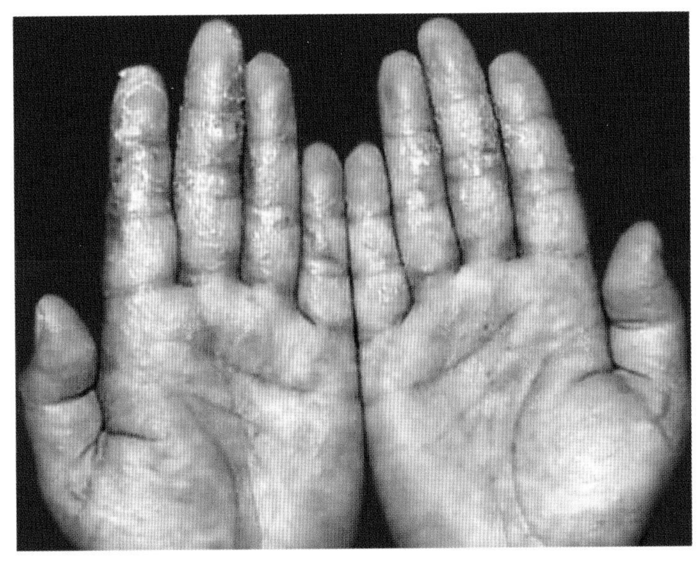

图 3－13　手部湿疹

很重要的因素。本病发生与机体免疫状态有关，免疫缺陷状态者，如肾移植、恶性淋巴瘤、慢性淋巴性白血病及红斑狼疮病人疣的发病率增高。临床表现为初起为针尖大的丘疹，渐渐扩大到豌豆大或更大，呈圆形或多角形，表面粗糙，角化明显，质坚硬，呈灰黄、污黄或污褐色。好发于手指、手背、足缘等处。数目不等，初起多为一个，以后可发展为数个到数十个。一般无自觉症状，偶有压痛。病程慢性，部分可自愈。发生在甲缘者，可破坏指甲生长。

2. 手的遗传性疾病

（1）21－三体综合征：又称先天愚型或 Down 综合征，是由染色体异常（多了一条 21 号染色体）而导致的疾病。60% 患儿在胎内早期即流产，存活者有明显的智能落后、特殊面容、生长发育障碍和多发畸形。临床上患儿常具明显的特殊面容体征，如眼距宽，鼻根低平，眼裂小，眼外侧上斜，外耳小，舌胖，常伸出口外，流涎多；身材矮小，头围小于正常，头前、后径短，枕部平呈扁头。颈短、皮肤宽松。骨龄常落后于年龄，出牙延迟且常错位。头发细软而较少。前囟闭合晚，顶枕中线可有第三囟门。患者多四肢短，由于韧带松弛，关节可过度弯曲，手指粗短，小指中节骨发育不良使小指向内弯曲，指骨短，手掌偏厚，手掌三叉点向远端移位，常见通贯掌纹等变化（见图 3－14）。

（2）先天性卵巢发育不全

先天性卵巢发育不全是由 Turner 在 1938 年首先描述，也称 Turner 综合征。发生率为新生婴儿的 10.7/10 万或女婴的 22.2/10 万，占胚胎死亡的 6.5%。临床特点为身矮、生殖器与第二性征不发育和一组躯体的发育异常。智力发育程度不一。寿命与正常人相同。母亲年龄似与此种发育异常无关。身高一般低于 150 厘米。女性外阴，发育幼稚，有阴道，子宫小或缺如。躯体特征为多痣、眼睑下垂、耳大位低、腭弓高、后发际低、颈短而宽、有颈蹼、胸廓桶状或盾形、乳头间距大、乳房及乳头均不发育、

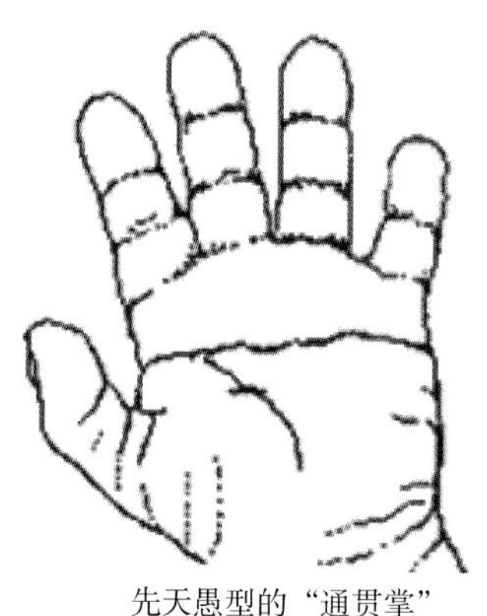
先天愚型的“通贯掌”

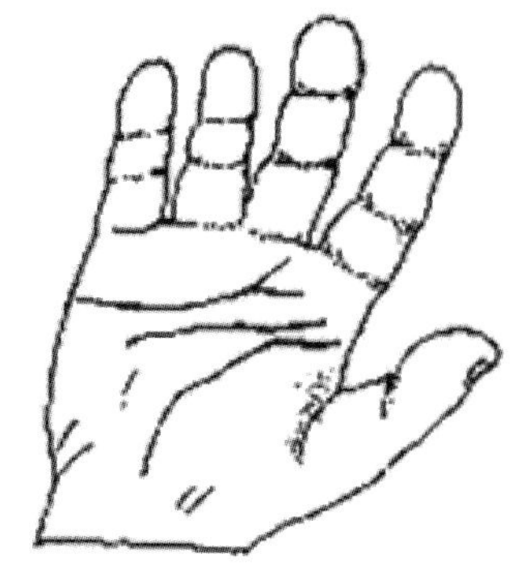
正常人的手掌

图 3-14　21-三体综合征

肘外翻、第4或5掌骨或跖骨短、掌纹通关，手、下肢淋巴水肿、肾发育畸形、主动脉弓狭窄等。智力发育程度不一。寿命与正常人同。体内 LH 和 FSH 激素从 10-11 岁起显著升高，且 FSH 的升高大于 LH 的升高。Turner 患者骨密度显著低于正常同龄妇女。

（3）马方综合征（Marfan syndrome）：为一先天性中胚叶发育不良性疾病，为一遗传型结缔组织病，系常染色体显性遗传性疾病，个别呈常染色体隐性遗传，具体发病原因不明，据认为与先天性蛋白质代谢异常有关。本病有家族发病倾向，呈常染色体显性遗传。两性发病，无种族差异，多见于儿童也可见于成人，其发病情况没有其他相关内容描述。这类患者四肢奇长且细，尤以指（趾）为著；①掌骨指数：在双手 X 线后前位片上，示指、中指、无名指和小指 4 个掌骨平均长度除以该 4 掌骨中部的平均宽度所得数值，正常人掌骨指数小于 8，该综合征男大于 8.4，女大于 9.2。②拇指征：令患者拇指内收，横置于掌心伸直并握拳。如果伸展的拇指明显超出该手尺侧缘，则为阳性。③腕征：患者以一手在对侧桡骨茎头近端处握住对侧手腕，以拇指和小指围绕 1 周，如果拇指与小指不加压力时可相互重叠则为阳性（见图 3-15）。

（4）遗传性运动和感觉神经病：如腓骨肌萎缩症/恰克-玛丽-杜斯症等，其亚型多达几十种；临床上常表现为运动发育落后，易跌倒和双足跛行，双下肢“鹤腿样”表现，弓形足畸形，爪形手等表现。

3. 神经系统疾病

（1）小脑扁桃体下疝畸形（阿奇氏畸形）：又名阿诺德-奇阿（Arnold - Chiari）畸形，为常见的先天性发育异常。是由于胚胎发育异常使小脑扁桃体下部下降至枕骨大孔以下、颈椎管内，严重者部分延髓下段、四脑室下部下蚓部也下疝入椎管内。常合并有脊髓空洞，也可引起脑脊液循环受阻引起脑积水。小脑扁桃体下疝畸形常伴其他颅颈区畸形，如脊髓脊膜膨出颈椎裂和小脑发育不全等。此类患者常见手部远端麻木感，部分患者可出现手部痛、温觉减退，手部大、小鱼际肌肉萎缩，手掌扁平，肌束颤动、肌张力减低，腱反射减退或消失，严重者可有手部变形呈“鹰爪”样。还常伴有手部皮肤增厚、过度角化，皮肤及手指苍白等症状。

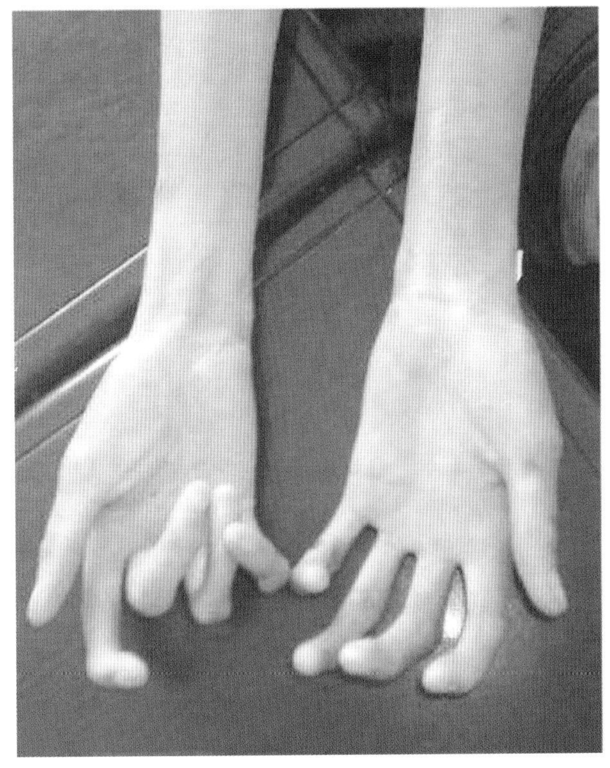

图 3－15　马方综合征

（2）帕金森病（Parkinson 病）：是一种慢性进行性脑变性病，至今病因不明，有认为与年龄老化，环境因素或家族遗传因素有关。继发性者又称震颤麻痹综合征或帕金森综合征，可因脑血管病（如腔隙梗死）、药源性（如服用酚噻嗪类或丁酰苯类抗精神病药等）、中毒（一氧化碳、锰、汞等）、脑炎、脑外伤、脑肿瘤和基底节钙化等引起，还有少数帕金森病症状则为某些神经系统变性病的部分表现，如可见于进行性核上性麻痹、原发性直立性低血压等。主要表现：本病多发生在 50 岁以后，约 3/4 患者起病于 50～60 岁间，有家族史者起病年龄较轻，本病起病隐袭，缓慢进行性加重，以震颤、肌强直及运动徐缓为临床主要表现，震颤多自一侧上肢手部开始，以拇指、食指和中指的掌指关节最为明显，呈节律性搓丸样动作，4～6 次/s，乃由协调肌和拮抗肌有节律的交替收缩所引起。随病情的进展，震颤渐波及同侧下肢和对侧上下肢，通常上肢重于下肢，下颌、口唇、舌和头部的震颤多在病程后期出现。震颤大多数在静止状态时出现，随意活动时减轻，情绪紧张时加剧，入睡后则消失。肌强直多表现为全身肌肉紧张度均增高。四肢因伸屈肌张力增高，致被动伸屈其关节时呈均匀一致的阻抗而称为铅管样强直，如伴有震颤则其阻抗有断续的停顿感，称齿轮样强直。面肌张力增高显得表情呆板呈面具状脸。眼肌强直可有眼球转动缓慢，注视运动时可出现黏滞现象。吞咽肌及构音肌的强直则致吞咽不利、流涎以及语音低沉单调。患者站立并呈低头屈背、上臂内收肘关节屈曲、腕关节伸直、手指内收、拇指对掌、指间关节伸直，髋及膝关节略为弯曲的特有姿势。

（3）运动神经元病（MND）：是一组病因未明的选择性侵犯脊髓前角细胞、脑干运动神经元、皮层锥体细胞及锥体束等上下运动神经元改变为突出表现的慢性进行性神经变性疾病。特征表现为肌无力和萎缩、延髓麻痹以及锥体束征。多中年起病，男性多于女性患者，患病比例为2∶1左右。常见首发症状为一侧或双侧手指活动笨拙、无力，随后出现手部小肌肉萎缩，以大小鱼际肌、骨间肌，蚓状肌为明显，双手可呈鹰爪状，逐渐延及前臂、上臂及其他部位。

（4）书写痉挛：此病多属于神经功能性疾病，也有人认为该病属于锥体外系疾患，该病主要发生于20－50岁长期从事书写的人，部分患者有阳性家族史。多数起病隐袭，缓慢渐进，常有过度疲劳书写或用手操作的诱因。症状上先感觉手指部易疲劳或腕部疼痛，继之出现特有的书写痉挛，表现为书写时出现手及前臂肌肉痉挛，多为腕屈曲、向尺侧外旋，或手指不自主屈伸。在持笔时或开始写字时困难，不书写时症状消失；肌力正常，可以正常工作，不存在失用现象。

（5）单神经病及神经痛：也称局部性神经病，是因单根神经或一组神经受损所引起的。大多数单神经病来得相当突然，而且是疼痛性的。神经损伤不会从起初受累的神经向别处扩散，而且一般过一会儿就会消退。但是，有些单神经病会出现一些与危及生命病症（如心脏病发作和中风）相似的症状，而且不看医生不会消退。与其他单神经病不同，如陷夹类综合征，腕管综合征，往往会逐渐加重，而且能持续较长的一段时间。根据受损神经不同，可有不同的临床表现：桡神经损伤：损伤侧手部伸腕深指不能，手背部、手指近端背面桡侧半感觉障碍；呈现为手背拇指和第1、2掌骨间隙背侧的“虎口区”皮肤感觉减退。正中神经麻痹：手的握力受损，手腕部屈曲不能，拇、示、中指不能屈曲，握拳无力，拇指不能对掌、外展及屈曲；肌肉萎缩尤以大鱼际肌明显，手掌扁平；拇指内收呈“猿手”畸形；手掌桡侧半，拇指、中指及示指掌面，无名指桡侧半掌面，示、中指末节和无名指末节桡侧半背面感觉减退或消失，常合并烧灼性神经痛。尺神经麻痹：手部小肌肉萎缩、无力，手指精细动作减退或消失；拇收肌麻痹，屈肌减退、伸肌过度收缩，末指节屈曲呈“爪形手”，伴有小鱼际肌及骨间肌萎缩；手背尺侧、小鱼际肌、小指和无名指尺侧半感觉减退或消失。

（6）自主神经系统疾病：如雷诺病、红斑性肢痛症等。其中雷诺病 又称肢端动脉痉挛病，以阵发性肢端小动脉强烈收缩引起肢端缺血改变为特征的疾病，发作时，肢端皮肤由苍白变为青紫，而后转为潮红；女性患者多见，男女比例为1∶10，发病年龄多在20－30岁。发病时在不同时期表现不同，缺血期双侧手指从末端开始苍白、变凉、指端皮温降低，同时皮肤出冷汗，常常伴有蚁行感、麻木感或疼痛感，持续数分钟或数小时。当进入缺氧期后指端开始出现青紫、界限清晰，疼痛，持续数小时或数日后进入充血期，此时皮肤温度上升，皮肤潮红，晚期指尖可伴有溃疡或坏疽，肌肉可有萎缩。

4. 骨关节疾病

（1）手指关节炎：通常在手指远端指尖关节背侧出现骨性增生的结节，称为赫伯登（Heberden）结节。继而在近端指间关节出现类似结节，称为布卡得（Bouchard）

结节。由于结节性增生，手指各节可向尺侧或桡侧偏斜、构成蛇样手指。骨性结节一般无疼痛，先为单个，尔后逐渐增多。手部操劳或下凉水，可诱发疼痛或伴发结节周围软组织红、肿、疼痛或压痛的症状。严重者可出现指关节变形。手指间关节最常受累，尤其是远端指间关节。肿痛和压痛不太明显亦很少影响关节活动。特征性改变为在指关节背面的内外侧，出现骨性增生而形成硬结节，位于远端指间关节的结节称为赫伯登结节，位于近端指间关节称为布卡得结节。这种结节发展很慢。只有少数患者最终会出现远指关节的屈曲或外斜畸形。当第 1 腕掌关节受累而有骨质增生时就形成“方”形手。

（2）佝偻病：即维生素 D 缺乏性佝偻病，是由于婴幼儿、儿童、青少年体内维生素 D 不足，引起钙、磷代谢紊乱，产生的一种以骨骼病变为特征的全身、慢性、营养性疾病。佝偻病主要的特征是生长着的长骨干骺端软骨板和骨组织钙化不全，维生素 D 不足使成熟骨钙化不全。这一疾病的高危人群是 2 岁以内（尤其是 3－18 个月）婴幼儿，常表现肢体远端骨样组织增生，常见如手腕部膨大似“手镯样”改变 。部分显性少年佝偻病患者，可有手部麻木，僵直，伸屈受限严重者呈现手足搐搦。

（3）类风湿性关节炎：是一种常见的结缔组织病，病因尚未明确的慢性、以炎性滑膜炎为主的系统性疾病。其特征是手、足小关节的多关节、对称性、侵袭性关节炎症，经常伴有关节外器官受累及血清类风湿因子阳性，可以导致关节畸形及功能丧失。女性常见，发病率为男性的 2－3 倍。可发生于任何年龄，高发年龄为 40－60 岁。手指关节常受累及，易出现晨起手部僵硬，活动不灵活，持续时间与炎症程度成正比；疼痛肿胀功能障碍较重，侵犯近侧指间关节，掌指关节，腕关节更多见，常呈对称分布，即两侧手关节同时有肿疼，晨僵重，持续时间长。患病久远的手指关节可有明显变形，如梭形肿胀、尺侧偏斜、天鹅颈样畸形、纽扣花样畸形等。

（4）鹅颈畸形：掌指关节屈曲，近端指关节过伸和远端指关节屈曲，从侧面看手指的形状很像鹅的颈部。

（5）钮扣花样畸形：近端指关节屈曲，远端指关节过伸，手呈扣眼状。

（6）鳍形手：初起仅见掌指关节与近端指关节梭形肿胀，以后逐渐向尺侧偏斜，形如鱼鳍，严重者可向腕关节发展。

（7）骨质增生症：又称为增生性骨关节炎、骨性关节炎、退变性关节病、老年性关节炎、肥大性关节炎。是由于构成关节的软骨、椎间盘、韧带等软组织变性、退化，关节边缘形成骨刺，滑膜肥厚等变化，而出现骨破坏，引起继发性的骨质增生，导致关节变形，当受到异常载荷时，引起关节疼痛，活动受限等症状的一种疾病。分原发性和继发性两种。好发人群为 45 岁以上人群，男性多于女性，手部症状多发生于远端指间关节，关节背侧出现结节，局部关节有轻度屈曲畸形，关节酸胀疼痛，活动受限，关节肿胀，常误诊为类风湿性关节炎还可能表现手指关节僵硬、活动不畅的症状，而且在活动时手指关节还会出现弹响，疼痛常向肩部和上肢放射，手和手指有麻木、触电样感觉。手指骨质增生发病时没有其他关节增生那么明显，但是还会影响患者的正常生活。

5. 内分泌疾病

内分泌系统除了固有的内分泌腺，如垂体、甲状腺、甲状旁腺、肾上腺、性腺、胰岛等以外，还有分布在心血管、胃肠、肾脏及脂肪组织、脑等部位的内分泌组织和细胞，他们所分泌的激素通过不同途径（内分泌、旁分泌、自分泌、胞内分泌等）发挥其生物学效应，一旦有多种原因引起病理和生理改变后，其原有的激素分泌异常，影响内部环境的稳定及平衡，多表现功能亢进、功能减退或正常，其内分泌腺体或靶器官对激素敏感性或应答反应改变可导致不同种类的疾病，从而可能引起不同手部形态及其机能改变。

（1）垂体腺瘤：是一种较为常见的内分泌肿瘤，大多起源于腺垂体或胚胎期颅咽管上皮细胞，可表现为垂体激素过度分泌或分泌不足。如生长激素型垂体腺瘤常常因生长激素分泌过多，在手骨骺尚未闭合之前或已闭合之后引起手指骨骼增大增厚，间隙增宽，手部的皮肤粗糙、增厚，皮脂腺和汗腺分泌亢进，常表现手部油质感、易出汗、部分患者可伴有手部皮肤色素沉着、黑棘皮病以及手部毛发增多等，还有部分患者表现手指关节活动障碍或僵硬，有发胀感或束带感，严重者甚至出现肌肉软弱无力和肌肉疼痛等（见图 3－16）。

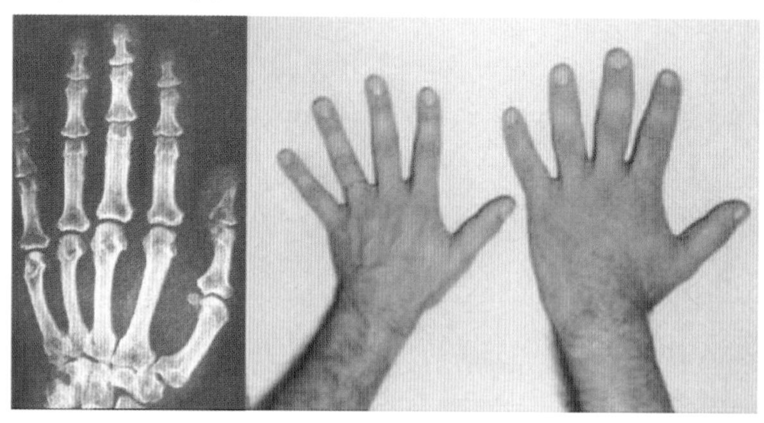

图 3－16　肢端肥大症（生长激素型垂体腺瘤）

（2）生长激素缺乏性侏儒症：多数在出生后或儿童期起病，因下丘脑－垂体－胰岛素样生长因子（IGF－1）生长轴功能障碍而导致生长缓慢，身材矮小但比例匀称；因此多数患者手部生长较同龄人迟缓，差异显著，骨骼短小，骨龄发育幼稚，骨化中心发育迟缓、骨骺久不愈合。部分患者可有皮下脂肪减少或皱纹，皮脂腺分泌减少等症状。

（3）甲状腺功能减退症：又称甲减，是由于各种原因导致的低甲状腺激素或抵抗引起的全身性代谢综合征，表现为黏液性水肿；此类患者多发病隐匿，病程较长，手部常伴有肿胀感、部分有指间关节疼痛；手部皮肤常有干燥、粗糙、脱皮屑，常伴皮肤温度低，水肿，手掌皮肤呈姜黄色、汗毛发育稀疏等表现。

（4）甲状旁腺功能减退症：简称甲旁减，多指甲状旁腺素（PTH）分泌过少或效应不足引起的临床综合征。临床上多以手足搐搦、癫痫样发作、低钙血症及高磷血症表现为主。此类患者可出现指端麻木或刺痛，手部肌肉痉挛，严重时出现手足搐搦，典型表现为双侧拇指强烈内收，掌指关节屈曲，指骨间关节伸展，呈鹰爪状。由于形状可怕，患者常异常惊恐，因此症状反复加重；此外长期甲旁减患者手部皮肤易干燥、脱屑，指甲出现纵嵴，毛发粗且干，易脱落并合并念珠菌感染等。

（5）糖尿病：是一组由多病因引起的以慢性高血糖为特征的代谢性疾病，多由于胰岛素分泌或作用缺陷引起。患者易出现周围神经病变如远端对称性多发性神经病变，以手部远端感觉运动神经受累最多见。通常为对称性、典型者呈手套样分布；先出现指端感觉异常，可伴有痛觉过敏、疼痛；后期感觉丧失，还可伴有手指肿胀感，严重者可伴有手部运动神经受累，手部小肌群萎缩，手部不能伸直等情况，出现感觉性共济失调及神经性关节病等，腱反射早期亢进、后期减弱或消失。如果长期血糖控制效果欠佳，手部骨关节、软组织（血管、肌腱等）基础病变均易致糖尿病手的发生可能性，此外，手部皮肤还容易出现损伤及感染等可能。部分患者手掌外侧，小鱼际下 1/3 处，有一条与腕横纹平行的横纹，越深提示血糖代谢越差。手掌掌色常较常人更红，手指指肚和小鱼际部位充血较明显；部分合并血脂高的患者在指根下的掌丘部位饱满、明显突出，出现血脂丘。

（6）其他：如原发性醛固酮增多症也可引起手指麻痹、指端麻木，严重者出现手足搐搦等。

第四章　手象观察内容及方法

人类的双手上布满着丰富象征的人体符号，这些符号是伴随着人类社会的发展不断累积起来的深厚的内含。各有特色的双手是每个人一生中不同命运的体现，而每个人的生命历程都是独一无二的，是其他人不可替代和不可复制的，就像没有两个人的掌纹、指纹是完全相同的一样。

以显象和潜象显示生命信息运作的生命形式，可在人体上表现为各种生命信息符号。这些信息符号，有先天出生后就有的、也有在后天的经历中所形成的。前五世纪的古希腊医学之父——希波克拉底曾经说过“在身体最大部分中所存在的，也同样存在于最小部分中。”作为人体的生物信息符号，它们可以出现在身体的任何部位。在人体观察中，可于手部、足部、面部、舌部、耳部等等部位表现的明显，这主要是因为这些部位相对裸露，因而易于观察发现。因此，我们可以从身体上相对裸露和容易观察的部位，通过观察手象、面象、舌象等来获取这些信息，以便进一步的分析研究。

手与身体的各个内脏、器官、神经、血管等都有着极为密切的联系，并与它们互通信息。它就犹如一个情报中心，身体各内脏器官等的任何变化，都会像雷达扫描和荧光屏一样，在手的相对应区域显露无遗。因而手所表现出来的状态，和身体的健康或疾病状态的反应是相关的。

手象能反映人体的健康状况，这是毋庸置疑的。我们每个人的双手都有着不同的特质，手上的每种特质，结构、形态、气色、温度或是其他的特点，都显示和预示着每个人的个性、喜好、欲望、疾病和健康等。人的手掌就像是一台显示器，全身的脏腑、器官等都在手上占有一席之地。通过观手的神态、颜色、纹理和形态变化等，就可以知道内部器官、脏腑的生理、病理变化及其演变规律。

在我国，很早就开始关注身体表面所透漏出的生命意义，并对身体进行相关的研究。尤其在观察手象时，可以借此发现手中的信息，以揭示人们身体的一些生理、病理、健康等相关状态。手象包括手神、手形、指形、指纹、手纹、手色、指甲形色、手部血管、手腕（手颈）、掌丘形色及各种变化等，它们都是重要的生命信息符号。

传统中医学的诊断内容十分丰富，观察手象源于四诊的望诊，在我国有着悠久的历史。脏腑、经络、气血的盛衰病变，都会在手部有所反映。通过观察手象（手诊法）诊断疾病，历代医家均有论述，中医古典医籍中也有相应的记载。

手象不受人种肤色的局限。不同人种的手纹规律相同，具有更大的“世界语”性质。这是通过给不同肤色的人们观察手象后得出的结论。

手象上的任何一种形态，都是分布在人体上的生命信息的一种表现形式，都代表着一种生命意义。这是生命信息自身的规律性，并不是我们赋予它的。我们在不认识它们的时候，似乎它们什么意义也不存在。只有当我们认识了它，了解了它，才能更深刻地感觉它。因此，在反复地解译它们的同时，我们就可以从相同的生命信息符号之中，发现和总结出一种概率，这样，才能识别这些有特定内容的结果，从而甄别生命信息的含义。

在观察手象时，应由远而近、由表及里，采用望、切、触等方式，从手式、手动、手形、手色、手纹、手瘀斑点、以及手脉、手肌肉、手骨骼等全方位进行观察和感受，借此发现手中的信息。

第一节　手神观察

“神”字在人类生存历史中，其含义可以称得起“真神”。因为神字概念关乎人类对自然界的探索、认知与追求，又关乎人类生存过程中对自身安危、福乐的期盼与渴望，还关乎人类在社会文明发展中的思想、理念与信仰，更涉及人对自身存活能力的推判。所以“神”的含义，在人类发展史中，一直位居至高无上的尊统地位。

神落到人身上，亦可以称得起“很神奇”。在判断一个人生存活力时，首先要看的是“精、气、神”。《黄帝内经》更有“血气者，人之神，不可不谨养”“得神者昌，失神者亡”的结论，可见观察人的“神”对于了解人体健康与疾病状态的重要性。中医学认为，神与人体五脏六腑状态息息相关，与脑、心、肾、肝的关系更为密切。《淮南子·诠言训》的“神劳于谋”，《黄帝内经》中的“心主神明”“肝主魄”，都着重强调神与这些脏腑的关系。

望手神是人体望神中的重要组成部分。手位于人体上肢的末端，是人的重要器官之一。双手与人类的进化和发展有着密不可分的关系。在不断进化和发展过程中，人类赋予了自己的双手以丰富的内涵，使其成为人类的一处宝藏。通过手象的观察，能够发现人类丰厚的积淀及一个人的经历变故和演化过程。

中医认为，神能御精，精能生神，精足则形健，形健则神旺，手掌上的气色也是五脏所生之外荣。气血充盛之人，手足匀称，肌肉丰润，反之手瘦小，指纤细。《灵枢·天年篇》说“失神者死，得神者生”。所谓失神是形微色败。《灵枢·阴阳二十五种人》说：“气血盛则掌肉充满，气血皆少则掌瘦以寒”。若手形态有变异，则多有病。清朝林之翰《四诊抉微》说“夫气由脏发，色随气华”，即掌上所呈现的气色，在一定意义上比面上气色更客观，更能表达健康与早期疾病的信息。

经络是人体内经脉和络脉的总称。经络系统遍布全身，连结手与脏腑。人体呼吸系统、消化系统、循环系统、泌尿生殖系统等直接相关的各脏腑组织器官，如肺、心、胃、肝、胆、大肠、小肠、膀胱、子宫等的生理功能变化、病理变化的信息都可通过经络汇集于双手，使双手成为反映全身健康的敏感点。

望神是一项既具体又抽象的过程，通常人们见到某人神采奕奕、目光炯炯、体魄强健、行为敏捷就会认为其有精神，但要仔细度量，又常缺乏数字依据，因此，又觉得很抽象。产生这样结论，主要是人们在认识论、方法论上存在着诸如“易学”理论知识方面的缺失。我国中医学的哲学理论基础是“易学”的象、数、理，其中象是表达物质的存在形象，更包含着数字的演变规律。在“易学”中每个象位都以数字为表达，因此，象就是数字在物质推衍变化过程的表现。所以，当我们看到一个炯炯有神，实质上就是各脏腑诸多数字信息在衍变过程所表象出的结果。因此绝不能把中医舌象、手象、面象、脉象、人形象等用现代简单的逻辑思维推理判断去理解，否则就会将非常可度量的神看成是抽象的神。以此作为观察手象手神之参考。

手神表现程度的观察，应为有神、少神、失神和无神四个层面。手有神，表现人身体在动态平衡状态下，处于非平衡稳态，健康无病。手少神，提示人体熵流出入，阴阳升降，已处于涨落失衡状态，人体脏腑器官已出现尚不能影响全局的负能量，气血不足是“未病”或“亚健康”已存在的表象。手失神，提示人体脏腑器官已出现明显的功能障碍或器质性损伤，人体阴阳、经络、气血运行受阻，熵流出入明显障碍，大涨落已出现，脏腑神之根，已为动摇，病症已步入重笃阶段。手无神，是手神表象最重阶段；手无神显示着人体多脏腑器官严重损伤，人体心肺核心引力场及肝、脑、肾等重要引力场功能衰竭，处于岌岌可危的严重阶段，机体生命随时可停止运行。

手有神者其人必定有神。有神的手大小与本人整体协调，手掌部掌色明晰、手肤粉红、色泽明润活跃；生理褶纹纹色清晰；皮肤和肌肉富有弹性；手温应该和脸部的温度一致。手动随个人的意识进行，表现为能自如、顺畅、准确地完成预想的动作。指甲和指头长短宽窄相称，一般呈宽三纵四的比例，外观红润无杂色，平滑而充满光泽，甲面上无明显纵纹或横沟，边缘整齐。甲半月痕面积占指甲的1/5，奶白色或白色。

少神或失神的手，手部与身体不协调，表现为胖大或纤细，手掌颜色会变淡或加深，且皮肤没有任何光泽。清代汪宏曾在《望诊遵经·诊手望法提纲》篇说：“手之臃肿者为实，手之枯细者为虚，左右偏枯曰偏风。手指堕落曰病风。手掌肿无纹，曰阴虚气绝。手背肿至腕，曰阳虚气结，此皆以形言也。”如果手中三大线纹呈灰白色，提示体力不足，缺乏精力与活力。掌纹呈金黄色，多提示有肝胆疾病；掌纹呈蓝色，提示循环系统不佳；掌纹呈黑色、颜色暗涩者，多因瘀血或血液循环缺氧引起；如果甲床均呈蓝色或紫晦色，提示肾功能有疾患等。

做以上解释之目的，是说明只有人整体健康，人才能展现出有神之形貌，人只有整体有神，五脏六腑平和，手才能有神，否则就会因五脏六腑，阴阳升降障碍程度，出现手少神、失神或无神。

第二节　手部切诊

手部切诊来源于中医四诊的“切诊”。手部切诊的内容包括触手之寒热、切手部肌肉、手的疼痛反应点、表面结节条索及颗粒状物等。

一、冷热感

春秋时代医家在手切脉同时，已经意识到手部寒温与脏腑气血的关系。以按察四肢的寒温，可测病症的寒热，为后世手诊切、触法奠定了基础，之后医家在此基础上多引用发挥。如《灵枢·阴阳二十五人》说：“血气盛则掌肉充满，血气皆少则掌瘦以寒。”正常人手应是多肉而温和，相反气血弱或阳虚之人，则手肉薄而寒凉。四肢为诸阳之本，故按察四肢的寒温，可测病症的寒热。《灵枢·论疾诊尺》说：“掌中热者腹中热，掌中寒者腹中寒。”若手足心热，午后潮热盗汗，舌红少苔，多为阴虚。若手心热，两足逆冷，同时烦躁，寝不能安，口渴，多因虚劳内伤、元气不足、阴亏于下、虚火上扰所致。若手足俱冷，寒至肘膝多为阳虚血瘀所致。

一些书中也提出了按手足寒热，对小儿诊病的重要性。如《灵枢·论疾诊尺》篇说：“婴儿病，……大便赤瓣飧泄，脉小者，手足寒，难已；飧泄，脉小，手足温，泄易已。”《素问·通评虚实论》说：“乳子而病热，脉悬小者……手足温则生，寒则死。”手足温为阳气未衰，故易尔，反之手足寒者，阳气衰，故难已。

东汉张仲景在临床实践中非常重视按手足寒热与测知阳气存亡、病变趋势、预后善恶的重要关系。这一点在《伤寒论》中论述较多，如《伤寒论》少阴病篇说：“少阴病，恶寒，身蜷卧而利手足逆冷者，不治。”又说：“少阴病下利，若利自止，恶寒而蜷卧，手足温者可治。”如对于厥证的概念张仲景论述为：“阴阳气不相顺接便为厥，厥者，手足逆冷者是也”。《伤寒论》厥阴病篇说：“伤寒，厥四日，热反三日，复厥五日，其病为进。寒多热少，阳气退，故为进也。”“伤寒发热四日，厥反三日，复热四日，厥少热多者，其病当愈。”可见张仲景通过手足热与厥的日数的多少以及寒热的胜负来判定疾病的预后。张仲景《伤寒杂病论》中很多条文涉及手足按诊，如：“伤寒脉浮而缓，手足自温者，系在太阴”，“下利后脉绝，手足厥冷，晬时脉还，手足温者生，脉不还者死”，进一步发展了触手寒温辨证疾病的范畴。

隋代巢元方亦认为诊手足寒热对于判断阳气存亡有着重要的意义。如《诸病源候论·虚劳病诸候上》篇说：“经脉所行，皆起于手足。虚劳则血气衰损，不能温其四肢，故四肢逆冷也。”

金元时期医家在大量实践的基础上，探索出手足寒热与外感内伤的关系，拓宽了其应用范围。按手足与额头互相对照可区别表热与里热：额上热甚于手心热者多为表热，手心热甚于额上热者多为里热。李东垣也在《内外伤辨·卷上》中说：“内伤及劳役饮食不节病，手心热，手背不热；外感风寒，则手背热，手心不热。”可见通过手背与手心发热部位的比较可以判断内伤外感疾病。

正常人的手温应该和脸部的温度一致。观察手的温度是否正常，需要注意区分手的不同位置：如果手心热，是心火炽盛、湿热内蕴、胆胃失和的初期表现；手背比手心热，多是发烧和炎症急性期，手掌温度高于手心温度，多是血脂高或血压高；手掌红热，多为炎症，血热。

手凉，一般是疾病或者体质不好的表征：如果全手发凉，多为阴虚或气血亏虚；高烧病人手凉，是即将惊厥昏迷的危险征兆；手心温度低于脸部温度，多为心血衰竭或心功能不全。

小儿手部寒热辨病法：按手的寒热在儿科病症的诊断方面，也有重要作用。如手指尖冷主惊厥；中指独热主外感风寒；中指梢头独冷为麻疫将发之象；小儿掌心独冷，病情危重，预后不佳。

掌心温度测妇女月经周期法：经期的妇女，在月经前后都会有一段时间的掌心温度的变化，掌握这种轻微的变化，有利于判断妇女经期的前后以及排卵的周期，在进行中医临床治疗的同时有利于掌握用药的配伍以及调整变化。一般来讲，在妇女排卵期掌心温度会有一个上升的区间，随着月经期的来临会回归正常。因而掌握了掌心温度变化，就有可能间接地判断女性月经与排卵周期的变化，以及了解女性整体内分泌功能状况。掌心温度高的妇女，激素水平高；掌心温度低的妇女，激素水平较低，这样可以间接判断妇女卵巢功能的强弱，此对于指导临床诊断和治疗有着积极的意义。

二、软硬感

早在《黄帝内经》时期就最先提出触双手肌肉厚薄判断脾气盛衰以诊病。在《黄帝内经》中，先人就已经提出了“脾胃为后天之本，气血生化之源，四肢皆禀气于胃”的认识。脾胃健旺，化源充足，则四肢肌肉丰满。脾胃之气的盛衰，表现在双手主要在于手部肌肉的厚薄。这为后世手诊的相关理论的发展奠定了基础。

之后，诸医家秉承《黄帝内经》相关理论，在实践中发展，其中以明清时代论述较多，尤其强调诊“大肉”，并设有专篇。

清代周学海重视手部肌肉与疾病预后的关系，注重观察手掌鱼际肌肉丰厚否来判断预后。如《形色外诊简摩》卷上“诊大肉消长捷法”说道：“病人虽骨瘦如柴，验其大指次指之后，有肉隆起者，病纵重可医。若他处肌肉尚丰，验其大指次指之后，无肉隆起，而反见平塌者，病即不治矣。”说明手掌鱼际肌肉厚实有力，则为精气强壮，形气俱盛，预后较好。若是鱼际肌肉塌陷而伴无力者，表明形有余而气不足，预后不佳。

清代另一位医家汪宏总结前人理论的基础上，撰写的《望诊遵经》中，强调切其肌肉润燥否对估计疾病的轻重有非常重要的价值。手诊中手部肌肉的厚薄与有力无力均能反应出机体胃气之强弱。脾主肌肉，脾胃之气强壮，则肌肉丰满而有力；脾胃气衰，肌肉就会显得瘦弱无力；脾胃之气衰急，则大肉尽脱，大鱼际与小鱼际肌肉萎缩。《望诊遵经》下卷“诊肉望法提纲”中说：“脾胃属土，其充在肌，故观肌肉之消长，可知脾胃之盛衰。”

《望诊遵经》下卷“诊肉望法提纲”中，对人肌肉的肥瘦盛衰，关键在于光泽的泽夭，论述说道：“肥而泽者，血气有余；肥而不泽者，血有余，气不足。瘦而无泽者，血气不足。瘦而泽者，血不足，气有余。”正如《望色启微》中所言：“然色之夺与不夺，更有轻重在其中。”肥在血，泽在气，气血同盛，则佳；血有余而气不足，则肥而不泽。虽瘦但有光泽者，血不足但气有余，表明虽病腑精气未衰，预后较好。

又提出诊肉之坚脆判定寿夭。如《望诊遵经》下卷“诊肉望法提纲”所说：“坚而有分者肉坚，肉坚则寿，形充而大肉无分理不坚者肉脆，肉脆则夭矣。”

此外，拇指节较短且过于坚硬，不易弯曲的类型，大多是性急而脾气较大的人，有中风、头痛及心脏疾患的倾向。

中指的强弱与心脏、循环系统及脾气运化的健康状况有关。一般以圆长健壮，指节柔软而不柔弱为佳，过硬而缺乏弹性者欠佳。

掌心皮肤多汗、湿润，最容易患上胃溃疡。许多精神科医生经过大量研究得出：掌心多汗者基本都有精神病倾向和情绪紧张等现象，而长期的心烦气躁、焦恐不安易导致胃部疾病。

掌部皮肤多茧，表示心脏功能衰退。为使心脏功能恢复正常，必须经常刺激经络上的少冲穴。

双手肤色正常，皮肤细腻，但肌肉松软、缺乏弹性，则提示心脏功能较弱。

如果手掌小鱼际和小指边缘肌肉下陷，且皮肤没有任何光泽，多因体液不足。

三、细粗感

中指指腹凸起，触摸有木螺纹感，提示心律不齐，心动过速。

拇指近节指骨段皮肤粗糙，手感像土粗布，提示患有胃炎或胃溃疡。

四、动痛感

动痛感指手部某些穴位或者特定部位用力按压时出现疼痛、麻木等感觉。经常是由于相应脏腑病变引起反射区部位出现疼痛等异常感觉，或者手部相应肌肉肌腱筋膜病变引起疼痛、压痛。

五、触痛感（反应点）

当人体出现功能紊乱和疾病时，在脏腑对应的手部反射区会出现病象改变，我们用手指按压时会有疼痛感。这是病气集聚在这里，滞阻气血，使先天气、后天气不通的缘故。痛者，不通；通者，不痛。甬，是甬道，也就是人体的穴位，脉络。通，就是甬道可以行走，也就是人体正气可以在穴位、经络里运行，把营养物质转换成的后天之气，通过手足三阴三阳经，转换为先天之气，再分输给五脏六腑等人体各部。痛，就是甬道有病，因而在甬上加病字旁，就是甬道不通畅，气走不过去，阻滞在某一处，于是就痛，就疼。不同性质的疾病，有不同的压痛感。可以用自查的方法，探明是哪一类的病象。

凡是压痛点，一般都是有痛感的硬体。这是气血流转不畅时的沉积物——由器官、肢体排泄出来的有害物质——病气，滞留在经脉、穴道、血管和结缔组织中，妨碍了微循环，造成正气、氧气供应不足所致。

除了直接按压病灶区外，还可按压手的虎口区、手的内外劳宫区，体会由虎口区和劳宫区产生的压痛感传达的部位，放射到了哪里，手指尖出现了寒、凉、温、热、跳、肿、胀、刺疼、麻、收、放、沉、涩等痛感的哪种感觉，就可依据手指的脏腑所属，探知病变所属，病情程度如何。

因为病位、病情、病因不同，疼痛感还有细微区别，鉴别如下：

（一）酸痛麻痒感

痛感可传导放射到中指。

病在神经系统，心、脑、血管系统，症见劳心过度、心气亏损、血虚，失眠或神经衰弱（神经官能症）、自主神经紊乱，脑血管病、心脏病等。

（二）酸痛麻胀感

痛感可传导放射到食指、小指背桡侧、尺侧及肘、肩反应区。

风寒证，病多在肝胆、肾、骨骼系统，肾气亏，如肝风内动、肩背受风，如肩周炎、腰部剧痛或阵发性隐痛等。

（三）酥痒痛感

痛感可传导放射到食指、中指、小指。

风寒在表（在皮肤）。风寒证。

（四）麻木刺痒痛感

痛感可传导放射到小指、中指根部、食指。

风湿寒证，病在内，气血阻滞，湿寒转湿热。早期风湿病症，肩周炎。

（五）麻木沉重痛感

痛感极微。

风邪积久，脉络不通，穴道封闭，瘀血、气滞、风寒在脏腑，虚证。症见神经麻痹、风湿性病变、积食、积水。

（六）麻疼感

阵发性麻木刺疼感，风寒引起炎症。

（七）疼痛感

点状疼痛。

气血阻滞，经络不通。

（八）酸疼感

局部点状区域性疼痛，有向外放射感。
受风寒。

（九）刺痛麻胀感

痛感可传导放射到所属指区位。

如眼疾、红赤，痛感可传导放射到食指、无名指第二指节，指尖热胀感。呼吸道发炎，痛感可传导放射到无名指。肾炎，痛感可传导放射到小指。

各种炎症，如肺炎、肝炎、气管炎、咽炎、肺结核、多为实证、热证（阳亢）。

（十）刺痛感

持续性刺痛。
重症，病毒感染，传染性疾病，免疫系统病变。

（十一）寒凉刺痛感

伤疤或曾手术过的部位有此痛感。
如腕骨骨折，生命线下方和桡侧刺痛；子宫颈手术，小指下小鱼际刺痛。

（十二）跳动麻刺疼痛热感

为针刺样痛。
急性炎症、重症、癌变。癌症病区有深褐色斑点，热、跳、刺痛感特别强烈。

（十三）热跳痛感

痛感可传导放射到所属指区位。
良性肿瘤。

（十四）沉重痛感

痛感区有硬结，有局部向下沉的感觉。
阳亢（实证、热证），炎症，病在内，比较重。

（十五）重压痛感

痛感仿佛由外向里压迫。
阳亢（热证、实证，功能亢进），病情比沉重痛感的更重。

（十六）气上冲痛感

痛感可传导放射到中指、百会。

阳亢（热证、实证，肝阳上亢），症见高血压、头昏、头晕、目赤、目痛、目麻胀、脸发烧、发胀等。

（十七）温性痛感

痛感可传导放射到拇指、中脘穴。

胃炎、胃溃疡、肠炎、腹胀等消化系统疾病。

（十八）温热痛感

痛感可传导放射到所属指区位。

暑、燥、湿、热引起的病症。阴虚阳亢（功能亢进），实证，重症，脏腑内热，各种炎症，高血压、中风、便秘、胆囊炎等症。

（十九）寒凉痛感

痛感可传导放射到中指、涌泉、小指、拇指者居多。

各类风寒、湿寒（阴盛），虚证，元气亏损，气机不利，中气下陷，心肾两亏，血寒，症见手脚冰凉、盗汗、出虚汗、神经衰弱、营养不良、先天体质虚弱，等等。

（二十）重痛感

痛感可传导放射到所属指区位。

气滞、血滞形成的病灶、肿块，前期肿瘤等症。

（二十一）凉性痛感

痛感可传导放射到所属指区位。

脾胃虚寒。

（二十二）五指疼痛

1. 小指痛的人：是心脏或小肠有毛病。靠无名指一侧的小指指尖有少冲穴，另一侧有少泽穴。少冲与心脏有密切关系，所以心脏病发作时，用力按压小指指尖，可有疼痛感。少泽是小肠的经穴，小肠情况不佳时，用力按压此指尖有疼痛。

2. 无名指疼痛：可能是喉痛或头痛。在无名指的三焦经上有一个关冲穴，感冒发烧时揉此部位即可缓解。

3. 中指疼痛：中指上有一个中冲穴，位于包围心脏的心包经上，因炎热以致心脏受不了时，这里会感到疼痛。

4. 食指疼痛：食指上有大肠经上的商阳穴，有便秘现象而压这个手指深感疼痛者，大肠一定有问题。

5. 拇指疼痛：拇指中的少商经穴，与肺息息相关。如肺有疾患压这个部位时，会疼得跳起来。

（二十三）手背疼痛：

1. 指压手背中部偏腕部拇指侧的位置，如果出现剧痛，则说明下肢和腰部神经异常。

2. 手背中央位置出现瘀血、颜色不正或呈硬块状或挤压时有剧痛，则提示这个人即将患上胃溃疡。

3. 手背中指指根处如果有瘀血状的紫色伴压痛感，就表示喉咙即将发炎。

4. 手背阳溪穴可以反映出高血压初期的症状。刺激阳溪穴，若有剧痛感觉，则提示血压必定升高。

5. 食指指背第二关节部位颜色发紫或有压痛感时，则是胃炎即将发作的征兆。

六、触及结节条索及颗粒状物

触诊就是对手部反射区的温度、触觉、疼痛感的检查。通过触诊，可以检查出手部反射区有无疼痛、颗粒状物、结节、包块等。例如，用手的拇指、食指在反射区触摸，若有颗粒感，提示相应脏腑有炎症、结石，或者骨刺；若有包块感，提示相应脏腑有肿瘤或囊肿；若有条索感，提示脏腑有器质性病变。

中指指腹凸起，触摸有木螺纹感，提示心律不齐，心动过速。

中指指尖向尺侧（小指方向）弯曲，提示心脏肥大；同时，在中指尺侧触摸有小包块，提示心肌增生肥大。

食指指尖向桡侧（拇指方向）弯曲，提示患肝炎的可能性较大，且多属肝阴虚。在食指远节指骨段桡侧触摸到颗粒状，提示肝脏上可能有血管瘤。

食指指尖向尺侧（小指方向）弯曲，提示肝阳虚，患有脂肪肝。在食指远节指骨段尺侧触摸到颗粒状，多为囊肿，或其他肿瘤。

食指弯曲，与中指合拢有空隙，提示胆囊不好，或有胆汁反流性胃炎；若同时在弯曲的食指触摸到颗粒状，提示患有胆石症。

小指远节指骨段向桡侧（拇指方向）弯曲，提示肾阴虚（手、脚发热），肾有炎症；同时若触摸有小棱状、颗粒状，提示患有肾囊肿。

整个小指向桡侧（拇指方向）弯曲，提示患有生殖系统疾病。女性多为月经不调，若同时中节指骨段触摸有颗粒状、包块状，提示患有子宫瘤、卵巢囊肿。

第三节　手式观察

手式，也称手势，以手作势示意，可为双手与手指所组成的各种姿势。

手式是人体态语言中最重要的传播媒介，表达的含义丰富，能很直观地表示人们的情绪和态度，对我们说话也有一定的辅助。但是一些手势有其特定的含义和表示着不同的意义，使用得当才能为您助力。清乾嘉时，黄幡绰于《梨园原》中曾说："手为势，凡形容各种形状，全赖以手指示。"手，帮助人们传达情感、语言、信息，帮助人们创造生活，因而，关于手的复杂程度和重要性不言而喻。

手势手语的渊源比语言文字更久远，手印在远古岩画中便是重要题材，如我国内蒙古阿拉善右旗发现的旧石器时代（距今一万四千年到三万年）的巴丹吉林沙漠南缘的曼德拉山岩画，就有鲜明的手印形象，目前已发现五处 76 个手印岩画。源自远古巫史传统的道教的手印（手诀）常以八卦命名，如手印中的震卯印、离午印、酉印、坎子印、乾亥印、太极印、二仪印等，出自《周易》。道教手印与咒语法器等并用，形成道教文化的标志。儒家的礼仪文化也强调对身体动作的规范，以区别君子小人。身体政治观念结合民间风俗观念，形成人物品评和相术标准，其中手的形态动作也会成为品鉴对象，以其粗、细、肥、瘦、软、硬、黑、白、大、小及灵活程度、动作习惯、纹路色泽等鉴定人的品性命运。当言论自由被限制时，身体语言功能突进，当衣饰遮蔽身体时，手眼的表现力被迫大增。

一、手式符号的作用和意义

手是人体态语中最重要的传播媒介，手势作为肢体语言的一种，能很直观地表示我们的情绪和态度，对我们说话也有一定的辅助，但是一些手势有其特定的含义，招手、挥手、握手、摆手等都表示着不同的意义。使用得当才能为您助力。

手部是人体中动作最多的地方，手部的每个变化都能透露出某种信息。人在紧张、兴奋、焦急时，不同人的手都会有意无意地表现着不同的动作。

手势也是人们交往时不可缺少的动作，是最有表现力的一种"体态语言"，俗话说："心有所思，手有所指"。手的魅力并不亚于眼睛，甚至可以说手就是人的第二双眼睛。手势表现的含义非常丰富，且表达的感情微妙复杂；或是发出信息：如招手致意、挥手告别、拍手称赞、拱手致谢、举手赞同、摆手拒绝；手抚是爱、手指是怒、手搂是亲、手捧是敬、手遮是羞，等等；或是表示喜怒哀乐等不同的感情。

二、特定手势

（一）手语

手势语中的一种，俗称"哑语""手势"。手语是聋人之间进行沟通的特有的语言，她是以手的动作和面部表情表达思想，进行交际的手段。但它不只是聋人才使用，其实离我们每个人都很近。想想你的生活中，在某种境况下，比如说噪声很大，比如说见面打招呼，比如说"锤子剪子布"，比如说与婴儿交流等等不胜枚举，都要借助手势，那就是最简单原始的手语。

手语又是一种世界性的语言，不同国度的聋人聚在一起，通过手语基本上可以做到沟通无障碍。在电视节目中也经常会出现带手语的画面。

使用时，多半有上肢和身体的动作，在表达体系上有两类：

1. 不完全遵循有声语言的语言规律，表达过程无严密的顺序。

2. 完全遵循有声语言的语法规律，表达过程与口语、书面语一致。因手的表现力有限，故表达概念不如有声语言准确，且难以表示抽象概念。在聋人教育中，需结合其他语言形式加以运用。

（二）英语字母和数字有其规范的手势语。

（三）其他专业的运用：

1. 体育运动中裁判经常运用手势语进行球类比赛的指导。

2. 交通警察运用手势语指挥交通。

3. 军事、特警中的运用。

4. 在一些嘈杂的环境中常常使用规范或不规范的手势语进行交流。

第四节　手动观察

汉代著名医家张仲景经过大量实践的观察，发现手部病理动态与脏腑阴阳失衡有关。在《伤寒杂病论》中对于手部动态的描述很多，其中在阳明篇与少阴篇、厥阴篇中论述较多。如《伤寒论》阳明病篇中记载有“撮空理线”者属于阳盛、《伤寒论》少阴病篇中记载有“手足躁扰”者属于阳虚阴盛。在其《金匮要略》中亦论述很多，如“手足拘急”“手足挛动”等手部动态，同时阐述了与疾病的关系。

隋代巢元方在继承前人的基础上，总结出手部动态表现可以初步判定病性寒热。在《诸病源候论》中有关于“五指挛缩”“五指驰纵”的记载，《诸病源候论·五指痉疫挛得屈伸候》将其概括为：“筋挛不得屈伸者是筋急挛缩，不得伸也。筋得见热则驰纵，得风冷则挛急”。

明清以后医家更加重视对手诊的研究，为进一步指导临床诊疗。明代医家王肯堂在《证治准绳》中详述了“手颤”“循衣摸床”，“两手撮空”等手部动态。在《证治准绳·颤振》篇中解释了手颤动的机理，认为：“颤，摇也；振，动也。筋脉约束不住，而莫能任持，风之象也。”手颤为风动之象，多为肝肾阴虚，无以荣养经脉，常见于惊恐、年老血衰或肝阳上亢。《证治准绳·察身》篇曰：“凡伤寒传变，循衣摸床，两手撮空，此神去而魄乱也。”寻衣和摸床均是神志迷乱的表现，多见于热病之中，肝热炽盛，扰乱心神者多见寻衣现象；阳明热结，心神迷乱者，多见摸床动作。

清代医家汪宏在《望诊遵经》中亦记录了将“撒手”“握手”作为鉴别疾病的方法。

一、正常手动

正常人的手动随个人的意识进行。表现为能自如、顺畅、准确地完成预想的动作。

二、异常手动

多发生在某些疾病或意识障碍时，可出现不自主的手动和/或特异的病理性手动。

手部的动态在判定某些疾病的轻重程度上，如中风闭证与脱证中有其参考价值。《金匮翼·中风统论》篇认为：卒然口噤目张，两手握固，痰壅气塞，无门下药，此为闭证。

通过手部动态可以判定疾病之阴阳。《望诊遵经·诊手望法提纲》篇说：撒手者，阳气外脱，握手者阴邪内伏。手之伸者，病在阳，手之曲者，病在阴。

根据手部动态也可以判断病变部位所在。如《望诊遵经·诊手望法提纲》篇说："屈而不伸，其病在筋；伸而不屈，其病在骨。"肝主筋，肾主骨；肝藏血，肾藏精，屈而不伸者，经脉失于濡养，在阴在血；骨属屈伸，精气不足，阳气失于收摄，故见伸而不屈者。

对于鉴别疾病，如判断痹证和痿证，手部动态也有一定的参考意义。如《望诊遵经·诊手望法提纲》篇说："以容言之，则强者病气实，痿者形气虚。"筋脉张也缓，手无力运动，不能握物则为手痿，多因肺热伤津，或湿热浸淫，肝肾亏虚所致。痿证和痹证后期均可出现手指瘦削枯萎，但痿证关节不痛，痹证多有疼痛；手与半身肢体枯细，为偏枯，多因体虚劳损，风邪乘虚客于半身，为中风后遗之证。

对于某些脏腑疾病亦可以通过手部动态来早期预防诊断。如清代吴鞠通所著《温病条辨·下焦》篇提到："热邪深入下焦，脉沉数，舌干齿黑，手指但觉蠕动，急防痉厥，二甲复脉汤主之。"认为手颤虽然局限于手部，但常常是内脏病变的征象。

第五节　手形观察

早在《黄帝内经》时代，我们的祖先就已经认识到手的形态与机体的气血有一定的关系。认为气血充盛之人，手足匀称，肌肉丰润，反之手瘦小，指纤细。如《灵枢·阴阳二十五人》说："血气盛则掌肉充满，血气皆少则掌瘦以寒"。若手形态有变异，则多有病。

后世医家继承祖国医学的传统理论，通过对手部形态的变化，来判断整体的气血盛衰以及病情之虚实，这是望而知之的功夫。清初名医张顽石补充前人的不足，对诊法进行了完善，提出："指之肥瘦，以征经气之荣枯；掌之厚薄，以征脏气之丰歉。"以手指和手掌之肥瘦诊察脏腑经气的盛衰。清代汪宏在经过临证观察的基础上，于《望诊遵经》中描述了手部不同形态，如：肿、枯、偏、堕、掌肿、背肿等，依手部之形态帮助诊断疾病和判断病情的虚实。

一、正常手形

一般来讲，对于大多数人，无论手大手小，只要和身高体重胖瘦呈比例，就是正常的。正常的胖形身体，配上胖胖的手，就比较正常。如果手瘦，人也相对瘦，那么也是正常的。

手掌面可划分为腕前区、手掌和手指掌面。

（一）腕前区：指腕骨及桡腕关节和腕掌关节的前面，是前臂屈肌腱、神经、血管到达手掌的通路。

（二）手掌：界于腕部与手指之间手部的中央凹陷区，即手心，手掌的外侧部隆起称为大鱼际，内侧部的隆起称为小鱼际。

（三）手指掌面：又称为指腹，包括手指前面所有的软组织。

健康的手掌部呈粉红色，色泽光润，手部皮肤和肌肉富有弹性。虽然手部色泽也易受气候、饮食、运动等因素的影响，但若出现明显异常时，就反映机体的相应部位发生病变。在一定意义上比面部更能客观地、及早地表达健康与疾病的信息。

二、异常手形

《灵枢》对手掌形状从丰、瘦两个方面做了记载。清初俞根初在《通俗伤寒论》中论述了手指和手掌之肥瘦；清代汪宏根据手部不同形态特点来判断疾病性质和用于诊断具体疾病，如在《望诊遵经·诊手望法提纲》篇说：手之臃肿者为实，手之枯细者为虚，左右偏枯曰偏风。手指堕落曰病风。手掌肿无纹，曰阴虚气绝。手背肿至腕，曰阳虚气结，此皆以形言也。

（一）手的大小

如果人长得瘦小，却有着不协调的大手，可能属于突发性疾病，如心脑血管疾病的体质，应予以注意；这种情况也常见于骨关节病的高发人群。对于身体偏胖，而手相对偏小的人，心脏功能偏弱，手小心脏相对小，但不一定有心脏病，但可能是血压低、头晕、心悸、容易疲劳、不耐思虑等的一个诱因。此外，对于女性来说，手小可能说明子宫功能比较弱，易患痛经或月经不调，性生活也可能不如意。

（二）手的胖瘦

如果一个人的手比普通人的手瘦得多，手部肌肉瘦薄，并且手冰凉，那么多为气血不足或阳虚；如果手部肌肉瘦薄，且发热，多为阴虚火旺或内伤发热。如果手瘦，且手指间有漏缝，多可能是消化系统功能薄弱的表现，大部分人同时伴有性格懦弱和神经衰弱。

（三）如果身体正常而偏瘦，双手却胖而水肿，那么需要考虑肾脏和心脏的病变。

（四）如果人身体瘦，手却胖而坚实，那么很可能是脂肪堆积，要考虑高血压、高血脂的可能性。

（五）如果掌部赤白部分布满斑点，则说明血液循环系统发生病变，其根本原因是缺乏运动。若双掌出现雀斑样黑点，且双唇、面部均有，则说明很可能已经患有肠息肉。如果有红白色状的斑点布满掌部，则提示消化功能障碍、内分泌失调。

（六）如果手掌小鱼际和小指边缘肌肉下陷，且皮肤没有任何光泽，多因体液不足。

三、正常掌形

手掌界于腕部与手指之间手部的中央凹陷，即手心，手掌的外侧部隆起称为大鱼际，内侧部的隆起称为小鱼际。

手掌主要集中了与人体呼吸系统、消化系统、生殖系统、循环系统直接相关的脏腑组织器官反射区，如肺、心、胃、肝、胆、大肠、小肠、膀胱、子宫等反射区，相当于人体经络中任脉所通过的区域（胸腔和腹腔所包含的主要脏器）。

（一）手部反射区的原理与经络学原理、神经反射原理、生物全息学说等有密切的关系。

1. 从经络学原理来看。经络是人体内经脉和络脉的总称。人体经络循环为一个整体、手部有六条经脉通过连结全身，人体各脏腑组织器官的生理功能变化、病理变化的信息都可通过经络汇集于双手，使双手成为反映全身健康的最敏感点。

2. 从神经反射原理来看。有人认为，整个双手有着极为丰富的神经末梢，有非常灵敏的触觉，可以感受到除视觉、味觉以外的各种刺激。所以，当人体各脏腑组织器官发生病理变化时，双手反射区就会提供相关各脏腑组织器官的信息。

3. 从生物全息律学说来看。一些学者提出，生物全息论是从手先起步的，手部是理想的全息胚。人体双手部可将心、肝、脾、肺、肾、胆、胃、小肠、大肠、膀胱、眼、鼻、喉、臂、腿、关节、脚等都一一反映出来，与机体各相对应部位相同。而区域与区域之间有较为明显的界线。这些区域的生理变化和病理变化，能反映出相关对应脏腑组织器官的生理变化和病理变化。

（二）中医五行学说认为，人有木、火、土、金、水五行体质人。手与此相对应，因而有木、火、土、金、水五型（形）手。

1. 木型（形）手：木型手，指掌瘦，指长，纹多，指关节明显。感情线和智慧线比较发达，感情线一般长，伸向木星丘和食指与中指指缝间，多向下的羽毛状纹。智慧线斜平，较弯垂，常伴有向上的线，主理智和思考。呼吸系统和消化系统多不佳，这是劳心过度的缘故。

2. 火型（形）手：火型手，掌大指短尖，指根粗，肌骨结实，露筋骨，但较圆。拇指丘发达。生命线比较长，且多为双生命线，精力极为充沛，自我修复力强。生命线多在虎口偏上方。动作很快，性急。智慧线和感情线比较单一，提示做什么都很投入。智慧线多较平直，属实干型，弯垂而长的属于艺术气质很浓的人。多有灵感性，有超前意识。易患十二指肠溃疡，多为积劳成疾。

3. 土型（形）手：土型手，掌方厚，指方短，指短粗，肉结实，骨硬，或肉厚实而不露筋骨，以不露为正格。土型手的拇指丘十分发达，高耸，肥厚，性能力很强。生命线弧度大，但一般智慧线较短、平直。这种原始土型手，体力强健而智力较差；另有一种匙型土型手，多有通贯掌（也较多见于锥形手人），具有较强的行动、操作、实干能力，比较稳重而富冒险精神。注重物质生活，感情比较粗疏。

4. 金型（形）手：金型手，掌圆厚，指节自下而上由粗而细，整体小巧，修长，指甲为长指甲，掌色鲜润明亮，手感柔软，命运线弧度小，智慧线弯垂得很厉害，直达月丘，感情线粗、长，有羽纹，有金星环，多数有感情辅线，多有神秘线、灵感线，手凉。艺术气质很浓。多数是才女才子。多梦幻，实际行动能力较差。重精神消费。如果手指较短，又粗肥，则近水型，感情丰富。月丘发达。

5. 水型（形）手：水型手，掌肉浮胀软滑，指节不露，指短而圆，色青黑。整形比较方，指肚上多有纵纹。拇指丘和水星丘发达，性欲旺盛。务实。

（三）从形态上看，目前有人列出手掌有七型：方形、圆锥形、汤匙形、竹节形、修长（尖头）形、原始形、混合形。

一般认为：方形、汤匙形、原始形、混合形属于实干型，行动能力强，多数有通贯掌，有开拓精神，敢冒风险，多在政治、实业、管理、技术上有大作为，能吃苦、有耐心，精力充沛，在忙碌中度过一生，求得快乐，多为操劳形。

而圆锥形、竹节形、修长形，属于文化艺术型、研究型、灵感型，多数智慧线、感情线、金星环、太阳线发达，多对美敏感，多直觉，多超前意识，感情丰富细腻，思想深刻，富有哲理，浪漫，幻想，执着，神经质，多在文化上、学术上、艺术上、教育上、科研上有巨大成就。

四、异常掌形

《灵枢》对手掌形状从丰、瘦两个方面做了记载；《重订通俗伤寒论》中何廉臣引清初张石顽之语，论述了手指和手掌之肥瘦，对诊法进行了完善，提出：“指之肥瘦，以征经气之荣枯；掌之浓薄，以征脏气之丰歉”。以手指和手掌之肥瘦诊察脏腑经气的盛衰。

手掌色贵粉红色，忌白、青、紫、灰黑、赤红。白多贫血湿寒，红多肝阳火盛血压高，紫多心血管疾患，青、灰黑多有恶性病变。

全息生物观和穴位触压产生的全息象，使手部反应区发展愈加细微复杂、界线难分。以下按目前相关书籍记载介绍如下。具有“全息观”观点的学者认为：身体的各个器官、脏腑在手上都有自己相对应的反射区。当器官、脏腑出现功能紊乱、炎症、损伤，及其他病变时，在其相对的反射区上就会出现相应的改变。这些改变可表现为颜色变化、纹理变化、温度变化、出现斑点、条索等等。

有人对手掌部位观察发现：大鱼际部位有青筋浮露，可能和肺部有关；小鱼际上有青筋浮露，不仅与肺部有关，还要考虑心脏问题。肺气虚弱，则宗气不足，推动心血无力，血行不畅，从而导致心主血脉功能减退。如果在大鱼际肺脏反射区望诊异常。若靠近肺经循行线上有斑点，就要调理肺经上的穴位，找敏感点。若靠近大肠经循行线上有斑点，要调理大肠经上的穴位。而在小鱼际肺脏反射区异常，就得考虑心经、小肠经，选择心经、小肠经上的穴位调理，并要检查心脏、小肠脏腑功能是否正常。若在小鱼际发现包块及颜色变化，并有气喘、干咳、小便发黄、颜面发热等症状，要调理心经、小肠经和肺经。

另外，掌中有心包经循行，沿前臂内侧中线，过腕部，入掌中，沿第三掌骨、中指桡侧，出中指桡侧端。中指指肚中间为脑垂体反射区，掌中有子宫、宫颈、阴道、膀胱、前列腺及气管、食道等反射区。若女性生殖器官、男性前列腺有疾患，心脏功能大多不理想。

再有，左手脾脏反射区在大肠经循行线上，右手肝脏反射区和大肠经也有关系。大肠经循行，从食指桡侧端开始，沿着食指的桡侧缘，向上经过第 1、第 2 掌骨之间，进入拇长伸肌腱和拇短伸肌腱的中间沿上肢外侧前缘上行。而左手肝脏反射区在三焦经循行线上，右手脾脏反射区也在三焦经循行线上。手少阳三焦经起于无名指尺侧端，向上沿无名指尺侧至手腕背面，上行尺骨、桡骨之间。循行线上有骶骨等反射区。

目前，有人依据全息观，将手部器官脏腑反射做出位置定位。必须指出，此是按刺激法获得的定位，与手象观察法定位大有区别。下面做以介绍，可作为手象观察时参考。

（一）器官脏腑：耳部

相对应反射区位置：位于手掌面，第 4、5 手指的第 1 指骨的正面和内外侧面，由第 4 指根的桡侧向第 5 指根的尺侧间的弧线以上的部分，每一指根部的内外两侧和手背部的第 4 指根的尺侧各有一个敏感点。也见于双手第 5 掌骨头尺侧面，肤色赤白相接部。

常见疾病及功能障碍：中耳炎、眩晕症及耳鸣、重听等。

（二）器官脏腑：喉部

相对应反射区位置：手掌面位于腕横纹中间点与大小鱼际中间相接处。也见于第 1 掌指关节的外侧面。手背为中指近节指骨与中节指骨连接处。

常见疾病及功能障碍：喉炎、咽炎、气管炎及咳嗽、声音嘶哑、喉痛、气喘、声音微弱等。

（三）器官脏腑：舌尖

相对应反射区位置：位于双手手掌面，中指近节指骨头与中节指骨底连接处。

常见疾病及功能障碍：心脏病、口腔溃疡及舌尖痛等。

（四）器官脏腑：舌根

相对应反射区位置：位于双手拇指背部，两个扁桃体反射区之间，上接下颌反射区及双手背中指中节指骨头与远节指骨底连接处。

常见疾病及功能障碍：口腔溃疡及舌根痛、喉痛等。

（五）器官脏腑：脑垂体

相对应反射区位置：位于拇指指腹的中心部位及手掌面中指远节指骨段指腹肉球中央。

常见疾病及功能障碍：更年期综合征、牙痛、糖尿病及内分泌失调、小儿发育不良、遗尿等。

（六）器官脏腑：下丘脑

相对应反射区位置：位于手掌面中指远节指骨段指腹肉球桡侧。

常见疾病及功能障碍：糖尿病、高血压、低血压、哮喘及内分泌失调、消化不良、发热等。

（七）器官脏腑：松果体

相对应反射区位置：位于手掌面中指远节指骨段指腹肉球尺侧。

常见疾病及功能障碍：失眠及发育异常、内分泌失调等。

（八）器官脏腑：颈项

相对应反射区位置：位于手掌面中指中节指骨段。也见于拇指第 1、2 横纹之间。

常见疾病及功能障碍：头痛、失眠、落枕、高血压及颈部酸痛、颈部僵硬、颈部软组织损伤等。

（九）器官脏腑：气管

相对应反射区位置：手掌面位于双手掌大小鱼际相连部的上 1/3 部位。也见于由肺向中指延伸至近额窦处，敏感点在中指根至肺区的一段。手背面为中指中节指骨段指中线处。

常见疾病及功能障碍：气管炎、哮喘、支气管炎、上呼吸道感染、扁桃腺炎及咳嗽、胸闷等。

（十）器官脏腑：肺脏

相对应反射区位置：1. 位于大小鱼际上 2/3 处，左手大鱼际为左肺，小鱼际为右肺。右手大鱼际为右肺，小鱼际为左肺。2. 也见于双手掌面，第 2－5 掌指关节上，每一个第一节指骨下端的一条横带。3. 在无名指和中指根处的掌丘，也就是太阳丘和土星丘的地方，此处是诊查左、右肺部，胸部以及某些背部疾患的区域。

常见疾病及功能障碍：急慢性支气管炎、肺炎、肺气肿、肺心病、上呼吸道感染、支气管哮喘及胸闷、气喘、气急等。大鱼际上有青筋就和肺部功能有关。

（十一）器官脏腑：心脏

相对应反射区位置：1. 在大小鱼际处，除了肺区和震位外的地方即是；也可位于双手大小鱼际 2/3 处，掌中线左 2/3、右 1/3。左手 2/3 在大鱼际一侧，右手 2/3 在小鱼际一侧。2. 在人纹线上的的劳宫穴附近。劳宫穴在手心，第 2、3 掌骨之间，寻找的时候可以自然握拳，中指指尖下的地方便是；掌面 4、5 掌骨之间，掌骨头的下方，掌纹“心脏线”下面的凹陷中，手背与手掌相对的位置均敏感。3. 在无名指的指根部（即离位附近），具体来说在无名指底部褶皱纹与天纹线之间的位置。八卦中的离位五行属火，此区域主要是心、目和小肠的反映区。当它作为心脏的反应区时，能够提示心血管类疾病（本节对纹线的说明详见于158页《掌纹诊病治病》书中关于纹线的定义。）

常见疾病及功能障碍：心绞痛、心力衰竭、冠心病、心神经官能症及心动过速、心律不齐等。

（十二）血压区

相对应反射区位置：位于手中指近节指骨和中节指骨桡侧面和尺侧面赤白肉际处。

常见疾病及功能障碍：高血压、低血压、高脂血症等。

（十三）血脂区

相对应反射区位置：位于双手中指的尺侧面和桡侧面肤色赤白肉际处。

常见疾病及功能障碍：高脂血症及血液黏度浓稠等。

（十四）血糖区

相对应反射区位置：位于双手食指中节指骨段的尺侧面，无名指中节指骨段的桡侧面。

常见疾病及功能障碍：糖尿病及血糖紊乱等。

（十五）睡眠区

相对应反射区位置：位于掌面小指第1节桡侧2/3处，敏感点在内正面与内侧面的转弯处。

常见疾病及功能障碍：失眠。

（十六）器官脏腑：肝脏

相对应反射区位置：1. 顺着食指与中指的指缝向下垂直画一条线，这条线与天纹线和人纹线相交的三角区域，便是肝区的位置。2. 也有人认为，食指下方的木星丘也能反映肝脏的变化。3. 右手位于大鱼际下1/3处；左手位于小鱼际下1/3处。4. 也见于右手第4、5掌骨的中段，掌纹“心脏线”的下面凹陷中，胆囊区的内上方。

常见疾病及功能障碍：肝炎、肝肿大、肝硬化、胆石症、胆囊炎、眼部疾患及消化不良等。

（十七）器官脏腑：胆囊

相对应反射区位置：1. 右手位于大鱼际下1/3下缘，紧贴肝脏；左手位于小鱼际下1/3下缘，紧贴肝脏。2. 右手第4、5掌骨的中段，掌纹“心脏线”的下面凹陷中，肝区的外下方。3. 顺着肝区的下端向右画一平行于手腕线的线（左手），该线与人纹线交点的上方。4. 在震宫，在拇指左侧边缘与地纹线做垂直线，交点部分。5. 在食指与中指根部的位置，顺着二指间的中心向下做垂线，与天纹线的交汇处。

常见疾病及功能障碍：胆囊炎、胆石症、胆汁反流性胃炎及消化不良、厌食、口苦、口臭等。

（十八）器官脏腑：胰脏

相对应反射区位置：左手位于大鱼际下 1/3 内侧的边缘处。右手位于小鱼际下 1/3 内侧的边缘处。

常见疾病及功能障碍：胰腺炎、糖尿病、胰腺囊肿及消化不良、厌食等。

（十九）器官脏腑：脾脏

相对应反射区位置：1. 左手位于大鱼际下 1/3 处；右手位于在小鱼际下 1/3 处。2. 无名指垂直下方的天纹线和人纹线之间的位置。3. 在手掌金星丘的下方，也就是艮位附近，在地纹线靠近大拇指的下方。此处对天纹线，人纹线的说明详见于 171 页《掌纹诊病治病》书中关于纹线的定义。

常见疾病及功能障碍：发热、贫血、月经不调、皮肤科疾病、各种炎症及食欲缺乏、消化不良、免疫功能低下、脾脏功能亢进、水肿、口干、口臭等。

（二十）器官脏腑：胃

相对应反射区位置：1. 在掌长 1/2 处的掌心区域内，人纹线的下方，附近有手厥阴心包经的劳宫穴位，与部分心区的位置相重。2. 在手的虎口处，胃不舒服的时候，掐虎口也能得到缓解。3. 位于手掌中线的左侧，与大小鱼际下 1/3 平行；左手靠近大鱼际，右手靠近小鱼际。

常见疾病及功能障碍：急慢性胃炎、胃溃疡、十二指肠溃疡、胃神经官能症、胃下垂及脾胃虚弱、胃痉挛、恶心呕吐、消化不良、胃酸过多、胃痛等。

（二十一）器官脏腑：食管

相对应反射区位置：食管位于双手大小鱼际连接处，手掌正中线稍偏右侧。也见于掌面拇指下第 1 横纹下外侧 1/3 向下的一长条。

常见疾病及功能障碍：食道炎、食道梗阻、食道息肉等。

（二十二）器官脏腑：十二指肠

相对应反射区位置：左手位于小鱼际下 1/3，靠近掌垂直中线旁。右手位于大鱼际下 1/3，靠近掌垂直中线旁。

常见疾病及功能障碍：十二指肠溃疡、厌食症、胃部疾病及消化不良、腹胀等。

（二十三）器官脏腑：小肠

相对应反射区位置：位于手掌的下半部，被升结肠、横结肠、降结肠、直肠反射区所包围。

常见疾病及功能障碍：急慢性肠炎、胃肠功能紊乱、心血管疾病及腹胀、腹痛、腹泻、消化不良、胃肠胀气等。

（二十四）器官脏腑：盲肠及阑尾

相对应反射区位置：左手位于无名指与小指指根相连接处上一指。右手位于食指与中指指根相接处上一指；也可见于掌面第4、5掌骨底之间，腕骨的前缘，小鱼际下1/3处。

常见疾病及功能障碍：阑尾炎及消化不良、腹胀、腹痛、便秘等。

（二十五）器官脏腑：回盲瓣

相对应反射区位置：右手位于食指和中指指根相连接处上去一横指；也可见于掌面第4、5掌骨底之间，腕骨的前缘，小鱼际下1/3处，紧靠盲肠及阑尾反射区的远端。左手位于无名指和小指指根相连接处上去一横指。

常见疾病及功能障碍：胃肠功能紊乱、消化系统吸收障碍性疾病及腹胀、腹泻、消化不良等。

（二十六）器官脏腑：升结肠

相对应反射区位置：右手位于食指与中指指根部相连接处上行至手掌的1/2处。左手位于无名指与小指指根部相连接处上行至手掌1/2处。

常见疾病及功能障碍：肠炎、肠道疾病及腹痛、腹胀、腹泻、便秘等。

（二十七）器官脏腑：横结肠

相对应反射区位置：位于双手中间，右手从第2掌骨与第3掌骨中间向左行至第4掌骨与第5掌骨中间。左手从第4掌骨与第5掌骨中间向左行至第2掌骨与第3掌骨中间。

常见疾病及功能障碍：肠炎、肠道疾病及腹痛、腹胀、腹泻、便秘等。

（二十八）器官脏腑：降结肠

相对应反射区位置：位于手掌中部，右手从第4掌骨与第5掌骨中间掌中部，向指尖下行至无名指与小指指根连接处。左手从第2掌骨与第3掌骨中间掌中部，向指尖下行至食指与中指指根连接处。

常见疾病及功能障碍：肠炎、肠道疾病及腹痛、腹胀、腹泻、便秘等。

（二十九）器官脏腑：乙状结肠及直肠

相对应反射区位置：右手位于第4掌骨与第5掌骨头中间至第3掌骨头中间段。左手位于第2掌骨头与第3掌骨头中间段。

常见疾病及功能障碍：乙状结肠炎、直肠炎、痔疮、肠息肉及便秘等。

（三十）器官脏腑：肛门

相对应反射区位置：位于手掌第3掌骨头与中指连接处。

常见疾病及功能障碍：痔疮、直肠炎、肛裂、脱肛及便秘等。

（三十一）器官脏腑：肾脏

相对应反射区位置：1. 位于双手掌、双手背的中部，手第2掌骨与第3掌骨中间和第3掌骨与第4掌骨中间，上接肾上腺区，下靠横结肠区。2. 在中指根部与远侧于腕褶纹的1/4处，以中指所作垂线的左右分别为左肾和右肾的分布。

常见疾病及功能障碍：肾炎、肾结石、水肿、高血压、肾积水、风湿病、泌尿系炎症、尿毒症、关节炎、湿疹、动脉硬化、肾脏肿瘤等。

（三十二）器官脏腑：肾上腺

相对应反射区位置：1. 掌部：位于双手掌中上部，第2掌骨与第3掌骨中间和第3掌骨与第4掌骨中间，在肾区上面，距掌骨头约一横指，在掌纹“头脑线”的下面。2. 手背：位于手背中上部，第2掌骨与第3掌骨中间和第3掌骨与第4掌骨中间。

常见疾病及功能障碍：肾脏病、高血压、心脏病、炎症、风湿症、关节炎、昏厥、哮喘及肾上腺皮质功能不全、心律不齐、过敏等。

（三十三）器官脏腑：输尿管

相对应反射区位置：在手掌肾脏反射区至膀胱反射区之间，呈弧线状的一个区域。

常见疾病及功能障碍：输尿管炎症、肾结石、肾积水、高血压、风湿病、动脉硬化、泌尿系统感染、湿疹及输尿管狭窄、排尿困难等。

（三十四）器官脏腑：膀胱

相对应反射区位置：1. 小指的根部位置。2. 位于肾区到手腕褶纹的中点，膀胱区有一部分与肾医是重合的。3. 位于第3掌骨头与中指近节指骨连接处。

常见疾病及功能障碍：泌尿系统感染、肾炎、输尿管炎、膀胱炎、肾结石、输尿管结石、膀胱结石、前列腺肥大及炎症、高血压、哮喘、关节炎、尿道综合征、风湿病、动脉硬化等。

（三十五）器官脏腑：前列腺

相对应反射区位置：将手腕弯成 90 度时，在桡骨头的内侧面下方的凹陷中。位于中指近节指骨段底处。

常见疾病及功能障碍：前列腺肥大、前列腺炎及排尿困难、尿道疼痛、尿频、尿血等。

（三十六）器官脏腑：睾丸

相对应反射区位置：位于手掌面中指近节指骨靠近指骨底的指中线两侧。将手腕弯成 90 度时，在尺骨头的外下方凹陷中。

常见疾病及功能障碍：睾丸炎、附睾炎、阳痿、早泄、遗精、滑精、不育症及性功能低下等。

（三十七）器官脏腑：卵巢

相对应反射区位置：位于手掌第 2 掌骨体与掌骨头连接处尺侧面，第 4 掌骨体与掌骨头连接处桡侧面。将手腕弯成 90 度时，在尺骨头的外下方凹陷中。

常见疾病及功能障碍：痛经、月经不调、不孕症、经前期紧张综合征、更年期综合征及性功能低下等。

（三十八）器官脏腑：子宫

相对应反射区位置：将手腕弯成 90 度时，在桡骨头的内侧面下方的凹陷中。位于手掌面第 3 掌骨头处。

常见疾病及功能障碍：月经不调、闭经、痛经、宫颈炎、子宫肌瘤、经前期紧张综合征、更年期综合征、子宫异位症、子宫下垂、其他子宫疾患等。

（三十九）器官脏腑：尿道及阴道

相对应反射区位置：位于手掌面中指近节指骨段垂直中线部。

常见疾病及功能障碍：尿路感染、遗尿、尿失禁、阴道炎、其他阴道疾患及尿道发炎、排尿困难、尿频等。

（四十）器官脏腑：腹腔神经丛

相对应反射区位置：位于双手手掌的中心，包括肾上腺、肾、胃、肝反射区的全部或部分的椭圆形的区域内。

常见疾病及功能障碍：胃痉挛、肠痉挛、神经性胃肠疾病、失眠、高血压及腹胀、腹泻、胸闷、打呃、头痛、神经衰弱、虚脱、休克等。

（四十一）器官脏腑：肩部

相对应反射区位置：位于手部第1掌骨底的桡侧和第5掌骨底的尺侧，第5掌骨头和小指近节指骨底连接部也是肩的反射区，可分为内侧和外侧。左手第1掌骨代表右肩，右手第1掌骨代表左肩。

常见疾病及功能障碍：肩周炎、颈肩综合征、落枕及肩背疼、上肢麻木、肩部软组织损伤、肩关节活动障碍等。

（四十二）器官脏腑：腋下（腋窝）

相对应反射区位置：位于第1掌骨和第2掌骨肌肉连接处。

常见疾病及功能障碍：乳腺增生及肋下痛、上肢麻木等。

（四十三）器官脏腑：乳腺

相对应反射区位置：位于掌根部大小鱼际上端，掌面喉反射区的两侧。

常见疾病及功能障碍：乳腺炎、乳腺增生、胸膜炎及胸痛、经前乳房充血疼痛、胸闷、胸部软组织损伤等。

（四十四）器官脏腑：肋间神经点

相对应反射区位置：位于手掌面第1掌骨头尺侧。

常见疾病及功能障碍：肋间神经痛、腰扭伤、腹胀、胸闷、呃逆、胸肋疼痛等。

（四十五）器官脏腑：上臂

相对应反射区位置：位于手部第1掌骨桡侧和小指近节指骨整段，可分为正面，背面及侧面。左手第1掌骨段为右上臂，右手第1掌骨段为左上臂。

常见疾病及功能障碍：肩周炎及上臂疼痛、上臂麻木、肩臂软组织损伤等。

（四十六）器官脏腑：肘部

相对应反射区位置：位于手部第1掌骨头与拇指近节指骨底相接部，小指近节指骨头与中节指骨底相接部，可分为肘背、肘窝及肘侧面。左手第1掌骨头连接部为右肘，右手第1掌骨头连接部为左肘。

常见疾病及功能障碍：网球肘炎及肘关节软组织损伤、肘部疼痛、手臂麻木等。

（四十七）器官脏腑：前臂

相对应反射区位置：位于手部拇指近节指骨段，小指中节指骨段，可分为正面、背面及侧面。左手拇指近节指骨段为右前臂，右手拇指近节指骨段为左前臂。

常见疾病及功能障碍：前臂软组织损伤、前臂疼痛、前臂麻木等。

（四十八）器官脏腑：手腕

相对应反射区位置：位于手部拇指近节指骨头与远节指骨底相接部，小指中节指骨头与远节指骨底相接部，可分为正面、背面及侧面。左手拇指一侧为右手腕，右手拇指一侧为左手腕。

常见疾病及功能障碍：腱鞘囊肿、腱鞘炎及手腕疼痛、腕部扭挫伤、腕部软组织损伤等。

（四十九）器官脏腑：手掌及手背

相对应反射区位置：位于手部拇指远节指骨及小指远节指骨段，指背为手背，指腹为手掌。左手拇指为右手手背及手掌反射区，右手拇指为左手手背及手掌反射区。

常见疾病及功能障碍：指肚炎及手部冻疮、手皲裂、手部疼痛等。

（五十）器官脏腑：斜方肌

相对应反射区位置：位于手腕骨的桡侧、尺侧一成对的带状区域。

常见疾病及功能障碍：肩周炎、颈椎病、颈肩综合征等。

（五十一）器官脏腑：背部

相对应反射区位置：位于手背腕骨区域。

常见疾病及功能障碍：脊柱弯曲及背痛、咳嗽等。

（五十二）器官脏腑：颈椎

相对应反射区位置：位于拇指内侧，拇指骨第二节的中部，能摸到突起的二节指骨、平指甲根起至拇指侧的掌指关节处。也见于双手第 1 掌骨手背面。

常见疾病及功能障碍：颈椎强直、颈椎增生、落枕、头痛、各种颈椎病引起的疾病与不适及颈部软组织损伤等。

（五十三）器官脏腑：胸椎

相对应反射区位置：位于桡侧第 1 掌骨内侧缘上 1/2 部位；双手背第 2 掌骨段。

常见疾病及功能障碍：脊椎炎、胸椎增生、心脏病、呼吸系统疾病及肩背酸痛等。

（五十四）器官脏腑：腰椎

相对应反射区位置：位于第 1 掌骨内侧缘的下 1/2 部位再分为二等份，连接胸椎的 1/2 为腰椎反射区；也见于双手背第 3 掌骨段。

常见疾病及功能障碍：急性腰扭伤、脊椎炎、腰椎增生、腰椎间盘突出及腰能伸不能弯、腰背酸痛等。

（五十五）器官脏腑：骶骨

相对应反射区位置：位于第 1 掌骨内侧缘的下 1/2 部位再分为二等份，连接胸椎的 1/2 为腰椎反射区，腰椎反射区以后的 1/2 至第 1 掌骨骨根部为骶骨反射区；也见于双手背第 4 掌骨段。

常见疾病及功能障碍：骶骨增生、坐骨神经痛及骶骨受伤、骶尾部软组织损伤、盆腔疾病引起的骶尾部疼痛等。

（五十六）器官脏腑：尾骨

相对应反射区位置：1. 位于腕骨远心端的 1/3 与骶骨反射区相接；也见于第 5 掌骨尺侧和第 4、5 掌骨间。2. 位于双手背第 5 掌骨段。

常见疾病及功能障碍：坐骨神经痛、腰腿痛、尾骨损伤后遗症等。

（五十七）器官脏腑：臀部

相对应反射区位置：位于手掌第 2 掌骨头与食指近节指骨底相接部，第 4 掌骨头与无名指近节指骨底相接部。左手第 2 掌骨一侧为右臀部，右手第 2 掌骨头一侧为左臀部。

常见疾病及功能障碍：坐骨神经痛、脱肛、梨状肌综合征及臀部软组织损伤、便秘、下肢循环失调等。

（五十八）器官脏腑：坐骨神经

相对应反射区位置：位于双手小指近节指骨头与中节指骨底相接部尺侧面肤色赤白连接处。

常见疾病及功能障碍：坐骨神经痛、腰腿痛等。

（五十九）器官脏腑：髋关节

相对应反射区位置：位于手背第 2 掌骨头与食指近节指骨底相接部的桡侧，第 4 掌骨头与无名指近节指骨底相接部的尺侧。左手第 2 掌骨一侧为右髋关节，右手第 2 掌骨一侧为左髋关节。

常见疾病及功能障碍：坐骨神经痛、腰腿痛及髋关节疼痛、髋关节扭伤等。

（六十）器官脏腑：大腿

相对应反射区位置：位于手部食指近节指骨段，无名指近节指骨段，可分为大腿前侧、后侧及两侧。左手食指为右大腿，右手食指为左大腿。

常见疾病及功能障碍：下肢慢性溃疡、下肢静脉曲张、下肢静脉炎、风湿性腿痛及下肢循环失调、大腿麻木、下肢水肿等。

（六十一）器官脏腑：腹股沟

相对应反射区位置：1. 位于前臂桡骨头最高点向背面平行的桡骨边缘处。2. 位于手背部第 2 掌骨头与食指近节指骨底相接的尺侧，第 4 掌骨头与无名指近节指骨底相接的桡侧。左手第 2 掌骨侧的是右侧腹股沟，右手第 2 掌骨侧的是左侧腹股沟。

常见疾病及功能障碍：生殖系统疾病、疝气、下肢静脉炎、下肢静脉曲张及下肢循环失调等。

（六十二）器官脏腑：膝关节及腘窝

相对应反射区位置：位于手部食指近节指骨头与中节指骨底相接部位，无名指近节指骨头与中节指骨底相接部位。左手食指一侧为右膝关节，右手食指一侧为左膝关节，可分为膝盖、腘窝及两侧。

常见疾病及功能障碍：膝关节痛、风湿关节炎、类风湿关节炎、膝关节骨刺及下肢循环失调、下肢水肿等。

（六十三）器官脏腑：小腿

相对应反射区位置：位于手部食指中节指骨段，无名指中节指骨段，可分小腿前面、后面及两侧。左手食指一侧为右小腿，右手食指一侧为左小腿。

常见疾病及功能障碍：下肢慢性溃疡、下肢静脉炎、下肢静脉曲张及小腿麻木、小腿软组织损伤、下肢循环失调等。

（六十四）器官脏腑：踝关节

相对应反射区位置：位于手部食指中节指骨头与远节指骨底相接部位，无名指中节指骨头与远节指骨底相接部位，可分为踝关节前、后（跟腱）及两则。左手食指一侧为右踝关节，右手食指一侧为左踝关节。

常见疾病及功能障碍：踝关节各种炎症及踝关节扭挫伤、踝关节肿痛、跟腱疼痛等。

（六十五）器官脏腑：脚背及脚掌

相对应反射区位置：位于手部食指远节指骨段，无名指远节指骨段，指腹为脚掌，指背为脚背。左手食指一侧为右脚掌和脚背，右手食指一侧为左脚掌和脚背。

常见疾病及功能障碍：鸡眼、胼胝及脚部扭挫伤、脚背肿痛、脚趾疼痛、脚底痛、足跟痛、脚部软组织损伤等。

（六十六）器官脏腑：上、下身淋巴结

相对应反射区位置：上身淋巴结位于手部第 5 掌骨底与腕骨相接尺侧的凹陷处。下身淋巴结位于手部第 1 掌骨底与腕骨相接桡侧的凹陷处。

常见疾病及功能障碍：各种炎症、肌瘤及发烧、免疫功能低下等。

五、正常指形

手指是手的重要组成部分，是人体上肢的末端，在经脉上是阴阳交界的地方，气血流注至此而复回，尤其能反映人体的健康问题，因此观察手指诊断病情，在临床上具有重要的现实意义。

中医自古就认为，五指能反映五脏六腑的兴衰。有人认为，手指一般代表头，手掌一般代表内脏，手背一般代表我们的背部。人内脏经脉的气出来首先到手指，所以手指非常敏感，一个人内脏的问题很快就可以在手上看出来。

手上有循行的经络、集中的穴位，五个手指可分别代表不同的身体系统，拇指为肺经循行部位，与呼吸系统有着密切的联系；食指为大肠经循行部位，联系着消化系统；中指为厥阴经循行部位，主要反映循环系统和内分泌系统；小指为太阳经和少阴经循行部位，可以反映心和小肠，肾和膀胱的病变，主要联系着循环系统和泌尿生殖系统。另外，大鱼际为太阴经循行部位，反映消化系统的病变；小鱼际为少阴经循行部位，反映肾功能的强弱。

拇指和小指集中了人体上肢的相关反射区，如腋下、手腕、上臂、前臂、肘等反射区；食指和无名指集中了人体下肢的相关反射区，如膝关节、腘窝、踝关节等反射区；中指主要集中了人体感官系统、循环系统、呼吸系统有关的反射区，如眼、鼻、口、喉、气管、甲状腺、舌根、舌尖等反射区，以及血压反映区等。

中国五行学说认为，世间万物均有五行属性。五行与五脏是对应的。五行即木、火、土、金、水，天地万物在五行相生与五行相克的相互作用下，对人类产生生养克化的作用。五指为五行所化，五脏之端，五志之态，故兼天地之灵，蕴天地造化之机。关于五指的属性问题，目前认识不一。有人认为拇指属土，使手指五行发生错位结构。我们认为还是按照中医阴阳五行理论，将手五指分为：拇指属木，为肝，为胆；食指属火，为心，为脑，为小肠；中指属土，为脾，为胃；无名指属金，为肺，为大肠；小指属水，为肾，为膀胱。

五行属性表

五行	木	火	土	金	水
五指	大指	食指	中指	无名指	小指
五脏	肝	心	脾	肺	肾
五腑	胆	小肠	胃	大肠	膀胱
五官	目	舌	口	鼻	耳
五色	青	赤	黄	白	黑
五味	酸	苦	甘	辛	咸
五化	生（发芽、飞腾）	长（成长）	化（开花结果）	收（收获）	藏（收藏、潜伏）

人体的五个手指，不但可以反映相应脏腑的问题，还可以相对地反映各个时期的身体状况。有人认为：拇指多反映一个人幼年时期的身体状况；食指更多地反映的是青年时期的身体状况；中指多反映壮年时期的身体状况；无名指多反映中年后期的身体状况；小指多反映老年时期的身体状况。

六、异常指形

（一）观手指强弱

通常情况下，人的食指和拇指最为有力。身体健康的人，则五个手指都发育完好、饱满有力。如果有某一个指头显得特别瘦弱，多反映其对应腑脏和年龄阶段健康状况较差。

（二）观手指肥瘦

《重订通俗伤寒论》引清代张璐之语，论述了手指和手掌之肥瘦，对诊法进行了完善，提出："指之肥瘦，以征经气之荣枯；掌之浓薄，以征脏气之丰歉"。以手指和手掌之肥瘦诊察脏腑经气的盛衰。

一些人观察发现：如果手指呈肥胖状，甚至指节间的肌肉都凸起来，那么就得警惕血脂偏高、乏力、脂肪肝等疾病了。而手指偏瘦甚至歪斜，尤其是五指并拢时手指间漏空者，则提示在某阶段健康状况较差，大半因脾胃虚弱而致。

（三）指的曲直

手指直而有力，说明这个人脾气比较直。而我们经常说的"漏财手"，可能是消化和吸收系统不良的表现。

（四）指的长度

手指细长的人多从事脑力劳动，手指粗短的人多从事体力劳动。

（五）指的血色

有的学者认为，手指颜色较白说明气血不足，身体瘦弱，手脚比较怕冷；较红的人说明血气充足，但太红反而说明血气不畅，人容易疲劳；手指头自我对比特别红说明这个人特别累，而且血黏稠度高，血脂高；红得发紫、发黑说明脑动脉供血不足，易发生心肌梗死；如果延伸到整个手掌都发暗、没有血色，就要注意肿瘤的问题，应大量紧急排毒；手指中间特别青的人说明消化功能非常差。

（六）观五指

1. 拇指

拇指指腹圆鼓，非常饱满，用手压能很快弹起来，提示肝脏健康；若压下去，弹起来比较慢，提示肝胆功能失调；若压下去弹不起来，弹性很差，提示肝脏可能有实质性问题，多数为贫血，造血功能失调，女性有崩漏。

拇指指腹凸起，说明肝脏功能亢进，致使脾统血不足，易出现流鼻血、便秘、月经不调等。

拇指指腹干瘪凹陷，提示肝脏藏血不好，土反侮木，至肝功能失调，易出现消化不良、便秘、腹胀等。

拇指指腹扁平薄弱，提示肝脾不和，体质较差，多怒思伤脾，性格忧郁，神经衰弱，可能易患抑郁症。

拇指扁小不易弯曲，提示肝血虚、阴虚阳亢，易患脑中风。

双手拇指近节指骨掌面纹理散乱，提示患有头痛、失眠，若仅出现在左手，则偏左侧头痛及失眠；若仅出现在右手，则偏右侧头痛及失眠。

指节过分粗壮，多心情偏激，易动肝火。

拇指指关节缝出现青筋浮露、或纹理乱，容易发生心脏疾病，如冠状动脉粥样硬化。

拇指掌节上粗下细者吸收功能差，身体一般较瘦弱；上细下粗者则吸收功能好，减肥较难。

拇指中间有横纹的，吸收功能较差，横纹越多对人的干扰越大。

拇指直的人比较自信，但容易火气盛；拇指弯的人容易失眠多梦。

拇指形状过于瘦弱，多见过于柔弱胆小的人，如果再兼有弯曲现象，则其人往往有神经衰弱，头痛失眠、纳差等症状。

拇指节较短且过于坚硬，不易弯曲的类型，大多是性急而脾气较大的人，有中风、头痛及心脏疾患的倾向。

2. 食指

食指用来判断心脏机能强弱，一般以圆秀健壮为佳。正常的指尖应该是越来越小，如果相反，则是吸收转换功能比较差。

食指三个指节的长度，以第一节最长，二、三节依次稍有递减，外形直且与中指密合，拥有这种食指的人，心脏机能应该是健康而少病的。如果食指苍白而瘦弱，可能表现为心脏机能较差，工作容易劳累，生活萎靡不振。

如果食指三个指节长短不对称，特别是中节的长度太长，则与钙吸收不平衡有关。有这种表现的人，大多骨骼与牙齿较早损坏。

食指指腹凹陷，不饱满，压下弹不起来，提示心脏压血差，心气不足。

食指指腹凸起，提示肝阳上亢，易患高血压。此类人多易怒、易激动、多疑。

如果食指很清白、弯曲、没有力，有人认为可导致火生土功能减弱，而使脾胃的功能弱，容易疲劳、精神不振。

如果在食指根部与拇指之间有青筋显露，有人提示要注意肩周炎的可能。

食指偏曲，指间漏缝，再兼纹线散乱，往往说明肝脏机能较差（子虚及母），同时揭示消化系统不健康。如果食指弯曲，且与中指合拢有空隙，提示胆囊不好，或有胆汁反流性胃炎；若同时在弯曲的食指触摸到沙粒状、颗粒状，提示患有胆石症。

如果食指指尖向桡侧（拇指方向）弯曲，提示患肝炎的可能性较大（子虚及母），且多属肝阴虚。在食指远节指骨段桡侧触摸到沙粒状，提示肝脏上可能有血管瘤。

如果食指指尖向尺侧（小指方向）弯曲，提示心阳虚（土胜反克），易患有脂肪肝，有人发现，在食指远节指骨段尺侧触摸到沙粒状，多为囊肿，或其他肿瘤。

如果整个食指向尺侧（小指方向）弯曲，提示肝疏泄功能失调（母虚及子），易疲劳，易怒，女性月经不调，性子急；男性多脂肪肝，好喝酒。

食指指根掌侧纹理散乱，提示易出现头痛、失眠、多梦。

3. 中指

中指为五指之中心，为生发之源，与掌心土位相应，因有心包经通过，使其所主功能更佳（火生土），并如掌心土区一样，既显示脾的功能，更显示心脑功能，只是在指节段上有所分属。一般以圆长健壮，指节柔软而不柔弱为佳，过硬而缺乏弹性者欠佳。指型直而不偏曲的人，大多脾、心机能好，元气旺盛，精神饱满而少病。

中指偏曲，指间漏缝的人，除脾功能较差外，还会影响到心血管系统的功能。如果三个指节不对称，中节特别长的人，往往思想悲观，容易有骨骼、牙齿疾病，亦即钙质的代谢功能较差。

中指指腹凹陷，提示脾气不足，土生金力弱，有可能造成脑缺氧，供血不足，易发生昏厥。

中指根部有青筋显露，要注意心脑功能薄弱，青筋浮露很多有中风倾向。

中指苍白，细小而瘦弱的人，脾脏机能较差，统血功能也低下。

如果中指细且横纹较多，说明生活没有规律，往往提示脾、心脑血管方面的疾病。

中指指根掌侧纹理散乱，提示吸收功能差，消化不良。

整个中指向桡侧（拇指方向）弯曲，提示脾气不足，子虚及母而致心动过缓，心阳虚，易造成失眠或头痛。

中指指根向桡侧弯曲，注意心肌病变。

整个中指向尺侧（小指方向）弯曲，提示出现心肾不交，水火不齐的心功能紊乱，易出现头晕、失眠及偏头痛（左手出现左侧偏头痛，右手出现右侧偏头痛）。

4. 无名指

无名指以圆秀健壮为最好。指型直而无偏曲，指节圆润有力，指节纹清爽的人，大多肺脏及生殖机能建全。

无名指生得太长的人，亦即超过中指第三节一半以上，快要与中指齐平，大多先天的遗传体质很健壮，但容易发生因为后天的生活不规律，如饮酒、熬夜、过劳等现象而带来衰弱，从而影响身体健康的倾向。

无名指太短的人，说明先天气化功能不足。又主元气太虚，精神不振。

无名指苍白、瘦小、贫弱的人，大多肺脏与生殖系统的功能较差。

无名指指腹凹陷，提示肺的水液代谢差，功能下降，易出现盗汗和打鼾。

无名指指腹凸起，提示肺功能失调。

无名指指头偏曲，指节漏缝的人，提示子母脏之间生发功能薄弱，除肺气化功能较差，脾、肾功能亦不佳，还会影响脑功能，容易出现神经衰弱、头痛、失眠等症状。

无名指远节指骨段向桡侧（拇指方向）弯曲，提示患有肺炎、支气管炎。

无名指近节指骨段向桡侧（拇指方向）弯曲，提示患有结肠炎，易出现便秘或腹泻。

无名指向桡侧（拇指方向）弯曲，中间向尺侧（小指方向）弯曲，提示患有肺炎，易引起肺心病。

无名指向尺侧（小指方向）弯曲，不常见，提示肺部疾病较严重，可能为肺癌晚期。

无名指近节指骨段向尺侧（小指方向）弯曲，提示直肠有问题，易患痔疮。

无名指指根弯曲，提示胰腺有问题，易出现腹胀、腹泻。

无名指指根掌侧纹理散乱，提示患有升结肠、降结肠疾病。

无名指是下肢的反射区，桡侧有血糖反映区。

5. 小指

小指能反映出泌尿生殖系统机能的旺弱。一般来说，小指以细长为佳，指节长短相称，直而不偏曲，一定要过无名指的第三个关节或者与第三关节平齐。这些代表着该系统功能健全，身体健康良好，并能将这种体质遗传给自己的子女。

如果小指小于无名指第三关节或者弯曲，说明先天的肾脏和心脏都不是很好。如果小指细小且短，女性很容易出现妇科问题，如月经不调等；如果小指特别小，生育功能会出现障碍，男性就容易出现肾亏、腰酸腿软等。如果其他四指都非常好，就是小指不好，说明先天不足。所以，人的身体素质的保养很关键的是看小指。

小指指腹凹陷，提示患有生殖系统疾病。

小指指头偏曲，指节漏缝太大的人，其子母脏生发功能失调，金克木，木克土，造成消化系统功能紊乱。指节纹散乱，除自己身体机能较弱外，还易把这种现象遗传给子女当中的一个。

整个小指向桡侧（拇指方向）弯曲，金、水、木，子母脏功能失调，隔位相克脏藏血，肾藏精不足，胞宫血精气化功能缺失，命门火衰而易患有生殖系统疾病。女性多为月经不调，若同时中节指骨段触摸有沙粒状、包块状，提示患有子宫瘤、卵巢囊肿。

小指指根部向桡侧（拇指方向）弯曲，提示膀胱有炎症。

小指远节指骨段向尺侧（小指方向）弯曲，提示肾阳虚（手、脚发凉），常有腰痛的感觉。

小指指根掌侧纹理散乱，提示患有泌尿系统疾病。

小指与其他几指不能合拢，提示肾脏有问题。

小指指根部与无名指有空隙，提示患有泌尿系统疾病。男性若同时小指桡侧面有横条纹，提示前列腺肥大或增生。

小指远节指骨段向桡侧（拇指方向）弯曲，提示肾阴虚（手、脚发热），肾有炎症；同时若触摸有小棱状、沙粒状，提示患有肾囊肿。

小指苍白，细小且瘦弱（水盛伤母），提示易患肠道疾病，引起吸收不良或排便不畅。

（七）指节屈褶纹

指节屈褶纹简称指节纹。指的是手掌十指每节承接处一两条粗而明显的横纹。

若十指第一指节纹只有细而浅的一条，可能出现此人在学习及其他活动中注意力不易集中，大脑经常开小差，通常注意力集中时间不能超过20分钟。若十指每指节纹均呈一道细而浅的横纹，表示此人大脑反应迟钝、痴呆。

七、正常手背形

近代应用全身穴位反射疗法诊疗发现，手指一般代表头，手掌一般代表内脏，手背一般代表我们的背部。

手背面主要集中了与人体运动系统和免疫系统密切相关的反射区，如颈椎、胸椎、腰椎、骶骨、尾骨、肾上腺等反射区，相当于人体经络中督脉所通过的区域。

八、异常手背形

观察手背异常状况，也可以获得身体病变信息。常见病变如下：

（一）手背发亮

绝大部分人在身体腰酸背痛、乏钝无力的时候，手背就尤为光亮，像抹了一层油一样。

如果手背亮泽延伸至整个手背，则提示湿症严重，需赶紧就医。

（二）指背麻痹

如果小指麻痹，则提示第七颈椎出现了问题。若无名指麻痹，则提示第六颈椎出现了问题。若中指麻痹，则提示第五颈椎出现了问题。倘若食指麻痹，则是血虚问题。

（三）手背中指指掌关节握拳凸起

人体第七颈椎的凸起，与手背中指掌指关节握拳时凸起的关节相对应。这个关节面的形态反映的是颈椎的状况。若关节面靠近小指的一侧增生，则可能是颈椎右侧出现了问题；靠近拇指的一侧畸形，则可能是颈椎左侧出现了问题。

（四）手背食指与小指指掌关节异常

手背食指指掌关节反映的是左侧肩周问题，小指指掌关节则反映右侧肩周问题。如果这两个关节发生畸形增生或者附近有青筋浮露凸起，则提示有肩周炎。

（五）手背青筋浮露凸起

如果手背部有青筋浮露凸起、扭曲，且伴有黑斑、结点、痛点出现，则反映着腰背的相应部位发生病变，提示腰背部积滞导致的腰肌劳损、疲劳乏力。青筋浮露越多，情况越严重。如果青筋浮露在手背上部，则病症在背；如果青筋浮露在手背下部，则病症在腰。

（六）手背瘀血、疼痛

手背中央位置出现瘀血、颜色不正或呈硬块状或挤压时有剧痛，则提示这个人即将患上胃溃疡。

指压手背中部偏腕部拇指侧的位置，如果出现剧痛，则说明下肢和腰部神经异常。

手背中指指根处如果有瘀血状的紫色或压痛感，就表示喉咙即将发炎。

手背阳溪穴可以反映出高血压初期的症状。刺激阳溪穴，若有剧痛感觉，则提示血压必定升高。

食指指背第二关节部位颜色发紫或有压痛感时，则是胃炎即将发作的征兆。

（七）手背部常见脏腑、器官反射区和反映的常见疾病及功能障碍

1. 头部

反射区位置：位于双手手背第 3 掌骨头与中指近节指骨底相接部。

常见疾病及功能障碍：头痛、偏头痛、失眠、脑血管病变、脑震荡后综合征、高血压、低血压及神经衰弱、头晕等。

2. 眼部

反射区位置：（1）位于手掌面第二、三手指的第一节指骨的正面和内外侧面，由第二指根部的桡侧面向第三指根尺侧间的弧线以上部分。每一指根部内外两侧和手背部第二指根的尺侧各有一个敏感点。（2）位于双手手背面中指近节指骨段上 1/3 处。

常见疾病及功能障碍：近视眼、远视眼、青光眼、白内障、麦粒肿（睑腺炎）、结膜炎、角膜炎、老花眼等。

3. 耳部

反射区位置：（1）位于手掌面第四、五手指的第一节指骨的正面和内外侧面，由第四指根部的桡侧面向第五指根尺侧间的弧线以上部分。每一指根部内外两侧和手背部第四指根的尺侧各有一个敏感点。（2）双手第五掌骨头尺侧面，肤色赤白相接部。

常见疾病及功能障碍：中耳炎、眩晕症及耳鸣、重听等。

4. 鼻部

反射区位置：（1）位于拇指桡侧，由指尖侧面至指甲根部。（2）双手手背面中指近节指骨段中 1/3 处。

常见疾病及功能障碍：鼻塞、急慢性鼻炎、过敏性鼻炎、过敏性哮喘、鼻出血、鼻窦炎、上呼吸道感染及鼻塞等。

5. 额窦

反射区位置：(1) 拇指上的额窦，位于指腹的上1/3，其敏感点在外侧1/3处；其余四指则位于第三指节骨上的球形，敏感点在下1/3处。(2) 双手手背第3指掌关节两侧凹陷处。

常见疾病及功能障碍：额窦炎症。

6. 喉部

反射区位置：在手背中指近节指骨段关节处。手掌面为腕横纹中间点与大小鱼际中间相接处。

常见疾病及功能障碍：喉炎、咽炎、气管炎及咳嗽、声音嘶哑、喉痛、气喘、声音微弱等。

7. 扁桃腺

反射区位置：位于双手手背面中指远节指骨段的两侧。

常见疾病及功能障碍：扁桃体炎、咽炎、上呼吸道感染及发热、免疫功能低下等。

8. 舌尖

反射区位置：位于双手手掌面，中指近节指骨头与中节指骨底连接处。

常见疾病及功能障碍：心脏病、口腔溃疡及舌尖痛等。

9. 舌根

反射区位置：位于双手手背面，中指中节指骨头与远节指骨底连接处。

常见疾病及功能障碍：口腔溃疡及舌根痛、喉痛等。

10. 上下颌

反射区位置：位于双手手背面中指近节指骨段下1/3处。

常见疾病及功能障碍：口腔溃疡、牙痛、上下颌关节病、口腔发炎、牙周病、打鼾及牙痛等。

11. 三叉神经

反射区位置：(1) 位于双手拇指第二节指骨的内侧面，与指甲根平行，摸不到骨头的部位。(2) 手背中指近节指骨底两侧凹陷处。

常见疾病及功能障碍：偏头痛、腮腺炎、三叉神经痛、失眠、头面部的疾病及神经衰弱等。

12. 小脑

反射区位置：(1) 位于拇指指腹部内下方1/3，第2横纹以上的部位。(2) 双手第3指掌关节掌背凹陷处。

常见疾病及功能障碍：运动系统疾病、小脑疾患等。

13. 甲状腺

反射区位置：(1) 从第1掌指关节偏外侧的凹陷部位起，绕掌指关节至内侧面的一个弧形区。(2) 位于双手手背中指中节指骨垂直中线的两侧。

常见疾病及功能障碍：甲状腺炎、肥胖症、月经不调、闭经、痤疮、失眠及甲状腺肿大、甲状腺功能亢进或低下、心悸、神经衰弱、内分泌功能失调等。

14. 甲状旁腺

反射区位置：(1) 位于手掌面第1掌指关节缝处。(2) 双手手背面中指中节指骨底、指骨头上下两侧。

常见疾病及功能障碍：更年期综合征、失眠、皮肤疾病、过敏症、痉挛症、妇科病及筋骨酸痛、手足搐搦、指甲脆弱、神经衰弱、恶心呕吐等。

15. 气管

反射区位置：手背面为中指中节指骨段指中线处。手掌面位于双手掌大小鱼际相连部的上1/3部位。

常见疾病及功能障碍：气管炎、哮喘、支气管炎、上呼吸道感染、扁桃腺炎及咳嗽、胸闷等。

16. 肾脏

反射区位置：位于双手背、双手掌的中部，手第2掌骨与第3掌骨中间和第3掌骨与第4掌骨中间。

常见疾病及功能障碍：肾炎、肾肿瘤、肾功能障碍。

17. 肾上腺

反射区位置：位于双手背、双手掌中上部，第2掌骨与第3掌骨中间和第3掌骨与第4掌骨中间。

常见疾病及功能障碍：肾上腺肿瘤、肾上腺功能紊乱。

18. 尾骨

反射区位置：位于双手背第5掌骨段。

常见疾病及功能障碍：坐骨神经痛、腰腿痛、尾骨损伤后遗症等。

(八) 手背指节纹

指节各关节手指背对应处之纹。一般情况下，近掌指关节及最末端指关节上下均呈现2-4条指节纹，此纹形状弯曲，近端较远端数量多、深、清晰度高。此纹正常时提示人的大脑发育健康；如果只有一条，则说明此人反应迟钝；若指节纹呈现咖啡色，尤其无名指最为明显，则提示胆囊有疾病。

九、正常指甲形

指甲也称为爪甲。它虽然是人体骨骼延伸出手指前段的硬体部分，但它和人体骨骼又不同。它由硬的角质素构成，因此没有细胞存在。

指甲主要由甲板、甲床、甲襞、甲上皮、甲半月痕构成。

望甲诊法始于《内经》，首先提出了肝主筋，其华在爪，爪甲为肝胆外候的中医理论。认为爪甲为"筋之余"。《素问·五脏生成》篇说"肝之合筋也，其荣爪也"。认为肝血影响着爪甲的荣枯，而肝藏血，疏泄功能又关系全身的气血运行，故爪甲不只是诊断肝脏的情况，亦可诊断全身气血盛衰。

正常人的指甲大都和指头长短宽窄相称，外观红润无杂色，坚韧而略呈弧形，平滑而充满光泽，甲面上无明显纵纹或横沟，边缘整齐，不易折断，用手压按指甲，立即放开，血液很快充盈恢复原状。指甲的标准长度为第一指关节到指尖的二分之一，一般呈宽三纵四的比例。具有这种指甲的人，如果形状、色泽等方面状况良好，就可以断定他身体健康，充满活力。

（一）一般认为，大拇指甲是代表全身的健康状态，大拇指的形态变化最多，不论其他四指是否有特征，大拇指一般首先会有表现。因为在这么一点的区域内要分清什么部位比较难，但大拇指甲上的形态变化确很明显，有些图形表现十分清楚。如胆囊炎无症状者，无名指上也无特异的指甲征，可大拇指上有链条状的凸条变化，位于甲中部位。

大拇指甲不同区域的定位：内侧是头，中是胸腹，外侧是生殖器和直肠。如一个人平卧在上面，前半部看头面、口腔的病变，根部看胃、乙状结肠、直肠、肛门、子宫，甲两侧看腹腔、盆腔病变。

（二）有人认为，食指甲定位的组织器官比较多。前端代表脑血管病症，甲根代表心肌的血管分布，甲中代表心肌的病变，甲外侧缘代表输卵管和卵巢的病症，甲沿边缘代表子宫颈的病变，甲的正中也能反映颈椎的病变。甲根皮带连接处代表中枢神经系统功能，皮囊部分也反映中枢功能、口腔病变。

（三）中指甲主消化系统，包括胃、十二指肠、肝、胆、胰等器官。因解剖部位的关系，肝、胆、胃窦、十二指肠在右边，主要病症在右手中指上表现出来；胃大弯、下食道与贲门、脾在左手中指上看。肝脏是人体的重要器官，是储血的器官，所以肝病的诊断要结合其他指甲信息综合诊断。

（四）无名指甲征主要以肺为主，但右手无名指甲根则是诊断胆囊病的主要部位，左手无名指前、中部则可反映心内膜的病变、纵隔病变，甲前端反映咽喉部炎症。左手甲根与腰痛有关，皮囊与痔疮有关。

（五）小指甲的形态变化主要反映腰臀部、肾、鼻窦部病变，甲前端和上呼吸道有关。

定位确定后，根据异常形态即可判断体内某一部位的病症。

（六）健康人的指甲下部都有白色的甲半月痕。健康甲半月痕数量：双手 10 个手指都可有甲半月痕。形态：半月痕面积占指甲的 1/5。颜色：奶白色，越白越好，表示精力旺盛。如果十个指头都有甲半月痕，那是最佳的。有人认为，甲半月痕可反映人体的健康状况，尤其是心血管系统的功能状况等。然而，这并不是说出现甲半月痕的人就一定健康无疾患，具体疾病的诊断还需要结合其他的办法或途径。甲半月痕的最大特点是和人的遗传密切相关。大拇指上有半月痕，其余四指没有，也并不一定是身体不佳的表现。然而，如果大拇指上没有半月痕，那就值得注意了。最理想的是半月痕占整个指甲的 1/5。一般情况下，半月痕的形状都呈上弦月状，但山形、三角形也经常可见，这些并不妨碍健康。中医认为，精是构成人体的基本物质。精来源于先天而生的禀赋和后天通过饮食汲取的营养。中医主张，气不耗归于肝为血，血不耗归于肾为精，精不耗归于骨为髓。甲半月痕就是观察人体精髓的窗口。

十、异常指甲形

《素问·痿论》中就已经提出望爪甲是诊断疾病寒热性质的一种方法，有："肝热者，色苍而爪枯"。《灵枢·二十五人》所述："感于寒则善瘦、骨病，爪枯也"。

西晋王叔和重视甲诊，继承发展了《内经》的理论，把扁鹊、华佗察声色的经验保存下来，著作中也有关于爪甲的论述。如《脉经·诊五脏六腑气绝证候第十一》说："病患筋绝，九日死，何以知之？手足爪甲青，呼骂不休。"可见其重视爪甲颜色变化与病情程度的关系，及在疾病诊断过程中的辅助诊疗价值。

明代蒋示吉在继承传统的基础上，在所著的《望色启微》中，从指甲的形质，包括厚、薄、坚、濡、外形端直、粗恶、纹理有无等多角度进行了观察探讨。并且提出了根据爪甲的形色可以推断胆腑生理禀赋的区别。在其专著《望色启微·望六腑长短浓薄结直缓急法》中提出"肝应爪，爪厚色黄者，胆厚；爪薄色红者，胆薄。爪坚色青者，胆急；爪濡色赤者，胆缓。爪直色白无纹者，胆直；爪恶色黑多纹者，胆结也。"

至清代甲诊有所发展，一些四诊专著中设有甲诊的专篇论述，其中对于甲诊与疾病性质关系的相关论述较为丰富。清代汪宏在《望诊遵经》中侧重观察爪甲的荣枯和甲下肉色等。

如《望诊遵经·爪甲望法提纲》说："爪甲赤者多热；爪甲黄者疸病；爪甲白者寒证；爪甲黑者，或因血癖而痛，或因血凝而死"。湿热熏蒸肝胆，胆液外溢，故可见指甲色黄。气机不畅，经脉不能畅达，癖血阻滞，甲失孺养，则见指甲紫黑。另外书中通过观察爪甲的荣枯和甲下肉色变化来断生死、诊断疾病。《望诊遵经·爪甲望法提纲》说："爪甲黑，干呕面青，肢厥冷者病凶；病患爪甲白者不治；爪甲青者死；爪甲下肉黑者，八日死；手足爪甲青，呼骂不休者筋绝，九曰死。"

若长期缺乏蛋白质或铁元素，通常易造成匙样或扁平状指甲，通过改善饮食营养即可以矫正。有人认为，对于佩戴人造指甲者可能助长指甲储存潮气、变软，造成指甲向上弯曲，对此问题应酌情增加营养，去掉所戴的人造指甲。

下面介绍常见异常指甲形与人体脏腑和临床疾病的关系，近期有人观察发现：

（一）长指甲：宽三纵五以上比例的指甲都属于长指甲。指甲长，又呈长方形和椭圆形的人肺脏衰弱，易患哮喘、支气管炎等病。同时易患流感，身体抵抗能力差。指甲细长，呈长方形，断面呈凸圆状的人肾功能衰弱，易患泌尿、生殖系统疾病。

（二）短指甲：指甲很短呈四角形的女性，易患有妇科疾病，并因此影响生育功能。

（三）圆指甲：指甲圆，断面平的人，有脾脏方面疾病。指甲圆，断面也呈圆形的人，身体虚弱。

（四）指甲呈三角形：有些三角形指甲的人易患肠炎、喉炎等症。三角形形状与前者相反，呈逆三角形的人易患糖尿病及肺炎等。扇形（逆三角形方向）生在鼓槌指上的人必有心、脑、血循环疾病，如中风、脊髓等症，指甲惨白、暗黄可能正在发病。

（五）指甲呈四角形：指甲短并且呈四角形的人有心脏系统的疾病。如果指甲呈青色，常常见于患有心血管神经官能症者，如果变成深青色或者紫色，说明伴有心脏病已经发生恶化。

（六）指甲宽而短，即宽大于长（正常宽：长为 3∶4 –5∶7 为宜），无论男女，可能有不育症。

（七）指甲横道：指甲的表面平整光滑是健康的表示。拇指指甲上横纹提示胃肠疾病。如果有人的指甲上鼓起数条棱状的横道，说明身体出现了异常，已经患病或者潜伏的疾病可能要爆发。此种指甲常常发生在情绪欠佳时，如能每天适当吃一些富含蛋白质的饮食，同时摄取维生素 C、外加 15 毫克锌增补剂，即可加速新生指甲的生长，从而可使指甲上水平隆起的线条状棱逐渐消失。横道一旦出现，不会消失，而是随着指甲的生长而往指尖奔去。一般说来，年轻人生命力旺盛，指甲从生出到指尖为七个月，也就是说七个月是一个周期，更新一次，老年人则是十个月，所以我们可以根据横道的位置，估算出得病的时间。

（八）指甲纵道：有的人指甲上鼓起数条棱状的纵道，这也是身体异常的表示。这种人精神不振、疲劳无力，一般患有神经系统衰弱症候，脑系统疾病以及酒精、药物中毒等。有时这类指甲在 40 岁以后才会发生，此乃因细胞再生能力减弱之故。为此，每年至少需要检查一次，看有无贫血抑或有无维生素及矿物质的缺乏情况。此种病甲也可能揭示维生素 A、钙质或铁元素不足。食指或中指的指甲上粗细不均的纵纹或横凹纹，提示胆石症。

（九）甲身凹沟：甲身当中有凹陷，通称凹沟。提示身体内钙质、蛋白质、硫元素的缺乏，这些营养物质可以从蛋类、大蒜中取得，经常食用为好。同时可以推测患者大约在若干天以前曾经发生较重的疾病，或遭受精神打击，引起营养失调。

多痕凹沟者，常见于肠道寄生虫病或肠功能衰弱症；如凹沟发生在拇指甲上，多有精神不振；如发生在食指甲上，其人易患皮肤病；如发生在中指甲上，多为肌肉无力症；如发在无名指甲上，易患眼疾、支气管炎等呼吸器官的疾患；如发生在小指甲上，易患咽喉炎、神经痛或胆汁性疾病。

小指的指甲上有多条横沟，易患胆囊疾病。

指甲中央部分凸起，甲根部往里凹的人易患结核病。

（十）指甲翻曲：指甲向上翻起，即指甲向着手背的方向翘起来，指甲中央部分下凹的人易得心脏病，这种现象，亦往往见于脊髓疾病或酒精中毒患者。

（十一）指甲尖有缺痕：指甲尖有缺痕常见于体内有寄生虫的人。

（十二）指甲脆、裂：一是指甲与水接触的时间过长；二是饮食中蛋白质及钙、硫、锌等元素或维生素 A、维生素 C 和维生素 B 不足；三是慢性疾患或情绪处于应激状态；四是口服避孕药；五是指甲被打磨或使用磨除剂所致。

（十三）指甲无光泽：若指甲呈现波浪状且无光泽，提示可能缺乏蛋白质，缺少维生素 A 及 B 族维生素或者提示矿物质不足。对此可改善日常的膳食并每天补充多种维生素，外加维生素 B_6 及 15 毫克锌元素等即可。指甲无光全部白色则提示可能罹患肝脏疾患，需进一步做其他辅助检查。

（十四）脊状、槽状及沟状指甲：你若佩戴人工指甲或不注意修整外表的角质层均可造成脊状、槽状或沟状指甲问题。这些异常症状还可以因疾病、营养缺乏所引起，故尚须对症处理。

（十五）软、弱状指甲：这种不健康的指甲常因过度与水或指甲化妆品类中的化学物质接触所致。其次与情绪不佳、饮食不良亦有关联。日常生活中不妨多吃些维生素 A 含量高的食物。

（十六）小指甲、短指甲、宽指甲呈红色，示血压高，有脑血栓形成、脑出血、动脉硬化的危险，尤以小指甲为心脏病患者的特征。

（十七）指甲特大有纵纹而手指相对偏细的人，呼吸系统很容易生病。

（十八）拇指是健康的指标，在重大疾病或受到重大伤害以及手术后其指甲可出现横槽。

（十九）指甲色红润为上，白、黄、青、紫、蓝、黑，多为病相。

（二十）苍白指甲无血色，提示贫血、血寒、气血亏损、低血压。

（二十一）青紫指甲，提示供血不足、缺氧、动脉硬化、血脂高（胆固醇高），如同时伴有耳褶纹出现，提示高血压、冠心病等。

（二十二）接近死亡的人，指甲往往由基部中点至指尖逐渐呈现黑色，向上发展，成一直线，危在旦夕。

（二十三）青指甲为重寒症，血瘀。青黑者病情危重。

（二十四）蓝指甲为缺氧。青再深为蓝，或瘀血，或心血滞阻，是恶性病变指甲表现。

（二十五）黄指甲为黄疸，肝胆疾患或嗜烟成性，并提示是慢性疾病，尤其出现在拇指甲上，提示全身健康状态较差。

（二十六）甲床白斑，多提示体内缺钙、缺硅或有寄生虫。药物或尼古丁中毒也出现白斑。有白斑指甲的人，较神经质，容易疲劳，或有慢性习惯性便秘。特别是在中指上出现白斑的，提示脊椎缺钙，骨质疏松，容易出现腰椎、腿部疾患或骨折，而且不易修复，因而要格外注意观察这种信息。

（二十七）甲皮囊倒刺、皮缘角化、撕裂：甲周皮囊及皮肤红肿，同时在肿胀的皮肤上出现倒刺，伴有炎症红肿的变化，常常表明炎症合并溃疡，如口腔溃疡、肾炎、并有蛋白尿、血尿等实质器官的损害。或甲周局部组织损害。

1. 拇指皮囊倒刺：表明最近几天由不良刺激引起病损。倒刺由外侧到内，部位不同反映的损害部位也不一样。

拇指皮缘撕裂：慢性病急性发作期机体功能应激反应，突发性的功能变化，营养代谢失调，组织细胞受打击停止生长，造成某一部分的撕裂。内侧撕裂为上呼吸道炎症，外侧撕裂为盆腔和直肠疾病，尤以痔疮发作明显。

2. 食指皮囊倒刺：表明患者已有咽喉炎。如皮囊红肿，伴有倒刺表明病情较重，如有三根倒刺以上则表明口腔炎症已出现溃疡。

食指侧倒刺：表明有慢性咽喉炎急性发作，受饮食影响，伴发腮腺炎，腮腺有轻微肿大，压痛等症状，主要是慢性炎症急性发作。

3. 中指倒刺：表明胃、十二指肠受到一时性或突然的刺激而受损害，损害程度可根据其他指甲征来判断。

中指侧倒刺：表明胃受不了过冷、过热，或不良食物的刺激，一般无明显的胃肠道症状。

中指皮缘撕裂：表明胃在几天时间内服用不适当的药物，或是食用“热性”食物太过，或是食用了不利康复的药物或食物，胃受到损害。

中指皮缘角化增厚：表明胃肠道有亢进性的炎症存在，多由偏食、嗜好刺激性食物，如辣椒、大蒜、姜汤、咖啡等引起，可改变食物或用消炎药物治疗。由食物或药物引起的皮缘角化增厚、撕裂没有什么明显的症状，可一旦发展，病情加重，则后果严重，如胃黏膜脱垂。角化表明组织营养不良，供血不足。

4. 无名指倒刺：表明有不良刺激导致炎症出现。倒刺出现在左手指上，可能因为吸烟饮酒太过，及酸辣等刺激性食物所致的上呼吸道，及消化道炎症。倒刺出现在右手指上，可能为饮食不节导致的胆囊炎症变化。

无名指侧倒刺：侧倒刺的出现提示其气管已有损害，一般为饮酒和不良食物所致。如对某食物过敏，或遇刺激性食物，则使轻微炎症加重，表明为最近二三天出现的症状。尤其是慢性咽喉炎者和慢性胃肠炎患者吃了油炸食物后最易出现。

5. 小指倒刺：表明腰部肌肉有轻微损害，患者 80% 有不舒服的感觉，也有少部分人有痛的感觉。

6. 拇指、食指二指同时倒刺：表明有急性的口腔炎症，多由感冒、疲劳过度、运动使原有的慢性病加重，营养消耗增加所致。不但有口腔炎，还有直肠炎症同时存在。如痔疮的发作和咽喉炎同时存在。

拇指、食指二指一般情况下都是最先出现皮缘角质化，因为身体某一部位有病变都会影响全身功能，中枢神经系统也易受累。所以，指头皮肤的正常营养代谢受累，80% 是由慢性炎症引起的，20% 是由偏食“热性”食物太多引起的。

拇指皮缘撕裂多数为胃肠炎。拇指、食指二指皮缘撕裂多数为肺炎、胃肠炎，俗称“胃肠积热”引起的口腔炎和上呼吸道炎症，原有慢性病的急性发作也出现此征。

7. 食指、中指、无名指、小拇指甲征与病症

四指头皮缘皮肤增厚、粗糙、角化毛糙甚至角化游离、撕裂，此征象表明指头营养代谢障碍，由长期慢性病加药物治疗不当，或者是饮食不良所造成。主要病变在肺、肝、脾和胃肠。常见的患者为嗜酒、嗜辣及油炸食物，症状不很典型，又不注意保健所致。大多数人都有几种病并存。男性以肺为主，女性以肝和胆为主，但也可鉴别以什么脏器为重。如肝、胆损害者，重者手掌心有皮肤增厚、粗糙；肺有慢性炎症者，则大拇指和无名指的甲征变化明显，皮缘角化突出。

四指甲背血管怒张变化、指背皮肤光白变化：表明患者为肝肿瘤。

四指背紫色血管怒张变化：表明患者为肺脏、心脏病变。

杵状指：各个指头肥大，呈杵状，指甲发绀，表明慢性肺部缺氧、缺血，有阻塞症状，多见于肺源性心脏病、哮喘等循环、呼吸系统疾患。

十指指甲前甲端下出现红色片状，未感冒时，大拇指白色甲半月痕呈红色，均为提示胰腺炎信号。

（二十八）甲半月痕（半月形）：中医学认为，甲半月痕越少，代表其人底子属寒，精力越差，体质越弱，免疫力越不好；无甲半月痕者，虽不表示疾病，然而一旦生病，比较难以痊愈，而且在性生活方面会因为精力不足而力不从心。人们一直认为清晰的甲半月痕是身体健康的象征。但现实中有许多人没有甲半月痕，或者只有模糊甲半月痕的人照样长寿或者终身极少生病；而许多身存疾患的人（比如糖尿病、高血压、甲状腺功能亢进、血管硬化症等患者），双手指甲均可见明显的甲半月痕出现。所以，观甲半月痕诊病不能只是看它的有无，还得把指甲甲床色泽及掌指皮纹对照观察，进行综合辨证。

1. 甲半月痕不正常的三种类型

（1）寒底型：通常无甲半月痕者为寒底型，提示阳气衰弱而阴气较盛。这种人的脏腑功能低下，气血运行缓慢，很容易体乏无力、精神不振、吸收功能亦较差。可表现有面色苍白、手脚厥冷、心悸、嗜睡、容易感冒且反复感冒、精力衰退、体质下降，甚至患痰湿停滞、气滞血瘀、痰湿结节、肿瘤等。

（2）热底型：这种人连小指都有甲半月痕，或者是甲半月痕增大。热底型提示人体阳气盛行，脏腑功能强壮，身体素质较好。但在病理情况下，则是阳气过盛，脏腑功能亢进。可表现为面红、易上火、烦躁、便秘、易怒、口干、食量大、不怕冷、好动，甚至患上高血压、高血糖、中风等严重疾病。

（3）寒热交错型：这种人通常甲半月痕界限模糊不清，颜色逐渐接近甲体颜色，属阴阳失调。寒热交错提示人体内有阴阳偏盛偏衰的变化，寒热的变化可因保养的不同而不同。例如，热型者需要清热而多食用寒凉食物，寒型者则需要祛寒而多食用温热物质。

此外用药失调、劳损过度也可导致寒热平衡发生变化。初期：甲半月痕边缘开始不清；中期：甲半月痕开始缩小；后期：甲半月痕减少并消失。身体素质则由热变寒，精力衰退逐渐走向衰老、体弱、多病。现实中这样的例子多不胜举，很多医生只注重局部清热、消炎，而没有留意甲半月痕这个重要信号，以至于长期用药反而破坏了体内相对平衡状态，伤害了患者身体。

2. 甲半月痕颜色和形状的变化都可以看作是人体内部的“阴晴”表现

甲半月痕变色的情况多见于心血管系统疾病发作时和某些血液系统疾病；而形状变化则多见于高血压、低血压、甲状腺功能亢进、脑中风、贫血、神经衰弱、甲状腺功能减退等疾病的患者身上。有些学者认为：甲半月痕太小或没有的情况容易发生在脑软化症、急性肺炎、哮喘、痛风、肠胃病等患者身上。除了这些，出血、肿瘤都可以使甲半月痕发生明显改变。事实上，甲半月痕的形态与疾病的关系极为微妙和复杂，需要具体情况具体分析。

甲半月痕呈灰白色：甲半月痕呈灰色或浊白，则提示脾胃消化吸收功能的病患，且此人容易患贫血、体乏无力、体质下降等症。

甲半月痕呈粉红色：甲半月痕颜色与甲面颜色分界不清，提示脏腑功能下降，体力消耗过大，易患糖尿病。

（1）若拇指甲半月痕呈粉红色，提示胰腺功能不良、胰腺功能减退，身体容易疲倦、容易感冒，严重者会引起糖尿病。

（2）若中指甲半月痕呈粉红色，则说明此人精神状况不稳，或者过于疲劳时，很可能会发生头晕眼花、思路不清晰、失眠多梦等。

（3）若无名指甲半月痕呈粉红色时，表示运行于无名指的三焦经发生异常。实为阴阳失调，因寒或热引起血液循环不良，或体质下降导致月经不调。

（4）小指甲半月痕呈异常的粉红色，提示心脏病的可能。当心脏血液循环不良和内脏功能异常时也会有此症状。因为心脏疾病突发经常导致暴病而亡，所以，常常观察小指和中指的甲半月痕是较好的预防方法。

甲半月痕呈紫色：紫色常见于气血瘀滞，血液黏稠度高，容易引起心脑血管血液循环不良，供血供氧不足，动脉硬化等。若十指甲半月痕均呈黑红色及紫蓝色，提示此人患有心血管疾病。

甲半月痕过大：若甲半月痕面积大于指甲 1/5 者，则多为心肌肥大，易患心脑血管疾病、高血压等。若十指甲半月痕大于全甲的 2/5，则提示此人有家族遗传性高血压。这样的人随着年龄的增长应该加以防治，肥胖是其首先要警惕的。若十指甲半月痕过大，且延伸至甲面边沿呈锯齿状，则提示胃部疾病恶变。

甲半月痕过小或无：若十指甲半月痕小于 1/5，则多为精力不足，肠胃吸收功能差。若十指甲半月痕过小或者没有，则提示此人有家族遗传性低血压。若进入 50 岁之后身体发胖臃肿，就要积极防治高血压。

若甲半月痕不完整，甲面透明度降低，提示易患神经系统、血液循环障碍等疾病，如神经官能症、自主神经功能紊乱、先天性心脏病等。若甲半月痕突然晦暗、缩细、消失，则往往会患有消耗性的疾病、肿瘤、出血等。若甲半月痕上端弧形锯齿状，提示心律不齐信号。

十一、正常手腕形

正常手腕掌侧一般可见 2 条屈褶纹，称手腕纹或手颈纹，即腕横纹。

喉反射区位置在手掌面位于腕横纹中间点与大小鱼际中间相接处。手掌面腕横纹处亦有喉反射区。（在手背中指近节指骨段关节处也有喉反射区。）

手掌面下方正中线腕横纹处有气管反射区。（在手背中指中节指骨段也有气管反射区。）

十二、异常手腕形

手腕线残缺或有静脉浮露：如果手腕线残缺不全、靠手掌手腕线上有星字纹符号，或者在手腕处有几条静脉浮露，则表示肾及生殖功能较差。若是女性，则容易患上妇科炎症。

儿童手腕线呈丝状：若小孩手腕处有静脉浮现，头发似的一缕一缕地连接在一起呈麦穗状，则说明小孩的消化系统存在障碍，或者营养不良。

第六节　手色观察

通过观察手部颜色所涉及各种病理变化来判断身体状态是一种中医辅助诊疗手段。望色诊病主要利用中医五色配五脏的理论，通过前人不断实践总结而成，有着特殊的辅助诊断价值。

早在《黄帝内经》中，就已经奠定了中医学的基础，确立了望诊的理论源头地位，也建立了丰富而完善的色诊理论的体系。《黄帝内经》中，提出了望色诊病的原理，阐述了脏腑与经络在局部色诊上的关系，如《素问・经络论》说道："心赤、肺白、肝青、脾黄、肾黑，亦皆应其经脉之色也。"为后世望手部颜色诊病构建了理论框架；《黄帝内经》中，还提出从黄、赤、青、黑、白几个方面对手部颜色进行观察，形成并建立了手诊观五色主病理论的框架。其后医家多在此基础上运用发挥，对手诊观察颜色的方法多基于对《黄帝内经》的发扬光大。

此外，扁鹊提出了对于脏腑病疑之间有时要从四肢颜色辨证加以鉴别的观点。如《难经・六十难》中记载："手足青者，即名真心痛。"

汉代名医华佗的《中藏经》中首次记载了察手足颜色辨生死的方法，每遇到危难病症，常常诊指甲之颜色来判断疾病的生死。如《中藏经・察声色形证决死法第四十九》中记载："手足爪甲肉黑色者死"；"筋绝、魂惊、虚恐，手足爪甲青，呼骂不休者，八九日死。"在《中藏经・论脾脏虚实寒热生死顺逆脉证之法第二十六》中说："脾病，面黄，体重，失便，目直视，唇反张，手足爪甲青，四肢逆，吐食，百节疼痛不能举，其脉当浮大而缓，今反弦急，其色当黄而反青，此十死不治也。"可见，华佗对手部爪甲的色诊相当的重视，常常诊甲色象与症状合参，以决生死。《中藏经》中还设有"察声色形证决死法"专篇，提出了临证望诊的要点，并具体对手诊的预后做了论述等。

晋唐时期是大规模整理古典医籍的时代，很多医家结合自己的经验提出了不少独到见解，充实了中医手诊的内容。

晋王叔和重视观察爪甲颜色变化，他继承发展了《黄帝内经》的理论，并把扁鹊、华佗察声色的经验保存下来。在其所撰的《脉经》中，将"察色"单独论述。其中有手部颜色决定预后顺逆、手部见证以及有关于爪甲的描述甚多。如《脉经・扁鹊华佗察声色要诀第四》曰："病人爪甲青者，死"；"病人爪甲白者，不活"："病人手足爪甲下肉黑者，八日死。"《脉经・诊五脏六腑气绝证候第三》说："病人筋绝，九日死，何以知之？手足爪甲青，呼骂不休。"可见其重视爪甲颜色变化与病情程度的关系，及在疾病诊断过程中的辅助诊疗价值。

晋皇甫谧撰《针灸甲乙经》将“五色论”置于首卷。唐代医家孙思邈《千金翼方》强调色脉并重，《诸病源候论》《外台秘要》均有论述。王超在《仙人水镜图诀》中首提望小儿食指络脉诊病法，为解决小儿问诊切诊困难的局面，开辟了新的道路。

隋代巢元方《诸病源候论》提到了风病、虚劳、疟病、黄疸、积聚病、注病、四肢病、小儿杂病等均可见到四肢爪甲见证，同时提到了两种毒药可致指甲色泽异常。

明代张景岳认为，人之一身，无非气血，气血即是阴阳，色诊在辨识气血上有着积极意义。其论述中提出，爪甲干黄，觉有枯槁之色，指甲淡红，是气血充盛之征，干黄粗糙不润，则为气血亏虚。指甲变黑，也多见血瘀所致之痹证或虚劳日久、久病肾气绝也可见。手鱼际色黑多为瘀血或气滞。若患者体质素属阳气偏盛，内有郁热，邪气壅阻于血脉经络之间，络道不通，气血运行不畅，因而产生痹证，故鱼际脉络突然变黑。

明末清初医家蒋示吉认为手色包括手掌颜色变化之“色”和手掌润泽程度之“气”两个方面。在《望色启微·望色光体论》中说：色深而明泽者为轻，色深明而不泽，泽而不明者为重，色深而不明泽者为尤重也。色浅而明泽者为轻，色浅而不泽，泽而不明者为重，色浅而不明泽者为尤重也。可见色之泽与不泽，不论是色深色浅，实乃病情轻重之关键。皮肤明亮润泽，即是“有气”，晦暗枯槁，则为“无气”。有气无色，正气不足，预后较好，有“色”无“气”，则元气已损，预后较差。

清代吴谦汇集历代医家之大成，在《医宗金鉴·四诊心法要诀》中亦谈到：青、黄、赤、白、黑，显然彰于皮之外者，五色也；隐然含于皮之中者，五气也。内光灼灼若动，从纹路中映出，外泽如玉，不浮光油亮者，则为气色并至，相生无病之容状也。

清代周学海撰于1894年的《形色外诊简摩》中总结了内经、脉经时代的手诊相关论述，在继承传统的基础上，设立了诊爪甲专篇《形色外诊简摩·诊爪甲法》。其中该书引用了《黄帝内经》的论述就有：“肝应爪，爪浓色黄者，胆浓。爪薄色红者，胆薄。爪坚色青者，胆急。爪濡色赤者，胆缓。爪直色白无约者，胆直。爪恶色黑多纹者，胆结也。”根据爪甲的形色推断胆腑生理禀赋的区别，可见当时已经观察到指甲的色泽包括黑、红、青、赤、白、黄诸色。

正常的掌色明晰粉红而润泽，说明循环良好，充满活力。如果三大线纹呈灰白色者，提示体力不足，缺乏精力与活力。掌纹呈红色者，多正常健康，性格热情；掌纹呈金黄色，多提示有肝胆疾病；掌纹呈蓝色，提示循环系统不佳，性格多沉郁，如果连甲床均呈蓝色或紫晦色，提示肾功能有疾患；掌纹呈黑色、颜色暗涩者，多因瘀血或血液循环缺氧引起。

为了能够比较准确地通过手诊进行诊病，有人提出了4不看，即酒后不看，吉凶难分；生气暴怒后不看，阴阳难分；环境嘈杂，人多的地方不看，人多分心、神难专注、视而不清；心神不宁，有要紧事要做时不看，心不在焉，视而不见。

一、正常手色

手色包括褶纹色泽、手肤色泽。健康人手色通常为透明的微红色，掌部呈粉红色，红黄隐隐，明润有光润，活跃，有神，皮肤和肌肉富有弹性。手色的呈现与健康关系密切。正常情况下，手部色泽也易受气候、饮食、运动等因素的影响，但若出现明显异常时，可反映出机体的相应部位发生的病变。手部所呈现气色，在一定意义上比面部气色更能客观地、及早地表达健康与疾病的信息。

中医认为，神能御精，精能生神，精足则形健，形健则神旺，手掌上的气色也是五脏所生之外荣。《灵枢·天年》说“失神者死，得神者生”。所谓失神是形微色败。清代林之翰《四诊抉微》说“夫气由脏发，色随气华”，即掌上所呈现的气，在一定意义上比面上色更客观，更能早期表达健康与疾病的信息。

当人体机能发生变化而产生疾病时，手部颜色会随之变淡或加深，所以观察手部颜色之变化有利于判定病变状况。由于个体差异以及职业、季节、遗传、性别、劳动等诸多因素的影响，手部色泽也会出现一些变化，这时就不应当视为病色。同时还必须排除各种特定因素引起的手部色泽变化。

一般地说，掌色、纹色、手肤色泽以明润活跃为好，灰暗苍白多提示有慢性消耗性疾病。人到老年，肌肉松弛，肌肤多皱，缺乏弹性，颜色亦多黄滞，则属正常现象了。

气色主属辨证认为，本部见本色，为正常，为健康。也就是说在某脏器的相应位置见到了本脏器应该具备的颜色，肝青、心红、脾黄、肺白、肾黑为五脏本色，为正常。

二、异常手色

当人体的脏腑组织器官有了生理和病理变化时，脏腑组织器官就会有局部的病灶区域，病灶区域由于受不同致病因素的影响，血液微循环受阻，血液滞留，手部颜色就有各种不同的变化，相对应的反射区上就出现色泽不同、大小不等的斑和点。一般来说，浅红色斑点提示疾病初期，或有炎症；深红色斑点提示疾病中期，较重；紫红色斑点提示疾病后期，病情加重；咖啡色斑点提示器质性病变，或有外伤。

通过观察手部颜色变化，可以判断病因病性。正如《灵枢·五色》中说：“黄赤为风，青黑为痛，白为寒，黄而膏润为脓，赤甚者为血痛”。手呈黄色一般属于风证，手呈黄赤色为湿热，因为热则脉络充盈而赤，湿热内盛则黄。手呈青黑色为痛症，因为气血瘀滞则青，瘀久则黑。手呈白色为寒证，因为寒则脉络收缩，血行缓慢而色白。鲜红色为出血证。

色首先要区分常色与病色。常色就是健康人所具有的手部颜色以及变化；病色是指在疾病状态时手部颜色的变化。临床上就是通过常色与病色的对比变化来判定机体的病理变化情况。凡是有异于常色者均可称为病色。

如果掌部没有特殊情况，如烧伤、色素沉着等，掌色在一定程度上要比面色更为客观而真实。对于某些疾病的判断有着较为明显的优势。

但是五脏的真脏色：肝青如草兹（青中带枯黑色）、脾黄如枳实（色黑黄而不泽）、心赤如衃血（赤黑败恶血色）、肾黑如炱（煤烟灰的黑色）、肺白枯骨色，则提示脏腑精气将枯竭，主病情危重。

如果五色精微象：后天气象的红、黄、白、青、黑五种原色，突然出现在久卧病榻的病人手、脸上，仿佛娇艳如妆，显见一种奇特的鲜艳色彩，便是回光返照，危在旦夕。

（一）善色与恶色

手部色诊同样存在着善色与恶色，这两者都是针对病色而言的。五色的表现若是均为明润含蓄者，多为善色；若是五色的表现均见晦暗暴露者，多为恶色。善色提示病情尚轻浅，脏腑所有病变的发生，均是正气损伤并不太严重，预后多数较良好；恶色的出现，多提示脏腑病变程度较严重，预后多差。若是手掌的颜色由善色向恶色转化，多提示病情加沉加重；若是手掌部的色泽由恶色向善色转化，多提示病情由重转轻。

（二）五色主病

青主春、木、风、酸、肝、筋；红主夏、火、热、暑、苦、心、血；白主秋、金、燥（躁）、干、枯、辛、肺、皮、毛发；黄主长夏、土、湿、温、甘、脾、肉；黑主冬、水、寒（寒气、寒冰）、咸、肾、骨髓。五色主病主要是判定脏腑病位以及病性寒热。如《灵枢·五色》篇所云："以五色命脏，青为肝，赤为心，白为肺，黄为脾，黑为肾"，"青黑为痛，黄赤为热，白为寒。"

1. 红色

红色亦称为赤色。为心所主，应暑热之气，心为火藏，小肠为火腑，主热证。赤甚为实热，赤微为虚热。气得热则行，热甚则血热而鼓动，故见红色。红色一般表示热性、充血性疾病。多见于患者患有热证：血热、充血或瘀热、积热等证。若是满掌通红多外感发热或者是脏腑实热证。若是局部发红，则对应的脏腑有热。如肺、气管区呈红色的，说明患者有肺热性炎症。如在咽部出现深红色，为充血性的咽炎，嗓子会感到干痛。如红的、深红色的中间杂有一些白点片儿，说明患者患有充血性化脓性疾患，如扁桃体化脓等。服用激素时，全掌红色。若全掌暗淡无红润光泽，多预示身体出现肿瘤。

浅红色一般表示患者的脏器功能活力不足。对内脏来说，表示表阳虚，说明脏腑机能的低下，或患者的疾病属于初期阶段，或久病即将痊愈，或为恢复期，也可能是患者患有低热证等。若是浅红色有白色外带光环在肾区者多提示有肾结石的存在。

深红色是表示热证。比如平时我们常见到的"肝掌"，其大小鱼际都很红，同时伴有许多深红色的点块。这是因为肝病造成了肝火旺，说明患者肝脏里面有大量的积热。此外常年大便干燥的患者，小鱼际也会出现类似的颜色分布。这就不能说患者患有肝病，只能说明患者腹腔内有大量的热积；或反映患者腹腔内有充血性的炎症。深红色亦常提示存在较为严重的病症，掌色均匀的深红，伴有大鱼际肌肉的隆起，多见于高血压患者；若是高血压患者突然双手掌突变为茶红色，要警惕脑出血的可能。

鲜红色一般都是以点的形式出现，这种鲜红色的点是指手上朱砂痣以外的其他的鲜红色的点。在手上任何位置看到这种颜色，均提示患者相应的部位有出血现象，而且说明正在出血（包括生理性出血、手术出血、受伤出血等）。临床常见双手十指端指腹发红如染，呈现鲜红色，多见于糖尿病患者。

暗红色多提示曾经的疾患，或者说明伤口已封口，血已凝结了，伤口开始恢复了，表示伤口相应的颜色由鲜红色变成了暗红色。大小鱼际若见到暗红色的斑点或者片状暗斑，多提示肝硬化或肝癌。紫红色一般表示血液瘀滞所致。这种瘀滞程度较轻，或说明患者的病患较轻，也说明患者的血液循环不好，或说明伤口出血后已凝结。这种颜色多见于皮下的毛细血管。

浅咖啡色一般表示病已痊愈很久了。这种颜色都在于掌皮肤较深层出现。深咖啡色一般表示患者病为初愈或手术刀口及伤口已封口，快痊愈了；也表示患者相应部位有较大一点的黑痣或色素沉着、斑块之类。暗咖啡色：在颈椎区、大椎区及手背区常见。一般表示患者患有受风性、阻滞性疼痛疾病。

2. 白色

肺为燥金，白色主肺与大肠。多主虚证、寒证、脱血或者夺气。白色为气血虚弱不能荣养所致，阳气虚弱，气血运行无力；或者耗气伤血，致使气色不充；或者寒凝血滞，经脉收缩等都可以使手掌的颜色呈现出白色。白色一般表示疼痛（一般性疼痛）、炎症（疼痛性炎症）；也表示气瘀或表示气虚。白色见于何部位，表明该部位所属脏腑气血虚弱疏于濡养。如见白而虚浮者多为阳气不足；淡白而消瘦者多为营血亏虚；贫血和失血均可导致整个手掌，包括指甲均呈现出白色；色白夹有青色者，多见里虚寒证。虚劳病以及慢性虚弱性疾病手掌部多可见苍白色。如在肾脏部整区看到白白的一片，这说明患者肾气虚。如在脾、胃区看到白白的一片，说明患者的脾胃虚，中气不足。白色还表示寒证，是内寒证。

手掌白色，提示患有营养不良、贫血或陈旧性疾病；失血过多、术后体虚、产后体弱者的手掌多呈白色无华；局部白色异常多表示对应脏腑炎症。

3. 青色

青色为厥阴肝木之色，肝胆主之。主寒证、痛证、瘀血和惊风证。青色多为寒凝气滞，经脉瘀血阻滞，寒主收引，寒客经脉，拘急不舒，阻碍气血运行；或者气滞血瘀，或血阻而瘀，都可在手掌部位出现相应青色，甚至是青紫色。“青主痛”，青色一般表示疼痛很严重，皮下可出现青色血管和血瘀。如阴寒内生，心腹疼痛，在心区，胃区可见苍白而带有青色；而心气不足以推动血行，血行不畅，则多见青紫色，如在口唇上也出现青紫色则为严重心脏病的可能，手指部见青紫色，表示存在严重的血流不畅，这样的病人容易出现微循环障碍，心脑血管病变。青绿色多表示血液循环障碍，多由于血液黏稠度增高所致；如果手掌见红色或紫红色，同时伴有整个大鱼际色泽发青，甚则紫暗，有青筋浮露，多见于冠心病患者，据临床观察，手掌发青亦可见于心脏传导阻滞的患者。青白色一般表示为气瘀性的严重疼痛或受寒性的严重疼痛症（风湿症多见），患有重感冒，在手上的大鱼际外侧多见此色。淡青色一般表示是近期新得的病症，或说明患者即将痊愈，处在恢复期。

青紫色常见于手掌上的皮下血管处，只要手上见到皮下有青色血管出现，就说明患者体内的血液黏稠、毛细血管细小、血中含氧量较低、血脂不正常、血中酸性较高等，由此影响了血液循环，末梢血流不畅，造成了患者四肢发凉、头晕等症。更有甚者还会造成血栓。所以手上的皮肤下面任何部位出现有明显的青色的、青灰色的、青暗色的、青紫色的、紫红色的血管，说明患者身体相应部位有瘀血现象，此部位的血流情况一定不顺畅，不顺畅的程度视其颜色的不同而不同。颜色为红色说明血液淤滞较轻，颜色越青、越暗、越深说明血液淤滞得越严重。如血管呈青、紫色一般表示血淤滞得比较严重，如患者脑血流不好，在手诊相应的头区、后头区、大椎区、颈椎区的皮下就会出现青、紫色的血管。再如，在手掌上多处可见皮下有青、紫色的血管出现，说明患者血脂有增高改变；也说明其血液中酸性较高。这样血液中的含氧量降低，血液也较容易凝聚，患者容易出现脑血栓、肢体血栓、腹动脉血栓等病症。

暗色（青暗色、灰暗色、紫暗色）：这些颜色一般在皮肤的浅表部位出现，说明人体内的浊气太多了。暗紫色一般表示阴虚，表示病在身体内部，多为功能性病变或病毒感染造成的器质性病变。青暗色、灰暗色一般是说明血液中的变化的，特别是在皮肤区及供血不足区皮下较深的地方最为常见，说明患者血小板少或毛细血管脆，皮下容易出血；或是说明患者患有由于血液中酸性较高所引起的皮肤病。

4. 黑色

黑色主寒水，乃肾之本色。主肾虚、寒证、痛证、水饮以及瘀血证。黑为阴寒水盛的病色，肾为水火之脏，阳气之根。肾阳虚衰，水饮不化，气血不行，阴寒内盛，血失温养，筋脉拘急，气血不畅，故见色泽黧黑。黑色斑点除了老年人多见的老年斑以外，多提示危重病症，或者是长期不愈的慢性病症。黑褐色以及咖啡色在相应的手掌分区出现，预示着该区相应的脏腑有患肿瘤或者是癌变的可能。如在整个手掌上（特别是拇指以外的其他四个手指上）见到皮肤表面上有一层黑色或黑灰色，说明患者血脂高。也说明患者本人运动较少，体内每天产生的废物排不出体外，而积聚在体内了。故而人感到很累、疲劳，体力脑力不够用。这都是因为人体的新陈代谢功能低下所造成的。

5. 黄色

黄色主土，乃湿土之色，脾胃主之，多主虚证、湿证和久病体虚。脾失健运，水湿内聚，气血不充，故手掌颜色发黄。临床上黄色多见于肝胆病、脾胃病以及长期慢性病，以及大病预后阶段。据观察，各脏腑的慢性疾病一般在相应的手掌分区上出现黄色斑点或突出的白点茧样结节；肝胆病所致的阻塞性黄疸，在面目，身体俱黄的同时，可见手掌普遍的黄色改变，黄而鲜明者多为阳黄，多为湿热所致，黄而晦暗者多为阴黄，多为寒湿所为。长期慢性咽炎患者，在咽喉区呈淡黄色；在胃区皮肤发黄且比较粗糙者多为慢性胃病所致；如果伴有皮肤的局部凸起，则提示多见胃黏膜增厚；此外，据长期临床观察，如果是黄中带有咖啡色，多提示肿瘤信号；反射部位的边界清晰的多为良性，边界模糊的多见于恶性肿瘤；手掌土黄色且色泽晦暗不泽者，多见于癌症患者。但少数也有是遗传原因造成的，一般情况下，父母血型为AB型与O型相结合的患者，其皮肤往往是呈较黄的颜色的。但只要不是ABO溶血性疾病，这种黄色还是正常的，这也说明这些人从本质上讲是容易患肝胆及血液方面的疾病。

风盛则动，热盛则肿，燥盛则干，寒盛则浮，湿盛则濡泄。青黑主疼痛，黄红主热，白主寒。青见于肺部，为风在肺；青见于心部，风在心；青见于脾部，风在脾；青见于肾部，风在肾；若红见肝部，则火在肝，肝火旺，易肝风动；红见于肺部，火在肺，肺热，有炎症；红见于肾部，则火在肾……其他各色若不在其本部出现，而如上述见于异部，均为病象。

（三）色的病气十象辨证

张景岳说：色生于气，气生于藏……其气华于色。说明气色光泽的性质决定于内脏气血津液的状况，并与先天气、后天气的盛衰有密切关系。

浮：见色在皮肤之间或表层，提示病患在表层。

沉：见色在皮肤较深层，颜色比较暗，提示病患在体内较深处。

清：颜色非常清澈，非常明亮舒散，俗话说，水致清则无鱼。阳气虽然以清扬为本性，但过于清扬，就是病态，病患属于阳，或阳亢，或阳虚。用以进一步区别阳证。

浊：颜色非常脏、混浊、暗淡，没有光泽，死灰，病患属于阴。用以进一步区别阴证。

微：颜色比正色常色显得浅淡，提示正气虚弱，气血微弱，体质虚弱。用以进一步区分虚证。

甚：颜色比正色常色显得深厚浓重，而且集中，为邪气实，也就是外邪、时邪引起的病气比较集中，聚集在一起了。甚，就是“过头”了，超过正常界限了。用以进一步区分实证。

散：病色（微、甚、清、浊等病色）呈向四周发散的放射状，一块块，不集中在一起，提示病情好转，快要痊愈了，或者刚刚发病。

抟：病色收缩集聚在一起，甚至鼓起小疱，例如丘疹，一块一块的，散不开，滞留在一处，好像被关闭起来似的。提示病患属于慢性病、长期久治不愈的病，而且由于病程活跃，病已渐渐集聚到某一脏器上了。

泽：颜色光润为泽，像水那样润泽，皮肤显得比较柔嫩，人显得非常年轻，红红的有光泽，说明正气足，气血旺盛，生命力强盛。但是过于亮泽，就向“清”转化，就显示为阳亢，功能亢进。色以润泽为本，而以光彩明亮、润泽含蓄为度，含蓄为正色，外露不藏为过度。

夭：颜色灰蒙蒙的，暗淡无光，皮肤干燥、松弛，像秋天的草一样枯萎凋黄，没有水气，干干巴巴，枯萎了，好像蒙着一层灰土，阴森森的，如果再有火黑色（炱色）

显现，提示病情危重，有恶化趋势，甚至死亡。

（四）掌部颜色变化较快

体内脏器发生变化，掌部相关反映区的掌色即呈现细微变化；病情好转，掌色会随之消退。掌部纹线的变化较慢，若病症一直未得到根本改善，且病程迁延、反复发作，导致持续的病理色变，就会形成病理纹。病情较轻且处于早期或处于良好的痊愈期则纹线浮于掌上，很浅淡。纹线逐渐变浅消退说明病症在减轻，加深表示病情还在进展，应当引起重视。掌部纹线上出现颜色的反复变化。说明病情不稳定。

在望诊时，必须排除季节、气候、职业、饮酒、抓物、情绪等的因素而确定掌色。青春期少女月经初潮、妇女更年期，掌色亦会起变化，也是望诊时应注意的。如果掌部皮肤赤白部分布满斑点，则说明血液循环系统发生病变，其根本原因是缺乏运动。若双掌出现雀斑样黑点，且双唇、面部均有，则说明很可能已经患有肠息肉。如果有红白色状的斑点布满掌部，则提示消化功能障碍、内分泌失调。

（五）大鱼际色泽决月经法

按照生物全息疗法的脏腑分布原则，大鱼际根部属于男、女性生殖器的部位，如果女性大鱼际处色泽发青，滞暗，手部发凉，这种女性大多数都有月经不调的状况。月经后期或者月经不定期，月经色暗或紫黑色或暗红色或者纯黑色，多夹有血块，多有小腹刺痛或胀痛，腹冰凉不温，腰酸困等症状出现。多为胞宫虚寒或阳虚寒湿所致，而且这种病人的白带多稀薄，无味，量可多可少。

三、正常指色

正常手指红润，这是气血运行良好的表现。五个手指可分别代表不同的身体系统，拇指为肺经循行部位，与呼吸系统有着密切的联系；食指为大肠经循行部位，联系着消化系统；中指为厥阴经循行部位，主要反映循环系统和内分泌系统；小指为太阳经和少阴经循行部位，可以反映心和小肠，肾和膀胱的病变，主要联系着循环系统和泌尿生殖系统。手指及指甲的颜色发生异常变化，可反映所对应的脏腑、器官的功能状态。

四、异常指色

从手指上看健康状况好坏，关键在于手指及指甲的颜色及形状。人类五脏的变化，会相应地反映到手指上来。平时只要注意观察手指及指甲上的颜色和其他变化，即可预测一个人的健康和疾病状况。

手指和指甲的生长情况和形态，随时都会受机体变化的影响。特别从手指和指甲的颜色，以及指甲的半月痕情况，就可以看出人体是否健康。

（一）红色

手指端颜色呈红色，说明气血充足，但太红反而说明气血不畅，人容易疲劳；手指头自我对比特别红说明血黏稠度高，血脂高，为瘀血，气血运行不畅，多见于疲劳过度者。指甲床红赤，提示气血热证，红赤而润者病轻浅，红赤枯槁者病重深。指甲床出血，也属红甲，若指甲游离缘出现梭形成纵行线状出血，可见于凝血功能障碍、药物过敏、亚急性心内膜炎等。红得发紫、发黑说明脑动脉供血不足，易发生心肌梗死；如果延伸到整个手掌都发暗、没有血色，就要注意肿瘤的问题。

（二）白色

若手指端颜色苍白者，说明气血不足，易手足发凉、身体瘦弱；指甲色白无血色者，多见血虚不能养身，色淡者，为血虚或者气血两虚。指甲床白而润者病轻，白而枯槁无华且粗糙者，病重。全甲苍白者见于贫血、营养不良、肝硬化、慢性结肠炎、咬甲症、雷诺氏症、无脉症等。部分白指甲者，可见于结核、肾炎、淋巴肉瘤、癌症。点状白指甲（指甲板上出现大小不等的一个或数个白点或白云状、白絮状斑点），可见消化系统疾病、营养不良、锌缺乏、梅毒等。

（三）黑色

如黑色（黑灰色较多）在整手掌上，特别是拇指以外的其他四个手指上见到，皮肤表面上有一层黑色或黑灰色，说明患者血脂高。也说明患者本人运动较少，体内每天产生的废物排不出体外，积聚在体内了，人感到精力和脑力均不够用。祖国医学认为指甲色黑为血癖作痛，或为心血痹阻的重症，爪甲黑而厥，干呕而青者病情凶险，手足爪甲下肉黑者病情重笃。指甲床发黑，主寒证、瘀血、痛证。久病出现黑指甲而枯槁无泽，提示肾气将绝，其病凶险。指甲面上出现一条或几条细而黑的纵行线，提示内分泌紊乱，可见于月经失调、痛经、恶性肿瘤、放射病等。癌症接受放疗、化疗后，每一疗程可在指甲上形成一个黑印，一圈一圈记录着每一疗程。

（四）青色

手指端紫暗色，为瘀血停滞，气血不通，老人多出现危象。指甲床发青，提示寒证、瘀血、痛证、惊厥。久病甲青而枯槁，提示肝气将绝，预后不良。手指中间特别青的人说明消化功能非常差。

（五）黄色

古凡于诊候之际，单见指甲干黄，觉有枯槁之色，多为虚损，提示湿热熏蒸。黄而鲜明，提示病轻，病程短。暗黄提示病重，病程长。黄指甲可见于肝胆疾病、溶血、甲状腺功能减退、慢性肾上腺功能不全、肾病综合征、胡萝卜素血症等。

（六）蓝色

手指甲呈蓝色，说明肝经受邪，血瘀受阻。现代研究发现，内服氯喹、血色素沉着病、肝豆状核变性、亚硝酸盐中毒、缺氧，可导致蓝指甲。

（七）褐色

褐色指甲常见于黑棘皮病，肾上腺功能减退或内服酚酞、抗疟药等。

（八）红白对半指甲

指甲远端为红褐色，甲板近端为玻璃白色，界限分明，常见于肝硬化氮质血症。

第七节　手脉观察

《黄帝内经》中论述了络脉诊法的原理，认为百病之始生，必先本于皮毛。由于络脉较浮浅，脏腑经脉气血的改变，常通过体表络脉反映出来。正如《灵枢·邪客》篇说："视其血脉，察其色，以知其寒热痛痹"，故察络脉颜色的变化，可以诊断内在病情的寒热。

一、正常手脉

手部供血主要来自桡动脉、尺动脉及掌侧骨间动脉。尺动脉终支与桡动脉浅支构成掌浅弓，位于掌腱膜下、屈肌腱浅面。相继发出指总动脉及指固有动脉，是手指的主要供血来源。桡动脉终支从手背动脉穿过 1、2 掌骨间隙，进入手掌与尺动脉掌深支形成掌深弓，位于屈肌腱下，骨间肌浅面，发出细小掌心动脉与指总动脉吻合，参与手指供血。深、浅弓之间通过终末分支及掌心动脉等而相互交通。桡动脉穿过掌骨间隙后，发出拇主要动脉，供应拇指，食指的桡侧指动脉常由拇指主要动脉发出。桡动脉在进入掌骨间隙前，发出第 1 掌骨背动脉共同供应虎口及食指背面皮肤。桡动脉在腕背部发出腕背支，与尺动脉腕背支及掌侧骨间动脉背侧支组成腕背侧动脉网，发出掌背动脉，供手指背侧循环。

手部的静脉分深浅两层。手掌的深静脉多与动脉伴行，回流至尺、桡静脉或手背静脉网。手的浅静脉在背侧，远较深静脉重要，最后回流至头静脉及贵要静脉，是断指再植或拇（手）指再造的主要血液回流通道。由于手的毛细血管分布极为丰富，血液循环旺盛，所以，人类许多全身性生理、病理现象都可以在手上观察出来。

二、异常手脉

中医四诊中对手络脉诊病早有描述，其中手鱼际络脉诊法更有其独到之处。手鱼之络，也是察络脉的常用部位。手鱼除络脉浅显易见外，它又是手太阴肺经所过之处，足阳明胃经气血亦随肺经而至寸口上鱼际，所以诊鱼际可以测候胃气的盛衰。《灵枢·

经脉》说："胃中寒，手鱼之络多青矣；胃中有热，鱼际络赤；其暴黑者，留久痹也，其有赤有黑有青者，寒热气也；其青短者，少气也。"青黑多寒凝、血痹，青而短小多少气、虚寒，黄赤多热，青黑多痛。《灵枢·论疾诊尺》亦曰："鱼上白肉有青血脉者，胃中有寒"。

到了唐代，通过观察双手鱼际脉络的变化，将其应用于病情诊断得到了发展。如唐代孙思邈的《千金要方·少儿妇孺方·惊痫·候痫法》中记载："手白肉鱼际脉，黑者是痫候；鱼际脉赤者热；脉大者寒；细者为平也"，即把鱼际脉黑作为惊痫发作的一种预兆来认识。

唐朝医家王超的《仙人水镜图诀》最早提出小儿食指脉络诊法，其中所创立的风、气、命三关一直沿用至今。并有指纹形态"八段锦"的描述。虎口三关纹络主要用于观察三岁以下小儿食指掌侧拇指一侧的脉络变化来诊察疾病。其中以第一节为风关，第二节为气关，第三节为命关，纹络出现在风关，提示邪浅病轻；纹透气关是邪气较深；纹达命关则病情尤为严重。若是指纹延伸至指端为"透关射甲"，则为病更重。正常指纹红黄相兼，隐现于风关之内。纹紫为热，淡红为虚，青色主痛，青兼紫黑是血络瘀阻。

宋代医家许叔微所著的《普济本事方》是我国现存记载食指络脉诊法最早的文献，书中认为查虎口脉纹应当色脉并参。南宋医家刘昉所编写的《幼幼新书》保存了南宋以前大量的有关文献，对食指络脉诊法所载最详。宋代儿科名医钱乙相传有关小儿食指脉络诊法的论述，但其所撰《小儿药证直诀》一书中并未载有此法，只在民间流传。

元代的医籍，对小儿食指络脉诊法的论述多有论有图，如曾世荣撰写的《活幼口议》等即为此类专著。

明清两代广泛将络脉诊法应用于儿科。凡儿科著作中不论"指纹"者甚少。清代儿科名家陈复正言，其小儿食指诊法源于儿科鼻祖钱仲阳。他在总结前人论述的基础上，以"浮沉分表里，红紫辨寒热，淡滞定虚实，三关测轻重"来作为虎口指纹望诊的纲领。邪在表者，正气抗争，纹应指而浮；邪在里者，气血趋向于里，故指纹亦应指而沉。

清代林之翰博采《内经》《难经》《脉经》《伤寒杂病论》等古典医籍理论及后世诸家之说，撰于1723年的专著《四诊抉微》中，描述了内弯、外弯、鱼刺状、水字状、乙字状、曲虫状、流珠状几种脉络的形态，丰富了络脉诊法在儿科中的应用。其中还详细记载了常见手纹形态主病，《四诊抉微·手指脉纹八段锦》记载有：外感病多向内弯，疲食内热，纹多向外弯，鱼刺状多为惊风，水字状多见肺风痰咳，乙字状多见惊风或慢脾风。曲虫状可见于秽积，流珠状多为饮食所伤。此外，由于望鱼际脉络，显而易见，比较方便，在《四诊抉微·诊血脉》中，将望鱼际脉络总结为：多赤多热，多青多痛，多黑久痹，赤黑青色，多见寒热。

手部的青筋浮露凸起，是静脉血管的血液回流受阻，压力增高所致，其大多表现为颜色改变、伴有不同程度的凸起和扭曲。此现象说明人体内的淤血、热毒、积滞等生理废物不能排出体外，是人体内废物积滞的表现。特别是在好几天不大便的情况下，十分明显。经络通则不痛，如果血脉里的胆固醇、血脂等堆积的话，就会引起高血压、高血脂、心脑血管疾病；如果是毒素、细菌、黏液导致的不通畅，如果在经络中出现堆积，一般是溏、湿、淤、毒的积淀，如炎症、肿瘤等。这些反映在手上就可表现为青筋浮起。青筋浮露、扭曲、呈暗紫色，说明大病将至。手掌到处可见青筋浮露，表示肠胃积滞，血脂高、血压高、血液酸性较高，容易引起头晕、头痛、疲倦、四肢乏力等症状，下面是目前一般认知的不同部位出现青筋浮露反映的身体状况。

（一）生命线的内侧有青筋浮露多见于肝胆功能代谢问题，容易引起口苦、口干、烦躁、胸闷等病症。

（二）拇指下方大鱼际处有青筋浮露提示腿疼痛和下肢风湿性关节痛。另外也要注意心脏方面的健康状况。

（三）腕横纹处有青筋浮露，说明泌尿生殖系统有问题，会出现常见的妇科疾病，如月经不调、带下等。

（四）内关是心包经经过的地方，对人的神志精神影响很大。内关出现青筋浮露，提示心脏方面的疾病，如果青筋浮露凸起、扭曲的厉害，说明问题严重。

（五）中指出现青筋浮露，如果是成人，说明大脑神经系统出现问题，可能患有神经官能症；如果青筋明显浮露、扭曲、呈紫黑色，提示脑动脉硬化；如果是婴幼儿，则表示肠胃消化功能不良。

（六）手背出现凸起扭曲的浮露青筋，且伴有黑斑、结点、痛点出现，则反映着腰背的相应部位发生病变，提示腰背部积滞导致的腰肌劳损、疲劳乏力。青筋浮露越多，情况越严重。如果青筋浮露在手背上部，则病症在背；如果青筋浮露在手背下部，则病症在腰。

（七）如果拇指指掌关节横纹有凸起、扭曲的青筋浮露，提示心脏动脉硬化，青筋呈紫黑色提示冠心病会随时发作。

（八）成人食指和小指指掌横纹有青筋浮露提示容易患有肩周炎。

（九）虎口生命线起端有青筋浮露，女士多见于经期前后乳房胀痛。

（十）小儿分经察纹断病法

看小儿指纹是中医诊断儿科疾病时常采用的一种诊断方法。古代和现代医家总结出了许多小儿分经察纹断病法的丰富经验。他们按照中医的传统理论，通过对小儿的掌纹分析，对小儿的疾病情况进行评估，所依据的是人体掌面指纹各部与脏腑经脉的五行生克关系：大拇指横纹属肺，本节后大鱼际部属胃；食指第一节横纹属大肠，第二节横纹属脾；中指第一节横纹属三焦、第二节横纹属心包；无名指第一节横纹属肝，第二节横纹属肺；小指第一节横纹属肾，第二节横纹属膀胱，第三节横纹后、小鱼际大横纹前属小肠；掌心属心、脾；小鱼际部属胆。

1. 大拇指察脉络纹诊法

大拇指横纹中央有明显的脉络纹形显露者主肺经病，患儿每有咳嗽，纹色淡者其咳较轻，色深者其咳较重；大指本节后鱼际部有散在脉络纹形，色青者为寒食积滞，色黄者为脾虚伤食。

2. 食指察脉纹络诊法

食指第二节横纹上有淡色脉络纹形者为泻痢，脉络纹紫色者为便秘；若第一节横纹有淡红色脉纹者为脾虚。

3. 中指察脉纹络诊法

中指第一二两节均主候热病，凡第二节横纹有脉络纹形显露者为热入心包；若第一节横纹有赤色横纹，则表示热邪弥漫三焦。

4. 无名指察脉络纹诊法

无名指第一节横纹主肝经病，若见青色络纹者为惊风，青紫色纹者为癥瘕、痞块；无名指第二节横纹见紫色脉纹者，为肺中痰热较盛。

5. 小指察脉络纹诊法

小指第一节横纹见青色纹者，为肾元虚冷，小便清长而频；小指第二节横纹见紫色脉络纹者，为膀胱热，小便必短赤。小指后、小鱼际大横纹前有明显的脉形显露者，为小肠有热，小便必短少，甚至癃闭。

6. 小鱼际察脉络纹诊法

小鱼际部若见青色散纹者，主惊厥，需要高度重视。

7. 掌心察纹诊法

掌心见散乱的赤色脉络纹者为心火灼热，或见牙血、鼻血等症。十指横纹均见脉纹者，为疳积。

8. 小儿虎口脉络诊法

小儿虎口脉络诊法在临床上应用十分普遍，是中医儿科一种最为常见的辅助诊疗手段。清代儿科名家陈复正以“浮沉分表里，红紫辨寒热，淡滞定虚实，三关测轻重”来作为虎口指纹望诊的纲领。

这些方法和经验在诊断儿科疾病上有着一定的辅助作用。但必须综合分析，才能做出正确的临床诊断。

（十一）中指脉动断孕产法

诊断妇女怀孕的方法很多，据前人经验，在手指中指有一个独特的脉动区域，它不仅能判断妇女怀孕的大致时间，而且可以判断妇女临盆的时间。这种脉动会随着产期的临近从中指根部向中指指尖部移动，一般情况下，怀孕五月后这种脉动会从神门脉处进入掌心，慢慢向中指移动。三个月时在神门脉处能摸到脉动，随着时间的延长，脉动会沿着掌心移向中指指节，六个月时在中指指节根处，七个月时在第二横纹处，八个月时在第二横纹处上纹处，九个月时在第三横纹处。此后，每一天，向上移动，直至七天后到达指尖处，当脉动移动到中指指尖后，24 小时内必然临盆。此外，此法还有判断男女的作用，若是脉动洪大者，多为男孩；若是脉细而稍弱者，多为女孩。脉洪者，强壮；脉细弱者，体弱。

第八节　手纹观察

在本书之前，手纹观察是各类“相”“象”书册观相、察病的主要内容手段，为此，本书亦对此做展开性研究与分析。

人类机体的纹理表现是多方面的，其内外之分明显，位于人体体表纹理表现是多样的，如胸纹、腹纹、肢体纹、面纹、掌纹、指纹、足纹、眼纹等纹理显而易见并可以用象、数等方法进行计量提取的，其中指、掌、面部纹理作为生物特征识别，身体特征鉴别已广泛应用于人类社会。

一、中医学手纹之展现

关于中医学手纹识别，我们在中医有代表性的古医籍《黄帝内经》《难经》《伤寒论》《金匮要略》《针灸甲乙经》以及清代之前医学著作中尚未见到有关记载。故作者认为，近期一些含有手纹内容的医学著作应是中国相术或从西方或印度手象学提取的衍生产物。在袁树珊所著的《中西相人探原》一书中：“手相学发源印度，阿（雅）利安文明初期已成专门之学，阿利安文明实为欧西文化之源，衍而为希腊文明、罗马文明……有手相学遗迹，今尚存储印度婆罗门教徒之手。其书有图解数百幅，均皆释手纹、手印，而加以证据说明者也。阿利安文明散布世界以来，手相学亦随之而扩充于欧西、中国、波斯、埃及，迄今已成一种专门科学。”

作者虽然讲得言辞振振，似乎有根有据，但在其著作中并未查找到有关印度手纹、手形相关记载。

《麻衣神相》在“论掌纹”中说：“下画应地，主其寿夭也。”在“手纹形模”一节说：“五指俱生川字纹，人人益寿更延年。”这里虽然没有提到具体疾病，但已涉及人的生命安危。

明代的《柳庄神相》在引用《玉管照神局》论“掌法”一节中提到：若青罗贯五指（乃细青脉贯满五指），下至天纹者，其人有心、腹、脾、肾之灾，身心常若不足。青脉虽然不是典型纹理，但观手时实是纹线范畴的一个内容。在谈到“色劳纹”时说：主一生情欲重，能成病死。中年因此患沉疴。袁树珊在《中西相人探原》论及手纹时说：线以明了真切为贵，线见青色者，身体不健全之征也，且表明缺乏精神及决断力，黄色者，胆汁性之人，而有肝脏病。某线终点有流苏状，则弱其线之力或破坏之。在生命线时，盖表示身体羸弱，神经系已极度荒废也。手之全部被以网罗细线者，神经过敏也。

我们考证，1723 年林之瀚所著的《四诊抉微》时并无手纹记载，而仅有小儿“三关脉纹主病歌”一节，与手象观察亦无相关，再细读 1875 年汪宏所著的《望诊遵经》，在“诊手望法提纲”中亦仅有：手掌肿无纹，阴虚气绝。从此可以看出，至清末民国时有观手纹诊病的简单记载是可能的。

为此有人会说手纹诊病从西方传入，但在袁树珊《中西相人探原》中，在记载西方手掌星丘学说所阐述其功能时，没谈及一个与疾病相关词语，在谈手纹时亦仅有“线见青色者，身体不健全之征也，黄色者，胆汁性之人，而有肝脏病”的简单语述。可见所谓西方传入者，未见实据。中国相术从周叔服至春秋战国姑布子卿，唐举，鬼谷子，至汉初已有多位相术名人，且春秋时医学相面已有成熟范例。后经历代相人潜心研究，使中国相术既有理论渊源，又有实践根基，特别是宋代以来的“相”术学，虽然未言及病患，但在人之命学研究中，已涉及夭寿、祸福。近些年来人们从临床实践中，按照中国相术理论结合西方星丘学说和20世纪出现的全息生物学理论，有所收获，本节作者从大样本健康人、病人手相采集中所获得经验，对于人类手纹的认知，在继承中需要经验依靠大数据实践获得，才是人类手纹诊病可以获真之路。

二、有关手纹形成原理的思考

关于手纹是如何形成的？在中国相书上只谈手纹表象与人性、命运关系，涉及原理基本是避而不谈。如《麻衣神相》在“论手”中说：“纹线长者，其性慈而好施。短厚者，其性鄙而好取。掌中四周生横理者愚而贫。”在“论掌纹”中说：“手中有纹者，亦象木之有理。木之纹美者，名为奇材；手之有美纹，乃贵质也。纹细而深者吉；纹粗而浅者贱。掌上有三纹，上画应天，象君、象父，定其贵贱；中画应人，象贤、象愚，辨其贫富也；下画应地，象臣、象母，主其寿夭也。三纹莹净，无纹破者，福禄之相也。纹细如丝者，聪明美禄；纹粗如砾石者，愚鲁浊贱……”袁树珊在《中西相人探原》中论及掌纹时除重述《麻衣神相》生来注定生来是什么样材料，就长什么样纹，而有什么样纹，就有什么样命运外，又结合医学知识说：“盖此纹在母腹中，受胎成形之际，擎拳掩耳而成。”其后，仍是与麻衣道者所言相同，有什么样的纹就会有什么样禀性、命运。说来说去，还是生来注定。生来注定，其意用现代医学名词解释，就是与遗传二字相关。如此孟德尔的植物遗传定律和由此定律逐渐发现的体细胞全息胚特性所产生的全息生物学与上述论述有密切关联性了。但相学中的命运学与儒家的“死生有命，富贵在天，命由天定”及全息生物学的全息胚遗传概念又不完全相同。相学是发现手纹有什么样改变，经过反复观察发现与人的某些性质、财禄祸福相关，而没有明确就是儒家所言的命里注定。孟德尔的植物遗传定律所衍生的全息胚现象仅讲的是植物嫁接后的遗传规律，遗传特性和全息胚现象仅表达体细胞的无性繁殖，并没涉及该植、动物生成，在大自然中运行过程中所经历诸种磨难及破损而造成的形体变化，甚至灭亡……

西方所讲的星丘学说，是将西方人所推崇的星座说移植到手象观察中，星丘说以太阳系的恒星、行星、卫星的相互吸引，相互关联的物理特性，解释人体脏腑特性，其更不能清晰明了说明人类手纹产生的原因，甚至风马牛不相及。

说到这，人类手象到底是如何产生的，根本找不到明确依据。但有几条线索已经展示。

1. 手纹的形成与遗传有关

研究表明，掌纹只在胎生的灵长类动物和人类中存在。而人类手纹较灵长类动物更为丰富和多变。这里就潜储了人类手掌纹的丰富与多样，不仅是遗传所决定的，至少说明仅从遗传成因不能解释这种现象，因此人类掌纹展示的复杂性、多样性、多变性的形成需要同人类进化过程中的内、外关联性进行深入研究。掌纹的形成的基础与遗传相关是肯定的，因为人类出生后都有天地人三条生理纹（极个别为两条），这就是证据。有人观察认为：掌纹的遗传包括人类组织器官形态所应具有的遗传特征和个体疾病造成的病理性遗传。

（1）正常生理纹遗传

因为人生来就具有的，属生物生理现象，所以本书将其称为生理纹。人类手掌生理纹包括三条主线和彼此产生的有或无的衍生线。三条生理纹主线的长短、弧度、纹理浅深、纹理分支有无、分支形状，在血缘关系相近人的手上，都表现出相似性，甚至如出一辙。

例如常可见到的通贯掌亦表现出家族遗传倾向。这种遗传既有间接性，也有直接性，同代中常可见到几个人都是这类手纹，这种表现符合孟德尔遗传定律。

有人认为：人类生理纹三条主线的生成与胚儿在母体子宫的发育状态有一定关系。皮纹在胚胎第十周开始发育，大约十九周左右形成。皮肤的真皮乳头向表面突出，形成许多较整齐的乳头线（也称脊纹 ridge）。在脊纹之间形成许多凹陷的沟，脊和沟构成了指纹和掌纹。胚胎期纹理，除上述原因外，还与胎儿在子宫内手的握姿及所形成的压力有关。胎儿在子宫内手呈紧握状，就可使三条主线皱纹深而长；若是五指分开成掌状，三条主线就变得浅或成断续状，若有另外姿势，可表现呈不显性纹理缺失状态，三条主线在视觉下仅显见二条，余者在视觉内不存在。新生儿这种纹理形成及表象基本确定了之后人生过程的手掌纹形态走势。

（2）病理纹的遗传

孟德尔的豌豆杂交实验获得了植物的显性遗传和隐性遗传的定律，证明植物种子内存在稳定的遗传因子，它控制着物种的性状。但他在山柳菊的杂交试验，结果确不尽如人意，这是为什么呢？恩格斯在《自然辩证法》中给出了回答：“每一个物体都不断地受到机械的、物理的、化学的作用，这些作用在经常改变它，在修改它的同一性。而这样获得的较大的灵活性便遗传下来。”人类在征服自然中不断地改变着自己，而在改变自身中又不同程度受到各种因素扰乱而出现自身某些部位的（如器官、形态）的变异，其中最大的因素就是疾病。孟德尔在豌豆杂交实验仅注意了正常状态下的豌豆，并没做病理状态下的遗传实验，所以在饱受寒暑风雨沙石侵袭中的山柳菊实验没有获得与豌豆实验相同的结果。其原因是忽视了物种受害程度差异性。

疾病对活体人生命变异来说，可以称得起是显著的、最致命的，某些疾病给人类自身变异所留下的印痕常是一代代遗传下来。疾病在手掌留下的再生纹（如健康线）常是显著的，它既可在血缘遗传上出现，又可在自身变化中积累。这种遗传亦具备物种遗传特性，有显性的，也有隐性的。例如糖尿病就属于遗传疾病，在糖尿病家族中，可在不同辈分者的手上，同时见到该病的病理纹。有人在研究隐性和显性遗传方式时，发现掌纹有隔代遗传现象。在祖孙之间常可见相似病理纹，这正说明疾病可改变掌纹的遗传变化，亦证明孟德尔的遗传规律正确性。

2. 手的再生纹、可变纹形成机理

手的再生纹与可变纹与遗传无关，这也是孟德尔遗传学研究，已涉及（如山柳菊实验不尽人意，其原因就是遗传以外的因素对植物的遗传产生的影响）尚没有深入研究的内容。

再生纹是指不是人天生具有影响的三条生理纹，而是由于人所处的环境、人的行为特性造成的对手的磨炼、程度，及在短时间或长时间内，人体患有疾病通过内外相关机制在手上留下的逐渐明显化的线痕。这种纹理在新生儿时不存在，在婴幼儿中亦罕见，它是伴随着人的生长过程所经历不同，伴随的时空过程不同而存在的个体表现。再生纹的出现与人的经历情况和所患疾病呈正相关，因不同原因再生纹可出现在手掌的各个部位，包括手指。再生纹是抹之不去的纹理，其状近似生理纹。

可变纹其意是手掌在有生理纹或再生纹存在的情况下，人体内暂时性的生理或病理变化所出现、伴随着人体内外环境变化可生、可消的手部纹理。如由于人的“出入”障碍发生机体失液、脱水、循环障碍，可在手部出现细乱纹理；由于过劳机体内部升降失调在手掌震区出现斜纵纹理；一些急性疾病在某一相应区出现伴随着疾病的好愈可消失的纹理。这些纹埋的特性，伴随着机体紊乱纠正而消失。现实中，人生存在自然界，自然界的风寒暑湿燥火无时不影响人体，大自然中存在的各种粒子以各种形式改变着人体，特别宇宙引力场对人体内各引力场的影响，改变更不可小觑。这些随时发生的变化，足以致人类发生相应变化，可变纹随即出现。有人从信息角度看这些变化，认为手在人类进化过程中由于手足分工的“第一次推动”，在劳动中不断经受各种痛苦磨炼而积累了大量信息，这些信息通过信息的自控、自调、互联、互通、互制机制对自然环境中的风寒暑热燥火和人体内的七情六欲刺激产生信息进行变通整合而产生在人类手部的相应痕迹变化，手纹变化是诸变化之一。

人类掌纹的变化在信息量储存过程中，引力、各种刺激是通过什么样的渠道和联系方法把人体内的五脏六腑诸多刺激信息因子及时反映到手上而引起手部纹理变化的呢？

近年来，有人发现这种联系与生物电和非生物电信息有关。有人经过生物电测试，发现了疾病在手部所存信息有所差异。有人发现非生物电信息在手纹上反映尤多，如高血压、心律失常在手纹上都有明显痕迹，骨折、脑震荡在手纹上都会留下永久的痕迹。因此，人们认为掌纹是人体信息交换的记录，而这些交换所生成的掌纹与手、脑之间信息密切交流有关。脑借助手完成指令，手也向脑反馈信息，长久的交流必然在手上留下交流活动的痕迹。恩格斯在《自然辩证法》中做出了唯物主义说明。《自然辩证法》“劳动在从猿到人转变过程中的作用”一节说：“手不仅是劳动的器官，它还是劳动的产物，只是由于劳动，由于和日新月异的动作相适应，人的手才达到这样高度的完善。但是手并不是孤立的。它仅仅是整个极其复杂的机体的一个肢体。随着手的发展，随着劳动而开始的人对自然的统治。然后是语言和劳动一起（手的作用），成了两个最主要的推动力。在它们的影响下，猿的脑髓逐渐变成了人的脑髓，脑髓的发展也完全是和所有感觉器官的完善化同时进行的。只是由于劳动才随着人手本身的形成而形成。为二者的进一步发展提供越来越多新的推动力。人才有能力进行愈来愈复杂的活动，提出和达到越来越高的目的。”恩格斯以历史唯物观点阐述了人类进化中，首先由于手足分工，手的劳动产生的“第一次推动”，使人从“种生命”变成“类生命”。这一过程初始主要是手的功劳，并在劳动中和食物链的改变，促进了人脑的发育。之后，还是手的劳动使人脑发育到更高阶段，反过来脑开始主导手的各种功能实现。手自身在这种进化中逐渐完善自身，形成了手的诸多信息积累、痕迹遗留，产生生理纹和之后的再生纹、可变纹。如今人的大脑指挥手的行动，这也是人类经过漫长的认知过程所产生的“痕迹”。但脑的意识是通过何种渠道来指挥手的？手的纹理产生又与脑的指挥又有怎样的关联？这些个问题在近代相学研究早已有人关注。

在民国时期，卢毅安所编著的《人相学之新研究》以诸多篇幅阐述人脑与相学的关系。在该书“手指论略”中，作者认为：手丽者性美，手粗者性鄙。手大者其心亦大，肉多者柔，骨多者刚，其所以表里相应，若合符合节者，岂无故哉。据生理学家言，人之四肢全体，以神经三种分布之，手亦然也。

“顾因其分布之情状，各自不同，故其手之大小即不免相缘而各有所偏焉。试求其故，则头盖中脑块有以使之。故古来相传，善构思者手指修长，好实行者，肉多而指横。今更以学理证之，始知前者之优劣，纯视前头叶之高下以为断。其掌纹善者，体质美，脑质亦善。其爪甲厚者骨骼强，其头盖骨甚坚。而脑纤维亦硬。忧郁悲悯者之手，则掌背均修长枯瘦，爪甲极薄，实系由脑髓乱动而致。”该书约成书于 1924 年，此时西医生理解剖学已问世。作者在书中将相学各种所见，几乎都与大脑解剖生理相联系，在论及手与脑的关系时，虽然有过言之处，但肯定属手脑的关系，手动指挥者在脑，是之前相学、手相学所未言之内容。其认识为手相学研究拓宽了新路。

1945 年，黄龙阿清在其《手相学浅说》中亦认为：“外表者则尽在手形掌纹之中。脑为人身一切之主宰，手为执行脑经意志之主要工具，关系之密切，自不待言。脑系握之总枢，而满布于全身。据解剖学发现，集中于手掌中神经较之任何其他部分为多，亦因手之职责之重耳。市上谈相，普遍均以面部着眼，殊不知人事万千，技巧百出，剪修粉饰，面表之清浊喜怒等等未必是真内心之衷，惟手掌中之纹，决非一时意志可能改变，暂时之乐，暂时之爱，于掌纹手形丝毫无动。故掌纹手形之表显，确能代表其主人翁之内心。

手形掌纹能指示各个人肉体上之缺点，最易受某种疾病攻袭，所谓致命伤者是。倘脑经略受拘束，往往容易错之毫厘失之千里。所谓人事之智力有限，天理之奥妙无穷，区区掌心之中，实涵有人生之一大天地。”黄氏所认识的脑与手的关系较卢氏更为贴切，对于手纹形成与脑的关系较之前更为深入。说明人类手掌纹理形成除与脑的作用紧密相连外，疾病亦是重要因素，如此就摆脱了卢氏的唯脑论观点，为手纹研究拓宽了更大的视野。

在冯超然在为《手相学浅说》作的序中更提到：“实人之所以灵于万物者，除脑经发达之外，尚有双手故而。脑之所感，必寓之于手，而后乃成文化。使人仅有超越之脑力，而无能干之双手，则文化且将息减矣。盖若美术著作诸学，以及一般裁缝工匠等实行家，莫非双手是赖。”

冯氏所言，接近了恩格斯《唯物辨证法》观点，由于手的劳动改变了人类性质，还是由于手的劳动促进人体其他器官脏腑的成熟，这其中表现最明显者是人类的脑髓发育，由于脑的信息量储存的不断增加，使人类在智力发展同时，人体内生理解剖也随之变化，使手由创生逐渐变为被驱使者。但事实仍然是，尽管脑再聪明，如果没有手的巧妙协作，世界间一切物质的创造发明皆受影响。所以恩格斯的手脑互相促进，各器官同时发展观仍然是我们在认识手纹生成与脑有直接关系外，尚待探索更多，更完善的认知观，其中最主要的关于人体小宇宙内五脏六腑病变是通过何种途径与手形成关联的。如果如上所说手的一切变化统归为脑，据目前所知的医学知识不但牵强，而且必然阻碍相学和医学手纹学的研究进展。诚然，人类对自身脑功能的揭示和认识尚处在较低水平，人类脑在几十万年进化中，储存了大量信息。这些信息是如何一代代遗传下来，而又不断在传递中提高。其中各种信息在相互关联，相互促进，相互制约，相互融合的变化中会产生什么样玄而又玄，神秘深奥变化，以及这些变化又是如何统帅人体，掌管人的一切行动，在认识世界，认识自身的过程中是如何发挥其最大作用的，还有多少功能？人类目前对自身脑功能的认识还处迷雾之中，实在无法计量。

对人类脑功能认知，可以称得是冰山一角。尽管如此，相学、手象学完全用脑主宰解释，是武断的，是片面的，是潜意识的，是阻断人类对手象学认识主要障碍之一。所以《人相学之新研究》作者的认识实不可取。在《过劳耗竭学》中，作者提出人体小宇宙既存在着核心引力场——心肺引力场，也存在脑、肝、脾、肾、胃肠等引力场。在这些引力场中，心肺引力场是决定着人体生命存在之关键场。它主宰着生命的存在，主宰各个引力场之间相互联系、相互促进、相互制约、相互协同、相互维系人体生命之存在。而其他场在人体处于活体时，亦有着各自的功能，特别是人体脑的功能，处于维系人体整体生命存在和运动的功能位置。运动中、变化中的物质体与运动中、变化中的有鲜活意识存在物质活体存有差别，而这一差别之根本就是地球中动物都有脑的存在。而人类由于手的“第一次推动”从“种生命”进化为“类生命”亦正是人类脑的飞跃式发育、成长、进化而成为人体具有意识、灵感驱动之中枢。它的存在有别于心肺核心引力场的功能，但对心肺核心引力场又有协同和制约能力。所以脑的存在和它深奥的功能表达，使人成为目前所知最特殊的物质，最特殊的在活体和冷体间表达物质转化特性之表达者。但脑并不能替代人体其他脏腑的功能，正如心肺核心引力场一样，它可以主宰着人体生命活体，但它亦不能替代其他脏腑的功能，而它们之间应该是协同、协作、促进、制约和按人体生存的要求不断和谐，才能体现它的存在和其他存在之间的自然关系。所以仅以脑的功能诠释手相学手纹的存在是不符合人体鲜活存在的物质及时空演化规律的。

如此，我们如何诠释人类手纹生成演变的基本依据？作者认为，有人说印度手相历史悠久，但可能由于我们视野有限，至今只见到豪气冲天的空洞冠名和需要人们不断加深理解的佛教手势，其他任何理论尚未见到。因此不能用来解释人类手纹生成与演变的依据。西方社会的星丘学说仅介绍了人类少数纹线的存在且功能局限，更不能作为依据。全息生物学其根本是展示植物嫁接后所展示的遗传规律，并从此发现了植物动物的无性繁殖和体细胞的全息胚现象。对于人类来说，人体任何部分都可能存在全息胚现象，但研究证明，人体小宇宙的奇特性，其即存在整体全息现象，而各个脏腑又各自有着自身的全息特性与特点，它们既是整体中的一部分，又有着严格独立存在演变的个性。由此我们推想银河系中核心黑洞与银河系中其他恒星、黑洞之间是否也存在着这种整体特性与个体特性的差异。例如我们生存的太阳系，有着适合有思想、有意识、有创造、可改变自然环境和不断探索认知宇宙能力的活体人类，而近至太阳系中其他的星球，远到银河系中千百颗恒星引力场范围是否也存在如我们生存的地球这样情形，至少目前尚未发现，这其中“老子”的“道可道，非常道。名可名，非常名”的论断就显得格外醒人头脑。世界间一切事物的存在都有着其自身发生、发展、演变、消亡的规律。因此，简单地以一代百、以简化繁，一种认知存在而解释事物发生、发展、变化的多样性、整体性、个别性之间的差异是不可能的。例如动物体细胞可以无性繁殖出该动物的整体，但目前在体细胞整体衍生中尚不能单独衍生出动物的心脏或胃肠，之后可能用心脏细胞衍生出心脏，胃肠细胞衍生出胃肠，但它并不是体细胞。这就是我们指出的全息生物学理论，可以指引我们理解手象病理变化部位可能是某脏腑有病，而绝不是某部位变化就肯定是该脏腑病变的全息投影。因此，用全息生物学诠译人类生理、病理手纹的生成，尚缺乏科学依据。

谈到这里，是否人类手纹的生成就找不到依据了呢？作者认为，真正依据还得从中华民族手相形成过程的根源中去寻找。众所周知，中华民族手相形成的理论是以观察分析为依据的《易经》理论。而医学手纹学从相学的手相学中衍生。所以指导中医医学手纹生成原理必定是中医学由《易经》理论为依据所产生脏腑经络学说。因为脏腑经络学说既有其独存的特性，又有着《易经》中的阴阳五行学说统帅。这种认识论结构即符合《老子》“道”规律理论，又符合现代唯物辩证理论，它既可以充分说明人类生理、病理手纹生成、变化之机理，又可以说明人类手纹表象的相互关联、相互制约、相互表达的整体与个体表象相关性、复杂性和多变性。否定了一纹定音的神秘性和盲目性，使手纹观察日趋于科学实用。

关于中医脏腑经络与手纹的相关认知，我们已在前节“手象学研究的各种学说”中言及，不再赘述。

三、相关医学手纹汇解介绍

前节已介绍近代医学手纹的生成与发展，主要由两个渠道形成。一是从相（术）学手相中移植衍生；二是一些医学临床工作者在临床实践中观察获得。目前，由于其手纹形成理论及大量临床实践例数和可验证经验尚未成熟，所以对一纹一线的认知亦意见不统一。本书以如实记录，稍加以解析排列的方法将近期相关书籍资料所展示介绍的手纹表象介绍如下。

1. 生理纹

（1）天纹

天纹是手掌远端横向曲线纹，从手掌尺侧伸向食指与中指之间指缝下方，呈弧形，反向抛物线状呈现。天纹深长、明晰、颜色红润，向下的分支少为正常。它的命名就来源于中国《易经》八卦卦位。这条线的走行分两种情况，一是食指侧是巽，小指侧是坤，二者形成的卦为观卦。观卦的卦意是善于观察，把握更多、更全面的信息。二是它所经的部位在火土之间，火为离，土为坤，离、坤组合成为晋卦。其卦含意为进取、意志、想法、动机、忧虑。这两卦反应的卦意都涉及人的用脑观察和以意识积蓄信息，因此该纹与脑功能和其相关的脏腑属性相关，如脑属金，肺亦属金。在人体上方故称为天纹。

近期一些临床观察表明，因其线所跨区位除与脑部疾病相关外，其在中（土）、无名（火）、小指（水）下方，故与心脏、胃肠等循环系统、消化系统、呼吸系统、泌尿生殖系统的功能强弱及病症相关。有人观察认为：该线过长若直达食指第三关节处，则易患胃肠或血糖紊乱相关病症。若线尾分成两支，一支向食指第三节横纹下缘，另一支走向食、中指缝间，亦提示胃功能薄弱，消化吸收不良。也有人观察到，若该线分支多而乱，尾端并伸入食、中指缝内，多为慢性咽喉炎。若有多条竖线纹穿过天纹线，多为慢性支气管炎或支气管扩张。

有人认为天纹始端有岛状纹或零乱纹，可能由肾虚引起听力下降或耳鸣。也有人认为，天纹发生畸断可能为肝免疫功能较弱，或早年应用大量抗生素所致。

（2）人纹

人纹位于手掌中央，起于食指掌指关节结合部，呈略微下垂态或向小鱼际方向抛行延伸，近掌心小鱼际内缘末端可有分支，多止于无名指中轴线，形态一般粗而显，明晰不断，颜色红润为佳。从《易经》卦位上讲，该线纹起始部位于巽震之间部位，说其位于巽位应是说其位于震上缘亦可。其线下端多位于手掌尺侧兑之内缘和坤之外缘。因此此纹线按易经卦位组合可产生多种卦象，其所含意义亦有不同。若按巽兑组合成中孚卦，则其为人心中有诚，虚心有信。若按震兑组合归妹卦则与人之婚嫁有关，但由于卦位不正，充满艰难和动荡。若巽坤组合形成观卦，则示为观察亲临将道义展示在人面前，若震坤组合形成预卦则示为安乐喜悦以人事比疑。人人都乐于追求喜乐之事。从以上展示中可以看出此纹线与人世事间的人事，做人义务愿望根本信念道理相关，其主要讲的是人事。

人位在天地之间，故位于掌的明堂部位。又因此纹主要位于八卦之中坤（土）部位，是各卦生成之源，人生主要依赖之地，因此关乎着人之生发机要，即人是天地之主宰，此纹是人生之本，为人先有此纹。一般认为此纹线多展示手掌八卦坤（土）位，心为火，火生土，因此该纹线与人的后天生存能力和人所从事的事业所产生的心情密切相关。

土为脾胃，为后天之本，火为心，为神明之本。无脾胃之本则人生存危机立现，无神明主宰则人生存获得则退化为“种生命”或不知所为，所以此纹线表达土火相生相依与人的脾胃和神明意识密切相关。因此人纹所提示的病患多偏重于人体生发变化之机，出入废则神机化灭，升降息则气立孤危。自古通天者，生之本，本于阴阳。成败倚伏生乎动，动而不已，则变作矣。此纹过处火土结合，阴阳相配是关乎人体内脏健安之根本。有人将其释为与脑与神经系统功能相关有待考证。《神相铁关刀》在“相掌色秘诀”中认为：“掌中乌鸦，病上有差。”首见于此，其原因是该部位关乎着人的生存之本，一是动力物质来源，二是动力形成之关键。火土互动，心、脾、胃生发之机关乎人的生命存在应在于此。因此其病变多与心脾生发功能相关。

目前对于该纹线与病症的关系说法不一。有人认为该线与病患的关系偏重于神经、精神方面及心血管系统。有人观察到人纹间有大岛纹连接，提示与眩晕或美尼尔氏综合征相关。也有人发现此纹过长且纹理紊乱与神经衰弱相关。人纹与地纹相交处呈锁链状，提示少年时营养不良。人线中断或在手心处分开 2－3 支，多有心脏病。在无名指下方出现方格纹多为腹部有过手术。有明显三角纹，表示隐性冠心病。有十字纹，多为心律不齐。

（3）地纹

地纹是围绕手掌大鱼际缘所形成的曲线纹。其起点多位于食指掌指关节下缘或与人纹重叠。止点位于拇指掌腕关节掌心侧。因此有人将其称为大鱼际抛物线或生命线。地纹环绕整个拇指，形成一个相对独特的区域，从《易经》卦位生成上看，其上端在震、巽之间，下端位于坎位。为此可形成两种卦式。一是震坎组合生成屯卦。屯卦：有天地，然后有万物生，人为天地间万物中之一物，所以屯者展示人之始生之象也。但生的初始充满艰难，充满着模糊和无序，预示着人生命之途，此卦与人的生命和命运相关。若巽坎组合则生成涣卦。涣有挽救涣散维持整体求得整体安全之意。求得人体整体安全是生命之根本，因此亦充满艰难。所以此时的地纹，有负责天、人纹整体健康组合之责任。所以有人将其称为生命线。屯卦、涣卦，下面都面临着一不小心就坠入万丈深渊之危险。所以要处处谨慎小心，从此亦可见到地线与人体生命存在之关系。

观察地纹是否正常，多提示人的生命存在的基本状态即体质以及生命过程的精力、能力、健康疾病情况。有人发现，该线起点偏高与胆病相关，起点过低落于明堂则脾胃虚弱。起点有岛状纹，则可能有肝脾大。地纹变浅或近消失，为年龄段体质下降或重病出现。（有人将该纹分为四段：1－20 岁，20－40 岁，40－60 岁，60－80 岁）有人观察到，地纹上出现三角纹，提示心、脑血管方面有问题。地纹上出现大岛纹提示相应的年龄区体质抵抗力下降。地纹上有小岛，警惕肿瘤发生。地纹尾部有散乱纹，提示腹痛，女性附件炎，地纹尾部有“X”“＊”字纹结束，提示易患心、脑方面的疾病。

以上有关地纹与人体脏腑关系及所出现的异变表象均系近期一些相关文献所提示，是否真实有待临床反复验证，例如有人说女性子宫肌瘤患者在地纹、健康纹下方之坎区出现岛状纹。临床观察表明，这一结论常有偏失。说明个别不能代表一般，医学需要普遍规律，不能把偶见，称为结论。如此，医学手纹研究则为人所弃。

（4）手腕纹

手腕纹就是手腕处的两条横纹，也称腕纹或腕横纹。它代表着人的生殖功能。反射区疗法观点认为：手掌面腕横纹处有喉反射区。位置在手掌面腕横纹中间点与大小鱼际中间相接处。手掌面下方正中线腕横纹处是气管反射区。

如果手腕线残缺不全、靠手掌手腕线上有星字纹符号，或者在手腕处有几条静脉浮露，则表示肾及生殖功能较差。腕横纹处有青筋浮露，说明泌尿生殖系统有问题。若是女性，则会出现常见的妇科疾病，如月经不调、带下等，并容易患上妇科炎症。儿童手腕线呈丝状：若小孩手腕处有静脉浮现，头发似的一缕一缕地连接在一起呈麦穗状，则说明小孩的消化系统存在障碍，或者营养不良。

2. 再生纹

再生纹为人生来（如初生纹或婴儿）不具有的手掌纹理，其出现与人生经历、生活环境、疾病和生活特性等相关。近期手象书籍，多按线分法进行记述。我们认为还是按照中国相（术）学，衍生初始定名为好，因为中医手纹学的基础来自相学。之后，人们又结合西方星丘学说、全息生物学等分出许多线。这些线是何时生出，目前尚无人将一个人的手纹变化进行几十年的连续跟踪观察记录，这一问题有待进一步深入研究。在之后我们分年龄组所展现的样本手纹普查结果，可说明一些问题。

自从清末、民国时期西方的手象星丘学说流入中国，使一些我国从事手象学研究者开始将西方星丘学在手掌上所形成纹线与中国相学纹理说相结合，继而产生了许多手掌纹理名称。如1945年由黄龙阿清撰著的《手相学浅说》在论及掌纹时就提出了：生命线、命运线、智慧线、成名线、直觉线、心经线、婚嫁线、情感线等诸线之说。他在《掌纹说解》中谈及各纹线功能时认为：生命线，主生命力之强弱；运命线，主运命之穷通；智慧线，主思想之母；成名线，主功名之成败；直觉线主直觉；心经线主心经；婚嫁线主婚嫁；情感线主情感。该书所划出的掌纹图中生命线与地纹相符，运命线与相书所说的玉柱纹相似，智慧线与人纹近似，成名线与太阳纹相近，直觉线与健康纹相似，心经线与天纹相似，婚嫁线与性纹相近，情感线与近期有人提出的金星线相近。作者认为在生命线、命运线等八条纹线中心经线、智慧线、生命线、直觉线、运命线为常见者，其他三条线少见。

其后，1947年由袁树珊编著的《中西相人探原》一书中，在谈及“西洋手相学”时曾引用风萍生《手相学》说：手有重要之纹线，大者七条，曰生命线，曰智慧线，曰感性线，曰金星带，曰健康线，曰太阳线，曰命运线；小者五条，火星线，副健康线，婚姻线，手颈线，本能线。该书作者认为：名词新颖，似不寻常，其实只需吾国相学之三才纹（天地人），八卦位，即可统制一切。可见此时对手纹的命名开始杂乱，且说法不一。

《中西相人探原》一书在谈及“手纹”部位时说“曰生命线，包拥金星丘者，智能线纵贯掌中心者，感情线，在四指底部与智能线并行者。金星带在感情线上部，包拥土星太阳二者。健康线，起水星丘而下走者。太阳线，起于火星丘，而升至太阳丘者。运命线，起手颈而升至土星丘者。小者五条。火星线，起火星丘而居生命线内。

副健康线与健康线并行者。婚姻线，即水星丘之小平行线。手颈线在手颈共有三条。本能线，起水星丘而走太阳丘，如半月形。”之后，关于手的纹线名称定位越来越复杂，可以称为是各有其说。

1987 年由林朗晖编著的《手纹与健康》一书，基本依据《中西相人探原》书中有关手纹论加以整理认定了十三纹线之说，较之《中西相人探原》所述的纹线名称、作用、起始途经部位阐述更加清晰，使读者易于领会，在临床中亦有应用指导价值。

1996 年王大有在《掌纹诊病实用图谱》的“掌纹密码名称”一节中提出：手掌上有三大主线：生命线、智慧线、感情线（性成熟线）；有十四辅线：命运线、放纵线、上升线、健康线、太阳线、金星环、土星环、远行线、结婚线、反抗线、障碍线、影响线、子女线、手术线；又有许多特殊的障碍线，我们称此为特异线。大体上三大主线与生俱来，终生不变。只在经过特殊的气功意念锻炼之后才会使三大主线，特别是生命线有些许增长，显示生命的强化。其次辅线各本线（未经后天干扰的先天状态的线），在各人手掌上也是与生俱来，后天不会有根本改变。有变动的只是在三大主线和十四条辅线之上。

随着生命流年的运转，增加特殊障碍线或普通障碍线。普通障碍线，显示一般生命态的障碍性状；特殊障碍线显示的是重要的、凶险的、突发的等特殊生命态的障碍性状。

2007 年王晨霞在《王晨霞掌纹诊病治病》一书中将掌纹分成 14 条线。有 1 线，感情线（天纹）；2 线，脑线（人纹）；3 线，生命线；4 线，健康线；5 线，玉柱线；6 线，障碍线；7 线，太阳线；8 线，放纵线；9 线，金星线；10 线，土星线；11 线，性线；12 线，肝病线；13 线，悉尼线；14 线，通贯掌和 8 种异常纹。

2008 年赵理明编著的《手诊快速入门》在“手指掌纹各线位置和名称”中共展示 40 余种与之前书籍手纹名称相同和不同的纹线名称。图中多数纹线并不是来自临床实际采集的手掌实际彩图样本，而是作者用笔墨勾画出的纹线表达，其名称虽多，但是否真实普遍存在令人产生疑虑。

2015 年廖春红编著《观手知健康全书》在“14 条掌纹蕴藏的健康密码”一节中将之前各手象书籍纹线进行总结，提出 14 条纹线包括有：感情线、智慧线、生命线、健康线、玉柱线、干扰线、太阳线、旅游线、过敏线、土星线、性线、肝病线、悉尼线、通贯掌。

以上书籍所述人类手掌所出现的条线，说法不一，名称有异，各线功能亦各有表述。我们认为除人生自生以来所具有的天、地、人三条生理纹外，其他一些再生纹理出现虽然在新生儿中有所出现并可伴随人终生，但大多数毕竟不是人生来即有，而更不是人人均有，因此生理纹与再生纹在本质上是有区别的。前已述及再生纹是因人因素而在后天不确定的时空中出现，所以不能将其与生理纹混为一谈。从以上书籍所介绍纹线内容可以看出，目前之所以认同杂乱，序列不清，功用自说，甚至名词也很难统一，其原因就是没有从各种纹理出现的根本源头找出真实的，与人生轨迹、特别是与疾病相关的，可重复的科学依据。

我们在近三万人的健康、疾病人群手纹线普查、观察中，发现对于天、地、人生理纹的存在性，可以认同。对以上书籍所介绍的可以长期存在的纹理，我们认为可以暂定为再生纹。

（1）健康纹，亦称健康线（此纹在新生儿中有少量显现）。因为人的生命过程从初生到终老，为了生存都在无时无刻的与所处环境和自身情绪等各种因素进行斗争。这种斗争过程中所产生的身体伤害，就是各种类型的病症。人的生命时空愈长，这种情况积累痕迹信息愈多，其表象在手象上就是人们所称的健康纹（健康线）信息表达痕迹。健康纹一般起于大小鱼际交会处，略偏于小鱼际侧斜行向兑区，明堂区，止于小指下方。其可因疾病袭击经历，生命长短不同而该纹线有长、有短，一般规律是生存时空愈长，年龄愈大其纹线愈长愈明显，最长者其止点可达小指根部。按《易经》八卦组合其始部为坎，止部为坤，生成师卦。师卦表现宇宙万物的演进，终始处于如军队交锋的战争中。在这一过程中，正邪交锋，正气足，遵循战争规律则可化险为夷，而保持生存。但每次交锋所造成的伤害，必然在人体留下痕迹，表现人的生命过程，就是人身体正气与外、内诸邪气进行斗争过程中所积累起来的伤害痕迹，其纹线愈明显，愈长，表达其反复斗争经历愈多，而所积累次数愈多。所以健康纹多数不是生来即有的手纹，而是人生命过程中与疾病斗争所留下的信息记录。此纹伴随人的年龄增多，患病次数的增加，而出现率愈高。有人发现健康纹的出现与人的肝肾功能、慢性呼吸道疾病有关。

（2）玉柱纹，亦称玉柱线（新生儿中有少数出现）。是伴随人生命过程和人的生命经历所逐渐形成的再生纹。该纹的出现表达着人生于天地间，有顶天立地，中和人事的聪明、胆识，通达之能力。该纹线按河图和洛书八卦方位图说，该纹线由掌根上方为起点，该方位为北，为水，为坤，其纹线由下向上直行至中指根部丘下或穿丘直达指根处，该处为南为离为乾。体现着天地相交水火相济，分别组成既济卦和泰卦，泰卦意表面充满吉祥，但其泰来自艰难困苦，达之不易。其意人要达到认知天地真知，获得亨通泰好的满意成绩，必须要像该纹形成一样，要通达人意。人意既有友谊和善，更充满千难万险，只有人事练达，意志坚强，不被阴险乱象所扰乱，才能否极泰来。在病患方面，此纹线的出现说明其为获得人生事业成绩身心超负荷，疲劳过度而易积劳成疾。其纹线愈显愈深，所获成绩愈大，而身心损害愈重。其主损害处多为人体心肺核心引力场和脑、脾、胃等部位。既济卦，此卦水火相济，阴阳得位，象征着完成与成功。但物极必反，守住成功路程艰难。最完善的事物常隐藏着危机。说明这条纹线的存在，既体现着人的事业成功亦显示由于争取成功，而使身心所付出的情绪、精力过多，疲劳、疾病等兴盛，正气与邪气斗争的痛苦和损失较多。因此两卦虽含义有别，但提示该纹的出现与人生过程及疾病走向是殊途同归的。有人发现玉柱纹出现，提示心血管、呼吸功能较差。有人认为，此纹线愈长，身体愈差。此纹短提示此线出现时，体质已下降。此纹向上直达食中指缝内，提示消化功能薄弱。该纹起点有岛纹，代表肠道功能紊乱，起点有“米”字纹时，考虑有心绞痛现象。这些看法，有待临床验证。

（3）太阳纹（线），该纹是位于无名指下方直达掌心明堂的一条常见的再生纹。该纹上端位于乾、坤卦二区之间，无名指之下的坤位，下端伸向明堂掌心之下坎位，生成比卦。比者，亲辅也。该卦上卦为坎是水，下卦为坤是地，水聚集地上，若相辅相亲失衷，则愈容易发生意外灾害。因此该纹线的出现是说明人体曾以所聚之正气战胜过一些病邪，但亦说明人体正气亦因此遭受了损害，如心肺功能、脾胃功能。有人提示，该纹线出现与血压升高或过低相关。有人认为该纹线是玉柱（线）辅助线与人体的心肺功能相关。这些看法，亦有待临床验证（本书作者的不同看法，在手象普查节中可见）。

（4）性纹（线），是位于小指根丘下近外侧横行的再生纹。其长度约近小指根 1/2 处，因人而异，多为一条或两条，纹线平直，明晰不断，颜色浅红，伴随人的年龄老化此纹逐渐变浅、淡、不明显。该纹所处位置在小指本节部位，八卦部位为坤。《易经》坤卦说：坤，元亨利牡马之贞。至哉坤元，万物资生，乃顺承天。因此此纹线与万物生成，繁衍物质生命相关。特别是其位在小指与水（肾）相连之处，因此称为性纹（线）。其意该纹线的生成与人的生殖繁衍功能及泌尿系统关系密切。有人提示，该处只有一条或无纹，在女性可能为不孕，月经不调，子宫发育不良。男性代表少精，无精或阳痿。该纹若过长伸延向无名指，表示患者有肾炎或前列腺炎。该纹线若下垂与天纹相连，可有肾虚耳鸣，记忆力下降。该纹线出现分支表示泌尿感染。纹线上若有障碍纹切过或有岛状纹提示尿路易感染。性纹（线）向上表示性、生殖能力弱。

（5）金星线（有人称其为过敏线），此纹线由西方星丘学说衍生的再生纹。该纹线从食指与中指缝的指缝下缘向无名指与小指的指缝下连接形成的孤线。从掌指八卦看，此纹线环切于乾离之位，连于木水之间。小小切线可形成《易经》中的解卦，解卦的含意为解除困难。其卦曰：解，险以动，动而免乎险，解。刚柔之际，义无咎也。公用射隼，以解悖也。这一卦说人体的生命过程的物质出入，气的升降要维持生命的鲜活关键在一个动字，而各种动的过程必定亦带来风险。而这种风险正是为了更好的生存，所以要善于提高把握住正气，提高警惕、防卫能力。当悖逆凶险一旦出现，就如同以箭射隼一样除去凶险病患。所以金星线的再生纹的出现表达人体心脑肺肾历经风险而以正气破解化险为夷而留下痕迹。因此线纹位于肝、心、脑、肾之间，故与肝、心、脑、肾病相关。有人提示出现该纹线提示肝功能减退。有人提示此线与过敏体质相关。有人提示与电脑辐射相关。有人提示与不孕症相关。也有人提出该纹出现与药物过敏所致皮肤病及过敏症候相关。总之，按着《易经》卦意解释，此纹出现虽然示人体经历许多痛苦磨难，但只要提升正气的防卫能力，并及时施行除疾之手段，一切病患均可解除。

（6）土星线，亦是来自西方星丘学说所产生的再生纹。该纹线位于中指的根部，掌中八卦乾、离之上。《易经》之“河图”“洛书”有一个统一定位，就是土位在各卦位的中心，即手掌掌心的明堂。人的五个手指，中指在中心位，所以其指为土（有人在手指脏腑定位上将食指定为土，此确定法，有待临床进一步观察验证），其指下方为“河图”“洛书”之乾、离位，属心、属脑。火生土，土生金，这一小小半环线切断手、心、脾、脑之间的生发联系。使人体后天之本不能供给心脑必要的气血，使其功能低下出现情志精神方面的障碍。有人认为出现该纹与肝气郁结，肝火上炎有关。有人提示土星纹附近的无名指下方出现岛状纹提示此人视力不好。

（7）悉尼线，来源于1970年前后，有研究者在澳大利亚的悉尼发现的一种掌屈纹。他们认为此纹在先天遗传愚型患者和白血病患者中发现较多。因此该纹线不是常人所有故亦为再生纹。此纹线在我国临床中少见，可能观察先天愚型病人少有关（实际并非如此，详情在本书手象普查中可见）。该纹线是手掌人纹一直延长到手掌尺侧边缘而成。该纹线将兑位切断。《易经》兑卦中有"来兑之凶，位不当也"之说。一条斜线直切兑区，兑为金，为肺，为脑，其损害当为肺、脑。澳大利亚人观察到风疹、牛皮癣、先天愚型患者不知是否与此玄机相关。有人发现该纹线上出现岛纹，提示可能患有肿瘤。另外，若该纹线岛形样纹被多条深长斜直纹切过或出现"米"字样纹，掌部出现凸起的黄褐色斑块或青紫色斑块，应注意体内肿瘤在发展。

（8）通贯掌，是具有遗传倾向的再生纹（因不是人类普遍生来就所据之纹），其表现为在手掌中部掌指关节处，天纹与人纹合并为一条纹线。此纹将龙（指）虎（掌）之间联系拦腰切断，也将各纹线的原有卦位扰乱，而生成不伦不类的少见之纹。人手掌的天纹为《易经》八卦中的观卦，而人纹的第一种卦位组合为中孚卦。如此天纹、人纹扭合在一起，其两卦上卦均为巽卦。巽者示谦逊进入，但谦而不成优柔寡断，不要虚伪。兑坤组合成萃卦，萃者水在地上，若聚集过多或聚而不正则有害无益并可造成大祸。两者混在一起，风吹水动，波纹不息，躁动不安，谦而虚伪，聚而不正。表现在人的精神、思维、心境上则波动不稳，谦中含伪，过精而成愚，聚而不正，正误错乱，造成行为有悖常人之性格，有者先天智力低下而愚，有者智力低下而冒险，人生坎坷，有者智商很高，思维精良，魅力非凡。

由于其二纹扭合掌心明堂部位所以所患疾病多与心、脑、脾、胃相关。有人提出，贯通掌多患有头痛、腰疼病症，如纹线上出现"+""米"字纹，提示对应脏腑炎症。有人认为贯穿掌者人到中年要留心胃病、肾病、癌症、脑血管系统疾病。

3. 可变纹

前已述及可变纹是伴随人体熵流出入，阴阳升降，病症患愈的程度多少、水平、结局而出现有、无、显、微、形、变等可伴随人体的各种变化所出现或消失的纹理。如通常因人疲劳、过劳、过度耗失体液或用脑过度或精神突发创伤可造成在手掌震区（魂），手指明堂上部区（神）出现斜形或竖形细小纹理。该纹理显与不显与人体上述损伤呈正比，其消失亦因上述机体损伤纠正程度成正比。这些纹形很多很杂，包含在其后面所述的障碍纹中。有关可变纹到底对应是何表象与变化规律尚有待进一步观察研究。本书研究人员曾在300名饥饿、长跑、脱水人群跑前、跑后补充营养水液机体休息后观察到可变纹的出现与消失情况，但这种观察毕竟不是正常人群的常态，所以观察工作应当在继续中探索。

4. 障碍纹

亦称干扰纹（线）。该纹的形态出现部位、出现存在时空各异，有的可能成再生纹，有的实为可变纹。复杂混乱，一时难以理清。

障碍纹表示出的脏腑病变、病性、病位及五行生克是有规律的。一般认为该纹线出现在哪一个脏腑反应区就提示那个脏腑有病变现象，若同时出现在多处区域，则亦是五行生克变化。

有人观察到障碍纹的消失（可变）一般不是所表现的线纹，因为线纹一旦形成，虽然可能有沉、浮、消、长等变化，但基本纹线多不会消失，即使疾病愈好，也只能是部分消失或不显，此应归入再生纹范畴。掌部细小纹，可时隐时现，现则为病，隐则为消，这里应归纳到可变纹范围中。掌部障碍纹有时会表现有明显增长或缩短，这些变化既表示着病患的程度，亦表示人体小宇宙内脏腑五行生克的变化情况。长、粗则病进、重，短缩、细小则病退、轻。至于这些变化是再生的，可变的，要经过一定时间检验才能确定。

有人将手掌上只有几条主线称为少掌纹，认为再生纹过少易患头痛、腰痛、胃痛。若人过中年掌纹亦少，易患大病重病，如肝病、脑病等。此种提法有待临床大数据的跟踪观察，现仅做参考。

障碍纹是以明显线性出现的纹线，主要为有人提出的“酒线”又称“肝病线”和所谓的“放纵线”。“酒线”为位于天纹上方，起于小指根线下方中部，斜行到无名指下方。此方位于坤区，与何区有纹理何脏有病不相符合。但用五行生克说，可以解释“肝强，火升，土死”，肝病使脾胃功能丧失而影响心功能是五行学说通常解释，此纹线出现人们认为与嗜酒、醉酒、酒精中毒引起的肝损伤或酒精性肝硬化有关。若此纹线在酒精肝出现率高，即可证实是“木克土”之因所形成，但其出现可重复性有待进一步临床和手象普查观察验证。

“放纵纹”（线）是小鱼际下方稍低部位平行向地纹方向延伸的近横行纹。该纹出现在乾、坎、坤交界区，与脑、肾、脾关系密切，所以有人提示该纹线出现与生活不规律，长期熬夜，身心劳累，体力过度消耗有关。常出现在性生活过度、嗜烟贪酒，长期服用安眠药、麻醉品等人手上。若该纹出现位置较高，与身心劳累有关。位置较低，提示性生活不节制或吸毒，也有人认为与糖尿病有关。此看法亦应在手象普查中验证。

障碍纹（干扰线）除以上介绍的两种典型线性横纹外，其他形态表象较多，必须指出，以下所列举的障碍纹可能与不同民族、不同地方、不同国家、不同人种的生存状况、遗传基因、病种及人的体质、抗病能力、病程长短、病程中各种因素的变化等相关，反映到手掌上的异常纹是各种各样的。现将目前医学手象学书籍介绍的常见的八种障碍纹所描述的形态与相关病理、病情、病势改变的看法介绍如下。

(1)“米”状纹：由四条短纹组成“米”状或“米”状变形。表示某脏器存在气滞血瘀现象。出现在胆区预示胆结石，出现在心区预示心绞痛。一般表示病程长，病较重。

提示疾病：

①“米”字状纹出现在巽位，易患胆结石。

②“米”字状纹出现在离位，易患心肌供血不足。

③“米”字状纹出现在震位，易患胃溃疡。

④“米”字状纹出现在人纹尾端，易患血管性头痛。

⑤“米”字状纹出现在地纹肾区，易患肾结石。

⑥“米”字状纹出现在地纹内侧，易患心绞痛。

⑦“米”字状纹出现在拇指根部，易患颈椎增生

（2）“十”字状纹：由两条短线或一长一短交叉组合而成，一般表示病程长，病较重。正“十”字状纹的含义比斜“十”字状纹的含义更确切。“十”字状纹表明某脏器功能失调，某部位发生炎症。一般认为“十”状纹预示病情较轻，处于疾病早期，如“米”字纹转为“十”字纹，表明病情好转。

提示疾病：

①零乱的“十”字状纹出现在鼻咽区，易患有鼻咽炎。

②零乱的“十”字状纹出现在天纹线上，易患慢性支气管炎。

③“十”字状纹出现在巽位，易患胆囊炎。

④“十”字状纹出现在震位，提示有慢性胃炎。

⑤“十”字状纹出现在劳宫穴处，提示心律不齐。

⑥“十”字状纹出现在地纹始端，提示幼年期患咽喉病。

⑦“十”字状纹出现在乾位，提示前列腺炎。

⑧“十”字状纹出现在兑位，提示有支气管炎。

（3）三角形纹：由二或三条短线与主线相交而成。三角纹表明存在冠心病隐患，它说明的病情比“米”字纹轻，比“十”字纹重。有向“米”字纹发展的趋势。

提示疾病：

①三角形纹出现在天纹尾端，提示有冠心病的早期信号。

②三角形纹出现在地纹尾端，提示有突发性心脏疾病。

（4）“井”字状纹：由四条短线组成的四角形，这种纹发展下去会变“米”字状纹，或“井”“米”字状纹同存。此纹提示慢性炎症，时间较长但变化缓慢，出现在胆区提示有炎症，无结石。

提示疾病：

①“井”字状纹出现在巽位，提示胆囊炎。

②“井”字状纹出现在震位，提示慢性胃炎。

③“井”字状纹出现在肠区，提示慢性肠炎。

（5）岛纹：岛纹如岛，其范围可大可小，可独立，可连续，可相套，应当细加辨别。岛纹一般提示肿瘤或炎性肿块的存在。岛纹越小意义越大，过大的岛纹则代表该区域脏器虚弱。

提示疾病：

①天纹始端有岛纹，提示肾虚引起的耳鸣。

②天纹在无名指下有小岛纹时，提示屈光不正。

③人纹始端出现岛纹，易眩晕。

④人纹尾端有较大的岛纹，易脱发。

⑤健康纹上出现岛纹，提示肝囊肿。

⑥玉柱纹始端较小的岛纹，易患痔疮。

⑦无名指下，天纹与人纹之间乳腺区出现叶状岛纹，易患乳腺增生。

⑧地纹尾端子宫区，在线外有小的岛纹，提示卵巢囊肿。

⑨地纹尾端生殖区有岛纹，提示子宫肌瘤。

⑩地纹尾端前列腺区有岛纹时，提示前列腺肥大。

（6）环形纹：掌纹如环，其环中多另有杂纹。环形纹与外伤有关。受到较重外伤可在掌上留下环形纹。

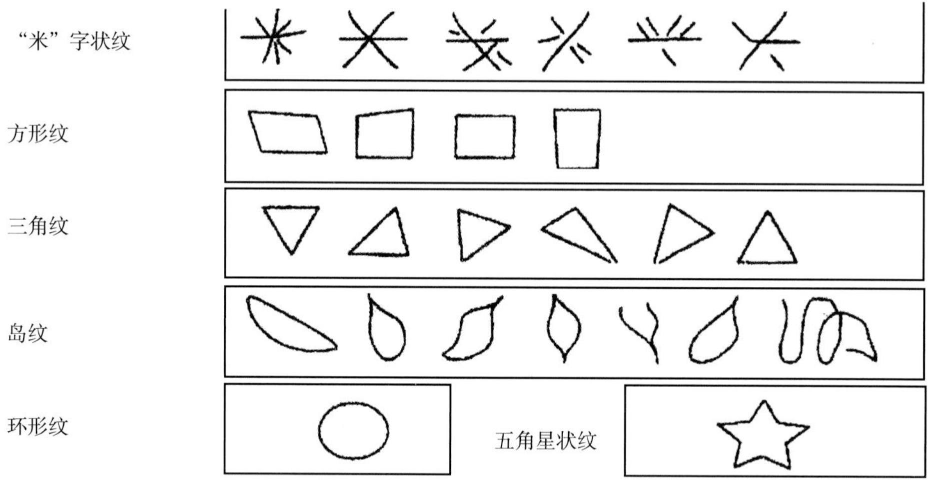

图 4－4　手纹

提示疾病：

环形纹出现在人纹与地纹的夹角处，提示软物撞到胸部引起胸痛。

（7）方形纹：由四条短线组成长方形或正方形的纹理。方形纹为各种瘢痕（手术、外伤）所留下。

提示疾病：

①方形纹出现在无名指下的天纹线上，提示有肺结核。

②方形纹出现在地纹肾区，提示肾结石手术。

③方形纹出现在人纹中指下，提示头部外伤。

④方形纹出现在地纹上端，提示曾有过胸部外伤或挤压伤。

⑤方形纹出现在地纹尾端，提示盆腔手术史。

⑥方形纹出现在巽位，提示胆囊手术史。

（8）星状纹：五角星状，多提示缺血性脑血管意外。

提示疾病：

①五角星状纹出现在离位，提示心脏本身器质性的病变。

②五角星状纹出现在人纹尾端，提示有中风先兆。

③在离位、人纹尾端、地纹尾端有三星相呼应时，提示易中风、猝死。

除以上各种纹线形以外，异常形态障碍纹尚有许多，有待进一步观察认证。有关上述异常障碍纹所表现的深浅、消长等变化情况，是否与所观察的病变存在相符合，本书因是做常规介绍，本章所介绍的各种手象观察内容所引用的资料，为保持手象认识过程的相互借鉴与引发可能的新的发现，没有进行取舍。其真实表象将在之后几万名大样本手象普查分析中给出客观结果。

第九节　手象的观察方法及注意事项

一、正常人手象

医学手象观察与其他人体象（体象、舌象、面象、脉象等）观察一样，首先应注意观察手神，正常手神应为颜色净莹、亮泽、骨正筋柔、肌肉盈满、手动灵活、隐含光彩，如图 4－5 所示。

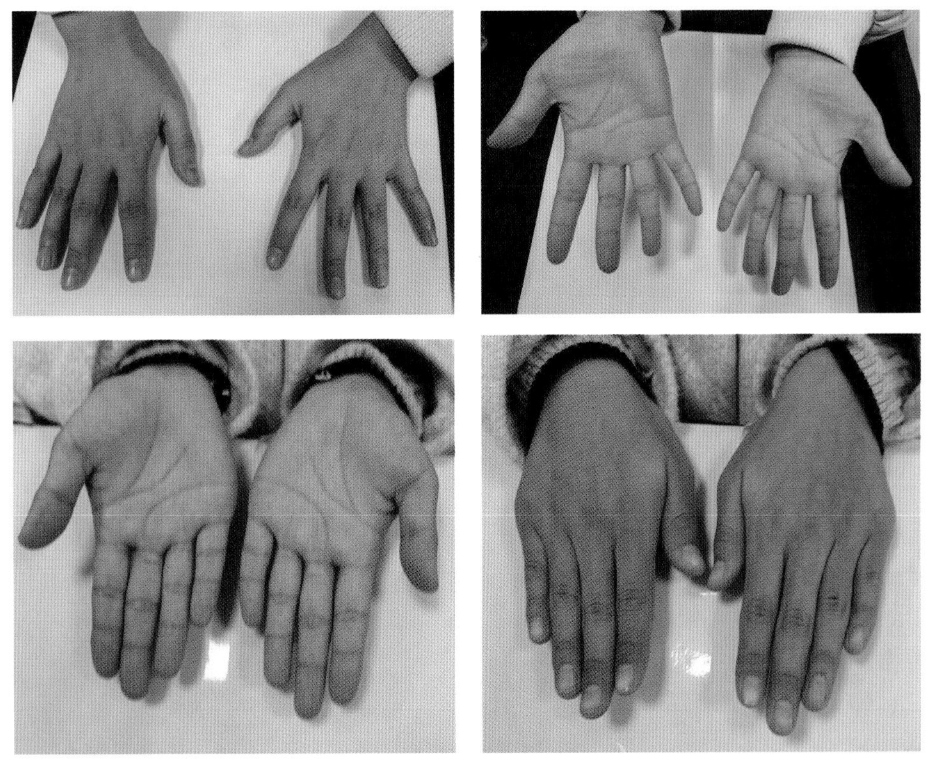

图 4－5　正常人手象

中国人为黄色人种，其皮肤颜色以淡黄红润或淡红润微含隐隐黄色为正常颜色，手色应与身体肤色近同。正常手色应为红润隐隐含有微黄色或淡红色。在此基础上应见腕动、掌动屈伸、五指伸展扭动均灵活，握拳有力，五指背伸超过30度角。按《灵枢·阴阳二十五人》正常人手形可分为木、火、土、金、水五形和木、火、土、金、水近似形，凡人形与手形搭配近似均为正常手形，其中木形长、火形尖、土形厚（宽）、金形方、水形圆是初定正常手形基本标准。手形正常确定后，应定手指与手掌比例，正常人手指与手掌比例应为指长于或略长于掌为正常指掌形，若手掌长于手指则为不正常指掌形。其次将手掌仰视，正常手掌有分布匀称三条生理纹，即天、人、地纹，此三条生理纹为人生后即有的遗传纹线，其纹应浅深适宜，纹色略重于掌部其他部位肤色。除三条纹线外，手掌大鱼际、食指、中指、次、小指及小鱼际之肌皮应略略隆起，掌根地纹近腕处下方，腕掌关节处屈腕时应见有2－3条环腕纹线，其色泽浅于掌部生理纹。掌面指部不应有竖纹，其指节屈纹不应着色，手腕、手掌、手指不应有静脉显露。正常手背皮肤着色应略深于手掌颜色，其皮肤细腻程度略差于掌面。手背可见有隐隐含于皮下的青色静脉血管，其指不应有静脉显露，掌腕关节可见2－3条微浅纹线，掌指关节屈伸纹为2－3条，浅而色略深于手背颜色。指甲长短适中、光洁、微红、润泽、无瘢瘕，半月线显露。以上为正常人之正常手象标准，诚然此正常多见于气血鼎盛的青少年人，伴随着岁月年华的轮进和个人所经历的内外因诸多因素的作用，以上所定正常手象可能少见，但异此皆不应为正常手象。

二、手象观察方法

手象观察应在自然光线下，上午8－11时，下午1－4时观察。观察时最好由两名有手象观察经验医生同时进行观察。依手神、手形（掌形、指形）、手动、手色、手湿度、手掌纹线、手指纹线，丘野形态、手感温度、软硬度、手背肤色、静脉显露程度，掌面和手背腕纹及指甲形态色泽等顺序步骤进行观察。

手象采集方法按如下方法步骤进行：

拍照环境在自然光线下，露出双手手背或手掌（含手腕），手指伸直（不可弯曲），放置在白色背景板的中心位置。

相机在白板正上方25厘米左右拍照。根据手指长度和掌心大小适应调整，不可过远或过近，照片不可模糊失真。

从手指尖至手腕部全部在照片中，拍照时需摘下戒指、手表等物品。

正常人群拍两张照片：手背、手掌（含手腕）。

疾病人群拍四张照片：手背、指甲局部特写、手掌（含手腕）、疾病在掌心中相应脏腑位置的局部特写。

获取手象信息时，被检查者如手不洁，手一定要用温水洗净，避免用热水和冷水洗手，防止手色因热、冷发生变化。若在高热环境手显红色，或掌心出现汗液都应以温水洗后再采集手象。一些手动劳动者，手掌部皮纹被磨蚀光平或丘野肉阜被磨平，或被磨出老茧，此时该部都不能被用于疾病诊断。手象检查前不能饮酒或喝热饮料，其易影响手色观察。对观察者检查前应询问睡眠情况，若失眠夜不能寐，耗伤心血，在指尖处会出现异常颜色，或掌心明堂处色变影响手象观察的真实性。对于一些由外伤和疾病造成的手形变形，掌心畸形，指节异常或缺失要注意鉴别外伤与疾病的病史，详细调查，否则手象观察结果则无法做出准确结论。

三、手象观察的注意事项

手象观察医师在手象观察时，必须知道什么是正常手象，熟记正常手象的主要表象和手象观察方法、步骤内容，以序进行避免遗漏应观察内容。

手神观察是人们在手象观察中常忽略的内容，手神观察很重要，《内经》所讲的“得神者昌，失神者亡”，神是中医四诊对各种象观察首先要观察的内容，因人整体和局部的整体形象是判断人体或局部是常态还是病态的基础，是首先进入观察者眼中的内容，之后才能观察其他。手神常分为四种：有神、少神、失神和无神。有神的表象在正常手象中已介绍。

少神为手的形态如常人，手的掌面肤色略失光泽，有再生纹出现，手掌肉阜分布形态有某一处或两处缺陷，或某八卦、丘野区出现局部色泽失常，手动欠灵活，手背皮肤出现少量皱折，指甲略失光泽。

失神：手形态失于柔软，指硬，活动失灵活，手肤色出现异常颜色，色泽晦暗，无光泽，再生纹，可变纹布满手掌、手背，指节纹增多、粗糙着色重，掌部八卦、丘野部位肉阜低平或局部塌陷或起屑。再生纹、可变纹丛生，某局面区域出现色度、斑、点状改变或突显肤面或隐含皮下。掌心、腕区、坎区青脉显露，手背青脉增多，突出皮面。指甲畸形，失光泽或甲面斑、点，浅痕屑状物出现。

无神：手失常态，形状枯萎或僵滞，不易活动或动力衰失。手肤色青、晦、紫、灰、白、黄、暗、无光泽、粗糙、屑起、皮面有瘀斑或局部色变，手凉僵硬，筋骨显露，或肿满失形。手掌各丘野、卦位削萎、低陷、萎缩、凹陷或如平板，青脉显露，掌腕关节青脉丛生，再生纹、可变纹分布溢满。手背青脉增多，显露明显，皮肤粗糙，皱褶满布，指纹散乱，变色，竖纹增多，指甲失色，粗糙以及不平，甲面瘀斑或脊起堆垒。筋强色失，肉萎、皮焦、骨变，木火土金水，肝心脾肺肾形色俱变，人之生命不久矣。

在手的形态观察中，在注意是否为木长、火尖、土厚（宽）、金方、水圆形等典型手相之时，应注意不典型手形及与人体整体形态的对比。以掌握被察者自身的手与人整体的生克关系，对于一些生理畸形手变形和一些手疾病所致的手形态改变要注意识别，辨别并要按手的整体面貌进行归类，以获手型的基本概念。手型观察中要十分注意指形的观察，其中五个指头的长短、比例、排列、疏密程度、指尖、指根是否正常靠拢，还是向何方偏斜（生克），指能否伸直，指根间隙出在那两个指间。手指的长短、粗细、形状都是观察内容。如木形长，其食、中、无名指，小指的屈位长度应长于手掌长度 3 – 4 厘米，若手形长而指长度不够，掌形略方则为名形不相符，金克木征。火型手五指相对长，细瘦，指端尖尖，若掌圆指长而不细瘦，特别是指节关节增粗则为失形，水克火征。土形手掌指应略宽厚，手指长短适中，厚而不方，不圆，掌心不隆起，若掌面过宽，掌心平铺或指长形粗，为木克土征。金形手掌呈方形，略厚，指略短，若掌方而肉薄，骨脉显露，指长而弯为火克金征。水形手掌圆，指短而胖，若掌圆而过宽厚，指略长，节粗，为土克水征。总之手型观察时，在注意手与被观察者总体形态观察生克征象同时，要注意掌指形态、比例、掌部肌肉盈瘦，筋骨显露情况等手自身的生克状态。

有人将手型分为原始型、四方型、竹节型、圆锥型、汤匙型、鼓槌型、柔弱型等形状。实际中我们仍要按着《内经》五行分类法分类较为合理，至于这些不同型变，应为不同病现手型所呈现的表象。

手掌指面的形态观察，首先注意观察五个手指布局是否规范，拇指外展时本节肉阜是否饱满，色泽是否与掌面皮色一致，拇指指腹的饱满、低平、塌陷、色度、斑环、星点出现都应记录。其余四指排列是否整齐，指节间肉阜是否盈实或出现萎瘦、骨露、青脉及皱褶。食指应达中指末节中段以上，次指应达到中指末节中段，小指指尖应超过次指 2－3 节关节纹。各指根肉阜是否靠拢无间隙，指根部位有否肉阜凹陷，及指间关节所形成的皮皱都应仔细观察记录。

在手的温度和软硬（包括皮肌和筋的弹性、刚柔）观察中，医者在以手触摸患者指尖温度时（凉、温、热感）同时要以手指抬压方法测定五指软硬（刚柔）度，并注意一个一个指头测试，获得五指整体手感时同时获得每个指头的软硬度，以增加对五脏进一步有针对性的认知。在测定手温、手软硬度同时，医者应以指触被查手的皮肤的滑润、粗糙程度。

手色观察是手象观察重要内容之一。因为人体病患之后，表现在手的变化中，色位于先。手色如舌色一样，是人体病变的体温表，是诸变中首当其冲者。因为外部的风寒暑湿燥火和内部的喜、怒、忧、思、悲、恐、惊及食、烟、酒、色、毒、贪、网等七情六欲，致使人体阴阳升降、熵流出入障碍造成人体失稳态，其在手的表现首先是手色变化，而医者察手时一见手色就可以初定手的中医八纲属性。手色判定，应以手的整体颜色定，因各种病因所致的脏腑损伤不同，可在某脏腑区域表现出异常肤色。判断手色时还应注意色的光泽度和色的随变性。如有人初伸手时由于种种原因在初察时为红色或暗色，待时病人坐稳心态平和后或手位摆放适当后，手色可随之变化，可异常色变为常色等。在手色观察以前，还应观察被察者的手动情况，手动包括手摆放姿态，手掌指的伸、握态式，指的伸屈情况，手的易放位置等，其中手指的自然放置摆动姿态亦应注意观察，因为它关系着人体脏腑盈虚顺逆。

在手色观察时我们谈到整体手色确定，应以整体手色的确定之，就是手掌或手背部局部色变不应影响整体手色的确定，如五指尖红为内热征，但整个手掌、手指面均不红，单纯的指尖红仅能代表心火，脾土虚热。如大鱼际红有点斑、红斑，为代表肝脾有瘀热尚未波及五脏整体，若小鱼际出现条片状皮肤色红或红斑或皮下隐含红砂状红点，一般称为肝掌，为早期肝纤维化或木盛火过旺至火克金（热伤肺金）若单纯乾区红，应先想人体脏腑属性为金的肺、脑相关性病变。其出现为人体核心引力场功能失调征，若红斑出现在手掌卦丘，虽然指及掌根无红色，此时因热色变侵犯多脏腑应定为人体有血瘀实热。手色青暗出在四指，特别是中、无名、小指青、灰、黑、暗紫色重，此系烟毒染肺，至肺损伤。若指无明显灰暗或指本第二节指间横纹色变黑紫为肺慢性炎症。若指、指关节色变均重，则肺病严重，警惕异变发生。单纯掌心或称为明堂色变变浓暗或有局部暗晦出现，系脾胃生病。明堂上方食指下方出现红斑点，心脏出了问题。明堂上中指、无名指下面比卦丘间隙中出现暗斑、晦色或杂乱障碍暗纹，注意脑部病变，同时亦注意肺部病变轻重（土生金，母实子虚）。若明堂斜上方、小指下出现色变要注意想到肾病发生。若在大鱼际震艮区出现红点，局部隆起，其下突然陡然下降形成一斜形或暗色深纹，要警惕胰腺病发生（木克土）。若坎区在明堂处突然陡下形成角状暗区，要注意肾病发生（土克水）。总之掌面各种皮肤局部色变，纹色变化，斑点，痦等出现在手象诊断疾病存在意义非常重大，内容繁多，在其后病症诊断中将一一涉及，不再赘述。

手纹观察历来是人们观察手时最重要的内容。手纹观察时，应先观察手掌面纹路情况，其中掌纹是首观内容，手纹观察内容有：手纹的有无，纹的深浅、颜色、形态、走向、变异、主要纹线变化和次要变化等。我们在20多年的专题手纹观察中和一万余正常人二万余患者的手象普查观察中（包括新生儿及各年龄组）发现手纹应基本分为三种类型：（1）生理纹，生理纹即是人们共同认知的人生来就应具有的（其中有某纹缺失者），手掌掌面的三条纹理，即天、地、人三条掌面纹线，一般认为这三条与遗传相关，其显、不显、有、无、长、短，浅、深，走行是否规范都与人生的遗传信息和态势相关。特别是纹行态势，失断，汇成，分叉，异路，浅深，宽窄等都有实际临床及相学的判断参考意义。（2）再生纹，再生纹是因人的后天不同的经历，病患，手的劳作形式所形成，其形成要有人生经历与手色变化相关。手色变化可以称是应时即变，而再生纹的形成是人体在内外因作用下的渐变过程。有人将再生纹分为常见型和病理型，实际中这种分类法是人为设定的。我们认为其是人生来所不具有的手纹，而在人生过程中所逐渐形成挥抹不去的纹理都应称为再生纹。有人把再生纹在手掌中常见的纹理分为玉柱线（纹）、太阳线（纹）、土星线、金星线、性线、火星线、放纵线、健康线（纹）、障碍线等。其都是参照国内外手相观察经验所确定的常见再生纹，这些再生纹特点是有其独有循行路线，固定分布区域，且常不切断干扰生理纹，其中有穿行或附着表面而过，生理纹不因此而出现横断表象。（3）障碍纹，有人把其他没有特定循行分布区域或常干扰压切生理纹的再生纹称为病理纹或障碍纹。并依据纹的形状，确定其名称如：十字纹、X形纹、三角形纹，米状纹、岛状纹、环形纹、四角纹、井字纹、田字纹、格子纹、点状纹、串珠样纹、叶状纹、丰状纹、片状纹、散乱纹、斜线纹、横线纹等依据不同纹型形状所命名的障碍纹等等。障碍纹的观察主要是观察出现部位，特别是与生理纹与各卦丘野的关系，并注意脏腑生克关系。

手指掌面纹理观察时，要注意掌指关节处纹理变化，各指面竖纹出现部位情况，并要注意指节纹的异常情况。手背纹观察主要观察手背纵横斜纹的出现部位，各指指节处横行纹出现多少，凸凹程度及有否伴行斜形障碍纹。腕纹观察主要是观察腕横纹是否整齐，有否错乱有斜形纹插入，纹理是否过深，色泽是否加深或出现异常颜色。

关于手掌八卦位置和星丘部位及人体全息生物特征在掌面投影区域等，因目前说法较多，我们认为还是应以传统中医学，按照《易经》阴阳五行八卦分区，参照星丘，全息生物学特征确定掌面各脏腑部位置方法较为适于临床应用。在观察这些卦区，丘野部位时，应注意各部位的肉阜隆起、塌陷、平铺、凹痕和过度隆起（非真性隆起）等情况，并应注意排除手术、手部疾病及外伤所引起的变化。对于掌面无丘野隆起或如平板，或手周围丘野向掌心移位至掌形两侧如嵴及掌的凹陷特别是过度凹陷或坎部或震艮前方过度出现低凹都应十分注意。此外每个卦野及卦野间的肤色斑痦，斑点和隐含于掌皮各卦野部位暗紫、暗黑色斑点都应十分注意观察记录。掌根部位形态、皮色、隆、平变化或中心部位有明显低凹切线出现都应十分注意。

手掌观察另一个内容就是掌面肤色、斑、点、痦变化出现部位，手掌青脉出现部位及手腕部位青脉出现部位是否超过腕横纹，手掌掌心青脉出现位置及形态都应仔细记录。

手掌面的某一区域皮肤色变、斑、点、痦、皱、折、障碍纹、肉阜陷凹是手象观察的重要内容之一。在前述虽然经部分提及，在此重点表述一下手象观察时，有关这些内容观察时的注意事项。

掌面掌腕关节处观察亦是手象观察应注意的内容之一。此处出现障碍纹，皮肤色变，腕部青脉丛生，超过腕横纹均是肾、尿路、盆腔疾病存在征象。若掌根色青，青脉显露伴艮区色青晦，为脾肾胞宫寒邪侵袭的常见征象。《内经》在两千多年前已提及，此重复率高进一步说明中国医学手象观察是科学的，是真实存在的，对疾病诊断是实用的。总之手掌两面局部色、斑、点、痦等改变有重要的临床诊断意义，在手象观察是重点观察征象，不要忽视。

手背的观察在注意整体手色同时，主要是注意皮肤皱褶的多少，皮纹走向，肌肉是否萎缩，若皮皱重叠，筋骨显露则为肝脾功能低下或病变，若青脉隆起，数量增多，则示为人体核心引力场——心肺功能减弱，在年轻人为心肺较重疾病。在中年人为心肺功能衰弱。核心引力场的吸入，喷出功能低下或衰减，所形成的引力波不足以力达人体中末，而致青脉隆起，皮皱增加。若手背指指关增粗，表面不平，则为肾水薄弱，骨生改变。若指指尖间横向皱纹增加堆垒，亦为心肺功能减弱。若手背青脉由手背穿入手指则不肺功能降低。或手背皮肤叠起，肌肉萎缩，骨形显露，青脉丛生，色泽乌暗，瘦骨嶙峋，则命危矣。

指甲亦是手象观察的重要内容，正常指甲光亮润洁，粉红，半月线显露，甲厚薄适中，长短宽窄相称，形态完好。若甲失常态，无光泽，易折，易断，过软，过厚，甲缘失缺，则示人体肝肾等脏腑功能失常。若青晦肿隆为肺气化功能失常。若青紫或苍白为心功能衰退或人体血瘀或贫血。若手爪肉黑色青明显是病危之徵。若指甲表面有山脊状隆起，点状白斑，局部粗糙增厚，甲面凹沟，多痕，弯曲，甲软化，甲短，甲萎，甲脱，甲面纵纹线过多，翅起，甲面平坦，翻曲等都是肝、肺、心、肾等脏腑存在病变的表象。中医理论认为，肝藏血，主筋，其华在爪。但其病变不仅在肝，肝藏血，其脏实或虚，必然影响肾精枯竭（水升木），心弱（心脏功能衰减，木升火），金僵（肺反受克，木盛反克），土死（脾胃升降功能衰竭，木克土）。故而甲病之根虽在肝脏，但由于病情的变化，病情的深入，病势的增加，其他所相关各脏，必定在甲的形态、表象等方面逐渐表象出来。所以观察爪形态病变或甲病时且不要仅以肝论治，更不要以局部观点看待甲病，如甲本身疾病等。

第五章　手形、手色、手纹、指甲的观察研究

第一节　手形观察研究

形体观察历来是中国相术学用来判断人类吉祥祸福通达安危的重要内容之一。汉代唯物主义哲学家王充为表述人类形体观察的重要性，在《论衡》中特设“骨相篇”，专论通过对人类“骨相”形态的观察，作为晓知该人在人类社会、生命活动中的人性、人位、人智、人用、人寿、人变等诸种存在的依据。

成书于先秦两汉时期的我国现存第一部医学经典《黄帝内经》中，更著有“阴阳二十五人”观人形法：“天地之间，六合之内，不离于五，人亦应之……先立五形，金木水火土，别其五色，异其五形之人，而二十五人具矣。”《内经》以五形，五色叠加法立论的二十五种人形象时，除描述人的色、头、面、肩、背、好恶易感疾病外，亦描述了手足像，如：手阳明之下，手鱼际以温，血气皆少则手瘦以寒。手少阳之下，血气盛则手卷多肉以温；血气皆少则寒以瘦；气少血多则瘦以多脉。手太阳之下，血气盛则掌肉充满；血气少则掌瘦以寒。手的胖瘦，掌肉少多，手伸手卷，脉络显露与否都是手形的组成内容。可见2000多年前，中医学对人类手形的观察已经有了较深的认知。之后，三国、两晋、南北朝以来的相术都把手形的观察作为手象的重要观察内容之一。如手形除按形色定位描述，特强调了掌指长度与人的吉祥祸福富贵贫贱的关系，强调“龙吞虎”为贵（手指长度大于手掌长度），“虎吞龙”为贱（手指长度短于手掌长度）等，在实践中给人深刻印象。近代以来，人们在医学手象观察中，多把注意力放在手的纹、线观察研究，常忽视了手形观察。

为了还给医学手象观察的神、形、色（斑）纹、阜、脉等全面观察的有序性和临床实用性，我们在手象普查和疾病手象观察中将手形作为序察内容并获得了有益的结果。现将我们在近30000例手象采集中，随机选取按年龄组分类进行分析研究的1780例手形观察结果报告如下。

一、新生儿手形观察

本组共采集新生儿手形91人，其中金形手40人占43.96%；水形手23人占

25.27%；土形手 16 人占 17.58%；木形手 10 人占 10.99%；火形手 2 人占 2.20%。

新生儿金形手如图 5－1 所示，新生儿水形手如图 5－2 所示，新生儿土形手如图 5－3 所示，新生儿木形手如图 5－4 所示，新生儿火形手如图 5－5 所示。

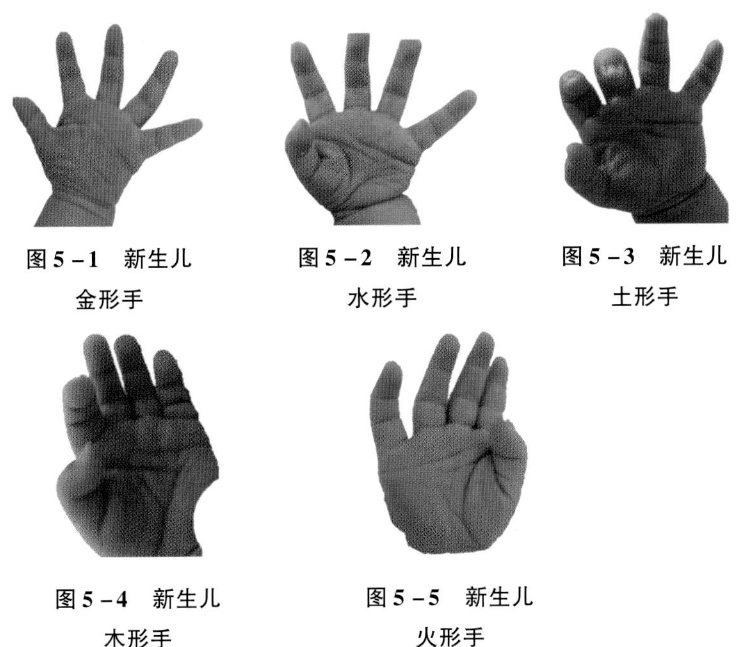

图 5－1　新生儿金形手

图 5－2　新生儿水形手

图 5－3　新生儿土形手

图 5－4　新生儿木形手

图 5－5　新生儿火形手

人之初生，五形手形以表象。为什么金形手，水形手占比较大？是否与胎儿在母体中的环境、状态和生存规律有关。金为肺、水为肾，母体中胎儿存活靠母体血液供给，其肺自身功能有待环境突变而舒张，其急切之情和突发之变表象在手上则棱角之形生成，势于自然。胎儿在母体存活“羊水”又是重要生存条件，因此“水”性对胎儿显得十分重要。另外，肾主骨为先天之本，先天之本是胎儿存在的基础，还有金生水，金气催急，促进水的生成亦可能是水形手所占比例相对较多的原因。必须说明本组观察样本相对较少，所获结果仅供参考，特别是新生儿手形产生的机理，尚待进一步观察研究。

二、婴幼儿（1－3 岁）手形观察

本组共随机对 68 名婴幼儿手形进行观察，其中健康无病婴幼儿 34 人，患有肺炎、支气管炎和诊断为上呼吸道感染患儿 34 人。

（一）34 名健康婴幼儿手形表象

水形手 8 人占 23.52%，木形手 7 人占 20.59%，火形手 5 人占 14.70%，金形手 4 人占 11.76%，土形手 1 人占 2.94%，木水形手 8 人占 23.52%，木火形手 1 人占 2.94%。

健康婴幼儿水形手如图 5－6 所示，健康婴幼儿木形手如图 5－7 所示，健康婴幼儿火形手如图 5－8 所示，健康婴幼儿金形手如图 5－9 所示，健康婴幼儿土形手如图 5－10 所示，健康婴幼儿木水形手如图 5－11 所示，健康婴幼儿木火形手如图 5－12 所示：

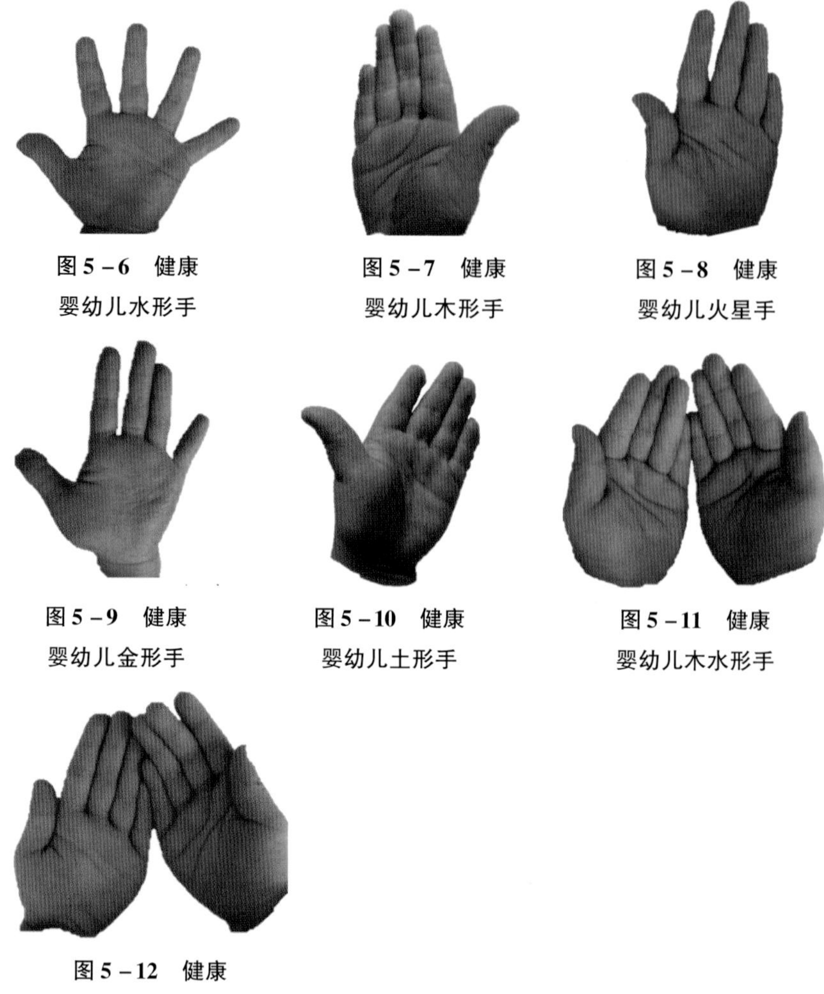

图5－6　健康
婴幼儿水形手

图5－7　健康
婴幼儿木形手

图5－8　健康
婴幼儿火星手

图5－9　健康
婴幼儿金形手

图5－10　健康
婴幼儿土形手

图5－11　健康
婴幼儿木水形手

图5－12　健康
婴幼儿木火形手

（二）34 例病患婴幼儿手象表象

1. 15 例肺炎患儿手形的表象

木形手 5 例占肺炎手形表象之 33.33%，水形手 3 例占 20.00%，金形手 2 例占 13.33%，火形手 3 例占 20.00%，木水形手 2 例占 13.33%。

患病婴幼儿木形手如图5－13所示，患病婴幼儿水形手如图 5－14 所示，患病婴幼儿金形手如图 5－15 所示，患病婴幼儿火形手如图 5－16 所示，患病婴幼儿木水形手如图 5－17 所示。

2. 15 例支气管炎患儿手形表象

木形手 4 例占支气管炎手形表象之 26.66%，水形手 4 例占 26.66%，火形手 2 例占 13.33%，金形手 1 例占 6.66%，木水形手 3 例占 20.00%，火水形手 1 例占 6.66%。

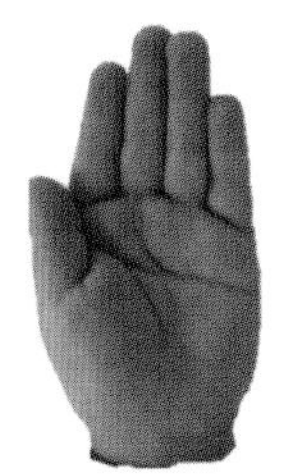

图 5-13　患病婴幼儿木形手

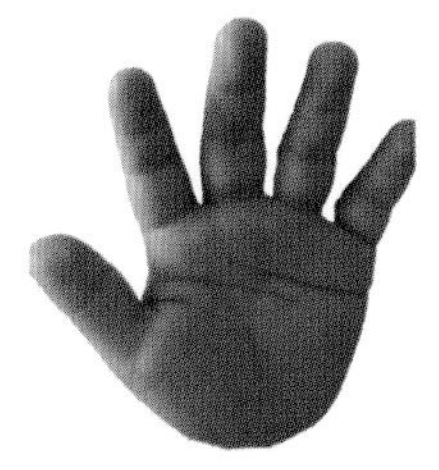

图 5-14　患病婴幼儿水形手

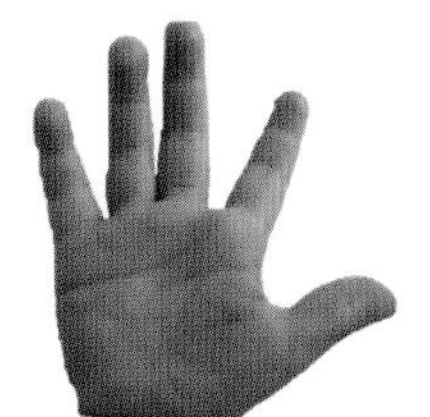

图 5-15　患病婴幼儿金形手

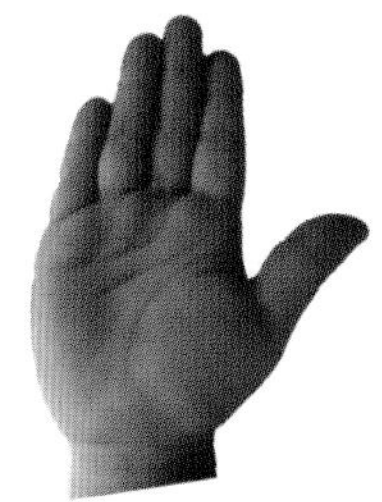

图 5-16　患病婴幼儿火形手

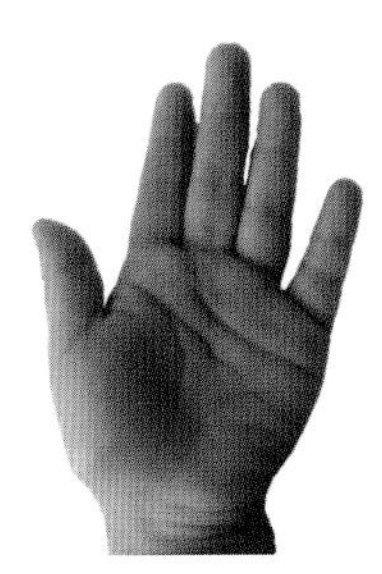

图 5-17　患病婴幼儿木水形手

支气管炎患儿木形手如图 5-18 所示，支气管炎患儿水形手如图 5-19 所示，支气管炎患儿火形手如图 5-20 所示，支气管炎患儿金形手如图 5-21 所示，支气管炎患儿木水形手如图 5-22 所示，支气管炎患儿火水形手如图 5-23 所示。

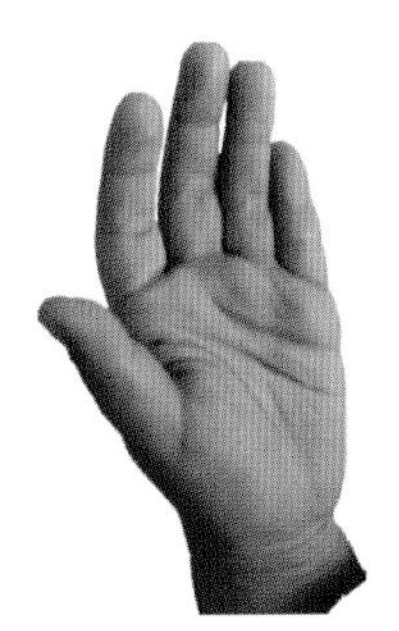

图 5-18　支气管炎患儿木形手

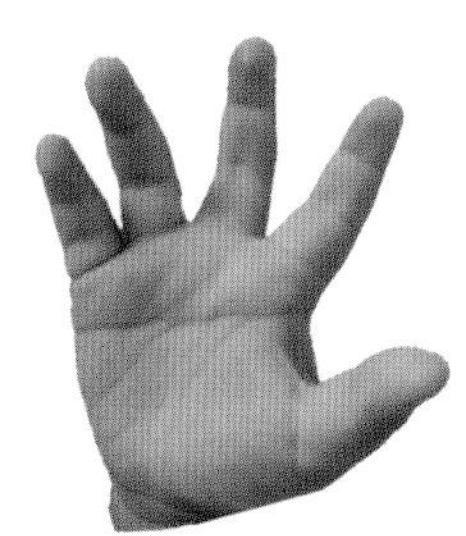

图 5-19　支气管炎患儿水形手

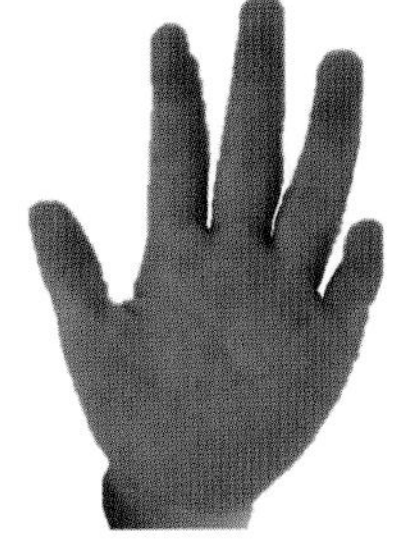

图 5-20　支气管炎患儿火形手

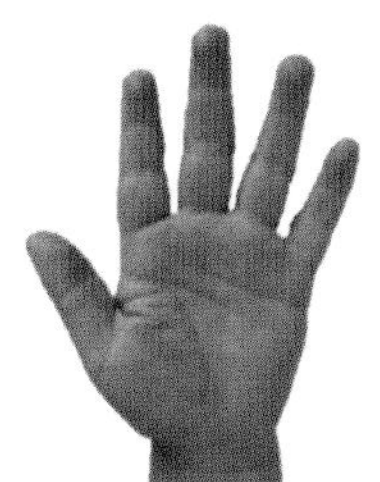

图 5-21　支气管炎患儿金形手

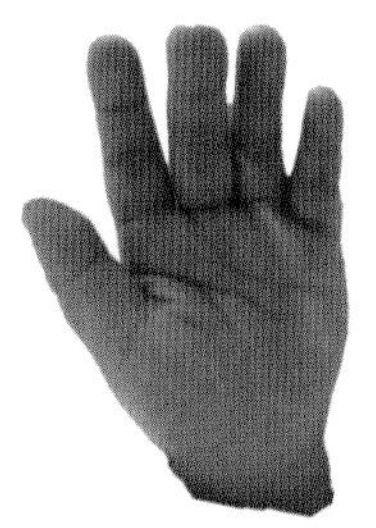

图 5-22　支气管炎患儿木水形手

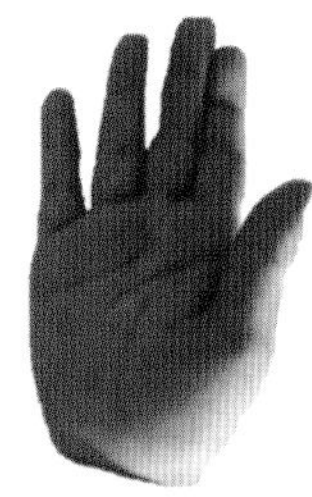

图 5-23　支气管炎患儿火水形手

3. 4 例上呼吸道感染患儿手形表象

水形手 1 例占上呼吸道感染手形表象之 25.00%，金形手 1 例占 25.00%，火形手 1 例占 25.00%，木水形手 1 例占 25.00%。

上呼吸道感染患儿水形手如图 5-24 所示，上呼吸道感染患儿金形手如图 5-25 所示，上呼吸道感染患儿火形手如图 5-26 所示，上呼吸道感染患儿木水形手如图 5-27 所示。

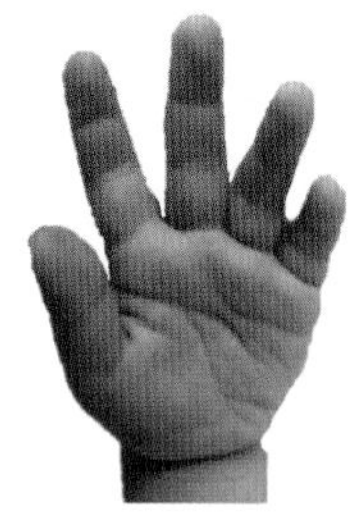

图 5-24　上呼吸道感染患儿水形手

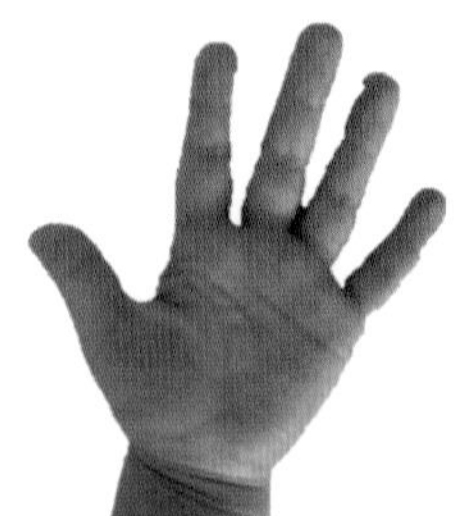

图 5-25　上呼吸道感染患儿金形手

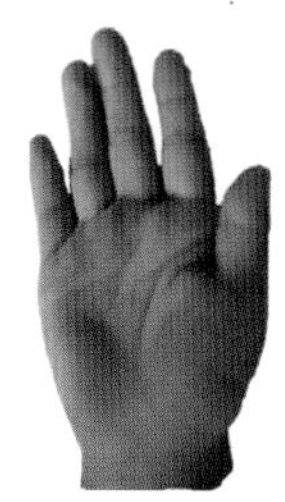

图 5-26　上呼吸道感染患儿火形手

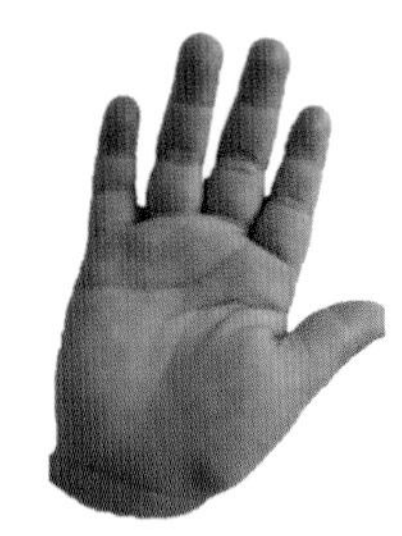

图 5-27　上呼吸道感染患儿木水形手

从 34 名健康婴幼儿手形表象可以见到，木水形手、水形手和木形手所占比例占 69.63%，而与新生儿的金形手所占比例高达 43.96% 的数据比明显下降仅占 11.76%，火形手比例相对上升为 14.70%。这一数字比例变化是否可以说明人种族特性的手形形成是伴随着岁月的增长，人体内在脏腑发育成长，功能逐渐增强，手形也伴随其发生变化。新生儿以金形手为主占 43.96%，婴幼儿则以木形、水形、木水形手为主占 69.63%，按阴阳五行和人体生理变化讲，金为肺主呼吸，水为肾、主骨生髓，木为肝、主藏血、主疏泄，水生木二者为母子脏，胎儿时为盛金生水，水为肾，为先之本，为祖气，为遗传特性的显脏。婴儿脱离母体后，生存于天地间，其一是要顺应自然界规律而适时生存；二是生存环境的量、质变化必然致人体小宇宙发生各引力场所属功能，质与量的变化，使手形与其相适应发生变化。这种变化之根本是祖气（遗传特征的逐步显现）。在人体逐渐向成熟发展阶段，代表祖气功能——肾的发育逐渐成长显得十分必须、凸显。在人体五脏五行关系中水生木、肾的功能愈显，则尤需其子脏、肝血的供给。因为血为气之母，两脏在人生初期发育成长中其协调显得十分必须。特别是婴儿脑的发育必须有充足的肝血和肾气支撑，除了人种特性，这些原因可能是水形手、水木形手、木形手出现多的原因。

本组所获得的34例婴幼儿所患疾病都为呼吸道感染症。婴幼儿为人生之初期的成长发育变化阶段，其稚阴稚阳之体对大自然的六淫邪气的侵袭尚缺乏防御能力。肺主皮毛，自然界外邪来袭，肺脏首当其冲。正如《灵枢·五变》篇所言："百疾之始期也，必生于风雨寒暑，循毫毛而入腠理。"婴幼儿卫气未固，故其病多为呼吸道疾病，其次是饮食调理失当的胃肠道疾病。为何肺气受邪，而多发在肾（水）、肝（木）手形之人呢？《内经·五运行大论》篇说："气有余，则制己所胜而侮所不胜；其不及，则己所不胜侮而乘之，己所胜轻而侮之，侮反受邪，侮而受邪，寡之畏也。"肺（金）、生肾（水）、肺（金）克肝（木），肺金不及，肝木轻而侮之，侮反受邪，肝木不及，而所生受病，肾水亏枯，累及肺金更不及。所以婴幼儿肺部感染之疾多发生于水形手、木水形手之人，这正是人体生物自保现象。而仅上呼吸道感染之婴儿病邪尚未入脏，故所现手形，比例平平，无差异所现。其正说明邪之入脏和邪之在表，所在之表象有根本之差别，符合中医卫气营血理论。

三、学龄前儿童（4－7岁）手形观察

本组共观察学龄前儿童（4－7岁）手形309人，其中受检时健康无病者270人，患有呼吸道疾病者39人，其中肺炎11人，扁桃体炎2人，咽喉炎3人，支气管炎13人，上呼吸道感染10人。

（一）270名健康学龄前儿童手形表象

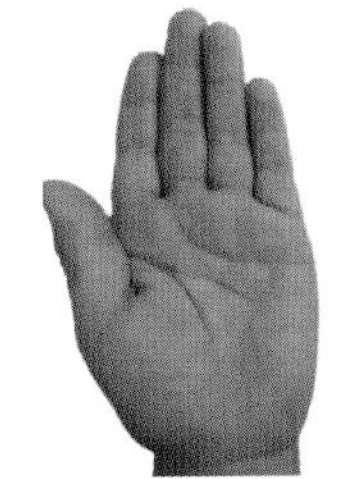
图5－28　健康学龄前儿童木形手

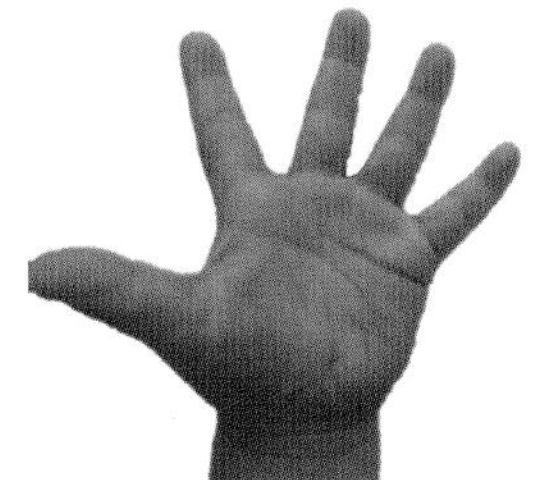
图5－29　健康学龄前儿童水形手

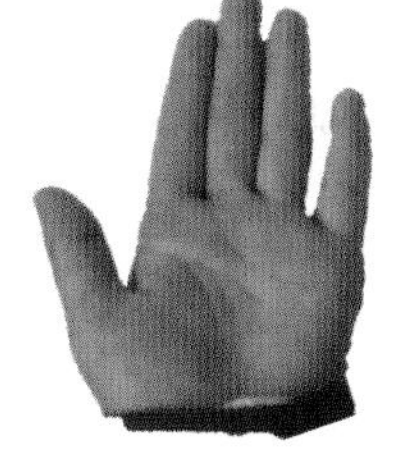
图5－30　健康学龄前儿童火形手

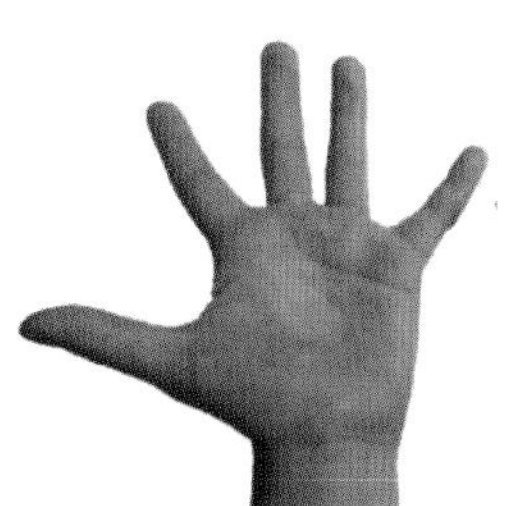
图5－31　健康学龄前儿童金形手

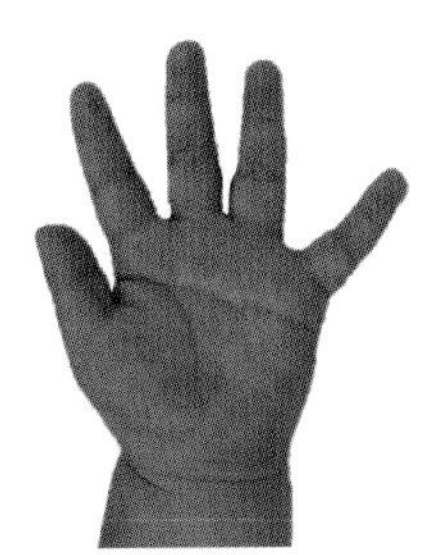
图5－32　健康学龄前儿童土形手

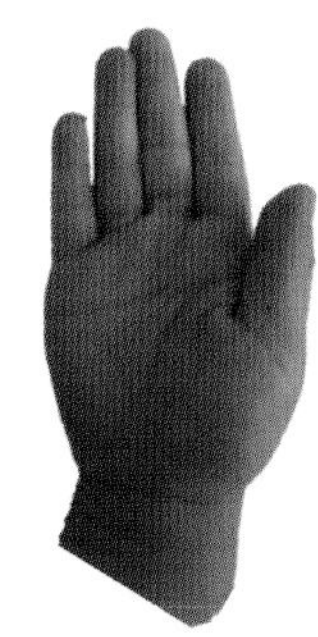
图5－33　健康学龄前儿童木水形手

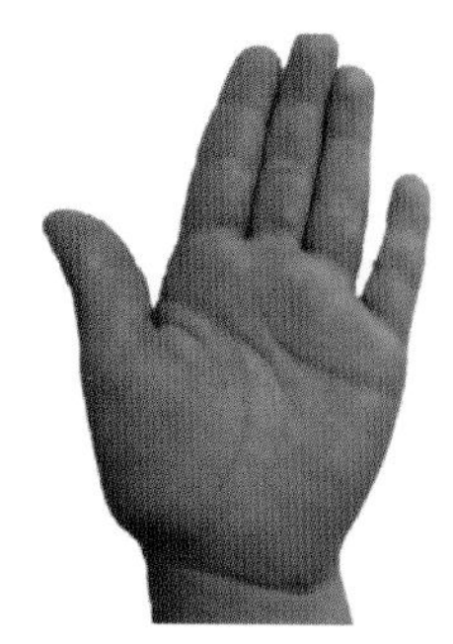
图 5-34　健康学龄前儿童木金形手

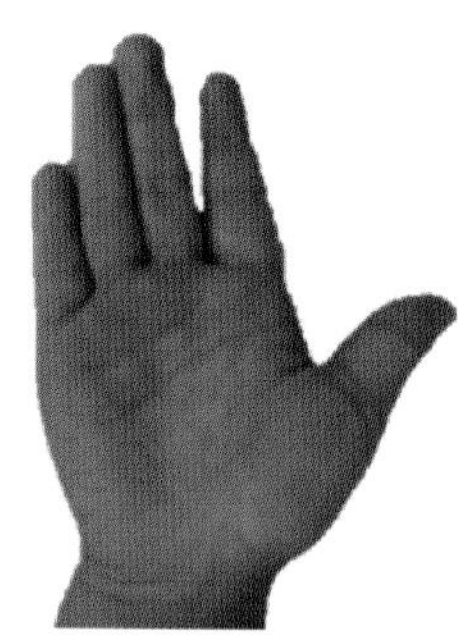
图 5-35　健康学龄前儿童火水形手

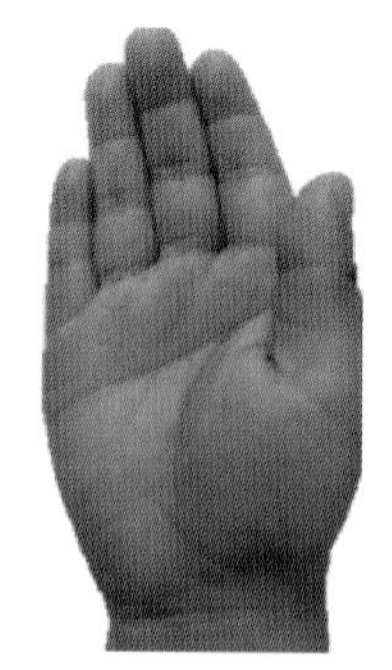
图 5-36　健康学龄前儿童木土形手

270 名健康学龄前儿童，木形手 81 人占 30%，水形手 74 人占 27.41%，火形手 41 人占 15.19%，金形手 35 人占 12.96%，土形手 16 人占 5.93%，木水形手 10 人占 3.70%，木金形手 5 人占 1.85%，火水形手 4 人占 1.48%，木土形手 4 人占 1.48%。

健康学龄前儿童木形手如图 5-28 所示，健康学龄前儿童水形手如图 5-29 所示，健康学龄前儿童火形手如图 5-30 所示，健康学龄前儿童金形手如图 5-31 所示，健康学龄前儿童土形手如图 5-32 所示，健康学龄前儿童木水形手如图 5-33 所示，健康学龄前儿童木金形手如图 5-34 所示，健康学龄前儿童火水形手如图 5-35 所示，健康学龄前儿童木土形手如图 5-36 所示。

（二）39 例病患学龄前儿童手形表象

1. 11 例学龄前儿童肺炎手形表象

金形手 8 例占肺炎手形表象之 72.72%，水形手 1 例占 9.09%，木形手 1 例占 9.09%，火形手 1 例占 9.09%。

学龄前儿童肺炎金形手如图 5-37 所示，学龄前儿童肺炎水形手如图 5-38 所示，学龄前儿童肺炎木形手如图 5-39 所示，学龄前儿童肺炎火形手如图 5-40 所示。

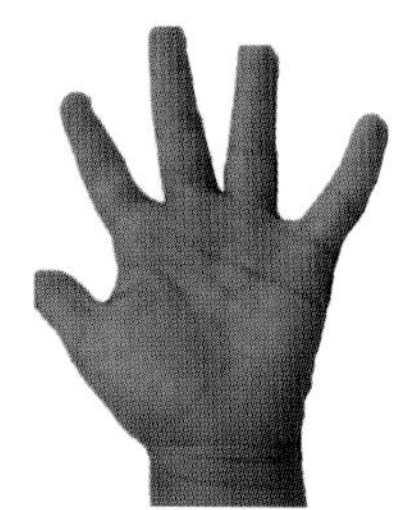
图 5-37　学龄前儿童肺炎金形手

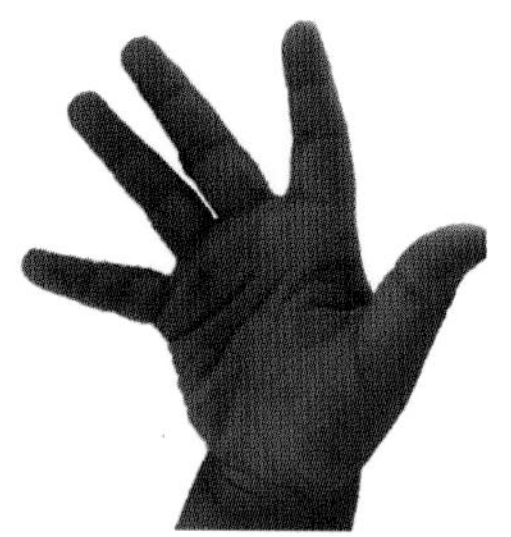
图 5-38　学龄前儿童肺炎水形手

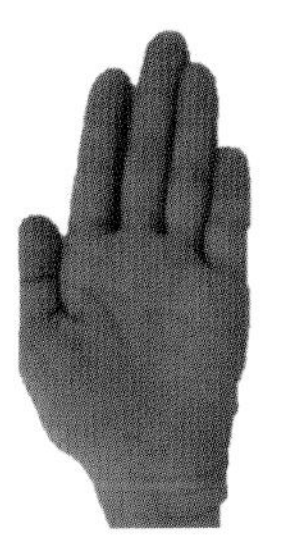

图 5-39　学龄前儿童肺炎木形手

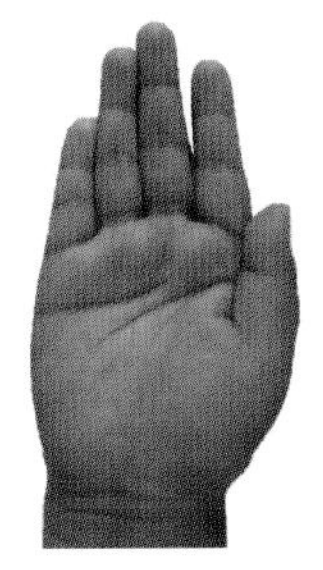

图 5-40　学龄前儿童肺炎火形手

2. 13 例学龄前儿童支气管炎手形表象

金形手 5 例占支气管炎手形表象之 38.46%，火形手 3 例占 23.07%，土形手 3 例占 23.08%，水形手 2 例占 15.38%

学龄前儿童支气管炎金形手如图 5-41 所示，学龄前儿童支气管炎火形手如图 5-42 所示，学龄前儿童支气管炎土形手如图 5-43 所示，学龄前儿童支气管炎水形手如图 5-44 所示。

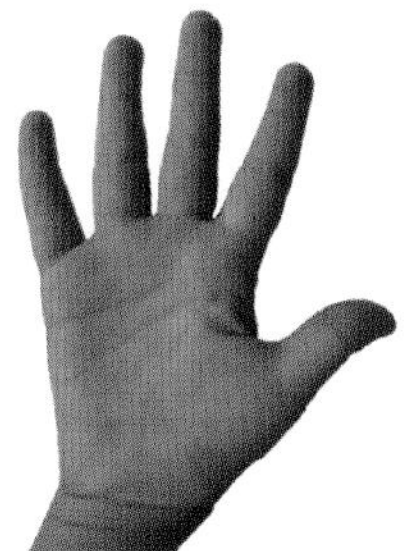

图 5-41　学龄前儿童支气管炎金形手

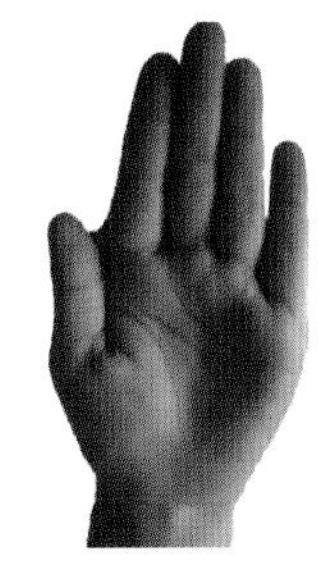

图 5-42　学龄前儿童支气管炎火形手

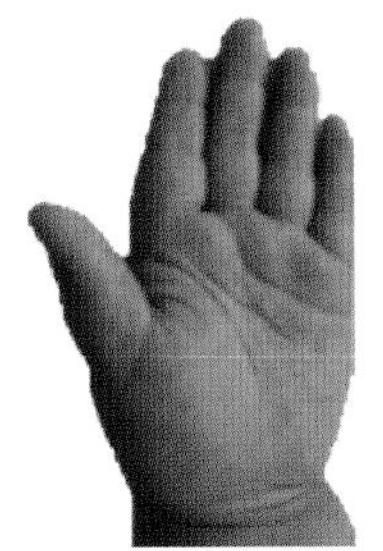

图 5-43　学龄前儿童支气管炎土形手

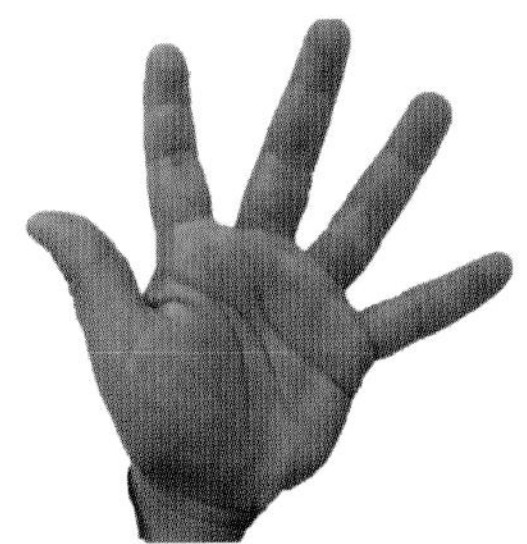

图 5-44　学龄前儿童支气管炎水形手

3. 3 例学龄前儿童咽喉炎手形表象

木形手 1 例占咽喉炎手形表象之 33.33%，木土形 1 例占 33.33%，金木形手 1 例占 33.33%。

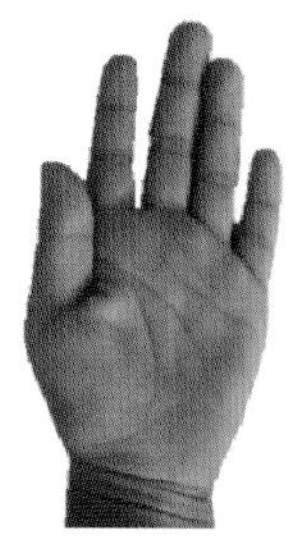

图 5－45　学龄前儿童
咽喉炎木形手

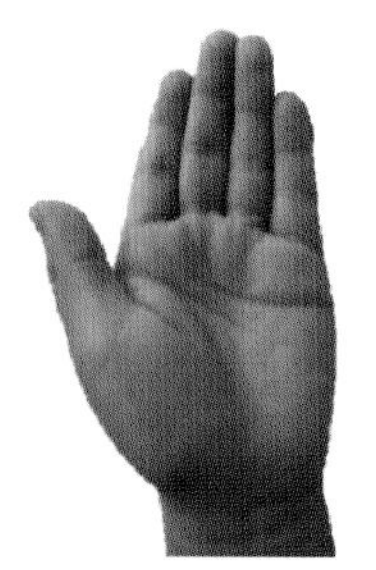

图 5－46　学龄前儿童
咽喉炎木土形手

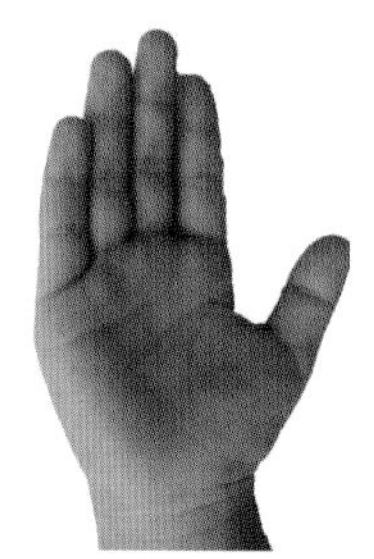

图 5－47　学龄前儿童
咽喉炎金木形手

学龄前儿童咽喉炎木形手如图 5－45 所示；学龄前儿童咽喉炎木土形如图 5－46 所示，学龄前儿童咽喉炎金木形手如图 5－47 所示。

4. 10 例学龄前儿童上呼吸道感染手形表象

水形手 5 例占上呼吸道感染手形表象之 50.00%，木形手 2 例占 20.00%，木土形手 2 例占 20.00%，金形手 1 例占 10.00%。另外有扁桃体炎病患 1 例为火形手，一例过敏性紫癜病 1 例为金形手。

学龄前儿童上呼吸道感染水形手如图 5－48 所示，学龄前儿童上呼吸道感染木形手如图 5－49 所示。学龄前儿童上呼吸道感染木土形手如图 5－50 所示，学龄前儿童上呼吸道感染金形手如图 5－51 所示，学龄前儿童上扁桃体炎火形手如图 5－52 所示，学龄前儿童过敏性紫癜金形手如图 5－53 所示。

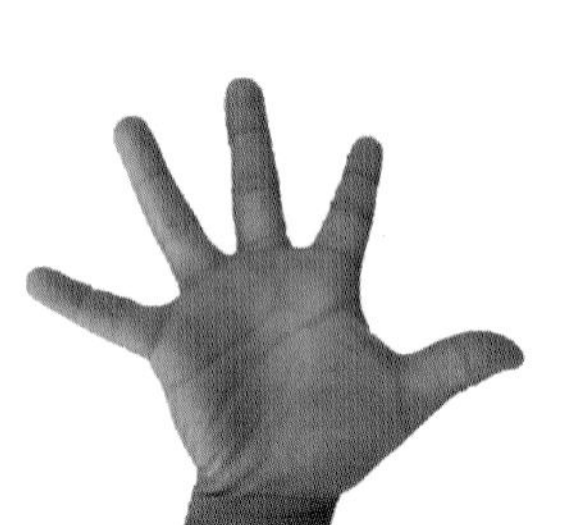

图 5－48　学龄前儿童
上呼吸道感染水形手

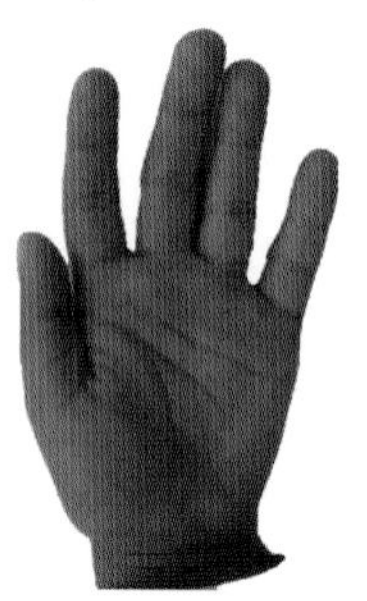

图 5－49　学龄前儿童
上呼吸道感染木形手

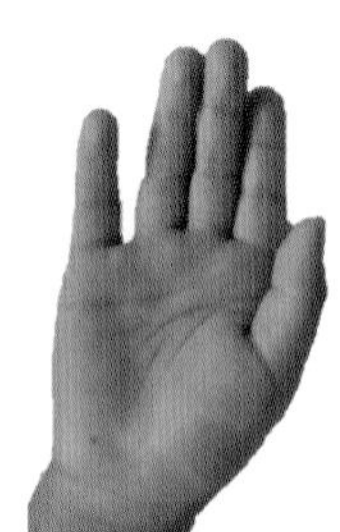

图 5－50　学龄前儿童
上呼吸道感染木土形手

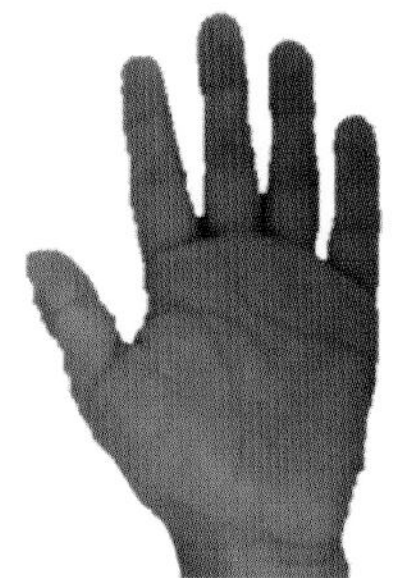

图 5－51　学龄前儿童
上呼吸道感染金形手

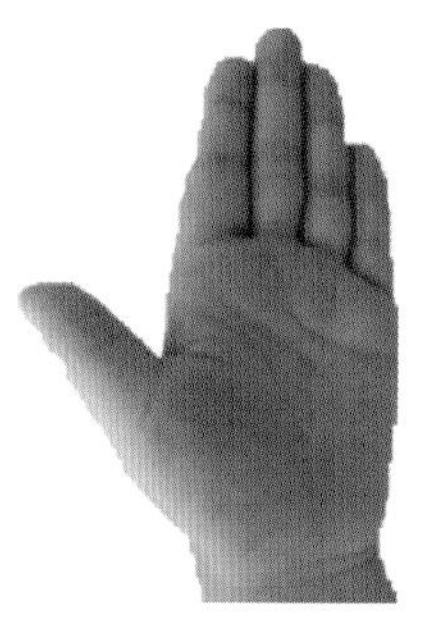

图 5－52　学龄前儿童
上扁桃体炎火形手

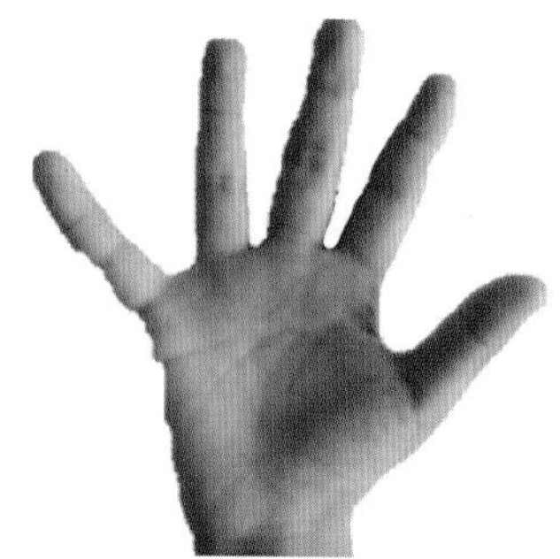

图 5－53　学龄前儿童
过敏性紫癜金形手

从270名健康学龄前儿童手形可以看出，伴随年龄的增长，手形形态变化序列也随之有所变化，与种族相关的木形手比例明显增加为81例占30.00%，其次为水形手74例占27.41%，火形手41例占15.19%，金形手35例占12.96%。与婴幼儿时期相比较，除继续保持代表人类祖气（遗传倾向）的水形手高位数逐渐完善，促进脑发育以外，伴随着机体的生长五脏血供问题显得日益突出，保护及加强心肺核心引力场形成功能的需求，为此藏血主疏泄的肝，主血的心，逐渐成为人体衍化之主角，肝、肾、心、肺功能各争所需，使学龄前儿童未成熟的稚阴稚阳之体，肝、肾、心、肺相生相克之象日益显著，而手形在未定型人体中的比例随之发生变化。但从总体上看，仍与婴幼儿人体手形变化基础相近，因其都属人类初生待变化之体，五脏尚未定型，气血尚未完全通畅，手形变化也在继续中。

从本组所获的39例学龄前儿童疾病手形变化观察亦可以发现，由于人体发育成长逐渐向成熟迈进，疾病的本脏特点亦日益显现。如本组11例肺炎中有8例为金形手占72.72%，13例支气管炎金形手占38.46%，就是这种变化的显示。而咽喉炎多为肝火盛，肝火上炎引起，本组病例皆为木形手、木土形手、金木形手。

四、少年儿童（8－17岁）手形观察

本组共观察少年儿童手形351人，其中健康人326人，患有不同疾病者25人，其中肺炎11例，支气管炎7例，上呼吸道感染1例，扁桃体炎1例，急性阑尾炎2例，过敏性紫癜2例，肝炎1例。

（一）326名健康学前儿童手形表象

水形手56人占17.18%，木形手28人占8.59%，火形手21人占6.44%，土形手6人占1.84%，金形手5人占1.53%，火水形手45人占13.80%，火金形手5人占1.53%，火金水形手1人占0.31%，木水形手68人占20.86%，木火形手32人占9.82%，木金形手10人占3.07%，木火水形手32人占9.82%；木金水形手2人占0.61%；金土形手5人占1.53%，金水形手10人占3.07%。

健康少年儿童水形手如图5－54所示，健康少年儿童木形手如图5－55所示，健康少年儿童火形手如图5－56所示，健康少年儿童土形手如图5－57所示，健康少年儿童金形手如图5－58所示，健康少年儿童火水形手如图5－59所示，健康少年儿童火金形手如图5－60所示，健康少年儿童火金水形手如图5－61所示，健康少年儿童木水形手如图5－62所示，健康少年儿童木火形手如图5－63所示，健康少年儿童木金形手如图5－64所示，健康少年儿童木火水形手如图5－65所示，健康少年儿童木金水形手如图5－66所示，健康少年儿童金土形手如图5－67所示，健康少年儿童金水形手如图5－68所示。

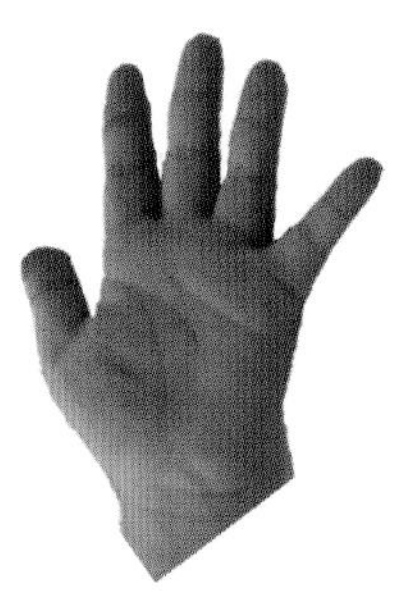

图5－54　健康少年儿童水形手

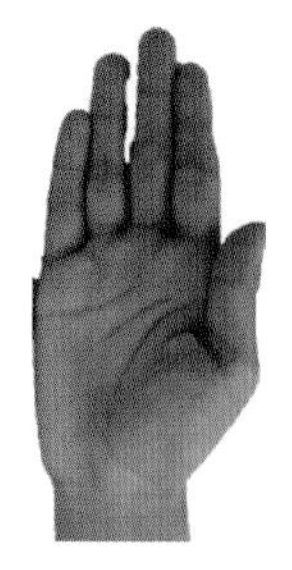

图5－55　健康少年儿童木形手

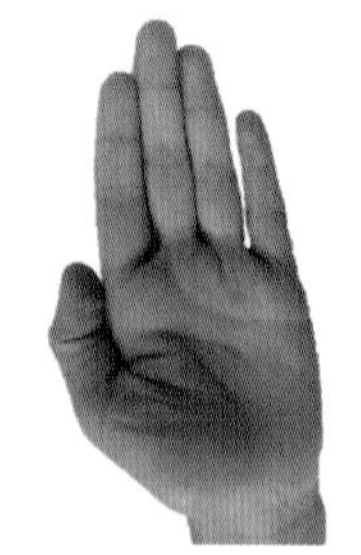

图5－56　健康少年儿童火形手

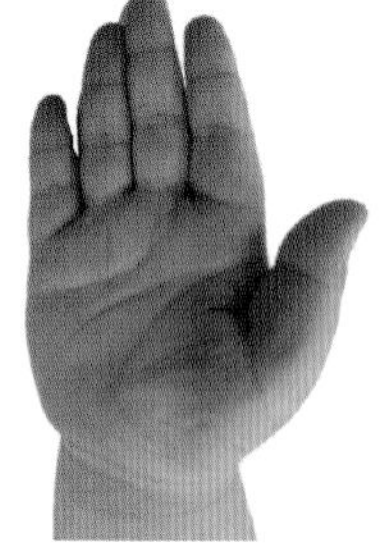

图5－57　健康少年儿童土形手

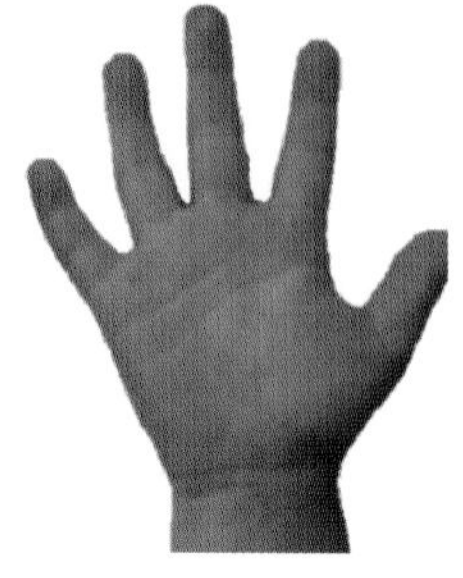

图5－58　健康少年儿童金形手

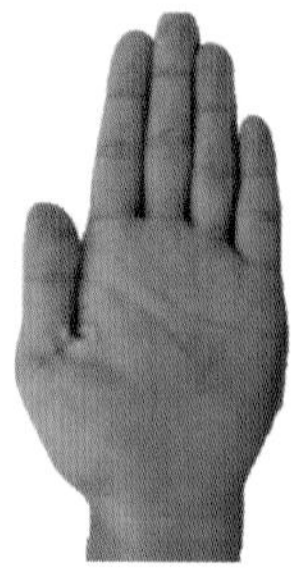

图5－59　健康少年儿童火水形手

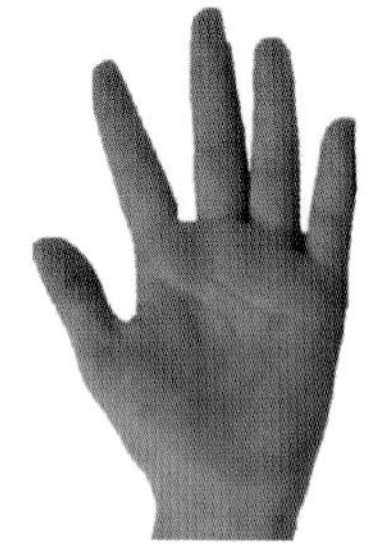

图5－60　健康少年儿童火金形手

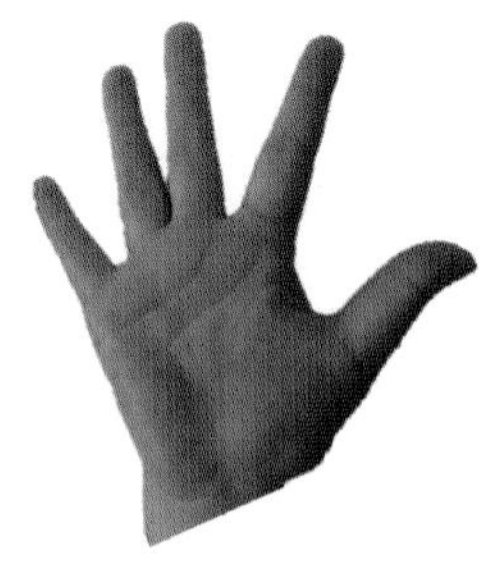

图5－61　健康少年儿童火金水形手

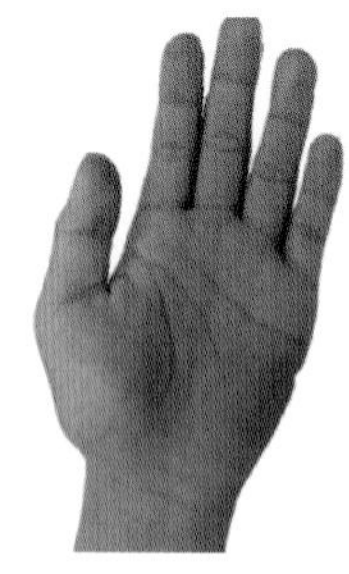

图5－62　健康少年儿童木水形手

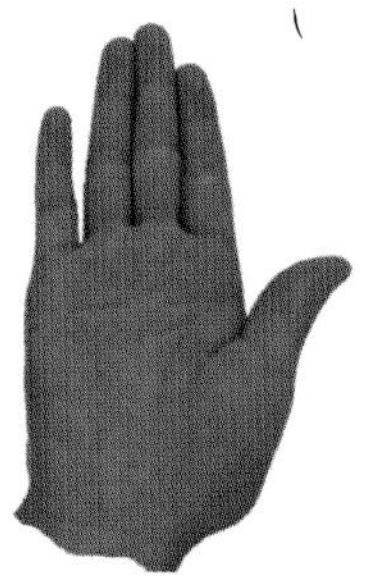

图5－63　健康少年儿童木火形手

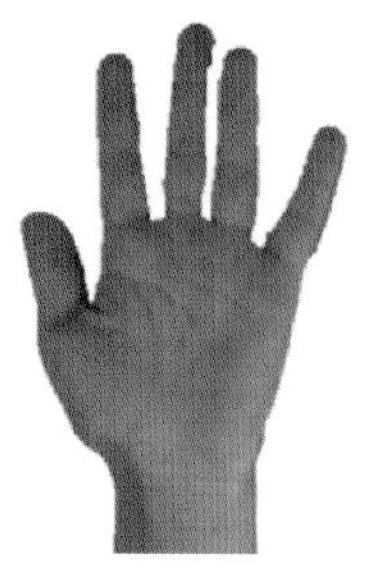

图5－64　健康少年儿童木金形手

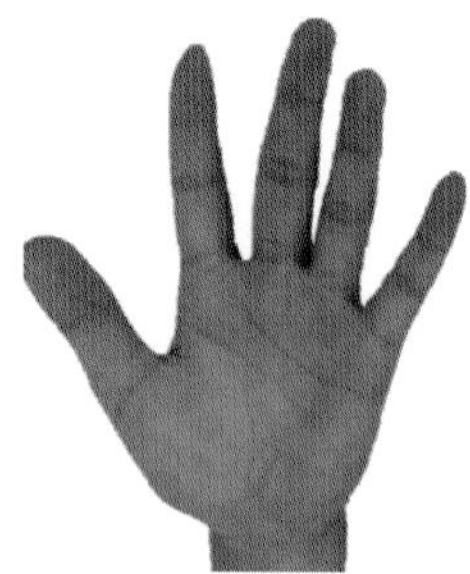

图5－65　健康少年儿童木火水形手

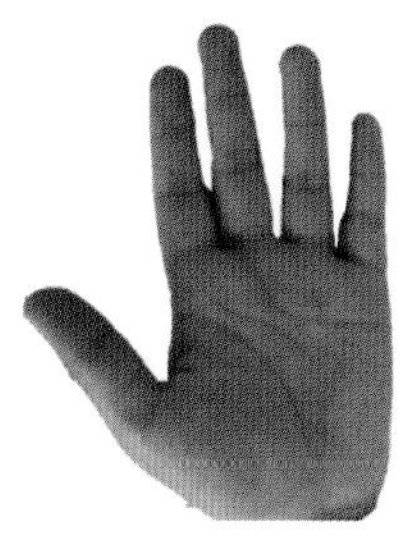
图 5-66　健康少年儿童木金水形手

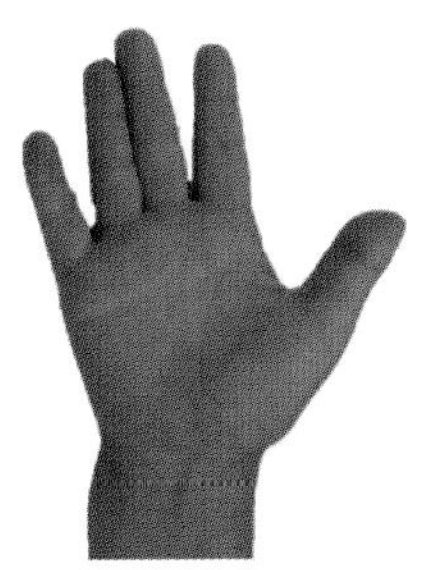
图 5-67　健康少年儿童金土形手

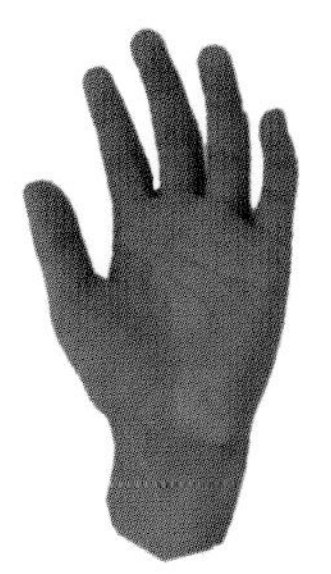
图 5-68　健康少年儿童金水形手

（二）25 例病患少年儿童手形表象

1. 11 例肺炎少年儿童手形表象

水形手 3 例占肺炎手形表象之 27.27%，金形手 2 例占 18.18%，木形手 1 例占 9.09%；火形手 1 例占 9.09%，火水形手 2 例占 18.18%，火金形手 1 例占 9.09%；木火形手 1 例占 9.09%。

少年儿童肺炎病例水形手如图 5-69 所示，少年儿童肺炎病例金形手如图 5-70 所示，少年儿童肺炎病例木形手如图 5-71 所示，少年儿童肺炎病例火形手如图 5-72 所示，少年儿童肺炎病例火水形如图 5-73 所示，少年儿童肺炎病例火金形如图 5-74 所示，少年儿童肺炎病例木火形手如图 5-75 所示。

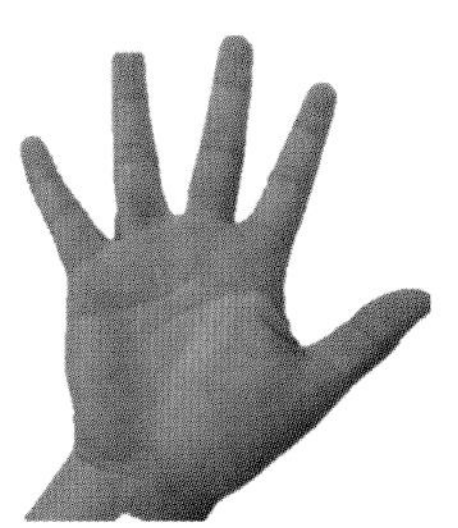
图 5-69　少年儿童肺炎病例水形手

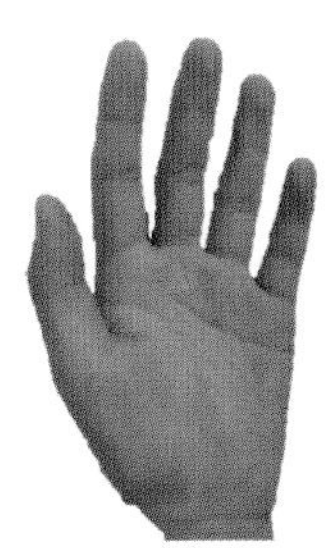
图 5-70　少年儿童肺炎病例金形手

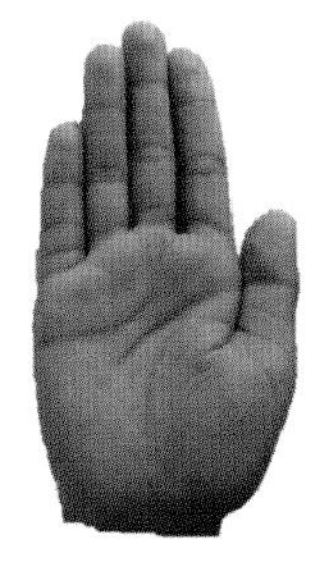
图 5-71　少年儿童肺炎病例木形手

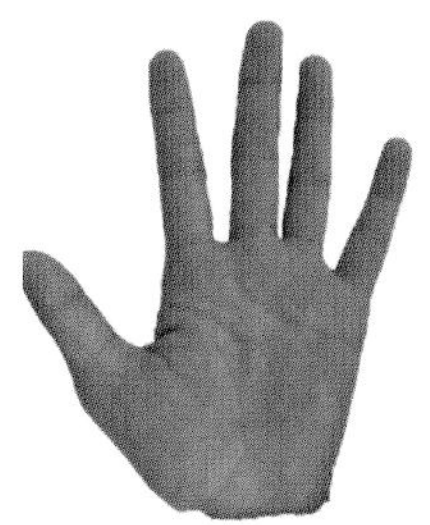
图 5-72　少年儿童肺炎病例火形手

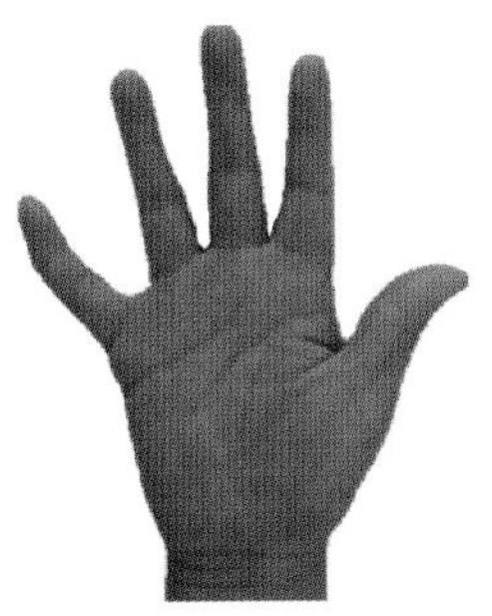
图 5-73　少年儿童肺炎病例火水形手

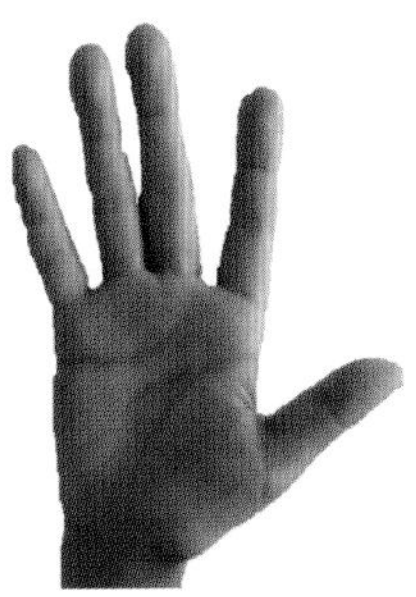
图 5-74　少年儿童肺炎病例火金形手

2. 7 例支气管炎少年儿童手形表象

木形手 2 例占支气管炎手形表象之 28.57%，金形手 1 例占 14.28%，火形手 1 例占 14.28%，木金形手 1 例占 14.28%，木水形手 1 例占 14.28%，木火土形手 1 例占 14.28%。

少年儿童支气管炎木形手如图 5－76 所示，少年儿童支气管炎金形手如图 5－77 所示，少年儿童支气管炎火形手如图 5－78 所示，少年儿童支气管炎木金形手如图 5－79 所示，少年儿童支气管炎木水形手如图 5－80 所示，少年儿童支气管炎木火土形手如图 5－81 所示。

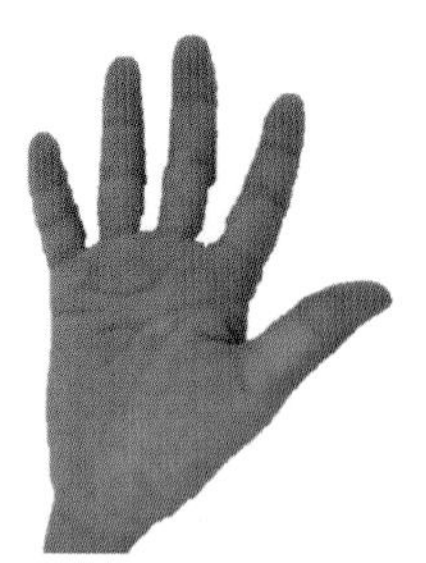

图 5－75　少年儿童肺炎病例木火形手

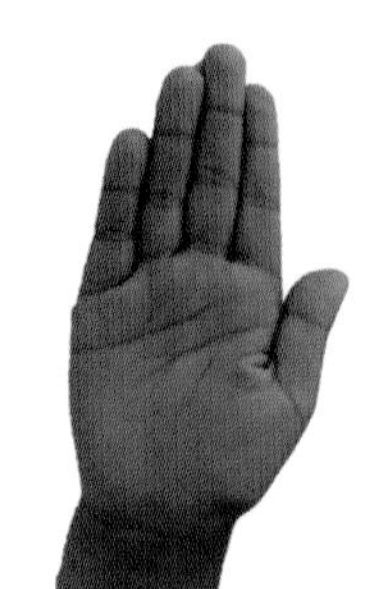

图 5－76　少年儿童支气管炎木形手

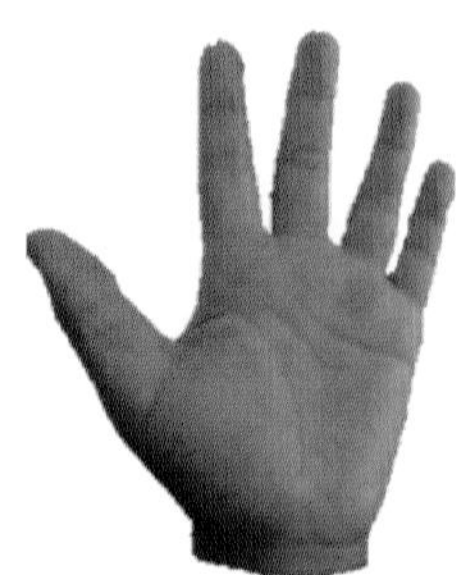

图 5－77　少年儿童支气管炎金形手

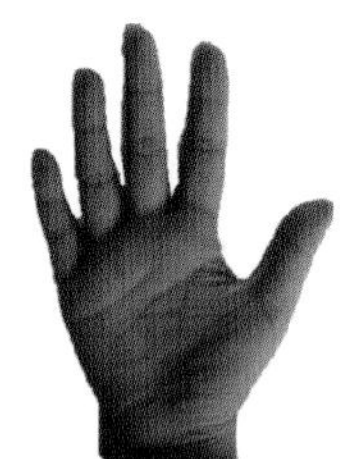

图 5－78　少年儿童支气管炎火形手

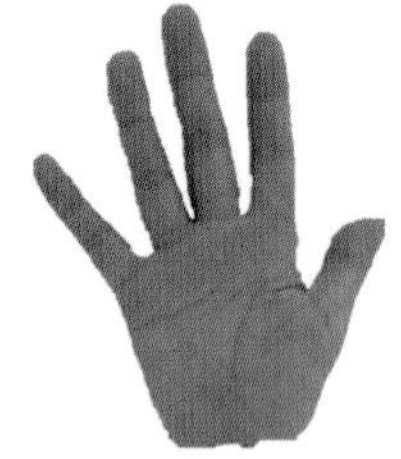

图 5－79　少年儿童支气管炎木金形手

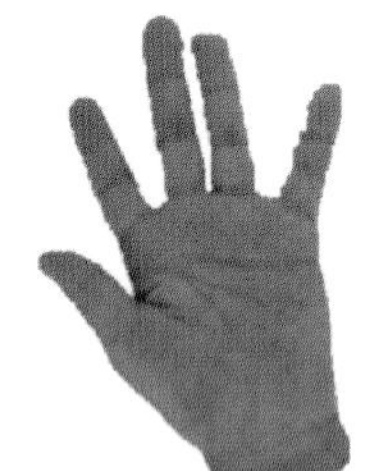

图 5－80　少年儿童支气管炎木水形手

3. 其他少发疾病少年儿童手形表象

急性阑尾炎 2 例为水形手 1 例占 50.00%，金形手 1 例占 50.00%，过敏性紫癜 2 例，其中木形手 1 例，水形手 1 例各占 50%，另有扁桃体炎 1 例为水形手，上呼吸道感染 1 例为火水形手，肝炎 1 例为金形手。

少年儿童阑尾炎水形手如图 5－82 所示，少年儿童阑尾炎金形手如图 5－83 所示，少年儿童过敏性紫癜木形手如图 5－84 所示，少年儿童过敏性紫癜水形手如图 5－85 所示，少年儿童扁桃体炎水形手如图 5－86 所示，少年儿童上呼吸道感染火水形手如图 5－87 所示，少年儿童肝炎金形手如图 5－88 所示。

8 岁至 17 岁少年按《灵枢》所言，其已步入五脏已成，气血已通的形色相胜之时，《灵枢·阴阳二十五人》言："凡年忌下上之人，大忌常加七岁，十六岁，二十五岁，四十三岁，五十二岁，六十一岁皆人之大忌"，年忌于 7 岁已经开始。并按《易经》年龄配卦，16 岁已步入乾卦之始，正气十足，如红日中天。初始阶段，孩童时期的稚阴稚阳之体特征明显，因此与学龄前儿童一样，其五脏各引力场功能仍在最后努力成长中，其气血基础之脏的需求，仍表现出强劲势头。如表象人体主血藏血功能的心肝两脏属性的手形仍占 74.85%；主管气化功能的肺肾脏腑属性的气血混合性表象手形亦占 23.31%，这一表象数据，一是说明伴随着人体逐渐发育成熟，种族特性亦显现；二是说明其人虽已将步入人体各脏腑发育成熟之年，且人生大忌年加已开始，但毕竟处于初始阶段，人体未成熟的稚阳稚阴之性仍在，所以卫外功能薄弱，其易感患病特点仍以肺炎、支气管炎病患为主。

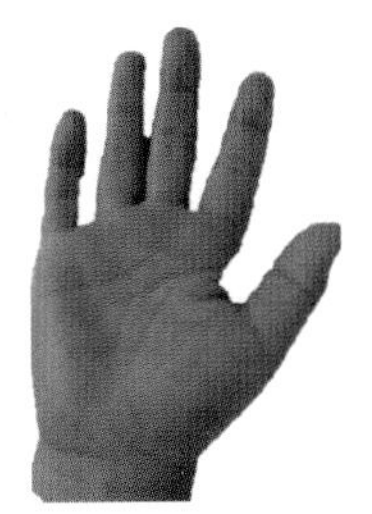

图 5-81　少年儿童
支气管炎木火土形手

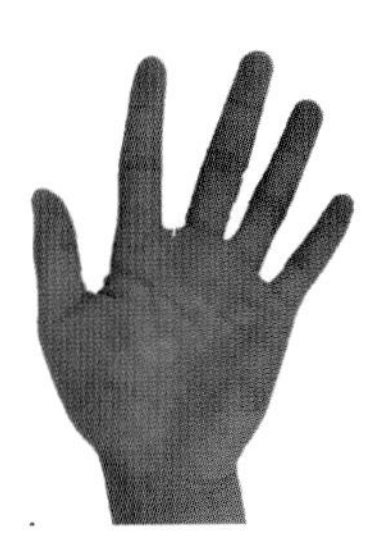

图 5-82　少年儿童
阑尾炎水形手

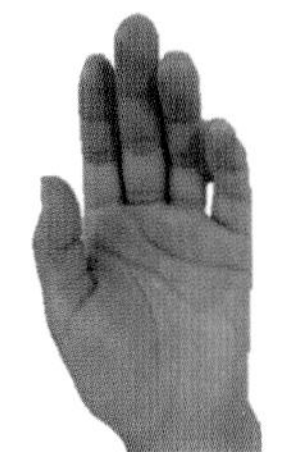

图 5-83　少年儿童
阑尾炎金形手

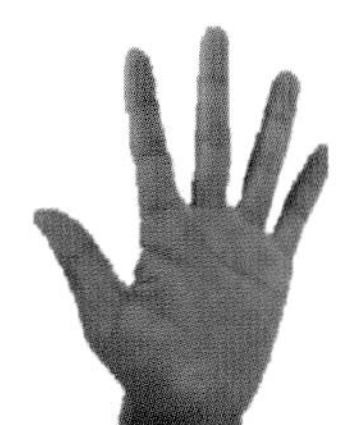

图 5-84　少年儿童
过敏性紫癜木形手

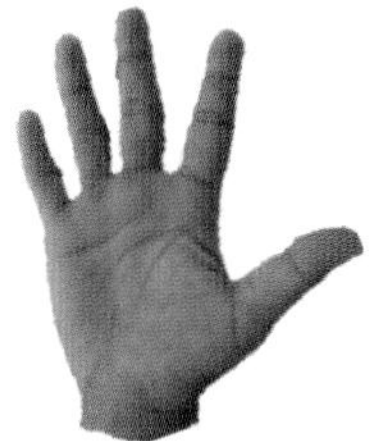

图 5-85　少年儿童
过敏性紫癜水形手

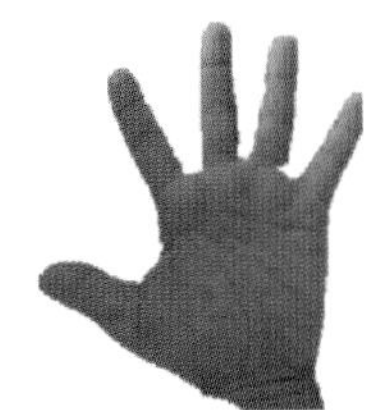

图 5-86　少年儿童
扁桃体炎水形手

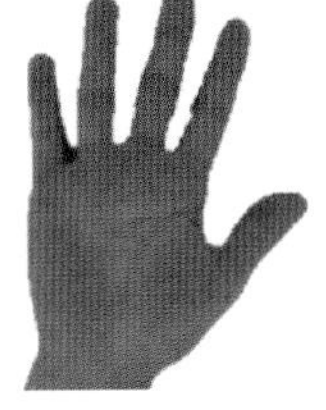

图 5-87　少年儿童
上呼吸道感染火水形手

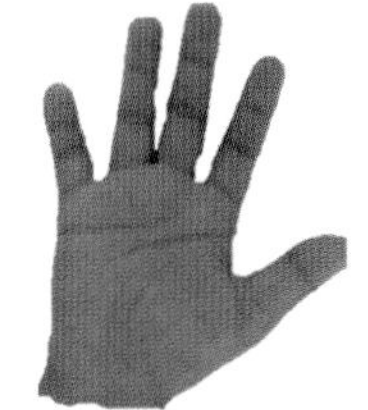

图 5-88　少年儿童
肝炎金形手

五、青年人（18-35 岁）手形观察

本组所制定的青年人标准，与《灵枢·阴阳二十五人》和《易经》人生年龄配卦组合略有差异。《内经》以十六岁为成人大忌年的起始之年。《易经》以十六岁人生步入乾卦。但目前社会公认标准为 18 岁步入成人。两者相差 2 岁，差别应不明显。

本组所观察 310 名青年人中，经医学检查确定为“健康”者 213 人。疾病人群 97 人。

疾病涵盖呼吸系统、消化系统、生殖泌尿系统、心血管系统、内分泌系统等疾病 12 种。

（一）213 名健康青年人手形表象

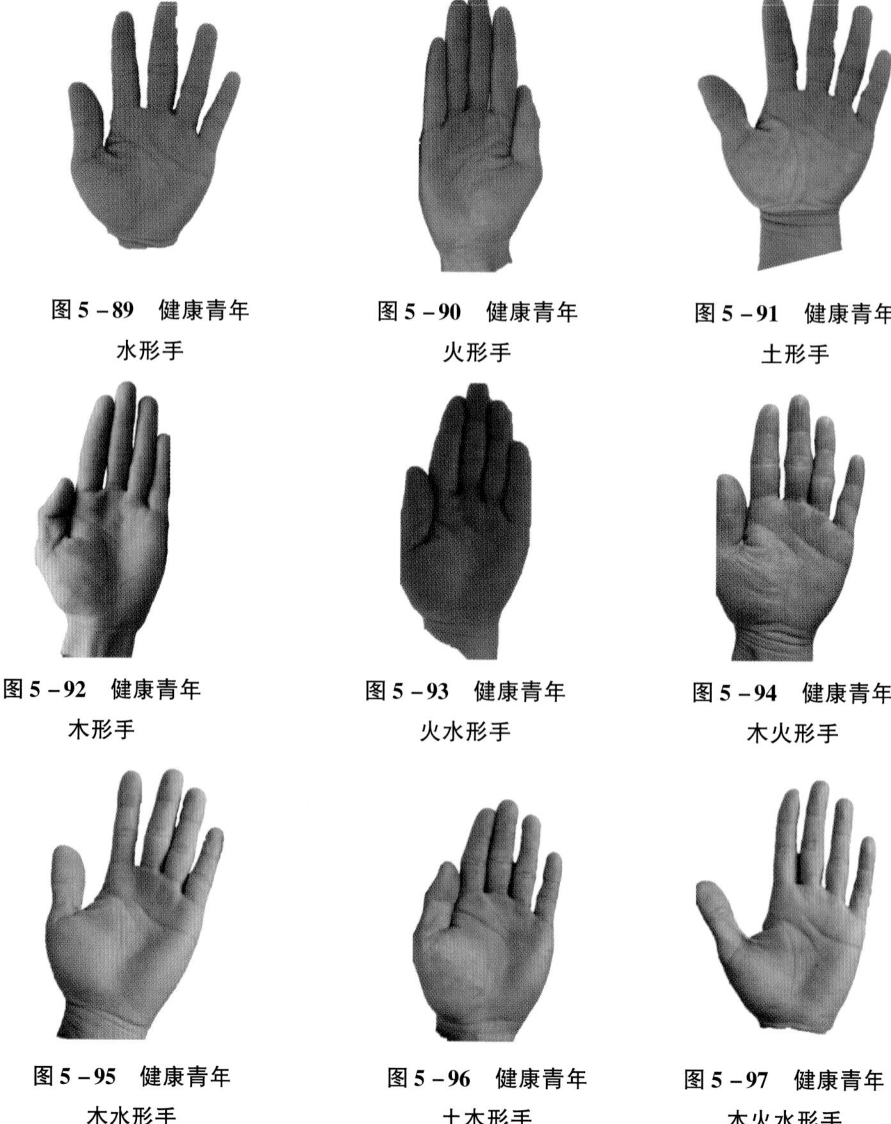

图 5－89　健康青年水形手

图 5－90　健康青年火形手

图 5－91　健康青年土形手

图 5－92　健康青年木形手

图 5－93　健康青年火水形手

图 5－94　健康青年木火形手

图 5－95　健康青年木水形手

图 5－96　健康青年土木形手

图 5－97　健康青年木火水形手

水形手 26 人占 12.20%，火形手 16 人占 7.51%，土形手 13 人占 6.10%，木形手 9 人 4.23%；火水形手 58 人占 27.23%，木火形手 12 人占 5.63%，木水形手 56 人占 26.29%，木土形手 5 人占 2.35%；木火水形手 18 人占 8.45%。

健康青年水形手如图 5－89 所示，健康青年火形手如图 5－90 所示，健康青年土形手如图 5－91 所示，健康青年木形手如图 5－92 所示，健康青年火水形手如图 5－93 所示，健康青年木火形手如图 5－94 所示，健康青年木水形手如图 5－95 所示，健康青年土木形手如图 5－96 所示，健康青年木火水形手如图 5－97 所示。

（二）97例病患青年人手形表象

1. 31例青年人肺炎手形表象

水形手8例占青年人肺炎手形表象之25.81%，土形手4例占12.90%，金形手3例占9.67%，木形手2例占6.45%，火形手1例占3.12%；木水形手4例占12.90%，木火形手1例占3.12%，火水形手4例占12.90%；木火水形手4例占12.90%。

青年人肺炎水形手如图5-98所示，青年人肺炎土形手如图5-99所示，青年人肺炎金形手如图5-100所示，青年人肺炎木形手如图5-101所示，青年人肺炎火形手如图5-102所示，青年人肺炎木水形如图5-103所示，青年人肺炎木火形手如图5-104所示，青年人肺炎火水形手如图5-105所示，青年人肺炎木火水形手如图5-106所示。

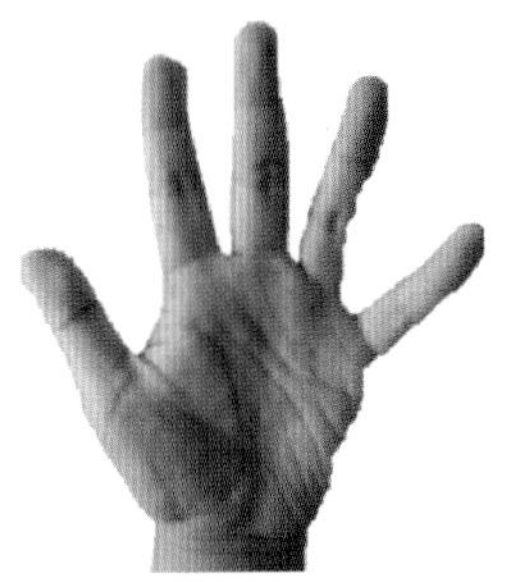

图5-98 青年人肺炎水形手

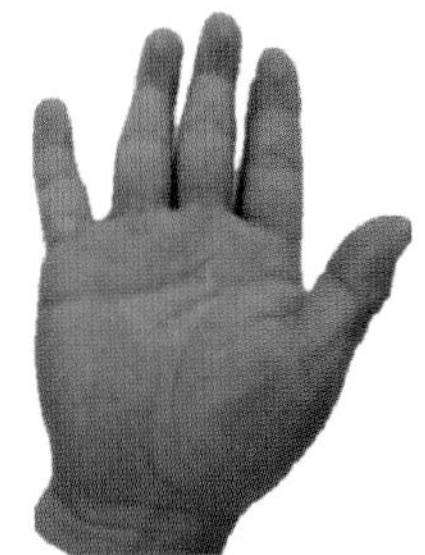

图5-99 青年人肺炎土形手

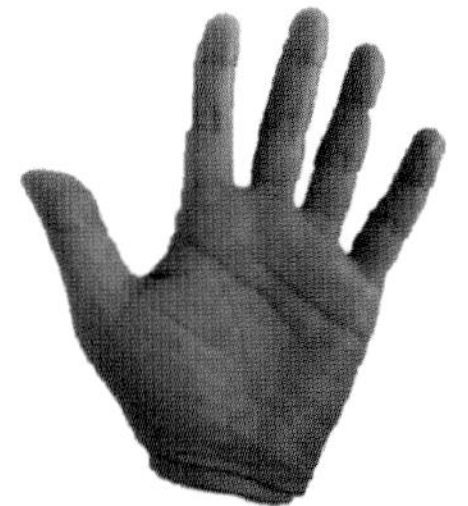

图5-100 青年人肺炎金形手

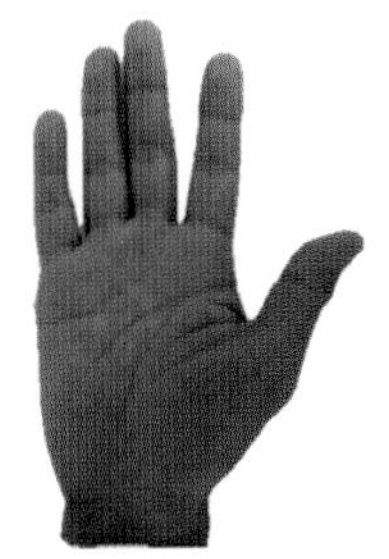

图5-101 青年人肺炎木形手

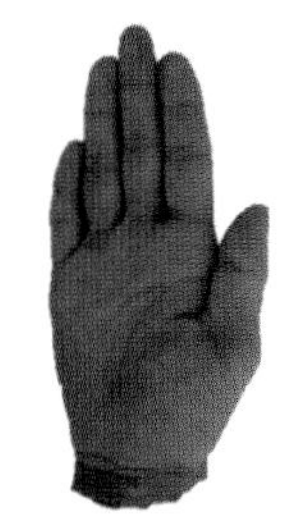

图5-102 青年人肺炎火形手

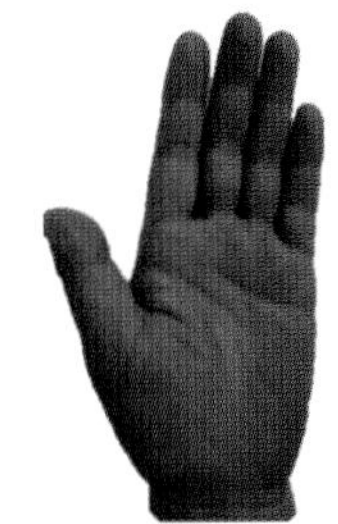

图5-103 青年人肺炎木水形手

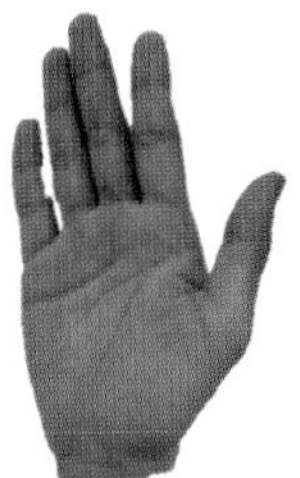

图5-104 青年人肺炎木火形手

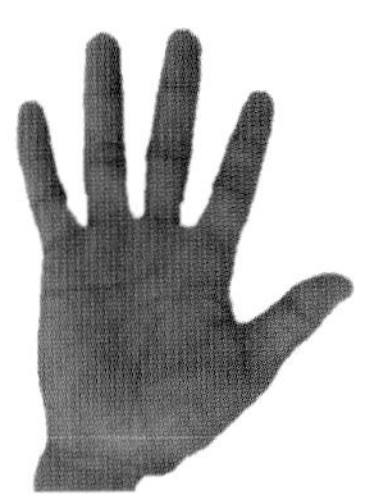

图5-105 青年人肺炎火水形手

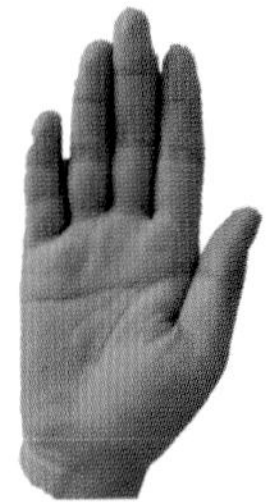

图5-106 青年人肺炎木火水形手

2. 11 例青年人扁桃体炎手形表象

木水形手 4 例占扁桃体炎手形表象之 36.36%，水形手 3 例占 27.27%，土形手 2 例占 18.18%，火水形手 2 例占 18.18%。

青年人扁桃体炎木水形手如图 5－107 所示，青年人扁桃体炎水形手如图 5－108 所示，青年人扁桃体炎土形手如图 5－109 所示，青年人扁桃体炎火水形手如图 5－110 所示。

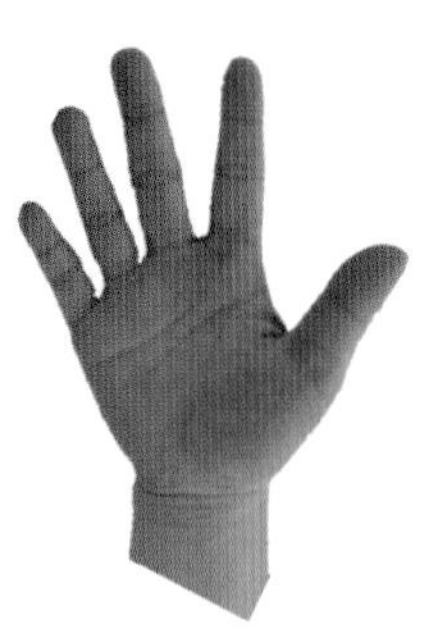

图 5－107　青年人扁桃体炎木水形手

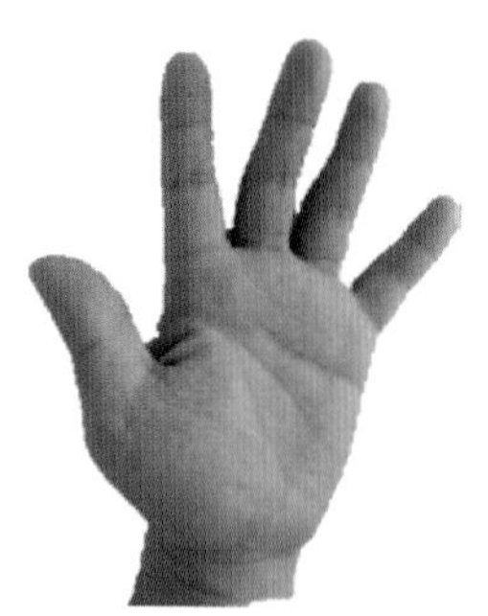

图 5－108　青年人扁桃体炎水形手

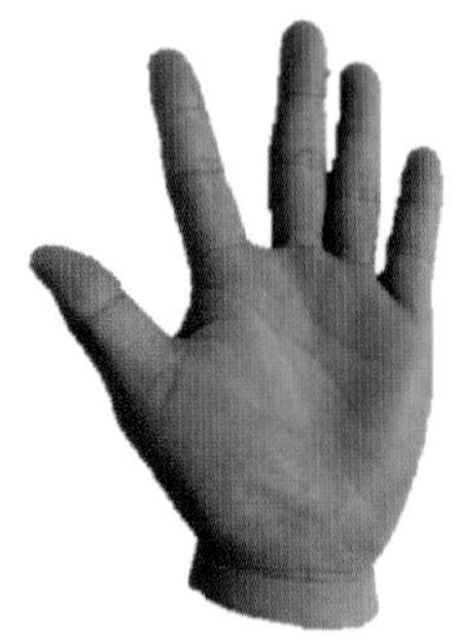

图 5－109　青年人扁桃体炎土形手

3. 8 例青年人支气管炎手形表象

水形手 4 例占青年人支气管炎手形表象之 50.00%，木形手 1 例占 12.50%，土形手 1 例占 12.50%，木火形手 1 例上中 12.50%，火水形手 1 例占 12.50%。

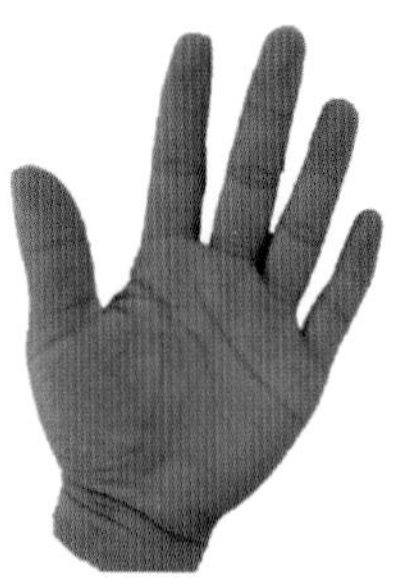

图 5－110　青年人扁桃体炎火水形手

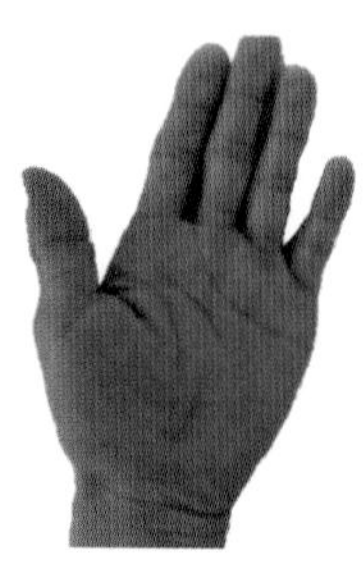

图 5－111　青年人支气管炎木形手

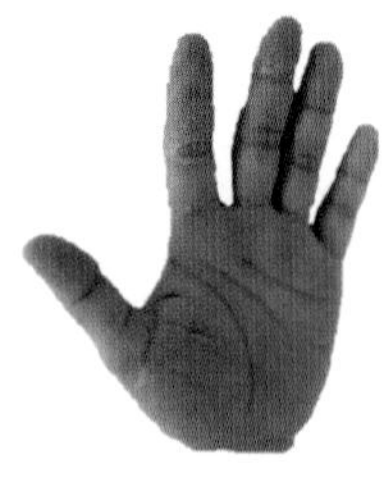

图 5－112　青年人支气管炎水形手

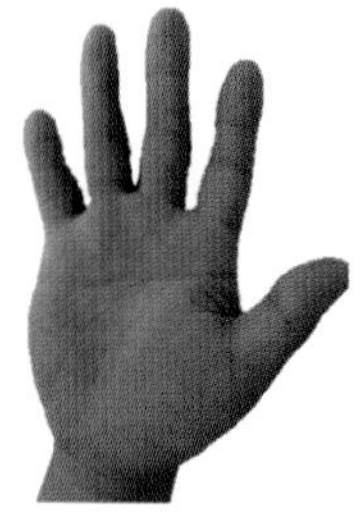

图 5－113　青年人支气管炎土形手

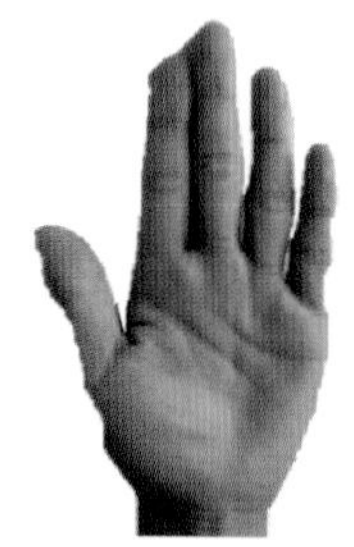

图 5－114　青年人支气管炎木火形手

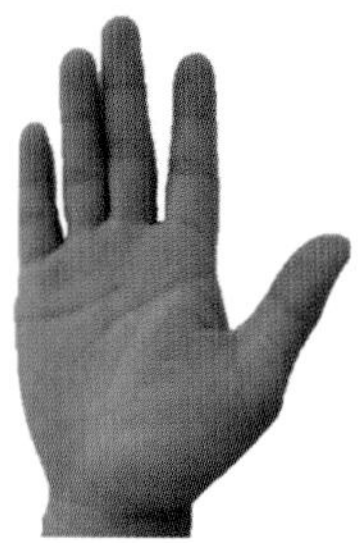

图 5－115　青年人支气管炎火水形手

青年人支气管炎木形手如图 5－111 所示，青年人支气管炎水形手如图 5－112 所示，青年人支气管炎土形手如图 5－113 所示，青年人支气管炎木火形手如图 5－114 所示，青年人支气管炎火水形手如图 5－115 所示。

4. 13 例青年人乙型肝炎手形表象

水形手 5 例占乙型肝炎手形表象之 38.46%，土形手 4 例占 30.76%，火水形手 3 例占 23.07%，木水形手 1 例占 7.64%。

青年人乙型肝炎水形手如图 5－116 所示，青年人乙型肝炎土形手如图 5－117 所示，青年人乙型肝炎火水形手如图 5－118 所示，青年人乙型肝炎木水形手如图5－119 所示。

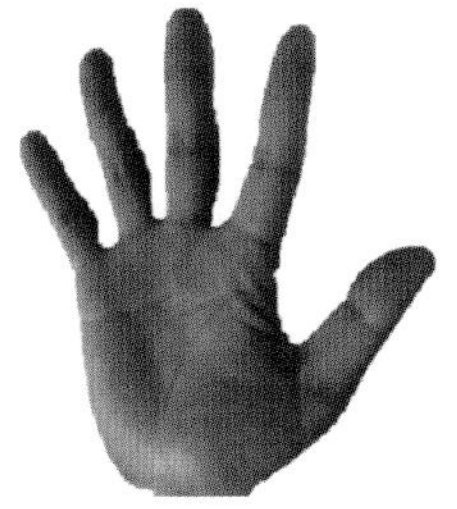

图 5－116 青年人
乙型肝炎水形手

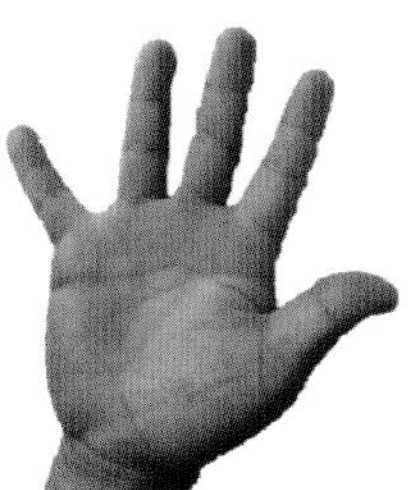

图 5－117 青年人
乙型肝炎土形手

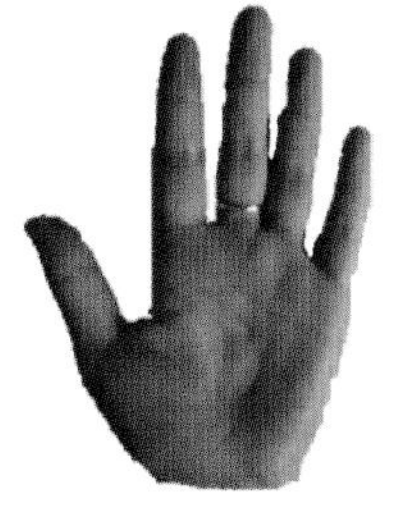

图 5－118 青年人
乙型肝炎火水形手

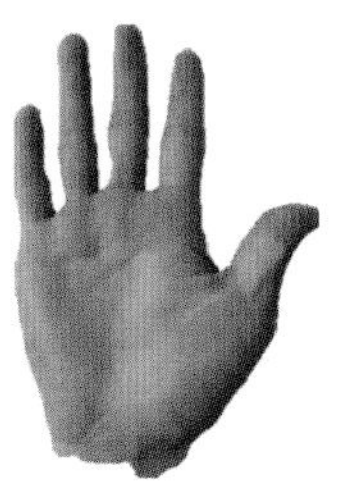

图 5－119 青年人
乙型肝炎木水形手

5. 4 例青年人急性胃肠炎手形表象

水形手 1 例占胃肠炎手形表象之 25.00%，金形手 1 例占 25.00%，木水形手 1 例占 25.00%，木火形手 1 例占 25.00%。消化系统另有二十指肠溃疡 1 例，慢性胃炎 1 例为火水形手。

青年人急性胃肠炎水形手如图 5－120 所示，青年人急性胃肠炎金形手如图 5－121 所示，青年人急性胃肠炎木火形手如图 5－122 所示，青年人急性胃肠炎木水形手如图 5－123 所示，青年人十二指肠溃疡火水形手如图 5－124 所示，青年人慢性胃炎火水形手如图 5－125 所示。

6. 18 例青年人妇科疾病手形表象

（1）14 例青年人盆腔炎性积液手形表象

木形手 8 例占妇科病手形表象之 57.14%，木火形手 5 例占 27.77%，木水形手 1

例占 7.14%。

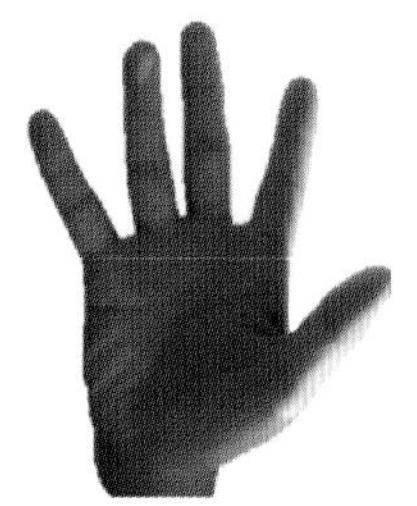

图 5－120　青年人急性胃肠炎水形手

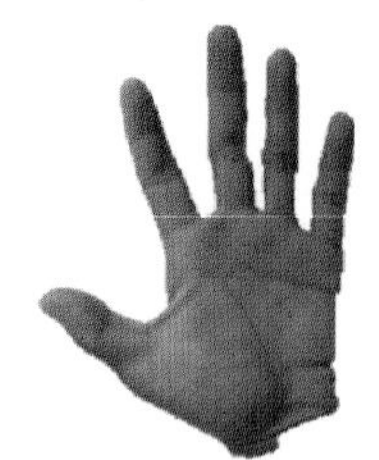

图 5－121　青年人急性胃肠炎金形手

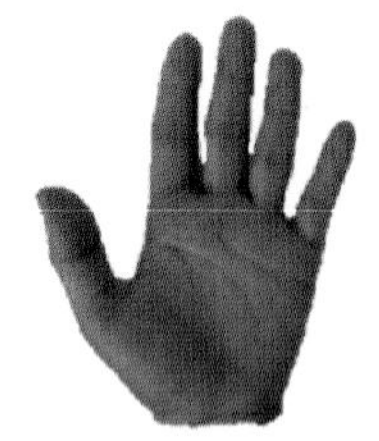

图 5－122　青年人急性胃肠炎木火形手

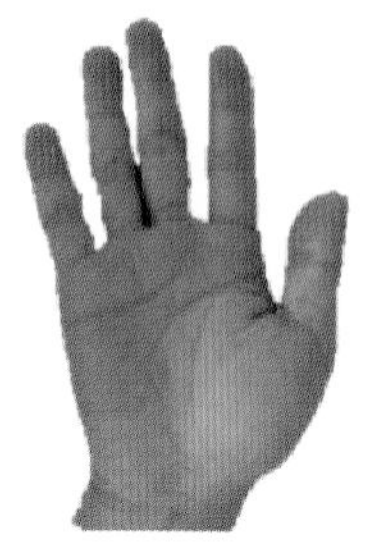

图 5－123　青年人急性胃肠炎木水形手

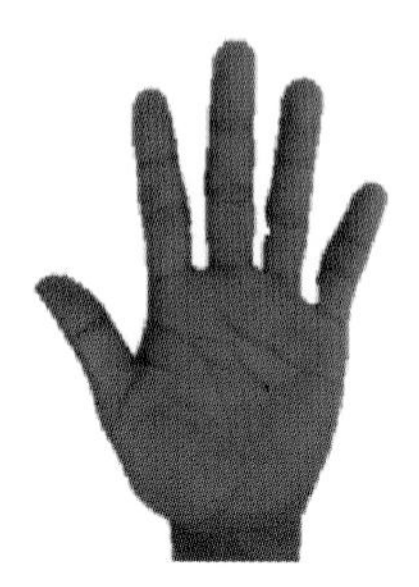

图 5－124　青年人十二指肠溃疡火水形手

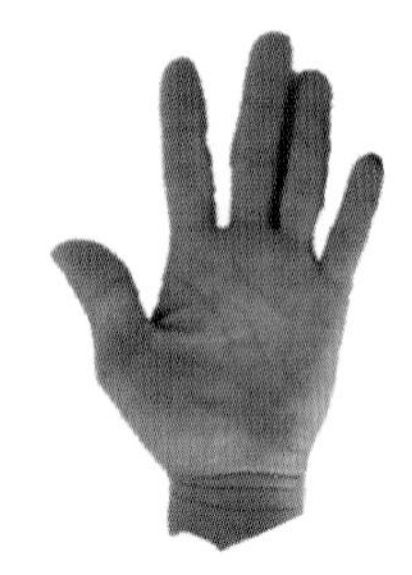

图 5－125　青年人慢性胃炎火水形手

青年盆腔炎性积液木形手如图 5－126 所示，青年盆腔炎性积液木火形如图 5－127 所示，青年盆腔炎性积液木水形手如图 5－128 所示。

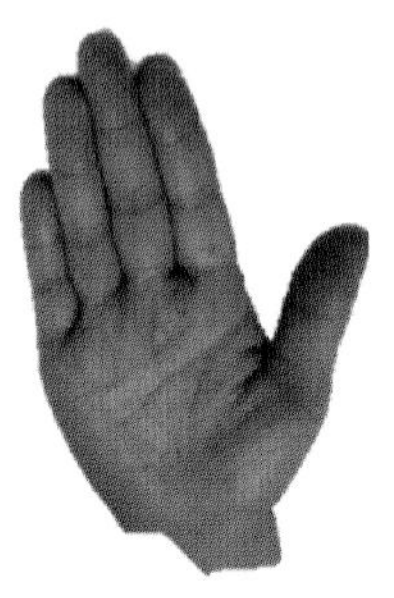

图 5－126　青年人盆腔炎性积液木形手

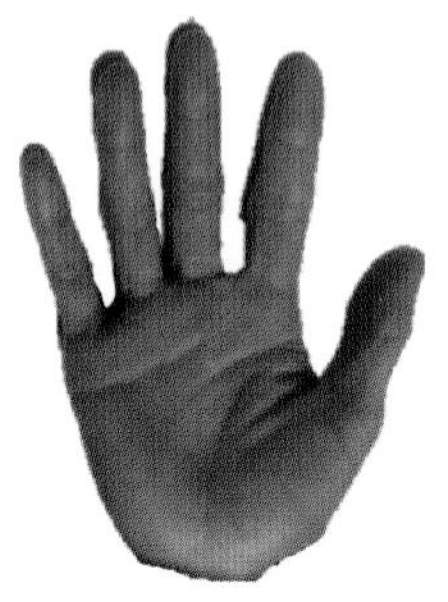

图 5－127　青年人盆腔炎性积液木火形

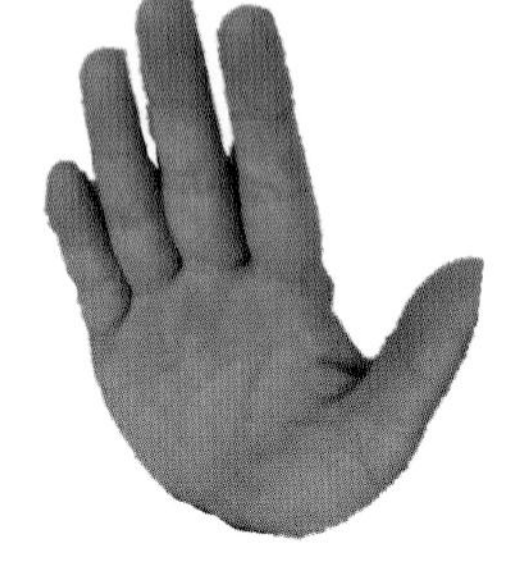

图 5－128　青年人盆腔炎性积液木水形手

（2）4 例青年人卵巢囊肿手形表象

木形手 1 例占青年人妇科病手形表象之 5.56%，木水形手 1 例占 5.56%，金形手 1 例占 5.55%，火水形手 1 例占 5.55%。

青年人卵巢囊肿木形手如图 5－129 所示，青年人卵巢囊肿木水形手如图 5－130 所示，青年人卵巢囊肿金形手如图 5－131 所示，青年人卵巢囊肿火水形手如图 5－132 所示。

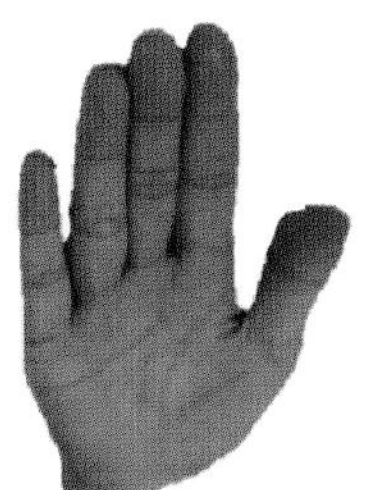

图 5－129　青年人
卵巢囊肿木形手

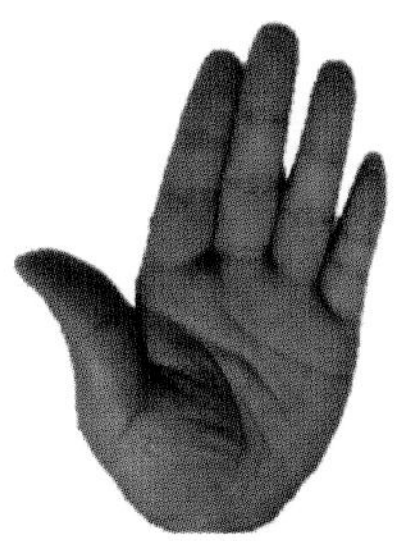

图 5－130　青年人
卵巢囊肿木水形手

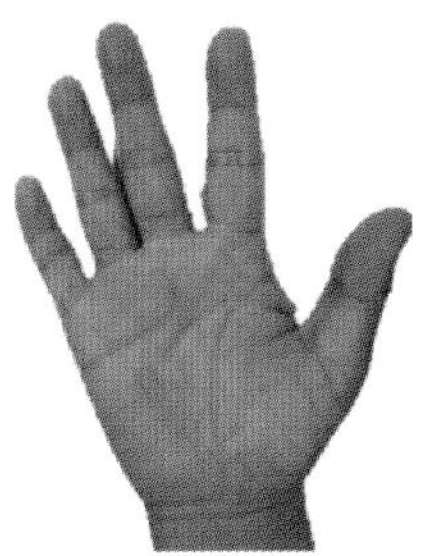

图 5－131　青年人
卵巢囊肿金形手

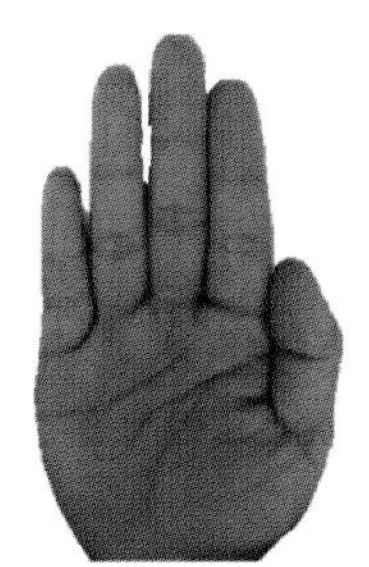

图 5－132　青年人
卵巢囊肿火水形手

7. 5 例青年人肾小球肾炎手形表象

水形手 2 例占青年人肾炎手形表象之 40.00%，木水形手 2 例占 40.00%，土形手 1 例占 20.00%。

青年人肾小球肾炎水形手如图 5－133 所示，青年人肾小球肾炎土形手如图 5－134 所示，青年人肾小球肾炎木水形手如图 5－135 所示。

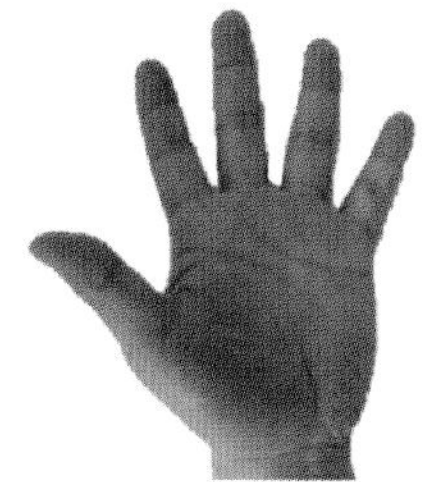

图 5－133　青年人
肾小球肾炎水形手

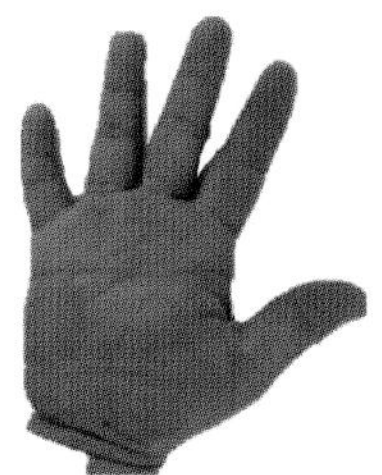

图 5－134　青年人
肾小球肾炎土形手

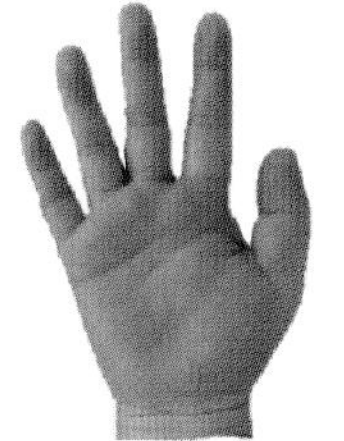

图 5－135　青年人
肾小球肾炎木水形手

8. 3 例青年人糖尿病手形表象

水形手 2 例占青年人糖尿病手形表象之 66.66%，金形手 1 例占 33.33%。

青年人糖尿病水形手如图 5－136 所示，青年人糖尿病金形手如图 5－137 所示。

9. 2 例青年人高血压病手形表象

水形手 1 例占青年人高血压手形表象之 50.00%，木火水形手 1 例占 50.00%。

青年人高血压病水形手如图 5－138 所示，青年人高血压病木火水形手如图 5－139

所示。

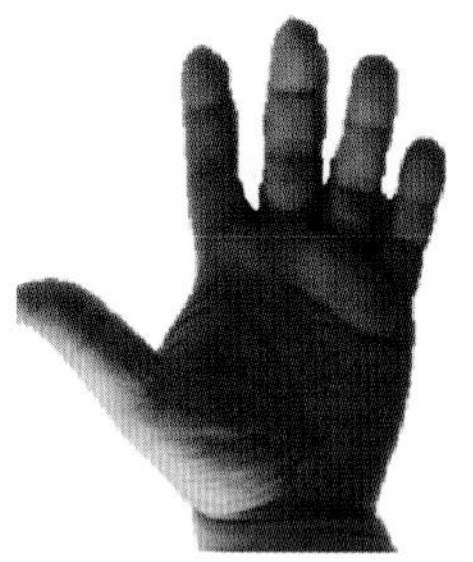

图 5-136　青年人
糖尿病水形手

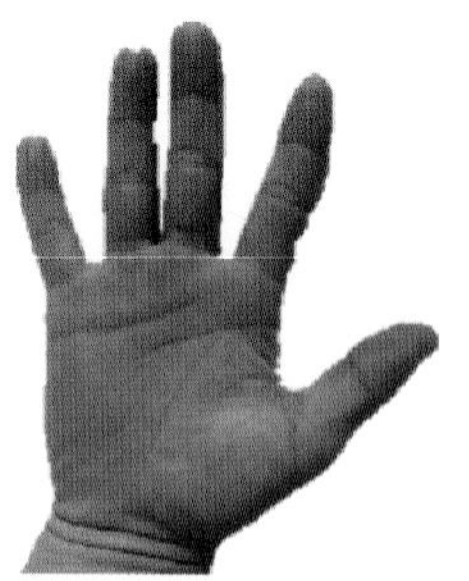

图 5-137　青年人
糖尿病金形手

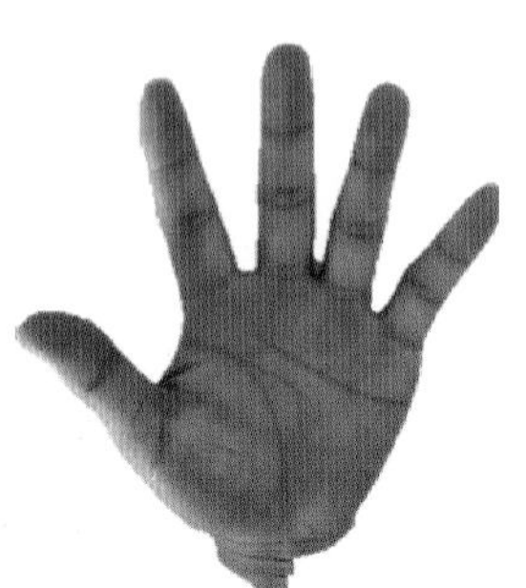

图 5-138　青年人
高血压病水型手

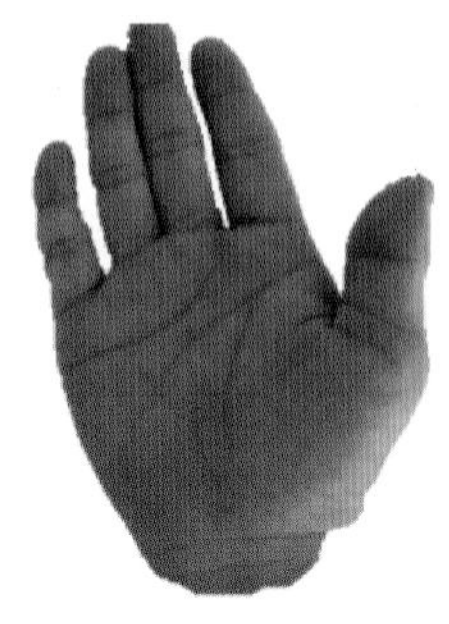

图 5-139　青年人
高血压病木火水形手

《易经》年龄配卦 16-24 岁为乾卦。乾卦如“红日中天”，是人生过程中阴阳升降、熵流出入最不易受内外因素干扰时期。其自身所据有正气（免疫能力）已达 380 铢（为一斤之数），除祖气因素，特殊外力伤害因素或自身人为遭受损伤外，一般自然界的风寒暑温燥火侵袭难中其身。但 25 岁之后进入姤卦，其所据有的正气（免疫能力）就会每岁减少八铢，每卦减六十四铢。《内经》对人七岁以后每隔九岁为一大忌，即所谓的年忌（疾病易感年）。此说法与《易经》年龄配卦相近似（16-25 岁为一年忌），其间正是乾卦。说明中国先贤们在《易经》思想指引下，对人生命与疾病做斗争中的预判评估是有依据的。现代医学科学研究亦表明 20 岁左右的青年人，是人体免疫能力最强的群体，临床实践亦证明 20 岁上下的青年感冒发烧，多喝些热水，出点汗就可以痊愈，其他年龄人群则很少有这样免疫力。

本组所采集手形的青年人，其中一些人已超过《易经》年龄配卦的人生正气旺盛的黄金时期，从人类手形演变讲，青年人成长发育已成熟，其骨架已定型，故而手形基本态不会再发生更多改变。所能变化者，亦仅能因各种因素所造成的肌肉、皮肤、经筋、脉络发生改变，使手形发生五行相叠加变化，如火水形手、木火形手等，但手形的基本形态，五行属性不会发生改变。人体小宇宙所容纳的五脏六腑，如银河系一样，因其功能不同形成了不同性质的引力场。

人体成长进入成熟期，各脏腑基本已定型，而木火土金水不同属性的人会产生不同的手形。人生于天地间，为天地间一分子，其生存属性必然与大自然的环境特性有着密不可分的关系。中华民族的饮食习惯就以五谷蔬菜加少量动物肉食为主，而体形多以木、火形为主。中华民族为什么也会有一些不尽相同的体形呢？其原因可能是由于亚洲地域的不同，各地区人种所处环境、饮食习惯不同。如草原民族多以肉食为主，少数民族地区食物链更为复杂，虽然在人类进化史中都为黄种人，但由于混血，由于环境、食物链、自然环境、气候差别以及人种在生长发育过程的五脏六腑演变不同及个体七情六欲的差别，必然在木形人为主要特征中，形成多种五行人体体形。所以《内经·灵枢篇》才有五形加五色之变形成阴阳二十五人之说。本组所论手形没有按《内经》五形加五色规定定论，我们将手色单论，在标准手形中以掌指定形的特征后，观察记录主要本体手形特点外，寻找出所掺杂在其中表象的其他手形存在。如木火形手就是基本手形为瘦长，而十指尖尖形如火燃。如木火水形手掌指主体长而掌肉肥园，十指尖尖等。

青年人阳气充沛，处于人生的黄金时期。此时的体内小宇宙已组建完整，各脏腑引力场运行功能已达到最优化状态。特别是父母所遗传的祖气和自身在发育成长过程与自然界相适应过程所获得的积累，使正气达到最鼎盛状态。所以在人类人群手象表象中，该人群是各种形态正常手象表达最易见到时期。我们的手象普查亦表明，也只有在此人群中才能获得所能见到的正常标准手象表象（少年人群接近青年者亦应归为此人群，因为《易经》年龄配卦，16 岁为乾卦，为人生已生长成熟)。

本组人体手形特点较明显的表现了中华大地人种特性，木形手、火形手占比达 80.62%，足以说明黄种人较白种人偏瘦者为多数。诚然其他手形亦有明显存在，成因前已述及。青年人虽然身体正气足，但自然社会活动范围较未成熟人群明显扩大，风寒暑湿燥火，喜怒忧思悲恐惊必然侵袭该人群，显然其正气足，外邪内扰易于被解除，但病患表象还是应存在。本组 310 名青年人中有病患者 97 人，因感风寒致病者 50 人，包括肺炎 31 人，支气管炎 8 人，扁桃体炎 11 人。其中木、火形手为 25 例占 50.00%，水形手 15 例占 30.00%，土形手 7 例占 14.00%，金形手 3 例占 6%。中医五行学说认为：太过，则薄所不胜，而乘所胜也。不及则所胜妄行，而所生受病，所不胜薄之也。肺为金，金克木（己所胜)，火克金（己所不胜)，金生水，土生金。肺部呼吸道易受邪者，多因其肺气虚而其脏正气不及，其人多为木、火形人。因为木形人肝核心引力场旺盛，其输送血液能力强，至心火过盛，使心肺核心引力场心向肺输血动力增强，肺迎合力太过日久则产生不及，而致肺气亏虚。肺司呼吸、主皮毛，肺气虚卫外能力减弱，而易感风寒外邪，是该形体人易患呼吸道疾病的原因所在。土生金，金生水，二脏是肺脏之子母脏，其不及，而所生受病，使肺的宣发功能更加薄弱，因此，此类手形人亦是易患呼吸疾病的类型之一。

本组肝病 13 例，其中水形手 5 例占 38.46%，土形手 4 例占 30.77%，火水形手 3 例占 23.07%，木水形手 1 例上中 7.69%。肝为木，木生火，水生木，其二者所占比例为 92.29%，其成因与上述所述机理近同不再赘述。

青年人中妇科病有 18 例，其中木形手 9 例占 50.00%，木火形手 5 例占 27.78%，木水形手2例占11.11%，金形手1例占5.56%，火水形手1例占5.56%。胞宫为奇恒之腑，其五行属性为水；水生木，五行生克认为木盛水缩，青年人肝血旺盛（木盛），木盛之人易致肾水枯弱而胞宫易受外邪伤害，这可能是木形手在胞宫病患占比较大的主因所在。本组肾小球肾炎病5例其中木形手2例占40.00%，土形手1例占20.00%，水形手2例占40.00%。肾为水脏、水生木、土克水。木胜水枯，土盛克水，二者占60.00%。故木形手的人易患肾病。水形手为肾本脏手形，水性易寒，是五行属性之一。故水性手属性的人，也是易患肾病原因之一。

关于手形与人形的关系以及混合形手的手形自身生克和对人体影响的关系，一般认为：人形与手形相一致为顺为好，手形与人形相生益多，手形与人形相克应该是麻烦情况较多。实际中是否是这样的情况，有待进一步跟踪随访。混合形手型按中医五行生克理论，相生者为顺有益，相克者为逆为不顺。如木火形手，木生火为顺为益。水木形手亦如此（水生木）。若为木金形手或火水形手，木土形手等则为手形自克。这种混合型手除与人体脏腑生克关系相关，而致易感疾病多发外，常致人体因相关脏腑生克而致其生理功能下降，使之该脏腑功能脆弱，并可因自身生克的太过与不及发生相关脏腑生理功能下降，易生病患。总之混合形手的研究尚待进一步观察，积累更多的病例及对正常人群进行大量跟踪观察方能做出比较正确的结论。

六、中老年人（36－64岁）手形观察表象

本组所制定的年龄组人群为《易经》年龄配卦人体元气逐渐递减之人群，也是《内经》所说的“三十四岁、四十三岁、五十二岁、六十一岁皆人之大忌，不可不自安也，感则病行，失则忧矣”年忌最多年龄段，亦是《内经》所言“腠理始疏，荣华颓落，发颇斑白……肝气始衰”“目始不明”“心气始衰”“血气懈惰”阴阳难于有暂短相对平衡之年。熵流出入、阴阳升降障碍，六淫邪气，七情六欲和一些外力所造成的损害无时不在该人群中发生。因此，此人群基本无正常手象存在。按着“疲劳”“过劳耗竭”“亚健康”及各种疾病标准评定都存在各式各样异常表现。对手形观察其基本骨象虽少有变化，但由于手的神、皮、肌、筋、脉等变化，也必然对手形产生一定的影响。本组所采集的手形分为“过劳”和疾病人群。本组348人中，包括“过劳耗竭”者48人，疾病患者300人。

（一）48例“过劳耗竭”人群手形表象

木形手11例占22.92%，火形手11例占22.92%，水形手8例占16.66%，土形手5例占10.42%；木水形手3例 占6.25%，木金形手1例占2.08%，火金形手3你占6.25%，火水形手4例占8.33%，土木形手2例占4.17%。从过劳人群手形表象可以看出，其一是保持人群的属性和人体祖气表达的木火形手占比较大，为33例占68.75%，水形手8例占16.66%，说明“过劳”病患首发在人体气化功能脏腑。火克金、金气衰，木反侮金，金生水，金衰则水虚。“过劳”表现为肺气不足或瘀滞，是人体“累”的首出症候。五行生克理论认为，肺气不足或瘀滞多发在木、火、水形手人

群，因此本组木、火、水形人手形占比为大。

中老年人“过劳耗竭”木形手如图 5－140 所示，中老年人“过劳耗竭”火形手如图5－141 所示，中老年人“过劳耗竭”水形手如图 5－142 所示，中老年人“过劳耗竭”土形手如图 5－143 所示，中老年人“过劳耗竭”木水形手如图 5－144 所示。

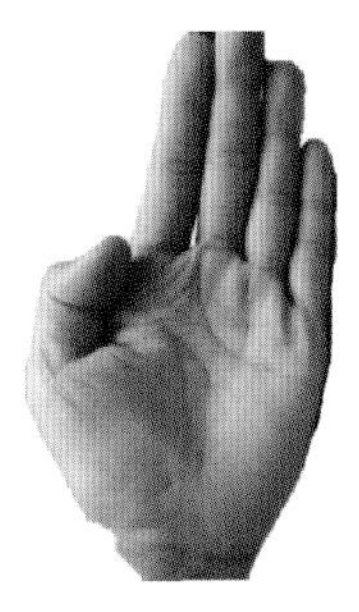

图 5－140　中老年人“过劳耗竭”木形手

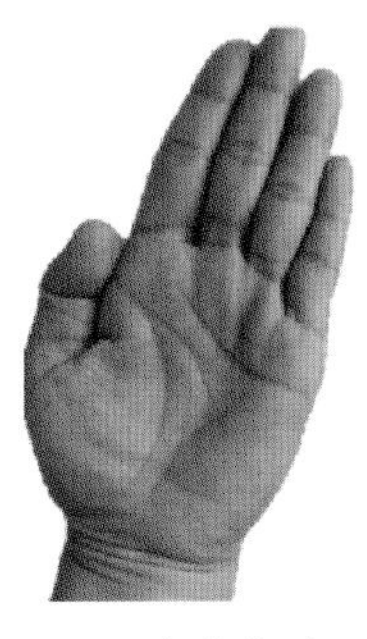

图 5－141　中老年人“过劳耗竭”火形手

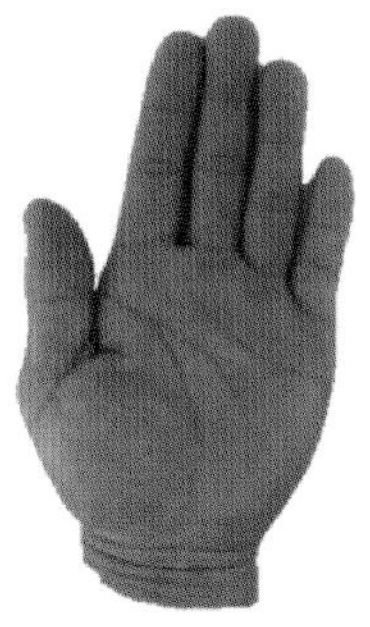

图 5－142　中老年人“过劳耗竭”水形手

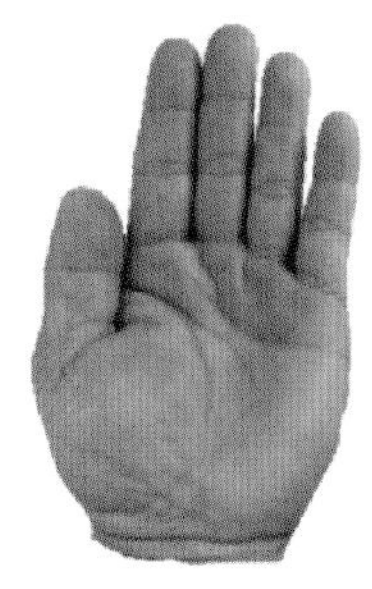

图 5－143　中老年人“过劳耗竭”土形手

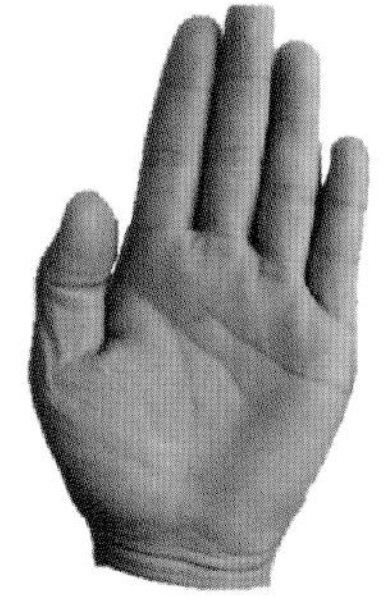

图 5－144　中老年人“过劳耗竭”木水形手

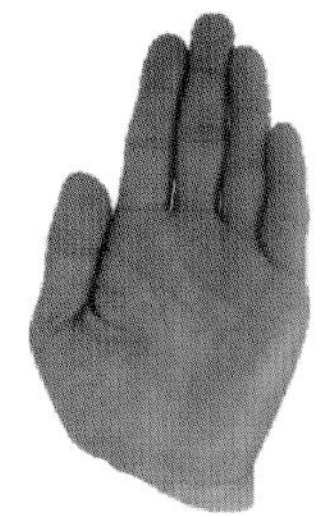

图 5－145　中老年人“过劳耗竭”木金形手

中老年人“过劳耗竭”木金形手如图 5－145 所示，中老年人“过劳耗竭”火金形手如图 5－146 所示，中老年人“过劳耗竭”火水形手如图 5－147 所示，成年人“过劳耗竭”土木形手如图 5－148 所示。

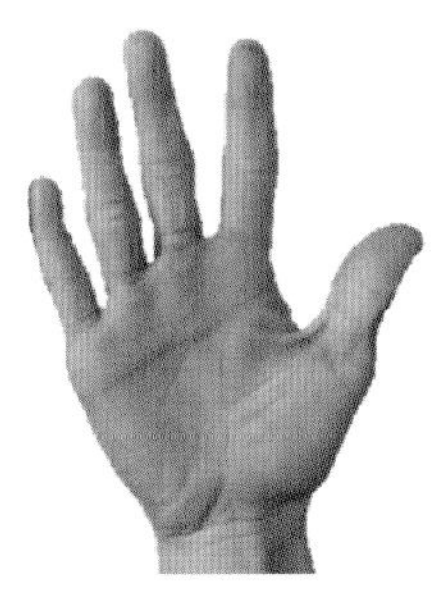

图 5－146　中老年人“过劳耗竭”火金形手

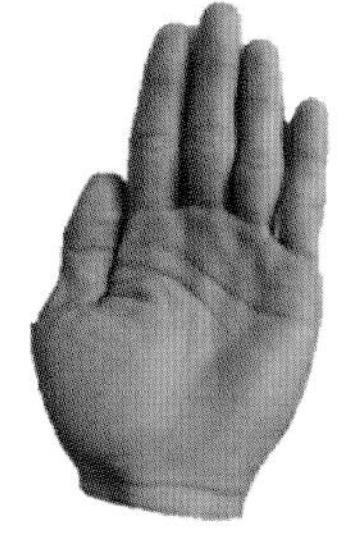

图 5－147　中老年人“过劳耗竭”火水形手

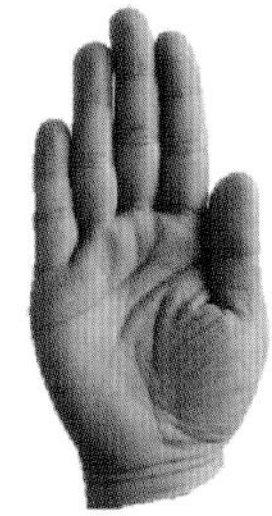

图 5－148　中老年人“过劳耗竭”土木形手

（二）300 例中老年人疾病手形表象

1. 15 例中老年人呼吸系统疾病手形表象

15 例呼吸系统疾病肺炎 9 例，支气管炎 6 例。水形手 7 例占呼吸系统手形表象之 46.67%，木形手 3 例占 20.00%，金形手 2 例占 13.33%，木水形手 2 例占 13.33%；火水形手 1 例占 6.67%。前已述及人体气化功能发生病患以水形木火手为多，其五行生克理论以表明不再赘述。

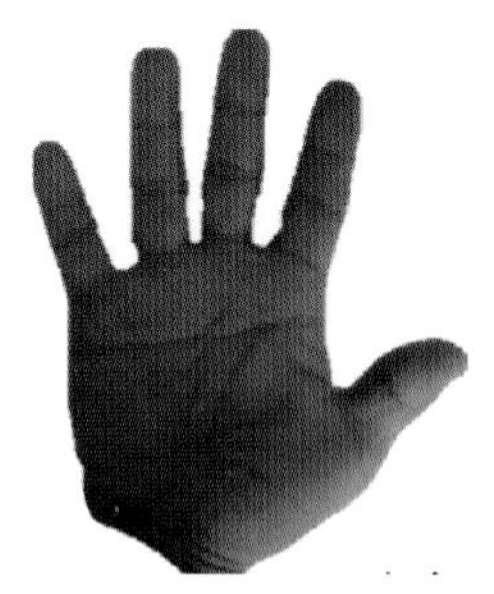

图 5－149　中老年人呼吸系统疾病水形手

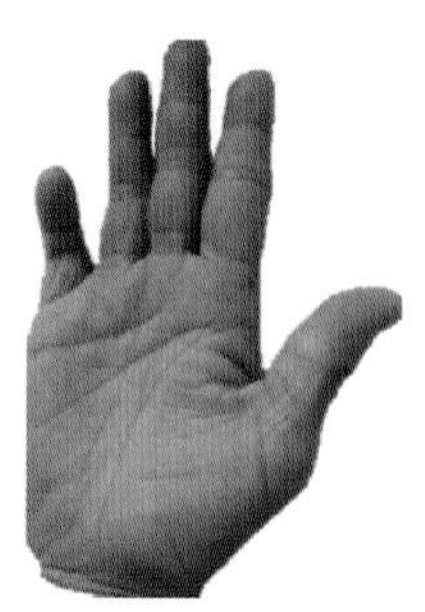

图 5－150　中老年人呼吸系统疾病木形手

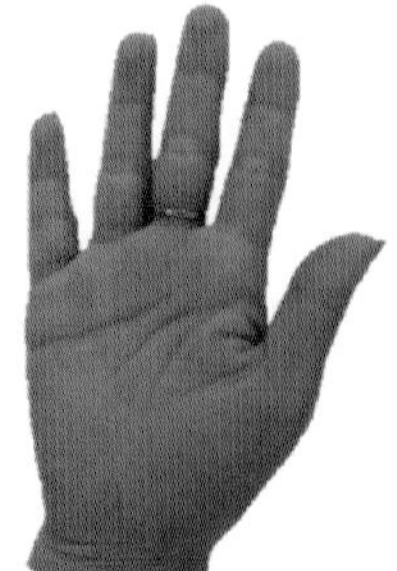

图 5－151　中老年人呼吸系统疾病金形手

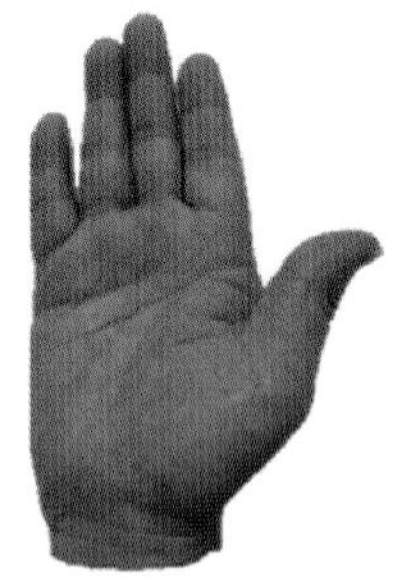

图 5－152　中老年人呼吸系统疾病木水形手

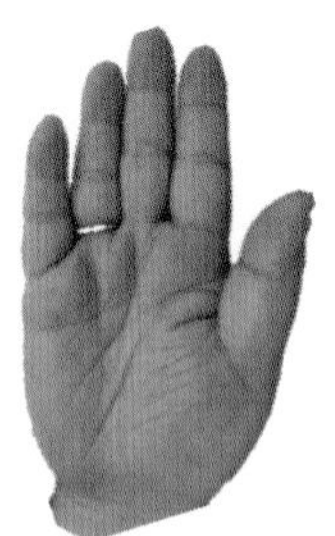

图 5－153　中老年人呼吸系统疾病火水形手

中老年人呼吸系统疾病水形手如图 5－149 所示，中老年人呼吸系统疾病木形手如图5－150所示，中老年人呼吸系统疾病金形手如图 5－151 所示，中老年人呼吸系统疾病木水形手如图 5－152 所示，中老年人呼吸系统疾病火水形手如图 5－153 所示。

2. 16 例中老年人乙型肝炎病症手形表象

水形手 6 例，占乙肝手形表象之 37.50%，木形手 2 例，占 12.50%，木水形手 4 例，占 25.00%，木火形手 2 例，占 12.50%，土形手 2 例，占 12.50%。木为肝脏五行本脏属性。木弱则水枯，土盛反克木，本组水形，木水形手共 12 例，占 75.00%，说明除本脏显性外，水形手，木水形手可能易患肝病。

中老年人乙型肝炎水形手如图 5－154 所示，中老年人乙型肝炎木形手如图 5－155 所示，中老年人乙型肝炎木水形手如图 5－156 所示，中老年人乙型肝炎木火形手如图 5－157 所示，中老年人乙型肝炎土形手如图 5－158 所示。

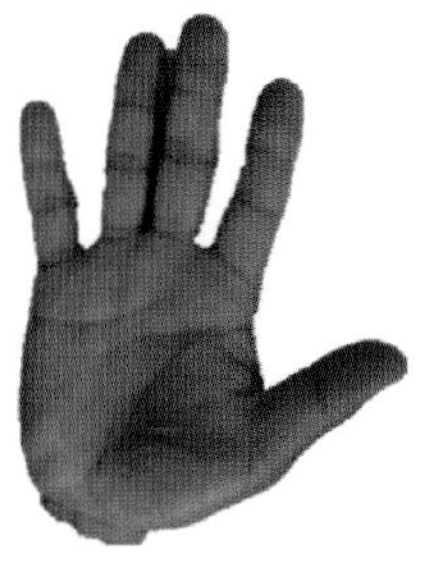

图 5-154　中老年人乙型肝炎水形手

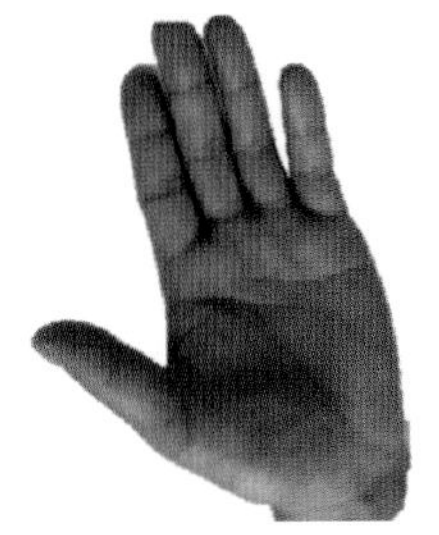

图 5-155　中老年人乙型肝炎木形手

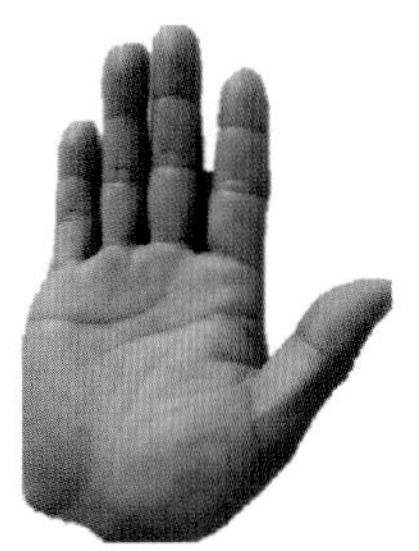

图 5-156　中老年人乙型肝炎木水形手

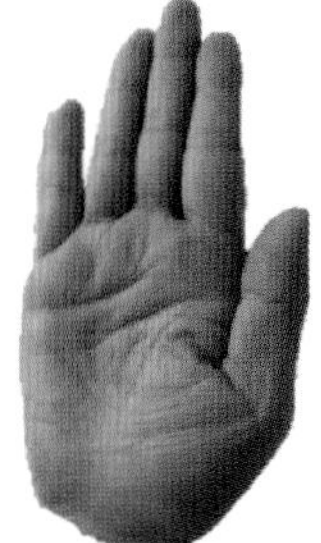

图 5-157　中老年人乙型肝炎木火形手

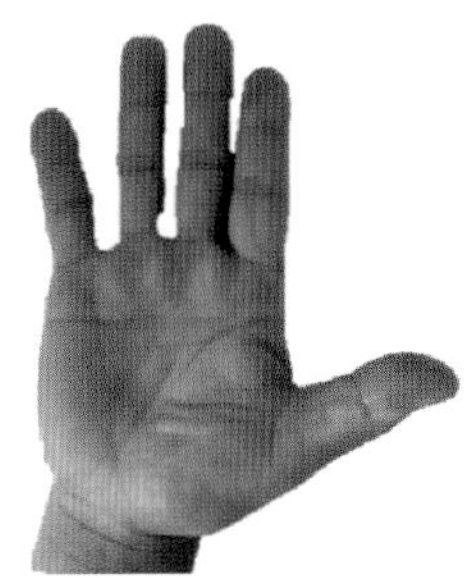

图 5-158　中老年人乙型肝炎土形手

3. 20 例中老年人泌尿系统疾病手形表象

20 例泌尿系统疾病中肾小球肾炎 18 例，尿毒症 2 例。水形手 11 例，占泌尿系统手形表象之 55.00%，金形手 4 例占 20.00%，木形手 1 例占 5.00%，木水形手 3 例占 15.00%，火水形手 1 例占 5.00%。水为肾，金生水，水生木（肝），三者为子母脏，盛衰生克相关，肾为人之祖气之脏，其性难移变，其病本脏属性易显。因此水形手为肾病易患之手形，金（肺）木（肝）为子母脏相关手形，此病例数量虽少，但一定程度上可表示水、金、木三种手形的人易患肾脏疾病。

泌尿系统疾病中老年患者水型手如图 5-159 所示，泌尿系统疾病中老年患者金形手如图 5-160 所示，泌尿系统疾病中老年患者木形手如图 5-161 所示，泌尿系统疾病中老年患者木水形手如图 5-162 所示，泌尿系统疾病中老年患者火水形手如图 5-163 所示：

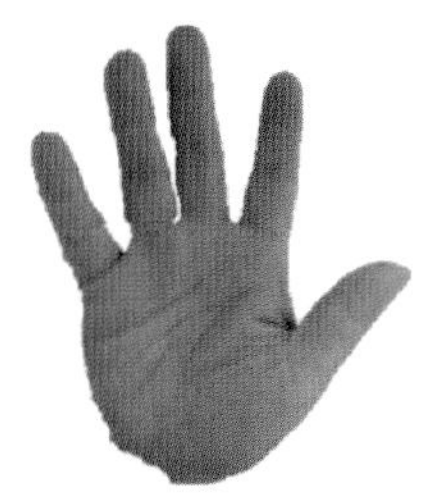

图 5-159　泌尿系统疾病中老年患者水形手

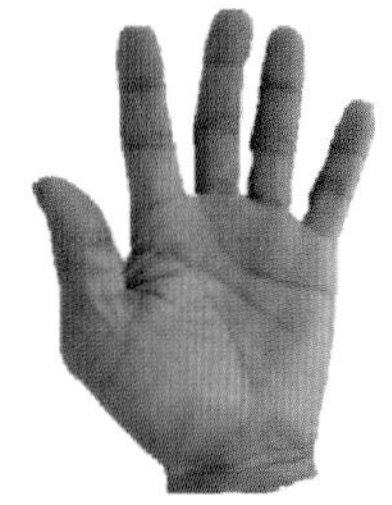

图 5-160　泌尿系统疾病中老年患者金形手

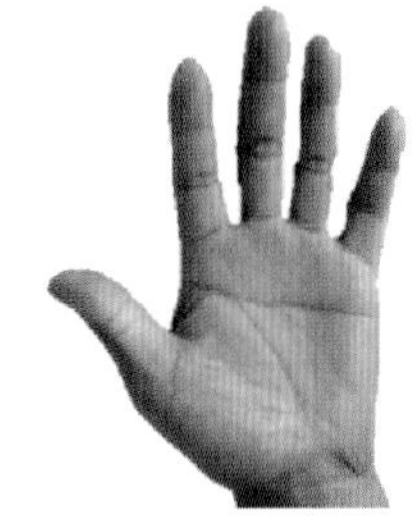

图 5-161　泌尿系统疾病中老年患者木形手

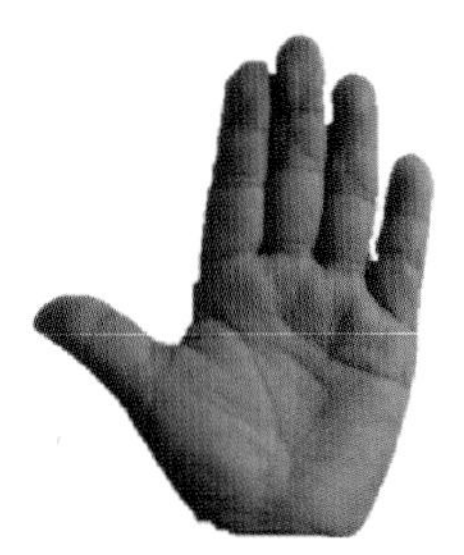

图 5－162　泌尿系统疾病中老年患者木水形手

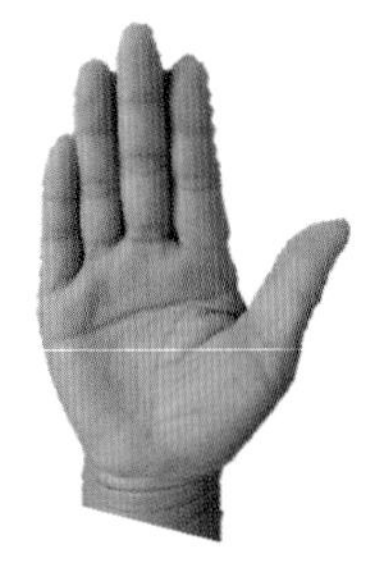

图 5－163　泌尿系统疾病中老年患者火水形手

4. 58 例中老年人心血管系统疾病手形表象

本组 58 例中老年人心血管疾病包括高血压病 26 例，冠心病 32 例。

其中水形手 22 例，占心血管系统手形表象之 37.93%，木形手 12 例占 20.68%，土形手 6 例占 10.34%，木水形手 13 例占 22.41%，火形手 1 例占 1.72%，金水形手 3 例占 5.17%，木土形手 1 例占 1.72%。

心血管系统疾病中老年患者水形手如图 5－164 所示，心血管系统疾病中老年患者木形手如图 5－165 所示，心血管系统疾病中老年患者土形手如图 5－166 所示，心血管系统疾病中老年患者木水形手如图 5－167 所示，心血管系统疾病中老年患者火形手如图 5－168 所示，心血管系统疾病中老年患者金水形手如图 5－169 所示，心血管系统疾病中老年患者木土形手如图 5－170 所示。

心脏五行属性为火。水克火，木生火，火生土，火克金。《素问·五运行大论》曰："气有余则制己，所胜而侮不所胜，其不及，则己所不胜侮而乘之，己所胜轻而侮之。"心血管病中的高血压病为心气血有余，冠心病为心气血不足。木生火，火气盛则血压升高。水克火，水气不足则无力抑制心火，而易使血压升高。心气虚，水克火力尤甚，火克金，金克木，己所胜抑木，使心火更衰。因此水形手、木形手、木水形手者可能易患心血管系统疾病。

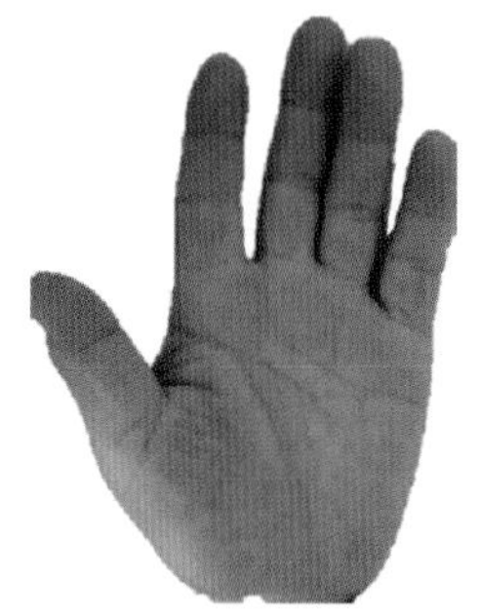

图 5－164　心血管系统疾病中老年患者水形手

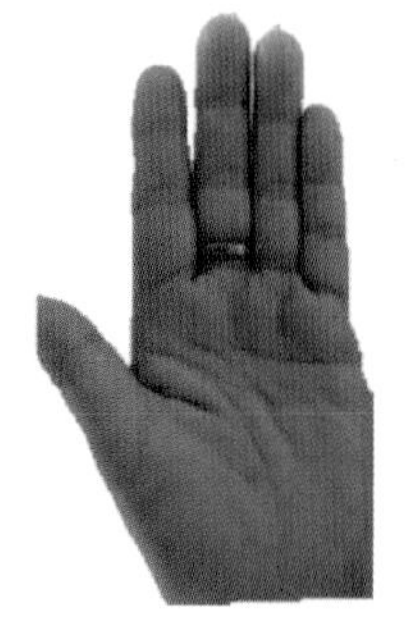

图 5－165　心血管系统疾病中老年患者木形手

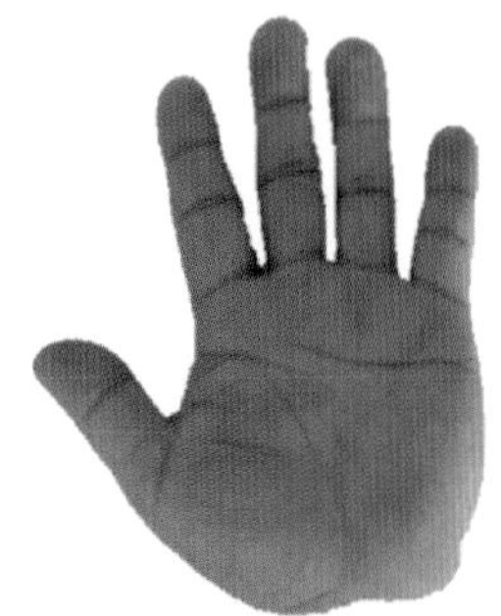

图 5－166　心血管系统疾病中老年患者土形手

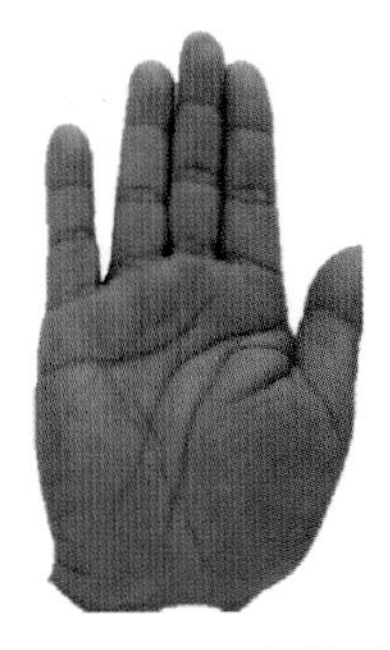

图 5－167 心血管系统疾病中老年患者木水形手

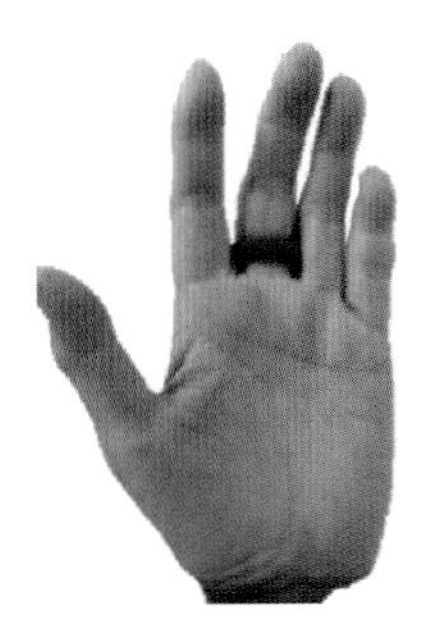

图 5－168 心血管系统疾病中老年患者火形手

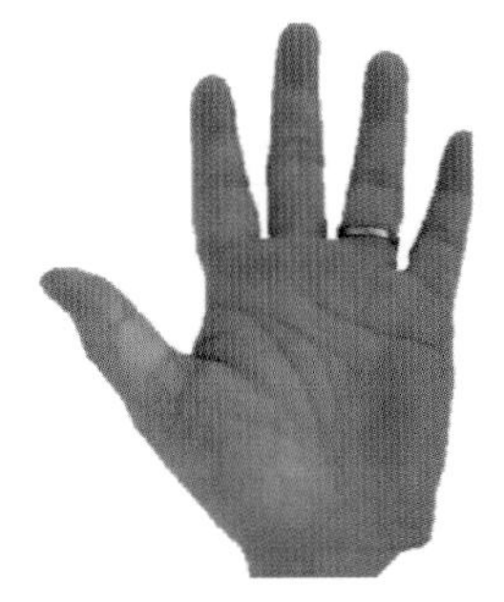

图 5－169 心血管系统疾病中老年患者金水形手

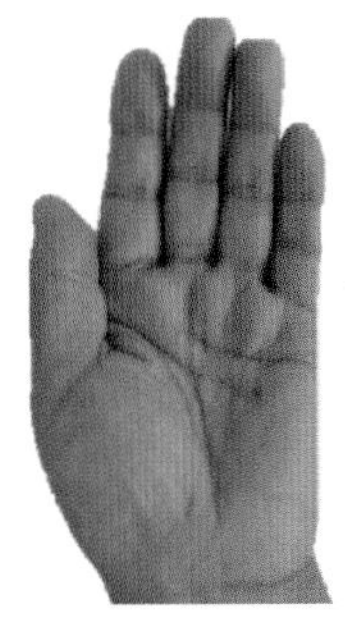

图 5－170 心血管系统疾病中老年患者木土形手

5. 95 例中老年人脑血管病症手形表象

95 例中老年人脑血管儿疾病包括脑梗死病 73 例，脑供血不足病 22 例。

木形手 21 例，占脑血管病手形表象之 22. 10%，土形手 10 例，占 10. 52%，火形手 4 例，占 4. 21%，水形手 13 例，占 13. 68%，金形手 4 例，占 4. 21%，木水形手 35 例，占 36. 84%，木火形手 2 例，占 2. 10%，火水形手 5 例，占 5. 26%，木土形手 1 例，占 1. 05%。

脑血管病症中老年人木形手如图 5－171 所示，脑血管病症中老年人土形手如图 5－172 所示，脑血管病症中老年人火形手如图 5－179 所示，脑血管病症中老年人水形手如图 5－174 所示，脑血管病症中老年人木火形如图 5－175 所示，脑血管病症中老年人火水形如图5－176 所示，脑血管病症中老年人木土形手如图 5－177 所示。

脑为奇恒之腑，其性属金，《易经》八卦为乾。脑在人体属于五脏之外，属特殊引力场，其性与心肺核心引力场相近。脑许多功能至今人们知之甚少。其五行虽然属金又与肺金有别并有关联，更与心火肝木之性相近，心主神明，肝主魂，肺主魄，所以脑的真实五行属性与其他脏腑五行属性有较大区别，一些问题尚难定论。本组所观察到的 95 例中老年人脑血管疾病手形以木形手、水形手、木水形手人群居多，共有 69 例，占 72. 63%。

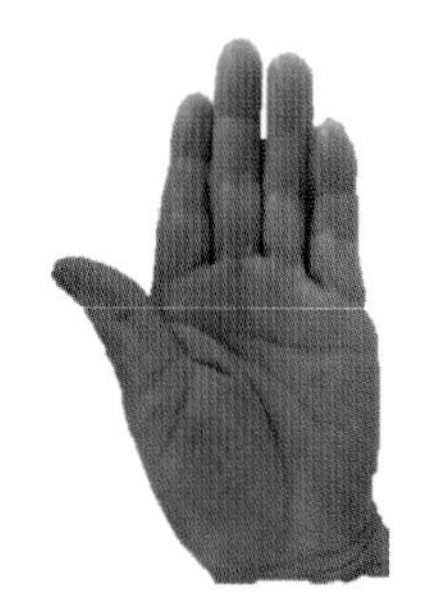

图 5－171　脑血管病症
中老年人木形手

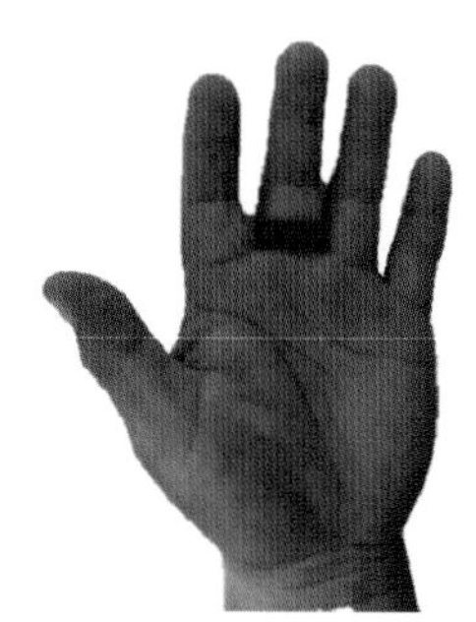

图 5－172　脑血管病症
中老年人土形手

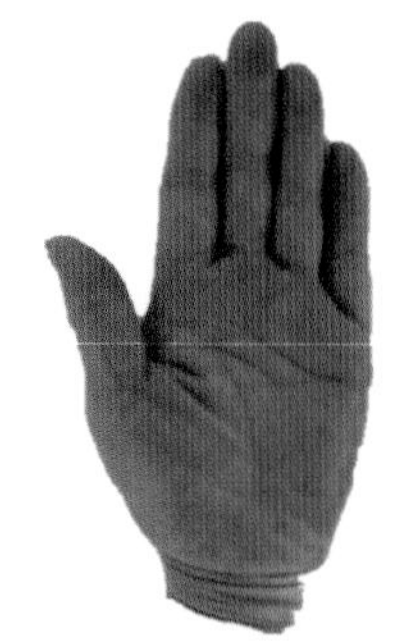

图 5－173　脑血管病症
中老年人火形手

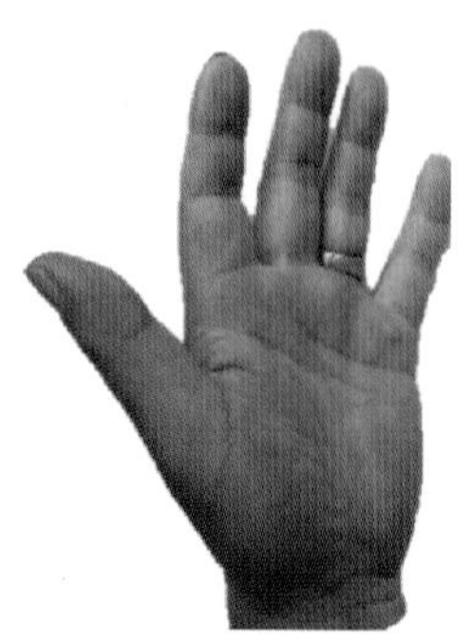

图 5－174　脑血管病症
中老年人水形手

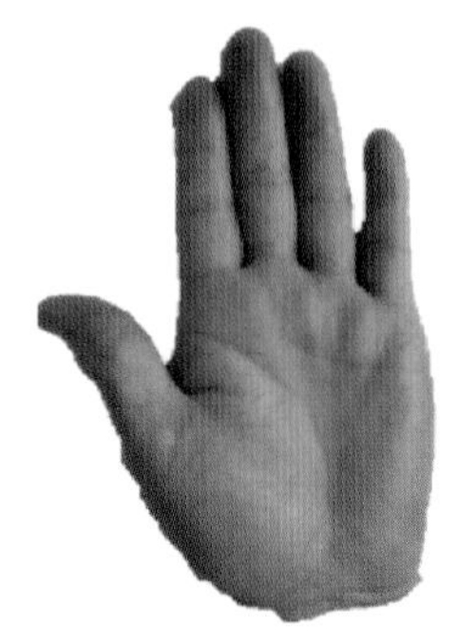

图 5－175　脑血管病症
中老年人木火形手

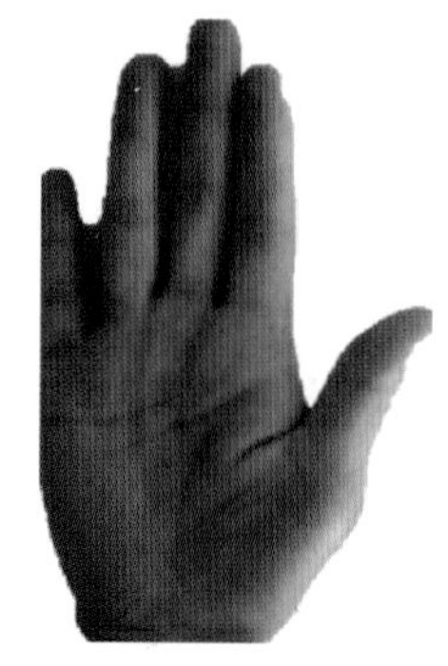

图 5－176　脑血管病症
中老年人火水形手

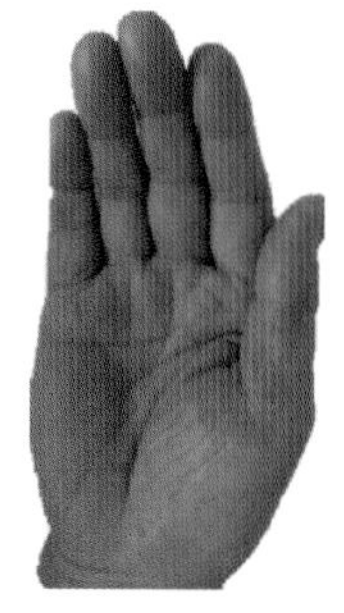

图 5－177　脑血管病症
中老年人木土形手

此类人群患脑血管病症原因多是金克木，木形之肝木气盛人金（脑）易被侮之，使其易受损伤。水为金子，母虚子盛；水生木，水盛之人使肝木更易抑金，而金（脑）易受伤害。本组与金属性的子母脏五行属性的形比例仅为 18 例，占 18.94%，进一步说明脑的金性（本脏）属性有待进一步研究考证。

6. 71 例中老年人内分泌系统疾病手象

71 例中老年人内分泌病症包括结节性甲状腺肿 21 例，糖尿病 50 例。

其中水形手 26 例，占内分泌病症手形表象之 36.61%，木形手 10 例占 14.08%，土形手 8 例占 11.26%，火形手 2 例占 2.81%，金形手 4 例占 5.63%，木水形手 16 例占 22.53%；火水形手 4 例占 5.63%；木火形手 1 例占 1.40%。

内分泌系统疾病中老年人水形手如图 5－178 所示，内分泌系统疾病中老年人土形手如图 5－179 所示，内分泌系统疾病中老年人木形手如图 5－180 所示，内分泌系统疾病中老年人火形手如图 5－181 所示，内分泌系统疾病中老年人金形手如图 5－182 所示，内分泌系统疾病中老年人木水形手如图 5－183 所示，内分泌系统疾病成年人火水形手如图 5－184 所示，内分泌系统疾病成年人木火形手如图 5－185 所示。

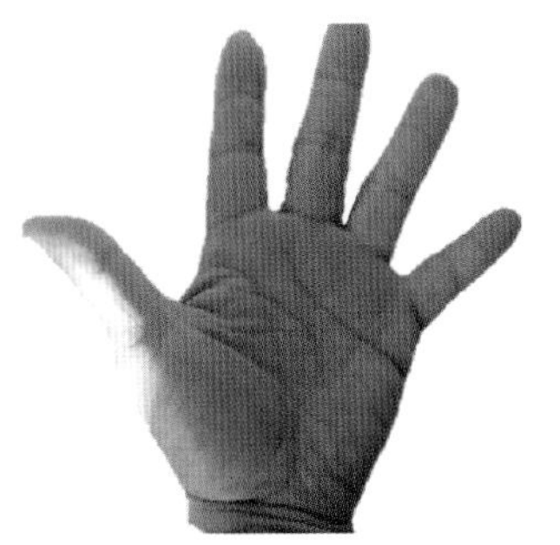

图 5－178 内分泌系统疾病中老年人水形手

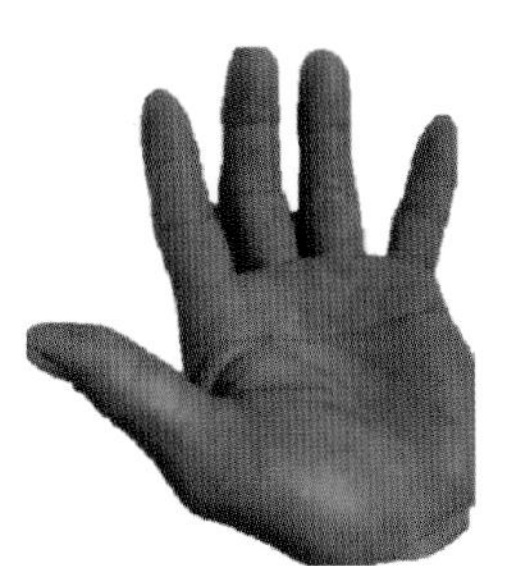

图 5－179 内分泌系统疾病中老年人土形手

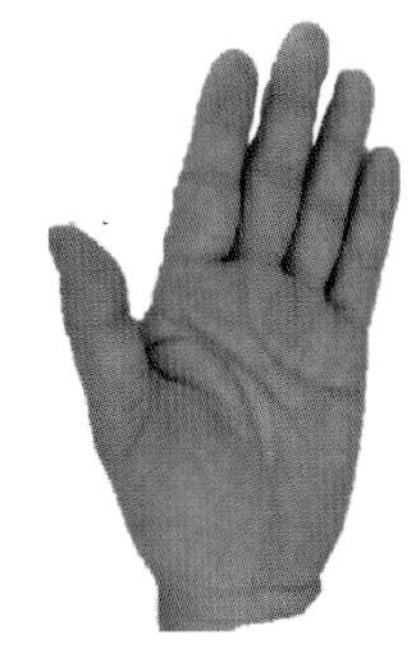

图 5－180 内分泌系统疾病中老年人木形手

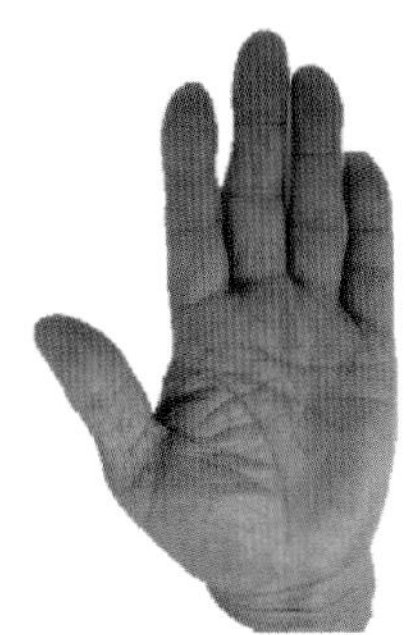

图 5－181 内分泌系统疾病中老年人火形手

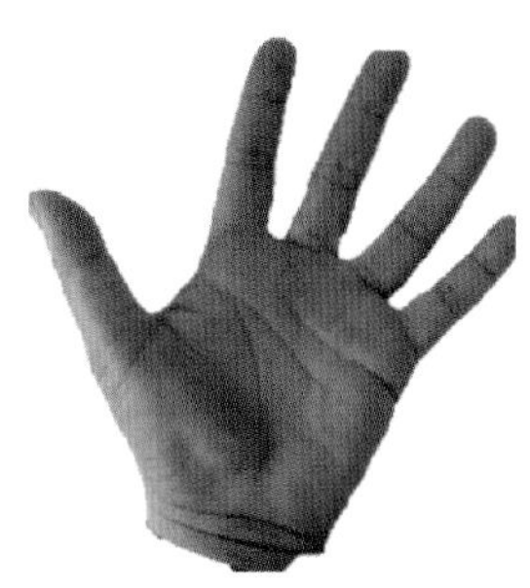

图 5－182 内分泌系统疾病中老年人金形手

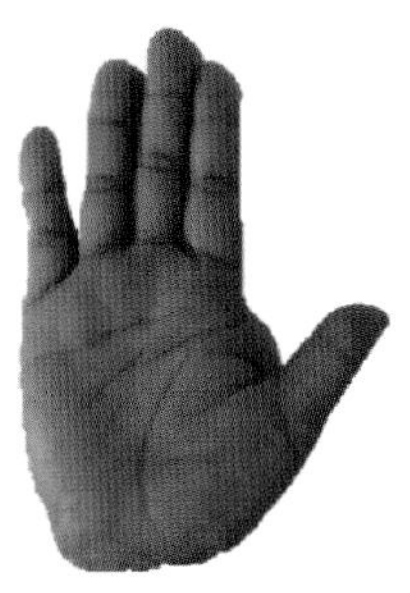

图 5－183 内分泌系统疾病中老年人木水形手

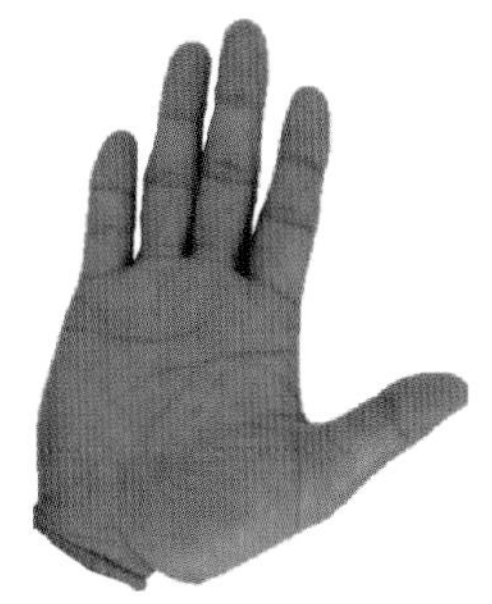

图 5－184 内分泌系统中老年人疾病火水形手

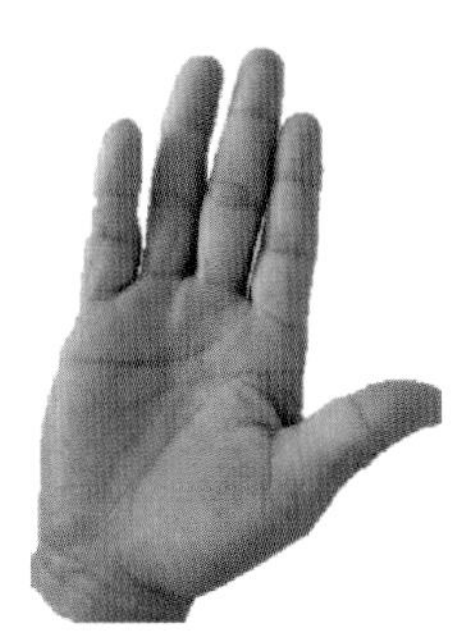

图 5－185 内分泌系统中老年人疾病木火形手

甲状腺位于胸脑之间其五行属性为金，糖尿病其病源位于中焦，五行属土。金生水，水生木，木克土，金克木，甲状腺病人以木形和木水形手为主（21 例中有 14 例）

说明，木寡畏金，而木形人易患金属性之病。糖尿病水形手，木水形手，火水形手共为32例，占50例糖尿病人64.00%，说明肾水虚弱者反易被所胜者乘而侮之，“侮而受邪”故而有水形手表象者可能易患糖尿病。

7. 17例中老年女性盆腔疾病手形表象

17例女性盆腔疾病患者手形均有木形，即木形手8例，木水形手7例，木火形手2例。女性胞宫为奇恒之腑，五行属性为水，通厥阴肝经（木）从足趾达盆腔。水生木，肾水虚寒者多因肝木受邪，子累其母，所以木形手者易患盆腔炎，可能是此原因。

盆腔疾病中老年女性木形手如图5－186所示，盆腔疾病中老年女性木水形如图5－187所示，盆腔疾病中老年女性木火形手如图5－188所示。

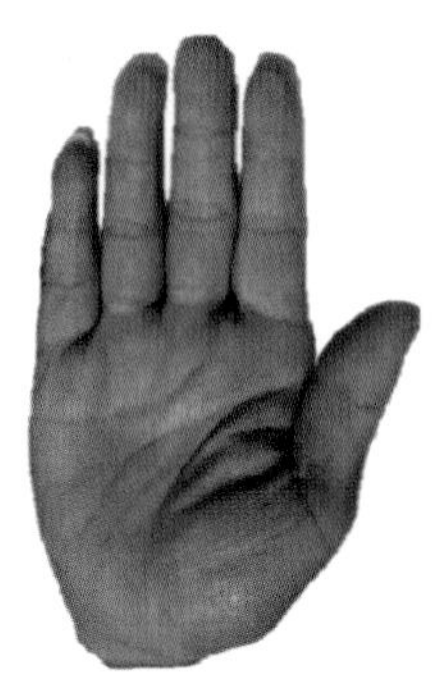

图5－186 盆腔疾病中老年女性木形手

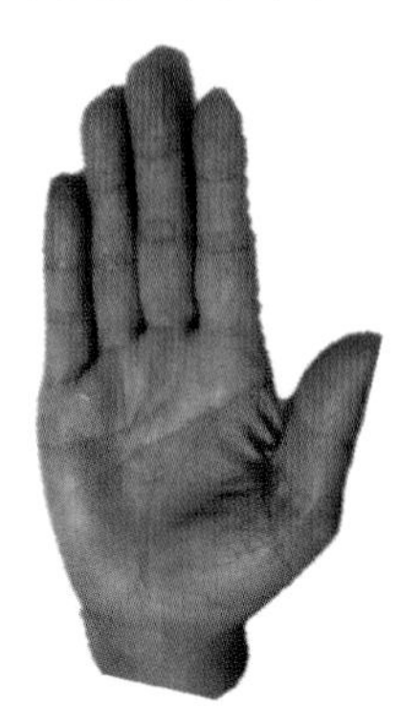

图5－187 盆腔疾病中老年女性木水形手

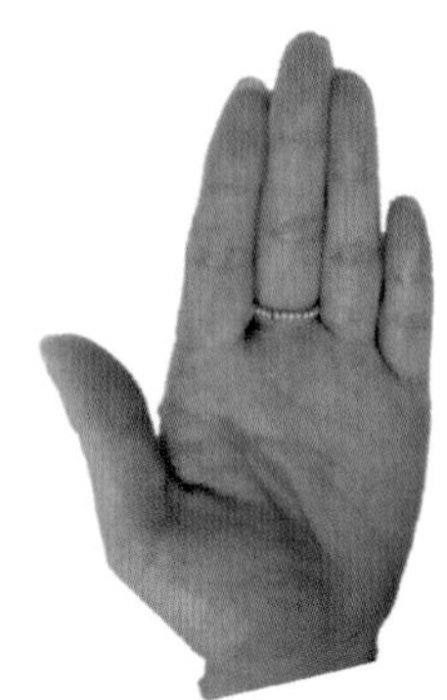

图5－188 盆腔疾病中老年女性木火形手

另外，前已述及中国人因饮食习惯的祖气遗传，木形手占比率高可能也是应考虑的原因。

七、老年人（65岁以上）手形观察表象

老年人由于脏腑功能生理性退变及病理变化的积累，手的形态与正常手的形态可发生诸多变化，其中包括骨、肉、筋、皮、脉等诸多变化，使其全部无正常手形可寻。因此本组所采集的300例老年手形均为疾病人群之手。《素问·上古天真论》说：“七八，肝气衰，筋不能动，天癸竭，精少，肾藏衰，形体皆极。八八，则齿发去。”《内经》所讲的七八，五十六岁，形体皆极。八八，即六十四岁，齿发皆落。齿为肾之象，发为肾之华，说明人之先天之本衰竭至极，而五脏之本耗失，各脏功能必定衰竭。因此老年人由于五脏自身溃衰，其功能表象必定有各种各样的缺失。所以65岁以上老人手象多无正常，是我们手象普查真实所见。老年人各脏腑功能皆明显衰弱，各引力场，阴阳升降，熵流出入的功能均明显不足，在诸多不足中，维持人体生命存在、主导人体意识、维护自身功能存在的心肺核心引力场和脑引力场的功能维持和消耗尤为突出。因此在老年人群中，能表达生命活动功能意识存在的心、脑血管疾病的表象就出现在显著位置。老年组就诊主要疾病多为心脑血管疾病。故此本组300名老年人中心脑血管疾病为231例，而另有69例诊断为糖尿病并存心脑血管疾病。实际本组老年人心脑

血管疾病实际为 300 例，占 100.00%。300 例中高血压、冠心病为 61 例，占 20.33%。脑梗死、脑出血，脑供血不足共 170 例，占 56.66%。另 69 例糖尿病并存心脑功能障碍者占 23.00%。

（一）61 例老年人高血压、冠心病手形表象

61 例老年高血压、冠心病人水形手 12 例，占高血压、冠心病手形表象之 19.67%；木形手 11 例，占 18.03；火形手 6 例，占 9.83%；金形手 11 例，占 18.03%；土形手 5 例，占 8.19%；木水形手 10 例，占 16.39%；木金形手 2 例，占 3.27%；木土形手 1 例，占 1.63%；木火形手 1 例，占 1.63%；火金形手 1 例，占 1.63%；火水形手 1 例，占 1.63%。

老年高血压、冠心病木形手如图 5－189 所示，老年高血压、冠心病火形手如图 5－190所示，老年高血压、冠心病水形手如图 5－191 所示，老年高血压、冠心病金形手如图 5－192 所示，老年高血压、冠心病土形手如图 5－193 所示，老年高血压、冠心病木水形手如图 5－194 所示，老年高血压、冠心病木金形手如图 5－195 所示，老年高血压、冠心病木土形手如图 5－196 所示。

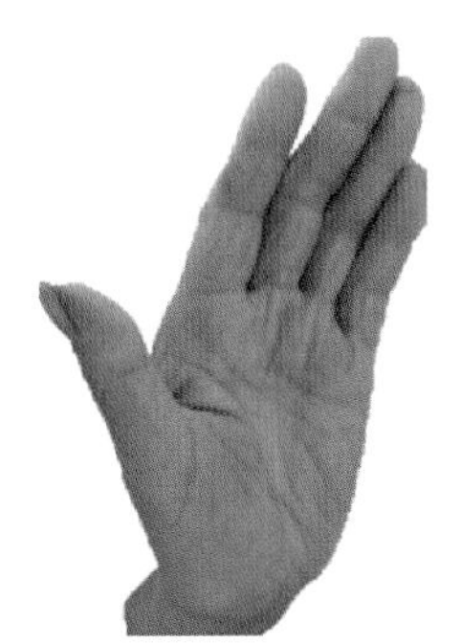

图 5－189　老年高血压、冠心病木形手

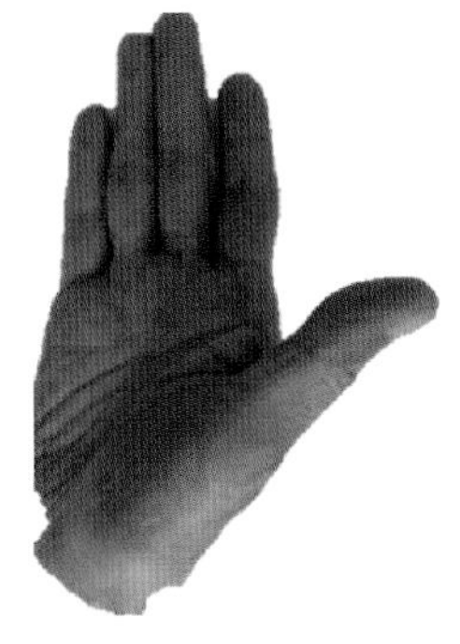

图 5－190　老年高血压、冠心病火形手

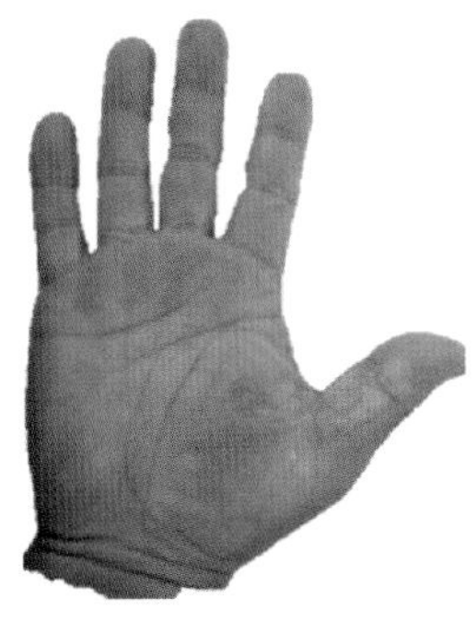

图 5－191　老年高血压、冠心病水形手

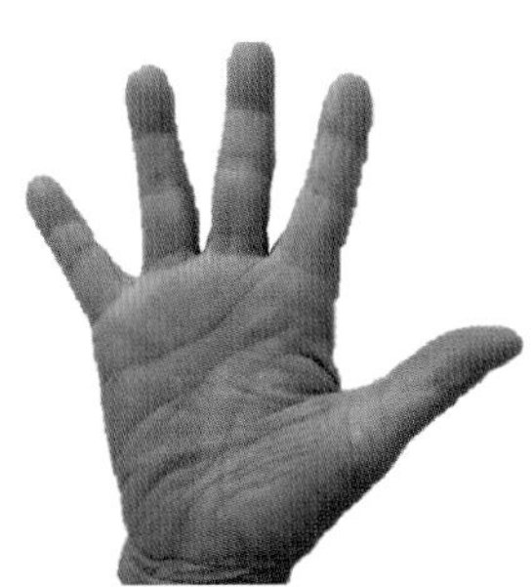

图 5－192　老年高血压、冠心病金形手

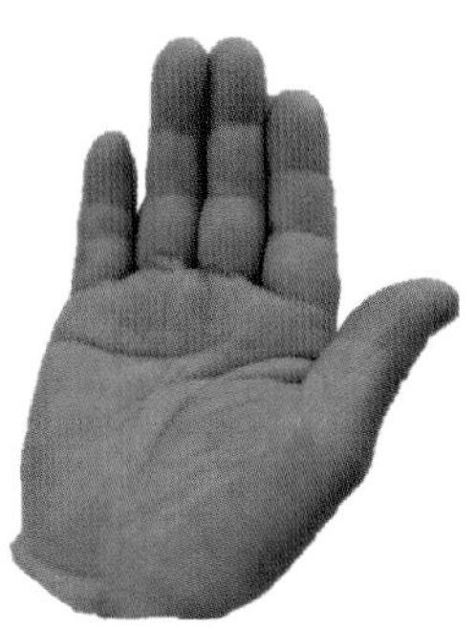

图 5－193　老年高血压、冠心病土形手

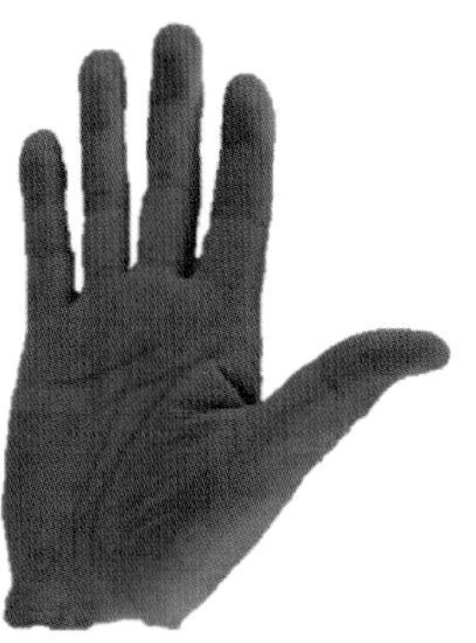

图 5－194　老年高血压、冠心病木水形手

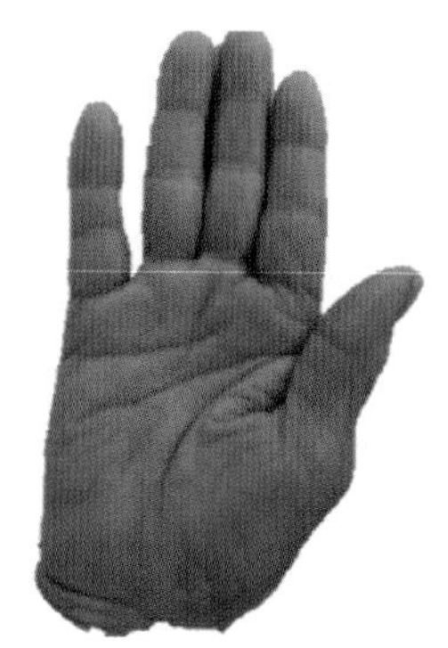
图 5－195　老年高血压、冠心病木金形手

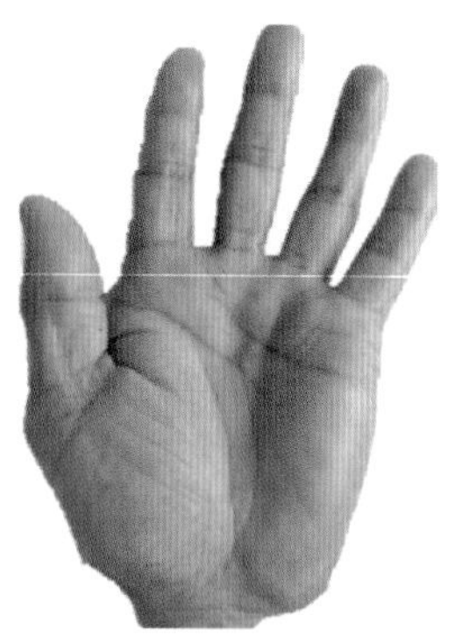
图 5－196　老年高血压、冠心病木土形手

水生木，木生火，肝（木）主疏泄，其疏泄功能是心血主要来源。肝火旺盛，向心输血功能增加，致心血盛血压升高。水生木，肾水衰不能涵木而致阴虚阳亢，使肝（木）血输更增，致心功能亢过而衰弱，水火不能既济，金生水，火克金，肾水不足反累其母，金气衰，心血衰，使心肺核心引力场功能下降。本组木水金形手人共 49 例，占 86.32%。所以木水金形手人较其他手形人易患高血压、冠心病。

（二）170 例老年人脑血管病手形表象

本组木形手 55 例，占 170 例老年人脑血管病手形表象之 32.35%；火形手 28 例，占 16.47%；金形手 16 例，占 9.41%；水形手 14 例，占 8.23%；土形手 10 例，占 5.88%；木火形手 10 例，占 5.88%；木水形手 12 例，占 7.05%；火水形手 11 例，占 6.47%；土木形手 5 例，占 2.94%；金木形手 3 例，占 1.76%；金水形手 3 例，占 1.76%；木火水形手 1 例，占 0.58%；金木水形手 2 例，占 1.17%。

脑血管病老年人金形手如图 5－197 所示，脑血管病老年人水形手如图 5－198 所示，脑血管病老年人木形手如图 5－199 所示，脑血管病老年人火形手如图 5－200 所示，脑血管病老年人土形手如图 5－201 所示，脑血管病老年人木火形手如图 5－202 所示，脑血管病老年人木水形手如图 5－203 所示，脑血管病老年人火水形手如图 5－204 所示，脑血管病老年人金木形手如图 5－205 所示，脑血管病老年人金木形手如图 5－206 所示，脑血管病老年人土木形手如图 5－207 所示，脑血管病老年人木火水形手如图 5－208 所示，脑血管病老年人金木形手如图 5－209 所示。

脑为奇恒之腑，八卦为乾，五行属金。其性在人体脏腑各引力场中其即有金的特性，又有心火肝木的功能，因此其功能表象独特。木生火，火克金，水生金，金克木，水克火。其病与木火水脏腑功能盛衰关系密切。

脑其性独特，其病常是太过与不及所致，太过而致，多发生在肝（木）和心（火）手形人群，不及易发生在已（母）土病及子（金）所致的土形手人身上。一般木火金形手形脑血管病症发病率较高。本组木、火、金形手共为 127 例，占

74.70%，可以初步说明其关系所在。但必须再说明占比较高是与种族人的五行属性相关，因中华民族特点是木形人占比多，所以以上各病木形手占比率高，应将此因素考虑在内。

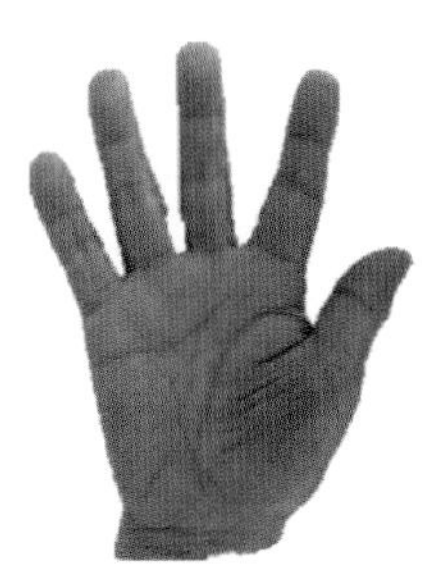

图 5－197　脑血管病
老年人金形手

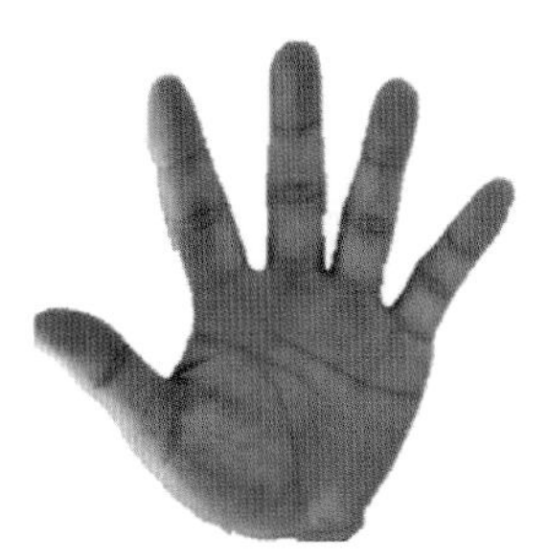

图 5－198　脑血管病
老年人水形手

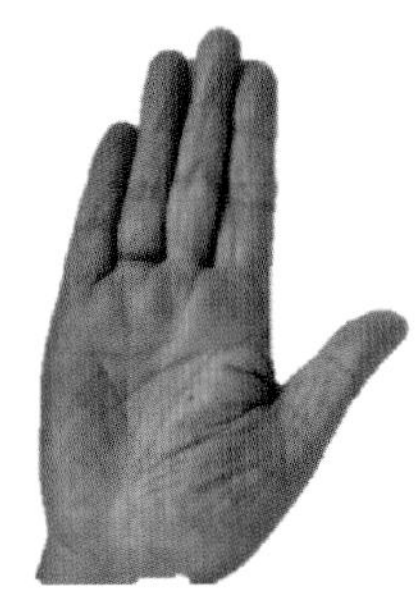

图 5－199　脑血管病
老年人木形手

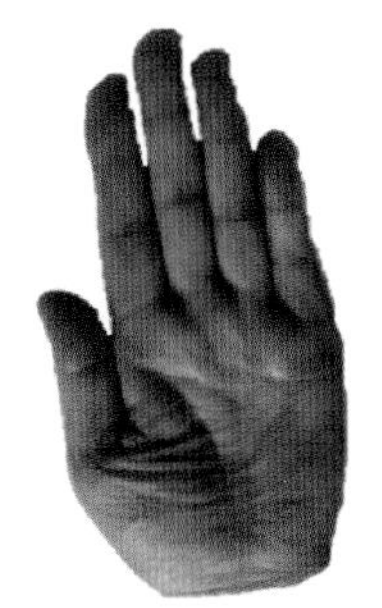

图 5－200　脑血管病
老年人火形手

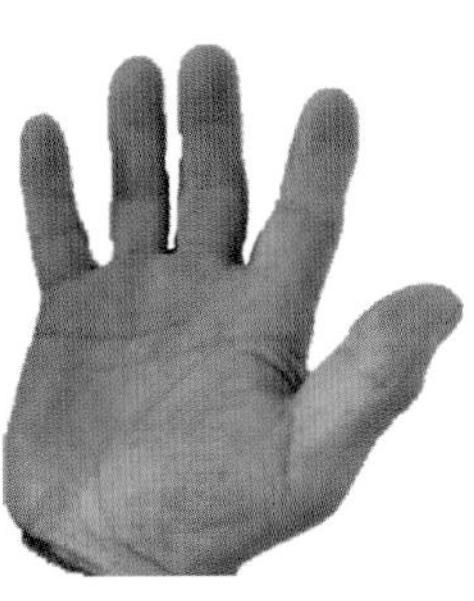

图 5－201　脑血管病
老年人土形手

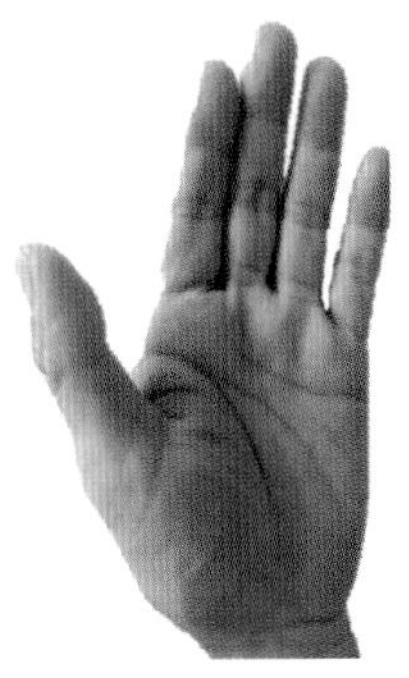

图 5－202　脑血管病
老年人木火形手

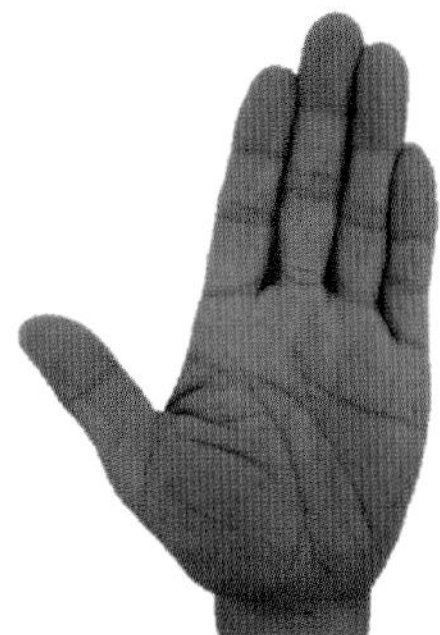

图 5－203　脑血管病
老年人木水形手

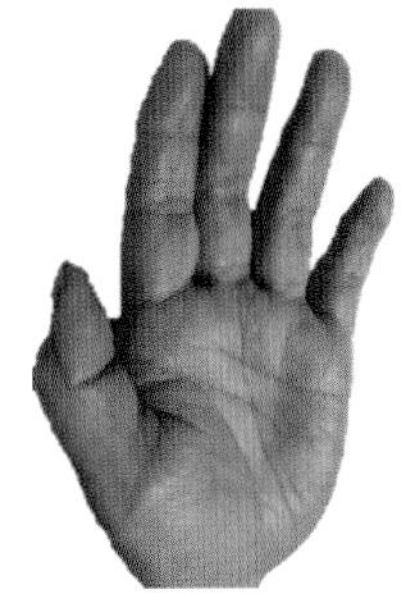

图 5－204　脑血管病
老年人火水形手

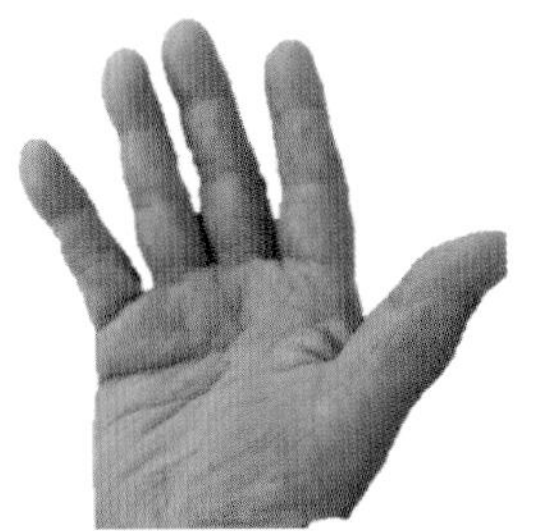

图 5－205　脑血管病
老年人金水形手

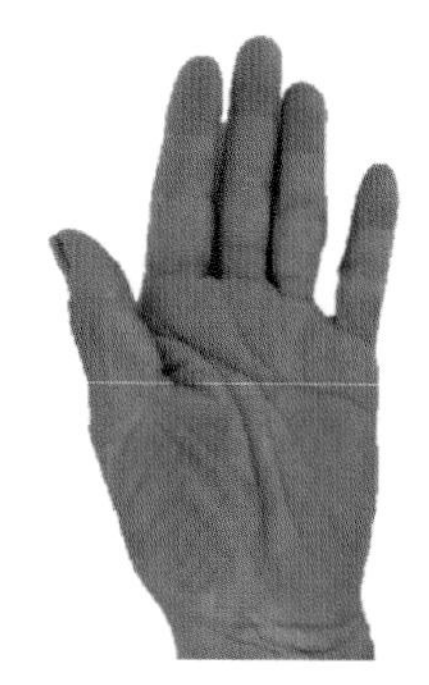

图 5－206　脑血管病
老年人金木形手

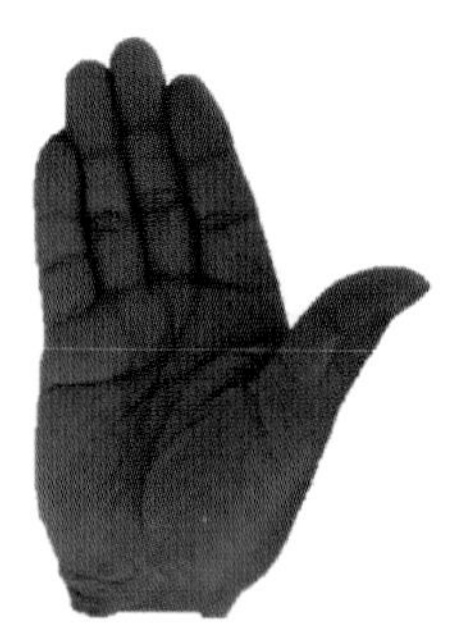

图 5－207　脑血管病
老年人土木形手

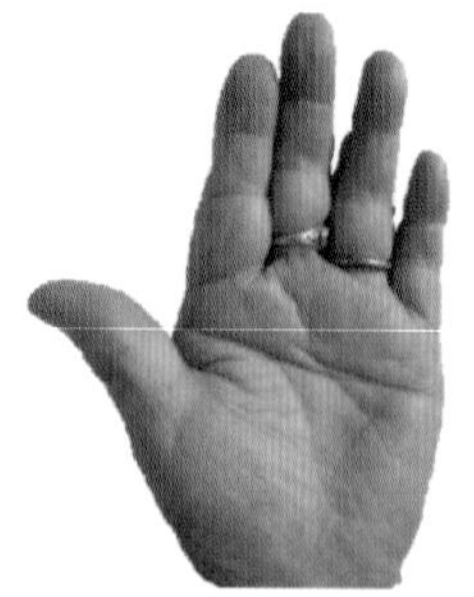

图 5－208　脑血管病
老年人木火水形手

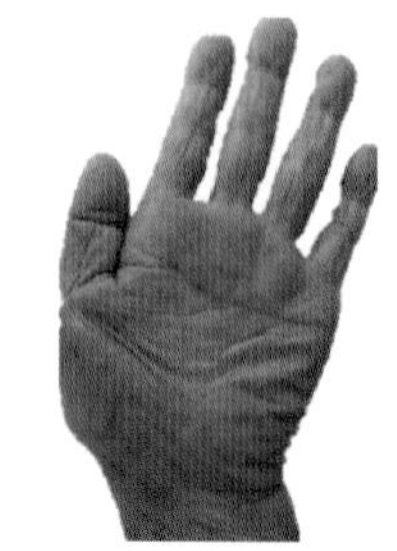

图 5－209　脑血管病
老年人金木水形手

（三）69 例老年人糖尿病手形

本组土形手 30 例，占 69 例老年人糖尿病手形表象之 43.47%；木形手 8 例，占 11.59%；木水形手 7 例，占 10.14%；木土形手 5 例，占 7.24%；金形手 5 例，占 7.24%；火形手 4 例，占 5.99%；金木形手 4 例，占 5.79%；水形手 3 例，占 4.34%；火水形手 2 例，占 2.89%；火土形手 1 例，占 1.44%。

糖尿病老年患者土形手如图 5－210 所示，糖尿病老年患者木水形手如图 5－211 所示，糖尿病老年患者木形手如图 5－212 所示，糖尿病老年患者木土形手如图 5－213 所示，糖尿病老年患者金形手如图 5－214 所示，糖尿病老年患者火形手如图 5－215 所示，糖尿病老年患者金木形手如图 5－216 所示，糖尿病老年患者水形手如图 5－217 所示，糖尿病老年患者火水形手如图 5－218 所示，糖尿病老年患者火土形手如图 5－219 所示。

医疗实践表明，糖尿病是老年人心脑血管疾病发生的重要原因。人至老年机体脏腑功能皆处于衰竭状态，脏腑之间的五行生克、衍化机制基本缺失，使本脏五行属性在疾病表象中成为主要显现，其次才为该脏五行属性生克胜侮者所显现。之前所讲的心血管疾病以木、火为主的手形表现，就是这一机理的表达。糖尿病主要病患之脏在胰腺，胰腺是中医脾土所在的核心脏腑。木生火，火生土，木克土。本组土形手、木形手者共 50 例，占 72.46%。说明老年人土形手及木形手者易患糖尿病，而糖尿病因土、木形手形者为多，又是使心脑血管病形成的重要原因。因此糖尿病是心脑血管疾病发生祸根所在，五行生克的定数已做出表达。

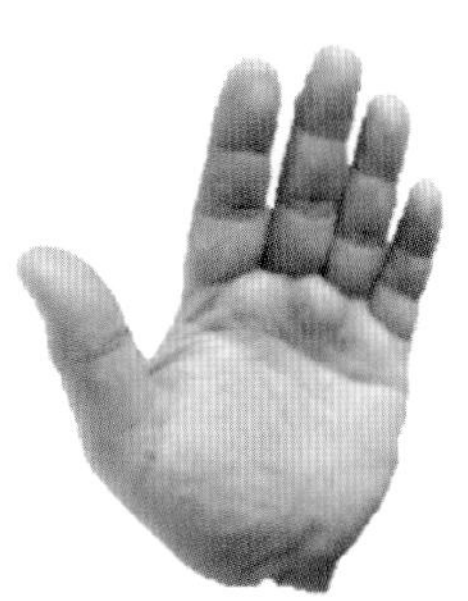

图 5－210 糖尿病
老年患者土形手

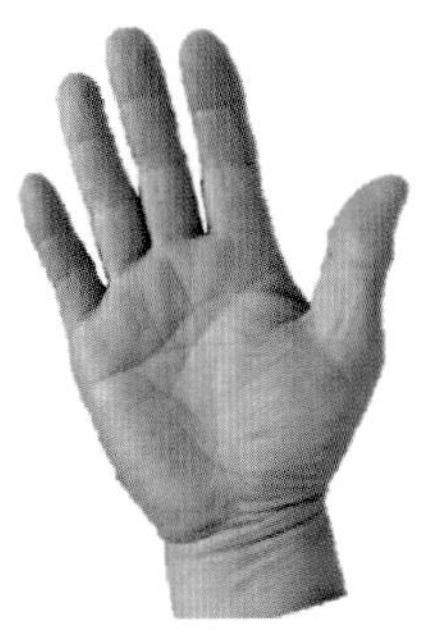

图 5－211 糖尿病
老年患者木水形手

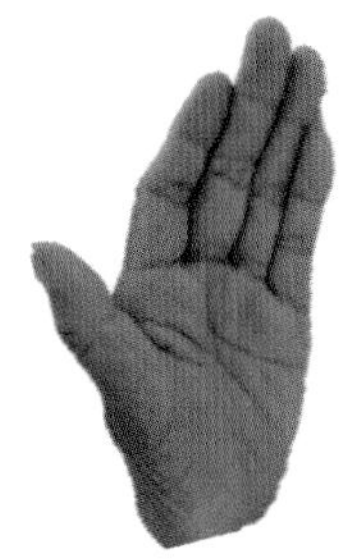

图 5－212 糖尿病
老年患者木形手

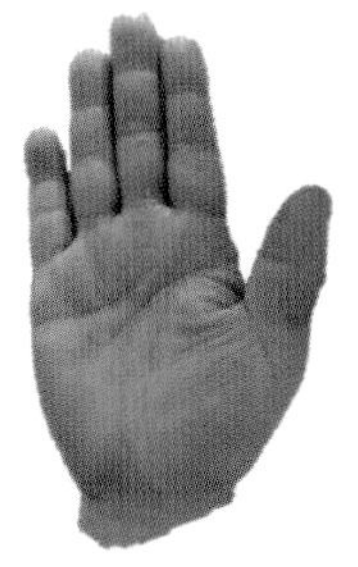

图 5－213 糖尿病木
老年患者土形手

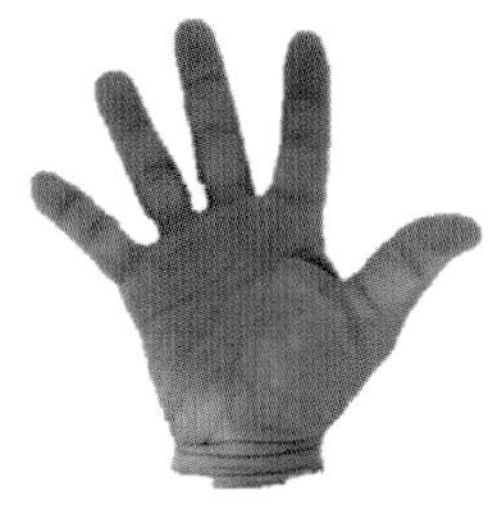

图 5－214 糖尿病
老年患者金形手

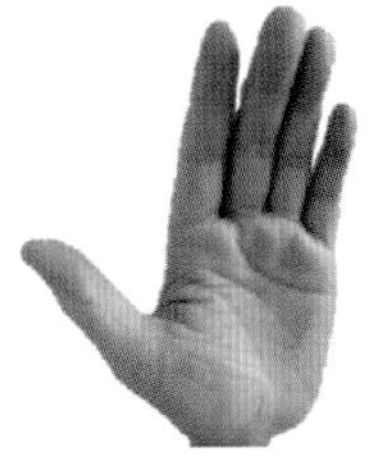

图 5－215 糖尿病
老年患者火形手

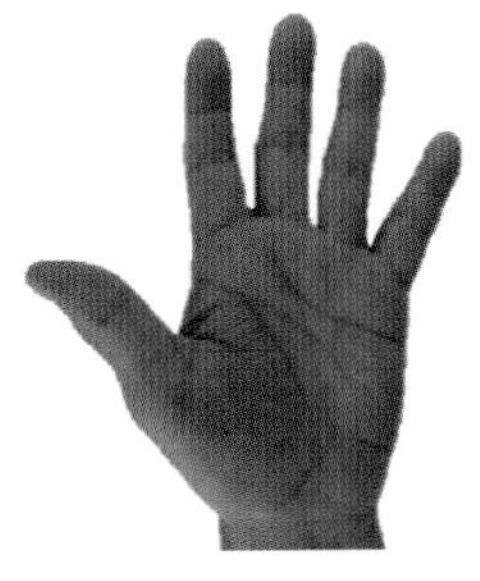

图 5－216 糖尿病
老年患者金木形手

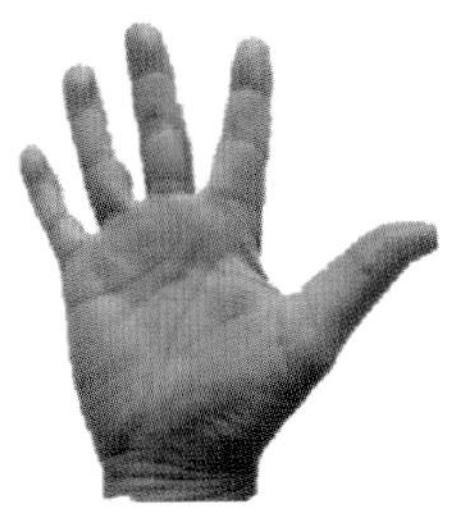

图 5－217 糖尿病
老年患者水形手

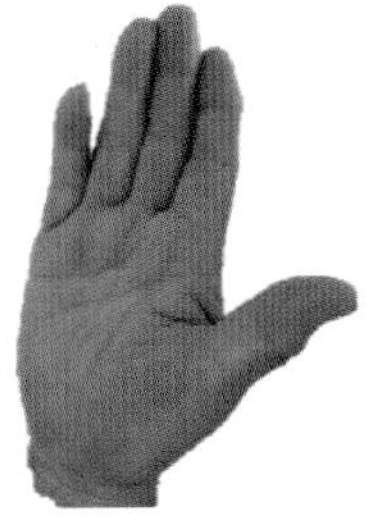

图 5－218 糖尿病
老年患者火水形手

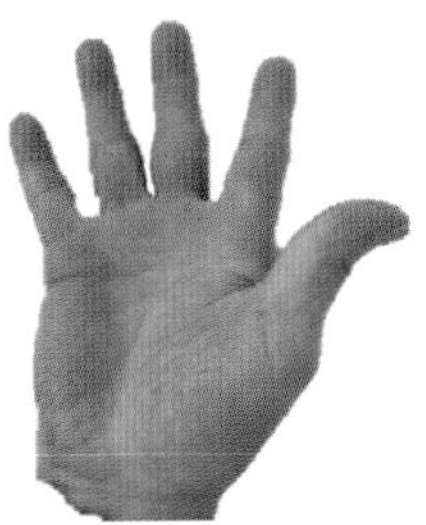

图 5－219 糖尿病
老年患者火土形手

八、手指形状与健康及病症发生关系的观察

人类手指在相学中命名为“龙”，五行属性为：拇指为木，食指为火，中指为土，环指为金，小指为水。其正常形态为各有短长，伸指时五指应相互靠拢相依相扶为最佳状态。若五指直伸时出现偏斜状，则为五行相生相克表象和疾病发生原因所在之可能。本组在1780人群中共发现指形之间偏斜依扶者共174人，占该人群之9.77%。其中健康人74人，疾病人群100人。

（一）74名健康人指形偏斜表象

指形相依扶者发生在中指（土），环指（金），小指（水）者共72人，占97.29%。发生在食指（火）者2人，占2.70%。发生在一个手指偏斜者54人，占72.97%。发生两个手指偏斜者20人，占27.02%。发生在一指者：水向金偏斜52人占单指偏斜者中96.29%，金向土2人，占3.70%。发生在两指者：火偏斜向土，水偏斜向金者4人，占两指偏斜者中20.00%；水偏斜向金，金斜向土者14人，占70.00%；水偏斜向金，土偏斜向金者2人，占10.00%。

健康人指形－水向金如图5－220所示，健康人指形－金向土如图5－221所示，健康人指形－火向土、水向金如图5－222所示，健康人指形－水向金、金向土如图5－223所示，健康人指形－水向金、土向金如图5－224所示。

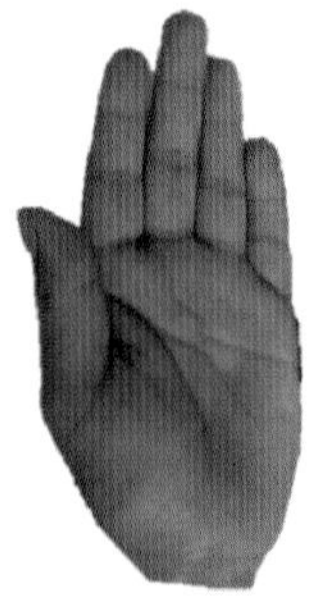

图5－220　健康人指形－水向金

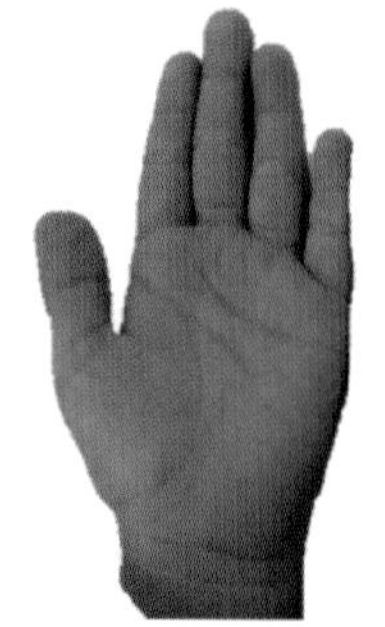

图5－221　健康人指形－金向土

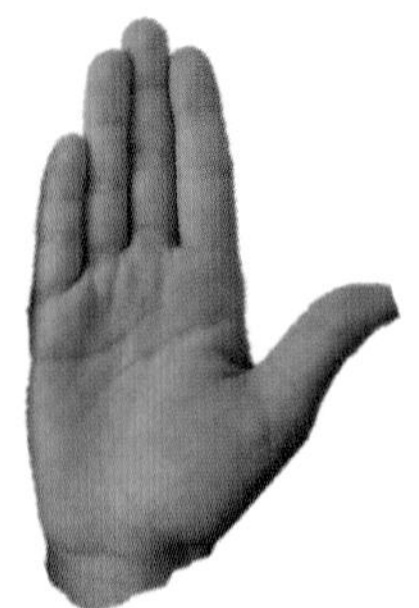

图5－222　健康人指形－火向土、水向金

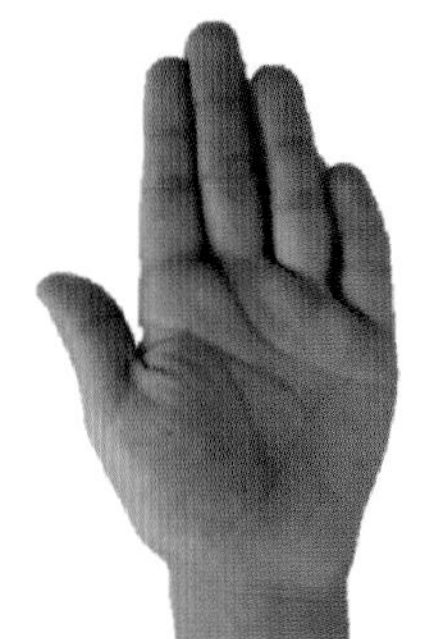

图5－223　健康人指形－水向金、金向土

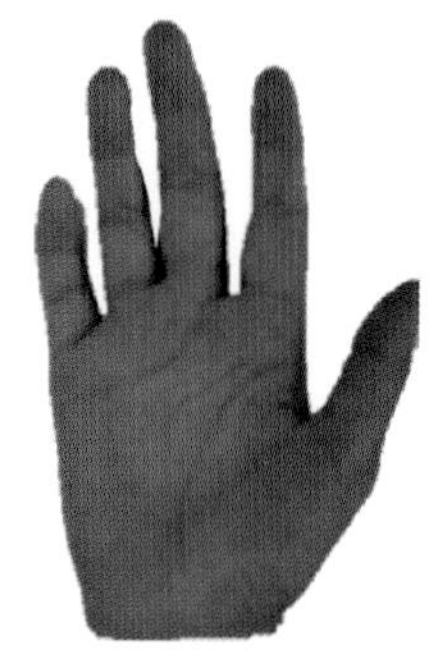

图5－224　健康人指形－水向金、土向金

从以上结果可以看到单一五行相生者为零，而有 6 例五行相生者是存在于两指同时有偏斜者，如火向土与水向金共存在 4 人，土向金与水向金共存者 2 人。

在 74 人指伸偏斜人群中水偏向金者 72 人，占 97.29%。此数据表达的指形表象是否因为健康人群先天后天原因所致的肾（水）虚者所引起，此现象亦正符合清代著名医家万全所讲的"肝有余，脾常不足，肾常虚"之说。肾者为先天之本，是人之祖气和正气生发的源泉。肾阳为一身动力之本。阳气虚者人体各引力场脏腑功能均可呈下降趋势，是人体"疲劳"或"过劳"的最常见体现。肺为金司呼吸，是人体气化功能主要引力场。金生水，子虚求于母助，同气相求表现在指形上，就会出现上述指向表象结果。由此可以得出此指形的出现，一定程度上表明经现代医学各项检测结论为"健康"者，实际未必健康。"肾主骨，生髓，脑为髓海。"其不健康的原因，多应是脑疲劳或肾功能过耗者，亦是《内经》所言的："今时之人不然也，以酒为浆，以妄为常，醉以入房，以欲竭其精，以耗散其真，不知持满，不时御神，务快其心，逆于生乐，起居无节，故半百而衰也。"所以小指向环指偏斜者是肾水耗损，人体正气不足或先天祖气缺陷之表象。在所谓的"健康"人中有见，实为不健康。

（二）100 例指形偏斜与疾病关系

1. 15 例肺炎支气管炎手指偏斜意义

单指偏斜 11 例，其中水（肾）斜向金（肺）11 例，占肺炎总数之 73.33%，金（肺）斜向土（脾）者 1 例，占 6.66%；双指偏斜 4 例，其中水（肾）斜向金（肺），金（肺）斜向土（脾）2 例；火（心）斜向土（脾），水（肾）斜向金（肺）2 例，各占 13.33%。

肺炎支气管炎指形 – 水向金如图 5 – 225 所示，肺炎支气管炎指形 – 金向土如图 5 – 226 所示，肺炎支气管炎指形 – 水向金、金向土如图 5 – 227 所示，肺炎支气管炎指形 – 火向土、水向金如图 5 – 228。

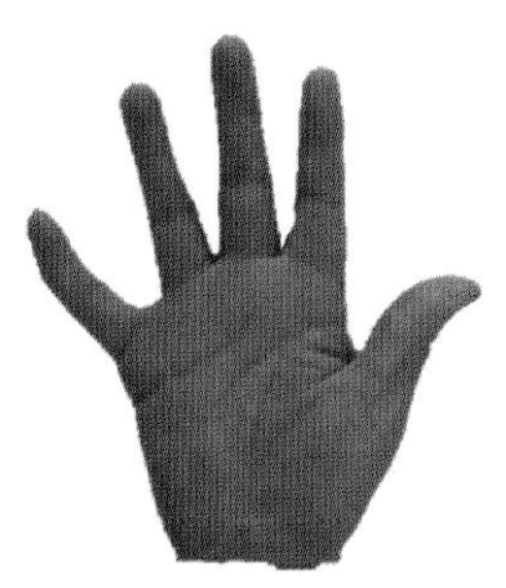

图 5 – 225　肺炎支气管炎指形 – 水向金

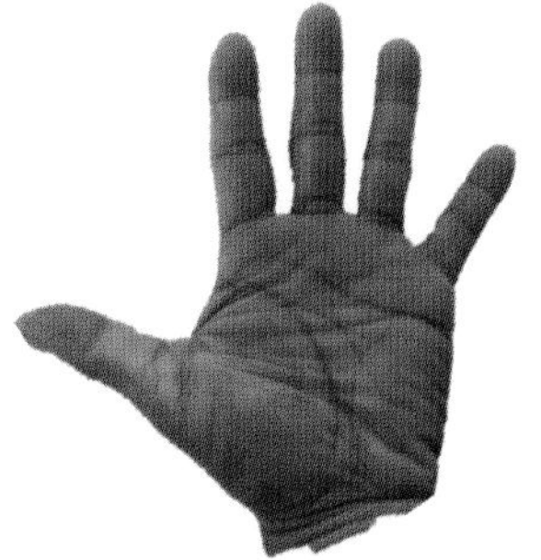

图 5 – 226　肺炎支气管炎指形 – 金向土

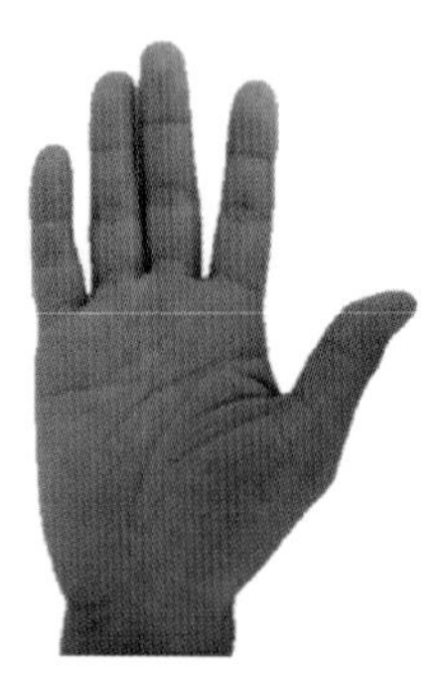

图 5－227　肺炎支气管炎
指形－水向金、金向土

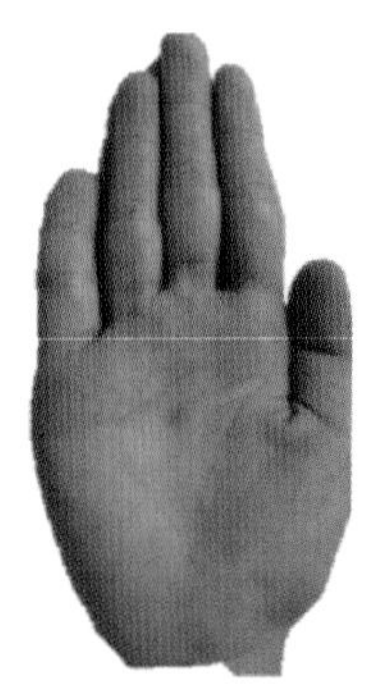

图 5－228　肺炎支气管炎
指形－火向土、水向金

环指为金属肺，人体脏腑五行生克功能锐减，本脏在体表相应显像为特点的状态多能出现。本组 13 例肺炎患者手指偏斜围绕金（肺）显像为 12 例，占 92.30%。此应该是手指五行属性与脏腑病证相关性的一种表证。

2. 18 例高血压、冠心病手指偏斜意义

本组 18 例均为单指变化，其中水（肾）斜向金（肺）9 例，占 50%。火（心）斜向土（脾）4 例，占 22.22%；金（肺）斜向土（脾）3 例，占 16.67%；土（脾）斜向金（肺）2 例，占 11.11%。心主血，肺主气，两者结合在人体小宇宙内形成核心引力场，是人体活体生命存在之核心，为五脏六腑和奇恒之腑的动力源泉。“气为血之帅，血为气之母”二者相依相存，血为物质，气为动力，物质无动力推动则不能运行全身。因此心脏功能的正常运行，要靠气化功能推动。心为火，肺为金，二者在五行生克关系中为相克关系（火克金）。《内经・五运行大论篇》言：“从其气则和，违其气则病，气相得则微，不相得则甚。气有余，则制己所胜而侮所不胜；其不及，则己所不胜侮而乘之。己所剩而轻而侮之。”由此可以看出，金气盛衰关乎心脏功能，而在体表表象中均与肺金相关，所以本组心血管病围绕金（环指）象者为 100%，这可能又是观察手指指向偏斜诊断病症存在的又一个特点。

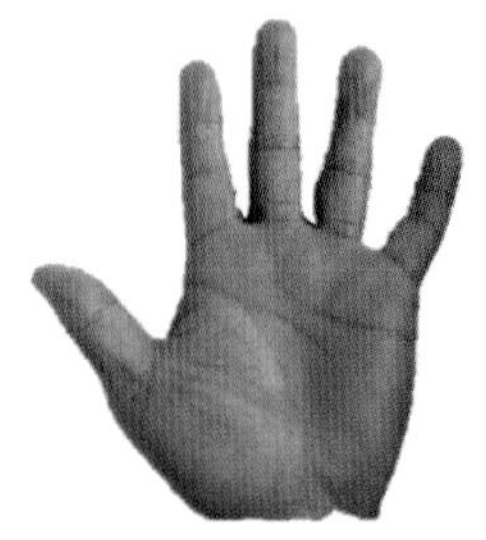

图 5－229　高血压、冠心病
指形－水向金

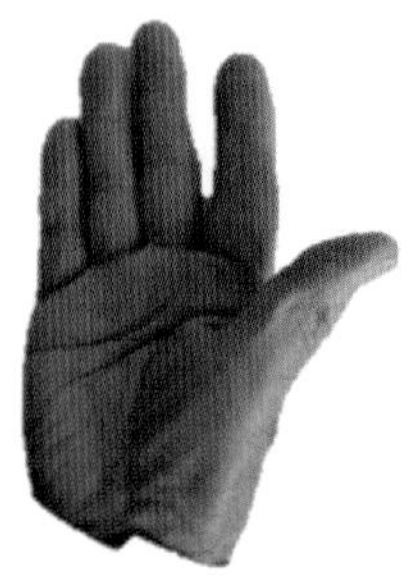

图 5－230　高血压、冠心病
指形－火向土

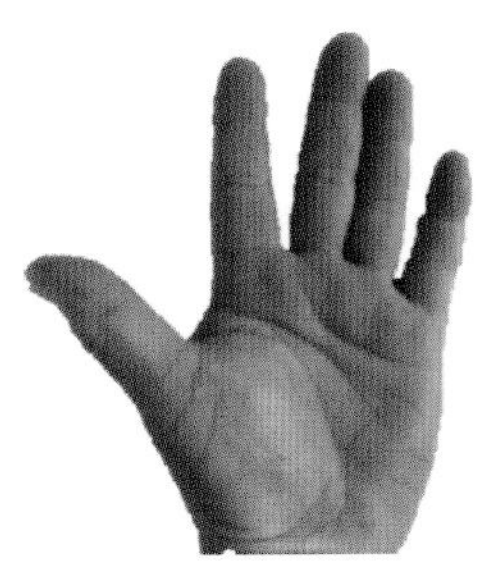

图 5－231　高血压、冠心病指形－金向土

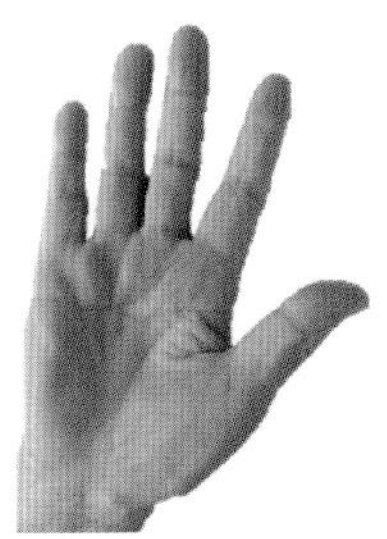

图 5－232　高血压、冠心病指形－土向金

高血压、冠心病指形－水向金如图 5－229 所示，高血压、冠心病指形－火向土如图 5－230 所示，高血压、冠心病指形－金向土如图 5－231 所示，高血压、冠心病指形－土向金如图 5－232 所示。

3. 48 例脑血管病证手指偏斜意义

48 例中单指偏斜 39 例，占 81.25%；两指偏斜者 9 例，占 18.75%；39 例单指偏斜者，火（心）偏斜向土（脾）24 例，占 61.53%；水（肾）斜向金（肺）10 例，占 25.64%；土（脾）斜向金（肺）4 例，占 10.25%；金（肺）斜向土（脾）1 例，占 2.56%。9 例双指偏斜者，水（肾）斜向金（肺），火（心）斜向土（脾）6 例，占 15.38%；火（心）斜向土（脾），金（肺）斜向土（脾）2 例，占 5.12%；水（肾）斜向金（肺），金（肺）斜向土（脾）1 例，占 2.56%。

脑血管病证指形－火向土如图 5－233 所示，脑血管病证指形－水向金如图 5－234 所示，脑血管病证指形－土向金如图 5－235 所示，脑血管病证指形－金向土如图 5－236 所示，脑血管病证指形－水向金、火向土如图 5－237 所示，脑血管病证指形－火向土、金向土如图 5－238 所示，脑血管病证指形－水向金、金向土如图 5－239 所示。

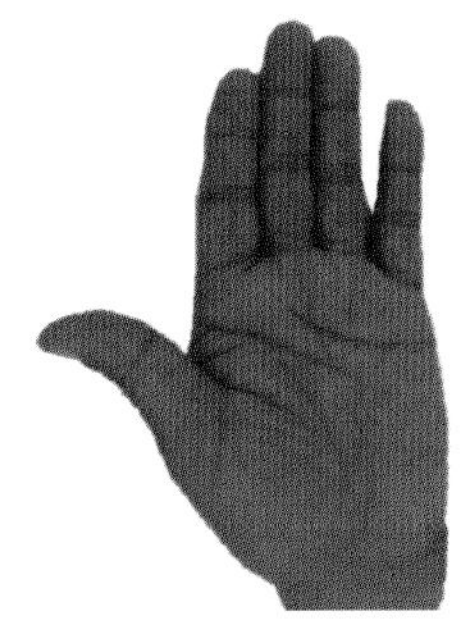

图 5－233　脑血管病证指形－火向土

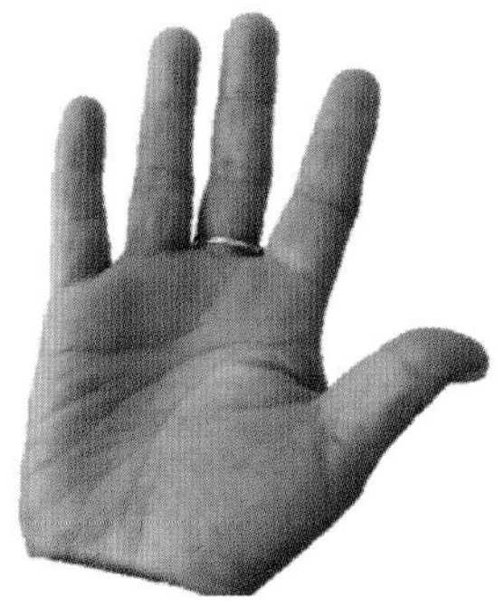

图 5－234　脑血管病证指形－水向金

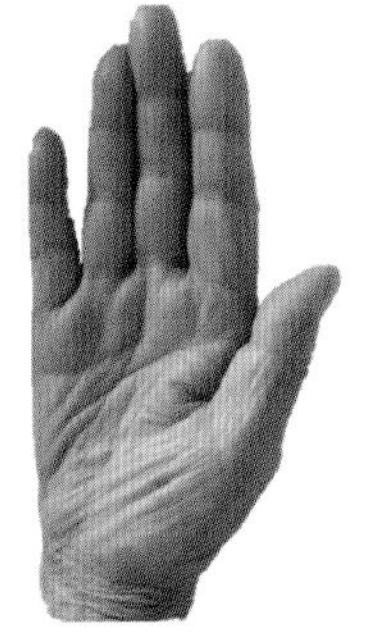

图 5－235　脑血管病证指形－土向金

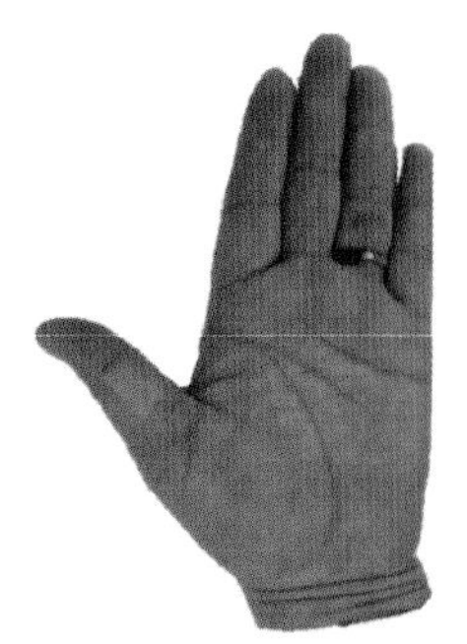

图 5－236　脑血管病证
指形－金向土

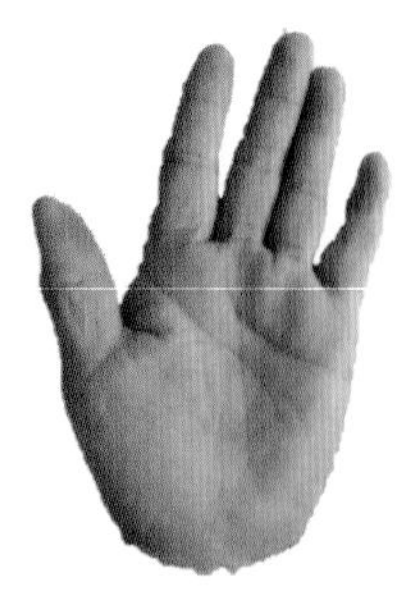

图 5－237　脑血管病证
指形－水向金、火向土

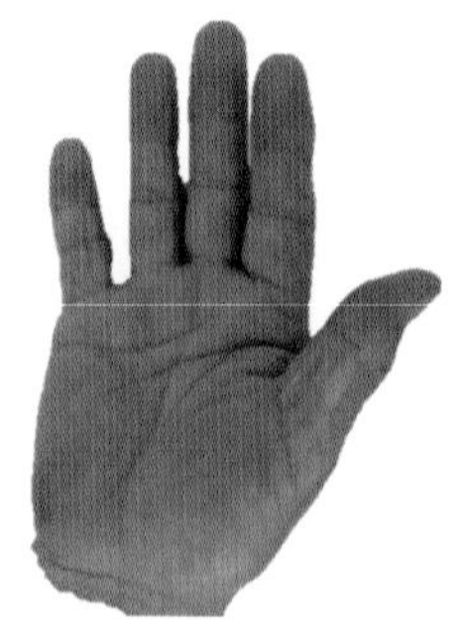

图 5－238　脑血管病证
指形－火向土、金向土

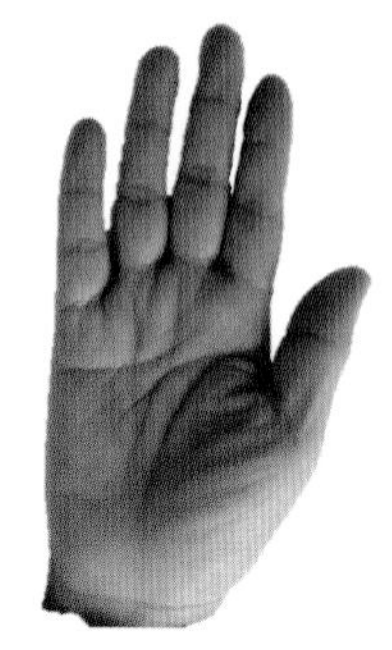

图 5－239　脑血管病证
指形－水向金、金向土

脑为奇恒之腑，五行属金，八卦位于乾位，《河图》乾为南与《洛书》离位相近。乾为首为脑，离为火为心，因此这一奇恒之腑属性特殊，属金又属火。火克金，心主神明，肺主魄，二者相克相依，形成了人脑特殊的五行属性和异于其他脏腑的功能。五行生克中，火生土，土生金，由此可以看出脾土之位成为两者相关联依赖的枢纽。不论是火斜向土还是金斜向土，还是土斜向金均与脾土相关联。48 例中有 38 例与脾土相关联占 79.16%，说明脑血管病症，食指（火）环指（金）向中指（土）依附是子母互救的显现，亦是脑之奇恒之腑属金属火属性的表达。

4. 16 例糖尿病手指偏斜意义

糖尿病病理变化核心部位在胰腺，胰腺在中医属于脾土的功能范畴。因此糖尿病五行属性为脾土。

16 例糖尿病病例中单指偏斜者 5 例，占 31.25%；双指偏斜者 11 例，占 68.75%。单指偏斜 5 例，为水（肾）斜向金（肺）占 31.25%；双指偏斜者为火（心）斜向土（脾），金（肺）斜向土（脾）10 例，占 62.50%；水（肾）偏斜肺金，土（脾）偏斜向金（肺）1 例，占 6.25%。

糖尿病指形－水向金如图 5－240 所示，糖尿病指形－火向土、金向土如图 5－241 所示，糖尿病指形－水向金、土向金如图 5－242 所示。

脏腑五行生克认为，火生土，土生金，金生水，土克水。土为胰脏在指的五行主象。本组与脾土相关表达者 11 例，占 68.75%。以相克表达者，肾水向肺金求救（偏斜方向）5 例，占 31.25%。两者从人体脏腑病理属性较明显地表达了胰腺病患的五行属性所致的手指偏斜方向。另有 2 例胃炎病例指偏斜方向与脾土表象近同不再赘述。

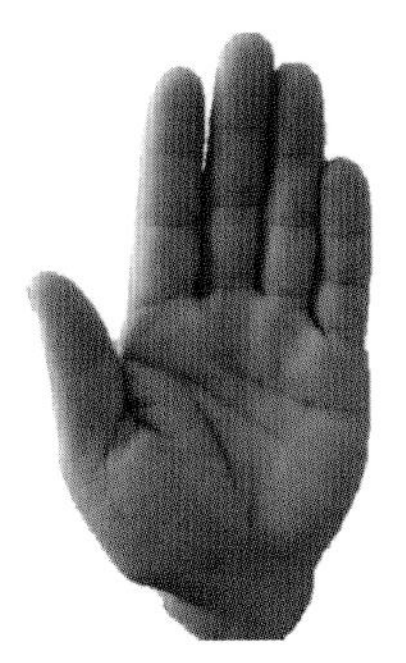

图 5-240　糖尿病
指形-水向金

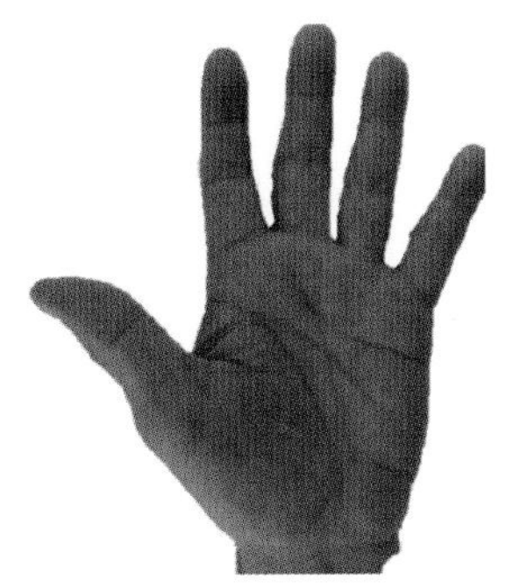

图 5-241　糖尿病
指形-火向土、金向土

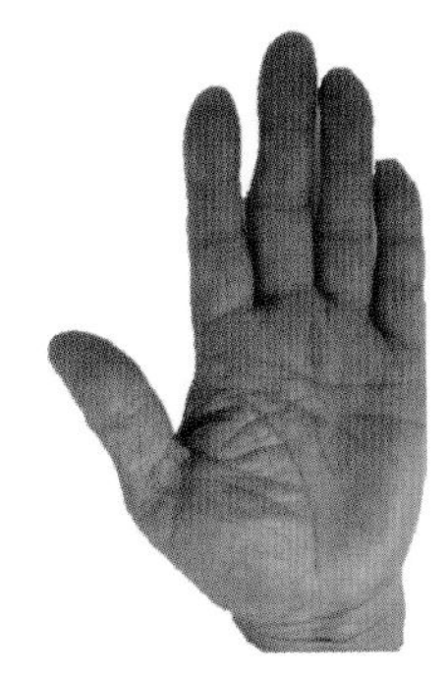

图 5-242　糖尿病
指形-水向金、土向金

九、特殊手形人群

（一）特殊手形观察

特殊手形 1 例婴幼儿（1-3 岁）如图 5-243、图 5-244 所示。

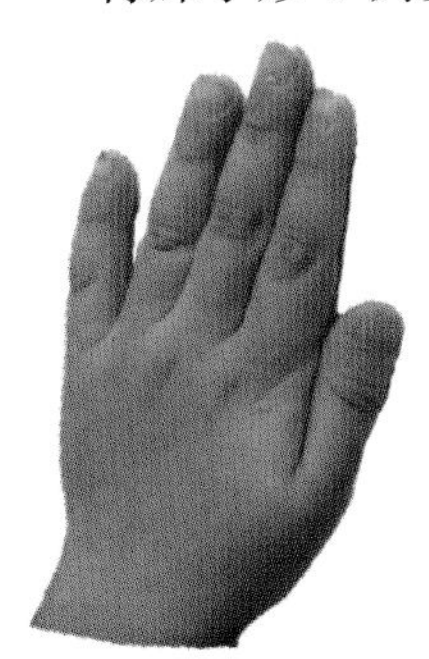

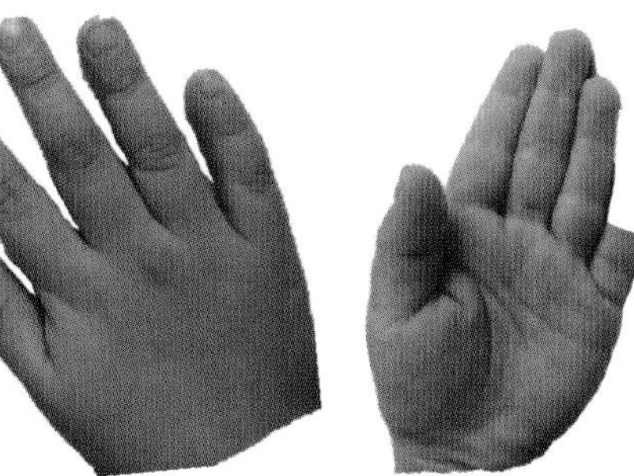

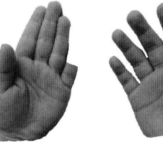

图 5-243　特殊手形
（手背）

图 5-244　特殊手形
（手面）

第二节　1775 人手色观察研究

人类对颜色的观察伴随着人类进化发展过程而产生，并在对自然界和人体自身不断探索中，对赤、橙、黄、绿、青、蓝、紫等颜色有了更高水平的认知。中医学对人类体表色泽观察研究历来十分重视，成书于2000 多年前的我国现存第一部医学经典《黄帝内经》记述了很多有关人体色泽观察研究与应用经验。《灵枢·五音五味》：“是故圣人视其颜色，黄赤者多热气，青白者少热气，黑色则多血少气。”《灵枢·邪客》：“视其血脉，察其色，以知其寒热痛痹。”《灵枢·五阅五使》：“脉出于气口，色见于明堂，五色更出，以应五时，各如其常，五色之见于明堂，以观五藏之气。”《灵枢·决气》：“液脱者……

色夭”“血脱者，色白，夭然不泽”。《灵枢·五色》：“五色之见也，各出其色部……青黑为痛，黄赤为热，白为寒……赤色出两颧，大如拇指者，病虽小愈，必卒死。黑色出于庭，大如拇指，必不病而卒死”“五色各见其部……视色上下，以知病处”“以五色命藏，青为肝，赤为心，白为肺，黄为脾，黑为肾。”《灵枢·邪气藏府病形》：“见其色，知其病，命曰明。”《灵枢·小针解》：“睹其色，察其目，知其散复……言上功知相色于目”。从以上《灵枢》记述中可知，我国古代先人们对于观察人的色泽，特别是面色研究更是独特。充分的彰显了中医“司外揣内”的学术思想。

人手与面部一样，是医者诊病司外揣内的重要部位。临床手象观察中，手色的观察十分重要。因为人体是一个气血之体，气血变化见于体表，首见者就是颜色。所以在手的神、形、色、纹、肉、骨、脉等观察中颜色观察实为重要。之前，人们在手象观察中重纹轻色的做法是有明显缺失的。

本组共观察不同年龄组人之手色表象 1775 人。其中新生儿 194 人，婴幼儿 70 人，学龄前儿童 191 人，少年儿童 300 人，青年人 300 人，成（壮）年人 370 人，老年人 300 人。手色观察内容包括全手手色，手象的九宫八卦区域色度和手指色变等内容。

一、新生儿手色表象

本组观察新生儿共 194 人，全手手色 4 种：淡粉红色 22 人，占 11.34%；黄色 2 人，占 1.03%；青紫色 63 人，占 32.47%；紫红色 107 人，占 55.15%。

新生儿淡粉红色手如图 5－245 所示，新生儿黄色手如图 5－246 所示，新生儿青紫色手如图 5－247 所示，新生儿紫红色手如图 5－248 所示。

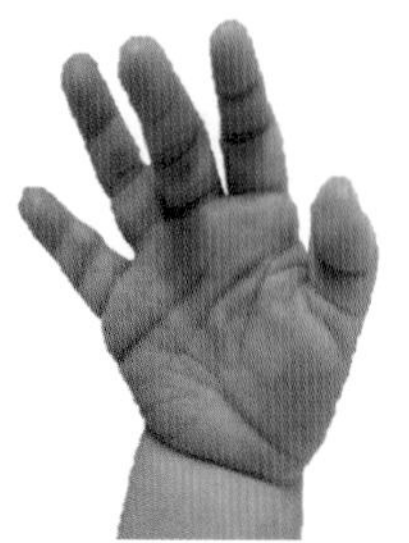

图 5－245　新生儿淡粉红色手

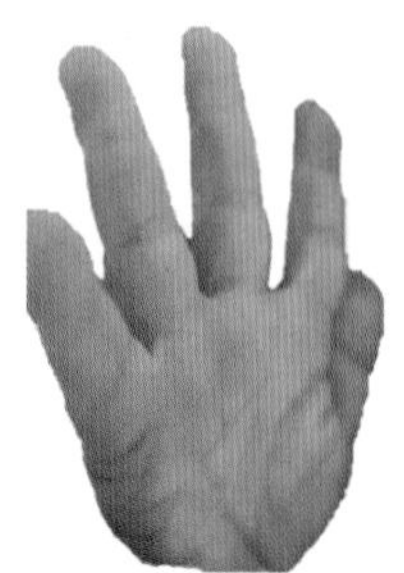

图 5－246　新生儿黄色手

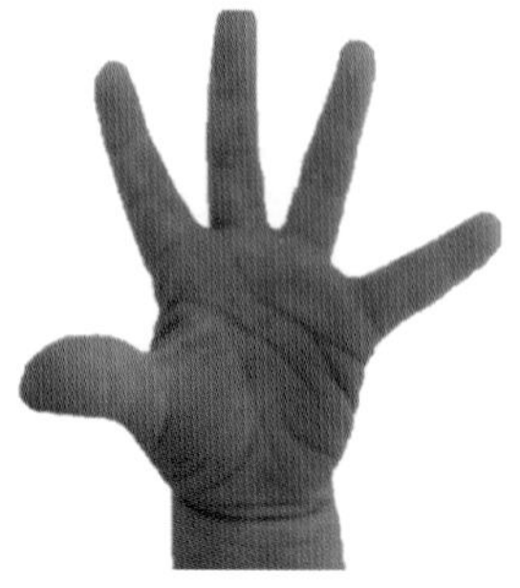

图 5－247　新生儿青紫色手

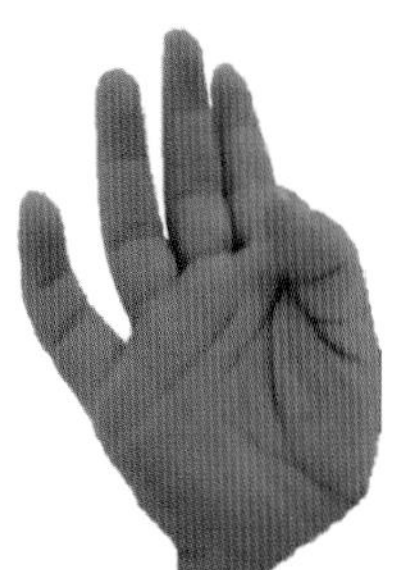

图 5－248　新生儿紫红色手

新生儿为人之初，如一张白纸，无有所染。其手色主要反映其种族特性和祖气表象，人之初生由母体血液供给到身体置于自然界肺气舒张，心脏独立供血维持生命的状态。红为心，白为肺，青为肝，紫为瘀，肺气和心肝血液流通完全畅达的程度不同，新生儿的手色则呈以上所见之变异。

二、婴幼儿手色表象

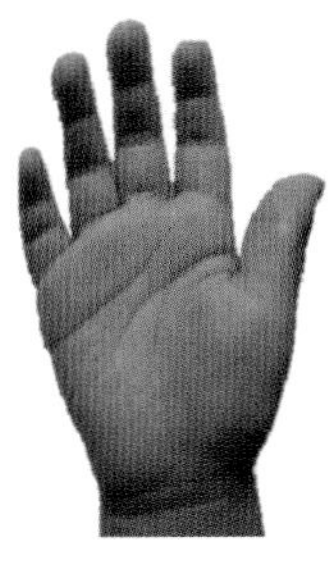

图 5－249
婴幼儿淡红色手

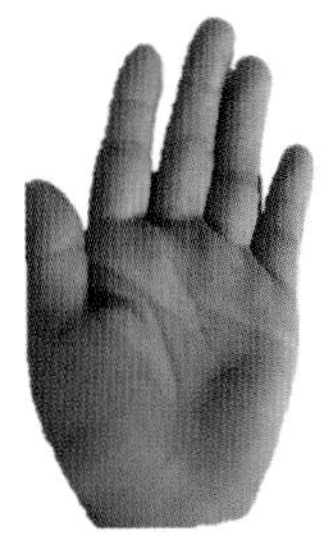

图 5－250
婴幼儿黄红色手

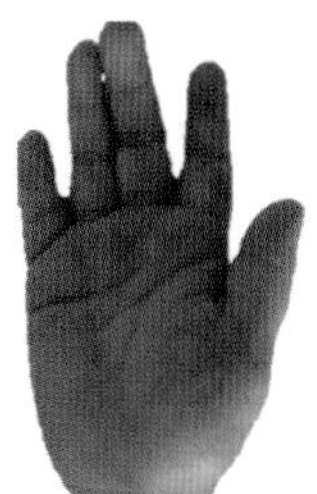

图 5－251
婴幼儿花斑手

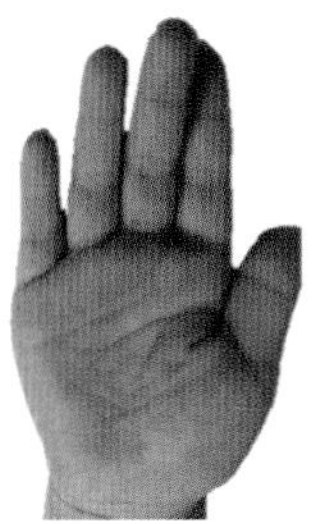

图 5－252
婴幼儿浅花斑手

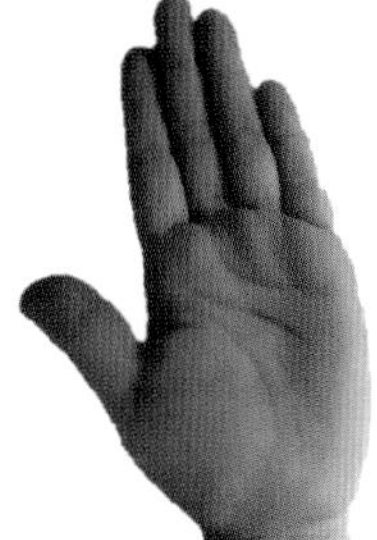

图 5－253
婴幼儿青紫色手

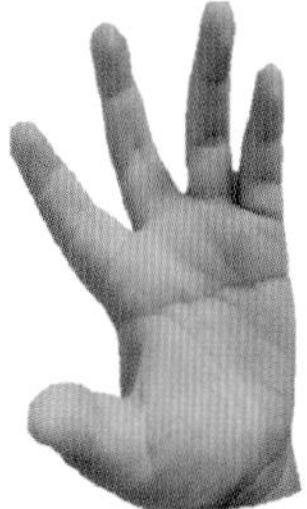

图 5－254
婴幼儿苍白手

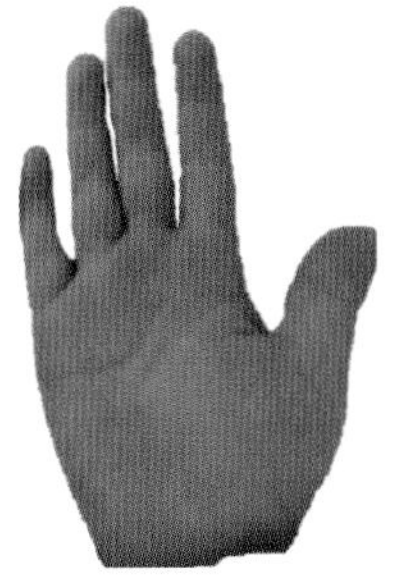

图 5－255
婴幼儿红色手

本组婴幼儿共 70 人，其中正常无病者 32 人，患有疾病者 38 人。全手手色 7 种，淡红色 18 人，占 25.71%；黄红色 6 人，占 8.57%；花斑手 6 人，占 8.57%；浅花斑手 6 人，占 8.57%；青紫色手 3 人，占 4.29%；苍白手 1 人，占 1.43%；红色手 30 人，占 40.86%。

婴幼儿淡红色手如图 5－249 所示，婴幼儿黄红色手如图 5－250 所示，婴幼儿花斑手如图 5－251 所示，婴幼儿浅花斑手如图 5－252 所示，婴幼儿青紫色手如图 5－253 所示，婴幼儿苍白手如图 5－254 所示，婴幼儿红色手如图 5－255 所示。

（一）32 例健康婴幼儿全手手色表象

手色淡粉红 16 人，占 50%；手色红 13 人，占 40.63%；浅花斑色手 3 人，占 9.37%。

《灵枢·天年》："人生十岁，五藏始定，血气已通"。健康婴幼儿五藏生成显然尚处于未定型阶段。由于所受内外刺激因素较少，使淡粉红色手色出现率较高，占 50%。因为婴儿气血尚未完全通达，所以表象为心脏功用的红色手占 40.62%，浅花斑手色主要由白、黄、红三色组成，白为肺，黄为脾，红为心，外感伤寒，心火上炎未清，脾胃损伤所致的三脏功能紊乱，则出现浅花斑手色。

（二）38 例患病婴幼儿全手手色表象

1. 肺炎共 14 例，其中红色手 5 例，占 13.16%；花斑手 3 例，占 7.89%；黄色手 2 例，占 5.26%；浅花斑手 1 例，占 2.63%；青紫色手 3 例，占 7.89%。

婴幼儿肺炎青紫色手如图 5－256 所示。

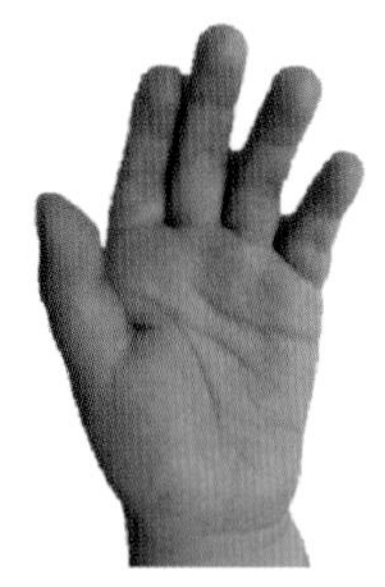

图 5－256 婴幼儿肺炎青紫色手

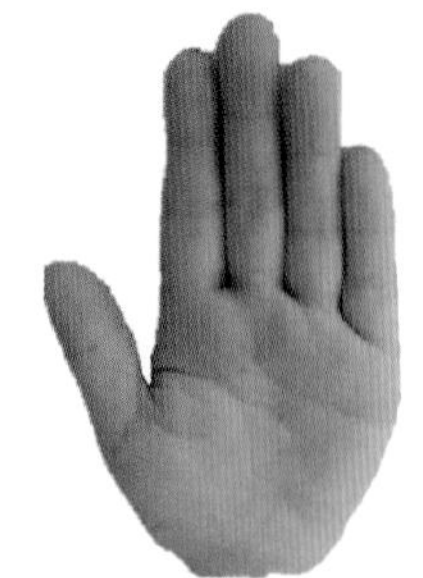

图 5－257 婴幼儿支气管炎淡红色手

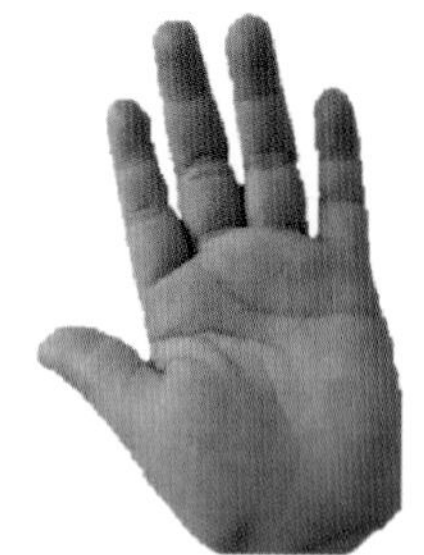

图 5－258 婴幼儿呼吸道感染黄红色手

2. 支气管炎共 18 例，其中苍白色手 1 例，占 2.63%；淡红色手 2 例，占 5.26%；红色手 8 例，占 21.85%；花斑手 3 例，占 7.89%；黄红色手 3 例，占 7.89%；浅花斑手 1 例，占 2.63%。

婴幼儿支气管炎淡红色手如图 5－257 所示。

3. 呼吸道感染共 6 例，其中红色手 4 例，占 5.26%；黄红色手 1 例，占 2.63%；青紫色手 1 例，占 2.63%。

婴幼儿呼吸道感染黄红色手如图 5－258 所示。

婴幼儿病症多为外感风寒，外邪由表及里引发呼吸道功能失调。肺为金，风寒属木属水，木为肝，水为肾；金生水，水生木，火克金，金克木。肺金受风寒所扰，气化功能减弱，其不及，则已所不胜侮而乘之，己所胜轻而侮之。呼吸系统疾病为肺（金）虚弱，心火肝木乘而侮之，表象于手色，则出现红、黄红、红黄白青色结合的花斑手或浅花斑手。本组上述手色共 32 例，占 84. 21%。此手色占比之高，足以说明婴幼儿五脏尚未成熟、气血尚未完全通达之稚幼体，肺金之御外能力处于低能状态，对阴阳升降五行运化上无肇基化元之力。因此，风寒外邪一入，则五脏生克表现立现。火克金，心火胜，则手色红；土生金，火生木，火土共现则手色红黄。

（三）32 名健康婴幼儿手掌九宫八卦区域及手指色泽色变表象

全手颜色观察，以手整体外观颜色定性。在整体颜色综合判定基础上，观察手掌局部色泽变化也十分重要。在运用整体色泽表象，判断人体表、里、寒、热、虚、实的同时，观察手掌九宫八卦局部色泽变化可进一步明确人体病症之属性、部位、病变程度与阴阳五行相生相克关系。

32 名健康婴幼儿在全手色泽主流表象同时，震区略红 11 人，占 34. 37%；乾区红 15 人，占 46. 87%；艮区色青紫 3 人，占 9. 37%；震区浅花斑 1 人，占 3. 12%；乾区浅花斑 2 人，占 6. 25%。

此表象说明，人体是一个动态平衡的阴阳体，阴阳升降，熵流出入所致不平衡状态无时不在。特别是婴幼儿，处在稚阴稚阳状态，脏腑生长发育尚未成熟，其功能失平衡态，必然要表现在其功能易生紊乱的薄弱脏腑。震为木为肝，乾为金为脑，艮为土为脾胃。肝藏血主魂，木克土。乾为脑，主神明，金克木。艮为脾胃，主饮食运化，土生金。婴幼儿饮食适当，睡眠合逸，是其生存的主要条件。饮食失调，消化不良，脾胃瘀积，土盛反悔肝木则震区色红，脾胃虚寒则艮区色青紫。饮食积于中焦，子实母虚，心火妄动，睡眠惊扰，火克金，脑腑摇动则乾区色红。花斑手色产生的机理，以前述及，不再赘述。

（四）38 名患病婴幼儿手掌九宫八卦区域及手指色泽色变表象

全掌红色斑状（明堂除外）3 例，占 7. 89%；巽离坤区色红 10 例，占 26. 31%；巽离坤兑乾区红 4 例，占 10. 52%；全掌浅花纹 3 例，占 7. 89%；全掌紫红点状花斑 4 例，占 10. 52%；明堂花斑 2 例，占 5. 26%；明堂黄暗红 6 例，占 15. 78%；明堂青紫和艮区青紫色 6 例，占 15. 78%；手指色红 6 例，占 15. 78%；手指色青紫 1 例，占 2. 63%。

婴幼儿呼吸道炎症，五行定性均属肺金，肺主皮毛，肺热则掌现红色，金克木，火克金，土生金，火生土。巽离坤兑乾区色红是因肺金瘀热致肺气虚实变化，而致相关脏腑五行生克变化所致相关区域色变。花斑手为人体热寒互作致气血相搏之象，热则红，寒则白，黄则瘀，所以无论深色花斑还是浅色花斑都是因此生成，只是程度有轻重而已。明堂色暗，青、紫、黄，艮区色青紫都是肺金虚寒子病及母所致的脾胃虚寒。肺在指为环指，小指为水，中指为土，食指为火，肺气热盛，波及子母藏则表现为手指色红。肺气瘀则手指色青紫。

三、学龄前儿童手色表象

本组共观察学龄前儿童手色 191 人，其中观察时为健康儿童 136 人，患病儿童 55 人。

191 人中，全手手色共八种，暗红色 10 人，占 5.24%；淡红色 40 人，占 20.94%；黄色 8 人，占 4.19%；黄红色 20 人，占 10.47%；花斑手 25 人，占 13.09%；浅花斑手 3 人，占 1.57%；青紫色手 7 人，占 3.66%；手色红 78 人，占 40.84%。学龄前儿童暗红色手如图 5－259 所示，学龄前儿童淡红色手如图 5－260 所示，学龄前儿童黄色手如图 5－261 所示，学龄前儿童黄红色手如图 5－262 所示，学龄前儿童花斑手如图 5－263 所示，学龄前儿童浅花斑手如图 5－264 所示，学龄前儿童青紫色手如图 5－265 所示，学龄前儿童红色手如图 5－266 所示。

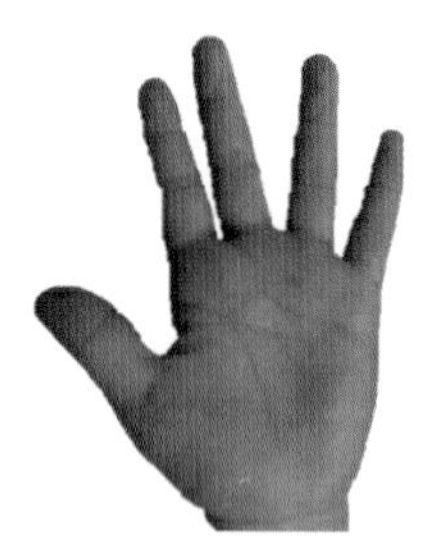

图 5－259　学龄前儿童暗红色手

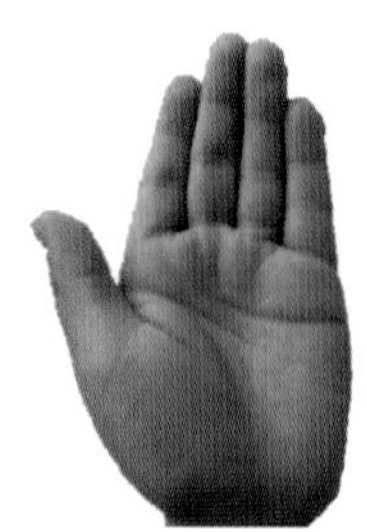

图 5－260　学龄前儿童淡红色手

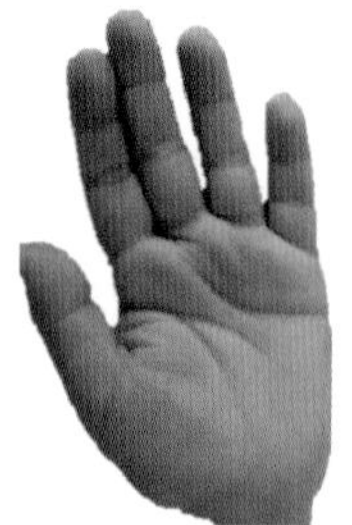

图 5－261　学龄前儿童黄色手

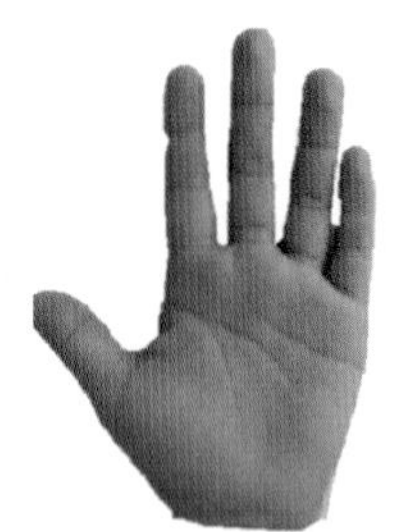

图 5－262　学龄前儿童黄红色手

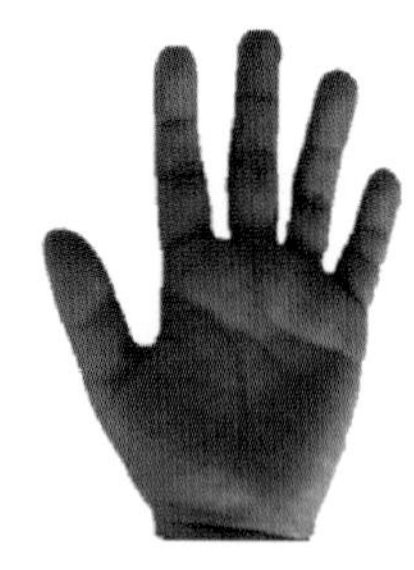

图 5－263　学龄前儿童花斑手

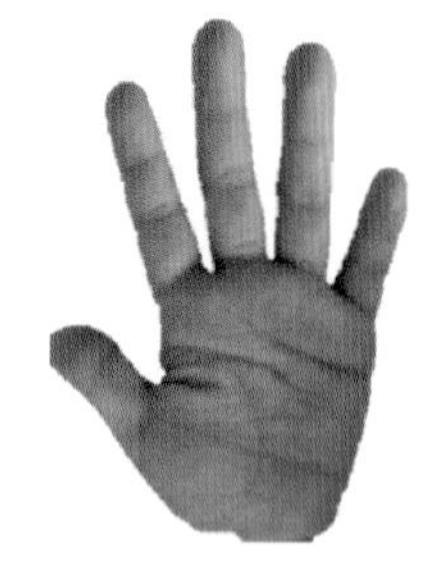

图 5－264　学龄前儿童浅花斑手

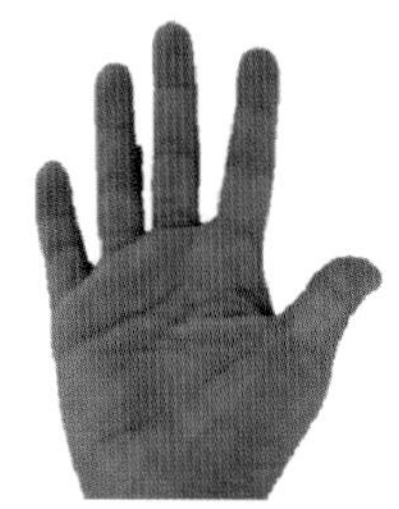

图 5－265　学龄前儿童青紫色手

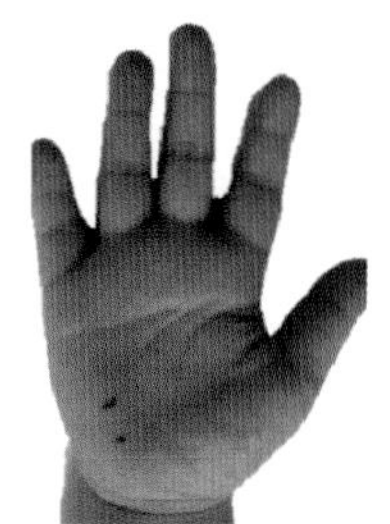

图 5－266　学龄前儿童红色手

（一）136 名健康学龄前儿童全手手色表象

136 人中，淡红色手 40 人，占 29.41%；暗红色手 10 人，占 7.35%；红黄色手 8 人，占 5.88%；黄红色手 10 人，占 7.35%；红色手 68 人，占 50.00%。

学龄前儿童虽然与自然界在诸多方面有所适应，但按《内经》所讲，亦属于五脏尚未完全定位，血气尚未完全通达之体。因此所谓的健康，仍同时存在许多薄弱点，所以可以暂定为健康之淡红色手仅占 29. 41%。脾胃功能失调所呈现的红黄色手，黄红色手及暗红色手，占 20. 58%。因中焦郁滞，肺气痰瘀所致的脾胃瘀热所产生的红色手占 50. 00%。说明学龄前儿童虽然已食“烟火”，但由于其五脏尚未完全定型，气血升降尚未完全成熟，而涉及人体“出入”的呼吸、饮食等都可以出现远离平衡状态。这些脏腑动态平衡下的失衡状态，必然表达于手，则在部分健康儿童中出现诸多异常手色。

（二）55 名病患儿童全手手色表象

55 名病患学龄前儿童所患疾病种类，仍与其五脏未定，血气未通所造成卫外能力薄弱相关，常见的呼吸道病变发生率高。本组 55 例，肺炎、支气管炎 36 例，占 65. 45%；上呼吸道感染（感冒、咽峡炎、扁桃体炎）12 例，占 20. 81%；胃肠道炎症 3 例，占 5. 45%；过敏性疾病（荨麻疹、过敏性紫癜）4 例，占 7. 27%。其中红黄色手 12 例，占 18. 18%；红色手 10 例，占 18. 18%；浅花斑手 3 例，占 5. 45%；花斑手 25 例，占 45. 45%；青紫色手 7 例，占 12. 72%。

学龄前儿童因五脏功能尚未成熟，机体血气尚未完全畅通自如，所以人体卫外之气仍为薄弱，是故呼吸道疾病较为多发，本组肺炎、支气管炎、上呼吸道感染、咽峡炎等共 48 例，占 87. 27%。可见其年龄虽较婴幼儿略长，但其发病特点手色产生机理仍与婴幼儿近同，不再赘述。

（三）136 名健康学龄前儿童手掌九宫八卦区域及手指颜泽色变表象

全掌色红（明堂除外）12 人，占 8. 82%。震区色红 53 人，占 38. 97%。乾区色红 35 人，占 25. 73%。巽离坤区色红 24 人，占 17. 64%。乾区红斑 4 人，占 2. 94%。明堂色黄暗 8 人，占 5. 88%。

学龄前儿童五脏尚未发育成熟，气血尚未达到完全自由畅通，所以外邪入侵或内伤食饮，则本脏瘀、虚、滞等病理变化即现。在纵观全手色变时，可能为淡红色之正常手色，但在细致观察手掌九宫八卦区域颜色时，则会发现在某一区域出现局部色变。而这种色变正是反映脏腑病理变化的真实部位所在。如本组的震区色红（金克木），乾区色红、全掌红（脾肺瘀热）均反映是因呼吸道炎症所致手色改变。所以学龄前儿童所谓健康，实际中均存在着潜病、早病、欲病状态。

（四）55 名患病学龄前儿童手掌九宫八卦区域及手指色泽色变表象

巽离坤区色红 20 例，占 36. 36%；全掌花斑 13 例，占 23. 63%；震区、乾区、明堂花斑 15 例，占 27. 27%；震区青紫，艮区青紫，明堂色暗，坎区灰斑 7 例，占 12. 72%。手指色泽有变化者 42 例，占 76. 36%；其中手指花斑 10 例，占 23. 80%；手指色红 11 例，占 26. 19%；手指发暗 17 例，占 40. 47%；手指色黄 2 例，占 4. 76%。另有左手手指黄，右手手指花斑；左手乾区红，右手乾区黄各 1 例，占 4. 76%。

前已言及手掌九宫八卦色变，是五脏病理变化之主要表象区域。本组55例病患儿童主要为呼吸道病变，次之为消化道病变，再次之为气血紊乱之过敏性疾病。肺为金，为兑为乾，脾为土，为明堂，为坤为艮。金克木，木克土，火克金，土克水，肺金气有余则乘己所胜（肝木）而侮所不胜（心火）。肺金气不及则己所不胜（心火）虚而乘之，己所胜（肝木）反而侮之。脾土气盛则制己所胜（肾水），而侮所不胜（肝木），脾土气不及则己所胜（肾水）反而侮之，己所不胜虚而乘之（肝木）。从以上脏腑气血盛衰所致的五行生克变化中可见肺金、脾土和手掌九宫八卦颜色变化除于本脏色位变化相关外，主要色变涉及震区（肝木）、巽区和离区（心火），所以以上区域色变占76.35%。说明中医学五行生克理论在手象观察中有明显指导地位，观察手象手色变化不运用阴阳五行学说为指导则必然走向迷途。

手指颜色变化常伴随脏腑病患致手掌色泽变化显著时出现。本组191人中有手指色泽变化者42例，占21.98%，其均出现在有明显疾病人群，说明观察手指色泽变化对判断五脏六腑所处的“已病”状态有明显意义。而手指变化的颜色和指色变化的指位又是进一步确定脏腑病变位置和程度的重要参考指标。

四、300名少年儿童手色表象

本组300名少年儿童中有232人为健康少年儿童（全部为初中学生），68人为住院患者。按《灵枢·天年》讲：“人生十岁，五藏始定，气血已通”。少年时期，在人生道路上已迈进成人的初始阶段。因此此年龄段人群由疾病引起的手色变化及“健康”者的手色表象都不同于婴幼儿和学龄前儿童。“健康”者多伴有“未病”“亚健康”；病患者，病种种类增加，手色异常率增加。

300人中全手手色变化有8种，暗红色手9人，占3.00%；淡红色手52人，占17.33%；花斑手105人，占35%；黄色手10人，占3.33%；黄红色手27人，占9%；青紫色手23人，占7.67%；紫红色手74人，占24.67%。

少年儿童暗红色手如图5－267所示，少年儿童淡红色手如图5－268所示，少年儿童花斑手如图5－269所示，少年儿童黄色手如图5－270所示，少年儿童黄红色手如图5－271所示，少年儿童青紫色手如图5－272所示，少年儿童紫红色手如图5－273所示。

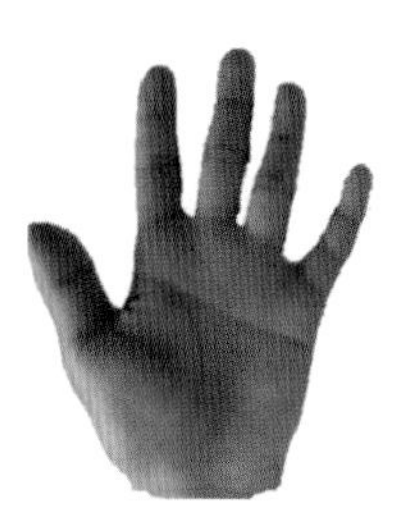

图5－267　少年儿童暗红色手

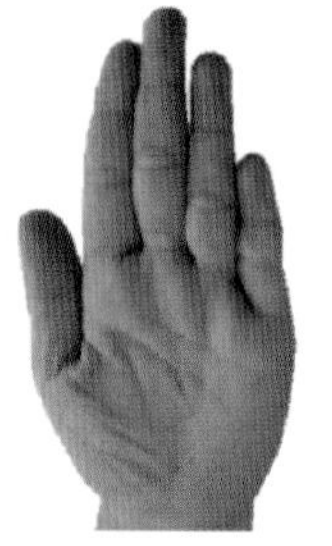

图5－268　少年儿童淡红色手

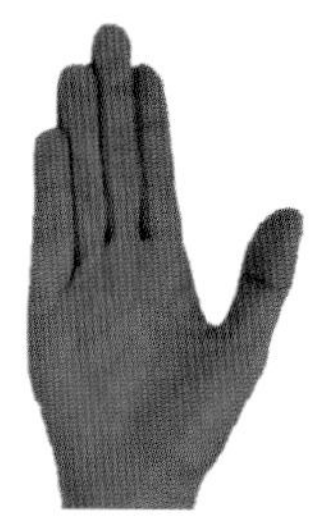

图5－269　少年儿童花斑手

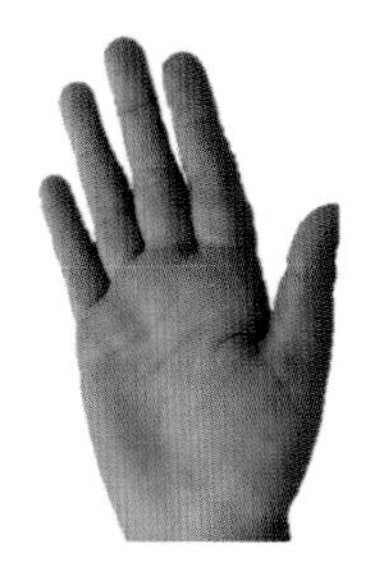
图5-270　少年儿童黄色手

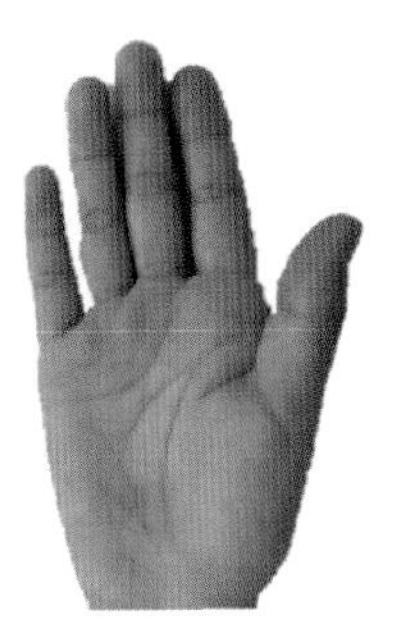
图5-271　少年儿童黄红色手

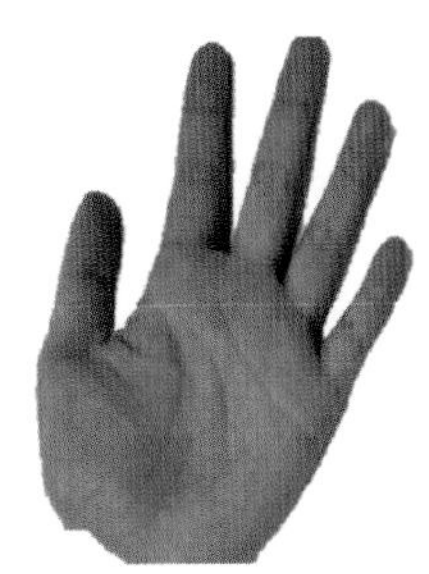
图5-272　少年儿童青紫色手

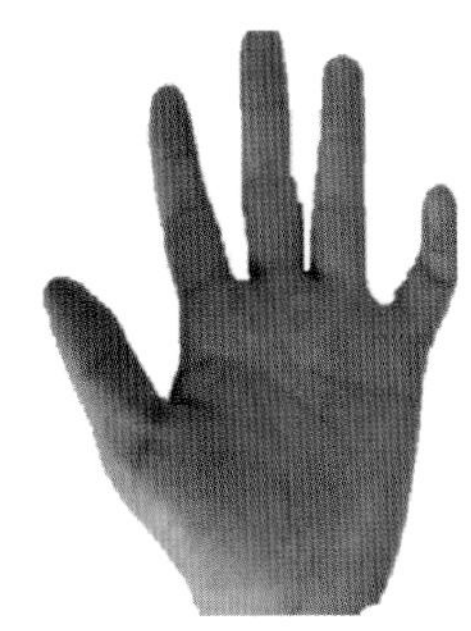
图5-273　少年儿童紫红色手

（一）232名健康少年儿童全手手色表象

232人中，淡红色手35人占15.08%，暗红色手9人占3.78%，黄红色手21人占9.05%，黄色手6人占2.58%，紫红色手61人占26.29%，青紫色手20人占8.62%，花斑手80人占34.48%。

少年儿童由于“五藏始定，气血已通”，抗御外邪能力较婴幼儿、学龄前儿童有所增强，但因所处环境、经历等内外干扰因素增加，所以其五脏六腑所经受风险考验亦增加。由于尚未成年其五脏六腑应对干扰能力仍处在初始状态，其阴阳升降、熵流出入，发生紊乱是常态。故此，在这一年龄组手色观察中仅有52人为全手淡红色，占22.41%。而表现人体血瘀、寒痹、脾胃湿热、气血紊乱等的紫红手、青紫色手、黄色手和花斑手占71.97%。说明该年龄组人群潜病、微病、早病、不显病的大量存在是无争议的事实。从此亦可以见到手色观察的重要性和应用价值。

（二）68例患病少年儿童全手手色表象

淡红色手16人占23.53%，红黄色手6人占8.82%，黄色手4人占5.88%，紫红色手14人占20.59%，青紫色手3人占4.41%，花斑手25人占36.76%。68例患病少年儿童共有病症31种，其具体疾病与手象表象如下（各手色所占比例为本组68例患病儿童中所占比例）：

1. 肺炎15例。其中淡红色手2例，占2.94%；红黄色手2例，占2.94%；花斑手7例，占10.29%；紫红色手4例，占5.88%。少年儿童肺炎紫红色手如图5－274所示。

2. 支气管炎8例。其中淡红色手2例，占2.94%；花斑手3例，占4.41%；黄色手1例，占1.47%；紫红色手2例，占2.94%。少年儿童支气管炎花斑手如图5－275所示。

3. 扁桃体炎4例。其中淡红手1例，占1.47%；红黄色手1例，占1.47%；花斑手1例，占1.47%；紫红色手1例，占1.47%。少年儿童扁桃体炎花斑手如图5－276所示。

4. 肾病综合征4例。其中花斑手2例，占2.94%；青紫色手1例，占1.47%；紫红色手1例，占1.47%。少年儿童肾病综合征青紫色手如图5－277所示。

5. 包皮过长并感染4例。其中淡红色手1例，占1.47%；花斑手1例，占1.47%；青紫色手1例，占1.47%；紫红色手1例，占1.47%。包皮过长并感染花斑手如图5－278所示。

6. 胃肠炎3例。其中淡红手1例，占1.47%；花斑手1例，占1.47%；紫红色手1例，占1.47%。少年儿童胃肠炎花斑手如图5－279所示。

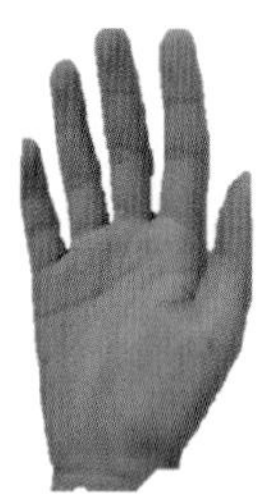

图5－274　少年儿童肺炎紫红色手

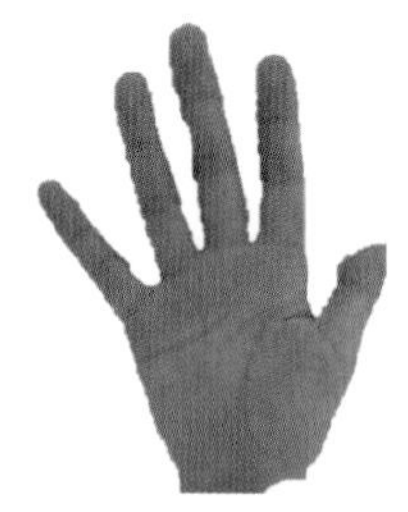

图5－275　少年儿童支气管炎花斑手

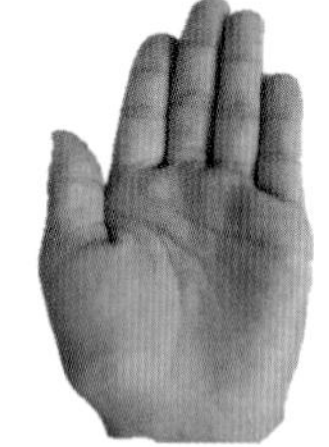

图5－276　少年儿童扁桃体炎花斑手

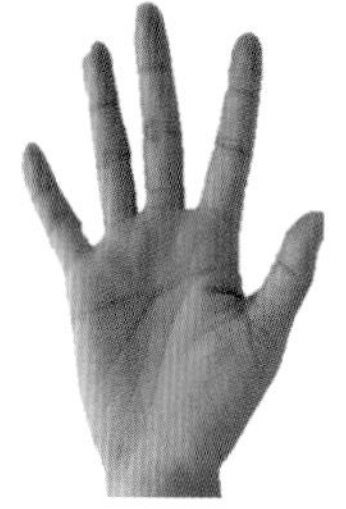

图5－277　少年儿童肾病综合征青紫色手

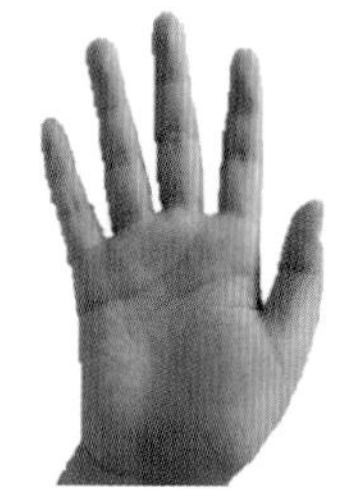

图5－278　少年儿童包皮过长并感染花斑手

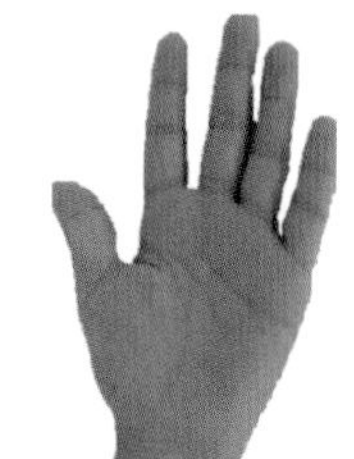

图5－279　少年儿童胃肠炎花斑手

7. 左膝韧带损伤共3例。其中淡红手3例，占4.41%。少年儿童左膝韧带损伤，淡红色手如图5－280所示。

8. 贫血2例。其中花斑手1例，占1.47%；黄色手1例，占1.47%。少年儿童贫血黄色手如图 5－281 所示。

9. 急性阑尾炎 2 例。其中花斑手 1 例，占 1.47%；黄色手 1 例，占 1.47%。少年儿童急性阑尾炎花斑手如图 5－282 所示。

10. 过敏性紫癜 2 例。其中黄色手 1 例，占 1.47%；青紫色手 1 例，占 1.47%。少年儿童过敏性紫癜青紫色手如图 5－283 所示。

11. 上呼吸道感染 1 例。花斑手 1 例，占 1.47%。少年儿童上呼吸道感染花斑手如图 5－284 所示。

12. 心律失常 1 例。青紫色手 1 例，占 1.47%。心律失常青紫色手如图 5－285 所示。

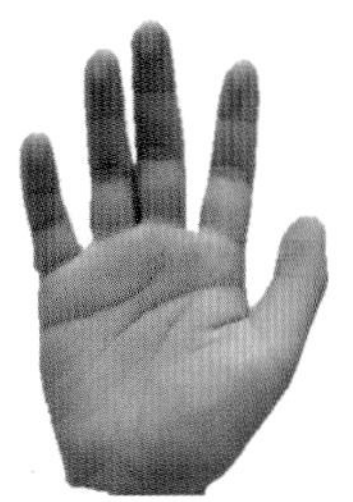

图 5－280　少年儿童左膝韧带损伤淡红色手

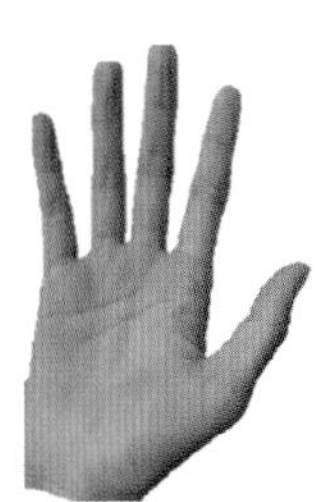

图 5－281　少年儿童贫血黄色手

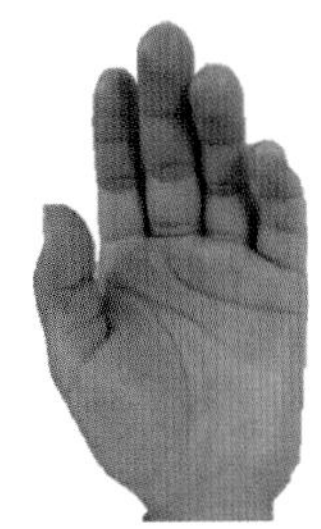

图 5－282　少年儿童急性阑尾炎花斑手

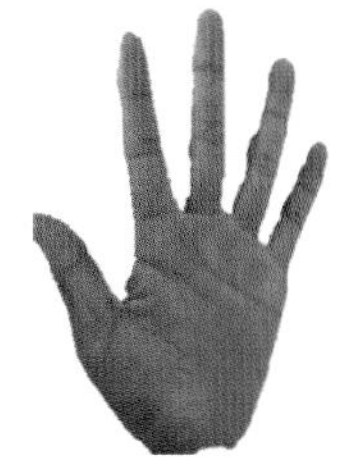

图 5－283　少年儿童过敏性紫癜青紫色手

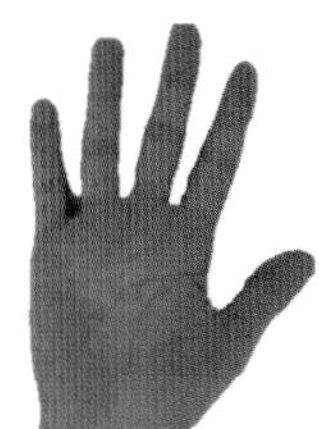

图 5－284　少年儿童上呼吸道感染花斑手

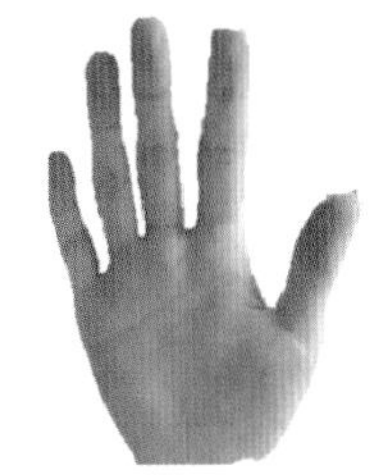

图 5－285　少年儿童心律失常青紫色手

13. 卵巢囊肿 1 例。紫红色手 1 例，占 1.47%。少年儿童卵巢囊肿紫红色手如图 5－286 所示。

14. 糖尿病 1 例。红黄色手 1 例，占 1.47%。少年儿童糖尿病红黄色手如图 5－287 所示。

15. 脂肪性肝炎 1 例。紫红色手 1 例，占 1.47%。少年儿童脂肪性肝炎紫红色手如图5－288所示。

16. 糖尿病伴脂肪性肝炎的 1 例。淡红色手 1 例，占 1.47%。少年儿童糖尿病伴脂肪性肝炎淡红色手如图 5－289 所示。

17. 胸腔积液 1 例。花斑手 1 例，占 1.47%。少年儿童胸腔积液花斑手如图 5－290 所示。

18. 银屑病 1 例。花斑手 1 例，占 1.47%，少年儿童银屑病花斑手如图 5－291 所示。

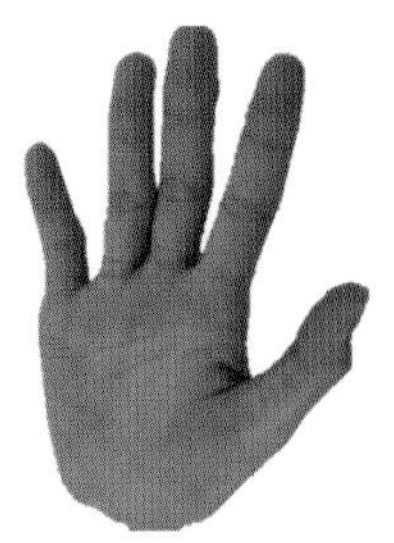
图 5－286 少年儿童卵巢囊肿紫红色手

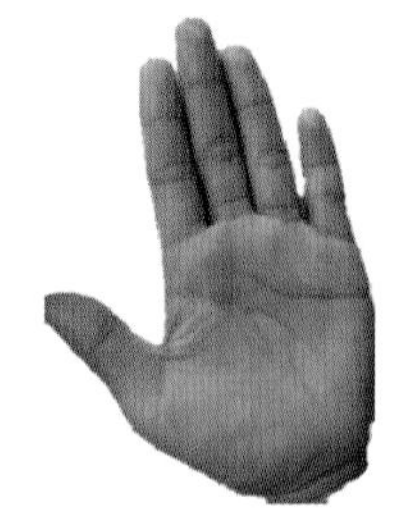
图 5－287 少年儿童糖尿病红黄色手

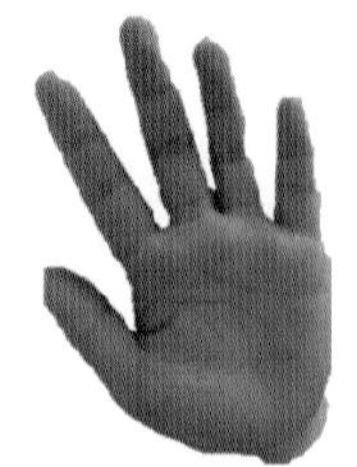
图 5－288 少年儿童脂肪性肝炎紫红色手

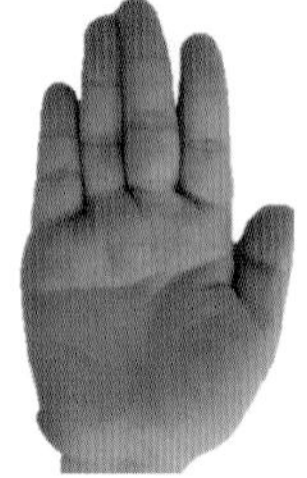
图5－289 少年儿童糖尿病伴脂肪性肝炎淡红色手

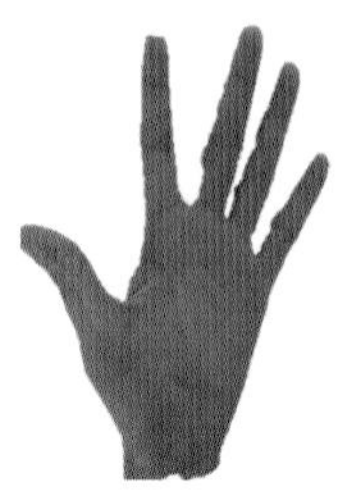
图 5－290 少年儿童胸腔积液花斑手

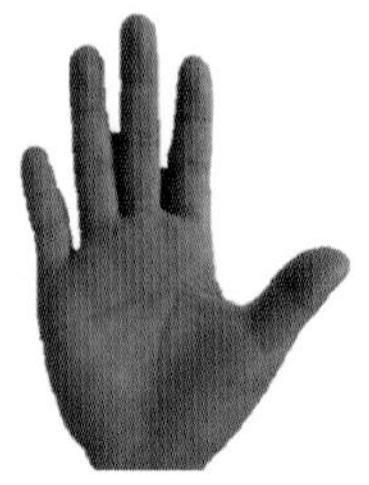
图 5－291 少年儿童银屑病花斑手

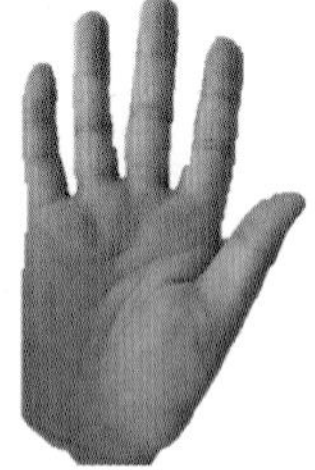
图 5－292 少年儿童红斑狼疮花斑手

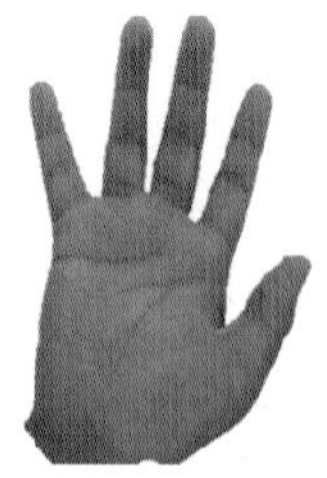
图 5－293 少年儿童川崎病花斑手

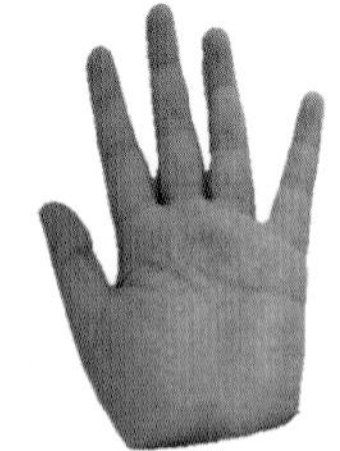
图 5－294 少年儿童眼葡萄膜炎花斑手

19. 红斑狼疮 1 例。花斑手 1 例，占 1.47%。红斑狼疮花斑手如图 5－292 所示。

20. 川崎病 1 例。花斑手 1 例，占 1.47%。少年儿童川崎病花斑手如图 5－293 所示。

21. 眼葡萄膜炎 1 例。花斑手 1 例，占 1.47%。少年儿童眼葡萄膜炎花斑手如图 5－294所示。

22. 发热待查 1 例。紫红色手 1 例，占 1.47%。少年儿童发热待查紫红色手如图 5－295 所示。

23. 骨折 1 例。花斑手 1 例，占 1.47%。少年儿童骨折花斑手如图 5－296 所示。

24. 回肠造瘘后闭瘘 1 例。花斑手 1 例，占 1.47%。少年儿童回肠造瘘后闭瘘花斑手如图 5－297 所示。

25. 骨疣 1 例。红黄色手 1 例，占 1.47%。少年儿童骨疣红黄色手如图 5－298

所示。

26. 脊柱侧凸症 1 例。淡红色手 1 例，占 1.47%。少年儿童脊柱侧凸症，淡红色手如图 5－299 所示。

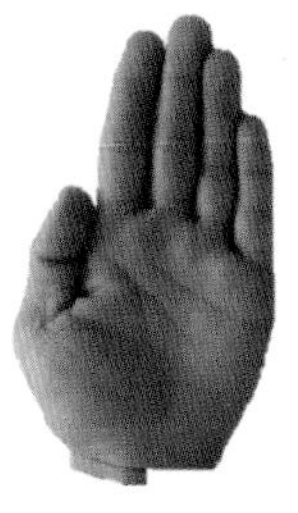

图 5－295 少年儿童发热待查紫红色手

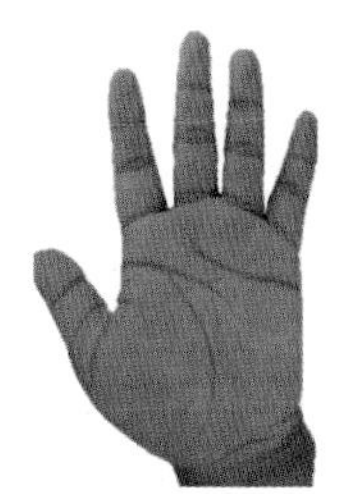

图 5－296 少年儿童骨折花斑手

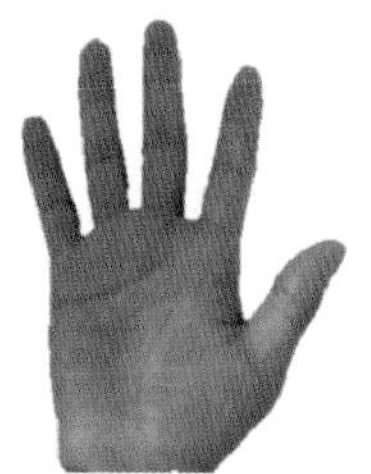

图 5－297 少年儿童回肠造瘘后闭瘘花斑手

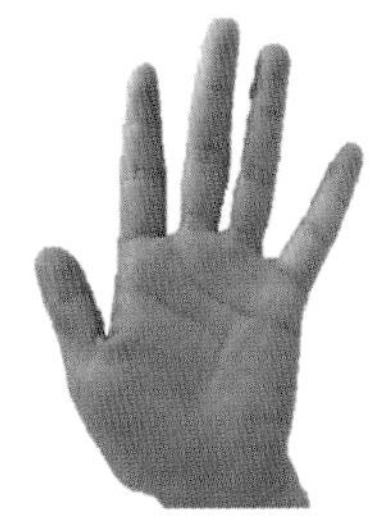

图 5－298 少年儿童骨疣红黄色手

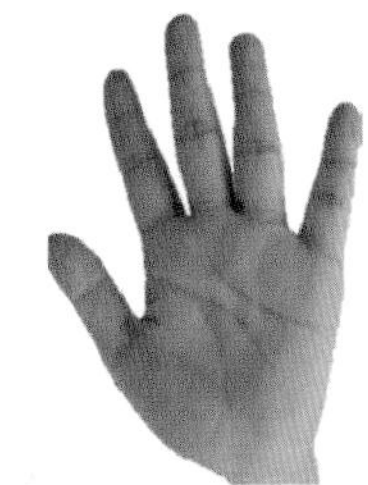

图 5－299 少年儿童脊柱侧凸症淡红色手

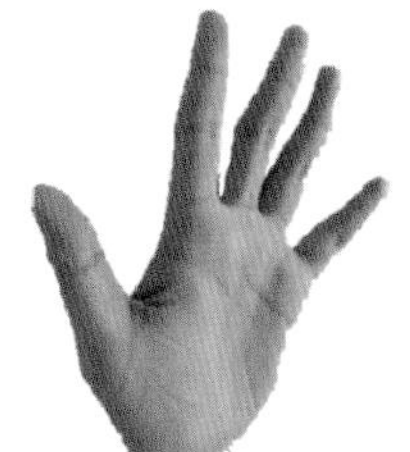

图 5－300 少年儿童右鼻腔肿物淡红色手

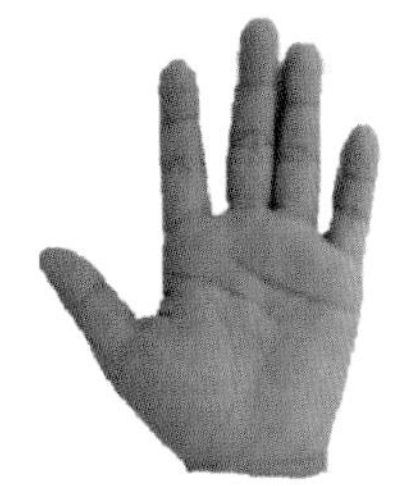

图 5－301 少年儿童左腹壁肿物淡红色手

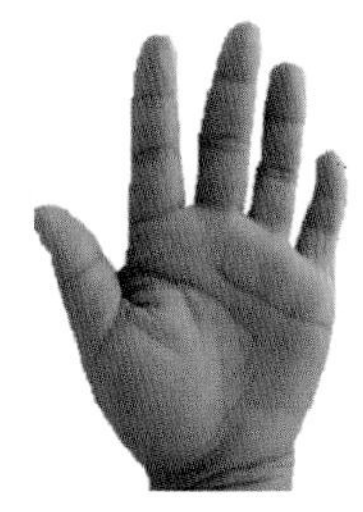

图 5－302 少年儿童骶部脓肿红黄色手

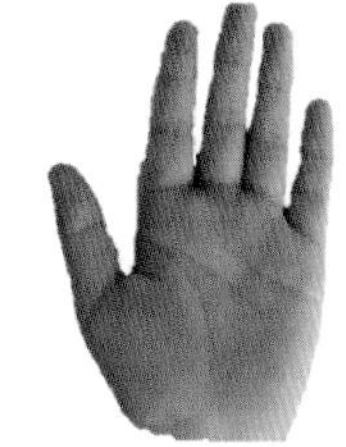

图 5－303 少年儿童双侧结节性甲状腺肿淡红色手

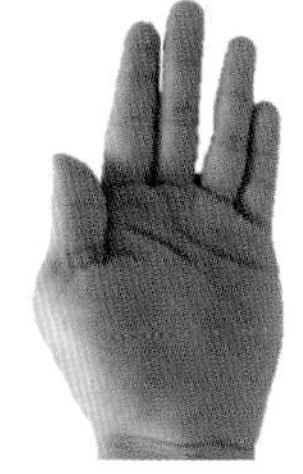

图 5－304 少年儿童右足背囊肿紫红色手

27. 右鼻腔肿物 1 例。淡红色手 1 例，占 1.47%。少年儿童右鼻腔肿物淡红色手如图5－300所示。

28. 左腹壁肿物 1 例。淡红色手 1 例，占 1.47%。少年儿童左腹壁肿物淡红色手如图5－301所示。

29. 骶部脓肿 1 例。红黄色手 1 例，占 1.47%。少年儿童骶部脓肿红黄色手如图 5－302 所示。

30. 双侧结节性甲状腺肿 1 例。淡红色手 1 例，占 1.47%。少年儿童双侧结节性甲状腺肿淡红色手如图 5－303 所示。

31. 右足背囊肿 1 例。紫红色手 1 例，占 1.47%。少年儿童右足背囊肿紫红手色如图5－304 所示。

（三）232 名健康少年儿童九宫八卦区域及手指色泽色变表象

震区色红 78 人占 33.62%，乾区色红 21 人占 9.05%，明堂色暗黄 35 人占 15.08%，巽离区色红 36 人占 15.51%，离区色紫暗 13 人占 5.60%，离区红斑 8 人占 3.44%，明堂红斑 8 人占 3.44%，艮区色青暗 33 人占 14.22%。

（四）68 例病患少年儿童九宫八卦区域及手指色泽色变表象

巽区红 2 例占 2.94%，震区红 11 例占 16.17%，艮区红 3 例占 4.41%，坎区红 3 例占 4.41%，乾区红 10 例占 14.70%，巽离坤区红 7 例占 10.29%，艮区青紫 11 例占 16.17%，坎区青紫 3 例占 4.41%，明堂暗黄 5 例占 7.35%，巽离坤区花斑 16 例占 8.82%，乾区花斑 2 例占 2.94%，明堂花斑 5 例占 7.35%。

300 位少年儿童共有指色变化者 45 人，其中指节暗 18 人占 6.00%，指节红 14 人占 4.66%，指节花斑 10 人占 3.33%，指节黄 3 人占 1.00%，指节青紫 1 人占 0.33%，手指暴皮 7 人占 2.33%。

少年时期，五脏初始定型，血气刚刚畅通，发育成长与供给矛盾所产生的导致内生之气欲达而刚青春期内分泌紊乱。然，自然界之邪气和人体不正之气，又不时侵扰，正邪之气争斗混杂。如天体中的冷暖湿霾之气交汇搏击，乌云、风暴、雷雨随时可以发生。这种状态一旦发生疾病，其疾病种类、变证则明显增加。本组 68 例病患中所患之病达 31 种，其全手手色和九宫八卦区域异常颜色的出现及色变程度均明显高于婴儿组和学龄前儿童组，且九宫八卦区域色变在各区都有出现，进一步说明此人群手象复杂多样、变化层出不穷。为什么此年龄段健康组、疾病组手象表象如此混杂繁复，除我们以上所讲的因素还有没有其他原因，一些更深层次的问题还有待进一步观察研究。正如《内经》所言：“闵闵乎若视深渊，若迎浮云。视深渊尚可测，迎浮云莫知其际。”不断变化中的事物要完全揭示其真相，必定是很难办到的事。手象研究，前途任重！

五、380 名青年人手色表象

本组共观察青年人手色 380 人，其中“健康”者 80 人，患病者 300 人。380 人中全手手色7种，暗红色手60人，占15.78%；淡红色手66人，占17.38%；花斑手45人，占11.84%；黄色手25人，占3.94%；黄红色手21人，占5.52%；青紫色手92人，占21.57%；紫红色手71人，占18.68%。

青年组人群多为《易经》八卦所定位的乾卦年龄段。乾卦的人生如“红日中天”，此年龄组人之五脏六腑四肢百骸已发育成熟，正气鼎盛，卫气充沛，外敌难以入侵，所以本年龄组正常手象，正常手色多见。

（一）80名健康青年人全手手色表象

淡红色手46人占57.50%，暗红色手17人占21.25%，红黄色手11人占13.75%，黄色手6人占7.50%。

如前所述，从本组健康青年手色表象可以看出淡红、暗红、红黄等正常或近正常手色者占92.50%，说明《易经》所言的人生年龄配卦是有依据的。与《内经》所言的“年忌”起数亦近似。《易经》和《内经》认为人之成熟初始为16岁，而现代一般以18岁为成年人起点，二者差2岁，无本质性差异。我们在近3万名手象观察中发现，人类符合正常手象标准仅在此年龄组中可见。但今日之青年人生活方式和古代青年人之日出而作、日落而息有很大差异，如《内经》言“以酒为浆，以妄为常，不知持满，不时御神，务快其乐，逆于生乐，起居无节，以耗散其真。”因此，实际中事与愿讳，我们为寻找正常手象，曾在16－24岁的80名女性青年中寻找符合正常手象标准者，结果仅得4人。可见如今的青年人“疲劳”与“过劳”或称“亚健康”者较为常见，人们应该倍加重视《内经》所诫警言。

（二）300名患病青年人全手手色表象

300人中淡红色手20例占6.67%，暗红色手43例占14.33%，黄色手19例占6.33%，青色手10例占3.33%，青紫色手92例占30.67%，紫红色手71例占23.67%，花斑手45例占15.00%。300例中7种手色共患有36种疾病，其疾病与手色表现如下：

1. 上呼吸道感染3例，淡红色手1例，占0.33%；紫红色手2例，占0.66%。青年人上呼吸道感染淡红色手如图5－305所示。

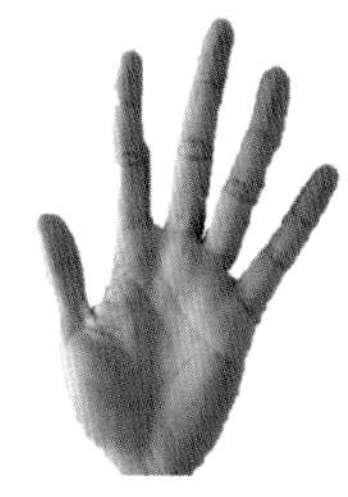

图5－305　上呼吸道感染淡红色手

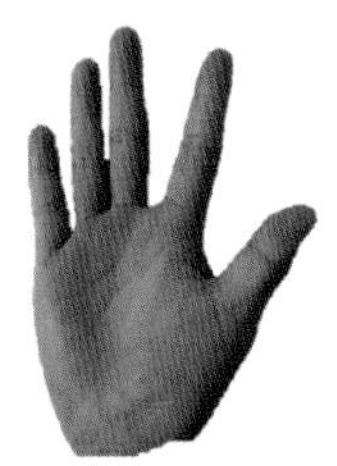

图5－306　扁桃体炎紫红色手

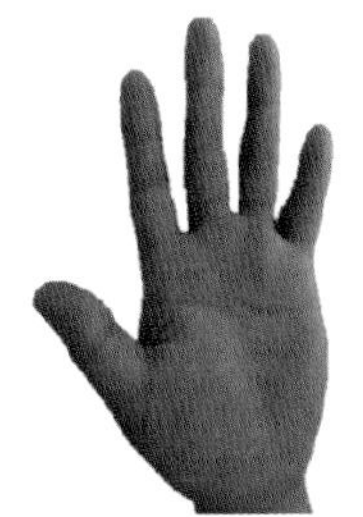

图5－307　支气管炎花斑手

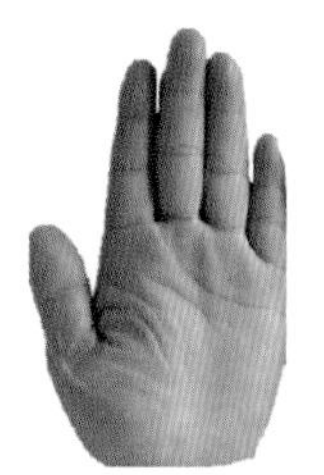
图 5-308　支气管哮喘青紫色手

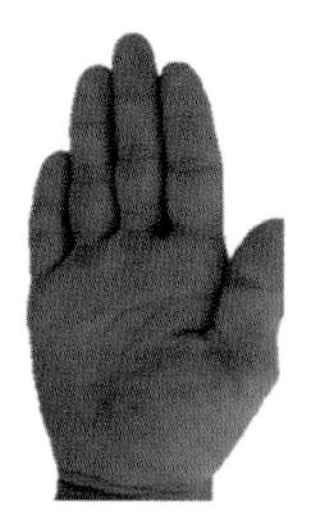
图 5-309　肺炎花斑手

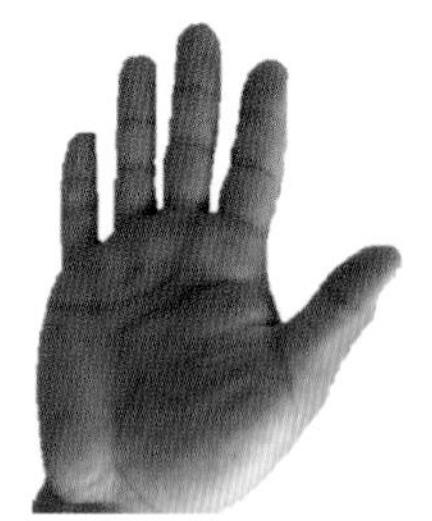
图 5-310　乙型肝炎病紫红色手

2. 扁桃体炎 9 例，暗红色手 1 例，占 0.33%；花斑手 2 例，占 0.66%；青紫色手 2 列，占 0.66%；紫红色手 4 例，占 1.33%。青年人扁桃体炎紫红色手如图 5-306 所示。

3. 支气管炎 10 例，暗红色手 1 例，占 0.33%；淡红色手 1 例，占 0.33%；花斑手 4 例，占 1.33%；紫红色手 4 例，占 1.33%。青年人支气管炎花斑手如图 5-307 所示。

4. 支气管哮喘 1 例，青紫色手 1 例，占 0.33%。青年人支气管哮喘青紫色手如图 5-308 所示。

5. 肺炎 19 例，暗红色手 3 例，占 1%；淡红色手 1 例，占 0.33%；花斑手 1 例，占 0.33%；黄色色手 1 例，占 0.33%；黄红色手 1 例，占 0.33%；青紫色手 6 例，占 2.00%；紫红色手 6 例，占 2.00%。青年人肺炎花斑手如图 5-309 所示。

6. 乙型肝炎病 9 例，花斑手 3 例，占 1.00%；紫红色手 6 例，占 2.00%。青年人乙型肝炎病紫红色手如图 5-310 所示。

7. 胆囊结石 3 例，黄色手 2 例，占 0.66；青紫色手 1 例，占 0.33%。青年人胆囊结石黄色手如图 5-311 所示。

8. 慢性胃炎 12 例，暗红色手 2 例，占 0.66%；淡红色手 2 例，占 0.66%；花斑手 4 例，占 1.33%；黄红色手 1 例，占 0.33%；青紫色手 2 例，占 0.66%；紫红色手 1 例，占 0.33%。青年人慢性胃炎淡红色手如图 5-312 所示。

9. 十二指肠溃疡 2 例，暗红色手 1 例，占 0.33%；青紫色手 1 例，占 0.33%。青年人十二指肠溃疡青紫色手如图 5-313 所示。

10. 直肠息肉 2 例，暗红色手 2 例，占 0.66%。青年人直肠息肉暗红色手如图 5-314 所示。

11. 结肠息肉 2 例，花斑手 1 例，占 0.33%；青紫色手 1 例，占 0.33%。青年人结肠息肉青紫色手如图 5-315 所示。

12. 胃息肉 3 例，淡红色手 1 例，占 0.33%；紫红色手 2 例，占 0.66%。青年人胃息肉淡红手如图 5-316 所示。

13. 结肠炎 2 例，暗红色手 1 例，占 0.33%；紫红色手 1 例，占 0.33%。青年人结肠炎紫红色手如图 5-317 所示。

14. 急性阑尾炎 14 例，暗红色手 1 例，占 0.33%；淡红色手 1 例，占 0.33%；花斑手 3 例，占 1.00%；黄色手 2 例，占 0.66%；青紫色手 4 例，占 1.33%；紫红色手 3 例，占 1.00%。青年人急性阑尾炎花斑手如图 5－318 所示。

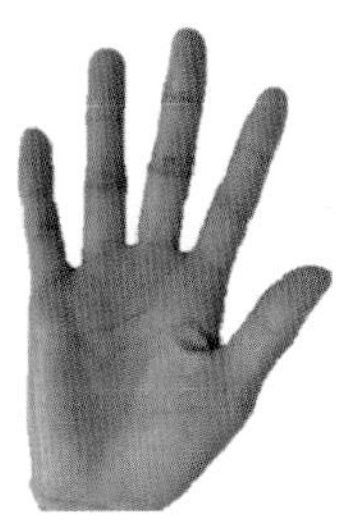

图 5－311　胆囊结石黄色手

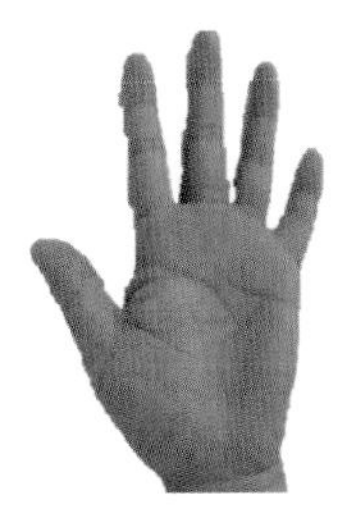

图 5－312　慢性胃炎淡红色手

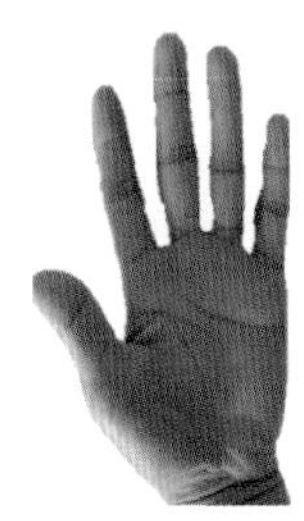

图 5－313　十二指肠溃疡青紫色手

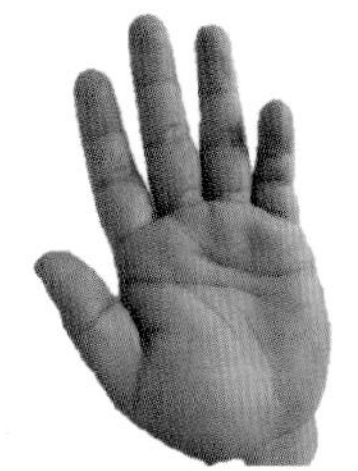

图 5－314　直肠息肉暗红色手

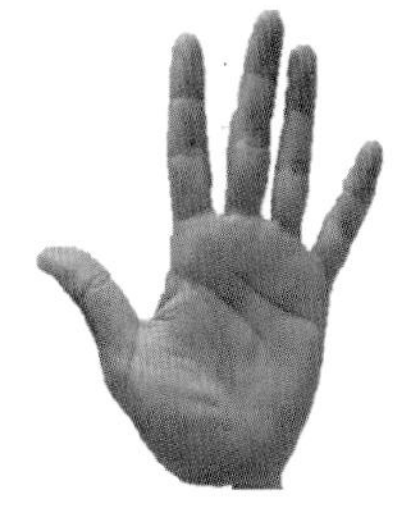

图 5－315　结肠息肉青紫色手

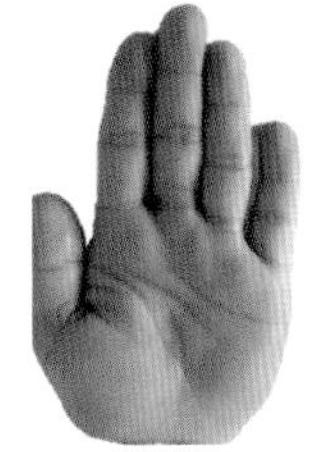

图 5－316　胃息肉淡红色手

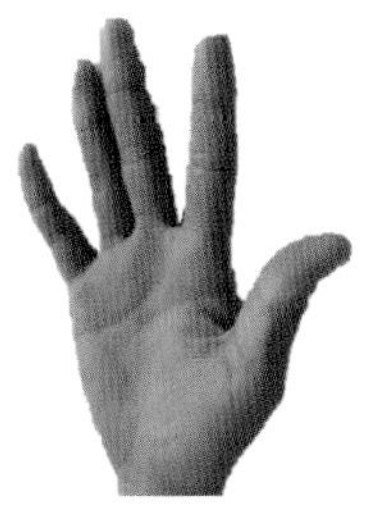

图 5－317　结肠炎紫红色手

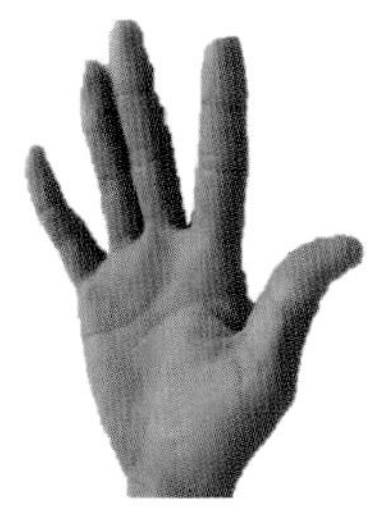

图 5－318　急性阑尾炎花斑手

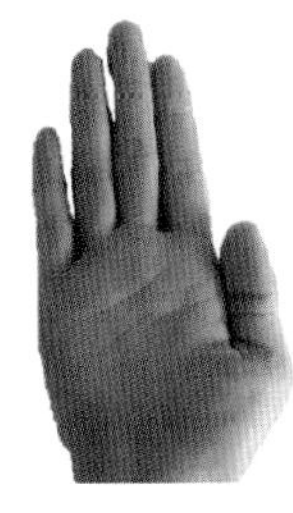

图 5－319　高血压病紫红色手

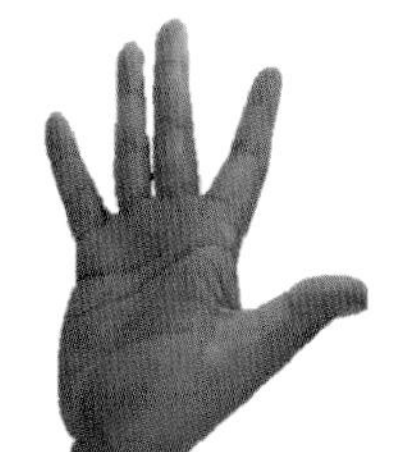

图 5－320　高血压病伴面神经炎紫红色手

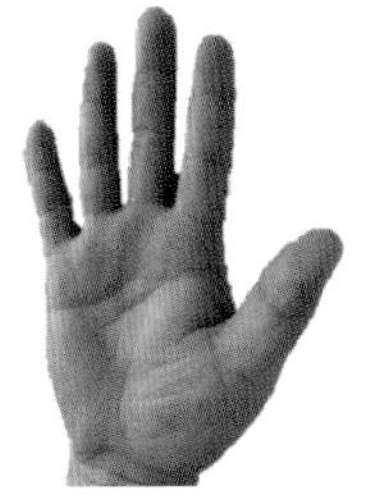

图 5－321　心绞痛暗红色手

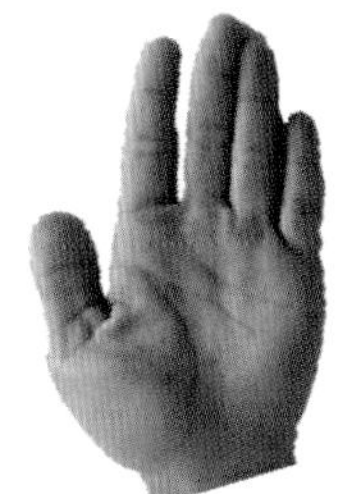

图 5－322　心律失常青紫色手

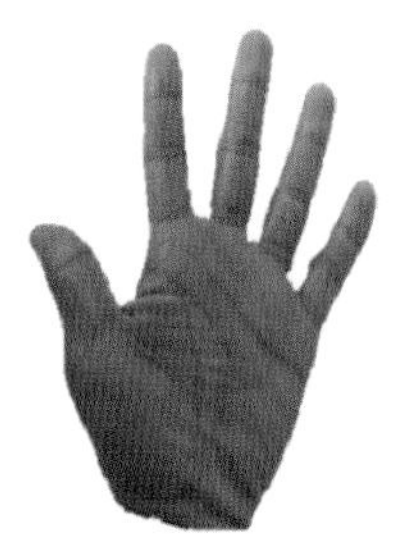
图5－323　甲亢性心脏病淡红色手

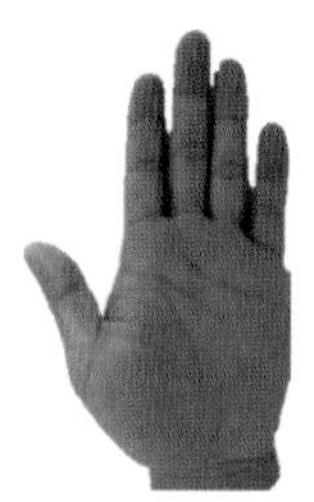
图5－324　肾小球肾炎淡红色手

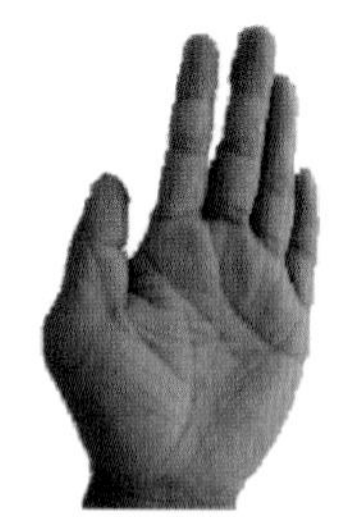
图5－325　尿毒症青紫色手

15. 高血压病5例，花斑手2例，占0.66%；紫红色手3例，占1.00%。青年人高血压病紫红色手如图5－319所示。

16. 高血压病伴面神经炎1例，紫红色手1例，占0.33%。青年人高血压病伴面神经炎紫红色手如图5－320所示。

17. 心绞痛2例，暗红色手2例，占0.66%。青年人心绞痛暗红色手如图5－321所示。

18. 心律失常3例，花斑手1例，占0.33%；青紫色手2例，占0.66%。青年人心律失常青紫色手如图5－322所示。

19. 甲亢性心脏病1例，淡红色手1例，占0.33%。青年人甲亢性心脏病淡红色手如图5－323所示。

20. 肾小球肾炎22例，暗红色手4例，占1.33%；淡红色手3例，占1.00%；花斑手4例，占1.33%；黄色手2例，占0.66%；青紫色手3例，占1%；紫红色手6例，占2%。青年人肾小球肾炎淡红色手如图5－324所示。

21. 尿毒症16例，暗红色手2例，占0.66%；黄色手2例，占0.66%；黄红色手2例，占0.66%；青紫色手8例，占2.66%；紫红手2例，占0.66%。青年人尿毒症青紫色手如图5－325所示。

22. 子宫肌瘤28例，淡红色手1例，占0.33%；花斑手1例，占0.33%；黄色手3例，占1.00%；黄红色手1例，占0.33%；青紫色手16例，占5.33%；紫红色手6例，占2.00%。青年人子宫肌瘤青紫色手如图5－326所示。

23. 子宫肌瘤伴盆腔积液2例，花班手1例，占0.33%；青紫色手1例，占0.33%。青年人子宫肌瘤伴盆腔积液青紫色手如图5－327所示。

24. 卵巢囊肿5例，暗红色手1例，占0.33%；淡红色手1例，占0.33%；黄色手1例，占0.33%；青紫色手2例，占0.66%。青年人卵巢囊肿黄色手如图5－328所示。

25. 盆腔积液57例，暗红色手10例，占3.33%；淡红色手2例，占0.66% 花班手6例，占2.00%；黄色手3例，占1.00%；黄红色手2例，占0.66%；青紫色手30例，占10.00%；紫红色手4例，占1.33%。青年人盆腔积液暗红色手如图5－329所示。

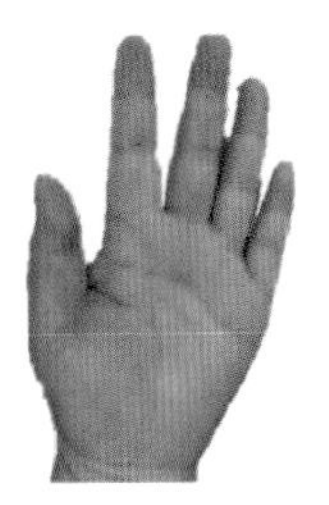
图 5 - 326 子宫肌瘤青紫色手

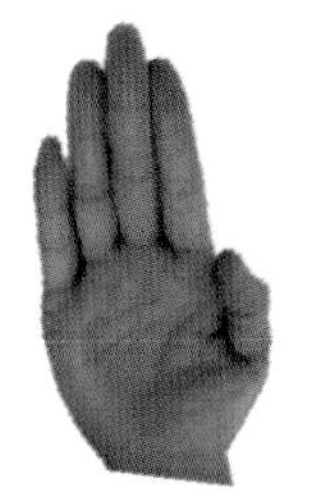
图 5 - 327 子宫肌瘤伴盆腔积液青紫色手

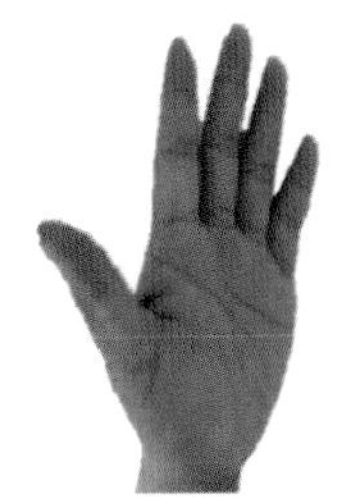
图 5 - 328 卵巢囊肿黄色手

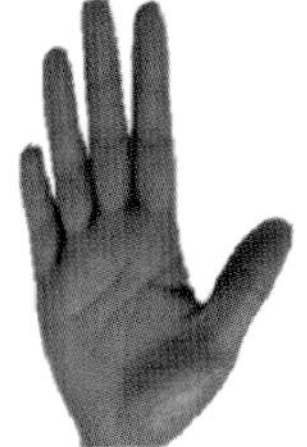
图 5 - 329 盆腔积液暗红色手

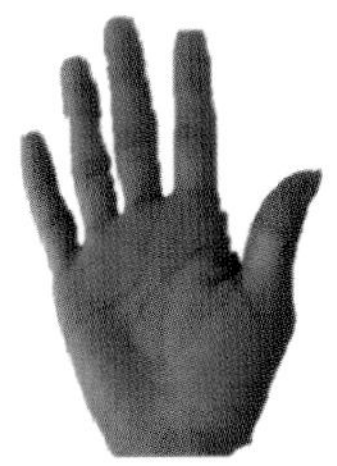
图 5 - 330 甲状腺功能亢进病紫红色手

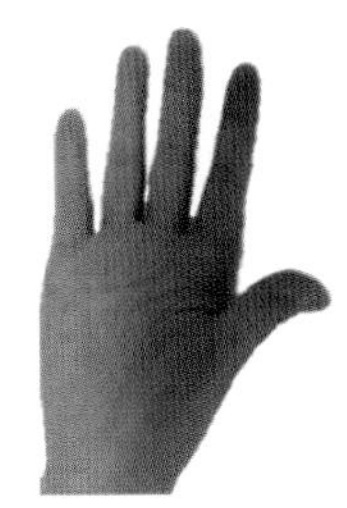
图 5 - 331 甲状腺结节花斑手

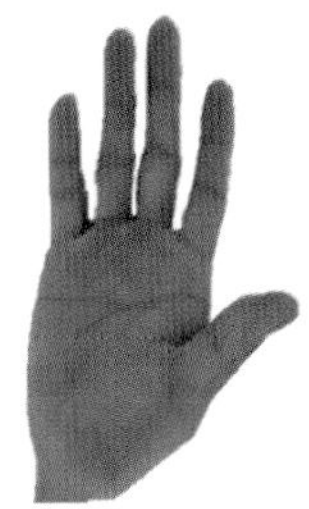
图 5 - 332 三叉神经痛黄红色手

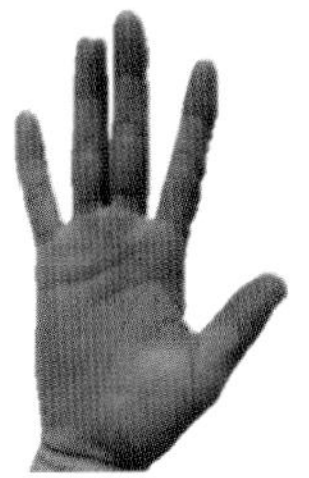
图 5 - 333 糖尿病紫红色手

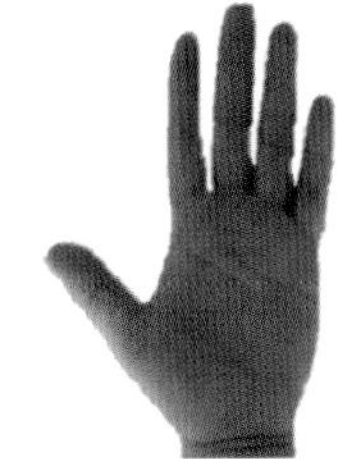
图 5 - 334 神经官能症花斑手

26. 甲状腺功能亢进病 6 例，暗红色手 2 例，占 0. 66%；花斑手 1 针，占 0. 33%；紫红色手 3 例，占 1. 00%。青年人甲状腺功能亢进病紫红色手如图 5 - 330 所示。

27. 甲状腺结节 2 例，花斑手 1 例，占 0. 33%；紫红色手 1 例，占 0. 33%。青年人甲状腺结节花斑手如图 5 - 331 所示。

28. 三叉神经痛 1 例，黄红色手 1 例，占 0. 33%。青年人三叉神经痛黄红色手如图 5 - 332 所示。

29. 糖尿病 13 例，暗红色手 4 例，占 1. 33%；花斑手 2 例，占 0. 66%；黄色手 1 例，占 0. 33%；青紫色手 3 例，占 1. 00%；紫红色手 3 例，占 1. 00%。

30. 糖尿病伴肾功能不全 1 例，黄灰色手 1 例，占 0. 33%；糖尿病肾病 1 例，青紫色手 1 例，占 0. 33%。

31. 青年人糖尿病紫红色手如图 5 - 333 所示。

32. 神经官能症 6 例，暗红色手 1 例，占 0. 33%；花斑手 4 例，占 1. 33%；青紫色手 1 例，占 0.33%。青年人神经官能症花斑手如图 5－334 所示。

33. 风湿性关节炎 3 例，紫红色手 3 例，占 1.00%。青年人风湿性关节炎紫红色手如图 5－335 所示。

34. 类风湿性关节炎 8 例，暗红色手 1 例，占 0.33%；淡红色手 1 例，占 0.33%；花斑手 1 例，占 0.33%；黄色手 1 例，占 0.33%；黄红色手 1 例，占 0.33%；青紫色手 1 例，占 0.33%；紫红色手 2 例，占 0.66%。青年人类风湿性关节炎淡红色手如图 5－336 所示。

35. 白癜风病 16 例，暗红色手 2 例，占 0.66%；淡红色手 3 例，占 1%；花斑手 2 例，占 0.66；黄红色手 1 例，占 0.33%；青紫色手 4 例，占 1.33%；紫红色手 4 例，占 1.33%。青年人白癜风病暗红色手如图 5－337 所示。

36. 银屑病 3 例，淡红色手 1 例，占 0.33%；青紫色手 2 例，占 0.66%。青年人银屑病青紫色手如图 5－338 所示。

37. 痛风病 3 例，暗红色手 2 例，占 0.66%；花斑手 1 例，占 0.33%。青年人痛风病花斑手如图 5－339 所示。

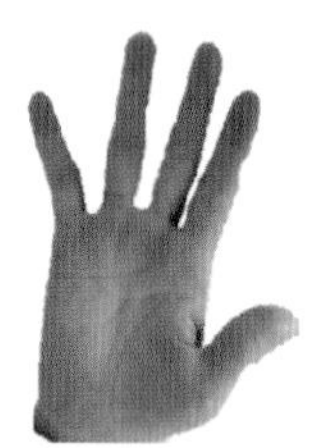

图 5－335　风湿性关节炎紫红色手

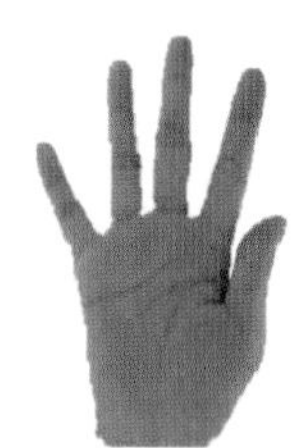

图 5－336　类风湿性关节炎淡红色手

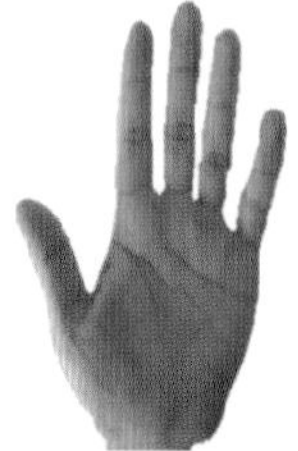

图 5－337　白癜风病暗红色手

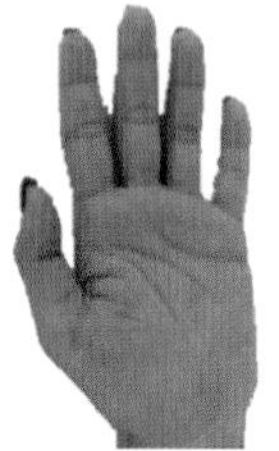

图 5－338　银屑病青紫色手

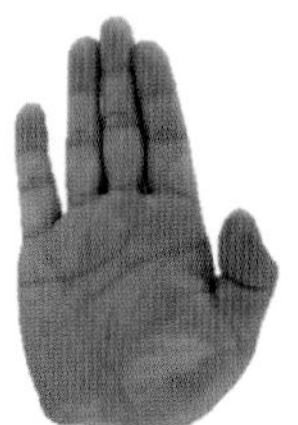

图 5－339　痛风病花斑手

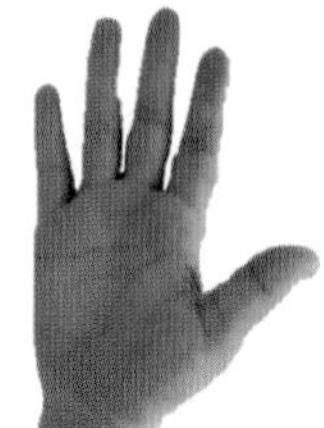

图 5－340　痛风伴酒精性肝损害紫红色手

36. 痛风伴酒精性肝损害 3 例，紫红色手 3 例，占 1.00%。青年人痛风伴酒精性肝损害紫红色手如图 5－340 所示。

前已述及按《易经》所言，青年人的人体祖气和后天形成的正气（免疫力）为 380 铢，其状如红日中天。一般情况应是健康无病。但今时的青年人与古时的青年人多有不同，违天时，逆地利，妄劳作，狂亨乐，七情扰乱，更有甚者，七欲缠身（食、酒、烟、赌、色、毒、网），以至本应少疾之身，而早蹈病区，使正常手象、手色少见。从本组 300 例青年人患病种类与手色变化关系还可以看出，凡病在五脏六腑者其手色多变，而病情、病势愈重则手色泽变化愈重，如紫红色手、青紫色手、花斑手、紫色手出现率高，这种手色的出现与少年组有本质上差别。少年组出现上述手色为正邪相搏，血气沸腾，阻碍阴阳升降、气血运行而引起。而青年人出现该手色则为五脏六腑损伤，因为前者为未成熟之人，而后者为五脏六腑已成熟之人，其病则脏腑五行生克色泽即现。从以上手色表象与疾病关系中还可以见到，病在体表或病邪初入脏腑者多出现淡红或暗红色手。

（三）300 例患病青年人手掌九宫八卦及手指色泽色变表象

300 例中手掌九宫八卦区域变化共有 32 种表象，手指表象共有 7 种，以下按手色变化特点与疾病关系介绍如下：

1. 全掌花斑 27 例占 9.00%，其中白癜风 1 例占 0.33%；肺炎 1 例占 0.33%；乙型肝炎 2 例占 0.66%；高血压病 2 例占 0.66%；结肠息肉病 1 例占 0.33%；急性阑尾炎 3 例占 1.00%；盆腔积液 1 例占 0.33%；肾小球肾炎 3 例占 1.00%；视神经炎 4 例占 1.33%；糖尿病 1 例占 0.33%；慢性胃炎 4 例占 1.33%；支气管炎 3 例占 1.00%；子宫肌瘤 1 例占 0.33%。青年患者全掌花斑如图 5－341（a）所示，局部全掌花斑手如图 5－341（b）所示。

2. 全掌紫红 20 例，其中扁桃体炎 2 例占 0.66%；高血压 2 例占 0.66%；风湿性关节炎 3 例占 1.00%；甲亢性心脏病 1 例占 0.33%；结肠炎 1 例占 0.33%；急性阑尾炎 2 例占 0.66%；类风湿性关节炎 1 例占 0.33%；面神经炎 1 例占 0.33%；尿毒症 1 例占 0.33%；肾小球肾炎 4 例占 1.33%；糖尿病 1 例占 0.33%；胃息肉 1 例占 0.33%。青年患者全掌紫红手如图 5－342（a）所示，局部全掌紫红手如图 5－342（b）所示。

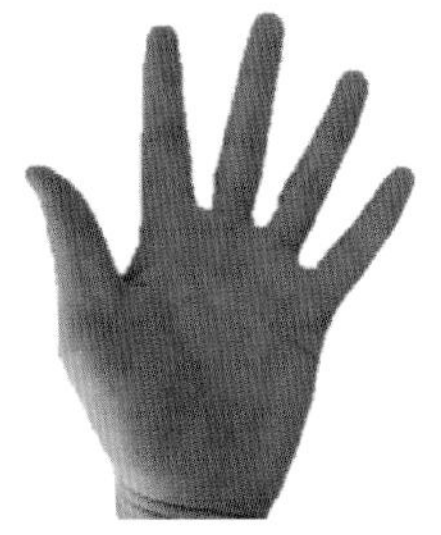

图 5－341（a）
全掌花斑手

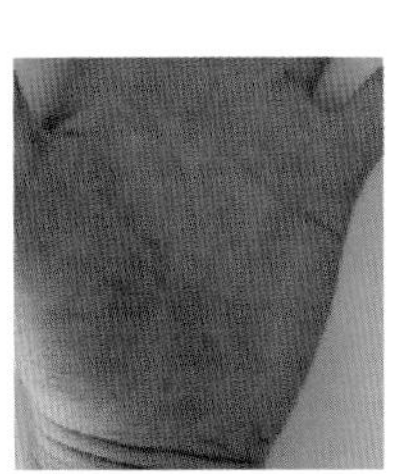

图 5－341（b）
局部全掌花斑手

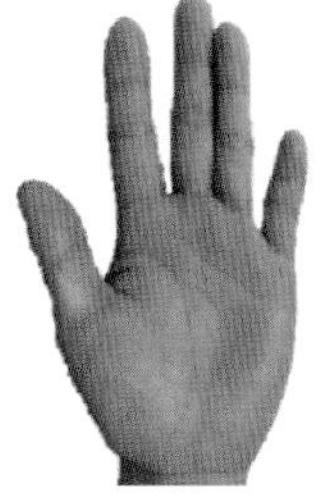

图 5－342（a）
全掌紫红手

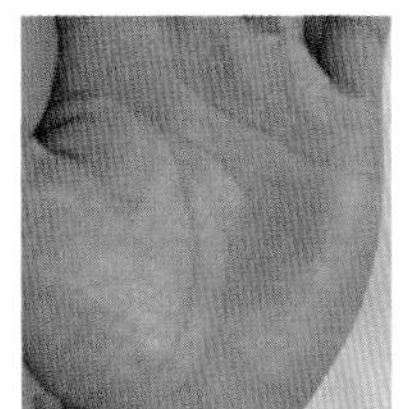

图 5－342（b）
局部全掌紫红手

3. 巽离坤区褐斑 1 例占 0.33%，其中尿毒症 1 例占 0.33%。青年患者巽离坤区褐斑手如图 5－343（a）所示，局部巽离坤区褐斑手如图 5－343（b）所示。

4. 巽离坤区红 37 例占 12.33%，其中扁桃体炎 3 例占 1.00%，肺炎 2 例占 0.66%，乙型肝炎 4 例占 1.33%，结肠炎 1 例占 0.33%，类风湿性关节炎 3 例占 1.00%，尿毒症 1 例占 0.33%，盆腔积液 11 例占 3.66%，肾小球肾炎 2 例占 0.66%，糖尿病 2 例占 0.66%，痛风伴酒精性肝损伤 1 例占 0.33%，银屑病 1 例占 0.33%，慢性支气管炎 1 例占 0.33%，子宫肌瘤 5 例占 1.66%。青年患者巽离坤区红色手如图5－

344（a）所示，局部巽离坤区红色手如图 5－344（b）所示。

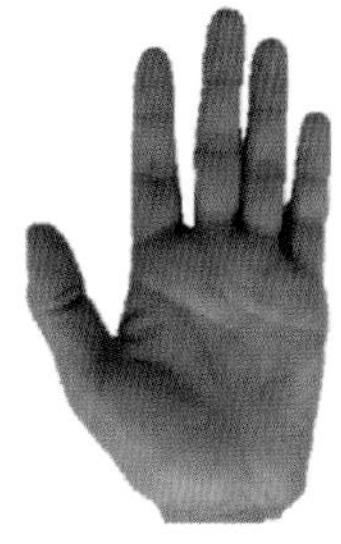
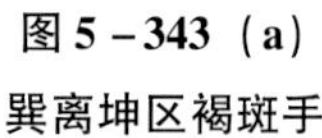

图 5－343（a）
巽离坤区褐斑手

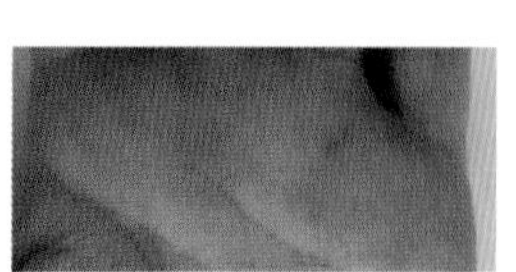

图 5－343（b）
局部巽离坤区褐斑手

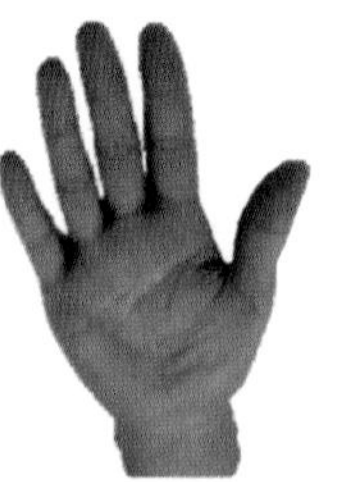

图 5－344（a）
巽离坤区红色手

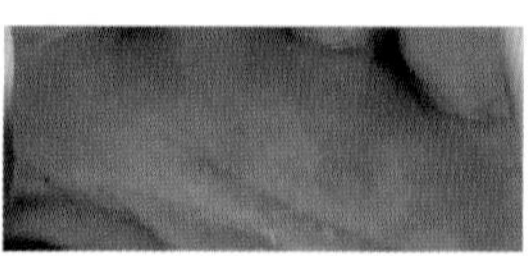

图 5－344（b）
局部巽离坤区红色手

5. 巽离坤区花斑 43 例占 14.33%，其中白癜风 1 例占 0.33%，肺炎 5 例占 1.66%，乙型肝炎 2 例占 0.66%，高血压病 1 例占 0.33%，风湿性关节炎 1 例占 0.33%，甲状腺功能亢进 1 例占 0.33%，结节性甲状腺肿 1 例占 0.33%，类风湿性关节炎 2 例占 0.66%，盆腔积液 12 例占 4.00%，上呼吸道感染 1 例占 0.33%，肾小球肾炎 4 例占 1.33%，糖尿病 2 例占 0.66%，痛风伴酒精性肝损害 1 例占 0.33%，胃息肉 1 例占 0.33%，心律失常 1 例占 0.33%，急性支气管炎 2 例占 0.66%，子宫肌瘤 5 例占 1.66%。青年患者巽离坤区花斑手如图 5－345（a）所示，局部巽离坤区花斑手如图 5－345（b）所示。

6. 巽离坤区青紫色 16 例占 5.33%，其中肺炎 1 例占 0.33%，尿毒症 1 例占 0.33%，盆腔积液 8 例占 2.66%，肾小球肾炎 2 例占 0.66%，糖尿病肾病 1 例占 0.33%，子宫肌瘤 3 例占 1.00%。青年患者巽离坤区青紫色手如图 5－346（a）所示，局部巽离坤区青紫色手如图 5－346（b）所示。

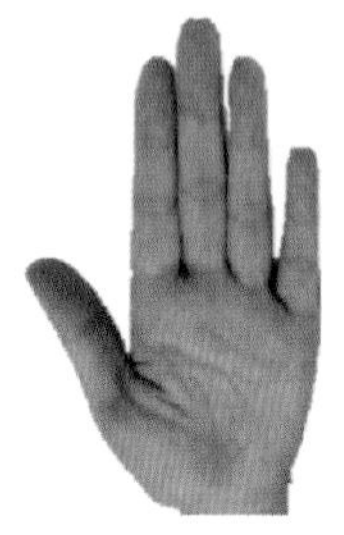

图 5－345（a）
巽离坤区花斑手

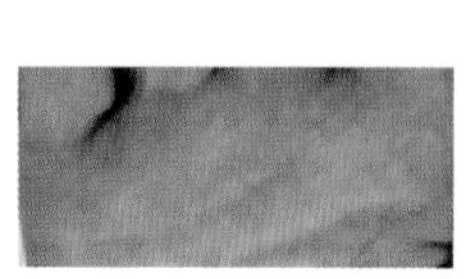

图 5－345（b）
局部巽离坤区花斑手

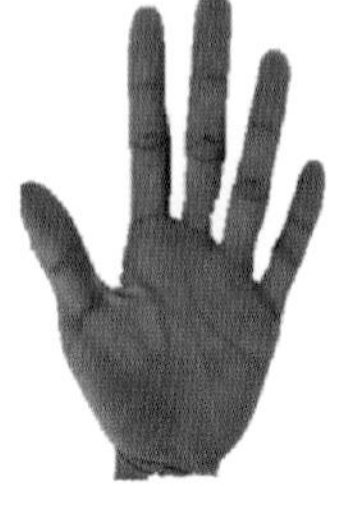

图 5－346（a）
巽离坤区青紫色手

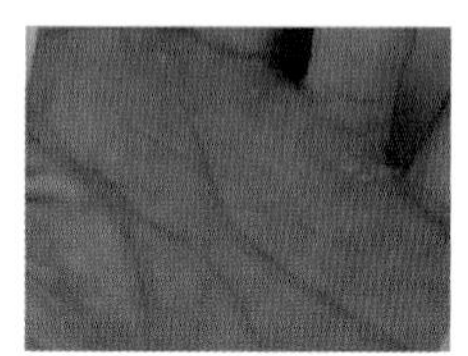

图 5－346（b）
局部巽离坤区青紫色手

7. 巽离区红 4 例占 1.33%，其中白癜风 1 例占 0.33%，急性扁桃体炎 1 例占 0.33%，甲状腺功能亢进 1 例占 0.33%，子宫肌瘤 1 例占 0.33%。青年患者巽离区红色手如图 5－347（a）所示，局部巽离区红色手如图 5－347（b）所示。

8. 巽离区瘀斑 5 例占 1.66%，其中甲状腺功能亢进 1 例占 0.33%，盆腔积液 1 例占 0.33%，上呼吸道感染 1 例占 0.33%，肾功能不全 1 例占 0.33%，心绞痛 1 例占 0.33%。青年患者巽离区瘀斑手如图 5－348（a）所示，局部巽离区瘀斑手如图 5－348（b）所示。

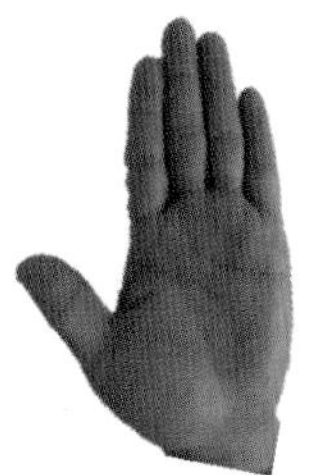
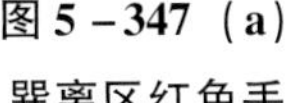

图5-347（a）
巽离区红色手

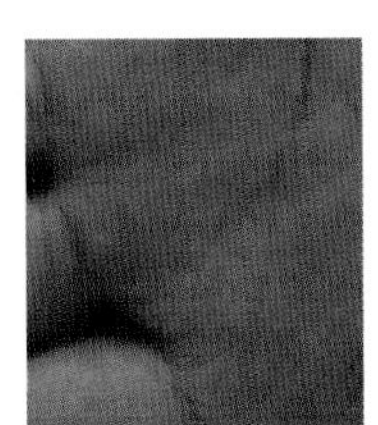

图5-347（b）
局部巽离区红色手

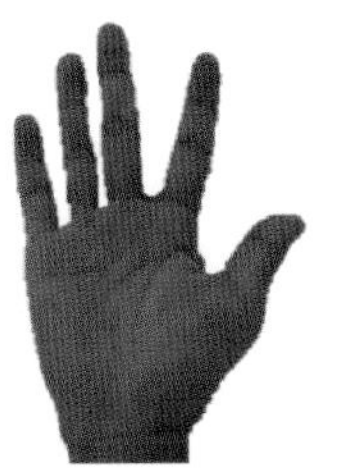

图5-348（a）
巽离区瘀斑手

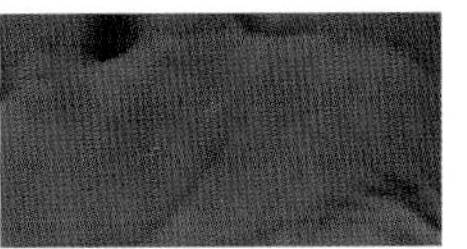

图5-348（b）
局部巽离区瘀斑手

9. 巽区瘀斑7例占2.33%，其中白癜风3例占1.00%，肺炎1例占0.33%，甲状腺功能亢进1例占0.33%，结节性甲状腺肿1例占0.33%，急性阑尾炎1例占0.33%。青年患者巽区瘀斑手如图5-349（a）所示，局部巽区瘀斑手如图5-349（b）所示。

10. 震区红81例占27.00%，其中白癜风8例占2.66%，急性扁桃体炎2例占0.66%，肺炎1例占0.33%，乙型肝炎7例占2.33%，高血压病1例占0.33%，风湿性关节炎1例占0.33%，甲状腺功能亢进1例占0.33%，结节性甲状腺肿1例占0.33%，慢性结肠炎1例占0.33%，急性阑尾炎3例占1.00%，类风湿性关节炎3例占1.00%，卵巢囊肿1例占0.33%，尿毒症2例占0.66%，盆腔积液17例占5.66%，上呼吸道感染2例占0.66%，肾小球肾炎4例占1.33%，十二指肠溃疡2例占0.66%，糖尿病4例占1.33%，急性胃肠炎3例占1.00%，银屑病1例占0.33%，慢性支气管炎4例占1.33%，子宫肌瘤9例占3.00%，子宫肌瘤并盆腔积液2例占0.66%。青年患者震区红色手如图5-350（a）所示，局部震区红色手如图5-350（b）所示。

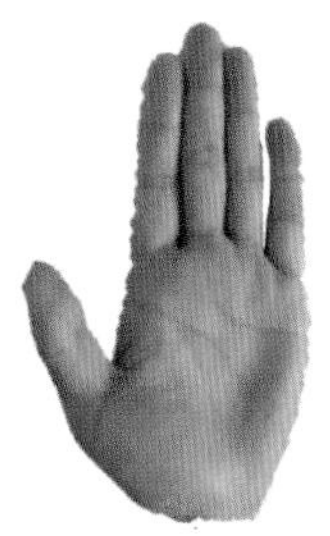

图5-349（a）
巽区瘀斑手

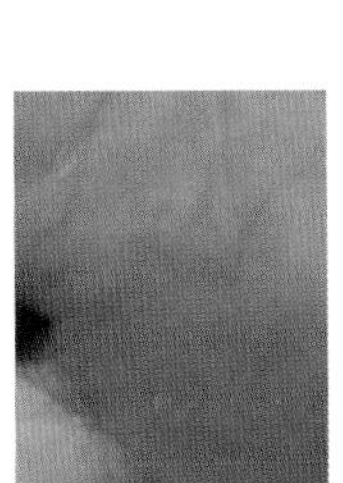

图5-349（b）
局部巽区瘀斑手

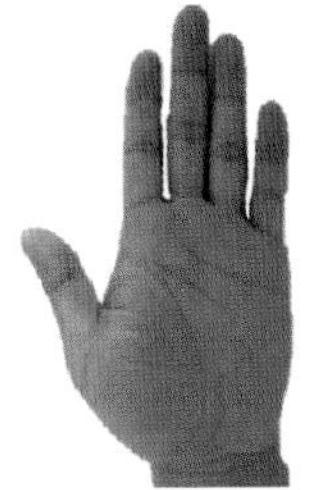

图5-350（a）
震区红色手

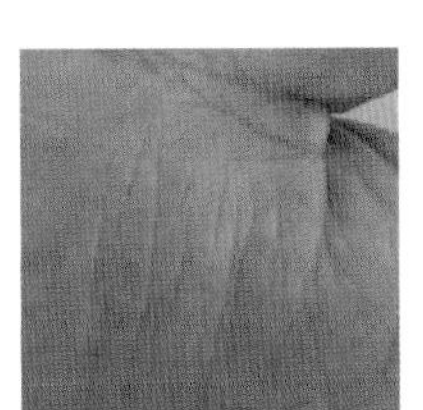

图5-350（b）
局部震区红色手

11. 艮区红10例占3.33%，其中扁桃体炎1例占0.33%，肺炎1例占0.33%，甲状腺功能亢进2例占0.66%，结肠息肉1例占0.33%，类风湿性关节炎1例占0.33%，痛风伴肝酒精性损伤2例占0.66%，慢性胃炎1例占0.33%，急性支气管炎1例占0.33%。青年患者艮区红色手如图5-351（a）所示，局部艮区红色手如图5-351（b）所示。

12. 艮区花斑10例占3.33%，其中白癜风1例占0.33%，肺炎1例占0.33%，乙型肝炎1例占0.33%，甲状腺功能亢进1例占0.33%，急性阑尾炎1例占0.33%，尿毒症1例占0.33%，三叉神经痛1例占0.33%，肾小球肾炎2例占0.66%，糖尿病1

例占0.33%。青年患者艮区花斑手如图5－352（a）所示，局部艮区花斑手如图5－352（b）所示。

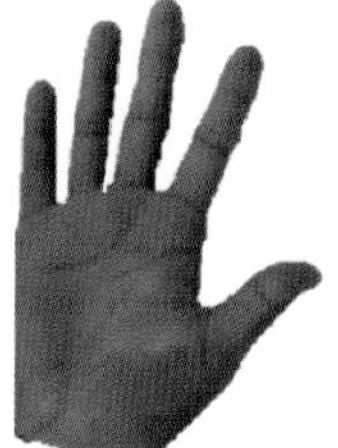

图5－351（a）
艮区红色手

图5－351（b）
局部艮区红色手

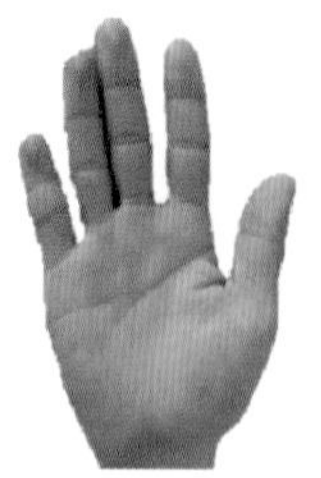

图5－352（a）
艮区花斑手

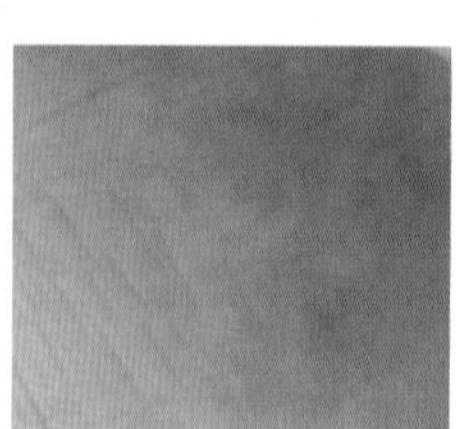

图5－352（b）
局部艮区花斑手

13. 艮区青紫色97例占32.33%，其中白癜风2例占0.66%，扁桃体炎2例占0.66%，胆囊结石1例占0.33%，肺炎5例占1.66%，乙型肝炎2例占0.66%，高血压并面神经炎1例占0.33%，甲状腺功能亢进1例占0.33%，结节性甲状腺肿2例占0.66%，急性阑尾炎3例占1.00%，类风湿性关节炎2例占0.66%，卵巢囊肿2例占0.66%，尿毒症6例占2.00%，盆腔积液30例占10.00%，上呼吸道感染1例占0.33%，肾小球肾炎4例占1.33%，糖尿病2例占0.66%，糖尿病肾病1例占0.33%，糖尿病合并肾功能不全1例占0.33%，痛风1例占0.33%，胃息肉1例占0.33%，慢性胃炎2例占0.66%，哮喘1例占0.33%，心律失常2例占0.66%，银屑病1例占0.33%，支气管炎1例占0.33%，子宫肌瘤20例占6.66%。青年患者艮区青紫色手如图5－353（a）所示，局部艮区青紫色手如图5－353（b）所示。

14. 坎区暗斑29例占9.66%，其中卵巢囊肿1例占0.33%，尿毒症8例占2.66%，盆腔积液11例占3.66%，肾小球肾炎2例占0.66%，慢性胃炎1例占0.33%，子宫肌瘤5例占1.66%，子宫肌瘤并盆腔积液1例占0.33%。青年患者坎区暗斑手如图5－354（a）所示，局部坎区暗斑手如图5－354（b）所示。

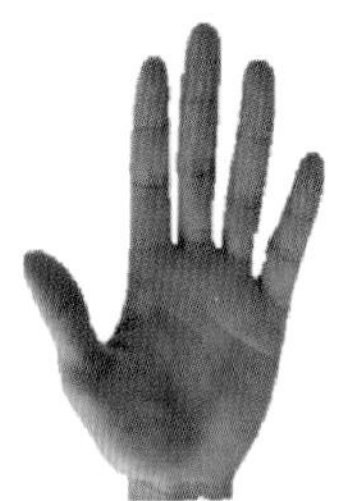

图5－353（a）
艮区青紫色手

图5－353（b）
局部艮区青紫色手

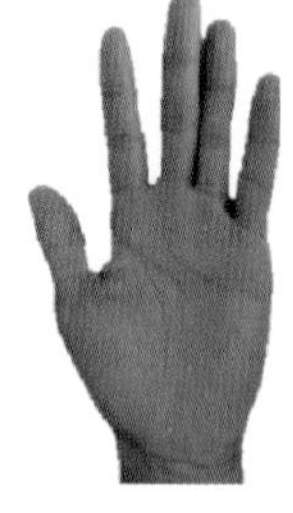

图5－354（a）
坎区暗斑手

图5－354（b）
局部坎区暗斑手

15. 坎区白斑6例占2.00%，其中盆腔积液3例占1.00%，肾小球肾炎3例中1.00%，青年患者坎区白斑手如图5－355（a）所示，局部坎区白斑手如图5－355（b）所示。

16. 坎区色暗乌10例占3.33%，其中白癜风1例占0.33%，卵巢囊肿2例占0.66%，尿毒症1例占0.33%，盆腔积液6例占2.00%。青年患者坎区暗乌色手如图5－356（a）所示，局部坎区暗乌色手如图 5－356（b）所示。

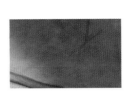

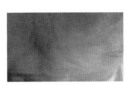

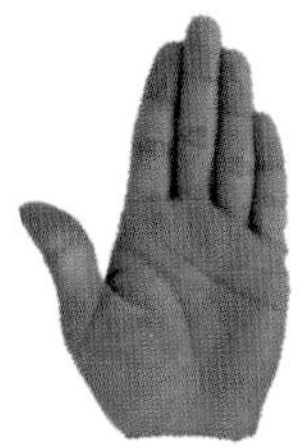
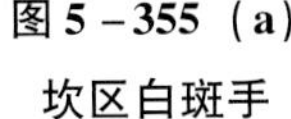

图 5－355（a）
坎区白斑手

图 5－355（b）
局部坎区白斑手

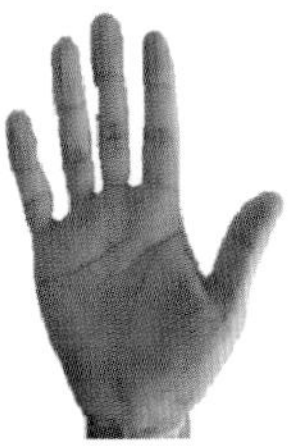

图 5－356（a）
坎区暗乌色手

图 5－356（b）
局部坎区暗乌色手

17. 坎区红 7 例占 2.33%，其中白癜风 1 例占 0.33%，肺炎 1 例占 0.33%，急性阑尾炎 1 例占 0.33%，盆腔积液 1 例占 0.33%，三叉神经炎 1 例占 0.33%，肾小球肾炎 1 例占 0.33%，糖尿病 1 例占 0.33%。青年患者坎区红色手如图 5－357（a）所示，局部坎区红色手如图 5－357（b）所示。

18. 坎区花斑 7 例占 2.33%，其中盆腔积液 5 例占 1.66%，子宫肌瘤 2 例占 0.66%。青年患者坎区花斑手如图 5－358（a）所示，局部坎区花斑手如图 5－358（b）所示。

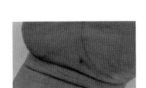

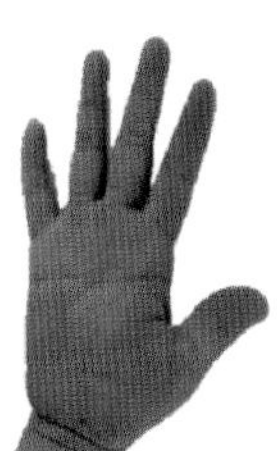

图 5－357（a）
坎区红色手

图 5－357（b）
局部坎区红色手

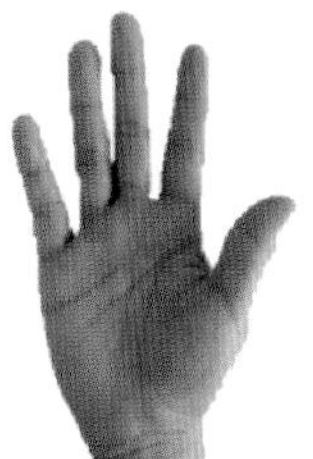

图 5－358（a）
坎区花斑手

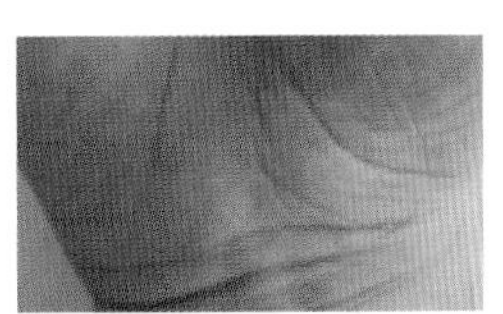

图 5－358（b）
局部坎区花斑手

19. 坎区青紫色 36 例占 12.00%，其中尿毒症 2 例占 0.66%，盆腔积液 23 例占 7.66%，神经官能症 1 例占 0.33%，肾小球肾炎 3 例占 1.00%，心律失常 1 例占 0.33%，子宫肌瘤 5 例占 1.66%，子宫肌瘤并盆腔积液 1 例占 0.33%。青年患者坎区青紫色手如图 5－359（a）所示，局部坎区青紫色手如图 5－359（b）所示。

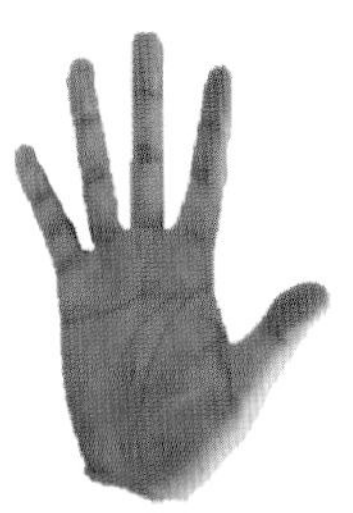

图 5－359（a）
坎区青紫色手

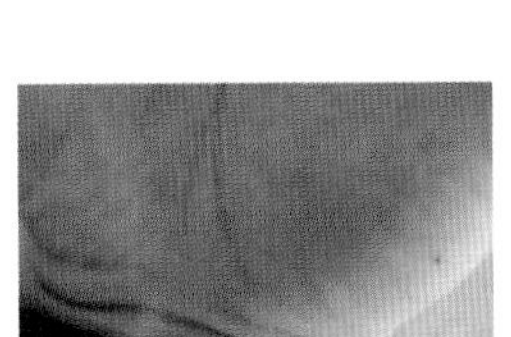

图 5－359（b）
局部坎区青紫色手

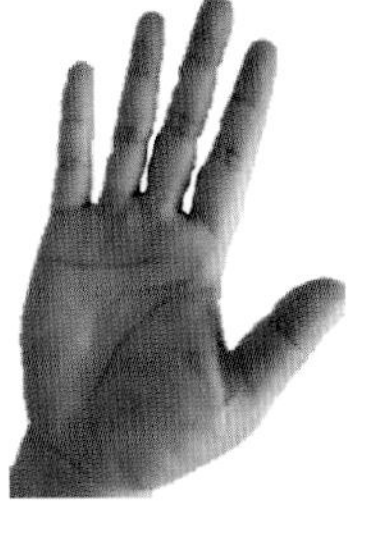

图 5－360（a）
离区红色手

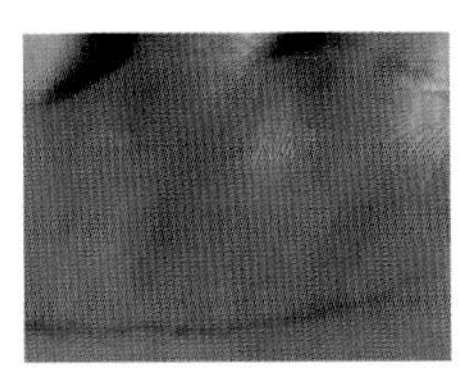

图 5－360（b）
局部离区红色手

20. 离区红1例占0.33%，其中乙型肝炎1例占0.33%。青年患者离区红色手如图5－360（a）所示，局部离区红色手如图5－360（b）所示。

21. 明堂色白2例占0.66%，其中白癜风1例占0.33%，胃息肉1例占0.33%。青年患者明堂色白手如图5－361（a）所示，局部明堂色白手如图5－361（b）所示。

22. 明堂暗黄20例占6.66%，其中白癜风2例占0.66%，胆囊结石1例占0.33%，卵巢囊肿1例占0.33%，盆腔积液7例占2.33%，上呼呼道感染1例占0.33%，神经官能症1例占0.33%，肾小球肾炎1例占0.33%，慢性胃炎1例占0.33%，子宫肌瘤5例占1.66%。青年患者明堂暗黄手如图5－362（a）所示，局部明堂暗黄手如图5－362（b）所示。

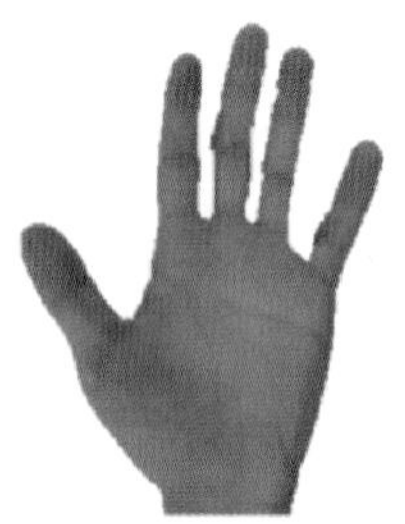

图5－361（a）
明堂色白手

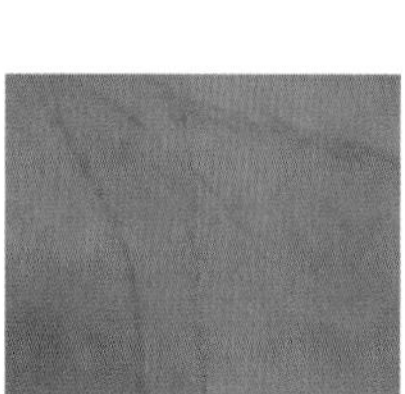

图5－361（b）
局部明堂色白手

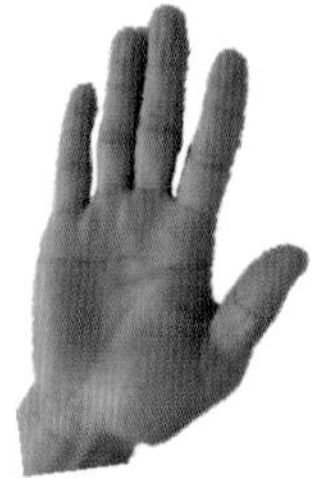

图5－362（a）
明堂暗黄手

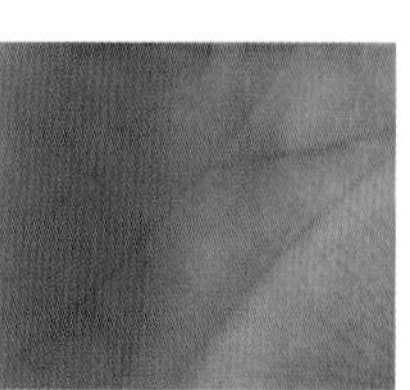

图5－362（b）
局部明堂暗黄手

23. 明堂花斑15例占5.00%，其中扁桃体炎2例占0.66%，肺炎1例占0.33%，高血压病1例占0.33%，风湿性关节炎1例占0.33%，急性阑尾炎1例占0.33%，盆腔积液2例占0.66%，肾小球肾炎1例占0.33%，糖尿病1例占0.33%，哮喘病1例占0.33%，支气管炎1例占0.33%，子宫肌瘤3例占1.00%。青年患者明堂花斑手如图5－363（a）所示，局部明堂花斑手如图5－363（b）所示。

24. 明堂灰暗26例占8.66%，其中白癜风1例占0.33%，胆囊结石1例占0.33%，肺炎3例占1.00%，乙型肝炎2例占0.66%，高血压并面神经炎1例占0.33%，结节性甲状腺肿1例占0.33%，急性阑尾炎1例占0.33%，类风湿性关节炎1例占0.33%，尿毒症3例占1.00%，盆腔积液5例占1.66%，盆腔积液并子宫肌瘤1例占0.33%，肾小球肾炎3例占1.00%，胃息肉1例占0.33%，子宫肌瘤2例占0.66%。青年患者明堂灰暗手如图5－364（a）所示，局部明堂灰暗手如图5－364（b）所示。

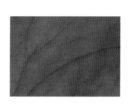

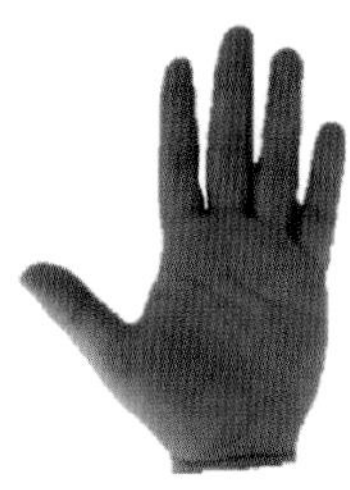

图5－363（a）
明堂花斑手

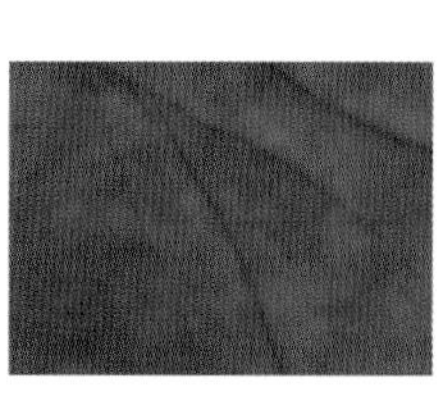

图5－363（b）
局部明堂花斑手

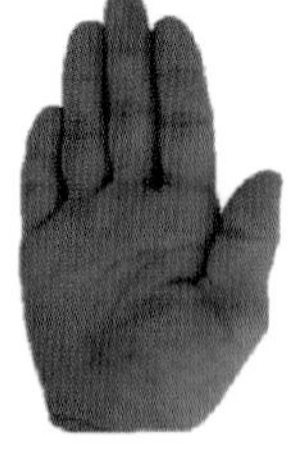

图5－364（a）
明堂灰暗手

图5－364（b）
局部明堂灰暗手

25. 明堂青紫色 35 例占 11.66%，其中急性扁桃体炎 2 例占 0.66%，肺炎 5 例占 1.66%，高血压病 1 例占 0.33%，风湿性关节炎 1 例占 0.33%，甲状腺功能亢进 1 例占 0.33%，结节性甲状腺肿 1 例占 0.33%，结肠息肉 1 例占 0.33%，急性阑尾炎 1 例占 0.33%，尿毒症 3 例占 1.00%，盆腔积液 9 例占 3.00%，肾小球肾炎 3 例占 1.00%，糖尿病 1 例占 0.33%，痛风伴酒精性肝损伤 1 例占 0.33%，心律失常 1 例占 0.33%，银屑病 1 例占 0.33%，支气管炎 1 例占 0.33%，子宫肌瘤 2 例占 0.66%。青年患者明堂青紫色手如图 5－365（a）所示，局部明堂青紫色手如图 5－365（b）所示。

26. 明堂白斑 8 例占 2.66%，其中白癜风 1 例占 0.33%，肺炎 1 例占 0.33%，风湿性关节炎 1 例占 0.33%，急性阑尾炎 2 例占 0.66%，盆腔积液 1 例占 0.33%，肾小球肾炎 1 例占 0.33%，支气管炎 1 例占 0.33%。青年患者明堂白斑手如图 5－366（a）所示，局部明堂白斑手如图 5－366（b）所示。

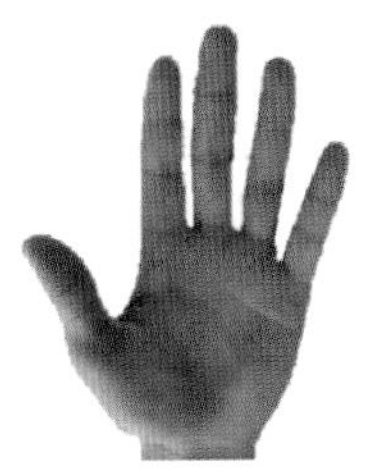

图 5－365（a）
明堂青紫色手

图 5－365（b）
局部明堂青紫色手

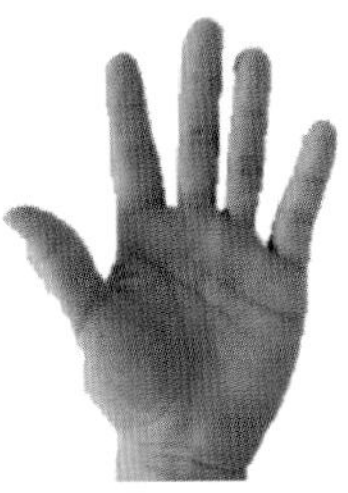

图 5－366（a）
明堂白斑手

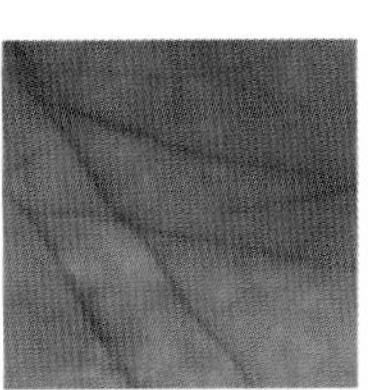

图 5－366（b）
局部明堂白斑手

27. 乾区暗斑 2 例占 0.66%，其中三叉神经炎 1 例占 0.33%，糖尿病伴肾功能不全 1 例占 0.33%。青年患者乾区暗斑手如图 5－367（a）所示，局部乾区暗斑手如图 5－367（b）所示。

28. 乾区暗乌 8 例占 2.66%，其中肺炎 1 例占 0.33%，尿毒症 2 例占 0.66%，盆腔积液 2 例占 0.66%，肾小球肾炎 1 例占 0.33%，糖尿病 1 例占 0.33%，支气管炎 1 例占 0.33%。青年患者乾区暗乌色手如图 5－368（a）所示，局部乾区暗乌色手如图 5－368（b）所示。

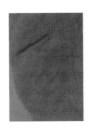

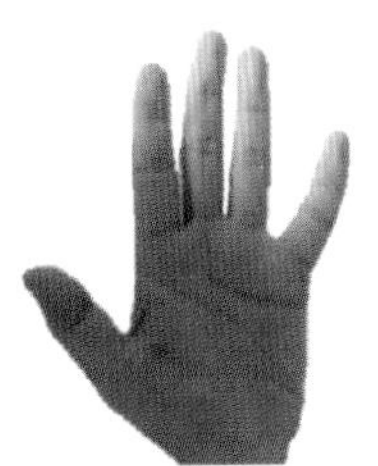

图 5－367（a）
乾区暗斑手

图 5－367（b）
局部乾区暗斑手

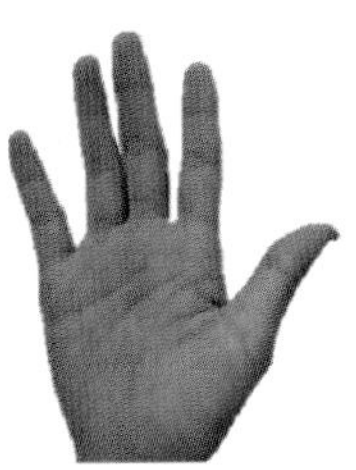

图 5－368（a）
乾区暗乌色手

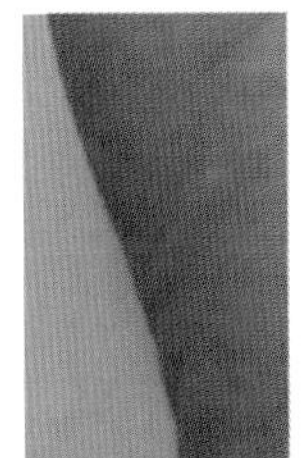

图 5－368（b）
局部乾区暗乌色手

29. 乾区红 60 例占 20.00%，其中白癜风 3 例占 1.00%，急性扁桃体炎 1 例占

0.33%，肺炎6例占2.00%，慢性肝炎4例占1.33%，高血压病1例占0.33%，甲状腺功能亢进2例占0.66%，结肠息肉1例占0.33%，结肠炎2例占0.66%，急性阑尾炎1例占0.33%，类风湿性关节炎2例占0.66%，尿毒症1例占0.33%，盆腔积液9例占3.00%，上呼吸道感染2例占0.66%，肾小球肾炎5例占1.66%，糖尿病3例占1.00%，痛风并酒精性肝损伤2例占0.66%，胃息肉1例占0.33%，慢性胃炎3例占1.00%，银屑病1例占0.33%，支气管炎3例占1.00%，子宫肌瘤5例占1.66%，子宫肌瘤并盆腔积液2例占0.66%。青年患者乾区红色手如图5-369（a）所示，局部乾区红色手如图5-369（b）所示。

30. 乾区花斑43例占14.33%，其中白癜风2例占0.66%，急性扁桃体炎3例占1.00%，肺炎7例占2.33%，慢性肝炎1例占0.33%，高血压并面神经炎1例占0.33%，风湿性关节炎1例占0.33%，甲状腺功能亢进1例占0.33%，急性阑尾炎1例占0.33%，类风湿性关节炎1例占0.33%，盆腔积液10例占3.33%，肾小球肾炎3例占1.00%，十二指肠溃疡1例占0.33%，糖尿病4例占1.33%，痛风病1例占0.33%，胃肠炎1例占0.33%，子宫肌瘤5例占1.66%。青年患者乾区花斑手如图5-370（a）所示，局部乾区花斑手如图5-370（b）所示。

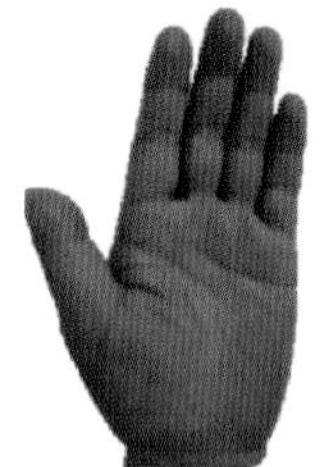
图5-369（a）乾区红色手

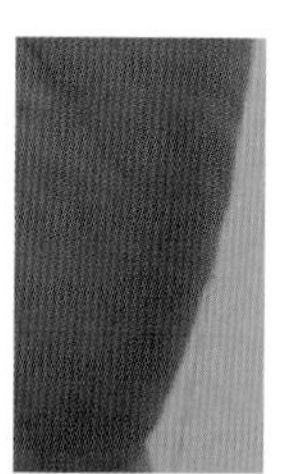
图5-369（b）局部乾区红色手

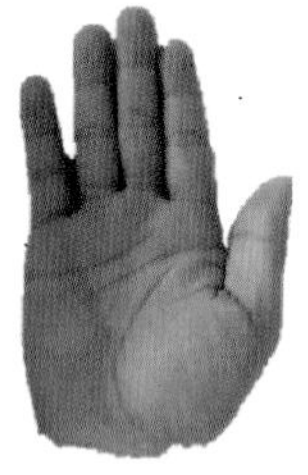
图5-370（a）乾区花斑手

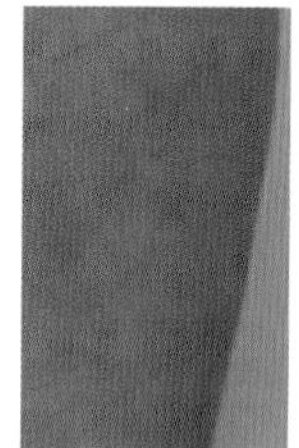
图5-370（b）局部乾区花斑手

31. 乾区青紫色7例占2.33%，其中急性阑尾炎1例占0.33%，尿毒症1例占0.33%，盆腔积液2例占0.66%，子宫肌瘤2例占0.66%，糖尿病肾病1例占0.33%。青年患者乾区青紫色手如图5-371（a）所示，局部乾区青紫色手如图5-371（b）所示。

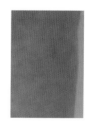

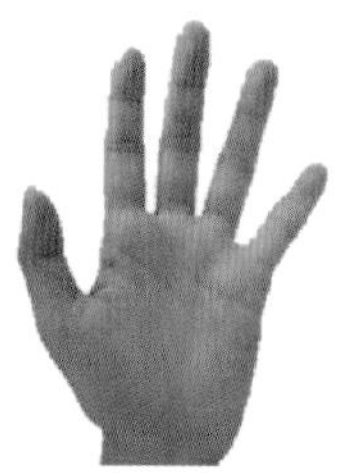
图5-371（a）乾区青紫色手

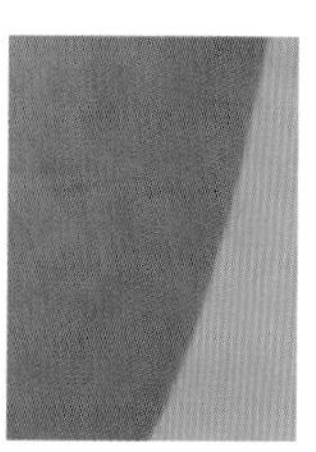
图5-371（b）局部乾区青紫色手

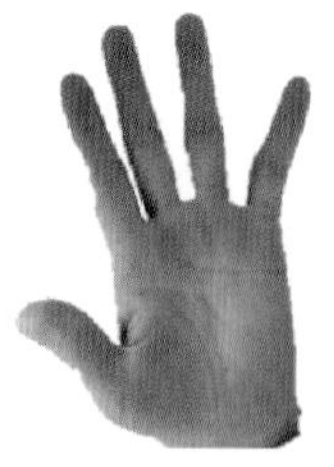
图5-372（a）乾区瘀斑手

图5-372（b）局部乾区瘀斑手

32. 乾区瘀斑13例占4.33%，其中急性扁桃体炎1例占0.33%，慢性肝炎2例占

0.66%，甲状腺功能亢进1例占0.33%，类风湿性关节炎1例占0.33%，盆腔积液3例占1.00%，糖尿病1例占0.33%，心律失常1例占0.33%，支气管炎1例占0.33%，子宫肌瘤2例占0.66%。青年患者乾区瘀斑手如图5－372（a）所示，局部乾区瘀斑手如图5－372（b）所示。

33. 手指暴皮5例占1.66%，其中风湿性关节炎1例占0.33%，结肠炎1例占0.33%，糖尿病1例占0.33%，痛风1例占0.33%，支气管炎1例占0.33%。青年患者手指暴皮如图5－373（a）所示，局部手指暴皮如图5－373（b）所示。

34. 指根红23例占7.66%，其中急性扁桃体炎5例占1.66%，肺炎1例占0.33%，高血压病1例占0.33%，风湿性关节炎2例占0.66%，结肠炎1例占0.33%，急性阑尾炎2例占0.66%，尿毒症1例占0.33%，盆腔积液2例占0.55%，神经炎1例占0.33%，肾小球肾炎3例占1.00%，糖尿病1例占0.33%，慢性胃炎1例占0.33%，支气管炎2例占0.66%。青年患者指根红手如图5－374（a）所示，局部指根红手如图5－374（b）所示。

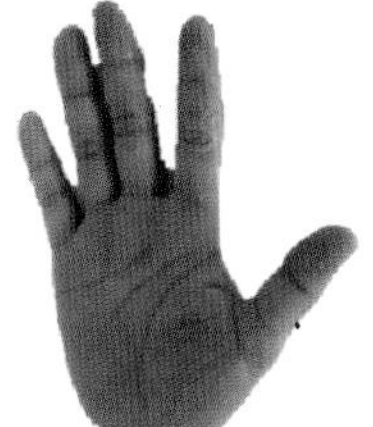

图5－373（a）
手指暴皮

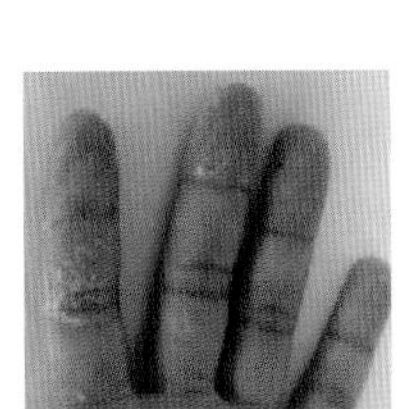

图5－373（b）
局部手指暴皮

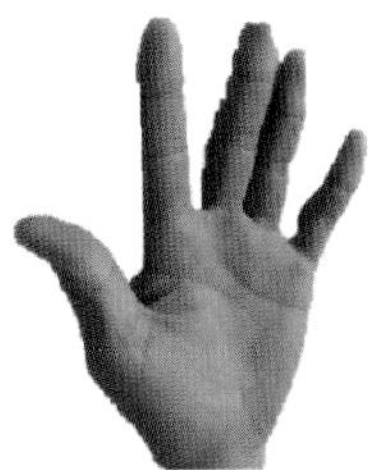

图5－374（a）
指根红手

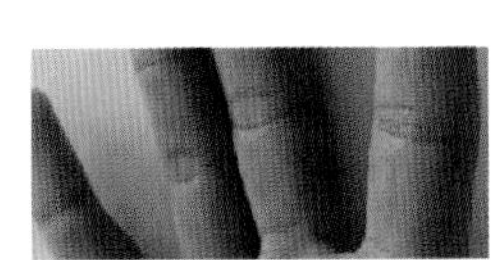

图5－374（b）
局部指根红手

35. 指根花斑34例占11.33%，其中肺炎2例占0.66%，慢性肝炎2例占0.66%，高血压病2例占0.66%，结节性甲状腺肿1例占0.33%，急性阑尾炎1例占0.33%，卵巢囊肿1例占0.33%，盆腔积液12例4.00%，神经官能症1例占0.33%，肾小球肾炎3例占1.00%，视神经炎2例占0.66%，糖尿病1例占0.33%，慢性胃炎3例占1.00%，子宫肌瘤3例占1.00%。青年患者指根花斑手如图5－375（a）所示，局部指根花斑手如图5－375（b）所示。

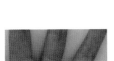

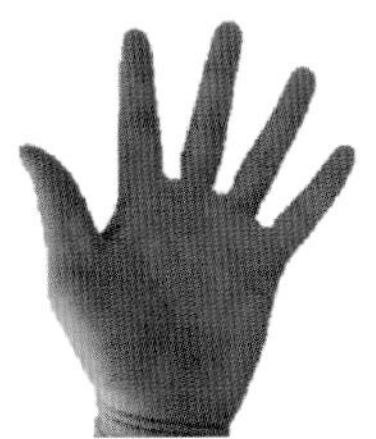

图5－375（a）
指根花斑手

图5－375（b）
局部指根花斑手

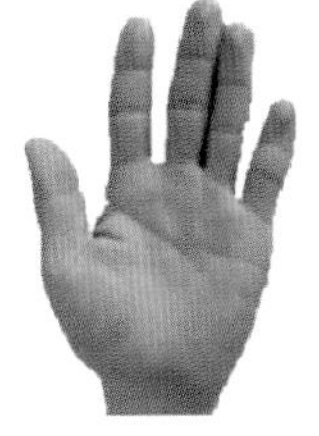

图5－376（a）
指根黄手

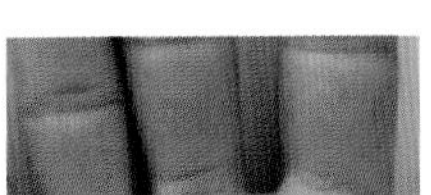

图5－376（b）
局部指根黄手

36. 指根黄35例占11.66%，其中白癜风3例占1.00%，急性扁桃体炎1例占0.33%，胆囊结石1例占0.33%，肺炎2例占0.66%，急性阑尾炎1例占0.33%，卵巢囊肿 3 例占 1.00%，尿毒症 2 例占 0.66%，盆腔积液 11 例占 3.66%，三叉神经炎 1 例占 0.33%，糖尿病 1 例占 0.33%，哮喘病 1 例占 0.33%，心律失常 1 例占 0.33%，支气管炎 1 例占 0.33%，子宫肌瘤 6 例占 2.00%。青年患者指根黄手如图 5 - 376（a）所示，局部指根黄手如图 5 - 376（b）所示。

37. 指根青紫色 15 例占 5.00%，其中白癜风 1 例占 0.33%，胆囊结石 1 例占 0.33%，肺炎 1 例占 0.33%，急性阑尾炎 1 例占 0.33%，类风湿性关节炎 2 例占 0.66%，尿毒症 1 例占 0.33%，盆腔积液 5 例占 1.66%，子宫肌瘤 3 例占 1.00%。青年患者指根青紫色手如图 5 - 377（a）所示，局部指根青紫色手如图 5 - 377（b）所示。

38. 指关节色暗 22 例占 7.33%，其中白癜风 1 例占 0.33%，急性扁桃体炎 1 例占 0.33%，肺炎 4 例占 1.33%，慢性肝病 1 例占 0.33%，高血压病 1 例占 0.33%，急性阑尾炎 3 例占 1.00%，尿毒症 2 例占 0.66%，盆腔积液 1 例占 0.33%，肾小球肾炎 3 例占 1.00%，十二指肠溃疡 1 例占 0.33%，银屑病 2 例占 0.66%，支气管炎 1 例占 0.33%，子宫肌瘤 1 例占 0.33%。青年患者指关节暗色手如图 5 - 378（a）所示，局部患者指关节暗色手如图 5 - 378（b）所示。

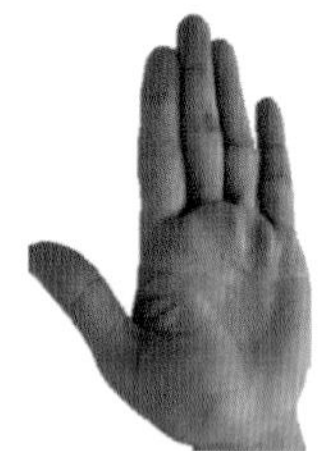

图 5 - 377（a）
指根青紫色手

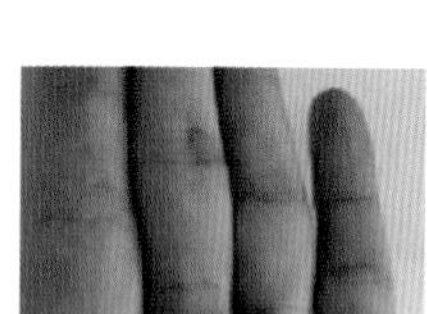

图 5 - 377（b）
局部指根青紫色手

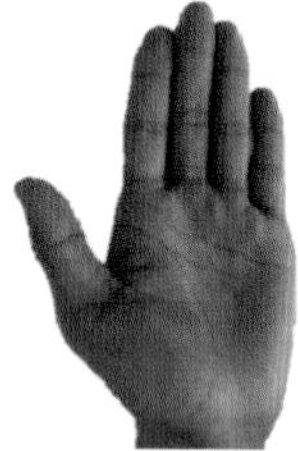

图 5 - 378（a）
指关节暗色手

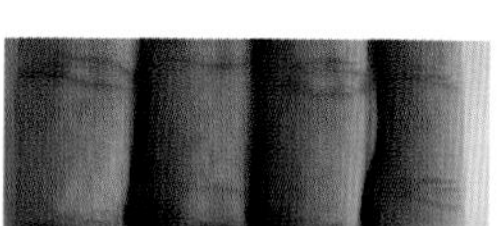

图 5 - 378（b）
局部指关节暗色手

39. 指节灰暗 15 例占 5.00%，其中白癜风 1 例占 0.33%，甲状腺功能亢进 1 例占 0.33%，急性阑尾炎 1 例占 0.33%，尿毒症 3 例占 1%，盆腔积液 1 例占 0.33%，子宫肌瘤并盆腔积液 1 例占 0.33%，神经痛 1 例占 0.33%，肾小球肾炎 1 例占 0.33%，糖尿病 1 例占 0.33%，心律失常 1 例占 0.33%，银屑病 1 例占 0.33%，支气管炎 2 例占 0.66%。青年患者指节灰暗手如图 5 - 379（a）所示，局部指节灰暗手如图 5 - 379（b）所示。

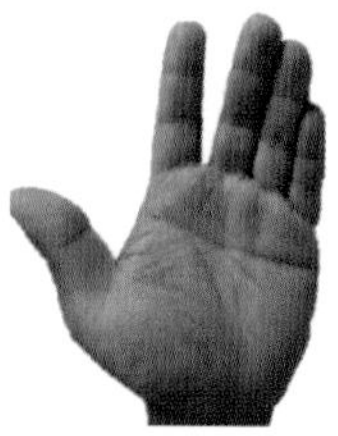

图 5 - 379（a）
指节灰暗手

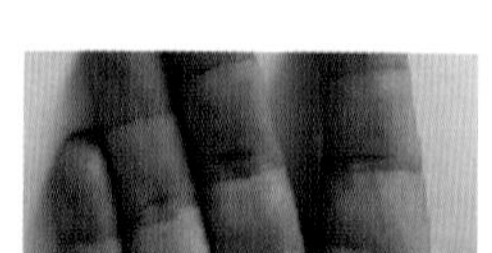

图 5 - 379（b）
局部指节灰暗手

手掌部位的九宫八卦区域色变是识别病症的重要一环。从本组300例青年患者手掌九宫八卦色变分析观察可以看出，其色变与疾病关系极其复杂。本组300例有色变32种，变化部位，例数达739例次。其中变化部位占比最多为：巽离、巽离坤区为107例次占35.66%，艮区色变为117例次占39.00%，坎区色变为95例占31.66%，明堂色变为122例次占40.66%，乾区色变为133例次占44.33%，震区色变为81例次占27.00%。

为了弄清以上各种疾病在手掌九宫八卦区域所出现的复杂变化，避免被一病在多区域出现多种变化而弄晕了头脑，有必要了解一下《易经》所传承的阴阳五行理论。《易经》从石器时代（大约一万年前）的伏羲氏画《河图》八卦到夏代的《连山》，商代的《归藏》至周朝的《周易》传承几千年，阴阳五行理论孕育其中。春秋时期由孔子编选的《尚书》中记载了殷纣王叔父箕子作的《洪范》所阐述的阴阳五行理论："五行。一曰水，二曰火，三曰木，四曰金，五曰土。水曰润下，火曰炎上，木曰曲直，金曰从革，土爰稼穑。"

淮南王刘安（公元前179－前122年）在《淮南子》一书的"地形训"中记有："木胜土，土胜水，水胜火，火胜金，金胜木……木壮，水老火生金囚土死；火壮，木老土生水囚金死；土壮，火老金生木囚水死；金壮，土老水生火囚木死"的五行生克理论。

汉代班固撰《汉书·五行志上》："木，东方也，于易，地上之木为观。火，南方，扬光辉为明者也。土，中央，生万物者也。金，西方，万物既成，杀气之始也。水，北方，终臧万物者也。"以河图，洛书为经纬，八卦九章为表里，则乾坤之阴阳，效洪范之咎征，天人之道餐然箸也。

《素问·天元纪大论》篇："天有五行御五位，以生寒暑燥湿风，人有五藏化五气，以生喜怒思忧恐……木火土金水，地之阴阳也，生长化收藏……故阴中有阴，阳中有阳。"《素问·宝命全形论》："木得金而伐，火得水而灭，土得木而达，金得火而缺，水得土而绝，万物尽然，不可胜竭。"《素问·五运行大论》篇："气有余，则制己所胜而侮所不胜，其不及，则己所不胜侮而乘之，己所胜轻而侮之，侮反受邪，侮而受邪。寡于畏也。"

手掌九宫八卦区域有两种五行定位法。一是，伏羲氏的"河图"八卦定位：以左手为例，手掌大鱼际侧中点为震为东，为木，为肝，小鱼际侧中央部位为兑，为西，为金，为肺；掌明堂上方，指根下方以中指为中心的中央区为离，为南，为火，为心；掌根明堂下方至腕上部中央区为坎，为北，为水，为肾；手掌中央由四周肉阜围绕的略凹陷部位为明堂，为中央，为土，为脾。中医脏腑理论认为：五脏属阴，六腑为阳。其五个部位的阴阳属性均为阴性。二是周文王的"洛书"八卦定位，其是在"河图"八卦布局的基础上，增加了人纹起始线上方，食中指分界线内侧的巽区，巽为东南方，为木，为肝胆区。在人纹上方小指下方，环指下外缘外侧区域为坤区，为土，为西南方，为脾。大鱼际中点下方，明堂外侧，大拇指侧腕斜上方为艮区，为土，为东北方，为脾胃。在手掌尺侧明堂外下方，兑区下方，坎区斜上方为乾区，为金，为西北，为脑。脑为奇恒之腑乾金部位有属阳的性质，巽区有胆的含意，其位亦有阳的属性，艮区有胃的含意，故其亦有部分阳的属性，坤区与性线相连，性为命门，命门为阳，故坤区亦有部分阳的属性。

了解了这些理论知识，我们就可以对以上青年患病人群 39 种疾病在九宫八卦区域色变 739 例次变化进行解析。首先必须肯定手色的九宫八卦区域观察重于全手手色观察，全手手色仅能了解人体疾病的八纲属性；而九宫八卦部位的手色观察则能明确疾病存在的位置，疾病种类和真实的手色变化与疾病的关系。

为了快捷而正确观察的九宫八卦区域颜色变化，在诊断疾病中应注意采用以下方法：

（1）以颜色出现部位发现疾病

《灵枢·五色》："五色各见其部……视色上下，以知病处。"这种方法就是观察手色的异常变化出现在九宫八卦哪个部位，就初步确定是哪一脏腑有病的方法。如离区色暗应考虑心脏有病的可能；震区出现红色应考虑肝火旺盛；坎区青暗应考虑肾及盆腔有寒湿病变，明堂色灰暗应考虑脾胃运化失职、脾胃虚寒等等。但切忌不要将结论停止在此位置上，这只是以九宫八卦区域认识疾病第一步，如果仅以简单的某一区域色变就认定是某一种疾病，甚至有按全息生物学理论绘图把人体脏腑器官投影定位细化到某一点上，而此区点出现色变即定为某脏腑器官有病，这种定位法可以说多数不符合手象观察的实际。以色变部位查病是观察手色变化诊断疾病必经的第一步，其部位应限于手掌九宫八卦部位及观察手指的五行定位。脏腑投影法在临床中很难找到对应性支持，有待进一步观察研究。

（2）以颜色的脏腑五行属性认知疾病

《灵枢·五色》："五色命藏，青为肝，赤为心，白为肺，黄为脾，黑为肾。"以观察手部九宫八卦区域颜色属性认知脏腑疾病，是手色诊断的必须施行的另一方法。从《内经》可知：震为木为肝为青色；巽在肝心之间肝为青色，心为红色，所应为木为肝胆应为暗红色。坤位在离兑之间，离红兑白，所以应为土为脾为淡红色。乾区在兑坎明堂之间，兑白，坎黑，明堂黄，三色组合，乾区应为金为脑为淡黄色。艮在震、坎、明堂之间，震青，明堂黄，坎黑，三色组合，所以艮为土为脾胃为暗黄色。明堂为土为脾为黄色。以五色定五脏颜色，黄种人若震区略青黄，离区略红黄，兑区略白黄，坎区略暗黄，明堂略黄，应视为本真色，不应定为疾病。以手的九宫八卦区域五色认知疾病，要十分注意真实颜色的辨别和混合颜色的识别，方能真实认知脏腑疾病。如本组所见的花斑手，花斑手常由红、黄、青、紫、黑等多种颜色组合而成。以脏色论病则见到花斑手色就应考虑多个脏腑气血均有瘀滞，因为斑者瘀也，只是有主次之分，或五行生克强弱之分。本组花斑手病患包含：肝炎、肺炎、高血压、盆腔炎、肾炎、急性阑尾炎、视神经炎、慢性胃炎等，只是乾区淡黄，肺白，离红，肾黑，肝青病比例以该顺序从高到低。又如本组所出现的坎区暗斑和坎区色暗乌，从以上理论所知，坎为肾为水为暗黑色，斑为气血瘀滞形成，上述两种手色应以肾病，尿毒症，盆腔炎，子宫肌瘤出现为主。经查证，29 例坎区出现暗斑者，患者中有盆腔积液、子宫肌瘤者

17 例，肾炎、尿毒症者 10 例，两者相加为 27 例，占坎区暗斑出现组的 93. 10%。本组 8 例坎区暗乌者，尿毒症肾炎 3 例，盆腔积液 2 例，肺炎支气管炎 2 例，金生水，所生受病，总占 87. 50%，说明按着中医脏腑五行属性理论指导手象的手色观察是有依据的。

（3）以颜色出现的病理特性识别疾病

颜色特性是中医五色诊病的重要一环。《内经》认为青黑为痛，黄赤为热，白为寒，赤甚者为血瘀，以观察手掌九宫八卦区域色泽特性方法识别疾病是手色诊病的又一方法。如本组所观察 6 例急性扁桃体炎患者中，出现全掌红紫 2 例，巽离坤区红 3 例，巽离区红 1 例，震区红 2 例，艮区红 1 例，明堂区花斑 2 例，明堂区青紫色 2 例，乾区红 1 例，乾区花斑 3 例，乾区瘀斑 1 例等 10 种 17 例次色变。以颜色特性论病，手掌红紫为人体五脏六腑瘀热，乾区花斑为肺金区瘀热，明堂花斑，明堂青紫为心脾肺瘀热（火生土，土生金）。从以上颜色病理特性，各种手色所见均指向肺金瘀热，热毒侵入五脏，急性扁桃体炎其本脏属性为肺金，手掌九宫八卦区域为兑乾区，热毒瘀互作而使手的九宫八卦区出现红紫颜色，以病理颜色特性识别疾病正是急性扁桃体炎，与其化脓性改变所致部局及全身病理变化相符合。又如本组所观察 6 例急性化脓性阑尾炎患者，手九宫八卦区域色变为全掌花斑 3 例，全掌紫红 2 例，巽区瘀斑 1 例，震区红 3 例，艮区花斑 1 例，艮区青紫 3 例，坎区红 1 例，明堂花斑 1 例，明堂青紫 1 例，明堂白斑 2 例，乾区红 1 例，乾区花斑 1 例，乾区青紫 1 例等 13 种 18 例次变化。阑尾位于大肠、小肠之间，大肠五行属金与肺相表里，小肠五行属火，与心相表里。土生金，金克木，金生水，木生火，火生土，水克火，火克金。按颜色脏腑病理特性，红赤为热，青紫为瘀，花斑为五脏气血瘀热。本组全掌花斑为五脏热毒所致，艮区花斑、明堂花斑原因为脾土毒热受病，气血紊乱不及而致肝气横戾，生火侮金，病处直指心肺两脏。震区红，为热盛太过，则薄所不胜，亦指向心肺两脏。乾区红为肺热同性相及，明堂青紫，艮区青紫，乾区青紫，土生金，土不及则所生受病，火克金，不及则所胜衰行，金生水，坎区红为所生受病，这些色变病理特性都将病位直指胃肠间金、火属性脏器，而胃肠间五行金、火属性脏器只有阑尾一个器官。急性化脓性阑尾炎，因阑尾化脓至脓毒素入血，气血瘀热殃及五脏，各色均现而出现全手花斑，热毒致气血热盛全掌紫红，明堂、艮区、乾区青紫指向胃肠间，仅有金火属性之阑尾。可见以颜色病理特性指导手色诊断病症亦是手色诊病中的重要一环。

（4）以手色的五行生克辨知疾病

前节在以手色病理特性诊断疾病中谈及手色的五行生克问题，为提示手色五行生克在其病症五行属性不显病例中，如何注意以五行生克方法辨识疾病，此方法亦是手象手色观察中常用者。

本组所观察的 25 例肺炎、支气管炎病例，按肺金的五行属性应在手掌九宫八卦区域的兑区出现色变。但本组无一例病患出现兑区色变，而色变在九宫八卦区域出现的位区是：全掌花斑 4 例，巽离坤区红 3 例，巽离坤区花斑 7 例，巽离坤区青紫色 1 例，巽区瘀斑 1 例，震区红 5 例，艮区红 2 例，艮区花斑 1 例，艮区青紫色 6 例，坎区红 1

例，明堂花斑2例，明堂灰暗3例，明堂青紫色6例，明堂白斑2例，乾区暗乌2例，乾区红9例，乾区花斑7例，17种62例次色变。因此如何在复杂、多区域、多种类色变中找出是何脏腑发生疾病，是手色诊病的难点。

五行生克理论提示，土生金，金生水，金克木，火克金，“其不及则己所不胜侮而乘之，己所胜轻而侮之。其不及则所胜妄行，而所生受病，所不胜薄之。”全掌花斑，巽离坤区红，巽离坤区花斑，巽离坤区青紫。巽离在天纹上方为人体上焦，上焦为心肺处地，红为热，青紫为瘀，离为火，火克金，上焦处地唯心肺二脏，心有克肺金之象，则表现出此瘀来自肺金，特别是巽、离、坤三脏所组合同时发出指向其气不及的克、反侮、所生受病的脏腑正是肺金。有4例出现全掌花斑，说明21例病患中肺炎有重笃者，热入血累及五脏，使全手各色混杂发生。巽、震为木为肝，其色红为气有余，气有余而侮所不胜的肺金。艮区红、艮区花斑、艮区青紫，明堂花斑，明堂青紫，明堂灰暗，明堂白斑都是同时指向土所生脏腑，由于其子脏气不及而子病及母，青紫、灰暗、花斑表现其病脏气血瘀滞，病理改变有轻重之别。至于乾区红、乾区花斑、乾区暗乌正是反映脏腑同性相及，肺金之热瘀在脑金亦有表现。由此可以看出，肺金受病，虽然在本脏九宫八卦区域未出现色变，而其五行生、克、侮、乘的脏腑及同属性脏腑显象无异。所以从这个病例我们也可以得知，手色诊病以色部定位，色的五行属性定病和以色的病理特性识病很重要，但颜色五行生克侮乘辨别疾病同样重要，因其可在杂乱无章的表现中，以提纲挈领的方式找到疾病藏身之所，其准确无误尤为重要。

（5）以手色出现区域的五行属性病理特点五行属性综合辨证诊断疾病

此方法是综合上述各种以色诊病方法加上脏腑五行生克辨证，为在某一疾病所致的众多手的九宫八卦区域色变中，通过用以上方法综合辨证，找到病变脏腑所在。此方法亦是手色诊病过程中不可缺少的方法之一。

本组肾病、尿毒症、盆腔炎、子宫肌瘤患者为142例。其手掌九宫八卦色变达126种329例次。其中全掌花斑3例，全掌紫红5例，巽离坤区褐斑1例，巽离坤区红14例，巽离坤区花斑16例，巽离坤区青紫6例，巽离区瘀斑2例，震区红23例，艮区花斑3例，艮区青紫色60例，坎区暗斑28例，坎区白斑6例，坎区色暗乌9例，坎区红2例，坎区花斑7例，坎区青紫色34例，明堂暗黄色14例，明堂花斑6例，明堂灰暗14例，明堂青紫17例，明堂白斑2例，乾区暗乌5例，乾区色红22例，乾区花斑18例，乾区青紫色6例，乾区瘀斑5例。从以上所记录的九宫八卦区域色变的复杂多样表象的数据中可以看出：如果不找到一个恰当的方法去分析辨别，则无法确定肾病、尿毒症、盆腔炎、子宫肌瘤，应以何种手色作为其诊断确定标准。当我们将色泽出现区域仔细辨识后，发现全掌色变为2次，巽离坤区为3次，巽离为1次，震区1次，艮区2次，坎区6次，明堂5次，乾区5次。再以手掌区域上下方向排列辨识，位于明堂上方的色变出现4次，位于明堂下方色变出现13次。从色变区域出现可以见到明堂下方九宫八卦区域色变出现率为上方的3.25倍，说明病变所在区域为人体下方（下焦），而下焦色变最多定位者为坎，所以从九宫八卦区域色变最多定位来看，坎为主要病变，坎为水，为肾，为盆腔子宫附件区。从颜色五行属性及其色变的病理特性方面看，青、暗、紫、乌、灰、瘀等颜色组合占79.68%。青、暗、乌、灰、瘀、紫色均由黑色为主的色调混合产生，黑色属肾，女性盆腔也表象在坎区。这些颜色的五行属性和病理特性都指向坎肾。

本组坎区青、灰、乌、暗为本脏色，为阴为寒为瘀滞为脏腑功能不足，其出现率32.55%。肾水寒瘀则气血亏虚，土克水，己所不胜的脾土侮而乘之，故明堂、艮区色变明显。色变出现率占本组全部色变之28.00%；水克火，肾水亏虚所胜妄行，离火区色变率为16.00%；金生水，肾水亏虚所生受病乾区色变出现率为20.00%。以上色变相加占本组色变之96.00%。由此，可以看出本组五行生、克、侮、乘变化亦指向坎肾区病变。在复杂的手色变化中找到疾病所在，是中医以手色属性特点、五行属性综合辨证诊断疾病不可缺少的方法。

（6）注意识别手色变化是否与脏腑疾病相关

在手掌九宫八卦区手色识别中要十分注意手色的变化是否与脏腑相关，即及时排除假色。本组有白癜风病3例。白癜风手色变化出现15种29例次。从中医脏腑理论讲，肺主皮毛，白癜风病为肺气虚，但实际该种病人脉象、舌诊、面诊均无明显显示该种疾病的病理改变表象，即所涉及脏腑无病损，而手色变化确复杂多样。如此在手色辨病中必须十分注意皮肤病所引起的手色变化是皮肤所致，还是脏腑有病所致。临床中我们还发现一些从事特殊劳动的人手色变化亦很复杂，如不注意人的整体形态以及手从事劳作的特点进行分析辨别常会产生误诊，特别是与一些其他脏腑手色变化交织在一起时，更应注意参照其他诊法及病史调查，以免发生手色诊视错误。

手指颜色观察是中医手象学观察内容之一，在本书手型观察中我们已初步阐述了手指的五行属性，相生相克以及手指与手掌的对应关系。

本组青年人指色观察共发现7种病理色泽形态改变，其中手指暴皮5例，分别为风湿性关节炎、结肠炎、糖尿病、痛风病、支气管炎各1例。病例比较散在，但细加分析亦可发现与肺阴虚密切相关。肺为金，土生金，金克木，肺阴虚为其脏不及，则所胜妄行，肝木反侮肺金，同时克脾土更甚。肝脏气血妄行，肺主皮毛不利，则风病易发，如风湿性关节炎。肝木克土更甚则与脾胃病相关的糖尿病、结肠炎易发生。诸病反制使肺主皮毛的功能更差而致手指暴皮发生。

本组指根红23例，其中急性扁桃体炎5例，肺炎、支气管炎3例，肾炎、尿毒症、盆腔炎6例，急性阑尾炎、胃炎、糖尿病、结肠炎5例。手指指根与手掌相连接，为手指的五脏之基。手根红为五脏热甚，本组急性扁桃体炎、肺炎、急性阑尾炎等均为肺、心火炽热性病变，而肾炎、尿毒症、盆腔炎虽属肾阴寒瘀，但瘀久生热，在脏腑五行生克侮乘关系作用下，亦可在指根处表象红色。总之，各种疾病无论是虚、实、寒、热病机，其病程过程中如发现指根色红，则表现瘀热已在，在治疗中要及时对因对症处理。

本组指根花斑34例，其中肺炎2例，急性阑尾炎2例，盆腔炎、子宫肌瘤、卵巢囊肿16例，肾小球肾炎3例，胃炎、甲状腺肿、糖尿病、视神经炎等8例，指根花斑与手掌花斑形成机理近同。花斑为红、青、白、黄、黑、紫等颜色混合而成。当某种疾病足以引起五脏气血紊乱、五行生克多样动变时，即可出现手指指根花斑表象。如本组的肺炎、急性阑尾炎、盆腔炎、肾小球肾炎等病均可轻易致手指指根花斑出现。其他疾病，在足以扰动五脏气血紊乱时亦可出现指根花斑。

本组指根黄35例，其中与肺相关的急性扁桃体炎、肺炎、哮喘病、支气管炎5例，与肾水相关的尿毒症、盆腔炎、卵巢囊肿、子宫肌瘤共22例，与脾胃相关的糖尿病、阑尾炎、胆囊结石病3例。黄色为脾土，指根色黄为脾土瘀重，上传指根所致。脾为土，土克水。脾气有余更克肾水，而致肾脏所属的脏腑功能虚弱产生病患，本组肾脏所属病例共22例占62.85%。土生金，其母气盛，殃动子脏，使肺气横戾致本脏为病乘克肝木，肝木受邪不及脾土，使三脏形成逆向生克循环，而致肺金病，脾胃病发生。

本组指根青紫色15例，青紫色为寒瘀表象，亦可为热极生寒所致。本组表象为寒瘀疾病者共11例，其中盆腔积液5例，子宫肌瘤3例，尿毒症1例，类风湿关节炎2例，占73.33%。热极生寒病2例，重型肺炎1例，急性化脓性阑尾炎1例，占13.33%。

本组指关节色暗指节灰暗共27例，颜色组合理论认为暗、灰暗色主要由黑、白色及黄色组合形成，其病理机制为寒邪过盛，气血瘀滞，肾色黑，肺色白，脾色黄，所以此色出现常主要为肾水、肺金疾病存在的表象，其次为脾土疾病的发生。本组37例中涉及肾水疾病13例占35.13%，涉及肺金疾病8例占21.62%，涉及脾土疾病6例占11.21%。三组合计为70.93%，余10例除5例皮肤病与脏腑损伤无关外，其他病5例均与上述脏腑五行生克相关。如高血压病1例，甲状腺功能亢进病1例，慢性肝病1例，心律失常1例均为金克木，水克火机制形成。

总之，手指颜色改变与脏腑主色、五行生克侮乘紧密相关，又因其在掌指组合之高位，从全手整体观讲，其主要位在上焦，人体上焦主要脏腑为肺心，所以指色变化常与两脏关系密切，二脏功能是主气主血，气血一变则手色即变，之后在成年组、老年组所见的烟毒致手指黑紫变化就是这一机理的表现。

六、370名成（壮）年人手色表象

《素问·上古天真论》说：女子“六七，三阳脉衰于上，面皆焦，发始白；七七，任脉虚，太冲脉衰少，天癸竭，地道不通，故形坏而无子也。”丈夫“五八，肾气衰，发堕齿槁；六八，阳气衰竭于上，面焦，发鬓颁白；七八，肝气衰，筋不能动，天癸竭，精少，肾藏衰，形体皆极；八八，则齿发去。”

《易经》十二辟卦配属人生年龄认为：40岁则祖气近192铢，元气大减，至本组的60岁祖气已减去全部元气的380铢。人体遗传和16岁前所积累的380铢元气已近消耗为零。

从《内经》和《易经》对人的年龄与人身体状态的描述可以得知，人过中年，内扰于喜怒忧思悲恐惊，外患于风寒暑湿燥火，加之有人又有嗜好食酒烟赌欲毒网等坏习惯，所以60岁以上人群中无真正的阴平阳秘，阴阳平衡之人。本组370人来自门诊体检和住院病人。370人中全手手色为7种：暗红色手46例，占12.43%；淡红黄色手41例，占

11.08%；花斑手43例，占11.62%；黄色手16例，占4.32%；黄红色手17例，占4.60%；青紫色手56例，占15.13%；紫红色手81例，占21.89%。

前已述及，按《内经》和《易经》所述，人生步入成（壮）年时代，五藏生理功能成熟定型，特别肾肝肺心功能表象更为突出。由于人生不断的经历内外因素的侵袭扰动，日积月累会在手的神、色、纹、皮、肉阜、脉络、九宫八卦区域、脏腑反应部位刻下印迹。因此，此人群基本无正常手象表象，但因为其此年龄段人体内自生的阴阳互扰激荡减少，且五脏六腑久经侵扰，对一些扰乱因素较少年组的和青年组，有了一些抵御和减负能力，所以表现在手部颜色气血运行方面，相对较少年组和青年组乱象有所减少，除非真脏实病或足以扰动人体血气运行之病，才可使全手手色发生改变。另外一些器官体表病患不足以扰动人体脏腑气血运行者，亦可不致全手手色变化。因此，此人群在受检时，人体正处于相对平衡态而多出现淡红黄手或近似正常的暗红色手。

（一）370名患病成（壮）年人全手手色表象

1. 高血压病16例占4.32%，其中紫红色手6例，占1.62%；花斑手2例，占0.54%；淡红黄色手7人，占1.89%；黄红色1例，占0.27%。成年高血压病患者紫红色手如图5－380所示。

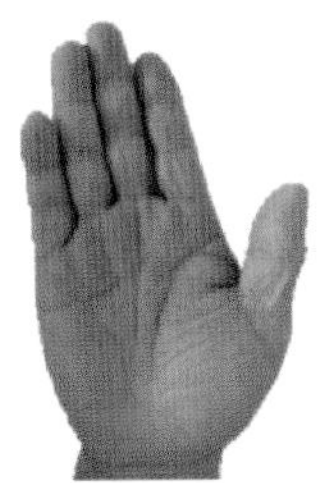

图5－380　高血压病紫红色手

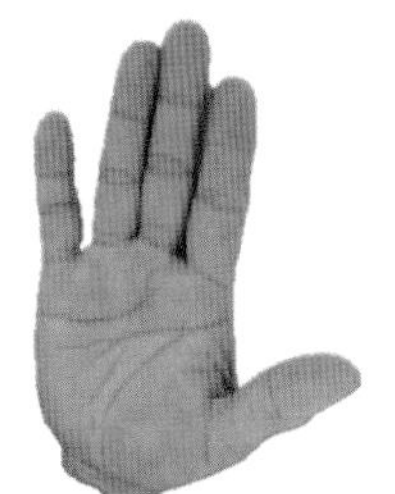

图5－381　高血压并脑梗死淡红黄色手

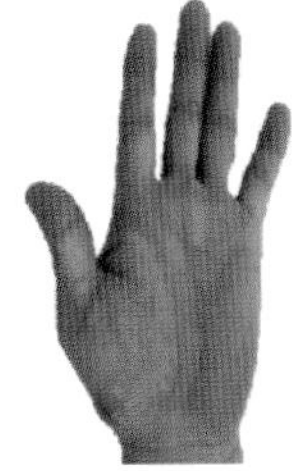

图5－382　高血压并冠心病紫红色手

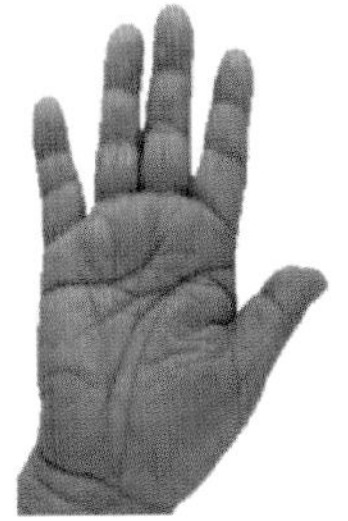

图5－383　高血压、糖尿病并冠心病青紫色手

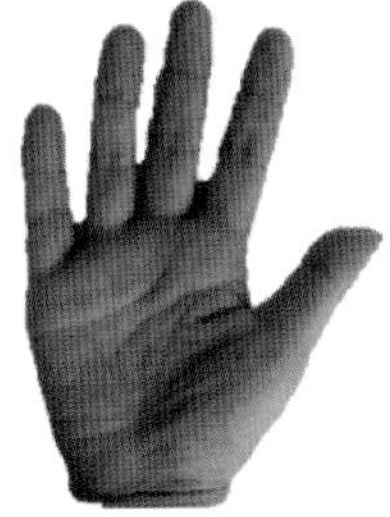

图5－384　高血压、脑梗死并冠心病紫红色手

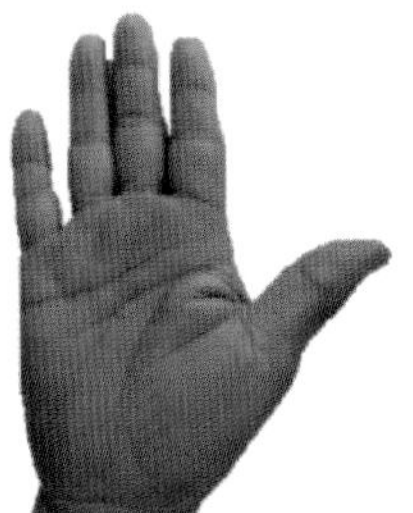

图5－385　高血压并糖尿病紫红色手

2. 高血压并脑梗死21例占5.67%，其中紫红色手6例，占1.62%；花斑手1例，占0.27%；青紫色手4例，占1.08%；暗红色手3例，占0.81%；淡红黄色手6例，占1.62%；黄红色手1例，占0.27%。成年高血压并脑梗死患者淡红黄色手如图5－

381 所示。

3. 高血压并冠心病 4 例占 1.08%，其中暗红色手 1 例，占 0.27%；紫红色手 2 例，占 0.54%；淡红黄手 1 例，占 0.27%。成年高血压并冠心病患者紫红色手如图5－382 所示。

4. 高血压、糖尿病并冠心病 1 例占 0.27%，其中青紫色手 1 例，占 0.27%。成年高血压、糖尿病并冠心病患者青紫色手如图 5－383 所示。

5. 高血压、脑梗死并冠心病 1 例占 0.27%，其中紫红色手 1 例，占 0.27%。成年高血压、脑梗死并冠心病患者紫红色手如图 5－384 所示。

6. 高血压并糖尿病 7 例占 1.89%，其中紫红色手 5 例，占 1.35%；花斑手 2 例，占 0.54%。成年高血压并糖尿病患者紫红色手如图 5－385 所示。

7. 冠心病 26 例占 7.02%，其中紫红色手 10 例，占 2.70%；青紫色手 2 例，占 0.54%；黄红色手 3 例，占 0.81%；黄色手 1 例，占 0.27%；花斑手 3 例，占 0.81%；淡红黄色手 3 例，占 0.81%；暗红色手 4 例，占 1.08%。成年冠心病患者黄红色手如图 5－386 所示。

8. 冠心病并上呼吸道感染 1 例占 0.27%，其中花斑手 1 例，占 0.27%。成年冠心病并上呼吸道感染患者花斑手如图 5－387 所示。

9. 糖尿病 6 例占 1.62%，其中紫红色手 4 例，占 1.08%；青紫色手 1 例，占 0.27%；黄色手 1 例，占 0.27%。成年糖尿病患者紫红色手如图 5－388 所示。

10. 糖尿病并冠心病 3 例，占 0.81%，其中暗红色手 1 例，占 0.27%；紫红色手 2 例，占 0.54%。成年糖尿病并冠心病患者紫红色手如图 5－389 所示。

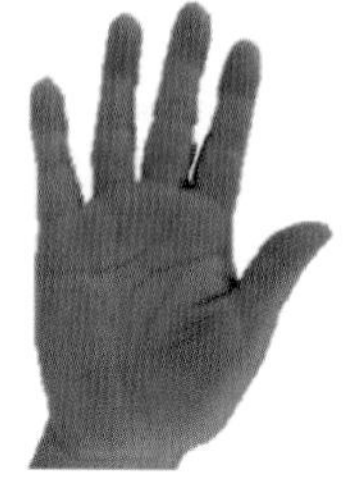

图 5－386　冠心病黄红色手

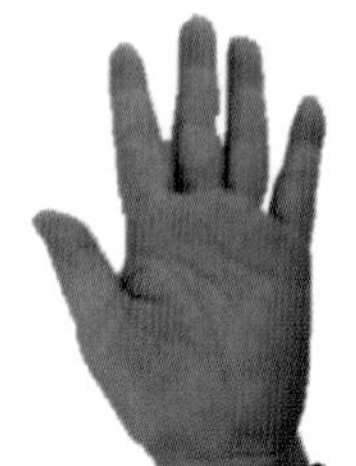

图 5－387　冠心病并上呼吸道感染花斑手

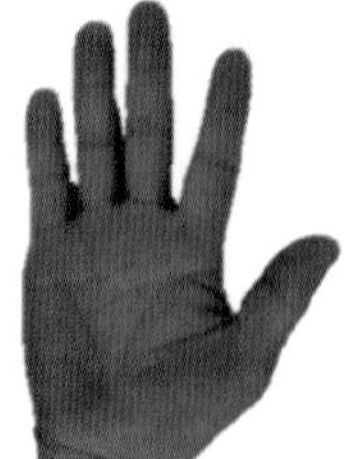

图 5－388　糖尿病紫红色手

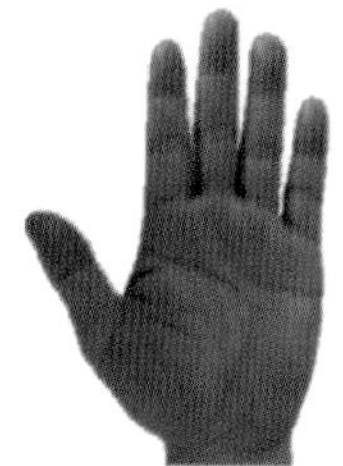

图 5－389　糖尿病并冠心病紫红色手

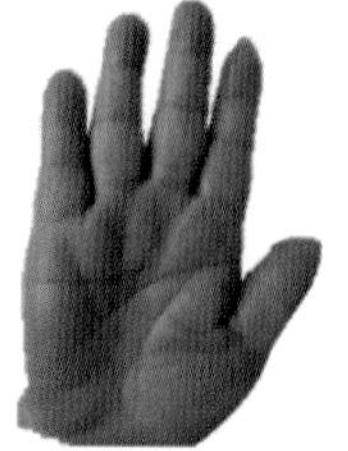

图 5－390　脑梗死并脑溢血病暗红色手

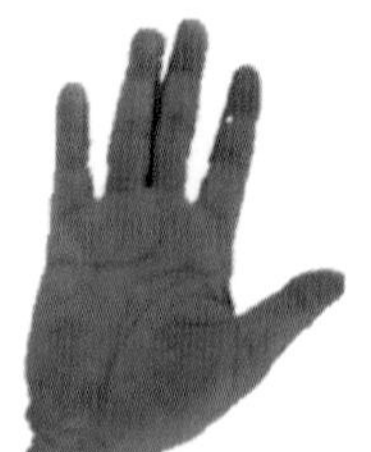

图 5－391　糖尿病并脑梗病青紫色手

11. 脑梗死并脑溢血病 37 例占 10.00%，其中暗红色手 4 例，占 1.05%；花斑手

12 例，占 3.24%；黄色手 1 例，占 0.27%；黄红色手 3 例，占 0.81%；青紫色手 4 例，占 1.05%；紫红色手 10 例，占 2.70%；淡红黄色手 3 例，占 0.81%。成年脑梗死并脑溢血病患者暗红色手如图 5－390 所示。

12. 糖尿病并脑梗 2 例占 0.54%，其中紫红色手 1 例，占 0.27%；青紫色手 1 例，占 0.27%。成年糖尿病并脑梗病患者青紫色手如图 5－391 所示。

13. 脑供血不足并神经官能症 1 例占 0.27%，其中紫红色手 1 例，占 0.27%。成年脑供血不足并神经官能症患者紫红色手如图 5－392 所示。

14. 乙型肝炎 31 例占 8.37%，其中暗红色手 2 例，占 0.54%；花斑手 4 例，占 1.08%；黄色手 2 例，占 0.54%；黄红色手 4 例，占 1.08%；青紫色手 7 例，占 1.89%；紫红色手 12 例，占 8.24%。成年乙型肝炎患者花斑手如图 5－393 所示。

15. 肝硬化病 20 例占 6.94%，其中红黄手 3 例，占 0.81%；紫红色手 8 例，占 2.16%；花斑手 4 例，占 1.08%；紫黄红斑手 5 例，占 1.73%。成年肝硬化病患者红黄色手如图 5－394 所示。

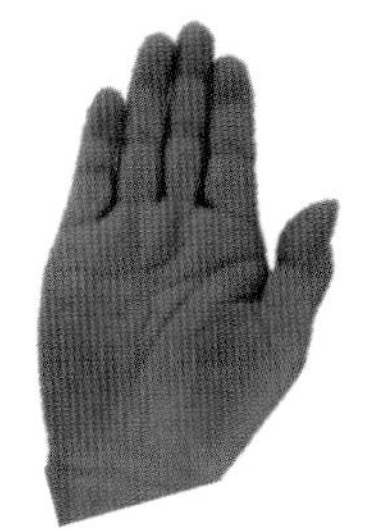

图 5－392 脑供血不足并神经官能症紫红色手

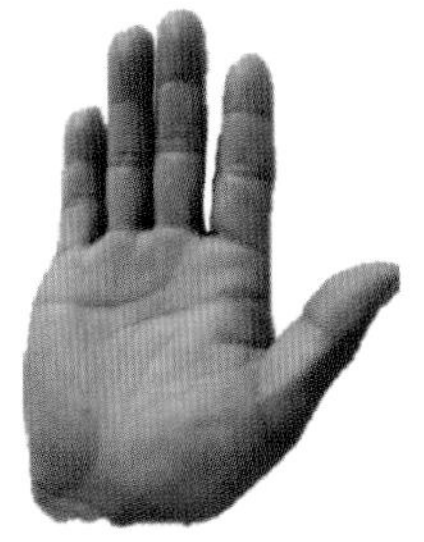

图 5－393 乙型肝炎花斑手

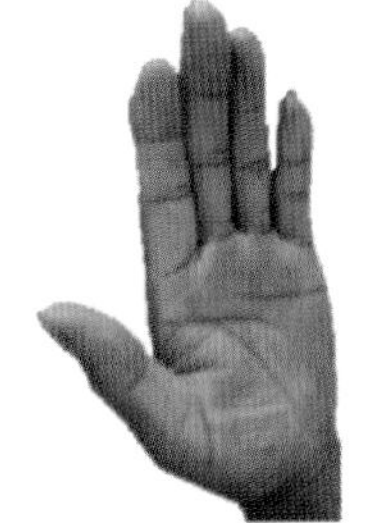

图 5－394 肝硬化病红黄色手

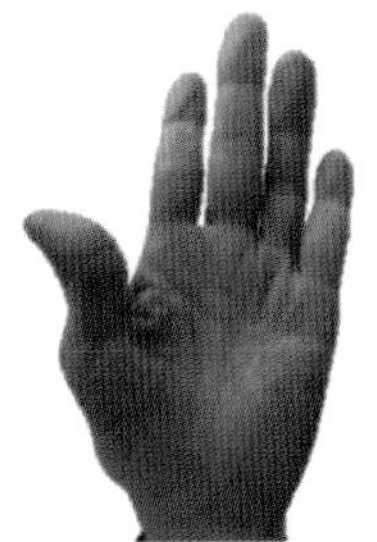

图 5－395 肝癌病紫红色手

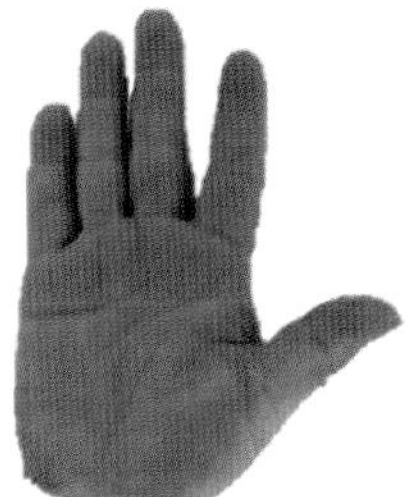

图 5－396 肺炎紫红色手

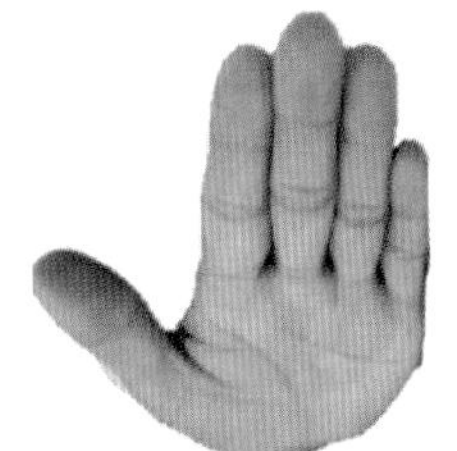

图 5－397 肺部感染、支气管炎合并烟毒病青紫色手

16. 肝癌病 10 例占 2.70%，其中紫红手 5 例，占 1.35%；黄红手 3 例，占 0.81%；花斑手 2 例占 0.54%。成年肝癌患者紫红色手如图 5－395 所示。

17. 肺炎共 7 例占 1.89%，其中暗红色手 1 例，占 0.27%；淡红黄色手 4 例，占 1.08%；花斑手 1 例，占 0.27%；紫红色手 1 例，占 0.27%。

18. 上呼吸道感染并肺感染 1 例，占 0.27%，花斑手 1 例，占 0.27%。成年肺炎患者紫红色手如图 5－396 所示。

19. 肺部感染、支气管炎合并烟毒病 30 例占 8.10%。其中暗紫色手 6 例，占 1.62%；青紫色手 11 例，占 2.97%；黄红色手 4 例，占 1.08%；花斑手 9 例占 2.43%。成年肺部感染、支气管炎合并烟毒病患者青紫色手如图 5－397 所示。

20. 慢性胃炎 2 例占 0.54%，其中暗红色手 2 例，占 0.54%。成年慢性胃炎患者暗红色手如图 5－398 所示。

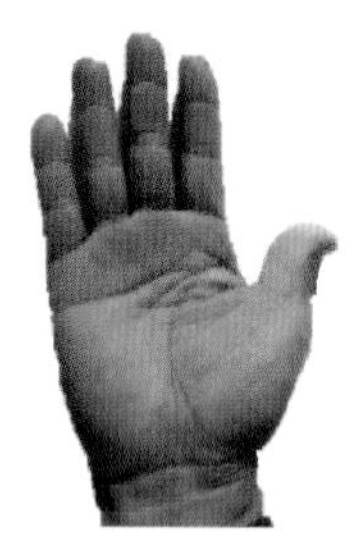

图 5－398 慢性胃炎暗红色手

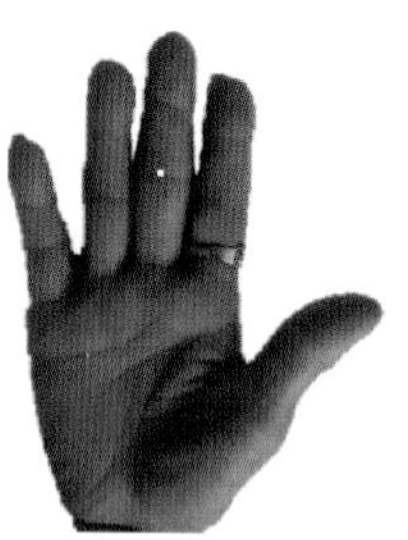

图 5－399 胃息肉暗红色手

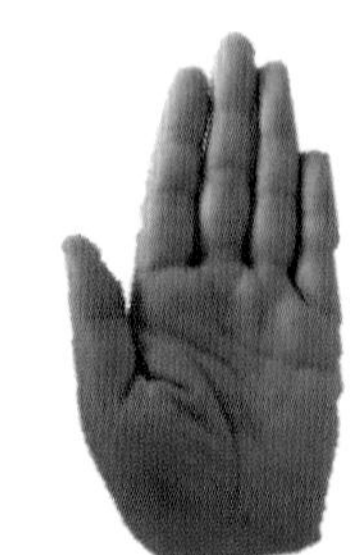

图 5－400 慢性胆囊炎淡红黄色手

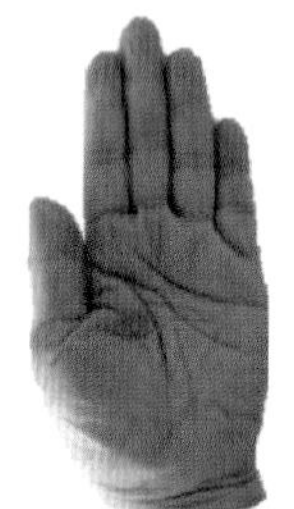

图 5－401 结肠息肉青紫色手

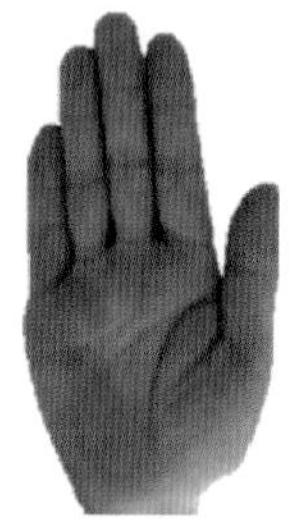

图 5－402 肠梗阻紫红色手

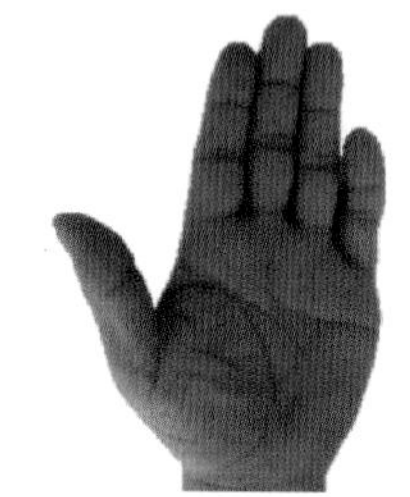

图 5－403 慢性胃炎并结肠炎紫红色手

21. 胃息肉 1 例占 0.27%，其中暗红色手 1 例，占 0.27%。成年胃息肉患者暗红色手如图 5－399 所示。

22. 慢性胆囊炎 15 例占 4.05%，其中暗红色手 1 例，占 0.27%；淡红黄色手 5 例，占 1.35%；花斑手 3 例，占 0.81%，黄红色手 3 例，占 0.81%；青紫色手 1 例，占 0.27%；紫红色手 2 例占 0.54%。成年慢性胆囊炎患者淡红黄色手如图 5－400 所示。

23. 结肠息肉 10 例占 2.70%，其中青紫色手 4 例，占 1.08%；紫红色手 2 例，占 0.54%；花斑手 1 例，占 0.27%；淡红黄色手 1 例，占 0.27%；暗红色手 2 例，占 0.54%。成年结肠息肉患者青紫色手如图 5－401 所示。

24. 肠梗阻 1 例占 0.27%，紫红色手 1 例占 0.27%。成年肠梗阻患者紫红色手如图 5－402 所示。

25. 慢性胃炎并结肠炎 3 例占 0.81%，其中暗红色手 1 例，占 0.27%；紫红色手 2 例，占 0.54%。成年慢性胃炎并结肠炎患者紫红色手如图 5－403 所示。

26. 返流性食管炎 1 例占 0.27%，暗红色手 1 例，占 0.27%。成年返流性食管炎患者暗红色手如图 5－404 所示。

27. 泌尿系统感染 2 例占 0.54%，其中花斑手 1 例，占 0.27%；紫红色手 1 例，占

0.27%。成年泌尿系统感染患者紫红色手如图 5－405 所示。

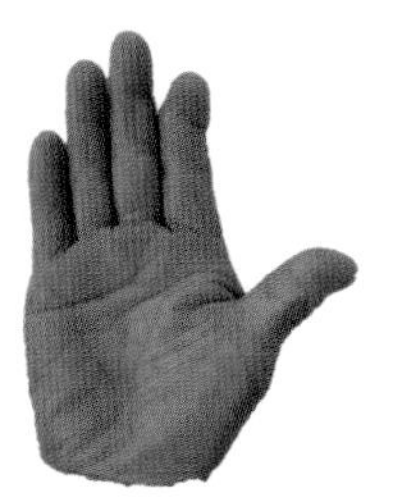

图 5－404　返流性食管炎暗红色手

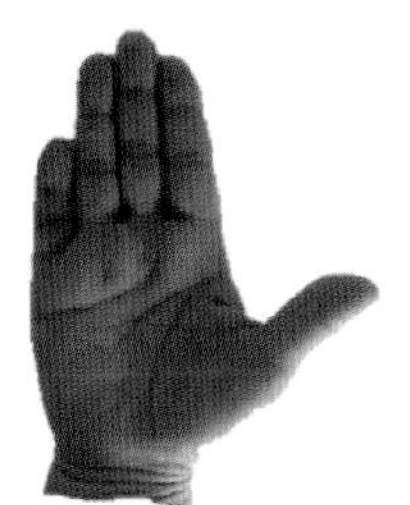

图 5－405　泌尿系统感染紫红色手

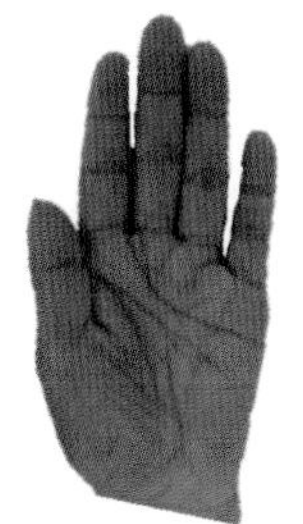

图 5－406　尿毒症青紫色手

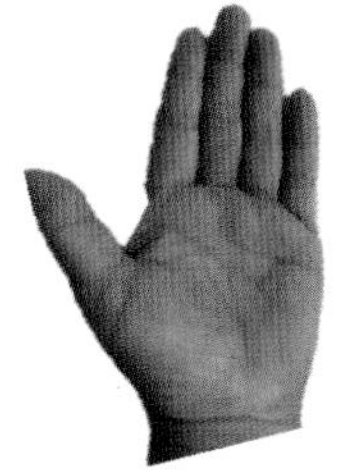

图 5－407　结节性甲状腺肿紫红色手

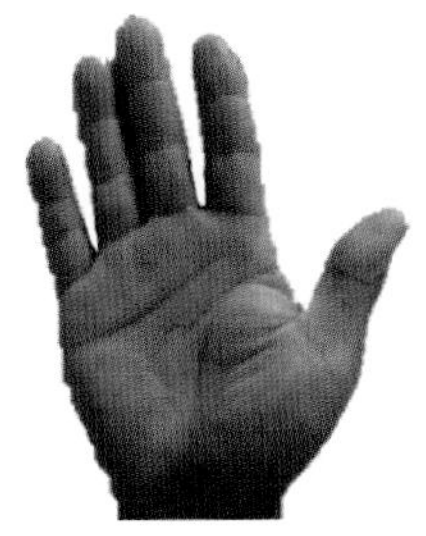

图 5－408　甲状腺功能亢进黄红色手

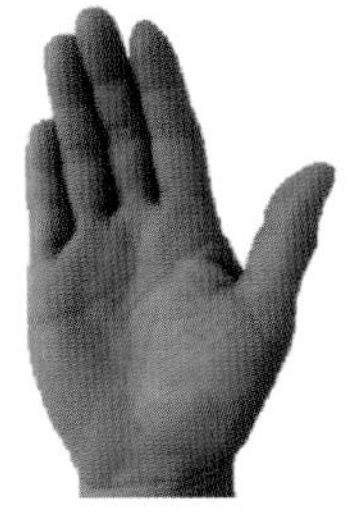

图 5－409　子宫肌瘤暗红色手

28. 尿毒症 4 例占 1.08%，其中黄色手 1 例，占 0.27%；青紫色手 3 例，占 0.81%。成年尿毒症患者青紫色手如图 5－406 所示。

29. 结节性甲状腺肿 9 例占 2.43%，其中紫红色手 2 例，占 0.54%；青紫色手 1 例，占 0.27%；花斑手 2 例，占 0.54%；淡红黄色手 2 例，占 0.54%；暗红色手 2 例，占 0.54%。成年结节性甲状腺肿患者紫红色手如图 5－407 所示。

30. 甲状腺功能亢进 1 例占 0.27%，其中黄红色手 1 例，占 0.27%。成年甲状腺功能亢进患者黄红色手如图 5－408 所示。

31. 子宫肌瘤共 39 例占 10.54%，其中暗红色手 13 例，占 3.51%；花斑手 3 例，占 0.81%；黄色手 6 例，占 1.62%；青紫色手 13 例，占 3.51%；紫红色手 4 例，占 1.08%。成年子宫肌瘤患者暗红色如图 5－409 所示。

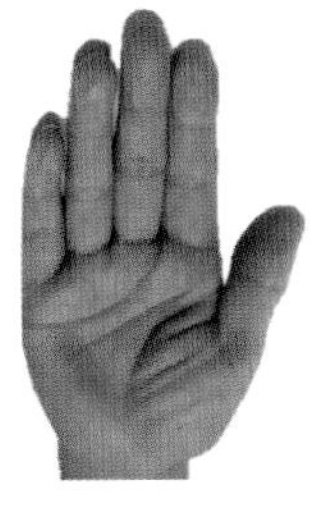

图 5－410　子宫肌瘤并盆腔积液黄色手

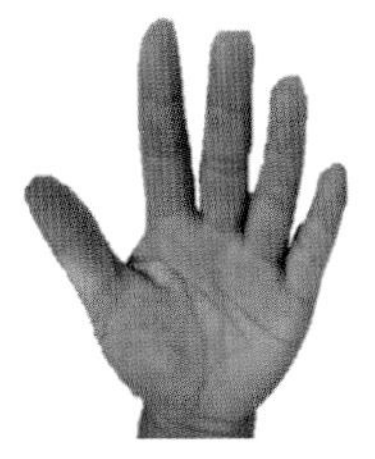

图 5－411　子宫肌瘤并卵巢囊肿暗红色手

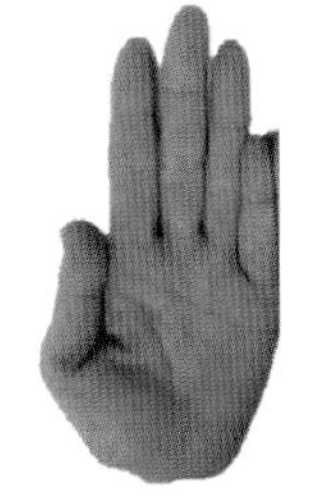

图 5－412　盆腔积液紫红色手

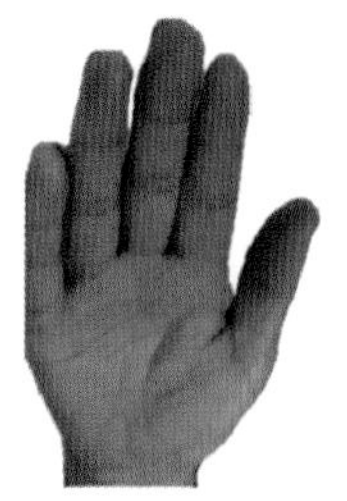

图 5-413　子宫腺肌症
淡红黄色手

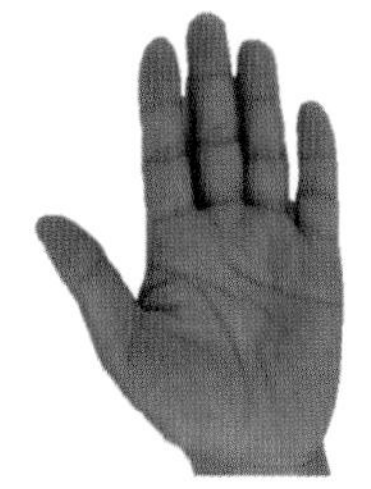

图 5-414　卵巢囊肿
黄色手

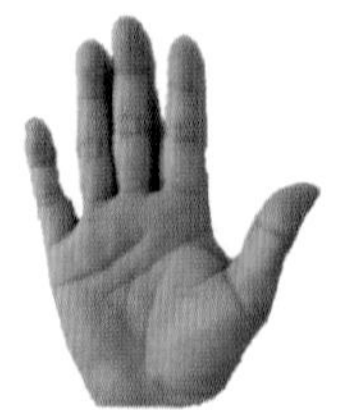

图 5-415　乳腺增生症
淡红黄色手

32. 子宫肌瘤并盆腔积液 6 例占 1.62%，其中暗红色手 2 例，占 0.54%；黄色手 1 例，占 0.27%；黄红色手 1 例，占 0.27%；青紫色手 2 例，占 0.54%。成年子宫肌瘤并盆腔积液患者黄色手如图 5-410 所示。

33. 子宫肌瘤并卵巢囊肿 1 例占 0.27%，暗红色手 1 例，占 0.27%。成年子宫肌瘤并卵巢囊肿患者暗红色手如图 5-411 所示。

34. 盆腔积液 2 例占 0.54%，其中青紫色手 1 例，占 0.27%；紫红色手 1 例，占 0.27%。盆腔积液成年患者紫红色手如图 5-412 所示。

35. 子宫腺肌症 6 例占 1.62%，淡红黄色手 6 例占 1.62%。成年子宫腺肌症患者淡红黄色手如图 5-413 所示。

36. 卵巢囊肿 1 例占 0.27%，黄色手 1 例占 0.27%。成年卵巢囊肿患者黄色手如图 5-414 所示。

37. 乳腺增生症 2 例占 0.54%，其中淡红黄色手 1 例，占 0.27%；黄色手 1 例，占 0.27%。成年乳腺增生症患者淡红黄色手如图 5-415 所示。

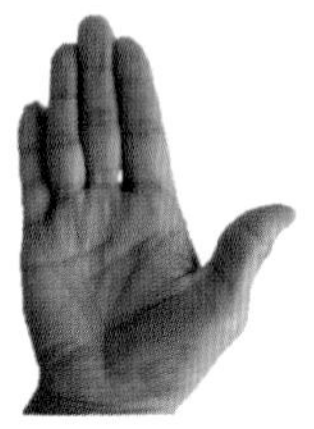

图 5-416　乳腺癌
青紫色手

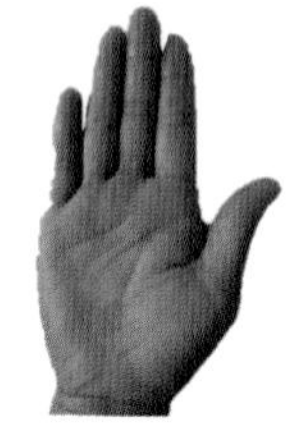

图 5-417　乳腺癌术后
化疗花斑手

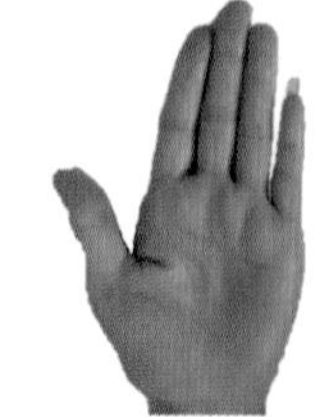

图 5-418　带状疱疹
青紫色手

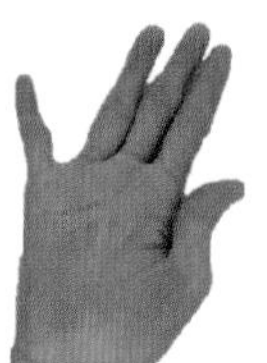

图 5-419　类风湿
青紫色手

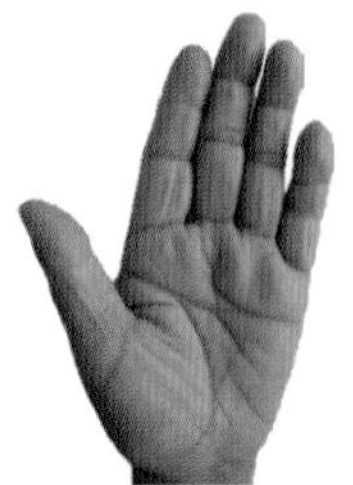

图 5-420
白内障淡红黄色手

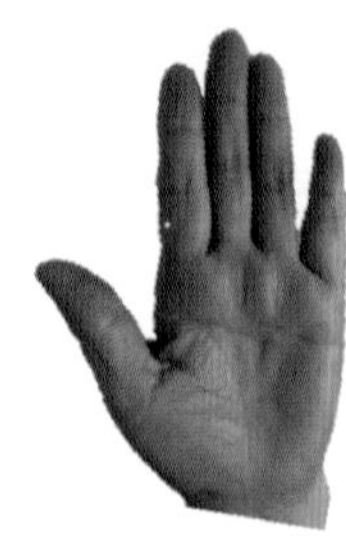

图 5-421
过敏性皮炎青紫色手

38. 乳腺癌 4 例占 1.08%，其中青紫色手 2 例，占 0.54%；紫红色手 2 例，占 0.54%。成年乳腺癌患者青紫色如图 5－416 所示。

39. 乳腺癌术后化疗 2 例占 0.54%，其中花斑手 2 例，占 0.54%。成年乳腺癌术后化疗患者花斑手如图 5－417 所示。

40. 带状疱疹 10 例占 2.70%，其中暗红色手 4 例，占 1.08%；黄色手 1 例，占 0.27%；青紫色手 4 例，占 1.08%；紫红色手 1 例，占 0.27%。成年带状疱疹患者青紫色手如图 5－418 所示。

41. 类风湿 10 例占 2.70%，其中淡红黄色手 1 例，占 0.27%；花斑手 4 例，占 1.08%；青紫色手 3 例，占 0.81%；紫红色手 2 例，占 0.54%。成类风湿年患者青紫色手如图 5－419 所示。

42. 白内障 1 例占 0.27%，淡红黄色手 1 例占 0.27%。成年白内障患者淡红黄色手如图 5－420 所示。

43. 过敏性皮炎 1 例占 0.27%，青紫色手 1 例占 0.27%。成年过敏性皮炎患者青紫色手如图 5－421 所示。

44. 腰间盘突出 1 例占 0.27%，青紫色手 1 例占 0.27%。成年腰间盘突出患者青紫色手如图 5－422 所示。

45. 烟毒病 15 例占 4.05%，其中灰紫色手 6 例，占 1.62%；青黄紫色手 4 例，占 1.08%；暗紫色手 5 例，占 1.35%。成人烟毒病患者灰紫色手如图 5－423 所示。

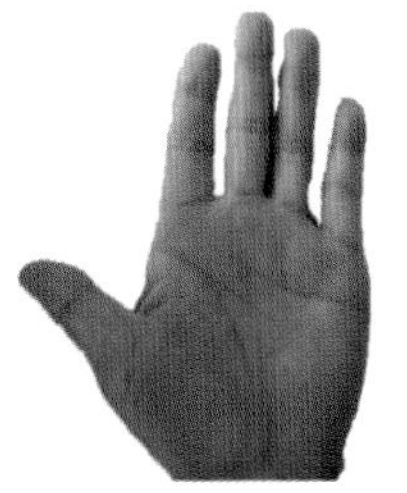

图 5－422
腰椎盘突出青紫色手

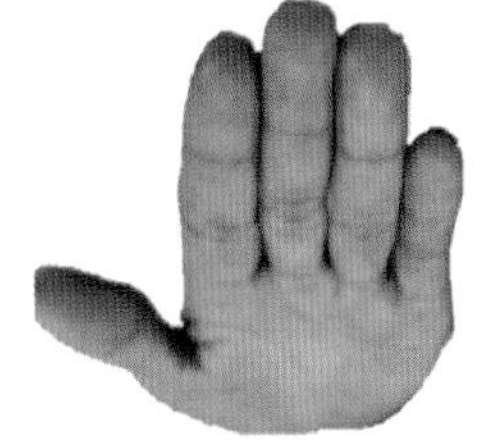

图 5－423
烟毒病灰紫色手

人生步入成（壮）年，体内血气瘀积性疾病增多，糖尿病、高血压、冠心病、脑梗死、脑溢血明显多于青年人组。另外，慢性肝病逐渐演变的肝硬化、肝癌以及由于长期吸烟所引起的肺部痰瘀性疾病增加，所以本组紫红色手、青紫色手、黄红色手、花斑手明显增加。因其都为瘀证，只是病因、病情、病势、病位轻重和瘀阻结点不同而手色变化有所差异，其明确定位定性诊断还必须参考手掌九宫八卦部位变化和手纹变化综合判断。

（二）370 名患病成（壮）年人手掌九宫八卦及手指色泽色变表象

1. 全掌紫红花斑（包括手指花斑）37 例占 10.00%。其中脑血管病 8 例占 2.16%，冠心病 2 例占 0.54%，类风湿性关节炎 2 例占 0.54%，肺炎 2 例占 0.54%，烟毒病 8 例占 2.16%，肝硬化 3 例占 0.81%，带状疱疹 1 例占 0.27%，泌尿系感染病

1 例占 0.27%，直肠息肉 1 例中 0.27%，胆囊结石 2 例占 0.54%，慢性胃炎 1 例占 0.27%，子宫肌瘤病 4 例占 1.08%，高血压并冠心病 1 例占 0.27%，高血压并脑梗死 3 例占 0.81%，肺炎并上呼吸道感染 1 例占 0.27%。全掌（包括手指）紫红花斑如图 5－424（a）所示，局部全掌紫红花斑手如图 5－424（b）所示。

2. 全掌紫红 18 例占 4.86%。其中脑血管病 3 例占 0.81%，冠心病 2 例占 0.54%，高血压 1 例占 0.27%，肝癌 4 例占 1.08%，结节性甲状腺肿 1 例占 0.27%，慢性胃炎并结肠炎 1 例占 0.27%，返流性高血压并冠心病 1 例占 0.27%，高血压并脑梗死 3 例占 0.81%。全掌紫红色手如图 5－425(a)所示，局部全掌紫红色手如图 5－425(b)所示。

3. 全掌紫红黑斑共 12 例占 2.16%。其中结节性甲状腺肿 1 例占 0.27%，结肠息肉 1 例占 0.27%，肺炎、支气管炎并烟毒病 10 例占 3.47%。全掌紫红黑斑手如图 5－426（a）所示，局部全掌紫红黑斑手如图 5－426（b）所示。

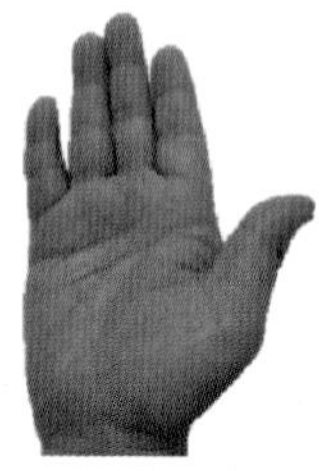

图 5－424（a）
全掌（包括手指）
紫红花斑手

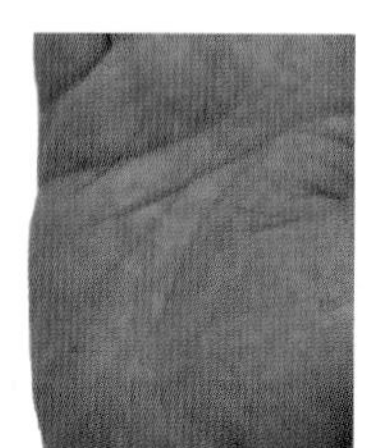

图 5－424（b）
局部全掌紫红花斑手

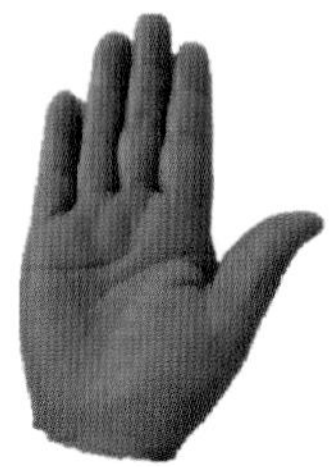

图 5－425（a）
全掌紫红色手

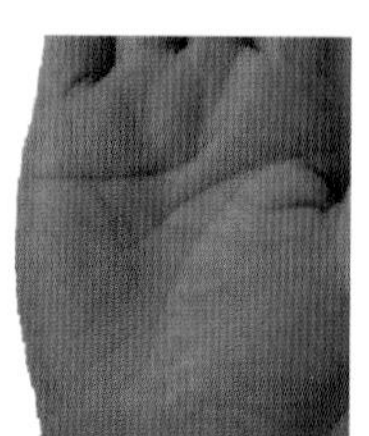

图 5－425（b）
局部全掌紫红色手

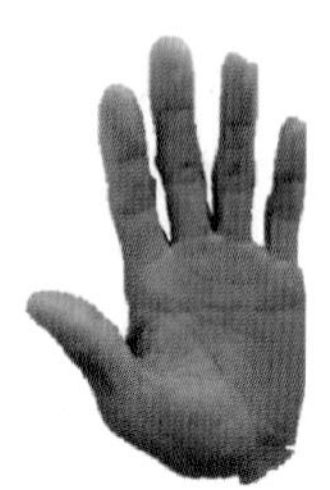

图 5－426（a） 全掌
紫红黑斑手

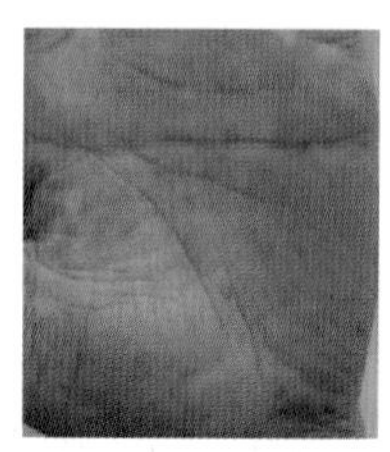

图 5－426（b） 局部
全掌紫红黑斑手

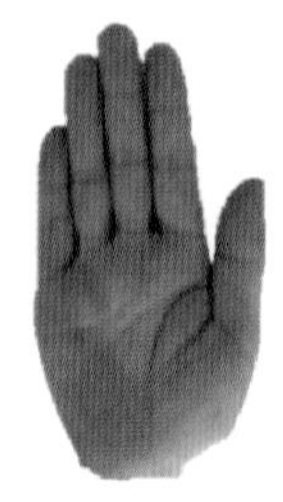

图 5－427（a） 全掌
紫红色手（除明堂外）

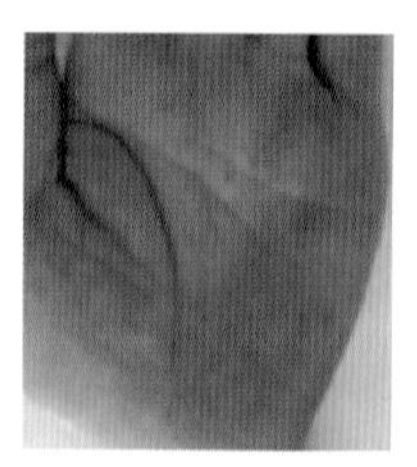

图 5－427（b） 局部
全掌紫红色手（除明堂外）

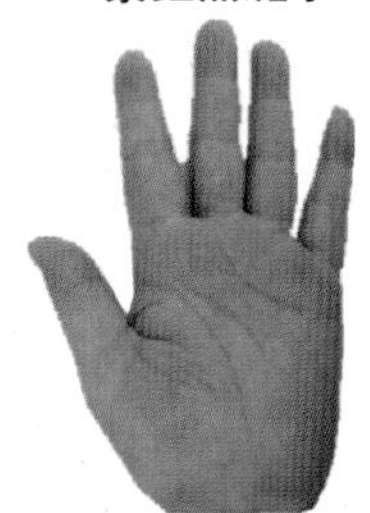

图 5－428（a）
全掌紫红花斑手
（除明堂外）

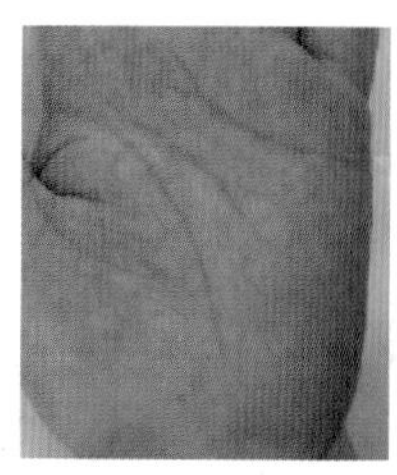

图 5－428（b）
局部全掌紫红花斑手
（除明堂外）

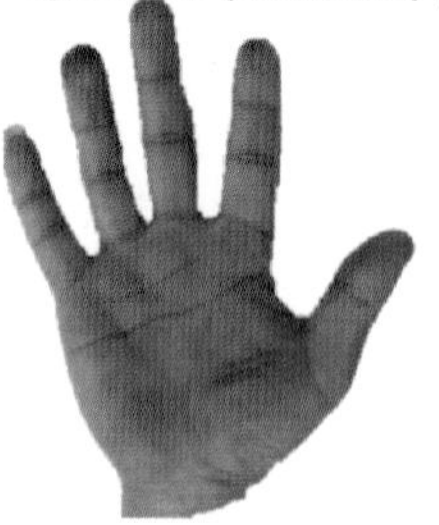

图 5－429（a）
巽区紫红斑点手

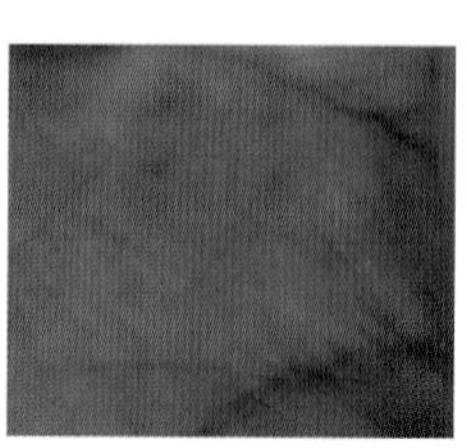

图 5－429（b）
局部巽区紫红斑点手

4. 全掌紫红色（除明堂外）5例占1.35%。其中高血压1例占0.27%，肠梗阻1例占0.27%，胆囊结石1例占0.27%，乳腺癌1例占0.27%，子宫肌瘤病1例占0.27%。全掌紫红色手（除明堂外）如图5－427（a）所示，局部全掌紫红色手如图5－427（b）所示。

5. 全掌紫红花斑（除明堂外）共20例占6.94%。其中脑血管病1例占0.27%，冠心病1例占0.27%，高血压并冠心病1例占0.27%，冠心病并上呼吸道感染1例占0.27%，肝硬化8例占2.77%，肝癌8例占2.77%。全掌紫红花斑手（除明堂外）如图5－428（a）所示，局部全掌紫红花斑手（除明堂外）如图5－428（b）所示。

6. 巽区紫红斑点34例占9.18%。其中脑血管病3例占0.81%，高血压3例占0.81%，冠心病3例占0.81%，乙型肝炎4例占1.08%，肺炎2例占0.54%，带状疱疹2例占0.54%，节结性甲状腺肿1例占0.27%，胆囊结石1例占0.27%，白内障1例占0.27%，糖尿病1例占0.27%，子宫肌瘤4例占1.08%，子宫腺肌症2例占0.54%，子宫肌瘤并盆腔积液1例占0.27%，乳腺癌术后1例占0.27%，乳腺结节病1例占0.27%，高血压并脑梗死3例占0.81%，神经官能症1例占0.27%。巽区紫红斑点手如图5－429（a）所示，局部巽区紫红斑点手如图5－429（b）所示。

7. 巽离坤区红11例占2.97%。其中高血压病2例占0.54%，乙型肝炎4例占1.08%，冠心病1例占0.27%，糖尿病1例占0.27%，乳腺癌术后1例占0.27%，高血压并脑梗死1例占0.27%，糖尿病并高血压1例占0.27%。巽离坤区红色手如图5－430（a）所示，局部巽离坤区红色手如图5－430（b）所示。

8. 巽离坤区花斑共17例占4.59%。其中脑血管病4例占1.08%，乙型肝炎4例占1.08%，类风湿性关节炎1例占0.27%，子宫肌瘤3例占0.81%，胃息肉1例占0.27%，冠心病4例占1.08%。巽离坤区花斑手如图5－431（a）所示，局部巽离坤区花斑手如图5－431（b）所示。

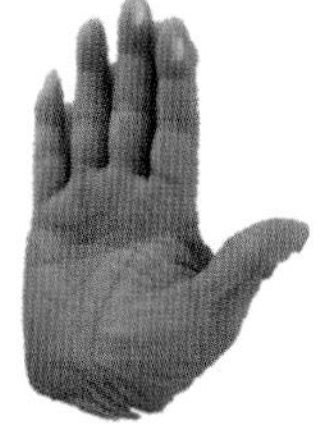
图5－430（a）
巽离坤区红色手

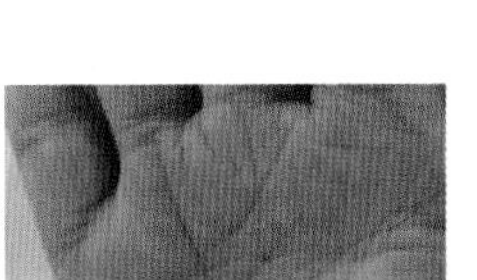
图5－430（b）
局部巽离坤区红色手

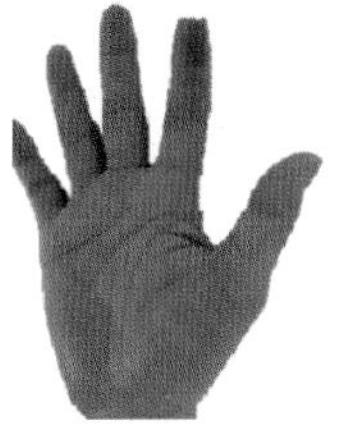
图5－431（a）
巽离坤区花斑手

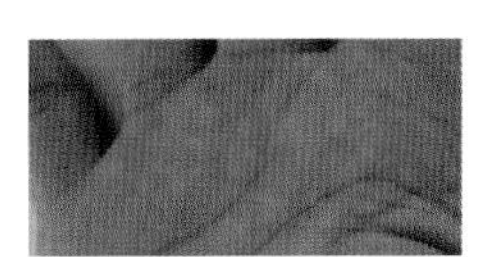
图5－431（b）
局部巽离坤区花斑手

9. 乾区紫红共55例占14.86%。其中甲状腺肿3例占0.81%，类湿性关节炎3例占0.81%，糖尿病2例占0.54%，肺炎3例占0.81%，风湿性关节炎伴胸闷1例占0.27%，子宫肌瘤5例中1.35%，高血压并脑梗死4例占1.08%，高血压并糖尿病3例占0.81%，糖尿病并脑血管病1例占0.27%，冠心病8例占2.16%，脑血管病5例占1.35%，乙型肝炎9例占2.43%，带状疱疹1例占0.27%，高血压病2例占0.54%，胆囊结石1例占0.27%，直肠息肉1例占0.27%，胃炎并结肠炎1例占

0.27%，乳腺癌术后1例占0.27%，盆腔积液1例占0.27%。乾区紫红色手如图5－432（a）所示，局部乾区紫红色手如图5－432（b）所示。

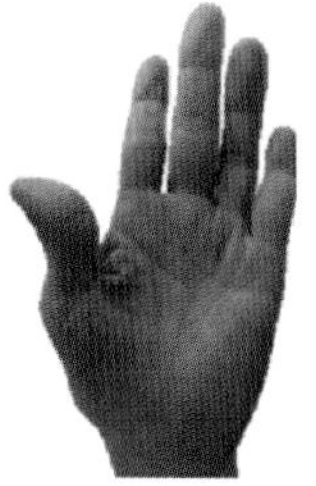
图5－432（a）
乾区紫红色手

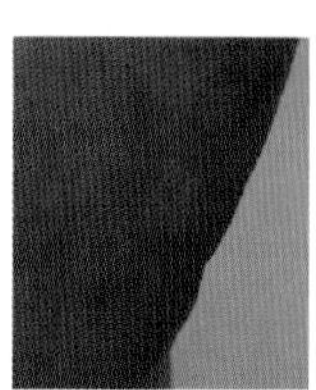
图5－432（b）
局部乾区紫红色手

10. 巽离坤兑乾区紫红6例占1.62%。其中高血压病1例占0.27%，糖尿病1例占0.27%，冠心病1例占0.27%，乙型肝炎3例占0.81%。巽离坤兑乾区紫红色手如图5－433（a）所示，巽离坤兑乾区紫红色手局部坤兑乾区紫红如图5－433（b）所示，巽离坤兑乾区紫红色手局部巽离区紫红如图5－433（c）所示。

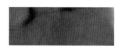

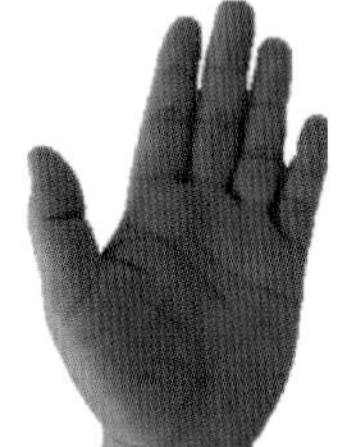
图5－433（a）
巽离坤兑乾区紫红色手

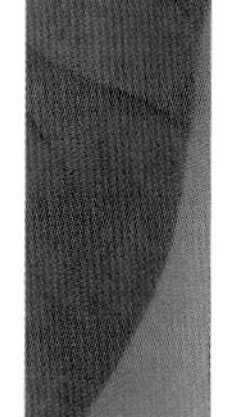
图5－433（b）
巽离坤兑乾区紫红色手局部坤兑乾区紫红

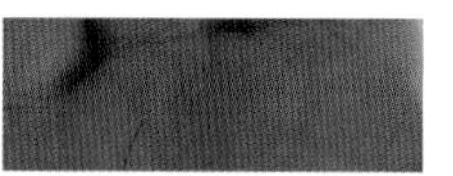
图5－433（c）
巽离坤兑乾区紫红色手局部巽离区紫红

11. 巽离坤兑乾区紫红花斑21例占5.67%。其中冠心病3例占0.81%，脑血管病1例占0.27%，肝硬化5例占1.35%，甲状腺功能亢进2例占0.54%，高血压并糖尿病4例占1.08%，糖尿病并冠心病1例占0.27%，糖尿病并脑梗死1例占0.27%，肝癌4例占1.08%。巽离坤兑乾区紫红花斑手如图5－434（a）所示，巽离坤兑乾区紫红花斑手局部坤兑乾区紫红花斑如图5－434（b）所示，巽离坤兑乾区紫红花斑手局部巽离区紫红花斑如图5－434（c）所示。

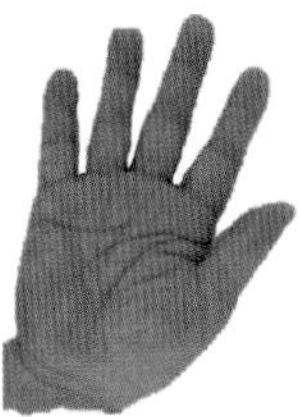
图5－434（a） 巽离坤兑乾区紫红花斑手

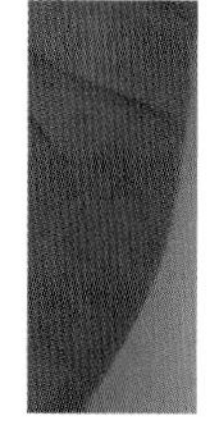
图5－434（b） 巽离坤兑乾区紫红花斑手局部坤兑乾区紫红花斑

图5－434（c） 巽离坤兑乾区紫红花斑手局部巽离区紫红花斑

12. 乾区花斑 35 例占 9.46%。其中高血压病 5 例占 1.35%，冠心病 3 例占 0.81%，脑血管病 3 例占 0.81%，结节性甲状腺肿 1 例占 0.27%，乙型肝炎 4 例占 1.08%，类风湿性关节炎 1 例占 0.27%，糖尿病 1 例占 0.27%，白内障 1 例占 0.27%，带状疱疹 1 例占 0.27%，胆囊结石 1 例占 0.27%，子宫肌瘤 6 例占 1.62%，子宫肌瘤并盆腔积液 1 例占 0.27%，高血压并糖尿病 1 例占 0.27%，糖尿病并冠心病 1 例占 0.27%，肝硬化 5 例占 1.35%。乾区花斑手如图 5－435（a）所示，局部乾区花斑手如图 5－435（b）所示。

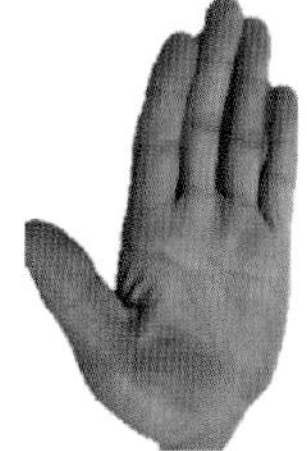

图 5－435（a）
乾区花斑手

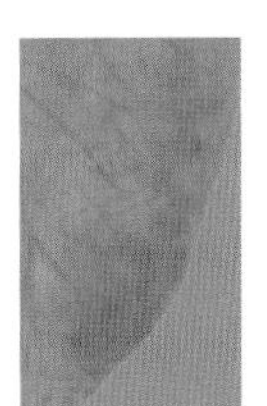

图 5－435（b）
局部乾区花斑手

13. 乾区青紫色 2 例占 0.54%。其中脑血管病 1 例占 0.27%，子宫肌瘤 1 例占 0.27%。乾区青紫色手如图 5－436（a）所示。

14. 乾区黑斑 2 例占 0.54%。其中肺炎 1 例中 0.27%，乳腺癌术后 1 例占 0.27%。乾区黑斑手如图 5－437（a）所示，局部乾区黑斑手如图 5－437（b）所示。

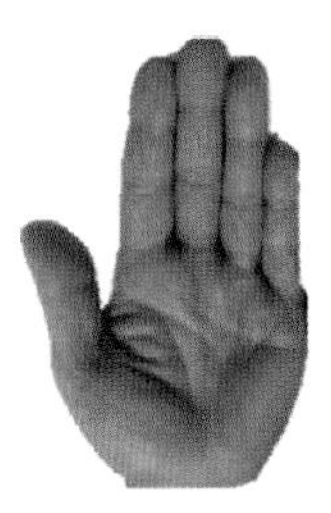

图 5－436（a）
乾区青紫色手

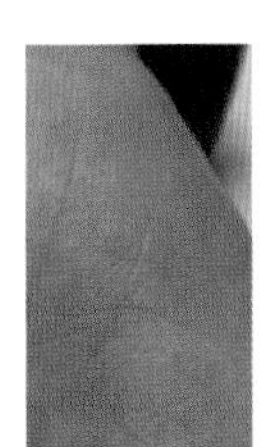

图 5－436（b）
局部乾区青紫色手

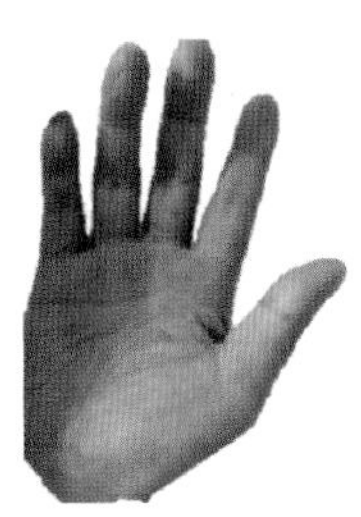

图 5－437（a）
乾区黑斑手

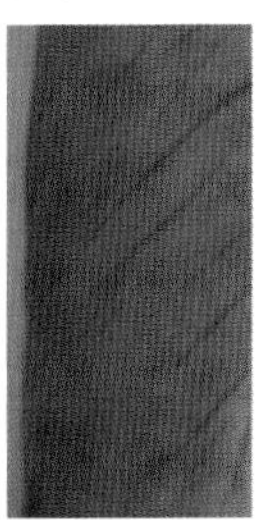

图 5－437（b）
局部乾区黑斑手

15. 坤兑乾区紫红斑点 4 例占 1.08%。其中类风湿性关节炎 1 例占 0.27%，脑血管病 1 例占 0.27%，肝癌 2 例占 0.54%。坤兑乾区紫红斑点手如图 5－438（a）所示，局部坤兑乾区紫红斑点手如图 5－438（b）所示。

16. 坎区青紫色 11 例占 2.97%。其中冠心病 1 例占 0.27%，糖尿病 1 例占 0.27%，胆囊结石 1 例占 0.27%，白内障 1 例占 0.27%，乳腺增生症 1 例占 0.27%，子宫肌瘤 4 例占 1.08%，盆腔积液 1 例占 0.27%，子宫肌瘤并卵巢囊肿 1 例占 0.27%。坎区青紫色手如图 5－439（a）所示，局部坎区青紫色手如图 5－439（b）所示。

17. 坎区红 16 例占 4.32%。其中脑血管病 2 例占 0.54%，糖尿病 2 例占 0.54%，高血压 1 例占 0.27%，冠心病 1 例占 0.27%，子宫肌瘤 2 例占 0.54%，子宫肌瘤并盆腔积液 1 例占 0.27%，直肠息肉 1 例占 0.27%，高血压并糖尿病 2 例占 0.54%，糖尿病并冠心病 1 例占 0.27%，高血压并脑梗死 3 例占 0.81%。坎区红色手如图 5-440（a）所示，局部坎区红色手如图 5-440（b）所示。

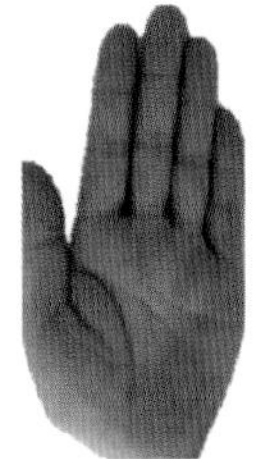

图 5-438（a）坤兑乾区紫红斑点手

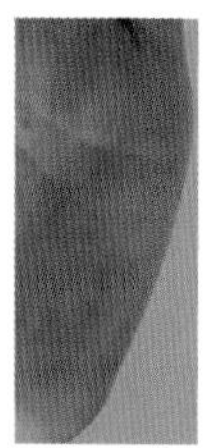

图 5-438（b）局部坤兑乾区紫红斑点手

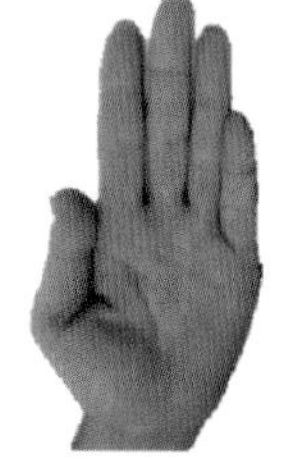

图 5-439（a）坎区青紫色手

图 5-439（b）局部坎区青紫色手

18. 坎区花斑 4 例占 1.08%。其中高血压 2 例占 0.54%，子宫肌瘤 2 例占 0.54%。坎区花斑手如图 5-441（a）所示，局部坎区花斑手如图 5-441（b）所示。

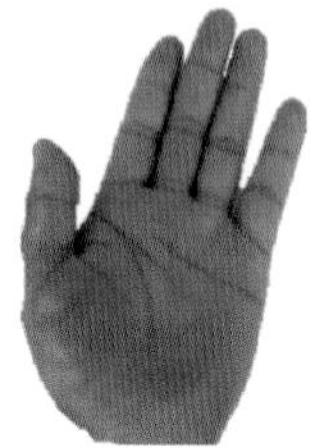

图 5-440（a）坎区红色手

图 5-440（b）局部坎区红色手

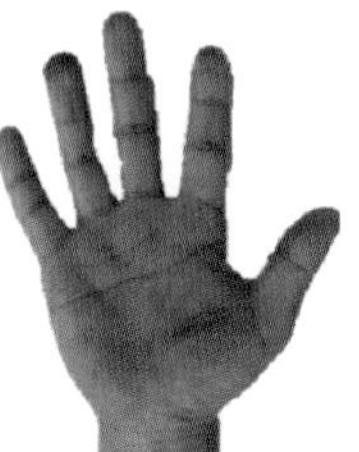

图 5-441（a）坎区花斑手

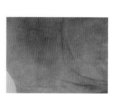

图 5-441（b）局部坎区花斑手

19. 坎区黑斑 4 例占 1.08%。其中脑血管病 1 例占 0.27%，冠心病 1 例占 0.27%，胆囊结石 1 例占 0.27%，肝硬化 1 例占 0.27%。坎区黑斑手如图 5-442（a）所示。

20. 坎区白点 6 例占 1.62%。其中脑血管病 1 例占 0.27%，冠心病 1 例占 0.27%，结节性甲状腺肿 1 例占 0.27%，骨关节炎 1 例占 0.27%，子宫肌瘤 1 例占 0.27%，子宫腺肌症 1 例占 0.27%。坎区白点手如图 5-443（a）所示，局部坎区白点手如图 5-443（b）所示。

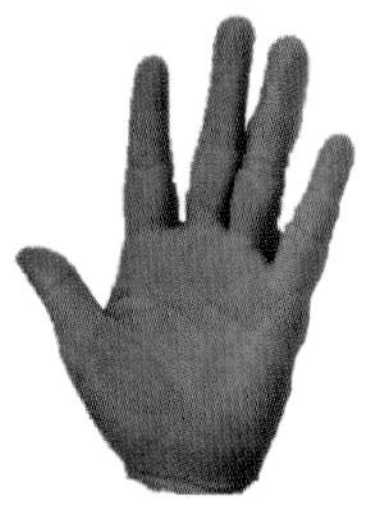

图 5-442（a）坎区黑斑手

图 5-442（b）局部坎区黑斑手

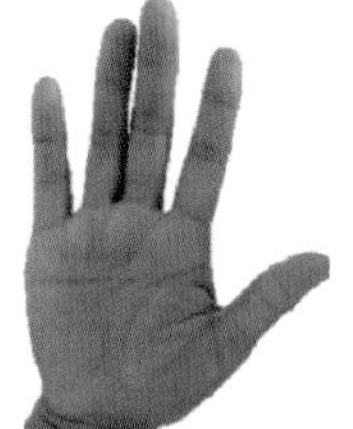

图 5-443（a）坎区白点手

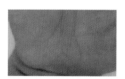

图 5-443（b）局部坎区白点手

21. 艮区青紫色 30 例占 2.70%。其中冠心病 3 例上 0.81%，类风湿性关节炎 3 例占 0.81%，胆囊炎 2 例占 0.54%，肺炎 2 例占 0.54%，乙型肝炎 1 例占 0.27%，直肠息肉 1 例占 0.27%，子宫肌瘤 9 例占 2.43%，子宫腺肌症 3 例占 0.81%，子宫肌瘤并卵巢囊肿 1 例占 0. 27%，乳腺增生症 1 例占 0. 27%，高血压并脑梗死 3 例占 0. 81%，骨关节炎 1 例占 0. 27%。艮区青紫色手如图 5 - 444（a）所示，局部艮区青紫色手如图 5 - 444（b）所示。

22. 艮区红 8 例占 2. 16%。其中乙型肝炎 6 例占 1. 62%，高血压并脑梗死 1 例占 0. 27%，胃炎并结肠炎 1 例占 0. 27%。艮区红色手如图 5 - 445（a）所示，局部艮区红色手如图 5 - 445（b）所示。

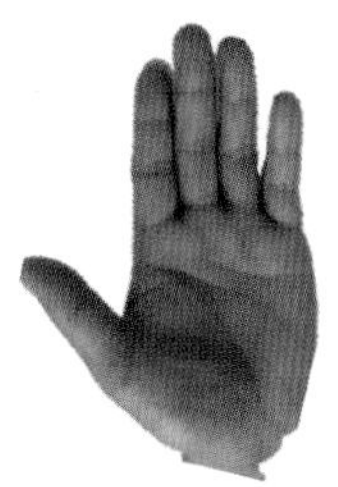
图 5 - 444（a）艮区青紫色手

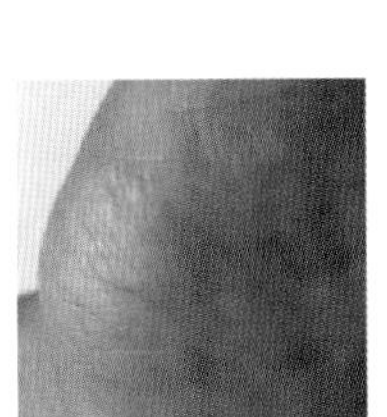
图 5 - 444（b）局部艮区青紫色手

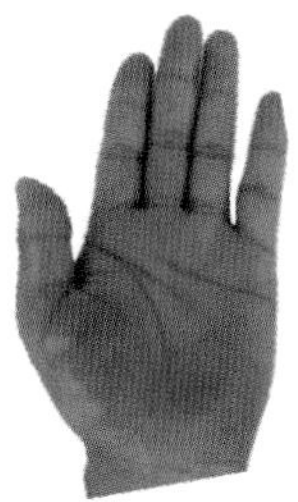
图 5 - 445（a）艮区红色手

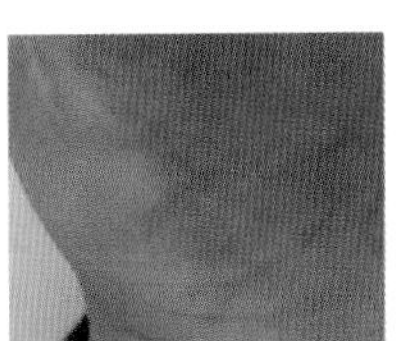
图 5 - 445（b）局部艮区红色手

23. 艮区黑斑 3 例占 0. 81%。其中冠心病 1 例占 0. 27%，脑血管病 1 例占 0. 27%，乳腺癌术后 1 例占 0. 27%。艮区黑斑手如图 5 - 446（a）所示，局部艮区黑斑手如图 5 - 446（b）所示。

24. 震区紫红 60 例占 16. 21%。其中脑血管病 5 例占 1. 35%，冠心病 8 例占 2. 16%，高血压病 3 例占 0. 81%，糖尿病 2 例占 0. 54%，乙型肝炎肝硬化 16 例占 4. 32%，甲状腺肿 3 例占 0. 81%，类风湿性关节炎 2 例占 0. 54%，子宫肌瘤 7 例占 1. 89%，盆腔积液 1 例占 0. 27%，乳腺癌术后 1 例占 0. 27%，子宫肌瘤并盆腔积液 1 例中 0. 27%，胆囊结石 3 例占 0. 81%，直肠息肉 1 例占 0. 27%，高血压并脑梗死 2 例占 0. 54%，高血压并糖尿病 3 例占 0. 81%，糖尿病并脑梗死 1 例占 0. 27%，冠心病并糖尿病 1 例占 0. 27%。震区紫红色手如图 5 - 447（a）所示，局部震区紫红色手如图 5 - 447（b）所示。

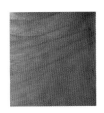

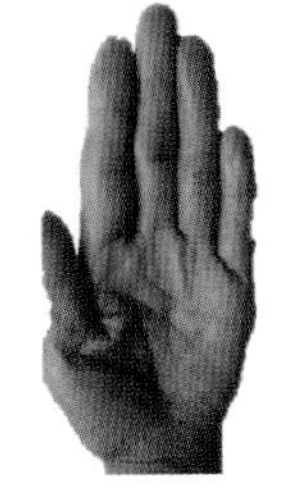
图 5 - 446（a）艮区黑斑手

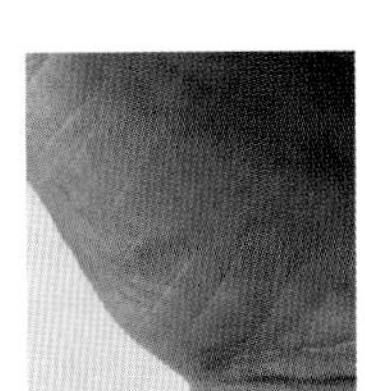
图 5 - 446（b）局部艮区黑斑手

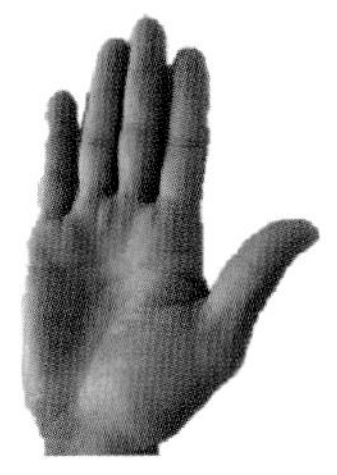
图 5 - 447（a）震区紫红色手

图 5 - 447（b）局部震区紫红色手

25. 震区紫红瘀斑 37 例占 10. 00%。其中脑血管病 5 例占 1. 35%，高血压 3 例占 0. 81%，乙型肝炎肝硬化 15 例占 4. 05%，冠心病 2 例占 0. 54%，糖尿病 1 例占 0. 27%，类风湿性关节炎 1 例占 0. 27%，直肠息肉 1 例占 0. 27%，子宫肌瘤 2 例占 0. 54%，子宫肌瘤并卵巢囊肿 1 例占 0. 27%，肝癌 6 例占 1. 62%。震区紫红瘀斑手如

图 5 - 448（a）所示，局部震区紫红瘀斑手如图 5 - 448（b）所示。

26. 明堂黄色 15 例占 1.35%。其中脑血管病 2 例占 0.54%，冠心病 2 例占 0.54%，高血压病 1 例占 0.27%，糖尿病 1 例占 0.27%，乙型肝炎肝硬化 5 例占 1.35%，甲状腺肿 1 例占 0.27%，子宫肌瘤 2 例占 0.54%，乳腺癌术后 1 例占 0.27%。明堂黄色手如图 5 - 449（a）所示，局部明堂黄色手如图 5 - 449（b）所示。

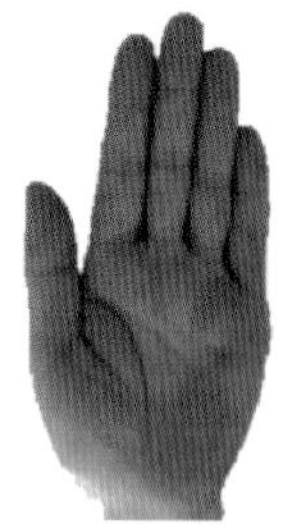

图 5 - 448（a）
震区紫红瘀斑手

图 5 - 448（b）
局部震区紫红瘀斑手

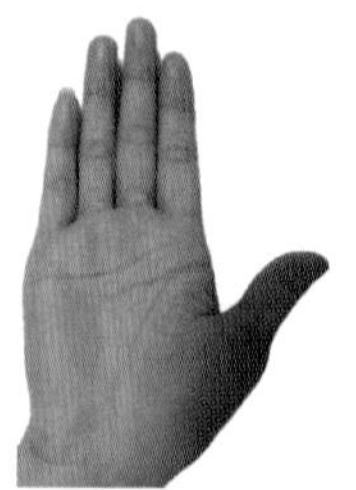

图 5 - 449（a）
明堂黄色手

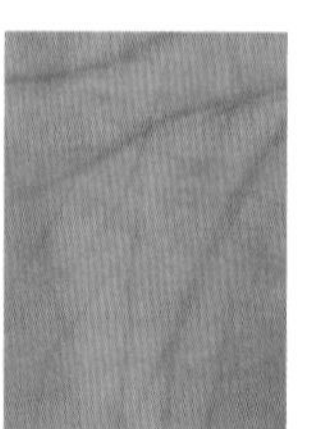

图 5 - 449（b）
局部明堂黄色手

27. 明堂灰暗 19 例占 5.13%。其中脑血管病 3 例占 0.81%，甲状腺病 3 例占 0.81%，糖尿病 1 例占 0.27%，冠心病 1 例占 0.27%，肝癌 2 例占 0.54%，类风湿性关节炎 1 例占 0.27%，胃息肉 1 例占 0.27%，返流性食管炎 1 例占 0.27%，子宫肌瘤 3 例占 0.81%，子宫腺肌症 1 例占 0.27%，卵巢囊肿 1 例占 0.27%，乳腺增生症 1 例占 0.27%。明堂灰暗手如图 5 - 450（a）所示，局部明堂灰暗手如图 5 - 450（b）所示。

28. 明堂青紫色 12 例占 3.24%。其中脑血管病 1 例占 0.27%，高血压病 1 例占 0.27%，冠心病 2 例占 0.54%，肝硬化 2 例占 0.54%，类风湿性关节炎 1 例占 0.27%，带状疱疹 1 例占 0.27%，直肠息肉 1 例占 0.27%，子宫肌瘤 2 例占 0.54%，高血压并脑梗死 1 例占 0.27%。明堂青紫色手如图 5 - 451（a）所示，局部明堂青紫色手如图 5 - 451（b）所示。

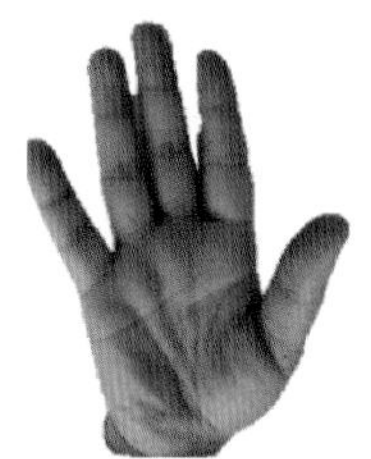

图 5 - 450（a）
明堂灰暗手

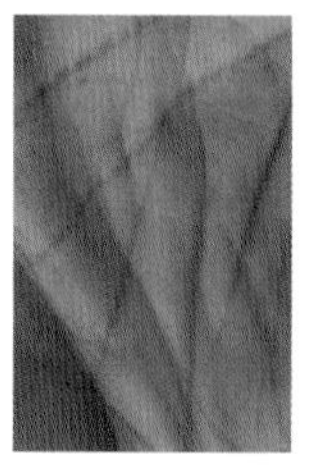

图 5 - 450（b）
局部明堂灰暗手

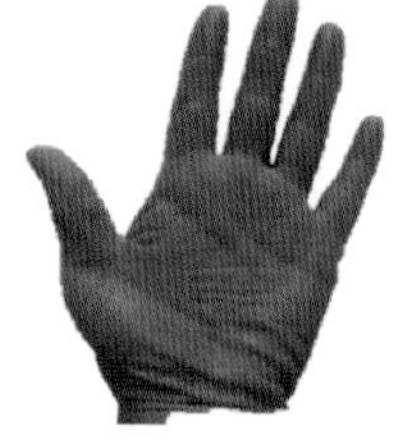

图 5 - 451（a）
明堂青紫色手

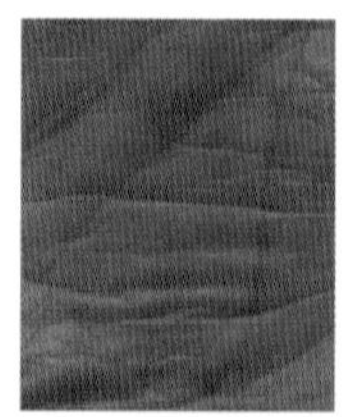

图 5 - 451（b）
局部明堂青紫色手

29. 明堂白斑 8 例占 2.16%。其中脑血管病 3 例占 0.81%。高血压病 1 例占 0.27%，带状疱疹 1 例占 0.27%，盆腔积液 1 例占 0.27%，高血压并糖尿病 2 例占 0.54%。明堂白斑手如图 5 - 452（a）所示，局部明堂白斑手如图 5 - 452（b）所示。

30. 明堂片状黑色 5 例占 1.35%。其中肝癌 1 例占 0.27%，乳腺癌术后化疗 3 例占 0.81%，糖尿病 1 例占 0.27%。明堂片状黑色手如图 5 - 453（a）所示，局部明堂片状黑色手如图 5－453（b）所示。

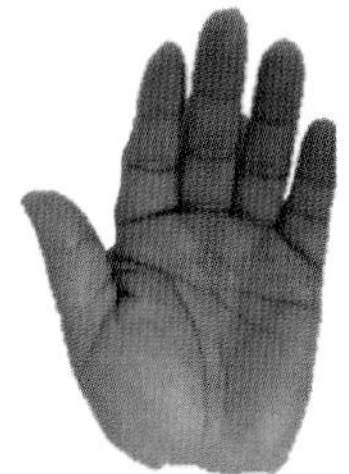

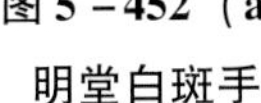

图 5－452（a）

明堂白斑手

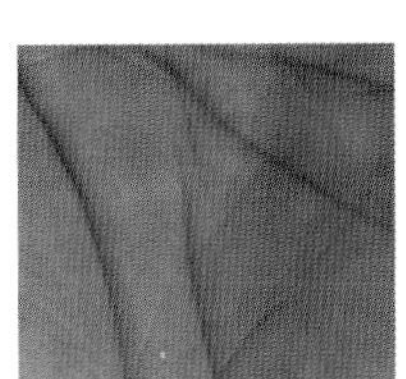

图 5－452（b）

局部明堂白斑手

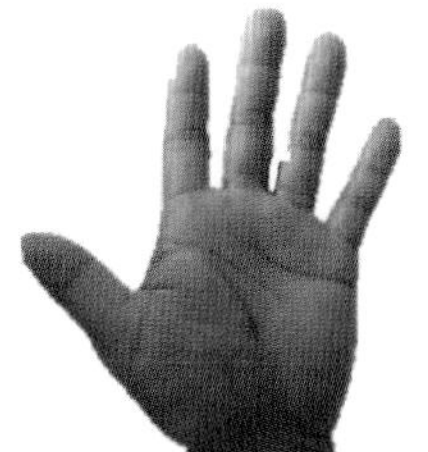

图 5－453（a）

明堂片状黑色手

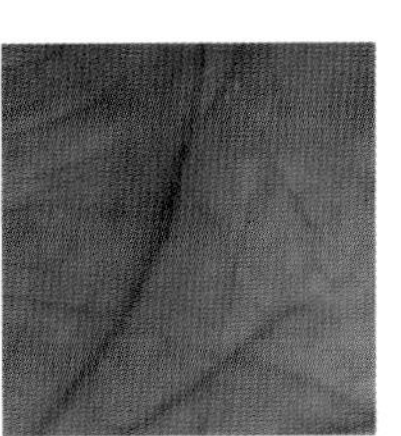

图 5－453（b）

局部明堂片状黑色手

31. 指节青紫色 15 例占 5.20%。其中脑血管病 1 例占 0.27%，高血压病 1 例占 0.27%，类风湿性关节炎 1 例占 0.27%，子宫肌瘤 2 例占 0.54%，肺感染并烟毒病 10 例占 3.47%。指节青紫色手如图 5－454（a）所示，局部指节青紫色手如图 5－454（a）所示。

32. 指节暗黑有黑斑 46 例占 12.43%。其中脑血管病 1 例中 0.27%，高血压病 3 例占 0.81%，冠心病 1 例占 0.27%，肺炎 1 例占 0.27%，直肠息肉 2 例占 0.54%，胃炎并结肠炎 1 例占 0.27%，子宫肌瘤 3 例占 0.81%，卵巢囊肿 1 例占 0.27%，高血压并脑梗死 1 例占 0.27%，高血压并冠心病 1 例占 0.27%，高血压并糖尿病 1 例占 0.27%，烟毒病 30 例占 8.10%。指节暗黑黑斑手如图 5－455（a）所示，局部指节暗黑黑斑手如图 5－455（b）所示。

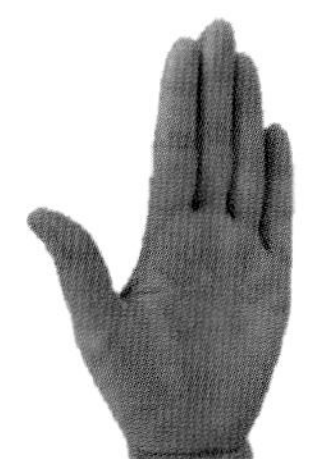

图 5－454（a）

指节青紫色手

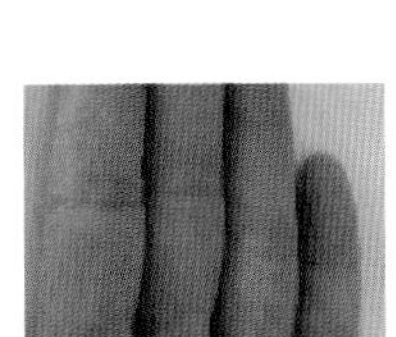

图 5－454（b）

局部指节青紫色手

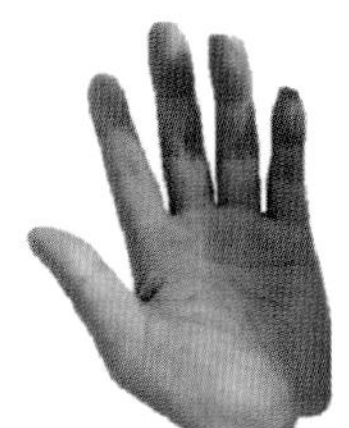

图 5－455（a）

指节暗黑黑斑手

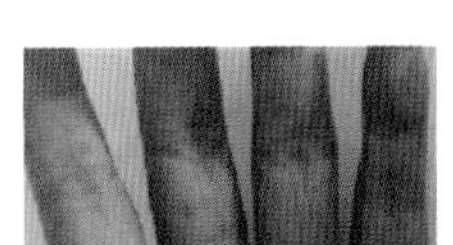

图 5－455（b）

局部指节暗黑黑斑手

33. 指节红 33 例占 8.91%。其中脑血管病 4 例占 1.08%，冠心病 2 例占 0.54%，糖尿病 1 例占 0.27%，高血压病 1 例占 0.27%，乙型肝炎 2 例占 0.54%，甲状腺肿 3 例占 0.81%，肺炎 1 例占 0.27%，带状疱疹 1 例占 0.27%，慢性胃炎 1 例占 0.27%，胆囊结石 1 例占 0.27%，胃息肉 1 例占 0.27%，返流性食管炎 1 例占 0.27%，胃炎并结肠炎 2 例占 0.54%，子宫肌瘤 2 例占 0.54%，子宫肌瘤并盆腔积液 1 例占 0.27%，乳腺增生症 1 例占 0.27%，乳腺癌术后 1 例占 0.27%，高血压并脑梗死 5 例占 1.35%，糖尿病并冠心病 1 例占 0.27%，骨关节炎 1 例占 0.27%。指节红色手如图 5－456（a）所示，局部指节红色手如图 5－456（b）所示。

34. 指节花斑 26 例占 7.02%。其中脑血管病 9 例占 2.43%，冠心病 2 例占 0.54%，肺炎 2 例占 0.54%，肺炎并上呼吸道感染 1 例占 0.27%，类风湿性关节炎 1

例占 0.27%，泌尿系感染 1 例占 0.27%，胆囊结石 1 例占 0.27%，直肠息肉 1 例占 0.27%，子宫肌瘤 4 例占 1.08%，高血压并糖尿病 2 例占 0.54%，乙型肝炎并糖尿病 1 例占 0.27%，冠心病并上呼吸道感染 1 例占 0.27%。指节花斑手如图 5－457（a）所示，局部指节花斑手如图 5－457（b）所示。

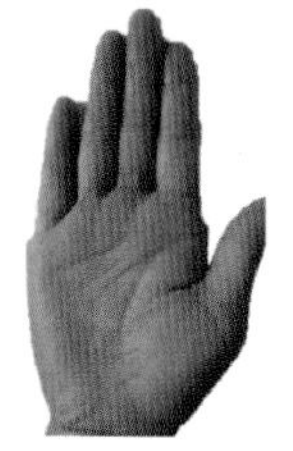

图 5－456（a）
指节红色手

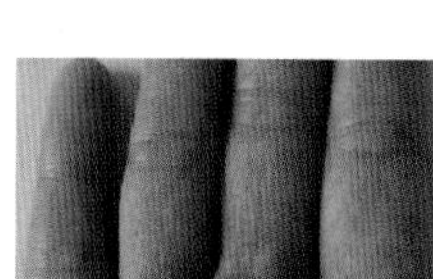

图 5－456（b）
局部指节红色手

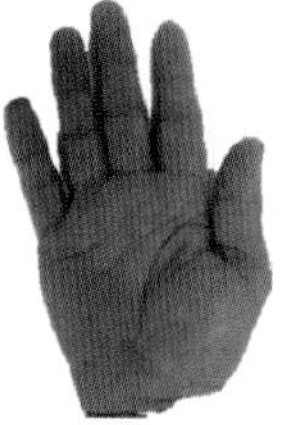

图 5－457（a）
指节花斑手

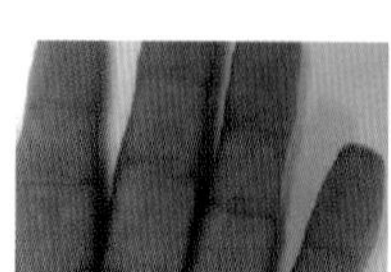

图 5－457（b）
局部指节花斑手

35. 指节黄 39 例占 10.54%。其中脑血管病 2 例占 0.54%，高血压病 2 例占 0.54%，冠心病 4 例占 1.08%，糖尿病 1 例占 0.27%，肺炎 1 例占 0.27%，带状疱疹 2 例占 0.54%，乙型肝炎肝硬化 18 例占 4.86%，胆囊结石 2 例占 0.54%，子宫肌瘤 3 例占 0.81%，子宫腺肌症 2 例占 0.54%，乳腺增生症 1 例占 0.27%，高血压并冠心病 1 例占 0.27%。指节黄色手如图 5－458（a）所示。

前已述及成年人因器官长久工作，气血运行瘀滞不通等障碍性疾病增加。更由于内因外因素的反复侵袭和一些其他因素的长期侵蚀，致机体慢性疾病的存在以及病情、病势、病位的逐渐演化和积累，使一些少年组和青年组少见疾病明显增多。如肝炎、肝硬化、肝癌、烟毒病、乳腺癌等疾病成为多见。但其手象所表达的病位，五行生克与青年组所阐述的基本近同，不再赘述。

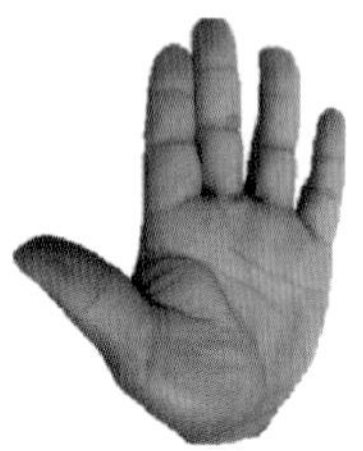

图 5－458（a）
指节黄色手

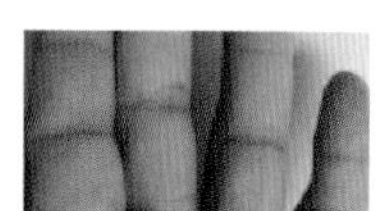

图 5－458（b）
局部指节黄色的

七、300 例老年人手色表象

《内经》认为：人到 64 岁，则发去，五藏皆衰，筋骨解坠，身体重，行步不正。《易经》八卦年龄配卦认为：人到 60 岁已至剥卦，剥卦是人生之时所含父母之祖气 64 铢，累积到 16 岁乾卦之时所积之 380 铢元气已消耗为尽零。人到老年阶段为阴虚阳衰之体，气血多虚，病多虚证或虚中挟实证。但上述所言，仅是人体的生物学年龄预测与现代社会医学进步所展现的人之年寿不完全符合。另外人体脏腑阴阳、八卦五行变化尚存有一定时间的阴阳再造，水火既济，延缓衰老的内涵。所以，本组所定老年组年龄的下限为65岁。但实际中肾、肝、心、肺、脾五脏功能皆有一定程度上的衰竭，因此老年组无正常手象，但由于手色主要表达人体血气运行状态，所以老年人虽然脏腑因功能衰退和人生历经的各种疾病苦难而留下痕迹，但若手象受检时，气血运行尚为稳态，亦可见淡红黄色手色表象，但必须清楚此时的手色观察结果，不同于儿童组及青年组，其诊断意义、价值明显减低。老年人手象观察重点在九宫八卦区域的色泽、纹线、肉阜及手掌皮肤脉络变化。

本组300例均来自慢性病和大病体检人群。300例中全手手色共8种，其中暗红色手76例，占25.33%；淡红黄色手44例，占14.67%；花斑手17例，占5.67%；浅花斑手12例，占4.00%；黄色手13例，占4.33%；黄红色手29例，占9.66%；青紫色手35例，占11.67%；紫红色手74例，占24.67%。

（一）300例患病老年人全手手色表象

1. 高血压病8例占2.66%，其中暗红手1例，占0.33%；淡红色手2例，占0.66%；黄色手1例，占0.33%；紫红色手4例，占1.33%。高血压病暗红色手如图5－459所示。

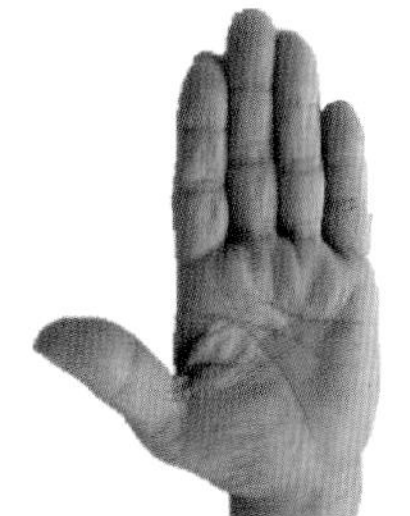

图5－459　高血压病暗红色手

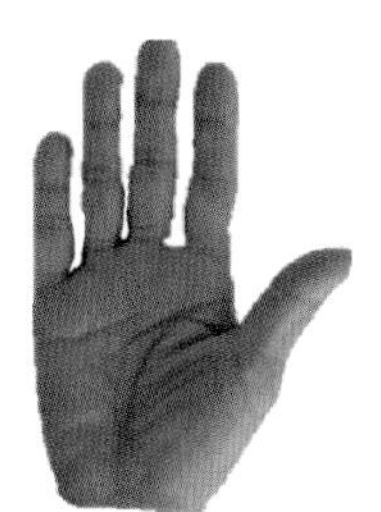

图5－460　高血压并脑梗死黄红色手

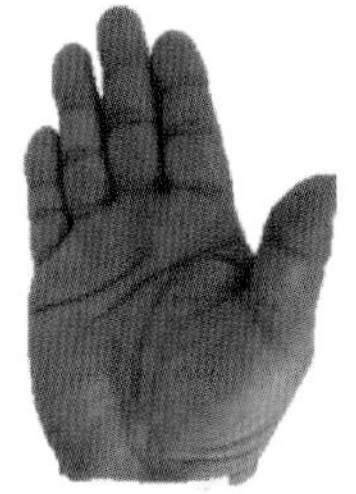

图5－461　高血压并冠心病紫红色手

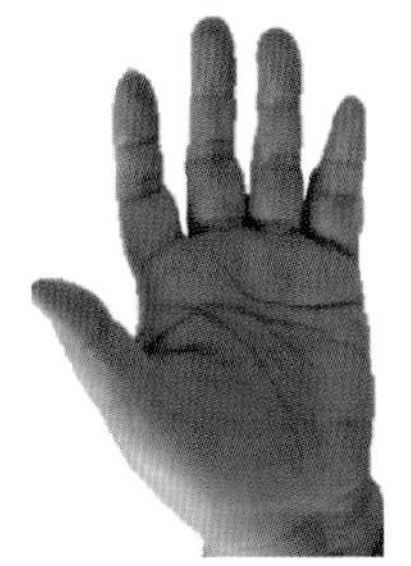

图5－462　高血压、糖尿病并冠心病淡红黄色手

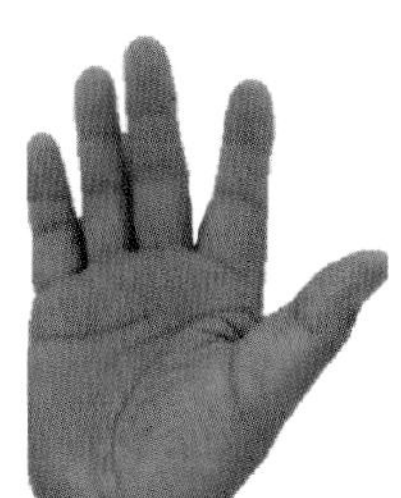

图5－463　高血压并糖尿病浅花斑手

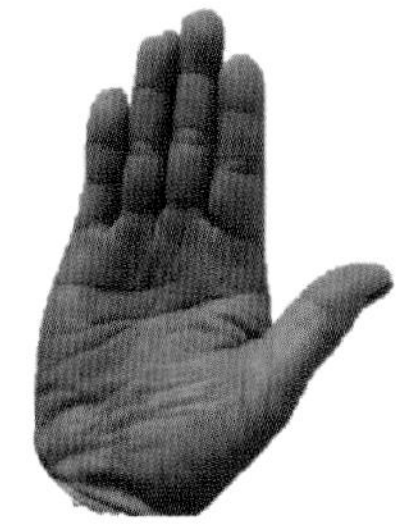

图5－464　高血压、糖尿病并肺部感染紫红色手

2. 高血压并脑梗死23例占7.66%，其中暗红色手8例，占2.66%；淡红黄色手5例，占1.67%；花斑手1例，占0.33%；黄红色手5例，占1.67%；紫红色手4例，占1.33%。高血压并脑梗死黄红色手如图5－460所示。

3. 高血压并冠心病6例占2.00%，其中淡红黄色手3例，占1.00%；黄红色手2

例，占0.66%；紫红色手1例，占0.33%。高血压并冠心病紫红色手如图5－461所示。

4. 高血压、糖尿病并冠心病1例占0.33%，其中淡红黄色手1例，占0.33%。高血压、糖尿病并冠心病淡红黄色手如图5－462所示。

5. 高血压并糖尿病1例占0.33%，其中浅花斑手1例，占0.33%。高血压并糖尿病浅花斑手如图5－463所示。

6. 高血压、糖尿病并肺部感染1例占0.33%，其中紫红色手1例，占0.33%。高血压、糖尿病并肺部感染紫红色手如图5－464所示。

7. 高血压、糖尿病并心律不齐1例占0.33%，其中紫红色手1例，占0.33%。高血压、糖尿病并心律不齐紫红色手如图5－465所示。

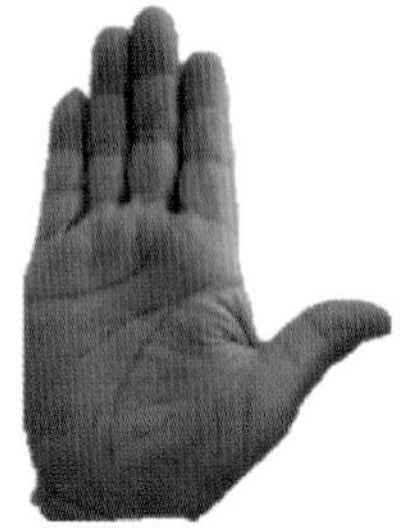

图5－465　高血压、糖尿病并心律不齐紫红色手

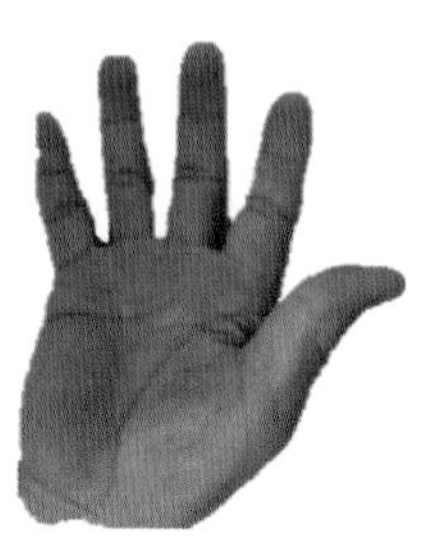

图5－466　高血压、脑梗死并冠心病紫红色手

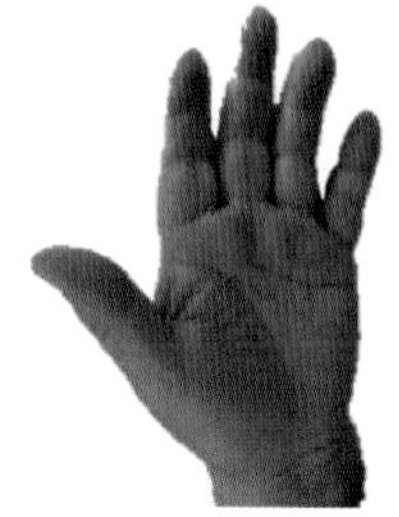

图5－467　高血压、脑梗死并糖尿病紫红色手

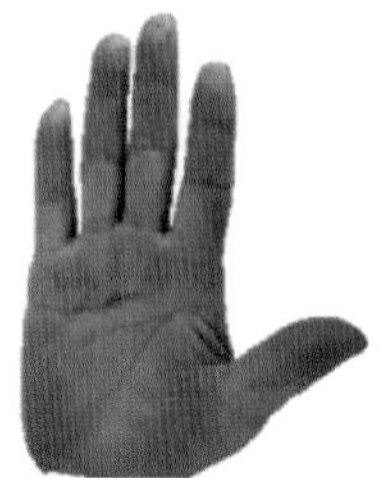

图5－468　糖尿病红黄色手

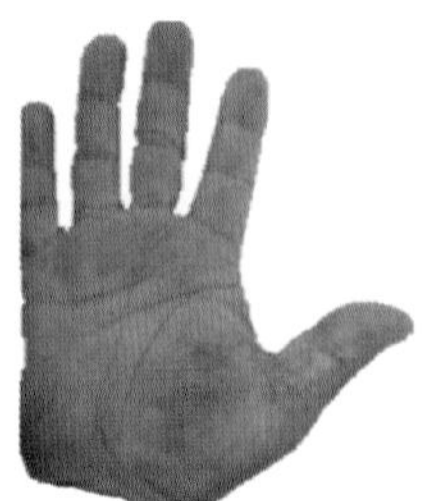

图5－469　糖尿病并冠心病暗红色手

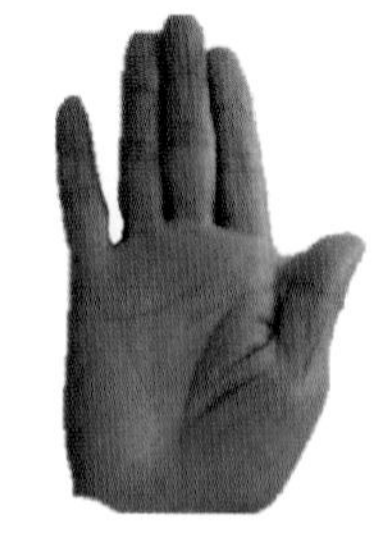

图5－470　糖尿病并脑梗死紫红色手

8. 高血压、脑梗死并冠心病1例占0.33%，其中紫红色手1例，占0.33%。高血压、脑梗死并冠心病紫红色手如图5－466所示。

9. 高血压、脑梗死并糖尿病2例占0.66%，其中紫红色手2例，占0.66%。高血压、脑梗死并糖尿病紫红色手如图5－467所示。

10. 糖尿病28例占9.33%，其中暗红色手3例，占1.00%；淡红黄色手1例，占0.33%；黄色手1例，占0.33%；黄红色手3例，占1.00%；浅花斑手4例，占1.33%；紫红色手7例，占2.33%；青紫色手9例，占3.00%。糖尿病红黄色手如图5－468所示。

11. 糖尿病并冠心病3例占1.00%，其中暗红色手1例占0.33%；紫红色手2例占0.66%。糖尿病并冠心病暗红色手如图5－469所示。

12. 糖尿病并脑梗死 4 例占 1.33%，其中淡红黄色手 2 例，占 0.66%；紫红色手 2 例，占 0.66%。糖尿病并脑梗死紫红色手如图 5－470 所示。

13. 糖尿病并肾病 2 例占 0.66%，其中黄色手 1 例占 0.33%，紫红色手 1 例占 0.33%。糖尿病并肾病黄色手如图 5－471 所示。

14. 糖尿病并肾功能不全 1 例占 0.33%，其中青紫色手 1 例，占 0.33%。糖尿病并肾功能不全青紫色手如图 5－472 所示。

15. 糖尿病并面神经炎 1 例占 0.33%，其中青紫色手 1 例，占 0.33%。糖尿病并面神经炎青紫色手如图 5－473 所示。

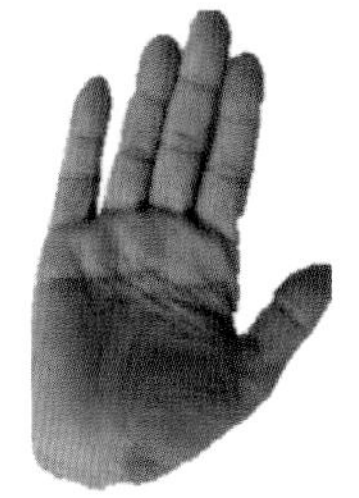

图 5－471　糖尿病并肾病黄色手

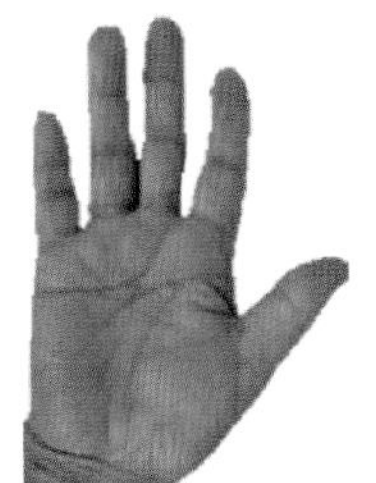

图 5－472　糖尿病并肾功能不全青紫色手

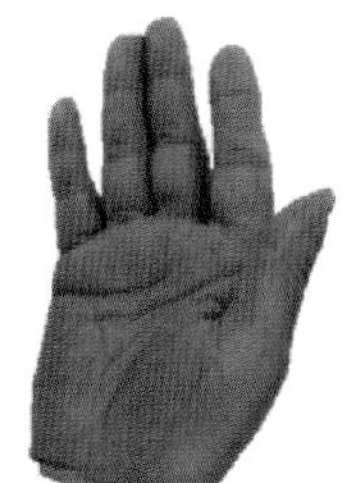

图 5－473　糖尿病并面神经炎青紫色手

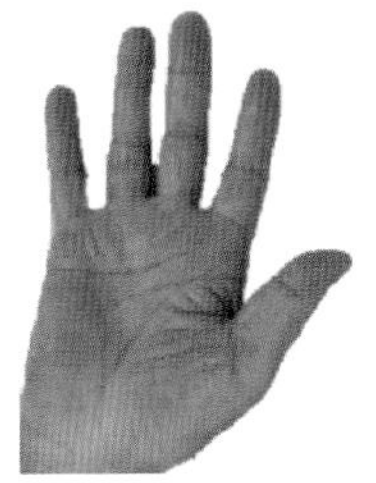

图 5－474　脑梗死并脑溢血青紫色手

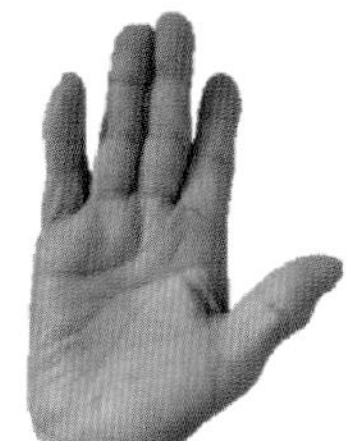

图 5－475　冠心病淡红黄色手

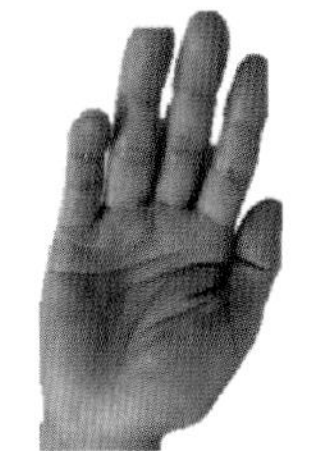

图 5－476　冠心病并脑梗死暗红色手

16. 脑梗死并脑溢血 101 例占 33.66%，其中暗红色手 32 例，占 10.67%；淡红黄色手 16 例，占 5.33%；花斑手 10 例，占 3.33%；黄色手 4 例，占 1.33%；黄红色手 9 例，占 3.00%；浅花班手 2 例，占 0.66%；青紫色手 11 例，占 3.67%；紫红色手 17 例，占 5.67%。脑梗死并脑溢血青紫色手如图 5－474 所示。

17. 冠心病 19 例占 6.33%，其中暗红色手 2 例，占 0.66%；淡红黄色手 7 例，占 2.33%；花斑手 1 例，占 0.33%；黄色手 2 例，占 0.66%；黄红色手 2 例，占 0.66%；浅花斑手 1 例，占 0.33%；紫红色手 4 例，占 1.33%。冠心病淡红黄色手如图 5－475 所示。

18. 冠心病并脑梗死 4 例占 1.33%，其中暗红色手 4 例，占 1.33%。冠心病并脑梗死暗红色手如图 5－476 所示。

19. 乙型肝炎肝硬化 4 例占 1.33%，其中暗红色手 2 例，占 0.66%；紫红色手 2 例，占 0.66%。乙型肝炎肝硬化暗红色手如图 5－477 所示。

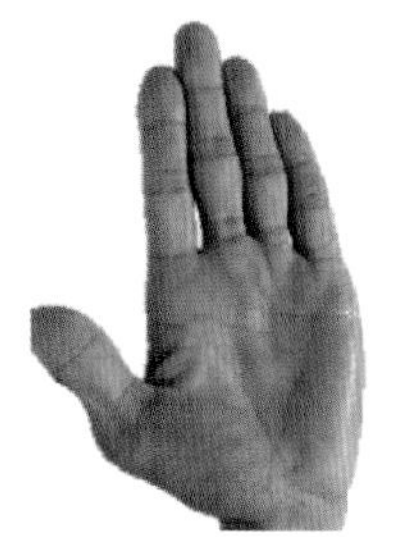
图 5－477　乙型肝炎肝硬化
暗红色手

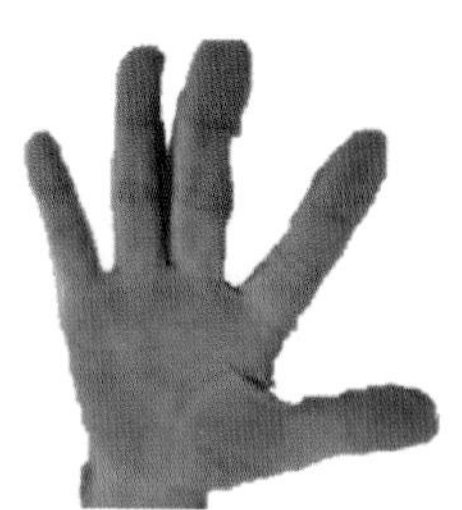
图 5－478　肝癌
紫红色手

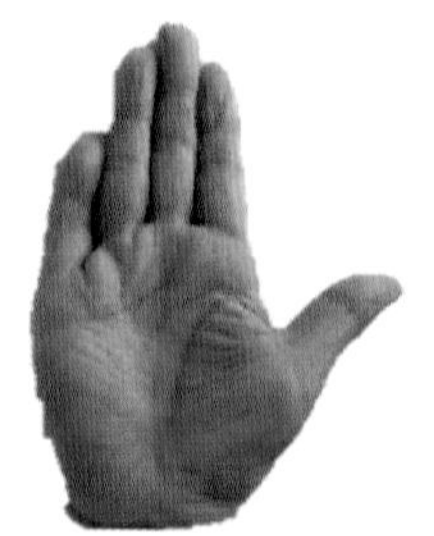
图 5－479　类风湿性关节炎
黄红色手

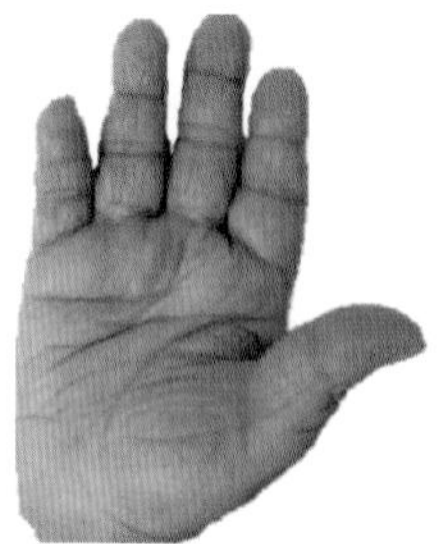
图 5－480　尿毒症
青紫色手

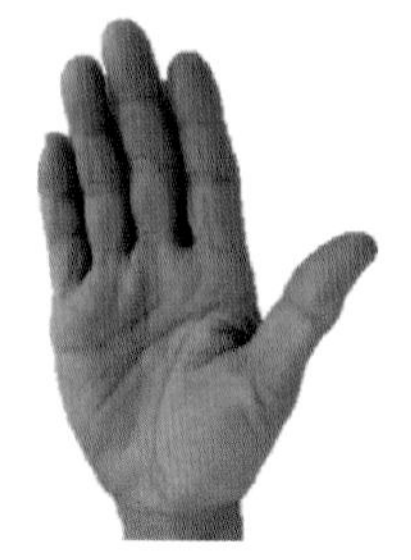
图 5－481　肾小球肾炎
暗红色手

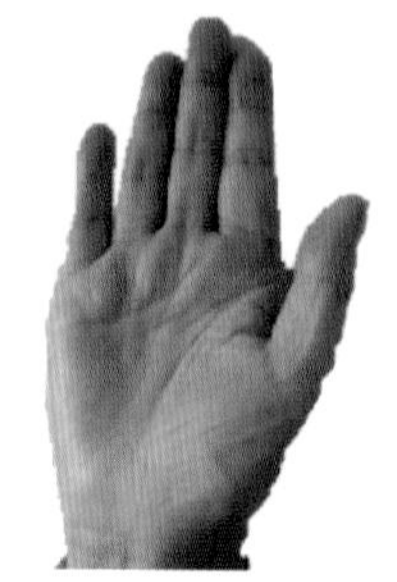
图 5－482　肾功能不全
黄红色手

20. 肝癌 1 例占 0.33%，其中紫红色手 1 例，占 0.33%。肝癌紫红色手如图 5－478 所示。

21. 类风湿性关节炎 34 例占 11.33%，其中暗红色手 7 例，占 2.33%；淡红黄色手 2 例，占 0.66%；花斑手 4 例，占 1.33%；黄色手 1 例，占 0.33%；黄红色手 5 例，占 1.65%；浅花斑手 2 例，占 0.66%；青紫色手 6 例，占 2.00%；紫红色手 7 例，占 2.33%。类风湿性关节炎黄红色手如图 5－479 所示。

22. 尿毒症 14 例占 4.66%，其中暗红色手 2 例，占 0.66%；黄色手 1 例，占 0.33%；黄红色手 1 例，占 0.33%；浅花斑手 2 例，占 0.66%；青紫色手 6 例，占 2.00%；紫红色手 2 例，占 0.66%。尿毒症青紫色手如图 5－480 所示。

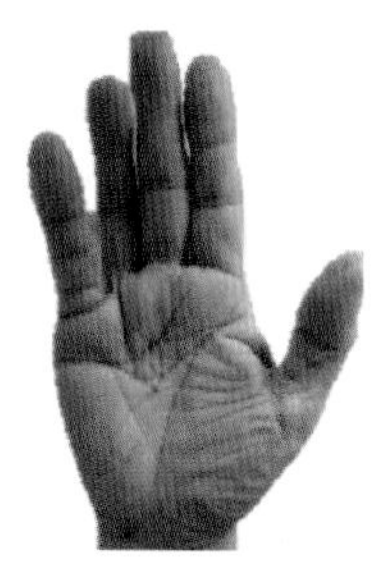
图 5－483　甲状腺肿
暗红色手

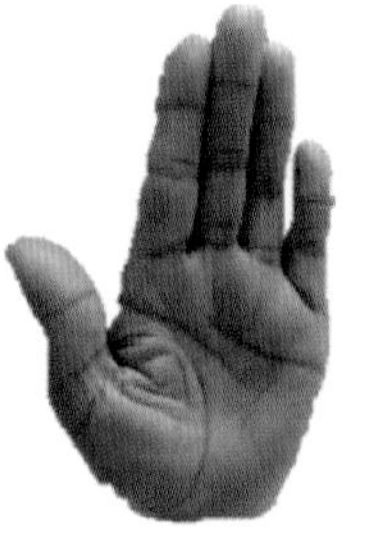
图 5－484　甲状腺功能亢进暗红色手

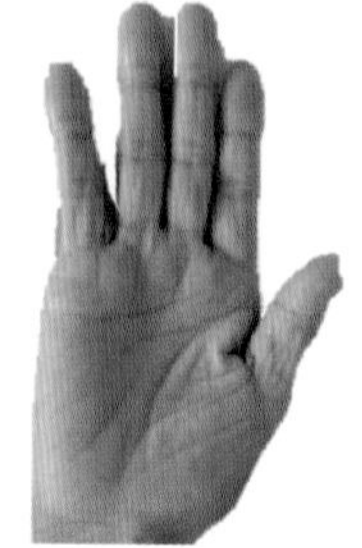
图 5－485　胃炎淡红黄色手

23. 肾小球肾炎 3 例占 1.00%，其中暗红色手 2 例，占 0.66%；紫红色手 1 例，占 0.33%。肾小球肾炎暗红色手如图 5－481 所示。

24. 肾功能不全1例占0.33%，其中黄红色手1例，占0.33%。肾功能不全黄红色手如图5－482所示。

25. 甲状腺肿1例占0.33%，其中暗红色手1例，占0.33%。甲状腺肿暗红色手如图5－483所示。

26. 甲状腺功能亢进1例占0.33%，其中暗红色手1例，占0.33%。甲状腺功能亢进暗红色手如图5－484所示。

27. 胃炎1例占0.33%，其中淡红黄色手1例，占0.33%。胃炎淡红黄色手如图5－485所示。

28. 胃炎并结肠炎3例占1.00%，其中暗红色手2例，占0.66%；淡红黄色手1例，占0.33%。胃炎并结肠炎淡红黄色手如图5－486所示。

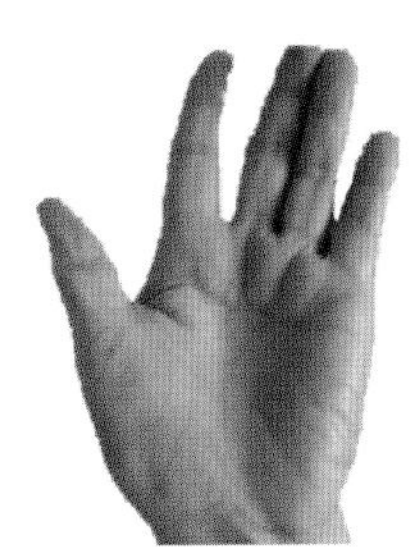

图5－486　胃炎并结肠炎淡红黄色手

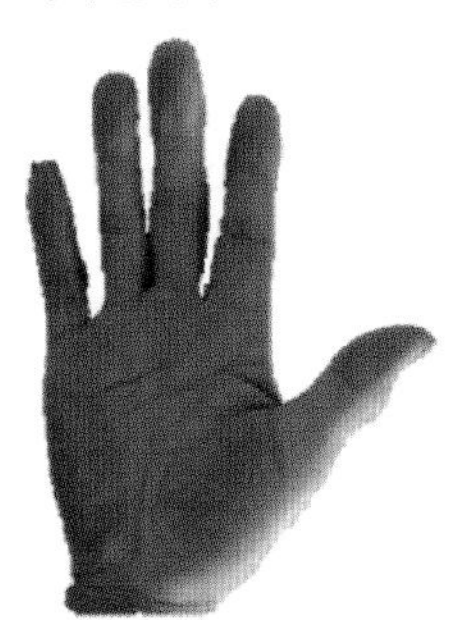

图5－487　结肠息肉病紫红色手

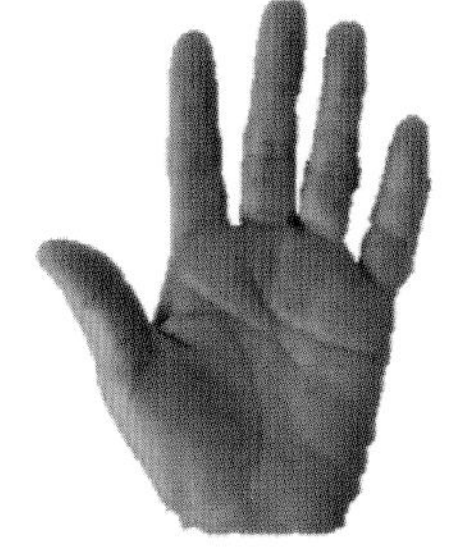

图5－488　胃息肉、胃炎并结肠炎紫红色手

29. 结肠息肉病3例占1.00%，其中紫红色手3例，占1.00%。结肠息肉病紫红色手如图5－487所示。

30. 胃息肉、胃炎并结肠炎1例占0.33%，其中紫红色手1例，占0.33%。胃息肉、胃炎并结肠炎紫红色手如图5－488所示。

31. 胆囊结石1例占0.33%，其中淡红黄色手1例，占0.33%。胆囊结石淡红黄色手如图5－489所示。

32. 肠梗阻1例占0.33%，其中淡红黄色手1例，占0.33%。肠梗阻淡红黄色手如图5－490所示。

33. 胃癌3例占1.00%，其中暗红色手2例，占0.66%；黄色手1例，占0.33%。胃癌暗红色手如图5－491所示。

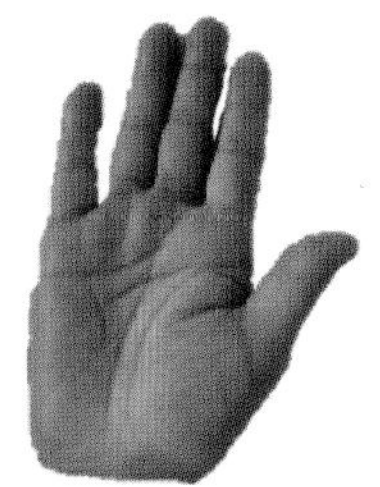

图5－489　胆囊结石淡红黄色手

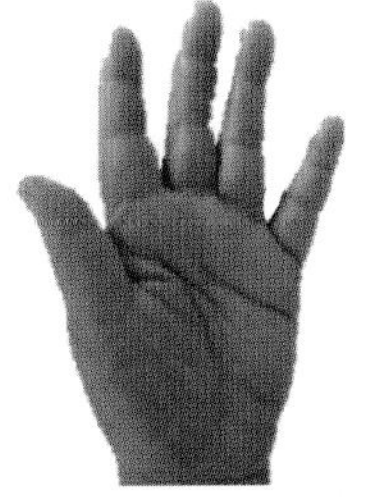

图5－490　肠梗阻淡红黄色手

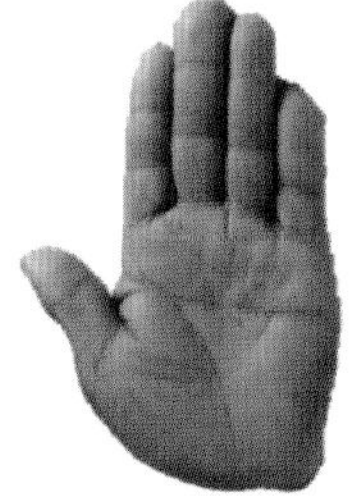

图5－491　胃癌暗红色手

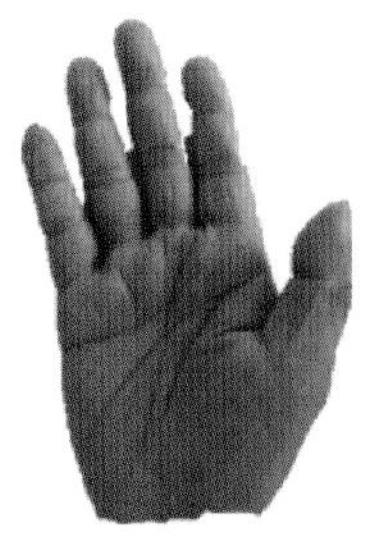

图 5 – 492　结肠癌
紫红色手

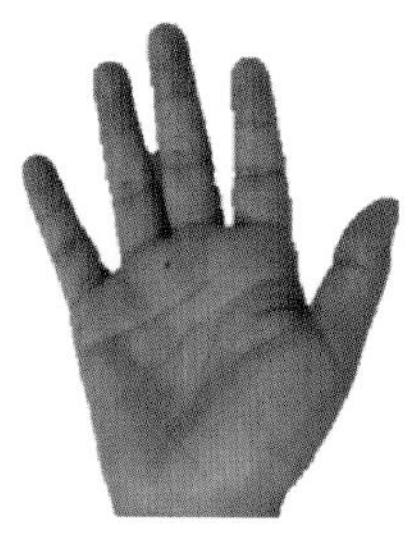

图 5 – 493　直肠癌
青紫色手

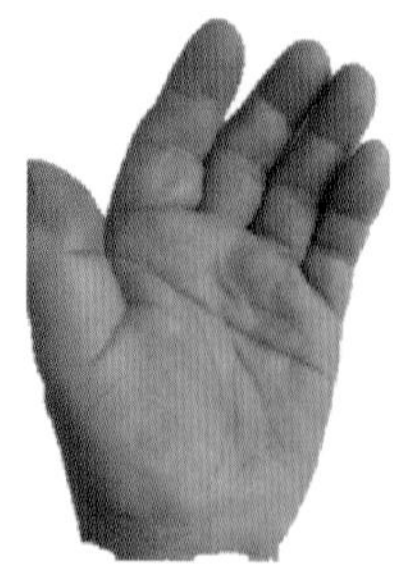

图 5 – 494　乳腺癌
暗红色手

34. 结肠癌 6 例占 2.00%，其中暗红色手 2 例，占 0.66%；紫红色手 4 例，占 1.33%。结肠癌紫红色手如图 5 – 492 所示。

35. 直肠癌 2 例占 0.66%，其中黄色手 1 例，占 0.33%；青紫色手 1 例，占 0.33%。直肠癌青紫色手如图 5 – 493 所示。

36. 乳腺癌 2 例占 0.66%，其中暗红色手 2 例，占 0.66%。乳腺癌暗红色手如图 5 – 494 所示。

37. 上呼吸道感染 3 例占 1.00%，其中暗红色手 2 例，占 0.66%；紫红色手 1 例，占 0.33%。上呼吸道感染紫红色手如图 5 – 495 所示。

38. 白内障 1 例占 0.33%，其中淡红黄色手 1 例，占 0.33%。白内障淡红黄色手如图 5 – 496 所示。

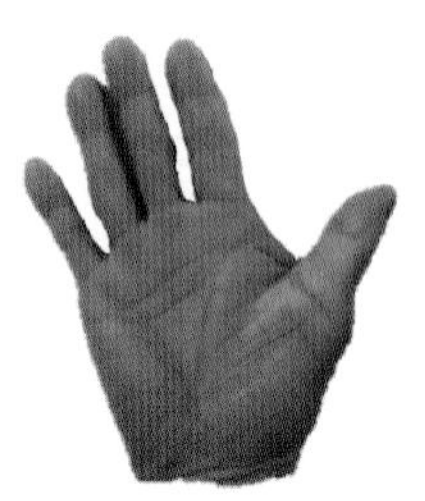

图 5 – 495　上呼吸道感染
紫红色手

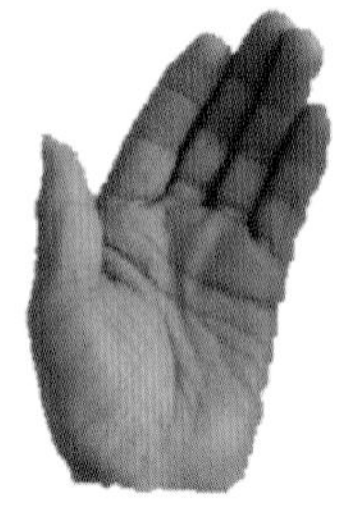

图 5 – 496　白内障
淡红黄色手

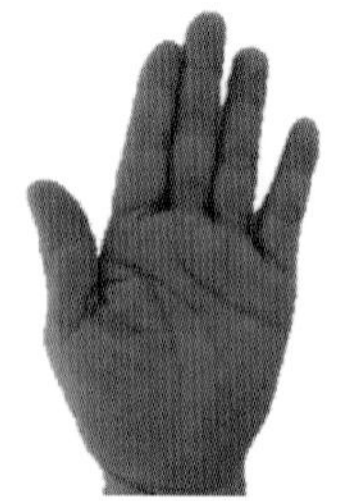

图 5 – 497　皮脂腺囊肿
感染花斑手

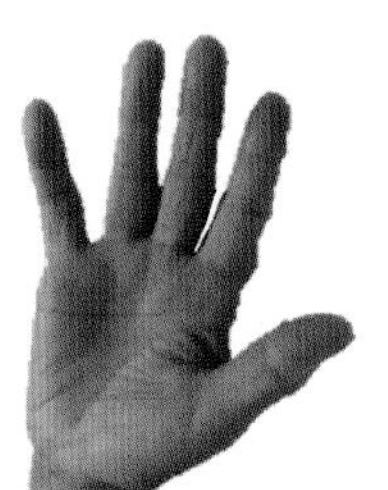

图 5 – 498　骨关节炎
黄红色手

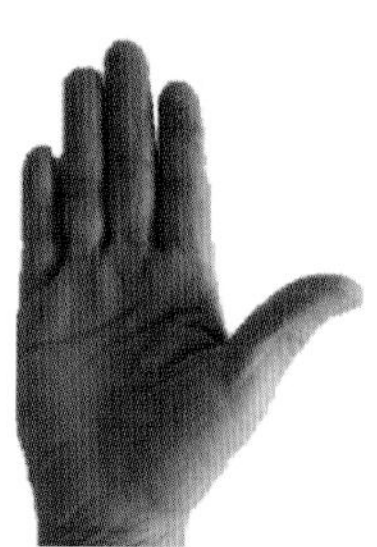

图 5 – 499　皮炎
紫红色手

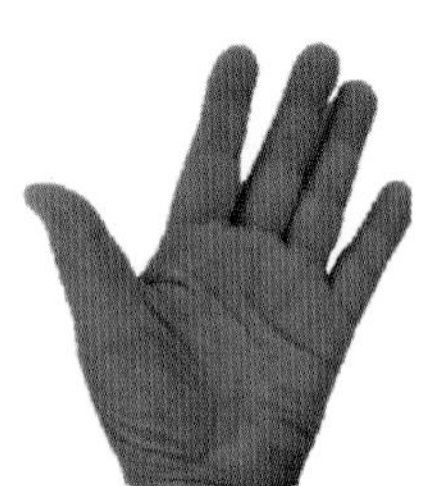

图 5 – 500　青光眼
紫红色手

39. 皮脂腺囊肿感染 1 例占 0.33%，其中花斑手 1 例，占 0.33%。皮脂腺囊肿感染花斑手如图 5－497 所示。

40. 骨关节炎 1 例占 0.33%，其中黄红色手 1 例，占 0.33%。骨关节炎黄红色手如图 5－498 所示。

41. 皮炎 3 例占 1.00%，其中紫红色手 3 例，占 1.00%。皮炎紫红色手如图 5－499 所示。

42. 青光眼 2 例占 0.66%，其中紫红色手 2 例，占 0.66%。青光眼紫红色手如图 5－500 所示。

老年人五脏六腑功能衰竭，心肺核心引力场、肝、肾、脑、脾等引力场引力均为衰减状态，因此，暗红、黄红、花斑、紫红、青紫等血瘀气滞手色成为老年人常见的高血压、糖尿病、脑梗死、脑溢血、冠心病、胃肠道肿瘤、肾病、肾功能不全、尿毒症等多发疾病的常见手色，因此老年人手色变化只表达病情的轻重，不代表疾病的种类与特点。

（二）300 例患病老年人手掌九宫八卦区域色变及手指色泽色变表象

1. 全掌花斑手 15 例占 5.00%，脑血管病 9 例占 3.00%，冠心病 1 例占 0.33%，高血压并冠心病 1 例占 0.33%，类风湿病 2 例占 0.66%，肾小球肾炎 1 例占 0.33%，皮脂腺囊肿感染 1 例占 0.33%。全掌花斑手如图 5－501（a）所示，局部全掌花斑手如图 5－501（a）。

2. 全掌紫红色 16 例占 5.33%，脑血管病 3 例占 1.00%，糖尿病 3 例占 1%，冠心病 1 例占 0.33%，乙型肝炎、肝硬化 1 例占 0.33%，结肠息肉病 1 例占 0.33%，结肠癌 1 例占 0.33%，青光眼 1 例占 0.33%，高血压并冠心病 1 例占 0.33%，高血压并脑梗死 2 例占 0.66%，糖尿病并脑梗死 1 例占 0.33%，高血压、糖尿病并肺部感染 1 例占 0.33%。全掌紫红色手如图 5－502（a）所示，局部全掌紫红色手如图 5－502（b）所示。

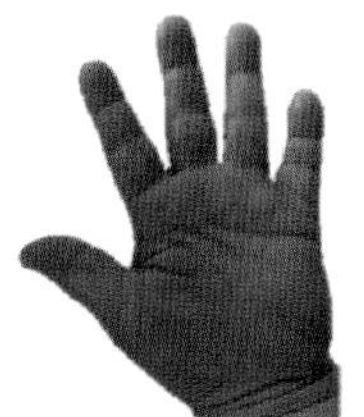
图 5－501（a）
全掌花斑手

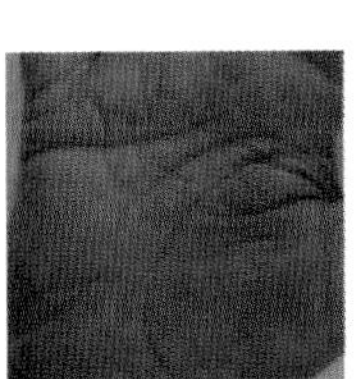
图 5－501（b）
局部全掌花斑手

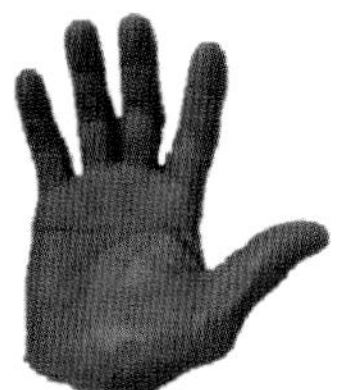
图 5－502（a）
全掌紫红色手

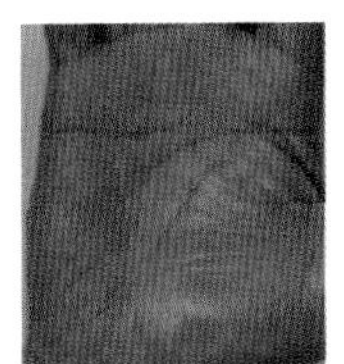
图 5－502（b）
局部全掌紫红色手

3. 全掌青紫色与紫红色相间 9 例占 3.00%，脑血管病 4 例占 1.33%，糖尿病 4 例占 1.33%，类风湿性关节炎 1 例占 0.33%。全掌青紫色与紫红色相间手如图 5－503（a）所示，局部全掌青紫色与紫红色相间手如图 5－503（b）所示。

4. 巽离坤兑乾区瘀斑 25 例占 8.33%，脑血管病 7 例占 2.33%，糖尿病 1 例占 0.33%，尿毒症 1 例占 0.33%，肾小球肾炎 1 例占 0.33%，肝癌 1 例占 0.33%，结肠癌 3 例占 1.00%，类风湿性关节炎 7 例占 2.33%，高血压并脑梗死 1 例占 0.33%，高血压、糖尿病并脑梗死 1 例占 0. 33%，糖尿病并脑梗死 1 例占 0. 33%，胃炎、胃息肉并结肠炎 1 例占 0. 33%。巽离坤兑乾区瘀斑手如图 5－504（a）所示，巽离坤兑乾区瘀斑手局部坤兑乾区瘀斑如图 5－504（b）所示，巽离坤兑乾区瘀斑手局部巽离区瘀斑如图 5－504（c）所示。

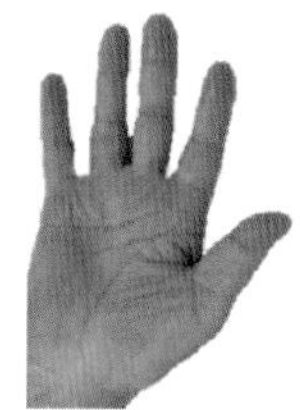
图 5－503（a）
全掌青紫色与紫红色相间手

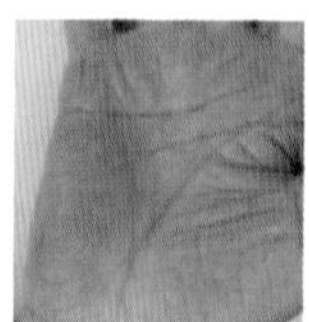
图 5－503（b）
局部全掌青紫色与紫红色相间手

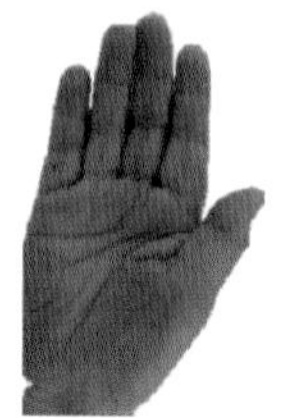
图 5－504（a）
巽离坤兑乾区瘀斑手

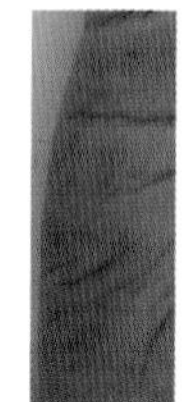
图 5－504（b）
巽离坤兑乾区瘀斑手
局部坤兑乾区瘀斑

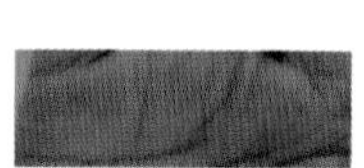
图 5－504（c）
巽离坤兑乾区瘀斑手
局部巽离区瘀斑

5. 巽离坤区青紫色 4 例占 1. 33%，糖尿病 2 例占 0. 66%，冠心病 1 例占 0. 33%，类风湿性关节炎 1 例占 0. 33%。巽离坤区青紫色手如图 5－505（a）所示，局部巽离坤区青紫色手如图 5－505（b）所示。

6. 巽区紫红瘀斑 54 例占 18. 00%，脑血管病 17 例占 5. 66%，高血压 4 例占 1. 33%，冠心病 4 例占 1. 33%，糖尿病 5 例占 1. 66%，尿毒症 1 例占 0. 33%，乙型肝炎肝硬化 1 例占 0. 33%，结肠癌 1 例占 0. 33%，类风湿性关节炎 8 例占 2. 66%，肠梗阻 1 例占 0. 33%，乳腺癌 1 例占 0. 33%，直肠癌 1 例占 0. 33%，高血压并脑梗死 2 例占 0. 66%，糖尿病并脑梗死 1 例占 0. 33%，高血压、脑梗死并冠心病 1 例占 0. 33%，糖尿病并冠心病 1 例占 0. 33%，胃炎并结肠炎 2 例占 0. 66%，肾功能衰竭 1 例占 0. 33%，上呼吸道感染 2 例占 0. 66%。巽区紫红瘀斑手如图 5－506（a）所示，局部巽区紫红瘀斑手如图 5－506（b）所示。

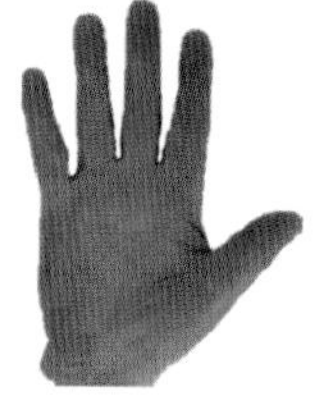
图 5－505（a）
巽离坤区青紫色手

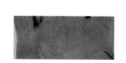

图 5－505（b）
局部巽离坤区青紫色手

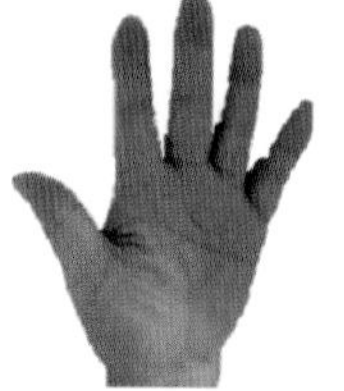
图 5－506（a）
巽区紫红瘀斑手

图 5－506（b）
局部巽区紫红瘀斑手

7. 巽离坤区花斑13例占4.33%，脑血管病4例占1.33%，冠心病1例占0.33%，尿毒症1列占0.33%，结肠息肉病1例占0.33%，糖尿病2例占0.66%，皮炎2例占0.66%，高血压并脑梗死1例占0.33%，高血压、糖尿病并脑梗死1例占0.33%。巽离坤区花斑手如图5-507（a）所示，局部巽离坤区花斑手如图5-507（b）所示。

8. 乾区花斑38例占12.66%，脑血管病16例占5.33%，糖尿病5例占1.66%，高血压病2例占0.66%，冠心病2例占0.66%，乙型肝炎肝硬化1例占0.33%，白内障1例占0.33%，直肠癌1例占0.33%，类风湿性关节炎7例占2.33%，高血压并脑梗死1例占0.33%，糖尿病并脑梗死1例占0.33%，结肠炎并结肠息肉病1例占0.33%。乾区花斑手如图5-508（a）所示，局部乾区花斑手如图5-508（b）所示。

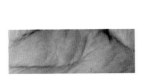

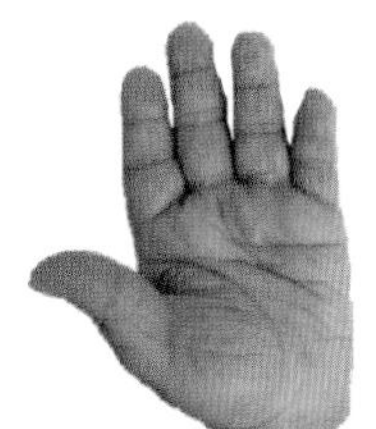
图5-507（a）
巽离坤区花斑手

图5-507（b）
局部巽离坤区花斑手

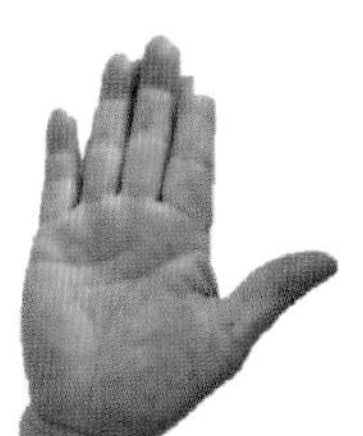
图5-508（a）
乾区花斑手

图5-508（b）
局部乾区花斑手

9. 乾区黑斑13例占4.33%，脑血管病2例占0.66%，尿毒症2例占0.66%，胃癌2例占0.66%，高血压病1例占0.33%，冠心病1例占0.33%，甲状腺功能亢进1例占0.33%，类风湿性关节炎1例占0.33%，高血压并脑梗死2例占0.66%，胃炎并结肠炎1例占0.33%。乾区黑斑手如图5-509（a）所示，局部乾区黑斑手如图5-509（b）所示。

10. 乾区红色35例占11.66%，脑血管病8例占2.66%，高血压病1例占0.33%，冠心病5例占1.66%，糖尿病4例占1.33%，肾功能衰竭1例占0.33%，上呼吸道感染1例占0.33%，皮炎2例占0.66%，类风湿性关节炎3例占1.00%，结肠息肉病2例占0.66%，青光眼1例占0.33%，高血压并脑梗死2例占0.66%，糖尿病并脑梗死1例占0.33%，高血压、冠心病并脑梗死1例占0.33%，糖尿病并冠心病2例占0.66%，胃炎并结肠炎1例占0.33%。乾区红色手如图5-510（a）所示，局部乾区红色手如图5-510（b）所示。

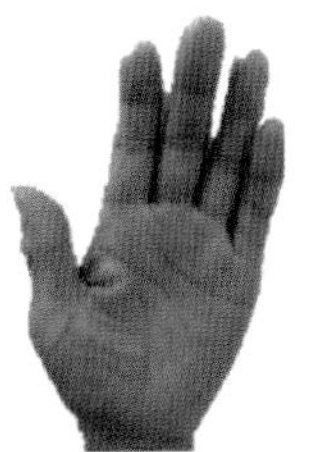
图5-509（a）
乾区黑斑手

图5-509（b）
局部乾区黑斑手

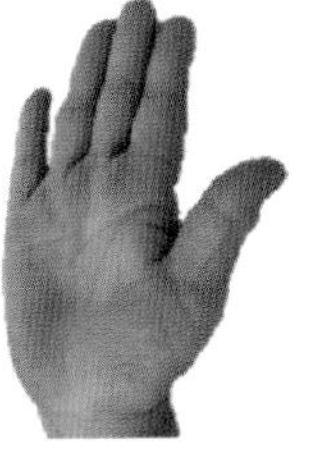
图5-510（a）
乾区红色手

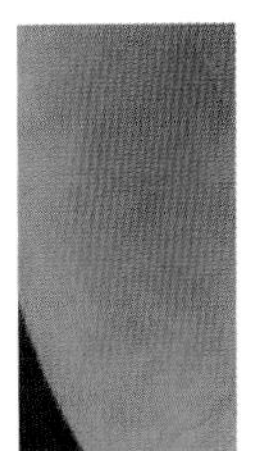
图5-510（b）
局部乾区红色手

11. 震区青紫色 11 例占 3.66%，脑血管病 1 例占 0.33%，糖尿病 2 例占 0.66%，高血压病 2 例占 0.66%，冠心病 1 例占 0.33%，肝癌 1 例占 0.33%，类风湿性关节炎 2 例占 0.66%，糖尿病肾病 1 例占 0.33%，糖尿病并脑梗死 1 例占 0.33%。震区青紫色手如图 5－511（a）所示，局部震区青紫色手如图 5－511（b）所示。

12. 震区瘀斑 37 例占 12.33%，脑血管病 11 例占 3.66%，高血压病 3 例占 1.00%，冠心病 2 例占 0.66%，乙型肝炎肝硬化 1 例占 0.33%，结肠癌 2 例占 0.66%，类风湿性关节炎 9 例占 3.00%，尿毒症 1 例占 0.33%，皮炎 1 例占 0.33%，肾小球肾炎 1 例占 0.33%，糖尿病 2 例占 0.66%，糖尿病肾病 1 例占 0.33%，高血压、冠心病并脑梗死 1 例占 0.33%，胃炎并结肠炎 2 例占 0.66%。震区瘀斑手如图 5－512（a）所示，局部震区瘀斑手如图 5－512（b）所示。

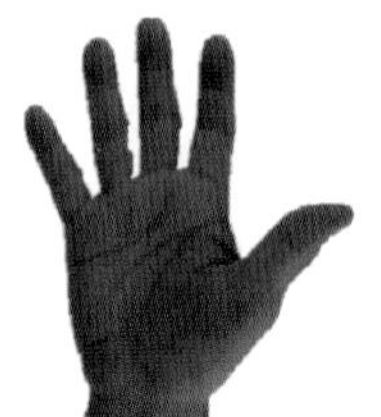
图 5－511（a）
震区青紫色手

图 5－511（b）
局部震区青紫色手

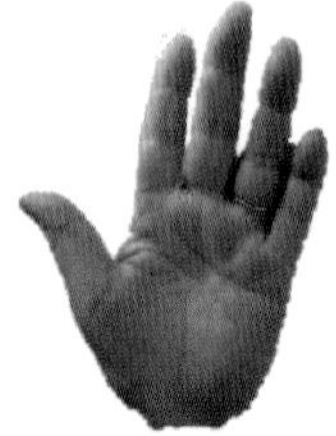
图 5－512（a）
震区瘀斑手

图 5－512（b）
局部震区瘀斑手

13. 震区红色 64 例占 21.33%，脑血管病 22 例占 7.33%，冠心病 3 例占 1.00%，高血压病 1 例占 0.33%，糖尿病 8 例占 2.66%，肾功能衰竭 1 例占 0.33%，乳腺癌 1 例占 0.33%，结肠息肉病 3 例占 1.00%，结肠癌 1 例占 0.33%，尿毒症 3 例占 1.00%，青光眼 1 例占 0.33%，皮炎 2 例占 0.66%，肠梗阻 1 例占 0.33%，类风湿性关节炎 5 例占 1.66%，高血压并脑梗死 3 例占 1.00%，糖尿病并脑梗死 1 例占 0.33%，脑梗死并冠心病 2 例占 0.66%，脑梗死并神经官能症 1 例占 0.33%，高血压、糖尿病并脑梗死 2 例占 0.66%，糖尿病并冠心病 2 例占 0.66%，胃炎并结肠炎 1 例占 0.33%。震区红色手如图 5－513（a）所示，局部震区红色手如图 5－513（b）所示。

14. 艮区青紫色 76 例占 25.33%，脑血管病 24 例占 8.00%，尿毒症 3 例占 1.00%，类风湿性关节炎 15 例占 5.00%，结肠癌 2 例占 0.66%，冠心病 4 例占 1.33%，高血压病 2 例占 0.66%，肝癌 1 例占 0.33%，糖尿病 7 例占 2.33%，上呼吸道感染 2 例占 0.66%，胃癌 1 例占 0.33%，皮炎 1 例占 0.33%，高血压并脑梗死 6 例占 2.00%，糖尿病并脑梗死 1 例占 0.33%，糖尿病并冠心病 1 例占 0.33%，高血压、糖尿病并冠心病 1 例占 0.33%，糖尿病并肾功能不全 1 例占 0.33%，高血压并冠心病 1 例占 0.33%，皮脂腺囊肿感染 1 例占 0.33%，胃炎并结肠炎 2 例占 0.66%。艮区青紫色手如图 5－514（a）所示，局部艮区青紫色手如图 5－514（b）所示。

15. 艮区紫红斑 7 例占 2.33%，脑血管病 2 例占 0.66%，糖尿病 1 例占 0.33%，冠心病 1 例占 0.33%，乙型肝炎肝硬化 1 例占 0.33%，类风湿性关节炎 1 例占 0.33%，糖尿病并冠心病 1 例占 0.33%。艮区紫红斑手如图 5－515（a）所示，局部艮区紫红斑手如图 5－515（b）所示。

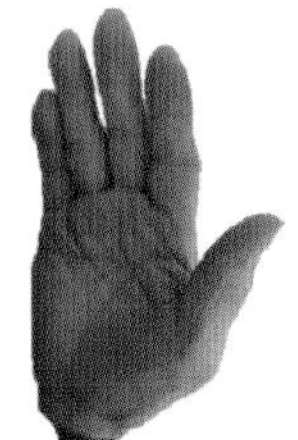
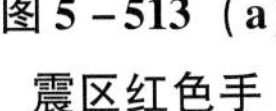
图 5－513（a）
震区红色手

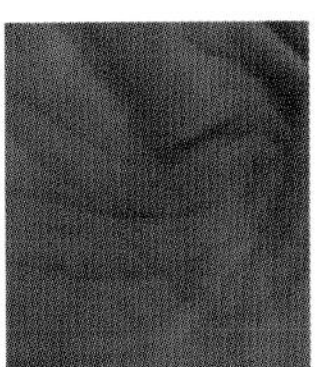
图 5－513（b）
局部震区红色手

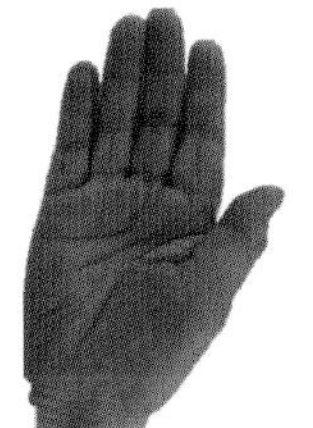
图 5－514（a）
艮区青紫色手

图 5－514（b）
局部艮区青紫色手

16. 艮区黑斑 5 例占 1.66%，脑血管病 2 例占 0.66%，尿毒症 1 例占 0.33%，糖尿病 1 例占 0.33%，胃癌 1 例占 0.33%。艮区黑斑手如图 5－516（a）所示，局部艮区黑斑手如图 5－516（b）所示。

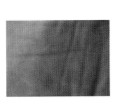

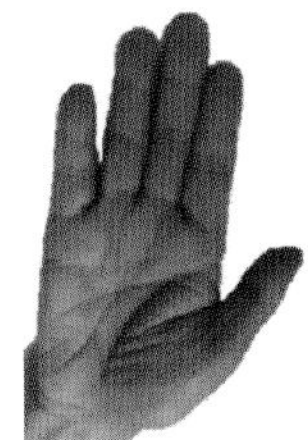
图 5－515（a）
艮区紫红斑手

图 5－515（b）
局部艮区紫红斑手

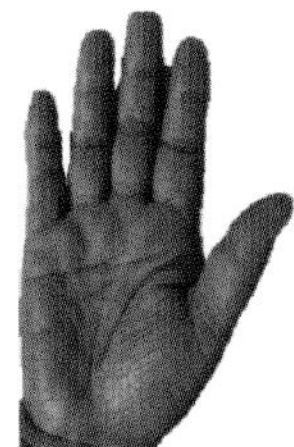
图 5－516（a）
艮区黑斑手

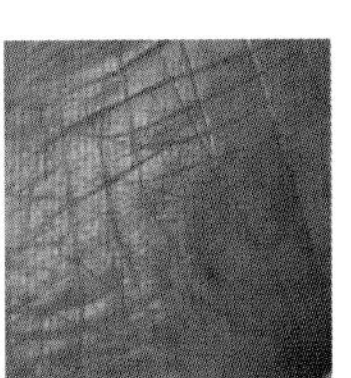
图 5－516（b）
局部艮区黑斑手

17. 坎区红色 15 例占 5.00%，脑血管病 8 例占 2.66%，糖尿病 1 例占 0.33%，上呼吸道感染 1 例占 0.33%，冠心病 1 例中 0.33%，肠梗阻 1 例占 0.33%，高血压并脑梗死 1 例中 0.33%，高血压、糖尿病并脑梗死 1 例占 0.33%，胃炎、胃息肉并结肠炎 1 例占 0.33%。坎区红色手如图 5－517（a）所示，局部坎区红色手如图 5－517（b）所示。

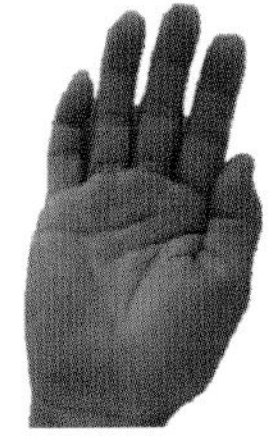
图 5－517（a）
坎区红色手

图 5－517（b）
局部坎区红色手

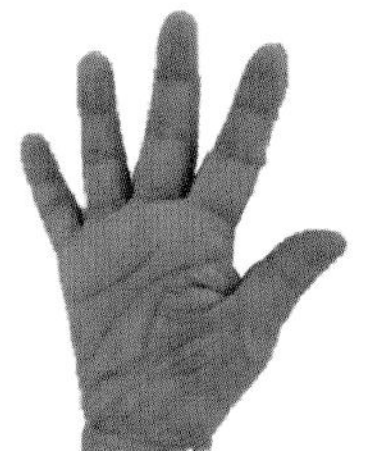
图 5－518（a）
坎区青紫色手

图 5－518（b）
局部坎区青紫色手

18. 坎区青紫色 22 例占 7.33%，脑血管病 4 例占 1.33%，尿毒症 4 例占 1.33%，糖尿病肾病 1 例占 0.33%，糖尿病 1 例占 0.33%，冠心病 1 例占 0.33%，高血压 1 例占 0.33%，肝癌 1 例占 0.33%，类风湿性关节炎 4 例占 1.33%，高血压并脑梗死 2 例占 0.66%，高血压、糖尿病并脑梗死 1 例占 0.33%，胃炎并结肠炎 1 例占 0.33%，高血压并冠心病 1 例占 0.33%。坎区青紫色手如图 5－518（a）所示，局部坎区青紫色手如图 5－518（b）所示。

19. 坎区黑斑 5 例占 1.66%，尿毒症 3 例占 1.00%，糖尿病 2 例占 0.66%。坎区黑斑手如图 5－519（a）所示，局部坎区黑斑手如图 5－519（b）所示。

20. 明堂灰暗 40 例占 13.33%，脑血管病 14 例占 4.66%，尿毒症 4 例占 1.33%，结肠癌 1 例占 0.33%，甲状腺功能亢进 1 例占 0.33%，高血压病 1 例占 0.33%，冠心病 2 例占 0.66%，糖尿病 2 例占 0.66%，类风湿性关节炎 5 例占 1.66%，肾小球肾炎 2 例占 0.66%，皮炎 1 例占 0.33%，皮脂腺囊肿感染 1 例占 0.33%，高血压并脑梗死 2 例占 0.66%，高血压并冠心病 1 例占 0.33%，糖尿病肾病 2 例占 0.66%，糖尿病并面神经炎 1 例占 0.33%。明堂灰暗手如图 5－520（a）所示，局部明堂灰暗手如图 5－520（b）所示。

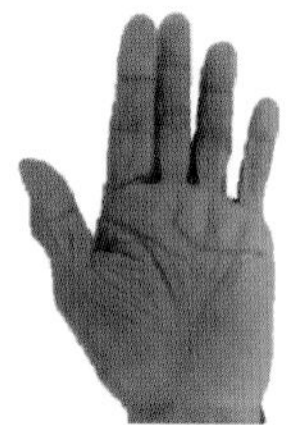

图 5－519（a）
坎区黑斑手

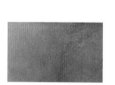

图 5－519（b）
局部坎区黑斑手

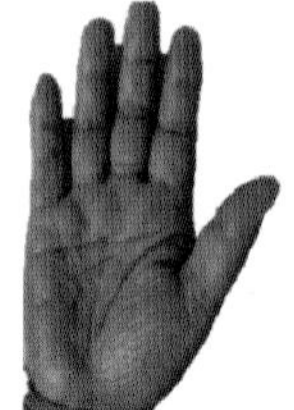

图 5－520（a）
明堂灰暗手

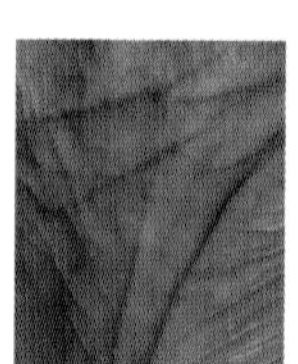

图 5－520（b）
局部明堂灰暗手

21. 明堂白斑 8 例占 2.66%，脑血管病 2 例占 0.66%，糖尿病 2 例占 0.66%，结肠癌 1 例占 0.33%，高血压病 1 例占 0.33%，肝癌 1 例占 0.33%，高血压并脑梗死 1 例占 0.33%。明堂白斑手如图 5－521（a）所示，局部明堂白斑手如图 5－521（b）所示。

22. 明堂塌陷 10 例占 3.33%，脑血管病 6 例占 2.00%，类风湿性关节炎 3 例占 1.00%，冠心病并脑梗死 1 例占 0.33%。明堂塌陷手如图 5－522（a）所示，局部明堂塌陷手如图 5－522（b）所示。

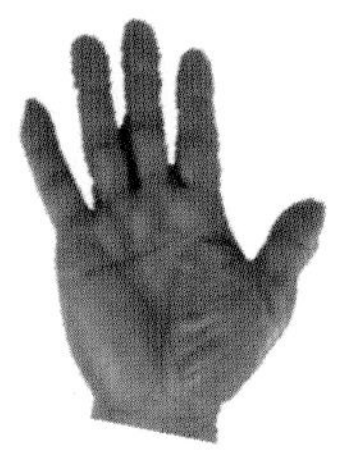

图 5－521（a）
明堂白斑手

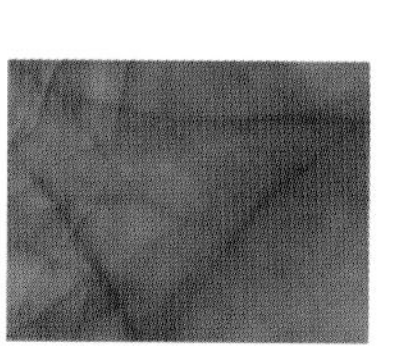

图 5－521（b）
局部明堂白斑手

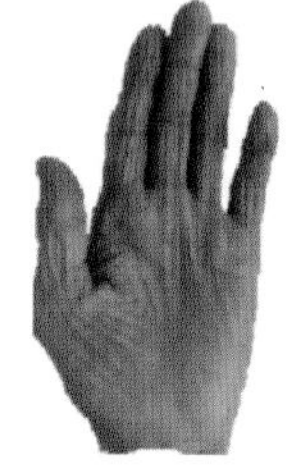

图 5－522（a）
明堂塌陷手

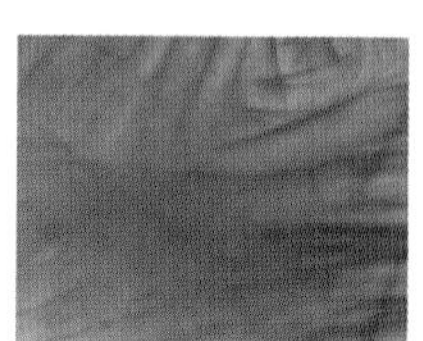

图 5－522（b）
局部明堂塌陷手

23. 明堂片状乌黑色 6 例占 2.00%，胃癌 1 例占 0.33%，尿毒症 1 例占 0.33%，脑血管病 2 例占 0.66%，甲状腺功能亢进 1 例占 0.33%，脑梗死并冠心病 1 例占 0.33%。明堂片状乌黑色手如图 5－523（a）所示，局部明堂片状乌黑色手如图 5－523（b）所示。

24. 明堂青紫色 35 例占 11.66%，脑血管病 15 例占 5.00%，尿毒症 2 例占

0.66%，糖尿病4例占1.33%，高血压病2例占0.66%，类风湿性关节炎4例占1.33%，皮炎1例占0.33%，高血压并脑梗死3例占1.00%，高血压、糖尿病并脑梗死1例占0.33%，高血压并冠心病1例占0.33%，糖尿病并肾功能不全1例占0.33%，胃炎并结肠炎1例占0.33%。明堂青紫色手如图5-524（a）所示，局部明堂青紫色手如图5-524（b）所示。

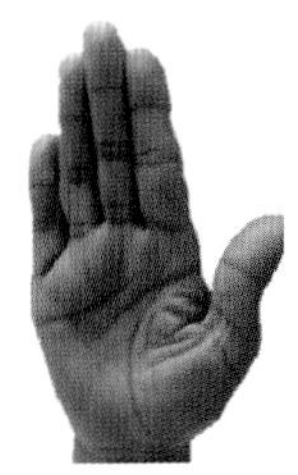
图5-523（a）
明堂片状乌黑色手

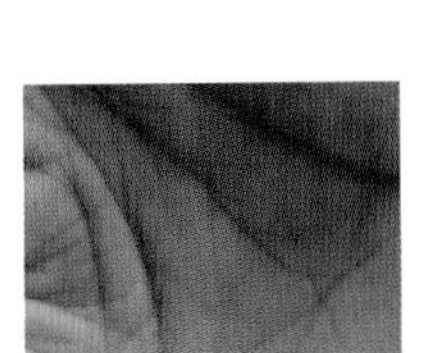
图5-523（b）
局部明堂片状乌黑色手

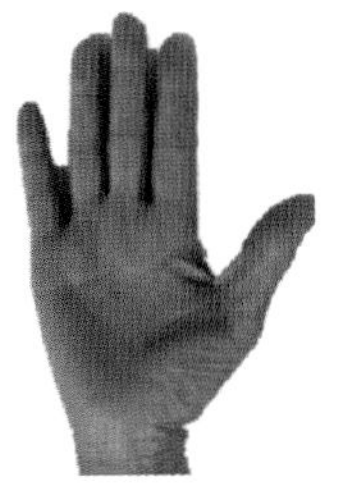
图5-524（a）
明堂青紫色手

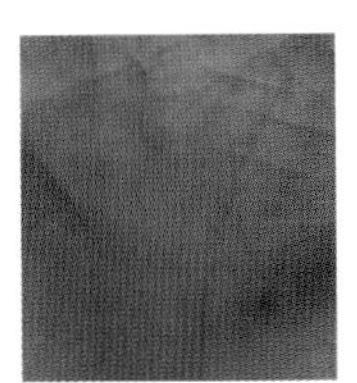
图5-524（b）
局部明堂青紫色手

25. 明堂黑斑16例占5.33%，胃癌1例中0.33%，尿毒症2例占0.66%，脑血管病5例占1.66%，结肠癌1例占0.33%，冠心病1例占0.33%，高血压病2例占0.66%，高血压并脑梗死3例占1.00%，胃炎并结肠炎1例占0.33%。明堂黑斑手如图5-525（a）所示，局部明堂黑斑手如图5-525（b）所示。

26. 指节黄色18例占6.00%，脑血管病11例占3.66%，冠心病2例占0.66%，乙型肝炎肝硬化1例占0.33%，糖尿病1例占0.33%，皮炎1例占0.33%，高血压并脑梗死1例占0.33%，糖尿病肾病1例占0.33%。指节黄色手如图5-526（a）所示，局部指节黄色手如图5-526（b）所示。

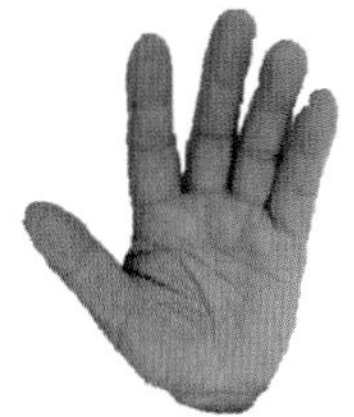
图5-525（a）
明堂黑斑手

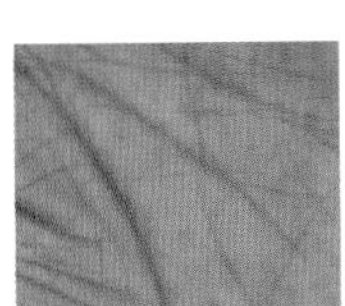
图5-525（b）
局部明堂黑斑手

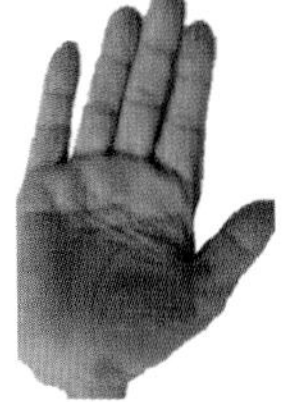
图5-526（a）
指节黄色手

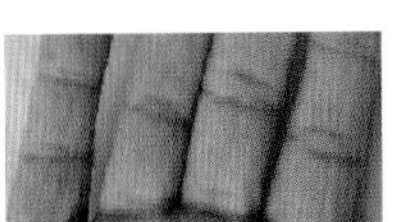
图5-526（b）
局部指节黄色手

27. 指根部青紫色47例占15.66%，脑血管病15例占5.00%，尿毒症4例占1.33%，类风湿性关节炎11例占3.66%，结肠癌1例占0.33%，冠心病1例占0.33%，高血压病2例占0.66%，乙型肝炎肝硬化1例占0.33%，肝癌1例占0.33%，糖尿病4例占1.33%，皮炎1例占0.33%，上呼吸道感染1例占0.33%，高血压并脑梗死1例占0.33%，高血压、糖尿病并脑梗死2例占0.66%，糖尿病、高血压并冠心病1例占0.33%，糖尿病并肾功能不全1例占0.33%。指根部青紫色手如图5-527（a）所示，局部指根部青紫色手如图5-527（b）所示。

28. 指节发红28例占9.33%，脑血管病10例占3.33%，乳腺癌1例占0.33%，结肠癌 2 例占 0.66%，高血压病 1 例占 0.33%，冠心病 1 例占 0.33%，糖尿病 3 例占 1.00%，结肠息肉病 1 例占 0.33%，类风湿性关节炎 1 例占 0.33%，皮炎 1 例占 0.33%，高血压并脑梗死 1 例占 0.33%，高血压、糖尿病并脑梗死 1 例占 0.33%，高血压并冠心病 2 例占 0.66%，糖尿病、高血压并肺部感染 1 例占 0.33%，胃炎、胃息肉并结肠炎 1 例占 0.33%，糖尿病并脑梗死 1 例占 0.33%。指节红色手如图 5－528（a）所示，局部指节红色手如图 5－528（b）所示。

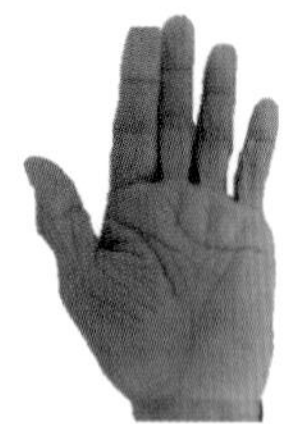

图 5－527（a）
指根部青紫色手

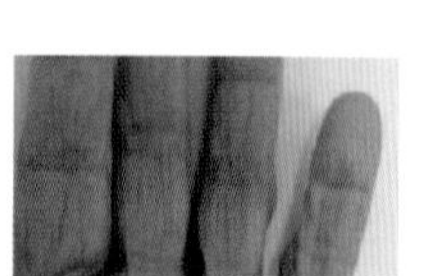

图 5－527（b）
局部指根部青紫色手

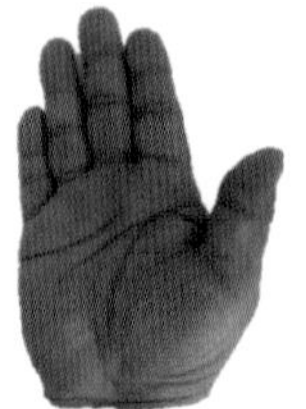

图 5－528（a）
指节红色手

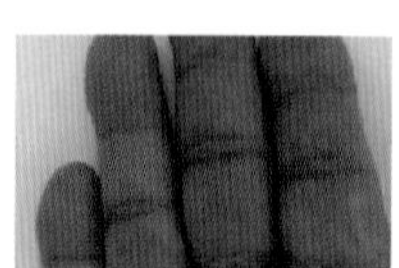

图 5－528（b）
局部指节红色手

29. 指节暗色 19 例占 6.33%，脑血管病 7 例占 2.33%，尿毒症 2 例占 0.66%，类风湿性关节炎 4 例占 1.33%，结肠癌 1 例占 0.33%，甲状腺功能亢进 1 例占 0.33%，高血压病 1 例占 0.33%，高血压并脑梗死 3 例占 1.00%。指节暗色手如图 5－529（a）所示，局部指节暗色手如图 5－529（b）所示。

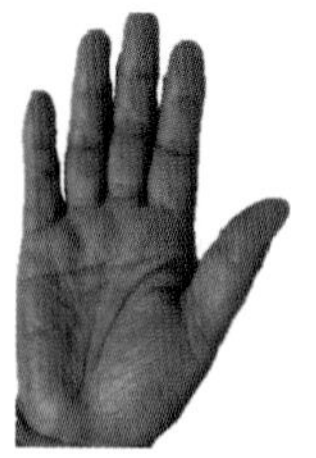

图 5－529（a）
指节暗色手

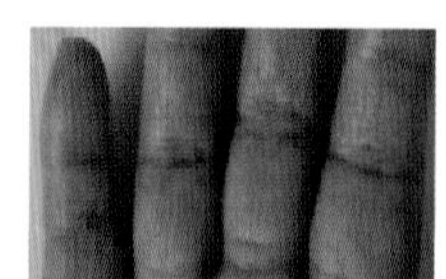

图 5－529（b）
局部指节暗色手

老年人手掌九宫八卦区域及手指色泽变化是诊断老年人疾病种类、性质、病位、病情、病势、愈后的重要参考指标，在手象观察综合判断中常是主要诊断依据。老年人因五脏六腑已处于自然衰退阶段，其生命过程日积月累的病痛苦难所刻下的印迹，在整体气滞血瘀或血虚状态下表达更为明显。因此，各脏腑病变位置，五行生克关系在手掌九宫八卦区域常呈对应性正相关表象，如严重脑血管病、尿毒症、肝癌、结肠癌等在巽离坤兑乾区所出现的瘀斑，从脏腑五行生克侮乘关系可以见到其各区共同变化，具体五行生、克、侮、乘关系在青年组以阐述清楚不再赘述。乾区黑斑囊括的脑血管病、尿毒症、胃癌，乾区红囊括 15 种疾病，震区青紫色囊括严重脑血管病、冠心病、肝癌，艮区青紫色、艮区黑斑囊括脑血管病、尿毒症、结肠癌、肝癌、胃癌，坎区青紫色、坎区黑斑囊括严重脑血管病、尿毒症、肝癌、冠心病、尿毒症等等，只有充分掌握《内经》和《易经》阴阳五行学说才能清晰获得认识。人类手掌九宫八卦区域掌心区属土，是五行八卦生发之源，此区域所表达的功能关乎脾、胃、心、脑，并与肝木、肺金、心火、肾水相生克，故而谈到区域色泽变化，骨、肉塌陷除与人体五脏六腑病位、病势相关联，而更重要的是显示病情危笃。我国相书中也认为：艮区生白板，明堂起乌鸦，是人生命垂危表象。本组艮区黑斑，明堂黑斑均为胃癌、尿毒症、严重脑血管病，结肠癌等急危重症。说明古人相书的手相观察经验是值得进一步发掘研究的，更说明手掌九宫八卦区域的色泽变化深入细致观察的重要性。

指色变化与五脏病变性质、病情程度密切相关，当疾病足以造成人体五脏六腑气血运行明显障碍时，手指的变化即相应出现，并按脏腑五行属性所表达，老年人组较为明显（其手指五行属性，生克关系前节以说明不再赘述）。

八、50 名过劳病人手色表象

过劳耗竭症是“过劳死”发生前的临床表象。《过劳耗竭学》将其分为轻型、重型、极型、危型四个病程阶段，但“过劳”是其基本病理基础。本组受检的 50 名过劳者为轻型病人。

50 人中全手手色有 6 种，其中暗红色手 2 例占 4.00%；花斑手 9 例占 18.00%；黄红色手 6 例占 12.00%；紫红色手 20 例占 40.00%；紫红暴皮手 3 例占 6.00%；左手紫红色右手黄红色 10 例占 20.00%。过劳人群由于心肺核心引力场及肝肾脑引力场受阻，气血运行失调，瘀滞等表象即反映于手色，因此整个手色气血瘀滞象、混乱象反映于手，使手色均呈血瘀气滞表象，这可能判断人类早期过劳一大特点，值得关注。

（一）50 名过劳病人九宫八卦区域及手指色泽色变表象

本组 50 人按手掌九宫八卦区域及手指色泽观察共发现有 24 种表现：

1. 全掌花斑 3 例占 6.00%。全掌花斑手如图 5－530 所示。

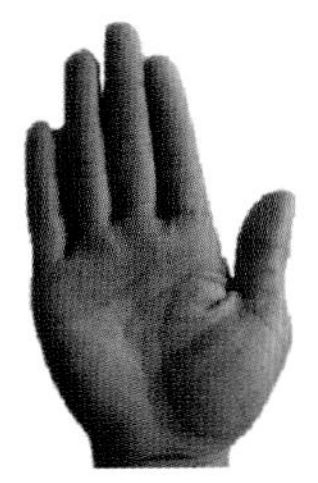

图 5－530　全掌花斑手

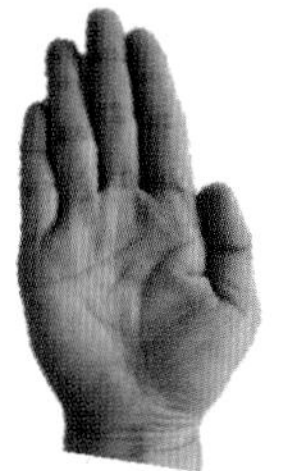

图 5－531　全掌花斑（明堂除外）手

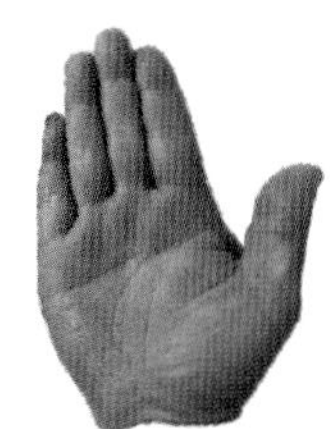

图 5－532　全掌紫红色手

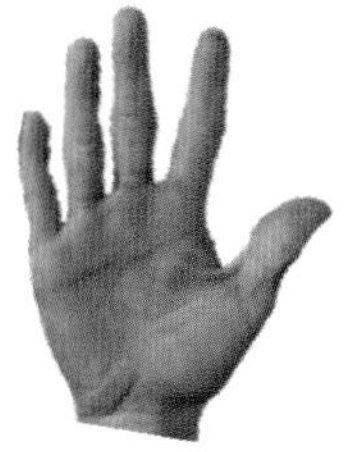

图 5－533　全掌紫红暴皮手

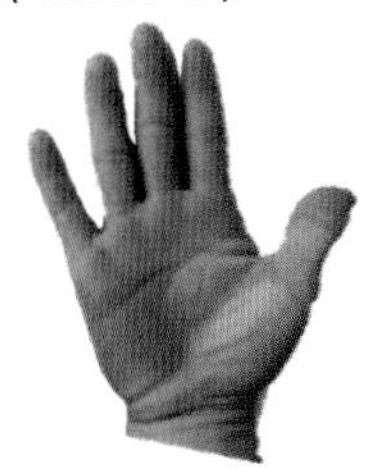

图 5－534　全掌紫红大拇指至震区发黄手

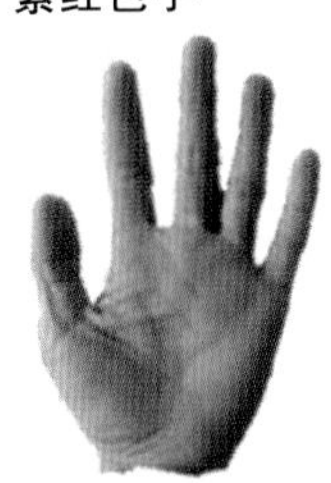

图 5－535　全掌紫红明堂黄色手

2. 全掌花斑（明堂除外）4 例占 8.00%。全掌花斑（明堂除外）手如图 5－531 所示。

3. 全掌紫红 20 例占 40.00%。全掌紫红色手如图 5－532 所示。

4. 全掌紫红暴皮 3 例中 6.00%。全掌紫红暴皮手如图 5－533 所示。

5. 全掌紫红大拇指至震区发黄 1 例占 2.00%。全掌紫红大拇指至震区发黄手如图5－534 所示。

6. 全掌紫红明堂黄 1 例占 2.00%。全掌紫红明堂黄色手如图 5－535 所示。

7. 左手全掌紫红，右手艮区发黄 1 例占 2.00%。左手全掌紫红，右手艮区发黄手如图 5－536 所示。

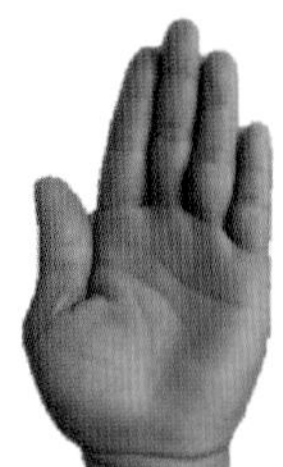
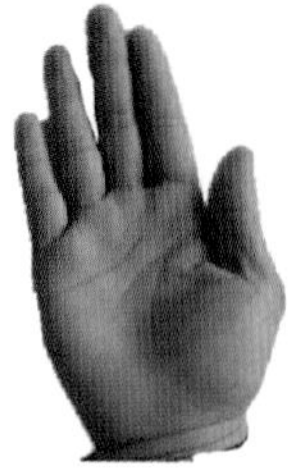

图 5－536　左手全掌紫红，右手艮区发黄手

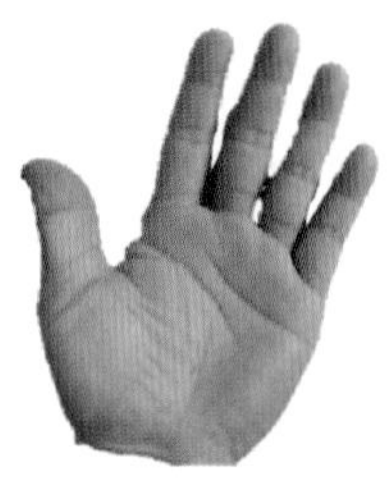
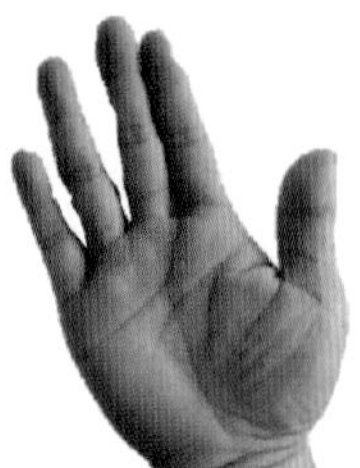

图 5－537　左手全掌紫红（除明堂外），右手乾区红、明堂发黄，大拇指外侧至震区艮区发黄手

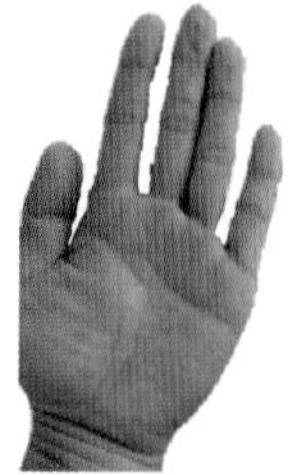
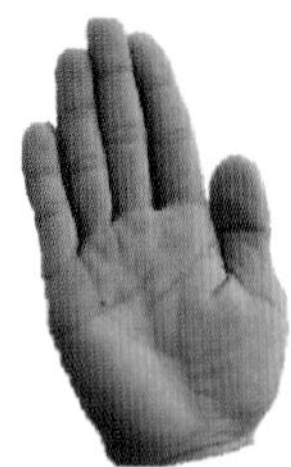

图 5－538　左手全掌紫红，右手明堂黄、乾区红色手

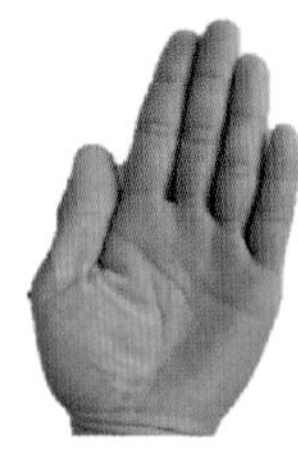
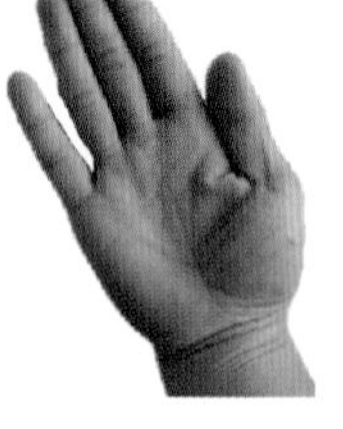

图 5－539　左手全掌紫红，右手大拇指外侧至震区艮区红黄相间手

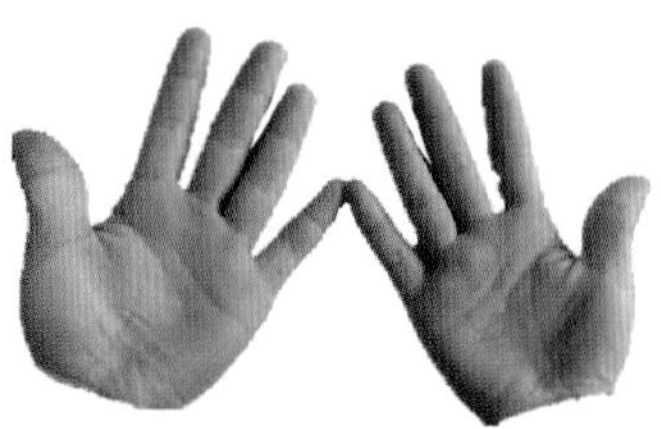

图 5－540　左手全掌紫红，右手乾区红，大拇指内侧至震区黄色手

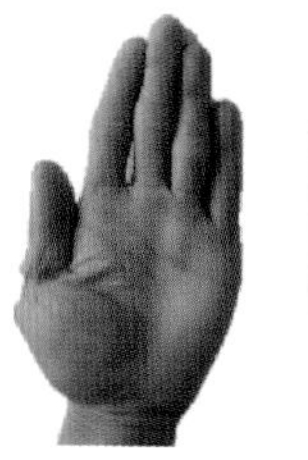
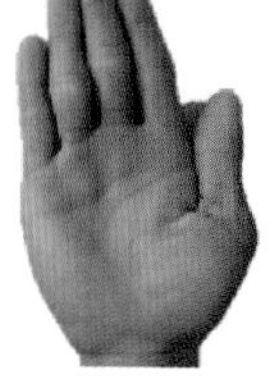

图 5－541　左手全掌紫红，明堂发暗，右手明堂发黄艮区青紫手

8. 左手全掌紫红（除明堂外），右手乾区红、明堂发黄，大拇指外侧至震区艮区发黄 1 例占 2.00%。左手全掌紫红（除明堂外），右手乾区红、明堂发黄，大拇指外侧至震区艮区发黄手如图 5－537 所示。

9. 左手全掌紫红，右手明堂黄、乾区红 1 例占 2.00%。左手全掌紫红，右手明堂黄、乾区红色手如图 5－538 所示。

10. 左手全掌紫红，右手大拇指外侧至震区艮区红黄相间 1 例占 2.00%。左手全掌紫红，右手大拇指外侧至震区艮区红黄相间手如图 5－539 所示。

11. 左手全掌紫红，右手乾区红，大拇指内侧至震区发黄 1 例占 2.00%。左手全掌紫红，右手乾区红，大拇指内侧至震区黄色手如图 5－540 所示。

12. 左手全掌紫红，明堂发暗，右手明堂发黄艮区青紫 1 例占 2.00%。左手全掌紫红，明堂发暗，右手明堂发黄艮区青紫手如图 5－541 所示。

13. 乾区红 2 例占 4.00%。乾区红色手如图 5－542 所示。

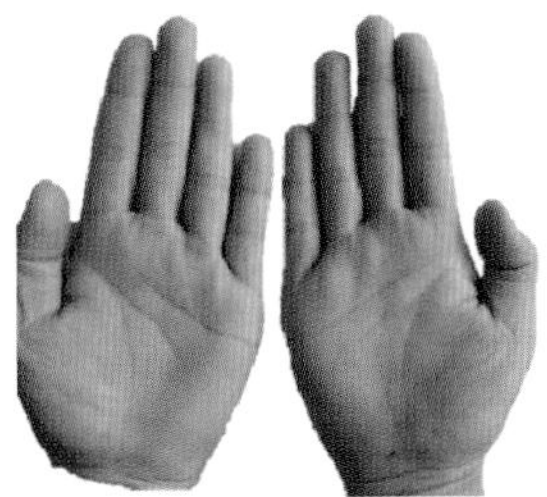

图 5－542　乾区红色手

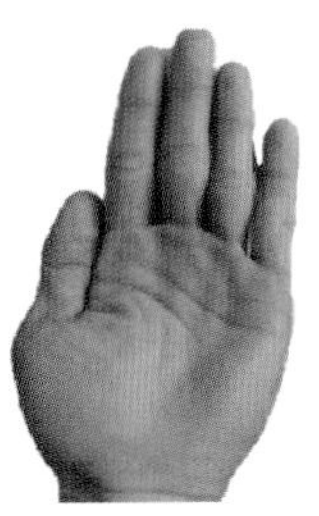

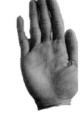

图 5－543　乾区花斑手

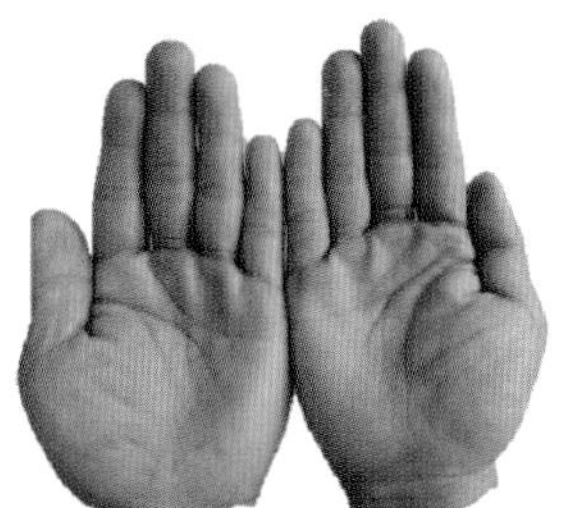

图 5－544　乾区黄色手

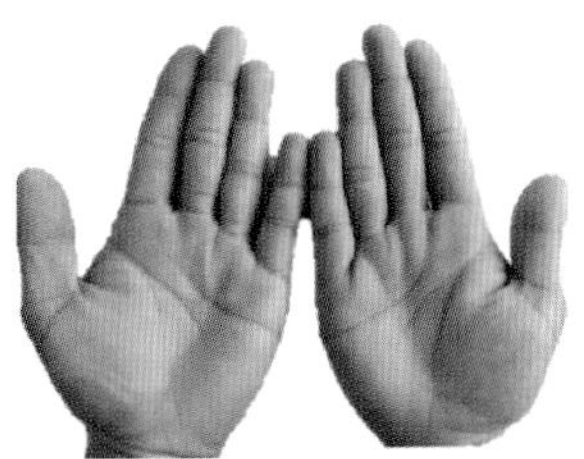

图 5－545　艮区青紫色手

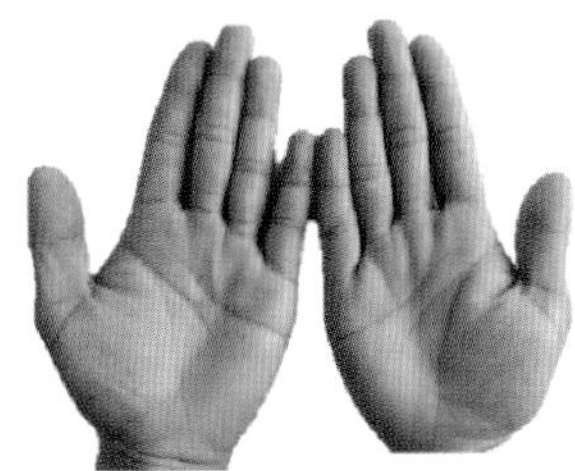

图 5－546　明堂黄色手

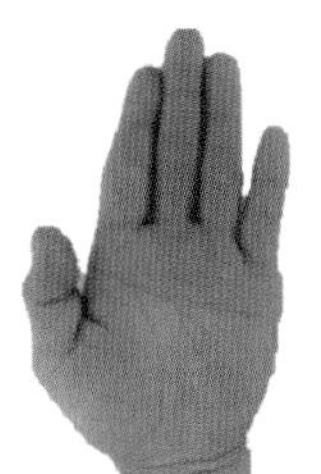

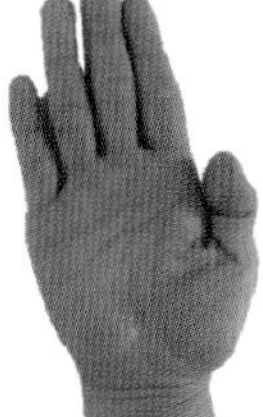

图 5－547　手指红并脱皮手

14. 乾区花斑 1 例占 2.00%。乾区花斑手如图 5－543 所示。

15. 乾区发黄 1 例占 2.00%。乾区黄色手如图 5－544 所示。

16. 艮区青紫 2 例占 4.00%。艮区青紫色手如图 5－545 所示。

17. 明堂发黄 7 例占 14.00%。明堂黄色手如图 5－546 所示。

18. 手指红并脱皮 2 例占 4.00%。手指红并脱皮手如图 5－547 所示。

19. 手指黄并脱皮 1 例占 2.00%。手指黄并脱皮手如图 5－548 所示。

20. 指根红 16 例占 32.00%。指根红手如图 5－549 所示。

21. 指根黄 4 例占 8.00%。指根黄手如图 5－550 所示。

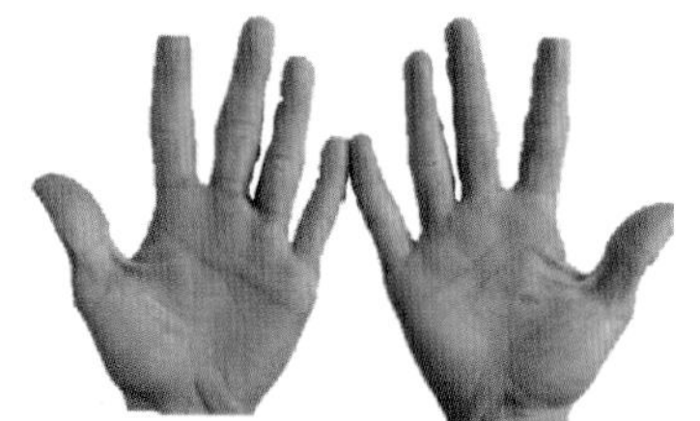

图 5－548　手指黄并脱皮手

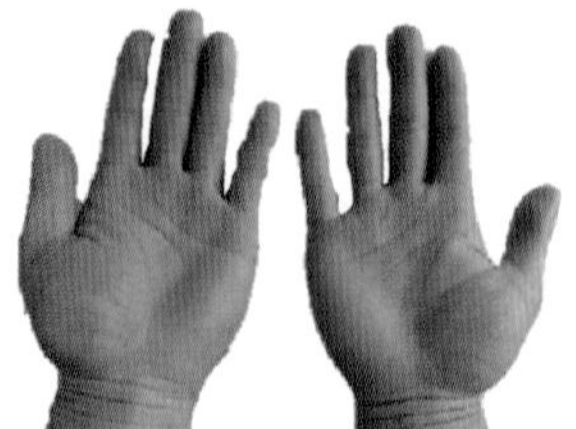

图 5－549　指根红手

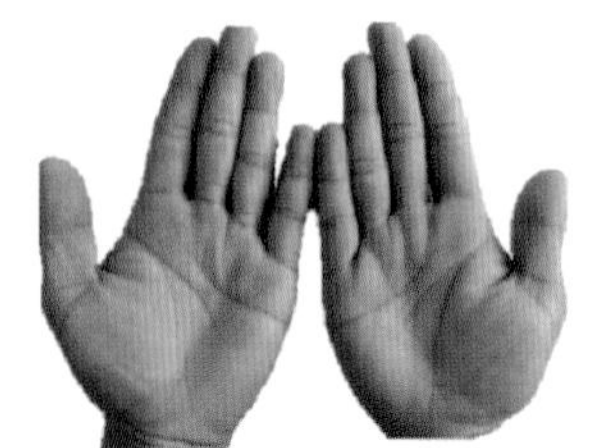

图 5－550　指根黄手

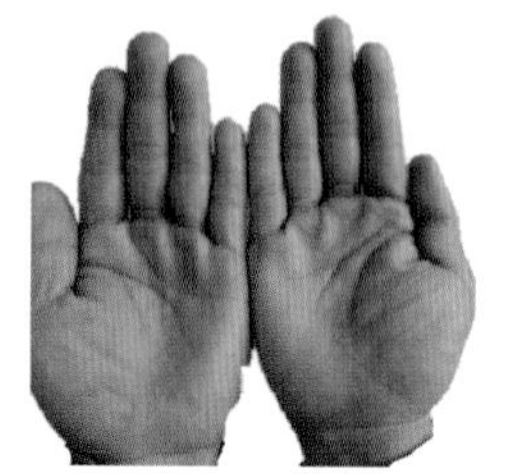

图 5－551　指节暗紫色手

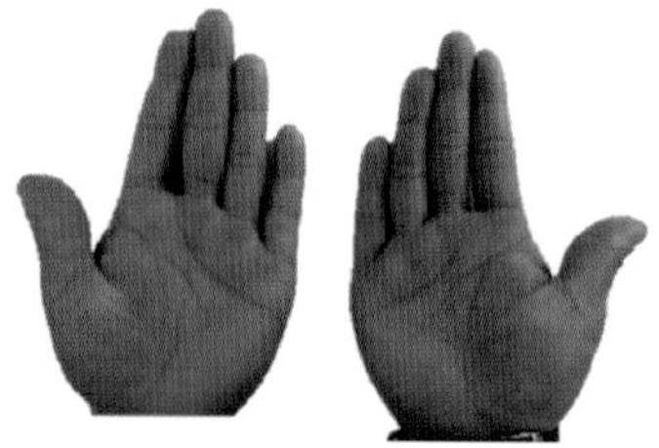

图 5－552　指节花斑手

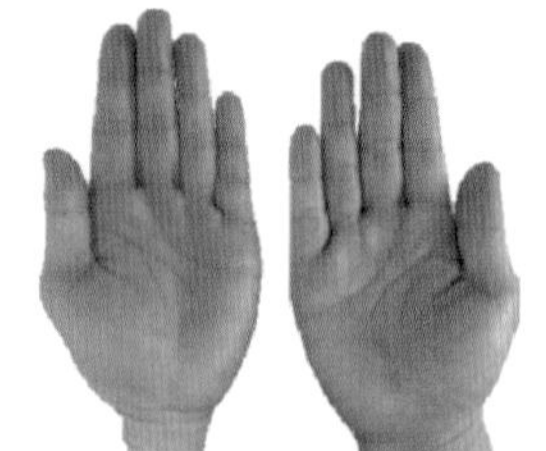

图 5－553　第二指节黄指根红手

22. 指节暗紫色 4 例占 8.00%。指节暗紫色手如图 5－551 所示。

23. 指节花斑 1 例占 2.00%。指节花斑手如图 5－552 所示。

24. 第二指节黄指根红 5 例占 10.00%。第二指节黄指根红手如图 5－553 所示。

从过劳人群九宫八卦区域及手指色泽变化有以下特点：

（1）身体处于血瘀气滞状态并有瘀久生热象，其中 38 例有紫红掌色占 76.00%，说明过劳人群的最大损伤在心肺核心引力场和肝脏引力场。心肺核心引力场是驱动全身气血运行的核心部位，由于“过劳”使其功能下降，必定引起全身气血瘀滞，表现于手色则为紫，瘀久生热则为紫红。肝为藏血之脏，心肺核心引力场以血液为能量，来源的一半以上源于肝脏，肝藏血、主疏泄，肝脏核心引力场因“过劳”藏血疏血功能下降，必将使心肺核心引力场缺血而功能下降，动血无力而成血瘀。在 38 人中还可以见到手掌呈紫红色，同时大拇指至震区发黄，大拇指外侧至震区发黄，二者都是表达肝脏的位置。此外同时艮区发黄、明堂发黄都是展示木克土、肝损伤的表象。

（2）乾区红、乾区花斑、乾区发黄、艮区青紫、明堂发黄等亦说明过劳病人，脏腑损伤除心肺核心引力场，肝引力场损伤外，脑损伤、脾胃损伤亦有发生。乾为金，为脑、肺，明堂为土为脾心（火生土）艮为胃脾，其色变说明早期“过劳”病人损伤人体脏腑不止一处。

（3）手指红、黄、紫、暴皮进一步表现“过劳”病人，脏腑损害已较重。肺主皮毛，手指暴皮系肺阴虚，说明心肺核心引力场的功能衰减，除阴血不足，肺阴亦明显受损。指根为五脏基础表达，其色红黄说明热瘀互作波及五脏，指节红花为肺气心血紊乱。这些表象，如若尽早被人们关注，尽早治疗，其“过劳症状”即不能由轻向重演化。

第三节　手纹分析研究

由于宇宙间银河系中黑洞和各种体积类型所形成不同引力场的存在，使宇宙间各种星体不但形状近球状，而其表面在引力的作用下均呈起伏不平凹凸状。地球为太阳系行星，太阳所释放的引力作用，以及银河系核心黑洞引力场及太阳系相关行星引力场所发出的引力影响，使地球本身和存在其表面的各种物质，包括各种植物、动物和人类身体都存在有凹凸起伏、深浅不同的皱褶状条纹或线状痕迹，人们多把它称作纹理。

人体体表纹理有多种形态，有显性和不显性伴随着人生命过程的神经、体液、皮肤、肌肉、筋膜、骨骼等所遭受岁月、心理、环境、职业等因素的影响，形成的各种形状或出现不同的变异，其中人类种族不同亦可存在差异。中国相学家们在千百年观察积累中，逐渐发现了不同的纹理出现或变异与人的健康疾病相关，至近代有人将相学中手纹与人体健康状态观察经验结合自身临床实践汇集成手纹诊病书册。但是许多问题仍然没有得到解答，或者答案不能令人满意，如手纹对人体健康、疾病的判断界定到底有何价值？一些纹线在人体出现是否存在特异性？同一种纹线在不同人群，在何种情况下出现？人的三条生理手纹是否初生时即正常存在？是否人人都存在三条生理纹？所谓各种的异常纹，障碍纹在何年龄、在何种环境物理特性及生理病理条件作用下才能出现？先天纹理（出生即存在）到底有哪些？后天形成的一些纹线基本不再发生变化的再生纹有哪些？纹理伴随人体的疲劳、过劳、体液盈亏某些疾病及肌肤磨损，自然界寒暑风燥等刺激所形成的，通过对应处理可使其纹线形态发生深、浮、消、长等基本改变的纹理（可变纹）等到底出现在什么条件下？哪个年龄段？如今已存在的一些手纹命名是否合理？……带着这些问题，我们在我们近几十年采集的近3万人手象库中，随机按年龄分类选取1767人，采用计算机分析分类方法，分析研究如下：

一、183名新生儿手纹表象

本组183名新生儿手纹均在我院妇产科新生儿病房获得，占1767人之10.35%。新生儿是人类生命的初始，在呱呱哭声中，肺的自然呼吸功能开始发生，其存在均与祖气和母体中的生存条件相关。新生儿在人生命过程如同是一张无污染的白纸，他（她）们的手纹表象是人生命过程的初始征象。其可证明人类手的各种纹线出现，哪些是先天（生理纹），哪些是后天形成的，非常清晰，无须再猜测推辨。

本组183名新生儿出生时仅有人纹和天纹者9人，占4.92%；仅有天纹、地纹者3人，占1.64%；天、地、人纹均有者170人，占92.90%；有四条纹线者，天、地、人及天、人纹中有条纹线者（人上纹）1人，占0.54%。此外，尚有类似健康纹（不完整）者59人，占32.24%；有类似事业纹（不完整）者11人，占6.01%。如图5－554～图5－559所示。

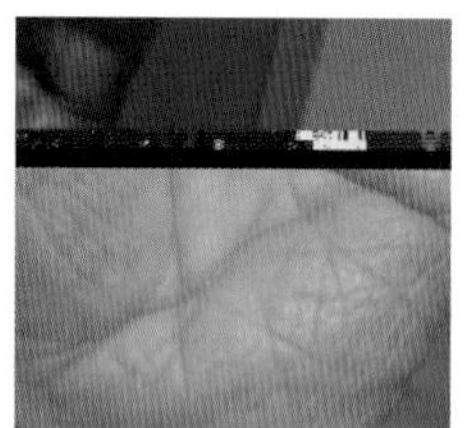

图5－554　新生儿手纹－人纹和地纹

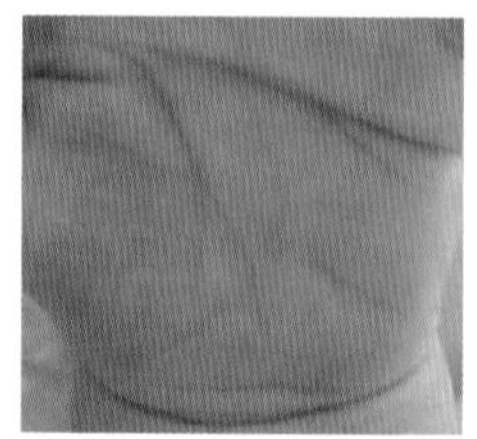

图5－555　新生儿手纹－天纹和地纹

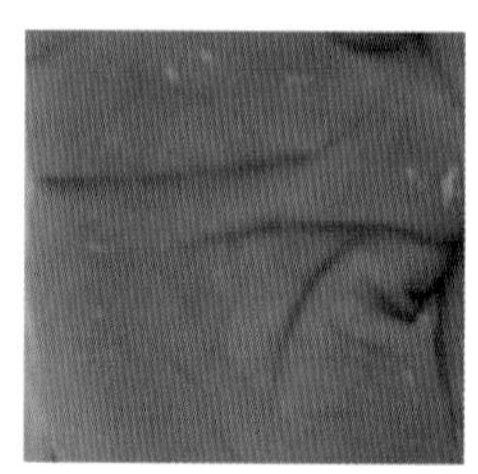

图5－556　新生儿手纹－天纹、地纹、人纹

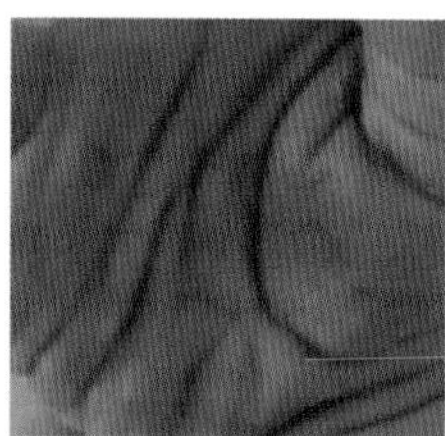

图5－557　新生儿手纹－四条纹线

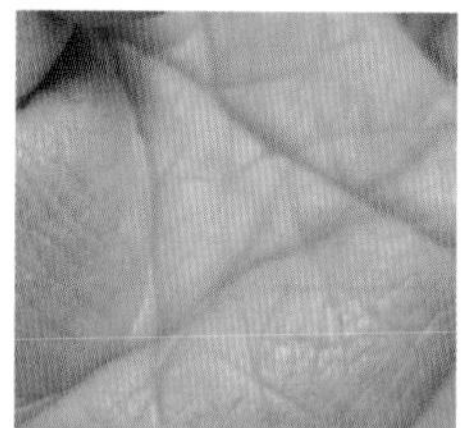

图5－558　新生儿手纹－类似健康纹（不完整）

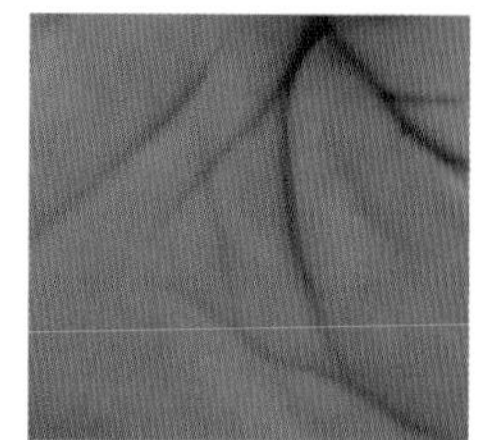

图5－559　新生儿手纹－类似事业纹（不完整）

以上结果表明，手掌天、地、人纹确实是人先天（人之初）所具有，本组92.90%的新生儿手掌有三条纹线，足以证明。而另有7.10%新生儿不同于一般三条先天生理纹，可能因其祖气，母体孕育时间、过程异于一般而发生。有人认为可能与胎儿手的姿势相关。婴儿手紧握状则纹深，伸张状则纹浅。是否如此尚待进一步研究。

健康纹一般认为是疾病逐渐积累而形成，看来此说法应有不足，新生儿刚出生既有健康纹，其并未经历疾病，比例竟占32.24%，高达该人群三分之一程度，说明该纹具有先天生理纹性质和后天再生纹性质。健康纹在新生期出现，应表达为祖气、母体给予的具有先天防卫能力的信号，虽然仅占32.24%，但可以认其生理纹身份。本组另有6.01%的人具有类似事业纹（玉柱纹），说明人的成材能力具有祖气母体遗传的先天性，所以玉柱纹（事业纹）亦有先天生理纹性质。如同健康纹一样，其纹线逐渐发展清晰成熟，只待时日。而三条生理纹少一条，可能为日后贯通掌纹的形成提供了基础。

二、71名婴幼儿手纹表象

本组所观察的71名婴幼儿，受检时为“健康”者30人，患有疾病者41人。

（一）30名健康婴幼儿手纹表象

30名健康婴幼儿中仅有天纹、地纹者1人，占3.33%；天纹、地纹、人纹具全者26人，占86.67%；天纹、地纹、人纹具不清楚者2人，占6.66%；一手两条纹一手三条纹线者1人，占3.33%。如图5－560～图5－563所示。

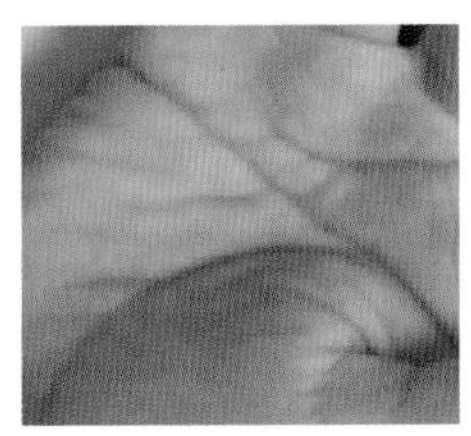

图5－560 健康婴幼儿手纹－天纹、地纹

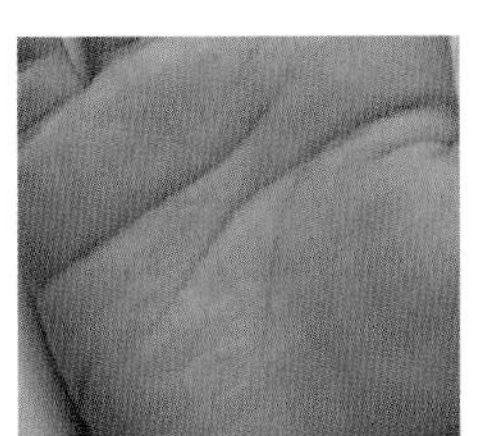

图5－561 健康婴幼儿手纹－天、地、人纹

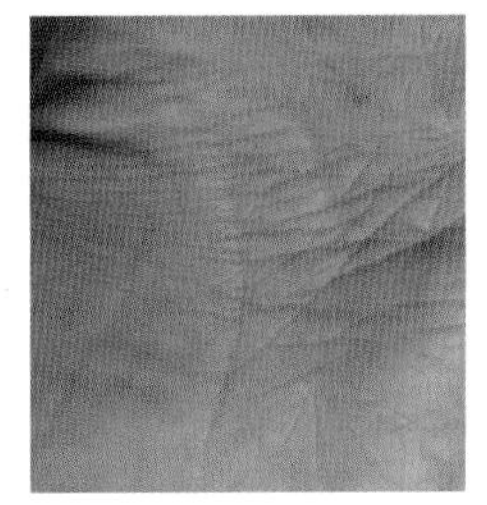

图5－562 健康婴幼儿手纹－天地人纹具不清楚

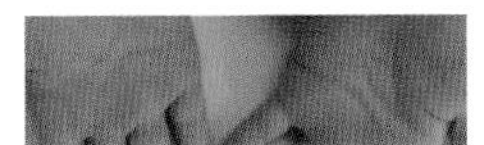

图5－563 健康婴幼儿手纹－一手两条一手三条纹线

1. 天纹表象

天纹表象正常者7人，占23.33%；天纹成毛状7人，占23.33%；天纹断开2人，占6.66%；天纹延长到巽区（以下称天巽纹）1人，占3.33%；天纹上升到离区（以下称天离纹）13人，占43.33%。如图5－564～图5－568所示。

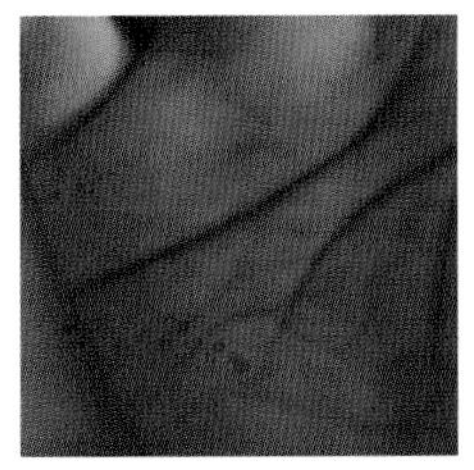

图5－564 健康婴幼儿手纹－天纹表象正常

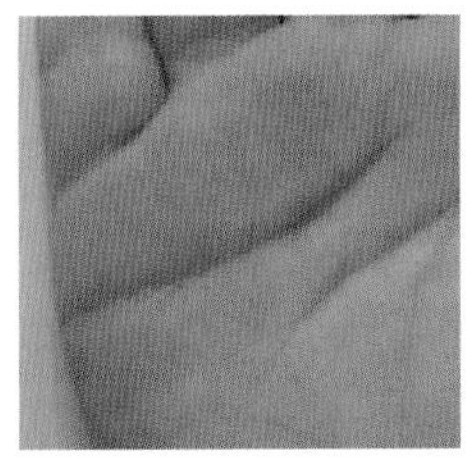

图5－565 健康婴幼儿手纹－天纹成毛状

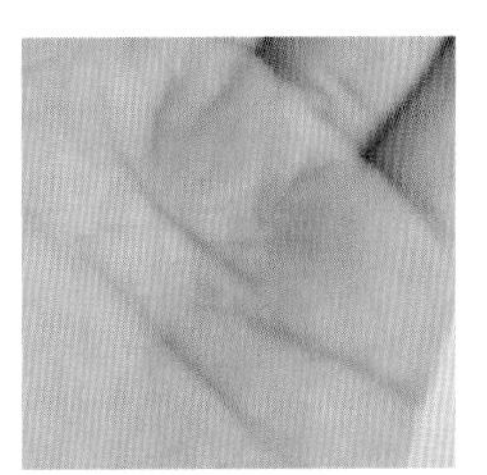

图5－566 健康婴幼儿手纹－天纹断开

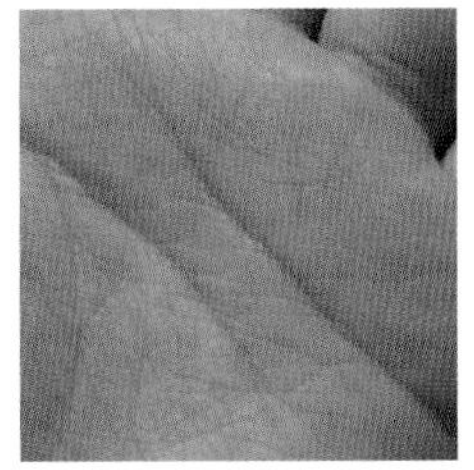

图5－567 健康婴幼儿手纹－天巽纹

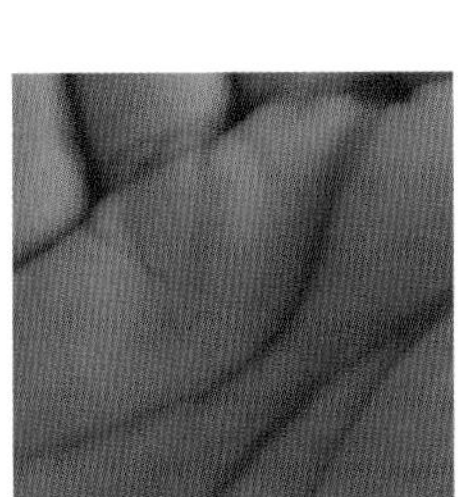

图5－568 健康婴幼儿手纹－天离纹

2. 人纹表象

人纹表象正常者 3 人，占 10.00%；人纹无起始 2 人，占 6.66%；人纹分叉 2 人，占 6.66%；人纹延长至兑区（以下称人兑纹）22 人，占 73.33%；人纹延长到乾区（以下称人乾纹）1 人，占 3.33%。如图 5－569～图 5－573 所示。

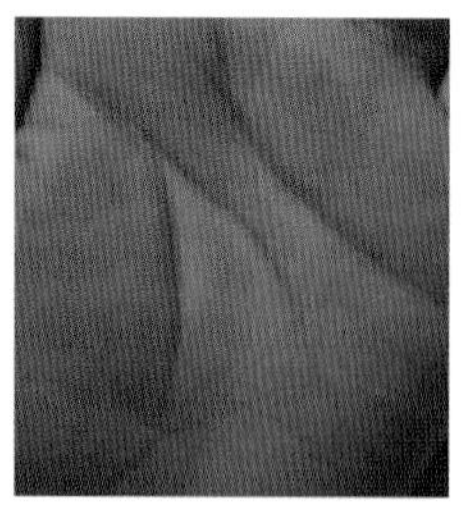

图 5－569　健康婴幼儿手纹－人纹表象正常

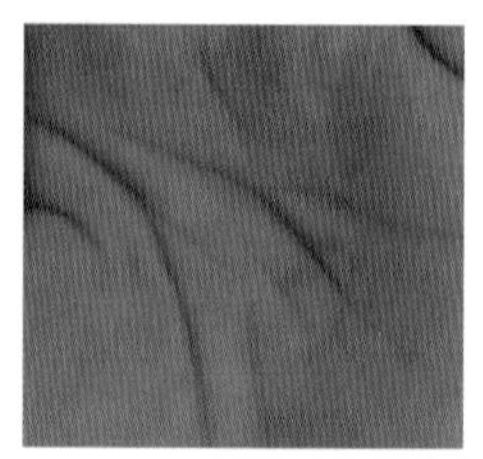

图 5－570　健康婴幼儿手纹－人纹无起始

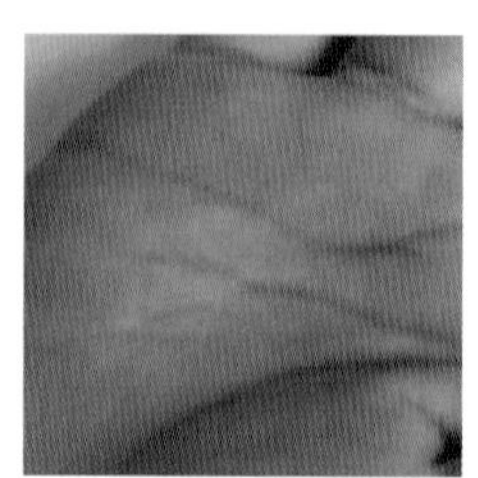

图 5－571　健康婴幼儿手纹－人纹分叉

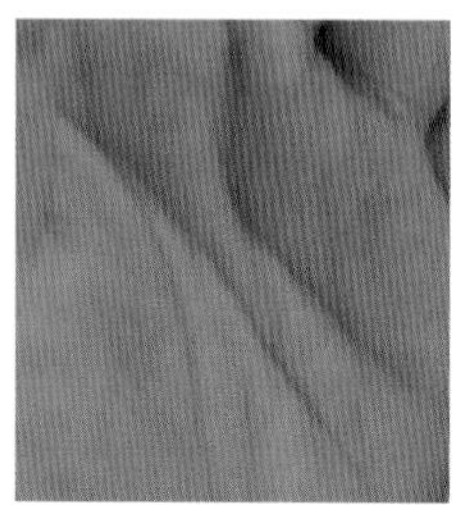

图 5－572　健康婴幼儿手纹－人兑纹

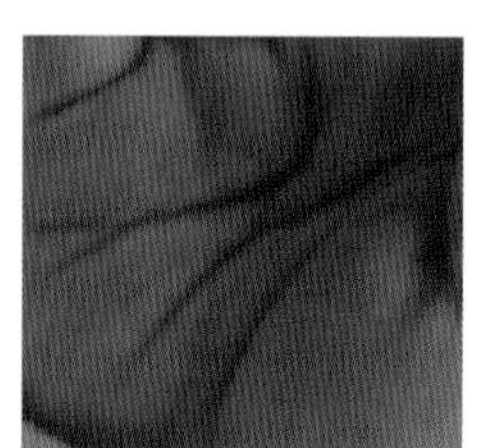

图 5－573　健康婴幼儿手纹－人乾纹

3. 地纹表象

地纹表象正常者 20 人，占 66.66%；地纹略短 9 人，占 30.00%；地纹分叉 1 人，占 3.33%；地纹囊括面积大，19 人，占 63.33%；地纹囊括面积小，1 人，占 3.33%。地纹囊括面积大小问题与手型相关，待进一步观察研究。如图 5－574～图 5－578 所示。

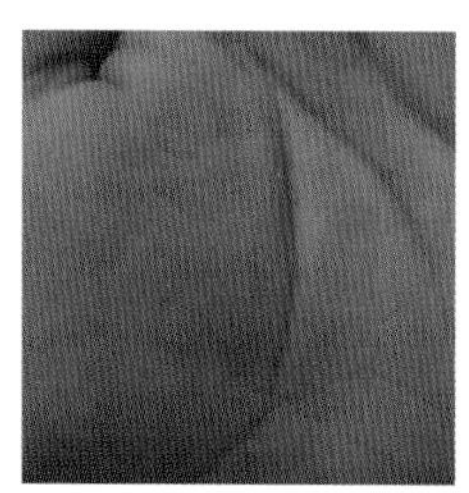

图 5－574　健康婴幼儿手纹－地纹表象正常者

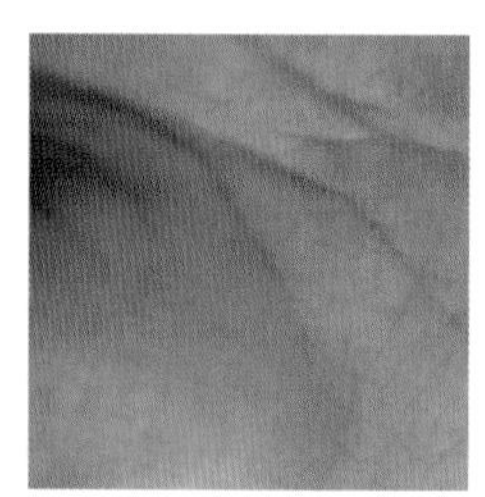

图 5－575　健康婴幼儿手纹－地纹略短

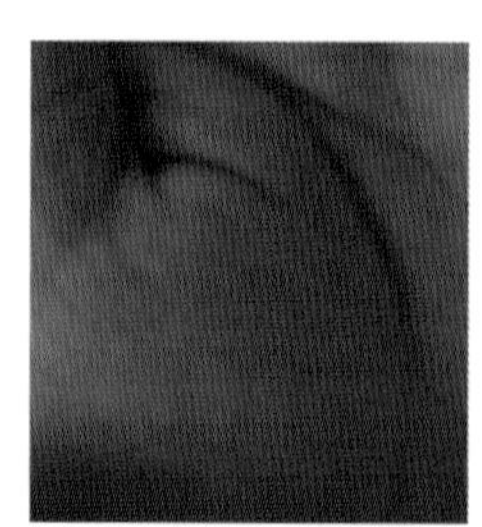

图 5－576　健康婴幼儿手纹－地纹分叉

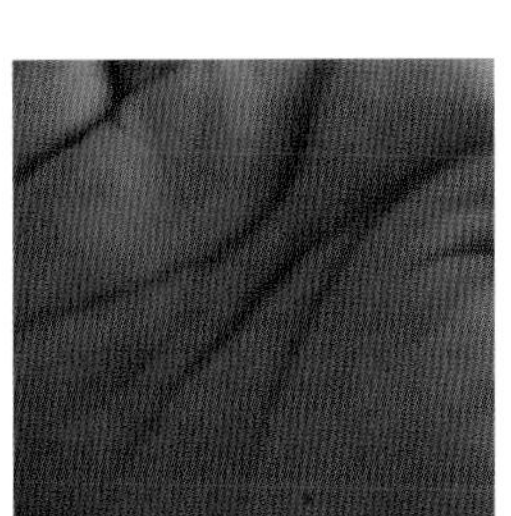
图 5-577　健康婴幼儿
手纹-地纹囊括面积大

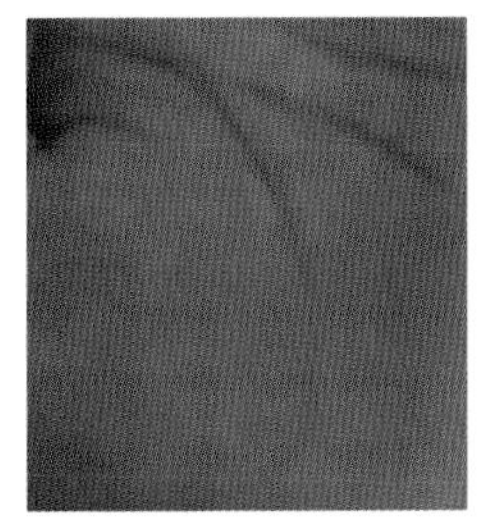
图 5-578　健康婴幼儿
手纹-地纹囊括面积小

4. 30 名健康婴幼儿再生纹、障碍纹出现情况

本组有健康纹 4 人，占 6. 66%；有事业纹 5 人，占 16. 67%；有角形纹 14 人，占 46. 66%；有贯通掌纹 1 人，占 3. 33%；有井字纹 2 人，占 6. 66%；有米字纹 8 人，占 26. 66%；有毛状纹 6 人，占 20. 00%；有十字纹 22 人，占 73. 33%；有岛形纹 1 人，占 3. 33%；有四方形纹 1 人，占 3. 33%；天纹垂线纹 1 人，占 3. 33%；有星形纹 1 人，占 3. 33%。离区有横纹 9 人，占 30. 00%；震区有横纹 10 人，占 33. 33%；有巽区十字纹 2 人，占 6. 66%；有放纵纹（以下称乾横纹）2 人，占 6. 66%；有金星环纹（大环）1 人，占 3. 33%；有大鱼际可变纹 12 人，占 40. 00%；有人上纹 1 人，占 3. 33%。如图 5-579 ~ 图 5-597 所示。

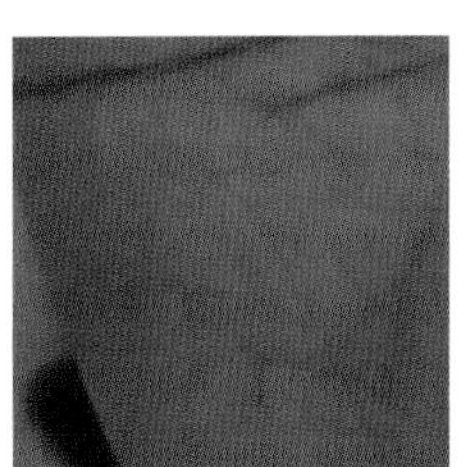
图 5-579　健康
婴幼儿-健康纹

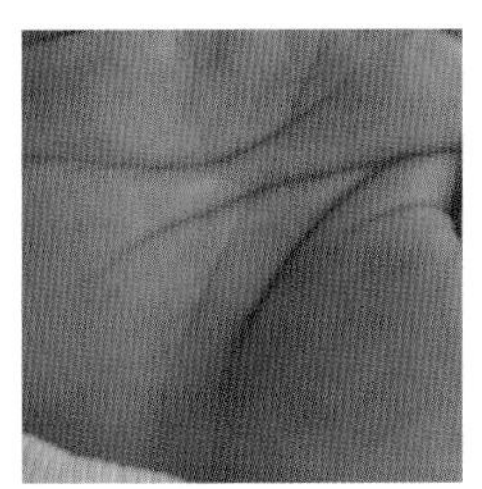
图 5-580　健康
婴幼儿-事业纹

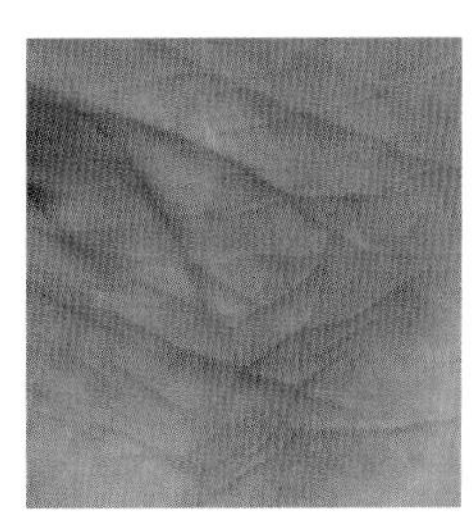
图 5-581　健康
婴幼儿-角形纹

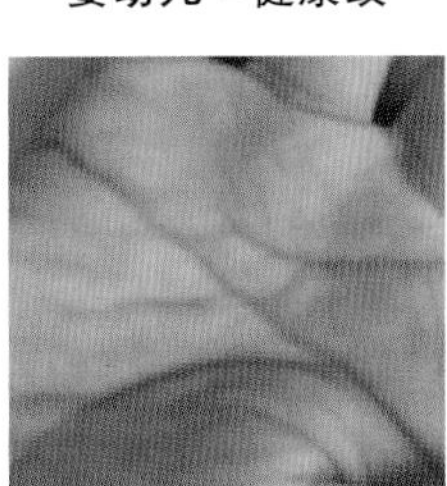
图 5-582　健康
婴幼儿-贯通掌纹

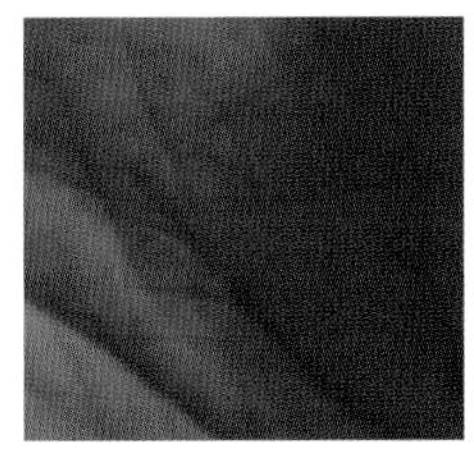
图 5-583　健康
婴幼儿-井字纹

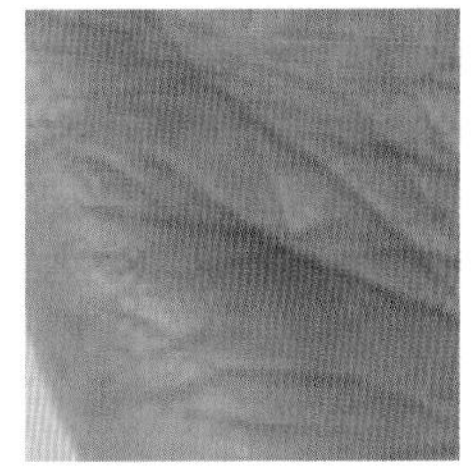
图 5-584　健康
婴幼儿-米字纹

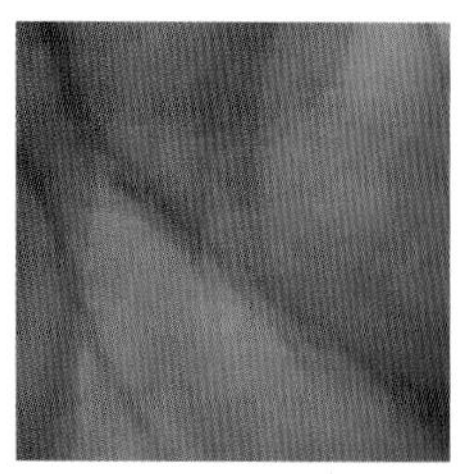

图 5－585　健康婴幼儿－毛状纹

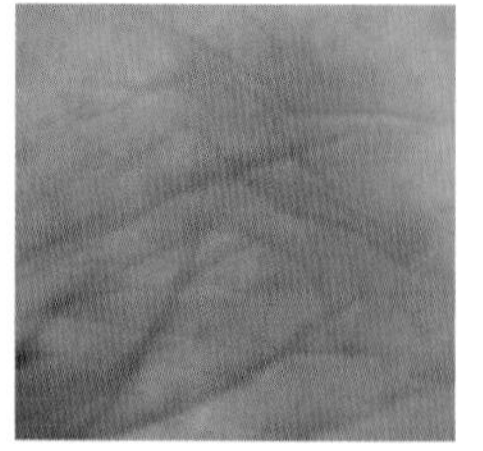

图 5－586　健康婴幼儿－十字纹

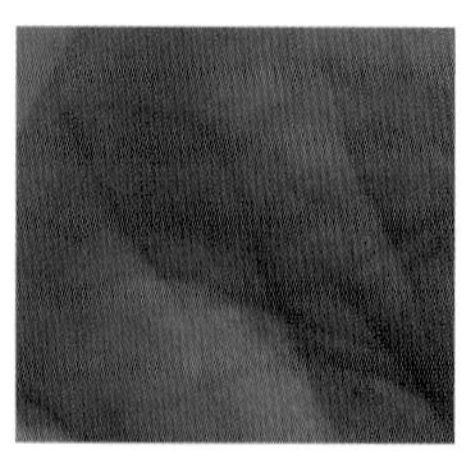

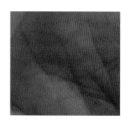

图 5－587　健康婴幼儿－岛形纹

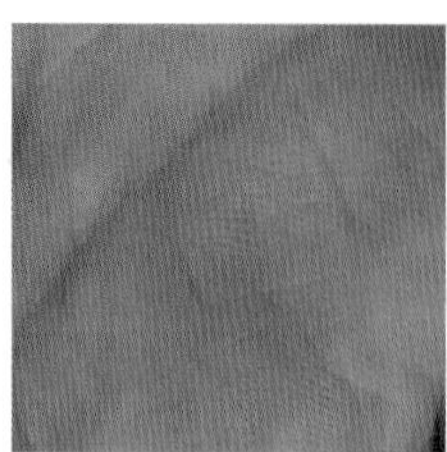

图 5－588　健康婴幼儿－四方形纹

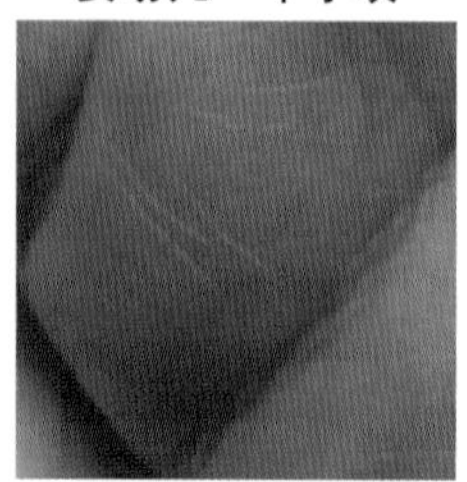

图 5－589　健康婴幼儿－天纹垂线纹

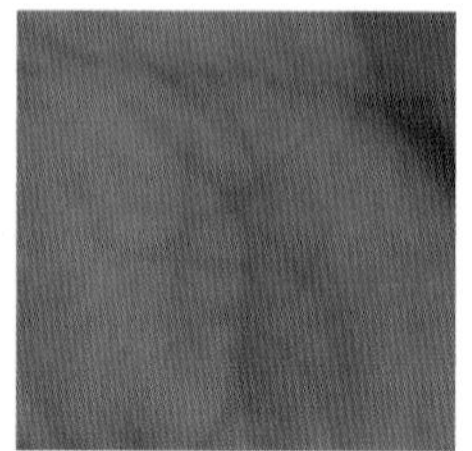

图 5－590　健康婴幼儿－星形纹

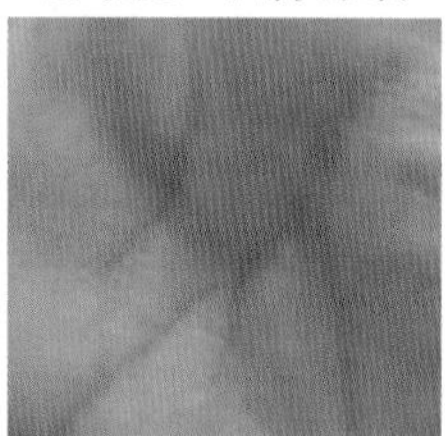

图 5－591　健康婴幼儿－离区有横纹

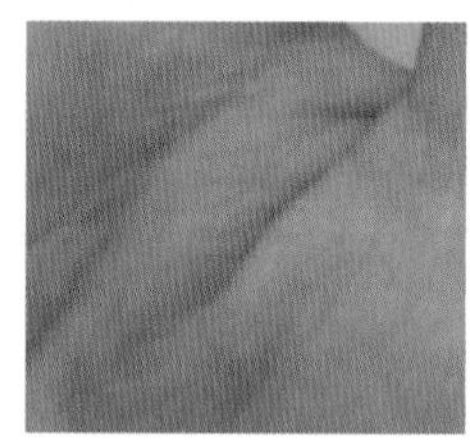

图 5－592　健康婴幼儿－震区有横纹

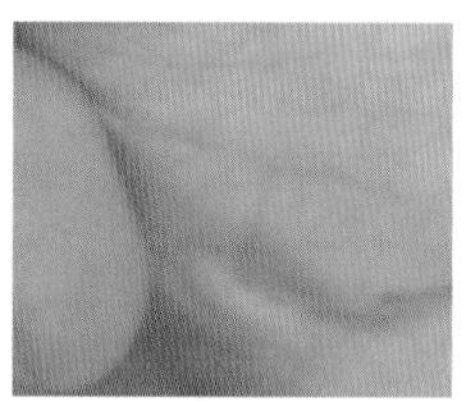

图 5－593　健康婴幼儿－巽区有十字纹

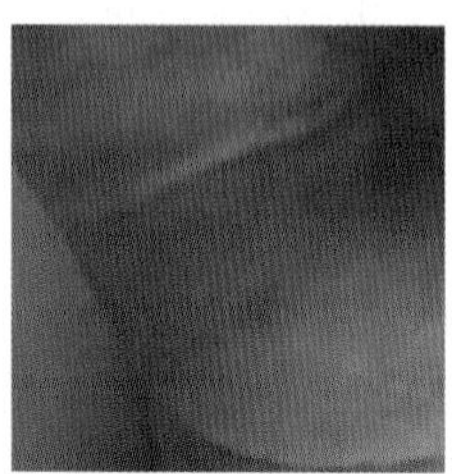

图 5－594　健康婴幼儿－乾横纹

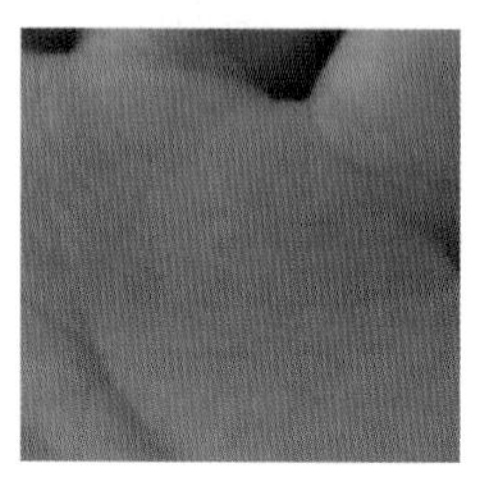

图 5－595　婴幼儿－金星环纹

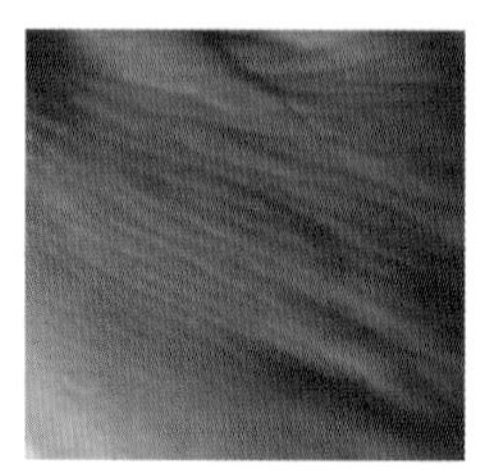

图 5－596　健康婴幼儿－大鱼际可变纹

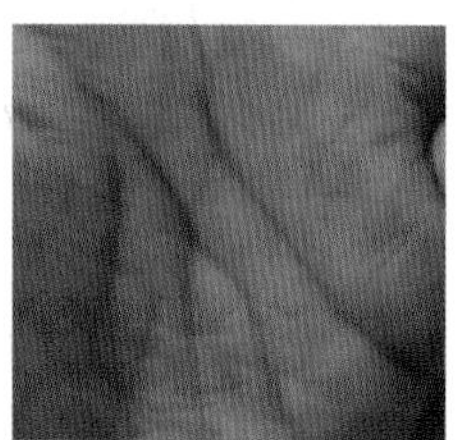

图 5－597　健康婴幼儿－人上纹

5. 30 名健康婴幼儿九宫八卦区域障碍纹出现情况

巽区有障碍纹 6 人，占 30.00%；离区有障碍纹 16 人，占 53.33%；坤区有障碍纹 4 人，占 13.33%；震区有障碍纹 11 人，占 36.67%；明堂区有障碍纹 8 人，占 26.66%；兑区有障碍纹 4 人，占 13.33%；艮区有障碍纹 4 人，占 13.33%；坎区有障碍纹 5 人，占 16.67%；乾区有障碍纹 3 人，占 10.00%。如图 5－598～图 606 所示。

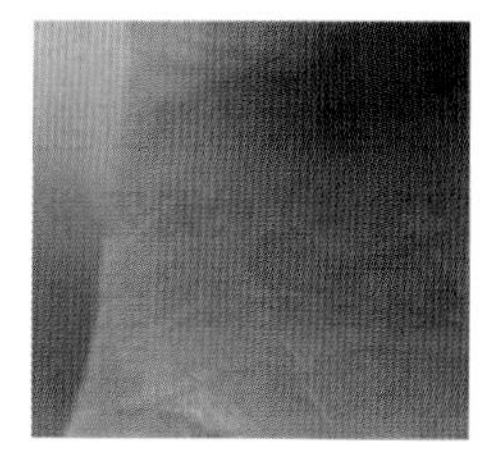
图 5－598　健康婴幼儿－巽区障碍纹

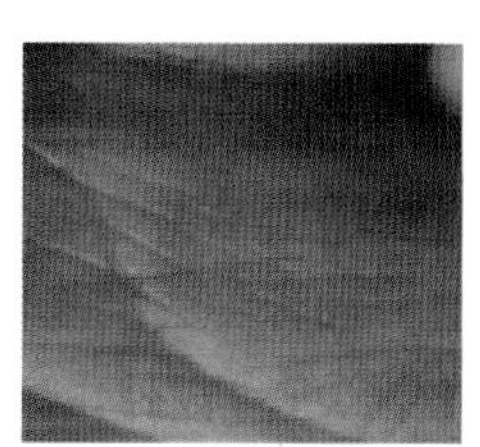
图 5－599　健康婴幼儿－离区障碍纹

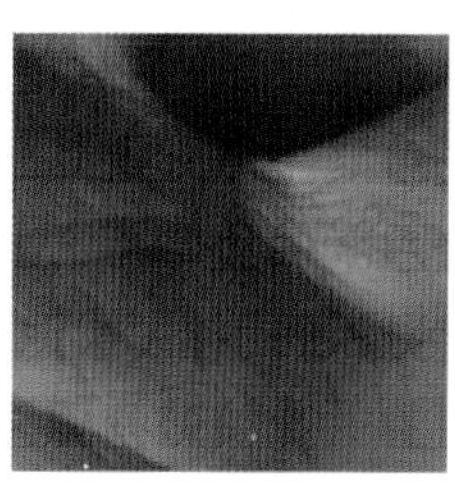
图 5－600　健康婴幼儿－坤区障碍纹

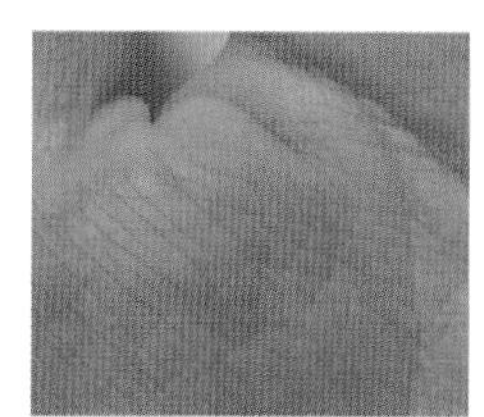
图 5－601　健康婴幼儿－震区障碍纹

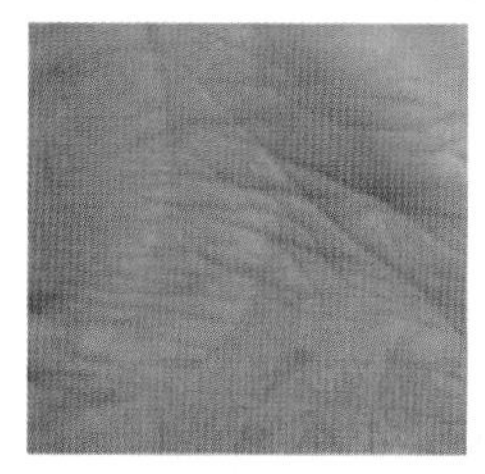
图 5－602　健康婴幼儿－明堂区障碍纹

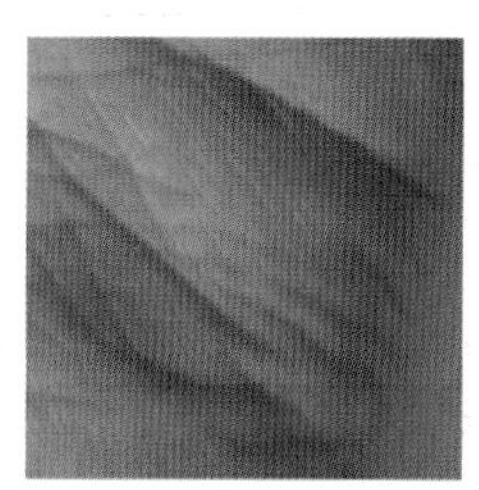
图 5－603　健康婴幼儿－兑区障碍纹

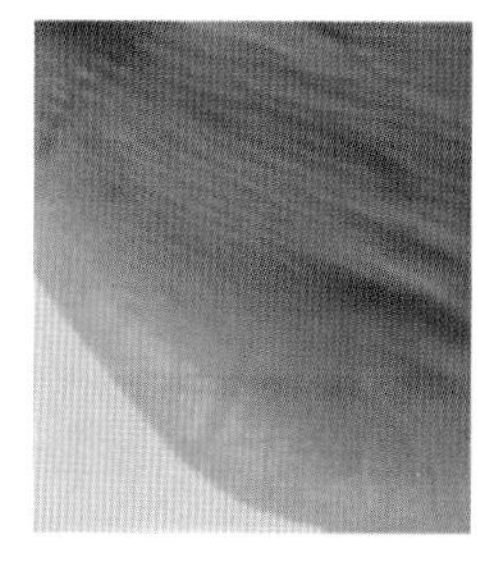
图 5－604　健康婴幼儿－艮区障碍纹

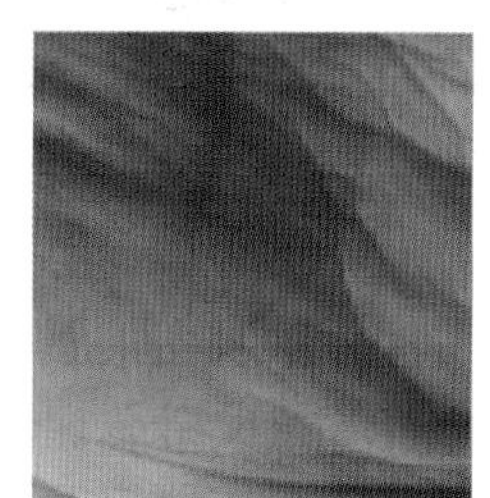
图 5－605　健康婴幼儿－坎区障碍纹

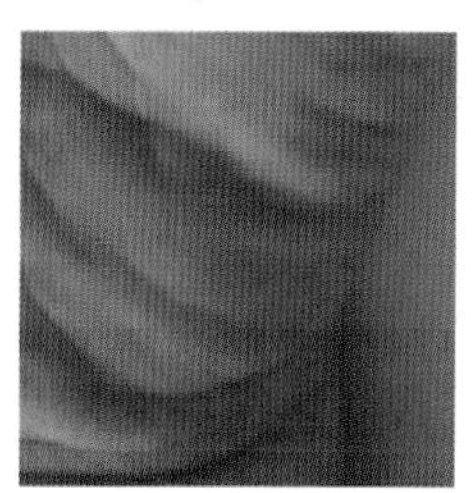
图 5－606　健康婴幼儿－乾区障碍纹

婴幼儿为人类生命过程之初始，中医称为稚阴稚阳之体。此时期人体的五脏六腑处于生长发育阶段，其功能和卫外能力尚依赖祖气和母体所遗传之力维护，尚谈不上生命完全独立自主性。身体、内外矛盾及各种变化均较多。从 86.67% 的三条生理纹完整出现率可以看出，其出现率低于新生儿的 92.90%，说明婴幼儿此时机体所处的身体复杂变化阶段，使其生理纹完整出现率产生波动。在生长发育和与自然相协调的矛盾交织中，所谓的“健康”只能是人体走向平衡态的一种虚性表象，即《内经》所讲的“五脏未定，血气未通”。一个五脏六腑、阴阳气血升降尚未健全的机体健康与否，根本不能以完全成熟的人体机体标准来界定。所以此时人类机体，根本不存在所谓的

"健康"。因此，婴幼儿期生理纹不健全，健康纹线减少，在掌面九宫八卦脏腑投影区出现一些障碍纹"可变纹都属于变化中的数据，不具备针对性和可靠性。但它提示了手掌的障碍纹，人体任何年龄五脏六腑存有矛盾时均可发生。

（二）41 名患病婴幼儿手纹表象

41 名婴幼儿中有两条纹线者 3 人，占 7.32%；天纹、地纹、人纹、纹具全者 34 人，占 82.93%；天纹、地纹、人纹不清晰者 4 人，占 9.76%。如图 5－607～图 5－609 图所示。

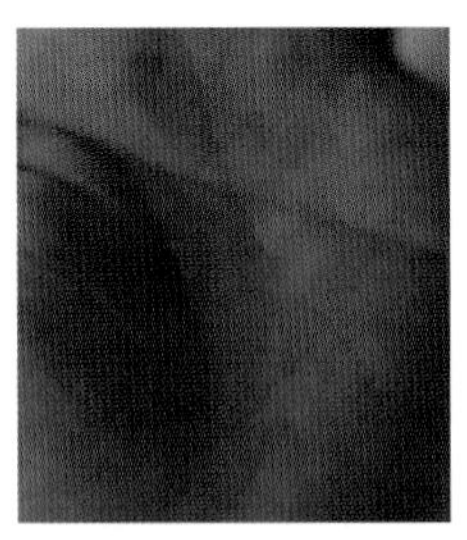

图 5－607　患病婴幼儿两条纹线

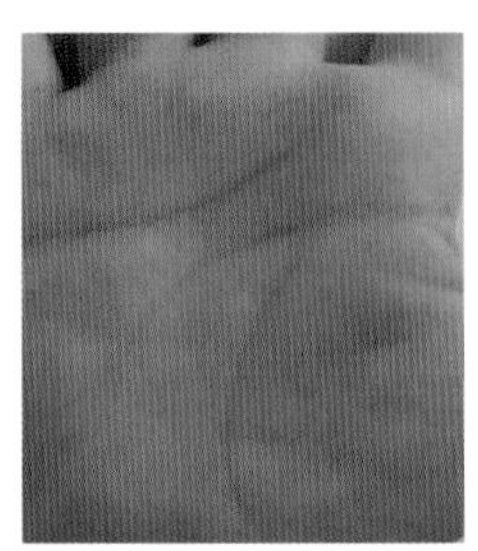

图 5－608　患病婴幼儿天地人纹具全

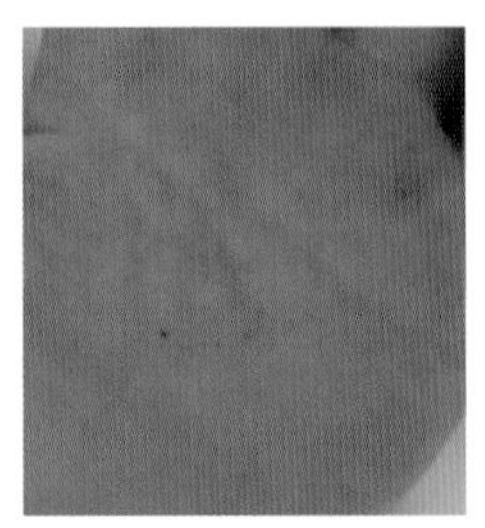

图 5－609　患病婴幼儿天地人纹不清晰

1. 患病婴幼儿天纹表象

天纹表象正常者 12 人，占 29.26%；天纹毛状 8 人，占 19.51%；天纹分叉 2 人，占 4.88%；天纹断开 3 人，占 7.32%；有（天纹上升到离区）天离纹者 16 人，占 39.02%。如图 5－610～图 5－614 所示。

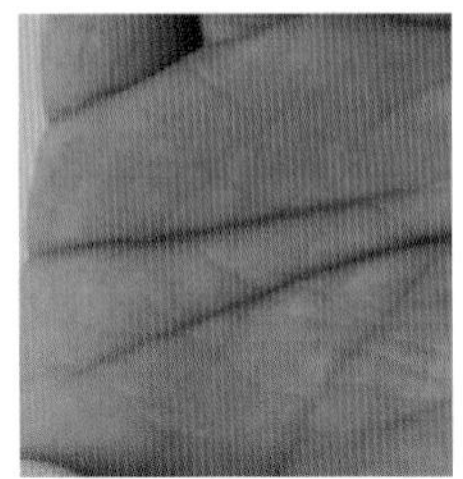

图 5－610　患病婴幼儿天纹表象正常

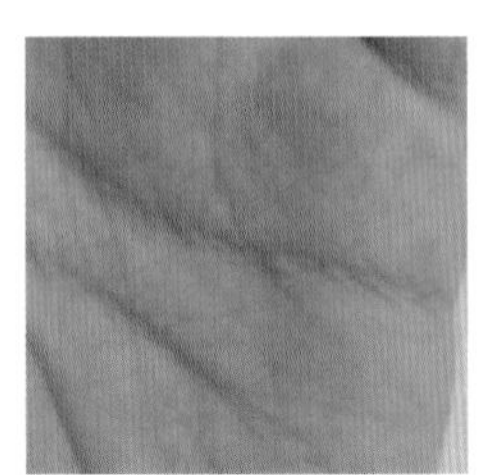

图 5－611　患病婴幼儿天纹毛状

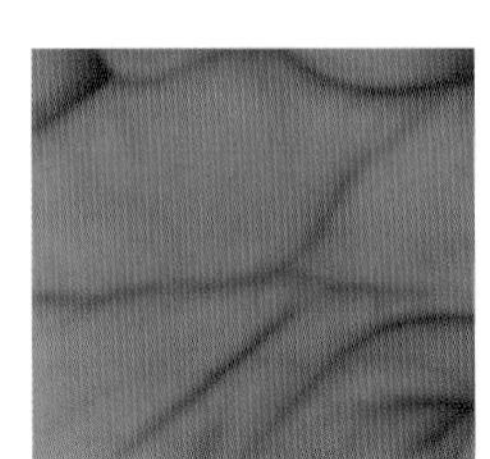

图 5－612　患病婴幼儿天纹分叉

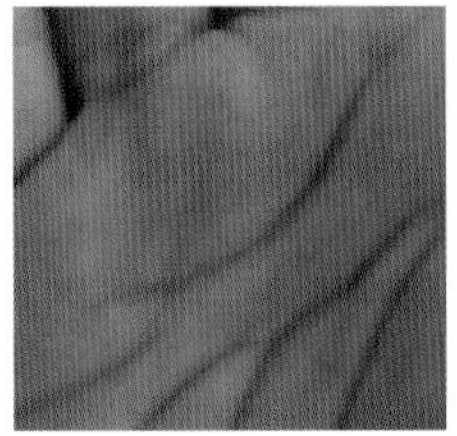

图 5－613　患病婴幼儿天纹断开

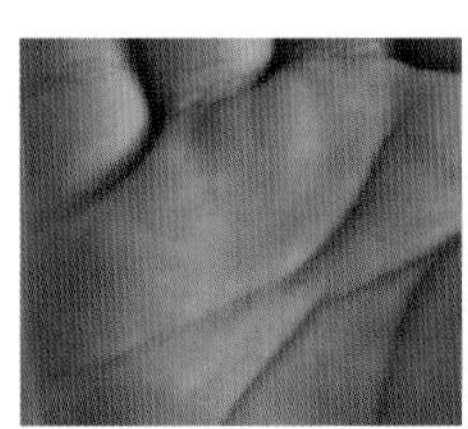

图 5－614　患病婴幼儿天离纹

2. 患病婴幼儿人纹表象

正常人纹者 11 人，占 26.83%；人纹略短 6 人，占 14.63%；人纹无起始处 5 人，占 12.20%；人纹分叉至兑和乾两区 1 人，占 2.44%；有人兑纹者 16 人，占 39.02%；有人乾纹者 2 人，占 4.88%。如图 5－615～图 5－620 所示。

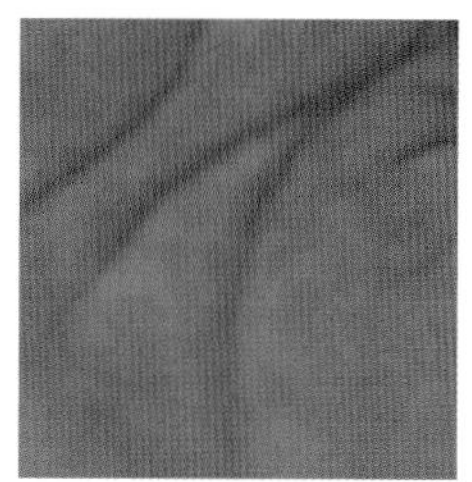
图 5－615　患病婴幼儿正常人纹

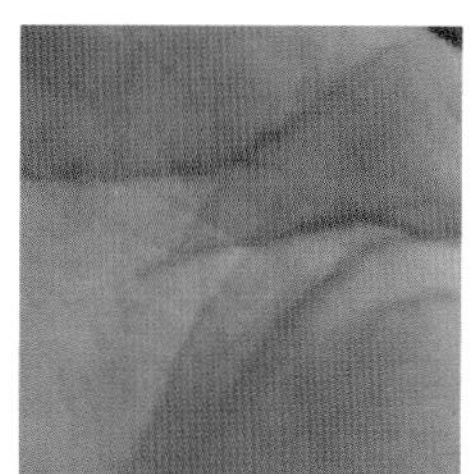
图 5－616　患病婴幼儿人纹略短

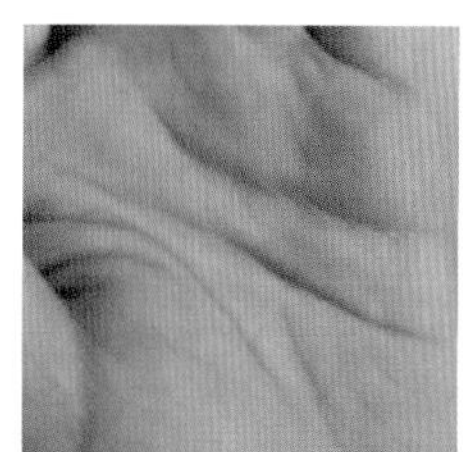
图 5－617　患病婴幼儿人纹无起始处

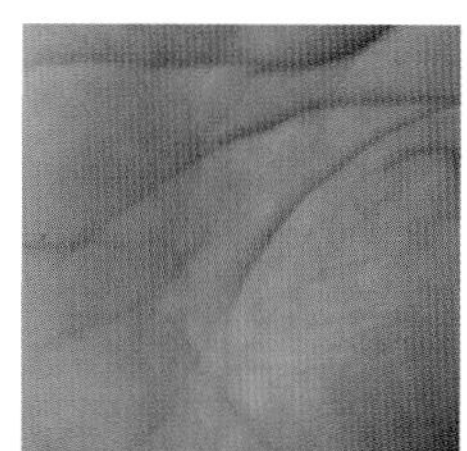
图 5－618　患病婴幼儿人纹分叉至兑和乾两区

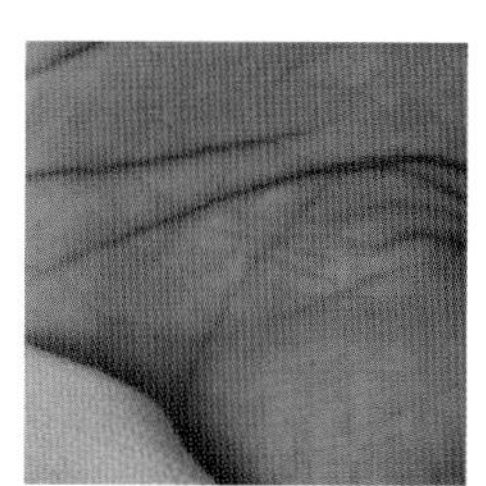
图 5－619　患病婴幼儿人兑纹

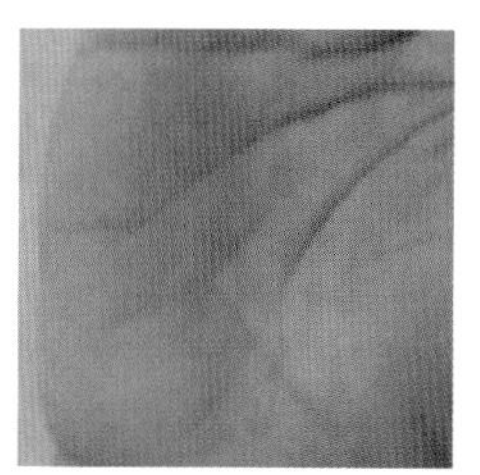
图 5－620　患病婴幼儿人乾纹

3. 患病婴幼儿地纹表象

地纹正常者 31 人，占 75.61%；地纹略短 4 人，占 9.75%；地纹分叉 5 人，占 12.20%；地纹囊括面积大者 20 人，占 48.78%；地纹始于巽区 1 人，占 2.44%。如图 5－621～图 5－625 所示。

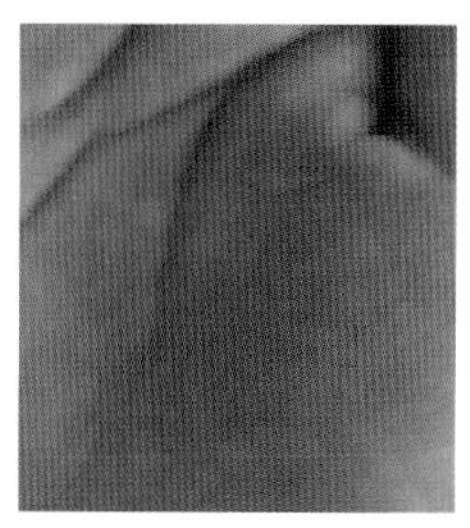
图 5－621　患病婴幼儿地纹纹线表象正常

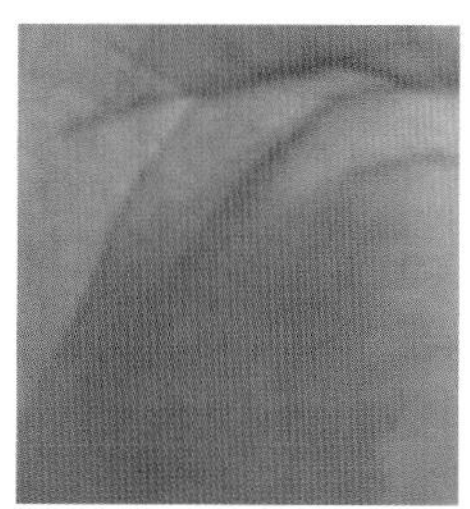
图 5－622　患病婴幼儿地纹略短

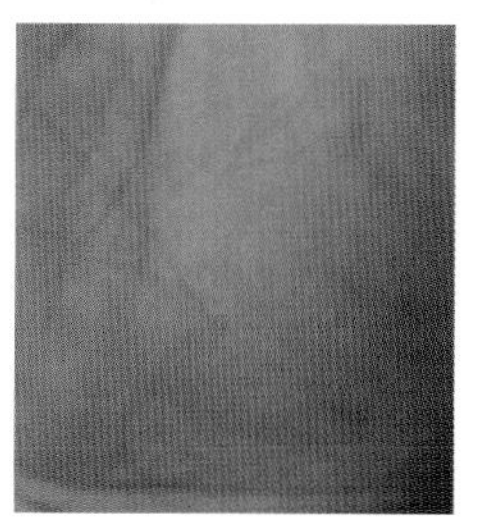
图 5－623　患病婴幼儿地纹分叉

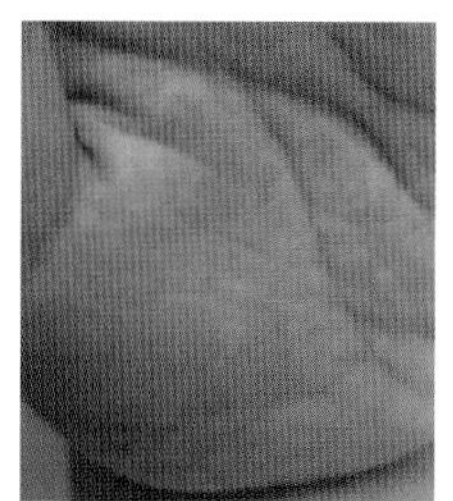
图 5－624　患病婴幼儿地纹囊括面积大

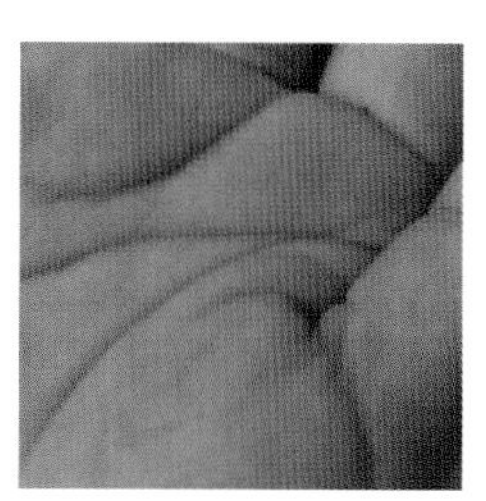
图 5－625　患病婴幼儿地纹始于巽区

4. 41 名患病婴幼儿再生纹、障碍纹出现情况

本组有健康纹 3 人，占 7.32%；有贯通掌纹 1 人，占 2.44%；有井字纹 2 人，占 4.88%；有米字纹 3 人，占 7.32%；有贯桥纹 2 人，占 4.88%；有十字纹 30 人，占 73.17%；有毛状纹 10 人，占 24.39%；有四方形纹 3 人，占 7.32%；有角形纹 14 人，占 34.15%；有星形纹 2 人，占 4.88%；离区有横纹 6 人，占 14.63%；震区有横纹 13 人，占 31.70%；有天纹垂线纹 1 人，占 2.44%；有田字纹 2 人，占 4.88%；有巽区十字纹 3 人，占 7.32%；有金星环纹（大环）1 人，占 2.44%；有大鱼际可变纹 22 人，占 53.66%；有人上纹 4 人，占 9.75%。如图 5－626～图 5－643 所示。

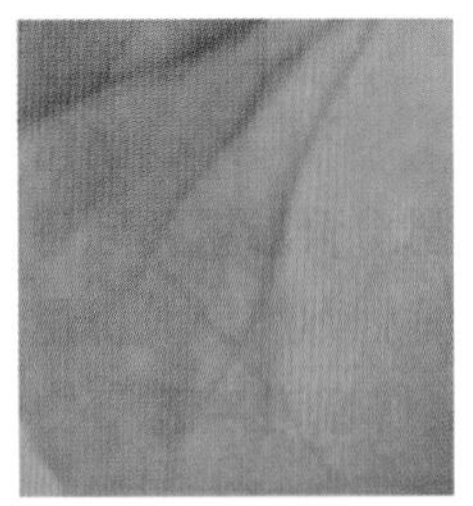

图 5－626 患病婴幼儿健康纹

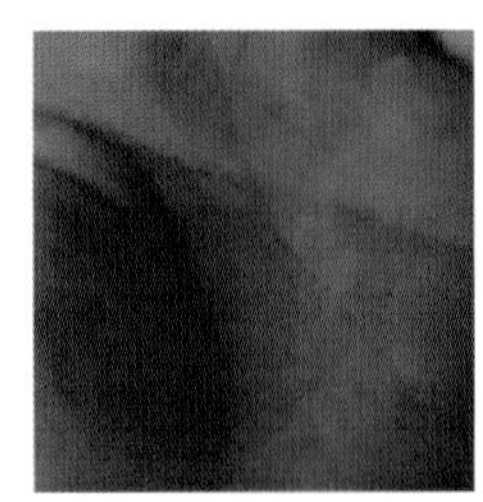

图 5－627 患病婴幼儿贯通掌纹

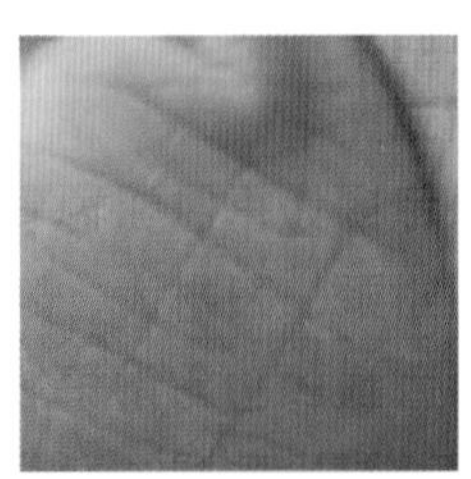

图 5－628 患病婴幼儿井字纹

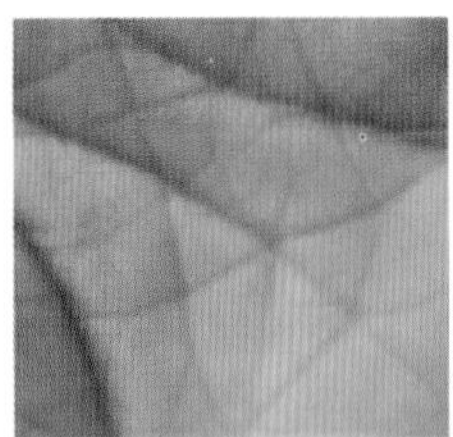

图 5－629 患病婴幼儿米字纹

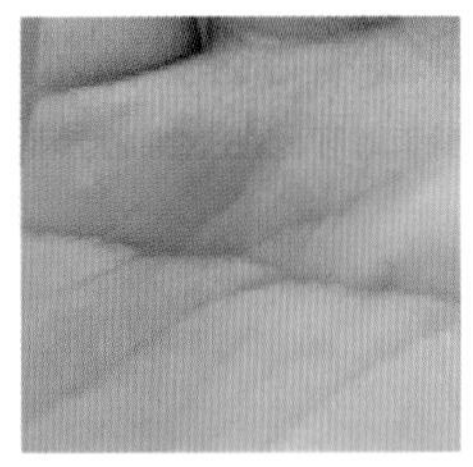

图 5－630 患病婴幼儿贯桥纹

图 5－631 患病婴幼儿十字纹

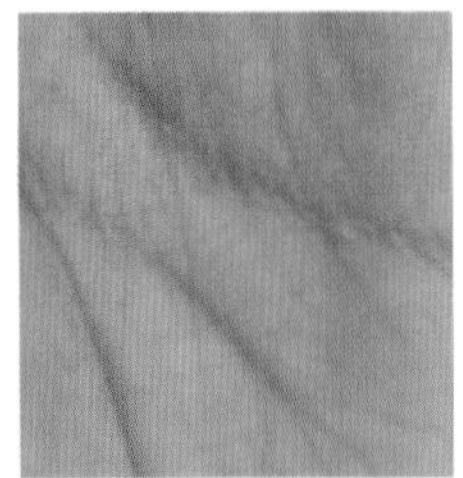

图 5－632 患病婴幼儿毛状纹

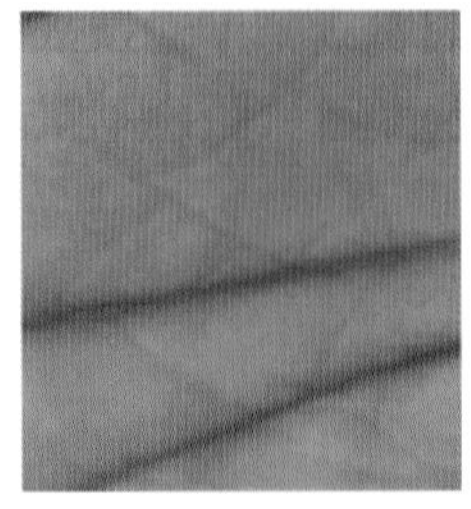

图 5－633 患病婴幼儿四方形纹

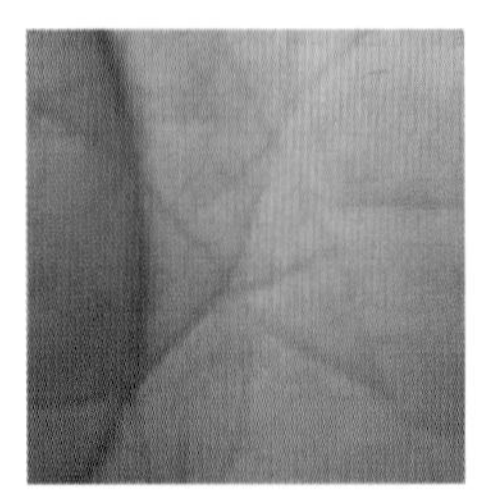

图 5－634 患病婴幼儿角形纹

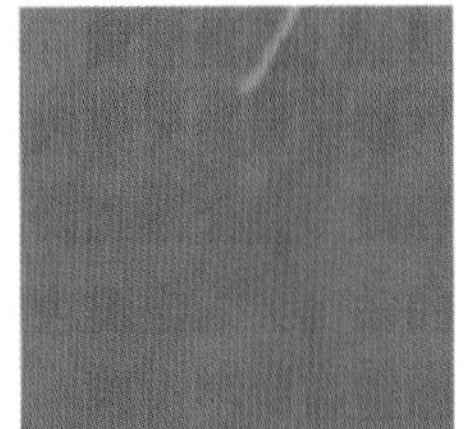

图 5－635 患病婴幼儿星形纹

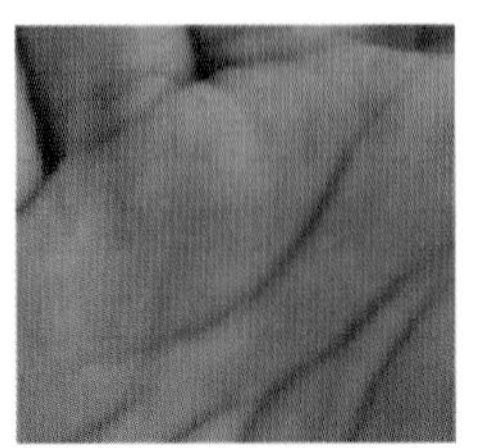

图 5－636 患病婴幼儿离区有横纹

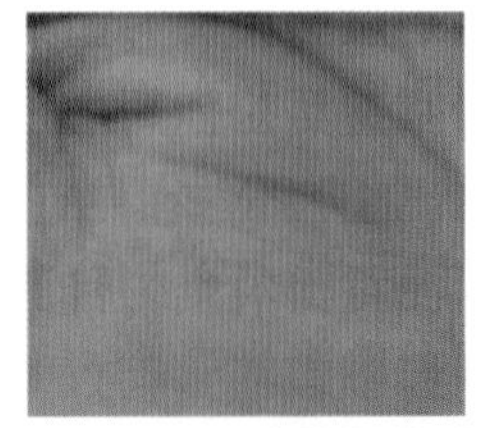

图 5－637 患病婴幼儿震区有横纹

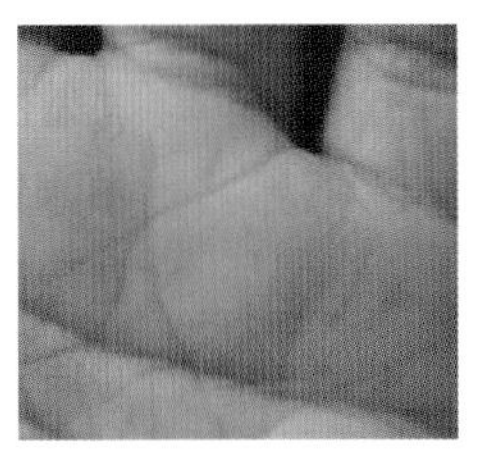
图 5－638　患病婴幼儿天纹垂线纹

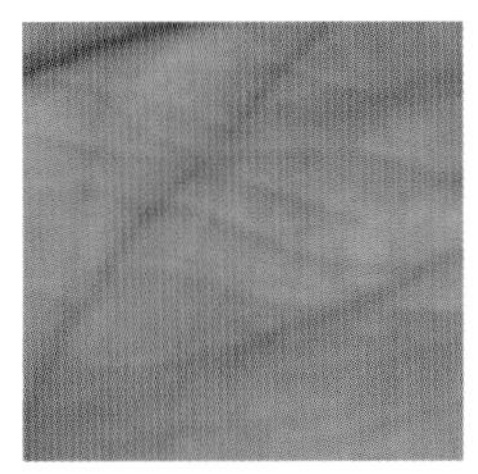
图 5－639　患病婴幼儿田字纹

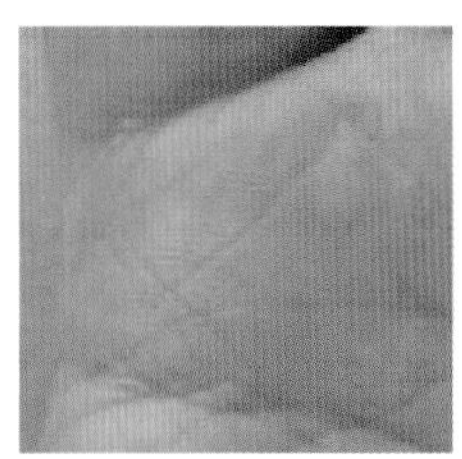
图 5－640　患病婴幼儿巽区十字纹

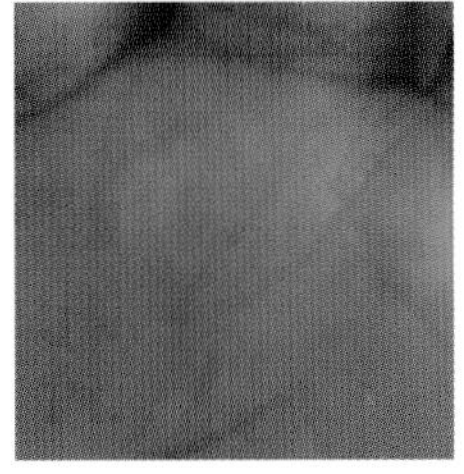
图 5－641　患病婴幼儿金星环纹

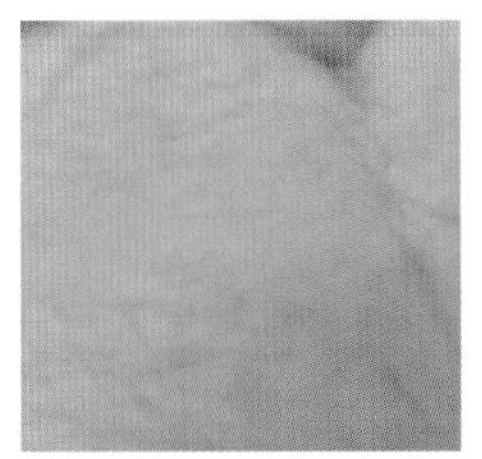
图 5－642　患病婴幼儿大鱼际可变纹

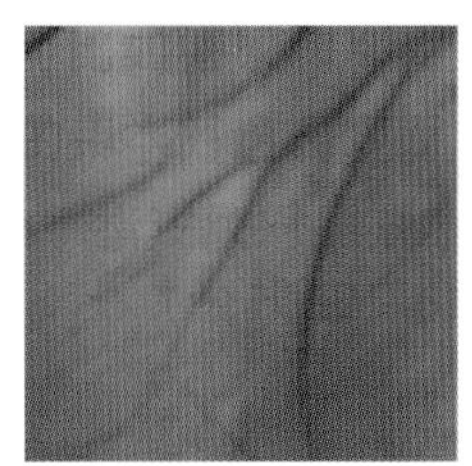
图 5－643　患病婴幼儿人上纹

5. 41 名患病婴幼儿九宫卦区域障碍纹出现情况

巽区有障碍纹 9 人，占 21.95%；离区有障碍纹 23 人，占 56.10%；坤区有障碍纹 8 人，占 19.51%；震区有障碍纹 22 人，占 53.66%；明堂区有障碍纹 24 人，占 58.53%；兑区有障碍纹 14 人，占 34.15%；艮区有障碍纹 11 人，占 26.93%；坎区有障碍纹 11 人，占 26.93%；乾区有障碍纹 9 人，占 21.95%。如图 5－644～图 5－649 所示。

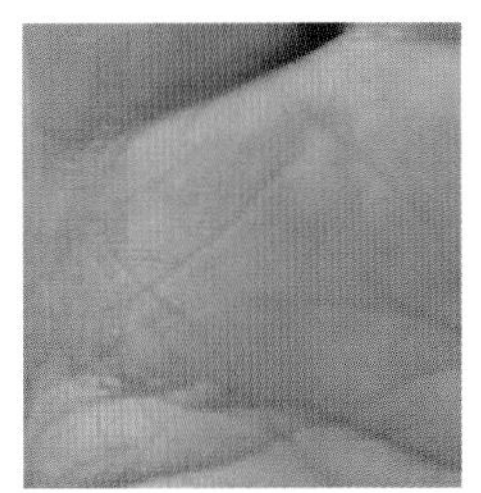
图 5－644　患病婴幼儿巽区障碍纹

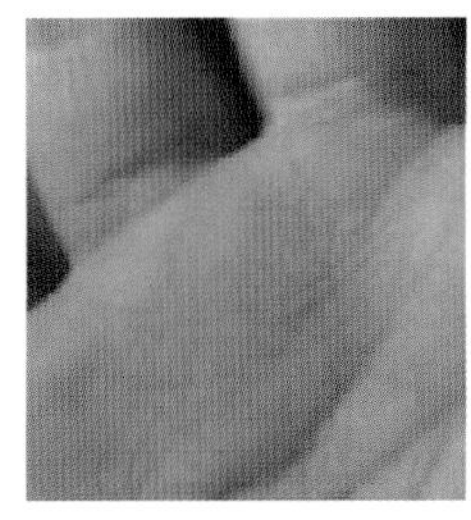
图 5－645　患病婴幼儿离区障碍纹

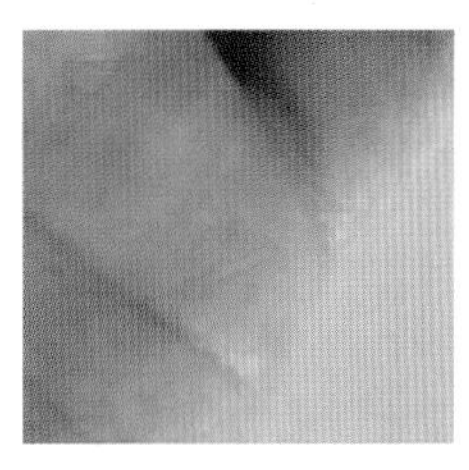
图 5－646　患病婴幼儿坤区障碍纹

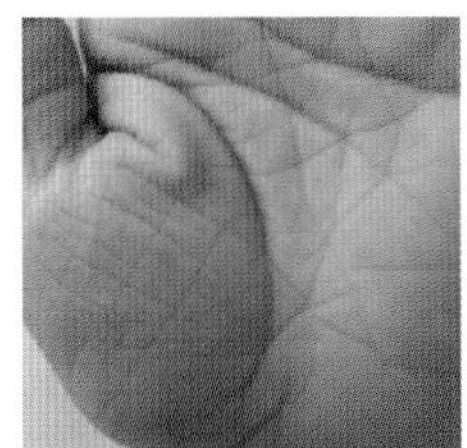
图 5－647　患病婴幼儿震区、明堂区、艮区、坎区障碍纹

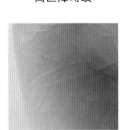

图 5－648　患病婴幼儿兑区障碍纹

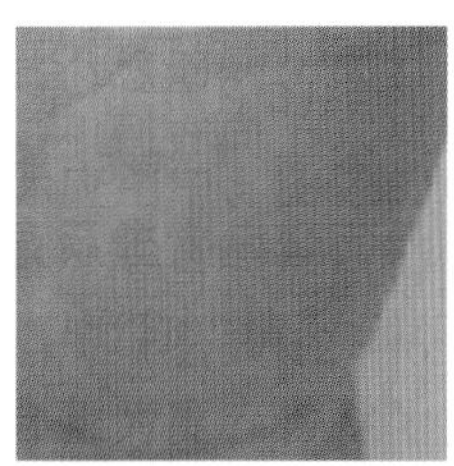
图 5－649　患病婴幼儿乾区障碍纹

前已述及婴幼儿为稚阴稚阳之体，如幼苗初生长，自身脆弱易受外邪侵扰，加之其内在环境不成熟，疾病侵袭、脏腑气血动荡不安反映于手，必定会出现各种纹线变化。从本组健康组和患有外感、伤食、惊吓不安等疾病婴幼儿组手部纹理变化比较可以看出，患病婴幼儿手部障碍纹比建康组婴幼儿有所增加。其中毛刺状可变纹，震区横纹，大鱼际可变纹明显多于健康组。在手掌九宫八卦区亦可见到这些变化，主要出现在明堂区、艮区、离区、震区、兑区和乾区。明堂区为脾为土，艮区为胃脾为土，离区为心为火，震区为肝为木，兑区为金为肺，乾区为金为脑肺。本组婴幼儿病患多为外感风寒、脾胃失和、惊吓不安所致，而对应脏腑区域出现可变纹增加，可进一步说明在婴幼儿时期，脏腑功能不成熟，相应疾病直接反应在手部相应区域，同时脏腑疾病五行生克变化在手掌反应不明显。

三、251 名学龄前儿童手纹表象

本组 251 人中，受检时无疾病健康者 210 人，患有疾病者 41 人。

（一）210 名健康学龄前儿童手纹表象

210 人中有完整天、地、人纹者 183 人，占 87.14%；有两条生理纹者 7 人，占 3.33%；三条纹线不清晰者 10 人，占 4.76%；一手两条纹，另一手三条纹者 10 人，占 4.76%。如图 5－650～图 653 所示。

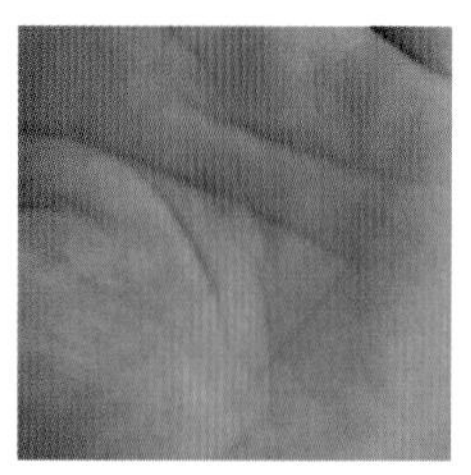

图 5－650 学龄前儿童完整天、地、人纹

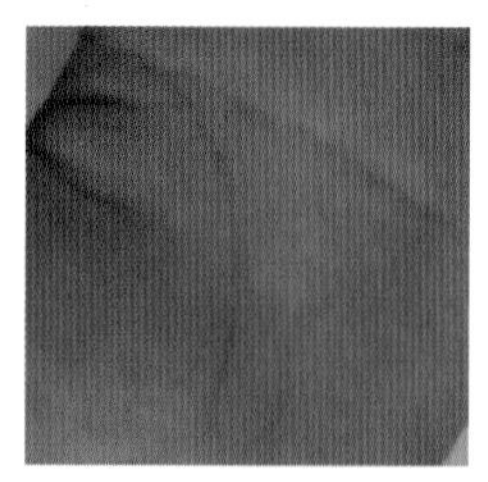

图 5－651 学龄前儿童两条生理纹

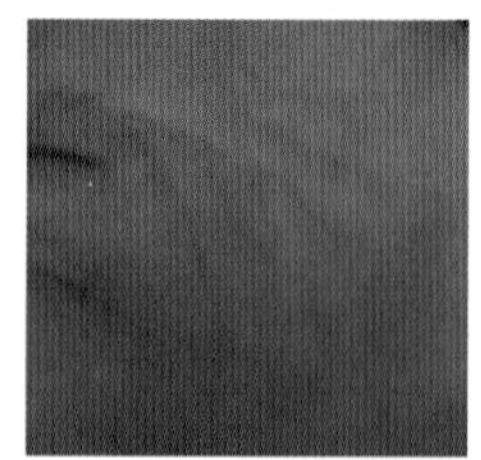

图 5－652 学龄前儿童三条纹线不清晰

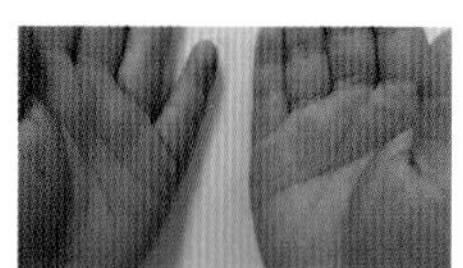

图5－653 学龄前儿童一手两条纹，另一手三条纹

1. 学龄前儿童天纹表象

天纹纹线表象正常 50 人，占 23.80%；天纹毛状 50 人，占 23.80%；天纹略短 4 人，占 1.90%；天纹断开 3 人，占 1.43%；天纹分叉 3 人，占 1.43%；有天巽纹者 3 人，占 1.43%；有天离纹（天纹上升到离区）者 97 人，占 46.19%。如图 5－654～图 5－660 所示。

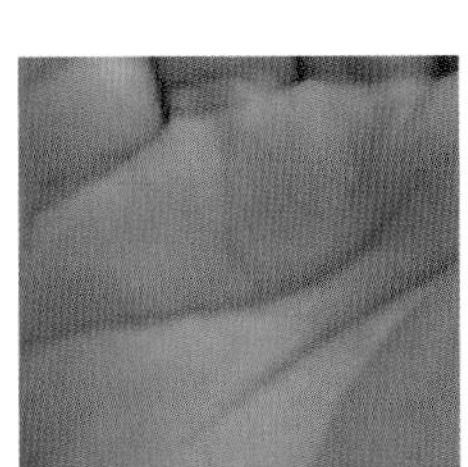

图 5－654　学龄前儿童天纹纹线表象正常

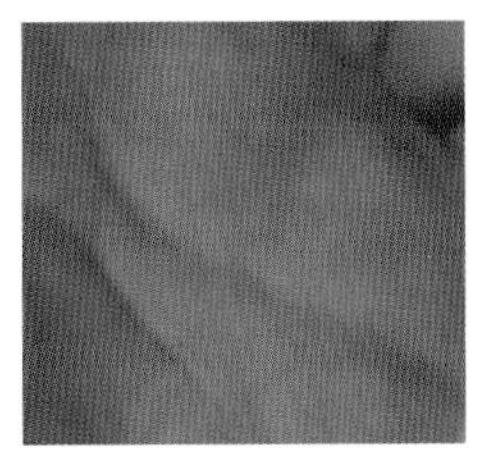

图 5－655　学龄前儿童天纹毛状

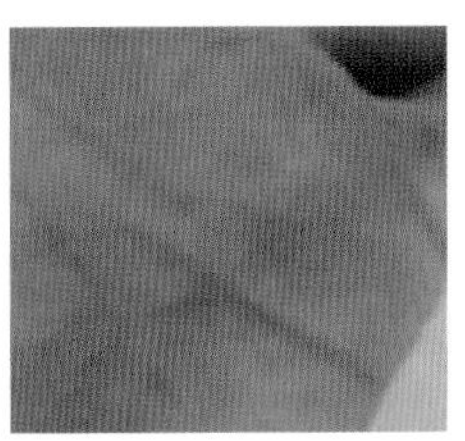

图 5－656　学龄前儿童天纹略短

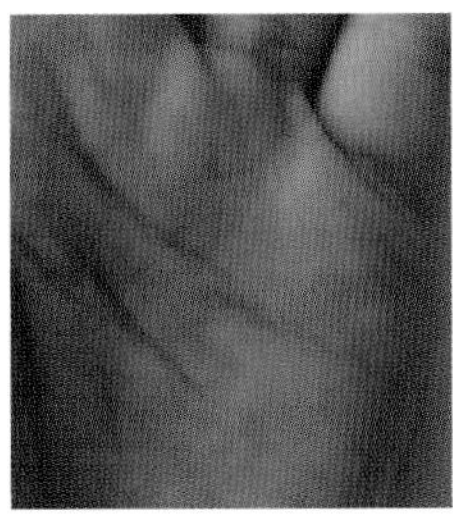

图 5－657　学龄前儿童天纹断开

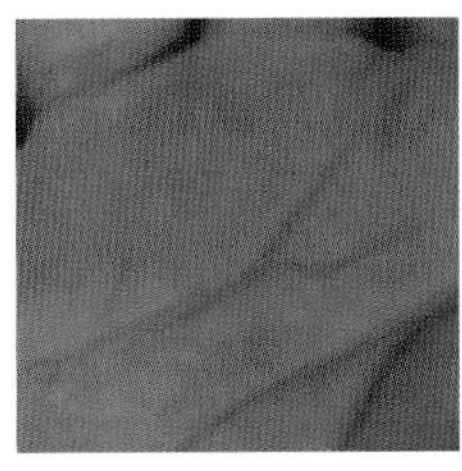

图 5－658　学龄前儿童天纹分叉

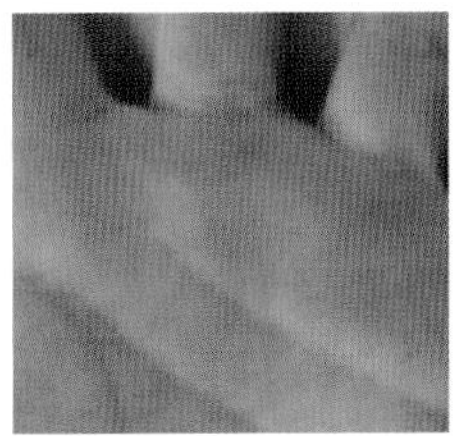

图 5－659　学龄前儿童天巽纹

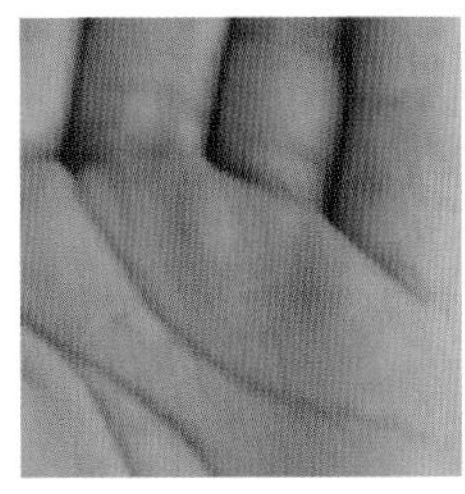

图 5－660　学龄前儿童天离纹

2. 学龄前儿童人纹表象

人纹纹线表象正常者 40 人，占 19.04%；人纹断开 12 人，占 5.71%；人纹无起始点 24 人，占 11.43%；人纹分叉 22 人，占 10.47%；人纹分叉至兑和乾两区 2 人，占 0.95%；人兑纹 86 人，占 40.95%；人乾纹 24 人，占 11.43。如图 5－661～图 5－667 所示。

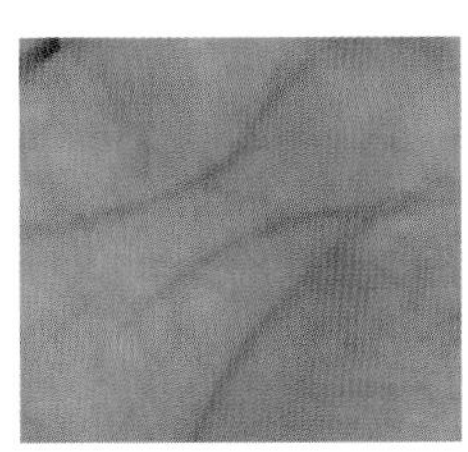

图 5－661　学龄前儿童人纹纹线表象正常

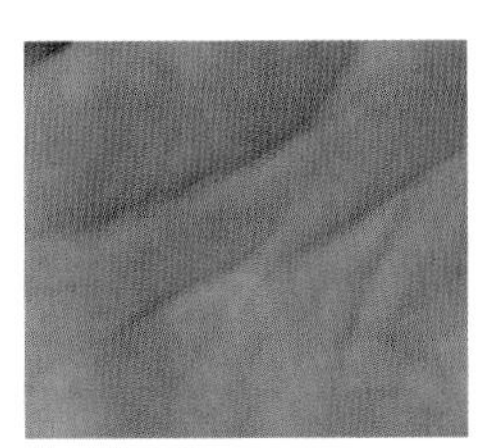

图 5－662　学龄前儿童人纹断开

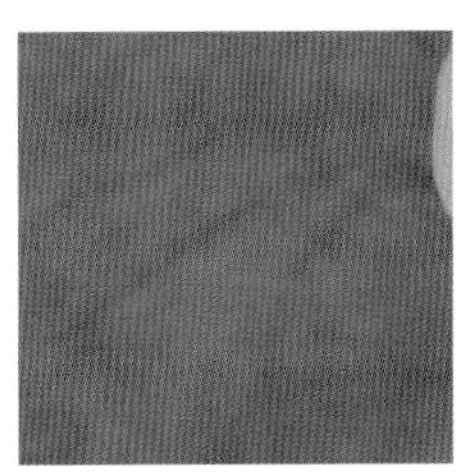

图 5－663　学龄前儿童人纹无起始点

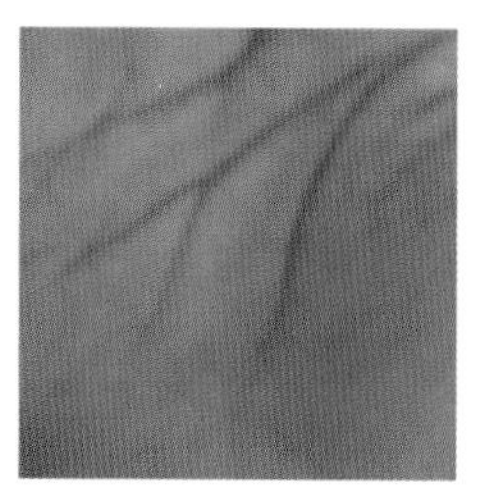
图 5－664 学龄前儿童人纹分叉

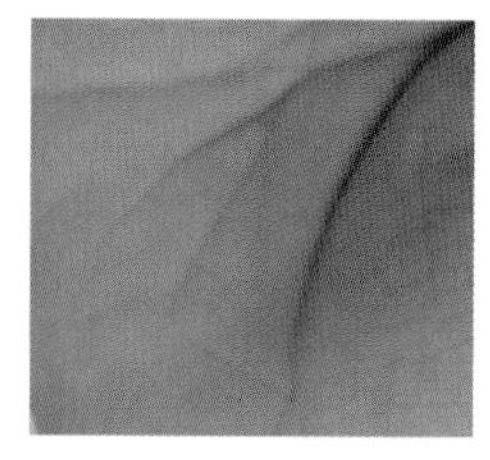
图 5－665 学龄前儿童人纹分叉至兑和乾两区

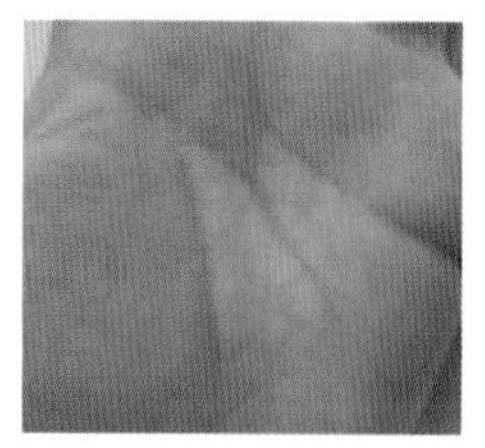
图 5－666 学龄前儿童人兑纹

3. 学龄前儿童地纹表象

地纹纹线表象正常者 108 人，占 51.24%；地纹略短 80 人，占 38.09%；地纹断开 6 人，占 2.86%；地纹分叉 6 人，占 2.86%；地纹始于巽区 6 人，占 2.86%；地纹囊括面积大 82 人，占 39.05%；地纹囊括面积小 16 人，占 7.62%；地纹附近有岛形纹 4 人，占 1.90%。如图 5－668～图 5－675 所示。

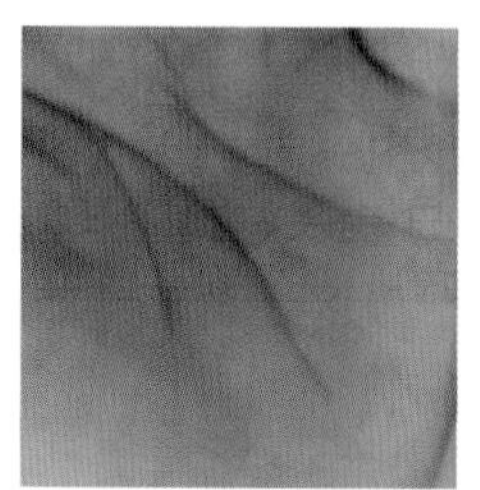
图 5－667 学龄前儿童人乾纹

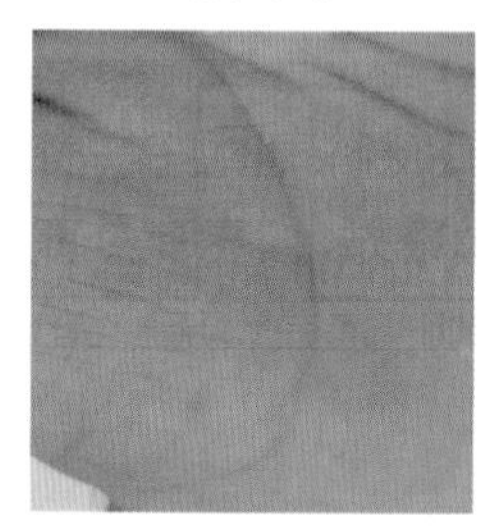
图 5－668 学龄前儿童地纹纹线表象正常

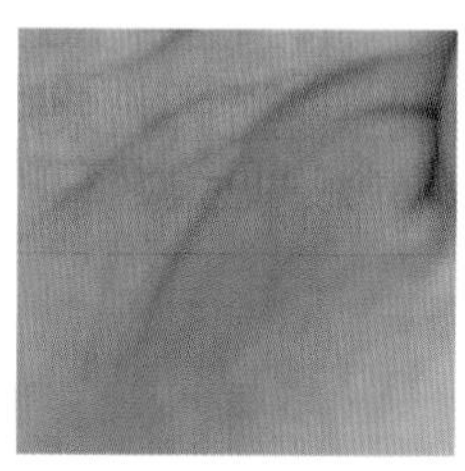
图 5－669 学龄前儿童地纹略短

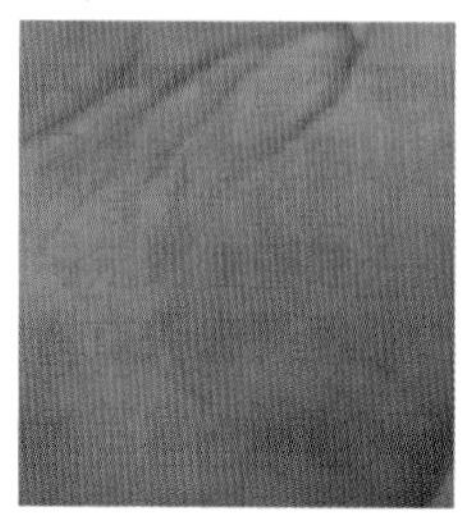
图 5－670 学龄前儿童地纹断开

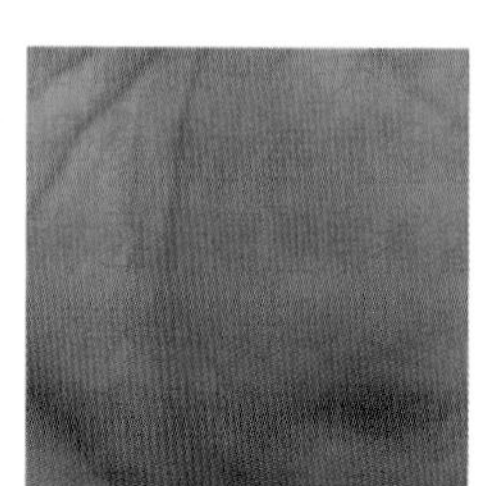
图 5－671 学龄前儿童地纹分叉

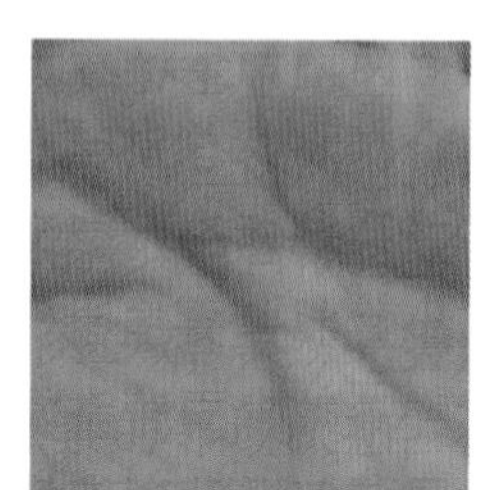
图 5－672 学龄前儿童地纹始于巽区

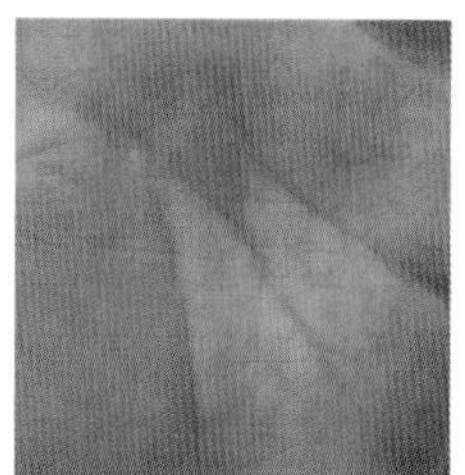
图 5－673 学龄前儿童地纹囊括面积大

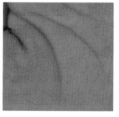

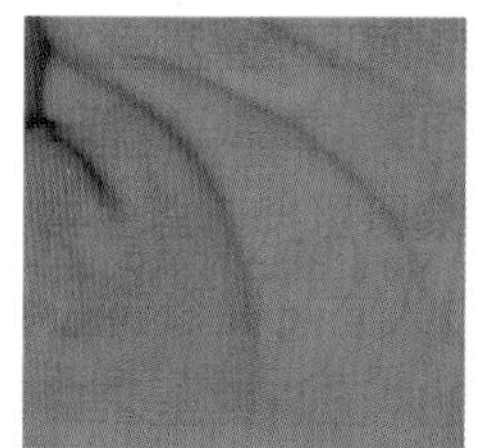
图 5－674 学龄前儿童地纹囊括面积小

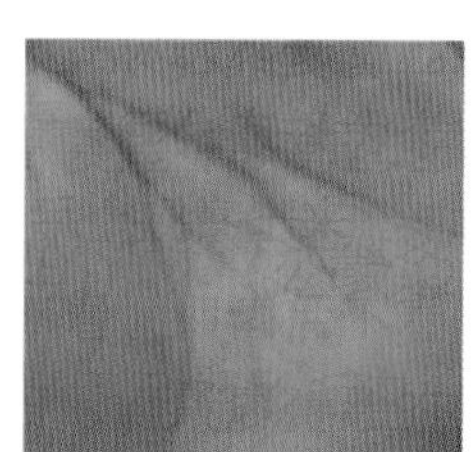
图 5－675 学龄前儿童地纹附近有岛形纹

4. 210 名健康学龄前儿童再生纹、障碍纹出现情况

有健康纹 22 人，占 10.47%；有事业纹 14 人，占 6.67%；有岛形纹 14 人，占 6.67%；有贯通掌纹 10 人，占 4.76%；有角形纹 66 人，占 31.43%；有井字纹 12 人，占 5.71%；有坤纹 2 人，占 0.95%；有米字纹 38 人，占 18.09%；有贯桥纹 8 人，占 3.81%；有十字纹 135 人，占 64.28%；有太阳纹 8 人，占 3.81%；有四方形纹 6 人，占 2.86%；有毛状纹 100 人，占 47.62%；有星形纹 10 人，占 4.76%；离区有横纹 39 人，占 18.57%；震区有横纹 49 人，占 23.33%；有乾横纹者 6 人，占 2.86%；有田字纹 2 人，占 0.95%；有天纹垂线纹 22 人，占 10.47%；有月形纹 4 人，占 1.90%；有巽区十字纹 10 人，占 4.76%；有金星环纹（大环）10 人，占 4.76%；有大鱼际可变纹 125 人，占 59.52%；有人上纹 14 人，占 6.66%；有性纹 3 人，占 1.43%；有手掌静脉 14 人，占 6.67%。如图 5－676～图 5－701 所示。

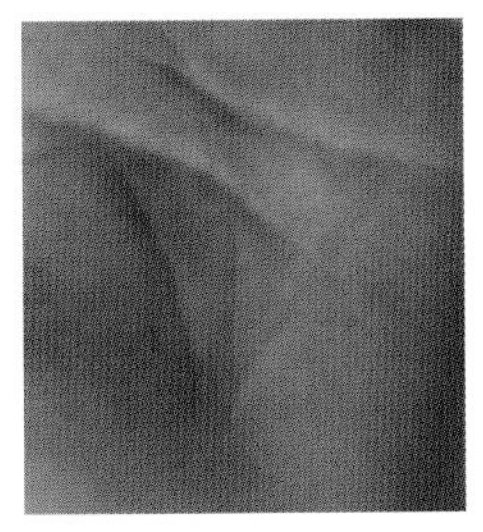

图 5－676　学龄前儿童健康纹

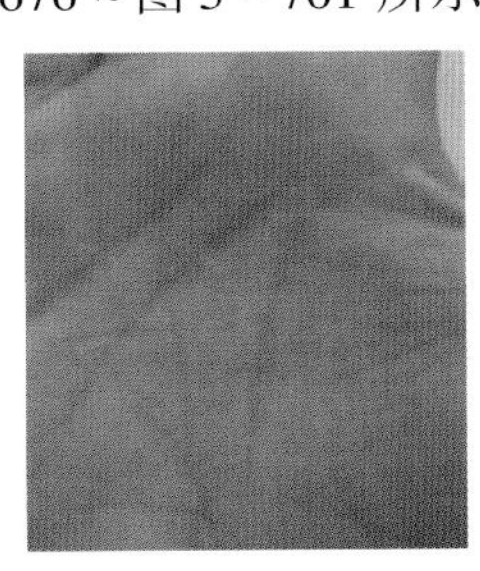

图 5－677　学龄前儿童事业纹

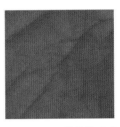

图 5－678　学龄前儿童岛形纹

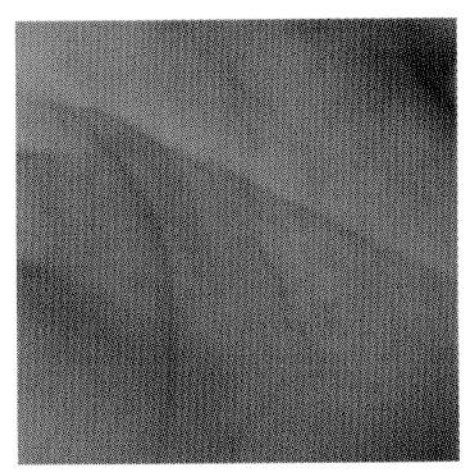

图 5－679　学龄前儿童贯通掌纹

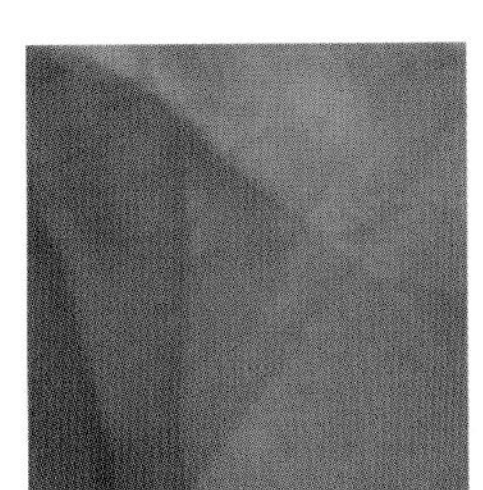

图 5－680　学龄前儿童角形纹

图 5－681　学龄前儿童井字纹

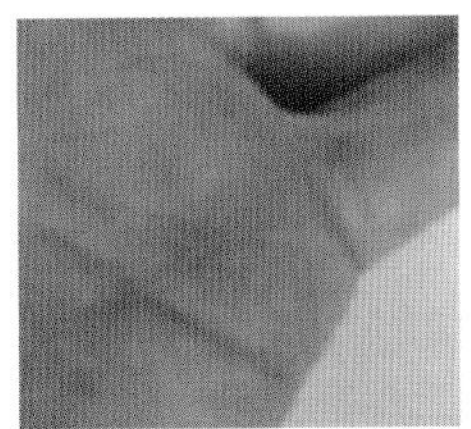

图 5－682　学龄前儿童坤纹

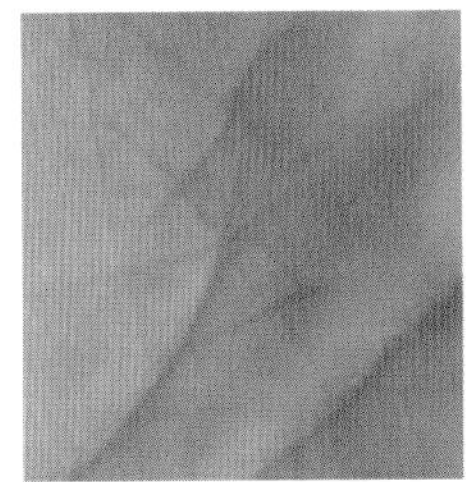

图 5－683　学龄前儿童米字纹

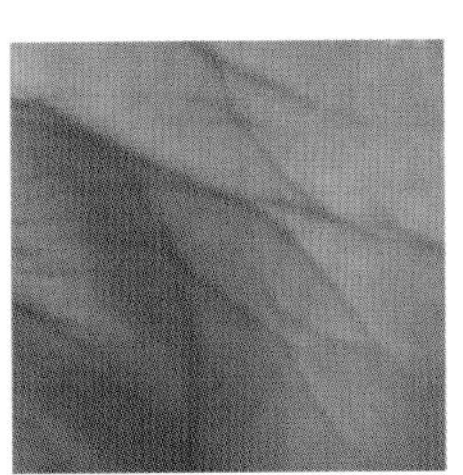

图 5－684　学龄前儿童贯桥纹

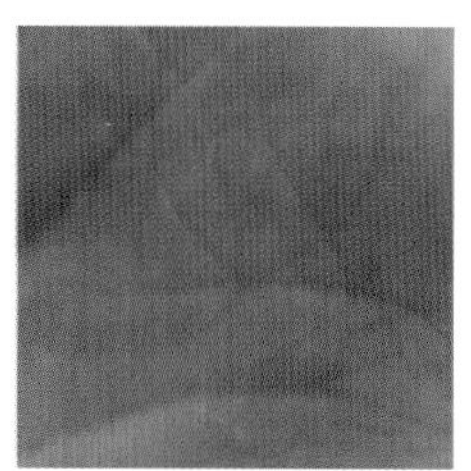
图 5－685　学龄前儿童十字纹

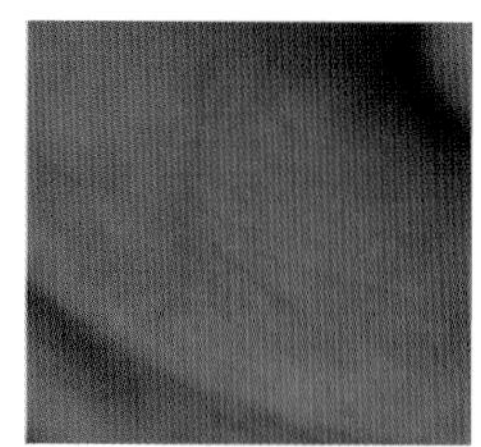
图 5－686　学龄前儿童太阳纹

图 5－687　学龄前儿童四方形纹

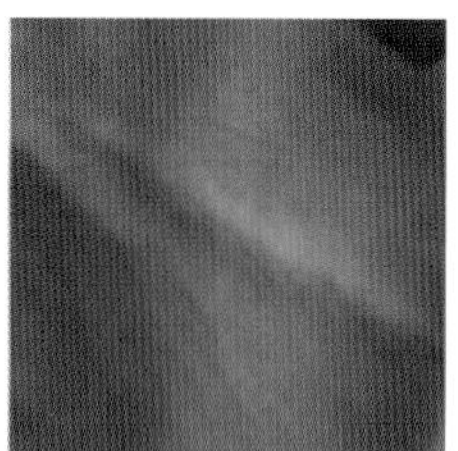
图 5－688　学龄前儿童毛状纹

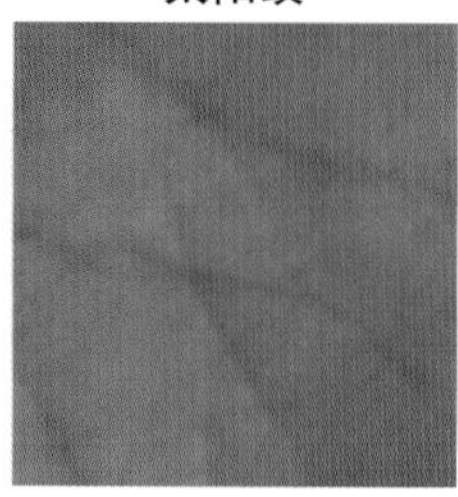
图 5－689　学龄前儿童星形纹

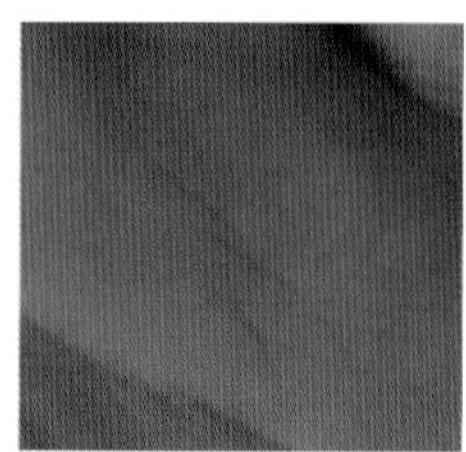
图 5－690　学龄前儿童离区有横纹

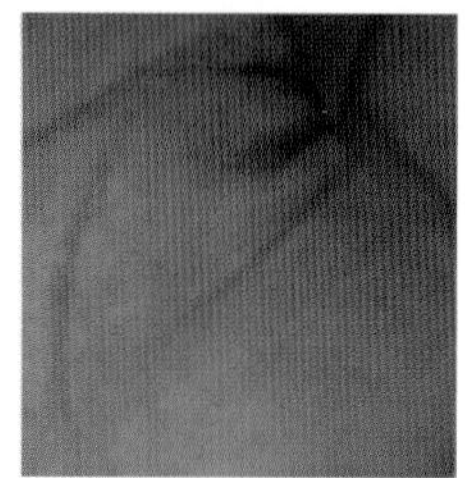
图 5－691　学龄前儿童震区有横纹

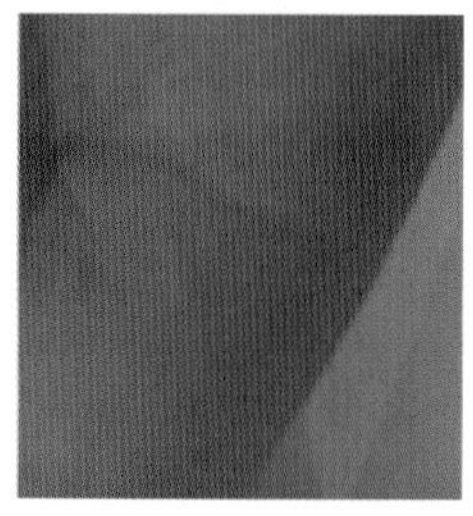
图 5－692　学龄前儿童乾横纹

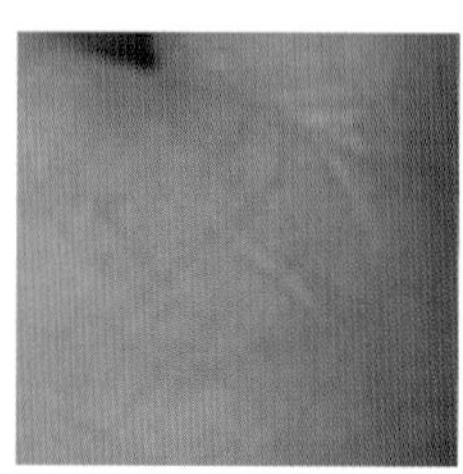
图 5－693　学龄前儿童田字纹

图 5－694　学龄前儿童天纹垂线纹

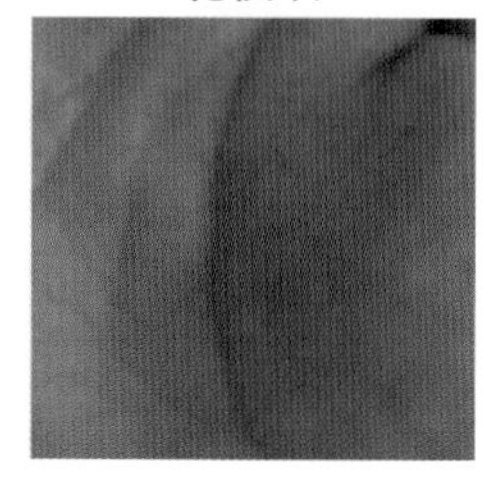
图 5－695　学龄前儿童月形纹

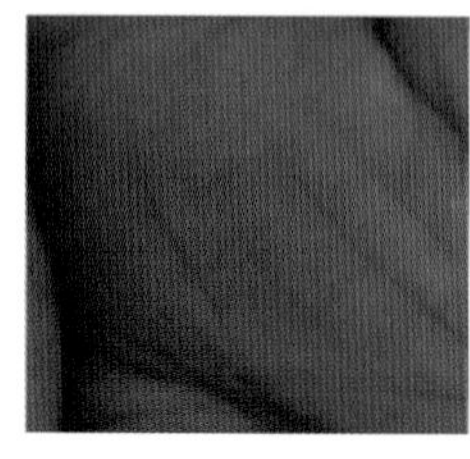
图 5－696　学龄前儿童巽区十字纹

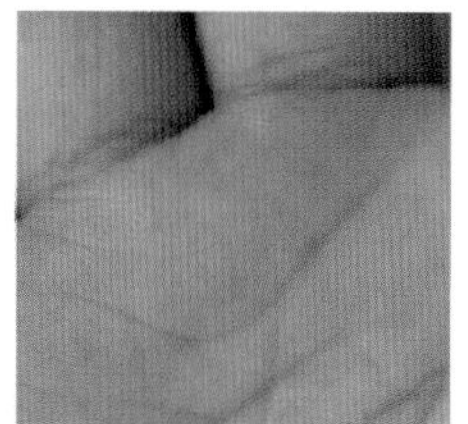
图 5－697　学龄前儿童金星环纹

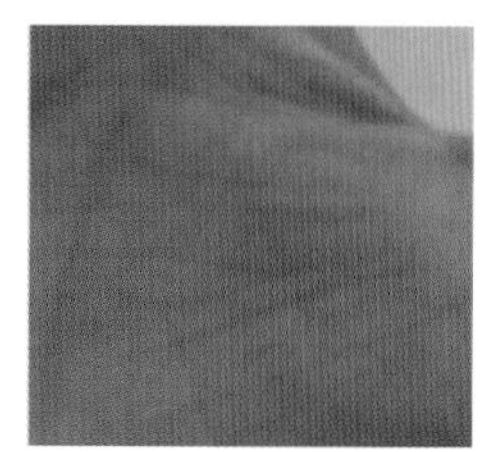
图 5－698　学龄前儿童大鱼际可变纹

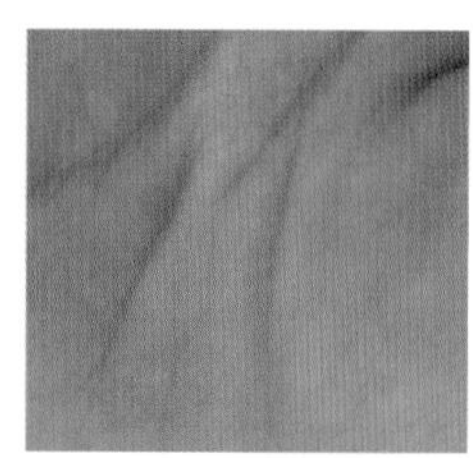
图 5－699　学龄前儿童人上纹

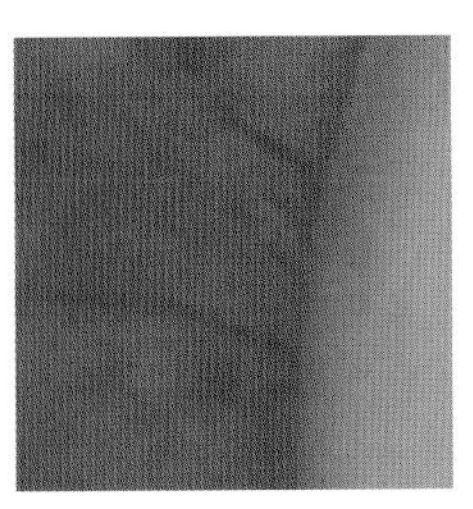
图 5－700 学龄前儿童性纹

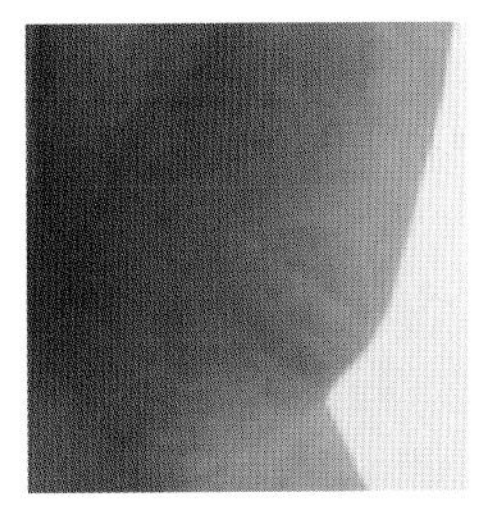
图 5－701 学龄前儿童手掌静脉

5. 210 名健康学龄前儿童九宫八卦区域再生纹、障碍纹出现情况

巽区有再生纹、障碍纹 42 人，占 20.00%；离区有再生纹、障碍纹 144 人，占 68.57%；坤区有再生纹、障碍纹 32 人，占 15.24%；震区有再生纹、障碍纹 104 人，占 49.52%；明堂区有再生纹、障碍纹 100 人，占 47.62%；兑区有再生纹、障碍纹 36 人，占 17.14%；艮区有再生纹、障碍纹 54 人，占 25.71%；坎区有再生纹、障碍纹 70 人，占 33.33%；乾区有再生纹、障碍纹 28 人，占 13.33%。如图 5－702～图5－710 所示。

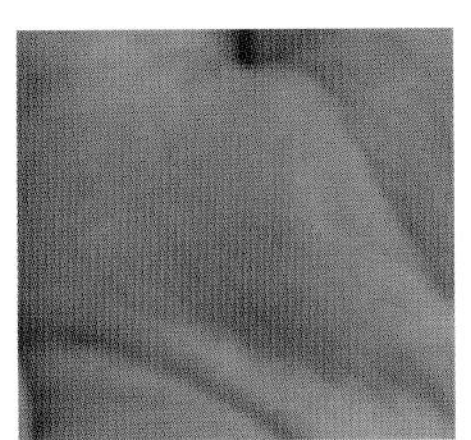
图 5－702 学龄前儿童巽区再生纹、障碍纹

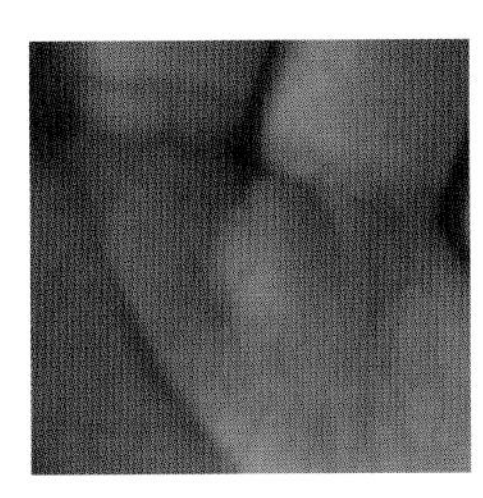
图 5－703 学龄前儿童离区再生纹、障碍纹

图 5－704 学龄前儿童坤区再生纹、障碍纹

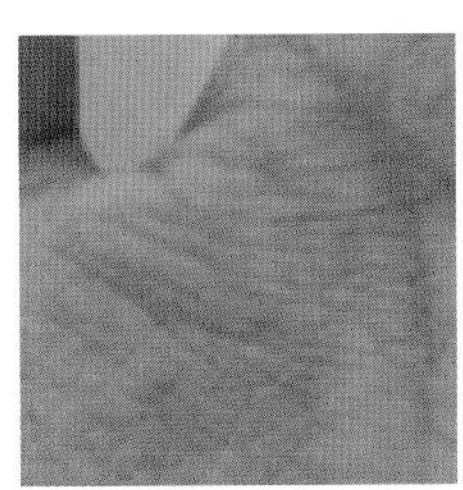
图 5－705 学龄前儿童震区再生纹、障碍纹

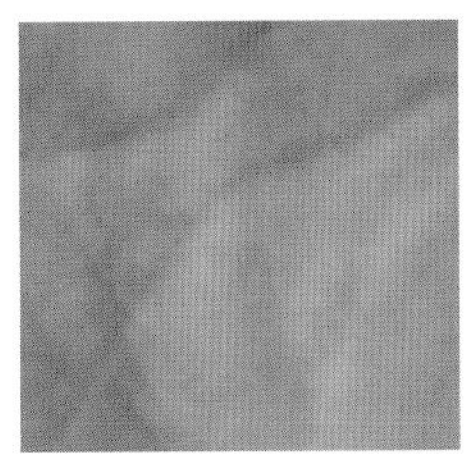
图5－706 学龄前儿童明堂区再生纹、障碍纹

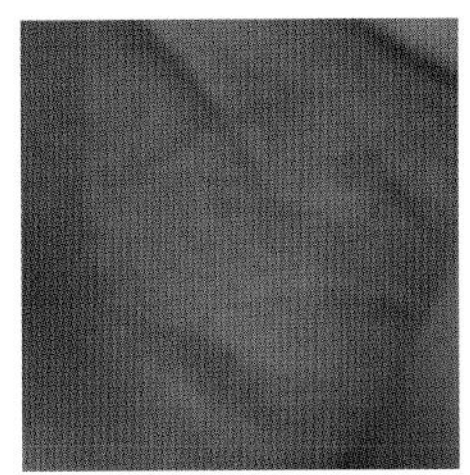
图 5－707 学龄前儿童兑区再生纹、障碍纹

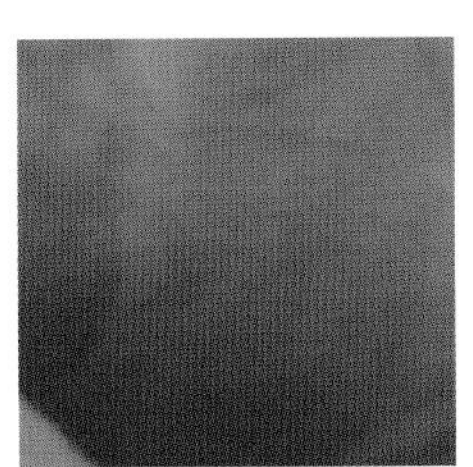
图 5－708 学龄前儿童艮区再生纹、障碍纹

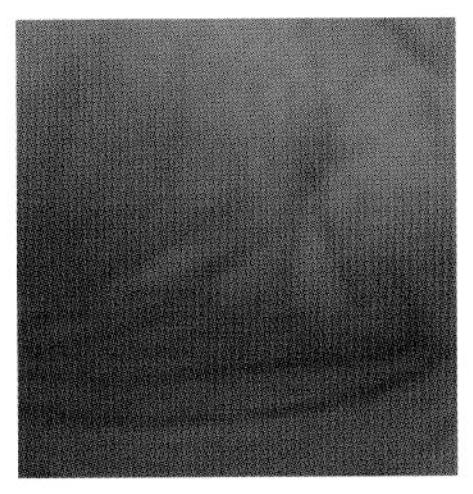
图 5－709 学龄前儿童坎区再生纹、障碍纹

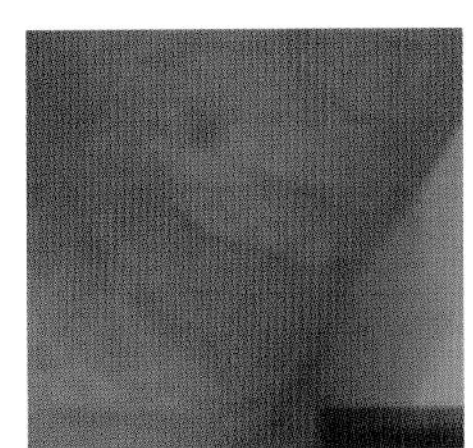
图 5－710 学龄前儿童乾区再生纹、障碍纹

（二）41 名患病学龄前儿童手纹表象

41 人中共患有疾病 4 种，其中呼吸道感染性疾病 39 人，胃炎 2 人，荨麻疹和过敏性紫癜各 1 人（部分患儿有两种或以上疾病）。本组 41 人中天、地、人纹均有者 40 人，占 97.56%；有两条纹线者 1 人，占 2.44%。如图 5－711、图 5－712 所示。

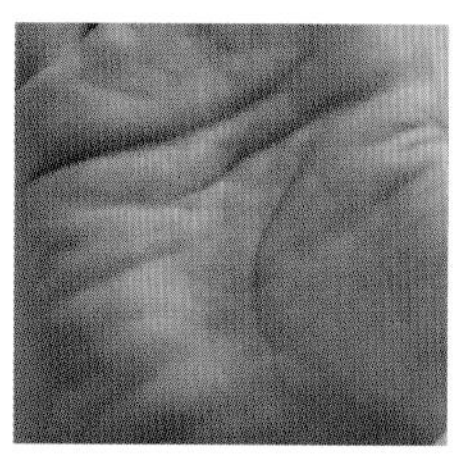

图 5－711　患病学龄前儿童天、地、人纹均有

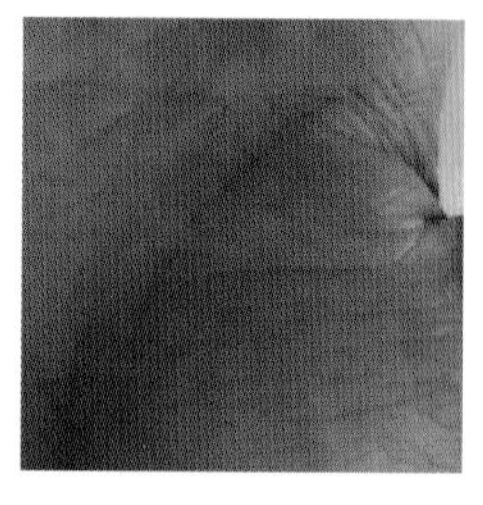

图 5－712　患病学龄前儿童两条纹线

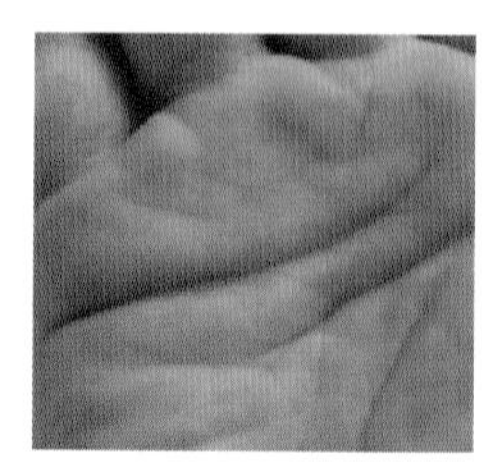

图 5－713　患病学龄前儿童天纹纹线表象正常

1. 患病学龄前儿童天纹表象

天纹纹线表象正常者 4 人，占 9.75%；天纹毛状 20 人，占 48.78%；天纹断开 1 人，占 2.44%；天纹分叉 3 人，占 7.32%；有天巽纹者 3 人，占 7.32%；有天离纹（天纹上升到离区）者 10 人，占 24.39%。如图 5－713 ~ 图 5－718 所示。

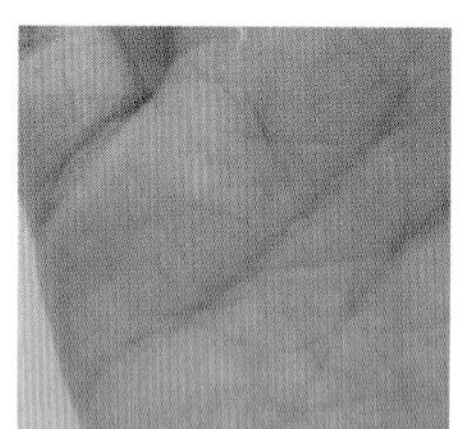

图 5－714　患病学龄前儿童毛状天纹

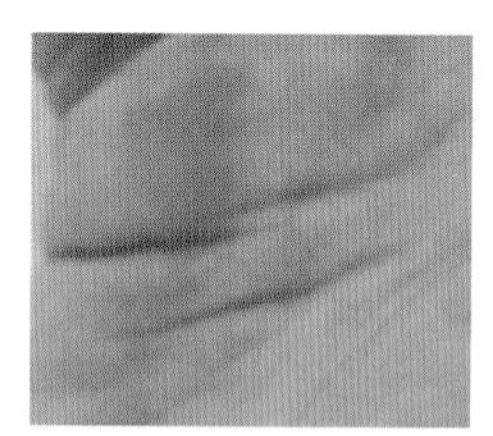

图 5－715　患病学龄前儿童天纹断开

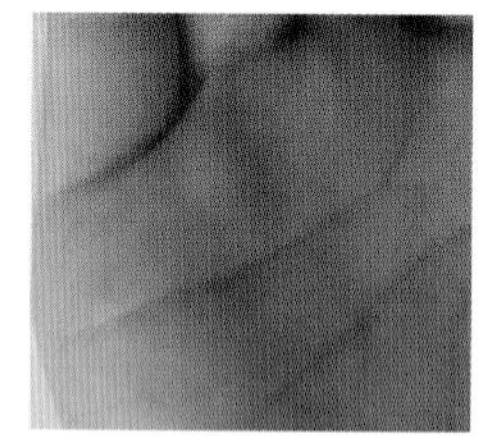

图 5－716　患病学龄前儿童天纹分叉

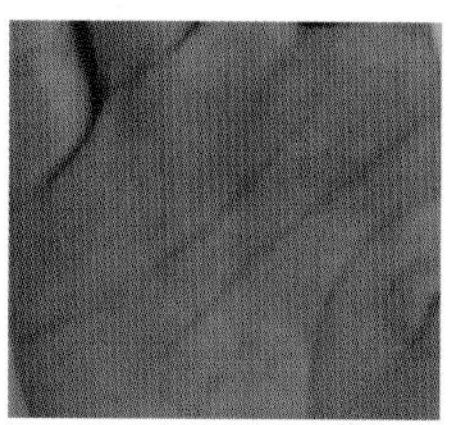

图 5－717　患病学龄前儿童天巽纹

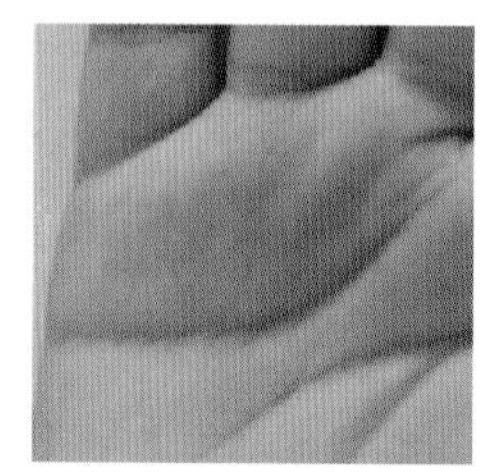

图 5－718　患病学龄前儿童天离纹

2. 人患病学龄前儿童纹表象

人纹纹线表象正常者 20 人，占 48.78%；人纹断开 5 人，占 12.20%；人纹无起始点 3 人，占 7.32%；人纹分叉 1 人，占 2.44%；有人兑纹者 7 人，占 17.07%；有人乾纹者 5 人，占 12.20%。如图 5－719 ~ 图 5－724 所示。

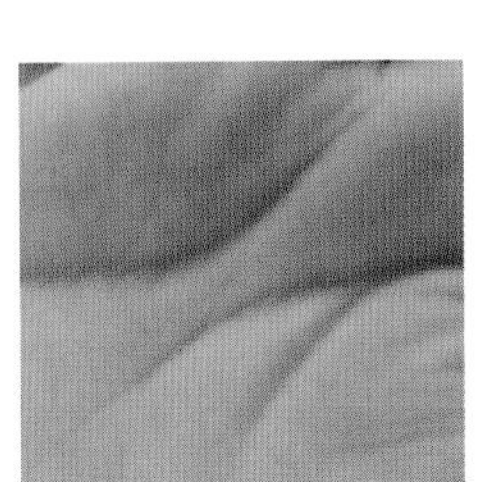
图 5-719 患病学龄前儿童人纹纹线表象正常

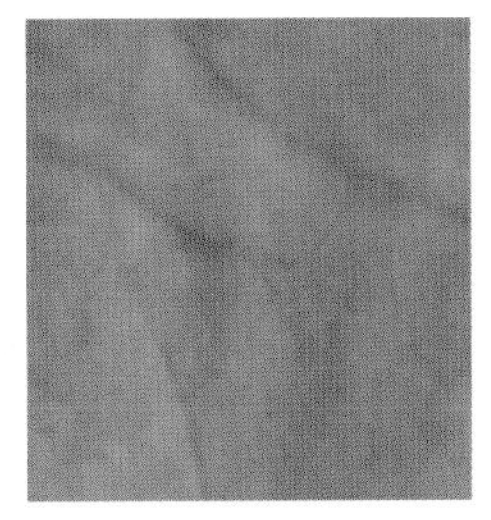
图 5-720 患病学龄前儿童人纹断开

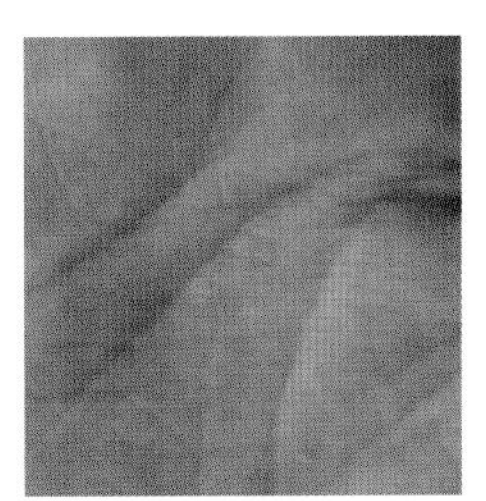
图 5-721 患病学龄前儿童人纹无起始点

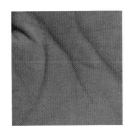

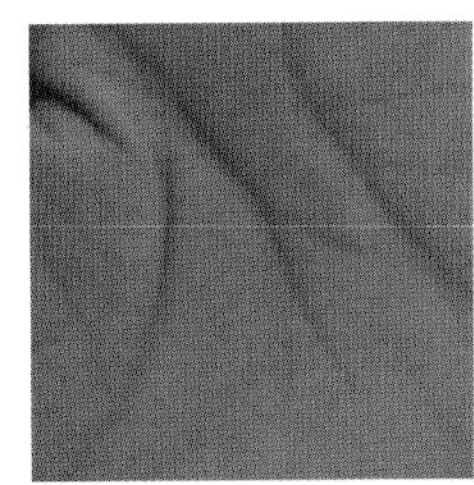
图 5-722 患病学龄前儿童人纹分叉

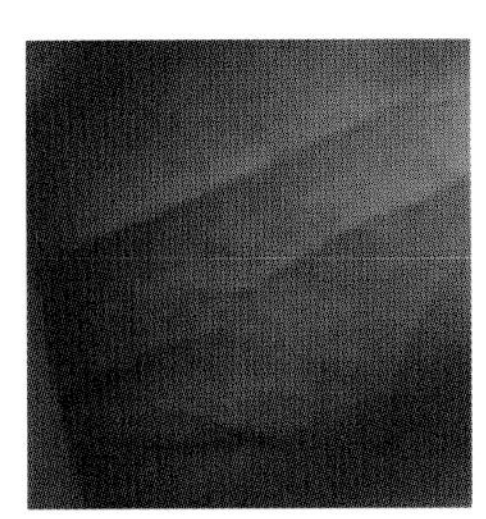
图 5-723 患病学龄前儿童人兑纹

3. 患病学龄前儿童地纹表象

地纹纹线表象正常者 24 人，占 58.53%；地纹略短 17 人，占 41.46%；地纹囊括面积大 6 人，占 14.63%；地纹囊括面积小 1 人，占 2.44%。如图 5-725～图 5-728 所示。

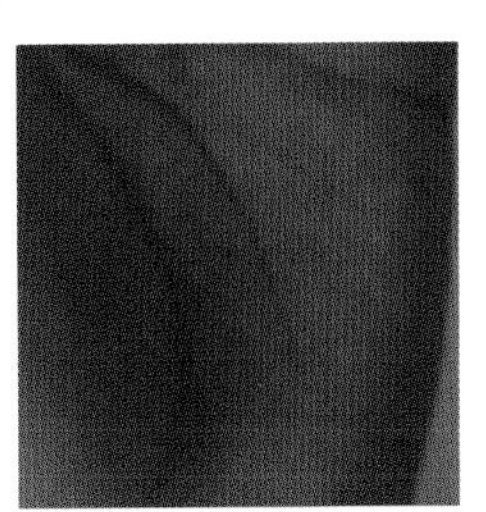
图 5-724 患病学龄前儿童人乾纹

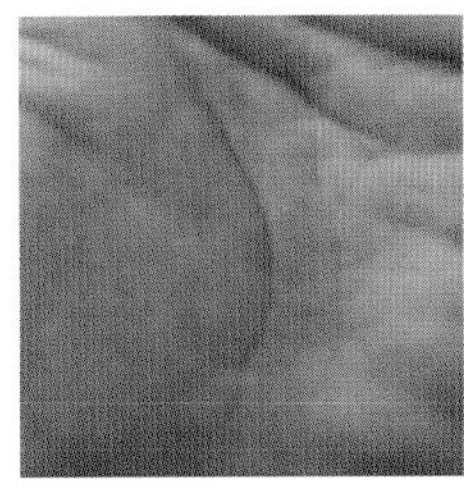
图 5-725 患病学龄前儿童地纹纹线表象正常

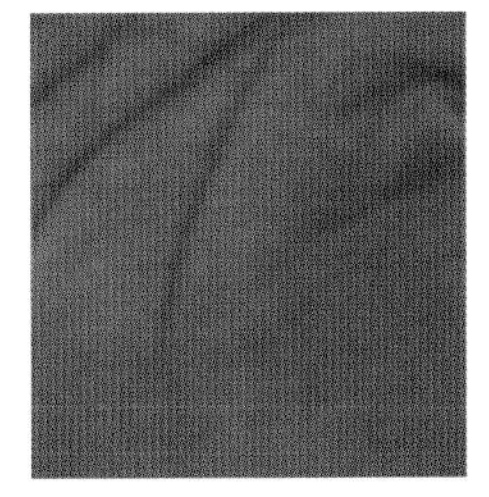
图 5-726 患病学龄前儿童地纹略短

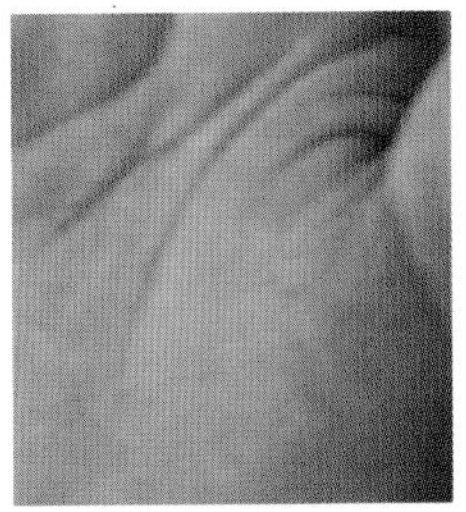
图 5-727 患病学龄前儿童地纹囊括面积大

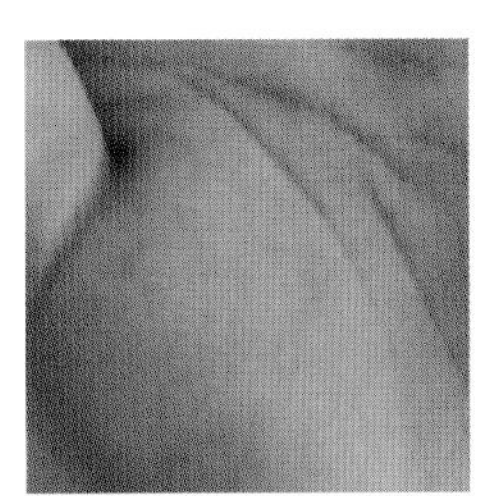
图 5-728 患病学龄前儿童地纹囊括面积小

4. 41 名病患学龄前儿童再生纹、障碍纹出现情况

有健康纹 1 人，占 2.44%；有事业纹 1 人，占 2.44%；有岛形纹 2 人，占 4.88%；有贯通掌纹 1 人，占 2.44%；有角形纹 5 人，占 12.20%；有井字纹 5 人，占 12.20%；有天纹垂线纹 5 人，占 12.20%；有米字纹 7 人，占 17.07%；有贯桥纹 1 人，占 2.44%；有十字纹 17 人，占 41.46%；有太阳纹 4 人，占 9.75%；有四方形纹 1 人，占 2.44%；有毛状纹 16 人，占 39.02%；有巽区十字纹 3 人，占 7.32%；离区有横纹 9 人，占 21.95%；震区有横纹 21 人，占 51.22%；有乾横纹者 1 人，占 2.44%；有金星环纹（大环）2 人，占 4.88%；有大鱼际可变纹 24 人，占 58.54%；有人上纹 2 人，占 4.88%；有性纹 2 人，占 4.88%；有手掌静脉 2 人，占 4.88%。如图 5－729～图 5－750 所示。

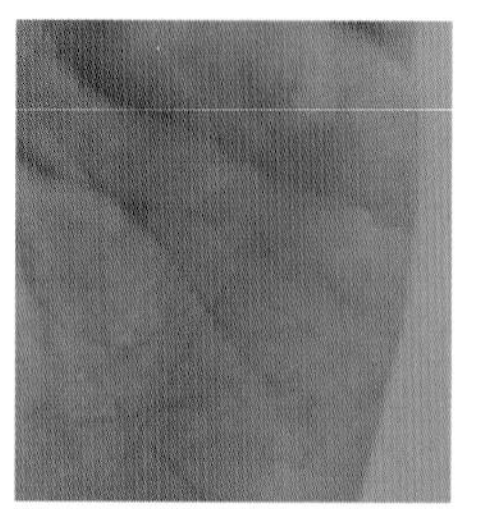

图 5－729　患病学龄前儿童健康纹

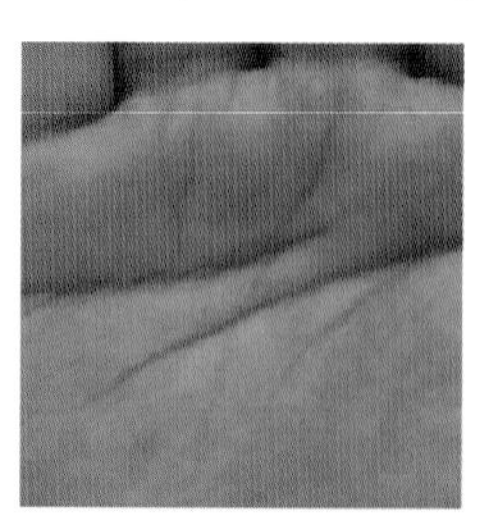

图 5－730　患病学龄前儿童事业纹

图 5－731　患病学龄前儿童岛形纹

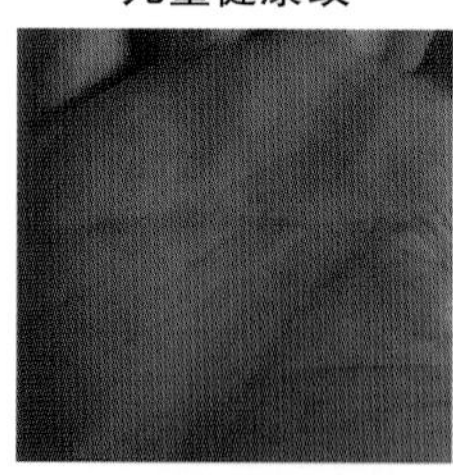

图 5－732　患病学龄前儿童贯通掌纹

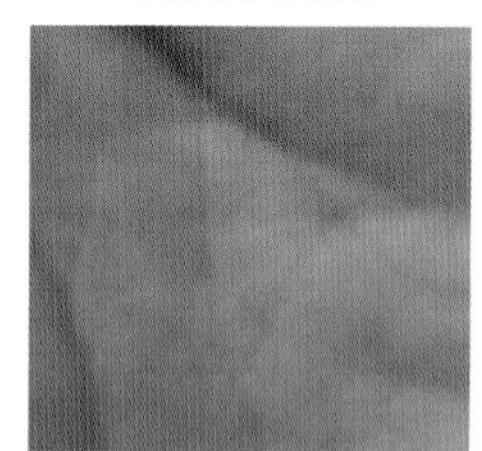

图 5－733　患病学龄前儿童角形纹

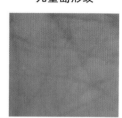

图 5－734　患病学龄前儿童井字纹

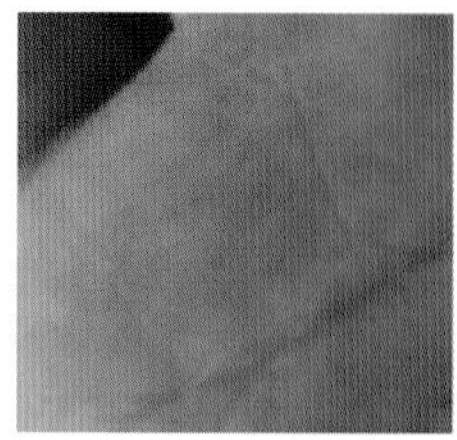

图 5－735　患病学龄前儿童天纹垂线纹

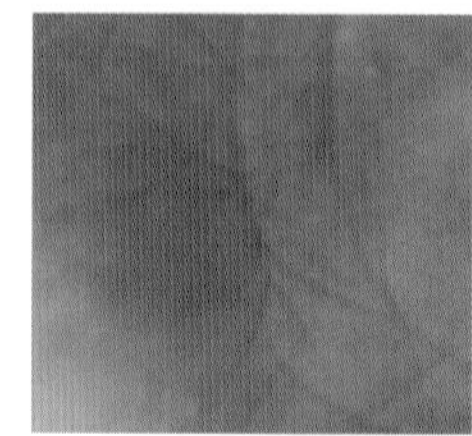

图 5－736　患病学龄前儿童米字纹

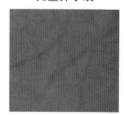

图 5－737　患病学龄前儿童贯桥纹

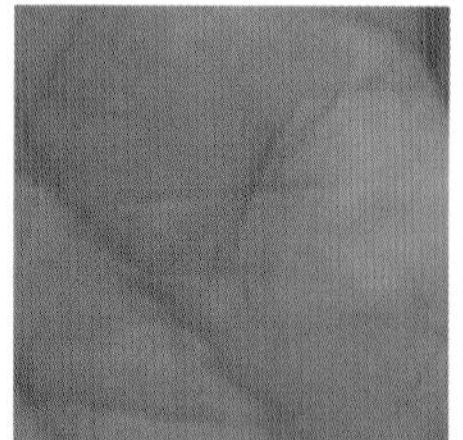

图 5－738　患病学龄前儿童十字纹

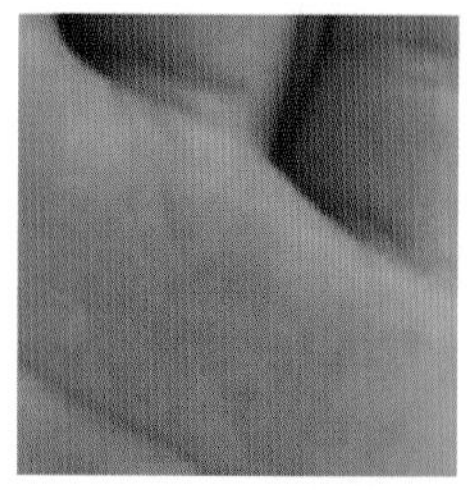

图 5－739　患病学龄前儿童太阳纹

图 5－740　患病学龄前儿童四方形纹

图 5-741 患病学龄前儿童毛状纹

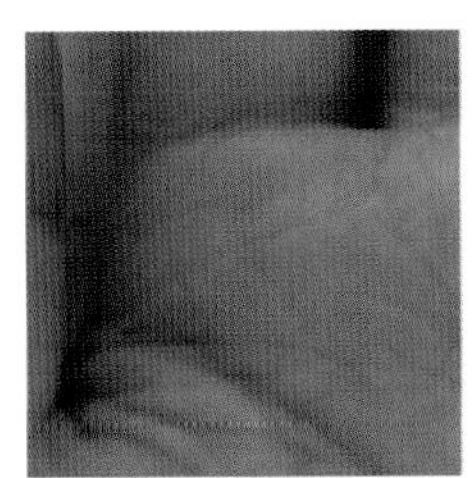
图 5-742 患病学龄前儿童巽区十字纹

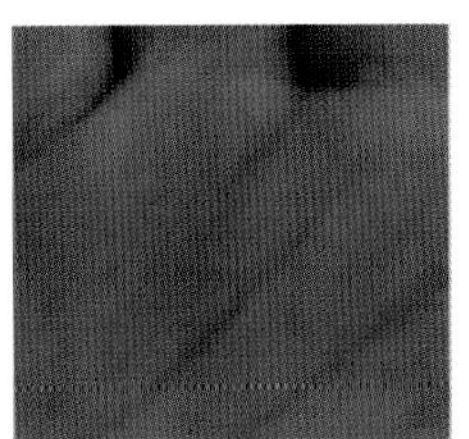
图 5-743 患病学龄前儿童离区有横纹

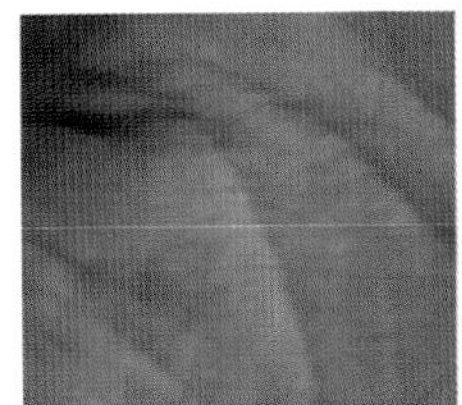
图 5-744 患病学龄前儿童震区有横纹

图 5-745 患病学龄前儿童乾横纹

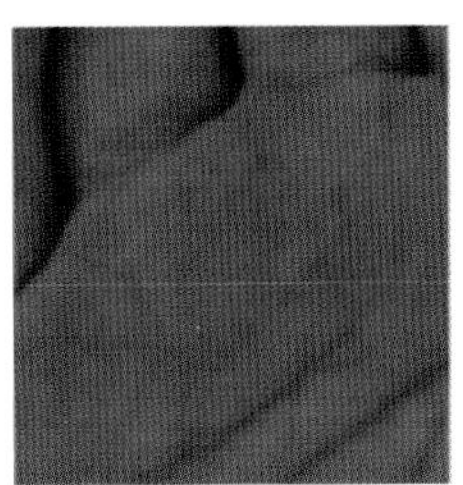
图 5-746 患病学龄前儿童金星环纹

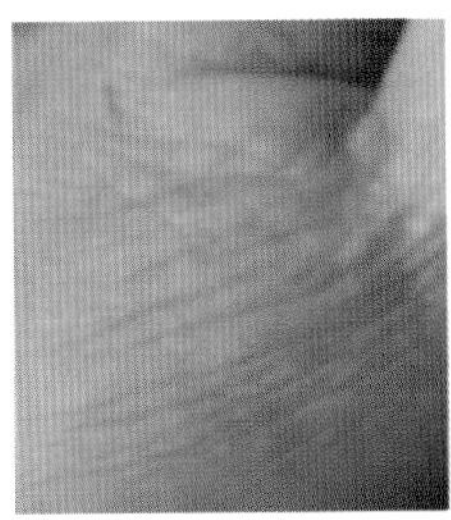
图 5-747 患病学龄前儿童大鱼际可变纹

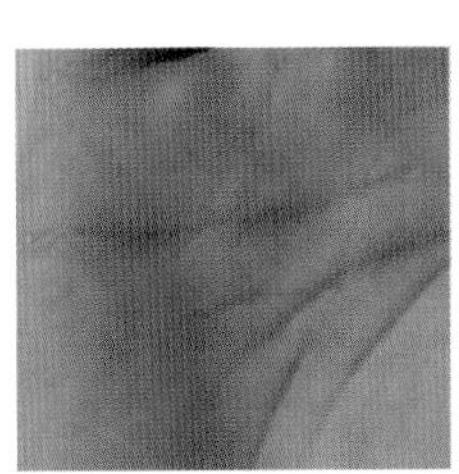
图 5-748 患病学龄前儿童人上纹

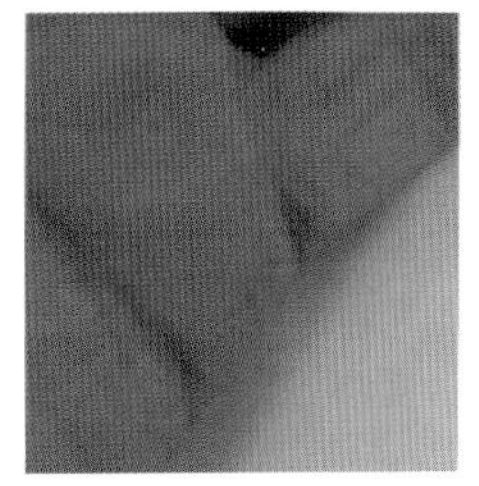
图 5-749 患病学龄前儿童性纹

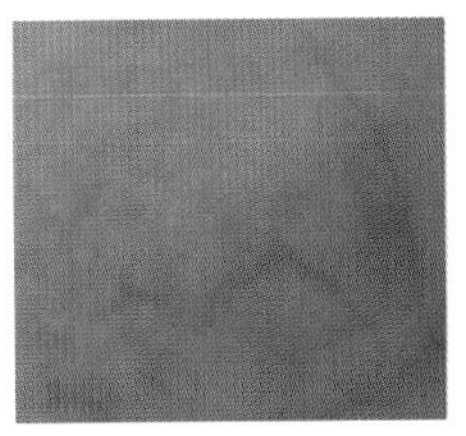
图 5-750 患病学龄前儿童手掌静脉

5. 41 名患病学龄前儿童九宫八卦区障碍纹出现情况

巽区有障碍纹 6 人，占 14.63%；离区有障碍纹 24 人，占 58.53%；坤区有障碍纹 5 人，占 12.20%；震区有障碍纹 23 人，占 56.09%；明堂区有障碍纹 24 人，占 58.53%；兑区有障碍纹 8 人，占 19.51%；艮区有障碍纹 18 人，占 43.90%；坎区有障碍纹 14 人，占 34.15%；乾区有障碍纹 7 人，占 17.07%。如图 5-751～图 5-759 所示。

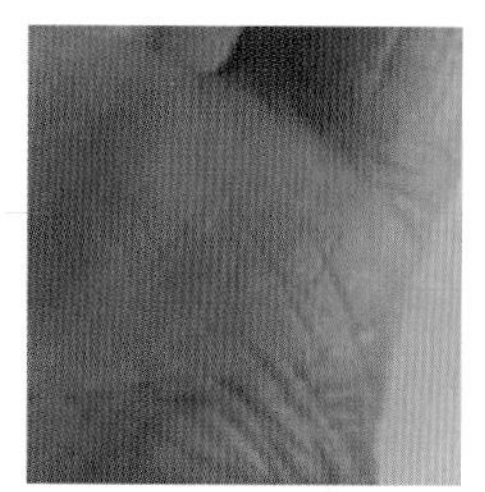
图 5－751　患病学龄前儿童巽区有障碍纹

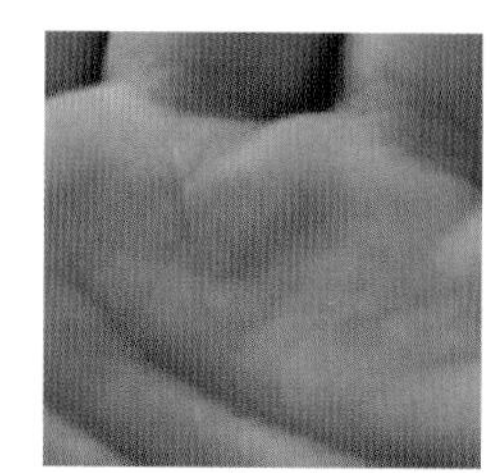
图 5－752　患病学龄前儿童离区有障碍纹

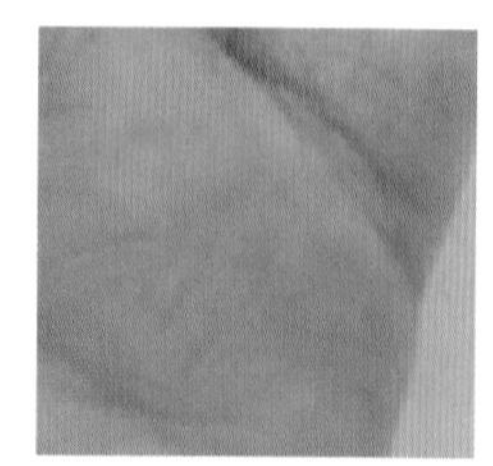
图 5－753　患病学龄前儿童坤区有障碍纹

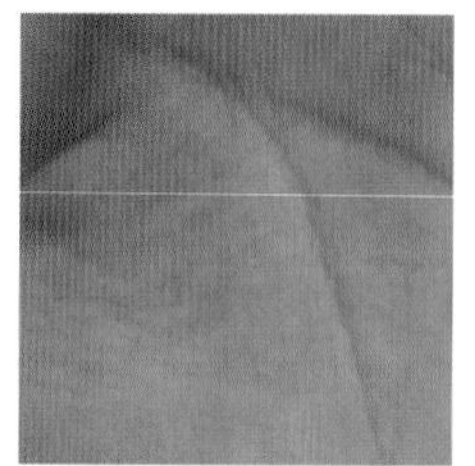
图 5－754　患病学龄前儿童震区有障碍纹

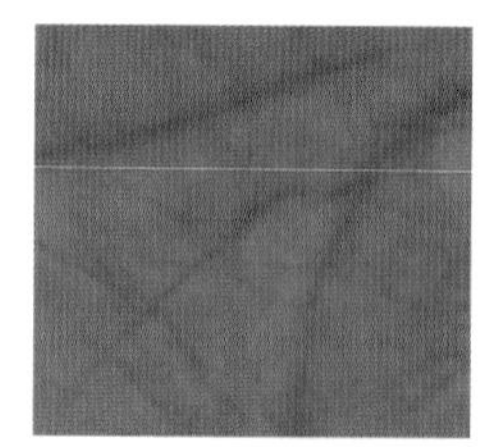
图 5－755　患病学龄前儿童明堂区有障碍纹

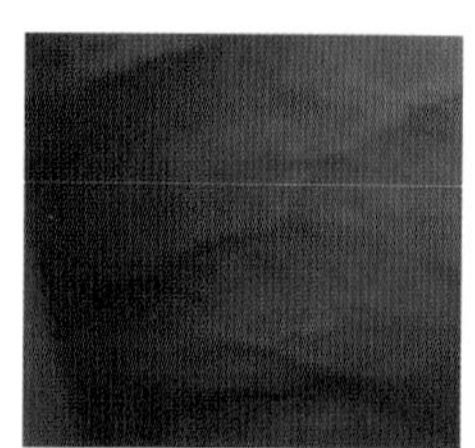
图 5－756　患病学龄前儿童兑区有障碍纹

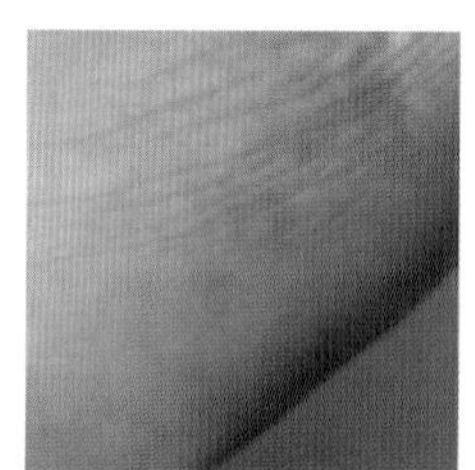
图 5－757　患病学龄前儿童艮区有障碍纹

图 5－758　患病学龄前儿童坎区有障碍纹

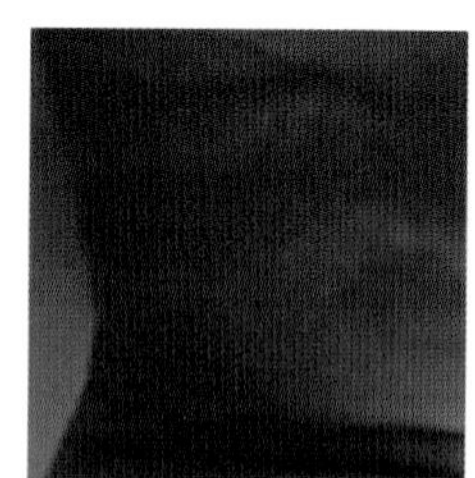
图 5－759　患病学龄前儿童乾区有障碍纹

学龄前儿童阶段正处于人生成长阶段。《灵枢·天年》认为“人生十岁，五脏始定，血气已通。”学龄前儿童五脏未定，气血未通，其处在人体生长与内外条件相适应的矛盾激烈时期。较婴儿身体脆弱程度有所增强，仍为稚阴稚阳之体，阴阳动态平衡极不稳定。因此其 210 名健康学龄前儿童手相变化可以称得起异常者多多。其障碍纹出现高达 258 人次，其中天纹异常率为 76.19%，人纹异常率为 80.95%，地纹异常率为 48.57%。九宫八卦区域离区、震区、明堂区障碍纹出现率达 50.00%。可见此年龄段儿童所谓的健康大打折扣的。欲生病、早病、不显病、前病、潜病状态隐存时现。更因其五脏功能薄弱，气血运行不平稳，阴阳升降不协调，所以此年龄段儿以手纹判断机体健康状态实为不可行。

因学龄前儿童所谓的健康相对而言是处于脏腑功能薄弱、气血运行不稳状态上，所以此年龄段即使外感风寒、因伤食饮等，其手纹变化只是较“健康”人群略有变化，因其脏腑未定型，五行生克多数不显。而能显示变化的仅在震区可变纹，大鱼际可变纹，毛状纹等可变纹理较健康组略有增多。说明外感、饮食内伤仅是临时性手纹变化。一旦病邪祛除，可变纹即可消失，在对健康与疾病明显差异比较方面，不如观手色意义大。

有一事需要指出，关于“放纵纹”问题。近期一些人认为该纹的出现与酒色、生活放荡不规律相关。在婴幼儿、学龄前儿童组中分别有6.66%和5.30%的人出现此纹，婴幼儿、学龄前儿童人生如一张白纸，除了自身生长过程所产生的手纹表象与涉猎社会无关，难道天生就贪恋酒色放荡不羁？因此，此纹的命名需要更正，依据该纹横向出现在乾区，我们暂将其更名为“乾横纹”。

四、275 名少年儿童手纹表象

本组年龄在8岁－17岁之间的275人中，“健康”者259人，患有疾病者16人。

（一）259 名健康少年儿童手纹表象

有两条纹线者4人，占1.54%；天、地、人纹具全者250人，占96.52%；三条纹线不清晰者3人，占1.16%；一手两条纹一手三条纹者2人，占0.77%。如图5－760～图5－763所示。

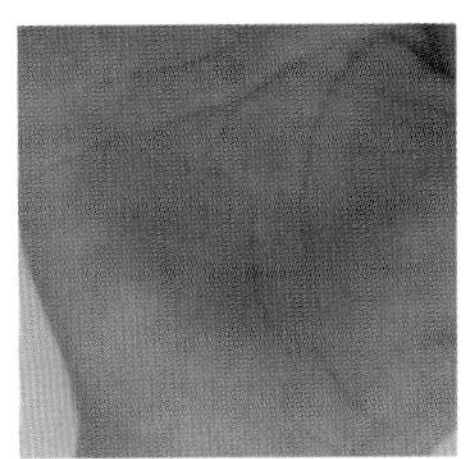

图5－760　少年儿童两条纹线

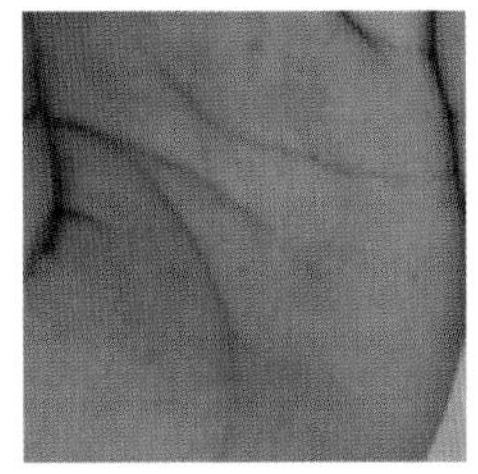

图5－761　少年儿童天、地、人纹具全

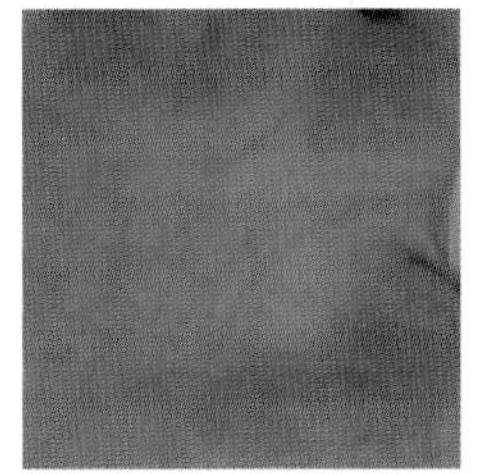

图5－762　少年儿童三条纹线不清晰

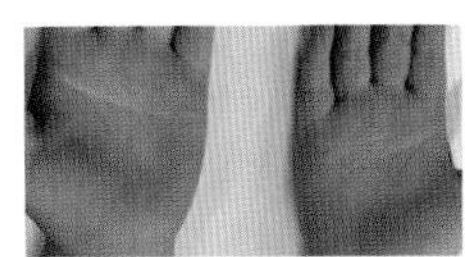

图5－763　少年儿童一手两条纹一手三条纹

1. 少年儿童天纹表象

天纹纹线表象正常者34人，占13.12%；天纹毛状110人，占42.47%；天纹分叉7人，占2.70%；天纹断开1人，占0.38%；天纹略短5人，占1.93%；有天巽纹者14人，占5.41%；有天离纹（天纹上升到离区）者88人，占33.97%。如图5－764～图5－770所示。

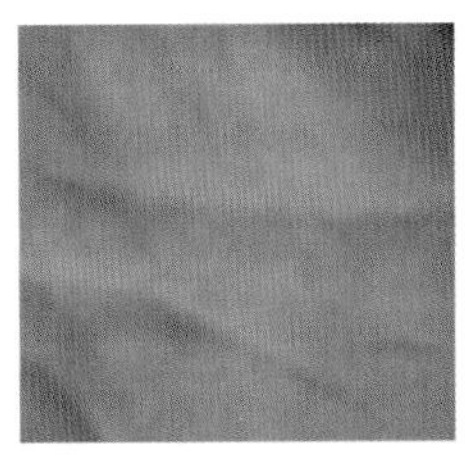

图5－764　少年儿童天纹纹线表象正常

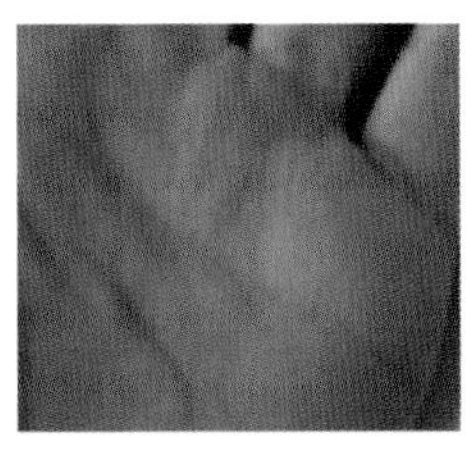

图5－765　少年儿童天纹毛状

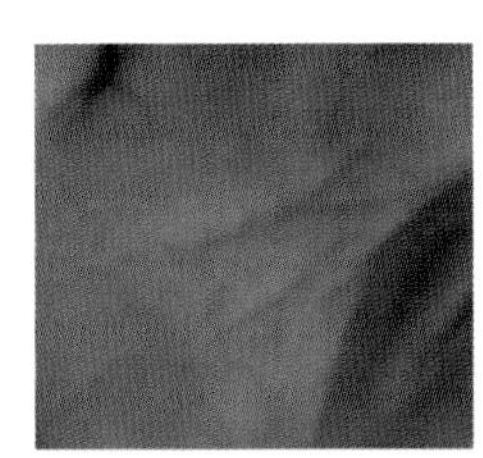

图5－766　少年儿童天纹分叉

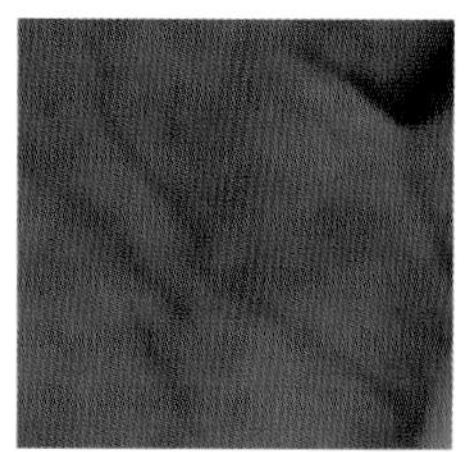
图 5-767　少年儿童天纹断开

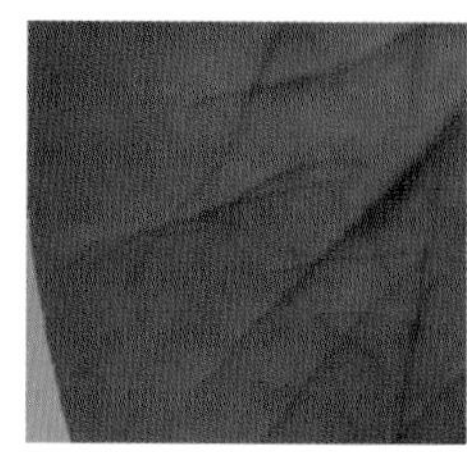
图 5-768　少年儿童天纹略短

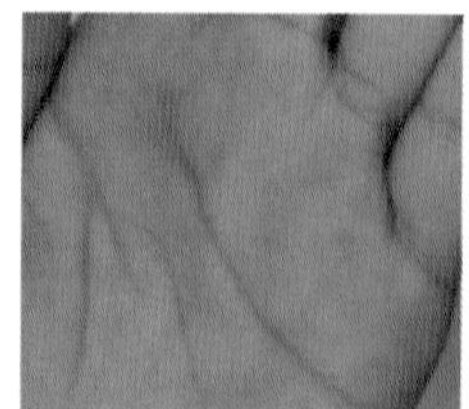
图 5-769　少年儿童天巽纹

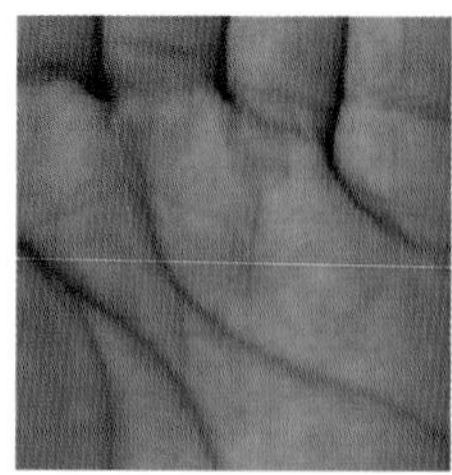
图 5-770　少年儿童天离纹

2. 少年儿童人纹表象

人纹纹线表象正常者 93 人，占 35.90%；人纹断开 11 人，占 4.25%；人纹无起始点 36 人，占 13.09%；人纹分叉 14 人，占 5.40%；人纹分叉至兑和乾两区 1 人，占 0.38%；有人兑纹者 74 人，占 28.57%，有人乾纹者 31 人，占 11.97%。如图 5-771 ~ 图 5-777 所示。

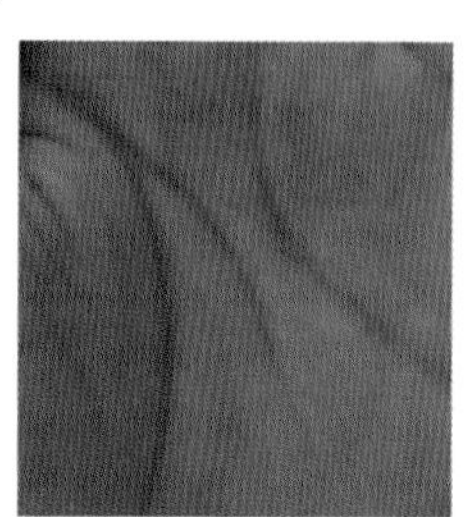
图 5-771　少年儿童人纹纹线表象正常

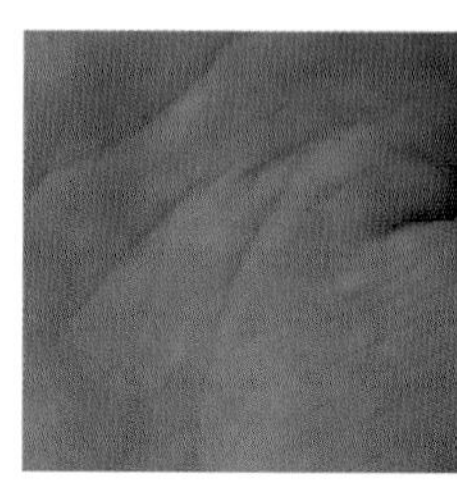
图 5-772　少年儿童人纹断开

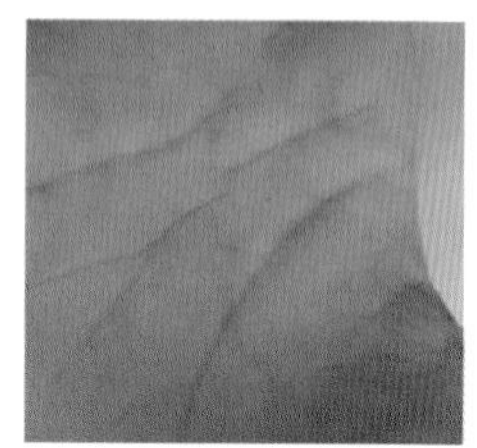
图 5-773　少年儿童人纹无起始点

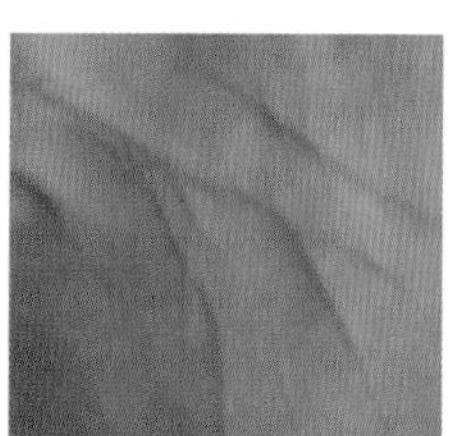
图 5-774　少年儿童人纹分叉

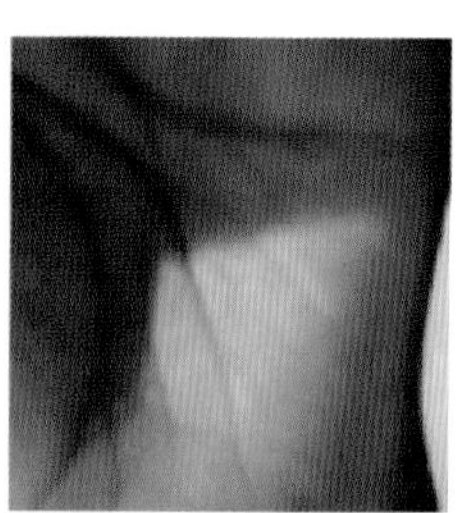
图 5-775　少年儿童人纹分叉至兑乾两区

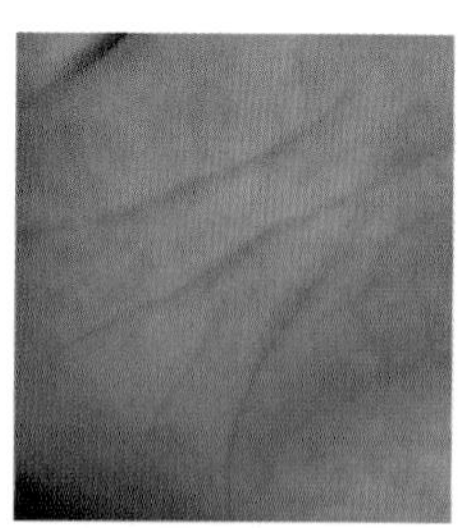
图 5-776　少年儿童人兑纹

3. 少年儿童地纹表象

地纹纹线表象正常者 147 人，占 56.75%；地纹略短 101 人，占 38.99%；地纹断开 4 人，占 1.54%；地纹分叉 7 人，占 2.70%；地纹囊括面积大 47 人，占 18.15%；地纹囊括面积小 18 人，占 6.95%；地纹囊括面积一手大、一手小 32 人，占 12.36%。如图 5－778～图 5－784 所示。

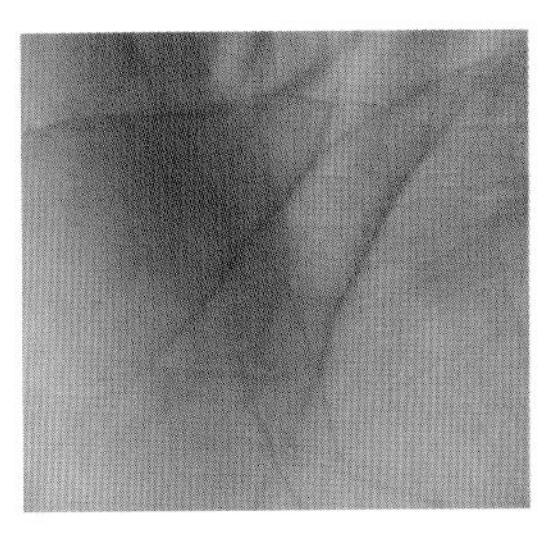

图 5－777　少年儿童人乾纹

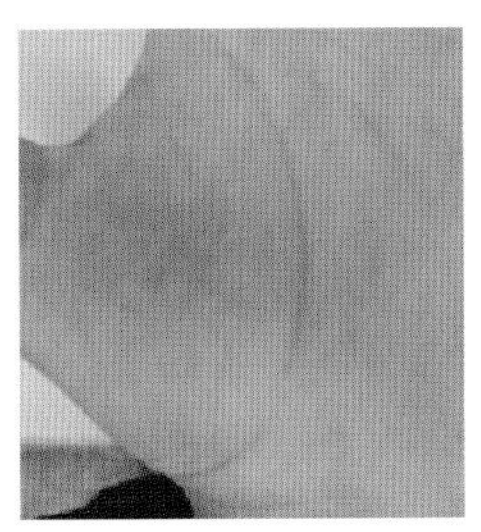

图 5－778　少年儿童地纹线表象正常

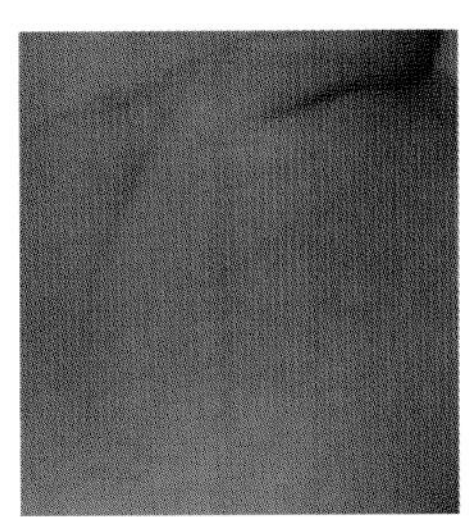

图 5－779　少年儿童地纹略短

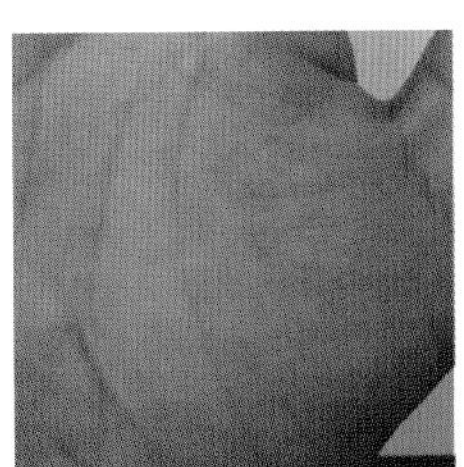

图 5－780　少年儿童地纹断开

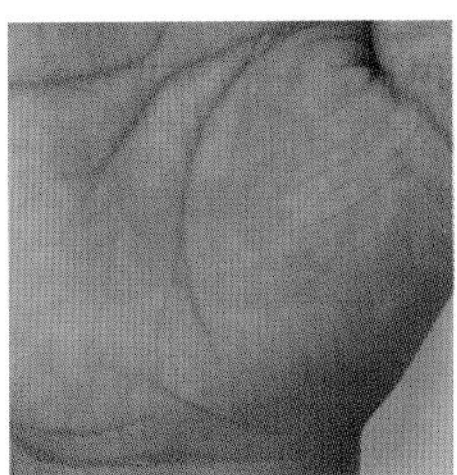

图 5－781　少年儿童地纹分叉

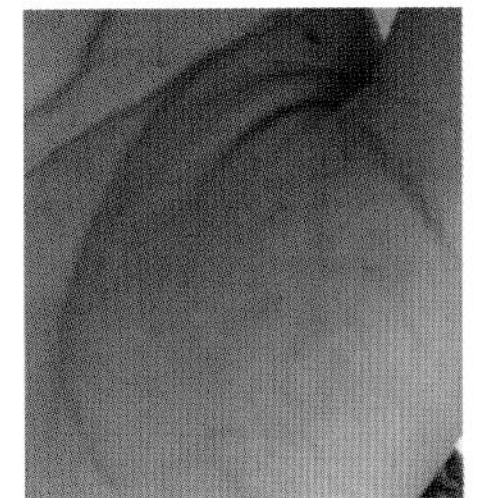

图 5－782　少年儿童地纹囊括面积大

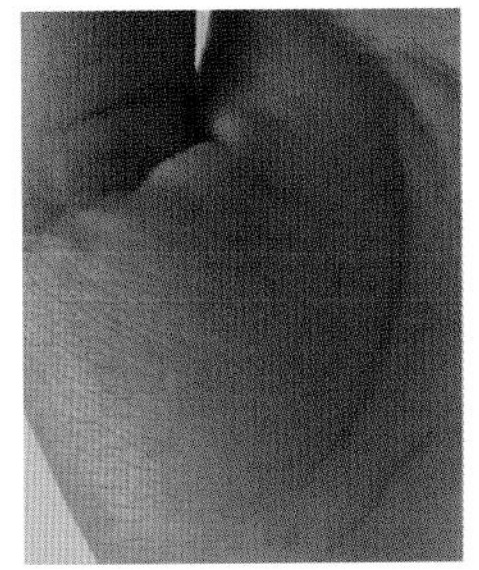

图 5－783　少年儿童地纹囊括面积小

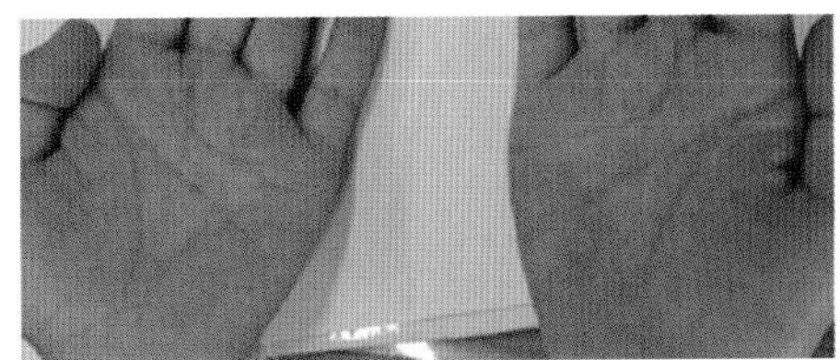

图 5－784　少年儿童地纹囊括面积一手大、一手小

4. 259 名健康少年儿童再生纹、障碍纹出现情况

有健康纹 2 人，占 0.77%；有事业纹 11 人，占 4.25%；有岛形纹 6 人，占 2.32%；有贯通掌纹 8 人，占 3.09%；有角形纹 35 人，占 13.51%；有井字纹 22 人，占 8.49%；有坤纹 1 人，占 0.38%；有米字纹 37 人，占 14.28%；有贯桥纹 13 人，占 5.02%；有十字纹 123 人，占 47.49%；有太阳纹 26 人，占 10.04%；有四方形纹 6 人，占 2.32%；有毛状纹 70 人，占 27.03%；有星形纹 2 人，占 0.77%；离区有横纹

38 人，占 14.67%；震区有横纹 87 人，占 33.59%；有双生命纹 6 人，占 2.32%；有田字纹 6 人，占 2.32%；有天纹垂线纹 25 人，占 9.65%；有月形纹 4 人，占 1.54%；巽区有田字纹 14 人，占 5.41%；有乾横纹 21 人，占 8.11%；有金星环纹（大环）11 人，占 4.25%；有土星环纹（小环）1 人，占 0.38%；有大鱼际可变纹 156 人，占 60.23%；有人上纹 25 人，占 9.65%；有性纹 10 人，占 3.86%；有手掌静脉 57 人，占 22.01%。如图 5－785～图 5－812 所示。

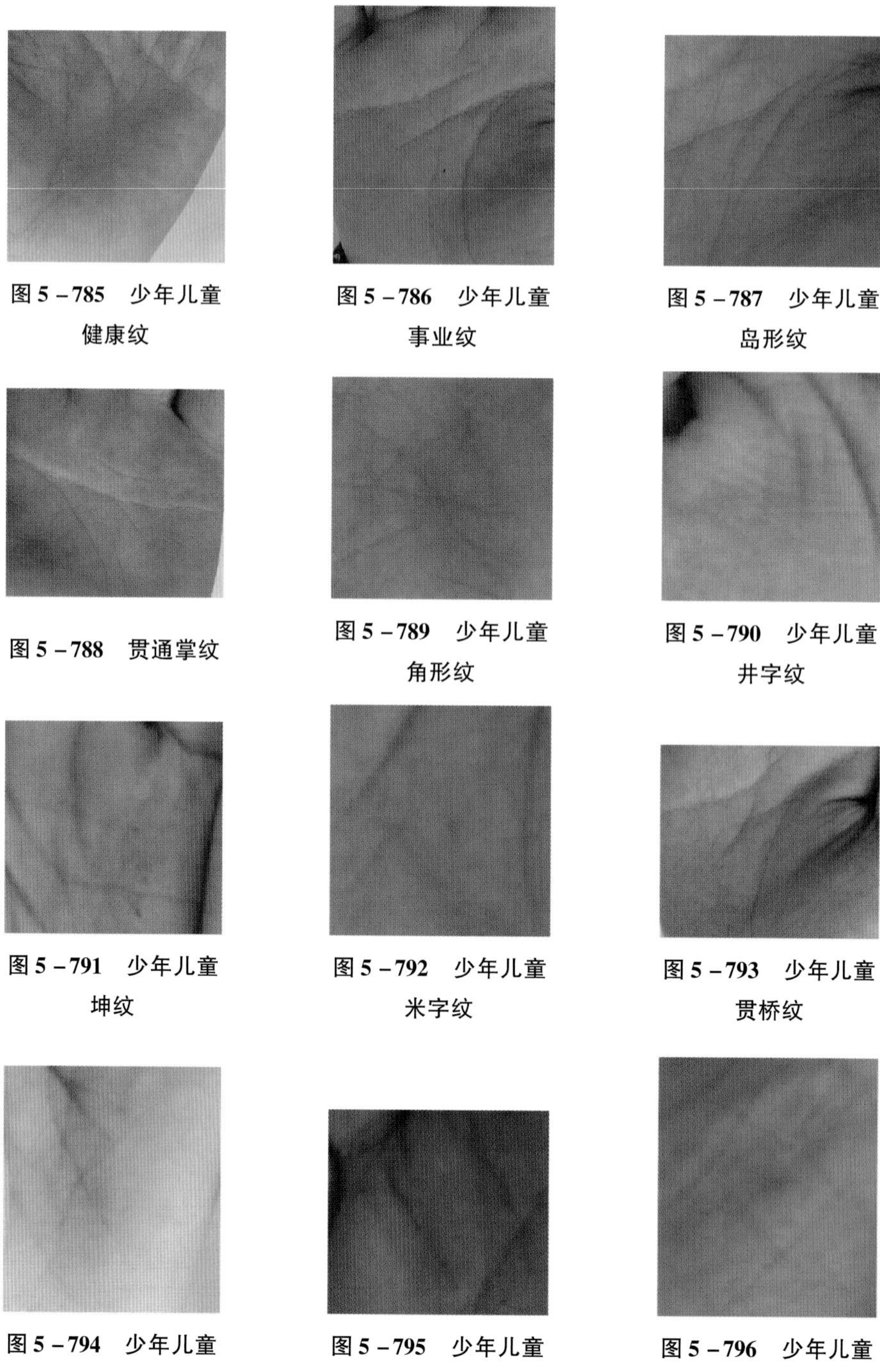

图 5－785　少年儿童健康纹

图 5－786　少年儿童事业纹

图 5－787　少年儿童岛形纹

图 5－788　贯通掌纹

图 5－789　少年儿童角形纹

图 5－790　少年儿童井字纹

图 5－791　少年儿童坤纹

图 5－792　少年儿童米字纹

图 5－793　少年儿童贯桥纹

图 5－794　少年儿童十字纹

图 5－795　少年儿童太阳纹

图 5－796　少年儿童四方形纹

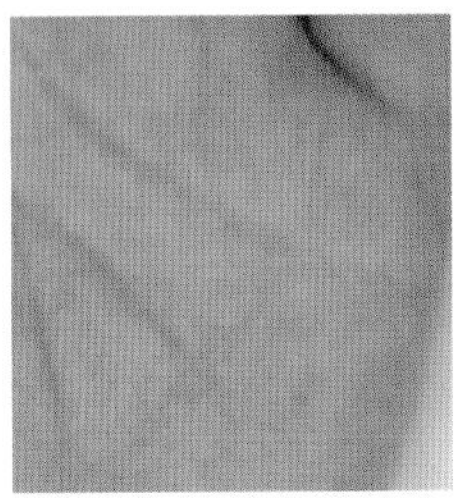
图 5－797　少年儿童毛状纹

图 5－798　少年儿童星形纹

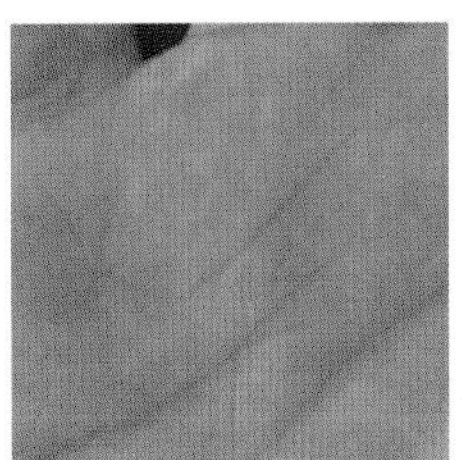
图 5－799　少年儿童离区有横纹

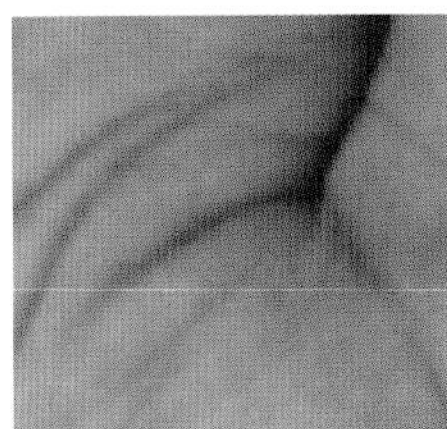
图 5－800　少年儿童震区有横纹

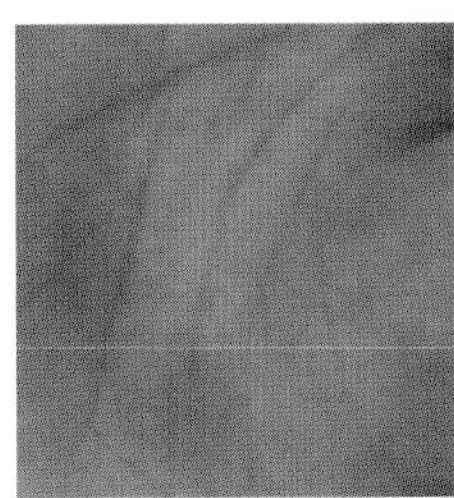
图 5－801　少年儿童双生命纹

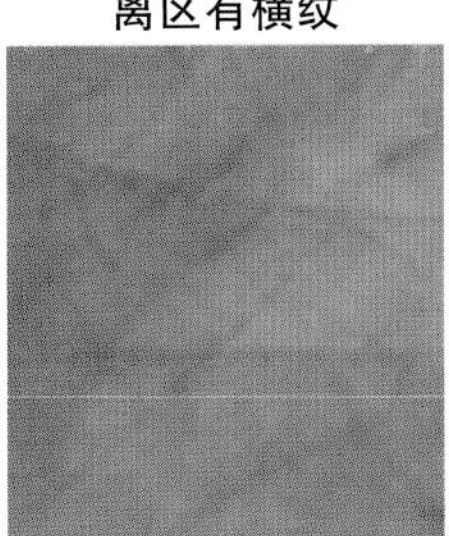
图 5－802　少年儿童田字纹

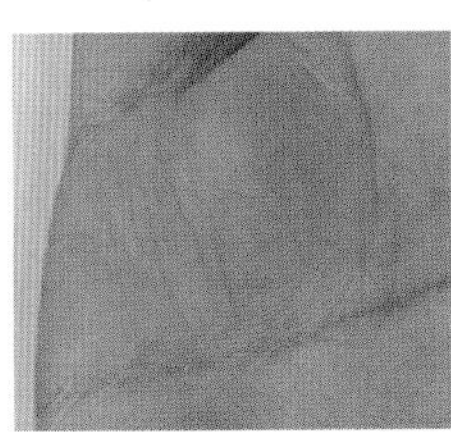
图 5－803　少年儿童天纹垂线纹

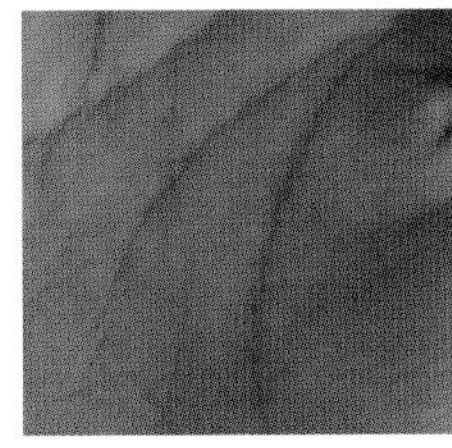
图 5－804　少年儿童月形纹

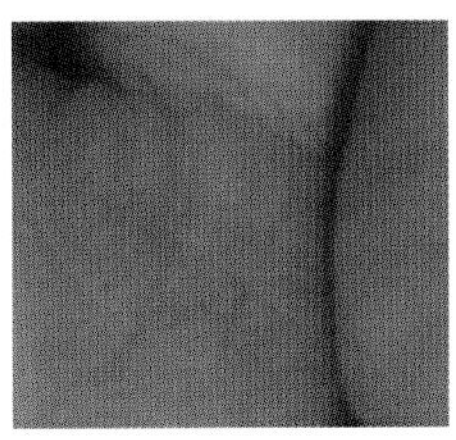
图 5－805　少年儿童巽区有田字纹

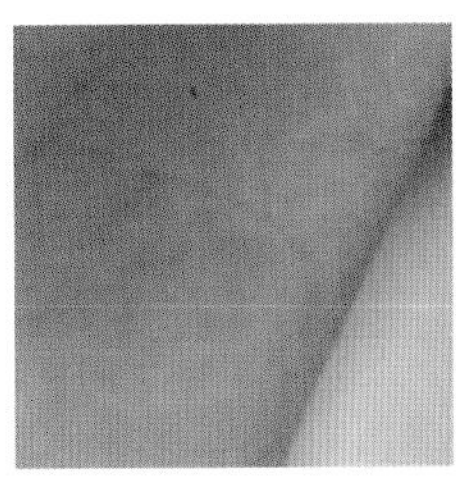
图 5－806　少年儿童乾横纹

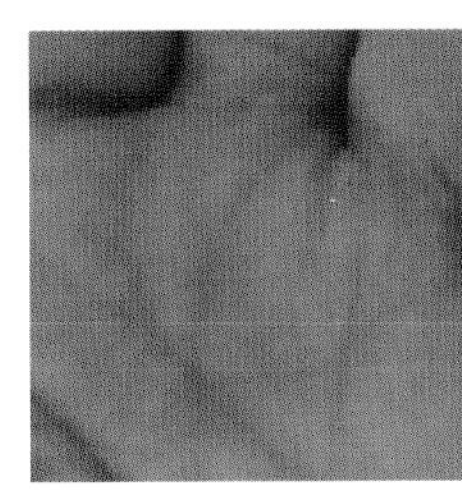
图 5－807　少年儿童金星环纹

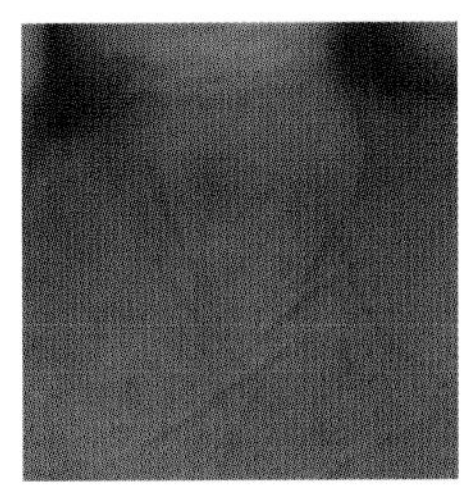
图 5－808　少年儿童土星环纹

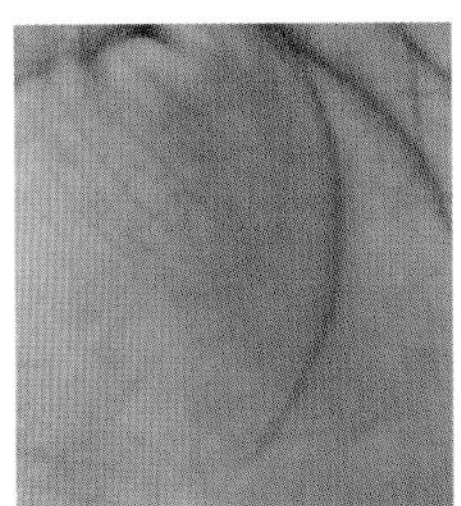
图 5－809　少年儿童大鱼际可变纹

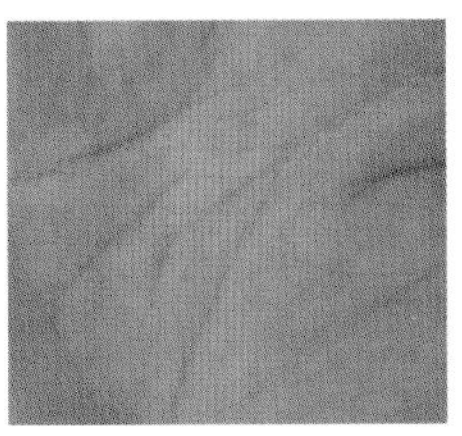
图 5－810　少年儿童人上纹

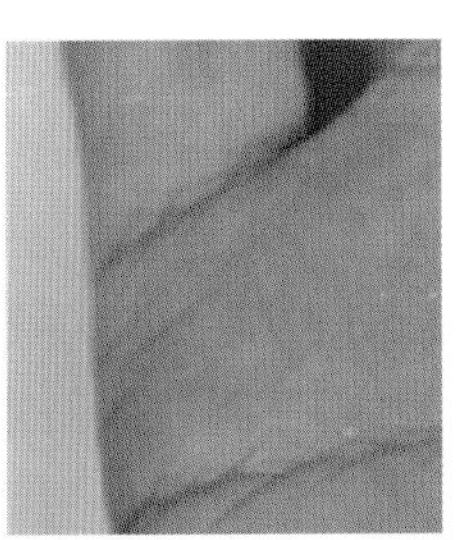
图 5－811　少年儿童性纹

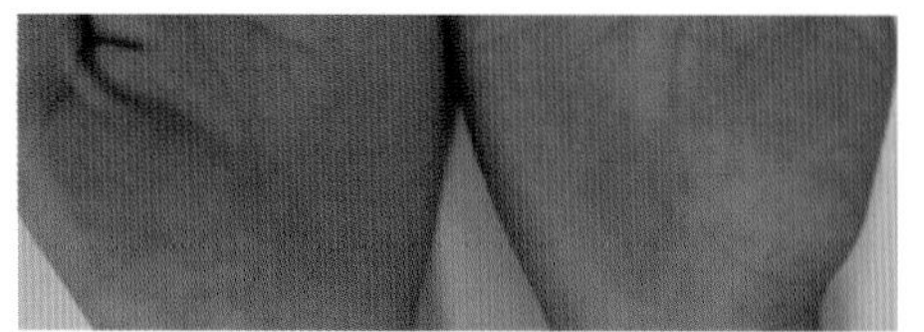

图 5－812　少年儿童
手掌静脉

5. 259 名健康少年儿童九宫八卦区域再生纹、障碍纹出现情况

巽区有再生纹、障碍纹 53 人，占 20.46%；离区有再生纹、障碍纹 132 人，占 50.96%；坤区有再生纹、障碍纹 41 人，占 15.83%；震区有再生纹、障碍纹 154 人，占 59.46%；明堂区有再生纹、障碍纹 164 人，占 63.32%；兑区有再生纹、障碍纹 45 人，占 17.37%；艮区有再生纹、障碍纹 91 人，占 35.13%；坎区有再生纹、障碍纹 80 人，占 30.89%；乾区有再生纹、障碍纹 27 人，占 10.42%。如图 5－813～图5－821 所示。

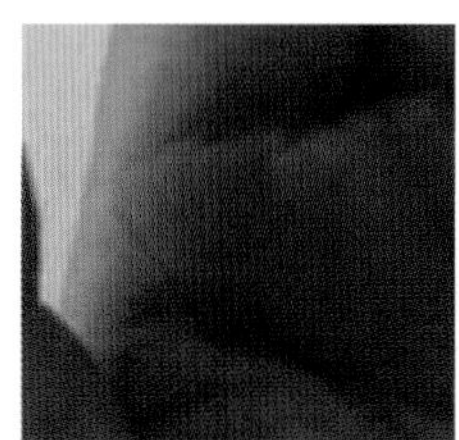

图 5－813　少年儿童
巽区有再生纹、障碍纹

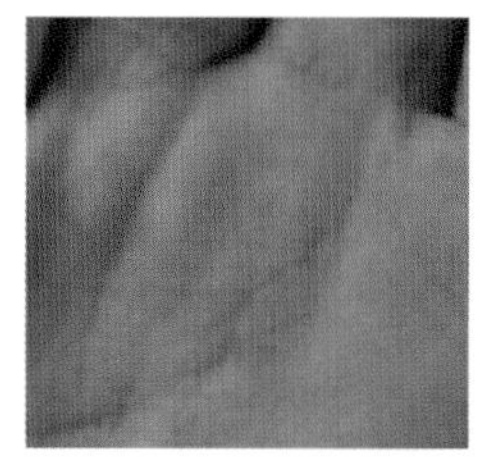

图 5－814　少年儿童
离区有再生纹、障碍纹

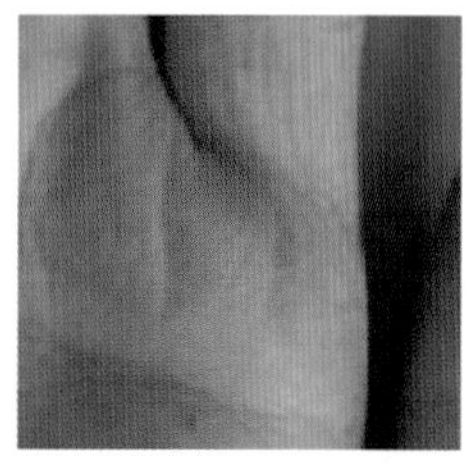

图 5－815　少年儿童
坤区有再生纹、障碍纹

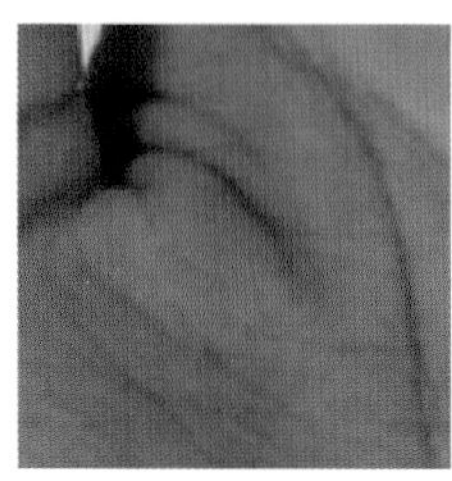

图 5－816　少年儿童
震区有再生纹、障碍纹

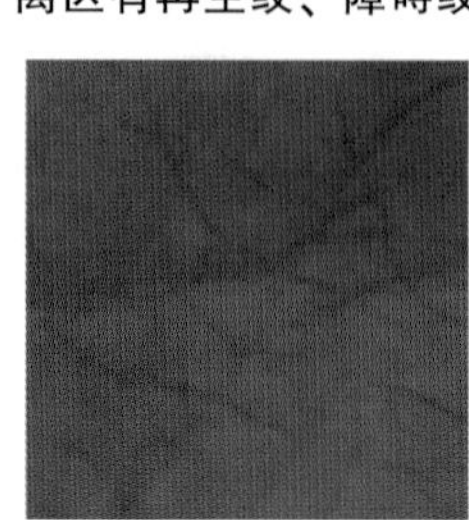

图 5－817　少年儿童
明堂区有再生纹、障碍纹

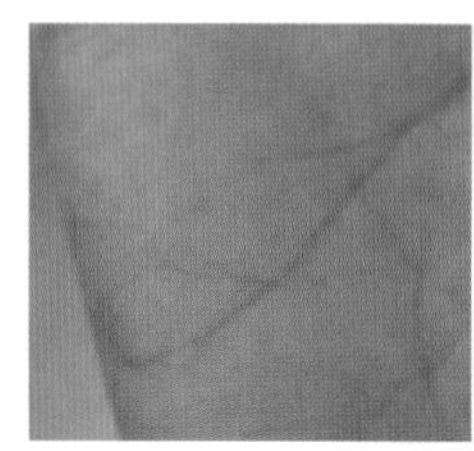

图 5－818　少年儿童
兑区有再生纹、障碍纹

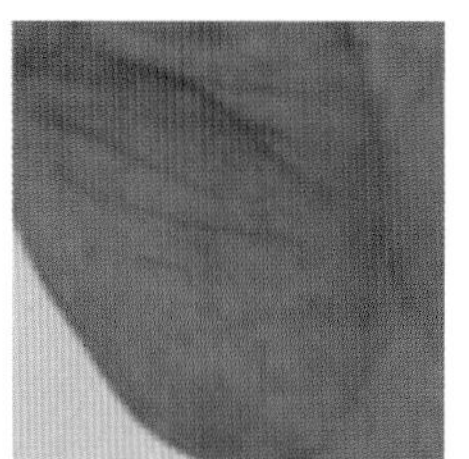

图 5－819　少年儿童
艮区有再生纹、障碍纹

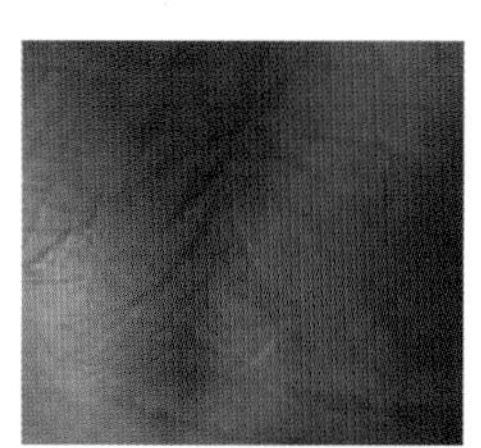

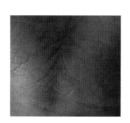

图 5－820　少年儿童
坎区有再生纹、障碍纹

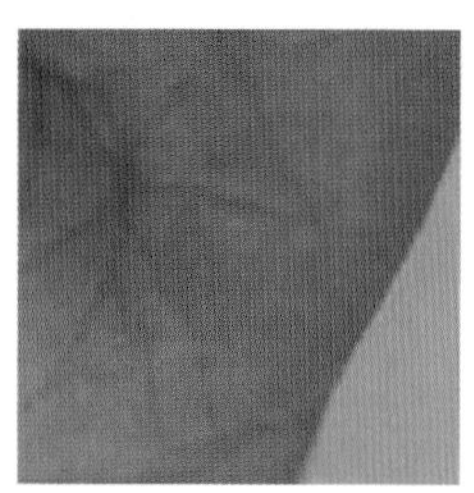

图 5－821　少年儿童
乾区有再生纹、障碍纹

（二）16 名患病少年儿童手纹表象

有两条纹线 3 人，占 18.75%；天、地、人纹俱全者 12 人，占 75%；天、地、人纹不清晰 1 人，占 6.25%。图 5－822～图 5－824 所示。

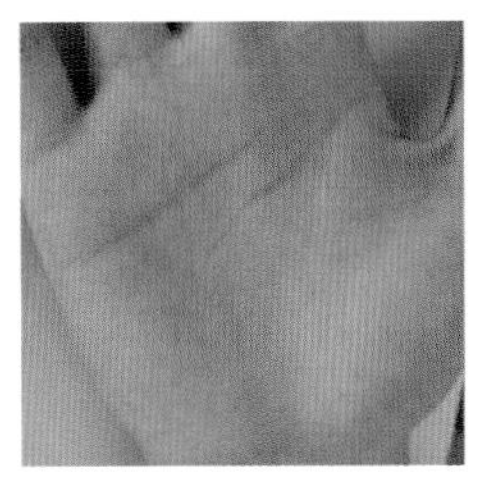
图 5－822　患病少年儿童两条纹线

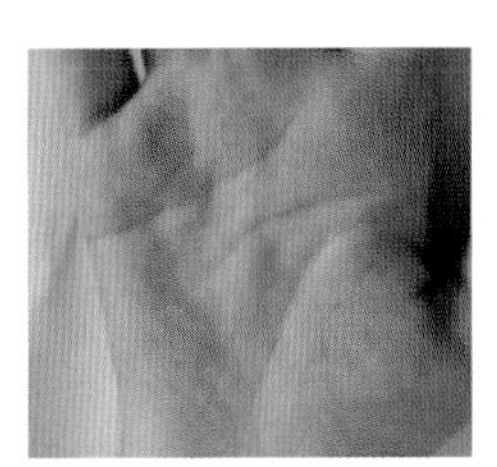
图 5－823　患病少年儿童天、地、人纹

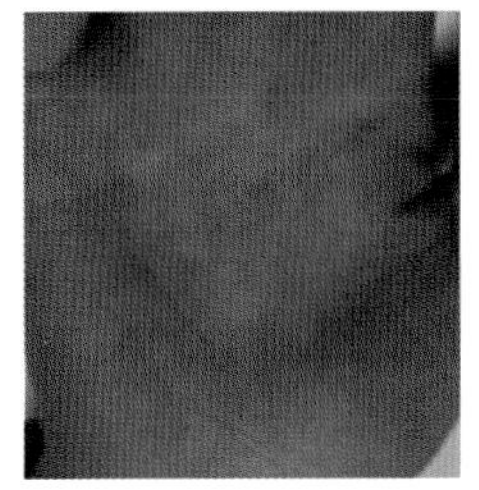
图 5－824　患病少年儿童天地人纹不清晰

1. 患病少年儿童天纹表象

天纹纹线表象正常者 1 人，占 6.25%；天纹毛状 11 人，占 68.75%；天纹略短 1 人，占 6.25%；有天巽纹者 2 人，占 12.50%；有天离纹（天纹上升到离区）者 1 人，占 6.25%。图 5－825～图 5－829 所示。

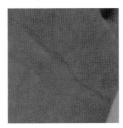

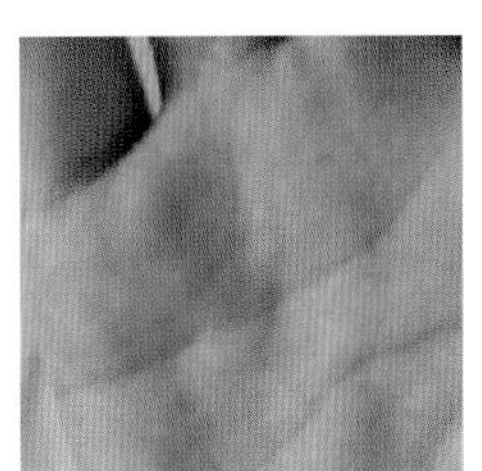
图 5－825　患病少年儿童纹线表象正常

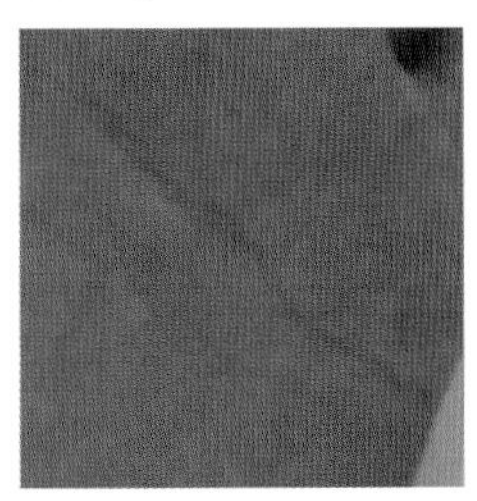
图 5－826　患病少年儿童天纹毛状

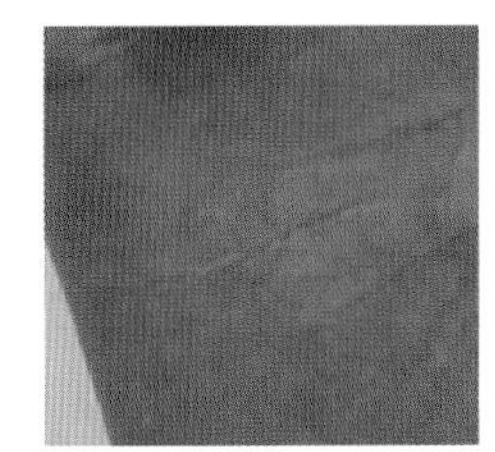
图 5－827　患病少年儿童天纹略短

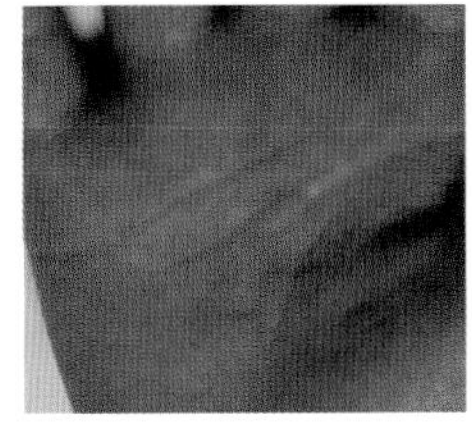
图 5－828　患病少年儿童天巽纹

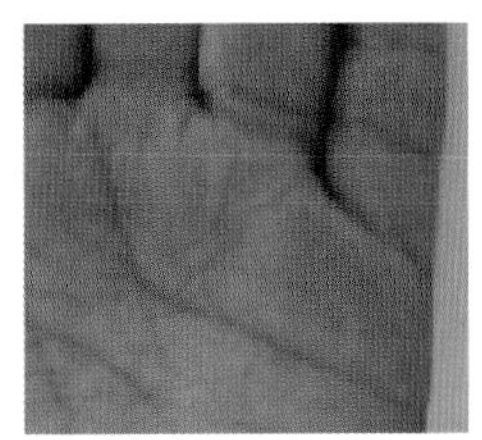
图 5－829　患病少年儿童天离纹

2. 患病少年儿童人纹表象

人纹纹线表象正常者 4 人，占 25.00%；人纹无起始点 5 人，占 31.25%；人纹分叉 1 人，占 6.25%；人纹分叉至兑和乾区 1 人，占 6.25%；有人兑纹者 4 人，占 25.00%；有人乾纹者 2 人，占 12.50%。如图 5－830～图 5－835 所示。

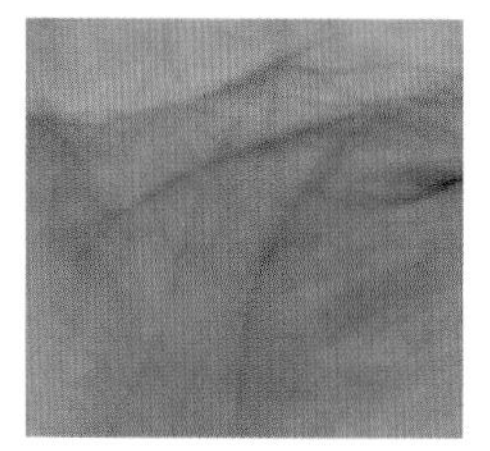

图 5-830　患病少年儿童人纹纹线表象正常

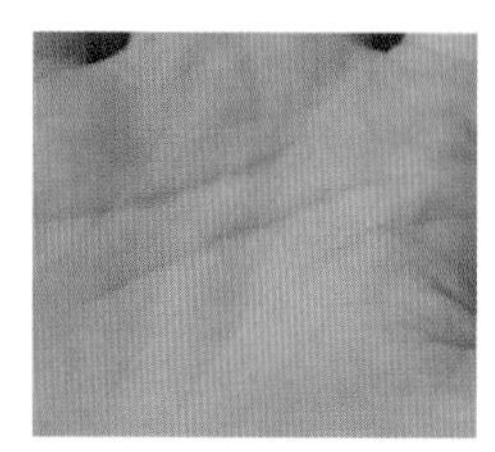

图 5-831　患病少年儿童人纹无起始点

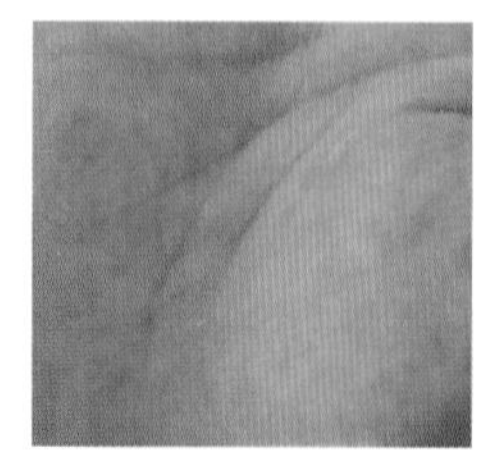

图 5-832　患病少年儿童人纹分叉

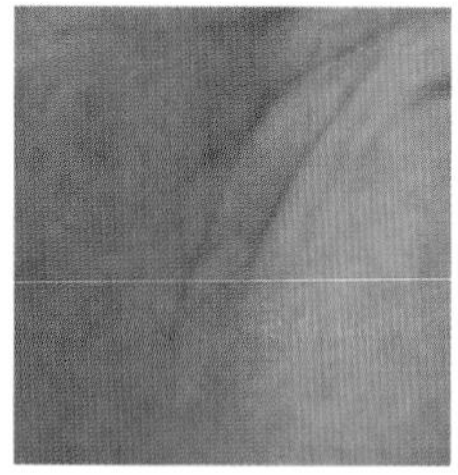

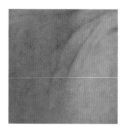

图 5-833　患病少年儿童人纹分叉至兑和乾区

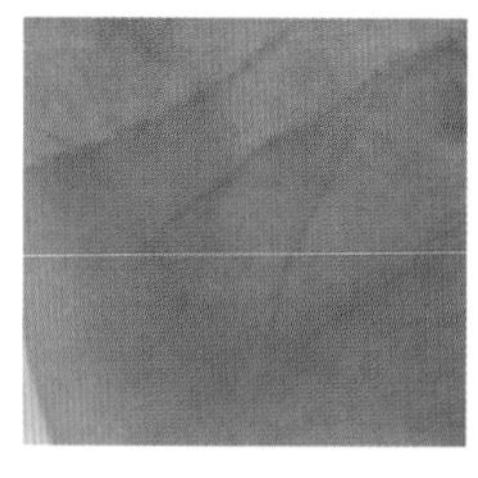

图 5-834　患病少年儿童人兑纹

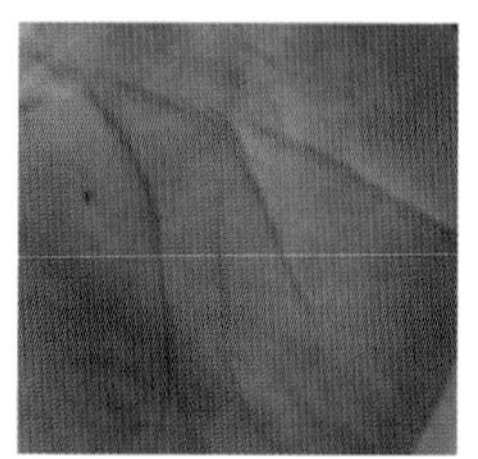

图 5-835　患病少年儿童人乾纹

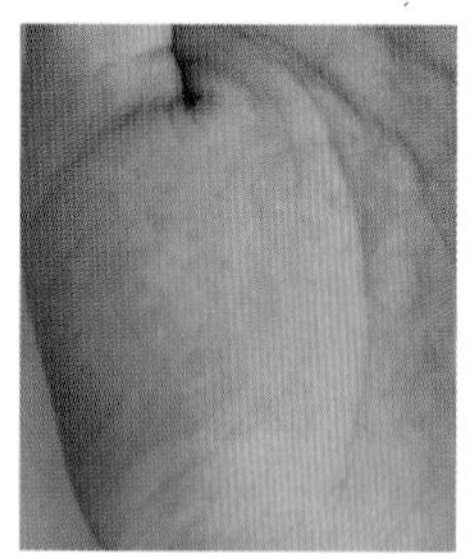

图 5-836　患病少年儿童地纹纹线表象正常

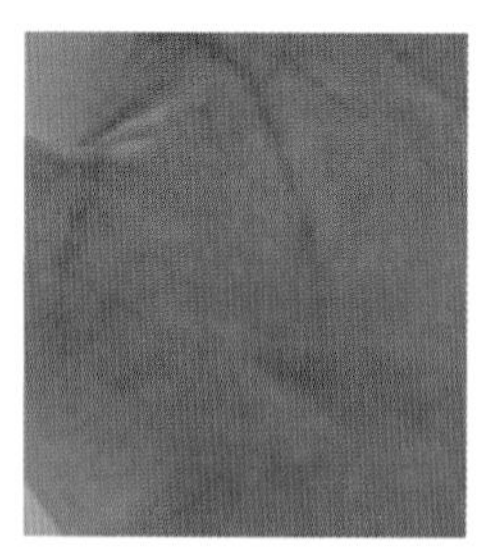

图 5-837　患病少年儿童地纹略短

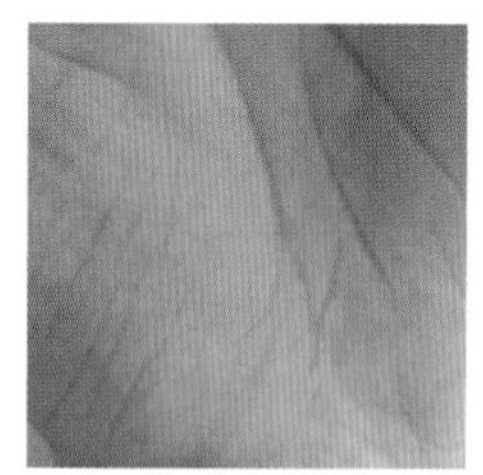

图 5-838　患病少年儿童地纹分叉

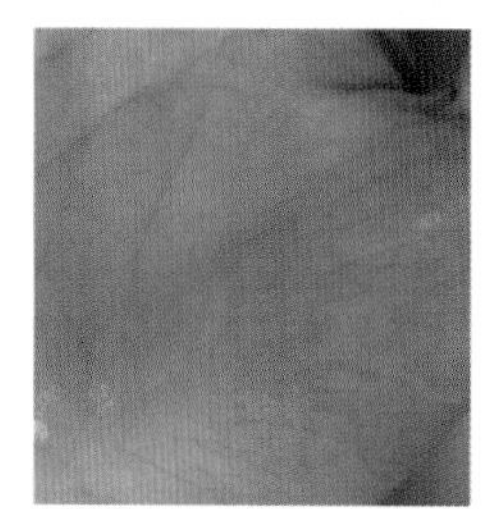

图 5-839　患病少年儿童地纹囊括面积大

3. 患病少年儿童地纹表象

地纹纹线表象正常者 11 人，占 68.75%；地纹略短 3 人，占 18.75%；地纹分叉 2 人，占 12.50%；地纹囊括面积大 2 人，占 12.50%。如图 5-836～图 5-839 所示。

4. 16 名患病少年儿童再生纹、障碍纹出现情况

有事业纹 1 人，占 6.25%；有贯通掌纹 2 人，占 12.50%；有角形纹 3 人，占

18.75%；有井字纹4人，占25.00%；有贯桥纹2人，占12.50%；有米字纹3人，占18.75%；有太阳纹1人，占6.25%；有十字纹9人，占56.25%；有星形纹1人，占6.25%；有四方形纹2人，占12.50%；离区有横纹6人，占37.50%；震区有横纹1人，占6.25%；坤区有岛状纹1人，占6.25%；有田字纹1人，占6.25%；有天纹垂线纹2人，占12.50%；有乾横纹者2人，占12.50%；巽区有田字纹1人，占6.25%；巽区有十字纹2人，占12.50%；有金星环纹（大环）4人，占25.00%；大鱼际可变纹5人，占31.25%；有人上纹3人，占18.25%；有性纹5人，占31.25%；有手掌静脉4人，占25.00%。如图5－840～图5－862所示。

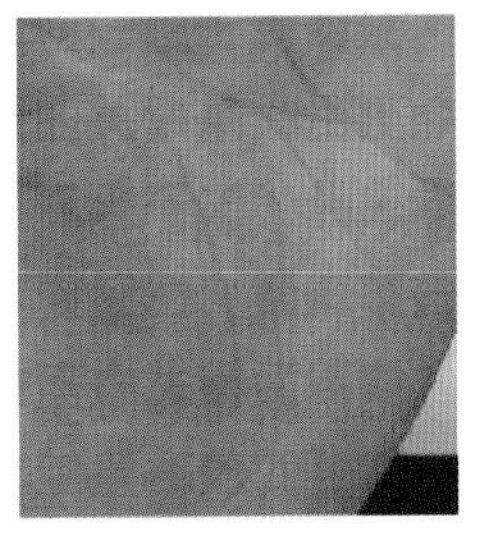

图5－840　患病少年儿童事业纹

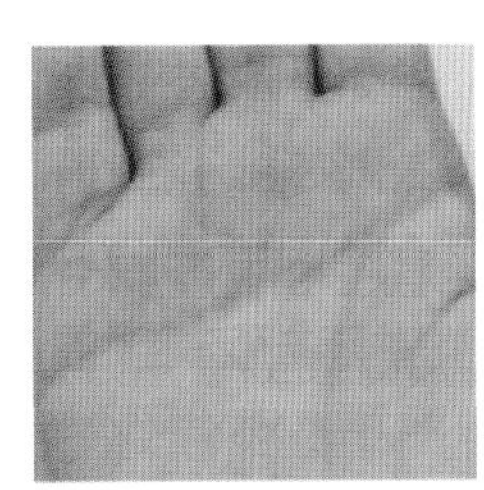

图5－841　患病少年儿童贯通掌纹

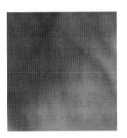

图5－842　患病少年儿童角形纹

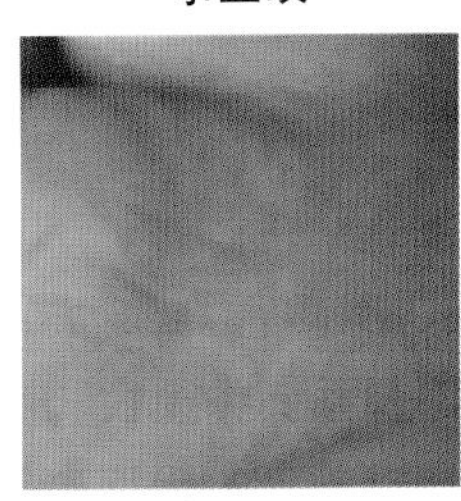

图5－843　患病少年儿童井字纹

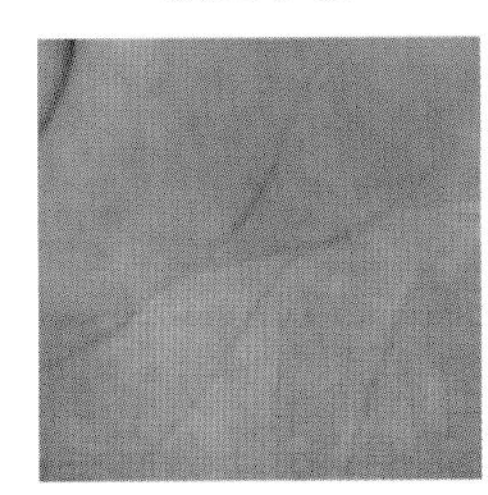

图5－844　患病少年儿童贯桥纹

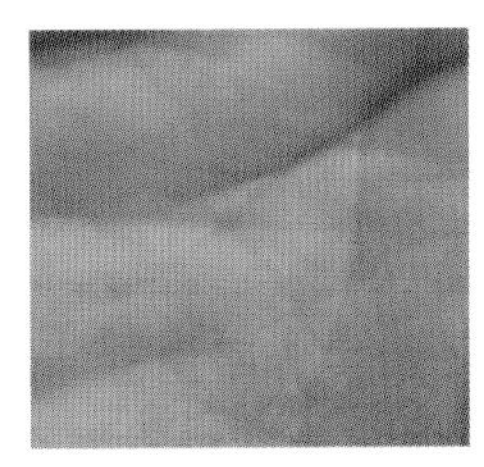

图5－845　患病少年儿童米字纹

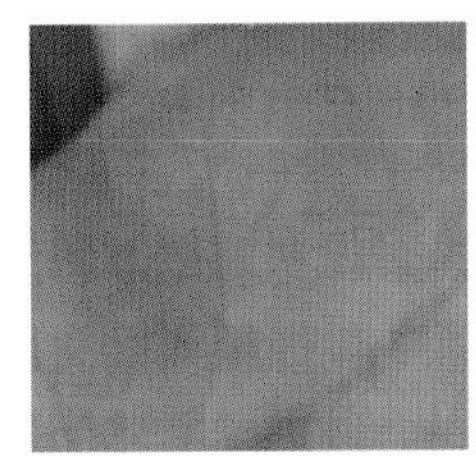

图5－846　患病少年儿童太阳纹

图5－847　患病少年儿童十字纹

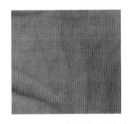

图5－848　患病少年儿童星形纹

图5－849　患病少年儿童四方形纹

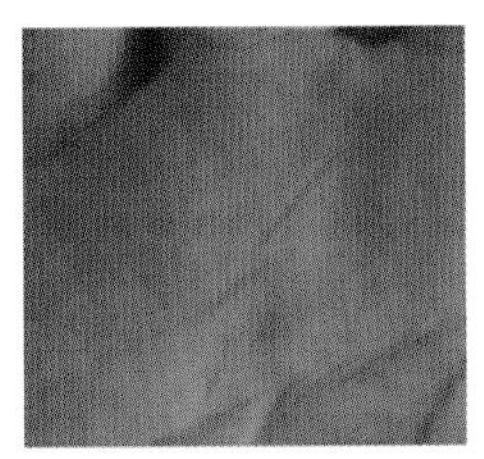

图5－850　患病少年儿童离区有横纹

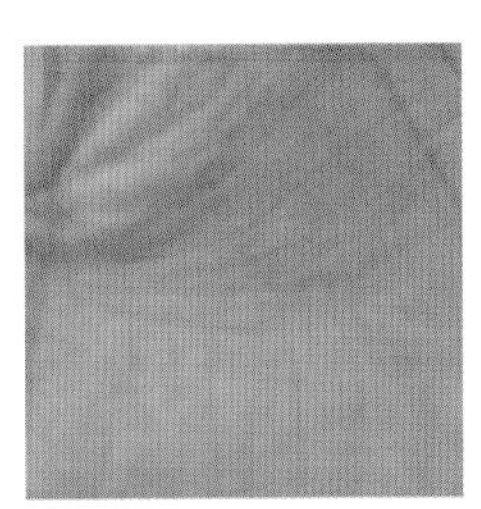

图5－851　患病少年儿童震区有横纹

图 5－852 患病少年儿童田字纹

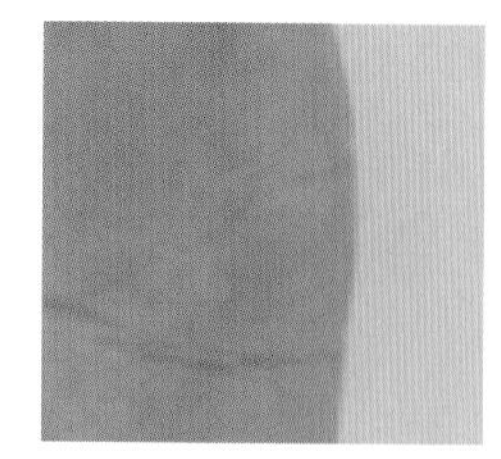
图 5－853 患病少年儿童坤区有岛状纹

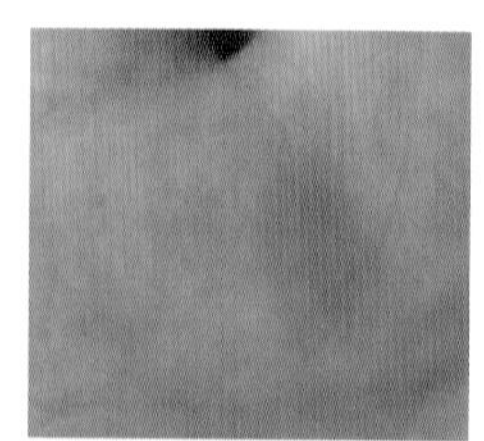
图 5－854 患病少年儿童天纹垂线纹

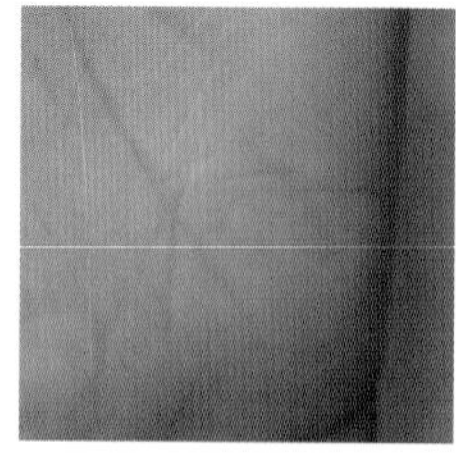
图 5－855 患病少年儿童乾横纹

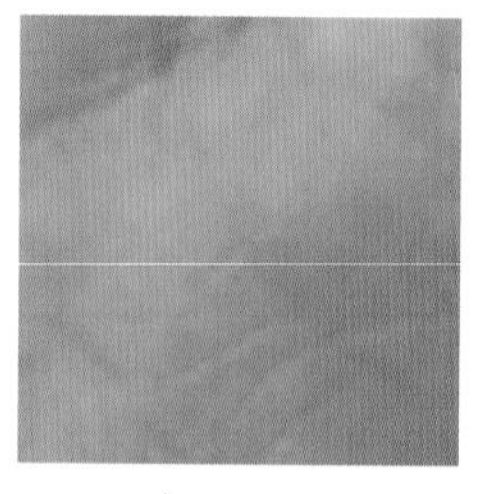
图 5－856 患病少年儿童巽区有田字纹

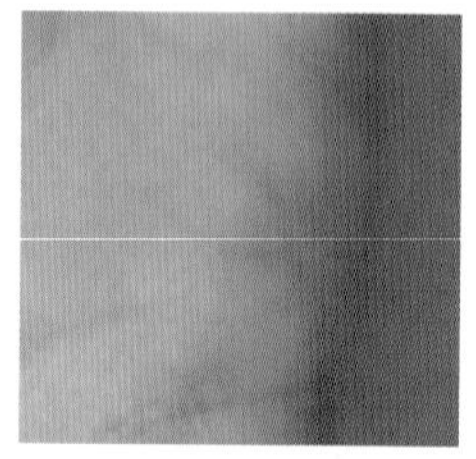
图 5－857 患病少年儿童巽区十字纹

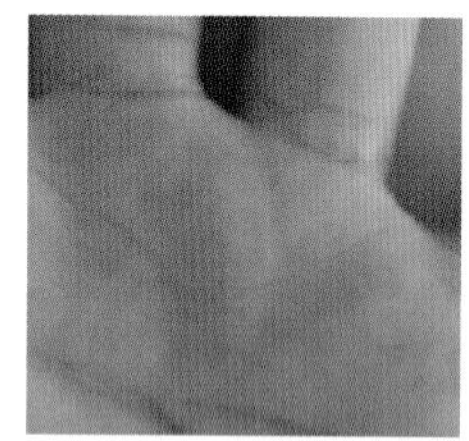
图 5－858 患病少年儿童金星环纹

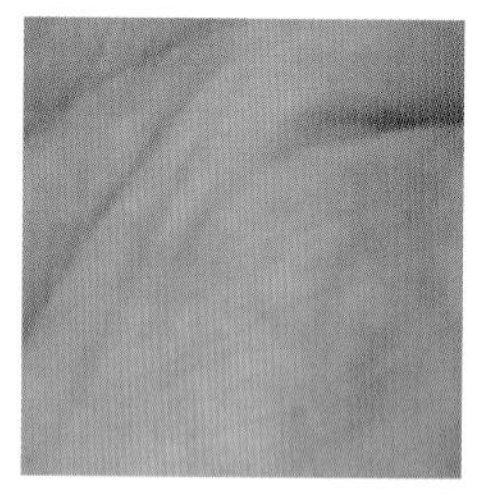
图 5－859 患病少年儿童大鱼际可变纹

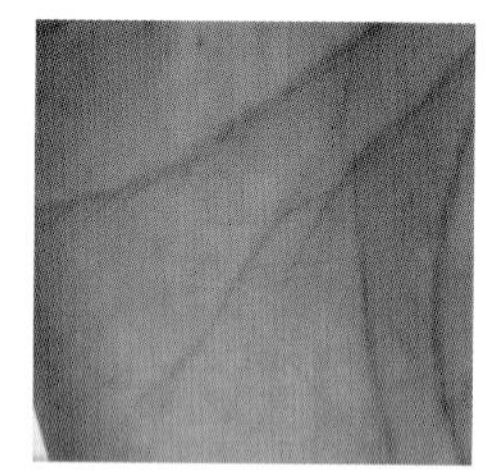
图 5－860 患病少年儿童人上纹

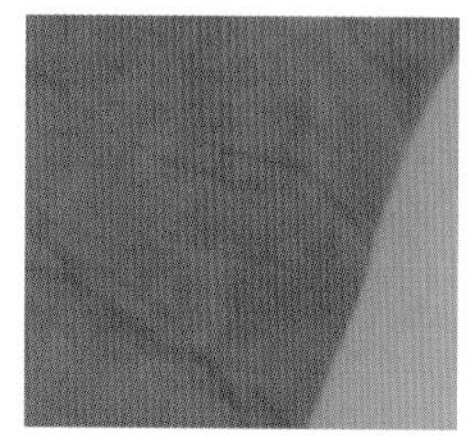
图 5－861 患病少年儿童性纹

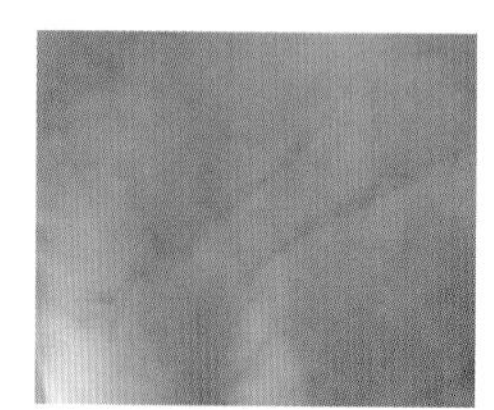
图 5－862 患病少年儿童手掌静脉

5. 16 名患病少年儿童九宫八卦区域再生纹、障碍纹出现开情况

巽区有再生纹、障碍纹 5 人，占 32.25%；离区有再生纹、障碍纹 12 人，占 75.00%；坤区有再生纹、障碍纹 12 人，占 75.00%；震区有再生纹、障碍纹 9 人，占 56.25%；明堂区有再生纹、障碍纹 10 人，占 62.50%；兑区有再生纹、障碍纹 5 人，占 31.25%；艮区有再生纹、障碍纹 10 人，占 62.50%；坎区有再生纹、障碍纹 5 人，占 31.25%；乾区有再生纹、障碍纹 2 人，占 12.50%。如图 5－863 ~ 图 5－871 所示。

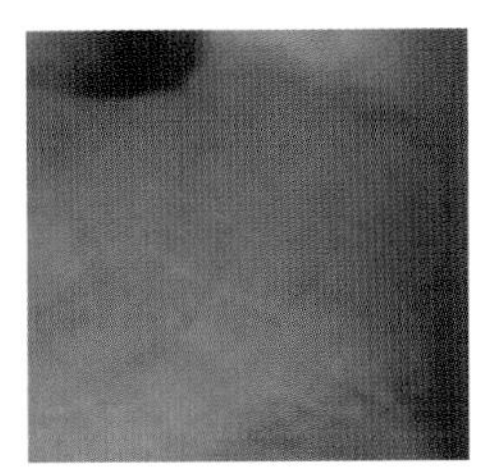
图 5-863　患病少年儿童巽区有再生纹、障碍纹

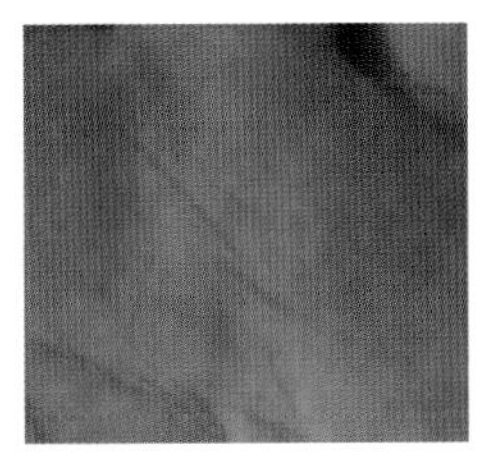
图 5-864　患病少年儿童离区有再生纹、障碍纹

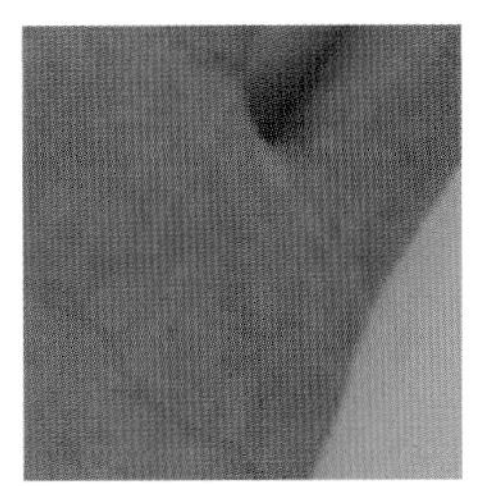
图 5-865　患病少年儿童坤区有再生纹、障碍纹

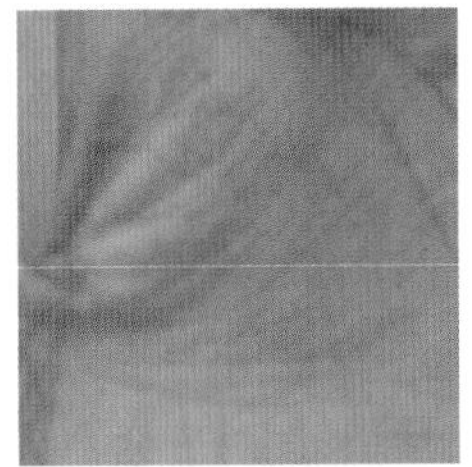
图 5-866　患病少年儿童震区有再生纹、障碍纹

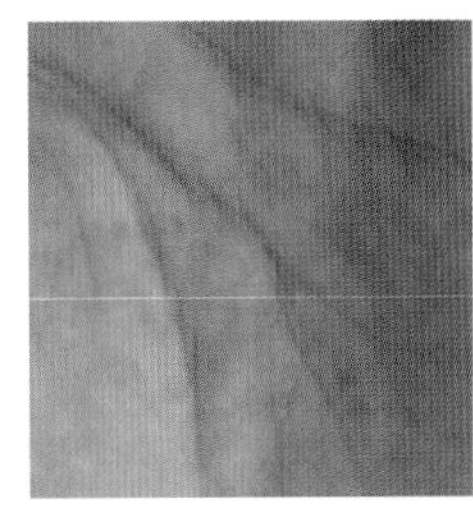
图 5-867　患病少年儿童明堂区有再生纹、障碍纹

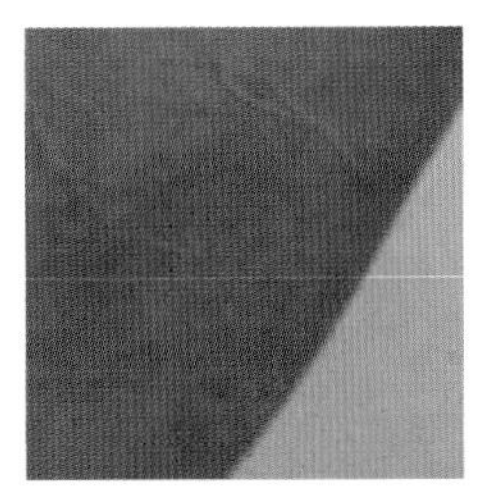
图 5-868　患病少年儿童兑区有再生纹、障碍纹

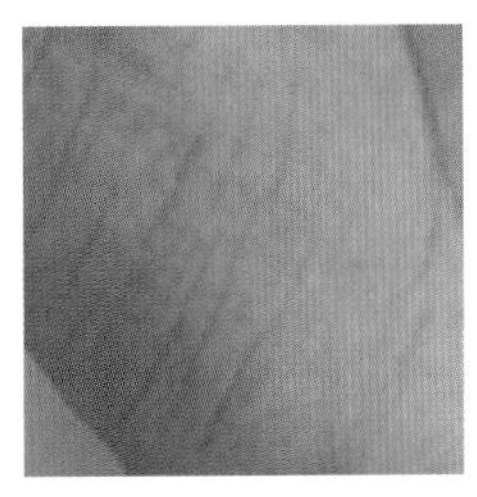
图 5-869　患病少年儿童艮区有再生纹、障碍纹

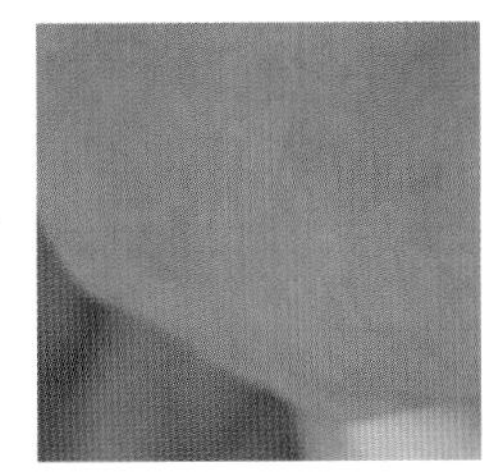
图 5-870　患病少年儿童坎区有再生纹、障碍纹

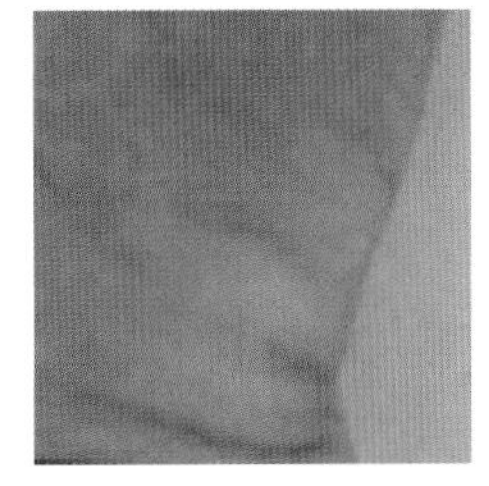
图 5-871　患病少年儿童乾区有再生纹、障碍纹

按《内经》所说，少年组大多数人“五脏始定，血气已通”，已经进入人生病症年纪的第一个周期（7 岁 - 16 岁）。且 16 岁已步入《易经》十二辟卦配属人生之乾卦初期。说明此时人体已脱离稚阴稚阳之期，步入可以以阴阳五行变化说明人生正常运行初途。但此人生之期，由于脏腑初定，血气初通，各种内外因素交互错杂必然致刚摆脱稚阴稚阳的柔嫩之体经受多种刺激，使脏腑功能，血气运行，处于阳生阴长交织，五行生克不稳的多矛盾状态。因此，此时期所谓的“健康”，与成年人相比有所区别。

但由于“五脏始定，血气已通”。其代表生命状态的生理纹较婴幼儿、学龄前儿童有较大的稳定态式。如生理纹正常表象率婴幼儿为 86.67%，学龄前儿童为 87.14%，本组则达到 96.52%。从此亦可以看出人之生命少年期，脏腑定型血气通畅是有其生、长渐进过程的。稚阴稚阳之体与“五脏始定，血气已通”的近定型成熟人体的五脏六腑阴阳升降状态是不一样的。但必须指出，此时期由于用脑量增加，脑发育需求矛盾日增，致天纹异常率出现明显增加。从婴幼儿、学龄前儿童、少年儿童天纹普查结果可以见到，伴随着年龄增长，用脑需求量的增加，天纹异常率出现呈增长趋势。本普查组婴幼儿天纹异常率为73.76%，学龄前儿童为85.73%，少年组为90.32%。可见三组异常纹理出现除了与外感风寒，内伤食饮相关外，脑疲劳、脑过劳、大脑发育成熟与需求量日增的矛盾明显存在。所以评价少年儿童异常手纹出现时，此因素必须正视。另外，从这几个年龄所出现再生纹的情况看，对之前一些纹线的看法有待校正。如健康纹，此前一般认为是疾病对人体侵害生成的，从本组新生儿、婴幼儿、学龄前儿童及少年儿童组该条纹线出现的情况看，新生儿即有类似健康纹者占32.24%，婴幼儿占7.04%，学龄前儿童出现率为5.97%，而少年儿童组仅0.72%。这一数据显示该纹线伴随年龄增加疾病发生的次数增加而在减少。表明其与疾病增加无正相关性。而是伴随着人体五脏定型，血气通畅，免疫功能增加，使这条具有生理纹和再生纹特性的纹线特点逐渐减少，说明此纹线的存在与人体的正气含量、消耗及之后因一些疾病的存在及由此造成肾元之气损伤，脏腑功能减弱相关。

事业纹亦具有生理纹和再生纹共性，该纹线新生儿出现率为6.01%，初生即有事业纹，之后婴幼儿出现率为7.04%，学龄前儿童出现率为9.16%，少年组出现率为4.36%。说明该线的形成具有祖气及生命过程所形成的先天特性，且伴随年龄增长而逐渐积累增减，或停留在半事业纹状态。

太阳纹是从环指下（金区）向明堂区走行次指或延长至坎区上方的一条纹线，其纹按九宫八卦掌部分区应称为金明纹为好。但因本书对事业纹（坎离纹），健康纹（坎坤纹）都延用人们习惯的称呼，故本纹名称亦不做修改，仍称之为太阳纹。

关于障碍纹，新生儿从母体生出尚未受到自然界六淫邪气等影响。因此手纹上除了表现祖气和母体内生存所刻印下生理纹多少等表象外，其如一张白纸，而无其他纹线出现。直至婴幼儿、学龄前儿童和少年儿童，由于人的身体融入自然界，每日风寒湿等外邪不时侵扰，特别是生长与所需物质需求供给等矛盾日益增多，而致脏腑器官多处于不平稳状态。这种内在乱象表象于手纹则可出现各种障碍纹。手纹组婴幼儿、学龄前儿童和少年儿童所患疾病多系外感所致的呼吸系统疾病，消化功能紊乱和少数过敏性疾病。从所出现的障碍纹种类看，婴幼儿组为16种，学龄前儿童为13种，少年组为20种。可见伴随着年龄的增长，内外矛盾增多，障碍纹按年龄组计算略有增加，但无统计学意义。

从障碍纹在每个年龄组出现次数看，婴幼儿组为204.50%，学龄前儿童为297.60%，少年组为269.08%，无明显相关性。说明人手掌的各种障碍纹不是生来即有，而是人体生长过程中在与自然界相适应过程，由于内外矛盾的交织存在，所引发的人体经络、气血、津液产生不同的变化而产生各种不同形态的纹理。其即可表明人体非平衡状态存在，又表明人体与自然界相适应过程所发生在手的具体存在。当然，各种作用力的不同在手九宫八卦区域的不同表达程度，亦可表明各种因素作用点所在及程度的差异。总之，障碍纹即为人生命过程表达内外矛盾的存在，又多为伴随着人体内外环境变化而发生有无、形态、数量等变化的可变化纹理，因此，本书将纹理生成后不再消失者称为再生纹，将可因各种因素使其形成、增减、消失者称为可变纹。

关于有人称为悉尼纹（有人认为是澳大利亚人1970年发现）的纹线，这个命名需重新认识。婴幼儿人纹延长至兑区的纹线占比为53.52%，人纹延长至乾区为4.22%；学龄前儿童组人纹延长至兑区为37.05%，人纹延长到乾区为11.53%；少年儿童组人纹延长到兑区为26.54%，人纹延长到乾区为12.00%。这些人没有患澳大利亚人所讲的那几种疾病，并不存在暗示肿瘤隐患而只是患有呼吸道感染和消化道紊乱疾病。且健康组出现率并不比疾病组低，说明此纹线是某些特殊疾病致成的是没有事实依据的。我们认为此纹线由掌心延至兑、乾区，掌心为土，兑乾为金，土生金，这一纹线的出现是以土助金的表达，出现此纹者说明肺、脑功能薄弱，脾土鼎力相助而形成此纹线。所以我们认为此纹线的名称应为“人兑纹”和“人乾纹”。有了这条纹说明其肺脑功能薄弱，易患与肺、脑相关的疾病。澳大利亚人在风疹、白血病和先天愚型患者中观察到此纹线存在是偶然，不是必然。

关于天地人三条生理纹线，在普查中，新生儿183人中170人有天、地、人纹线，占92.89%；无地纹者9人，占4.92%；人纹缺失者3人，占1.64%。71名婴幼儿中人、天、人纹缺一纹4人，占5.63%；三条纹线不清晰者6人，占8.45%；两手中有一手缺人纹者1人，占1.40%。251名学龄前儿童中，天、人纹缺一纹者着8人，占3.18%；三条纹线不清者10人，占3.98%；两手中有一手缺人纹者10人，占3.98%。275名少年儿童组中，天、人纹缺一纹者7人，占2.54%；三纹不清晰者4人，占1.45%；两手中有一手缺人纹者2人，占0.72%。中国相学和手相学均认为天、地、人纹为生理纹，系人生来所具有。

天纹亦称其为感情线，与人之感情和心脏关系密切。天纹从手掌小鱼际侧坤、兑间发出，向食指方向经明堂区上方至离区至巽区边缘止，因此该纹线反映着消化、心脑、呼吸系统的运行情况。

地纹，称其为生命线。从此命名可以看出，该纹线与人的生命过程的精力、体质健康与疾病过程密切相关。地纹从震巽间发出，经明堂区、艮区侧向下达坎区。坎区为肾水，明堂区、艮区为脾土，震巽区为肝木，肾水为人之先天之本，为先天能量之源泉。脾土为后天之本，供给生命过程所需的精微物质。肝木为生发生命之朝气，提升魂魄之地。三者连接表象着人生命过程的整体是好是差，是顺利是充满波折。

人纹，称其智慧线。天、地、人的宇宙观是中医学整体医学思想的具体体现。近期有人又将之称为“头脑线”。可能是认为此纹能反映人的心理和思维活动情况，人纹从震巽间发出，通过明堂区，末端直达兑区边缘，震巽区为木，明堂区为土，兑区为金。五行生克：木克土，土生金，金克木。如此克、生、克过程，正反映着人生于天地间，是一个精神与物质矛盾的过程，时时都要用聪明智慧的头脑去趋吉避凶，解决处理好各种问题。所以此纹线与人的情志、精神、心脑、消化系统相关联。

从以上未成年人天、地、人纹线变化中亦可以看到：新生儿刚刚降生人间，其中一些人生命能否延续，对其中一些人来说还存在着有条件的争取，因此在新生儿组中有4.92%的人，无生命纹。而婴幼儿、学龄前儿童组虽然都存在地纹不清晰，但地纹均已存在。其足以说明生命纹的有无，对人生命延续的重要性。

以上数据还表明，从新生儿到少年组普遍都存在着人纹或天纹的缺失现象，说明随着人脑的发育，神、魂、魄、意等意识、认知的提高，存在着手纹信息的丢失，说明人的成长进程并非十全十美。

五、318 名青年人手纹表象

本组青年人共 318 名，其中健康人 100 人，患病人员 218 人。人生 18－35 岁期间是人体正气鼎盛时期，其祖气遗传和自身在幼年、少年时期机体内在脏腑、阴阳、血等正邪抗争中所积累的正气至 24 岁时已达到人生“红日中天”程度。所以《易经》十二辟卦配属人生将这一年龄段定为“乾卦”。因此，人类正常手象多在此年龄段出现。但是如今年轻人已经失去了古时代年轻人日出而作，日落而息，饮食有节，起居有常，不妄作劳，形与神具，法于阴阳和于数术的状态。而常有七情六欲缠身者，特别是食、酒、烟、色、网欲等妄作。有极少数者因赌欲、毒欲而使其堕入魔鬼状态。故而如今在青年人群中寻找到正常手象亦是很难之事。本组 100 名健康青年人受检时均无特殊嗜好，身体基本无病为健康状态。218 名病患为门诊及住院病人。

（一）100 名健康青年人手象表象

天、地、人纹具全者 93 人，占 93.00%；有两条纹理者 3 人，占 3.00%；纹理不清晰者 2 人，占 2.00%；一手二条纹，一手三条纹者 2 人，占 2.00%。如图 5－872～图5－875 所示。

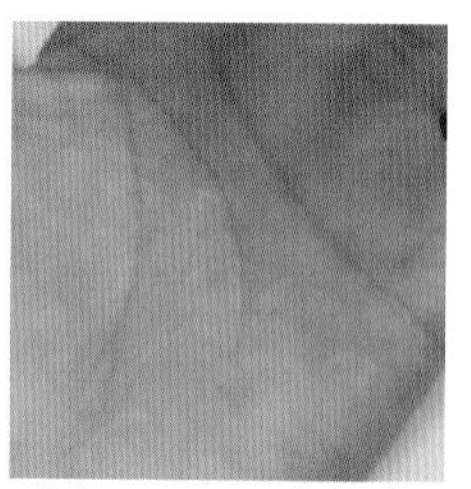

图 5－872　青年人
天、地、人纹具全

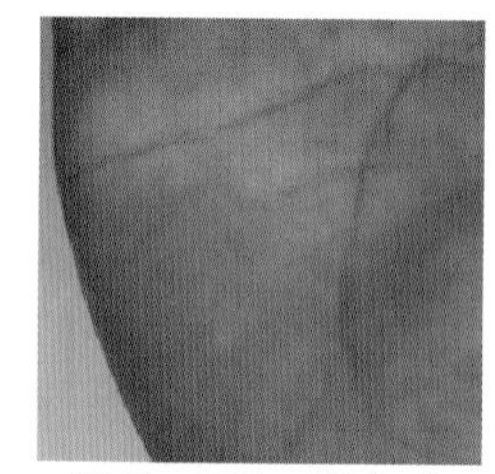

图 5－873　青年人
两条纹理

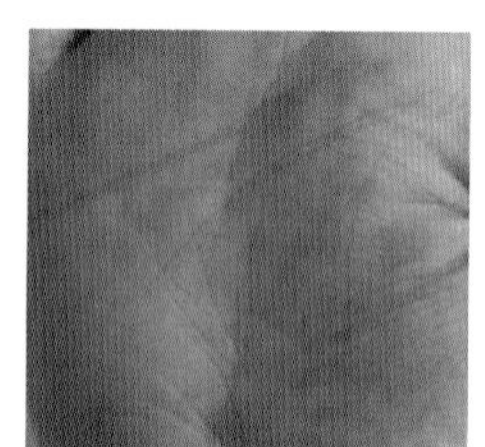

图 5－874　青年人
纹理不清晰

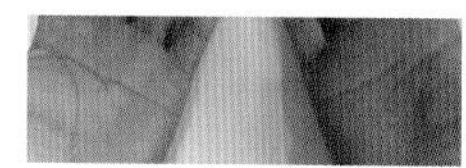

图 5－875　青年人
一手二条纹，一手三条纹

1. 青年人天纹表象

天纹纹线表象正常者 8 人，占 8.00%；天纹毛状 44 人，占 44.00%；天纹分叉者 7 人，7.00%；有天巽纹者 35 人，占 35.00%；有天离纹（天纹上升到离区）者 6 人，占 6.00%。如图 5－876～图 5－880 所示。

2. 青年人人纹表象

人纹纹表象正常者 58 人，占 58.00%；人纹略短 4 人，占 4.00%；人纹无起始点 8 人，占 8.00%；人纹分叉 2 人，占 2.00%；有人兑纹者 12 人，占 12.00%；有人乾纹者 16 人，占 16.00%。如图 5－881～图 5－886 所示。

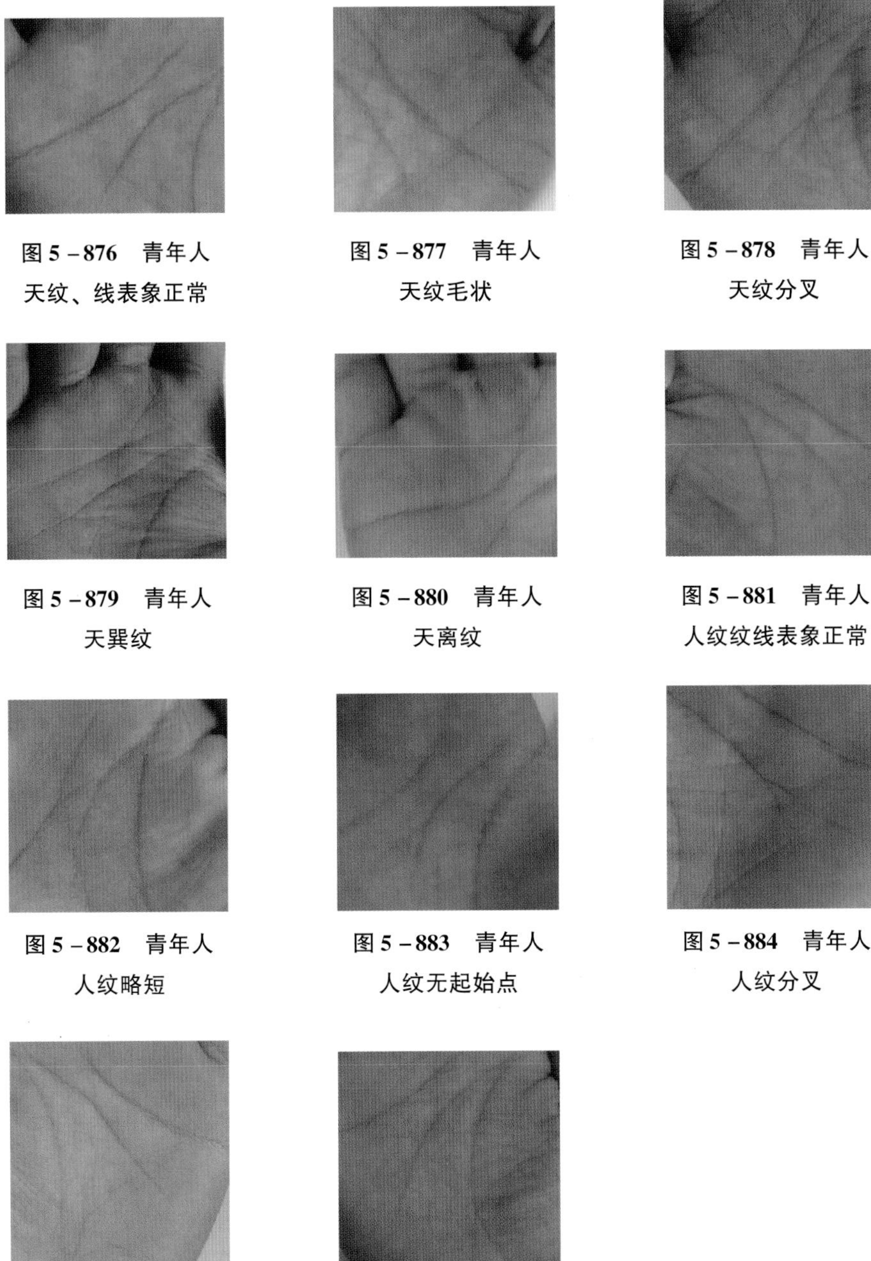

图 5－876　青年人
天纹、线表象正常

图 5－877　青年人
天纹毛状

图 5－878　青年人
天纹分叉

图 5－879　青年人
天巽纹

图 5－880　青年人
天离纹

图 5－881　青年人
人纹纹线表象正常

图 5－882　青年人
人纹略短

图 5－883　青年人
人纹无起始点

图 5－884　青年人
人纹分叉

图 5－885　青年人
人兑纹

图 5－886　青年人
人乾纹

3. 青年人地纹表象

地纹纹线表象正常者 70 人，占 70.00%；地纹略短 21 人，占 21.00%；地纹间断 3 人，占 3.00%；地纹分叉 6 人，占 6.00%；地纹囊括面积大 44 人，占 44.00%；地纹囊括面积小 13 人，占 13.00%。如图 5－887～图 5－892 所示。

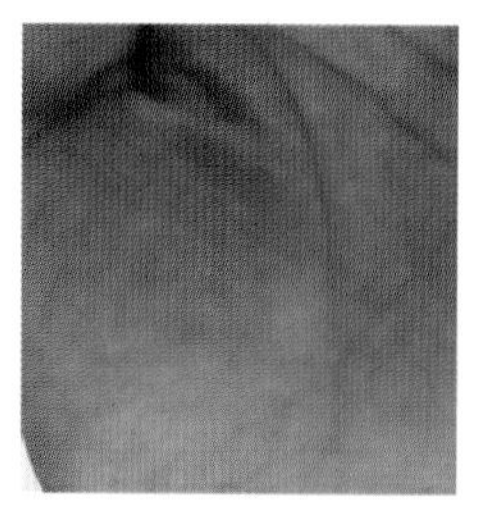

图 5 - 887 青年人
地纹纹线表象正常

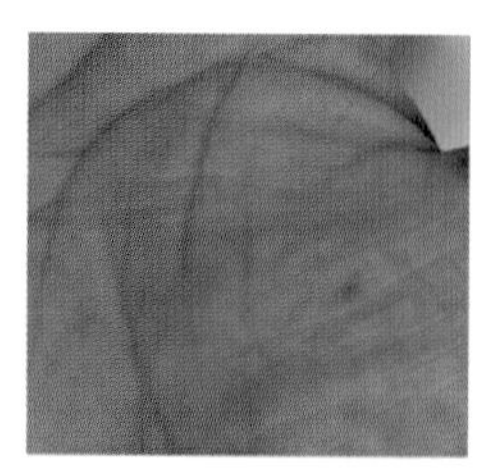

图 5 - 888 青年人
地纹略短

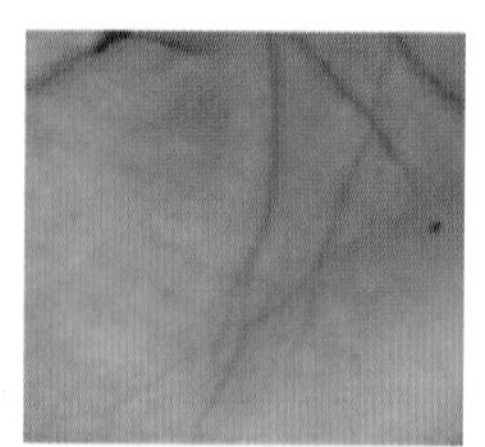

图 5 - 889 青年人
地纹间断

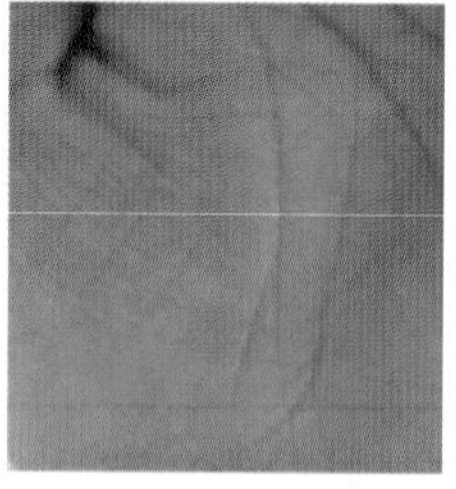

图 5 - 890 青年人
地纹分叉

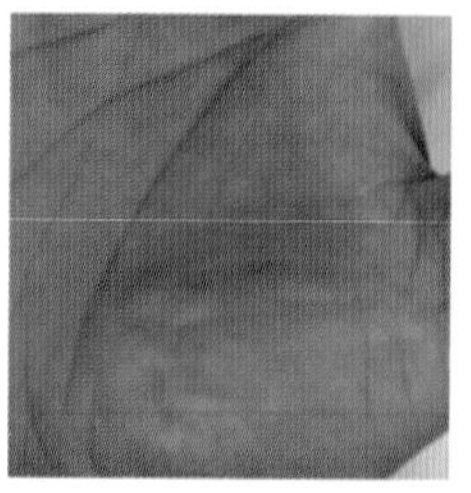

图 5 - 891 青年人
地纹囊括面积大

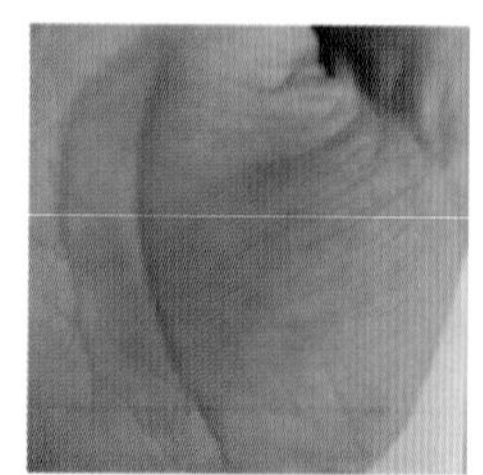

图 5 - 892 青年人
地纹囊括面积小

4. 100 名健康青年人再生纹、障碍纹出现情况

有健康纹 9 人，占 9.00%；有事业纹 11 人，占 11.00%；有贯通掌纹 4 人，占 4.00%；有坤纹 3 人，占 3.00%；有贯桥纹 1 人，占 1.00%；有太阳纹 1 人，占 1.00%；有毛状纹 9 人，占 9.00%；有岛状纹 8 人，占 8.00%；有角形纹 27 人，占 27.00%；有井字纹 19 人，占 19.00%；有米字纹 8 人，占 8.00%；有十字纹 49 人，占 49.00%；有田字纹 8 人，占 8.00%；有星形纹 1 人，占 1.00%；有四方形纹 24 人，占 24.00%；离区有横纹 24 人，占 24.00%；震区有横纹 36 人，占 36.00%；有天纹垂线纹 19 人，占 19.00%；有巽区十字纹 3 人，占 3.00%；有乾横纹 6 人，占 6.00%；有双生命纹 1 人，占 1.00%；有金星环纹 6 人，占 6.00%；有土星环纹 1 人，占 1.00%；有大鱼际可变纹 67 人，占 67.00%；有人上纹 9 人，占 9.00%；巽区离区坤区有一条横纹 12 人，占 12.00%；有性纹 76 人，占 76.00%；有手掌静脉 30 人，占 30.00%。如图 5 - 893 ~ 图 5 - 920 所示。

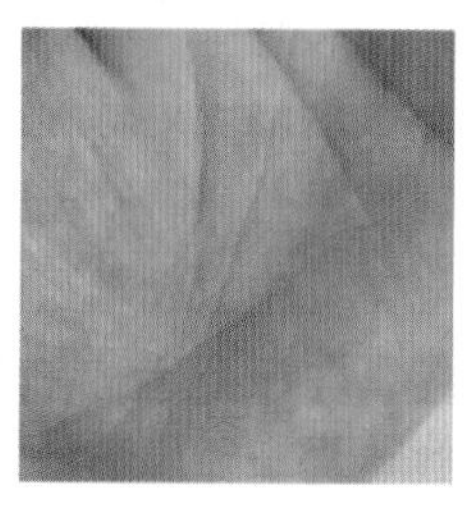

图 5 - 893 青年人
健康纹

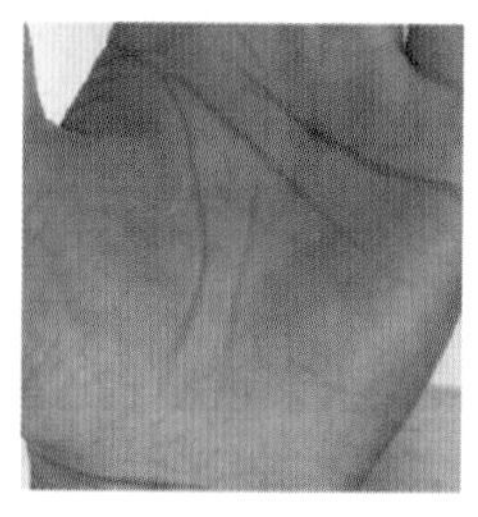

图 5 - 894 青年人
事业纹

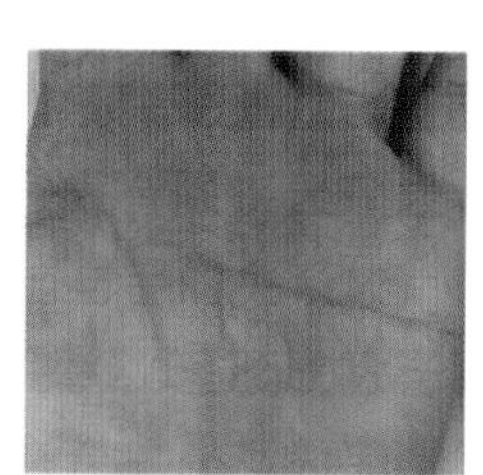

图 5 - 895 青年人
贯通掌纹

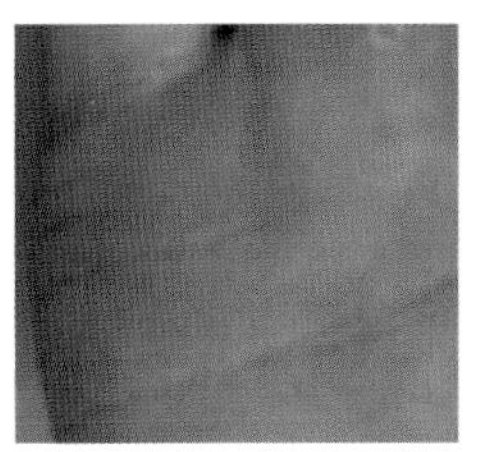

图 5-896　青年人
坤纹

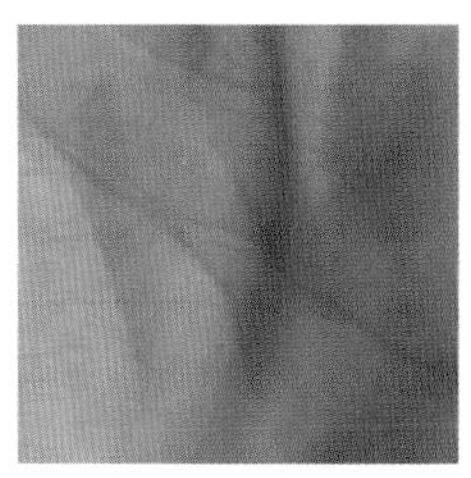

图 5-897　青年人
贯桥纹

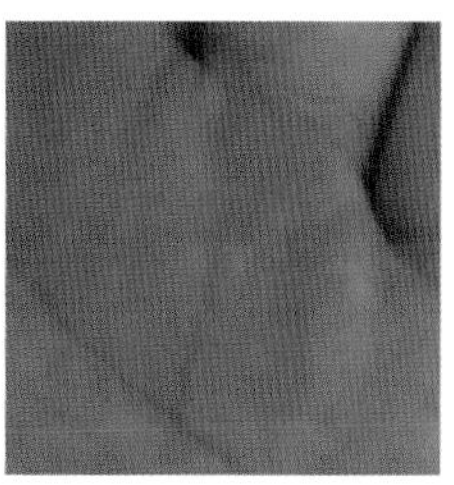

图 5-898　青年人
太阳纹

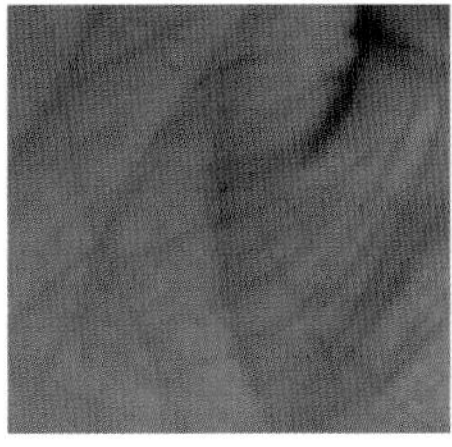

图 5-899　青年人
毛状纹

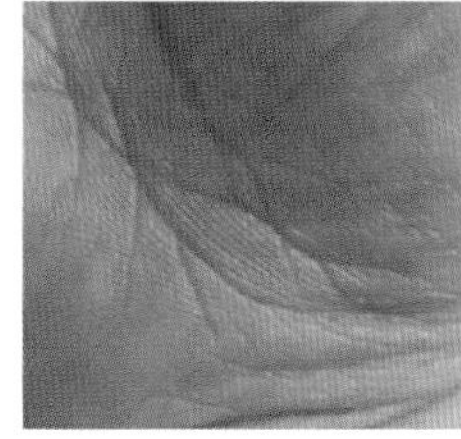

图 5-900　青年人
岛形纹

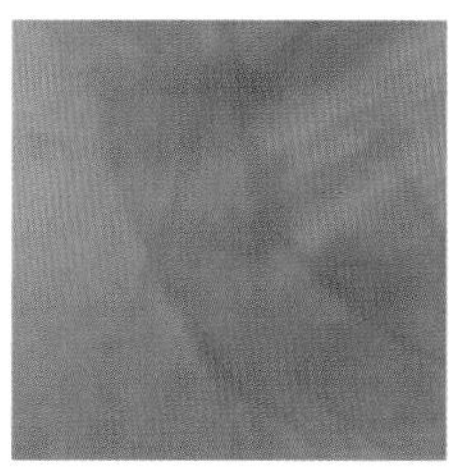

图 5-901　青年人
角形纹

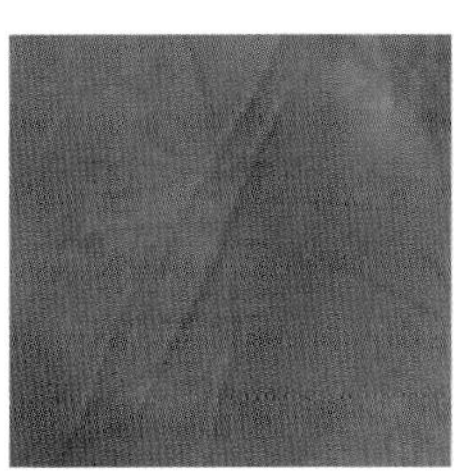

图 5-902　青年人
井字纹

图 5-903　青年人
米字纹

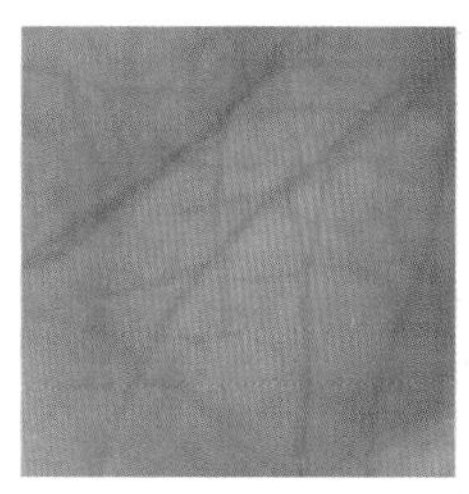

图 5-904　青年人
十字纹

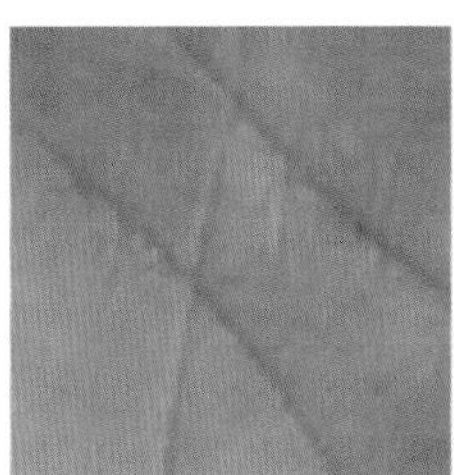

图 5-905　青年人
田字纹

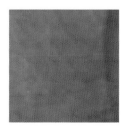

图 5-906　青年人
星形纹

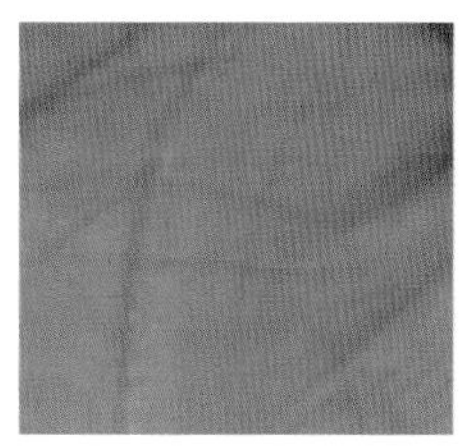

图 5-907　青年人
四方形纹

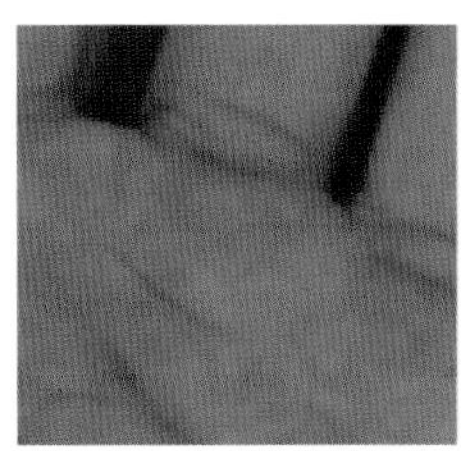

图 5-908　青年人
离区有横纹

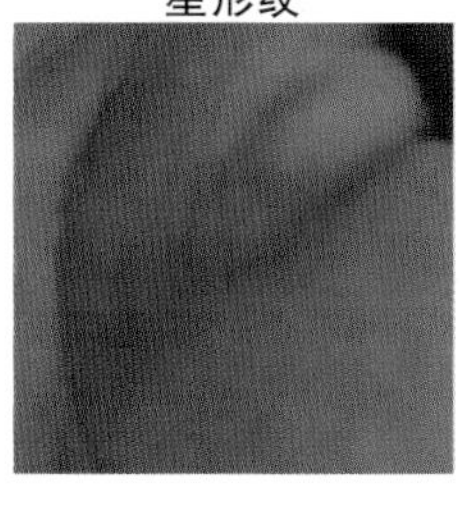

图 5-909　青年人
震区有横纹

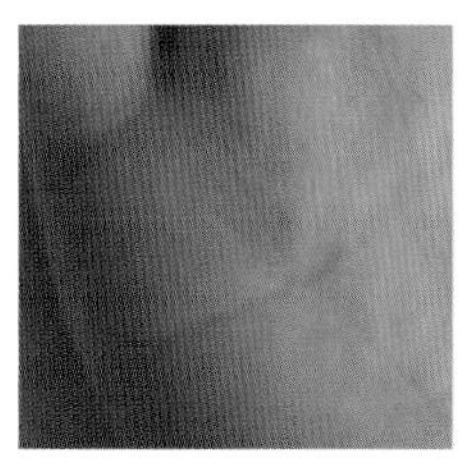

图 5-910　青年人
天纹垂线纹

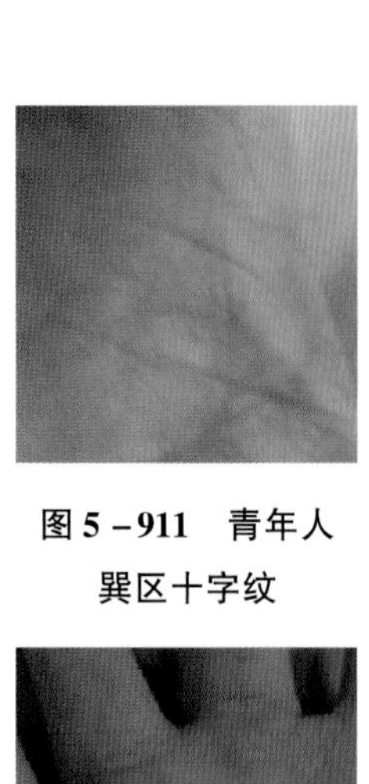

图 5－911　青年人
巽区十字纹

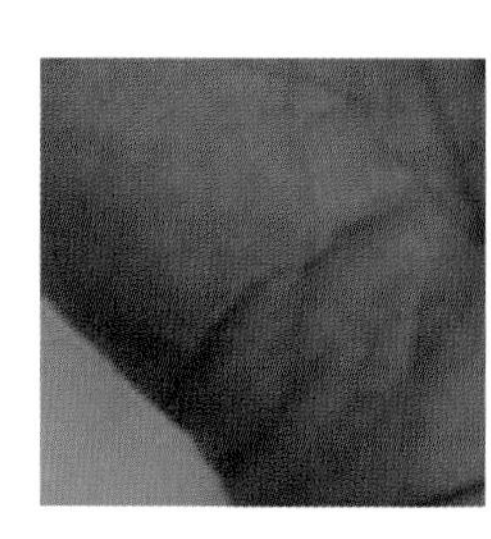

图 5－912　青年人
乾横纹

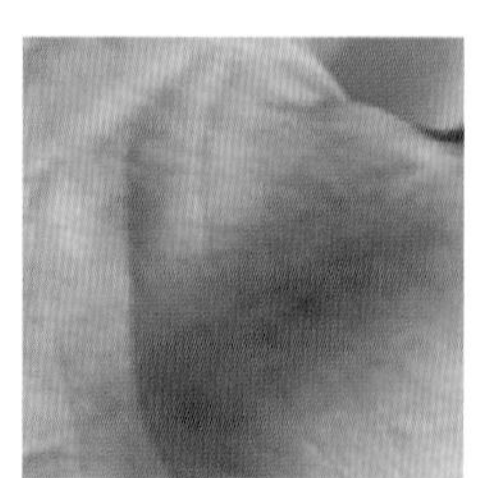

图 5－913　青年人
双生命纹

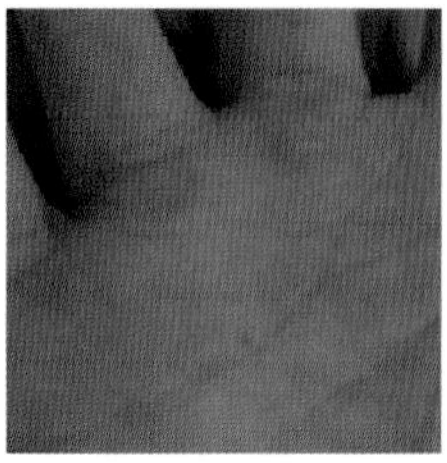

图 5－914　青年人
金星环纹

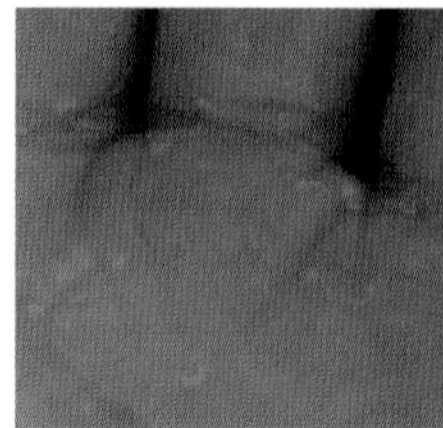

图 5－915　青年人
土星环纹

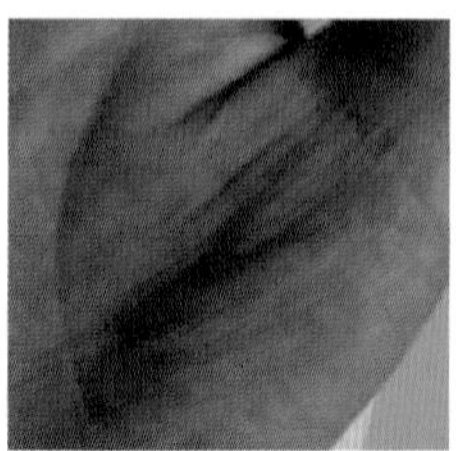

图 5－916　青年人
大鱼际可变纹

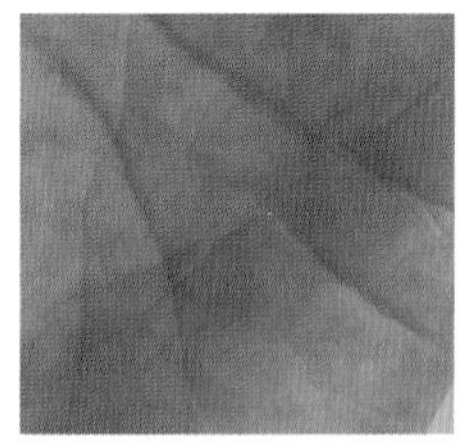

图 5－917　青年人
人上纹

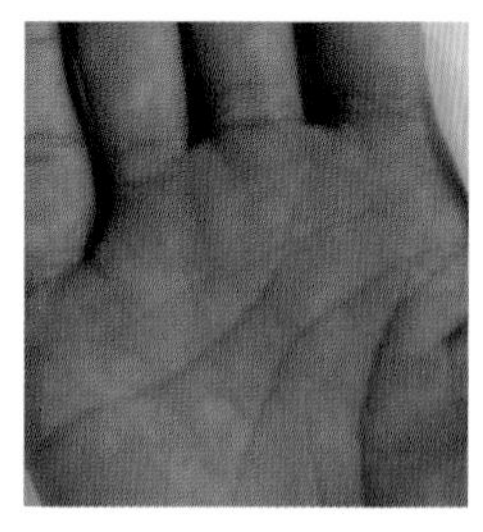

图 5－918　青年人
巽区离区坤区有一条横纹

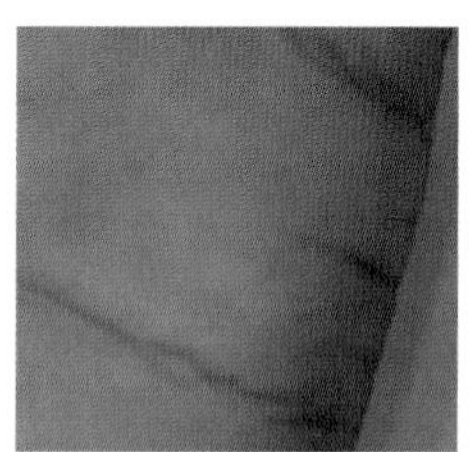

图 5－919　青年人
性纹

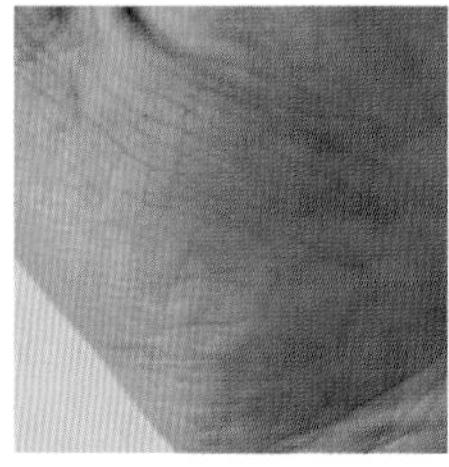

图 5－920　青年人
手掌静脉

5. 100 名健康年轻人九宫八卦区域再生纹、障碍纹出现情况

巽区有再生纹、障碍纹 20 人，占 20.00%；离区有再生纹、障碍纹 60 人，占 60.00%；坤区有再生纹、障碍纹 18 人，占 18.00%；震区有再生纹、障碍纹 72 人，占 72.00%；明堂区有再生纹、障碍纹 55 人，占 55.00%；兑区有再生纹、障碍纹 6 人，占 6.00%；艮区有再生纹、障碍纹 42 人，占 42.00%；坎区有再生纹、障碍纹 37

人，占37.00%；乾区有再生纹、障碍纹7人，占7.00%。如图5－921～图5－929所示。

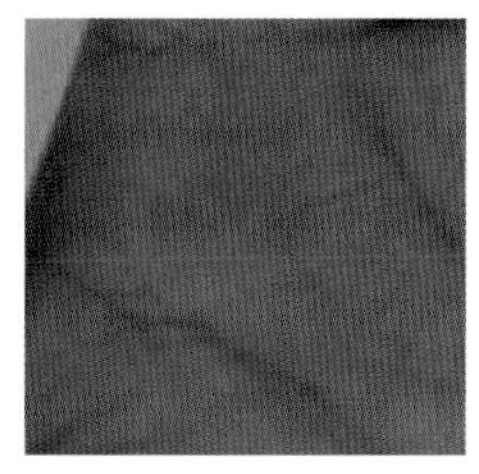

图5－921　青年人
巽区有再生纹、障碍纹

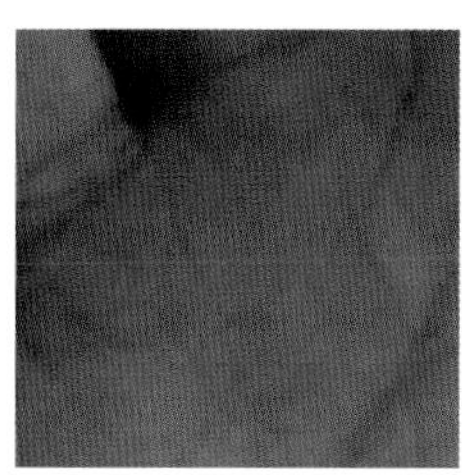

图5－922　青年人
离区有再生纹、障碍纹

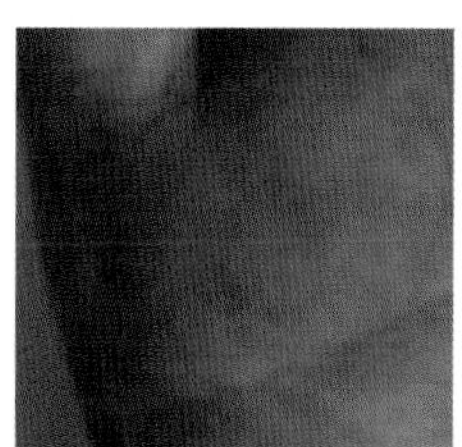

图5－923　青年人
坤区有再生纹、障碍纹

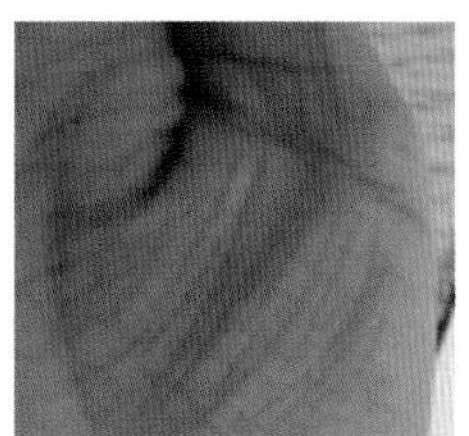

图5－924　青年人
震区有再生纹、障碍纹

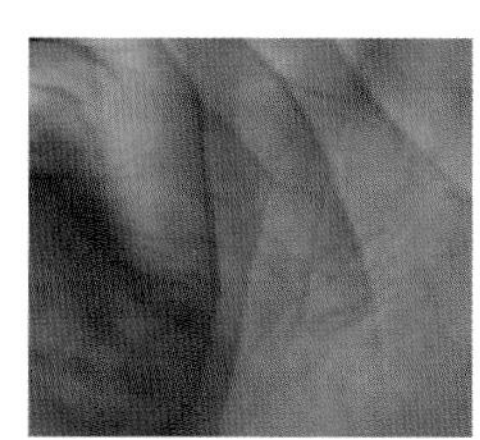

图5－925　青年人
明堂区有再生纹、障碍纹

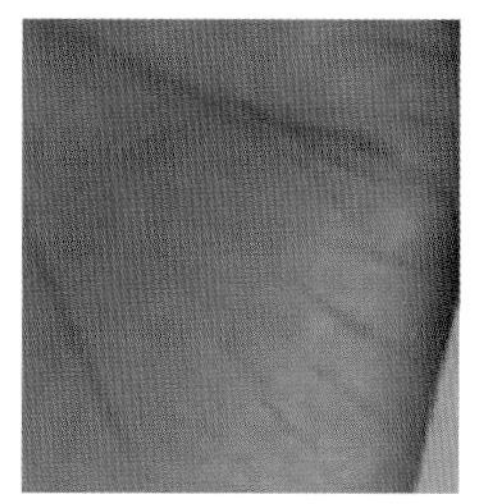

图5－926　青年人
兑区有再生纹、障碍纹

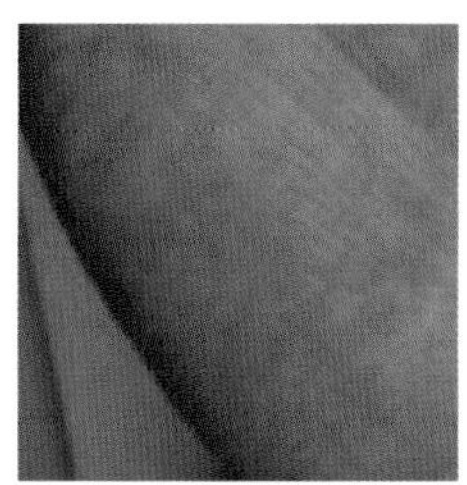

图5－927　青年人
艮区有再生纹、障碍纹

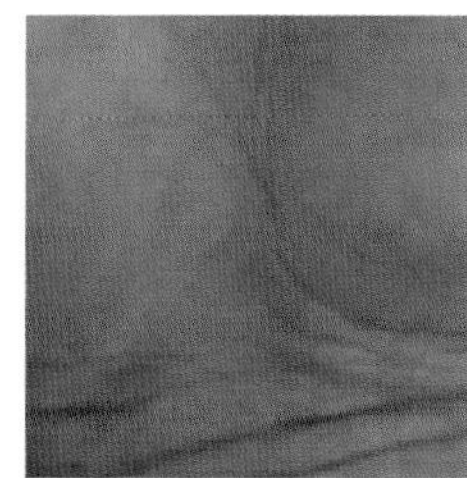

图5－928　青年人
坎区有再生纹、障碍纹

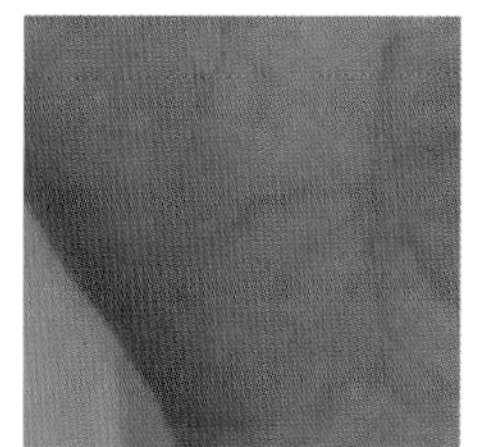

图5－929　青年人
乾区有再生纹、障碍纹

（二）218名患病青年人手纹表象

本组218人中所患疾病包含10种。呼吸疾病31人，占14.22%；心脏疾病8人，占3.67%；消化疾病11人，占5.05%；肾脏疾病29人，占13.3%；胆囊疾病2人，占0.92%；肝脏疾病3人，占1.38%；糖尿病16人，占7.34%；自身免疫病4人，占1.83%；妇科疾病105人，占48.17%；尿毒症9人，占4.13%。

1. 患病青年人生理纹与疾病关系

（1）天、地、人纹有两条纹线

呼吸疾病3人，占1.38%；肾脏疾病1人，占0.46%；妇科疾病3人，占1.38%。如图5－930所示。

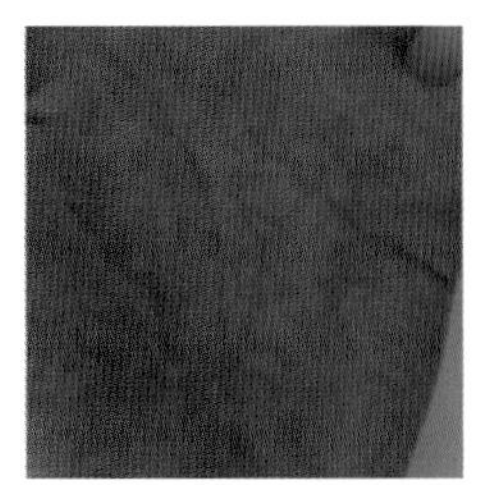

图 5－930　患病青年人两条纹线

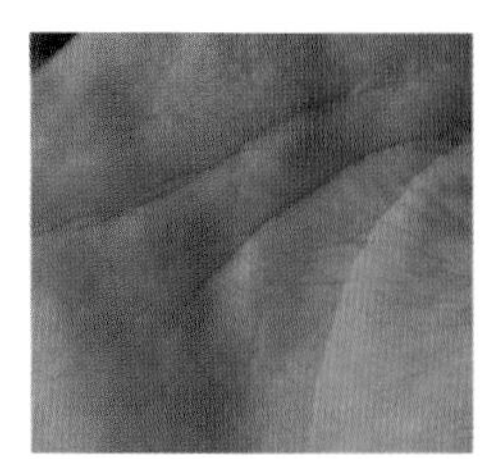

图 5－931　患病青年人天、地、人纹俱全

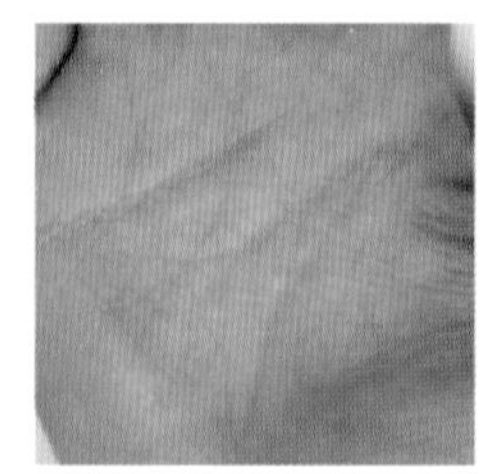

图 5－932　患病青年人天、地、人纹线不清

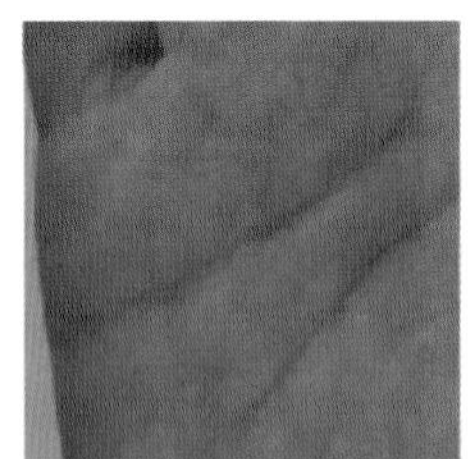

图 5－933　患病青年人毛状天纹

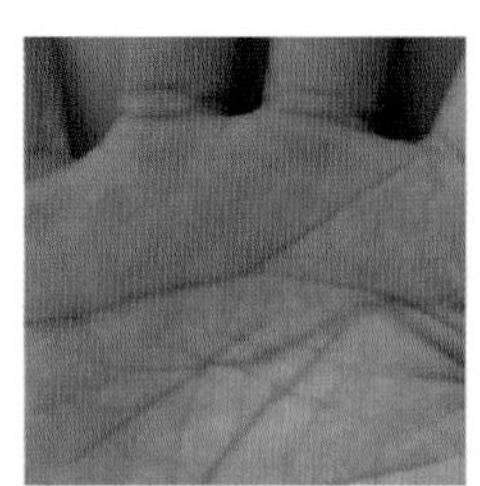

图 5－934　患病青年人分叉天纹

（2）天、地、人纹俱全

呼吸疾病 27 人，占 12.38%；心脏疾病 7 人，占 3.21%；消化疾病 11 人，占 5.05%；肾脏疾病 27 人，占 12.38%；胆囊疾病 2 人，占 0.92%；肝脏疾病 2 人，占 0.92%；糖尿病 15 人，占 6.88%；自身免疫病 3 人，占 1.38%；妇科疾病 99 人，占 45.41%；尿毒症 8 人，占 3.67%。如图 5－931 所示。

（3）天、地、人纹线不清

呼吸疾病 1 人，占 0.46%；心脏疾病 1 人，占 0.46%；肾脏疾病 1 人，占 0.46%；肝脏疾病 1 人，占 0.46%；糖尿病 1 人，占 0.46%；自身免疫病 1 人，占 0.46%；妇科疾病 2 人，占 0.92%；尿毒症 1 人，占 0.46%。如图 5－932 所示。

（4）天纹毛状

呼吸疾病 18 人，占 8.25%；心脏疾病 4 人，占 1.83%；消化疾病 8 人，占 3.67%；肾脏疾病 7 人，占 3.21%；肝脏疾病 1 人，占 0.46%；糖尿病 7 人，占 3.21%；自身免疫病 3 人，占 1.38%；妇科疾病 25 人，占 11.46%；尿毒症 3 人，占 1.38%。如图 5－933 所示。

（5）天纹分叉

呼吸疾病 3 人，占 1.38%；心脏疾病 1 人，占 0.46%；消化疾病 1 人，占 0.46%；肾脏疾病 3 人，占 1.38%；肝脏疾病 1 人，占 0.46%；妇科疾病 19 人，占 8.67%。如图 5－934 所示。

（6）天纹略短

呼吸疾病 1 人，占 0.46%。如图 5－935 所示。

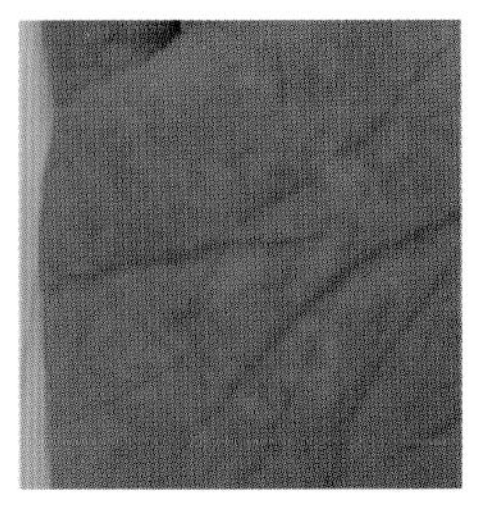
图 5-935 患病青年人天纹略短

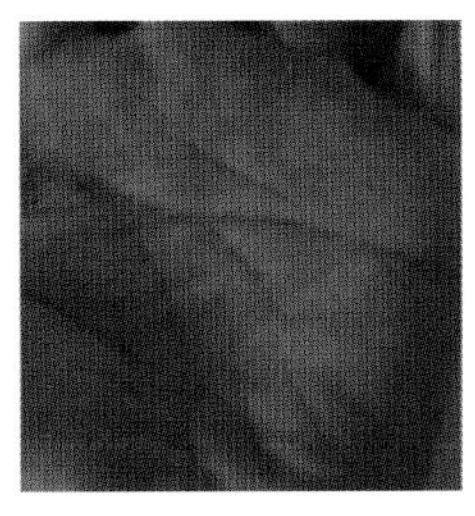
图 5-936 患病青年人天震纹

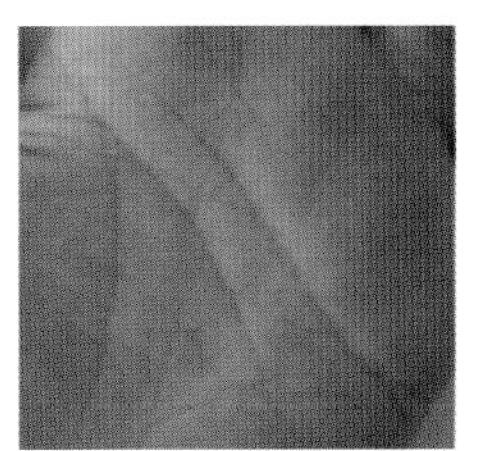
图 5-937 患病青年人天巽纹

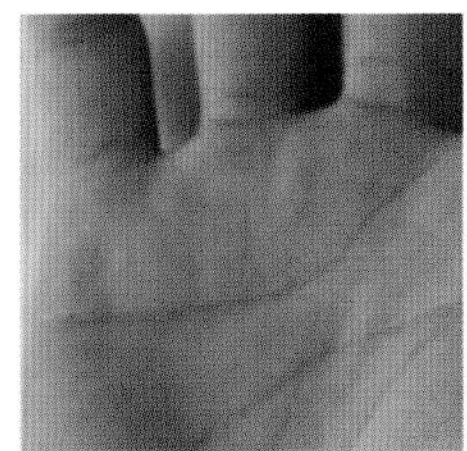
图 5-938 患病青年人天离纹

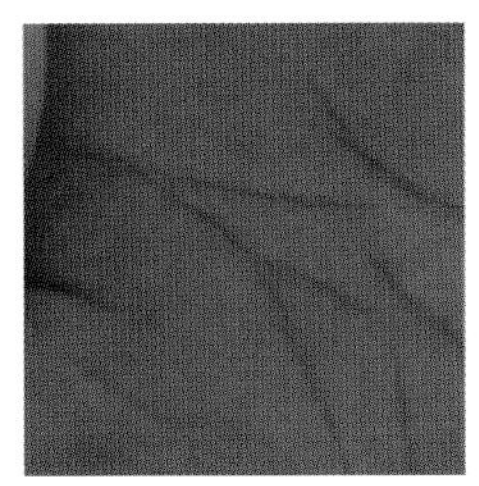
图 5-939 患病青年人人纹略短

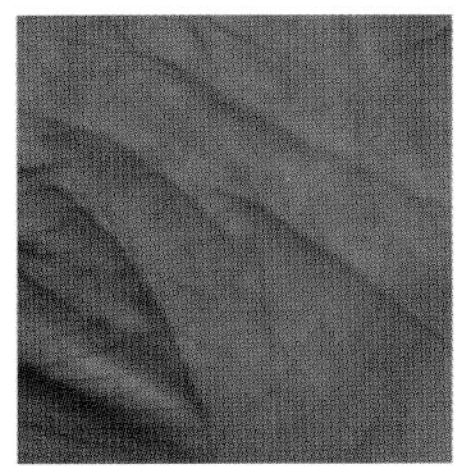
图 5-940 患病青年人人纹断开

(7) 天震纹（天纹延长到震区）

呼吸疾病 1 人，占 0.46%；肾脏疾病 1 人，占 0.46%；糖尿病 1 人，占 0.46%；尿毒症 1 人，占 0.46%。如图 5-936 所示。

(8) 天巽纹（天纹延长到巽区）

呼吸疾病 7 人，占 3.21%；心脏疾病 4 人，占 1.83%；消化疾病 2 人，占 0.92%；肾脏疾病 5 人，占 2.29%；糖尿病 1 人，占 0.46%；自身免疫疾病 1 人，占 0.46%；妇科疾病 33 人，占 15.14%。如图 5-937 所示。

(9) 天离纹（天纹上升到离区）

呼吸疾病 6 人，占 2.75%；心脏疾病 1 人，占 0.46%；消化疾病 4 人，占 1.83%；肾脏疾病 5 人，占 2.29%；胆囊疾病 1 人，占 0.46%；肝脏疾病 1 人，占 0.46%；糖尿病 3 人，占 1.38%；妇科疾病 47 人，占 21.56%；尿毒症 1 人，占 0.46%。如图5-938 所示。

(10) 人纹略短

消化疾病 1 人，占 0.46%；糖尿病 1 人，占 0.46%；妇科疾病 2 人，占 0.92%。如图 5-939 所示。

(11) 人纹断开

呼吸疾病 1 人，占 0.46%。如图 5-940 所示。

(12) 人纹无起始点

呼吸疾病 2 人，占 0.92%；肾脏疾病 2 人，占 0.92%；肝脏疾病 1 人，占 0.46%；糖尿病 1 人，占 0.46%；妇科疾病 12 人，占 5.50%；尿毒症 1 人，占 0.46%。如图 5-941 所示。

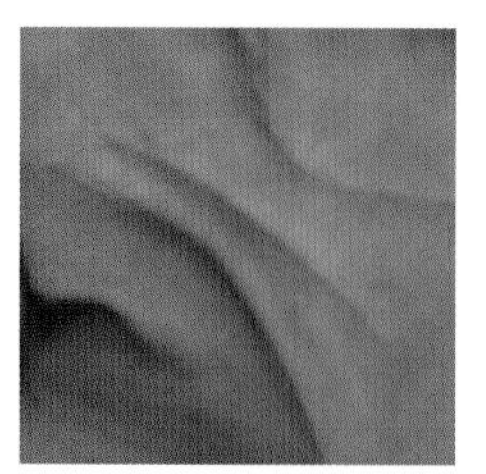

图 5－941 患病青年人
人纹无起始点

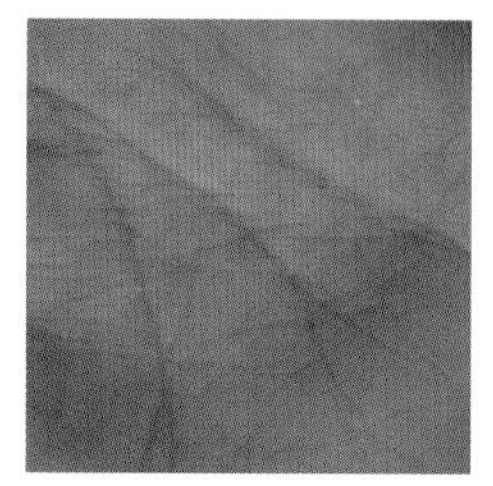

图 5－942 患病青年人
人纹分叉

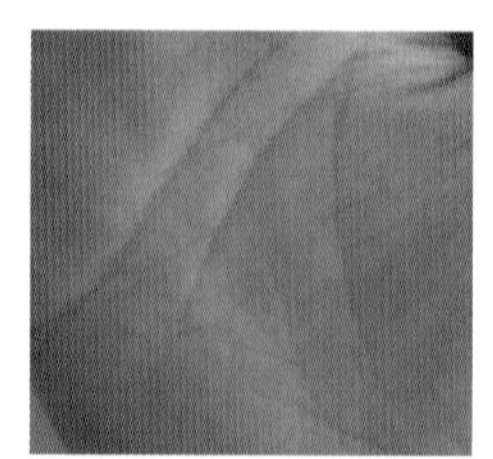

图 5－943 患病青年人
人兑纹

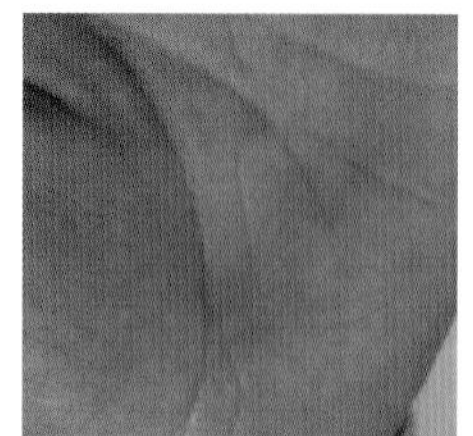

图 5－944 患病青年人
人乾纹

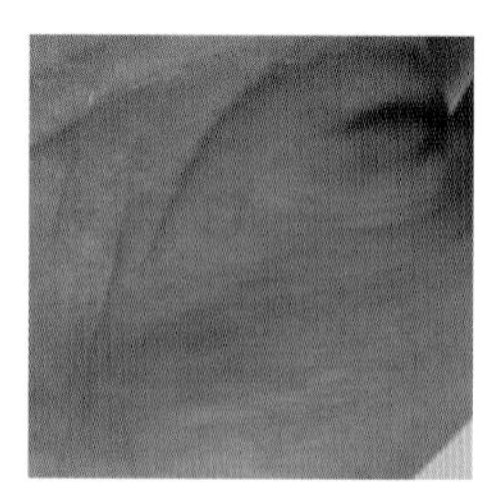

图 5－945 患病青年人
地纹略短

（13）人纹分叉

呼吸疾病 5 人，占 2.29%；消化疾病 2 人，占 0.92%；肾脏疾病 1 人，占 0.46%；妇科疾病 17 人，占 7.79%；尿毒症 1 人，占 0.46%。如图 5－942 所示。

（14）人兑纹（人纹延长到兑区）

呼吸疾病 11 人，占 5.04%；心脏疾病 4 人，占 1.83%；消化疾病 3 人，占 1.38%；肾脏疾病 15 人，占 6.88%；胆囊疾病 1 人，占 0.46%；肝脏疾病人 1，占 0.46%；糖尿病 3 人，占 1.38%；自身免疫病 3 人，占 1.38%；妇科疾病 58 人，占 26.61%；尿毒症 3 人，占 1.38%。如图 5－943 所示。

（15）人乾纹（人纹延长到乾区）

呼吸疾病 4 人，占 1.83%；心脏疾病 2 人，占 0.92%；消化疾病 3 人，占 1.38%；肾脏疾病 5 人，占 2.29%；糖尿病 1 人，占 0.46%；妇科疾病 2 人，占 0.92%；尿毒症 2 人，占 0.92%。如图 5－944 所示。

（16）地纹略短

呼吸疾病 10 人，占 4.58%；消化疾病 7 人，占 3.21%；肾脏疾病 3 人，占 1.38%；胆囊疾病 2 人，占 0.92%；肝脏疾病 2 人，占 0.92%；自身免疫病 1 人，占 0.46%；妇科疾病 39 人，占 17.89%；如图 5－945 所示。

（17）地纹断开

呼吸疾病 4 人，占 1.82%；心脏疾病 2 人，占 0.92%。如图 5－946 所示。

（18）地纹分叉

呼吸疾病 1 人，占 0.46%；肾脏疾病 1 人，占 0.46%；妇科疾病 30 人，占 13.76%。如图 5－947 所示。

（19）地巽纹（地纹起始于巽区）

呼吸疾病 3 人，占 1.38%；心脏疾病 1 人，占 0.46%；肾脏疾病 1 人，占 0.46%；糖尿病 3 人，占 1.38%；尿毒症 1 人，占 0.46%。如图 5－948 所示。

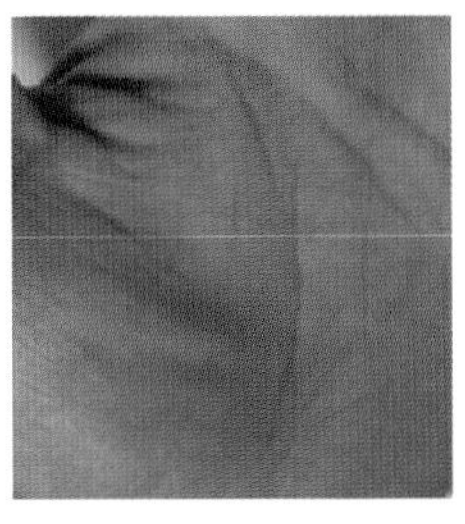

图 5－946　患病青年人
地纹断开

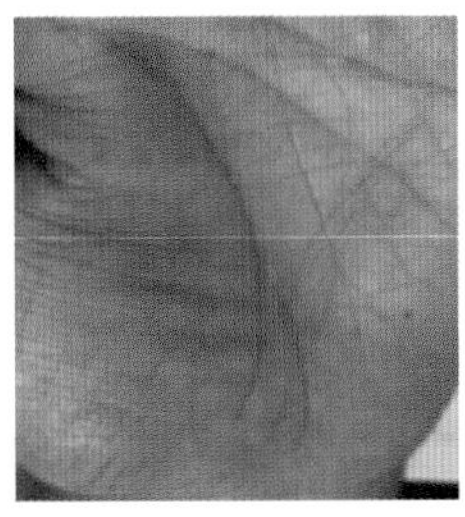

图 5－947　患病青年人
地纹分叉

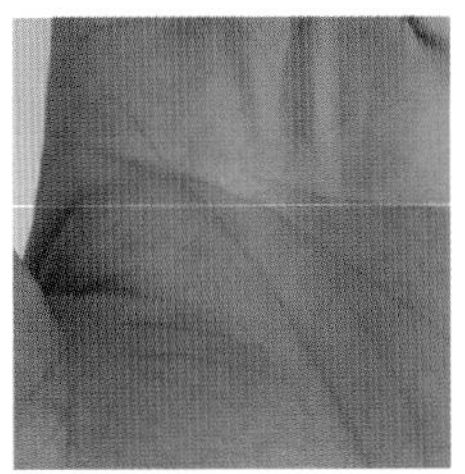

图 5－948　患病青年人
地巽纹

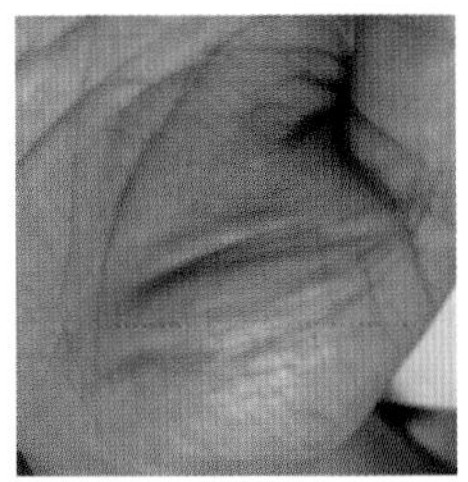

图 5－949　患病青年人
地纹囊括面积大

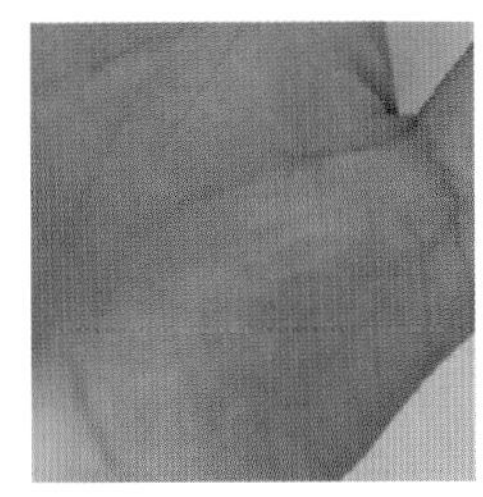

图 5－950　患病青年人
地纹囊括面积小

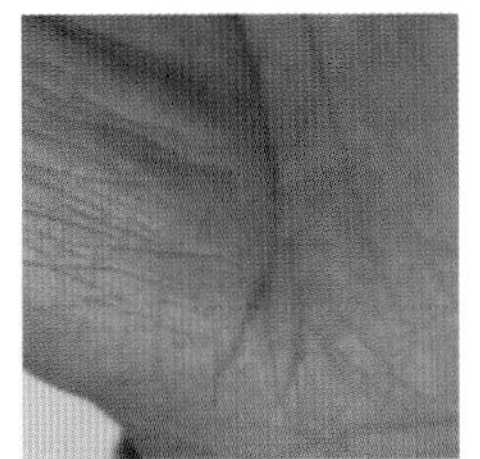

图 5－951　患病青年人
地纹主线附近有岛形纹

（20）地纹囊括面积大

呼吸疾病 12 人，占 5.50%；心脏疾病 3 人，占 1.38%；消化疾病 2 人，占 0.92%；肾脏疾病 11 人，占 5.04%；胆囊疾病 1 人，占 0.46%；肝脏疾病 1 人，占 0.46%；糖尿病 8 人，占 3.67%；自身免疫病 2 人，占 0.92%；妇科疾病 48 人，占 22.01%；尿毒症 5 人，占 2.29%。如图 5－949 所示。

（21）地纹囊括面积小

呼吸疾病 1 人，占 0.46%。如图 5－950 所示。

（22）地纹主线附近有岛形纹

糖尿病 1 人，占 0.46%；妇科疾病 24 人，占 11.01%。如图 5－951 所示。

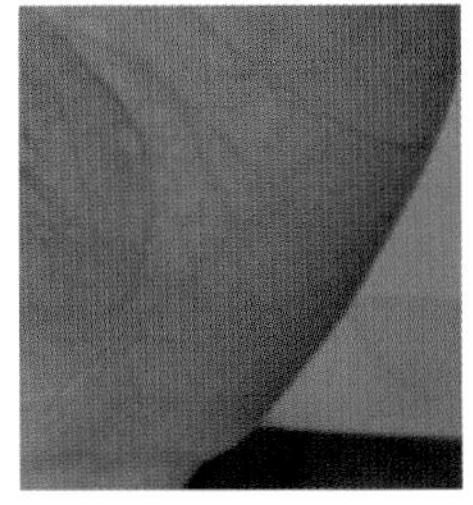

图 5－952　患病青年人
健康纹

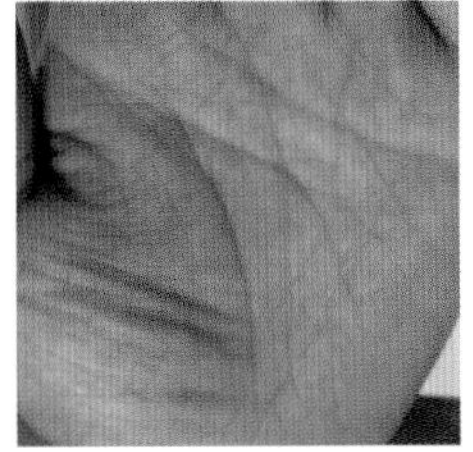

图 5－953　患病青年人
事业纹

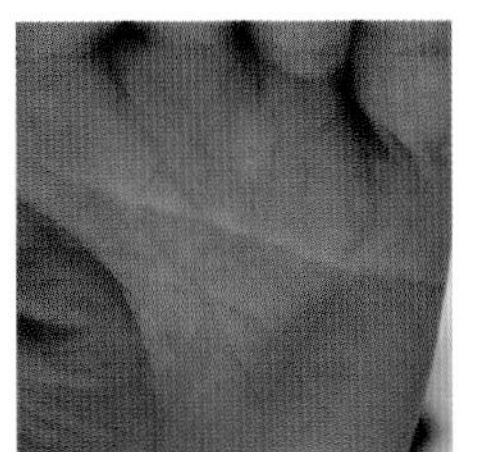

图 5－954　患病青年人
贯通纹

2. 218 例患病青年人再生纹、障碍纹与疾病关系

（1）健康纹

呼吸疾病 1 人，占 0.46%；妇科疾病 17 人，占 7.79%；尿毒症 1 人，占 0.46%。如图 5－952 所示。

（2）事业纹

呼吸疾病 4 人，占 1.83%；消化疾病 2 人，占 0.92%；肾脏疾病 6 人，占 2.75%；胆囊疾病 1 人，占 0.46%；糖尿病 1 人，占 0.46%；自身免疫病 1 人，占 0.46%；妇科疾病 16 人，占 7.34%；尿毒症 1 人，占 0.46%。如图 5－953 所示。

（3）贯通掌纹

呼吸疾病 2 人，占 0.92%；心脏疾病 1 人，占 0.46%；肾脏疾病 2 人，占 0.92%；妇科疾病 8 人，占 3.67%；尿毒症 1 人，占 0.46%。如图 5－954 所示。

（4）坤纹

呼吸疾病 1 人，占 0.46%；肾脏疾病 3 人，占 1.38%；肝脏疾病 1 人，占 0.46%。如图 5－955 所示。

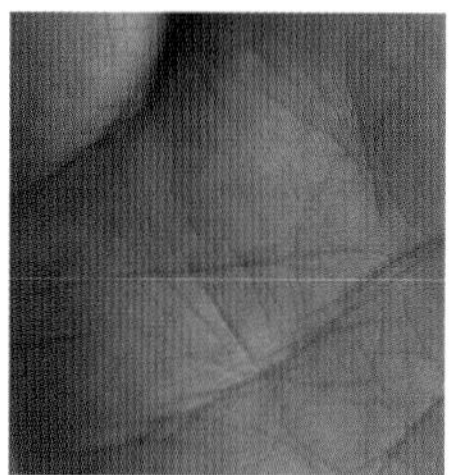

图 5－955　患病青年人坤纹

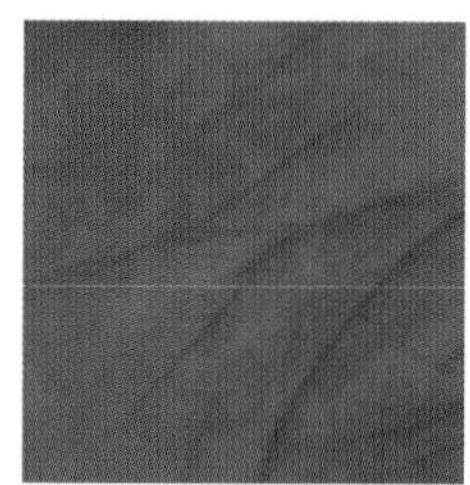

图 5－956　患病青年人贯桥纹

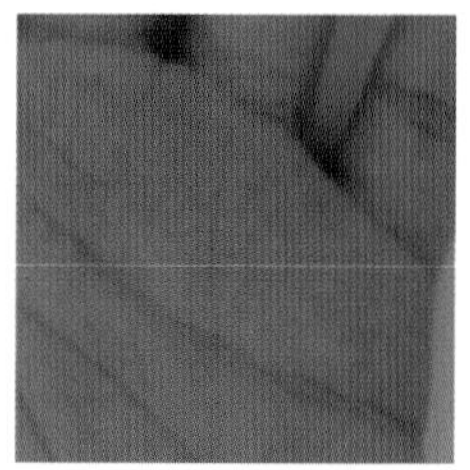

图 5－957　患病青年人太阳纹

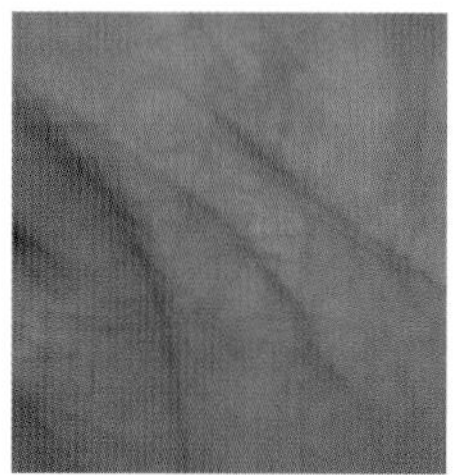

图 5－958　患病青年人毛状纹

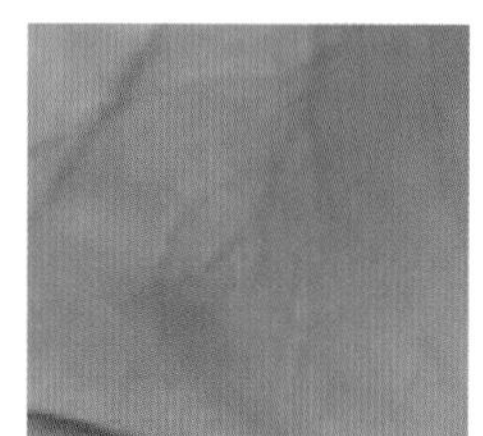

图 5－959　患病青年人岛状纹

（5）贯桥纹

心脏疾病 1 人，占 0.46%；消化疾病 1 人，占 0.46%；妇科疾病 7 人，占 3.21%；尿毒症 2 人，占 0.92%。如图 5－956 所示。

（6）太阳纹

呼吸疾病 1 人，占 0.46%；肾脏疾病 1 人，占 0.46%；妇科疾病 16 人，占 7.34%；尿毒症 1 人，占 0.46%。如图 5－957 所示。

（7）毛状纹

糖尿病 2 人，占 0.92%；自身免疫病 2 人，占 0.92%；妇科疾病 47 人，占 21.56%。如图 5-958 所示。

（8）岛状纹

肾脏疾病 1 人，占 0.46%；妇科疾病 11 人，占 5.04%。如图 5-959 所示。

（9）角形纹

呼吸疾病 7 人，占 3.21%；心脏疾病 2 人，占 0.92%；消化疾病 1 人，占 0.46%；肾脏疾病 1 人，占 0.46%；妇科疾病 68 人，占 31.19%。如图 5-960 所示。

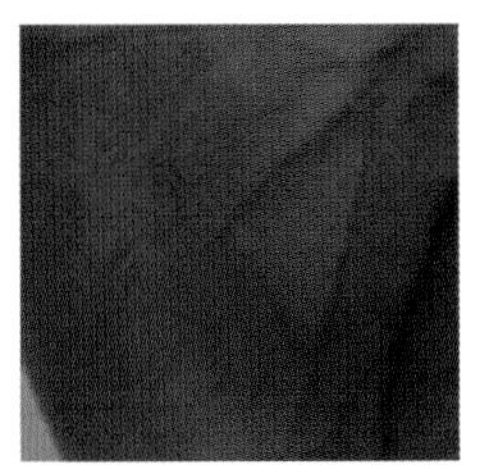

图 5-960　患病青年人角形纹

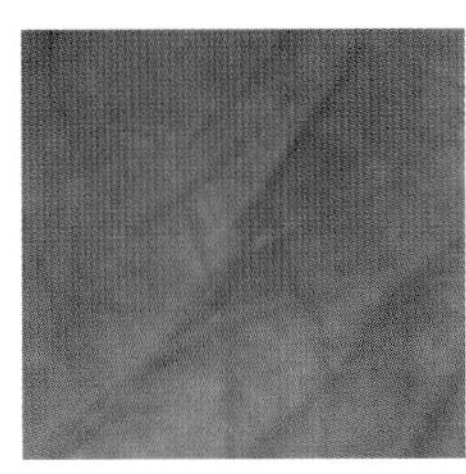

图 5-961　患病青年人井字纹

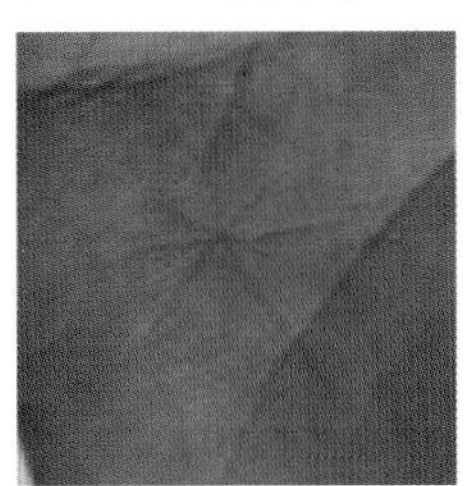

图 5-962　患病青年人米字纹

图 5-963　患病青年人十字纹

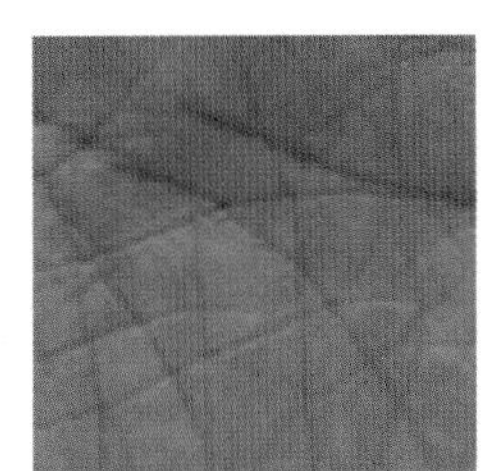

图 5-964　患病青年人四方形纹

（10）井字纹

呼吸疾病 4 人，占 1.83%；心脏疾病 1 人，占 0.46%；消化疾病 5 人，占 2.29%；肾脏疾病 3 人，占 1.38%；妇科疾病 20 人，占 9.17%；尿毒症 2 人，占 0.92%。如图 5-961 所示。

（11）米字纹

呼吸疾病 4 人，占 1.83%；心脏疾病 1 人，占 0.46%；消化疾病 1 人，占 0.46%；肾脏疾病 1 人，占 0.46%；妇科疾病 12 人，占 5.50%。如图 5-962 所示。

（12）十字纹

呼吸疾病 28 人，占 12.84%；心脏疾病 3 人，占 1.38%；消化疾病 5 人，占 2.29%；肾脏疾病 10 人，占 4.58%；胆囊疾病 1 人，占 0.46%；肝脏疾病 2 人，占 0.92%；妇科疾病 39 人，占 17.89%；尿毒症 2 人，占 0.92%。如图 5-963 所示。

（13）四方形纹

呼吸疾病 5 人，占 2.29%；尿毒症 1 人，占 0.46%。如图 5-964 所示。

（14）离区有横纹

心脏疾病1人，占0.46%；肾脏疾病1人，占0.46%；糖尿病1人，占0.46%；妇科疾病46人，占21.1%。如图5－965所示。

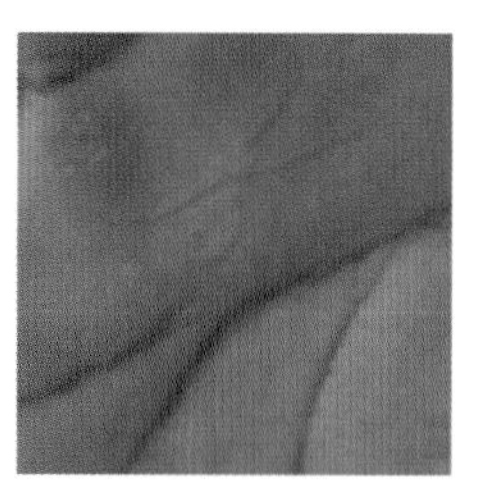

图5－965　患病青年人离区有横纹

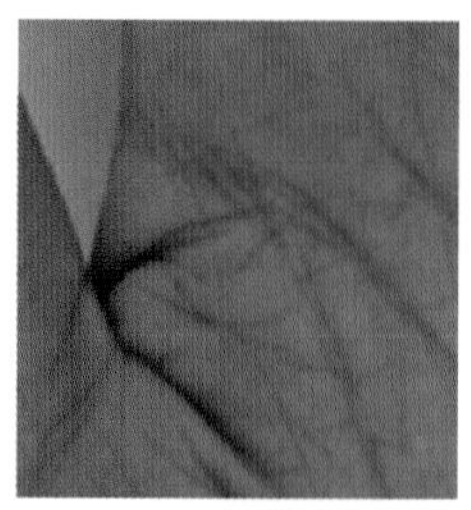

图5－966　患病青年人震区有横纹

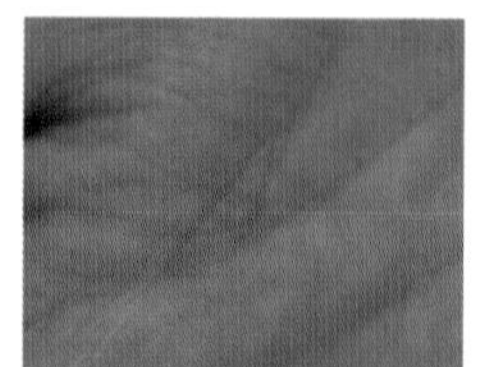

图5－967　患病青年人星形纹

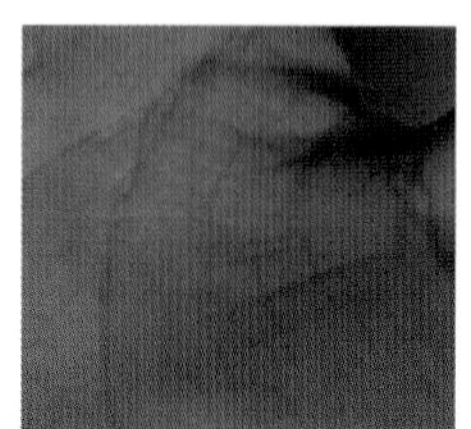

图5－968　患病青年人田字纹

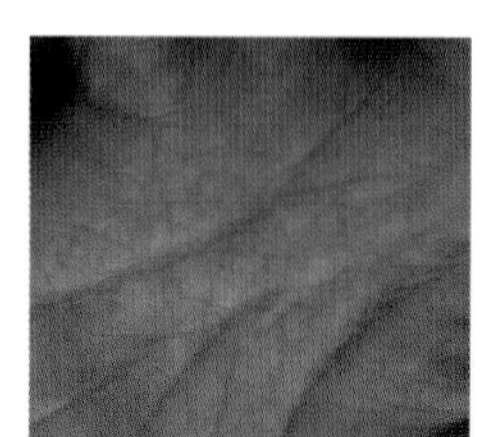

图5－969　患病青年人天纹垂线纹

（15）震区有横纹

呼吸疾病24人，占11.01%；心脏疾病5人，占2.29%；肾脏疾病18人，占8.25%；糖尿病11人，占5.04%；自身免疫病1人，占0.46%；妇科疾病77人，占35.32%；尿毒症3人，占1.38%。如图5－966所示。

（16）星形纹

妇科疾病1人，占0.46%。如图5－967所示。

（17）田字纹

呼吸疾病2人，占0.92%；肾脏疾病1人，占0.46%；妇科疾病6人，占2.75%。如图5－968所示。

（18）天纹垂线纹

心脏疾病2人，占0.92%；肾脏疾病8人，占3.67%；妇科疾病40人，占18.35%；尿毒症1人，占0.46%。如图5－969所示。

（19）月形纹

消化疾病1人，占0.46%；肾脏疾病2人，占0.92%；妇科疾病48人，占22.01%。如图5－970所示。

（20）巽区田字纹

消化疾病1人，占0.46%；自身免疫病1人，占0.46%；尿毒症2人，占0.92%。如图5－971所示。

（21）巽区十字纹

心脏疾病1人，占0.46%；消化疾病2人，占0.92%；肾脏疾病2人，占0.92%；胆囊疾病1人，占0.46%；肝脏疾病1人，占0.46%；糖尿病1人，占0.46%；自身免疫病1人，占0.46%。如图5-972所示。

图5-970　患病青年人月形纹

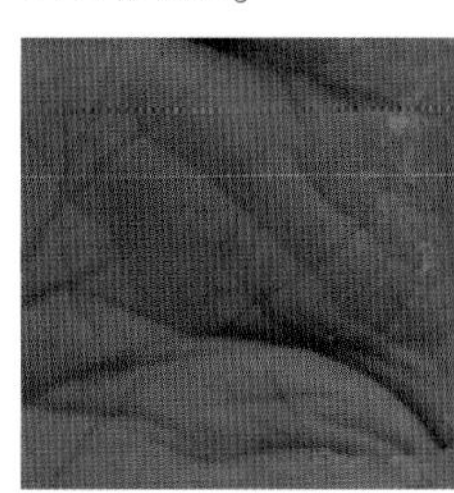

图5-971　患病青年人巽区田字纹

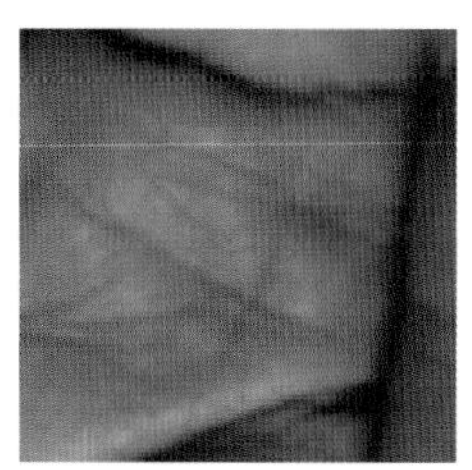

图5-972　患病青年人巽区十字纹

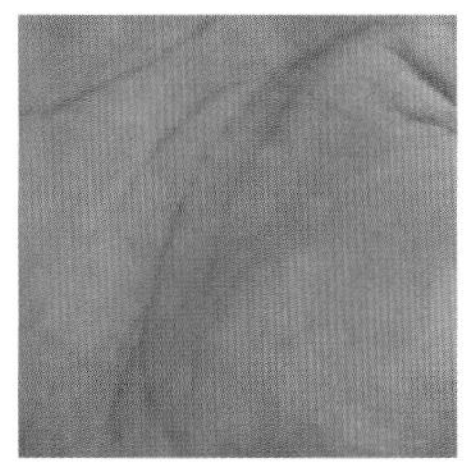

图5-973　患病青年人双生命纹

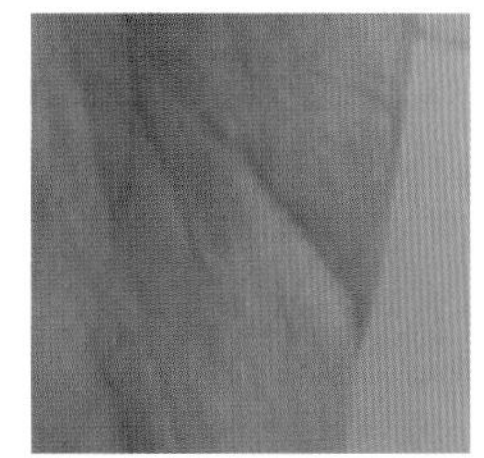

图5-974　患病青年人乾横纹

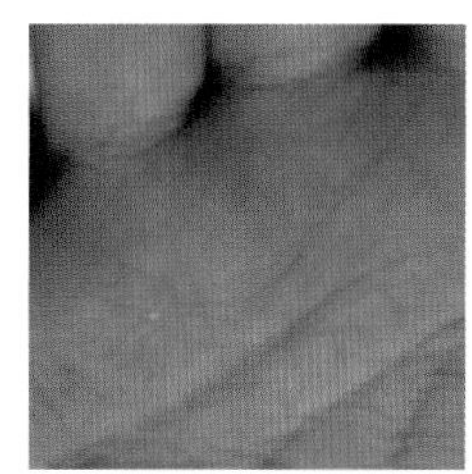

图5-975　患病青年人金星环纹

（22）双生命纹

肾脏疾病1人，占0.46%；妇科疾病12人，占5.50%。如图5-973所示。

（23）乾横纹

呼吸疾病1人，占0.46%；心脏疾病1人，占0.46%；糖尿病4人，占1.83%；自身免疫病1人，占0.46%；尿毒症1人，占0.46%。如图5-974所示。

（24）金星环纹（大环）

呼吸疾病4人，占1.83%；心脏疾病5人，占2.29%；肾脏疾病3人，占1.38%；胆囊疾病1人，占0.46%；糖尿病1人，占0.46%；妇科疾病24人，占11.01%；尿毒症1人，占0.46%。如图5-975所示。

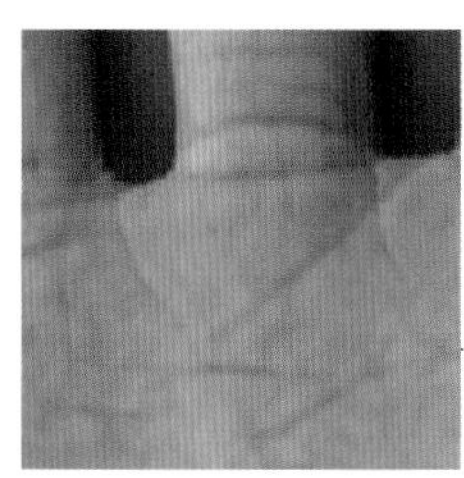

图5-976　患病青年人土星环纹

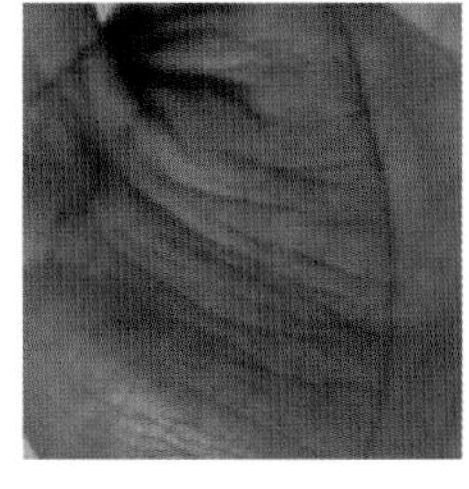

图5-977　患病青年人大鱼际可变纹

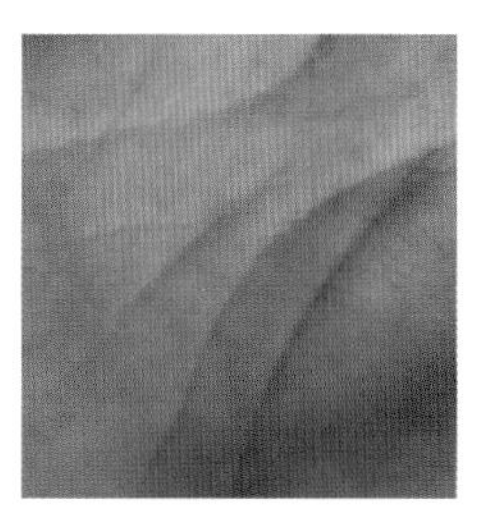

图5-978　患病青年人人上纹

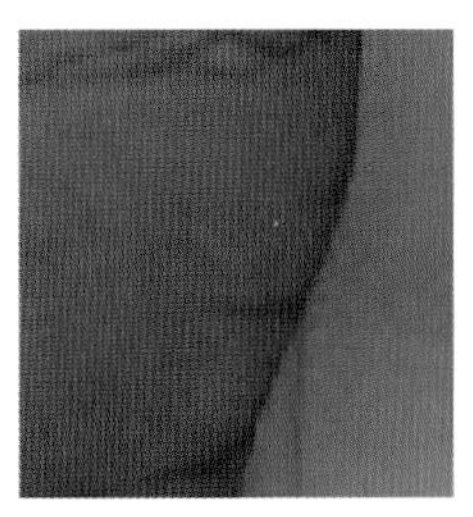
图 5－979　患病青年人性纹

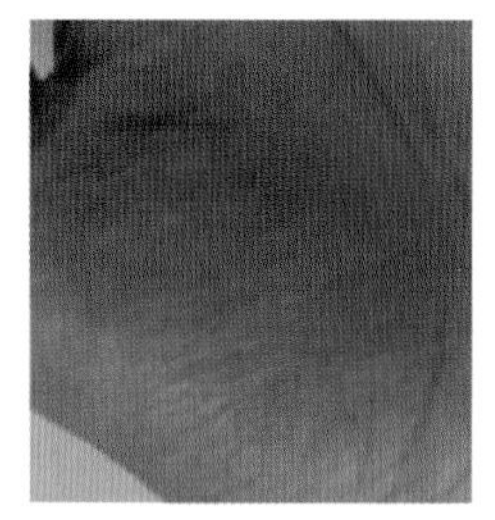
图 5－980　患病青年人手掌静脉

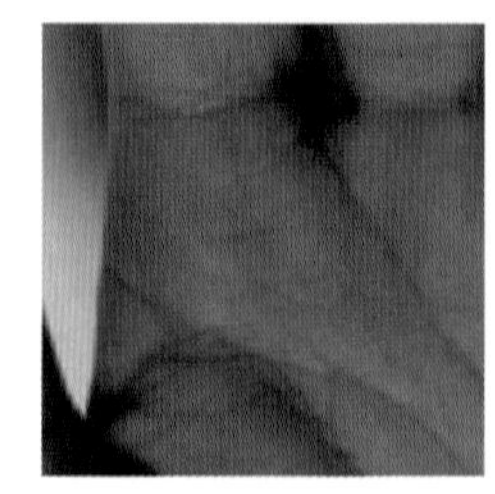
图 5－981　患病青年人巽区出现再生纹、障碍纹

（25）土星环纹（小环）

呼吸疾病 1 人，占 0.46%；心脏疾病 1 人，占 0.46%；肾脏疾病 1 人，占 0.46%；糖尿病 1 人，占 0.46%；妇科疾病 3 人，占 1.38%。图 5－976 所示。

（26）大鱼际可变纹

呼吸疾病 19 人，占 8.71%；心脏疾病 3 人，占 1.38%；消化疾病 7 人，占 3.21%；肾脏疾病 11 人，占 5.04%；肝脏疾病 1 人，占 0.46%；糖尿病 2 人，占 0.92%；自身免疫病 2 人，占 0.92%；妇科疾病 62 人，占 28.44%；尿毒症 7 人，占 3.21%。图 5－977 所示。

（27）人上纹

呼吸疾病 10 人，占 4.58%；心脏疾病 2 人，占 0.92%；消化疾病 1 人，占 0.46%；肾脏疾病 3 人，占 1.38%；糖尿病 2 人，占 0.92%；自身免疫病 1 人，占 0.46%；妇科疾病 15 人，占 6.88%。图 5－978 所示。

（28）性纹

呼吸疾病 13 人，占 5.96%；心脏疾病 3 人，占 1.38%；消化疾病 2 人，占 0.92%；肾脏疾病 10 人，占 4.59%；胆囊疾病 1 人，占 0.46%；肝脏疾病 1 人，占 0.46%；糖尿病 4 人，占 1.83%；自身免疫病 1 人，占 0.46%；妇科疾病 41 人，占 18.8%；尿毒症 2 人，占 0.92%。图 5－979 所示。

（29）手掌静脉

呼吸疾病 3 人，占 1.38%；心脏疾病 4 人，占 1.83%；消化疾病 2 人，占 0.92%；肾脏疾病 9 人，占 4.13%；肝脏疾病 1 人，占 0.46%；糖尿病 3 人，占 1.38%；妇科疾病 24 人，占 11.01%；尿毒症 8 人，占 3.67%。图 5－980 所示。

3. 218 例患病年青人九宫八卦区域再生纹、障碍纹出现情况与疾病关系

（1）巽区出现再生纹、障碍纹

呼吸疾病 19 人，占 8.71%；心脏疾病 3 人，占 1.38%；消化疾病 11 人，占 5.04%；肾脏疾病 13 人，占 5.96%；胆囊疾病 1 人，占 0.46%；肝脏疾病 2 人，占 0.92%；糖尿病 5 人，占 2.29%；自身免疫病 3 人，占 1.38%；妇科疾病 60 人，占 27.52%；尿毒症 4 人，占 1.83%。图 5－981 所示。

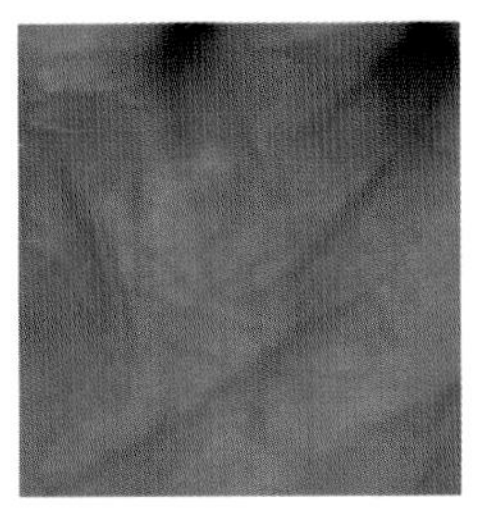
图 5－982 患病青年人
离区出现再生纹、障碍纹

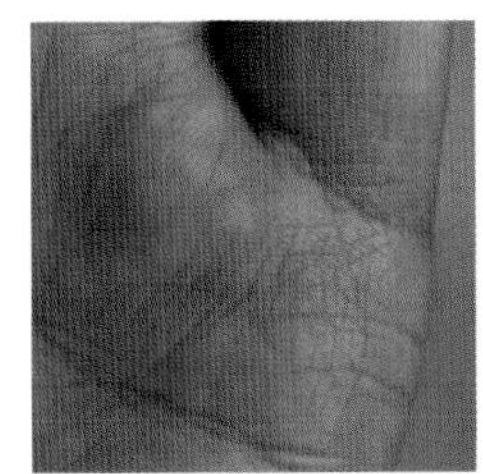
图 5－983 患病青年人
坤区出现再生纹、障碍纹

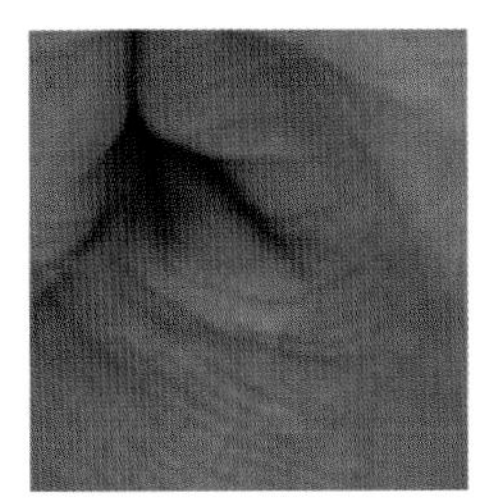
图 5－984 患病青年人
震区出现再生纹、障碍纹

（2）离区出现再生纹、障碍纹

呼吸疾病 27 人，占 12.38%；心脏疾病 6 人，占 2.75%；消化疾病 8 人，占 3.67%；肾脏疾病 18 人，占 8.25%；胆囊疾病 1 人，占 0.46%，肝脏疾病 3 人，占 1.38%；糖尿病 8 人，占 3.67%；自身免疫病 2 人，占 0.92%；妇科疾病 97 人，占 44.49%；尿毒症 8 人，占 3.67%。图 5－982 所示。

（3）坤区出现再生纹、障碍纹

呼吸疾病 16 人，占 7.34%；心脏疾病 3 人，占 1.38%；消化疾病 4 人，占 1.83%；肾脏疾病 8 人，占 3.67%；肝脏疾病 2 人，占 0.92%；糖尿病 2 人，占 0.92%；妇科疾病 61 人，占 27.98% 尿毒症 2 人，占 0.92%。图 5－983 所示。

（4）震区出现再生纹、障碍纹

呼吸疾病 27 人，占 12.38%；心脏疾病 6 人，占 2.75%；消化疾病 9 人，4.13% 肾脏疾病 17 人，占 7.79%；胆囊疾病 1 人，占 0.46%；肝脏疾病 2 人，占 0.92%；糖尿病 13 人，占 5.96%；自身免疫病 4 人，占 1.83%；妇科疾病 93 人，占 42.66%；尿毒症 9 人，占 4.13%。图 5－984 所示。

（5）明堂出现再生纹、障碍纹

呼吸疾病 27 人，占 12.38%；心脏疾病 7 人，占 3.21%；消化疾病 8 人，占 3.67%；肾脏疾病 18 人，占 8.25%；胆囊疾病 2 人，占 0.92%；肝脏疾病 3 人，占 1.38%；糖尿病 11 人，占 5.04%；自身免疫病 4 人，占 1.83%；妇科疾病 98 人，占 44.95%；尿毒症 7 人，占 3.21%。图 5－985 所示。

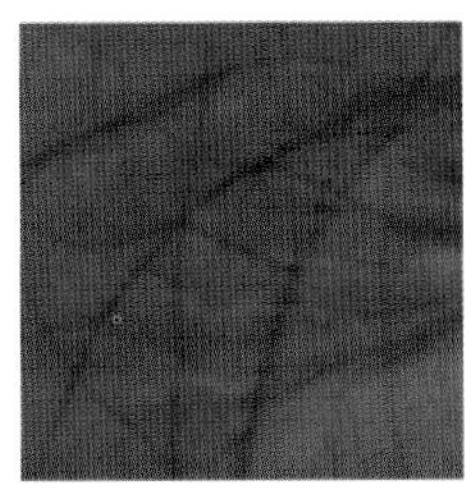
图 5－985 患病青年人
明堂区出现再生纹、障碍纹

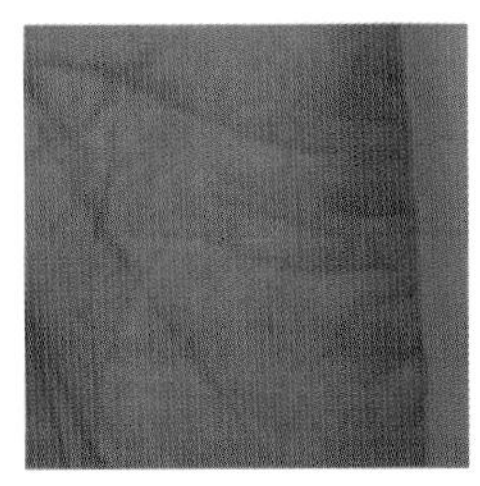
图 5－986 患病青年人
兑区出现再生纹、障碍纹

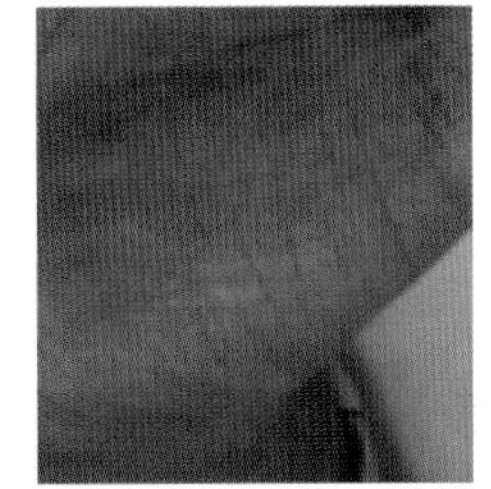
图 5－987 患病青年人
艮区出现再生纹、障碍纹

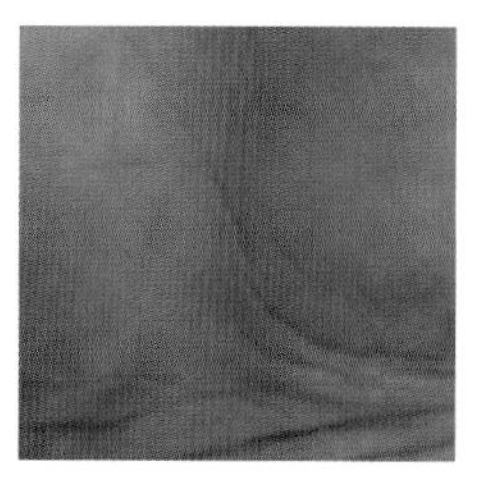

图 5－988　患病青年人坎区出现再生纹、障碍纹

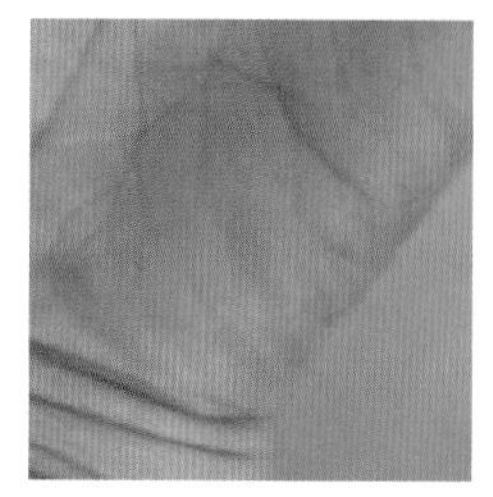

图 5－989　患病青年人乾区出现再生纹、障碍纹

（6）兑区出现再生纹、障碍纹

呼吸疾病 10 人，占 4.58%；心脏疾病 1 人，占 0.46%；消化疾病 5 人，占 2.29%；肾脏疾病 10 人，占 4.58%；糖尿病 3 人，占 1.38%；自身免疫病 1 人，占 0.46%；妇科疾病 23 人，占 10.55%；尿毒症 2 人，占 0.92%。图 5－986 所示。

（7）艮区出现再生纹、障碍纹

呼吸疾病 21 人，占 9.63%；心脏疾病 5 人，占 2.29%；消化疾病 6 人，占 2.75%；肾脏疾病 15 人，占 6.88% 胆囊疾病 1 人，占 0.46% 肝脏疾病 1 人，占 0.46%；糖尿病 8 人，占 3.67%；自身免疫病 2 人，占 0.92%；妇科疾病 91 人，占 41.74%；尿毒症 3 人，占 1.38%。图 5－987 所示。

（8）坎区出现再生纹、障碍纹

呼吸疾病 22 人，占 10.09%；心脏疾病 5 人，占 2.29%；消化疾病 9 人，占 4.13%；肾脏疾病 18 人，占 8.25%；胆囊疾病 2 人，占 0.92%；肝脏疾病 3 人，占 1.38%；糖尿病 7 人，占 3.21%；自身免疫病 4 人，占 1.83%；妇科疾病 96 人，占 44.03%；尿毒症 8 人，占 3.67%。图 5－988 所示。

（9）乾区出现再生纹、障碍纹

呼吸疾病 9 人，占 4.13%；心脏疾病 1 人，占 0.46%；消化疾病 1 人，占 0.46%；肾脏疾病 7 人，占 3.21%；糖尿病 2 人，占 0.92%；自身免疫病 1 人，占 0.46%；妇科疾病 15 人，占 6.88%；尿毒症 2 人，占 0.92%。图 5－989 所示。

六、288 例成（壮）年人手纹表象

手象普查表明成（壮）年组基本不存在正常手象，为获得手纹变化与疾病的关系本组 228 人均为住院及门诊患病人员。

本组 288 例成（壮）年人中包含疾病 12 种，其中呼吸疾病 25 人，占 8.68%；心脏疾病 22 人，占 7.64%；消化疾病 34 人，占 11.81%；肾脏疾病 38 人，占 13.19%；胆囊疾病 11 人，占 3.82%；肝脏疾病 10 人，占 3.47%；糖尿病 48 人，占 16.67%；阑尾炎 4 人，占 1.38%；妇科疾病 29 人，占 10.67%；脑疾病 37 人，占 12.85%；尿毒症 24 人，占 8.33%；胰腺炎 6 人，占 2.08%。

（一）288例患病成（壮）年人生理纹与疾病关系

1. 有两条生理纹

呼吸疾病1人，占0.35%；心脏疾病1人，占0.35%；肾脏疾病3人，占1.04%；肝脏疾病1人，占0.35%；糖尿病2人，占0.69%；脑疾病1人，占0.35%；尿毒症3人，占1.04%。如图5－990所示。

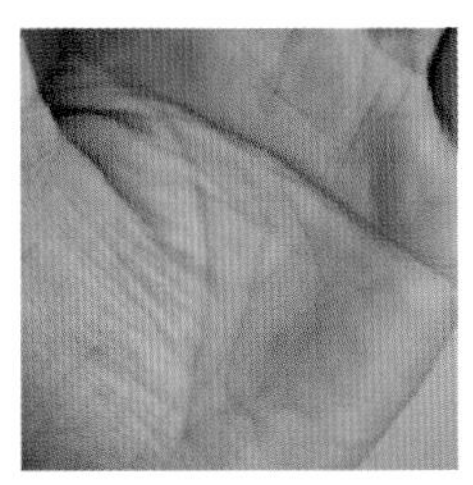

图5－990　患病成(壮)年人两条生理纹

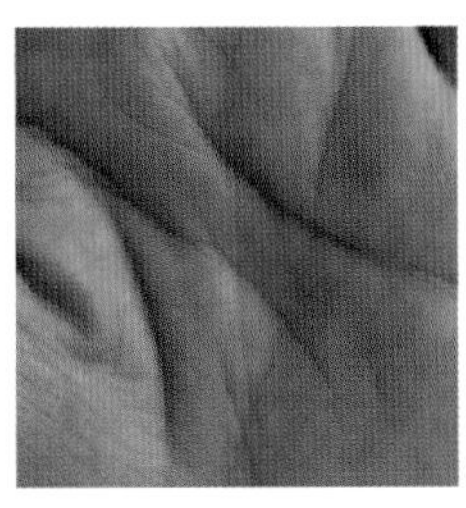

图5－991　患病成(壮)年人三条生理纹俱全

图5－992　患病成(壮)年人模糊生理纹

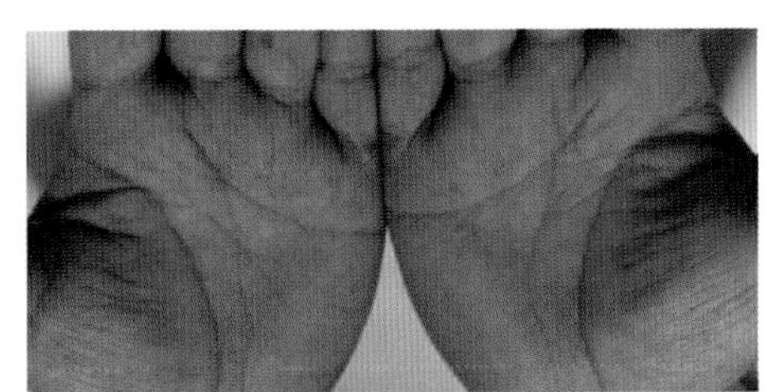

图5－993　患病成(壮)年人生理纹一手两条一手三条

2. 三条生理纹俱全

呼吸疾病24人，占8.33%；心脏疾病20人，占6.94%；消化疾病34人，占11.81%；肾脏疾病33人，占11.45%；胆囊疾病11人，占3.82%；肝脏疾病9人，占3.12%；糖尿病45人，占15.63%；阑尾炎4人，占1.38%；妇科疾病29人，占10.67%；脑疾病36人，占12.5%；尿毒症20人，占6.94%；胰腺炎6人，2.08%。如图5－991所示。

3. 生理纹不清晰

心脏疾病1人，占0.35%；肾脏疾病1人，占0.35%；糖尿病1人，占0.35%；尿毒症1人，占0.35%。如图5－992所示。

4. 生理纹一手两条一手三条

肾脏疾病1人，占0.35%。如图5－993所示。

5. 天纹毛状

呼吸疾病7人，占2.43；消化疾病10人，占3.47%；肾脏疾病10人，占3.47%；肝脏疾病4人，占1.38%；糖尿病13人，占4.51%；阑尾炎1人，占0.35%；妇科疾病3人，占1.04%；脑疾病12人，占4.16%；尿毒症7人，占2.43%；胰腺炎3人，占1.04%。如图5－994所示。

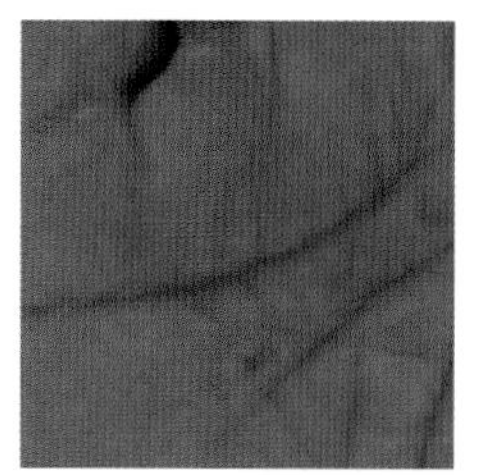
图5－994　患病成(壮)年人天纹毛状

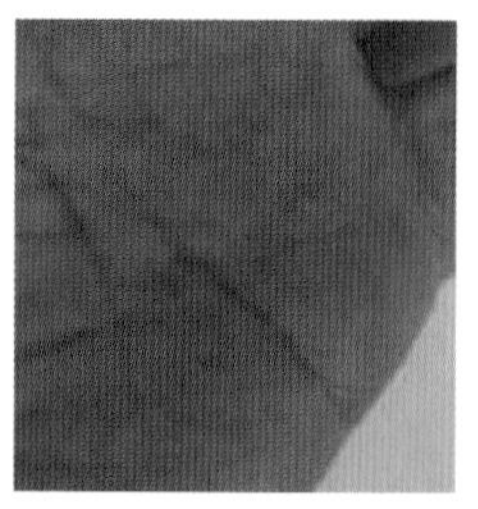
图5－995　患病成(壮)年人天纹略短

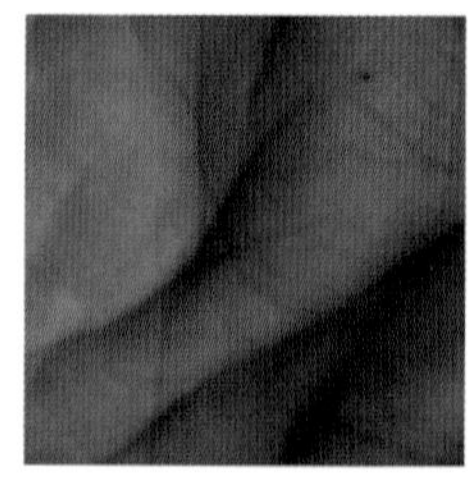
图5－996　患病成(壮)年人天纹分叉

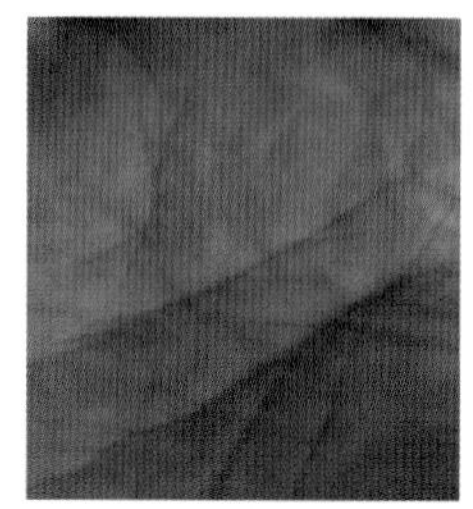
图5－997　患病成(壮)年人天巽纹

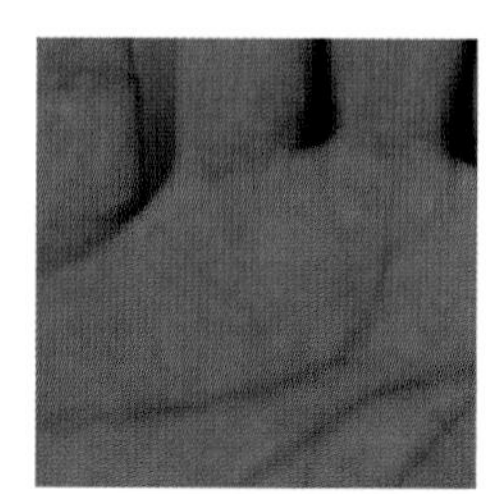
图5－998　患病成(壮)年人天离纹

6. 天纹略短

呼吸疾病1人，占0.35%；肾脏疾病1人，占0.35%。如图5－995所示。

7. 天纹分叉

心脏疾病1人，占0.35%；消化疾病2人，占0.69%；胆囊疾病1人，占0.35%；肝脏疾病1人，占0.35%；糖尿病2人，占0.69%；妇科疾病2人，占0.69%；脑疾病1人，占0.35%。如图5－996所示。

8. 天巽纹（天纹延长到巽区）

呼吸疾病8人，占2.77%；心脏疾病3人，占1.04%；消化疾病8人，占2.77%；肾脏疾病10人，占3.47%；胆囊疾病3人，占1.04%；肝脏疾病1人，占0.35%；糖尿病4人，占1.38%；阑尾炎1人，占0.35%；妇科疾病11人，占3.82%；脑疾病4人，占1.38%；尿毒症3人，占1.04%；胰腺炎1人，占0.35%。如图5－997所示。

9. 天离纹（天纹上升到离区）

呼吸疾病6人，占2.08%；心脏疾病7人，占2.43%；消化疾病6人，占2.08%；肾脏疾病5人，占1.73%；胆囊疾病3人，占1.04%；糖尿病17人，占5.90%；阑尾炎2人，占0.69%；妇科疾病9人，占3.12%；脑疾病8人，占2.77%；尿毒症5人，占1.73%。如图5－998所示。

10. 人纹略短

呼吸疾病1人，占0.35%；心脏疾病1人，占0.35%；肾脏疾病3人，占1.04%；胆囊疾病1人，占0.35%；糖尿病2人，占0.69%；妇科疾病3人，占1.04%。如图5－999所示。

11. 人纹无起始点

呼吸疾病1人，占0.35%；心脏疾病1人，占0.35%；消化疾病3人，占1.04%；肾脏疾病1人，占0.35%；胆囊疾病5人，占1.73%；肝脏疾病1人，占0.35%；糖尿病9人，占3.12%；阑尾炎2人，占0.69%；妇科疾病4人，占1.38%；脑疾病2人，占0.69%；胰腺炎1人，占0.35%。如图5-1000所示。

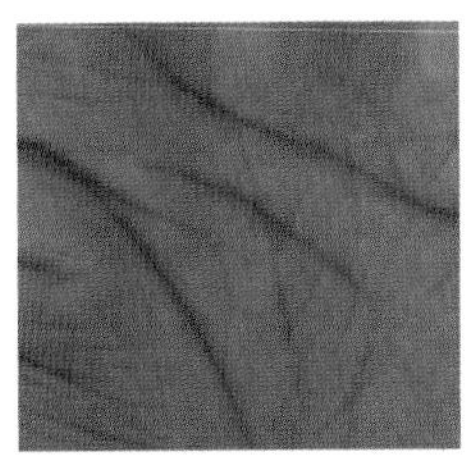
图5-999　患病成(壮)年人人纹略短

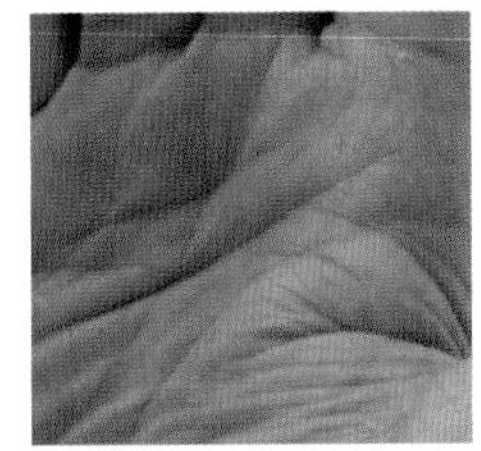
图5-1000　患病成(壮)年人人纹无始点

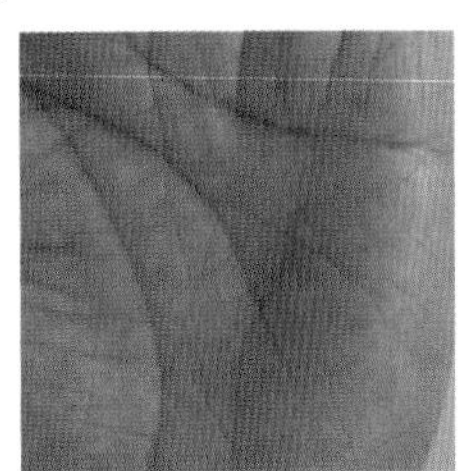
图5-1001　患病成(壮)年人人纹分叉

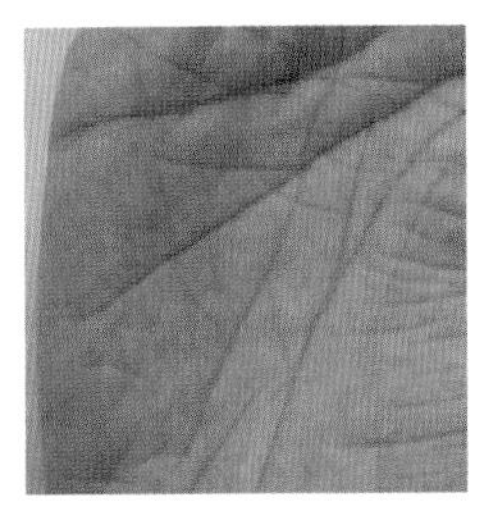
图5-1002　患病成(壮)年人人兑纹

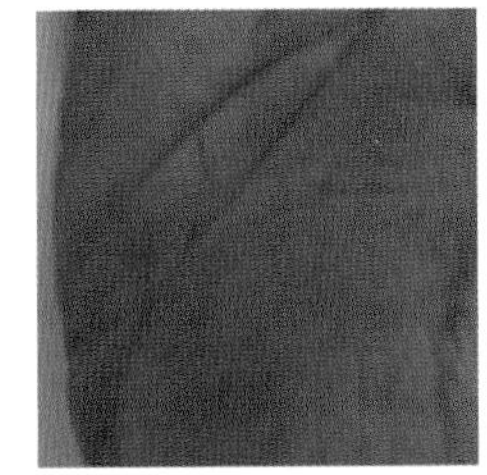
图5-1003　患病成(壮)年人人乾纹

12. 人纹分叉

心脏疾病1人，占0.35%；胆囊疾病1人，占0.35%；肝脏疾病2人，占0.69%；妇科疾病2人，占0.69%；脑疾病1人，占0.35%；尿毒症3人，占1.04%；胰腺炎1人，占0.35%。如图5-1001所示。

13. 人兑纹（人纹延长到兑区）

呼吸疾病11人，占3.82%；心脏疾病5人，占1.73%；消化疾病9人，占3.12%；肾脏疾病11人，占3.82%；胆囊疾病1人，占0.35%；糖尿病12人，占4.16%；阑尾炎2人，占0.69%；妇科疾病8人，占2.77%；脑疾病5人，占1.73%；尿毒症5人，占1.73%。如图5-1002所示。

14. 人乾纹（人纹延长到乾区）

呼吸疾病5人，占1.73%；心脏疾病1人，占0.35%；消化疾病6人，占2.08%；肾脏疾病1人，占0.35%；胆囊疾病1人，占0.35%；肝脏疾病2人，占0.69%；糖尿病11人，占3.82%；阑尾炎1人，占0.35%；妇科疾病6人，占2.08%；脑疾病11人，占3.82%；尿毒症7人，占2.43%；胰腺炎1人，占0.35%。如图5-1003所示。

15. 人纹延长到兑和乾两区

呼吸疾病3人，占1.04%；消化疾病2人，占0.69%；肾脏疾病2人，占0.69%；

糖尿病5人，占1.73%；阑尾炎1人，占0.35%；妇科疾病5人，占1.72%。如图5-1004所示。

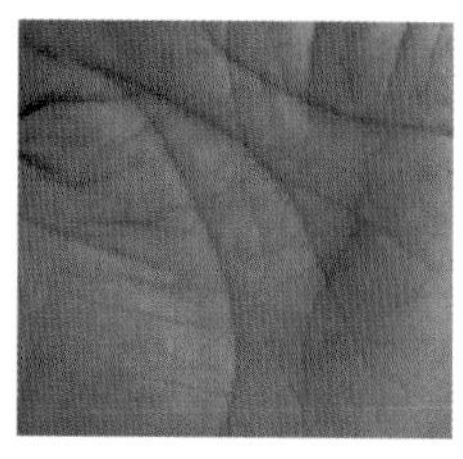

图5-1004 患病成(壮)年人人纹延长到兑和乾两区

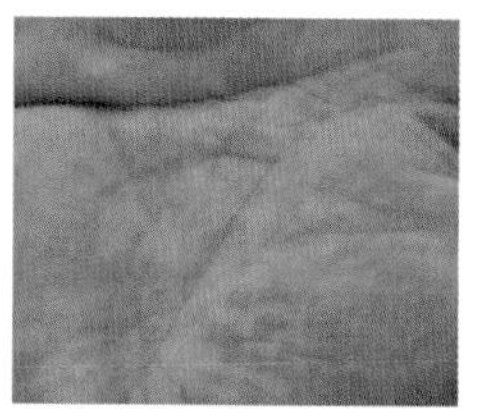

图5-1005 患病成(壮)年人人纹无主纹线

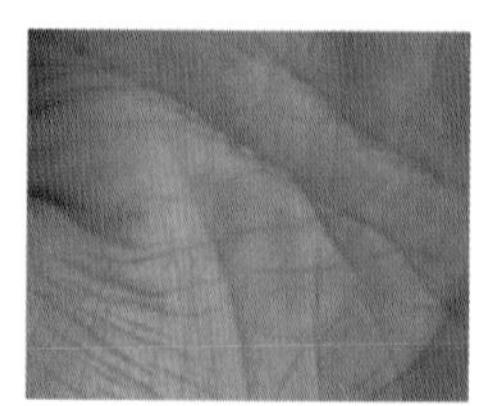

图5-1006 患病成(壮)年人人纹上有岛状纹

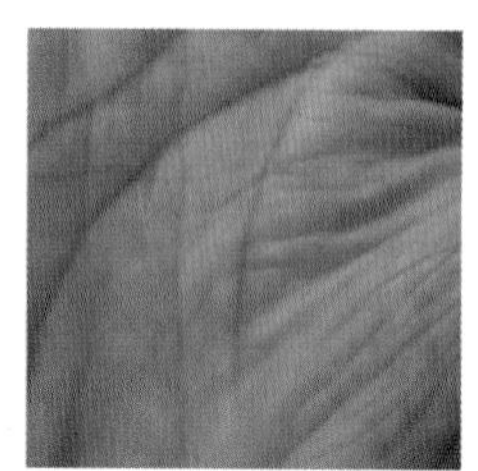

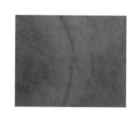

图5-1007 患病成(壮)年人地纹略短

图5-1008 患病成(壮)年人地纹间断

16. 人纹无主纹线

肾脏疾病1人，占0.35%。如图5-1005所示。

17. 人纹上有岛状纹

胆囊疾病2人，占0.69%。如图5-1006所示。

18. 地纹略短

呼吸疾病6人，占2.08%；心脏疾病5人，占1.73%；消化疾病11人，占3.82%；肾脏疾病3人，占1.04%；胆囊疾病3人，占1.04%；肝脏疾病2人，占0.69%；糖尿病15人，占5.20%；妇科疾病10人，占3.47%；脑疾病10人，占3.47%；尿毒症4人，占1.38%；胰腺炎1人，占0.35%。如图5-1007所示。

19. 地纹间断

肾脏疾病8人，占2.77%；胆囊疾病2人，占0.69%；糖尿病3人，占1.04%；阑尾炎1人，占0.35%；妇科疾病4人，占1.38%；脑疾病3人，占1.04%。如图5-1008所示。

20. 地纹分叉

呼吸疾病2人，占0.69%；心脏疾病3人，占1.04%；消化疾病5人，占1.73%；肾脏疾病1人，占0.35%；胆囊疾病1人，占0.35%；肝脏疾病2人，占0.69%；糖尿病3人，占1.04%；妇科疾病3人，占1.04%；脑疾病2人，占0.69%；尿毒症5人，占1.73%；胰腺炎3人，占1.04%。如图5-1009所示。

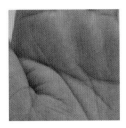

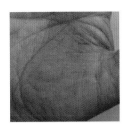

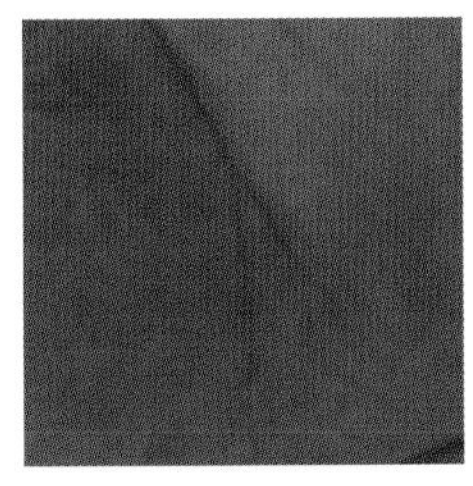

图 5－1009　患病成（壮）年人地纹分叉

图 5－1010　患病成（壮）年人地巽纹

图 5－1011　患病成（壮）年人地纹囊括面积大

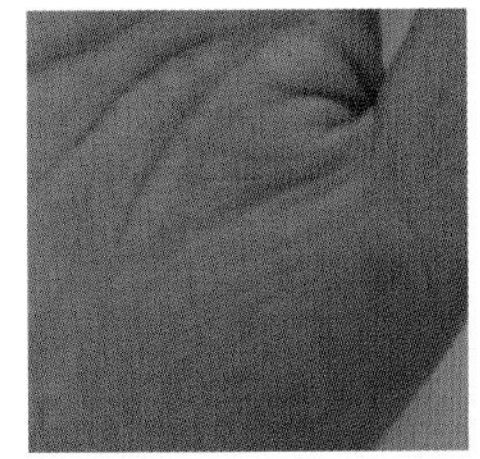
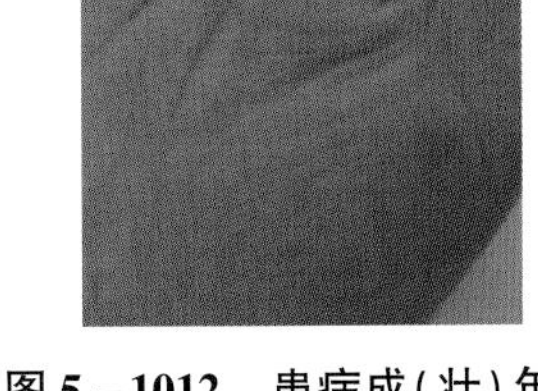

图 5－1012　患病成（壮）年人地纹囊括面积小

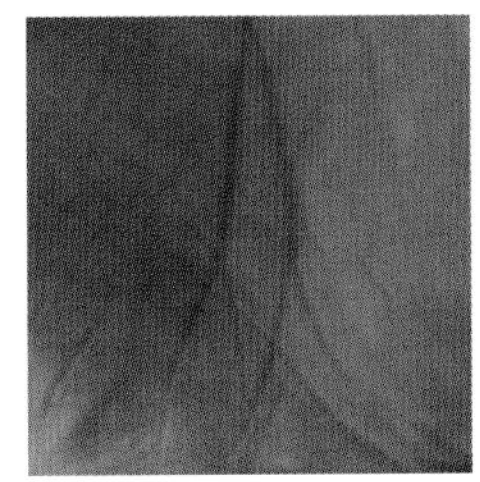

图 5－1013　患病成（壮）年人地纹附近有岛状纹

21. 地巽纹（地纹起始于巽区）

心脏疾病 4 人，占 1.38%；消化疾病 6 人，占 2.08%；肾脏疾病 4 人，占 1.39%；糖尿病 5 人，占 1.73%；脑疾病 2 人，占 0.69%；尿毒症 2 人，占 0.69%。如图 5－1010 所示。

22. 地纹囊括面积大

呼吸疾病 5 人，占 1.73%；心脏疾病 6 人，占 2.08%；消化疾病 11 人，占 3.82%；肾脏疾病 18 人，占 6.25%；胆囊疾病 5 人，占 1.73%；肝脏疾病 6 人，占 2.08%；糖尿病 23 人，占 7.98%；妇科疾病 5 人，占 1.73%；脑疾病 10 人，占 3.47%；尿毒症 11 人，占 3.82%。如图 5－1011 所示。

23. 地纹囊括面积小

呼吸疾病 2 人，占 0.69%；心脏疾病 3 人，占 1.04%；消化疾病 1 人，占 0.35%；肾脏疾病 1 人，占 0.35%；糖尿病 2 人，占 0.69%；妇科疾病 1 人，占 0.35%；脑疾病 1 人，占 0.35%；胰腺炎 1 人，占 0.35%。如图 5－1012 所示。

24. 地纹附近有岛形纹

呼吸疾病 2 人，占 0.69%；心脏疾病 4 人，占 1.38%；肾脏疾病 5 人，占 1.73%；肝脏疾病 3 人，占 1.04%；糖尿病 2 人，占 0.69%；妇科疾病 3 人，占 1.04%；脑疾病 2 人，占 0.69%。如图 5－1013 所示。

（二）288 例患病成（壮）年人再生纹、障碍纹与疾病关系

1. 健康纹

呼吸疾病 2 人，占 0.69%；消化疾病 2 人，占 0.69%；肾脏疾病 3 人，占 1.04%；

肝脏疾病 2 人，占 0. 69%；糖尿病 3 人，占 1. 04%；阑尾炎 2 人，占 0. 69%；妇科疾病 7 人，占 2. 43%；脑疾病 5 人，占 1. 73%；尿毒症 3 人，占 1. 04%；胰腺炎 1 人，占 0. 35%。如图 5－1014 所示。

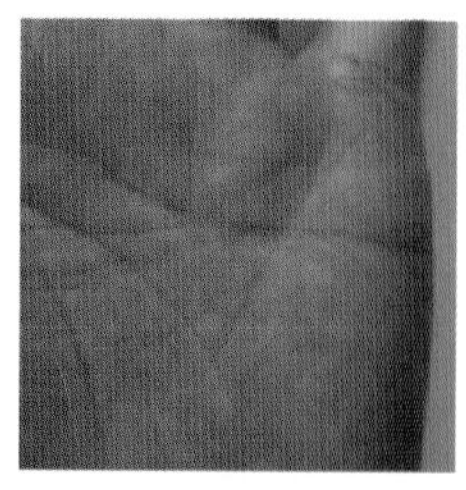

图 5－1014　患病成(壮)年人健康纹

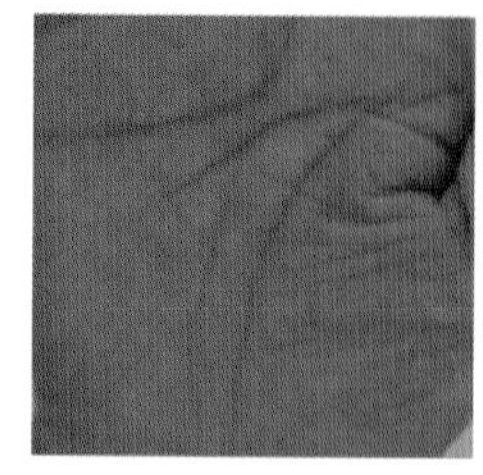

图 5－1015　患病成(壮)年人事业纹

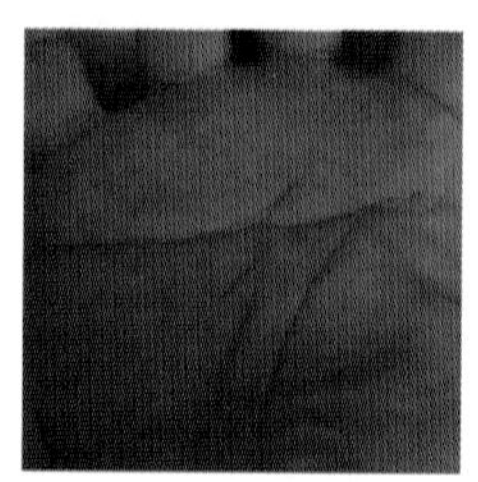

图 5－1016　患病成(壮)年人贯通掌纹

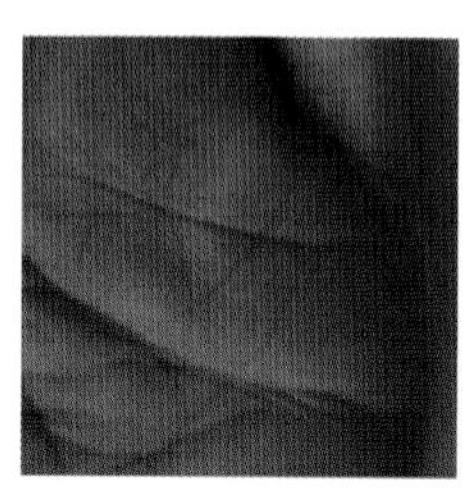

图 5－1017　患病成(壮)年人坤纹

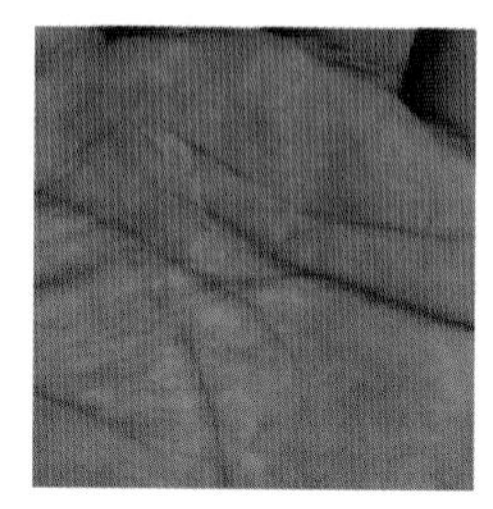

图 5－1018　患病成(壮)年人贯桥纹

2. 事业纹

呼吸疾病 7 人，占 2. 43%；心脏疾病 3 人，占 1. 04%；消化疾病 11 人，占 3. 82%；肾脏疾病 9 人，占 3. 12%；胆囊疾病 4 人，占 1. 38%；肝脏疾病 6 人，占 2. 08%；糖尿病 22 人，占 7. 64%；阑尾炎 2 人，占 0. 69%；妇科疾病 17 人，占 5. 90%；脑疾病 15 人，占 5. 20%；尿毒症 4 人，占 1. 38%；胰腺炎 1 人，占 0. 35%。如图 5－1015 所示。

3. 贯通掌纹

呼吸疾病 1 人，占 0. 35%；心脏疾病 4 人，占 1. 38%；消化疾病 3 人，占 1. 04%；肾脏疾病 5 人，占 1. 73%；糖尿病 2 人，占 0. 69%；脑疾病 3 人，占 1. 04%；尿毒症 3 人，占 1. 04%。如图 5－1016 所示。

4. 坤纹

呼吸疾病 1 人，占 0. 35%；消化疾病 4 人，占 1. 39%；肾脏疾病 2 人，占 0. 69%；阑尾炎 1 人，占 0. 35%；妇科疾病 2 人，占 0. 69%；脑疾病 2 人，占 0. 69%。如图5－1017 所示。

5. 贯桥纹

呼吸疾病 5 人，占 1. 73%；心脏疾病 2 人，占 0. 69%；消化疾病 2 人，占 0. 69%；肾脏疾病 3 人，占 1. 04%；糖尿病 3 人，占 1. 04%；阑尾炎 1 人，占 0. 35%；妇科疾病 2 人，占 0. 69%；脑疾病 3 人，占 1. 04%；尿毒症 1 人，占 0. 35%；胰腺炎 1 人，

占0.35%。如图5－1018所示。

6. 太阳纹

呼吸疾病3人，占1.04%；消化疾病6人，占2.08%；肾脏疾病4人，占1.38%；胆囊疾病1人，占0.35%；肝脏疾病3人，占1.04%；糖尿病7人，占2.43%；阑尾炎2人，占0.69%；妇科疾病2人，占0.69%；脑疾病5人，占1.73%；尿毒症4人，占1.38%。如图5－1019所示。

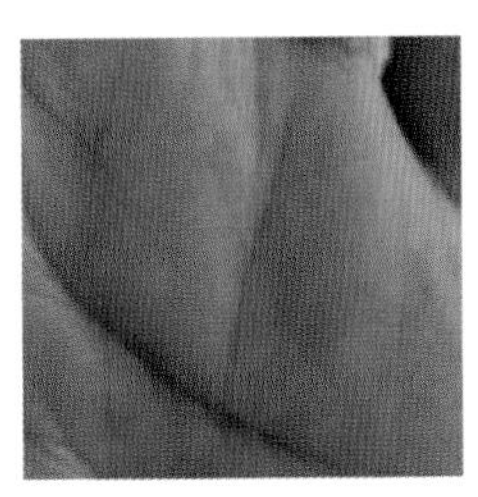

图5－1019　患病成(壮)年人太阳纹

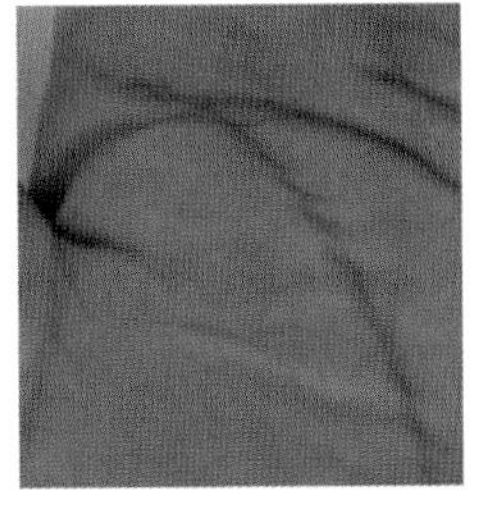

图5－1020　患病成(壮)年人毛状纹

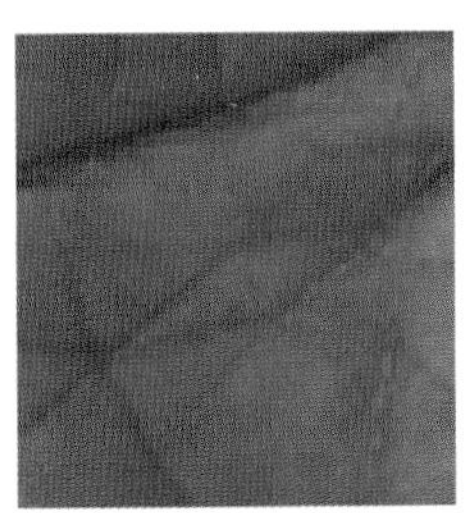

图5－1021　患病成(壮)年人岛状纹

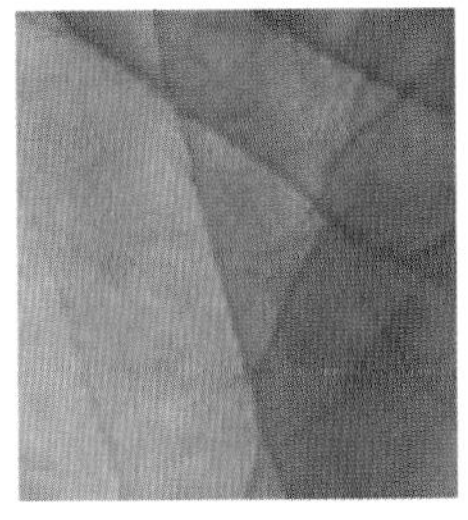

图5－1022　患病成(壮)年人角形纹

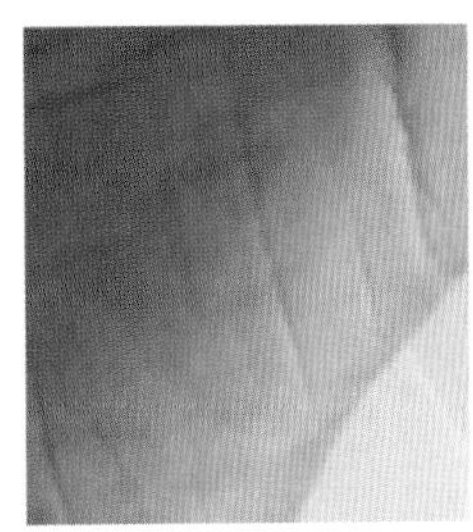

图5－1023　患病成(壮)年人井字纹

7. 毛状纹

呼吸疾病1人，占0.35%；心脏疾病11人，占3.82%；肾脏疾病11人，占3.82%；胆囊疾病5人，占1.73%；肝脏疾病4人，占1.38%；尿毒症1人，占0.35%。如图5－1020所示。

8. 岛状纹

呼吸疾病2人，占0.69%；心脏疾病2人，占0.69%；消化疾病7人，占2.43%；肾脏疾病4人，占1.38%；胆囊疾病3人，占1.04%；肝脏疾病1人，占0.35%；糖尿病2人，占0.69%；妇科疾病4人，占1.38%；脑疾病3人，占1.04%；胰腺炎1人，占0.35%。如图5－1021所示。

9. 角形纹

呼吸疾病18人，占6.25%；心脏疾病15人，占5.20%；消化疾病24人，占8.33%；肾脏疾病28人，占9.72%；胆囊疾病9人，占3.12%；肝脏疾病7人，占2.43%；糖尿病27人，占9.37%；阑尾炎3人，占1.04%；妇科疾病20人，占6.94%；脑疾病15人，占5.20%；尿毒症11人，占3.82%；胰腺炎1人，占0.35%。

如图 5－1022 所示。

10. 井字纹

呼吸疾病 6 人，占 2.08%；心脏疾病 2 人，占 0.69%；消化疾病 4 人，占 1.39%；肾脏疾病 8 人，占 2.77%；胆囊疾病 3 人，占 1.04%；肝脏疾病 1 人，占 0.35%；糖尿病 8 人，占 2.77%；妇科疾病 4 人，占 1.38%；脑疾病 2 人，占 0.69%；尿毒症 3 人，占 1.04%。如图 5－1023 所示。

11. 米字纹

呼吸疾病 5 人，占 1.73%；心脏疾病 4 人，占 1.38%；消化疾病 7 人，占 2.43%；肾脏疾病 5 人，占 1.73%；胆囊疾病 4 人，占 1.38%；肝脏疾病 1 人，占 0.35%；糖尿病 8 人，占 2.77%；阑尾炎 1 人，占 0.35%；妇科疾病 4 人，占 1.38%；脑疾病 2 人，占 0.69%。如图 5－1024 所示。

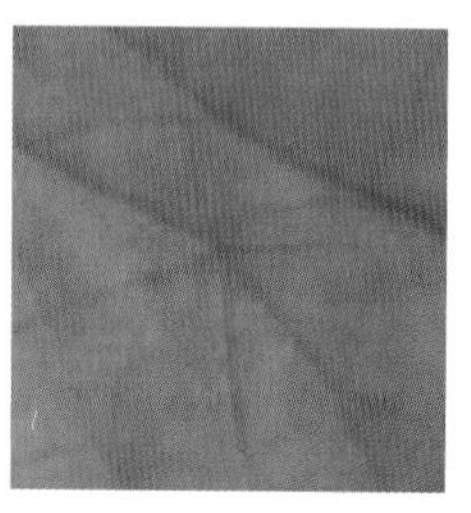

图 5－1024　患病成(壮)年人米字纹

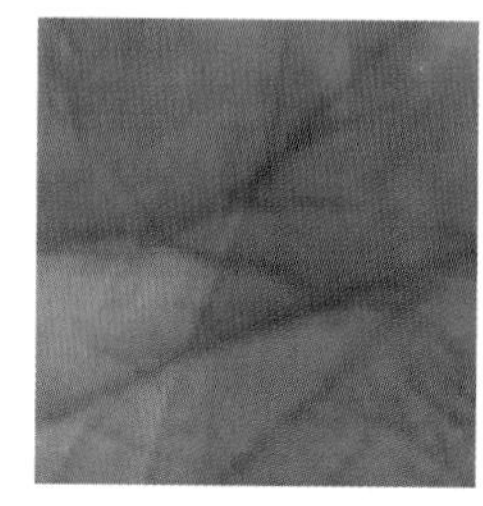

图 5－1025　患病成(壮)年人十字纹

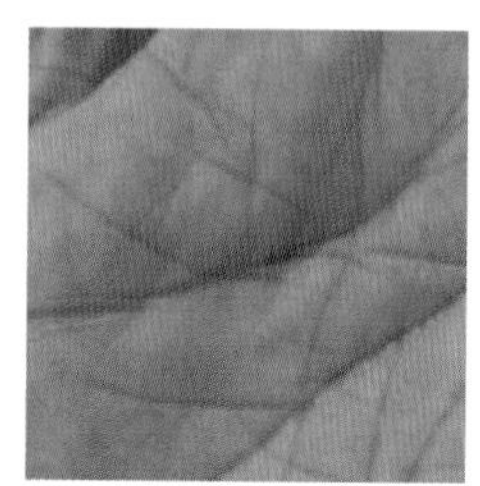

图 5－1026　患病成(壮)年人四方形纹

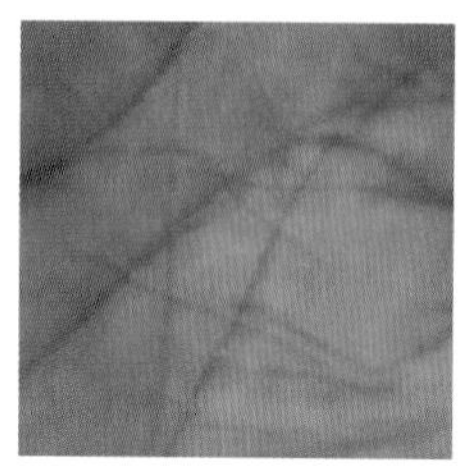

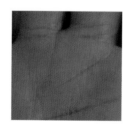

图 5－1027　患病成(壮)年人星形纹

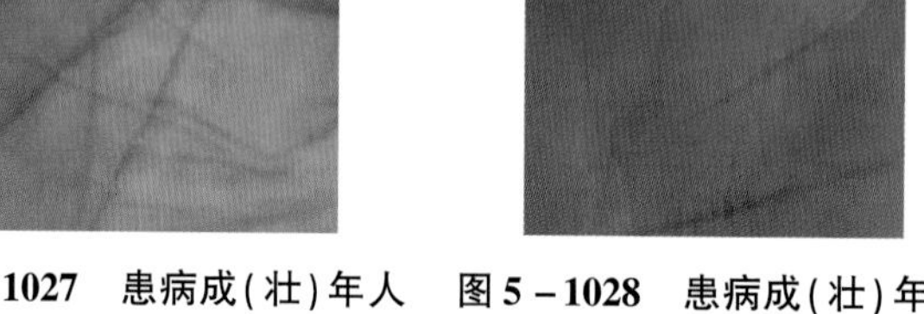

图 5－1028　患病成(壮)年人离区有横纹

12. 十字纹

呼吸疾病 23 人，占 7.98%；心脏疾病 16 人，占 5.55%；消化疾病 29 人，占 10.07%；肾脏疾病 32 人，占 11.11%；胆囊疾病 11 人，占 3.82%；肝脏疾病 8 人，占 2.77%；糖尿病 29 人，占 10.07%；阑尾炎 4 人，占 1.38%；妇科疾病 27 人，占 9.37%；脑疾病 18 人，占 6.25%；尿毒症 16 人，占 5.55%；胰腺炎 4 人，占 1.38%。如图 5－1025 所示。

13. 四方形纹

呼吸疾病 5 人，占 1.73%；心脏疾病 2 人，占 0.69%；消化疾病 5 人，占 1.73%；肾脏疾病 1 人，占 0.35%；肝脏疾病 1 人，占 0.35%；妇科疾病 1 人，占 0.35%；脑疾病 2 人，占 0.69%；尿毒症 2 人，占 0.69%。如图 5－1026 所示。

14. 星形纹

心脏疾病 1 人，占 0. 35%；消化疾病 2 人，占 0. 69%；肾脏疾病 2 人，占 0. 69%；胆囊疾病 1 人，占 0. 35%；肝脏疾病 1 人，占 0. 35%；糖尿病 2 人，占 0. 69%；妇科疾病 1 人，占 0. 35%；脑疾病 2 人，占 0. 69%。如图 5 – 1027 所示。

15. 离区有横纹

呼吸疾病 2 人，占 0. 69%；心脏疾病 3 人，占 1. 04%；消化疾病 6 人，占 2. 08%；肾脏疾病 11 人，占 3. 82%；胆囊疾病 3 人，占 1. 04%；肝脏疾病 3 人，占 1. 04%；糖尿病 2 人，占 0. 69%；阑尾炎 1 人，占 0. 35%；妇科疾病 12 人，占 4. 16%；尿毒症 8 人，占 2. 77%。如图 5 – 1028 所示。

16. 震区有横纹

呼吸疾病 22 人，占 7. 64%；心脏疾病 22 人，占 7. 64%；消化疾病 27 人，占 9. 37%；肾脏疾病 30 人，占 10. 41%；胆囊疾病 11 人，占 3. 82%；肝脏疾病 6 人，占 2. 08%；糖尿病 10 人，占 3. 47%；阑尾炎 4 人，占 1. 38%；妇科疾病 24 人，占 8. 33%；脑疾病 15 人，占 5. 20%；尿毒症 20 人，占 6. 94%；胰腺炎 1 人，占 0. 35%。如图 5 – 1029 所示。

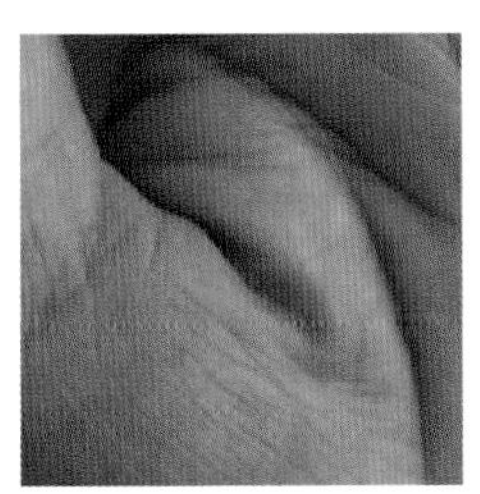

图 5 – 1029　患病成(壮)年人震区有横纹

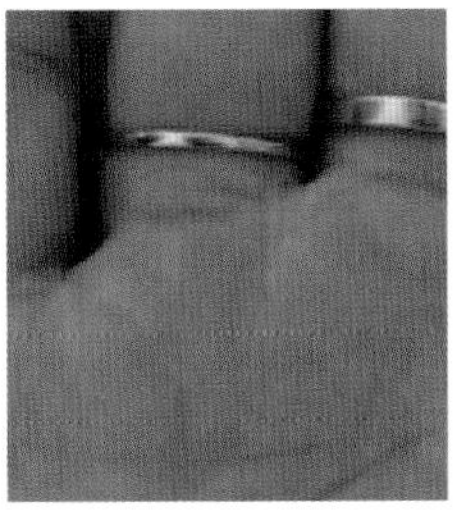

图 5 – 1030　患病成(壮)年人指掌穿透纹

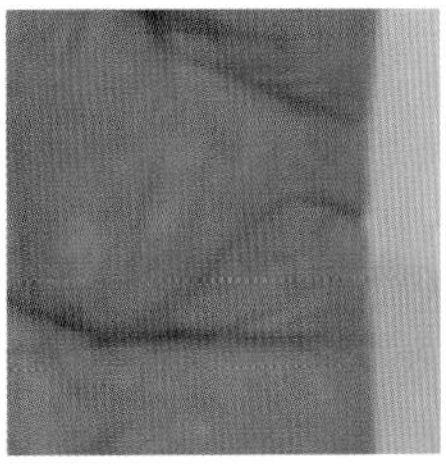

图 5 – 1031　患病成(壮)年人坤区岛状纹

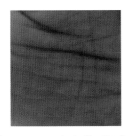

图 5 – 1032　患病成(壮)年人田字纹

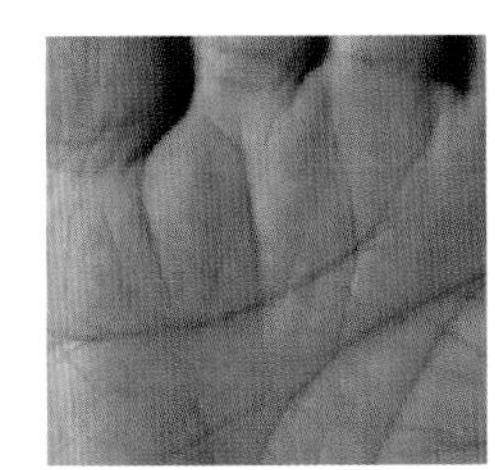

图 5 – 1033　患病成(壮)年人天纹垂线纹

17. 指掌穿透纹

呼吸疾病 1 人，占 0. 35%；心脏疾病 1 人，占 0. 35%；消化疾病 3 人，占 1. 04%。如图 5 – 1030 所示。

18. 坤区岛状纹

妇科疾病 3 人，占 1. 04%；尿毒症 1 人，占 0. 35%。如图 5 – 1031 所示。

19. 田字纹

呼吸疾病3人，占1.04%；心脏疾病2人，占0.69%；消化疾病7人，占2.43%；肾脏疾病1人，占0.35%；糖尿病1人，占0.35%；脑疾病2人，占0.69%。如图5－1032所示。

20. 天纹垂线纹

呼吸疾病13人，占4.51%；心脏疾病11人，占3.82%；消化疾病18人，占6.25%；肾脏疾病19人，占6.59%；胆囊疾病6人，占2.08%；肝脏疾病4人，占1.38%；糖尿病30人，占10.41%；阑尾炎3人，占1.04%；妇科疾病18人，占6.25%；脑疾病20人，占6.94%；尿毒症8人，占2.77%；胰腺炎2人，占0.69%。如图5－1033所示。

21. 月形纹

呼吸疾病3人，占1.04%；心脏疾病3人，占1.04%；消化疾病7人，占2.43%；肾脏疾病9人，占3.12%；胆囊疾病1人，占0.35%；肝脏疾病2人，占0.69%；糖尿病3人，占1.04%；妇科疾病12人，占4.16%；脑疾病4人，占1.38%；尿毒症3人，占1.04%。如图5－1034所示。

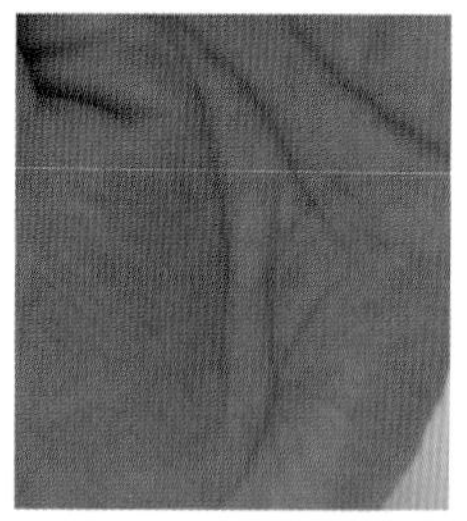

图5－1034　患病成（壮）年人月形纹

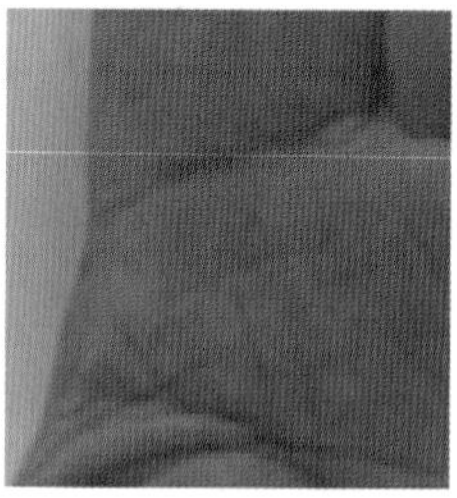

图5－1035　患病成（壮）年人巽区田字纹

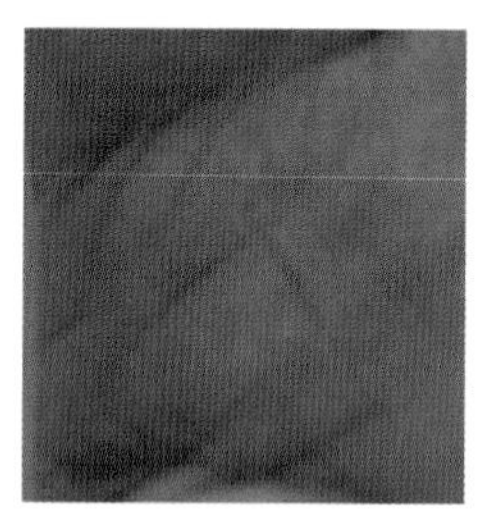

图5－1036　患病成（壮）年人巽区十字纹

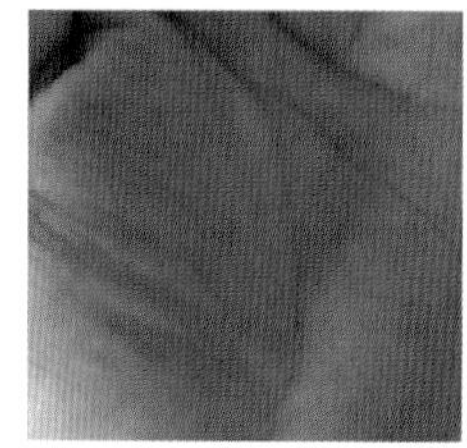

图5－1037　患病成（壮）年人双生命纹

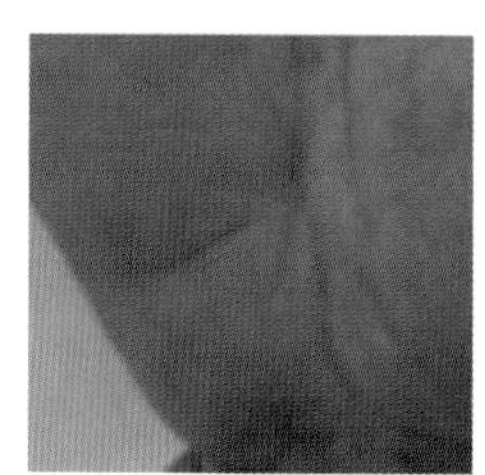

图5－1038　患病成（壮）年人乾横纹

22. 巽区田字纹

呼吸疾病4人，占1.39%；心脏疾病8人，占2.77%；消化疾病3人，占1.04%；肾脏疾病2人，占0.69%；胆囊疾病2人，占0.69%；糖尿病7人，占2.43%；阑尾炎1人，占0.35%；妇科疾病7人，占2.43%；尿毒症5人，占1.73%。如图5－1035所示。

23. 巽区十字纹

呼吸疾病 1 人，占 0.35%；消化疾病 1 人，占 0.35%。如图 5－1036 所示。

24. 双生命纹

呼吸疾病 2 人，占 0.69%；心脏疾病 2 人，占 0.69%；消化疾病 2 人，占 0.69%；肾脏疾病 1 人，占 0.35%；糖尿病 2 人，占 0.69%；妇科疾病 4 人，占 1.38%；脑疾病 2 人，占 0.69%。如图 5－1037 所示。

25. 乾横纹

糖尿病 10 人，占 3.47%；阑尾炎 1 人，占 0.35%；妇科疾病 3 人，占 1.04%；尿毒症 6 人，占 2.08%；胰腺炎 1 人，占 0.35%。如图 5－1038 所示。

26. 金星环纹（大环）

呼吸疾病 1 人，占 0.35%；心脏疾病 1 人，占 0.35%；消化疾病 2 人，占 0.69%；肾脏疾病 2 人，占 0.69%；胆囊疾病 1 人，占 0.35%；肝脏疾病 1 人，占 0.35%；糖尿病 3 人，占 1.04%；妇科疾病 8 人，占 2.77%；尿毒症 4 人，占 1.38%。如图 5－1039 所示。

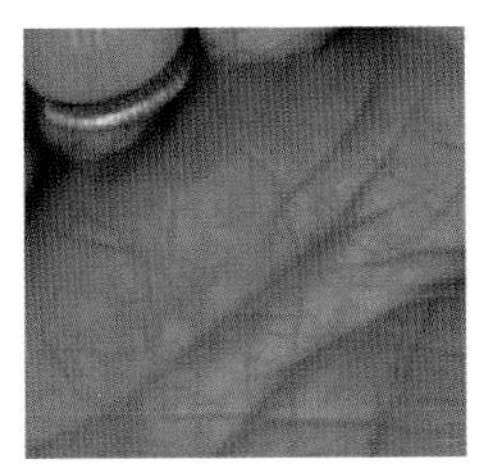

图 5－1039　患病成(壮)年人金星环纹

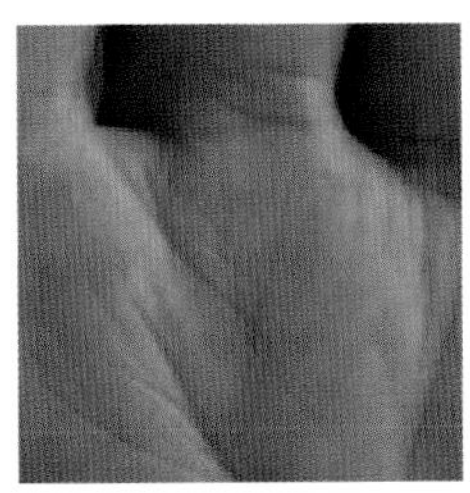

图 5－1040　患病成(壮)年人土星环纹

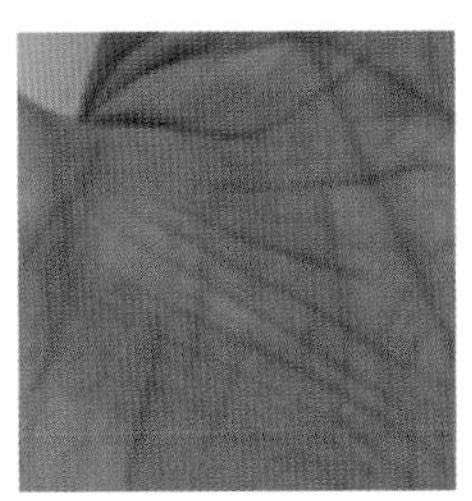

图 5－1041　患病成(壮)年人大鱼际可变纹

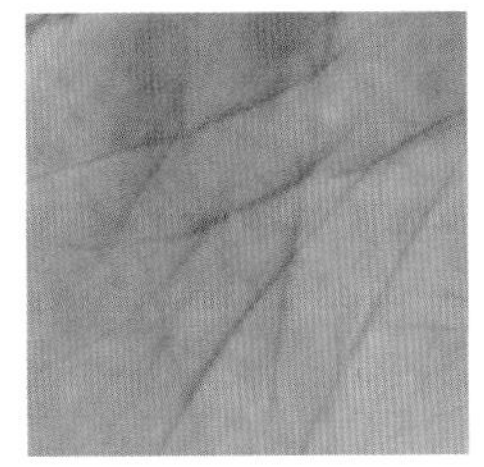
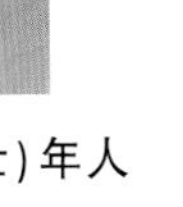

图 5－1042　患病成(壮)年人人上纹

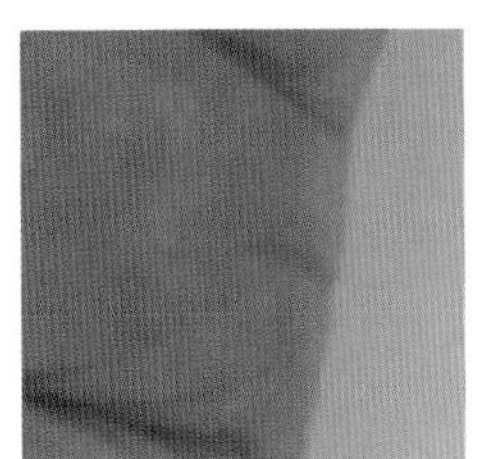

图 5－1043　患病成(壮)年人性纹

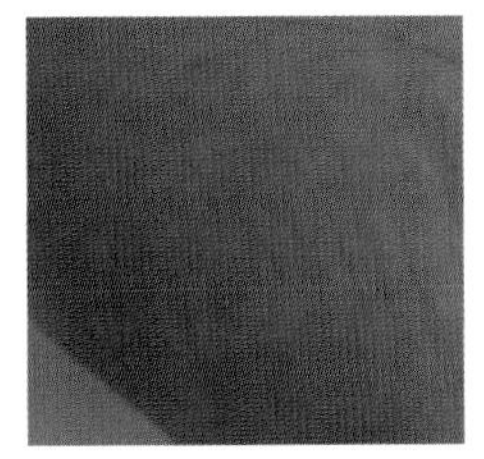

图 5－1044　患病成(壮)年人手掌静脉

27. 土星环纹（小环）

呼吸疾病 5 人，占 1.73%；心脏疾病 2 人，占 0.69%；消化疾病 1 人，占 0.35%；肾脏疾病 1 人，占 0.35%；阑尾炎 1 人，占 0.35%；妇科疾病 1 人，占 0.35%。如图 5－1040 所示。

28. 大鱼际可变纹

呼吸疾病 17 人，占 5.90%；心脏疾病 14 人，占 4.86%；消化疾病 28 人，占 9.72%；肾脏疾病 34 人，占 11.80%；胆囊疾病 11 人，占 3.82%；肝脏疾病 6 人，占

2.08%；糖尿病 40 人，占 13.89%；阑尾炎 4 人，占 1.38%；妇科疾病 27 人，占 9.37%；脑疾病 28 人，占 9.72%；尿毒症 18 人，占 6.25%；胰腺炎 4 人，占 1.38%。如图 5－1041 所示。

29. 人上纹

消化疾病 2 人，占 0.69%；肾脏疾病 6 人，占 2.08%；胆囊疾病 1 人，占 0.35%；肝脏疾病 1 人，占 0.35%；阑尾炎 1 人，占 0.35%；妇科疾病 4 人，占 1.38%；脑疾病 6 人，占 2.08%；尿毒症 2 人，占 0.69%。如图 5－1042 所示。

30. 性纹

呼吸疾病 9 人，占 3.13%；心脏疾病 8 人，占 2.78%；消化疾病 7 人，占 2.43%；肾脏疾病 8 人，占 2.77%；胆囊疾病 2 人，占 0.69%；肝脏疾病 3 人，占 1.04%；糖尿病 12 人，占 4.17%；阑尾炎 1 人，占 0.35%；妇科疾病 10 人，占 3.47%；脑疾病 18 人，占 6.25%；尿毒症 8 人，占 2.77%；胰腺炎 3 人，占 1.04%。如图 5－1043 所示。

31. 手掌静脉

呼吸疾病 4 人，占 1.38%；心脏疾病 4 人，占 1.38%；消化疾病 2 人，占 0.69%；肾脏疾病 6 人，占 2.08%；糖尿病 3 人，占 1.04%；妇科疾病 1 人，占 0.35%；脑疾病 11 人，占 3.82%；尿毒症 19 人，占 6.60%；胰腺炎 3 人，占 1.04%。如图 5－1044 所示。

（三）288 例患病成（壮）年人九宫八卦区域再生纹、障碍纹与疾病关系

1. 巽区再生纹、障碍纹

呼吸疾病 18 人，占 8.25%；心脏疾病 15 人，占 5.20%；消化疾病 23 人，占 7.98%；肾脏疾病 13 人，占 4.51%；胆囊疾病 9 人，占 3.12%；肝脏疾病 4 人，占 1.38%；糖尿病 10 人，占 3.47%；阑尾炎 2 人，占 0.69%；妇科疾病 8 人，占 2.77%；脑疾病 3 人，占 1.04%；尿毒症 18 人，占 6.25%；胰腺炎 2 人，占 0.69%。如图 5－1045 所示。

2. 离区再生纹、障碍纹

呼吸疾病 12 人，占 4.16%；心脏疾病 16 人，占 5.55%；消化疾病 29 人，占 10.06%；肾脏疾病 33 人，占 11.46%；胆囊疾病 9 人，占 3.12%；肝脏疾病 6 人，占 2.08%；糖尿病 40 人，占 13.89%；阑尾炎 4 人，占 1.38%；妇科疾病 26 人，占 9.02%；脑疾病 31 人，占 10.76%；尿毒症 23 人，占 7.98%；胰腺炎 4 人，占 1.38%。如图 5－1046 所示。

3. 坤区再生纹、障碍纹

呼吸疾病 21 人，占 7.29%；心脏疾病 14 人，占 4.86%；消化疾病 26 人，占 9.03%；肾脏疾病 16 人，占 5.55%；胆囊疾病 8 人，占 2.77%；肝脏疾病 7 人，占 2.43%；糖尿病 20 人，占 6.94%；阑尾炎 4 人，占 1.38%；妇科疾病 11 人，占 3.82%；脑疾病 12 人，占 4.16%；尿毒症 17 人，占 5.90%；胰腺炎 2 人，占 0.69%。

如图 5－1047 所示。

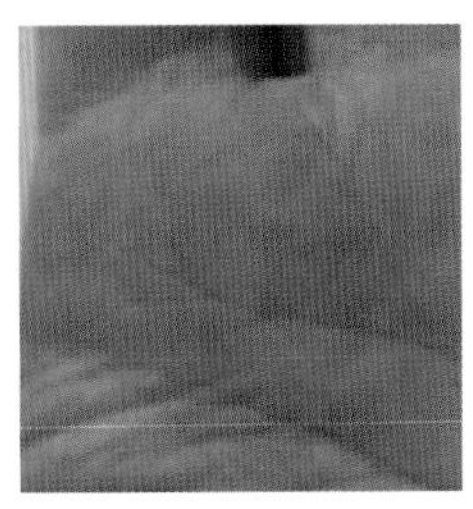

图 5－1045　患病成(壮)年人巽区再生纹、障碍纹

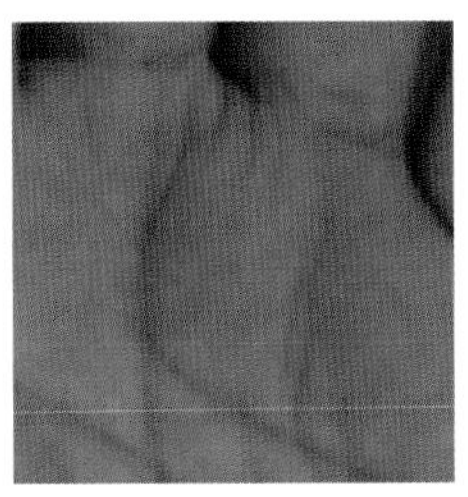

图 5－1046　患病成(壮)年人离区再生纹、障碍纹

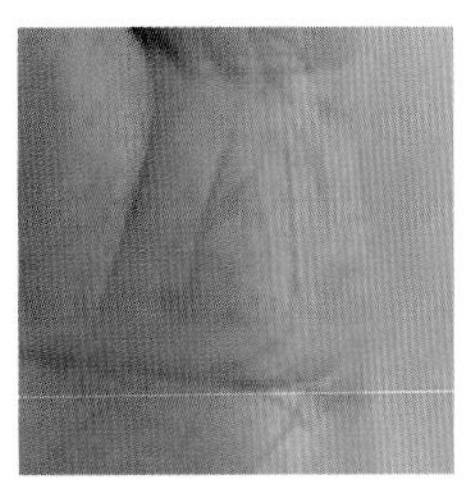

图 5－1047　患病成(壮)年人坤区再生纹、障碍纹

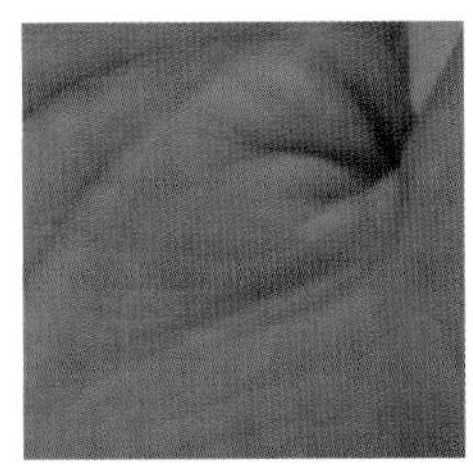

图 5－1048　患病成(壮)年人震区再生纹、障碍纹

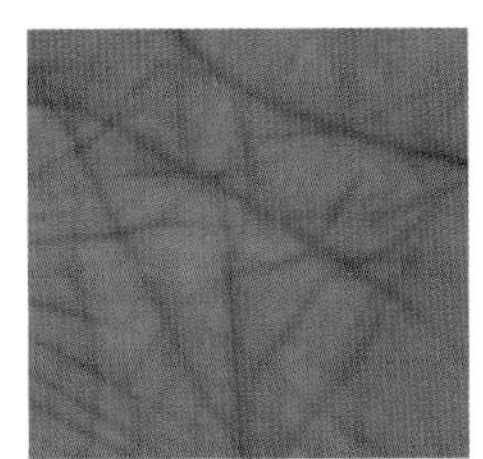

图 5－1049　患病成(壮)年人明堂区再生纹、障碍纹

4. 震区再生纹、障碍纹

呼吸疾病 10 人，占 3.47%；心脏疾病 15 人，占 5.20%；消化疾病 31 人，占 10.76%；肾脏疾病 33 人，占 11.46%；胆囊疾病 10 人，占 3.47%；肝脏疾病 9 人，占 3.12%；糖尿病 42 人，占 14.58%；阑尾炎 4 人，占 1.38%；妇科疾病 28 人，占 9.72%；脑疾病 34 人，占 11.80%；尿毒症 22 人，占 7.64%；胰腺炎 6 人，占 2.08%。如图 5－1048 所示。

5. 明堂区再生纹、障碍纹

呼吸疾病 11 人，占 3.82%；心脏疾病 18 人，占 6.25%；消化疾病 32 人，占 11.11%；肾脏疾病 34 人，占 11.80%；胆囊疾病 10 人，占 3.47%；肝脏疾病 9 人，占 3.12%；糖尿病 44 人，占 15.27%；阑尾炎 4 人，占 1.38%；妇科疾病 29 人，占 10.70%；脑疾病 35 人，占 12.15%；尿毒症 22 人，占 7.64%；胰腺炎 5 人，占 1.73%。如图 5－1049 所示。

6. 兑区再生纹、障碍纹

呼吸疾病 14 人，占 4.86%；心脏疾病 5 人，占 1.73%；消化疾病 18 人，占 6.25%；肾脏疾病 21 人，占 7.29%；胆囊疾病 5 人，占 1.73%；肝脏疾病 3 人，占 1.04%；糖尿病 14 人，占 4.86%；阑尾炎 2 人，占 0.69%；妇科疾病 14 人，占 4.86%；脑疾病 12 人，占 4.16%；尿毒症 12 人，占 4.16%；胰腺炎 1 人，占 0.35%。如图 5－1050 所示。

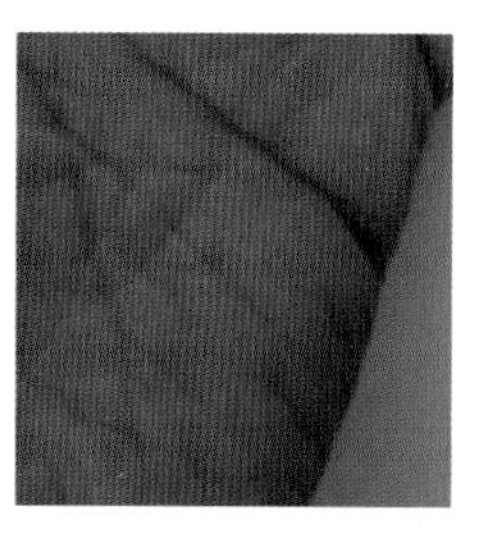
图 5-1050　患病成(壮)年人兑区再生纹、障碍纹

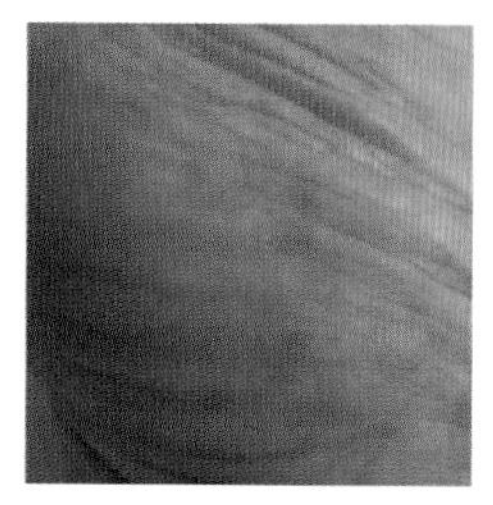
图 5-1051　患病成(壮)年人艮区再生纹、障碍纹

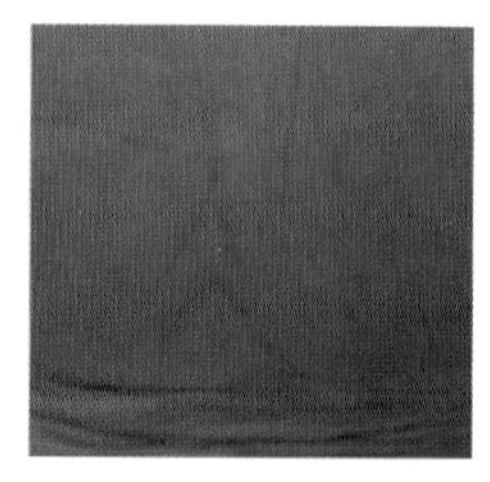
图 5-1052　患病成(壮)年人坎区再生纹、障碍纹

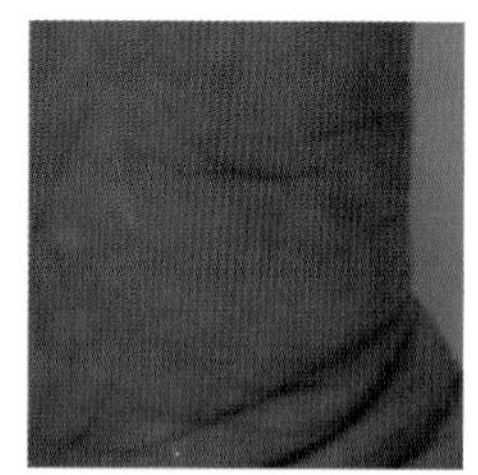
图 5-1053　患病成(壮)年人乾区再生纹、障碍纹

7. 艮区再生纹、障碍纹

呼吸疾病 10 人，占 3.47%；心脏疾病 15 人，占 5.20%；消化疾病 30 人，占 10.41%；肾脏疾病 35 人，占 12.15%；胆囊疾病 10 人，占 3.47%；肝脏疾病 9 人，占 3.12%；糖尿病 42 人，占 14.58%；阑尾炎 4 人，占 1.38%；妇科疾病 28 人，占 9.72%；脑疾病 33 人，占 11.45%；尿毒症 21 人，占 7.29%；胰腺炎 5 人，占 1.73%。如图 5-1051 所示。

8. 坎区再生纹、障碍纹

呼吸疾病 11 人，占 3.82%；心脏疾病 17 人，占 5.90%；消化疾病 28 人，占 9.72%；肾脏疾病 35 人，占 12.15%；胆囊疾病 10 人，占 3.47%；肝脏疾病 9 人，占 3.12%；糖尿病 41 人，占 14.23%；阑尾炎 4 人，占 1.38%；妇科疾病 29 人，占 10.7%；脑疾病 31 人，占 10.76%；尿毒症 22 人，占 7.64%；胰腺炎 5 人，占 1.73%。如图 5-1052 所示。

9. 乾区再生纹、障碍纹

呼吸疾病 15 人，占 5.20%；心脏疾病 6 人，占 2.08%；消化疾病 14 人，占 4.86%；肾脏疾病 17 人，占 5.90%；胆囊疾病 4 人，占 1.38%；肝脏疾病 2 人，占 0.69%；糖尿病 14 人，占 4.86%；阑尾炎 2 人，占 0.69%；妇科疾病 11 人，占 3.82%；脑疾病 13 人，占 4.51%；尿毒症 11 人，占 3.82%。如图 5-1053 所示。

七、341 例老年人手纹表象

前已述及老年人无正常手象，本组 341 人均为门诊及慢病体检病人。341 人中包含疾病有：呼吸疾病 17 人占 4.98%；心脏疾病 68 人，占 19.94%；肾脏疾病 14 人，占

4.11%；糖尿病 62 人，占 18.18%；高血压 25 人，占 7.33%；尿毒症 9 人，占 2.64%；帕金森 5 人，占 1.47%；脑疾病 141 人，占 41.35%。

（一）341 例患病老年人生理纹上疾病关系

1. 有两条纹线者

呼吸疾病 2 人，占 0.59%；心脏疾病 7 人，占 2.05%；肾脏疾病 2 人，占 0.59%；糖尿病 5 人，占 1.47%；脑疾病 6 人，占 1.76%。如图 5-1054 所示。

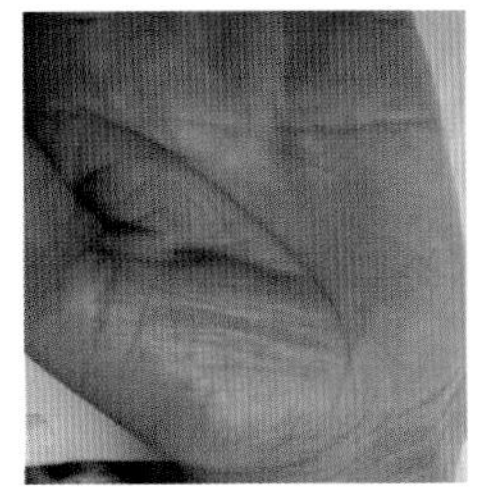

图 5-1054　患病老年人两条纹线

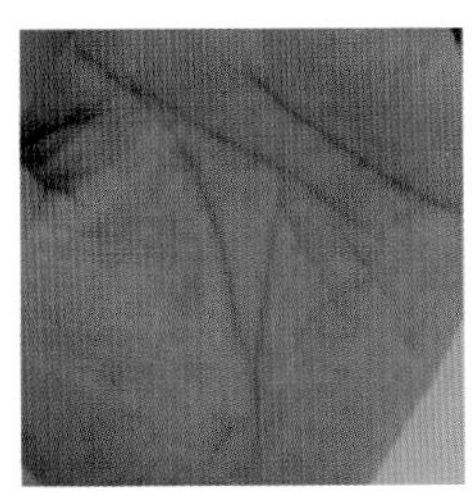

图 5-1055　患病老年人三条手纹俱全

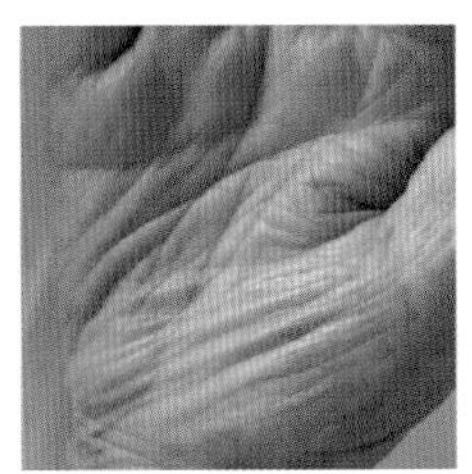

图 5-1056　患病老年人天、地、人纹不清晰

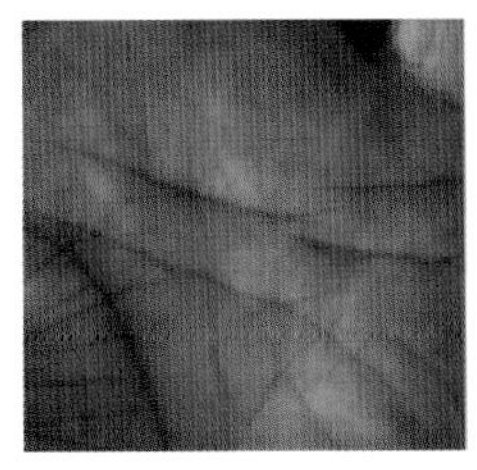

图 5-1057　患病老年人天纹断开

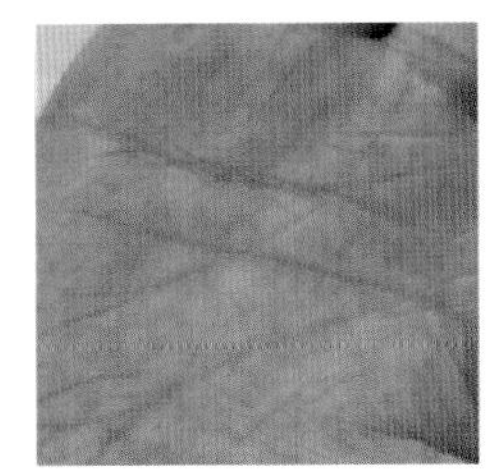

图 5-1058　患病老年人天纹毛状

2. 天、地、人纹三条手纹俱全者

呼吸疾病 12 人，占 3.52%；心脏疾病 57 人，占 16.72%；肾脏疾病 11 人，占 3.22%；糖尿病 54 人，占 15.83%；高血压 23 人，占 6.74%；尿毒症 9 人，占 2.64%；帕金森 4 人，占 1.17%；脑疾病 123 人，占 36.07%。如图 5-1055 所示。

3. 天、地、人纹不清晰

呼吸疾病 3 人，占 0.88%；心脏疾病 4 人，占 1.17%；肾脏疾病 1 人，占 0.29%；糖尿病 3 人，占 0.88%；高血压 2 人，占 0.59%；帕金森 1 人，占 0.29%；脑疾病 12 人，占 3.52%。如图 5-1056 所示。

4. 天纹断开

心脏疾病 3 人，占 0.88%；脑疾病 2 人，占 0.59%。如图 5-1057 所示。

5. 天纹毛状

呼吸疾病 5 人，占 1.47%；心脏疾病 33 人，占 9.68%；肾脏疾病 5 人，占 1.47%；糖尿病 15 人，占 4.39%；高血压 16 人，占 4.69%；尿毒症 4 人，占 1.17%；帕金森 4 人，占 1.17%；脑疾病 83 人，占 24.34%。如图 5-1058 所示。

6. 天纹分叉

呼吸疾病3人，占0.88%；心脏疾病7人，占2.05%；肾脏疾病2人，占0.59%；糖尿病8人，占2.34%；高血压2人，占0.59%；帕金森2人，占0.59%；脑疾病7人，占2.05%。如图5－1059所示。

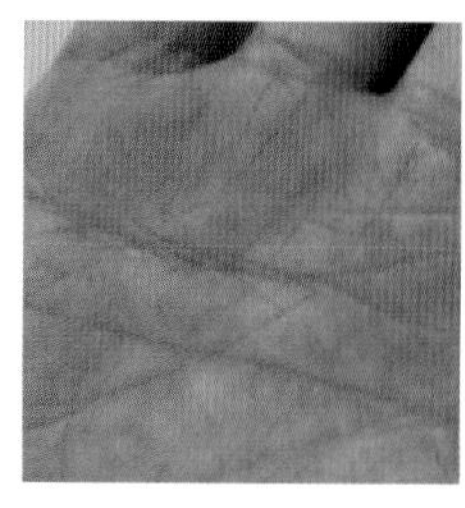

图5－1059　患病老年人分叉天纹

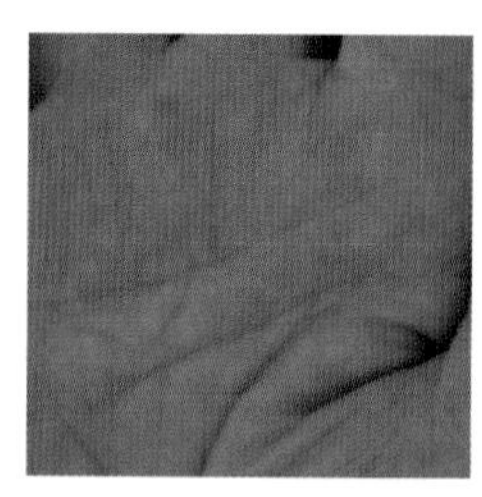

图5－1060　患病老年人天巽纹

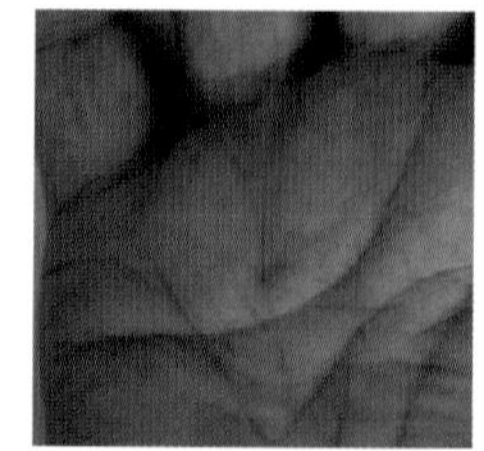

图5－1061　患病老年人天离纹

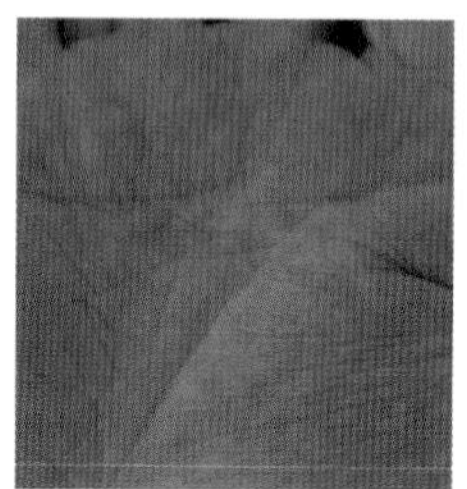

图5－1062　患病老年人人纹略短

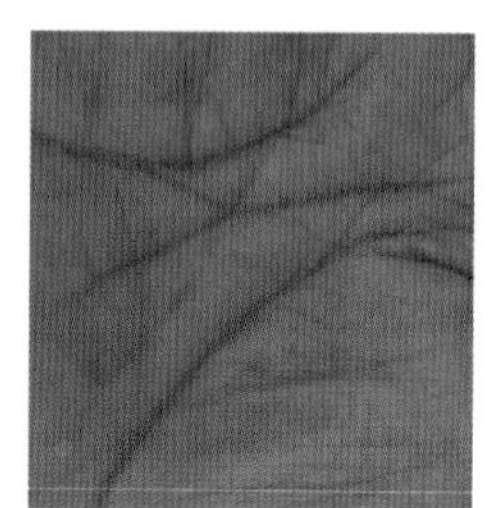

图5－1063　患病老年人人纹无起始点

7. 天巽纹（天纹延长到巽区）

呼吸疾病3人，占0.88%；心脏疾病8人，占2.35%；肾脏疾病2人，占0.59%；糖尿病9人，占2.64%；高血压2人，占0.59%；帕金森1人，占0.29%；脑疾病11人，占3.22%。如图5－1060所示。

8. 天离纹（天纹上升到离区）

呼吸疾病3人，占0.88%；心脏疾病11人，占3.23%；肾脏疾病2人，占0.59%；糖尿病13人，占3.81%；高血压3人，占0.88%；尿毒症3人，占0.88%；脑疾病10人，占2.93%。如图5－1061所示。

9. 人纹略短

糖尿病2人，占0.59%；脑疾病5人，占1.47%。如图5－1062所示。

10. 人纹无起始点

呼吸疾病2人，占0.59%；心脏疾病10人，占2.93%；肾脏疾病1人，占0.29%；糖尿病7人，占2.05%；高血压4人，占1.17%；脑疾病7人，占2.05%。如图5－1063所示。

11. 人纹分叉

呼吸疾病2人，占0.59%；心脏疾病4人，占1.17%；糖尿病7人，占2.05%；高血压4人，占1.17%；尿毒症1人，占0.29%；脑疾病7人，占2.05%。如图5－

1064 所示。

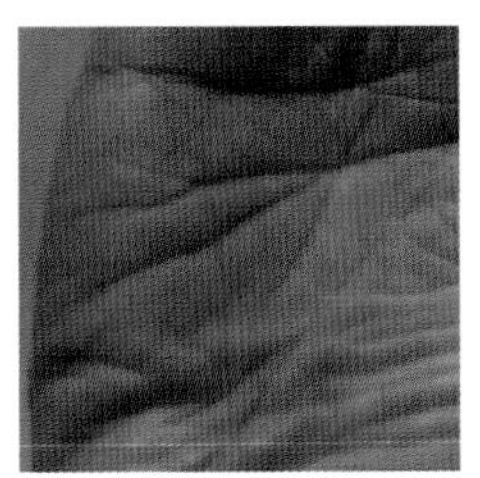

图 5-1064 患病老年人人纹分叉

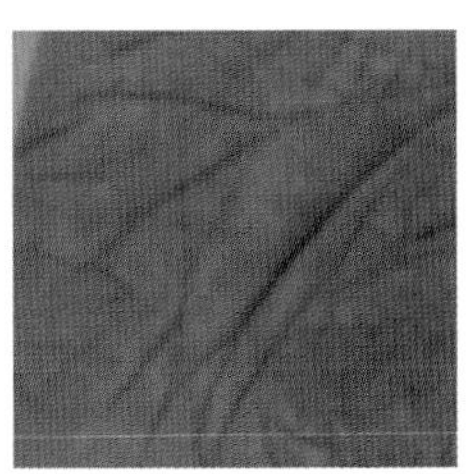

图 5-1065 患病老年人人纹分叉到兑区和乾区

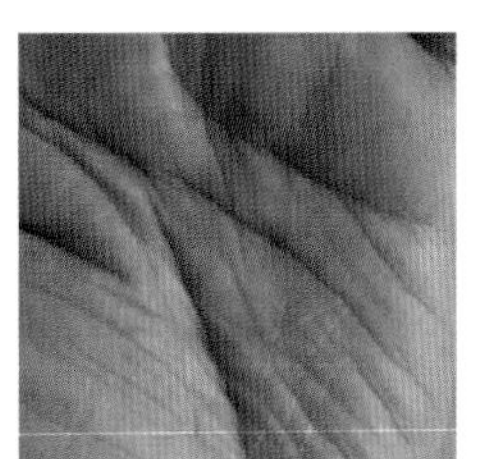

图 5-1066 患病老年人人兑纹

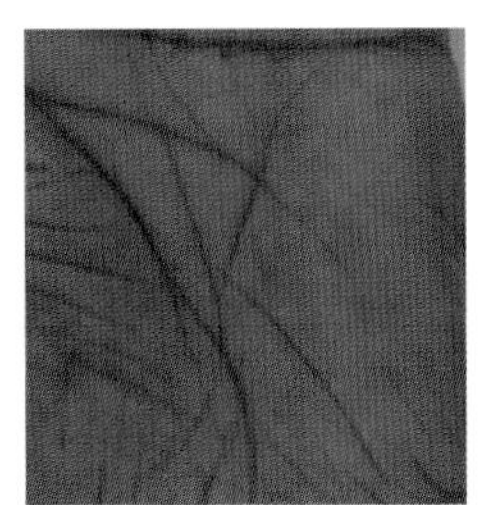

图 5-1067 患病老年人人乾纹

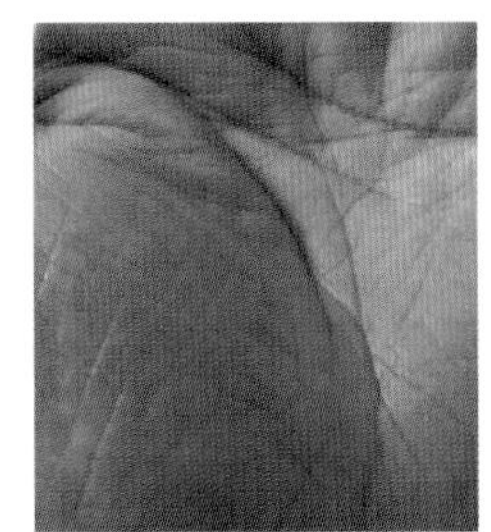

图 5-1068 患病老年人地纹略短

12. 人纹分叉到兑区和乾区

心脏疾病 3 人，占 0.88%；糖尿病 2 人，占 0.59%；高血压 1 人，占 0.29%；脑疾病 6 人，占 1.76%。如图 5-1065 所示。

13. 人兑纹（人纹延长到兑区）

呼吸疾病 6 人，占 1.76%；心脏疾病 24 人，占 7.04%；肾脏疾病 6 人，占 1.76%；糖尿病 25 人，占 7.33%；高血压 8 人，占 2.34%；尿毒症 2 人，占 0.59%；帕金森 2 人，占 0.59%；脑疾病 42 人，占 12.31%。如图 5-1066 所示。

14. 人乾纹（人纹延长到乾区）

呼吸疾病 4 人，占 1.17%；心脏疾病 7 人，占 2.05%；肾脏疾病 1 人，占 0.29%；糖尿病 8 人，占 2.34%；高血压 1 人，占 0.29%；尿毒症 4 人，占 1.17%；帕金森 1 人，占 0.29%；脑疾病 16 人，占 4.69%。如图 5-1067 所示。

15. 地纹略短

呼吸疾病 1 人，占 0.29%；心脏疾病 11 人，占 3.23%；肾脏疾病 1 人，占 0.29%；糖尿病 10 人，占 2.93%；高血压 6 人，占 1.76%；尿毒症 3 人，占 0.88%；脑疾病 16 人，占 4.69%。如图 5-1068 所示。

16. 地纹分叉

心脏疾病 4 人，占 1.17%；肾脏疾病 1 人，占 0.29%；糖尿病 5 人，占 1.47%；高血压 4 人，占 1.17%；尿毒症 1 人，占 0.29%；脑疾病 9 人，占 2.64%。如图 5-1069 所示。

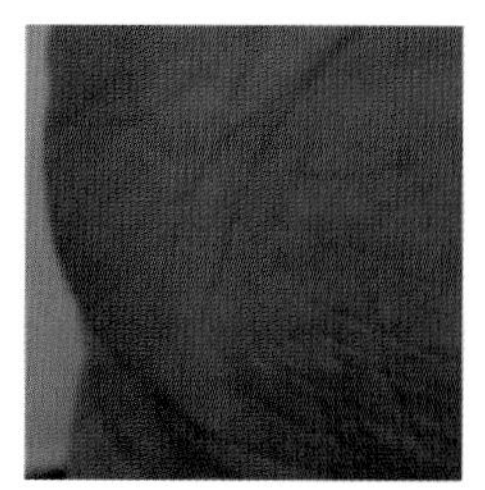
图 5－1069　患病老年人地纹分叉

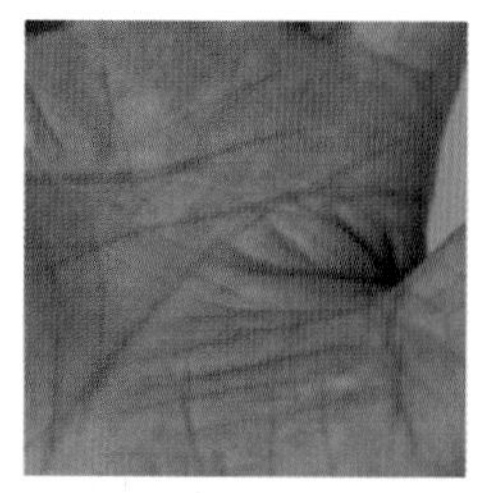
图 5－1070　患病老年人地巽纹

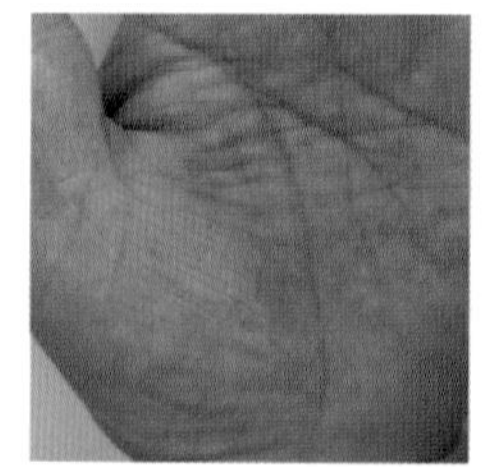
图 5－1071　患病老年人地纹囊括面积大

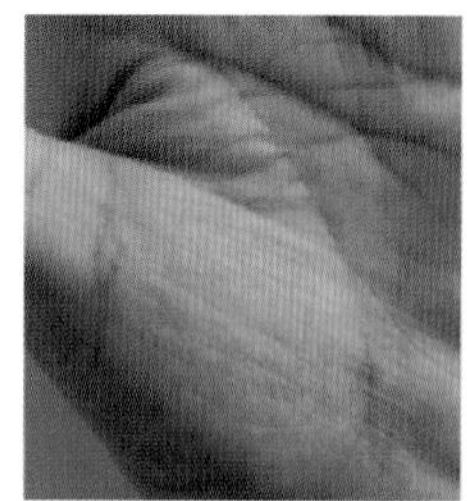
图 5－1072　患病老年人地纹囊括面积小

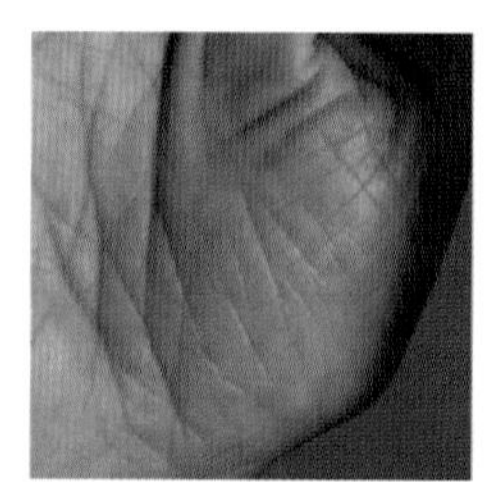
图 5－1073　患病老年人地纹附近有岛形纹

17. 地巽纹（地纹起始于巽区）

呼吸疾病 1 人，占 0.29%；心脏疾病 13 人，占 3.81%；糖尿病 10 人，占 2.93%；尿毒症 2 人，占 0.59%；脑疾病 23 人，占 6.74%。如图 5－1070 所示。

18. 地纹囊括面积大

呼吸疾病 11 人，占 3.23%；心脏疾病 29 人，占 8.50%；肾脏疾病 8 人，占 2.34%；糖尿病 28 人，占 8.21%；高血压 8 人，占 2.34%；尿毒症 3 人，占 0.88%；帕金森 2 人，占 0.59%；脑疾病 28 人，占 8.21%。如图 5－1071 所示。

19. 地纹囊括面积小

呼吸疾病 3 人，占 0.88%；心脏疾病 14 人，占 4.11%；肾脏疾病 2 人，占 0.59%；糖尿病 1 人，占 0.29%；高血压 1 人，占 0.29%；尿毒症 1 人，占 0.29%；帕金森 1 人，占 0.29%；脑疾病 19 人，占 5.57%。如图 5－1072 所示。

20. 地纹附近有岛形纹

呼吸疾病 1 人，占 0.29%；心脏疾病 1 人，占 0.29%；糖尿病 1 人，占 0.29%；高血压 1 人，占 0.29%；帕金森 1 人，占 0.29%；脑疾病 3 人，占 0.88%。如图 5－1073 所示。

（二）341 例患病老年人再生纹、障碍纹与疾病关系

1. 健康纹

呼吸疾病 1 人，占 0.29%；心脏疾病 19 人，占 5.57%；糖尿病 3 人，占 0.88%；高血压 4 人，占 1.17%；脑疾病 19 人，占 5.57%。如图 5－1074 所示。

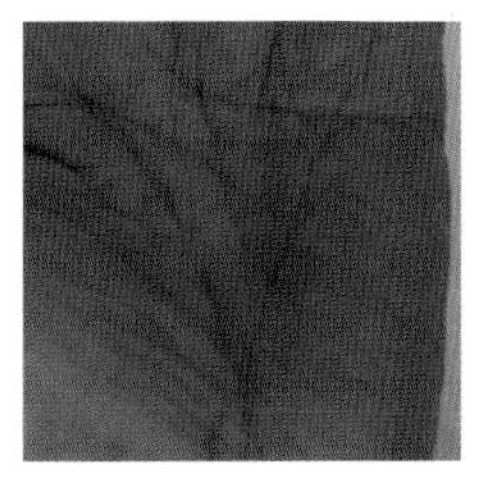

图 5－1074　患病老年人健康纹

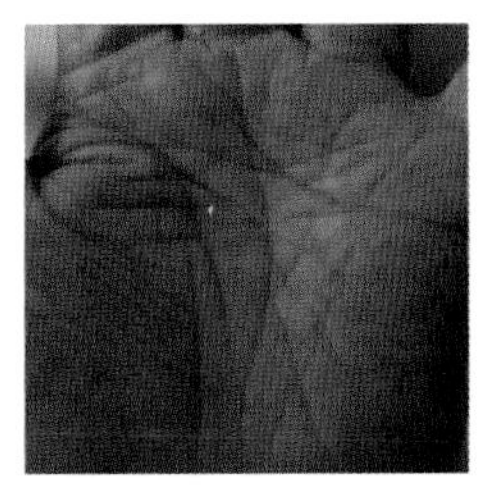

图 5－1075　患病老年人事业纹

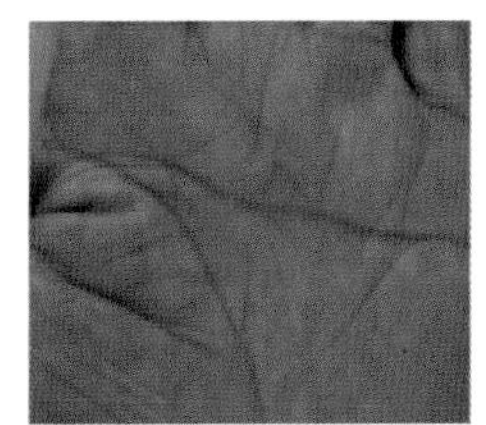

图 5－1076　患病老年人贯通掌纹

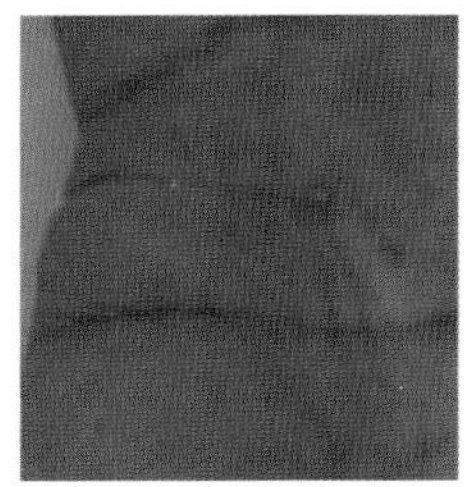

图 5－1077　患病老年人坤纹

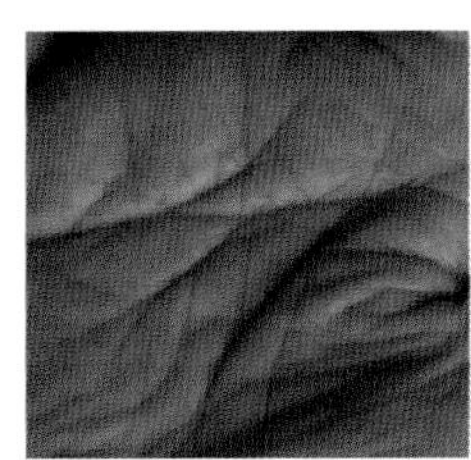

图 5－1078　患病老年人贯桥纹

2. 事业纹

呼吸疾病 1 人，占 0.29%；心脏疾病 15 人，占 4.40%；肾脏疾病 3 人，占 0.88%；糖尿病 8 人，占 2.34%；高血压 2 人，占 0.59%；帕金森 1 人，占 0.29%；脑疾病 24 人，占 7.03%。如图 5－1075 所示。

3. 贯通掌纹

呼吸疾病 1 人，占 0.29%；心脏疾病 3 人，占 0.88%；肾脏疾病 2 人，占 0.59%；糖尿病 4 人，占 1.17%；尿毒症 1 人，占 0.29%；脑疾病 3 人，占 0.88%。如图 5－1076 所示。

4. 坤纹

心脏疾病 5 人，占 1.47%；脑疾病 10 人，占 2.93%。如图 5－1077 所示。

5. 贯桥纹

呼吸疾病 3 人，占 0.88%；心脏疾病 9 人，占 2.64%；糖尿病 5 人，占 1.47%；高血压 3 人，占 0.88%；脑疾病 18 人，占 5.28%。如图 5－1078 所示。

6. 太阳纹

呼吸疾病 5 人，占 1.47%；心脏疾病 13 人，占 3.81%；肾脏疾病 1 人，占 0.29%；糖尿病 6 人，占 1.76%；高血压 1 人，占 0.29%；脑疾病 11 人，占 3.22%。如图 5－1079 所示。

7. 毛状纹

呼吸疾病 3 人，占 0.88%；心脏疾病 3 人，占 0.88%；糖尿病 3 人，占 0.88%；高血压 2 人，占 0.59%；脑疾病 5 人，占 1.47%。如图 5－1080 所示。

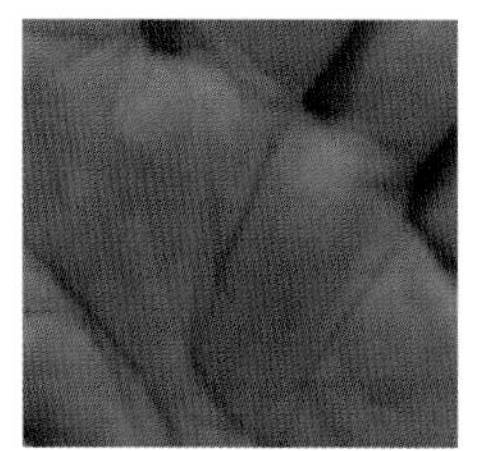
图 5－1079 患病老年人太阳纹

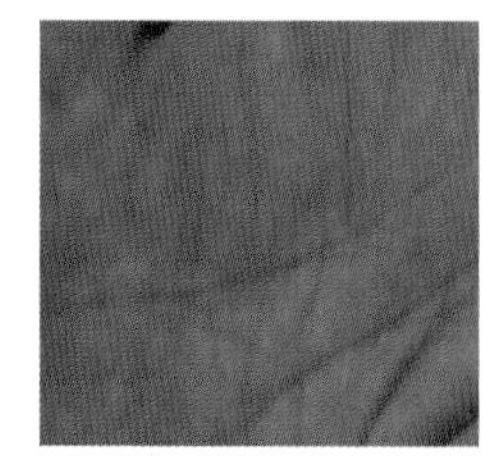
图 5－1080 患病老年人毛状纹

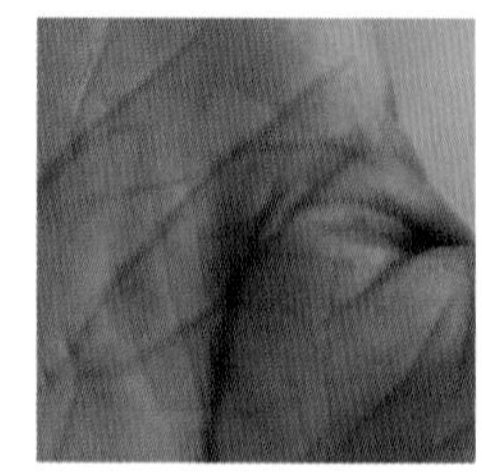
图 5－1081 患病老年人岛状纹

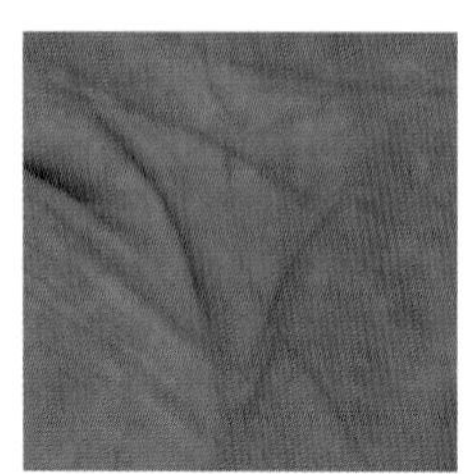
图 5－1082 患病老年人角形纹

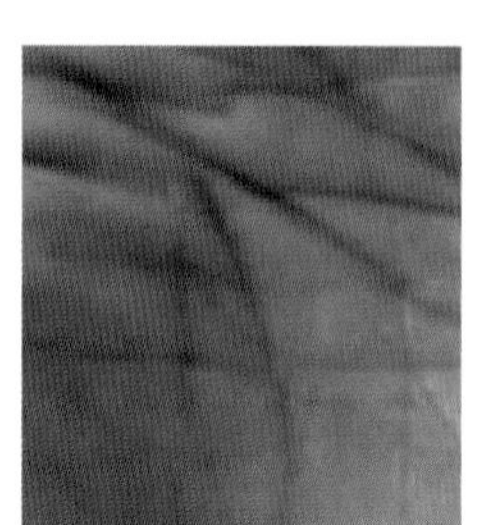
图 5－1083 患病老年人井字纹

8. 岛状纹

呼吸疾病 7 人，占 2.05%；心脏疾病 10 人，占 2.93%；肾脏疾病 1 人，占 0.29%；糖尿病 3 人，占 0.88%；高血压 4 人，占 1.17%；尿毒症 1 人，占 0.29%；脑疾病 11 人，占 3.22%。如图 5－1081 所示。

9. 角形纹

呼吸疾病 7 人，占 2.05%；心脏疾病 19 人，占 5.57%；肾脏疾病 4 人，占 1.17%；糖尿病 13 人，占 3.81%；高血压 6 人，占 1.76%；尿毒症 1 人，占 0.29%；脑疾病 24 人，占 7.03%。如图 5－1082 所示。

10. 井字纹

心脏疾病 12 人，占 3.52%；糖尿病 9 人，占 2.64%；高血压 11 人，占 3.22%；尿毒症 3 人，占 0.88%；帕金森 1 人，占 0.29%。如图 5－1083 所示。

11. 米字纹

呼吸疾病 7 人，占 2.05%；心脏疾病 15 人，占 4.40%；肾脏疾病 3 人，占 0.88%；糖尿病 12 人，占 3.52%；高血压 6 人，占 1.76%；尿毒症 2 人，占 0.59%；帕金森 1 人，占 0.29%；脑疾病 24 人，占 7.03%。如图 5－1084 所示。

12. 十字纹

呼吸疾病 17 人，占 4.99%；心脏疾病 40 人，占 11.73%；肾脏疾病 10 人，占 2.93%；糖尿病 41 人，占 12.02%；高血压 17 人，占 4.98%；尿毒症 3 人，占 0.88%；帕金森 2 人，占 0.59%；脑疾病 70 人，占 20.52%。如图 5－1085 所示。

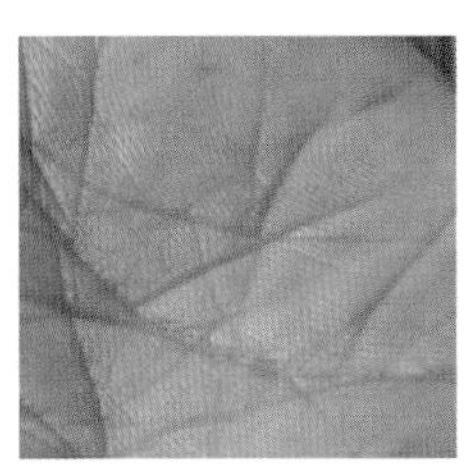
图 5－1084　患病老年人米字纹

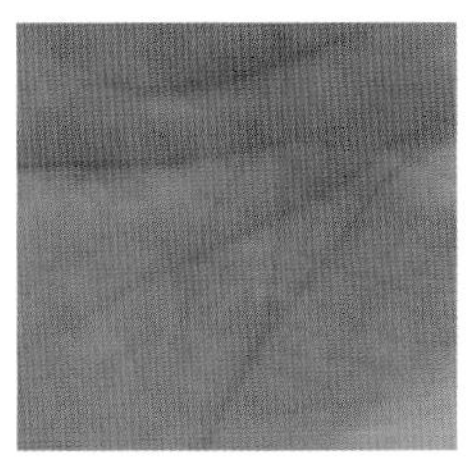
图 5－1085　患病老年人十字纹

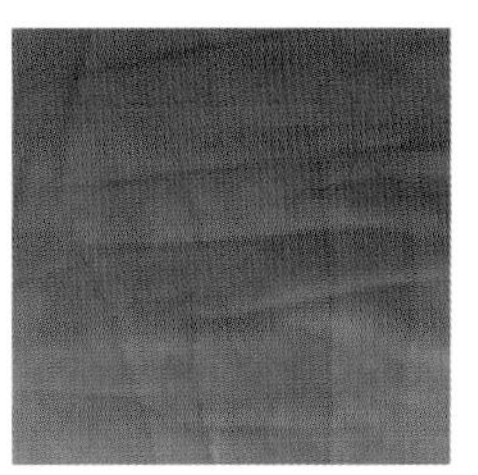
图 5－1086　患病老年人四方形纹

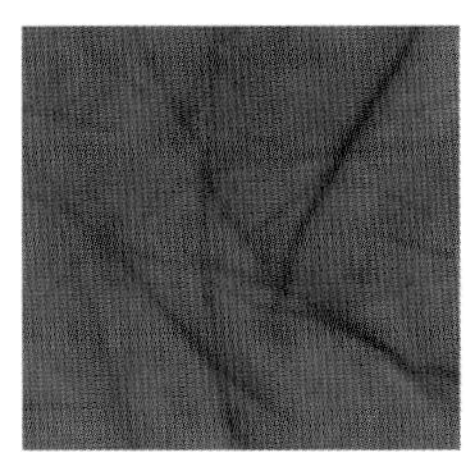
图 5－1087　患病老年人星形纹

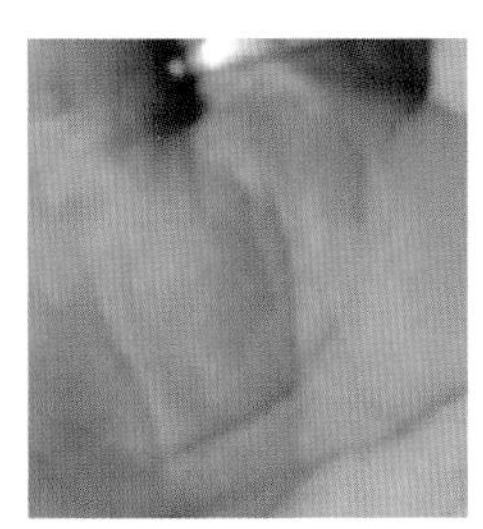
图 5－1088　患病老年人离区有横纹

13. 四方形纹

心脏疾病 3 人，占 0.88%；糖尿病 1 人，占 0.29%；高血压 1 人，占 0.29%；脑疾病 3 人，占 0.88%。如图 5－1086 所示。

14. 星形纹

高血压 2 人，占 0.59%；脑疾病 6 人，占 1.76%。如图 5－1087 所示。

15. 离区有横纹

呼吸疾病 2 人，占 0.59%；心脏疾病 3 人，占 0.88%；肾脏疾病 1 人，占 0.29%；糖尿病 4 人，占 1.17%；高血压 3 人，占 0.88%；脑疾病 19 人，占 5.57%。如图 5－1088 所示。

16. 震区有横纹

呼吸疾病 16 人，占 4.69%；心脏疾病 43 人，占 12.61%；肾脏疾病 14 人，占 4.11%；糖尿病 28 人，占 8.21%；高血压 10 人，占 2.93%；尿毒症 3 人，占 0.88%；帕金森 3 人，占 0.88%；脑疾病 55 人，占 16.13%。如图 5－1089 所示。

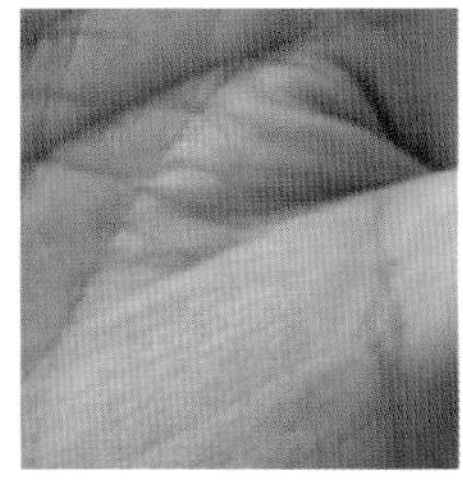
图 5－1089　患病老年人震区有横纹

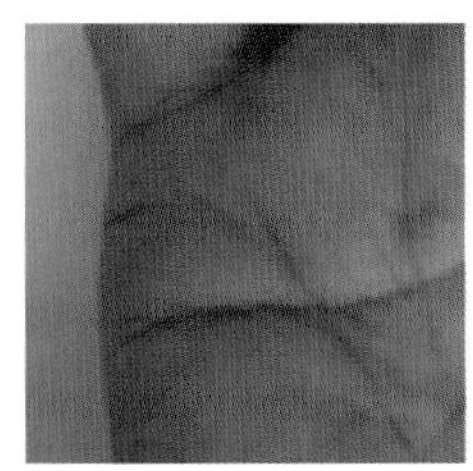
图 5－1090　患病老年人坤区岛状纹

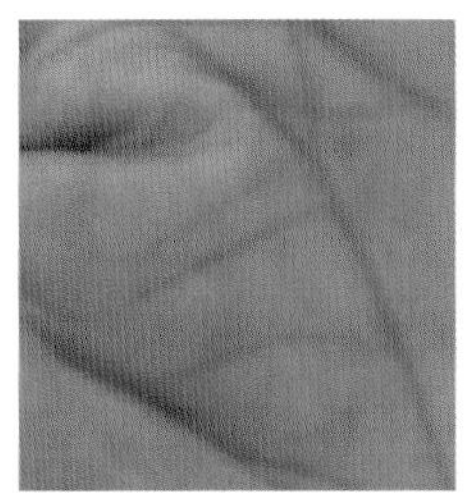
图 5－1091　患病老年人田字纹

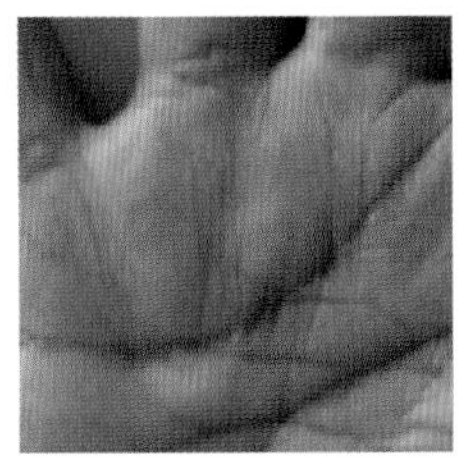
图 5－1092　患病老年人天纹垂线纹

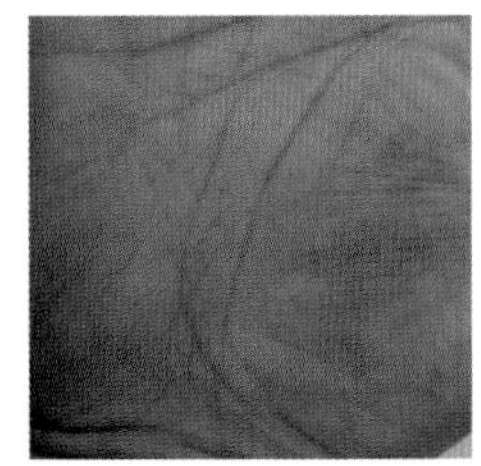
图 5－1093　患病老年人月形纹

17. 坤区岛状纹

高血压 2 人，占 0.59%；脑疾病 5 人，占 1.47%。如图 5－1090 所示。

18. 田字纹

呼吸疾病 1 人，占 0.29%；心脏疾病 4 人，占 1.17%；肾脏疾病 2 人，占 0.59%；糖尿病 11 人，占 3.22%；高血压 4 人，占 1.17%；尿毒症 1 人，占 0.29%；脑疾病 9 人，占 2.64%。如图 5－1091 所示。

19. 天纹垂线纹

呼吸疾病 8 人，占 2.35%；心脏疾病 40 人，占 11.73%；肾脏疾病 11 人，占 3.22%；糖尿病 36 人，占 10.56%；高血压 17 人，占 4.98%；尿毒症 6 人，占 1.76%；帕金森 2 人，占 0.59%；脑疾病 77 人，占 22.58%。如图 5－1092 所示。

20. 月形纹

心脏疾病 4 人，占 1.17%；糖尿病 1 人，占 0.29%；高血压 2 人，占 0.59%；脑疾病 6 人，占 1.76%。如图 5－1093 所示。

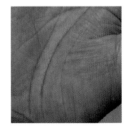

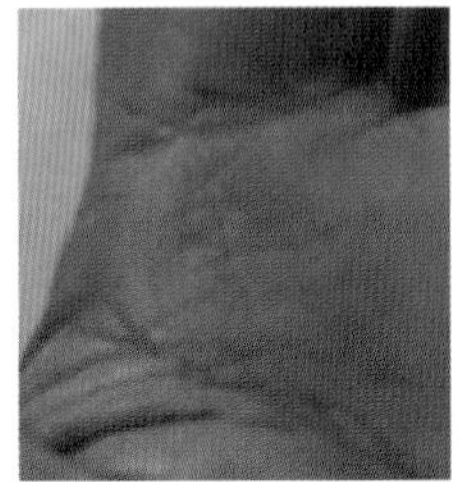
图 5－1094　患病老年人巽区田字纹

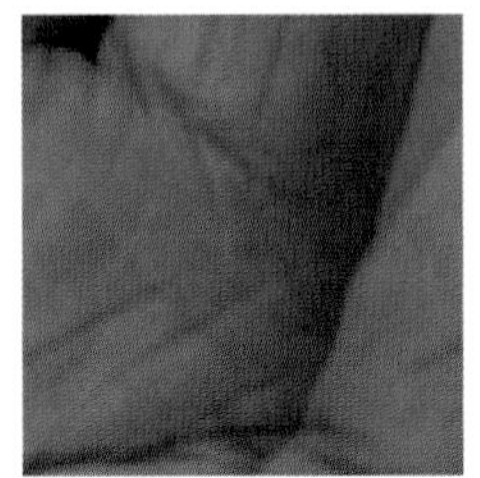
图 5－1095　患病老年人巽区十字纹

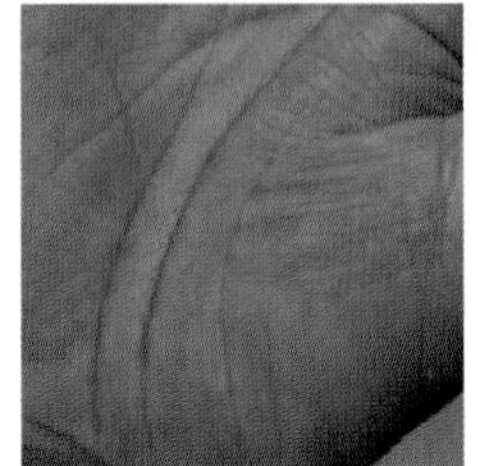
图 5－1096　患病老年人双生命纹

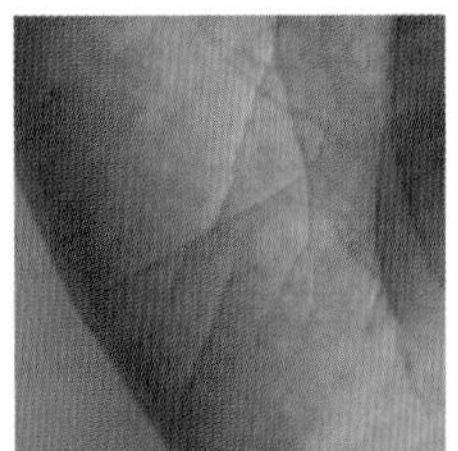
图 5－1097　患病老年人乾横纹

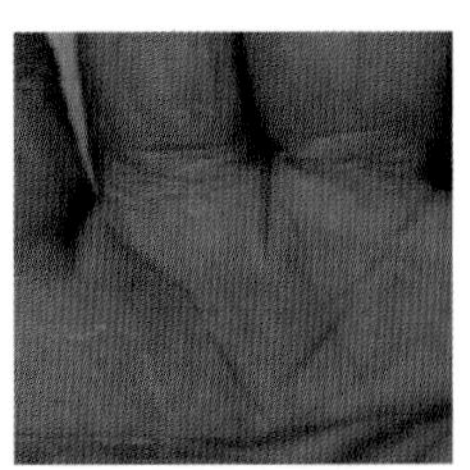
图 5－1098　患病老年人金星环纹

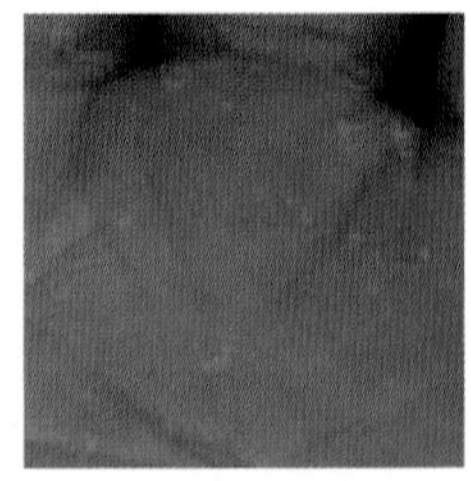
图 5－1099　患病老年人土星环纹

21. 巽区田字纹

呼吸疾病 1 人，占 0.29%。如图 5-1094 所示。

22. 巽区十字纹

呼吸疾病 2 人，占 0.59%；心脏疾病 24 人，占 7.04%；肾脏疾病 3 人，占 0.88%；糖尿病 13 人，占 3.81%；高血压 11 人，占 3.22%；尿毒症 1 人，占 0.29%；脑疾病 39 人，占 11.43%。如图 5-1095 所示。

23. 双生命纹

心脏疾病 5 人，占 1.47%；糖尿病 3 人，占 0.88%；尿毒症 4 人，占 1.17%；帕金森 1 人，占 0.29%；脑疾病 8 人，占 2.35%。如图 5-1096 所示。

24. 乾横纹（放纵线）

心脏疾病 5 人，占 1.47%；糖尿病 4 人，占 1.17%；高血压 2 人，占 0.59%；脑疾病 9 人，占 2.64%。如图 5-1097 所示。

25. 金星环纹（大环）

心脏疾病 3 人，占 0.88%；糖尿病 1 人，占 0.29%；高血压 3 人，占 0.88%；尿毒症 1 人，占 0.29%；脑疾病 19 人，占 5.57%。如图 5-1098 所示。

26. 土星环纹（小环）

心脏疾病 1 人，占 0.29%；糖尿病 1 人，占 0.29%。如图 5-1099 所示。

27. 大鱼际可变纹

呼吸疾病 16 人，占 4.69%；心脏疾病 54 人，占 13.83%；肾脏疾病 11 人，占 3.22%；糖尿病 35 人，占 10.26%；高血压 25 人，占 7.33%；尿毒症 8 人，占 2.34%；帕金森 2 人，占 0.59%；脑疾病 60 人，占 17.59%。如图 5-1100 所示。

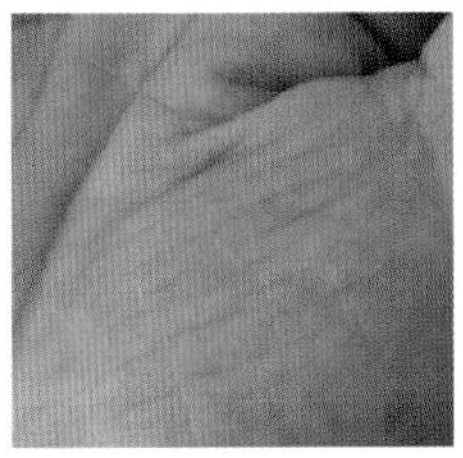

图 5-1100　患病老年人大鱼际可变纹

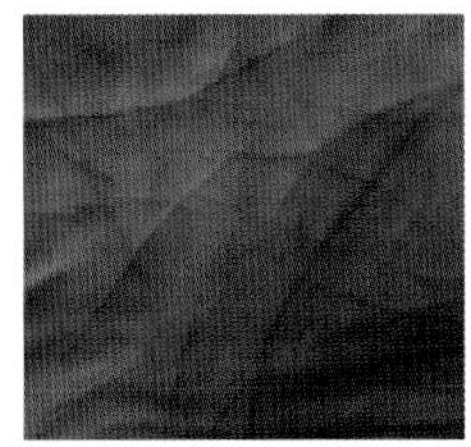

图 5-1101　患病老年人人上纹

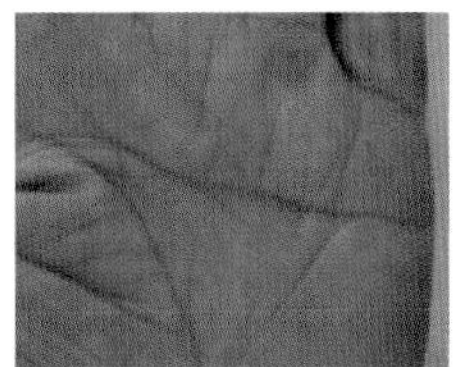

图 5-1102　患病老年人指掌贯通纹

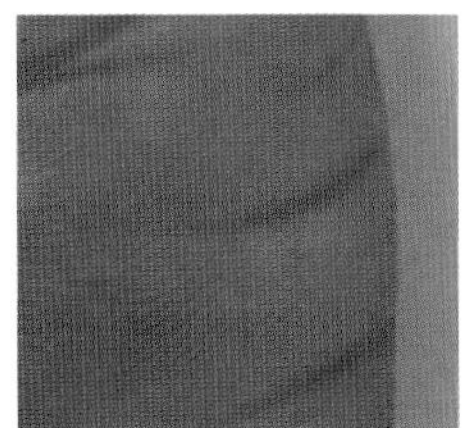

图 5-1103　患病老年人性纹

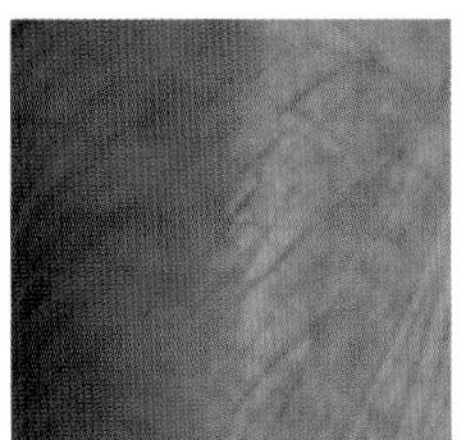

图 5-1104　患病老年人手掌静脉

28. 人上纹

心脏疾病4人，占1.17%；肾脏疾病2人，占0.59%；糖尿病2人，占0.59%；尿毒症1人，占0.29%；脑疾病9人，占2.64%。如图5-1101所示。

29. 指掌贯通纹

呼吸疾病2人，占0.59%；心脏疾病3人，占0.87%；肾脏疾病1人，占0.29%；糖尿病4人，占1.17%；脑疾病4人，占1.17%。如图5-1102所示。

30. 性纹

呼吸疾病5人，占1.47%；心脏疾病21人，占6.16%；肾脏疾病3人，占0.88%；糖尿病7人，占2.05%；高血压5人，占1.47%；帕金森1人，占0.29%；脑疾病51人，占13.49%。如图5-1103所示。

31. 手掌静脉

呼吸疾病9人，占2.63%；心脏疾病26人，占7.62%；肾脏疾病3人，占0.88%；糖尿病10人，占2.93%；高血压7人，占2.05%；尿毒症1人，占0.29；帕金森4人，占1.17%；脑疾病33人，占9.68%。如图5-1104所示。

（三）341例老年人九宫八卦区域再生纹、障碍纹与疾病关系

1. 巽区再生纹、障碍纹

呼吸疾病13人，占3.81%；心脏疾病40人，占11.73%；肾脏疾病10人，占2.93%；糖尿病25人，占7.33%；高血压11人，占3.22%；尿毒症1人，占0.29%；帕金森2人，占0.59%；脑病65人，占19.06%。如图5-1105所示。

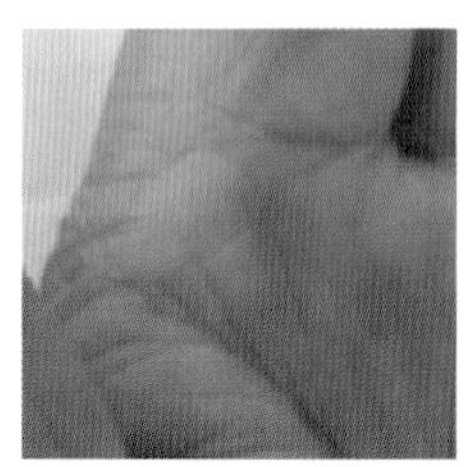

图5-1105 患病老年人巽区再生纹、障碍纹

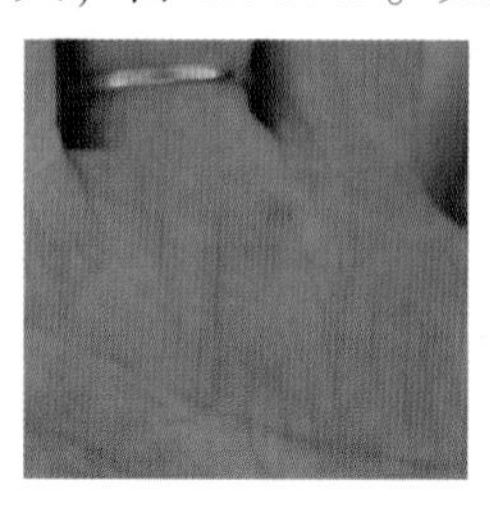

图5-1106 患病老年人离区再生纹、障碍纹

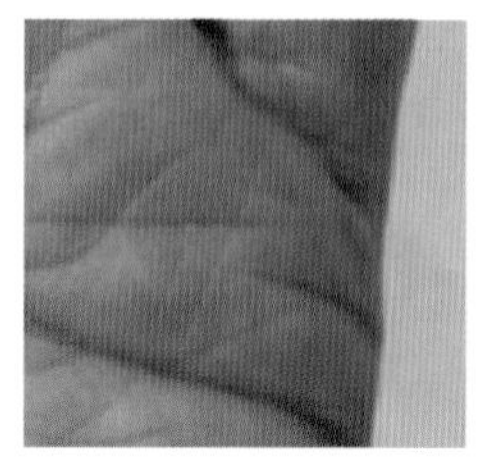

图5-1107 患病老年人坤区再生纹、障碍纹

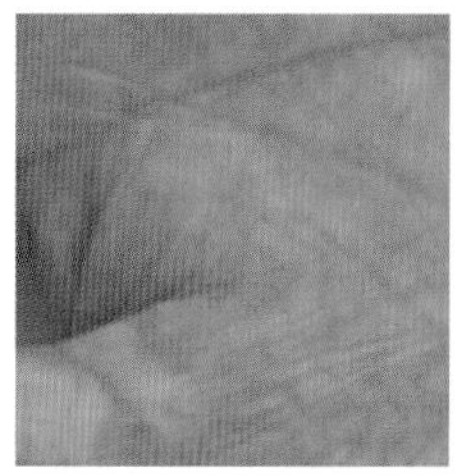

图5-1108 患病老年人震区再生纹、障碍纹

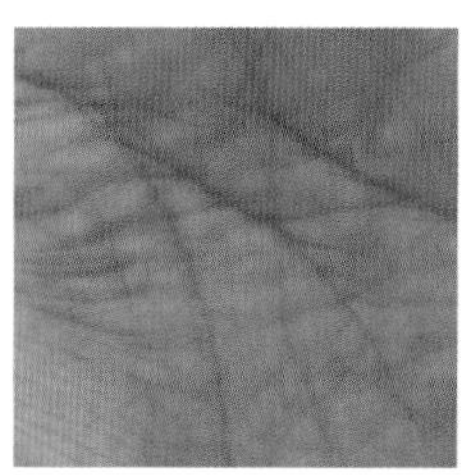

图5-1109 患病老年人明堂区再生纹、障碍纹

2. 离区再生纹、障碍纹

呼吸疾病17人，占4.99%；心脏疾病59人，占17.3%；肾脏疾病14人，占

4.11%；糖尿病 50 人，占 14.66%；高血压 19 人，占 5.57%；尿毒症 6 人，占 1.76%；帕金森 4 人，占 1.17%；脑疾病 118 人，占 34.60%。如图 5－1106 所示。

3. 坤区再生纹、障碍纹

呼吸疾病 15 人，占 4.40%；心脏疾病 46 人，占 13.49%；肾脏疾病 11 人，占 3.22%；糖尿病 30 人，占 8.79%；高血压 16 人，占 4.69%；尿毒症 4 人，占 1.17%；帕金森 2 人，占 0.59%；脑疾病 81 人，占 23.75%。如图 5－1107 所示。

4. 震区再生纹、障碍纹

呼吸疾病 17 人，占 4.99%；心脏疾病 65 人，占 19.06%；肾脏疾病 14 人，占 4.11%；糖尿病 58 人，占 17.00%；高血压 22 人，占 6.45%；尿毒症 8 人，占 2.34%；帕金森 4 人，占 1.17%；脑疾病 113 人，占 33.14%。如图 5－1108 所示。

5. 明堂区再生纹、障碍纹

呼吸疾病 17 人，占 4.99%；心脏疾病 55 人，占 16.13%；肾脏疾病 6 人，占 1.76%；糖尿病 44 人，占 12.90%；高血压 20 人，占 5.86%；尿毒症 5 人，占 1.47%；帕金森 3 人，占 0.88%；脑疾病 101 人，占 29.62%。如图 5－1109 所示。

6. 兑区再生纹、障碍纹

呼吸疾病 12 人，占 3.52%；心脏疾病 31 人，占 9.09%；肾脏疾病 9 人，占 2.64%；糖尿病 26 人，占 7.62%；高血压 9 人，占 2.64%；尿毒症 1 人，占 0.29%；帕金森 1 人，占 0.29%；脑疾病 44 人，占 12.90%。如图 5－1110 所示。

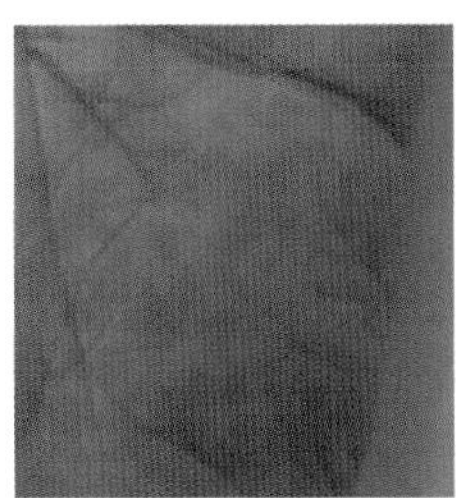

图 5－1110　患病老年人兑区再生纹、障碍纹

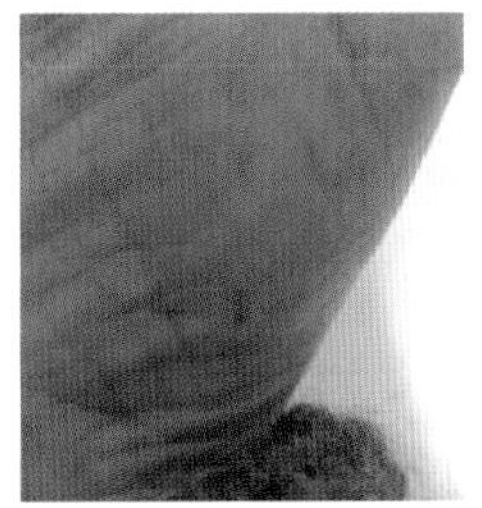

图 5－1111　患病老年人艮区再生纹、障碍纹

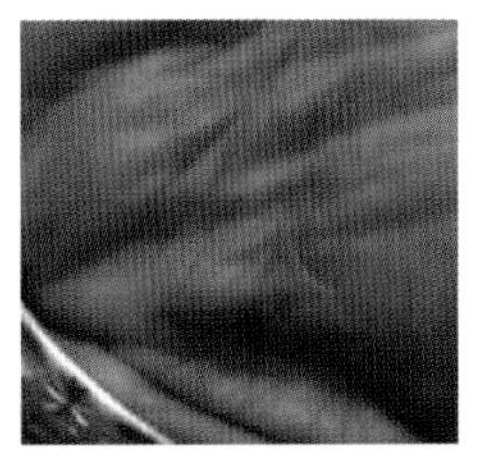

图 5－1112　患病老年人坎区再生纹、障碍纹

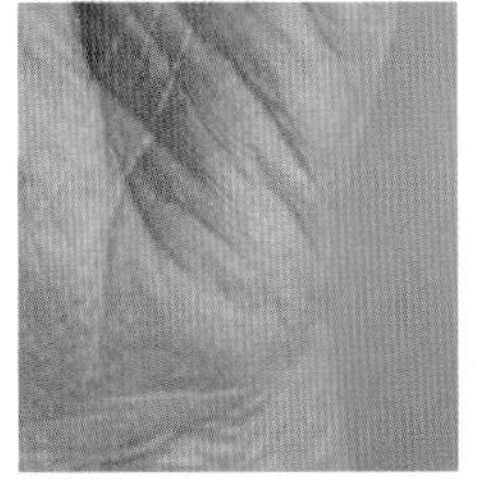

图 5－1113　患病老年人乾区再生纹、障碍纹

7. 艮区再生纹、障碍纹

呼吸疾病 16 人，占 4.69%；心脏疾病 55 人，占 16.13%；肾脏疾病 12 人，占 3.52%；糖尿病 42 人，占 12.31%；高血压 18 人，占 5.28%；尿毒症 7 人，占

2.05%；帕金森3人，占0.88%；脑疾病91人，占26.68%。如图5－1111所示。

8. 坎区再生纹、障碍纹

呼吸疾病15人，占4.40%；心脏疾病48人，占14.07%；肾脏疾病10人，占2.93%；糖尿病36人，占10.56%；高血压18人，占5.28%；尿毒症5人，占1.47%；帕金森2人，占0.59%；脑疾病79人，占23.16%。如图5－1112所示。

9. 乾区再生纹、障碍纹

呼吸疾病9人，占2.64%；心胖疾病37人，占10.85%；肾脏疾病8人，占2.34%；糖尿病28人，占8.21%；高血压13人，占3.81%；尿毒症1人，占0.29%；脑疾病46人，占13.49%。如图5－1113所示。

八、50名"过劳耗竭"者的手纹表象

"过劳耗竭"是"过劳死"发生前的临床症候群及中医四诊可发现的一些微象。《过劳耗竭学》将人体过劳耗竭分为四个类型，也可以称为四个临床阶段。四个类型为：轻型、重型、极型、危型。轻、重、极型是过劳死发生前三个病变过程表象阶段，危型为"过劳死"已经发生。本组所观察的50名过劳病人均为轻型病人。其手纹表象特点如下：

50人中有两条生理纹线者1人，占2.00%；三条生理纹线俱全者45人，占90.00%；生理纹线不清晰者2人，占4.00%；一手两条纹一手三条纹2人，占4.00%。如图5－1114～图5－1117所示。

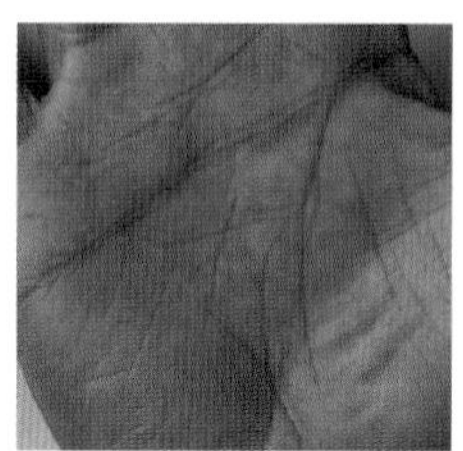

图5－1114 "过劳耗竭"者两条生理纹

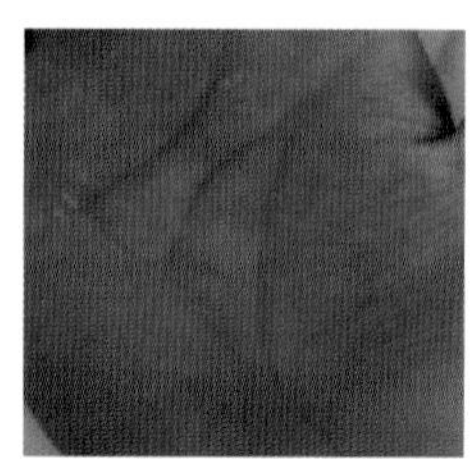

图5－1115 "过劳耗竭"者三条生理纹俱全

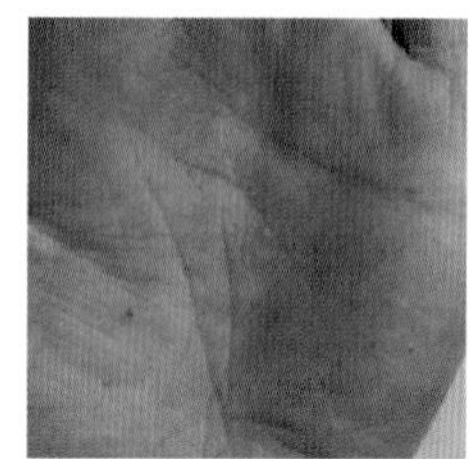

图5－1116 "过劳耗竭"者生理纹不清晰

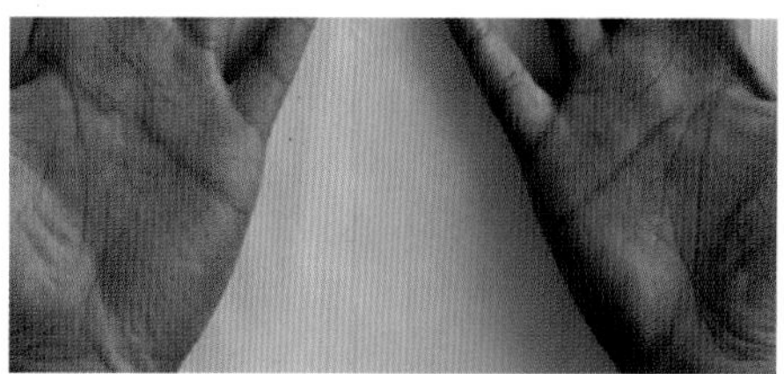

图5－1117 "过劳耗竭"者一手两条纹一手三条纹

（一）50名“过劳耗竭”者生理纹表象

1. 天纹表象

天纹毛状20人，占40.00%；天纹分叉1人，占2.00%；天纹延长到巽区17人，占34.00%；天离纹（天纹上升到离区）12人，占24.00%。如图5－1118～图5－1121所示。

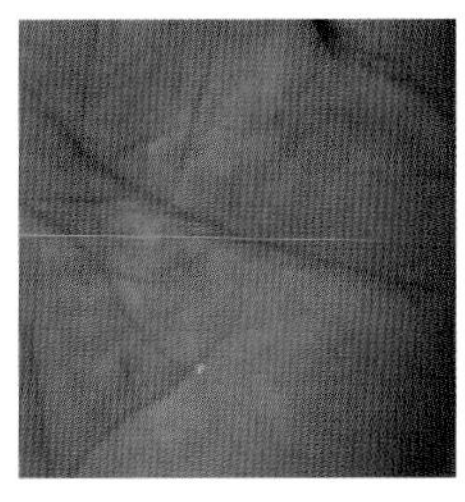

图5－1118　“过劳耗竭”者天纹毛状

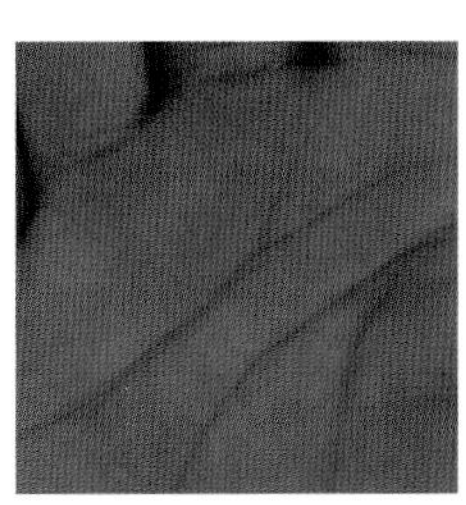

图5－1119　“过劳耗竭”者天纹分叉

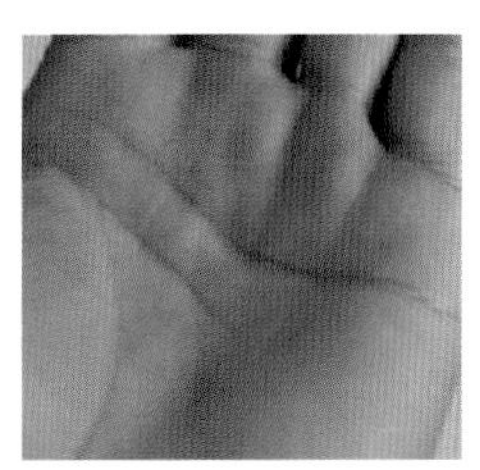

图5－1120　“过劳耗竭”者天纹延长到巽区

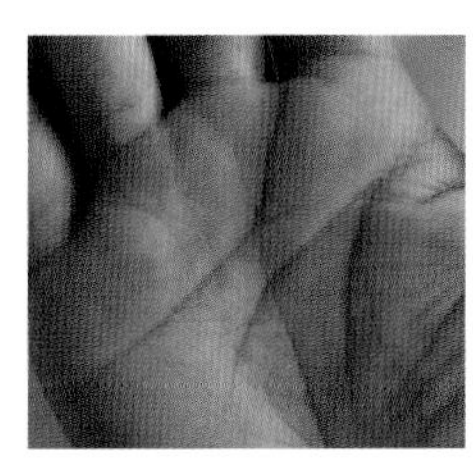

图5－1121　“过劳耗竭”者天离纹

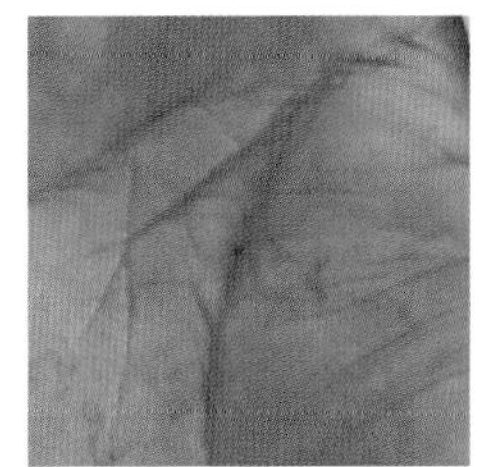

图5－1122　“过劳耗竭”者人纹略短

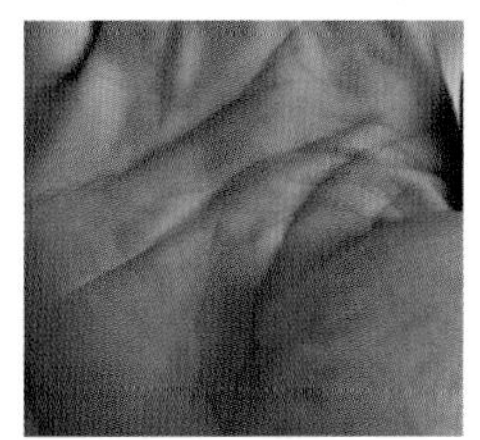

图5－1123　“过劳耗竭”者无始点人纹

2. 人纹表象

人纹略短2人，占4.00%；人纹无起始点1人，占2.00%；人纹分叉2人，占4.00%；人纹延长到兑区6人，占12.00%；人纹延长到乾区11人，占22.00%。如图5－1122～图5－1126所示。

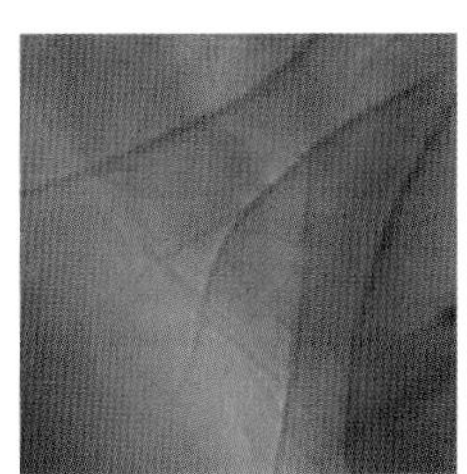

图5－1124　“过劳耗竭”者人纹分叉

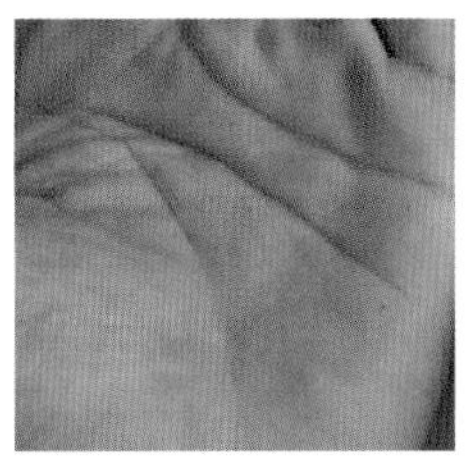

图5－1125　“过劳耗竭”者人纹延长到兑区

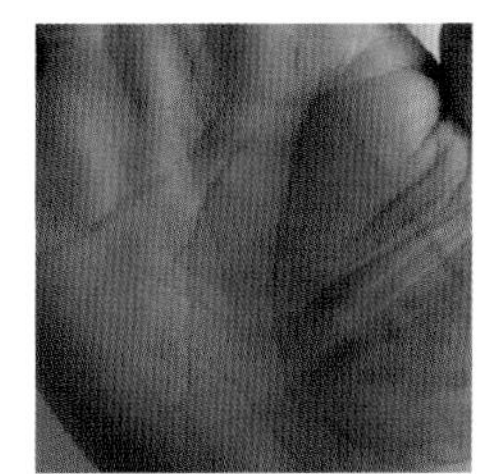

图5－1126　“过劳耗竭”者人纹延长到乾区

3. 地纹表象

地纹略短8人，占16.00%；地纹分叉5人，占10.00%；地纹附近有岛形纹2人，占4.00%；地纹囊括面积大20人，占40.00%；地纹囊括面积小2人，占4.00%。如图5－

1127～图 5－1131 所示。

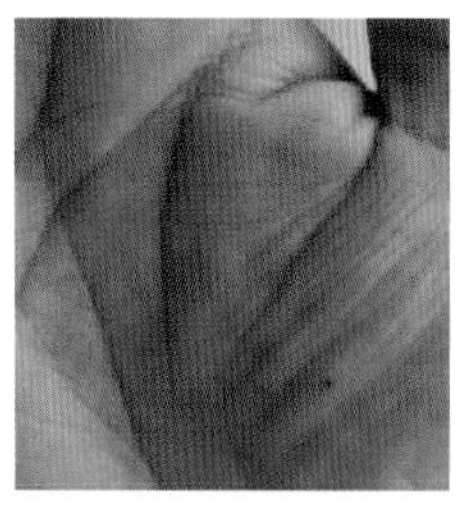
图 5－1127 "过劳耗竭"者地纹略短

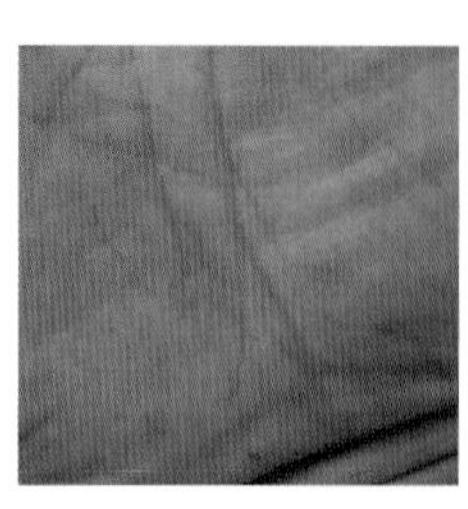
图 5－1128 "过劳耗竭"者分叉地纹

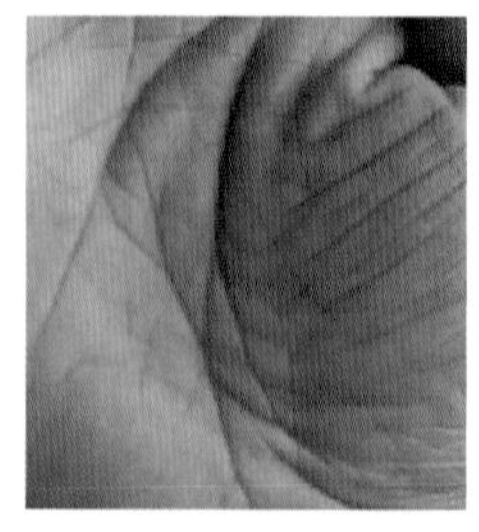
图 5－1129 "过劳耗竭"者地纹附近有岛形纹

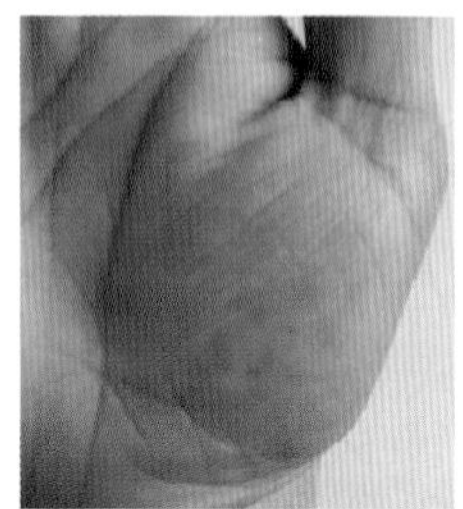
图 5－1130 "过劳耗竭"者地纹囊括面积大

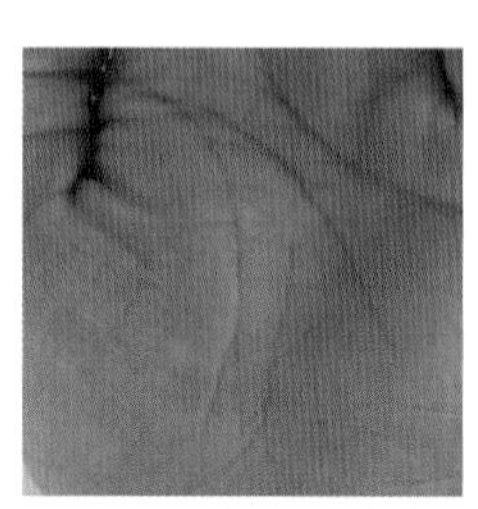
图 5－1131 "过劳耗竭"者地纹囊括面积小

（二）50 名"过劳耗竭"者再生纹、障碍纹表象情况

有健康纹 2 人，占 4.00%；有事业纹 12 人，占 24.00%；有贯通掌纹 4 人，占 8.00%；有太阳纹 4 人，占 8.00%；有毛状纹 14 人，占 28.00%；有天纹垂线纹 2 人，占 4.00%；有岛形纹 2 人，占 4.00%；有角形纹 15 人，占 30.00%；有米字纹 4 人，占 8.00%；有十字纹 34 人，占 68.00%；有四方形纹 1 人，占 2.00%；有田字纹 1 人，占 2.00%；有金星环纹（大环）10 人，占 20.00%；有土星环纹（小环）4 人，占 8.00%；离区有横纹 20 人，占 40.00%；震区有横纹 44 人，占 88.00%；有大鱼际可变纹 46 人，占 92.00%；有人上纹 2 人，占 4.00%；有性纹 30 人，占 60.00%；有手掌静脉 10 人，占 20.00%。如图 5－1132～图 5－1151 所示。

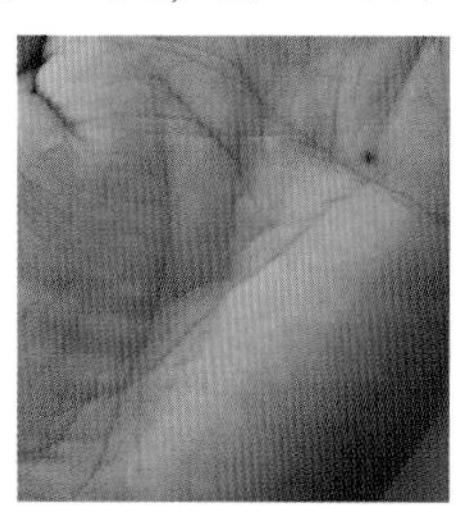
图 5－1132 "过劳耗竭"者健康纹

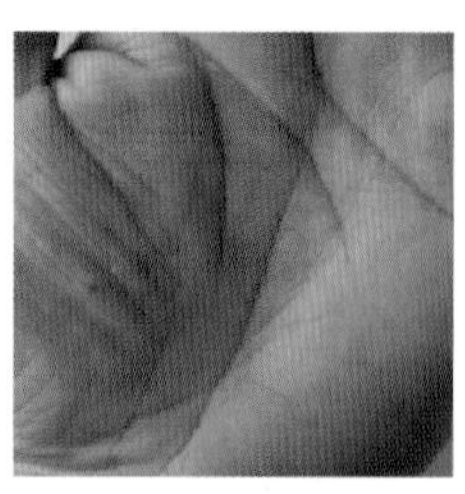
图 5－1133 "过劳耗竭"者事业纹

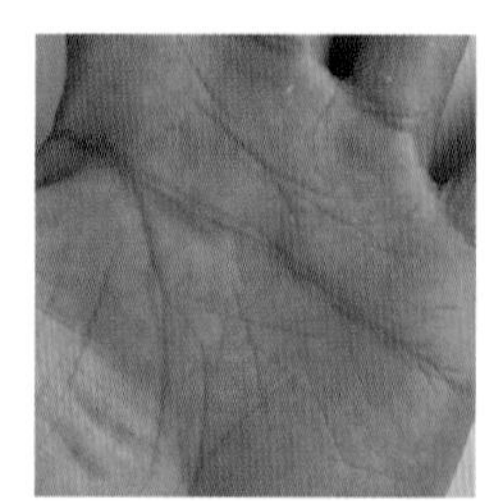
图 5－1134 "过劳耗竭"者贯通掌纹

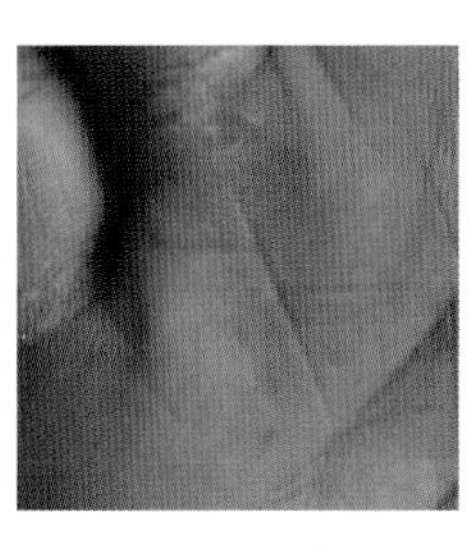
图 5－1135　“过劳耗竭”者太阳纹

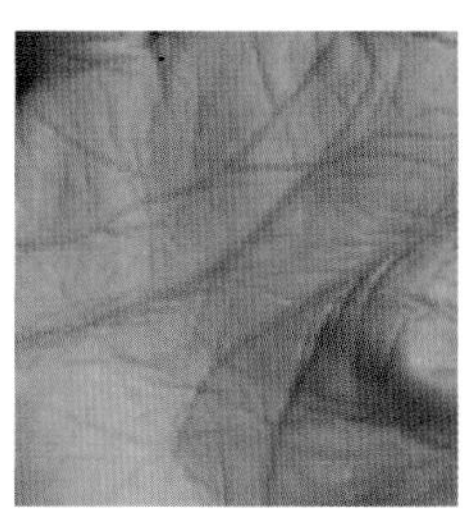
图 5－1136　“过劳耗竭”者毛状纹

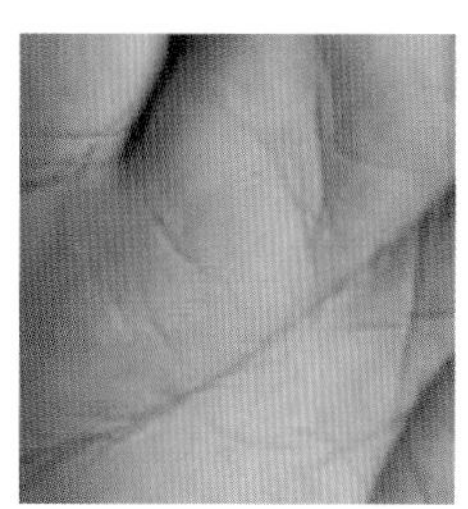
图 5－1137　“过劳耗竭”者天纹垂线纹

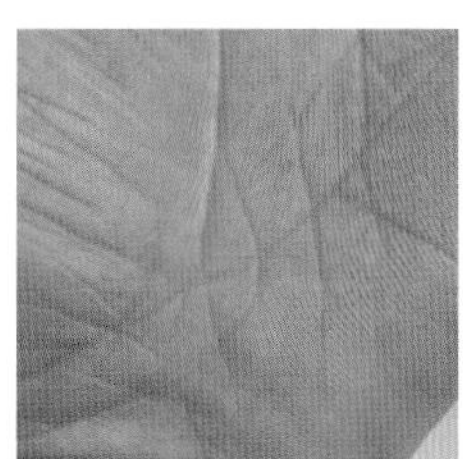
图 5－1138　“过劳耗竭”者岛形纹

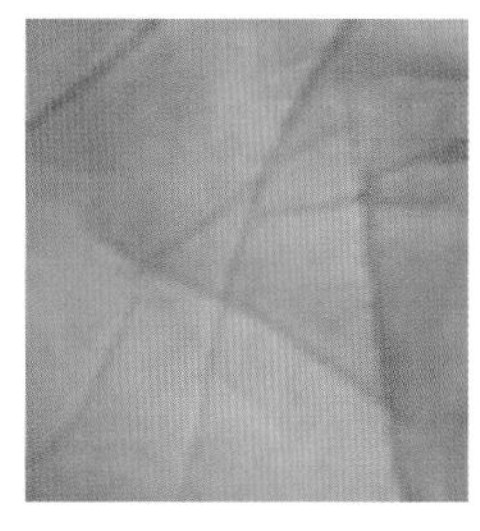
图 5－1139　“过劳耗竭”者角形纹

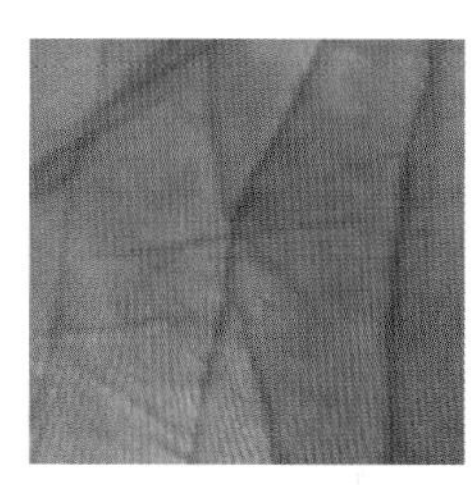
图 5－1140　“过劳耗竭”者米字纹

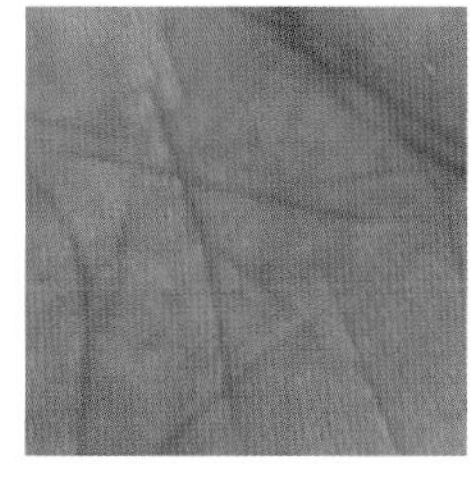
图 5－1141　“过劳耗竭”者十字纹

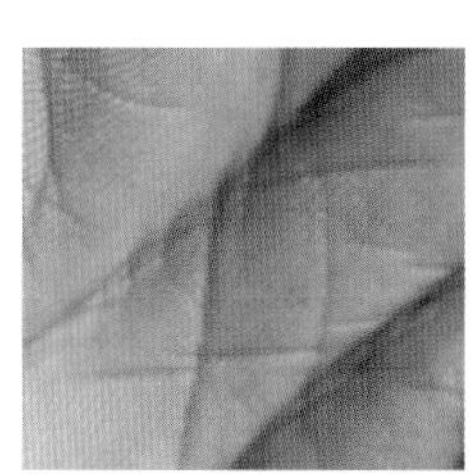
图 5－1142　“过劳耗竭”者四方形纹

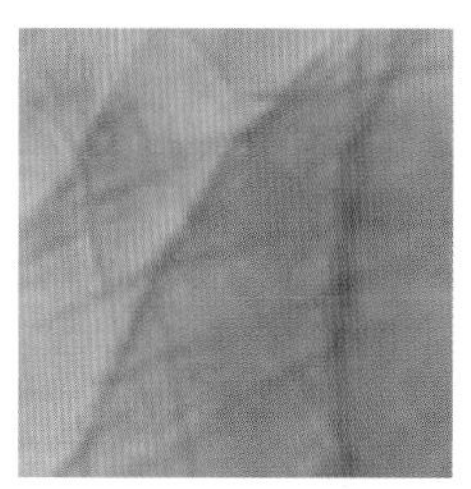
图 5－1143　“过劳耗竭”者田字纹

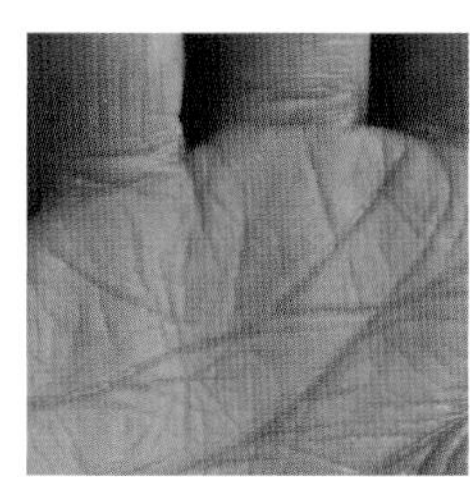
图 5－1144　“过劳耗竭”者金星环纹

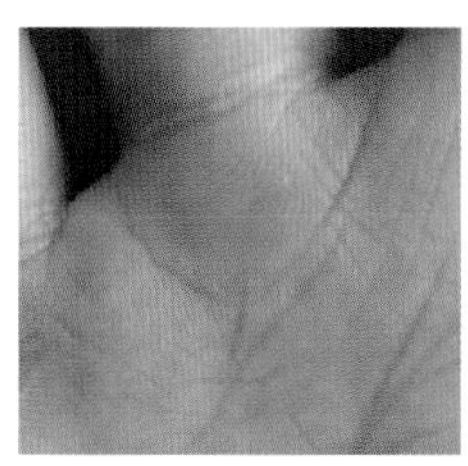
图 5－1145　“过劳耗竭”者土星环纹

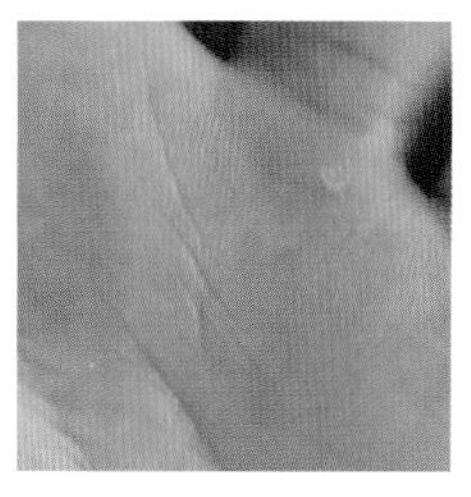
图 5－1146　“过劳耗竭”者离区有横纹

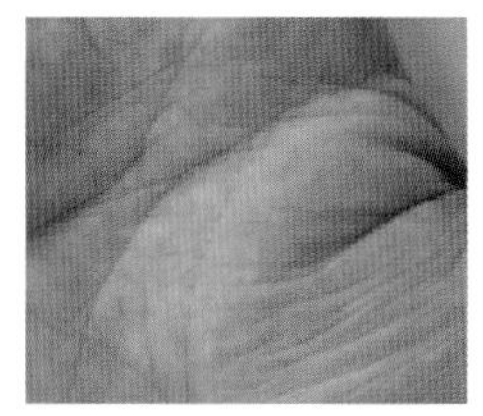
图 5－1147　“过劳耗竭”者震区有横纹

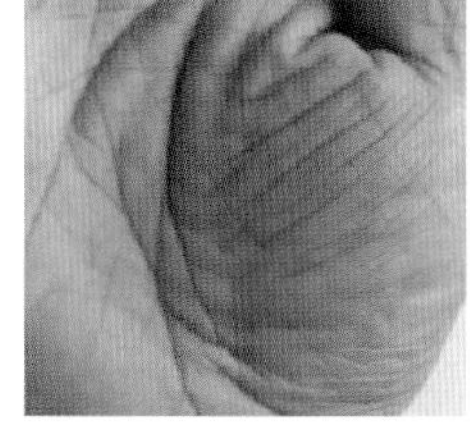
图 5－1148　“过劳耗竭”者大鱼际可变纹

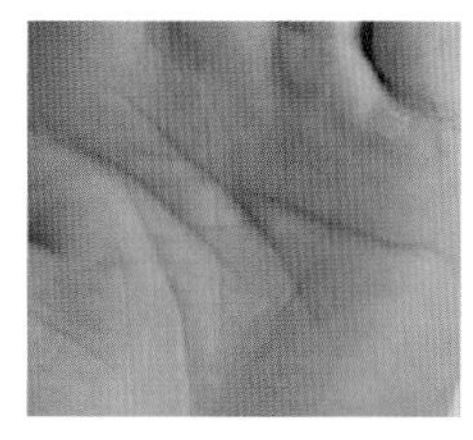
图 5－1149　“过劳耗竭”者人上纹

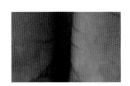

图 5-1150 “过劳耗竭”者性纹

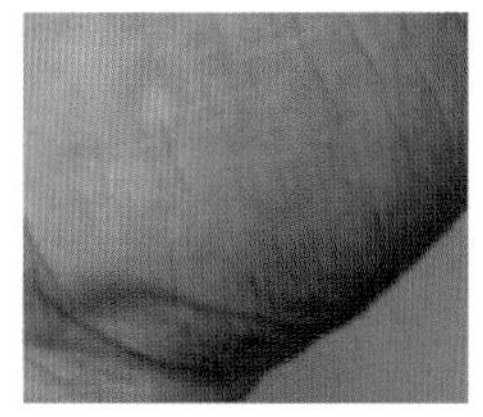

图 5-1151 “过劳耗竭”者手掌静脉

（三）50 名“过劳耗竭”者九宫八卦区域障碍纹出现情况

巽区障碍纹 21 人，占 42.00%；离区障碍纹 3 人，占 6.00%；坤区障碍纹 7 人，占 14.00%；震区障碍纹 50 人，占 100.00%；明堂区障碍纹 31 人，占 63.00%；兑区障碍纹 2 人，占 4.00%；艮区障碍纹 24 人，占 48.00%；坎区障碍纹 20 人，占 40.00%；乾区障碍纹 2 人，占 4.00%。如图 5-1152～图 5-1160 所示。

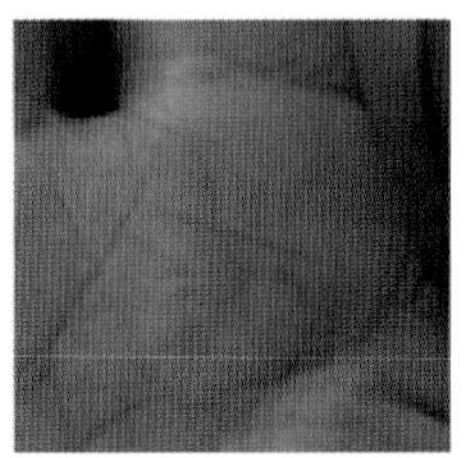

图 5-1152 “过劳耗竭”者巽区障碍纹

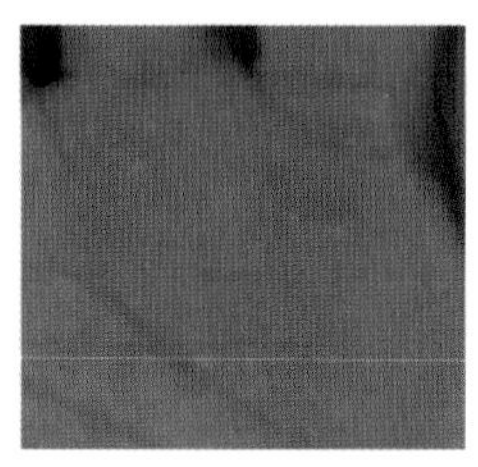

图 5-1153 “过劳耗竭”者离区障碍纹

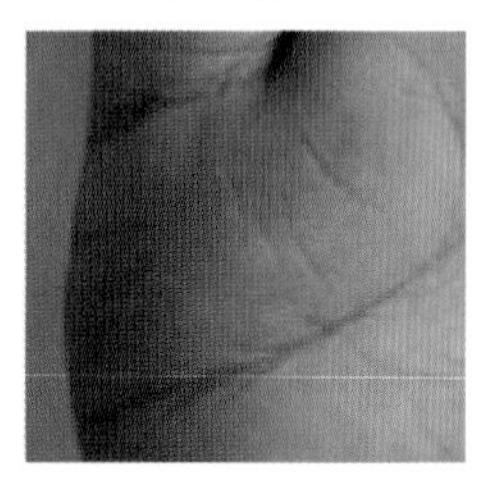

图 5-1154 “过劳耗竭”者坤区障碍纹

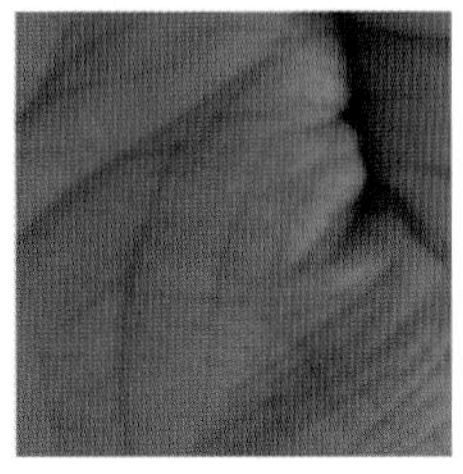

图 5-1155 “过劳耗竭”者震区障碍纹

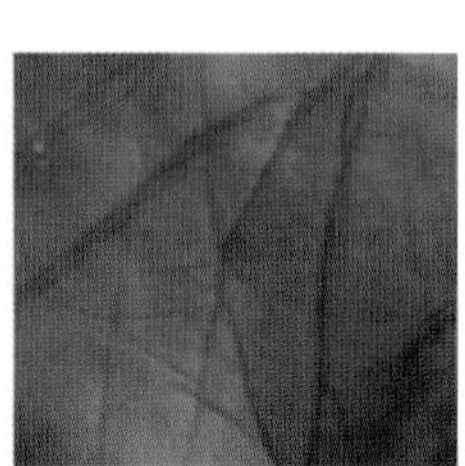

图 5-1156 “过劳耗竭”者明堂区障碍纹

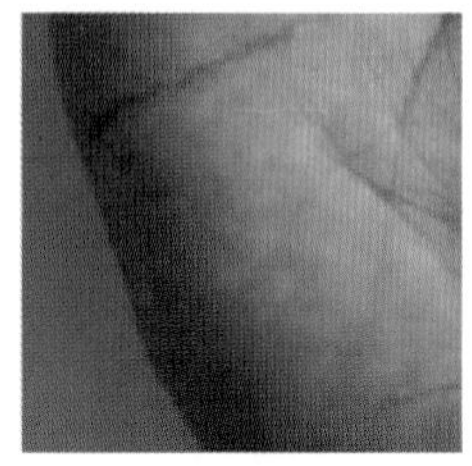

图 5-1157 “过劳耗竭”者兑区障碍纹

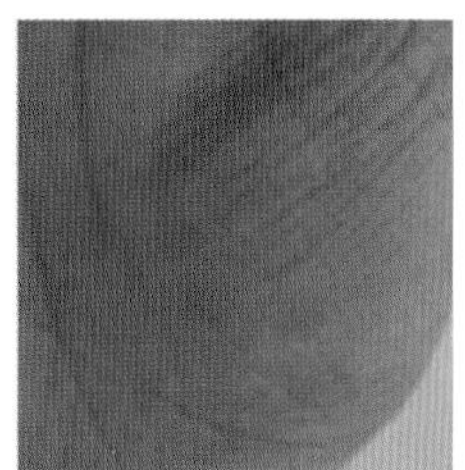

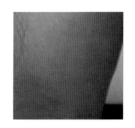

图 5-1158 “过劳耗竭”者艮区障碍纹

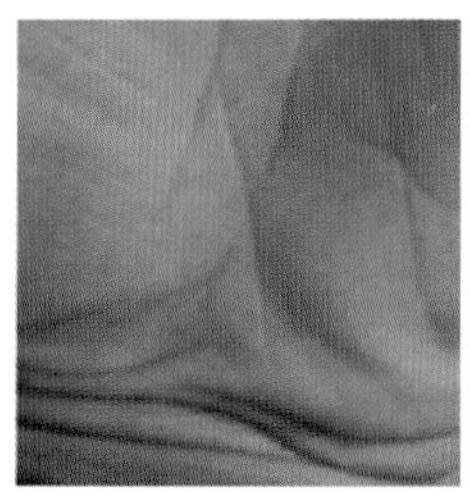

图 5-1159 “过劳耗竭”者坎区障碍纹

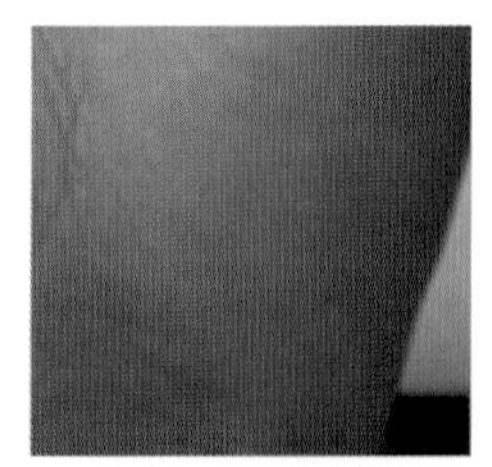

图 5-1160 “过劳耗竭”者乾区障碍纹

过劳耗竭人群除极少数纵欲过度、疾病缠身之人外，大多数人都是事业心较强者，反复超负荷劳作而致。本组 50 人中有事业纹者占 24.00%，明显高于青年组人群出现率的 13.20%。

轻度过劳人群之疲劳首先损伤是心脑，心主神明，肝主魂，手掌九宫八卦区域、心在离区、脑在乾区、肝在震区和大鱼际区。另外天纹延长到离区，延长到巽区，人纹伸延到乾区都与心脑损伤相关。过劳组离区有横纹出现率为 40.00%，明显高于青年组的 22.95%，成年组的 17.86% 和老年组的 9.38%。过劳组震区有横纹率为 88.00%，亦明显高于青年组的 43.71%，成年组的 68.75% 和老年组的 50.43%。过劳组大鱼际可变纹出现率 92.00%，也明显高于青年组的 56.28%，成年组的 80.20% 和老年组的 11.87%。过劳组天纹上升到巽区占 34.00%，明显高于青年组 27.67%，成年组 19.79%，老年组的 10.55%。过劳组天纹上升到离区 24.00%，亦高于青年组的 23.58%，成年组的 23.61% 和老年组的 13.19%。过劳组人纹延长到乾区出现率为 22.00%，高于青年组的 11.00%，成年组的 18.40% 和老年组的 12.31%。这些发现一是证明过劳人群轻症者早期损伤主要在心脑，二是证明手纹观察与其他手象观察所见一样，为过劳人群的明确认证提供了客观的有效的依据。

九、小结

（一）各年龄组一些纹线出现与疾病关系

1. 健康纹

本组新生儿 183 人中有 59 人有类似健康纹（尚不完整），占新生儿观察总数之 32.24%。婴幼儿 71 人中 7 人有健康纹，占 9.85%。学龄前儿童 51 人中 22 人有健康纹，占 9.16%。少年 275 人中 2 人有健康纹占 0.72%。青年 218 人中 19 人有健康纹占 8.71%。成年 288 人中 30 人有健康纹占 10.41%。老年 341 人中有 46 人有健康纹占 13.48%。

从本组普查结果可以见到：健康纹是人类出生时一部分人所据有，系祖气、母体遗传和育养情况的差异而决定其变化，所以这条纹据有先天生理纹性质。人类出生后，由于内外环境变化，不同年龄时期，表达人体五脏六腑阴阳升降、熵流出入状态的波动值数和沉淀性积累，而出现了各种数值变化，亦说明此纹线具有后天再生性质。从本组各年龄组数值可见，新生儿为 32.24%，自婴幼儿至少年组由于初生活在自然界，六淫邪气的反复作用和体内稚阴稚阳之气与向成熟发展所致的阴阳变化，气血丰盈所造成的乱象使人体正邪争斗所表现人体健康状态有所波动，特别是少年组，其数值降至 0.72%。至青年时代由于人体五脏六腑已成熟，人生正气储存如“红日中天”，其卫外能力达鼎盛时期，使健康纹出现增多。更因为人类生存过程并非所有人都要经过人体与疾病生死博弈而留下痕迹，所以健康纹出现是有一定数值的。亦足以说明此纹线即有先天生理纹性质，更有后天各种因素的作用形成和沉淀积累之再生纹性质（如老年组的 13.48%），普查中发现健康纹存在，多与呼吸系统疾病，心、肾、脑病及妇科病相关。健康纹，如图 5 - 1161、图 5 - 1162 所示。

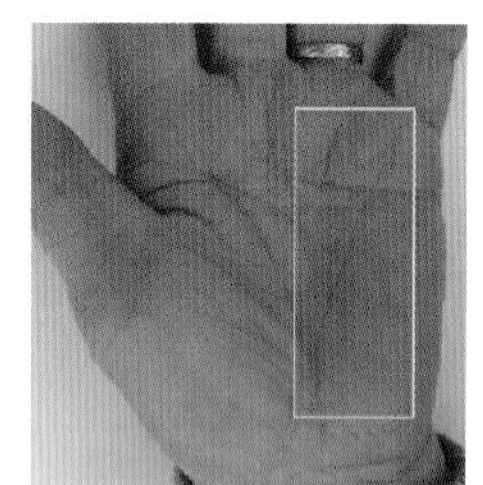

图 5 - 1161　健康纹手掌全图

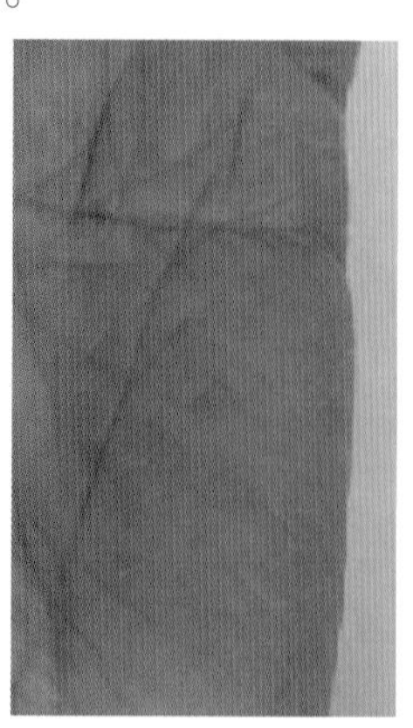

图 5 - 1162　健康纹手掌局部图

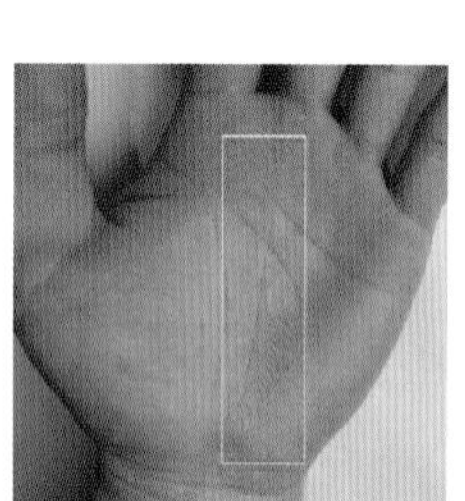

图 5 - 1163　事业纹手掌全图

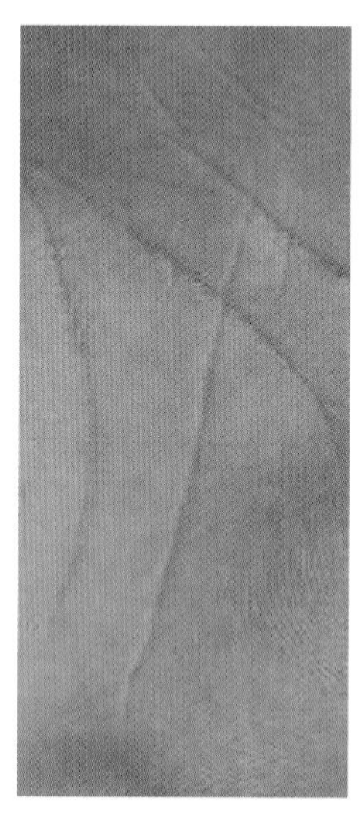

图 5 - 1164　事业纹手掌局部图

2. 事业纹

本组 183 名新生儿中有类似事业纹者 11 人，占 6.01%。婴幼儿 71 人中 5 人有事业纹占 7.04%。学龄前儿童 251 人中有 15 人有事业纹占 5.97%。少年组 275 人中 12 人有事业纹占 4.36%。青年组 318 人中有 42 人有事业纹，占 13.20%。成年组 288 人中 101 有事业纹占 35.06%，老年组 341 人有 54 人有事业纹占 15.83%。

从本组普查结果可以见到：事业纹的存在有明显祖气、母体遗传性质，中国相书多认为据有此纹者为事业有成。从本组普查结果可以看出，从先天所据有的基础上，经过后天努力，致青年时代已事业初显，到成（壮）年的人生收获时期，成功者其纹突显愈成，失废者则中途夭折，而纹刻不成。本组成年人组占比达 35.06%，表明在先天遗传基础上，一些人坚承祖气而达成功。使该纹线出现率有增，亦证明该纹线具有生理再生纹性质。事业纹是一把双刃剑，要奋斗，必然要有更多的艰苦付出，因此，而耗伤气、血、精神使此人群心脑肾损伤多现。事业纹，如图 5 - 1163、图 5 - 1164

所示。

3. 贯通掌纹

贯通掌纹应是先天祖气、母体遗传的一种纹理。从本组新生儿手纹普查中可以见到：有三条生理纹者为 170 人占 92.9%。而三纹不全者为 6.56%，其中有人纹加地纹者 9 人占 4.92%，天纹加地纹者占 1.64%。后两者缺少天纹或缺少人纹者即可能是之后贯通掌纹正式表现的基础纹理，说明此纹线形成与遗传相关，普查发现到学龄前儿童时期该纹逐渐显现。学龄儿童 251 人中 11 例有典型贯通掌纹占 4.32%，所以贯通掌纹有生理纹和再生纹共同性质。贯通掌纹在相学上所说的与智力性情等相关的说法，我们不予讨论。但其纹线所表现的人体正常生理纹的缺少，势必会造成人体健康的某些缺陷。从本组普查结果可以看，该纹线的存在至人成年后，肾、心、脑及妇科、内分泌疾病明显增多。证明明堂区上一道横纹阻断了火（心）土（脾）相生，水（肾）火（心）失济，土（脾）郁乘水（肾）更甚，而易患肾病、妇科病及心脑病。贯通掌纹，如图 5-1165、图 5-1166 所示。

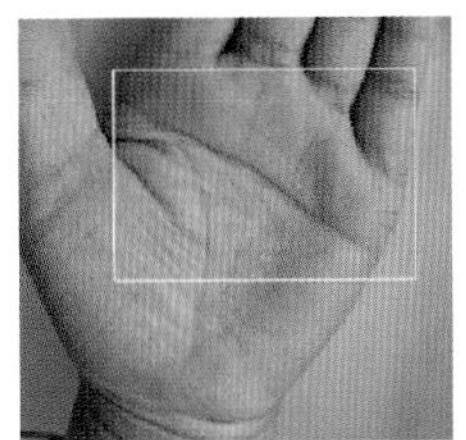

图 5-1165

贯通掌纹手掌全图

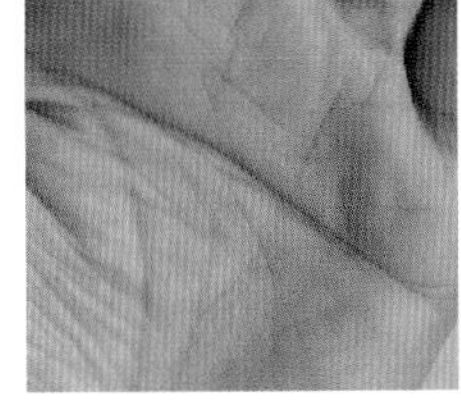

图 5-1166

贯通掌纹手掌局部图

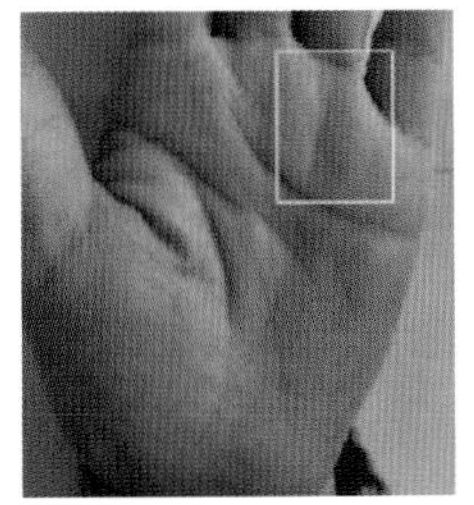

图 5-1167

太阳纹手掌全图

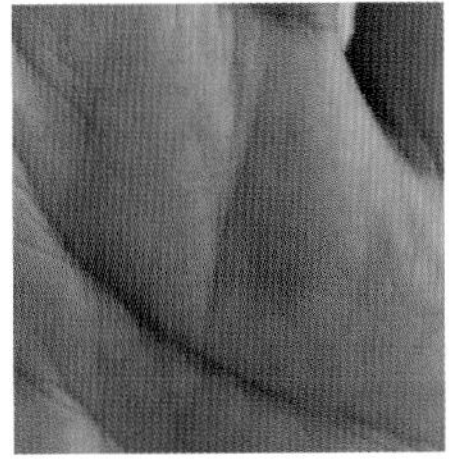

图 5-1168

太阳纹手掌局部图

4. 太阳纹

该纹是环指下方延伸到明堂区并指向到达坎区上方的一条纹线。该纹从环指（肺金）下方发出，在离坤界区将二区隔离，向下达明堂区，纹长者此纹可达坎区上方，表明了其纹产生时就有了生克变化，克重于生的特性。肺金主气，心火主神，脾土与肾水相关，明堂脾土主气，坎水为蓄精之所。此纹走向表明人体生命过程的阴阳升降，脏腑功能在远离平衡状态的博弈中，欲达到精、气、神完美所呈现的损伤消耗所产生的涨落信息在手的上述区域不断刻化留下的痕迹。

太阳纹与疾病关系在本组普查人群中，健康学龄前儿童及少年组中以健康人为多，健康儿童与疾病儿童比为25:2。说明稚阴稚阳年龄组虽然普查时定为健康，但实质多处于金水不足状态。在成年组、老年组中，有此纹者多见呼吸系统病，心脏病，脑血管病，糖尿病和壮年人的妇科病。这些表象与人体气血耗伤相关。有人认为该纹出现与高血压相关，本组普查单纯性高血压病少见此纹，而心、脑疾病患者伴有高血压者可见此纹。太阳纹，如图5－1167、图5－1168所示。

5. 人上纹

人上纹是我们在手纹普查中发现的一条掌纹，其在新生儿中有1人有此纹占0.54%，其后在71名婴幼儿中发现有5人有此纹占7.04%，251名学龄前儿童中16人有此纹占6.37%，275名少年儿童中28人有此纹占10.18%，说明此纹理亦据有祖气、母体遗传和后天逐渐形成之先天生理纹和后天再生纹性质。人上纹位于天纹、人纹中间，两端指向兑巽（金克木），是人生以来就具有金木相克阻断火土相生的异常纹理。在婴幼儿、学龄前儿童、少年儿童时有此纹者易患呼吸系统和消化系统疾病。青年人为阳生阴长之体，身心亦较易受外邪内伤损伤，因此易患呼吸系统疾病及妇科病。成、老年组则与心脑血管病相关。人上纹，如图5－1169、图5－1170所示。

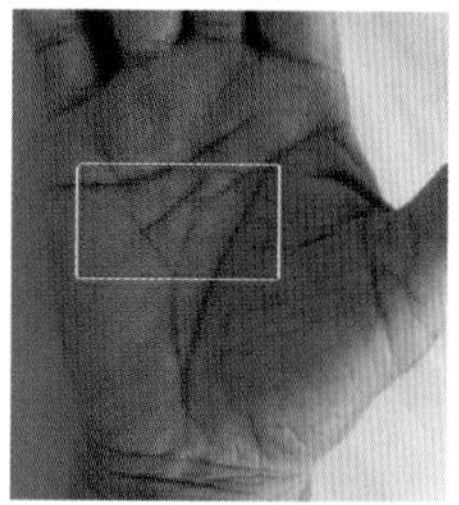

图5－1169
人上纹手掌全图

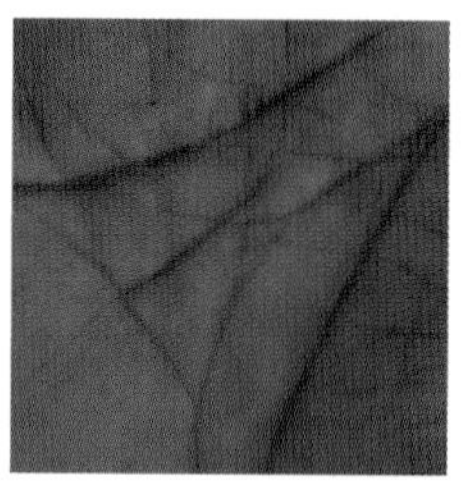

图5－1170
人上纹手掌局部图

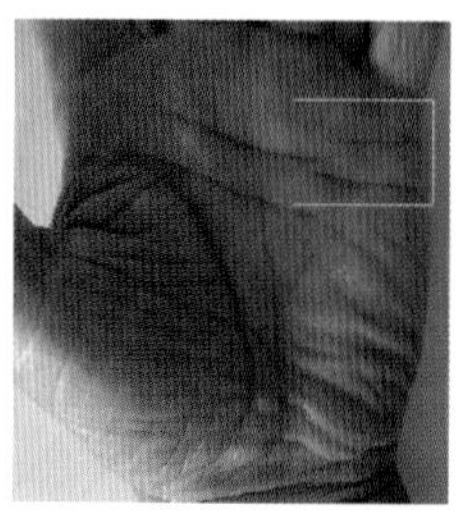

图5－1171
坤纹手掌全图

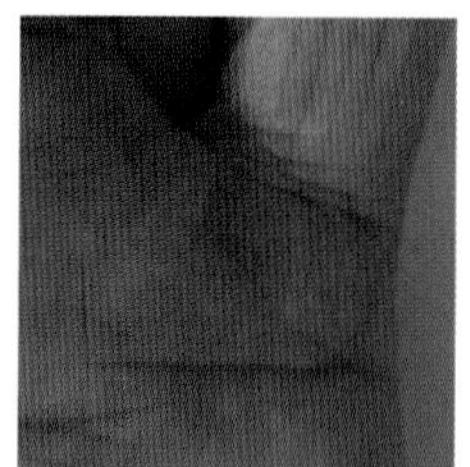

图5－1172
坤纹手掌局部图

6. 坤纹

坤纹是在手掌坤区的一条横纹，其两端指向离区与小指外侧“性纹”。新生儿、婴幼儿无此纹为后天再生纹。坤纹出现率学龄前儿童为0.99%，少年组为0.36%，青年组为2.83%，成年组为4.16%，老年组为4.39%，由此可看出此纹出现与人病痛经历年龄增加呈正相关。此纹将坤区横行离断伤及脾阴，影响心火生土和脑、心相协调功能，因此其纹出在少年儿童时期多与脾胃病相关，在青、成、老年时此纹出现亦多与脾胃病，心、脑、肾疾病相关。坤纹，如图 5－1171、图 5－1172 所示。

7. 人乾纹、人兑纹（悉尼线）

人乾纹、人兑纹是手掌中心从正常人字纹末端向乾区或兑区延长的纹理，有人称其为“悉尼线”，说是澳大利亚人 1970 年左右，在风疹病、白血病和唐氏综合征病人观察中发现的。本组手纹普查中发现新生儿无此纹。从婴幼儿开始有此纹，且存在率很高。71 名婴幼儿人纹延长兑区有 38 人占 53.52%，人纹延长到乾区 3 人占 1.40%。学龄前儿童 251 人中，人纹延长到兑区 93 人占 37.05%，人纹延长到乾区 29 人占 11.53%。275 名少年儿童中，人纹延长到兑区 78 人占 28.36%，人纹延长到乾区 33 人占 12.00%。青年组 318 人中人纹延长到兑区 122 人占 38.36%，人纹延长到乾区 35 人占 11.08%。成（壮）年组 288 人中人纹延长到兑区 74 人占 25.69%，人纹延长到乾区 53 人占 18.42%。老年组 341 人中人纹延长到兑区 115 人占 33.72%，人纹延长到乾区 41 人占 12.92%。人乾纹、人兑纹在婴幼儿、学龄前儿童、少年儿童组的健康人群和患有肺、支气管疾病中均可见到。青年组健康人群出现率分别为：延长到兑区者占 12.00%，延长到乾区者占 16.00%，疾病人群延长到兑区者占 34.59%，延长到乾区者占 5.97%。其延长到兑区者常见疾病多见于女性盆腔炎、子宫肌瘤、肺炎、支气管炎和自身免疫性疾病（过敏性紫癜、红斑狼疮）。延长到乾区者多见于肾病、肺炎、支气管炎及胃肠病。成、老年组人纹延长到兑区常见疾病为肾病、尿毒症、胃肠病及肺、支气管炎性疾病。延长到乾区者常见疾病为脑病、糖尿病、尿毒症等。

从以上普查结果可以见到，此纹线为再生纹，在健康人群、疾病人群均可以见到。特别是稚阴稚阳之体的婴幼儿、学龄前儿童出现率即较高。说明此纹再生率与人体五脏六腑的阴阳生降失常关系密切。此纹延长处从巽区（木）、明堂区（土）生处向兑区（肺）或乾区（脑）及两区同时延长者说明人体肺（金）、脑（金）气化功能薄弱，其二脏气不及己所胜轻而侮之，木反侮金，其母脾土伸以援手相辅相救而形成此纹线，是人体五脏五行相生相克相侮的表达。从本组所见的疾病人群，病变脏腑亦可以见到，肺金不足首先殃及其子（肾水），女性子宫、盆腔位于人体五脏六腑的最下部，八卦属坎。《内经》将女子胞定性为奇恒之腑，其形态虽然与脑髓等有别，其性是有近同之处。脑为人体精气神聚集之处，位在人体之最上方，其功能为全身动、感之统领。女性子宫、盆腔为人类生发之处地，其性为水，水在古代五行中为人体能量之源泉，是五脏、脑动力发生之根本。所以女子子宫盆腔除在五行属性与肺金、脑金有五行相生关系外，在上下位置生发功能上又相互呼应紧密相连。

《素问·五藏生成篇》有“欲知其始，先建其母”，肺金、脑金、肾水为子母脏，肺金（兑）脑金（乾）气化功能薄弱，首伤者为其子脏，坎水。因此人乾纹、人兑纹出现时，女性子宫、盆腔疾病必然多现。本组 218 例青年病患人群中有人乾纹、人兑纹而患有女性子宫肌瘤、盆腔炎者多达 27.52%。另一个金（母）水（子）相关联疾病即肾损伤。本组青年人疾病有肾炎、尿毒症者为 11.46%，成（壮）年为 9.72%，可见母子脏相连所引发疾病的关联性十分密切。脏腑功能薄弱所表现的本脏病亦十分明显，本组青年人、成年人呼吸系统病患率分别为 5.04% 和 3.82%。老年人心脑病患病率为5.55%，说明肺金、脑金薄弱，引动心火妄动侮而乘之，动过则自伤，致本脏阴阳气血失调而生病患。本组老年人有人兑纹、人乾纹患心脏病者达9.09%，仅次于母子脏、相关联的发病率。澳大利亚学者发现具有“悉尼纹”的患者与本组中具有人兑纹患者高度相似；因此，“悉尼纹”与人兑纹一致，其功能密切相关，即，所主为肺。由于肺主皮毛，即皮肤病为此类纹的属性。人乾纹、人兑纹（悉尼线），如图5－1173、图5－1174所示。

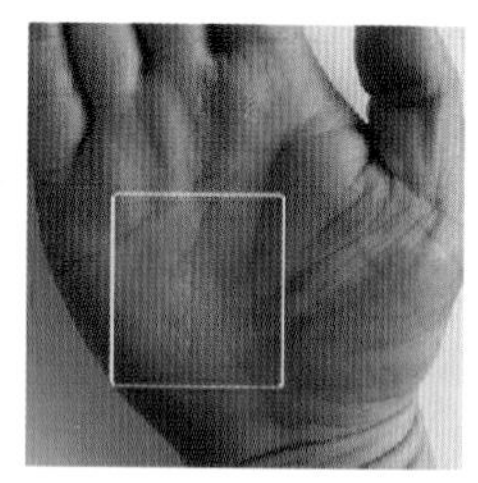

图5－1173（a）
人乾纹手掌全图

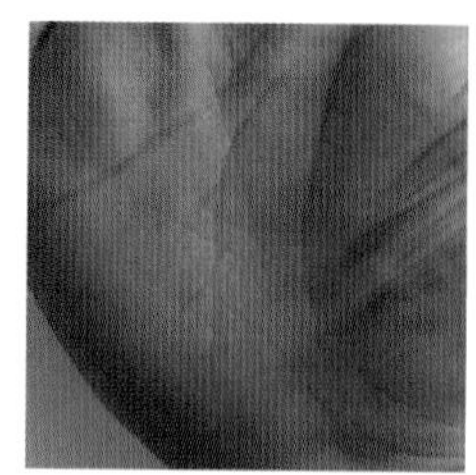

图5－1173（b）
人乾纹手掌局部图

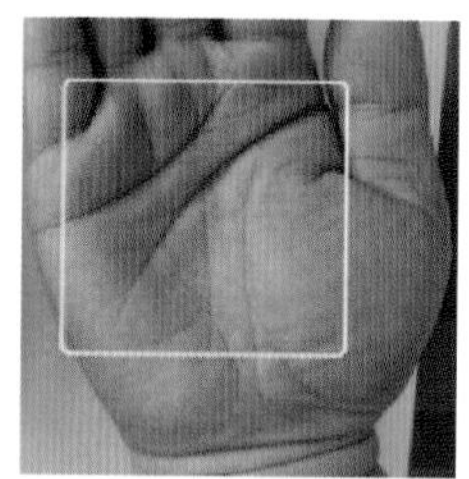

图5－1174（a）
人兑纹手掌全图

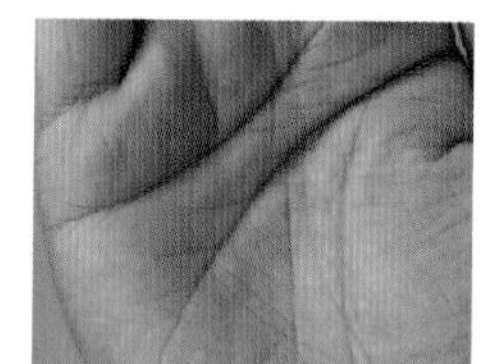

图5－1174（b）
人兑纹手掌局部图

8. 乾横纹（放纵线）

乾横纹是掌面乾区出现的一条短行横纹，该纹将乾区横行切断，是一条再生纹，新生儿无此纹。前已述及，之前有人将此纹出现定为生活放纵、不规律，为不妥。因为在本组手纹普查中发现婴幼儿、学龄前儿童即有此纹出现，特别是少年儿童健康人群出现率达8.11%，病患组亦达到12.50%。而青年组出现率仅为4.40%，成（壮）年为6.59%。生活放荡、无规律多应在青年人或成年人群中发生。此普查结果恰恰相反，说明之前对此纹线认识的结论有所偏失。此纹将乾脑横断，表象为脑功能障碍或薄弱而产生。本组少年儿童由于成长与人体内外环境相适应矛盾显著，特别是掌握知识、耗神过度所致脑的气化功能伤损明显，而致在手的乾区脑部出现此纹。另外本组少年组病患多为肺、支气管炎症，肺为金、肺脑相邻、属性亦同。在脑损伤基础上再加肺损伤实为火上浇油，而使该纹出现率高，可能是原因所在。在青、成、老年人中乾横纹出现多与糖尿病、脑病和尿毒症相关。糖尿病病原在脾土，土生金，脾、脑为子母脏，母病及子，所以该纹线出现率高。尿毒症责之于肾，金水相生，其纹出现亦为对症。所以，放纵纹的纹线定性应该更名为乾横纹较符合实际。乾横纹，如图5－1175、图5－1176所示。

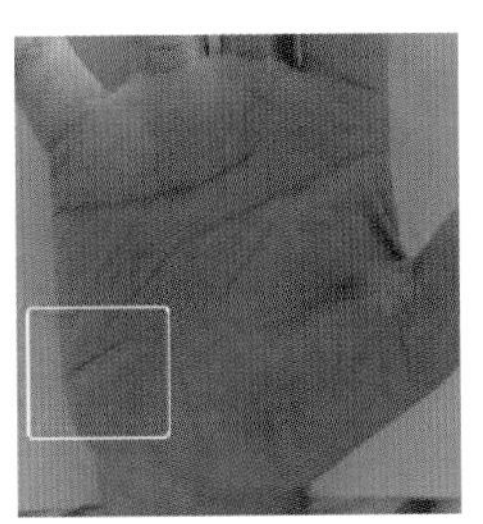

图 5－1175
乾横纹手掌全图

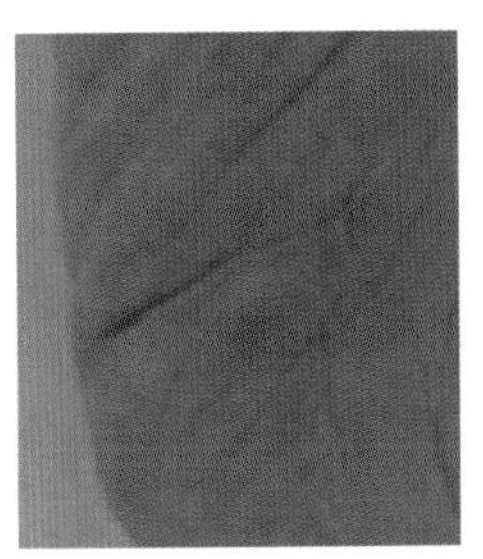

图 5－1176
乾横纹手掌局部图

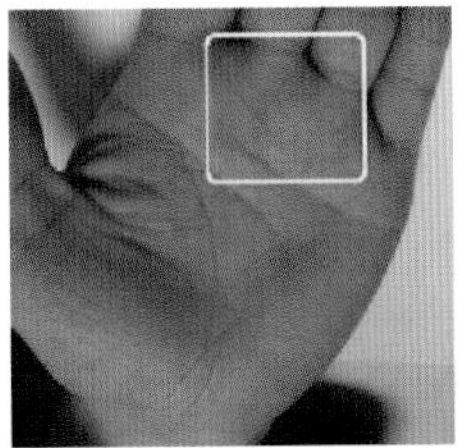

图 5－1177
金星环纹手掌全图

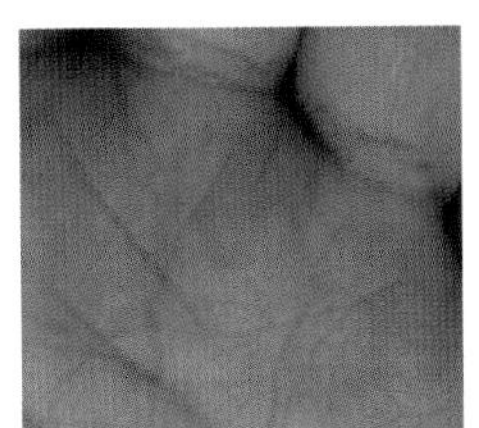

图 5－1178
金星环纹手掌局部图

9. 金星环纹

金星环纹是国外星丘理论所阐述的一种手纹表象。我们在手纹普查中，在新生儿中未见有此纹线。71 名婴幼儿中有 2 人有金星环纹占 2.86%。学龄前儿童 12 人有金星环纹占 4.78%，少年儿童 15 人占 5.45%。青年组 45 人有金星环纹占 14.15%。成（壮）年组为 23 人占 7.98%，老年组 27 人占 7.91%。说明此环纹系后天再生纹。金星环纹在学龄前儿童组、少年儿童组健康人群中出现率比疾病组出现率高，分别为 4.76% 和 4.25%。至青年组健康组人群出率则为 6.00%，而疾病组为 17.88%。这可能与此环出现的位置所表示的人体脏腑阴阳五行生克相关。此环线呈半圆形起于食指下方向下绕手掌离区，再向上位于环指下方。食指为心火，中指为脾土，环指为肺金。火生土，土生金，火克金。该环线走势为火克金，远离脾土又伤及心肺表象。学龄前儿童、少年组正处于由稚阴稚阳之体向脏腑渐成熟人生阶段，其人体阴阳气血波动较大，肺、心气化功能对自然界适应能力较差。外感风寒损伤肺金，心脏气血不稳，脾胃易失调，三者互作而至此纹线出现率高。青年人人体五脏六腑功能已基本成熟，对外界适应能力亦较强，此纹能出现多与疾病相关，故而健康组较疾病组出现率明显减低。金星环纹存在与疾病关系，本组多与妇科病、肾病、心脑病相关。青年组妇科病发生率为 11.01%，成年组为 2.77%。老年组肾病、尿毒症发生率为 4.48%，心脑病发生率为 8.21%，而其他疾病少见此环线，是其五行生克较明显表达。顺便说一下国外所讲的土星环纹本组 1767 人中出现 20 例占 1.13%，少年组 1 例占 0.06%，青年组 7 例占 2.20%，成年组 8 例 占 2.77%，老年组 3 例占 0.87%，且疾病表达数量少病种分散无明显规律性，所以本组不予探讨。金星环纹，如图 5－1177、图 5－1178 所示。

10. 天离纹（亦称胸纹）

为天纹在食、中指分界处向上延长到食指、中指指缝的一条天纹延长纹。以全手人体投影观，指根以上为胸头部，指根以下为腹部、盆腔部，而指掌分界处应为膈肌，此纹从掌上部上行直达指缝间，已达胸部，故也将其称为胸纹。天离纹出现率较高，但新生儿无此纹。婴幼儿出现率为40.84%，学龄前儿童组出现率为42.62%，少年儿童为32.36%，青年组为22.01%，成（壮）年组为23.61%，老年组为13.19%。从此数字变化中可以看出，此纹为后天再生且伴随年龄增加而逐渐减少。从本组观察看还有女性占比较大之特点，因此其性质应为再生性可变纹。正常天纹终点位于掌上离区，离为心为火。天纹向上延伸分离食指、中指，火、土相生关系为本身功能亢进，心火太过为气余。《内经》五行生克理论认为："气有余，则制己所胜，而侮所不胜。"火克金，水克火，金生水。此生克顺序表明该纹出现除太过自伤本身心功能外，而首当其冲受害者为水的脏腑，因其母肺金被克不能惠及其子，而肾水本身又由于心火过盛而受到侮乘，使其阴阳紊乱，病患萌生。本组青年人妇科病、盆腔炎、子宫肌瘤发病率占21.55%。成年组妇科病发病率为3.13%，临床观察中女性有胸纹者常伴有乳腺增生或乳腺结块性疾病。其次与肾水相关疾病就是肾炎和尿毒症，本组成、老年发生率为7.22%。火克金力强而致肺炎、支气管炎发生率高，本组婴幼儿组、学龄前儿童组、少年组胸纹出现率高，除因人体稚阴稚阳和五脏待成熟之外，脑的发育所需气血增加，致本脏加紧输送气血而致功能骤增，使其功用太过而出现胸纹外，更主要的原因是这三个年龄组呼吸道疾病出现率较高，分别为19.02%（婴儿），4.39%（学龄前）和6.25%（少年组）。这两个因素可以说明上述年龄组为什么天离纹出现率如此之高，而到人体五脏成熟后会逐渐减少。本组青年、成年组呼吸道病变分别为2.75%、2.08%，亦可进一步说明心火克肺金的原因和为什么将此纹称为再生性可变纹，因为是伴随人类年龄成长，五脏成熟和呼吸道疾病的减少，而使青年之后一些已生纹理发生变化消失。天离纹，如图5－1179、图5－1180所示。

11. 天巽纹

此纹系天纹向巽区延伸的纹线，出现率亦较高。本纹的基本发生原因与胸纹尽同，是心火亢进的又一表现，只是其纹所达区域有别，而产生的性质和脏腑损伤有所变化。巽为风为木为肝胆。木生火、克土，风助火燃使肝木心火更盛。新生儿无此纹线。婴儿组出现率为1.40%，学龄前儿童出现率为2.39%，少年组为5.81%，青年组为27.67%，成（壮）年组为19.79%，老年组为10.55%。木风助火性使心火更亢盛，火助木风使反侮金，木克土性质增强。因此此纹出现之特点除本脏功能亢进而使心脑两个脏腑自损外，其主要特点为消化系统疾病增加，本组消化系统疾病天婴纹出现率为40.00%。其次还是水、火、金生克失调所产生的肾水系统疾病较多，其中妇科疾病（盆腔炎、子宫肌瘤）天巽纹出现率为32.83%。肾病、尿毒症病天巽纹出现率为22.22%，肝胆自身损伤疾病（肝炎、胆囊炎）为15.62%。天巽纹，如图5－1181、图5－1182所示。

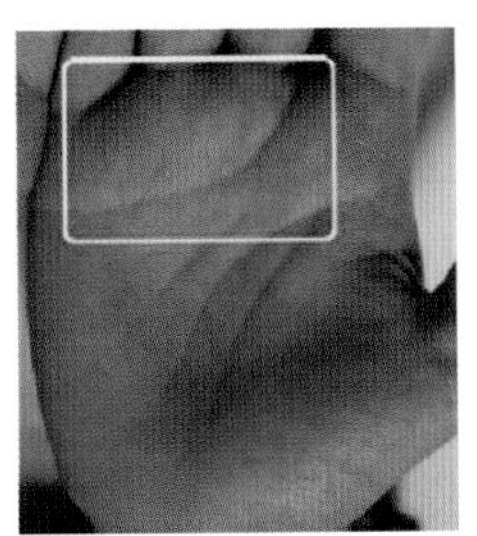

图 5－1179
天离纹手掌全图

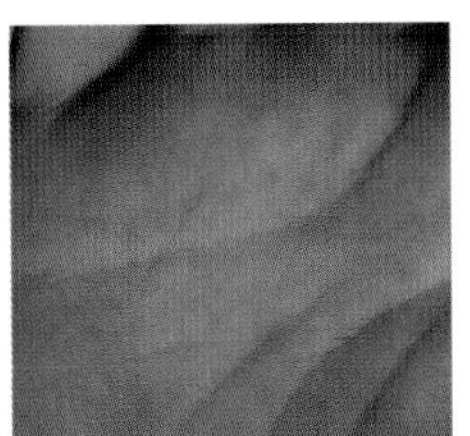

图 5－1180
天离纹手掌局部图

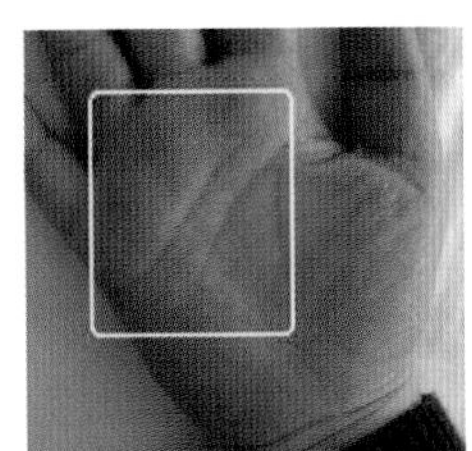

图 5－1181
天巽纹手掌全图

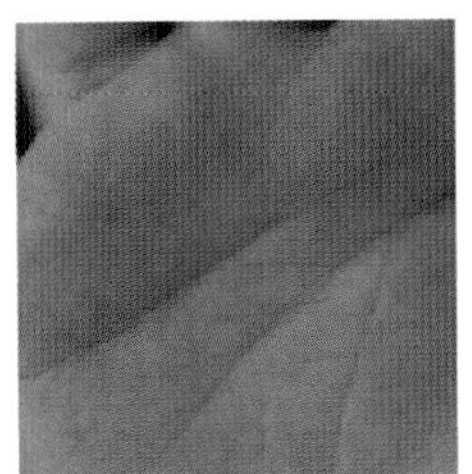

图 5－1182
天巽纹手掌局部图

12. 贯桥纹

贯桥纹是此次手纹普查发现的一条出现率较多，且与人体脏腑疾病相关联的纹理。此纹在事业纹旁呈直或斜形将天纹、人纹贯穿，如在天纹、人纹间架起的一座桥梁而将其称为贯桥纹。天纹、人纹与人类心、脑的阴阳升降，气血运化，精神、思维、行为、主事等密切相关。贯桥纹将二纹于中部穿断，必然影响其上述功能的正常表象，使人体脑心自身发育成长而需要的濡养欠缺和一些五行生克相关性疾病的发生。新生儿无此纹，婴幼儿出现率为 2.81%，学龄前儿童出现率为 3.58%，少年儿童出现率为 5.45%。青年组健康者无此纹，疾病组出现率为 5.04%。成（壮）年组出现率为 7.98%。老年组出现率为 11.14%。本组学龄前儿童、少年儿童组贯桥纹多出现在健康人群组与疾病组，出现率为 7:1。说明以上组人群中出现此纹与脑发育所需要的精微物质缺乏或脑疲劳相关。至青年人，脑、心发育成熟，而在健康青年人组则无此纹出现。贯桥纹与疾病相关性主要表现在脑、心和与心脑疾病发生密切相关的糖尿病。本组成、老年组脑病出现贯桥纹者为 14.60%，心脏病出现贯桥纹者为 12.22%，糖尿病出现率为 7.27%，与脑、心五行生克相关的妇科病为 6.66%，其他疾病则少见或无。贯桥纹，如图 5－1183、图 5－1184 所示。

13. 天纹垂线纹

天纹垂线纹是在大量人群手纹普查中发现的一种较常见纹线，其是在事业纹或太阳纹、健康纹两旁出现的与天纹呈直行或略斜行的较短而细的纹线称为天纹垂线纹。新生儿无此纹。71 名婴幼儿中有 2 人有此纹占 2.81%，其中健康婴幼儿 1 人，患病婴幼儿 1 人为上呼吸道感染病。学龄前儿童 27 人有细天纹垂线纹，占 10.75%，其中健康组 22 人，疾病组 5 人（均为呼吸道感染病）。少年儿童组 27 人有天纹垂线纹占

9. 81%，其中健康组 25 人，疾病组 2 人。青年组 51 人有天纹垂线纹占 16. 83%，其中健康组无此纹。成（壮）年组有 152 人有天纹垂线纹占 52. 77%，均为疾病者。老年人组有 120 人有天纹垂线纹占 35. 19%，均为病患者。从以上普查数据可以看出新生儿无此纹，婴幼儿组少此纹。学龄前儿童组、少年组发生率健康组比疾病组明显增多，青年组健康人群 100 人无此纹，说明此纹系再生性可变纹。天纹垂线纹发生部位多在中指，次指下方，其区为离、坤区。天纹为脑、为精神意识，离火盛助神，精太过而自伤，因此在学龄前儿童和少年组脏腑发育待成熟之体，因脑功能需求过剩而致其更不足而出现此纹。青年人脑、五脏发育已成熟，因发育需求的自伤已不存在，所以在健康青年人中多不见有此纹。此纹与疾病的关系亦与此纹出现部位五行生克相关。天纹垂线纹为离火太过"则制己所胜，而侮所不胜"，所胜者金（脑、肺），所不胜者水（肾、女子胞宫）。母太过而子虚枯，火生土、火为土母。心脑本身的自伤及肺、肾、妇科疾病较常见。本组老年脑心病患共 117 例占 34. 31%。青、成、老年组反克脏腑受损病，肾、尿毒症、妇科病共 111 例占 13. 10%。相克病（离火克肺金），婴幼儿组、学龄前儿童组、少年组之呼吸道感染病，出现天纹垂纹者均为此因所致。成、老年人组呼吸系统病共 21 例占 6. 86%，母脏太过使子脏虚弱所致的脾胃损伤，本组成年人共 18 例占 6. 25%。糖尿病发病于脾，而主要损伤心、脑、肾三脏，本组成、老年人糖尿病者共 110 人，出现天纹垂线纹 66 人占 60. 00%，可见糖尿病对人体心、脑、肾损伤之严重。以上数据表明天纹垂线纹出现与脑、心、肾三脏疾病密切相关。天纹垂线纹，如图 5 - 1185、图 5 - 1186 所示。

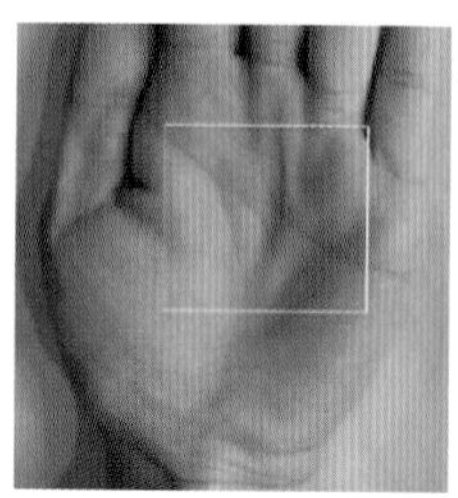

图 5 - 1183

贯桥纹手掌全图

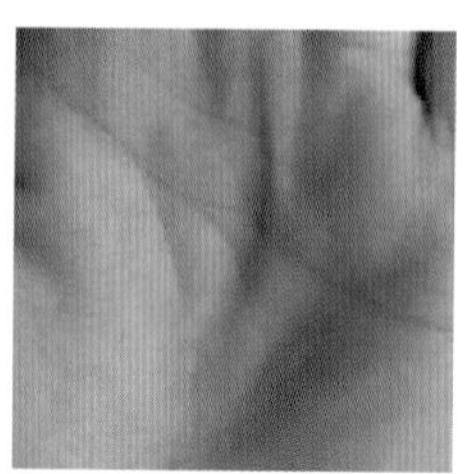

图 5 - 1184

贯桥纹手掌局部图

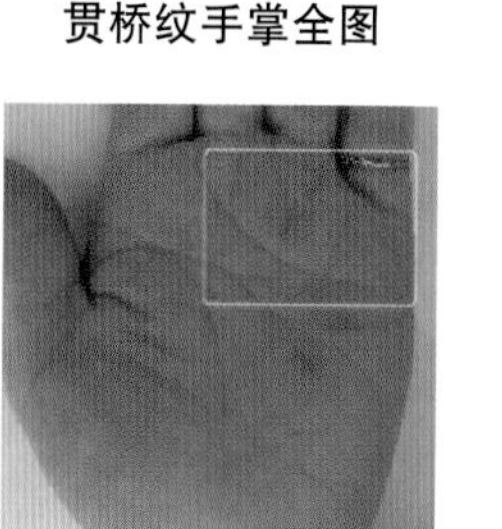

图 5 - 1185

天纹垂线纹手掌全图

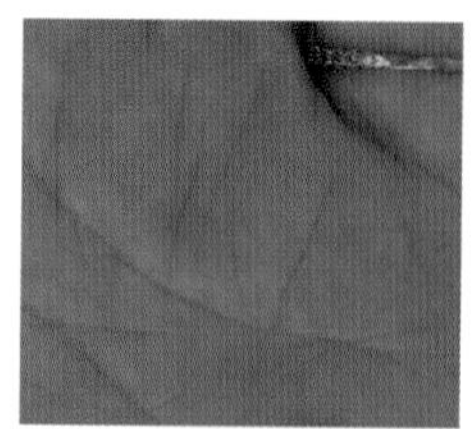

图 5 - 1186

天纹垂线纹手掌局部

14. 离区有横纹

离区有横纹是在手掌九宫八卦离区出现的横行手纹。新生儿天此纹。71 名婴幼儿中15人有此纹占21.12%。学龄前儿童251人中48人有此纹占19.16%。少年儿童275人中44人有此纹占16.00%，青年组318人中71人有此纹，占22.95%，成年人组288人中50人有此纹理占17.36%，老年组341人中32人有此纹占9.38%。从以上数据变化可以看到，此纹线为再生性可变纹。离区为火为心脑（心主神明）。离区被一横行纹线切断，说明其脏有病患或脏腑功能不能满足人体运化之需要而出现的虚弱表象。本组婴幼儿组、学龄前儿童组、少年儿童组之稚阴稚阳未成熟之体，因脑发育程度的不同而需求不同表现出健康组与疾病组的纹线出现比例不同。婴幼儿组人体正处脑发育促急需求阶段，使其健康组离区有横纹出现达到30.00%，而病患组仅为14.43%。学龄前和少年组儿童因脑发育逐渐完善，使呼吸道疾病，心火克肺金的表象明显渐增，学龄前儿童健康组离区有横纹出现为18.57%，肺支气管炎病患组为21.95%，少年组健康人为14.67%，而疾病组达37.50%。100名健康青年人中出现率为24.00%，其出现多与脑疲劳或过劳相关。而疾病组则为离火虚弱，火虚水乘，火不制水，肾水属性疾病发病率增高。本组49例病患中盆腔炎、子宫肌瘤、肾炎为47例占所发疾病之95.91%。成年组离区有横纹出现亦与青年组近同，在全部病患有离区有横纹患者中，肾水属性的盆腔炎、肾炎、尿毒症共31例占62.00%。其次与子母脏五行生克相关。肝木生心火，子病及母，肝胆病6例占12.00%。火生土，母病及子，脾胃病6例占12.00%。老年组因一些特殊器官病已不发生（如妇科病），且本脏功能衰减。在离区有横纹出现表象心脑功能虚弱基础上，使本脏功能更加不足，而本脏发病率则明显突出，在32例有离区有横纹病患中，脑病、心脏病为22例占68.75%。说明观察离区有横纹诊病时要注意年龄及生理特性。离区有横纹，如图5－1187、图5－1188所示。

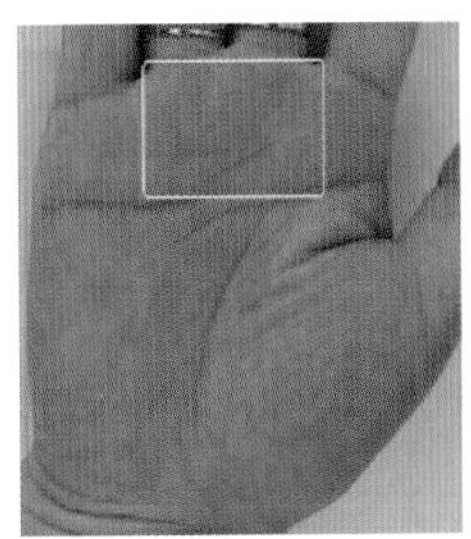

图5－1187

离区有横纹手掌全图

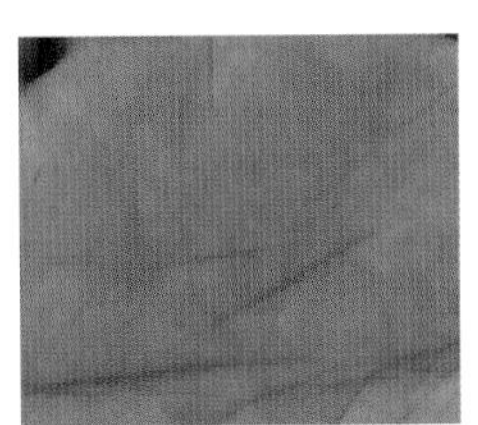

图5－1188

离区有横纹手掌局部图

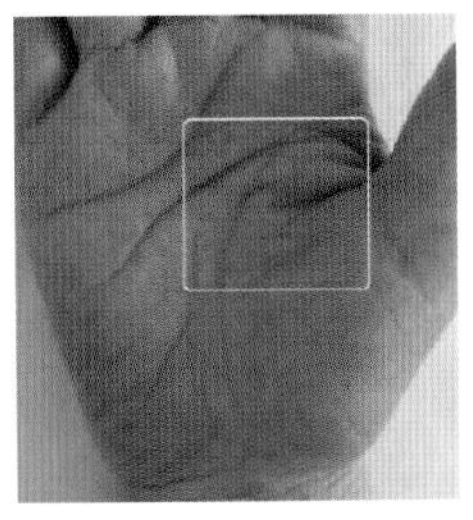

图5－1189

震区有横纹手掌全图

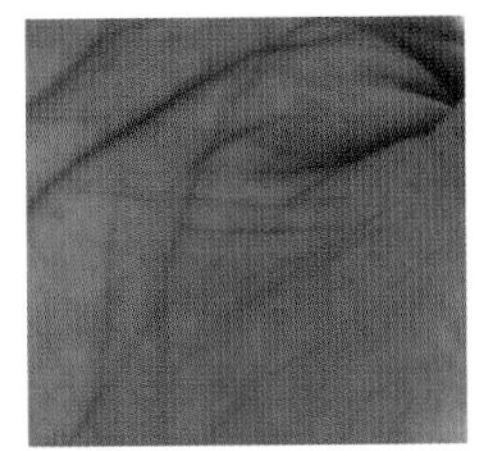

图5－1190

震区有横纹手掌局部

15. 震区有横纹

震区有横纹是在手掌八卦震区出现的横行纹线，其常为横向位于震区的多条纹线。新生儿无此纹。71 名婴幼儿中 23 人有此纹占 32. 39%，251 名学龄前儿童中有 70 人有此纹占 27. 88%。275 名少年儿童中 88 人有此纹占 32. 00%。318 名青年人中有 139 人有此纹占 63. 76%。288 名成年人中 198 人有此纹占 68. 75%。341 名老年人中 172 人有此纹占 50. 43%。因此，此纹亦是再生性可变纹。震为肝为木，木生火、水生木、木克土、金克木。肝藏血、主疏泄，藏魂。人体心肺核心引力场动力核心物质为血液，其 50% 以上由肝脏输给。心肺功能减弱，首当其冲受影响脏腑为脑，人脑的功能保持与血氧的供给非常敏感。中医理论的肝主魂、肺主魄、心主神明，该纹的出现应与此机理关系密切。因此肝藏血功能减弱，必定造成人体肺、肾、脑、心、脾等脏腑功能异常而生病患。本组婴幼儿组、学龄前儿童组、少年儿童组震区有横纹发生之原因，一是脑发育与用脑程度的需求发生矛盾而产生震区有横纹增多；二是本组三类人群呼吸道病患占 90% 以上，其次为消化功能失调，二者均与肝脏的藏血功能强弱密切相关。本组青年人健康组震区有横纹出现率为 36. 00%，多与人体生物钟紊乱、入睡晚及生活不规律相关，使脑疲劳或过劳而出现此纹。疾病组肝血虚，肺金侮而乘之而生病。本组呼吸道感染者 24 人占病患组之 11. 01%。水生木、子虚及母，使肾水所主的，发病率增加。本组患病人群中，妇科病、肾病、尿毒症共 98 例占患病人群之 34. 02%。成、老年组震区有横纹与青年组在脑、肾等疾病发病人数与机理近同外，另存在的就是肝血虚自身损伤和肝木克脾土疾病的发生增多。成年组患有肝胆病及脾胃病共 44 例占 15. 27%，反映了震区有横纹出现与疾病关系的另一个侧面。震区有横纹，如图 5 - 1189、图 5 - 1190 所示。

16. 大鱼际可变纹

大鱼际可变纹是斜形分布在大鱼际，在八卦区域的震、艮两区，与星野学说的火星平原近同，上端位于拇指指掌关节处，下端达明堂区、坎区边缘的众多斜形纹线。是手纹普查中发现最常见的纹理。新生儿无此纹。71 名婴幼儿中 34 人有此纹占 47. 88%。251 名学龄前儿童中 149 人有此纹占 59. 36%。275 名少年儿童中 161 人有此纹占 58. 54%。318 名青年人中有 179 人有此纹占 56. 28%。288 名成（壮）年组中有 231 人有此纹占 80. 20%。老年组 341 人中 211 人有此纹占 61. 87%。

从以上数据可以看出，此纹出现率非常高。同时，还有健康和疾病人群出现率都很高的特点。婴幼儿健康组该纹出现率为 40. 00%，疾病组为 53. 66%，学龄前儿童健康组出现率为 59. 52%，疾病组出现率为 58. 54%。少年儿童健康组出现率为 60. 33%，疾病组为 31. 25%。青年人健康组为 67. 00%，疾病组为 51. 37%。而成年人疾病组高达 80. 20%。为什么有如此多的出现率和少年组、青年人健康组出现率高，成年组疾病人群出现率更高的变化情形呢？我们在长期临床观察中发现，此纹理的有无和出现的纹线多少，与人体观察时所具有"疲劳"、"过劳"、脱水、失液、用脑过度等整体状态密切相关。为了验证其是否与我们所观察到结果有相关性，我们在"疲劳"、"过劳"研究中，对 100 名青年战士晨起进行 3000 米负重长跑实验，实验前观察记录了每一个人的大鱼际纹线表象，实验后立刻进行观察记录。之后，观察对象进食饮水休息2－3小时后再观察一次。发现了此纹理在常态，超强运动肌体过劳脱水失液后及补充充足饮食水液休息后的变化情况。三组大鱼际可变纹出现率分别为实验前8.80%，实验后为93.00%，进食进水休息2小时后为13.00%。发现了该纹与人体“疲劳”、“过劳”所致的可变性，又因新生儿无此纹，将其定名为大鱼际可变纹。大鱼际可变纹出现在震区、艮区及明堂区、坎区。中医阴阳五行理论认为：震区为木为肝，艮区为土为脾胃，明堂区为脾土，坎区为水为肾。肝藏血藏魂，木生火，木克土。脾主运化水谷精微，藏意。土生金，土克水，肾藏精，藏志。水生木，水克火。木生火，心主神明。火生土，火克水，土生金，肺生魄。《内经》：“气和而生，津液相成，神乃自生。未至而至，此谓太过，则薄所不胜，而乘所胜也。至而不至，此谓不及，则所胜妄行，而所生受病，所不胜薄之也。”大鱼际出现可变纹，说明与人体神伤过度的脑疲劳，及人体气血津液运化失调，五脏生克紊乱密切相关。因其与神志“疲劳”“过劳”，人体气、血、水谷精微供藏，盈缺有关。所以正如《内经》所言：“盛虚之变，此其常也。”其纹在健康人群因“疲劳”“过劳”的神态，体液变化而随时发生变化。当人体神疲，气、血、精、津亏虚时则纹出现，当人体神旺、气血精津充盈时该纹线则减少或消失。如本组学龄前儿童、少年、青年，脑发育的需求变化，生活失常，耗神过度的脑疲劳发生，以及食、饮不同，少年、青年组的体力消耗失度等，可致在健康人群组大鱼际可变纹发生率较高。在疾病人群中此纹出现亦与上述机理近同。本组与脑、肾相关的疾病青年组占36.69%，成（壮）年组占37.14%，老年组占31.07%。与气血、水谷精微相关脾、肺病，青年组为12.37%，成年组为30.90%，老年组为14.93%。说明大鱼际可变纹与其他手部纹理有所不同处，是其因各种原因所致的相应身体盈亏很快出现，这亦是该纹理的最大特点，值得进一步研究。大鱼际可变纹，如图5－1191、图5－1192所示。

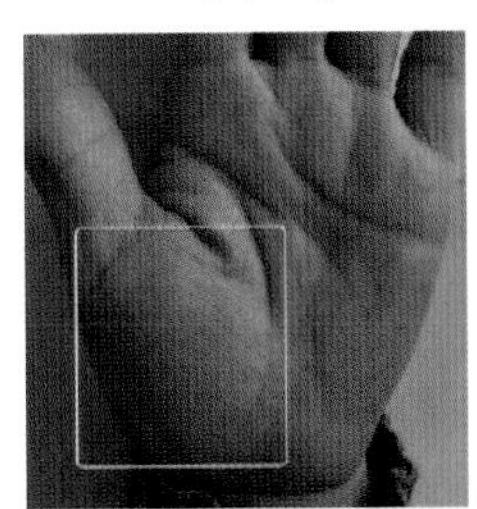

图5－1191

大鱼际可变纹手掌全图

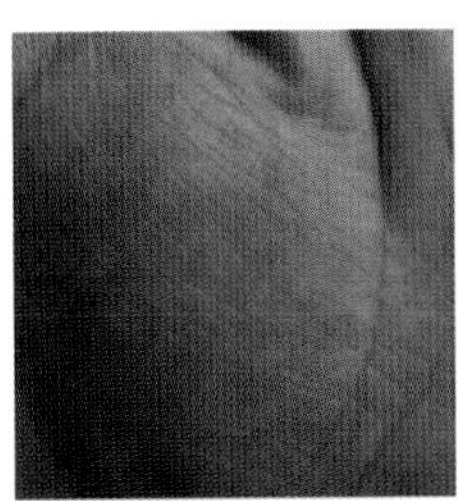

图5－1192

大鱼际可变纹手掌局部图

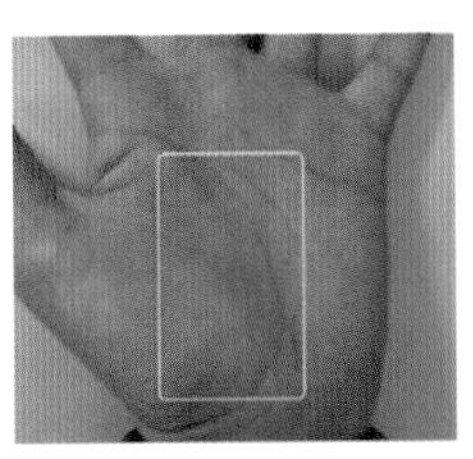

图5－1193

双生命纹手掌全图

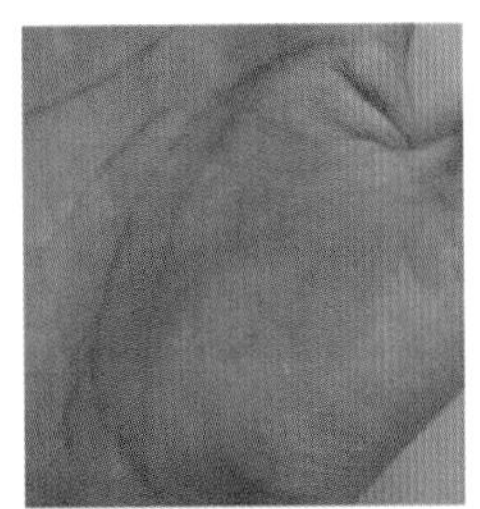

图5－1194

双生命纹手掌局部

17. 双生命纹

双生命纹是在人手掌生理纹或地纹旁出现的一条或长或短的纹线，该纹线与生命纹形成两条生命纹线。本组观察新生儿、婴幼儿、学龄前儿童均无纹。275 名少年人中 6 人有双生病纹，占 2.18%。318 名青年人中 13 人有双生纹，占 4.08%。318 名青年人中有 1 人有此纹。288 名成年人中 15 人有双生命纹，占 5.20%。341 名老年人中 21 人有双生命纹占 6.15%。可见此纹伴随年龄增加而增多并出现后不消失为再生纹。此纹出现与疾病相关。虽然在少年儿童中有 6 人、青年人中有 1 人出现此纹，经仔细了解，其中有 3 人曾患有肾病，2 人曾患有过敏性疾病，2 人曾患有肺感染，进一步说明此纹线出现与疾病的相关性。双生命纹的位置与生命纹一样，其上端为木，下端为坎区，途径明堂区。木生火，火生土，水生木，木克土，水克火，土克水。从五行生克关系可以看出，此纹线的形成和存在终始都在相生相克矛盾中循行，这也体现出人的生命过程充满着无限对生命有益和无益的变数，符合人类生命的发生、发展过程的真实性。双生命纹的出现可能是因为补充人因疾病或其他因素威胁到生命而产生自卫性的补助纹线。

本组青、成、老年组出现双生命纹人群多与水火相克，木土相克伤及它脏，而本脏自损相关。本组出现双生命纹者心脏病发生率为 5.20%，肾疾病发生率占 9.04%，脾土疾病发生率占 1.91%。虽然发病率均不太高，但其局限性亦符合该纹线生成的脏腑功能产生危机而有自救行为的特殊存在与表达。双生命纹，如图 5－1193、图 5－1194 所示。

18. 岛状纹

岛状纹是在手掌某区域出现的圆形、椭圆形、长圆形或角圆形，纹线互相连接封闭呈岛状的环形纹线。本组普查的 1767 名不同年龄组人群中，岛状纹出现的位置分别有：明坎岛状纹（位于明堂区下方，坎区上方附近），地纹岛状纹（位于地纹线附近），坤区岛状纹（位于坤区）和人纹岛状纹（位于人纹线上）。新生儿无岛状纹。71 名婴幼儿中有 3 人有明坎岛状纹占 4.22%，其中健康者 1 人。251 名学龄前儿童中有岛状纹 16 人占 6.37%，其中健康儿童 14 人占 87.5%，地纹岛状纹 4 人占 1.59%。275 名少年儿童中 6 人有明坎岛状纹占 2.18%，全部为健康者；坤区岛状纹 1 人占 0.36%。318 名青年组中明坎岛状纹 20 人占 6.28%，其中健康者 8 人占 40.00%，青年人中地纹岛状纹 25 人占 7.86%。288 名成（壮）年人有明坎岛状纹 29 人占 10.06%，坤区岛状纹 4 人占 1.38%，地纹岛状纹 21 人占 7.29%，人纹岛状纹 2 人占 0.69%。341 名老年人有明坎岛状纹 37 人占 10.85%，坤区岛状纹 7 人占 2.05%，地纹岛状纹 8 人占 2.34%。从以上数据变化可以见到，岛状纹非人天生所据有，因此亦为再生性可变纹。本组学龄前儿童、少年儿童有明坎岛状纹者，93.75% 为健康人。此时期儿童正处于，因外感、内伤，成长发育与自然环境相适应的阴阳搏击，脾胃功能，脑、肾功能存在与消耗相矛盾状态。明堂区为脾土，坎上为肾水。土克水，水克火，火为离为心为脑，火生土，土生金，火克金。故此处出现岛状纹，为脾、心、脑、肺功能紊乱所致。这些紊乱亦是儿童易外感风寒、内伤饮食、脑发育与应用量不相适应所产生的脑疲劳，易造成肺、脾胃、脑损伤的原因所在。所以普查时无病，但反复损伤致岛状纹存在。

青年组有明坎岛状纹20人，其中8人为健康者占青年组的2.51%。12人为疾病组，其中盆腔炎、子宫肌瘤11人占青年组的3.45%，肾病1人占青年组的0.45%。青年组有地纹岛状纹者25人，其中24人为盆腔炎，子宫肌瘤病占本组地纹岛状纹96.00%，1人为糖尿病占4.00%。青年人健康组有岛状纹的原因亦可能与少年儿童近似。青年人在《易经》年龄配卦中为乾卦，乾者如红日中天，是人生卫外能力最强盛阶段。乾卦的年龄配卦为16－24岁，本组青年人年龄上限为35岁，已脱离乾卦范围，特别是，如今有些年轻人生活不规律，违天时、耗脑神、伤脾肾的不利于健康的事经常发生，其在脾、肾区有出现少量岛状纹者是为必然。12名青年病患者11例为盆腔炎、子宫肌瘤，1例为肾病，土克水表象明显。青年组有地纹岛状纹25人中有24人为盆腔炎和子宫肌瘤，其疾病表象非常集中，可见地纹岛状纹诊断妇科病的价值，其机理前已述及不再赘述。

成（壮）年组明坎岛状纹从表面看，病种较为分散，但归纳起来，仍离不开木、土、水相克序列。并由此产生的肾水性疾病，消化性疾病占比例为高。成（壮）年组有坤区岛状纹者4人占1.38%，其亦因土克水，3人所发疾病均为妇科病，尿毒症1人。成（壮）年组有地纹岛状纹者21人占7.29%，其中肾水性疾病9例（肾炎5例，妇科病3例，尿毒症1例）占3.12%，肝胆疾病6例占2.03%。成（壮）年组有人纹岛状纹者2人占0.69%，人纹岛状纹出现率非常少，本组2例均为胆囊病，其机理可能与《内经》所讲的“肝举而胆横”“肝浮胆横”相关，肝主魂、肝胆相照，胆与精神魂魄关系密切，天纹与脑神志相关，此可能是胆病在天纹上出现岛状纹的原因，病例数少，值得进一步观察研究。

341名老年人中有明坎岛状纹37例，其以心、脑及与心脑相关的高血压，糖尿病为多。37例中心、脑病28例占全部病患之75.67%，其原因可能是因为老年人脾胃功能差，脾土欲克肾水不能，其不及“则所胜妄行，而所生受病”是心脑疾病及其引起心脑病相关疾病发生率高的原因所在。老年组有明坎岛状纹病患7人为呼吸道感染，其原因是母病及子所致。老年组地纹岛状纹和坤区岛状纹亦以脑病、心脏病、帕金森病、高血压病为多，两组15例中心脑病为13例占86.66%，表明脏腑五行生克关系在手纹观察判断其疾病所在的重要性。岛状纹，如图5－1195、图5－1196所示。

19. 天纹毛状纹

天纹上有许多细小竖状小纹与天纹交叉，使天纹外观呈毛状而称为天纹毛状纹。此纹常见多发，并因身体状态变化发生变化。新生儿无此纹，为再生性可变纹。

本组71名婴幼儿中15人有此纹占21.12%。251名学龄前儿童中70人有此纹占27.88%。275名少年中121人有此纹占44.00%。318名青年组中124人有此纹占38.99%。288名成（壮）年人组中70人有此纹占24.50%。341名老年组中165人有此纹占48.38%。其中30名健康婴幼儿中有7人有此纹占22.33%。210名健康学龄前儿童中50人有此纹占23.80%。259名健康少年儿童中110人有此纹占42.47%。100名健康青年人中44人有此纹占44.00%。说明此纹在稚阴稚阳之体的学龄前儿童及阴阳升降失调和生活节律紊乱的青少年人群中出现率高与人体脑、心、肺功能失调，致人体气、血运化功能紊乱密切相关。此纹出现在天纹，天纹与人体上焦、心脑肺功能关系密切，且与人体的脾肾五行生克相关。此人群外感风寒、内伤食饮，更加之脑发育与应用需求过剩的矛盾和生活规律失常，耗神伤脑常在，故而此人群出现此纹实为必然。

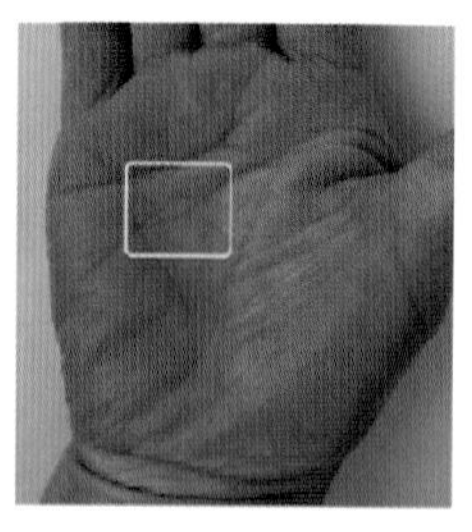

图 5－1195

岛状纹手掌全图

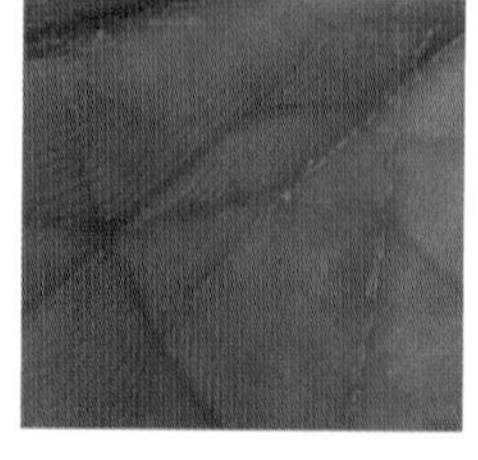

图 5－1196

岛状纹手掌局部图

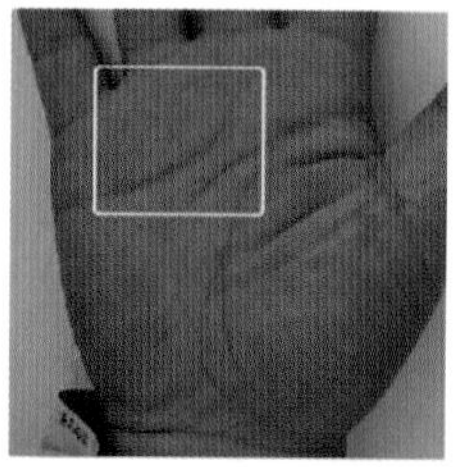

图 5－1197

天纹毛状纹手掌全图

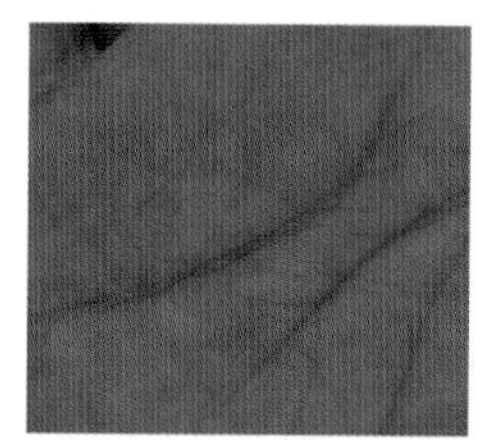

图 5－1198

天纹毛状纹手掌局部

天纹位置在手掌八卦位置主要为离，为火、为上。坎水克离火，坎水为肾、盆腔，离火为心，离火克兑金、兑金为肺，离火生艮土、艮土为脾胃。所以天纹毛状与疾病的关系，在青年、成年人主要与肾、呼吸、消化系统疾病关系密切。其中盆腔疾病占 22.98%，呼吸系统病占 10.68%，消化系统疾病占 8.49%。老年组主要与脑病、心血管病及与脑、心病密切相关的糖尿病为多，其中脑病占 25.51%，心血管病占 14.37%，糖尿病为 4.39%。说明天纹毛状在判断人体健康状态，协助对疾病诊断在不同年龄组人群中有较明显的应用价值。天纹毛状纹，如图 5－1197、图 5－1198 所示。

20. 半事业纹

半事业纹是指由手掌坎区发出的一条直或略偏斜的纹线向上达到掌心明堂区而不再向上伸延的线纹，该纹出现率较高，新生儿无此纹。71 名婴幼儿中 30 人有此纹占 42.25%。251 名学龄前儿童中 58 人有此纹，占 23.10%。275 名少年儿童中 112 人有此纹占 40.72%。318 名青年人中 154 人有此纹占 48.42%。288 名成（壮）年人中 107 人有此纹占 37.15%。341 名老年人中 128 人有此纹占 37.53%。从以上数据变化中可以看到，此纹线为再生性可变纹。此纹由手掌坎区发出，一路冲向明堂区。坎肾乃人之先天之本，明堂区脾土为人生之后天之本。先天之本发出一条纹线一路直向后天之本之明堂区，其气盛欲达天部离火区形成玉柱纹（事业纹）之势，一见可知。但可能由于先天元气不足或受脾土克制，气虽盛而不能冲破阻碍，致半途而废形成此纹线。从各年龄组此纹出现比例亦可以见到，少年儿童组和青年组是人生命鼎盛之期，此时是人向事业有成的最佳冲刺阶段。两组该纹线高达 40.72% 和 48.42%。因多种因素，最后只有 10% 左右的人达到事业顶峰而成事业纹。亦说明“相学”对此纹线出现评价是有一定道理的。此纹线出现与疾病的关系，其所行路线五行生克已现定局。坎水肾气有余，则制己所胜之心火，侮所不胜之脾土，伤生己之肺金，更自损本脏之血气。因此该纹线出现在婴幼儿组、学龄前儿童组、少年儿童组易患疾病主要为肺部感染，消化功能紊乱。在青年组由于肾劳损增加，有此纹者，除易患肺部感染，消化系统疾病外，最常见的是肾泌尿系统疾病，如肾炎、尿毒症、女性盆腔炎、附件炎、子宫肌瘤等。本组 318 名青年人中有 80 人为此系统疾病者，占 36.69%。成（壮）年人有此纹者除消化、泌尿系统易患疾病外，心脑疾病和易导致心脑疾病的糖尿病明显增加，本组 288 例成（壮）年中有此纹者 34 例，占 11.80%。老年人有此纹者主要易患心脑血管病和糖尿病，本组 341 例中有 119 例，占 34.89%。半事业纹，如图 5－1199、图 5－1200 所示。

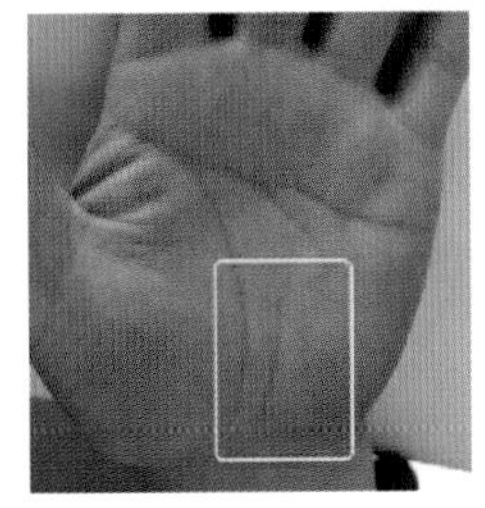

图 5－1199

半事业纹手掌全图

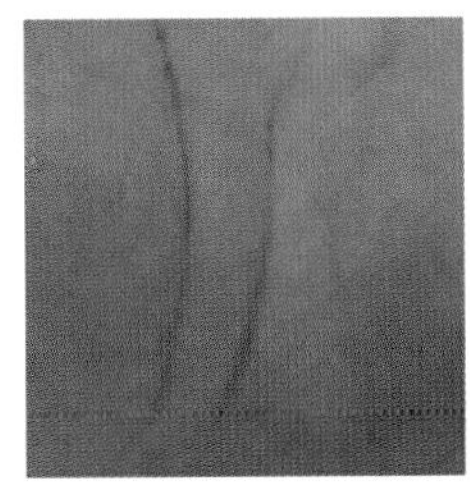

图 5－1200

半事业纹手掌局部图

21. 性线

性线位于小指指骨本节，掌指纹下方，环掌外侧。通常有 1－3 条细浅纹理。新生儿无此纹。此纹为再生纹。71 名婴幼儿中 2 人有不典型细浅纹线占 2.82%，且与疾病无关。251 名学龄前儿童中共 5 人有此纹占 1.99%，其中健康者 3 人，占 1.19%；病患者 2 人，占 0.70%，其病为支气管炎。275 名少年儿童中有此纹者共 15 人，占 5.45%，其中健康者 259 人中有此纹者 10 人，占 3.85%；疾病人群 16 人，其中 5 人有此纹，占 31.25%，5 人所患病为：卵巢囊肿 2 人、胸腔积液 1 人、心律失常 1 人、急性扁桃体炎 1 人，初步提示有性纹者与易感某些疾病有一定相关性。318 名青年人中有此纹者共 158 人，占 49.58%，其中 100 名健康者中 76 人有此纹，占 76.00%。218 名病患青年人中 82 人有性线，占病患人群的 37.61%，疾病种类 12 种，其中与肾脏相关疾病四种，有此纹者共 66 人占总病患人群性纹存在之 80.48%，说明此纹存在者易发疾病与肾、肺两脏关系密切，有正相关趋势。288 名成（壮）年人均为病患者，有此纹 89 人占 30.90%，其中与肾肺两脏相关疾病 5 种，有此纹者 53 人占本组性纹总出现率 59.55%，如将本组糖尿病病程长者可引发肾病理改变 12 人，加二分之一，则本组疾病与肾肺两脏相关者达 73.83%，进一步证明此纹的存在与人体易感疾病的关系已较为清晰。341 名成老年人均为病患者，有此纹者共 93 人占 27.27%，其中与肾肺两脏相关疾病 4 种，有此纹者 60 人占本组性纹出现率的 64.51%，若将本组糖尿病病程长者可引发肾脏病理改变 7 人，加二分之一，则本组疾病一肾、肺两脏相关者大 72.04%，进一步说明有性纹者易感疾病，就是有性纹者，易感肾、脑、呼吸系统疾病。另外从新生儿到老年人性纹出现率亦可以看出，新生儿无此纹。此纹为后天逐渐生成，婴幼儿为 2.82%；学龄前儿童为 1.99%；少年儿童为 5.45%；青年人为 49.68%，其中 100 名健康青年人中有明显者占 76.00%；成年人为 30.90%；老年人为 27.29%。这一曲线性百分比，明显的表明此纹有无多少与人体成熟旺盛衰败呈正相关，而相关的疾病发病率高亦说明该纹的有无与肾功能相关。性线，如图 5 - 1201、图 5 - 1202 所示。

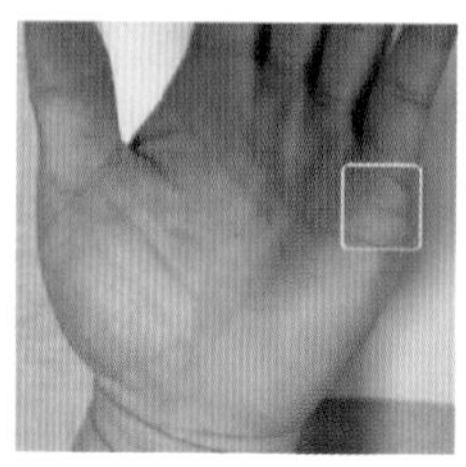

图 5 - 1201

性纹手掌全图

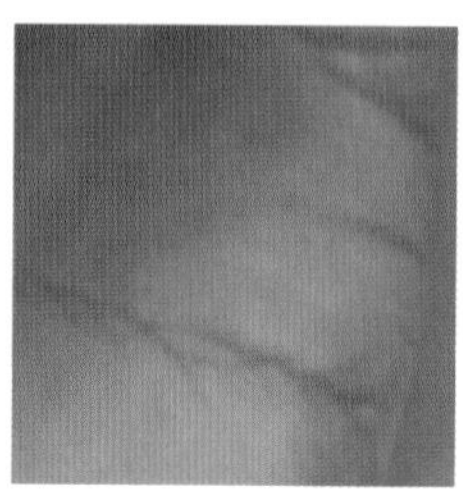

图 5 - 1202

性纹手掌局部图

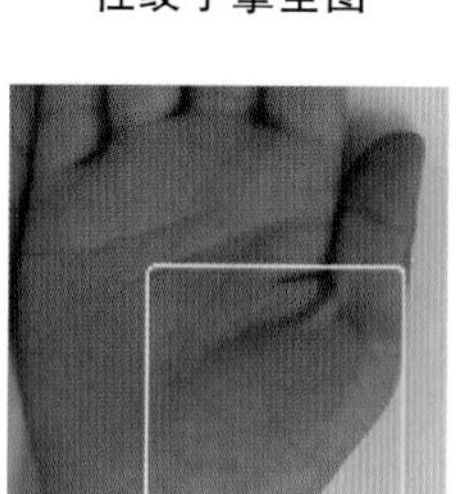

图 5 - 1203

手掌静脉全图

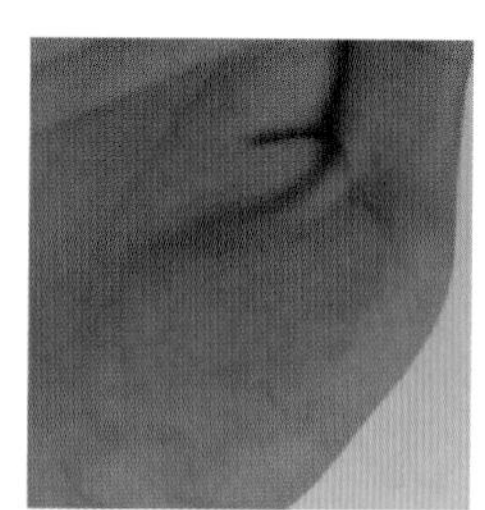

图 5 - 1204

手掌静脉局部图

22. 手掌静脉

手掌静脉是常出现在手掌艮区、坎区及明堂区、乾兑区侧的静脉络，常称静脉，其下方多与腕静脉相连接。新生儿及婴幼儿未见有手掌静脉。因此，其存在为后天发生。251 名学龄前儿童中 14 人有手掌有静脉占 5.59%。275 名少年儿童中 61 人手掌中有静脉占 22.18%，其中 16 名患病儿童中 4 人手掌中有静脉，所患疾病分别为肾病综合征、心律失常、胸腔积液和卵巢囊肿。318 名青年人掌部出现静脉者共 77 人占 24.21%，其中 100 名健康青年人手掌有静脉 30 人占 30.00%，218 名疾病患人群中手掌有静脉者 54 人占 24.79%，其中占比例较大者分别为：妇科疾病、肾脏疾病和心血管疾病，共 45 例占总患病人数之 83.33%。说明手掌出现静脉与人体脾虚寒瘀、脾肾虚寒及心阴虚、心阳虚疾病密切相关，其总体病理特点是体寒过重，寒瘀气滞到手掌，属脾、肾的区域出现静脉。心脏疾病为何出现手掌静脉，心为火，脾为土，火生土，子寒及母，亦可见手掌静脉。288 名成壮年中全部为疾病患者，手掌有静脉者 52 人占

18.05%。其中，所占比例较多者分别为：脑血管疾病、尿毒症、肾脏疾病、心血管疾病和呼吸系统疾病，共44例占总疾病人群手掌出现率之84.61%。其病患特点与青年组不同者是女性妇科疾病人数减少，而相同的是仍以肾病和心血管疾病发生率高为其主要特点。341名老年人中全部为疾病患者，手掌有静脉者93人占27.27%。其中所占比例较高者，分别为：脑血管疾病、心血管疾病、糖尿病和呼吸系统疾病共89例，占老年人手掌静脉出现率为95.69%。

中医理论认为，肾主骨生髓，脑为髓海。糖尿病症程恶者多发生糖尿病肾病，因此人年龄老化，表现手部出现与肾相关的疾病特点有所改变。但手部出现静脉寒困气血瘀滞的总体病理变化，无根本性改变。手部出现静脉，在青年人群多与胞宫虚寒、脾肾虚寒相关，在成年和老年人则与肾病、脑病、心血管病密切相关。手掌静脉，如图5－1203、图5－1204所示。

本组观察轻型过劳耗竭病50例，手部有性纹者30例占60.00%，手掌有静脉者10人占20.00%，说明轻度过劳耗竭病的发生于肾脏疲劳、脾肾虚寒密切相关。

23. 其他障碍纹

其他障碍纹，系指前面已介绍22种手掌纹理以外的位于手掌部的其他纹理。如毛状纹、星状纹、田字纹、角形纹、井字纹、米字纹、十字纹、四方形纹、月形纹、指掌贯通纹以及常出现在一定区域的纹如巽区田字纹、巽区十字纹、巽离坤区横纹等，如图5－1205～图5－1217所示。

这些纹理其本以形态命名或加手掌八卦区域命名，其常在手掌中单一或多或少同框出现。在我们普查的1767人中，新生儿无此纹。婴幼儿组出现率为180.28%，健康组与疾病组比无明显差异。学龄前儿童出现率为180.87%，健康组为189.04%，疾病组为139.02%。少年儿童组为122.54%，健康组为119.30%，疾病组为175.00%。青年组为155.97%，其中健康组为136.00%，疾病组为165.13%。成（壮）年组为288.12%，老年组为20.47%。各年龄组上述障碍纹出现种类率为：婴幼儿组8种占所列举障碍纹总数之61.53%；学龄前儿童组10种占76.92%；少年儿童组10种占76.92%；青年组健康人群9种占69.23%，疾病组11种占84.61%；成（壮）年组12种占92.30%；老年组为13种占100.00%。从以上数据变化可以见到，障碍纹出现率和出现种类数如此之高，除与疾病相关外，是否与人类生活习惯，手的劳作程度，所处的自然环境引起的血液循环、神经调解、肌肉筋膜皮肤所承受的各种刺激反应相关。

恩格斯在《自然辩证法》中所阐述的由于手的“第一次推动”使人类从“种生命”逐渐变为“类生命”。从某种意义上讲，劳动创造了世界也创造了人类自身。人类在几百万年进化中，大自然的反复刺激，人类每时每刻的劳作、生活所必然发生的手的伸、屈、抓、握、揉、拿、触、碰、磨、擦等动作，对手的皮、筋、肉、骨、脉等所产生的各种作用，必然使人类的手留刻下不同纹线形态的痕迹。从本组普查结果展示的伴随着人类生命过程的岁月增加，障碍纹出现种类和出现率波动数值看，其基本符合人类生命过程的兴衰规律，与年龄增加呈正相关。本组婴幼儿、学龄前儿童是人体稚阴稚阳时期，人体发育成长与自然界相适应的矛盾，人体内部阴阳升降紊乱矛盾使其时时可能处于机体远离平衡状态，外感风寒的呼吸道感染、饮食不调的消化道功能紊乱、情绪激动所致魂魄失调以及体液失衡紊乱对手的皮、筋、肉的形态所造成的变化，必然使健康儿童和疾病儿童会产生近同的手纹变化。有时健康儿童手部障碍纹出现率此患病儿童还高，是因为此时期人体远离平衡所造成的必然结果。至少年组，人体脏腑发育已渐成熟，青年组人正气进入红日中天的鼎盛时，因此其除总体障碍纹线出现减少，其健康组障碍纹出现率亦明显少于疾病组。

成（壮）年组由于年龄的增加，疾病侵袭的增多而致此纹线出现达到288.12%。老年组虽然闯过人身体过劳耗竭与危险疾病致活体生命消失的大浪淘沙阶段，但年龄的叠加、慢性疾病的存在，虽然较成（壮）年纹线出现有所减少，但仍达204.49%，亦说明这些障碍纹的存在与人体五脏六腑功能衰弱，疾病损伤，年龄因素密切相关。以上所见亦证明这些纹属再生性可变纹。这些障碍纹与具体存在的现实疾病关系，普查结果发现是一个很难定论的问题。以十字纹为例，其出现率应是最多者，但其对医师临床诊断应用意义方面，以它对应某种或某些疾病诊断很难下结论。如婴幼儿组十字率很高，健康组为73.33%，疾病组为73.17%；学龄前儿童健康组出现率为64.28%，而疾病组则为41.46%；少年儿童组健康人群出现率为47.49%，疾病组为56.25%；青年人健康组十字纹出现为49.00%，疾病组则为41.28%。从以上数字比例看，在临床诊病中，以十字纹判断就诊时可能患有何种疾病是难下定论的。我们可能还得从上述人群，生命过程易感疾病和生活规律等方面去思考，为什么这三组人群中，健康人、病患者出现率都几乎无差异，甚至健康组十字纹出现率还高于疾病组。可以从这一人群生命过程，阴阳平衡，精神波动，生活规律等方面思考，从外感风寒易致呼吸道感染，阴阳失衡易致消化道疾病发生，神志波动，生活不规律易致脑疲劳，更易增加上述疾病发生率的角度去观察，判断十字纹出现的价值，则不会被以上数据变化弄得一头雾水。由此可断定十字纹出现与反复发生上呼吸道感染，消化道功能紊乱，心脑疲劳，脑损伤相关。成（壮）年、老年人组十字纹与疾病关系的普查结果亦表明，呼吸道感染（12.87%），心、脑损伤病（44.05%），消化道疾病（10.07%）应该是此纹在疾病诊断中的重要参考。此外应该更关注的是这些少出现的障碍纹，如角形纹、月形纹、田字纹、巽区十字纹、巽区田字纹、指掌贯通纹等。普查结果可见，角形纹出现与肺感染，心血管病，肾病，消化病，肝病相关。月形纹与妇科病（盆腔炎、子宫肌瘤），心血管病、脑病相关。田字纹与脑血管病、糖尿病、消化病相关。巽区十字纹、巽区田字纹与心脏病、脑血管病相关。指掌贯通纹为人体气血津液，脏腑功能衰竭的表象，普查所见60岁以内的人基本无此纹（病危者可见），其出现多见老年人心脑病及糖尿病出现心肾并发症人群。总之，其他障碍纹出现率高，出现区域各异，常同框出现两种或多种，诊断意义主要依出现在手掌九宫八卦区域，依多少、轻重主次综合判断其出现价值为好。对手掌各种纹线的观察除注意准确认知各种纹线的形态外，还要注意其是否完整，是否清晰，是表浅还是深邃。特别还要注意纹线的颜色：红、紫、白、黄、黑、蓝等对临床辨识疾病种类、性质、病变程度、病势进退等都有重要意义。

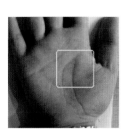

图 5－1205（a）
毛状纹全图

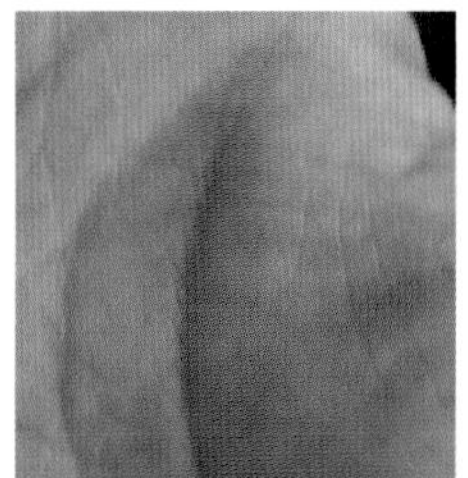
图 5－1205（b）
毛状纹局部图

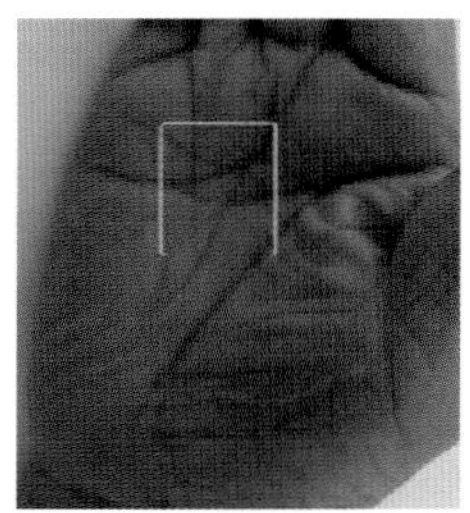
图 5－1206（a）
星状纹全图

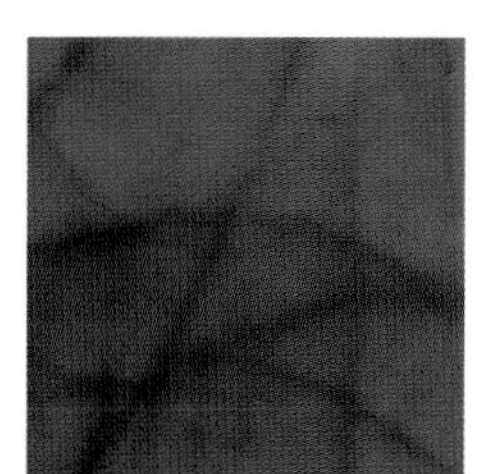
图 5－1206（b）
星状纹局部图

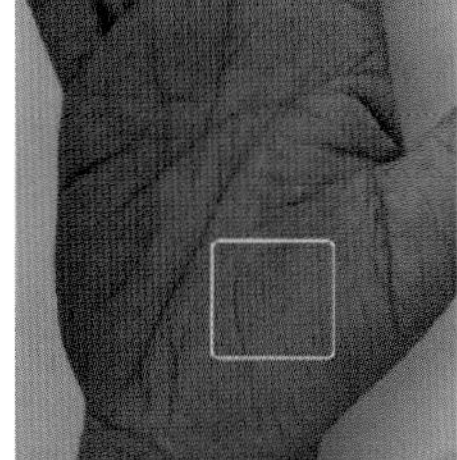
图 5－1207（a）
田字纹全图

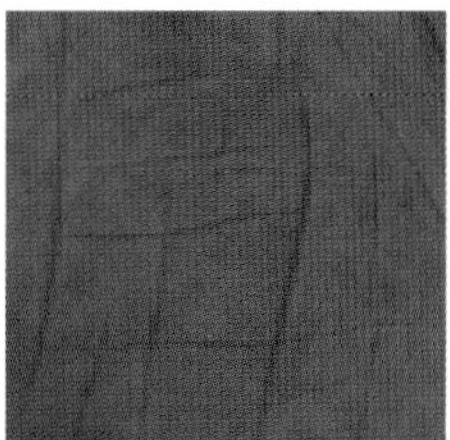
图 5－1207（b）
田字纹局部图

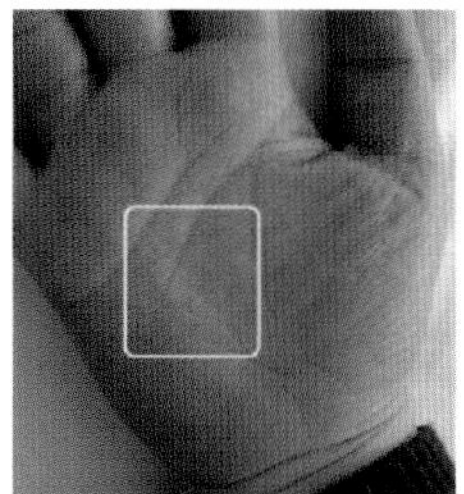
图 5－1208（a）
角形纹全图

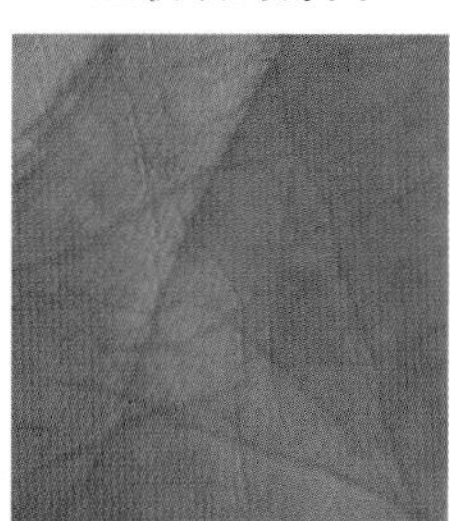
图 5－1208（b）
角形纹局部图

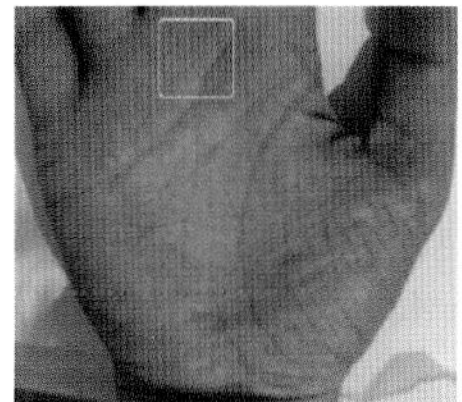
图 5－1209（a）
井字纹全图

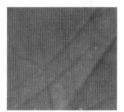

图 5－1209（b）
井字纹局部图

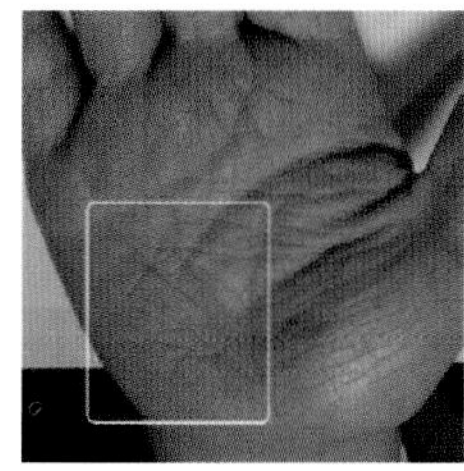
图 5－1210（a）
米字纹全图

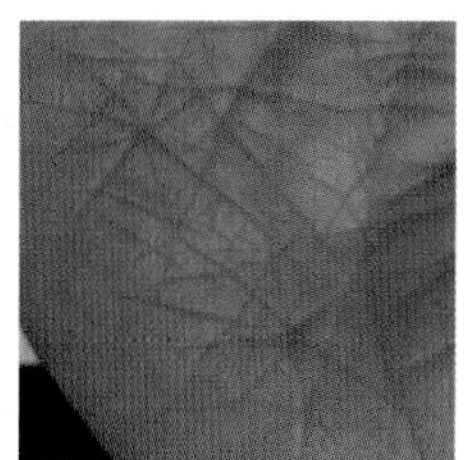
图 5－1210（b）
米字纹局部图

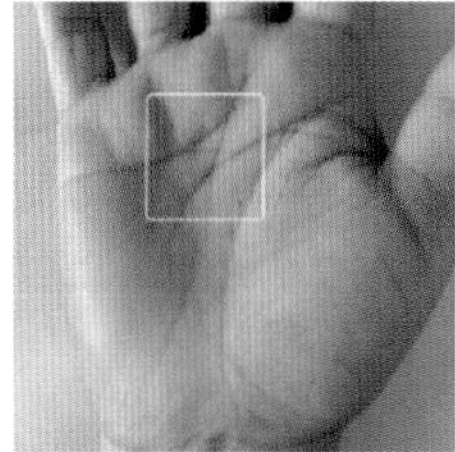
图 5－1211（a）
十字纹全图

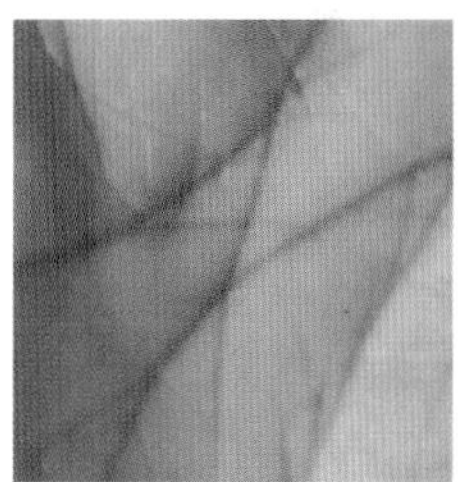
图 5－1211（b）
十字纹局部图

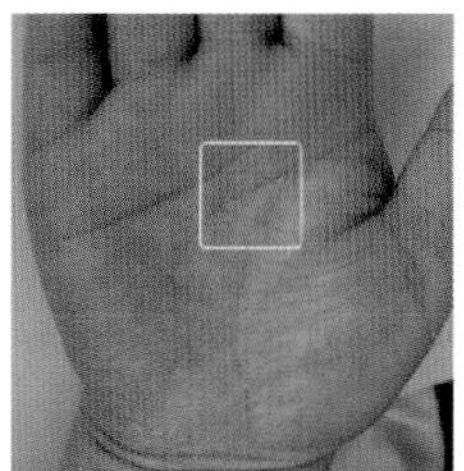
图 5－1212（a）
四方形纹全图

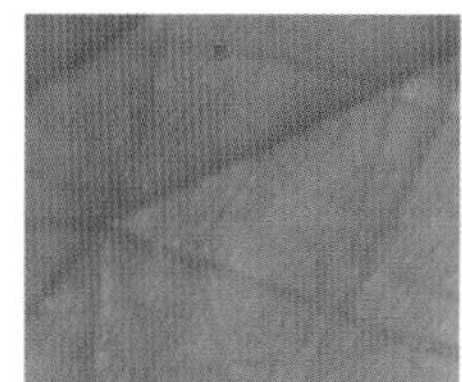
图 5－1212（b）
四方形纹局部图

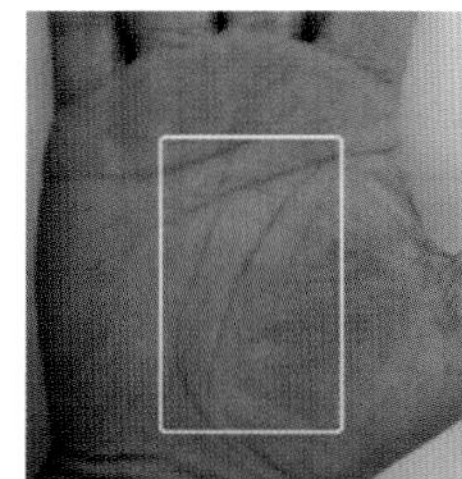
图 5－1213（a）
月形纹全图

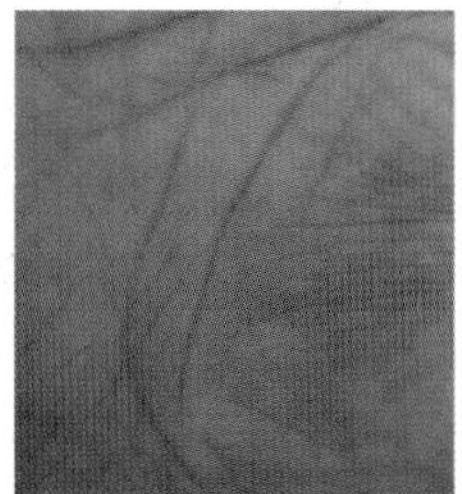
图 5－1213（b）
月形纹局部图

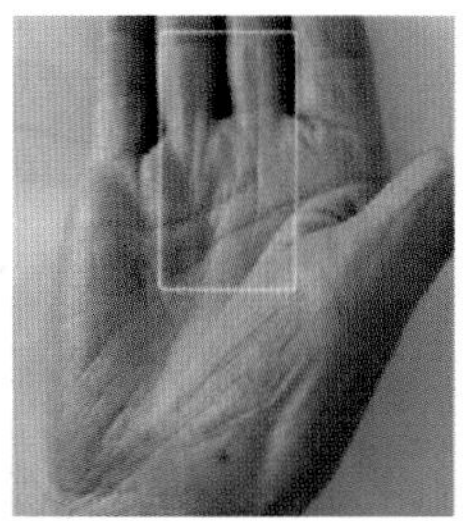
图 5－1214（a）
指掌贯通纹全图

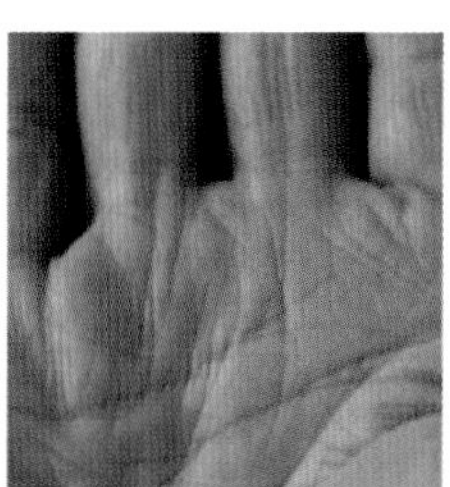
图 5－1214（b）
指掌贯通纹局部图

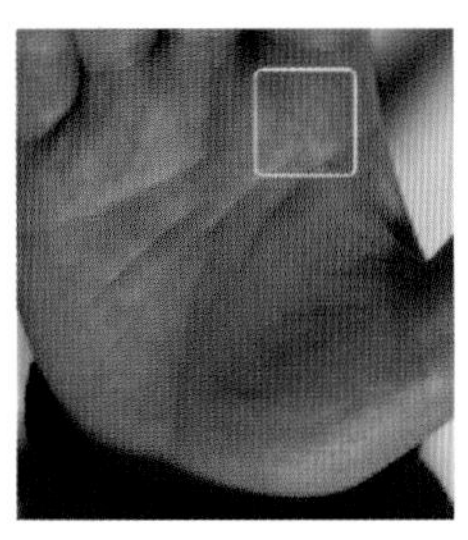

图 5－1215（a）
巽区田字纹全图

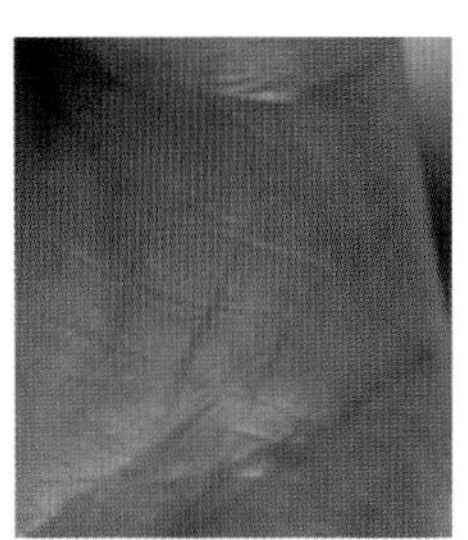

图 5－1215（b）
巽区田字纹局部图

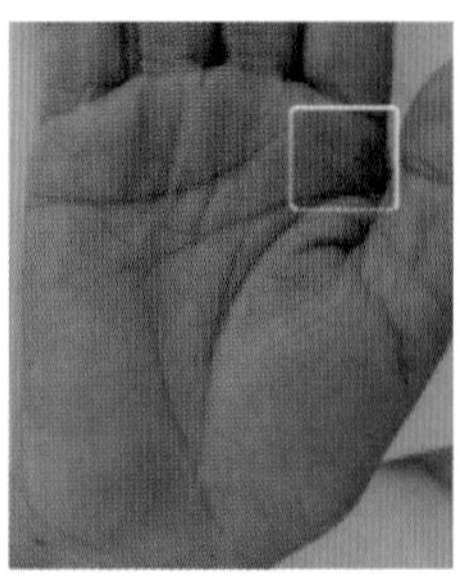

图 5－1216（a）
巽区十字纹全图

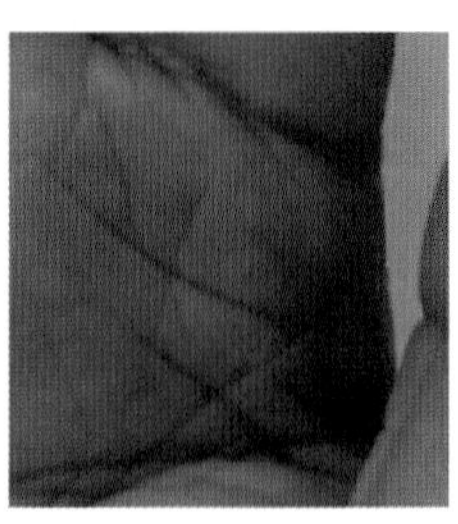

图 5－1216（b）
巽区十字纹局部图

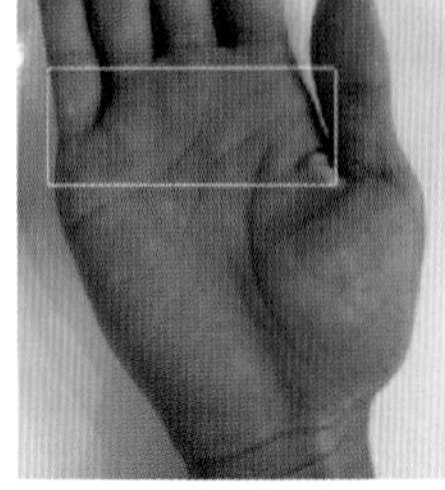

图 5－1217（a）
巽离坤区横纹全图

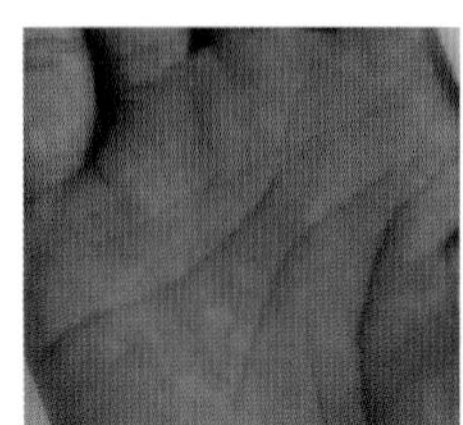

图 5－1217（b）
巽离坤区横纹局部图

（二）九宫八卦出现各种纹理的诊断意义

九宫八卦是《易经》“河图”“洛书”图在手掌分区表象，它与阴阳五行学说相结合，产生以区域定象，以阴阳五行，生、克、侮、乘等关系辩证判断纹理出现与疾病的关系。伏羲氏制“河图”时，尚未提出五行学说，只有水、火、木、金、土五个图区。掌根至明堂区下方区域为坎、为水、为北，数字为1；手掌明堂区上方近中指处为离为火、为南方，数字为2；手掌大拇指侧人纹下方大指节上方区域为震，为木、为东方，数字为3；手掌尺侧中心区为兑、为金、为西方，数字为4；手掌中心区为坤、为土、为中央，数字为5。这些区域及数字排列为之后箕子作五行学说提供了理论基础和辩证依据。

关于“河图”为何如此布图定数，人们理解各有不同。一是认为伏羲氏是上古旧石器时代，距今一万年的部族首领。顾名思义，石器时代的上古人，以天为房，以地为床，在保持足够的食物获得、防止野兽伤害、保持族群衍生三大任务中，食物的供给是第一要务。在人类生存的必须食物中，水是最重要物质，因为没有水，人类就不会存在，水既是人类食物的一种，更是人体重要的能量来源，所以人认识水的重要性，而把水放在五行之首的第一位。古人类从猿进化到人，“第一次推动”是手、足分工。手做获取食物的主要器官后，促进人脑发育的关键一环就是食用熟食，而获得熟食需要火，在我国旧石器时代中晚期，出现了燧人氏部族领袖传说，就是表达古人类对火的获取。有了火古人类进食熟食，手脑联合应用，促进了人脑的快速发展，因此将火放在五行的第二位。木是植物代名词，亦是伏羲氏继承者

——神农氏，进行“农业革命”以植物粮菜为食的文字代表。食、菜类植物是中华繁衍的主要食物。植物类食物与肉类食物结合是中华民族生存保障一大特点，可能因此，在“河图”五行排序中将木列为第三位。古人类初始阶段，食物中最主要的物质是动物类，要猎杀可食动物必须有石斧、石刀等器械。金为金石器具的代表，因此把它排在五行第四位。土是地球的表象，是人类赖以生存根基，在人类不管用何种方法手段获取食物、繁衍后代都离不开足踏的大地，无有生存的大地一切都为虚无，所以伏羲氏作“河图”将其置于中央位置，其物质、人类生发之源的重要性显示清晰。另外可以从“河图”数字变化中看到5数的重要性。“河图”1+5成6为水；2+5成7为火；3+5成8为木，4+5成9为金，唯5成不变，位在中央，可见土的重要性。有了这五种物质的属性，哪种物质可帮助谁、制服谁、有益谁等生克理论逐渐产生，特别是数字生成演变规律逐渐被古人类认知，将其用于人类族群的社会治理就有了依据和规律。从“河图”五种物质的排列分布到五行生克理论的存在。到“雒书”后，在河图基础上加上东南巽、西北乾、西南坤、东北艮等八卦完整图像，产生今日九宫八卦、五行生克图，并按中医五行生克理论，使各种色泽、纹线定位，进行五行生克辨证。

另一种说法是古人类智者通过对宇宙、地理的观察，获得了五种物质，决定人类生存繁衍，吉凶福祸的智慧而象之。并按“河图”“洛书”的规则治理社会。所以《汉书·五行志第十七上》才有易曰：“天垂象，见吉凶，圣人象之；河出图，雒出书，圣人则之。”并有“刘歆以为伏羲氏继天而王，受河图，则而画之，八卦是也；禹治洪水，赐雒书，法而陈之，洪范是也，圣人行其道而宝其真。降乃于殷，箕子在父师位而典之”的记述。箕子所著的五行排序与“河图”相一致，“一曰水、二曰火、三曰木、四曰金、五曰土。”其后至汉代以据天地方位，日、月、时辰、季节等变化，对五行排序又有新的变动。即《汉书》中所说：“木，东方也。于《易》，地上之木为“观”，火，南方，扬光辉为光明者也”“土，中央，生万物者也”“金，西方，万物既成，杀气之始也”“水，北方，终藏万物者也。”木火土金水五行排序。我国第一部医书经典《黄帝内经》即采用了“书说”的五行排序理论而延续至今日。至于社会上曾流传的“金木水火土”的五行排序法源于何处？经考查，在《尚书》《汉书》《隋书》《旧唐书》等史料中均以箕子和书说为记载，未见有金字为头的五行排序。有人说这种五行排序与佛教传入中国，生死轮回观相关。金为革为杀为事物终结，佛教的生死轮回观认为人只有死才有生，金为人生终结的死，所以将其排在五行之首。这种观点在以唯物辩证理论为基础的中医学中不能被接受，所以中医学中不见有此五行排序存在。运用五行生克具体方法就是将一些纹线出现起始、途径或所经八卦区域定位，如地纹起自震上巽下，途经明堂区，下达坎区。震巽为木，明堂区为土，坎为水。木克土，土克水，水生木。此纹生发过程表象着人生命途是一个充满着矛盾的过程。就疾病健康而言，肝木克脾土，脾土克肾水，肾水又生发着肝木，其整个过程保持既不要太过，又不要不及，始终维持着在动态中相对平衡的状态，使人体生命平稳运行。对于一些没有排列规律的再生纹、障碍纹首先要定位其出现区域，其次找到相关联区域，之后以八卦脏腑定位，进行五行生、克、侮、乘辨证。如十字纹出现在手掌八卦巽区，巽为木，木生火，木克土，水生木，如此巽区所出现的十字纹就与心火上炎，肝脾不调，肾水虚弱的病症有了关联。如再将其纹线变化和手色变化相结合也能对辨明疾病更加明了。

在手纹普查中，我们对婴幼儿、学龄前儿童、少年儿童分健康儿童和病患儿童，对障碍纹在九宫八卦区域进行了统计分析。其中健康婴幼儿组障碍纹在巽区出现率为30.00%，病患儿童组为21.95%。健康学龄前儿童组巽区障碍纹出现率为20.00%，病患儿童组为14.63%。健康少年儿童组巽区障碍纹出现率为20.46%，病患组为32.25%。健康婴幼儿组离区障碍纹出现率为53.33%，病患组为56.10%。健康学龄前儿童组离区障碍纹出现率为68.57%，病患组为58.53%。健康少年儿童组离区障碍纹出现率为50.96%，病患组为75.00%。健康婴幼儿组坤区障碍纹出现率为13.33%，病患组为19.51%。学龄前儿童组坤区障碍纹出现率为15.24%，病患组为12.20%。健康少年儿童组坤区障碍纹出现率为15.89%，病患组为75.00%。健康婴幼儿组震区障碍纹出现率为36.67%，病患组为53.66%。健康学龄前儿童组震区障碍纹出现率为49.57%，病患组为56.09%。健康少年儿童组震区障碍纹出现率为59.46%，病患组为56.25%。健康婴幼儿组明堂区障碍纹出现率为26.66%，病患组为58.53%。健康学龄前儿童组明堂区障碍纹出现率为47.62%，病患组为56.53%。健康少年儿童组明堂区障碍纹出现率为63.32%，病患组为62.50%。健康婴幼儿组艮区障碍纹出现率为13.33%，病患组为26.93%。健康学龄前儿童组艮区障碍纹出现率为25.71%，病患组为43.90%。健康少年儿童组艮区障碍纹出现率为35.13%，病患组为62.50%。健康婴幼儿组兑区障碍纹出现率为13.33%，病患组为34.15%。健康学龄前儿童组兑区障碍纹出现率为17.14%，病患组为19.51%。健康少年儿童组兑区障碍纹出现率为17.37%，病患组为31.25%。健康婴幼儿组乾区障碍纹出现率为10.00%，病患组为9.50%。健康学龄前儿童组乾区障碍纹出现率为13.33%，病患组为17.67%。健康少年儿童组乾区障碍纹出现率为10.42%，病患组为12.50%。健康婴幼儿组坎区障碍纹出现率为16.67%，病患组为26.93%。健康学龄前儿童组坎区障碍纹出现率为33.33%，病患组为34.15%。健康少年儿童组坎区障碍纹出现率为30.89%，病患儿为31.25%。

巽区为木、为风、为肝胆；离区为火、为心、脑；坤区为土、为脾；震区为木、为肝、为魂；明堂区为土、为脾胃为心；艮区为土、为肾脾；兑区为金、为肺，乾区为金、为脑，坎区为水、为肾。从以上数据变化中可以看出三组儿童障碍纹出现率较高的八卦区域为离区、震区、明堂区和艮区、坎区、兑区。三组儿童健康组疾病组都处于脑发育与脑应用的需求矛盾期，为此离、震区障碍纹出现高（心主神明、肝主魂）。三组儿童都在食饮易失调时期，脾胃易损伤而明堂区艮区障碍纹出现率增多。离火克肺金，肝木强盛反克肺金，脾土伤败其子，致肺金易损，三者相加，三组儿童均易感风寒致呼吸道肺金为病。肺金虚弱，累及其子，肾水亦不足而至坎区障碍纹有加。其他疾病亦均应见其区，其后视相关区进行五行生克侮乘辨证，而定脏腑损害情况。具体问题在之前各节以多提及不再赘述。九宫分区，如图 5－1218、图5－1219 所示。

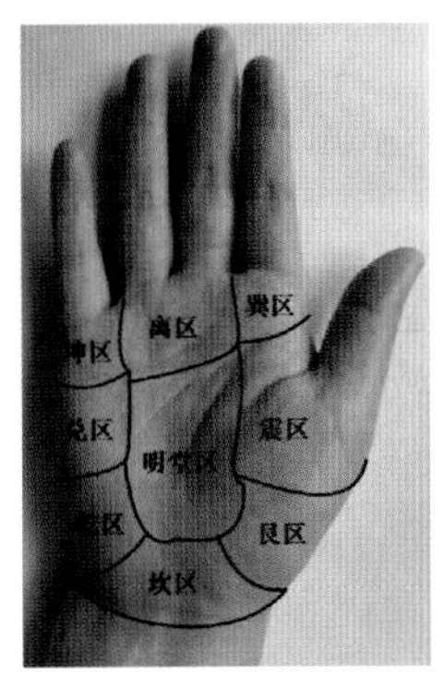

图 5－1218
九宫分区全掌图

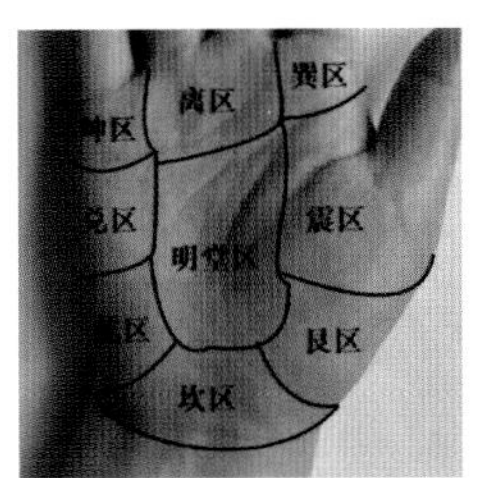

图 5－1219
九宫分区局部图

第四节　1708 人指甲形态观察研究

人类指甲是人类手背五指指端近半长饼状，类骨性组织。它是伴随人类发展进化过程逐渐脱离猿类足型、甲型所形成的一种人体发育成长过程相适应的，有着其独特解剖生理特性的人体肢体器官组成部分。《老子》说：“人法地，地法天，天法道，道法自然。”世界上任何物质的存在、发生、发展、变化都有着其自身所具有的独特性规律。人类指甲在人体所据的位置、形态、功用都有着其他人体脏腑器官所不能替代和单独具有的特性。其形成亦必然与人类从“种生命”进化到“类生命”，以各种形式的劳动与自然界斗争、锻炼过程的磨合相关联。其形态与人体手的五行属性相一致，而又分为直、尖、宽、方、圆五种形状，还有着类似人类头发不断增殖生长的特性。

从表面和其功能角度看，其性似骨，但它的存在与人类其他骨骼存在情况又完全不同，人类骨骼在人发育成熟后，伴随着年龄的增长不会不断生长，而指甲的增长可不同程度地伴随人的生命过程持续，这种特性是因何而形成？《黄帝内经》给予了合理的解释，《素问·六节藏象论》：“肾者，主蛰，封藏之本，精之处也，在其华在发，其充在骨……肝者，罢极之本，魂之居也，其华在爪，其充在筋，以生血气。”《素问·五脏生成》亦有：“肝之合筋也，其荣爪也。肾之合骨也，其荣发也，人卧血归于肝，肝受血而能视，指受血而能摄。”《灵枢·经脉》：骨为干，筋为刚，肉围墙。《灵枢·论疾诊尺》：爪甲上黄，黄疸也。《灵枢·外揣》：影之似形，司外揣内。以上《内经》所言说明了两个问题：其一，为人类指甲存在性质给予了定性，即人类指甲是人体筋、骨复合体。肝主木，肾主水，水生木，木的不断生长，要靠水的不断滋润，两者缺一不可。人类指甲因此是类筋骨性质与头发尚有区别。发为血之余，头发是心血与肾精所催生，虽有一定的韧性而缺乏指甲的骨性。所以可以认为指甲是人类肝筋肾骨所混合形成的混合体，由此也决定了其有了肝、肾二藏的特性。其二，《内经》告诉我们，人类指甲变化与人体脏腑病症是相关的，因为人体小宇宙整体运行有“司外揣内”的机理存在。对于观察指甲的另一种认知亦来源于《内经》。《灵枢·经脉》篇：手太阴之脉，起于中焦，下络大肠还循胃口，上膈属肺，从肺系横出腋下……入口寸，上鱼，循鱼际，出大指之端……大肠，手阳明之脉，起于大指次指之端，是动则病齿痛，颈肿。是主津液生病者：目黄、口干、鼻衄……。心，手少阴之脉，起于心中，下出腋下……入掌内后廉，循小指之内出其端。……小肠手太阳之脉，起于小指之端……心主手厥阴心包络之脉，起于心中。是支者，循胸出胁，入掌中，循中指出其端……三焦，手少阳之脉，起于小指次指之端……手太阴气绝则皮毛焦，手少阴气绝则脉不通，足太阴气绝者则脉不荣肌肉，足少阴气绝则骨枯，足厥阴气绝则筋绝。

以上《灵枢》所述人体有六条经脉与手指相联通。从中可知拇指指甲有手太阴肺经注入，肺为金，拇指为肝为木，金克木，其指甲所反映的病症应与肺、肝相关联。

食指指甲有手阳明大肠经注入，大肠为金，食指为心为火，火克金，食指所反映的病症与心脏、脑病患相关联。

中指指甲有手厥阴心包经注入，心包属火，中指为脾为土，火生土，中指所反映的病症与脾胃、心脑病症相关联。

无名指指甲有手少阳三焦经注入，无名指为肺为金，三焦为土为水，土生金，金生水，无名指所反映的病症除肺（上焦）以外，中焦的脾胃、胆胰、下焦的子宫附件、尿道等均与其相关联。

小指指甲有手太阳小肠经注入，手太阳络于手少阴心经，五行属火，小指五行为肾为水，水克火，手太阳小肠经注入小指端，可产生水火济及，阴阳相助之效。小指所反映的病症除肾病以外，涉及心、神志、情绪等病症与其相关联。

以上这些因素的加入，对人们可以通过观察指甲的变化而察知人体是否健康有了更广泛的认知。几百万年以来，人类从猿进化到人，从古人类进化到现代人，其对自然和人类自身进行着不间断地探索。两千多年前《内经》对人类指甲的认识，已为我们今天对人类指甲的认知开了先河。我们今天的工作就是要继承前人意志进行探索。本组对 1685 人指甲的普查就是本着继承发展的宗旨而进行。

一、正常指甲

人类正常指甲形态应与人手的五行属性和位置基本相一致。分别形成木、火、土、金、水类的形状，由于人体不同的祖气和生长发育过程的差异化，使其形成与手形协同或不协同的相生相克形态，如木形指，火形指甲；金形手，木形指甲等。指甲的五行属性，决定着其存在的基本形态，但不管五行属性为何，其基本形状均应是半长饼状，与人类舌形相近似。正常指甲颜色呈淡粉红色，甲色分布均匀，色泽光华如一，甲周整齐，无缺损、破损，甲质坚韧而有一定弹性，薄厚与指尖匹配适当，甲皮黏着紧密无分离样改变，表皮带有光泽，大小一致，无分层，与指甲紧紧黏连。甲周软组织，皮肤完整而柔软，无角化、撕裂、倒刺存在。

二、1708 人按年龄组指甲普查结果

（一）60 名新生儿指甲表象

本组共观察 60 名新生儿甲型，其表现为：正常，如图 5－1220、图 5－1221 所示。

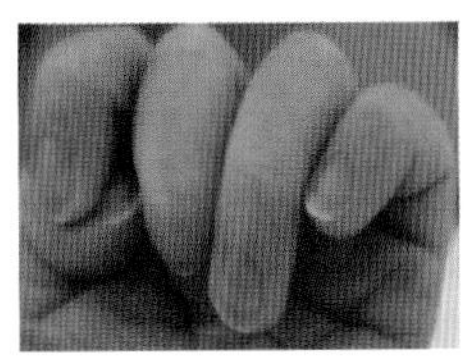

图 5－1220
新生儿指甲表象 1

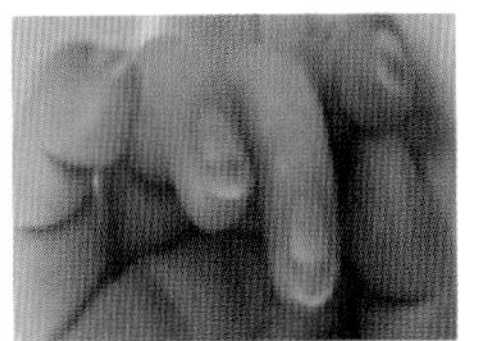

图 5－1221
新生儿指甲表象 2

（二）60 名婴幼儿指甲表象

本组共观察 60 名婴幼儿，其基本甲型已可观察。60 人中，基本符合正常标准 50 人，占 83.30%；异常甲色 10 人占 16.70%；其中拇指（肝）甲黄 5 人。中指（脾）甲色淡黄 5 人，如图 5－1222～图 5－1224 所示。

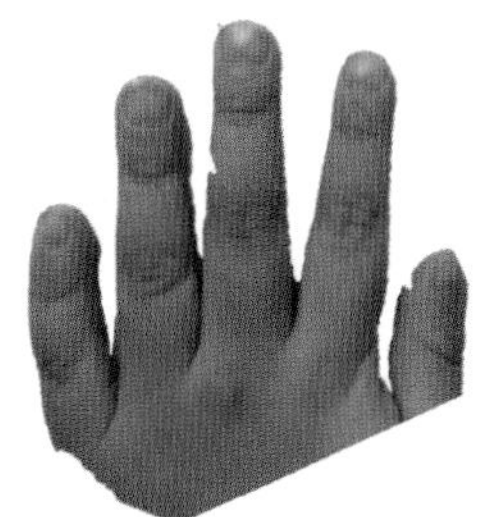

图 5－1222　婴幼儿指甲正常

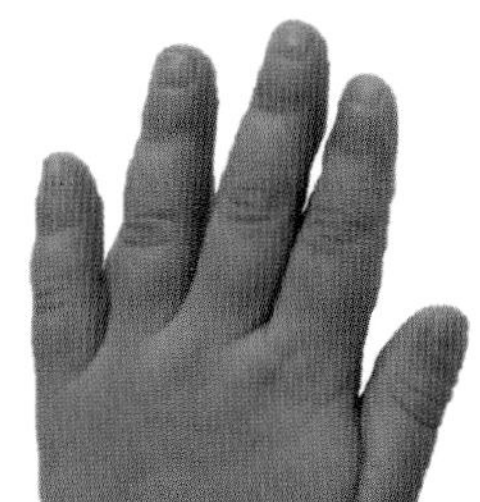

图 5－1223　婴幼儿拇指甲黄

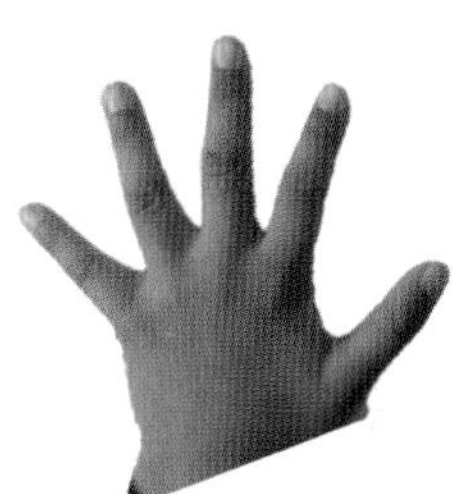

图 5－1224　婴幼儿中指甲黄

（三）293 名学龄前儿童指甲表象

本组共观察 293 名学龄前儿童，其基本甲形已出现。293 人中，基本符合正常指甲标准者 226 人，占 77.13%；异常指甲 66 人，占 22.52%。其中甲型过宽 2 人，占异常指甲总数之 3.08%；甲型呈凹陷形 5 人，占 7.59%；甲面粗糙 1 人，占 1.51%；甲色黄 3 人，占 5.54%；甲色白 1 人，占 1.51%；甲色红 1 人，占 1.51%；甲尖色黄 4 人，占 6.06%；单指色变 49 人，占异常指甲总数之 74.24%。其中拇指（肝）甲黄 8 人，占异常指甲总数 12.12%；食指（心）甲色略红 1 人，占 1.51%；中指（脾）甲色淡黄 29 人，占 43.93%；环指（肺）甲淡白 11 人，占 16.66%。

学龄前儿童乃稚阴稚阳之体，机体如新生幼苗，正处在发育成长时期。特别是肝、肾各种功能尚待形成。因此，此年龄甲型难辨五行属性与未来形态。此时期所谓正常者仅外观近指甲正常标准，而异常者，常由近期疾病所致。特别是表现在单指指甲变化者，应与其脏腑病患相关联。本组 66 名异常指甲学龄前儿童中反复发生呼吸系统感

染者22人，消化功能异常有29人。如图5－1225～图5－1233所示。

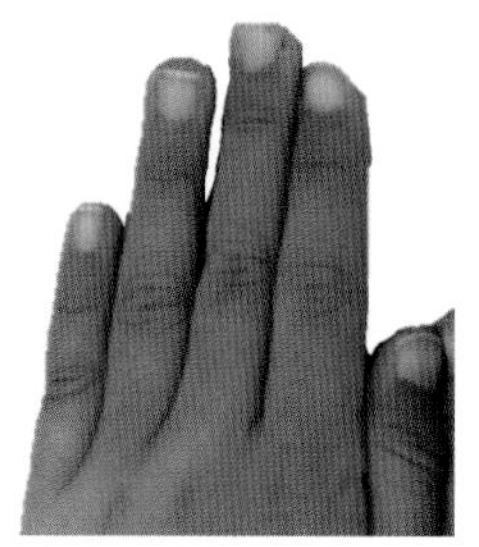

图5－1225　学龄前儿童标准指甲

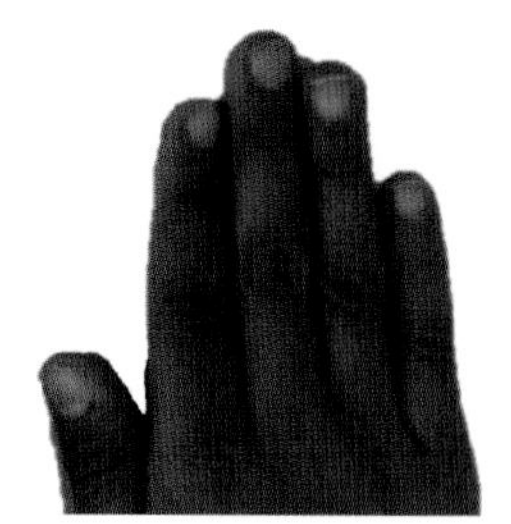

图5－1226　学龄前儿童甲色异常

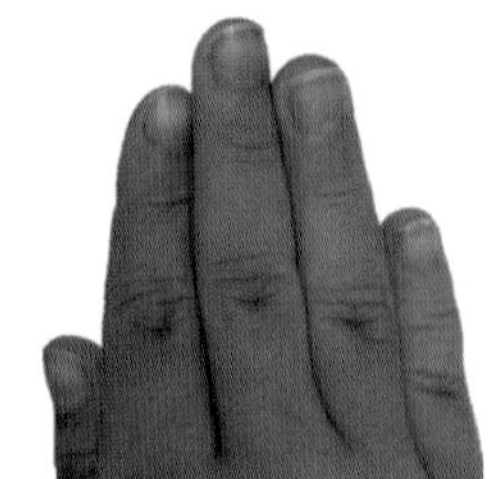

图5－1227　学龄前儿童指甲宽

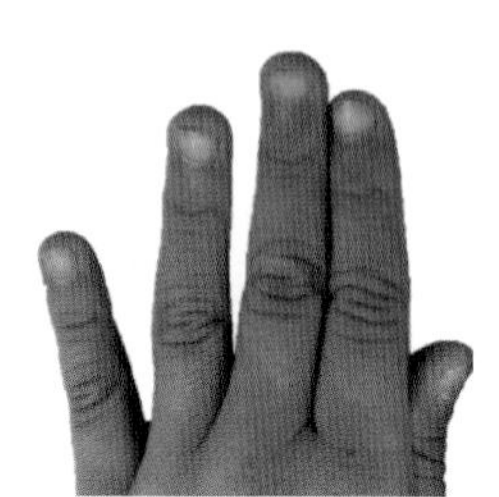

图5－1228　学龄前儿童指甲凹陷

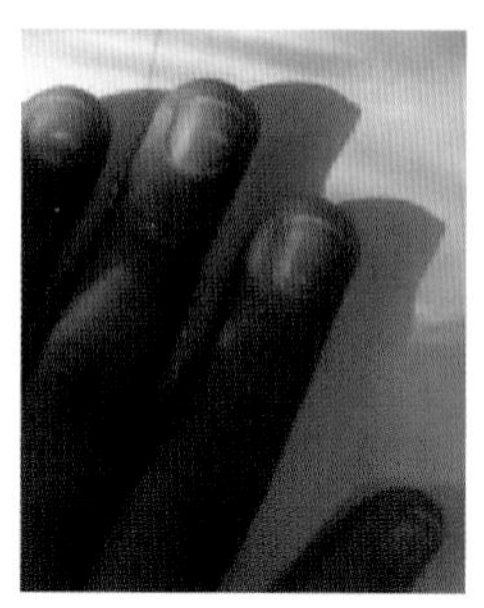

图5－1229　学龄前儿童甲面粗糙

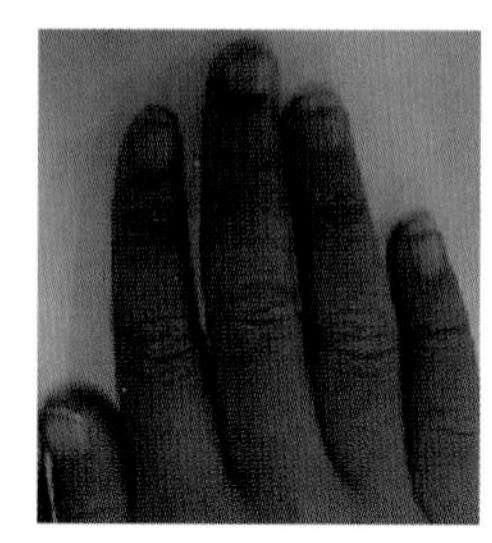

图5－1230　学龄前儿童指甲偏黄

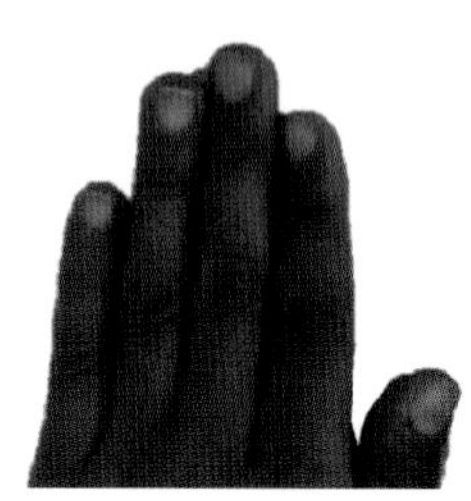

图5－1231　学龄前儿童甲色白

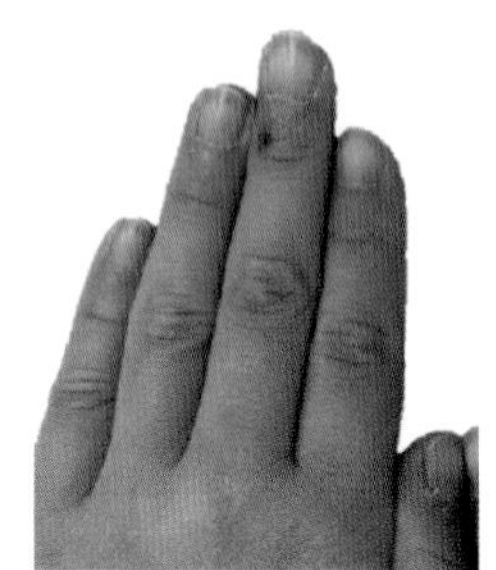

图5－1232　学龄前儿童甲尖色黄

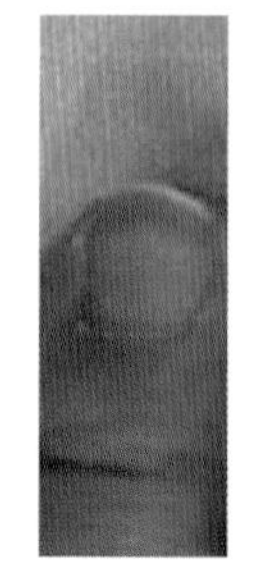

图5－1233　学龄前儿童环指甲淡白

（四）231名少年儿童指甲表象

231人中符合正常指甲标准者102人，占44.10%；指甲有形态和色泽异常者129人，占55.84%。甲型有变化者25人，占指甲异常人数的19.37%。其中甲长者2人，占1.55%；甲扁1人，占0.77%；指甲凹陷状3人，占3.32%；指甲畸形（无基本常形）2人，占1.55%；指甲有花斑，点状腐蚀、霉点为甲病者17人，占13.17%。甲色有变化者104人，占指甲异常人群之80.62%，其中指甲色淡95人，占73.64%；指甲色白3人，占2.32%；指甲色黄1人，占0.77%；指甲色红2人，占1.55%；指甲色紫1人，占0.77%；指甲色淡发生在拇指（肝）者2人，占1.55%。如图5－1234～图1236所示。

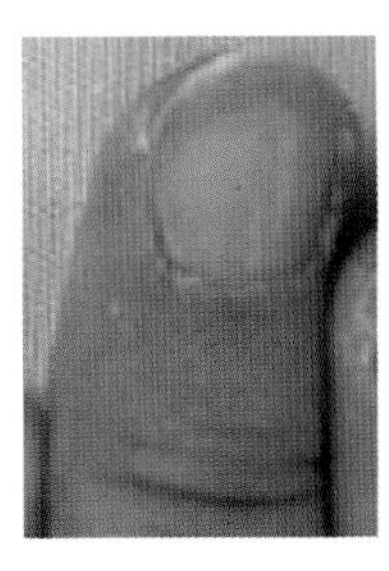

图 5－1234　少年儿童拇指甲

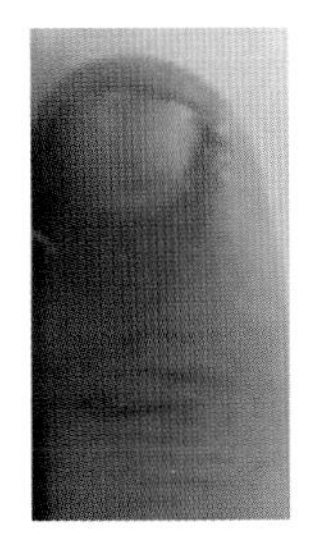

图 5－1235　少年儿童食指甲

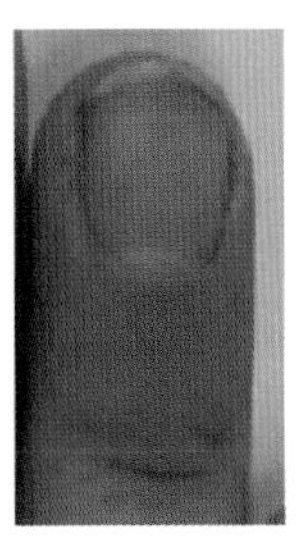

图 5－1236　少年儿童中指甲

少年儿童，虽然五脏已定，气血已通，发育以渐渐接近人体发育成熟阶段，按《易经》年龄配卦所示，人 16 岁已步入乾卦，气如“红日中天”之开始。按《内经》所言疾病好发年龄段为 7－16 岁，正为人生易患病年龄范围，已渐脱离稚阴稚阳状态。但因此年龄段实际中阴阳易变者居多，卫外之气尚未分健全，所以其机体极易被自然界之六淫邪气所侵犯。指甲观察时虽然有 102 人定诊为“健康”状态，但实则脏腑内部多有阴阳、气血失调之矛盾，应是此人群之特殊存在。因此在整体手象观察除接近人体成熟年龄 15－16 岁者，很难发现正常手象，其指甲的变化亦是其中表象之一。肝、肾功能受损则甲型生变，外邪直接犯甲则出现各种形态之病甲。肺气虚指甲色淡白或白，肺热则甲红。心肺血瘀则甲紫，肝病则甲黄。本组指形、甲色异常 129 人中，反复消化功能障碍 32 人，反复发生呼吸道感染者 43 人，患过敏性疾病 7 人。如图 5－1237～图 1250 所示。

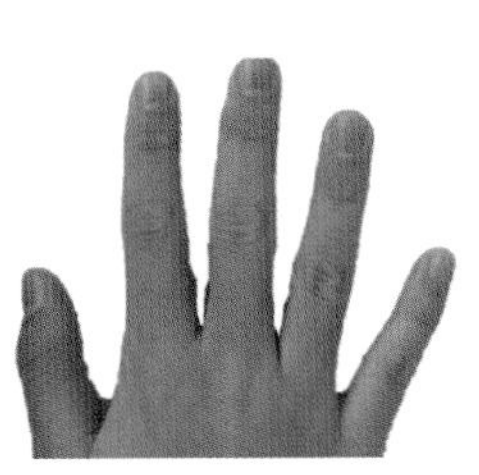

图 5－1237
少年儿童甲色标准

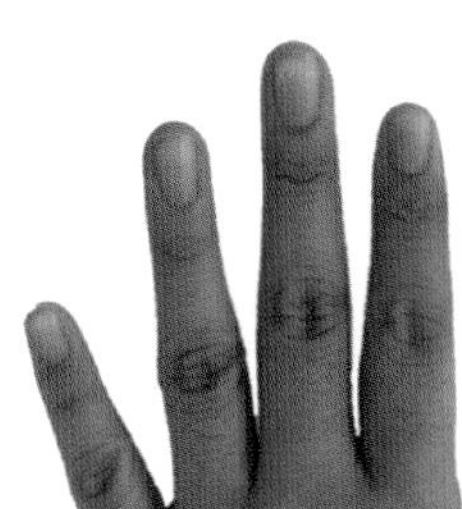

图 5－1238
少年儿童甲色异常

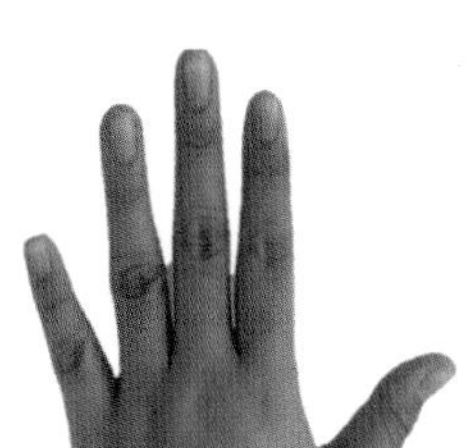

图 5－1239
少年儿童甲长

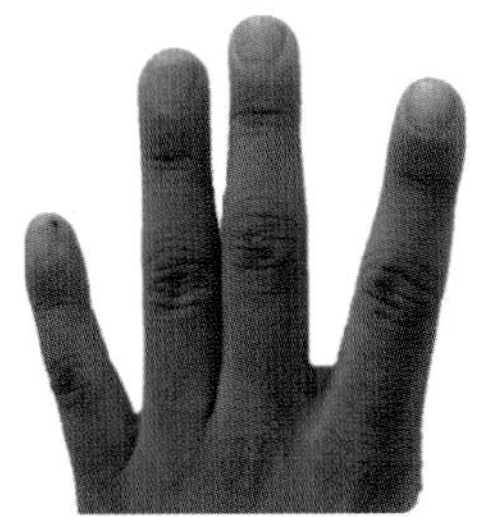

图 5－1240
少年儿童扁甲

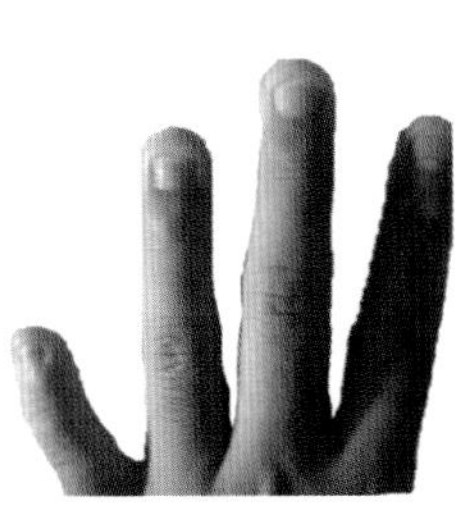

图 5－1241
少年儿童指甲凹陷

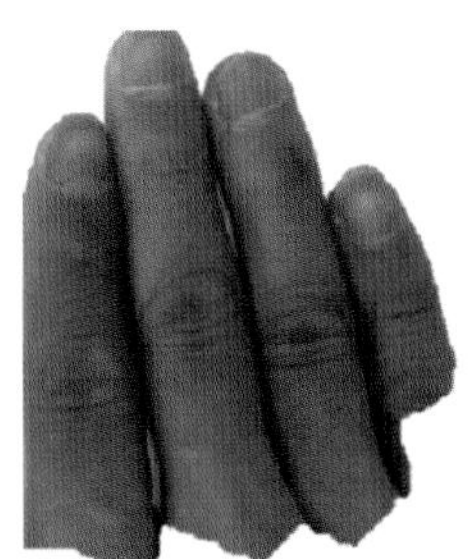

图 5－1242
少年儿童指甲畸形

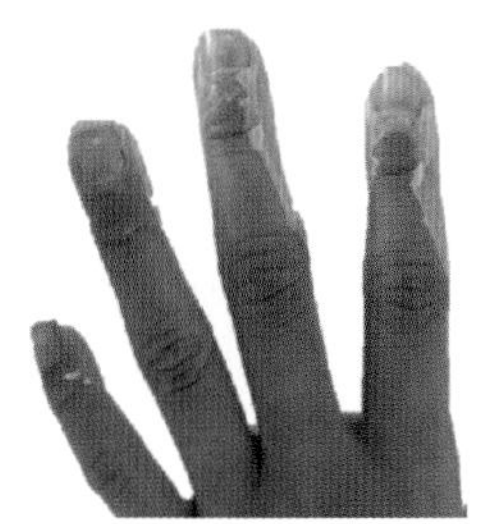

图 5－1243　少年儿童
指甲花斑，点状腐蚀、霉点

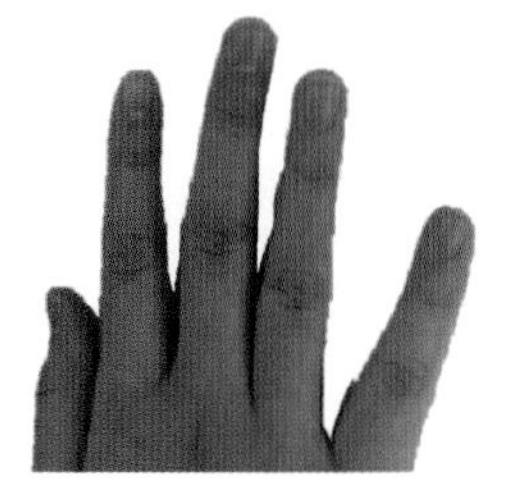

图 5－1244
少年儿童甲色淡

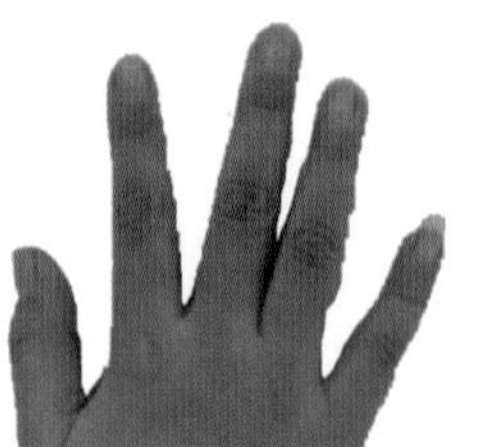

图 5－1245
少年儿童甲色白

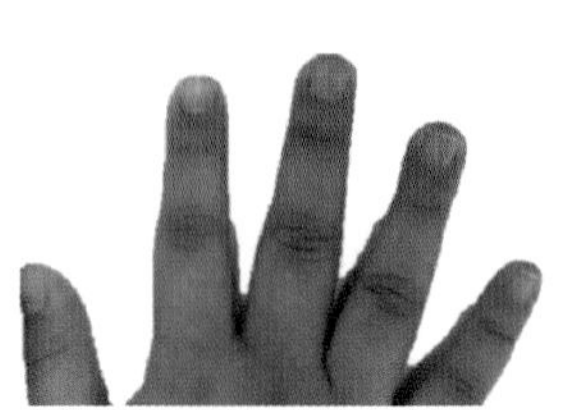

图 5－1246
少年儿童甲色黄

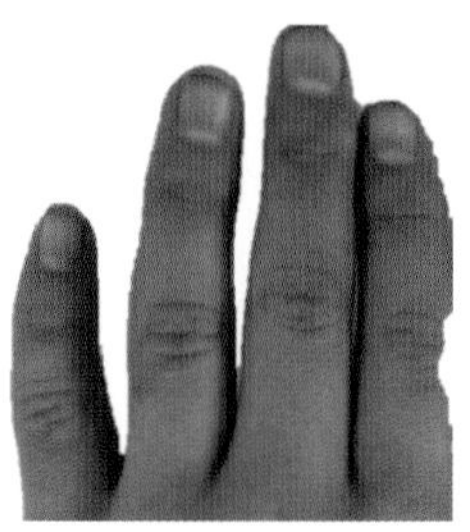

图 5－1247
少年儿童甲色紫

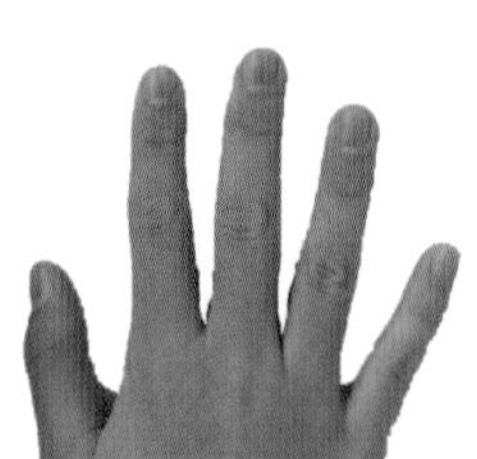

图 5－1248
少年儿童甲色红

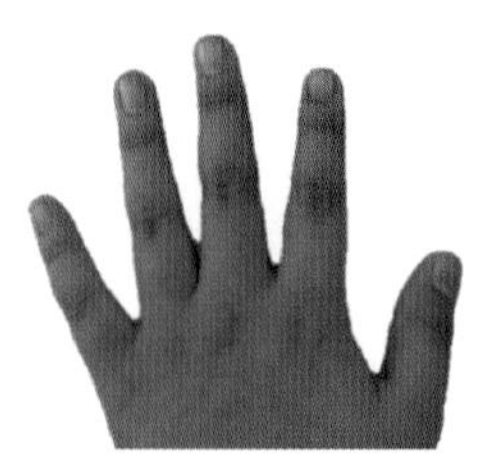

图 5－1249　少年儿童
拇指（肝）甲气淡

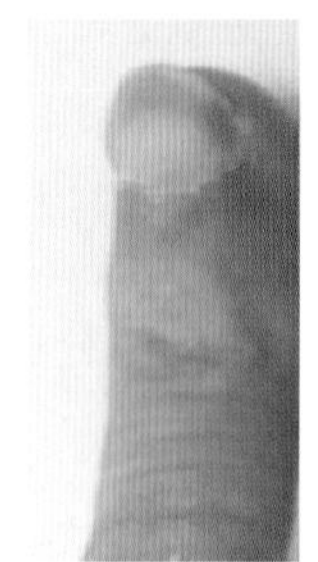

图 5－1250　少年儿童
甲型有变化者

（五）385 名青年人指甲表象

385 名青年人指甲观察符合正常标准者 129 人，占 33.50%；指甲有形态、色泽异常及甲病者 256 人，占 66.49%。256 人中有甲型变化者 30 人，占 11.71%。其中指甲凹陷者 4 人，占指甲异常总数之 1.56%；甲型过长者 3 人，占 1.17%；甲型过短者 8 人，占 3.12%；方形甲者 2 人，占 0.78%；甲型过宽者 3 人，占 1.17%；指甲畸形 4 人，占 1.56%；指甲呈三角形 2 人，占 0.78%；指甲为扁形者 3 人，占 1.17%；指甲凸起者 1 人，占 0.39%。指甲本体诊为甲病，表现有指甲不全，指面腐蚀散在点斑，指甲形态缺损等各种甲病表象者 61 人，占 23.82%。指甲颜色异常者 165 人，占指甲异常者 64.45%。其中指甲色淡者 111 人，占 43.35%；指甲色白 3 人，占 1.17%；指甲色黄 6 人，占 2.34%；指甲青紫 9 人，占 3.51%；指甲色红 8 人，占 3.12%；手指拇指指（肝）甲单一色变 14 人，占 5.46%；食指（心）单一色变者 14 人，占 5.46%。如图5－1190～图 5－1209 所示。

青年时期是机体已发育成熟，人体免疫，肝、肾功能非常旺盛时期。但青年人常因各种劳作所致的劳损，生活节制失度，“有酒为浆，以妄为常，不知持满，不时御神，逆于生乐，起居无节”而常至机体疲劳或过劳，使肝、肾等脏腑功能过早耗损，而出现各脏腑功能减弱。五指对应五脏，其指甲亦对应指的五行属性而反映脏腑状态。因此本组甲型、甲色有变化者为 256 例，占 66.49%。变化率较大，特别甲色异常率高，而使正常手象较少。特别是各种甲病出现率高达 23.82%，按中医脏腑理论所定，此亦与肝、肾功能耗损相关。本组 256 名指甲异常者中患有肾、肝疾病者 43 例。生活失规律致“疲劳”“过劳”存在者 63 例。患有女性盆腔疾病者 54 例。如图 5－1251～图 1270 所示。

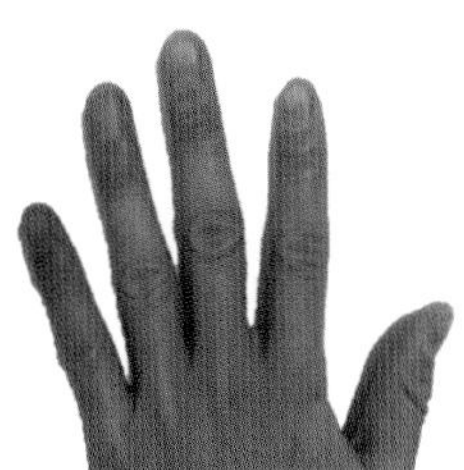
图 5－1251　青年人
正常标准

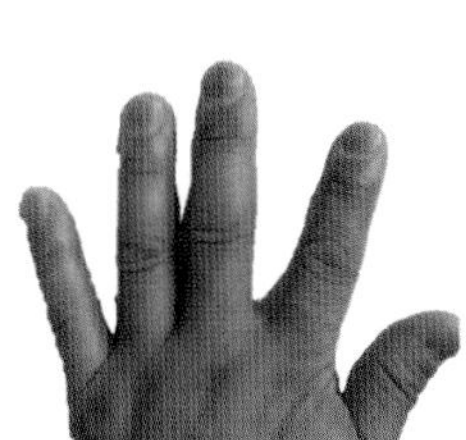
图 5－1252　青年人
甲型变化

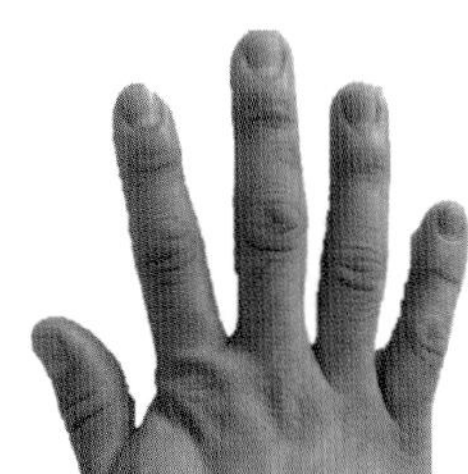
图 5－1253　青年人
指甲凹陷

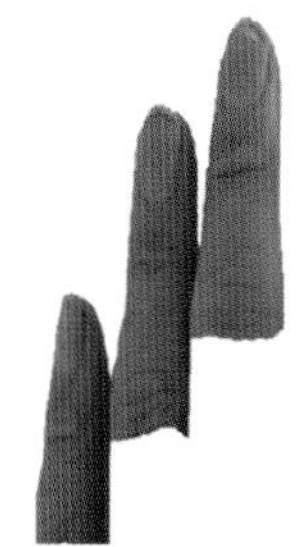
图 5－1254　青年人
甲型过长

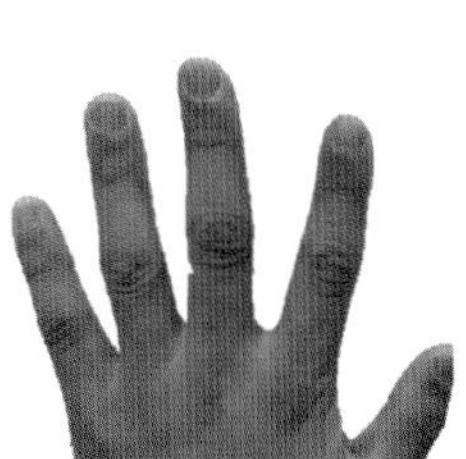
图 5－1255　青年人
甲型过短

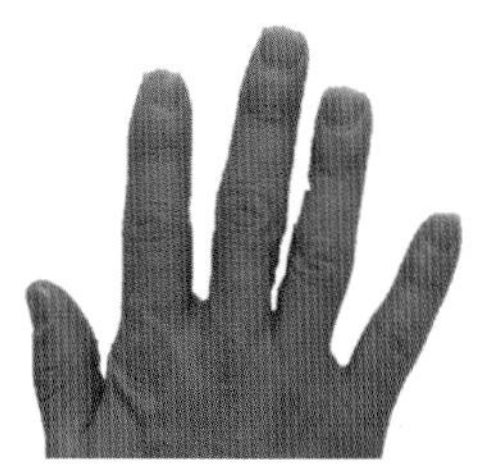
图 5－1256　青年人
方形甲

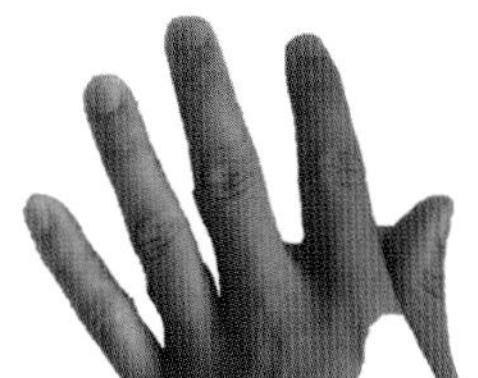
图 5－1257　青年人
甲型过宽

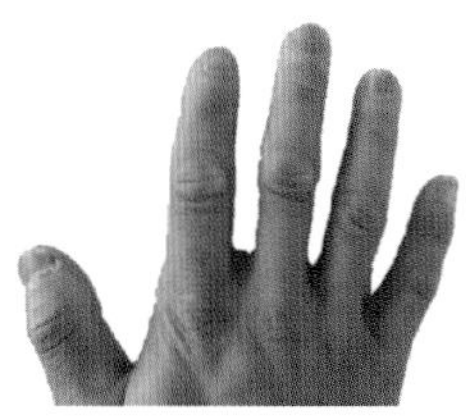
图 5－1258　青年人
指甲畸形

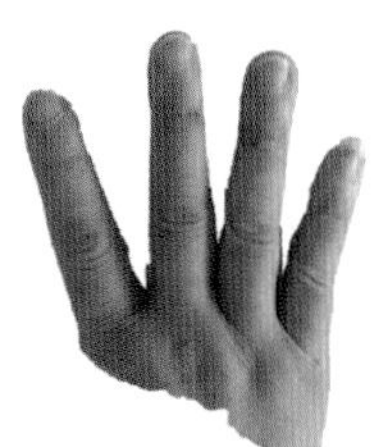
图 5－1259　青年人
指甲三角形

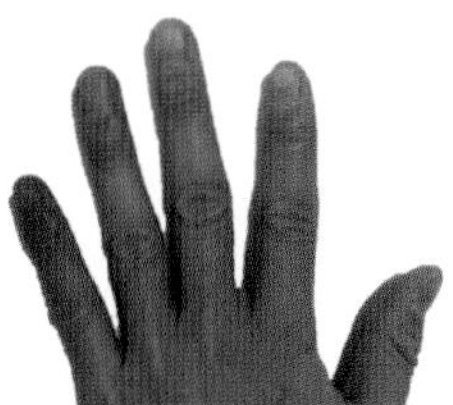

图 5－1260　青年人
指甲扁形

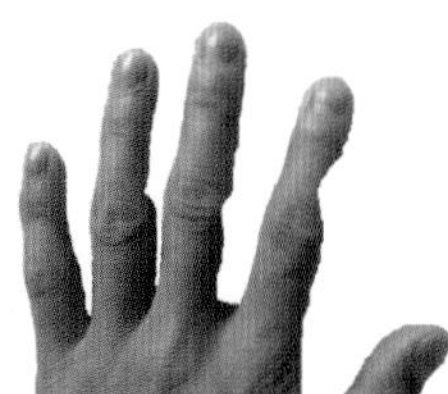

图 5－1261　青年人
指甲凸起

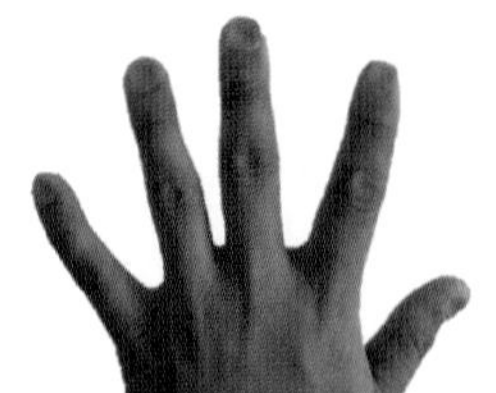

图 5－1262　青年人指甲腐蚀
散在点斑，指甲形态缺损

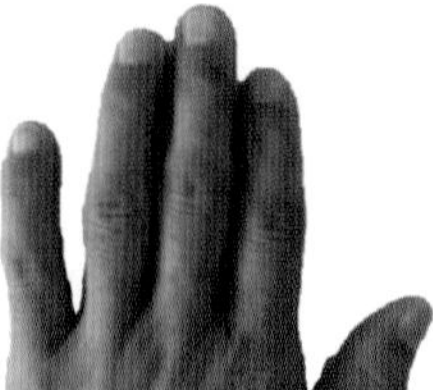

图 5－1263　青年人
颜色异常

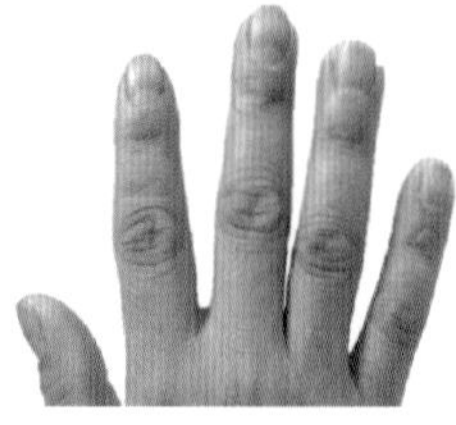

图 5－1264　青年人
甲色淡

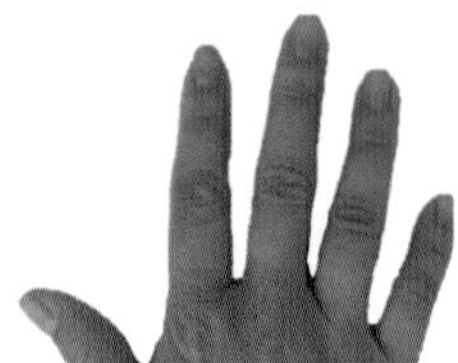

图 5－1265　青年人
甲色白

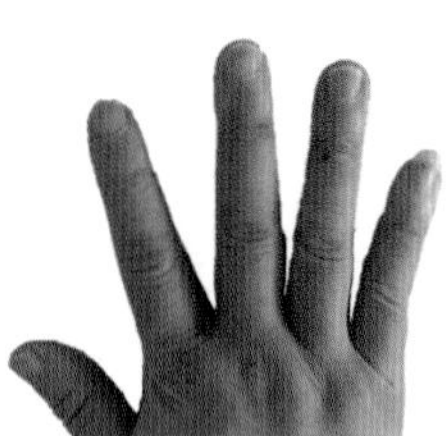

图 5－1266　青年人
甲色黄

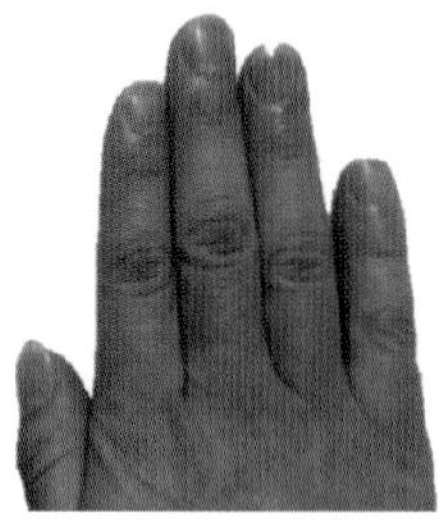

图 5－1267　青年人
甲青紫

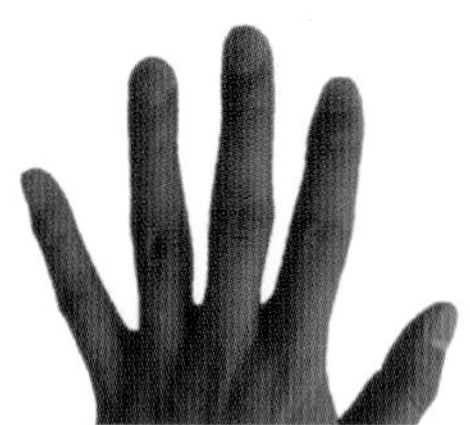

图 5－1268　青年人
甲色红

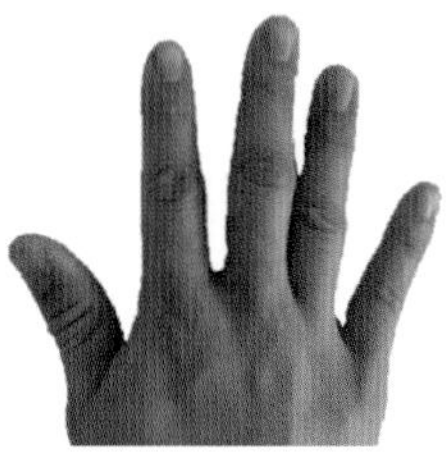

图 5－1269　青年人
拇指甲单一色变

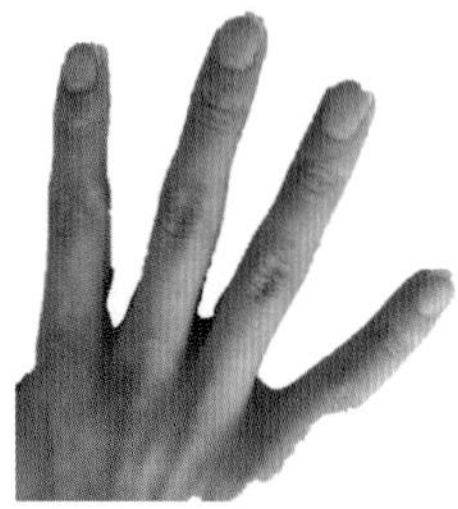

图 5－1270　青年人
食指甲单一色变

（六）325 成年人指甲表象

本组成年人指甲观察，其形态、色泽基本符合正常型、色者 76 人，占 23.38%。有形变、色变及甲病者为 249 人，占 76.61%。有异常甲变者 249 人中，指甲形态有改变者为 47 人，占 18.87%；指甲有色泽变化者 163 人，占 65.46%；指甲本身病者 39 人，占 15.66%。甲型有变化者中：指甲凹陷者 1 人，占指甲异常总数之 0.40%；指甲凸起者 2 人，占 0.80%；长指甲形 7 人，占 2.81%；指甲过短 7 人，占 2.81%；方形甲者 3 人，占 1.20%；宽形指甲者 3 人，占 1.20%；三角形指甲者 1 人，占 0.40%；指甲呈现畸形 7 人，占 2.81%；指甲有竖纹者 8 人，占 3.21%；指甲有纵裂者 7 人，占 2.81%；扁形甲 1 人，占 0.40%。

指甲有色泽变化者中，甲色淡白 60 人，占 24.09%；指甲色白 16 人，占 6.42%；指甲红 10 人，占 4.01%；指甲黄 16 人，占 6.42%；指甲青 11 人，占 4.41%；指甲色变单独发生在拇指（肝）指甲者 20 人，占 8.03%；发生在食指（心）指甲者 26 人，占 10.44%；发生在小指（肾）指甲者 4 人，占 1.60%；指甲有蚀点，点状斑瘀，指甲灰色度，指甲缺损者 39 人，占 15.66。如图 5－1271～图 5－1290 所示。

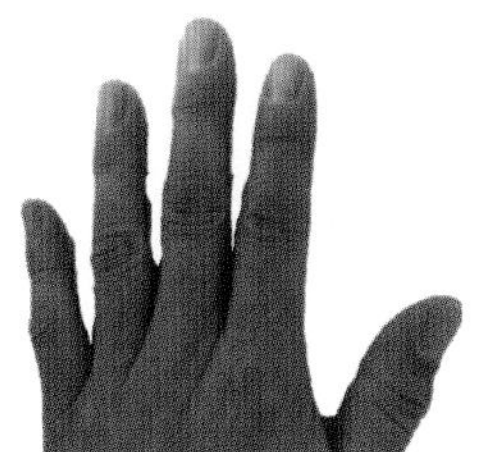
图 5－1271　成年人甲正常

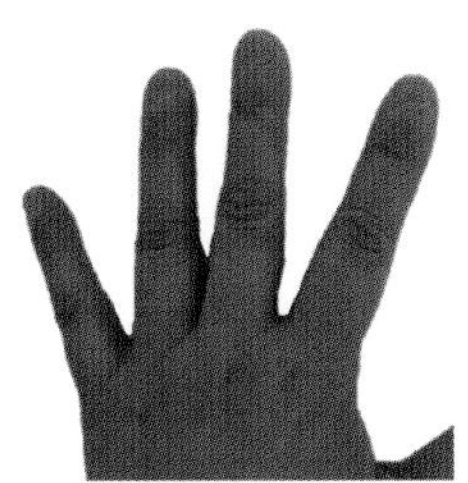
图 5－1272　成年人甲凹陷

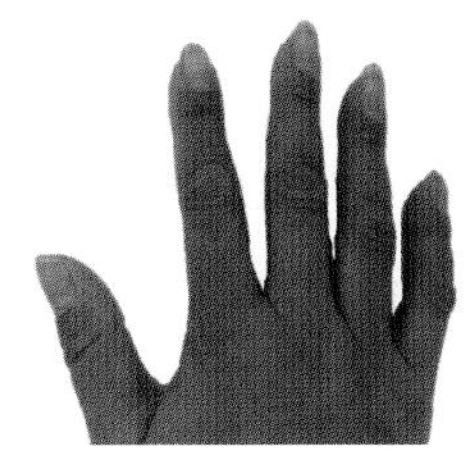
图 5－1273　成年人甲凸起

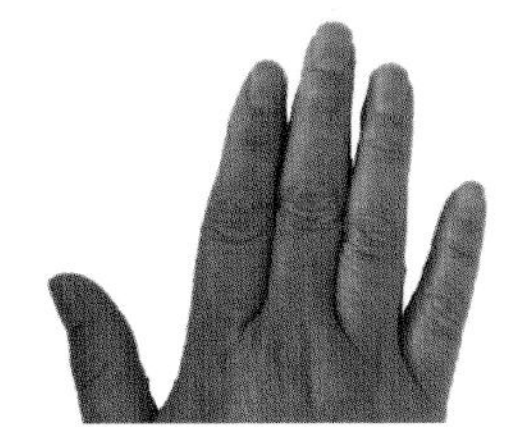
图 5－1274　成年人长形指甲

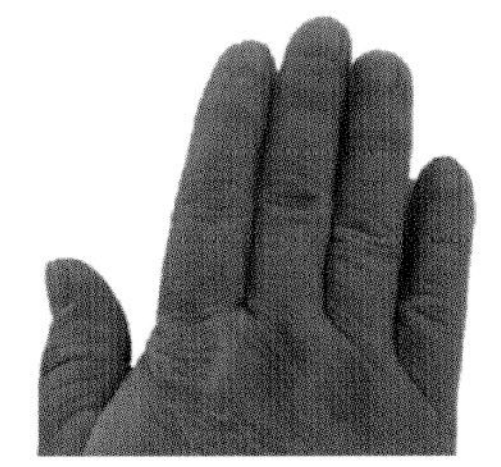
图 5－1275　成年人指甲过短

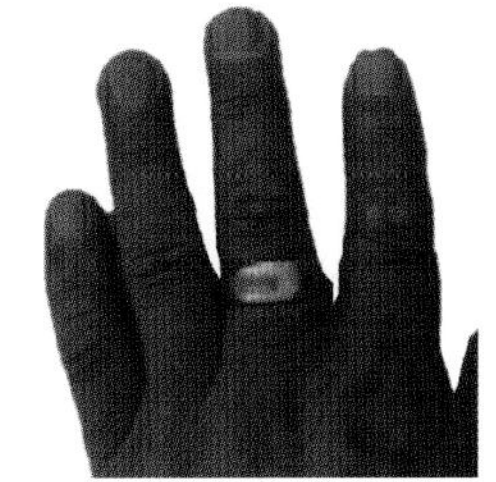
图 5－1276　成年人方形甲

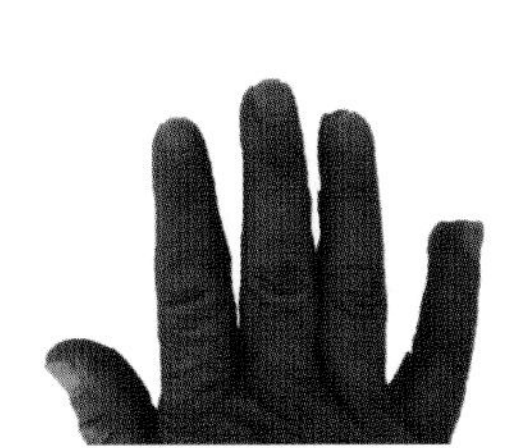
图 5－1277　成年人宽形指甲

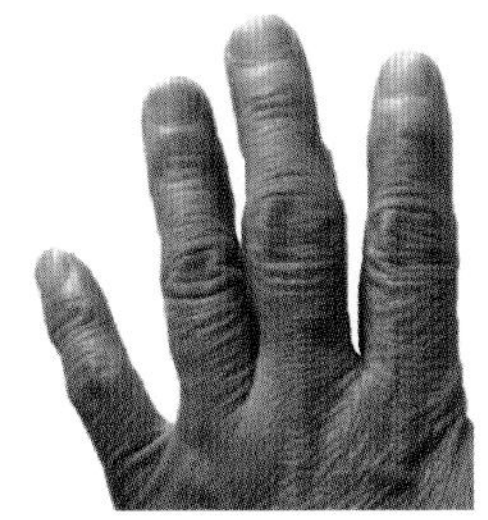
图 5－1278　成年人三角形指甲

本组成年人年龄定在 35－64 岁之间。《内经·阴阳应象大论》说："年四十而阴气自半也；起居衰矣。年五十，体重，耳目不聪明矣；年六十，阴痿，气大衰，九窍不利，下虚上实，涕泣俱出矣"，亦是《灵枢·阴阳二十五人》中的年忌中 34 岁、43 岁、52 岁、61 岁占年忌年龄阶段最多者。说明此年龄段者反复受自然界六淫损伤和受七情六欲反复侵扰，患病累加日久，脏腑气血衰弱，阴阳耗竭，心、肝、肾气血瘀滞病症明显增多，相对正常甲形甲色明显减少，而各种病症所致的甲变者比例明显增加。

本组 249 例成年异常甲色、甲型中，肝、肾疾病 43 例，脑疾病 35 人，妇科疾病 19 人，心脏疾病 20 人，指甲竖纹病患 8 人。

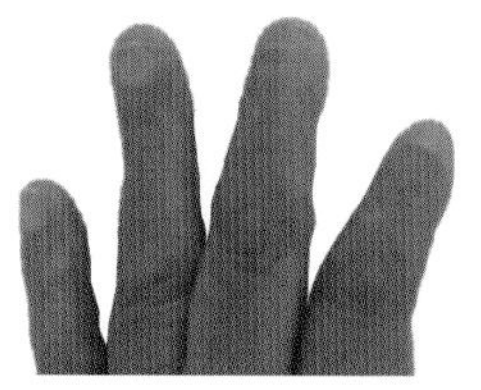

图 5 – 1279　成年人甲畸形

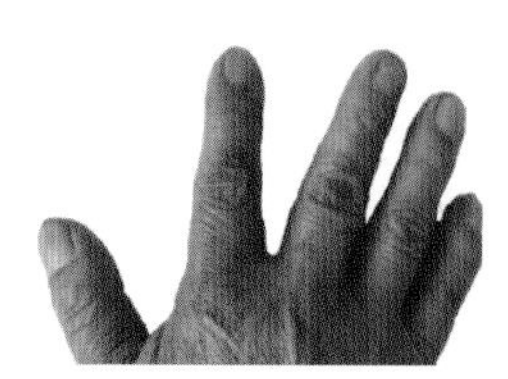

图 5 – 1280　成年人甲纵裂变形

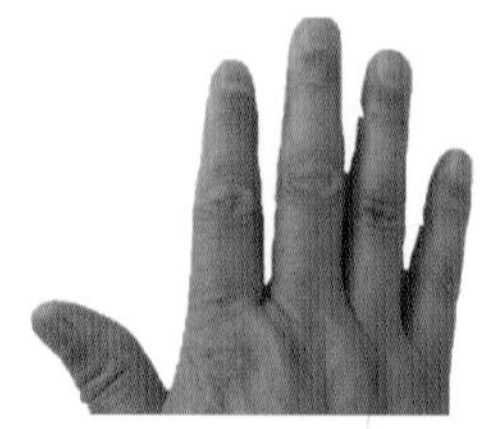

图 5 – 1281　成年人甲扁形

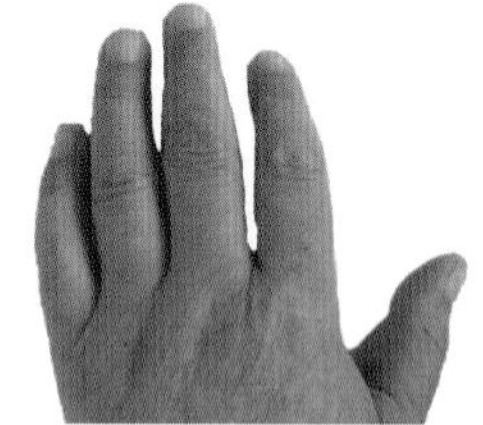

图 5 – 1282　成年人甲色淡白

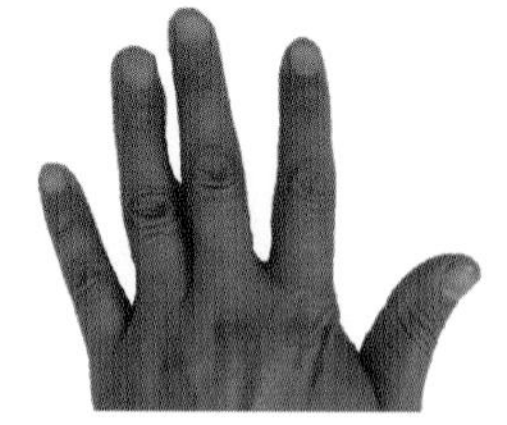

图 5 – 1283　成年人甲色白

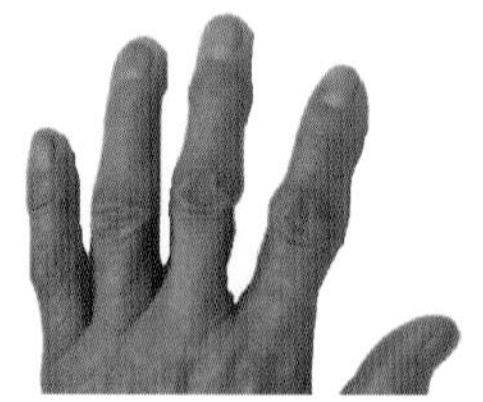

图 5 – 1284　成年人指甲黄

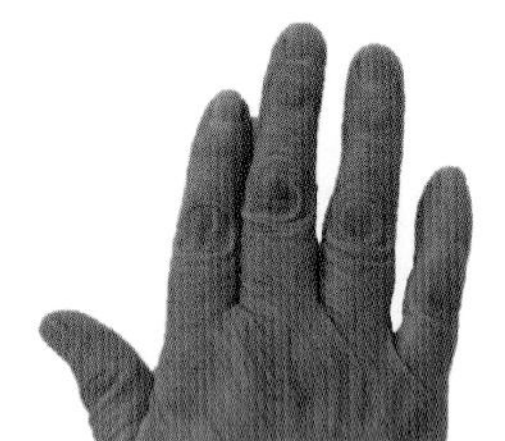

图 5 – 1285　成年人指甲青

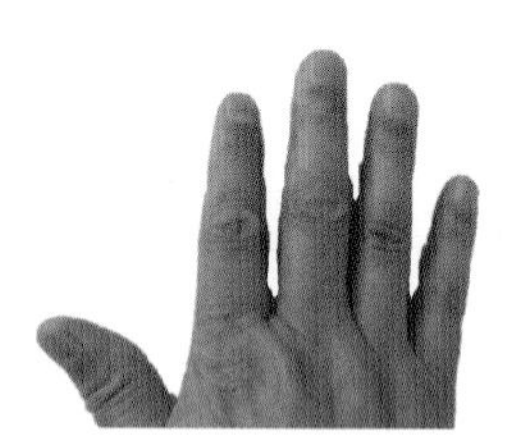

图 5 – 1286　成年人指甲单一色变拇指

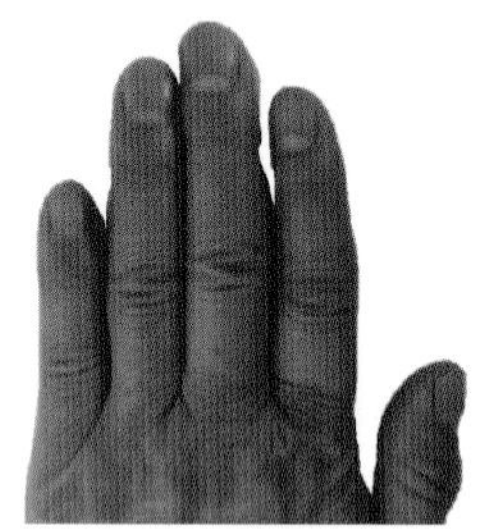

图 5 – 1287　成年人指甲单一色变食指

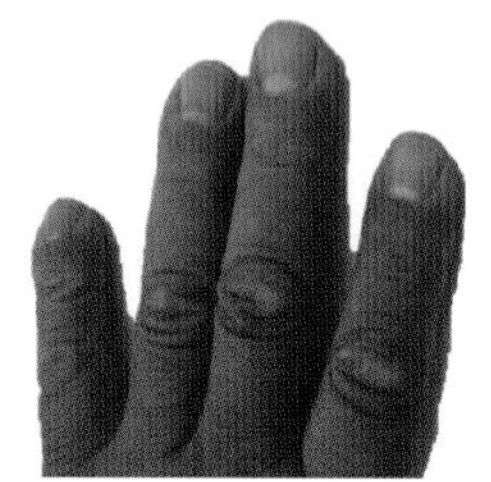

图 5 – 1288　成年人指甲单一色变小指

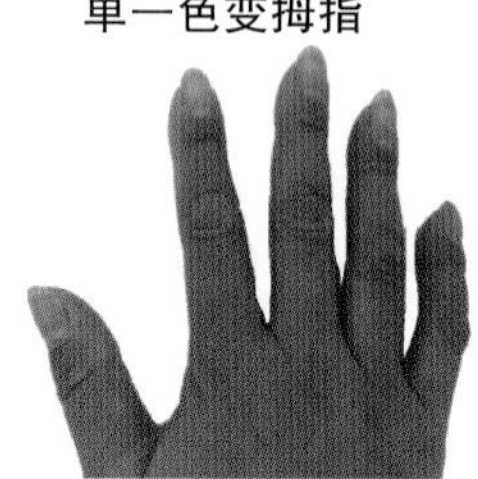

图 5 – 1289　成年人指甲有蚀点，点状斑瘀，灰色度，缺损

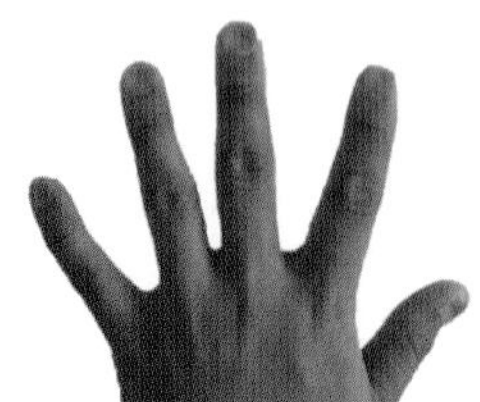

图 5 – 1290　成年人指甲竖纹

（七）281 名老年人指甲表象

《内经·上古天真论》言："上古之人，春秋皆度百岁，而动作不衰。"但在阐述年龄盛衰时则认为"八八，则齿发去"气血衰极。本组老人之年龄已超过《内经》所言之年龄上限，亦为岐伯所言的年忌时日所不计者，说明人体五脏六腑之阴阳气血升降出入已到达极其衰竭阶段。病症随时可发生，而指甲变化亦相伴其发生变化。

本组 281 位老年人中，甲型略符正常甲型色泽者为 56 人，占 19.92%；有甲型、甲色、指甲本体异常变化者共 225 人，占 80.07%。225 名指甲异常者中，甲型异常者 46 人，其中甲型过长 8 人占指甲异常总数之 3.55%，指甲过短 3 人占 1.33%，方形指甲 2 人占 0.88%，宽型甲者 2 人占 0.88%，指甲畸形者 11 人占 4.88%，指甲凸起者 1 人占 0.44%，指甲有纵裂纹 6 人占 2.66%，扁形指甲 1 人占 0.44%，指甲有竖纹者 12 人占 5.33%。指甲颜色异常者 135 人。其中指甲色淡 25 人占指甲异常总数之 11.11%，指甲色白 16 人占 7.11%，指甲色红 3 人占 1.33%，指甲色黄 30 人占 13.33%，指甲色绿 2 人占 0.88%，指甲青紫 19 人占 8.44%，甲色变化在拇指（肝）14 人占 6.22%，甲色变化食指（心）17 人占 7.55%，甲色变化在中指（脾）2 人占 0.88%，甲色变化在无名指（肺）2 人占 0.88%，指甲色变在小指（肾）5 人占 2.22%，指甲有霉蚀，点状花斑，缺损等指甲甲病者 44 人占 19.55%。如图 5－1291～图 5－1312 所示。

从 281 名老年人指甲变化中可以看出，符合正常甲色、甲型者仅在其年龄组中相对年龄偏小者中存在。而指甲的形变、色变、甲病出现率在 80% 以上，说明《内经》所讲的指甲脏腑属性归于肝肾的论述是正确的。《内经·上古天真论》所言的“七八，肝气衰，筋不能动，天癸竭，精少，肾藏衰，形体皆极。”《内经》所言的时期，人的寿命通常较短，但正是说明老年人阴阳衰竭，主要是表现在肝、肾两脏的衰竭。肝开窍于目，肾开窍于耳，肝肾阴虚精血亏少所致的眼花耳聋与指甲变化机理是一致的。因为指甲是肝肾所主，人体衰老其变是必须。在我们所观察 281 名老年人中，虽然有 56 人可勉强定为正常甲型，一是其拇指小指细小纹变实为近似正常。二是伴随着人类医学科学保健事业的进步，现代人的存活年龄已非《内经》所言的一甲子范畴，而寿至百岁已为常见。所以被《内经》定为肝肾功能衰竭年龄人还有近正常指甲出现。但尽管如此，老年人指甲异常变化近乎为常态，特别是气血瘀滞所致的甲型，青紫、黄绿等指甲色异常变化明显多于其他年龄组，可见人类指甲变化与人类脏腑功能变化关系之密切。本组 225 例异常指甲中，患有肝肾范畴疾病 48 例，脑疾病 146 人，心脏病 31 人，指甲竖纹病患 15 人，老年人完全正常指甲比较少见。

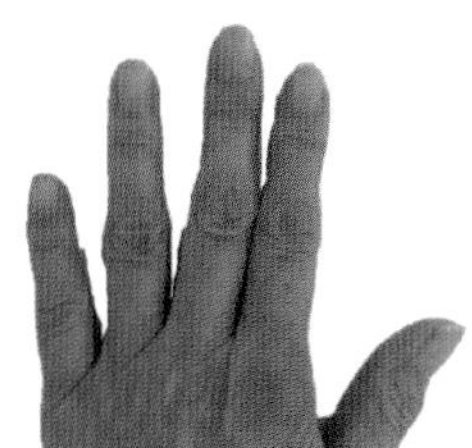

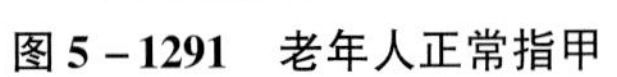

图 5－1291 老年人正常指甲

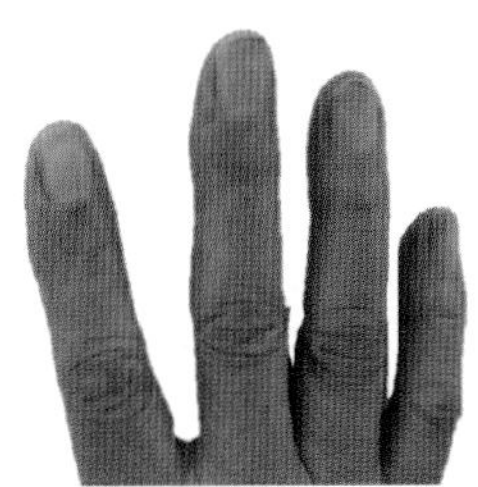

图 5－1292 老年人甲型过长

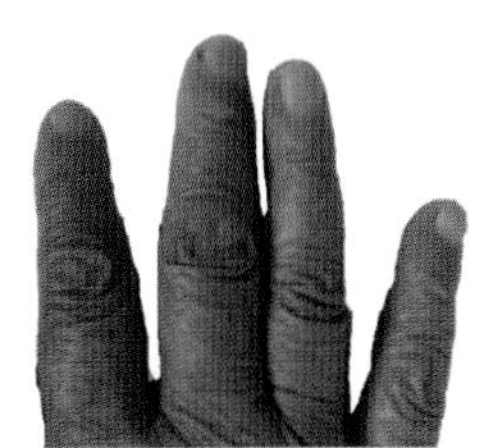

图 5－1293 老年人指甲过短

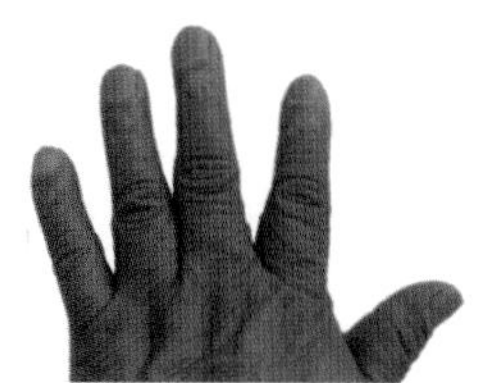
图 5－1294　老年人方形指甲

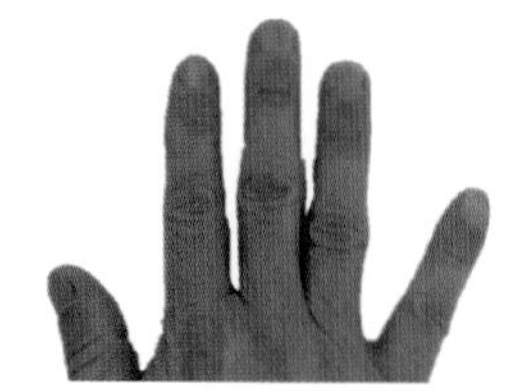
图 5－1295　老年人宽型甲

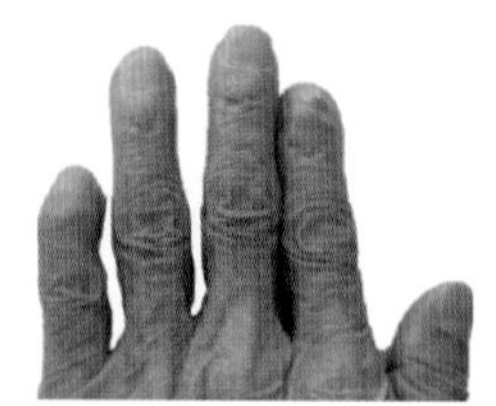
图 5－1296　老年人指甲畸形

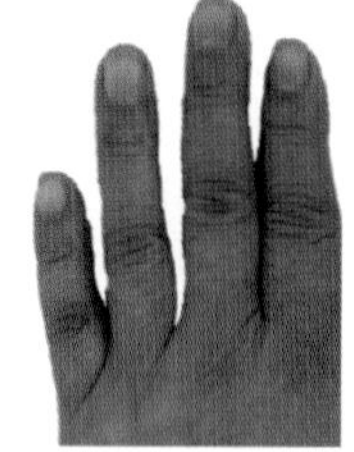
图 5－1297　老年人甲凸起

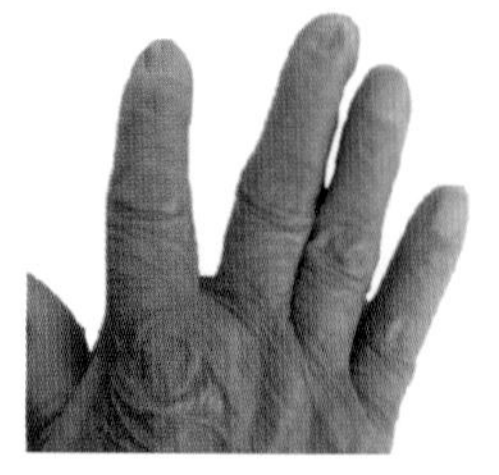
图 5－1298　老年人指甲纵裂纹

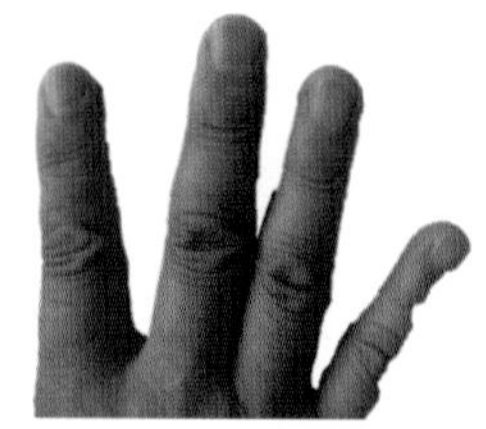
图 5－1299　老年人扁形甲

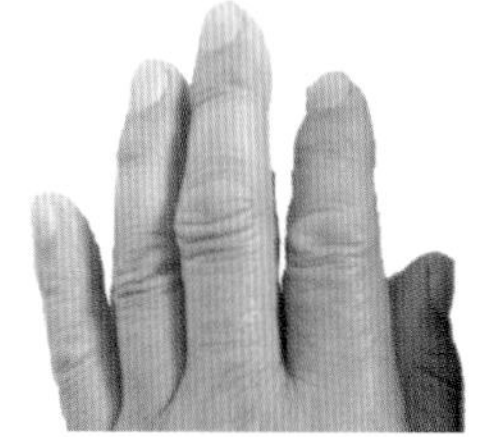
图 5－1300　老年人甲色淡

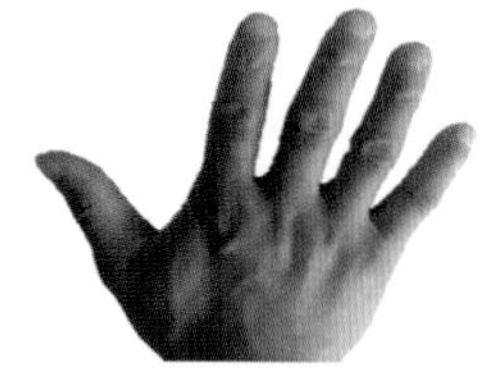
图 5－1301　老年人甲色白

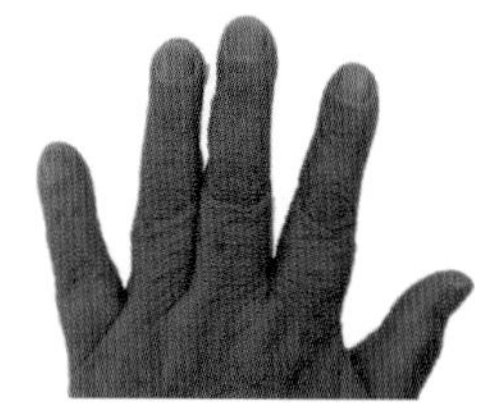
图 5－1302　老年人甲色红

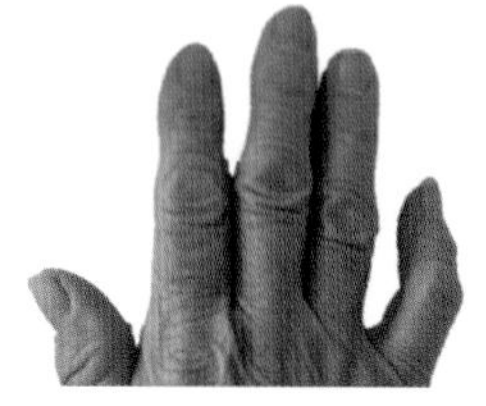
图 5－1303　老年人甲色绿

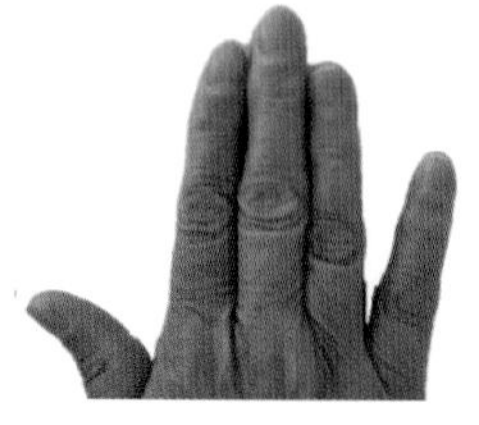
图 5－1304　老年人甲色黄

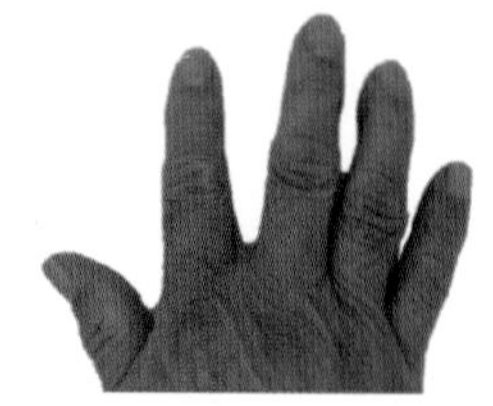
图 5－1305　老年人甲青紫

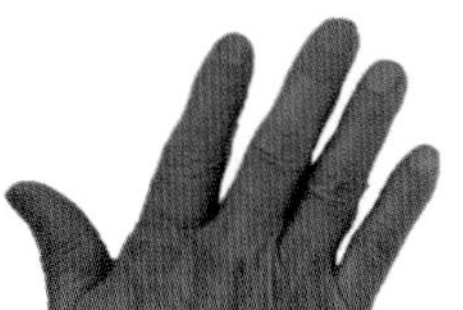
图 5－1306　老年人甲色变化拇指

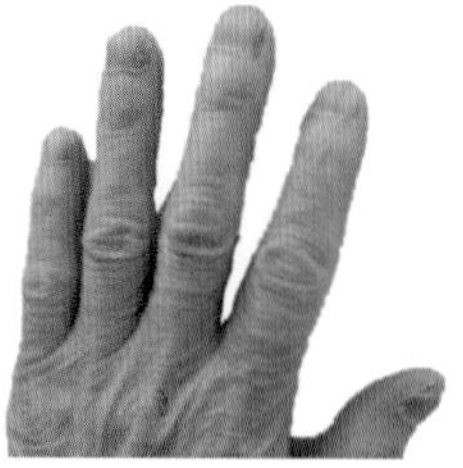
图 5－1307　老年人甲色变化食指

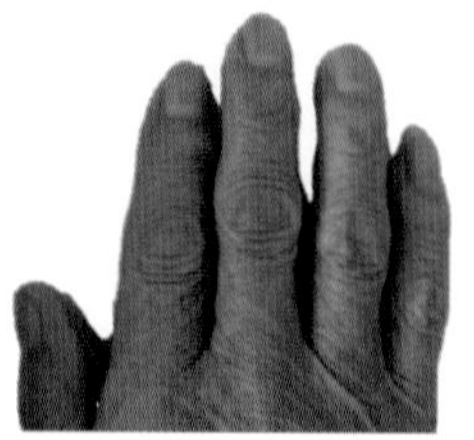
图 5－1308　老年人甲色变化中指

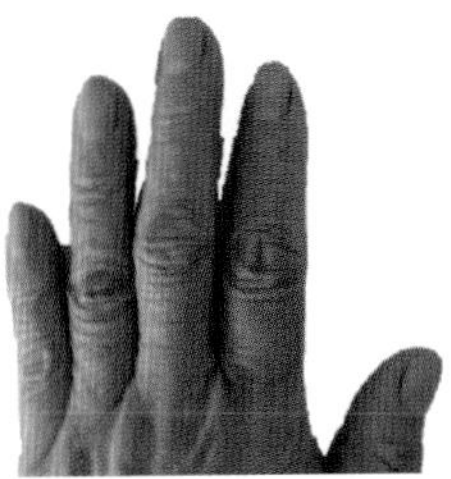

图 5-1309　老年人甲色变化无名指

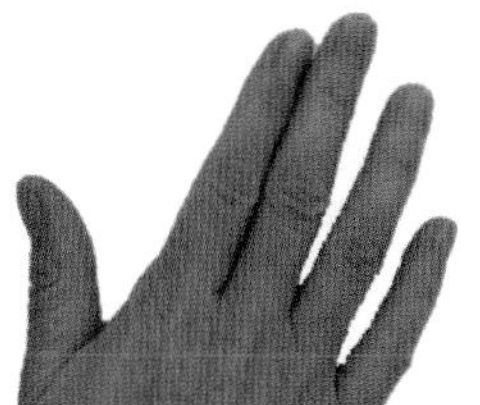

图 5-1310　老年人甲色变化小指

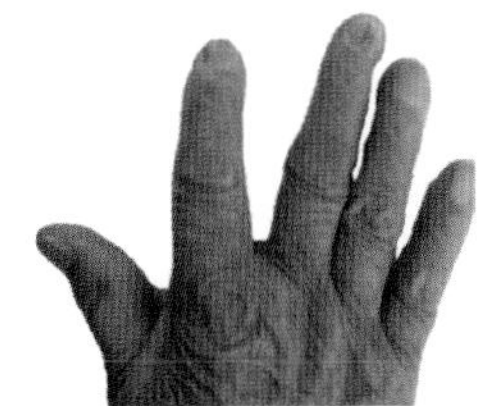

图 5-1311　老年人指甲有霉蚀，点状花斑，缺损

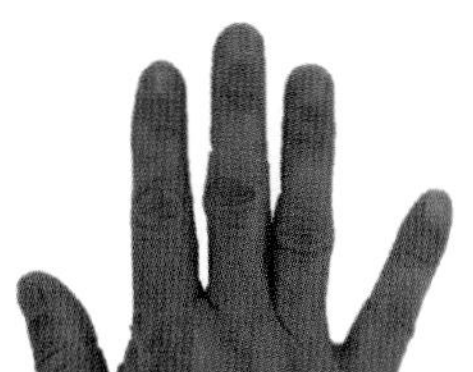

图 5-1312　老年人指甲竖纹

（八）50 名过劳人群指甲表象

本组按《过劳耗竭学》中所规定的人体过劳耗竭诊断标准，对 50 名轻型过劳人群进行指甲变化检测。50 名轻型过劳耗竭者主要表现为甲色泽变化和部分甲型变化。50 人中甲色甲型变化同时出现在单指者为 29 人占 58.00%，出现在两指者 10 人占 20.00%。其中拇指单独色变（色黄、色淡、色暗）者 25 人占 50.00%，色泽变化出现在食指（心）者 4 人占 8.00%，同时出现在中指（土）环指（肺）和小指（肾）者 10 人占 20.00%。50 人中指甲有畸形变化者 1 人占 2.00%，甲面出现斑点、蚀点、竖纹棱、缺损等变化 10 人占 20.00%。过劳耗竭病症的成因常有两种：一种超强的持续工作，劳动所致的心、脑、肝、肺功能的急速衰竭，而又没及时的修补纠正或反复叠加而成。一种是生活无节制，六欲过盛。如《内经》所说的以妄为常，耗竭其精真。其早期病理损伤多表现在肝、心、肾等脏腑功能的耗衰。肝藏血、主魂，心主血、主神明，肺主气、主魄，肾藏精，主骨生髓，脑为髓海，人体血、精、神、气的耗损，表现在指甲上则为甲色的改变。其色变可因血、精、瘀滞、生寒、生热而表现出不同指甲颜色变化。又因指甲本质为筋肾骨的混合体，所以过劳耗竭的甲变的另一特点就是甲型变化发生在相应脏腑所主的甲面形态变化。如斑点，不规则，凹陷变，浊点，纹线棱等。因此，从本组所观察的 50 名“过劳耗竭”患者指甲变化可以看出，“过劳耗竭”病症以四诊为诊断的客观方法较多，而对其指甲变化的观察亦不失是一种可采用的方法。如图 5-1313 ~ 图 5-1316 所示。

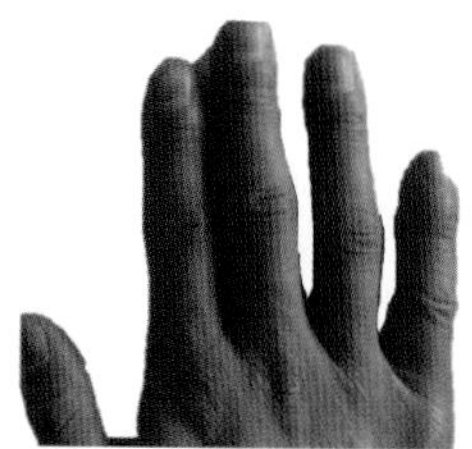
图 5－1313　过劳人群甲变两指

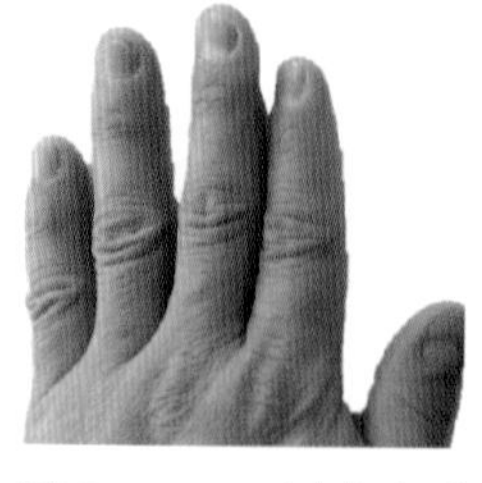
图 5－1314　过劳人群拇指单独色变

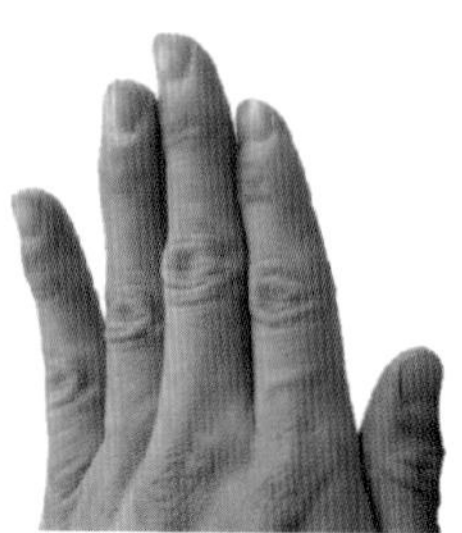
图 5－1315　过劳人群食指单独色变

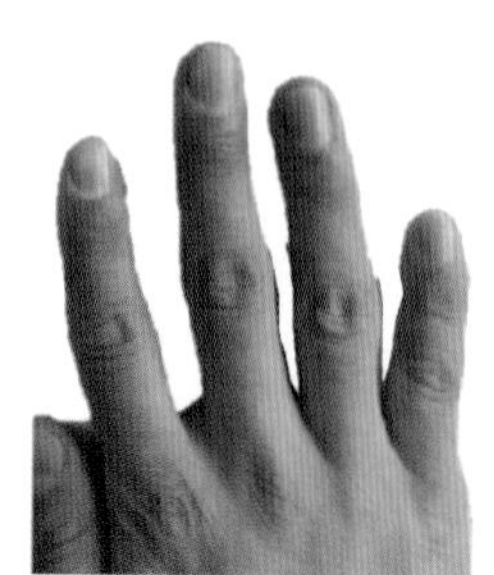
图 5－1316　过劳人群甲面出现斑点、蚀点、竖纹棱、缺损

（九）通过指甲的观察对一些疾病的诊断提供依据

通过 1590 名不同年龄组的指甲变化观察，可以见到人类指甲的异常形态出现与人类生长发育过程中所经受的六淫邪气、七情六欲侵袭损伤呈正相关。祖气的传承决定着手、指、指甲的基本形态和可能出现的某些异常变化，但后天所经历的各种原因所致的人体五脏六腑损伤是影响指甲形态正常与否的主要因素。从本组所观察的各年龄组指甲正常与异常比例可以看出，人体所经受的内、外界伤害因素愈少，则指甲形态正常率愈高。而人体五脏六腑受侵害程度愈广泛，愈重笃，指的形变、色变、类型变化愈复杂。新生儿，婴幼儿，学龄前儿童指甲除持有祖气所遗传的特征和部分因外感、饮食因素所致的微变外，其甲型基本为正常。

我们在 1590 名人群的指甲普查中也发现了一些指甲异常变化与一引起人体疾病的存在有密切相关性，虽然本组所观察的例数尚少，但也能得到一些启示。

1. 肝炎

本组所观察到的肝炎 24 例。指甲观察发现大拇指指甲出现黑色条纹状变为多见，占 85% 以上。此变化结合手象其他变化特征一起，诊断肝炎所致的肝脏实质性损害，提供了一项依据。

2. 胆囊炎、胆石症

本组所观察到的胆囊炎、胆石症 32 例，其无名指有白斑性变，甲面有凸凹性条纹状变，指甲前端为黄棕色变者占 80% 以上。此变化亦为手象变化诊断胆囊炎、胆石症提供了一项依据。

3. 胆囊息肉

本组观察经彩色多普勒诊断明确的胆囊息肉 11 例，其指甲形态变宽变大，甲面出现不规则凸条状变，指甲甲皮分离，为手象诊断胆囊息肉提供了一些可参考指标。

4. 甲状腺功能亢进

甲亢属内分泌疾病范畴，其病可影响五脏六腑多器官功能异常。本组共观察到甲状腺功能亢进 6 例，发现其十指均颜色发黄，从甲根处生长出数条黑色竖纹直到甲端，指甲甲面凹凸不平，是其很明显的指甲特征，值得进一步对多病例观察积累研究。

5. 女性盆腔炎性疾病

本组共观察女性盆腔炎性疾病 54 例。除手象、手色、手纹、手型特征有明显变化外，指甲颜色偏黄，甲皮稍有分离，边缘毛糙，指甲内有污垢物样堆积是其主要特点。

6. 消化性溃疡

消化性溃疡，手象全面观察可见到一些特征。本组共观察到 11 例，其指甲变化较明显，该病十指颜色多为深紫色并伸延到指尖甲床，其指甲可见到不规则黑色竖纹以中指、拇指、食指为多见，是易见特征。

7. 再生障碍性贫血

再生障碍性贫血，手象全面观察有许多特征，指甲变化亦是一大特点。本组共观察 9 例，其变化是在手指颜色黄、暗、淡伸延至甲床基础上，其指甲色泽呈黑白色或灰黄色，无光泽，甲面不平。

8. 肾病

本组观察肾小球肾炎 21 例，急性肾盂肾炎 9 例。肾小球肾炎可见以小指、无名指为主的甲周皮囊部位红肿，皮肤无皮纹、毛孔，甲根变红，皮带消失，甲皮分离。肾盂肾炎患者甲周组织有水肿出现，这些变化可为手象诊断肾病增添一些依据。

9. 冠心病

冠心病手象诊断是一特色，指甲变化亦是一重要内容。本组共观察冠心病患者 35 例。其指甲主要改变以食指、中指为主，指端色暗红，甲床浅黄色变或整个指甲均为浅黄色，少光泽或色暗。

10. 肺感染

本组观察肺感染 36 例，其中肺炎 16 例，急性支气管炎 20 例，伴哮喘 7 例。肺部炎性疾病手象学诊断主要以指色定轻重。指甲变化主要发生在无名指中指和小指。其表现为指甲周围皮肤变白、变紫，甲色暗晦或暗紫。病变反复发生合并有哮喘，肺气肿肿大泡或肺心病者指甲可以发生凸起样变，皮囊红肿，指面有红斑点或白斑，甲面有条带样变化。

11. 高血压

高血压常伴有心脑血瘀性病变，本组共观察 28 例病人，为单纯性高血压病患者。其指甲变化主要在食指，拇指变化次之。甲变的特征为指甲甲缘凹陷，指甲甲皮分离，指甲甲面有暗紫斑。

12. 烟毒

手象诊断烟毒引起肺脏病理变化主要以无名指为中心的中指、小指间同时发生指色灰暗，暗紫，指节色变重，是其主要特征。由于其指尖色黄而波及指甲呈暗黄色、暗紫色、亦是其诊断特征之一。

13. 糖尿病

糖尿病病例较多，其指甲变化主要为十指指甲有增厚，甲面常有破损，甲色因并发症不同出现暗、紫等色变。

14. 急慢性胃炎

急性胃炎伴消化道出血时，可见以中指指甲为主的指甲红点样变。慢性胃炎多有甲皮分离，皮囊肿胀，白环出现，甲面亦可出现凸条样改变。

15. 指甲甲变与可能存在的病症

本组观察到指甲不规则样凹陷样变者 32 例，其中过劳耗竭病 15 例，余 17 例表现为心脑供血不足或营养不良。大拇指、食指都有凹陷样变者，心脑供血不足依据更为明显。中医理论认为，心主血，肝主魂，心肝血虚者，必然有身体虚弱，头晕眼花，四肢无力等症状出现。

本组还观察到指甲有横形凹陷者常与颈椎病相关，值得进一步研究。

16. 关于指甲白环

指甲根部有一个半月形的白色环，称为白环。本组观察到白环的有无与人体脏腑功能状态密切相关，同时与年龄变化相关。年轻人出现白环变化多见于“疲劳”“过劳”或肾盂肾炎，血小板减少等病症相关。而老年人常因多种慢性病，特别肝、肾功能减退，心、脑供血障碍，慢性呼吸道疾病使白环减退或消失，并可因病症好转而再次出现。但年龄增长使白环减退多见。

17. 关于灰指甲

本组在青年、成年、老年人群都观察到不同数量的灰指甲病，观察中发现灰指甲病多在有慢性疾病存在人群发生。其是否与慢性病存在相关，有待进一步随访。在我们跟踪观察的 20 例患者中，发现伴随着其消化系统等疾病改善，80% 以上的人灰指甲病状有明显改善。灰指甲常伴有指甲皮缘角化、干燥，是否与人体的脾、肺、心等脏腑功能减退相关，有待进一步观察研究。

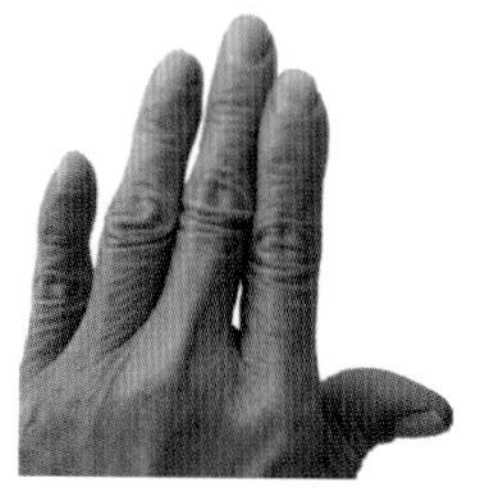

图 5－1317

肝炎指甲

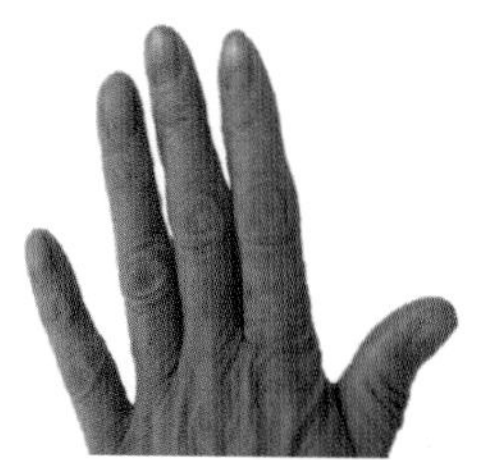

图 5－1318

胆囊炎、胆石症指甲

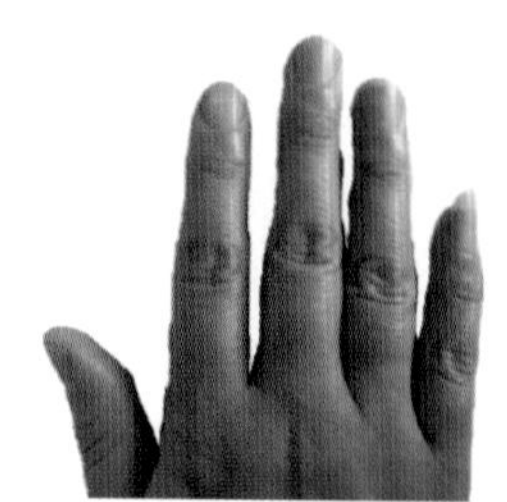

图 5－1319

胆囊息肉指甲

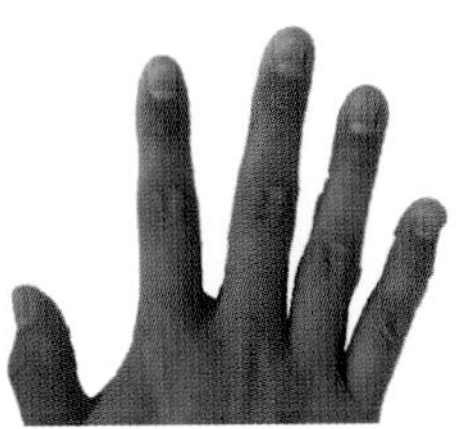
图 5－1320
甲状腺功能亢进指甲

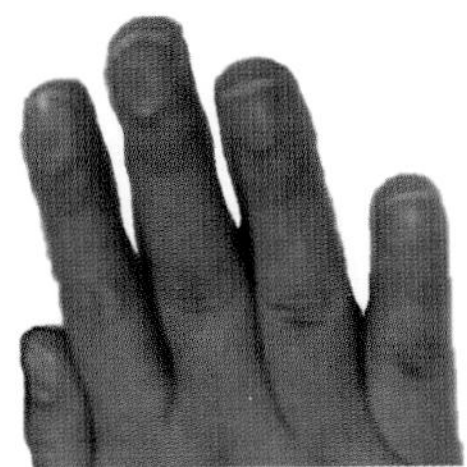
图 5－1321
女性盆腔炎性疾病指甲

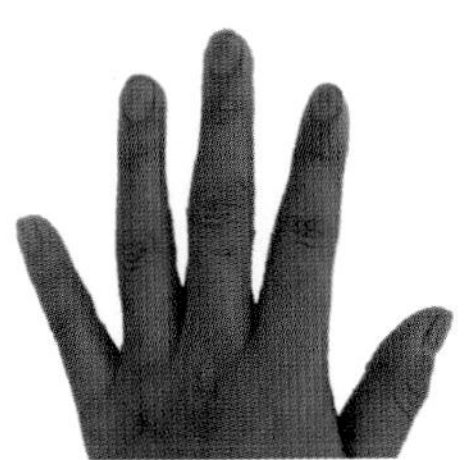
图 5－1322
消化性溃疡指甲

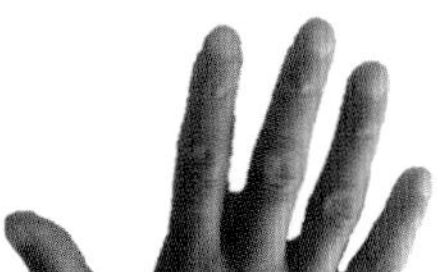
图 5－1323
再生障碍性贫血指甲

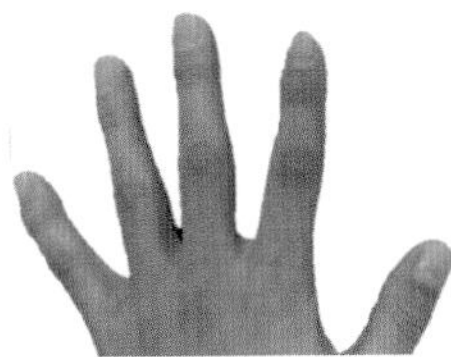
图 5－1324
肾病指甲

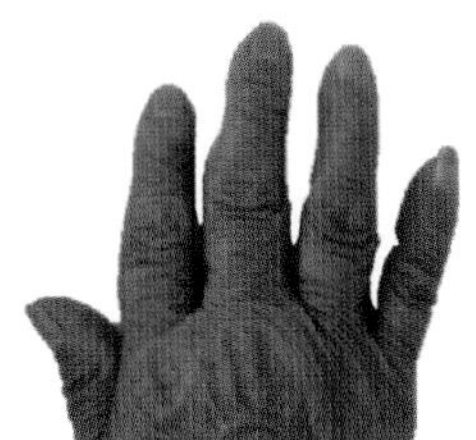
图 5－1325
冠心病指甲

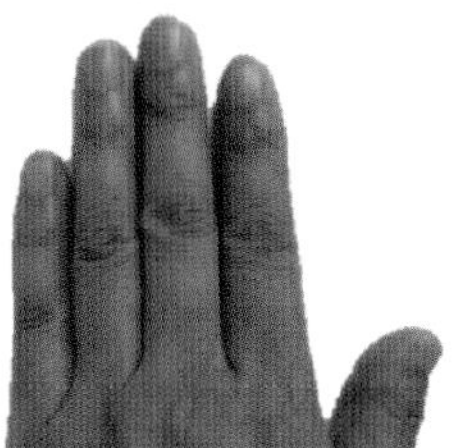
图 5－1326
肺感染指甲

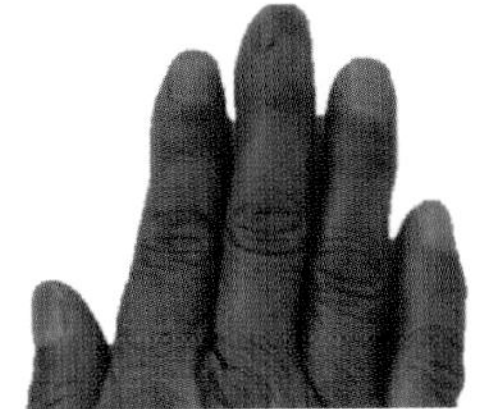
图 5－1327
高血压指甲

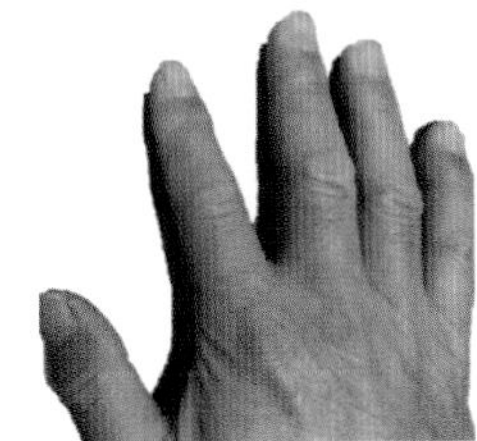
图 5－1328
烟毒指甲

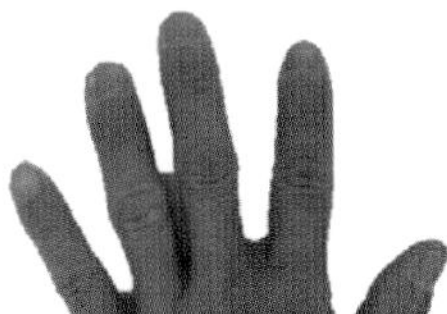
图 5－1329
糖尿病指甲

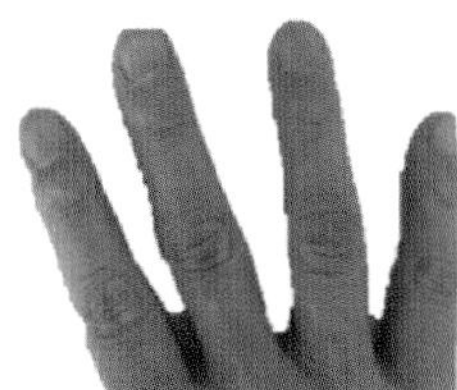
图 5－1330
慢性胃炎指甲

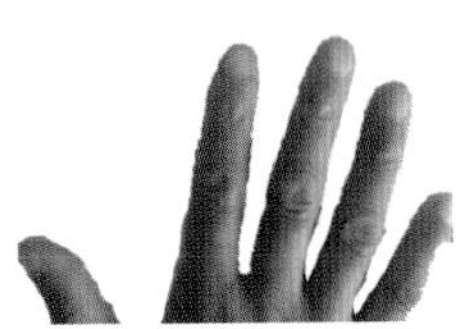
图 5－1331
指甲不规则凹陷样变

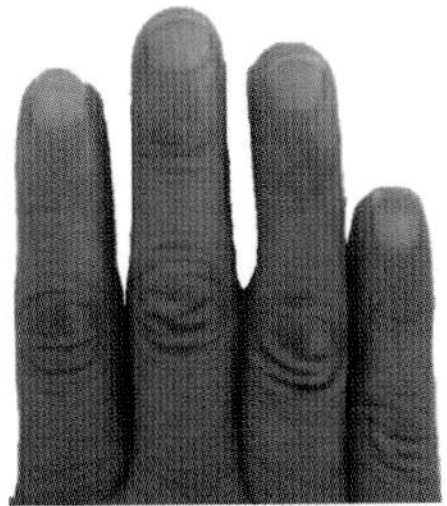
图 5－1332
指甲白环

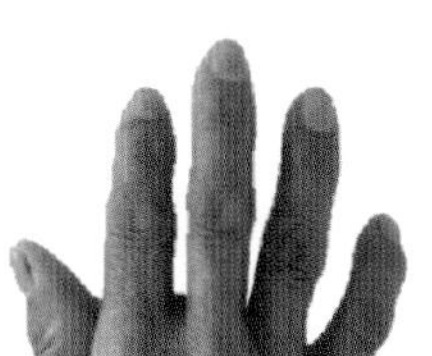
图 5－1333
灰指甲

第六章　手象表现与彩色多普勒观察研究

第一节　多普勒的相关知识简介

多普勒效应（Dopplereffect）是1842年奥地利学者克约斯琴·约翰·多普勒（Christian johann Doppler）在光声波研究中所发现。

光声波研究是物理学研究的重要内容之一。在世界光学研究史中我国春秋时期的墨子在《墨经》中记载了许多光学成像和成像规律。如投影、小孔成像、平面镜、凸面镜、凹面镜等光学原理。晚于他近200年的西方几何学、数学家欧几里得虽然也著作了《反射光学》，但与墨子的光学研究范围、广度及深度无可比拟。17世纪牛顿提出了光微粒流理论，认为光线可能是由球形的物体所组成，并用这种观点解释了光的直线传播和光的反射、折射定律。但这种观点很快被法国物理学家惠更斯于1678年所批驳，他提出了光“波动说”，认为光是由发光体的微小粒子的振动在充满于宇宙空间的媒质“以太”中的一种传播过程，光的传播方式与声音的传播方式一样。但两种学说都可以从理论中寻出光的反射和折射定律。1801年英国学者杨格通过光的狭缝照射实验提出了光的“干涉现象”，1850年法国人菲左和佛科通过独立实验，精确地测出光速，并发现光在水中的传播速度比在空气中慢。牛顿“粒子”的假说被推翻。惠更斯的“波动说”获得实验的支持。奥地利物理学家多普勒就是在这些实验研究的基础上，发现了多普勒效应。

关于多普勒效应理论有两种：

（1）经典的多普勒效应。以经典理论处理多普勒效应问题，适用于弹性介质为媒体的普通机械波。设介质静止不动，波源频率为v0，波在介质中的传播数率为v，若波源和接收器分别以速度u_1和u_2沿两者的连线运动，则接收到的波频率为$V = \frac{v - u_2}{v - u_1} v0$。根据上式，无论是波源运动还是观测者运动，或者两者同时运动，波源和观测者接近时接收到的频率增加，远离时接收到的频率减少。

（2）光学多普勒效应

以相对理论为基础处理光波（或电磁波）的多普勒效应。光波与机械波不同，不需要任何介质而能在真空中传播，根据光速不变原理，真空中的光速在任何惯性参考系中有相同数值，光学多普勒频移只决定于光源和观测者间的相对运动速度。设静止光源所发光波频率为 v0，相对运动速度大小为 v，观测方向角为 θ，如下图 S 为光源，O 为观测者，接收到的光源频率 $v = \frac{\sqrt{1-\beta^2}}{1-\beta\cos\theta}v0$，式中 β = V/C，C 为真空中的光速。可以证明，经典的多普勒频移公式只是上式的一级近似，当 $\theta = S\,\frac{\pi/2 \text{ 时 } V\ (\frac{\pi}{2})}{\theta}$，频率的改变是二级效应，称为横向多普勒效应。

（光在真空中沿直线速度 C = 300000 公里/秒传播）

1842 年多普勒和法国物理学家费索先后发现发生于一振动源或辐射源相对观测者运动之时，观测者可听到或看到的声波或光波频率会因此而发生变化，如果光源或声源向观测者方向接近，其频率会变大，反之频率变小。之后，科学研究又将描述物体位置变化快慢和方向的物理量定位为速度。定义为：V（速度）＝a（位移）/t（时间）。在国际单位制中，速度的最基本单位是米每秒，国际符号是 m/s，中文符号是米/秒。国际单位制定为 1 米是光在真空中 1/299792458 秒移动的距离，所以光在真空中的速度是 299792458 米/秒。速度和速率不同，速度是矢量，有方向性，可有负值；速率没有方向性，没有负值。现代周围血管彩色多普勒的血管检测就是依据上述基本原理，通过研发的相应仪器所形成。因此，多普勒的频率（fa）规律：频移的增减，取决于声源与接收者相对运动方向，迎则增，背则减。频移的大小取决于多种因素，它与发射频率（f0）声源或接收器相对运动的速度（V）成正比；与声束传播方向和相对运动方向的夹角（θ）的余弦成正比，其方程式为：$fa = \pm\frac{2v\cdot\cos\theta}{c}f0$。当用超声探测人体心血管时，静止的探头与流动的血细胞间即发生了多普勒效应。迎向探头的红细胞致正性频移，背向探头流动的红细胞致负性频移。此时其频率的大小可以由上述多普勒方程中得出，此时的 fo = 探头的发射频率，V = 血流速度，θ = 超声束与血流方向的夹角，C = 超声波在软组织中的传播速度。多普勒效应能使血流在血管中成像，一般认为主要是红细胞为产生多普勒效应的主要成分，因为白细胞含量少，血小板形态小。所以一般认为红细胞的流速就是血流速度（V），其所形成的公式：$V = \frac{fa\cdot c}{2f0\cdot\cos\theta}$，就是多普勒血流仪测定血流速度的基本原理。目前由于超声仪器制作的技艺不断更新提高，使其检测速率水平、信号成像系统愈加迈入更高层次，但多普勒产生与所含的基本科学原理仍然是各种超声仪所研制的基本依据。

目前彩色多普勒血流显像要求仪器自行信号处理愈加复杂，其信号处理水平至少要达到在 30mm 以内分析处理 15000 以上的取样点的多普勒信号。近些年由于计算机图像分析处理质量速度的技术的飞速提高，必然促进 CT、核磁的仪器质量的不断提高，其中彩色多普勒仪器发展速度亦同步出现。以上要求的实现当然不成问题。目前彩色多普勒血流显像一般多用自相关技术处理多普勒血流信号。其公式为：$\Delta\phi =$

$\omega 02vt\cos\theta/c$，$\Delta\phi$ 是两回声之间的相差，$\omega=2\pi f0$，$f0$ 是发射超声频率，V 是血流速度，T 是两个脉冲之间的时间间隔，θ 是声束与血流夹角。

从以上公式可以看出，只要能检测到连续发射的相邻两个脉冲回声之间的相差（$\Delta\phi$），就可以求得血流速度（V）。在应用彩色多普勒工作时，仪器振荡器首先产生相差为 T/2 的两个正交信号，分别与多普勒血流信号相乘，其乘积模一数（AD）转换器变成数字信号，经梳型滤波器滤波，去掉软组织掺杂物，获得取样区域所有红细胞平均流速。经伪彩色编码号，实时地叠加在二维图像上，形成彩色多普勒血流图像。

彩色多普勒血流仪在设计时采高速相控阵扫描头进行平面扫描，将二维彩色血流信息重叠显示于同一监视器的二维黑白回声结构像的相似区域内，从而实现解剖结构与血流状态两种图像相互结合的实时显示。经计算机信号图像处理的傅立叶变换（fast Fourier transform）的快速变换在三原色（红、绿、蓝）显示光谱理论参与下，把复杂的解剖、颜色信号分解为各个简单的信号，使多普勒物理现象得以在彩色多普勒成像仪上实现。

目前，伴随着计算机图像分析处理和光学及信号采集物质研究的不断进步，结合临床反馈，彩色多普勒成像仪的构成亦愈加步入更高标准的档次。其临床应用和所获得的成果亦愈加明显，使彩色多普勒检查的适应证亦更加广泛，在周围血管检查中，如动脉粥样硬化症，如动脉闭塞狭窄、动脉瘤、夹层动脉瘤；动脉的各种炎症，如血栓闭塞性脉管炎、多发性大动脉炎、动脉栓塞和动脉血栓形成；创伤性假性动脉瘤或动静脉瘘以及血管瘤、动脉发育畸形，动脉被压迫所致的胸廓出口综合征，腘动脉压迫综合征等。静脉彩色多普勒检查可适应于静脉炎，静脉血栓形成；静脉瓣膜功能不全，浅静脉曲张；静脉被肿瘤浸润、压迫；先天性静脉发育异常，缺如或瘤状扩张；静脉瘤、海绵状血管瘤等等。对于人体各脏腑器官的检查更是在不断增加和创新。

在临床工作和研究中我们发现，直至目前，尚未有应用彩色多普勒检测由于疲劳、亚健康、过劳耗竭以及一些非血管性疾病产生某种手相表现而致上肢血流、血管及其内容改变的相应变化。本研究为了探寻一些疾病致某种手象表象产生的原因，在标准手象观察基础上进行了与手象相关的动脉、静脉、血管扩张，血液流态、流速等手的各相关部位的彩色多普勒检测，以求在其中获得某些相关性。2016 年以来，我们结合临床对 300 名健康人及相关疾病病人 600 例的手象表现与手上肢动脉、静脉血管、血液流态的关系进行系统观察，获得了一些有价值的观察结果。以下我们将解释某些手象产生的原因又有临床价值的部分进行总结。

第二节　检测仪器、方法及注意事项

1. 仪器

我们采用的仪器为飞利浦 IU 22，高频线阵探头 L12 -5，频率 5 -12 MHz；飞一诺 70，高频线阵探头 x4 -12L，频率 8 -16MHz。

2. 检查方法

按检查先后顺序依次编号，手相机图像及超声图像编号相同。

（1）手像：双手十指分开，平伸置于平板之上，编号标于板边，分别拍摄掌侧及背侧

（2）仪器条件：探头频率：5.5MHz－13.0MHz，血流与声束夹角≤60°，壁滤波50Hz，scale 调至可清晰显示血流且不出现混叠。

体位：仰卧位，正常呼吸，肌肉放松

①双侧上肢向上置于头两侧，与躯干约成30°－45°角。

采集：腋窝：腋动脉、腋静脉。

上臂中段：肱动脉、肱静脉

②双侧上肢向下置于身体两侧，与躯干约成15°－30°角。

手背朝下采集：肘窝：肘正中静脉

腕关节水平：桡动脉、尺动脉、头静脉

手背朝上采集：第2、3、4掌骨区域最粗皮下浅静脉

数据：动脉：Vp（峰值流速）、Rl（阻力指数）、D（内径）

静脉：D（内径）、Vi（流速）

从腋窝部开始按照血管走行的体表投影分别依序利用二维超声和彩色多普勒识别及清晰地显示各部位血管切面图成像，并行自腋窝至手动脉、静脉连续性血管走向切面图像。探头频率，线布式探头频率通常探测深度用2－6 cm，多普勒声束与血流方向的夹角小于60度。应用二维超声观察血管结构，包括血管壁的厚薄，回声强弱，有无夹层，内膜是否光滑，血管局部的膨出、变细，管径数值。同时要观察血管腔内有无异常回声，并记录出现部位、形态及性质，还要观察血管周围有无异常回声。

静脉检测要注意静脉瓣回声及运动情况，并做探头加压试验，获取其闭合情况。

彩色多普勒主要观察血管腔内的血流充盈状态，有否充盈缺损，血流边缘整齐度及粗细显示。血流彩色观察主要观察彩色是否有单一，倒错逆转等现象。测定各点的血流速度，并应获得最佳频谱图，注意分析血流性质、方向、血流有无频带增宽，频窗消失和阶段性血流速度变化及与血流收缩期，舒张期的关系。并应注意双侧对照检查和做 valsalva 实验。做到整体与各点检测的连续性接应，防止任何部位及点的遗漏。

3. 注意事项

由于此项检测一部分被检者，系经现代医学系统体检确定为不能诊断为患有某种疾病的受检者。其中包括受检时人体处于相对阴阳平衡稳态的健康人和部分不同程度的阴阳失调、熵流出入障碍失去非平衡稳态的“疲劳”“亚健康”和“过劳耗竭”，尚未被现代医学检测确诊为疾病者，而中医四诊观察，特别是手象观察已显示脏腑功能状态有明显阴阳、气血失调者。所以检测前必须测定出中、西医两种检测方法均确定为无病症者的正常血管形态、血流速度等相对标准值。否则对于血管本身无病理改变者，难于找出其所存在的易被检测者忽视的差别，使此项检查无从获得而流于形式。

做手象上肢动静脉血管检查，要常规两侧对比检查，并分别记录左右手，以与手

象相对照。此检查应从远心端开始向近心端，沿上肢血管解剖走行找出血管长轴，并在每一个检查点做上、下方向横扫，再加上彩色血流以帮助确定动脉和相伴静脉的位置，取样容积要放在血管管腔中央，使管腔中血流速度保持一个稳定水平，避免发生流速误差，检查中还应注意探头在检查部位的压力要适当，避免造成血流速度加快的假象。检查时要嘱咐病人处于放松状态，因为无意的肌肉紧张会造成血流参数结果失去精准性。

要对选择仪器血管检测功用进行充分了解，在实际操作中要结合所检测上肢的血管、血流实际情况进行适当的速度范围，滤波器和彩色增强等适当调整达到所检测人群都应用统一固定标准，防止所获数据，因操作标准误差而失去微细观察意义。另外操作时还应注意聚焦点应随时跟踪被检测血管的深度，避免出现伪像。

第三节　人体动静脉血管解剖及超声图像的正确获得

人体手象表象与肢体血流的关系，较之病理血管超声检查所获图像显示变化轻微，因此要求检查者要熟知人体上肢动静脉解剖特点，血管走行过程，周围软组织分布情况，血管深浅度，动静脉交叉点以及静脉分布点都应做到清楚认知。

1. 上肢动脉的解剖及检测方法

上肢动脉主要由腋动脉、肱动脉、桡动脉、尺动脉组成，腋动脉在第一肋骨外缘处由锁骨下动脉发出，下行至腋窝深部，至大圆肌和背阔肌下缘，移行为肱动脉。肱动脉生成后，沿肱二头肌内侧下降，行至肘窝深部在相当于桡骨颈平面，分出两支，分别为桡动脉和尺动脉。桡动脉在肱动脉发出后，沿桡骨平行下降，经桡侧腕屈肌腱的桡侧，下行至桡骨下端桡骨茎突部，沿拇指三个长肌腱深面下行至手，穿过第一掌骨间隙进入手掌深部，分出达指小动脉后，其末端与尺动脉掌深支吻合，形成掌深弓。尺动脉自肱动脉分出后，斜向内下方，经旋前圆肌深面至尺侧腕屈肌深面的桡侧下行，经豌豆骨桡侧至手掌，其末端与桡动脉掌深支吻合，形成掌深弓。

腋动脉于腋窝处检测，首先用横切图像显示为圆形红色血液图像，实时观察有搏动性，之后延前述解剖体表投影，并依法顺序获得肱、桡、尺动脉及掌弓血流成像图。正常上肢动脉彩色多普勒血流表象为：动脉彩色血流充盈良好，边缘整齐，色彩为单一色。在每一心动周期中表现为快速的“红－蓝－红”三色血流，有时远端小动脉第三相舒张期正向血流较小时，则表现为“红－蓝”。检测手部10 mm以下的小动脉，应采用高分辨率的超声仪。如本组所应用的超声仪。二维超声检查，左右对照延动脉走向由近至远，发现血管管径逐渐由粗变细。正常上肢动脉血管，高频探头检查显示动脉管壁为三层结构，包括内膜、中层、外层，呈两明一暗三条平行回声带。其中内膜光滑，薄坦，连续性好，是检查重点。

2. 上肢静脉的解剖及检测方法

静脉起于毛细血管，其血流因受心肺引力场的场效应的影响而流动缓慢，压力较低，因其所承受引力冲击较动脉小，故而管壁较薄，与动脉比无明显收缩力。在解剖上其管腔比相应动脉略大，其容积亦超过相应动脉一倍以上。静脉与动脉血管管腔内的不同点是管壁内多有静脉瓣。静脉瓣由静脉管壁内膜皱襞形成，其薄而柔软，呈形似袋口朝向心脏的半月小袋，瓣膜被动地贴附于血管壁表面顺血流开放，逆血流闭锁。其功能主要是防止血液逆流或改变血流方向，在推导血液回心过程中起到一定的促进作用。人体上肢静脉瓣膜分布于浅、深静脉，延远端向近端移行汇集入腋静脉。人体上肢静脉分浅、深两组，且分支交汇复杂。上肢浅静脉由手指始，在各指背面形成两个相互吻合的指背静脉网（在手象观察中有重要意义）。手背静脉向上回流分别形成头静脉和贵要静脉。头静脉起于手背静脉网的桡侧，通过三角胸大肌沟，穿深筋膜，注入腋静脉。贵要静脉起于手背静脉网尺侧，至臂中点稍下方穿入深筋膜汇入肱静脉。

肘正中静脉形成位置与前臂静脉网相关，其管径粗而短。因形成过程多样故变异较多，一般常斜位于肘窝皮下，常有侧支连续贵要静脉和头静脉。

上肢深静脉从手掌起至上臂都与同名动脉伴行。每条动脉常有两条静脉伴行。如：掌浅、深弓，桡静脉，尺静脉，肱静脉均有两条静脉伴行。两条静脉之间常有多条交通支连接，并与浅静脉之间有交通支吻合，形成网状。上臂两条肱静脉通常在胸大肌下缘处汇合成一条腋静脉。腋静脉位于腋动脉内侧，在第一肋骨外缘处注入锁骨下静脉。

上肢静脉检查，平卧时上肢稍垫高为好。从腋静脉始延同名动脉以探头横切，角度向内倾斜，向上臂内侧探测，找到红色血流（肱动脉）图像，向下可见两侧圆形蓝色的两条肱静脉图像，并可见到与肱动脉（红色）伴行，共三条平行分布的红蓝分明的血管彩色血流图像。其他深静脉彩色图像与其近似。

二维超声高频探头可清晰显示上肢各静脉：内壁光滑，有连续性，管壁薄，管腔呈无回声，有时还可以观察到管壁内由于静脉血流流速慢，红细胞发生散射所形成的“云雾状”回声。

上肢静脉彩色多普勒的血流频谱，不如下肢静脉明显，一些深呼吸屏气（Vasalval）及挤压实验只有接近上腔静脉、腋静脉才能有较明显显现。因此对于上肢深浅静脉的检查，针对其接近心脏、受心博影响多、分支多、交通支多，特别是静脉网血容量变化不易监测等特点，在检查时要尤加仔细观察，不断提高微小阳性的检出率才能为解译一些手象形成原因，找寻到一些血管血流方面的依据，这一点是与其他肢体病理静脉检测不同的。

3. 目前超声所见血管疾病成像所见的简知

为了在过去认为正常血管血流已知中寻找到手象变化与上肢动静脉的血管微小病理变化的确实依据，我们在做此工作前必须要了解常见动静脉彩色多普勒和二维超声已经发现的病理形态。

目前人们公认的彩色多普勒所能发现的动脉疾病主要有：动脉硬化闭塞症，血栓闭塞性脉管炎，腘动脉压迫综合征，急性动脉栓塞，多发性大动脉炎，肢端动脉痉挛症，胸廓出口综合征，真性、假性动脉瘤，夹层动脉瘤，锁骨下动脉盗血综合征，椎动脉狭窄性疾病，肾动脉狭窄等。与上肢动脉血管疾病相关者主要有：动脉硬化闭塞症，血栓闭塞性脉管炎，急性动脉栓塞，多发性大动脉炎，肢端动脉痉挛症等。

动脉硬化闭塞症的病理改变从内膜开始，先后有脂质积聚、纤维组织增生和钙质沉着，并有动脉中层的逐渐退变和钙化，在此基础上继发斑块内出血、斑块破裂及局部血栓形成。现代细胞和分子生物学技术显示动脉粥样硬化病变具有巨噬细胞游移、平滑肌细胞增生；大 量胶原纤维、弹力纤维和蛋白多糖等结缔组织基质形成；细胞内、外脂质积聚的特点。动脉粥样硬化病变多发生在人体各部位的大、中型动脉，其中腋动脉、肱动脉也有发病者。二维超声主要表现为动脉内－中膜的增厚、粥样硬化性斑块形成、血管管腔狭窄及斑块出血、溃疡等。彩色多普勒检查可见狭窄处血管彩色血流束变细，颜色明亮度改变，斑块处血流出现充盈缺损，明显狭窄者可出现射流束。血栓完全阻塞动脉管腔时，彩色血流在阻塞部突然中断，若为急性完全性栓塞，则可在彩色血流中断处出现小股蓝色血流。若慢性闭塞侧支循环逐渐建立者，于狭窄或闭塞的近端可检测到增宽，明亮的高速彩色血流。

血栓闭塞性脉管炎，病变主要累及中、小型动脉与伴行静脉，下肢多见，上肢亦有发病。早期病理改变为血管内膜增厚，继而有血栓形成，并致血管病变呈阶段性闭塞和代偿性侧支循环逐渐形成。二维超声检查可见病变区动脉血管内膜呈弥漫性不均匀性增厚，多呈阶段性改变，病变血管远端失去正常动脉搏动性。彩色多普勒检查可见病变区彩色血流变细或粗细不等，呈阶段性明、暗变化或彩色血流不呈束或有点状微弱血流显示，血管完全闭塞其远端则无血流信号，有侧支形成时可见代偿性血流信号。脉冲多普勒可见明显舒张期正相血流，呈单相湍流频谱，收缩期血流速度减慢，类似静脉血流频谱或“毛刺样”改变等。

急性动脉栓塞有时亦可见于上肢，其病理改变为在栓子刺激下致血管痉挛，动脉管腔狭窄加剧导致远端动脉继发性血栓形成，伴行静脉亦可继发血栓形成。二维超声可见动脉血管腔内有实质性回声，或见不规则或圆形强回声，其后方可见典型或不典型声影。血管完全闭塞时，彩色多普勒可见彩色血流于栓塞部位突然中断，亦可于阻断处见到红蓝血流。不完全性栓塞时，可见彩色血流呈不规则性细条状或呈点状红蓝色显示，色彩可明亮。脉冲多普勒显示完全闭塞时，其远端无血流频谱，不完全闭塞时其远端可见低速低阻力，类似静脉血流频谱，称为“小慢波”。

多发性大动脉炎头臂型可引起上肢缺血，出现“无脉症”，其病理改变有多种因素导致动脉内膜纤维性增厚，表面粗糙致继发性血栓形成，最终使病变动脉狭窄或闭塞。二维超声可见动脉管腔不同程度的狭窄或完全闭塞，或伴有狭窄性局部扩张。病变管壁正常结构消失时，可见管壁呈不规则增厚，回声不均匀，管腔不同程度狭窄，血管内、外径变细。彩色多普勒可见病变处血流分布状态紊乱，通过狭窄区血流速度加快，呈五彩镶嵌色或色彩倒错，血流变细或中断表现。

肢端动脉痉挛症多见于上肢，早期为阵发性血管痉挛，病史长者动脉内膜增生变厚，弹力纤维断裂，血管管腔变细小，可致继发性动脉血栓形成，造成肢端组织缺血坏死等。二维超声见多数病例尺动脉、桡动脉无病理改变，高分辨率超声仪能显示指间动脉内径为0.8－1.0 mm。彩色多普勒显示肢端小动脉边缘多为整齐，病情严重者可见指动脉血流长度变短、变细，或颜色变暗或呈不连续性点、条状表现。脉冲多普勒可见指动脉血流速度明显低于正常人。病情发作时检查，可检测到舒张期血流消失或有反向血流，血流速度减慢等改变。

第四节　手象表象与人体上肢动静脉彩色多普勒检测

一、“健康人”“疲劳”“过劳”人群手象表象与彩色多普勒检测所见

现代前沿科学研究表明，人体是一个远离平衡的开放系统，阴阳升降失常，熵流出入障碍等不平衡现象无时不在发生。西方医学按照欧几里得线性逻辑推理体系和西方文艺复兴时代出现的因果关系所规范的“健康”定义，在现实活体人群中很难存在。因为，人体处身于大自然中，宇宙间的天体运行所致的岁月变化和其所产生的风、寒、暑、温、燥、火等外邪，以及人类经过几百万年繁衍所行形成情感嗜好特性，即《内经》所讲的喜、怒、忧、思、悲、恐、惊和依据《吕氏春秋》及佛、道诸家所言逐渐形成的“六欲”，“色、食、动、止、生、死”，后人们常说的“食、色、酒、烟、赌、毒”和当前出现的“网欲”。这些情感和欲望，如人自身不能理智的自行抑制，则使人可能时刻都处于五脏六腑的失衡状态。所以人们所期盼的“健康”（人体相对平衡稳态）只能是存在于人体生、长、壮、老、死生命过程中短暂或瞬间的事。《易经》中十二消息卦（十二辟卦），配属人生过程的生命由生到壮，由壮到衰，由衰到死的客观规律。其中元气又是体现这一过程的术数标准。按十二辟卦算，人从生到步入十六岁时为乾卦之始，由此至二十四岁时为人生元气鼎盛时期，如红日中天，元气满三百八十铢，为一斤之数。之后每岁减八铢，每卦减六十四铢，直到减至为零，人的生命则终矣。但这其中是否都按期减损还和人生过程外环境的优劣和内环境自我强力调控相关。因此损减为增，非损更减的事实亦同时存在。中医理论认为：人生小儿阶段（应包括少年阶段，16岁之前）为稚阴稚阳之体，最怕外感寒热，内伤饮食（手象观察可见各种形态的可变纹和区域色变）；人生青年阶段，为阳生阴长之体，身心较易受到损伤；人生壮年阶段，为阴阳交替之体，易蕴痰火；而步至老年，阴阳俱虚，气血衰弱瘀阻，多生虚中兼瘀之症。如此看来人生相对“健康”出现之期仅在16－24岁或30岁之间，但是此期之人，由于学习精神压力及生活嗜好多有失控，特别是很少有人知道或相信《内经》所告诫的人生要“法于阴阳，和于术数，食欲有节，起居有常，不妄劳作”等忠告，“劳”“止”“食”“酒”“烟”“网”更严重的吸食毒品等失去自控能力。所以现代医学按欧几里得的线性逻辑推理所规范的“健康”标准，实际缺乏真实性。20世纪80年代苏联学者布赫曼提出了“亚健康”之说和近期李乃民主任所撰著的《疲劳学》《过劳耗竭学》就是为纠正现代医学所制定的“健康”标准失真性而做出的人类“健康”真实性的探寻，并提出运用传统中医的，望闻问切的方法找到人体阴阳升降失控，熵流出入受阻的舌诊、面诊、耳诊、体象诊、虹膜诊、脉诊、闻诊等诊法的现代内涵。近十几年又集中了大量人力、物力，从临床和“健康”人的手象观察采集分析

入手，发现了大数据人群可重复的手象判定人体阴阳升降，熵流出入所致的“健康”与病症存在的有效方法。

（一）“健康”人正常手象表象彩色多普勒检查所见

为了探寻以手象表象知晓“健康”与疾病存在的机理，我们除了对所观察的人群进行现代医学的医疗仪器和实验全面检测，还运用计算机和进行大数据分析以及人体微循环检测，人体超负荷运动检测，彩色多普勒上肢动静脉血运观察与手象表象相对照的观察研究，亦是本组探讨手象形成机理的内容之一。下面我们将经现代医疗仪器，实验室检测，医生结论为“健康”无病的80人进行手象观察与彩色多普勒上肢动静血运表象相比较，所发现的一些有益于对确定人体是否“健康”有意义的结果介绍如下。

80人中年龄最小者为19岁，最大者为72岁。男17人，女63人，受检者为全部经现代医学系统体检结论为“健康”，目前无病。按《疲劳学》和《过劳耗竭学》的“疲劳”“过劳”标准和手象学的手象观察标准，80人中有4人可定为“健康”和正常手象，占受检“健康”人的5.00%。4名正常手相者的平均年龄20.8岁，正符合《内经》年龄配卦中的“乾卦”。其余76人无正常手象所见，均为不符合《疲劳学》所规定的健康标准。4名健康正常手象者其人体上肢彩色多普勒检查图像数据介绍如下：

1. 马某某，女，21岁。经现代医学系统检查为健康者，本人无疲劳，过劳及身体不适。

木形手，手色红润，无明显区域色变，无异常纹理及其他可见病理变化。如图6－1。

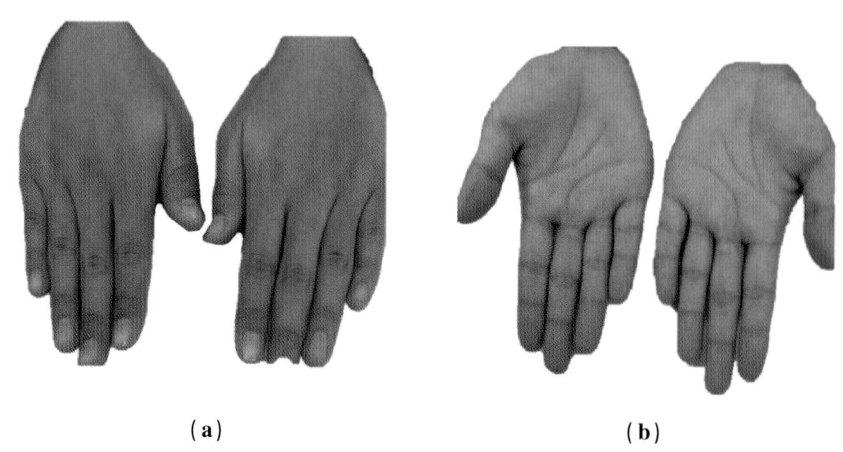

(a)　　(b)

图6－1　木形手：(a) 手背，(b) 手面

彩色多普勒检查所见：

右侧腋动脉内径约：3.8mm，血流速度约：34cm/s，RI：0.66；

右侧肱动脉内径约：2.8mm，血流速度约：34cm/s，RI：0.85；

右侧尺动脉内径约：2.3mm，血流速度约：19cm/s，RI：0.77；

右侧桡动脉内径约：2.0mm，血流速度约：19cm/s，RI：0.68；

右腋静脉内径约：5.1mm，血流速度约：5.5cm/s；

右侧肘正中静脉内径约：3.1mm，血流速度约：6.4cm/s；

右侧头静脉内径约：2.5mm，血流速度约：5.0cm/s；

右侧手背静脉内径约：2.8mm，血流速度约：4.1cm/s；

左侧腋动脉内径约：3.8mm，血流速度约：35cm/s，RI：0.74；

左侧肱动脉内径约：2.9mm，血流速度约：41crn/s，RI：0.79；

左侧尺动脉内径约：2.4ram，血流速度约：20cm/s，RI：0.65；

左侧桡动脉内径约：1.8mm，血流速度约：19cm/s，RI：073；

左侧腋静脉内径约：4.6mm，血流速度约：6.0cm/s；

左侧肘正中静脉内径约：3.3mm，血流速度约：6.2cm/s；

左侧头静脉内径约：2.4mm，血流速度约：4.8cm/s；

左侧手背静脉内径约：2.0mm，血流速度约：5.0cm/s。

2. 朱某某，女，20岁，经现代医学系统检查为健康者。本人无疲劳，过劳，及其他身体不适。

木形手，手色红润，无明显区域色变，无异常纹理，及其他可见病理变化。如图6-2。

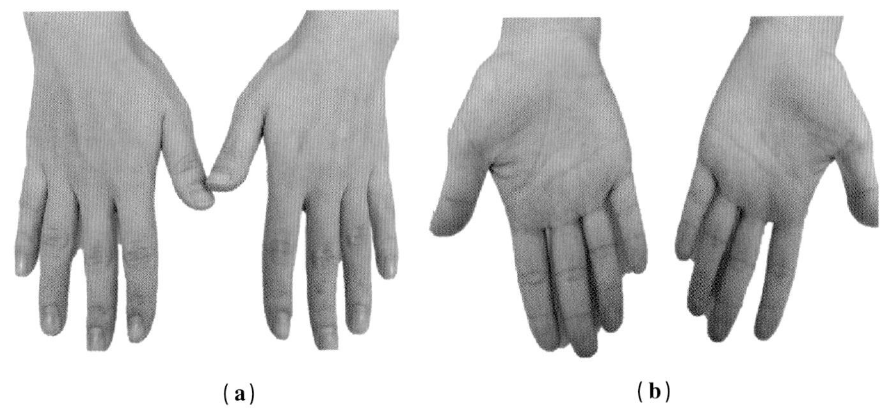

（a）　（b）

图6-2　木形手：（a）手背，（b）手面

彩色多普勒检查所见：

右侧腋动脉内径约：3.5mm，血流速度约：34cm/s，RI：0.76；

右侧肱动脉内径约：2.5mm，血流速度约：58cm/s，RI：0.87；

右侧尺动脉内径约：1.9mm，血流速度约：40cm/s，RI：0.60；

右侧桡动脉内径约：2.3mm，血流速度约：42cm/s，RI：0.60；

右腋静脉内径约：4.4mm，血流速度约：8.3cm/s；

右侧肘正中静脉内径约：2.8mm，血流速度约：8.7cm/s；

右侧头静脉内径约：2.4mm，血流速度约：9.7cm/s；

右侧手背静脉内径约：1.2mm，血流速度约：14cm/s；

左侧腋动脉内径约：3.1mm，血流速度约：42cm/s，RI：0.75；

左侧肱动脉内径约：2.4mm，血流速度约：55crn/s，RI：0.85；

左侧尺动脉内径约：2.0mm，血流速度约：38cm/s，RI：0.61；

左侧桡动脉内径约：2.4mm，血流速度约：44cm/s，RI：0.59；

左侧腋静脉内径约：5.0mm，血流速度约：9.0cm/s；

左侧肘正中静脉内径约：2.7mm，血流速度约：9.0cm/s；

左侧头静脉内径约：2.4mm，血流速度约：8.8cm/s；

左侧手背静脉内径约：1.0mm，血流速度约：10cm/s。

3. 李某某，女，23岁，经现代医学系统检查为健康者。本人无疲劳，过劳，及其他身体不适。

木行手，手色红润，无明显区域色变，无异常纹理及其他可见病理变化，如图6－3所示

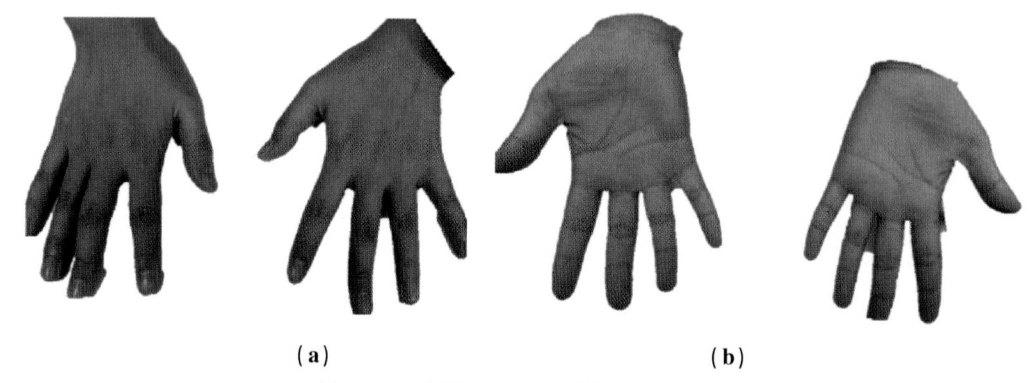

（a）　（b）

图6－3　木形手：（a）手背，（b）手面

彩色多普勒检查所见：

右侧腋动脉内径约：4.1mm，血流速度约：64cm/s，RI：0.68；

右侧肱动脉内径约：3.3mm，血流速度约：48cm/s，RI：0.82；

右侧尺动脉内径约：2.3mm，血流速度约：62cm/s，RI：0.64；

右侧桡动脉内径约：2.1mm，血流速度约：43cm/s，RI：0.74；

右腋静脉内径约：4.6mm，血流速度约：10cm/s；

右侧肘正中静脉内径约：2.9mm，血流速度约：9.5cm/s；

右侧头静脉内径约：2.8mm，血流速度约：14.1cm/s；

右侧手背静脉内径约：1.8mm，血流速度约：4.8cm/s；

左侧腋动脉内径约：4.0mm，血流速度约：51cm/s，RI：0.87；

左侧肱动脉内径约：3.1mm，血流速度约：34crn/s，RI：0.71；

左侧尺动脉内径约：2.4mm，血流速度约：23cm/s，RI：0.68；

左侧桡动脉内径约：2.4mm，血流速度约：26cm/s，RI：077；

左侧腋静脉内径约：4.3mm，血流速度约：6.4cm/s；

左侧肘正中静脉内径约：3.7mm，血流速度约：7.1cm/s；

左侧头静脉内径约：2.9mm，血流速度约：9.5cm/s；

左侧手背静脉内径约：1.6mm，血流速度约：4.6cm/s。

4. 梁某某，女，19岁。经现代医学系统检查为健康者，本人无疲劳，过劳及其他身体不适。

木行手，手色红润，无明显区域色变，无异常纹理及其他病理变化，如图6－4所示。

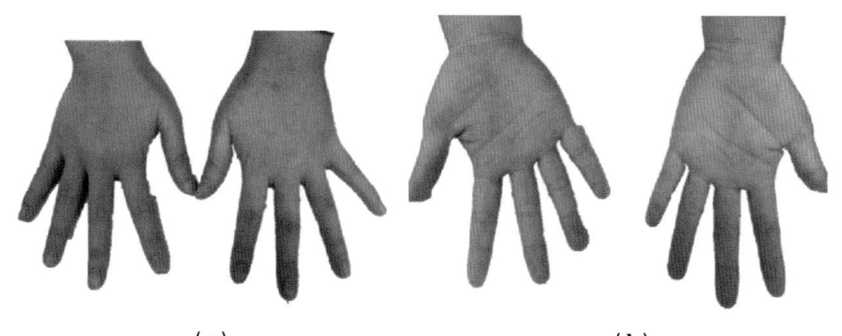

(a)　　　　(b)

图6－4　木形手：(a) 手背，(b) 手面

彩色多普勒检查所见：

右侧腋动脉内径约：4.0mm，血流速度约：48cm/s，RI：0.78；

右侧肱动脉内径约：3.6mm，血流速度约：42cm/s，RI：0.72；

右侧尺动脉内径约：2.5mm，血流速度约：33cm/s，RI：0.69；

右侧桡动脉内径约：2.5mm，血流速度约：29cm/s，RI：0.71；

右腋静脉内径约：4.5mm，血流速度约：12.9cm/s；

右侧肘正中静脉内径约：3.4mm，血流速度约：6.8cm/s；

右侧头静脉内径约：1.9mm，血流速度约：6.6cm/s；

右侧手背静脉内径约：1.0mm，血流速度约：8.6cm/s；

左侧腋动脉内径约：4.2mm，血流速度约：45cm/s，RI：0.75；

左侧肱动脉内径约：3.0mm，血流速度约：56crn/s，RI：0.68；

左侧尺动脉内径约：2.0mm，血流速度约：33cm/s，RI：0.72；

左侧桡动脉内径约：2.2mm，血流速度约：26cm/s，RI：0.78；

左侧腋静脉内径约：4.3mm，血流速度约：11.0cm/s；

左侧肘正中静脉内径约：3.1mm，血流速度约：9.5cm/s；

左侧头静脉内径约：2.1mm，血流速度约：7.1cm/s；

左侧手背静脉内径约：2.0mm，血流速度约：8.2cm/s。

本组4名“健康”人手象彩色多普勒检查所见，其右侧上肢腋动脉内径高值为4.1mm，低值为3.5mm，其平均值为3.85mm，血流速度高值为64cm/s，低值为34cm/s，其平均值为45cm/s，血流阻力高值0.78，低值为0.66，其平均值为0.72。

右侧上肢肱动脉血管内径高值3.6mm，低值为2.5mm，其均值为3.05mm。血流速度高值为58cm/s，低值为34cm/s，其平均值为45.5cm/s，血流阻力高值为0.88，低值为0.72，其均值为0.81。右侧尺动脉内径高值为2.5mm，低值为1.9mm，其均值2.25mm，血流速度高值为62cm/s，低值为19cm/s，其平均值为38.5cm/s，血流阻力高值0.77，低值为0.60，其平均值为0.67。右侧桡动脉内径高值为25mm，低值为2.0mm，其均值为2.22mm，血流速度高值为43cm/s，低值为19cm/s，其平均值为33cm/s，血流阻力高值0.74，低值为0.60，其平均值为0.68。

左侧腋动脉内径高值为4.2mm ，低值为2.8mm，其平均值为3.77mm，血流速度高值56cm/s，低值为35cm/s，其平均值为44.5cm/s；血流阻力高值为0.87，低值为0.74，其平均值为0.77。

左侧肱动脉内径高值为3.1mm，低值为2.4mm，其平均值为2.85mm，血流速度高值为56cm/s，低值为34cm/s，其平均值为46.5cm/s，血流阻力高值为0.85，低值为0.68，其平均值0.76。

左侧尺动脉内径高值为2.4mm，低值为2.0mm，其平均值为2.2mm，血流速度高值为38cm/s，低值为20cm/s，其平均值为28.5cm/s，血流阻力高值为0.72，低值为0.61，其平均值为0.66。

左侧桡动脉内径高值为2.4mm，低值为1.8mm，其平均值为2.2mm，血流速度高值为44 cm/ s，低值为19cm/s，其平均值为28.7cm/s，血流阻力高值为0.78，低值为0.59，其平均值为0.71。

右侧腋动脉内径高值为5.1mm，低值为4.4mm，其平均值为4.65mm，血流速度高值为12.9cm/s，低值为5.5cm/s，其平均值为9.17cm/s。

右侧正中静脉内径高值为3.4mm，低值为2.8mm，其平均值为3.05mm，血流速度高值为9.5cm/s，低值为6.4cm/s，其平均值为7.85cm/s。

右侧头静脉内径高值为2.8mm，低值为1.9mm，其平均值为2.4mm，血流速度高值为14.1cm/ s，低值为5.0cm/s，其平均值为8.85cm/s。

右侧手背静脉内径高值为2.8mm，低值为1.0mm，其平均值为1.7mm，血流速度高值为14cm/s，低值为4.1cm/s，其平均值为7.87cm/s。

右侧腋静脉内径高值为5.0mm，低值为4.3mm，其平均值为4.56mm，血流速度高值为11.0cm/s，低值为6.0cm/s，其平均值为8.1cm/s。

左侧正中静脉内径高值为3.7mm，低值为2.7mm，其平均值为3.2mm，血流速度高值为9.5cm/s，低值为6.2cm/s，其平均值为7.95cm/s。

左侧头静脉内径高值为2.9mm，低值为2.1mm，其平均值为2.45mm，血流速度高值为9.5cm/s，低值为4.8cm/s，其平均值为7.55cm/s。

右侧手背静脉内径高值为2.0mm，低值为1.0mm，其平均值为1.4mm，血流速度高值为10cm/s，低值为4.6cm/s，其平均值为6.95cm/s。

（二）“疲劳”和“过劳”病人的手象表象与彩色多普勒检查所见

在24例疲劳和30例过劳患者中，虽然检查时经门诊现代医学全面体检无明显疾病诊断，但经过疲劳和过劳问卷标准询问（问卷标准见《疲劳学》和《过劳耗竭学》），其均有疲劳或过劳症候，为压减篇幅和减少重复，下面各选 10 名“疲劳”和“过劳”病例做以介绍。

1. 疲劳人群

①李某某，男，28 岁，有疲劳主诉。木形手，指根色黄，小鱼际白斑，坎区障碍纹，艮区青紫，表明其脾胃肾功能失调，如图 6-5 所示。

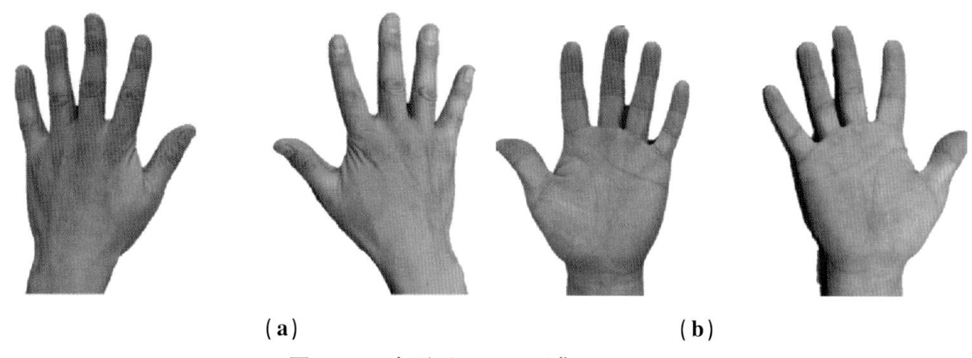

(a)　　(b)

图 6-5　木形手：(a) 手背，(b) 手面

彩色多普勒检查所见：

右侧腋动脉内径约：3.4mm，血流速度约：101cm/s，RI：0.70；

右侧肱动脉内径约：4.1mm，血流速度约：88cm/s，RI：0.63；

右侧尺动脉内径约：2.4mm，血流速度约：72cm/s，RI：0.56；

右侧桡动脉内径约：2.4mm，血流速度约：77cm/s，RI：0.59；

右腋静脉内径约：4.0mm，血流速度约：21cm/s；

右侧肘正中静脉内径约：3.0mm，血流速度约：17cm/s；

右侧头静脉内径约：2.7mm，血流速度约：15cm/s；

右侧手背静脉内径约：2.4mm，血流速度约：14cm/s；

左侧腋动脉内径约：3.9mm，血流速度约：123cm/s，RI：0.67；

左侧肱动脉内径约：3.8mm，血流速度约：83cm/s，RI：0.66；

左侧尺动脉内径约：2.2mm，血流速度约：59cm/s，RI：0.44；

左侧桡动脉内径约：2.2mm，血流速度约：74cm/s，RI：0.46；

左侧腋静脉内径约：4.0mm，血流速度约：19cm/s；

左侧肘正中静脉内径约：3.6mm，血流速度约：14cm/s；

左侧头静脉内径约：2.1mm，血流速度约：12cm/s；

左侧手背静脉内径约：3.1mm，血流速度约：12cm/s。

彩色多普勒检查所见，两上肢各动脉血流速度明显加快，左侧桡动脉血流阻力减低。手象与彩超检查结果显示此人身体处于土水相争，肺金受损，至人体心肺功能失调，气急而血液流速加快。

②黄某某，女，58 岁，有疲劳主诉。木形手，手色暗，手掌震区有可变纹，巽离区有障碍纹，小指过短向次指偏斜，指尖有大量可变之竖纹。表明肾功能薄弱，水火

不济，心肺不交，心脑功能存有障碍，如图6－6。

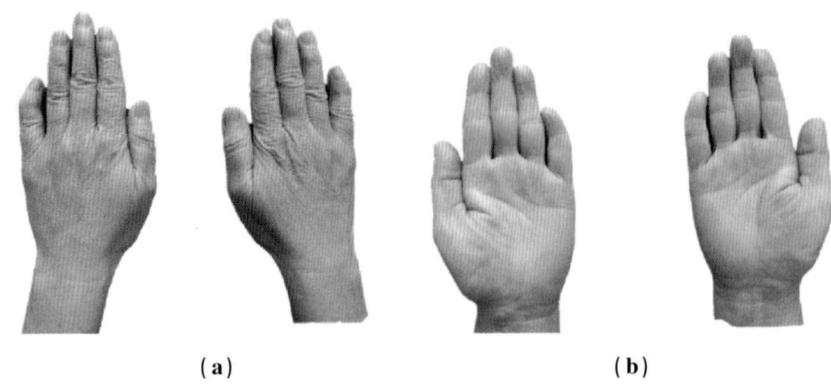

(a) (b)

图6－6 木形手：(a) 手背，(b) 手面

彩色多普勒检查所见。

右侧腋动脉内径约：4.9mm，血流速度约：90cm/s，RI：0.84；

右侧肱动脉内径约：36mm，血流速度约：92cm/s，RI：0.83；

右侧尺动脉内径约：1.6mm，血流速度约：61cm/s，RI：0.89；

右侧桡动脉内径约：1.8mm，血流速度约：48cm/s，RI：0.87；

右腋静脉内径约：4.7mm，血流速度约：14cm/s；

右侧肘正中静脉内径约：3.0mm，血流速度约：18cm/s；

右侧头静脉内径约：1.9mm，血流速度约：9cm/s；

右侧手背静脉内径约：1.1mm，血流速度约：5cm/s；

左侧腋动脉内径约：4.2mm，血流速度约：92cm/s，RI：0.76；

左侧肱动脉内径约：3.2mm，血流速度约：139cm/s，RI：0.83；

左侧尺动脉内径约：1.2mm，血流速度约：61cm/s，RI：0.88；

左侧桡动脉内径约：1.6mm，血流速度约：43cm/s，RI：0.83；

左侧腋静脉内径约：4.3mm，血流速度约：44cm/s；

左侧肘正中静脉内径约：2.9mm，血流速度约：14cm/s；

左侧头静脉内径约：1.7mm，血流速度约：10cm/s；

左侧手背静脉内径约：1.3mm，血流速度约：8cm/s。

两上肢腋动脉内径增宽，血液流速加快，血流阻力增加。两侧腋静脉血流速度紊乱。手象与彩超检查结果显示，该人先天肾精虚弱，依金过重，而致火克金，水无力挽救，使人体心肺功能失调，协同无力。

③翟某某，女，54岁，有疲劳主诉。金形手，手掌除明堂外布有浅花斑，明堂有障碍纹，地纹被障碍所扰。表明脾胃后天之本受损，熵入障碍致土生火功能失调，如图6－7所示。

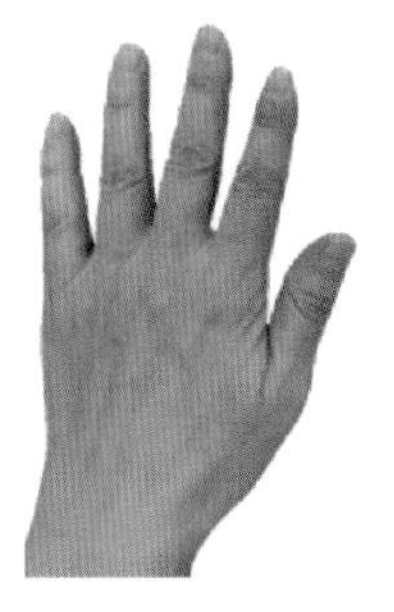
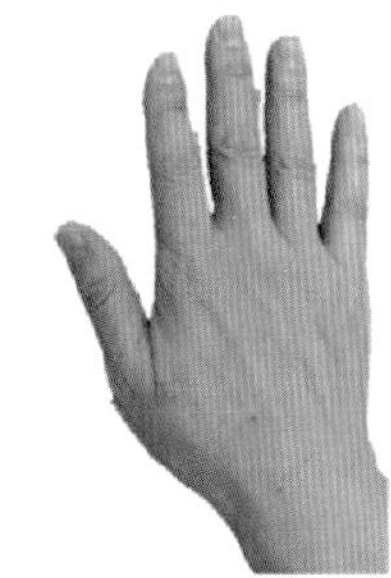
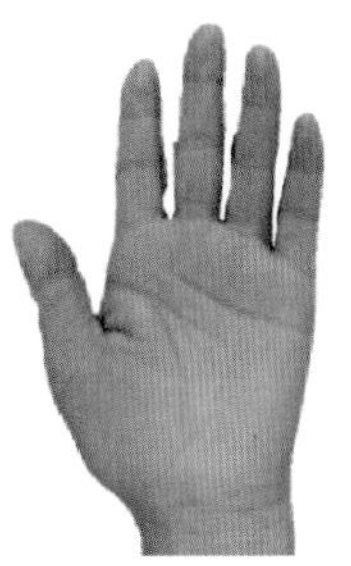
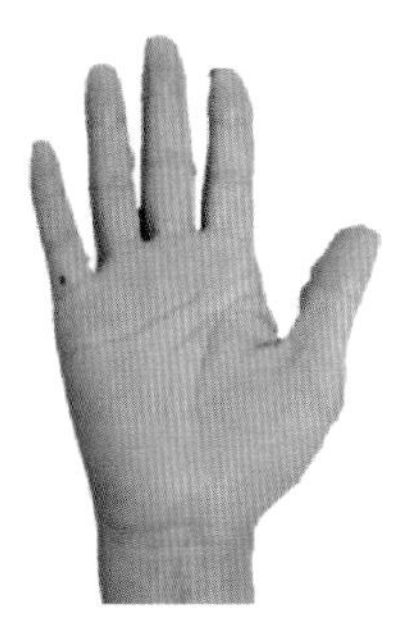

(a)　　(b)

图6-7　金木形手：(a) 手背，(b) 手面

彩色多普勒检查所见：

右侧腋动脉内径约：4.3mm，血流速度约：116cm/s，RI：0.84；

右侧肱动脉内径约：4.0mm，血流速度约：94cm/s，RI：0.81；

右侧尺动脉内径约：2.6mm，血流速度约：75cm/s，RI：0.57；

右侧桡动脉内径约：3.2mm，血流速度约：55cm/s，RI：0.54；

右腋静脉内径约：5.5mm，血流速度约：17cm/s；

右侧肘正中静脉内径约：3.2mm，血流速度约：22cm/s；

右侧头静脉内径约：3.0mm，血流速度约：19cm/s；

右侧手背静脉内径约：1.5mm，血流速度约：16cm/s；

左侧腋动脉内径约：4.6mm，血流速度约：76cm/s，RI：0.77；

左侧肱动脉内径约：4.2mm，血流速度约：100cm/s，RI：0.80；

左侧尺动脉内径约：2.2mm，血流速度约：48cm/s，RI：0.71；

左侧桡动脉内径约：3.1mm，血流速度约：41cm/s，RI：0.60；

左侧腋静脉内径约：6.6mm，血流速度约：21cm/s；

左侧肘正中静脉内径约：4.4mm，血流速度约：18cm/s；

左侧头静脉内径约：2.7mm，血流速度约：14cm/s；

左侧手背静脉内径约：2.2mm，血流速度约：11cm/s。

右上肢腋动脉、肱动脉、左侧肱静脉血流速度增快，静脉血流紊乱。手象与彩超检查结果显示，该人脾胃被内外因所扰，后天之本缺乏，脾胃向心输送（火生土）之精微物质减少，而至心肺引力场产生动力的能量物质缺乏，功能减低致末梢部位的手发生散发性缺血样改变。

④黄某某，女，54岁，有疲劳主诉。木形手，全掌有浅花斑，震区有可变纹，坎区障碍纹，明堂色黄有障碍纹。震（肝）主魂，坎（肾）生髓，乾为脑，明堂为脾胃之区。此人因神伤，脑疲劳过度而反复伤及脾胃，致脾胃生发之源受损（土生金），二者互为因果，致疲劳反复发生而出现过多障碍纹，如图6-8所示。

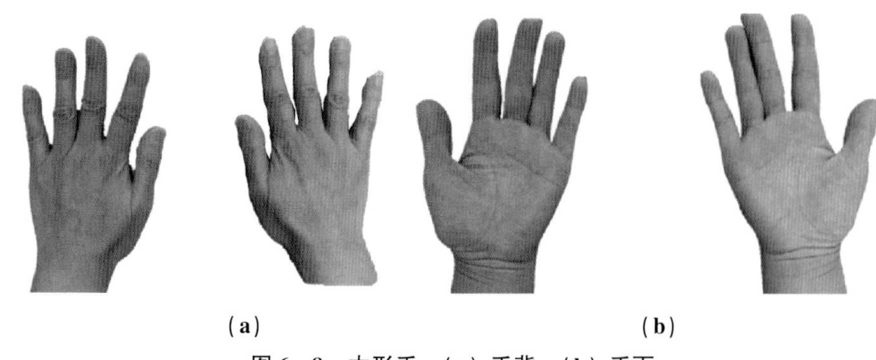

(a)　　　　　　　　(b)

图 6－8　木形手：(a) 手背，(b) 手面

彩色多普勒检查所见：

右侧腋动脉内径约：5.96mm，血流速度约：92cm/s，RI：0.90；

右侧肱动脉内径约：3.7mm，血流速度约：115cm/s，RI：0.86；

右侧尺动脉内径约：2.1mm，血流速度约：73cm/s，RI：0.73；

右侧桡动脉内径约：2.3mm，血流速度约：59cm/s，RI：0.76；

右腋静脉内径约：6.6mm，血流速度约：26cm/s；

右侧肘正中静脉内径约：2.7mm，血流速度约：16cm/s；

右侧头静脉内径约：1.9mm，血流速度约：13cm/s；

右侧手背静脉内径约：1.8mm，血流速度约：20cm/s；

左侧腋动脉内径约：5.5mm，血流速度约：83cm/s，RI：0.85；

左侧肱动脉内径约：3.6mm，血流速度约：113cm/s，RI：0.86；

左侧尺动脉内径约：1.7mm，血流速度约：59cm/s，RI：0.75；

左侧桡动脉内径约：2.4mm，血流速度约：60cm/s，RI：0.74；

左侧腋静脉内径约：4.3mm，血流速度约：24cm/s；

左侧肘正中静脉内径约：2.5mm，血流速度约：18cm/s；

左侧头静脉内径约：1.5mm，血流速度约：13cm/s；

左侧手背静脉内径约：2.1mm，血流速度约：11cm/s。

两上肢动脉血流速度增快，血流阻力增加。显示该人脑引力场功能紊乱，导致心肺引力场功能失控，又加之脑、脾功能失调（土生金功能不足）而致火克金力度加重（心火）脑（金）肺（金）场效应失控致上肢血流速度及阻力发生改变。

⑤张某某，女，53 岁，有疲劳主诉。金形手，震区有大量黄色可变纹，明堂有大量障碍纹，离区障碍纹。震（肝）主魂，明堂为脾土，离为心脑，表明肝心脾之间的功能紊乱（肝木生心火，心火生脾土）致肝木克土加重，如图 6－9 所示。

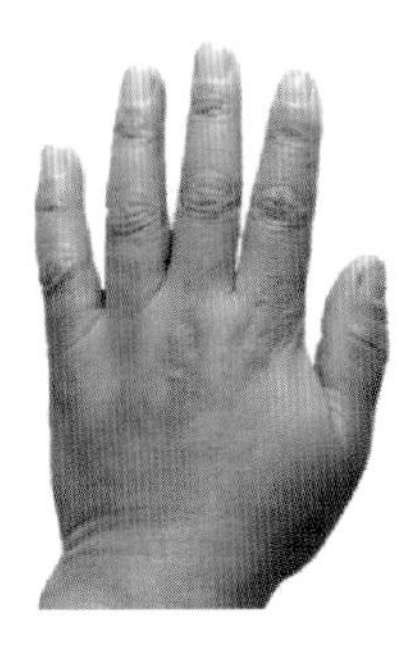
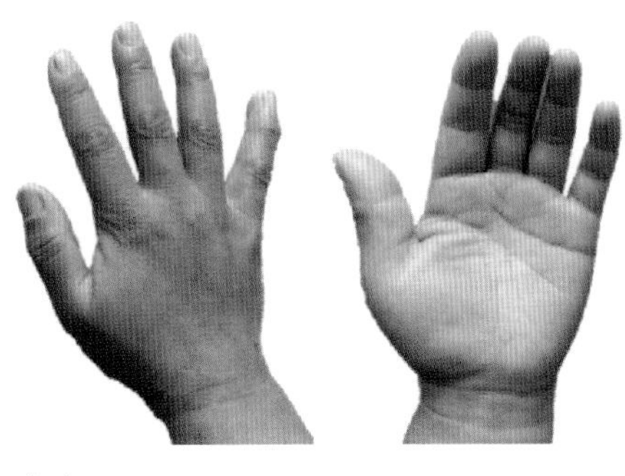
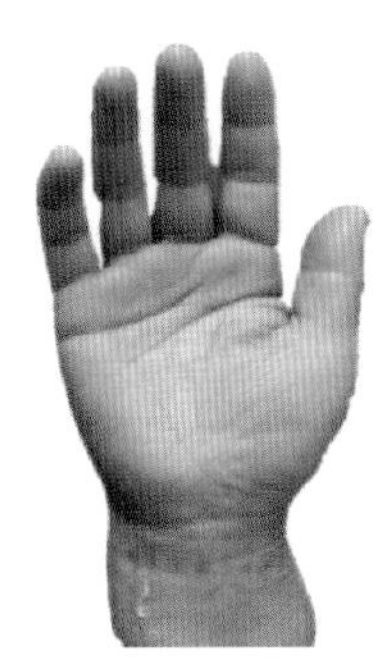

(a) (b)

图6-9 金形手：(a) 手背，(b) 手面

彩色多普勒检查所见：

右侧腋动脉内径约：4.0mm，血流速度约：46.5cm/s，RI：0.88；

右侧肱动脉内径约：1.9mm，血流速度约：59.5cm/s，RI：0.78；

右侧尺动脉内径约：1.3mm，血流速度约：29.2cm/s，RI：0.62；

右侧桡动脉内径约：1.1mm，血流速度约：47.3cm/s，RI：0.69；

右腋静脉内径约：3.3mm，血流速度约：21.7cm/s；

右侧肘正中静脉内径约：1.1mm，血流速度约：12.1cm/s；

右侧头静脉内径约：2.0mm，血流速度约：23cm/s；

右侧手背静脉内径约：0.9mm，血流速度约：13.9cm/s；

左侧腋动脉内径约：4.0mm，血流速度约：45.9cm/s，RI：0.77；

左侧肱动脉内径约：2.7mm，血流速度约：71.9cm/s，RI：0.82；

左侧尺动脉内径约：0.7mm，血流速度约：43.4cm/s，RI：0.72；

左侧桡动脉内径约：1.2mm，血流速度约：34.0cm/s，RI：0.68；

左侧腋静脉内径约：2.7mm，血流速度约：21.8cm/s；

左侧肘正中静脉内径约：1.3mm，血流速度约：33.0cm/s；

左侧头静脉内径约：0.9mm，血流速度约：11.7cm/s；

左侧手背静脉内径约：0.7mm，血流速度约：7.4cm/s。

两上肢动脉血流速度有不同程度减低，血流阻力亦有紊乱表象，其产生该手象表象与彩超检查所见机理与病例②近同，不再赘述。

⑥赵某某，女，50岁，有疲劳主诉。木形手，震区多可变纹并有白斑，乾区坎区红斑，离区暗斑，指尖红有竖纹。震为肝，藏血主魂主疏泄，乾为脑，坎为肾、主髓，离为心，指尖红为上焦热，竖纹为内热灼伤精液。表明该人因脑伤劳过度致肝藏血功能减少（金克木），木生火功能减弱，心火动力降低，肝血瘀滞，瘀久生热，耗伤精液，如图6-10所示。

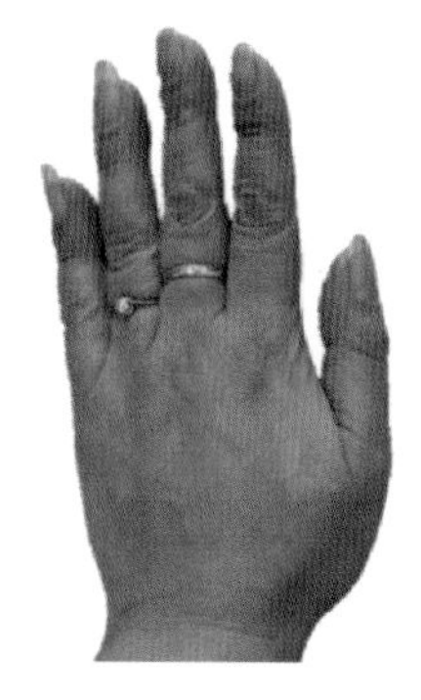
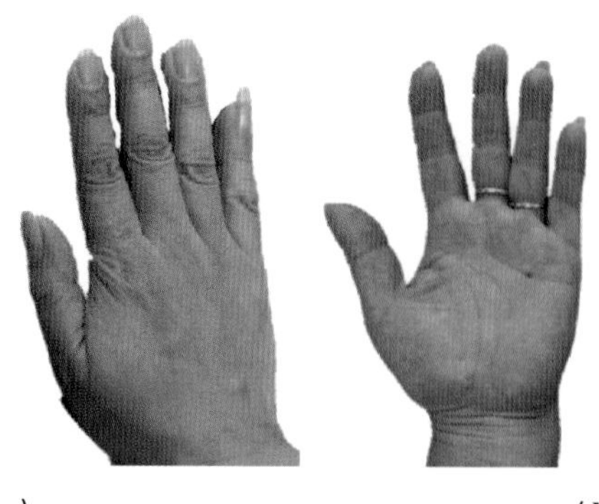
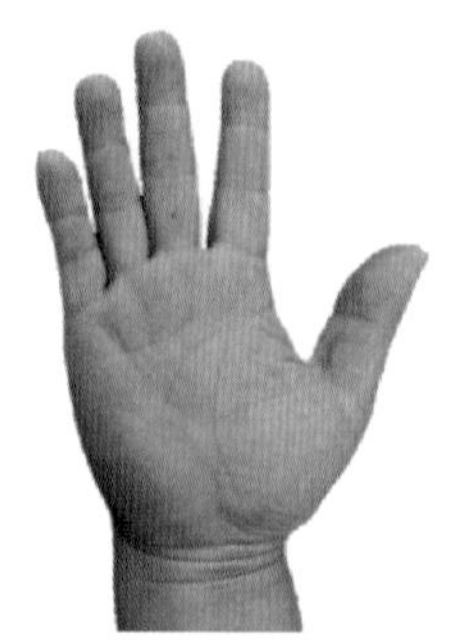

(a)　　　　　　　　(b)

图6-10　木形手：(a) 手背，(b) 手面

彩色多普勒检查所见：

右侧腋动脉内径约：5.3mm，血流速度约：100cm/s，RI：0.80；

右侧肱动脉内径约：4.3mm，血流速度约：69cm/s，RI：0.82；

右侧尺动脉内径约：2.4mm，血流速度约：42cm/s，RI：0.68；

右侧桡动脉内径约：3.0mm，血流速度约：43cm/s，RI：0.76；

右腋静脉内径约：4.3mm，血流速度约：16cm/s；

右侧肘正中静脉内径约：3.8mm，血流速度约：6cm/s；

右侧头静脉内径约：3.6mm，血流速度约：9cm/s；

右侧手背静脉内径约：2.0mm，血流速度约：8cm/s；

左侧腋动脉内径约：4.5mm，血流速度约：70cm/s，RI：0.76；

左侧肱动脉内径约：3.3mm，血流速度约：61cm/s，RI：0.80；

左侧尺动脉内径约：2.4mm，血流速度约：50cm/s，RI：0.80；

左侧桡动脉内径约：2.7mm，血流速度约：63cm/s，RI：0.78；

左侧腋静脉内径约：4.9mm，血流速度约：27cm/s；

左侧肘正中静脉内径约：3.5mm，血流速度约：7cm/s；

左侧头静脉内径约：2.4mm，血流速度约：8cm/s；

左侧手背静脉内径约：0.9mm，血流速度约：8cm/s。

两上肢静脉血流速度减慢，动脉血流阻力增加。显示该人肝脑肾脏引力场气血瘀阻，生发克伐紊乱，心动血功能瘀阻，动血无力，肝藏血功能在肢体表达内热泛生，致肢体静脉回流障碍。

⑦杜某某，女，56岁，有疲劳主诉。木形手，震区有瘀斑，障碍纹，乾区略红，指根青。震（肝）藏血主疏泄，乾为脑，指根主中焦。表明肝藏血疏生功能减低，致中焦脾、胃、胰腺等血瘀，肝瘀重囚金（脑、肺）使脑肺热生。肝血瘀阻，生火、心、功能减弱，子实母虚致心火妄动，如图6-11所示。

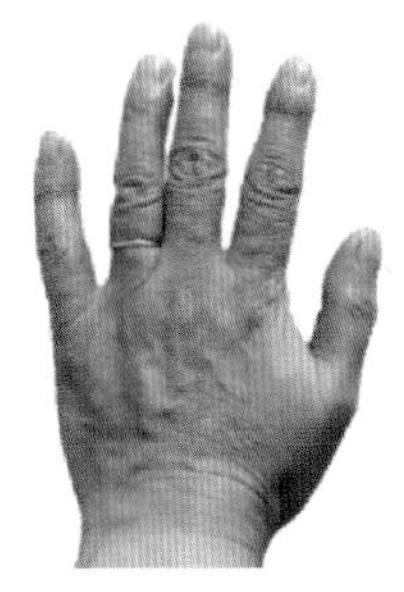
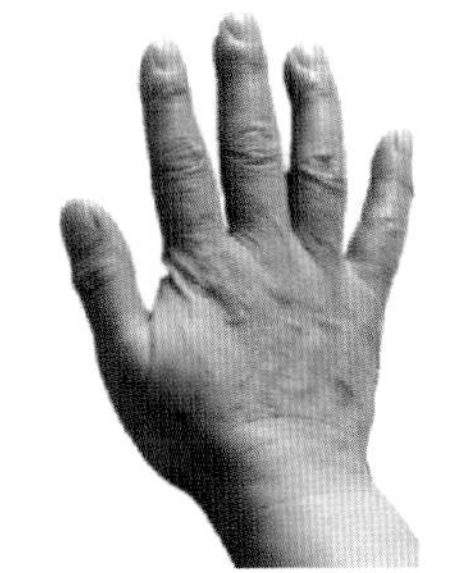
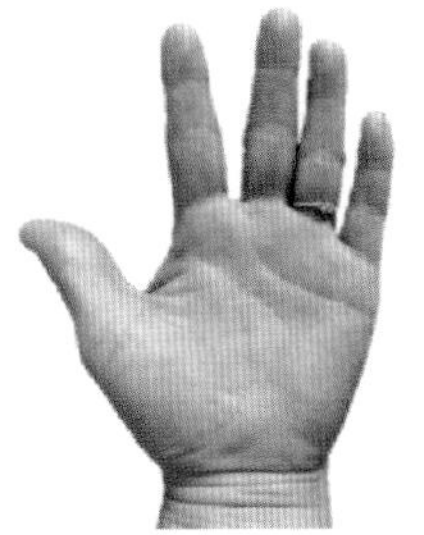
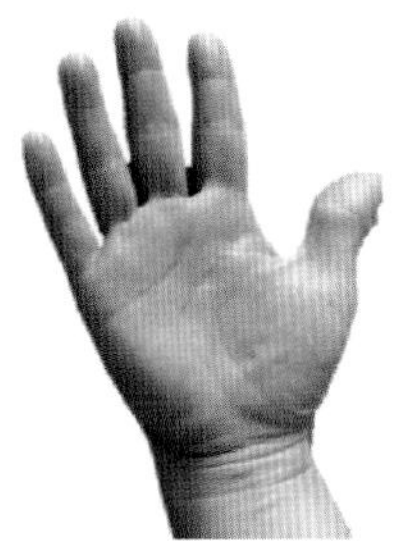

（a）　　（b）

图 6－11　木形手：（a）手背，（b）手面

彩色多普勒检查所见：

右侧腋动脉内径约：5.4mm，血流速度约：103cm/s，RI：0.76；

右侧肱动脉内径约：3.3mm，血流速度约：115cm/s，RI：0.86；

右侧尺动脉内径约：1.7mm，血流速度约：83cm/s，RI：0.67；

右侧桡动脉内径约：1.8mm，血流速度约：83cm/s，RI：0.73；

右腋静脉内径约：6.5mm，血流速度约：19cm/s；

右侧肘正中静脉内径约：3.8mm，血流速度约：22cm/s；

右侧头静脉内径约：1.8mm，血流速度约：10cm/s；

右侧手背静脉内径约：2.2mm，血流速度约：12cm/s；

左侧腋动脉内径约：4.6mm，血流速度约：80cm/s，RI：0.71；

左侧肱动脉内径约：4.4mm，血流速度约：110cm/s，RI：0.72；

左侧尺动脉内径约：2.0mm，血流速度约：79cm/s，RI：0.63；

左侧桡动脉内径约：2.3mm，血流速度约：87cm/s，RI：0.76；

左侧腋静脉内径约：5.6mm，血流速度约：15cm/s；

左侧肘正中静脉内径约：3.3mm，血流速度约：15cm/s；

左侧头静脉内径约：1.9mm，血流速度约：18cm/s；

左侧手背静脉内径约：2.2mm，血流速度约：17cm/s。

两上肢动脉血流加速，腋动脉内径增大，显示该人由于肝疏泄功能失常，瘀血滞留于中焦，上输心血功能减少，心缺血而加速作功致上肢血液加速以增加回心血量，意在减轻弥补心缺血窘况。

⑧霍某某，女，53 岁，有疲劳主诉。木型手，震区可变纹，乾区红斑，离区有暗红白混合斑，天纹短，有再生坤纹形成。震（肝）藏血主魂，乾为脑（金）离为心（脑）主神明，天纹与脑相关，再生纹坤与神明相关。表明该人先天脑功能薄弱，后天脑神明受损加重致脑的气血流通受阻使手象与脑相关区域瘀滞象生，如图 6－12 所示。

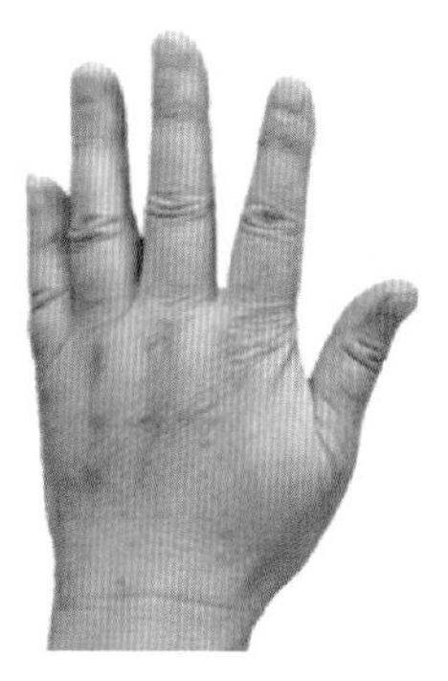
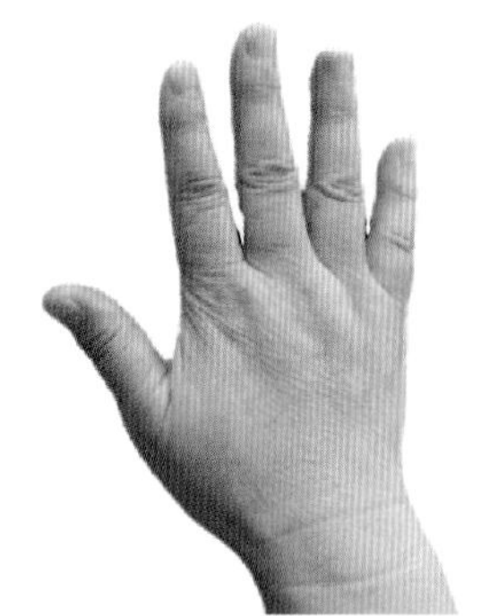
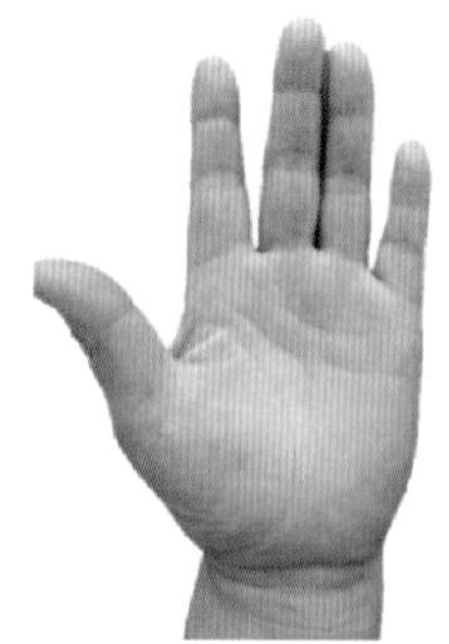
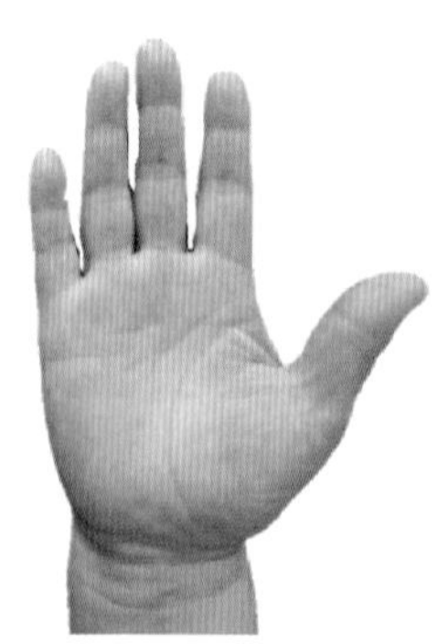

（a）　　（b）

图 6－12　木形手：（a）手背，（b）手面

彩色多普勒检查所见：

右侧腋动脉内径约：3.6mm，血流速度约：103cm/s，RI：0.78；

右侧肱动脉内径约：4.0mm，血流速度约：105cm/s，RI：0.75；

右侧尺动脉内径约：2.1mm，血流速度约：42cm/s，RI：0.43；

右侧桡动脉内径约：2.4mm，血流速度约：69cm/s，RI：0.55；

右腋静脉内径约：4.4mm，血流速度约：37cm/s；

右侧肘正中静脉内径约：3.3mm，血流速度约：16cm/s；

右侧头静脉内径约：2.3mm，血流速度约：22cm/s；

右侧手背静脉内径约：1.9mm，血流速度约：17cm/s；

左侧腋动脉内径约：3.6mm，血流速度约：115cm/s，RI：0.83；

左侧肱动脉内径约：5.2mm，血流速度约：97cm/s，RI：0.76；

左侧尺动脉内径约：2.6mm，血流速度约：66cm/s，RI：0.67；

左侧桡动脉内径约：2.4mm，血流速度约：59cm/s，RI：0.64；

左侧腋静脉内径约：3.3mm，血流速度约：32cm/s；

左侧肘正中静脉内径约：2.4mm，血流速度约：15cm/s；

左侧头静脉内径约：1.8mm，血流速度约：11cm/s；

左侧手背静脉内径约：2.7mm，血流速度约：14cm/s。

两上肢腋、肱动脉血流速度增加，腋静血液流速增加，手背静脉管径增宽。显示该人脑引力场由于先天功能薄弱，加之后天劳损，生发功能紊乱，气血瘀滞反因心（火）更克肝（木）致血瘀，而发生上肢动脉血流加速，而手背静脉管径增宽血液瘀滞等乱象发生。

⑨李某某，女，60 岁，有疲劳主诉。金形手，震坎区多可变纹，食指根黄，小指根多竖纹。震（肝）主魂，食指根黄为脾土功能减弱，小指纹多为肾伤，脑（金）薄弱，致木克土，土生金功能紊乱，如图 6－13 所示。

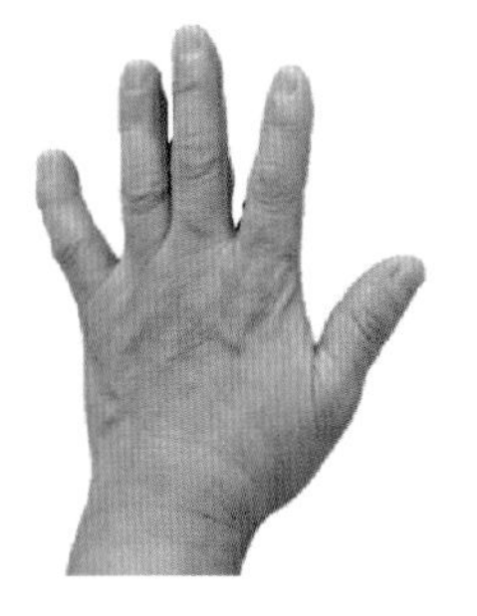
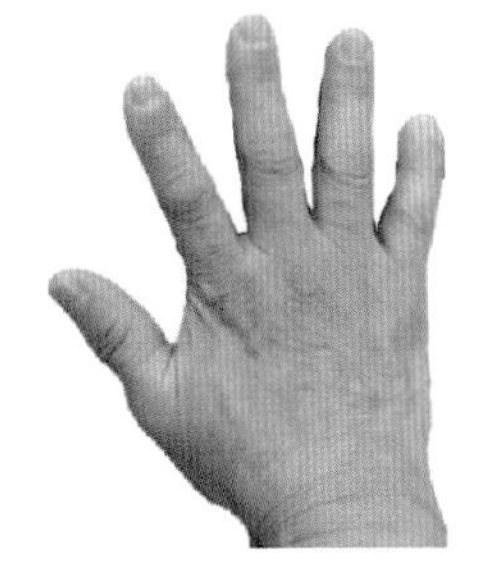
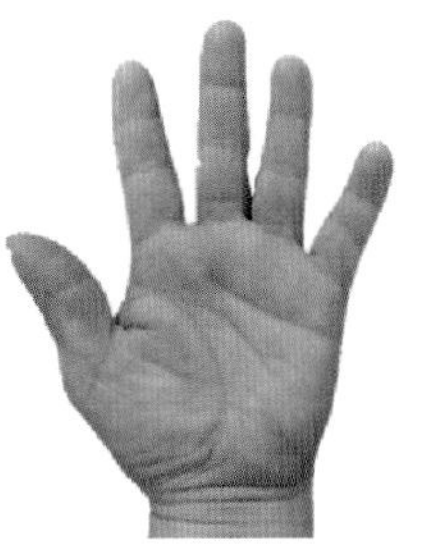
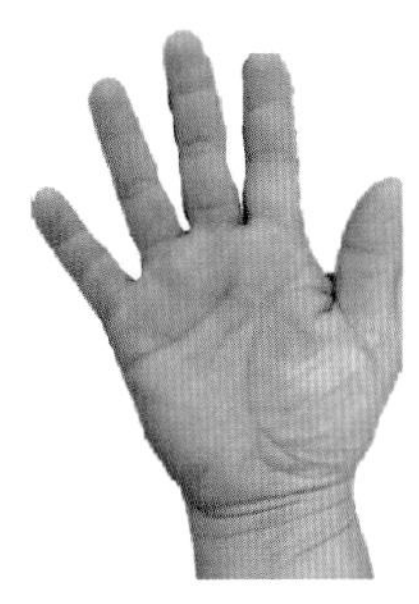

(a)　(b)

图6－13　金形手：(a) 手背，(b) 手面

彩色多普勒检查所见：

右侧腋动脉内径约：4.7mm，血流速度约：107cm/s，RI：0.83；

右侧肱动脉内径约：4.3mm，血流速度约：98cm/s，RI：0.83；

右侧尺动脉内径约：3.0mm，血流速度约：89cm/s，RI：0.72；

右侧桡动脉内径约：3.1mm，血流速度约：80cm/s，RI：0.79；

右腋静脉内径约：3.8mm，血流速度约：29cm/s；

右侧肘正中静脉内径约：3.4mm，血流速度约：18cm/s；

右侧头静脉内径约：2.3mm，血流速度约：12cm/s；

右侧手背静脉内径约：1.9mm，血流速度约：27cm/s；

左侧腋动脉内径约：4.7mm，血流速度约：98cm/s，RI：0.74；

左侧肱动脉内径约：3.6mm，血流速度约：86cm/s，RI：0.79；

左侧尺动脉内径约：2.7mm，血流速度约：86cm/s，RI：0.71；

左侧桡动脉内径约：2.2mm，血流速度约：69cm/s，RI：0.70；

左侧腋静脉内径约：5.5mm，血流速度约：21cm/s；

左侧肘正中静脉内径约：4.1mm，血流速度约：44cm/s；

左侧头静脉内径约：3.8mm，血流速度约：16cm/s；

左侧手背静脉内径约：1.6mm，血流速度约：37cm/s。

双上肢动脉血流速度加快，阻力增加，两手静脉管径不同程度增宽，血流加速。其发生机现与病例⑦近似，不再赘述。

⑩陈某某，女，40岁，有疲劳主诉。水形手，震区可变纹，明堂色黄，艮区白斑，离区红斑。震木（肝）主魂，藏血主疏泄，明堂（脾）为土，艮（脾胃）为土为消化为后天之本，离（火）为心为脑主神明。肝木失职，克脾土使后天之本亏乏，土弱反累其母，致心脑神明更加失职，如图6－14所示。

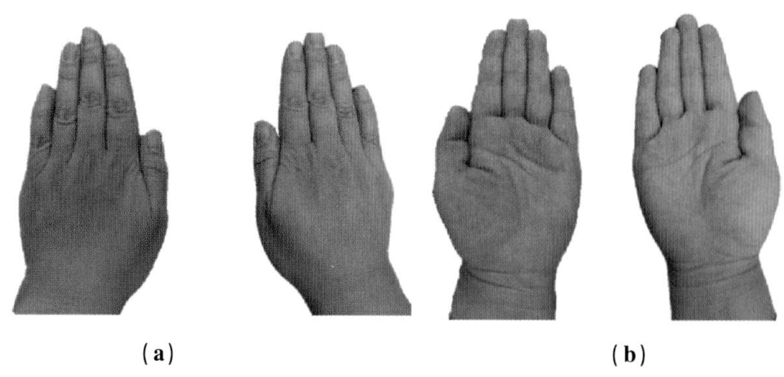

(a) (b)

图6-14　木形手：(a) 手背，(b) 手面

彩色多普勒检查所见：

右侧腋动脉内径约：0.5mm，血流速度约：90cm/s，RI：0.5；

右侧肱动脉内径约：0.5mm，血流速度约：108cm/s，RI：0.7；

右侧尺动脉内径约：0.3mm，血流速度约：71cm/s，RI：0.48；

右侧桡动脉内径约：0.3mm，血流速度约：56cm/s，RI：0.58；

右腋静脉内径约：0.5mm，血流速度约：23cm/s；

右侧肘正中静脉内径约：0.4mm，血流速度约：21cm/s；

右侧头静脉内径约：0.2mm，血流速度约：16cm/s；

右侧手背静脉内径约：0.3mm，血流速度约：15cm/s；

左侧腋动脉内径约：0.5mm，血流速度约：78cm/s，RI：0.65；

左侧肱动脉内径约：0.4mm，血流速度约：125 crn/s，RI：0.62；

左侧尺动脉内径约：0.3mm，血流速度约：75cm/s，RI：0.44；

左侧桡动脉内径约：0.3mm，血流速度约：55cm/s，RI：0.54；

左侧腋静脉内径约：0.6mm，血流速度约：19cm/s；

左侧肘正中静脉内径约：0.3mm，血流速度约：13.5cm/s；

左侧头静脉内径约：0.3mm，血流速度约：13.9cm/s；

左侧手背静脉内径约：0.2mm，血流速度约：11.9cm/s。

双上肢动静脉血液流速紊乱，一些动脉血流速度增加，动静脉血管内径明显缩小。显示该人由于魂魄神明受损，致脾胃后天之本损伤较重，供心肺核心引力场物质减少，而致脑心功能紊乱，使上肢动静脉管径，血流速度均产生系统失常的不协调状态。

2. 过劳人群

过劳性脏腑功能耗竭与人体疲劳性脏腑功能障碍有明显的病理性与功能性区别，疲劳发展致过劳既有时空计数概念又有人体脏腑是否有真实性病理损害的原则区别。所以“过劳”是所谓“亚健康”、“人体生命稳态失衡”之危险的真实所在，因为其若得不到及时控制和纠正，任其病程进展可发生“过劳死”。因此本节所介绍人体手象变化与彩色多普勒检查所见有明显的正相关性。

①刘某，男，45岁，有明显“过劳”症候。木形手，手色暗紫，手掌有广泛性

红、黄、白色花斑，以震坎区为重，指节暗，指腹上下有红花斑。手色为心（火）肺（金）功能之主要表述，手掌花斑为心肺功能失职之表象，震（木）坎（水）区变化为表象血、精、髓损伤明显，进而加重肝（木）生心（火），肾（水）生肺（金）的能量来源亏乏，3、4、5 指的第二指节为肺表象区，指腹区上下区均有花斑为中焦以上脏腑均有气血紊乱，如图 6－15 所示。

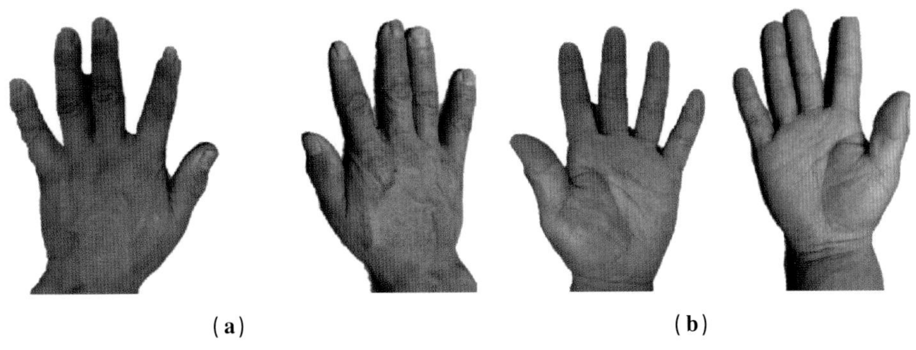

（a）　　（b）

图 6－15　木形手：（a）手背，（b）手面

彩色多普勒检查所见：

右侧腋动脉内径约：6.1mm，血流速度约：106cm/s，RI：0.82；

右侧肱动脉内径约：4.4mm，血流速度约：130cm/s，RI：0.84；

右侧尺动脉内径约：2.5mm，血流速度约：106cm/s，RI：0.67；

右侧桡动脉内径约：2.1mm，血流速度约：87cm/s，RI：0.59；

右腋静脉内径约：3.9mm，血流速度约：36cm/s；

右侧肘正中静脉内径约：3.7mm，血流速度约：15cm/s；

右侧头静脉内径约：2.7mm，血流速度约：23cm/s；

右侧手背静脉内径约：1.8mm，血流速度约：23cm/s；

左侧腋动脉内径约：5.4mm，血流速度约：100cm/s，RI：0.84；

左侧肱动脉内径约：3.9mm，血流速度约：104cm/s，RI：0.81；

左侧尺动脉内径约：2.7mm，血流速度约：60cm/s，RI：0.57；

左侧桡动脉内径约：1.9mm，血流速度约：78cm/s，RI：0.69；

左侧腋静脉内径约：5.0mm，血流速度约：27cm/s；

左侧肘正中静脉内径约：4.2mm，血流速度约：15cm/s；

左侧头静脉内径约：2.1mm，血流速度约：13cm/s；

左侧手背静脉内径约：1.9mm，血流速度约：8cm/s。

双上肢动脉内径增宽，血流速度加快，血流阻力失常，静脉血管内径亦有增宽，血流速度紊乱。表明人体心肺核心引力场由于过度劳损而致输引功能明显降低，加之肝向心脏输送血液功能减少，肾向心肺输送精津功能亏乏，而致人体核心引力场，输送、引回血液的动力更加降低，使人体末稍部位的手表现出瘀缺等同时的存在，说明人体心肺阴阳平衡处于危极状态。

②张某某，女，54 岁，有过劳症候。木形手，手色灰暗，指尖红，明堂暗黄，有障碍纹，震区可变纹，小鱼际红斑。手色为心（火）肺（金）功能之主表达，手色灰暗为主肺减弱之表象，手黄红为阴虚内热。障碍纹为火、土、金之间的生发功能被扰乱，震（肝）区可变纹为藏血功能和魂神受损，小鱼际红斑为肺（金），脑（乾）金，因受心（火）克伐肝（木）反侮而气血瘀结生热。明堂色黄有障碍纹为脾胃后天之本受损，如图 6－16 所示。

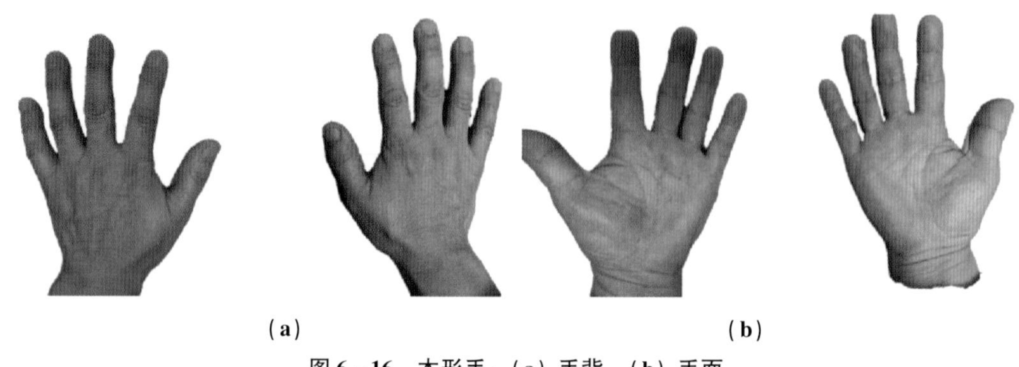

（a）　（b）

图 6－16　木形手：（a）手背，（b）手面

彩色多普勒检查所见

右侧腋动脉内径约：4.2mm，血流速度约：105cm/s，RI：0.74；

右侧肱动脉内径约：3.3mm，血流速度约：92cm/s，RI：0.76；

右侧尺动脉内径约：2.1mm，血流速度约：68cm/s，RI：0.68；

右侧桡动脉内径约：1.8mm，血流速度约：42cm/s，RI：0.72；

右腋静脉内径约：3.9mm，血流速度约：22cm/s；

右侧肘正中静脉内径约：3.5mm，血流速度约：9cm/s；

右侧头静脉内径约：2.3mm，血流速度约：16cm/s；

右侧手背静脉内径约：1.7mm，血流速度约：15cm/s；

左侧腋动脉内径约：3.2mm，血流速度约：129cm/s，RI：0.76；

左侧肱动脉内径约：3.2mm，血流速度约：92cm/s，RI：0.81；

左侧尺动脉内径约：2.1mm，血流速度约：54cm/s，RI：0.76；

左侧桡动脉内径约：1.9mm，血流速度约：57cm/s，RI：0.69；

左侧腋静脉内径约：4.2mm，血流速度约：24cm/s；

左侧肘正中静脉内径约：3.9mm，血流速度约：15cm/s；

左侧头静脉内径约：2.4mm，血流速度约：14cm/s；

左侧手背静脉内径约：1.9mm，血流速度约：9cm/s。

双上肢腋、肱动脉血流速度加快，静脉回流速度紊乱。显示该人因长期心脑过劳，脾胃受损使心、脑、肺、精微物质供给受到阻断，并因肝（木）血瘀结，瘀胜反克肺金。又脾弱不能生金，肺心引力场气化功能减弱，脑（金）过常耗损致小鱼际金位瘀结生热，久之红斑生成。心肺肝脾诸多引力场主血主气功能均减弱而致手色灰暗。

③王某某，女，50岁，有过劳症候。金形手木形指。左手除明堂外，全为散在红斑表象，坎区，明堂下区有障碍纹。金形手掌，木形手指，金盛木衰，金克木此人先天肝功能薄弱。肝藏血主疏泄主魂。肝气薄弱，肝血瘀结，疏者薄结不能生血，心血减少。坎区明堂下障碍纹阻断肾精对肝血的滋养，脾土乘机反侮肝（木）致肝藏血疏泄功能更减，血瘀生热，累及各脏，红斑生成，如图6-17所示。

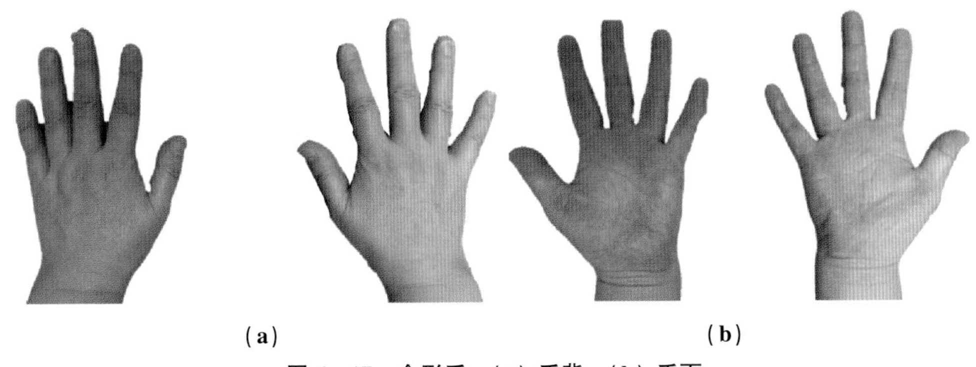

(a)　　(b)

图6-17　金形手：(a) 手背，(b) 手面

彩色多普勒检查所见

右侧腋动脉内径约：5.0mm，血流速度约：107cm/s，RI：0.79；

右侧肱动脉内径约：4.7mm，血流速度约：90cm/s，RI：0.79；

右侧尺动脉内径约：2.7mm，血流速度约：56cm/s，RI：0.63；

右侧桡动脉内径约：3.0mm，血流速度约：50cm/s，RI：0.70；

右腋静脉内径约：3.4mm，血流速度约：18cm/s；

右侧肘正中静脉内径约：4.8mm，血流速度约：19cm/s；

右侧头静脉内径约：3.7mm，血流速度约：22cm/s；

右侧手背静脉内径约：3.1mm，血流速度约：12cm/s；

左侧腋动脉内径约：5.0mm，血流速度约：115cm/s，RI：0.77；

左侧肱动脉内径约：4.3mm，血流速度约：127cm/s，RI：0.70；

左侧尺动脉内径约：3.0mm，血流速度约：42cm/s，RI：0.59；

左侧桡动脉内径约：3.3mm，血流速度约：75cm/s，RI：0.61；

左侧腋静脉内径约：5.2mm，血流速度约：24cm/s；

左侧肘正中静脉内径约：4.5mm，血流速度约：21cm/s；

左侧头静脉内径约：2.9mm，血流速度约：20cm/s；

左侧手背静脉内径约：1.6mm，血流速度约：10cm/s。

双上肢动脉内径增加，血流速度加快，血流阻力改变，末端静脉内径增宽，血流速度紊乱。显示该人肺肝先天相克致肝气薄弱血瘀，后天过劳肾精亏乏，水不生木，肝木更加疏血加重血瘀，肝血向心输血减少，心肺核心引力场能源动力物质匮乏，为挽救危机而加速工作，母（木）实子（心）虚致肢体脉动加快，但由于核心引力场推动能力不足，肝（木）强脾（土）弱，而致手象各脏腑投影部位出现全手除明堂外散在红色瘀斑形成。

④张某某，女，60岁，有过劳症候。木形手，震区，小鱼际红斑，明堂色暗有贯桥纹，多障碍纹，二指下红斑，天纹多障碍纹。震（肝木）藏血为肝血瘀斑滞，小鱼际为兑（肺金）乾（脑金），肝（木）强反侮肺脑（金）。肝（木）克脾（土）持续发生而致明堂色暗多障碍纹。木（肝）生火（心）无力长期存在，火（心）克金（脑）天纹多障碍纹，脑、心、脾因肝血瘀气滞劳损日久而出现贯桥纹，如图6－18所示。

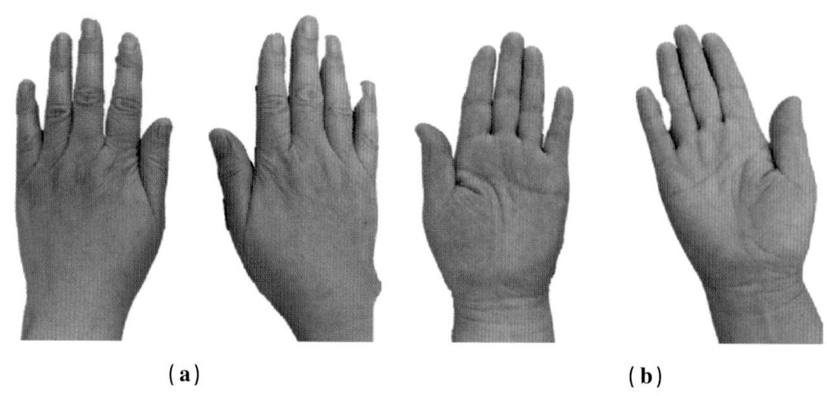

（a）　（b）

图6－18　木形手：（a）手背，（b）手面

彩色多普勒检查所见

右侧腋动脉内径约：5.1mm，血流速度约：139cm/s，RI：0.84；

右侧肱动脉内径约：4.4mm，血流速度约：86cm/s，RI：0.81；

右侧尺动脉内径约：2.7mm，血流速度约：63cm/s，RI：0.69；

右侧桡动脉内径约：2.7mm，血流速度约：63cm/s，RI：0.66；

右腋静脉内径约：6.2mm，血流速度约：14cm/s；

右侧肘正中静脉内径约：3.5mm，血流速度约：28cm/s；

右侧头静脉内径约：2.5mm，血流速度约：12cm/s；

右侧手背静脉内径约：2.2mm，血流速度约：13cm/s；

左侧腋动脉内径约：4.8mm，血流速度约：97cm/s，RI：0.82；

左侧肱动脉内径约：4.1mm，血流速度约：80cm/s，RI：0.81；

左侧尺动脉内径约：2.9mm，血流速度约：57cm/s，RI：0.65；

左侧桡动脉内径约：3.2mm，血流速度约：72cm/s，RI：0.59；

左侧腋静脉内径约：5.8mm，血流速度约：20cm/s；

左侧肘正中静脉内径约：3.8mm，血流速度约：7cm/s；

左侧头静脉内径约：3.0mm，血流速度约：21cm/s；

左侧手背静脉内径约：1.5mm，血流速度约：19cm/s。

双上肢静脉内径增宽，血流速度紊乱，双上肢动脉内径亦增加，血流速度增加，血流阻力紊乱。显示该人因肝引力场瘀滞过重，致人体小宇宙内各引力场功能紊乱，气血瘀滞，并因过劳时间过长过重而致手象各场区发生相应病理变化，机理与病例③近同，不再赘述。

⑤王某某，女，54 岁。有过劳症候。木形手，手红花斑，震区有大量可变纹，离区、乾区、坎区障碍纹，手指节暗多竖纹。震肝（木）藏血主魂，离心（火）乾脑（金），坎肾（水）多为长期过劳损害，指节暗为肺（金）受损，多竖纹为损伤时空长。肝藏血，肺主气，血气瘀滞，瘀久生热，实虚交杂，手各肝区出现红色花斑，如图 6－19 所示。

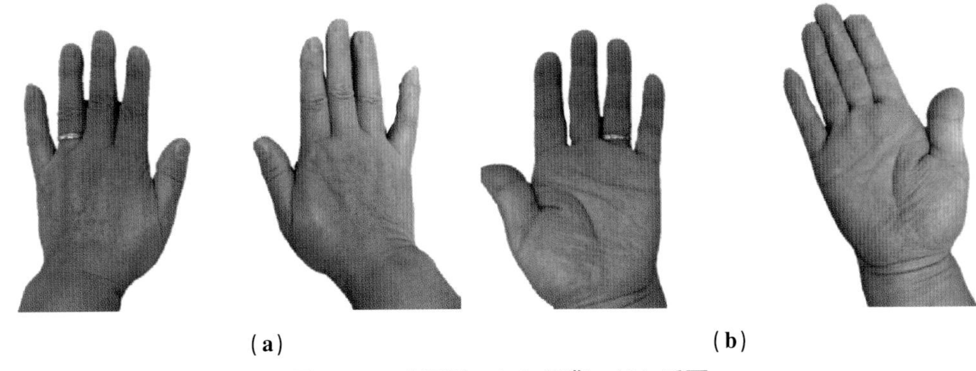

(a)　　(b)

图 6－19　木形手：(a) 手背，(b) 手面

彩色多普勒检查所见

右侧腋动脉内径约：4.4mm，血流速度约：90cm/s，RI：0.73；

右侧肱动脉内径约：3.6mm，血流速度约：125cm/s，RI：0.67；

右侧尺动脉内径约：2.1mm，血流速度约：71cm/s，RI：0.53；

右侧桡动脉内径约：2.5mm，血流速度约：60cm/s，RI：0.52；

右腋静脉内径约：4.3mm，血流速度约：60cm/s；

右侧肘正中静脉内径约：2.6mm，血流速度约：10cm/s；

右侧头静脉内径约：2.9mm，血流速度约：17cm/s；

右侧手背静脉内径约：2.2mm，血流速度约：9cm/s；

左侧腋动脉内径约：4.4mm，血流速度约：67cm/s，RI：0.71；

左侧肱动脉内径约：3.4mm，血流速度约：125cm/s，RI：0.75；

左侧尺动脉内径约：3.0mm，血流速度约：47cm/s，RI：0.38；

左侧桡动脉内径约：2.3mm，血流速度约：64cm/s，RI：0.56；

左侧腋静脉内径约：4.4mm，血流速度约：42cm/s；

左侧肘正中静脉内径约：3.9mm，血流速度约：28cm/s；

左侧头静脉内径约：2.3mm，血流速度约：19cm/s；

左侧手背静脉内径约：2.6mm，血流速度约：18cm/s。

双上肢动、静脉血流速度紊乱。显示该人由于肝引力场劳损过度引发多脏腑功能异常，心肺核心引力场功能减退，动血无力而致血气瘀滞，花斑手出现，劳损时日过长，在各脏腑部位出现过多障碍纹。

⑥李某某，女，53岁。有过劳症候。金形手，震区色黄，多可变纹，明堂暗、坎区皮肉筋萎缩失形，乾、艮区有暗红斑。肝（震）藏血，色黄为血虚，多可变纹为主魂功能下降。明堂暗木虚土反侮重、坎区筋裂肌萎皮陷失形，为肾（水）气血虚极。乾区、艮区有暗红斑为肾（水）虚极反累其母（金），金虚连及艮土。肝、脾、脑、肾、胃均有劳损，心肺核心引力场功能锐减，如图6－20所示。

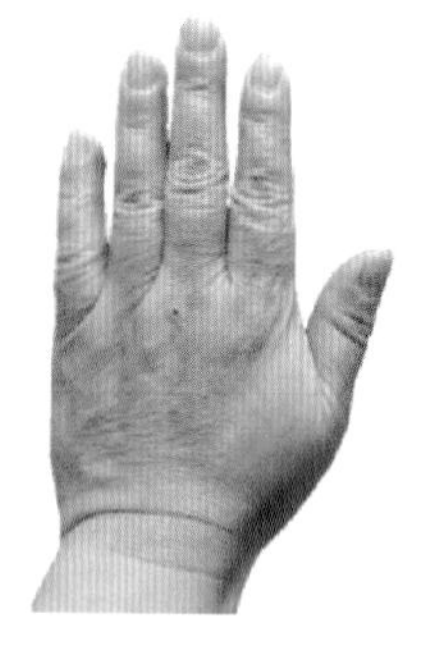
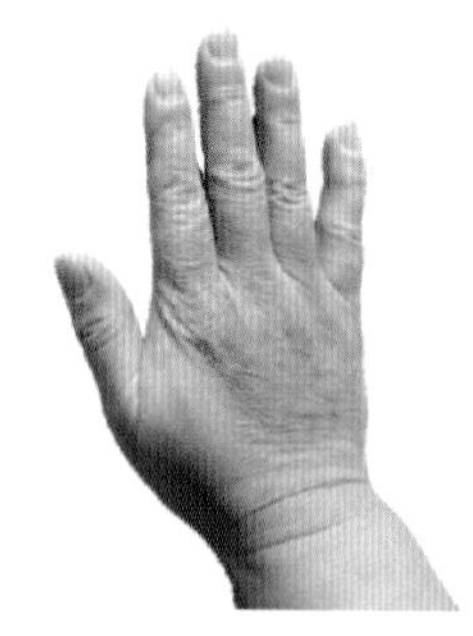
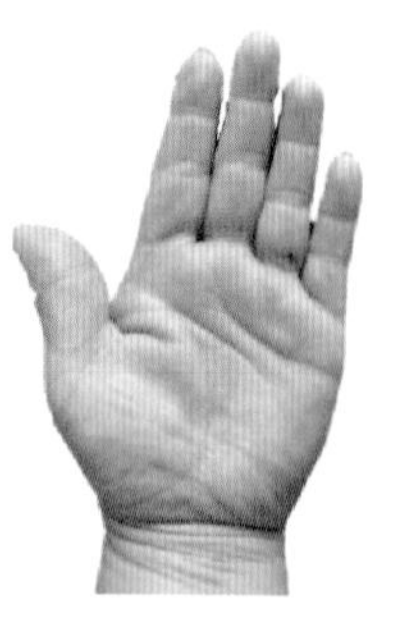
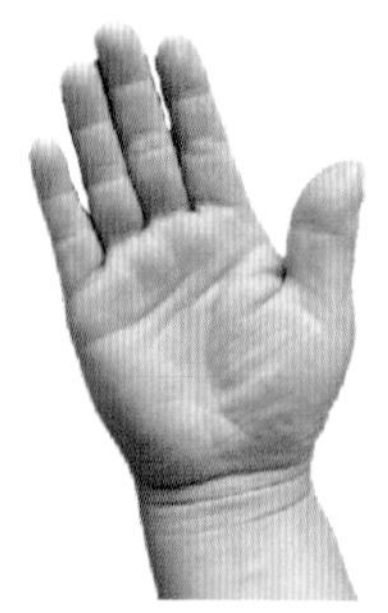

（a）　（b）

图6－20　金形手：（a）手背，（b）手面

彩色多普勒检查所见

右侧腋动脉内径约：4.0mm，血流速度约：53cm/s，RI：0.85；

右侧肱动脉内径约：3.9mm，血流速度约：50cm/s，RI：0.77；

右侧尺动脉内径约：1.9mm，血流速度约：32cm/s，RI：0.64；

右侧桡动脉内径约：2.1mm，血流速度约：35cm/s，RI：0.72；

右腋静脉内径约：4.0mm，血流速度约：19cm/s；

右侧肘正中静脉内径约：3.9mm，血流速度约：7cm/s；

右侧头静脉内径约：1.7mm，血流速度约：9cm/s；

右侧手背静脉内径约：1.0mm，血流速度约：7cm/s；

左侧腋动脉内径约：3.6mm，血流速度约：58cm/s，RI：0.71；

左侧肱动脉内径约：3.5mm，血流速度约：67cm/s，RI：0.74；

左侧尺动脉内径约：1.5mm，血流速度约：43cm/s，RI：0.47；

左侧桡动脉内径约：1.8mm，血流速度约：35cm/s，RI：0.53；

左侧腋静脉内径约：4.0mm，血流速度约：60cm/s；

左侧肘正中静脉内径约：2.7mm，血流速度约：14cm/s；

左侧头静脉内径约：2.4mm，血流速度约：10cm/s；

左侧手背静脉内径约：1.8mm，血流速度约：12cm/s。

双上肢动脉血流速度减低，血流阻力紊乱。右上肢静脉血流速度缓慢，左上肢静脉血流速度紊乱。显示该人由于肝引力场脾胃引力场无力向心肺核心引力场供应动力物质，加之肾引力场极度衰竭与心肺核心引力场失去协调功能（水火失调），使人体小宇宙核心引力场更加表现为无力推动和汲取功能，而使人体上肢动脉流速减弱，静脉回流瘀滞。

⑦李某某，女，57 岁。有过劳症候。木形手，震萎，震有斜向贯穿地纹、人纹的障碍纹；明堂肌陷皮萎色暗有明显贯桥纹；乾区、坎区障碍纹，震区、艮区红斑。震（肝）藏血主筋，震萎为肝藏血减少，木衰金克为更致筋陷皮塌，震区斜穿线为肝阴虚重，阴虚阳亢，反侮反克更重斜纹穿透，金（脑）生命之基（生命线）。明堂肌陷皮萎为木（肝）克土（脾）过重。贯桥纹系脑智心术紊乱，乾区，坎区障碍纹亦示心脑长期损伤所见，如图 6－21 所示。

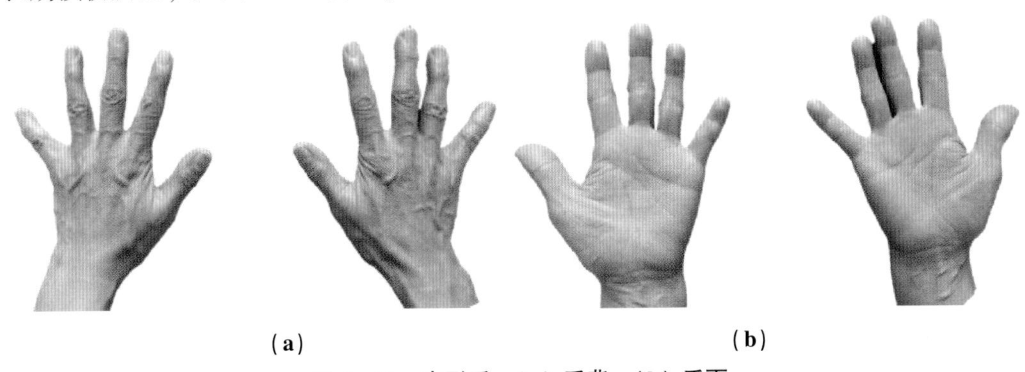

（a）　　　　（b）

图 6－21　木形手：（a）手背，（b）手面

彩色多普勒检查所见

右侧腋动脉内径约：4.4mm，血流速度约：87cm/s，RI：0.88；

右侧肱动脉内径约：3.7mm，血流速度约：118cm/s，RI：0.85；

右侧尺动脉内径约：1.9mm，血流速度约：87cm/s，RI：0.57；

右侧桡动脉内径约：2.3mm，血流速度约：100cm/s，RI：0.61；

右腋静脉内径约：4.8mm，血流速度约：21cm/s；

右侧肘正中静脉内径约：4.1mm，血流速度约：19cm/s；

右侧头静脉内径约：2.2mm，血流速度约：22cm/s；

右侧手背静脉内径约：1.4mm，血流速度约：20cm/s；

左侧腋动脉内径约：4.0mm，血流速度约：85cm/s，RI：0.82；

左侧肱动脉内径约：3.8mm，血流速度约：107cm/s，RI：0.88；

左侧尺动脉内径约：2.2mm，血流速度约：85cm/s，RI：0.62；

左侧桡动脉内径约：2.4mm，血流速度约：81cm/s，RI：0.64；

左侧腋静脉内径约：4.4mm，血流速度约：25cm/s；

左侧肘正中静脉内径约：4.4mm，血流速度约：20cm/s；

左侧头静脉内径约：2.9mm，血流速度约：31cm/s；

左侧手背静脉内径约：2.5mm，血流速度约：18cm/s。

双上肢动脉内径、血流速度、血流阻力均有失衡紊乱表现，静脉亦有同样表象。显示该人人体小宇宙内各场的功能严重紊乱，其首先源于肝脏引力场的严重过劳，血减筋萎，阴虚阳亢，殃及各引力场，使人体小宇宙场功能陷于失控崩溃状态。

⑧刘某某，女，62 岁。有过劳症候。金形手，指尖红，乾区红紫斑，震区红，明

堂暗黄，节暗，离区障碍纹，坎区障碍纹。乾区红紫斑，节暗为肺（金）瘀久生热，震区红为肝（木）有血瘀生热，明堂暗黄为肝木克土，肺、脑金瘀热伤及其母（土），离区障碍纹为心脑损伤日久，坎区障碍纹为肾（水）劳损过度，五脏劳伤日久，内热丛生而致手尖木火土金水部表象红赤，如图 6 – 22 所示。

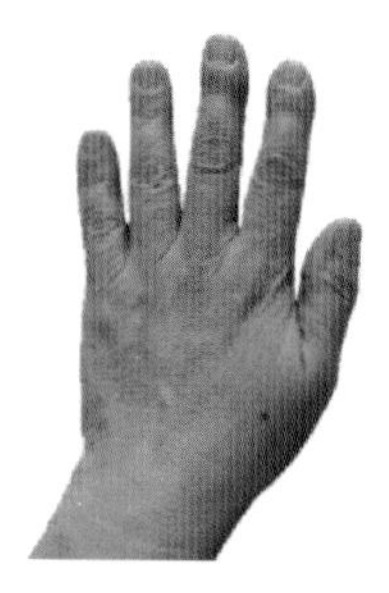
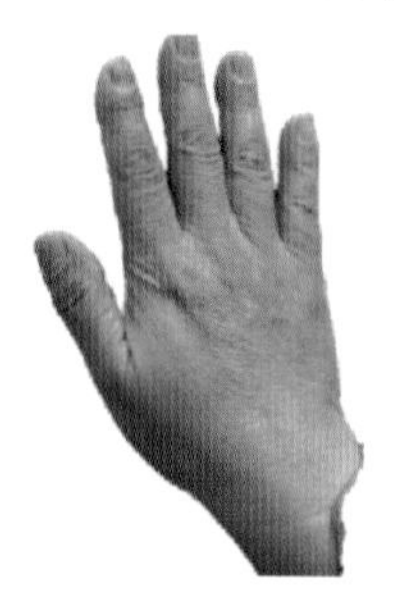
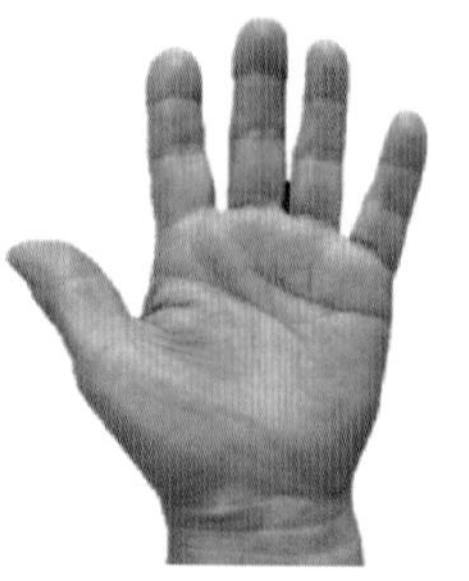
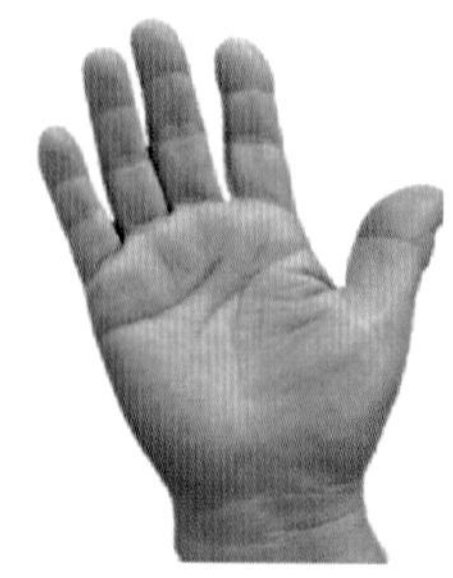

(a) (b)

图 6 – 22 金形手：(a) 手背，(b) 手面

彩色多普勒检查所见

右侧腋动脉内径约：3.9mm，血流速度约：120cm/s，RI：0.56；

右侧肱动脉内径约：3.3mm，血流速度约：87cm/s，RI：0.87；

右侧尺动脉内径约：2.2mm，血流速度约：52cm/s，RI：0.73；

右侧桡动脉内径约：2.1mm，血流速度约：49cm/s，RI：0.66；

右腋静脉内径约：3.6mm，血流速度约：20cm/s；

右侧肘正中静脉内径约：2.7mm，血流速度约：20cm/s；

右侧头静脉内径约：2.3mm，血流速度约：16cm/s；

右侧手背静脉内径约：1.5mm，血流速度约：13cm/s；

左侧腋动脉内径约：3.9mm，血流速度约：129cm/s，RI：0.73；

左侧肱动脉内径约：3.9mm，血流速度约：90cm/s，RI：0.82；

左侧尺动脉内径约：1.6mm，血流速度约：59cm/s，RI：0.67；

左侧桡动脉内径约：2.4mm，血流速度约：47cm/s，RI：0.71；

左侧腋静脉内径约：4.1mm，血流速度约：21cm/s；

左侧肘正中静脉内径约：2.1mm，血流速度约：20cm/s；

左侧头静脉内径约：2.4mm，血流速度约：17cm/s；

左侧手背静脉内径约：1.8mm，血流速度约：13cm/s。

双上肢动脉血流速度增加，血流阻力紊乱。静脉血流速度紊乱，显示该人因人体小宇宙肺、肝气血引力场因过劳损伤瘀久生热，加之脾、心、肾各引力场亦劳伤过度，致五脏生克紊乱，阴阳升降失常，血热精液耗亏而致上肢动静脉各血流紊乱，表象失衡。

⑨柴某某，女，59 岁。有过劳症候。木形手，手指色暗竖纹，节暗指尖圆钝。拇指甲紫暗，食指向拇指偏依，小指向次指依附，指甲白；地纹被障碍纹横断，艮区多可变纹。手指为人体五脏清阳部位，主肺、脑，手指色暗为肺金劳损，竖纹为劳损日

久。节暗（4－3－5指为主）为肺伤标象，指尖圆钝，为肺金之气，心火之血劳损不能推达人体四末日久，拇指指甲紫暗为金克木致肝血瘀滞，食指向拇指偏斜，为心火（母）弱而向肝（木）子求救，小指向次指偏斜，甲白为肾水劳损过度，向肺金求救。地纹横断纹，艮区再生纹，为脾胃同时劳损过度表象，如图6－23所示。

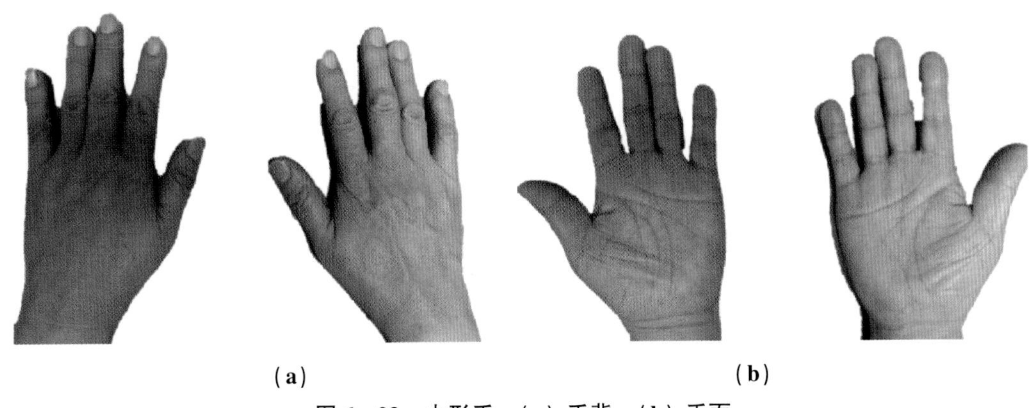

（a）　（b）

图6－23　木形手：（a）手背，（b）手面

彩色多普勒检查所见

右侧腋动脉内径约：4.2mm，血流速度约：111cm/s，RI：0.75；

右侧肱动脉内径约：4.3mm，血流速度约：110cm/s，RI：0.71；

右侧尺动脉内径约：2.3mm，血流速度约：78cm/s，RI：0.44；

右侧桡动脉内径约：2.3mm，血流速度约：64cm/s，RI：0.44；

右腋静脉内径约：3.5mm，血流速度约：53cm/s；

右侧肘正中静脉内径约：2.6mm，血流速度约：10cm/s；

右侧头静脉内径约：2.5mm，血流速度约：19cm/s；

右侧手背静脉内径约：2.0mm，血流速度约：22cm/s；

左侧腋动脉内径约：3.6mm，血流速度约：121cm/s，RI：0.76；

左侧肱动脉内径约：3.4mm，血流速度约：94cm/s，RI：0.70；

左侧尺动脉内径约：1.9mm，血流速度约：71cm/s，RI：0.45；

左侧桡动脉内径约：2.5mm，血流速度约：62cm/s，RI：0.46；

左侧腋静脉内径约：4.7mm，血流速度约：37cm/s；

左侧肘正中静脉内径约：3.0mm，血流速度约：22cm/s；

左侧头静脉内径约：2.2mm，血流速度约：17cm/s；

左侧手背静脉内径约：2.1mm，血流速度约：19cm/s。

双上肢动静脉血管内径增减紊乱。动脉血流增速，静脉血流速度增加，血流阻力紊乱。显示该人人体小宇宙，以肺心为主的核心引力场劳伤过度，生克顺序失调，致肝、脾、肾各引力场功能紊乱，血瘀、气滞、津液耗损相继发生，而使人体小宇宙内阴阳升降严重失衡，熵流出入障碍，使人生命之根基（地纹）被横形切断，生机危象发生。

⑩曹某某，女，58 岁，有过劳症候。木形手，震区萎陷，震左之再生纹切断地纹、人纹。中指向次指偏斜，乾区坎区障碍纹，掌心明堂有大量向指紊乱障碍纹。震（肝）藏血该区萎陷为肝血严重亏失，阴虚阳亢日久，震肝亢奋再生纹横冲切断，人（心）地（脾）。中指偏向次指为脾土（母）虚极向金肺（子）求救，离区、坎区明堂障碍纹为心、肾、脾、胃损伤日久，如图 6－24 所示。

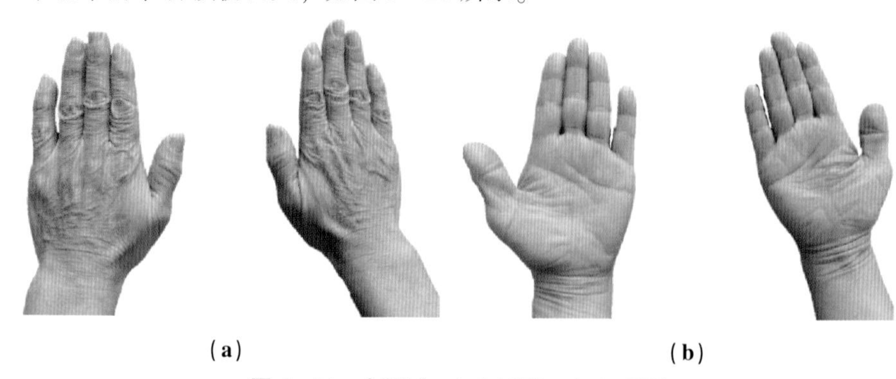

(a)　　(b)

图 6－24　木形手：(a) 手背，(b) 手面

彩色多普勒检查所见

右侧腋动脉内径约：3.8mm，血流速度约：55cm/s，RI：0.83；

右侧肱动脉内径约：2.7mm，血流速度约：64cm/s，RI：0.83；

右侧尺动脉内径约：1.4mm，血流速度约：29cm/s，RI：0.72；

右侧桡动脉内径约：1.4mm，血流速度约：37cm/s，RI：0.81；

右腋静脉内径约：2.9mm，血流速度约：17cm/s；

右侧肘正中静脉内径约：2.2mm，血流速度约：20cm/s；

右侧头静脉内径约：1.3mm，血流速度约：6cm/s；

右侧手背静脉内径约：0.9mm，血流速度约：6cm/s；

左侧腋动脉内径约：4.2mm，血流速度约：54cm/s，RI：0.86；

左侧肱动脉内径约：2.9mm，血流速度约：78cm/s，RI：0.86；

左侧尺动脉内径约：1.0mm，血流速度约：38cm/s，RI：0.75；

左侧桡动脉内径约：1.4mm，血流速度约：36cm/s，RI：0.79；

左侧腋静脉内径约：3.0mm，血流速度约：22cm/s；

左侧肘正中静脉内径约：3.0mm，血流速度约：10cm/s；

左侧头静脉内径约：1.3mm，血流速度约：6cm/s；

左侧手背静脉内径约：1.1mm，血流速度约：6cm/s。

双上肢动脉内径缩窄，血流速度减慢，血流阻力增加。双上肢静脉管径亦缩窄，血流速度发生以减慢为主的紊乱表象。显示该人人体宇宙内肝脏引力场物质（血）亏损，向心输血功能障碍，思血阴虚极致自救奋力阻亢日久，奋生障碍横抑心脾引力场，明堂降纹丛生，示其功能严重危机而向母（肺金）求救，肺金、肾水救护无能而致自身劳损过度，障碍纹丛生，人体小宇宙内肝肺心脾肾亦过度劳损，险象环生，生命之本虚幻。疲劳和过劳性脏腑功能耗竭病症病因多样，病程、病性、病变部位及病势退进复杂多样，为此，本节虽然介绍病例较多，但仍不能囊括其病情表现中的各种手象表象与彩色多普勒检查所见，有待进一步观察研究补充。

二、几种常见疾病病人的手象表象与彩色多普勒检测所见

（一）高血压病

高血压病是常见病多发病，因病因、病期、病势、病损范围所致的不同病情亦有明显差别，现代医学把高血压病分为临界高血压，高血压 1 级、2 级、3 级和恶性（急进型）高血压，并规定出靶器官损害内容指标和并存疾病名称。本组病例选择为无恶性高血压病例。

1. 钱某某，女，61 岁，有明确原发性高血压病史，长期服用降压药治疗，无明显靶器官损害查见。木形手，手色红，拇指色黄，明堂色黄，障碍纹，震下坎上，坎区障碍纹，如图 6－25 所示。

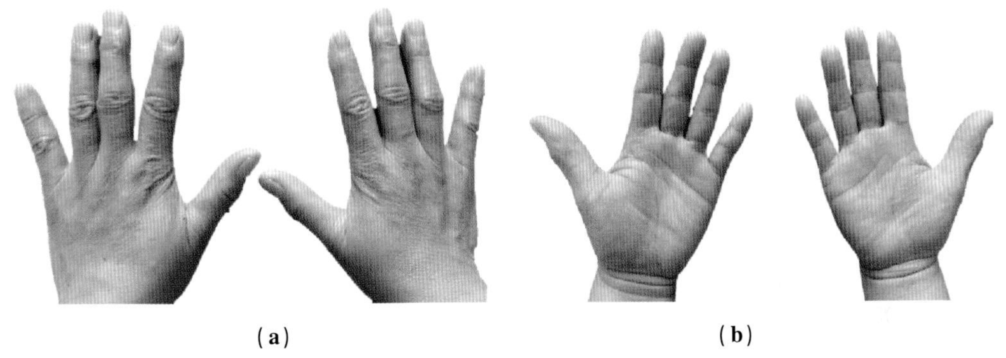

（a）　　（b）

图 6－25　木形手：（a）手背，（b）手面

彩色多普勒检查所见

右侧腋动脉内径约：5.2mm，血流速度约：90cm/s，RI：0.86；

右侧肱动脉内径约：3.0mm，血流速度约：107cm/s，RI：0.81；

右侧尺动脉内径约：1.9mm，血流速度约：80cm/s，RI：0.83；

右侧桡动脉内径约：1.7mm，血流速度约：54cm/s，RI：0.68；

右腋静脉内径约：4.5mm，血流速度约：53cm/s；

右侧肘正中静脉内径约：4.1mm，血流速度约：11cm/s；

右侧头静脉内径约：1.5mm，血流速度约：11cm/s；

右侧手背静脉内径约：1.5mm，血流速度约：18cm/s；

左侧腋动脉内径约：5.7mm，血流速度约：86cm/s，RI：0.82；

左侧肱动脉内径约：3.5mm，血流速度约：142cm/s，RI：0.70；

左侧尺动脉内径约：2.1mm，血流速度约：120cm/s，RI：0.75；

左侧桡动脉内径约：1.7mm，血流速度约：71cm/s，RI：0.76；
左侧腋静脉内径约：5.4mm，血流速度约：21cm/s；
左侧肘正中静脉内径约：3.9mm，血流速度约：24cm/s；
左侧头静脉内径约：1.7mm，血流速度约：26cm/s；
左侧手背静脉内径约：1.5mm，血流速度约：22cm/s。

双上肢腋动脉内径增宽，血流速度增加，血流阻力有不同程度改变，静脉血流速度不稳。

2. 孔某某，女，55岁，有明确原发性高血压病史，长期服用降压药治疗。木形手，震区色暗黄障碍纹，离区色黄障碍纹，明堂色黄障碍纹，乾区障碍纹。掌区、坎、腕区青脉显露，手掌离区至中指第二节根部贯穿纹，如图6-26所示。

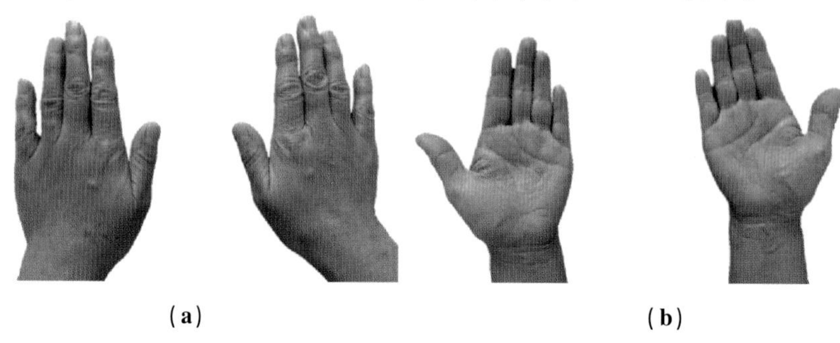

(a)　　(b)

图6-26　木形手：(a) 手背，(b) 手面

彩色多普勒所见
右侧腋动脉内径约：4.0mm，血流速度约：839.9cm/s，RI：0.84；
右侧肱动脉内径约：3.6mm，血流速度约：103cm/s，RI：0.82；
右侧尺动脉内径约：1.9mm，血流速度约：92.3cm/s，RI：0.61；
右侧桡动脉内径约：1.6mm，血流速度约：51.2cm/s，RI：0.62；
右腋静脉内径约：3.3mm，血流速度约：35.6cm/s；
右侧肘正中静脉内径约：2.8mm，血流速度约：10.4cm/s；
右侧头静脉内径约：1.8mm，血流速度约：8.7cm/s；
右侧手背静脉内径约：1.1mm，血流速度约：9.7cm/s；
左侧腋动脉内径约：4.5mm，血流速度约：86.8cm/s，RI：0.86；
左侧肱动脉内径约：3.8mm，血流速度约：98.0cm/s，RI：0.82；
左侧尺动脉内径约：2.1mm，血流速度约：46.6cm/s，RI：0.77；
左侧桡动脉内径约：2.2mm，血流速度约：51.0cm/s，RI：0.69；
左侧腋静脉内径约：4.3mm，血流速度约：38.4cm/s；
左侧肘正中静脉内径约：3.7mm，血流速度约：10.2cm/s；
左侧头静脉内径约：2.2mm，血流速度约：14.5cm/s；
左侧手背静脉内径约：1.3mm，血流速度约：10.2cm/s。

右上肢腋动脉血流速度异常增快，其他动脉血流速度紊乱，血流阻力增加，双侧腋静脉血流加快。

3. 刘某某，女，69 岁，有明确原发性高血压病史。长期服用降压药治疗。金形手，离区暗斑，震区色暗障纹，明堂色黄，乾区色红，手掌离区至中指有贯通纹，小鱼际白斑，坎区暗斑，指腹花紫斑，如图 6－27 所示。

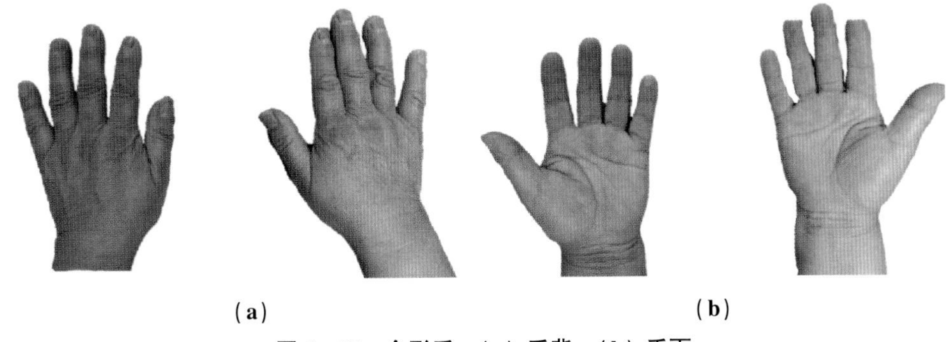

(a)　　　　(b)

图 6－27　金形手：(a) 手背，(b) 手面

彩色多普勒检查所见

右侧腋动脉内径约：4.0mm，血流速度约：150cm/s，RI：0.83；

右侧肱动脉内径约：3.7mm，血流速度约：120cm/s，RI：0.81；

右侧尺动脉内径约：2.3mm，血流速度约：97cm/s，RI：0.66；

右侧桡动脉内径约：2.4mm，血流速度约：75cm/s，RI：0.65；

右腋静脉内径约：4.1mm，血流速度约：22cm/s；

右侧肘正中静脉内径约：3.9mm，血流速度约：19cm/s；

右侧头静脉内径约：2.6mm，血流速度约：25cm/s；

右侧手背静脉内径约：1.4mm，血流速度约：17cm/s；

左侧腋动脉内径约：4.4mm，血流速度约：104cm/s，RI：0.85；

左侧肱动脉内径约：3.6mm，血流速度约：1.2cm/s，RI：0.81；

左侧尺动脉内径约：1.7mm，血流速度约：115cm/s，RI：0.72；

左侧桡动脉内径约：3.0mm，血流速度约：117cm/s，RI：0.65；

左侧腋静脉内径约：4.9mm，血流速度约：25cm/s；

左侧肘正中静脉内径约：3.3mm，血流速度约：20cm/s；

左侧头静脉内径约：2.5mm，血流速度约：33cm/s；

左侧手背静脉内径约：1.9mm，血流速度约：15cm/s。

双上肢动脉血流加速，大血管血流阻力有增加，双上肢静脉血流速度有所增加。

4. 刘某某，女，68 岁，有明确原发性高血压病史。长期服用降压药治疗。木形手，手色暗淡，震区有向地纹，人纹有横行贯通性障碍纹，明堂色黄，天纹，人纹有障碍纹，乾区障碍纹，艮区皮肌萎缩连及坎区，中指向次指偏斜，如图 6－28 所示。

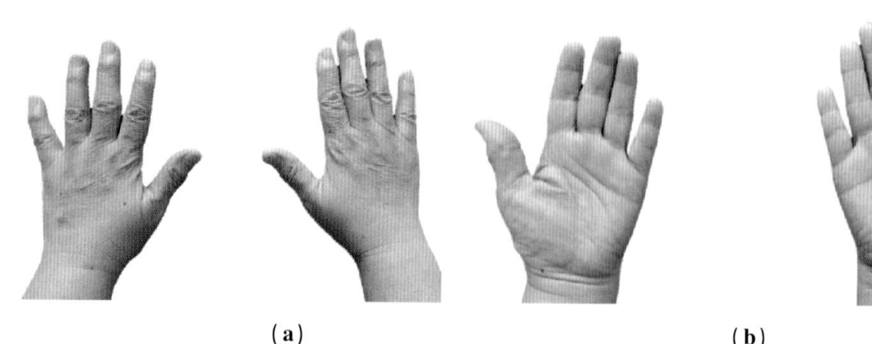

(a) (b)

图6－28 木形手：(a) 手背，(b) 手面

彩色多普勒检查所见

右侧腋动脉内径约：2.7mm，血流速度约：84cm/s，RI：0.85；

右侧肱动脉内径约：2.6mm，血流速度约：85cm/s，RI：0.87；

右侧尺动脉内径约：1.6mm，血流速度约：55cm/s，RI：0.61；

右侧桡动脉内径约：2.2mm，血流速度约：50cm/s，RI：0.58；

右腋静脉内径约：3.2mm，血流速度约：16cm/s；

右侧肘正中静脉内径约：3.1mm，血流速度约：10cm/s；

右侧头静脉内径约：1.8mm，血流速度约：19cm/s；

右侧手背静脉内径约：1.5mm，血流速度约：7cm/s；

左侧腋动脉内径约：4.1mm，血流速度约：79cm/s，RI：0.88；

左侧肱动脉内径约：3.1mm，血流速度约：87cm/s，RI：0.86；

左侧尺动脉内径约：1.9mm，血流速度约：50cm/s，RI：0.59；

左侧桡动脉内径约：1.7mm，血流速度约：27cm/s，RI：0.64；

左侧腋静脉内径约：3.2mm，血流速度约：23cm/s；

左侧肘正中静脉内径约：3.3mm，血流速度约：15cm/s；

左侧头静脉内径约：2.2mm，血流速度约：13cm/s；

左侧手背静脉内径约：1.3mm，血流速度约：12cm/s。

右上肢、腋、肱、尺动脉内径变细，血流速度增加，血流阻力增加，左上肢动脉血液速度紊乱，桡动脉血流速度明显减低，右上肢静脉血流速度紊乱。

本组共观察高血压病人手象表象与彩色多普勒检查所见病人86例，其因病程长短，治疗是否得当，有否靶器官损伤及并存疾病存在其手象表象亦有不同。本文所选择的5个病例均无并存疾病，既无脑血管病（缺血性脑卒中，脑出血），心血管疾病（心肌梗死，心绞痛，冠状动脉血运重建，充血性心力衰竭），肾脏疾病（糖尿病肾病，肾功能衰竭），血管疾病（夹层动脉瘤），视网膜病变（出血或渗出，视乳头水肿）等并存疾病明确诊断及症候，亦无恶性高血压，都为原发性高血压病。在86例高血压病例中选择有代表性的5例病人中，其手象表象共性首先为手的震区变化和拇指色黄，拇指为肝（木）属震。震下坎上障碍纹，震区色暗障碍纹，震区有向地纹人纹横形贯穿性障碍纹，大拇指障碍纹。这些震区色变，障碍纹，拇指色黄，震区有向地纹，人纹横行贯穿性障碍纹都是肝（震）阴血不足的表象。肝藏血主疏泄，肝血不足，肝（木）向心（火）输送血液功能减弱。心脏动血物质减少，为维持人体阴阳平衡而加速做功（阴虚阳亢）。致人体产生血压高的原因虽然很多，但阴虚阳亢是主要原因之一。肝阴（血）虚因其轻重，时间长短等不同，病程短者病情轻者表现为震区色变（暗）、障碍纹，时间长者、病情重者，则出震区向地纹（脾胃）、人纹（心脏）贯穿性障碍纹。手象表象第二个特点是肝（木）虚，脾（土）反侮（明堂色黄色优显），子（肝）虚及母（肾）障碍纹生成。如一些病例的明堂色黄，坎区及坎上（水弱土克盛）障碍纹。明堂色黄障碍纹，腕区静脉显露；明堂色黄，坎区上有纵行障碍纹；明堂色黄，坎区暗斑；明堂色黄艮区皮肌萎缩连及坎区等。明堂是手掌八卦生发区，主脾胃为后天之本生金，坎为肾水生木，脾色黄，常人时由于木、火、金、水牵制，其色不显为淡黄红色，其色黄盛为肝（木）虚反克之象（土反克木），肾（水）生肝（木）及虚极反累其母致坎区有障碍纹出现，二者一盛一衰致心火亢盛，火生土，子（脾）实母（心）虚而致做功加强，脉动加快，肾（水）虚极不能克制心（火），心（火）盛反侮肾（水）至心阳更加亢盛，是血压长期升高的另一个因素。本组高血压病手象表象的第三个特点是血压高持续时间长，药物等方法控制不利或失误致使其粑器官损伤而在手上出现相应手象表现，如离区色黄障碍纹，手掌离区至中指第二根部贯桥纹，手色暗白。离区暗斑手掌离区至中指有贯通纹。手色暗淡，天纹，人纹障碍纹中指向环指偏斜等表象。离为心，离区至中指有贯通纹，为火土生发被切断，手色暗白为心阳虚，离区暗斑为心有瘀血，手色度暗为心血不足，人纹障碍纹为心脏长期损伤，中指向次指偏斜为心火生发不足，而向肺金求济反侮心火，是心脏受损的又一表现，这些表现都是高血压靶器官心脏血管系统和心血管并存疾病已发生的表象。乾区色红障碍纹，坎、腕区青脉显露；乾区，兑区有纵行萎缩纹；乾区色红，小鱼际色白，指腹紫花斑；乾区障碍纹，天纹障碍纹，中指向环指偏斜等表象。乾区为脑，坎（肾）区青脉为肾寒及血，乾兑区（金）有纵深萎缩纹为脑肺阴伤过重，乾区红小鱼际色白为金（脑、肺）血气两伤，气血紊乱，天纹障碍纹为脑出现损伤所以长而重，这些都是脑血管疾病和肾脑疾病已并存发生的手象表象，说明现代医学临床显然没有明确诊断病人已有心脑肾损害的高血压病并存症，手象已显示这些病症的存在或即将发生，值得充分警惕关注。

本组彩色多普勒检查所见，除发现高血压病上肢大血管（腋动脉）内径增宽，小血管内径变窄，血流速度增快，阻力增加是其主要表现，静脉血液速度紊乱是其又一特征，证明高血压病由于人体小宇宙内肝脏引力场不能有效的向心肺核心引力场提供动力物质，致心肺引力场加强动功使其他引力增加对其能量物质（血液）供给，以挽救其能量不足，使人体其他组织减少缺血缺营养险象发生而至所属大血管管径增加多送血液，血流速度增快。但因血管内物质匮乏，又在长期亢奋下运行，血流阻力增加使肢体静脉回流血液动力减弱或瘀阻而至静脉血流速度紊乱。

（二）乙型肝炎

乙型肝炎是临床常见病症，属病毒性肝炎范围。病毒性肝炎目前类型较多，其中甲型、乙型、丁型和戊型为常见类型，另有庚型肝炎和经血传播的TTV等病毒性肝炎。有资料表明，我国为甲、乙型病毒性肝炎高发区，约占肝炎总发病率的57.6%，乙型肝炎表面抗原阳性率为9.8%。本组病人均为慢性乙型肝炎，临床中有肝炎症状如消化功能紊乱，右季肋部不适，神经衰弱症状及肝功能异常。本组病例无肝性脑病，门脉高压症，上消化道出血，肝肾综合征，感染等并发症。

本组观察30例乙肝患者，选其中可代表各种乙肝肝炎疾病病程病势、病情、病变态式加以介绍。

1. 尚某某，女，62岁，经现代医学检查，诊断为乙型肝炎病。金形手，大拇指及艮区外色黄，艮区内色青紫，明堂黄斑，坎区红，兑区红，全手掌有散在花斑，如图6－29所示。

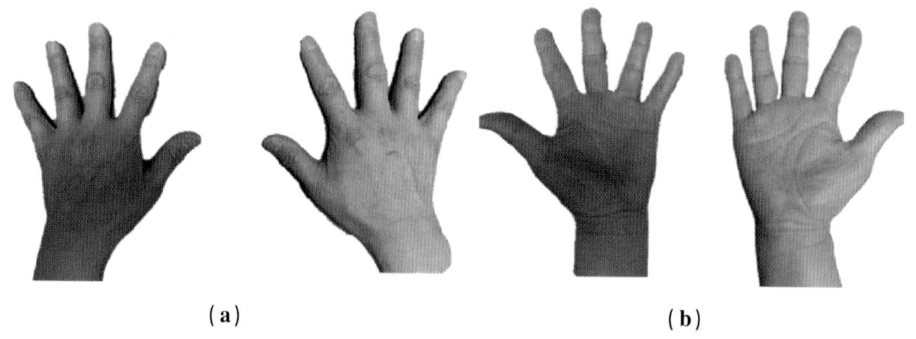

（a）　　（b）

图6－29　金形手：（a）手背，（b）手面

彩色多普勒检查所见

右侧腋动脉内径约：4.6mm，血流速度约：119cm/s，RI：0.84；

右侧肱动脉内径约：3.5mm，血流速度约：123cm/s，RI：0.85；

右侧尺动脉内径约：1.7mm，血流速度约：67cm/s，RI：0.61；

右侧桡动脉内径约：2.7mm，血流速度约：63cm/s，RI：0.59；

右腋静脉内径约：4.3mm，血流速度约：28cm/s；

右侧肘正中静脉内径约：4.0mm，血流速度约：18cm/s；

右侧头静脉内径约：3.0mm，血流速度约：16cm/s；

右侧手背静脉内径约：2.4mm，血流速度约：18cm/s；

左侧腋动脉内径约：4.2mm，血流速度约：126cm/s，RI：0.86；

左侧肱动脉内径约：3.5mm，血流速度约：116cm/s，RI：0.80；

左侧尺动脉内径约：1.4mm，血流速度约：69cm/s，RI：0.72；

左侧桡动脉内径约：2.3mm，血流速度约：73cm/s，RI：0.69；

左侧腋静脉内径约：3.7mm，血流速度约：23cm/s；

左侧肘正中静脉内径约：3.4mm，血流速度约：16cm/s；

左侧头静脉内径约：2.3mm，血流速度约：14cm/s；

左侧手背静脉内径约：2.9mm，血流速度约：18cm/s。

双上肢尺动脉内径减小，桡动脉内径增宽，腋动脉、肱动脉血流速度明显增加，血流阻力亦有增加，双上肢手背静脉内径增加，血流速度紊乱。

2. 王某某，女，58 岁。有经现代医学检查诊断为乙型肝炎依据，木形手，拇指根部色黄，艮区色黄，明堂黄斑，小鱼际兑、乾区红斑，乾区障碍纹，坎区色黄，离区、坤区红斑，如图 6－30 所示。

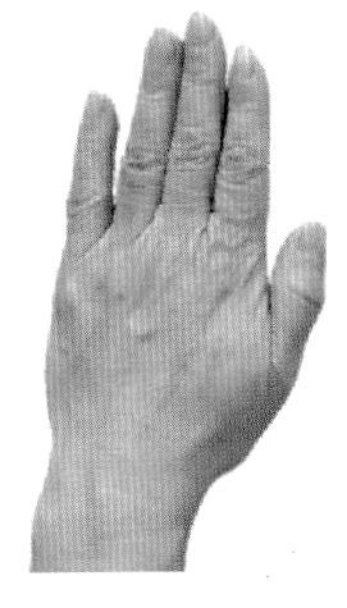
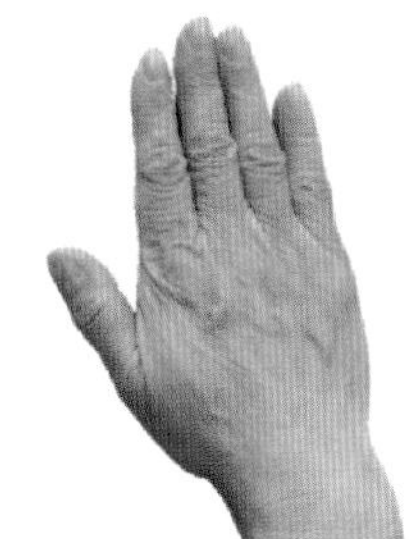
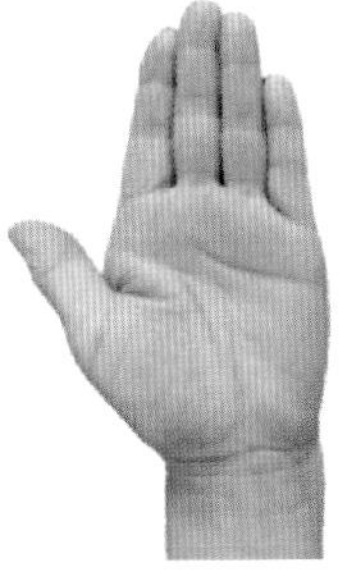
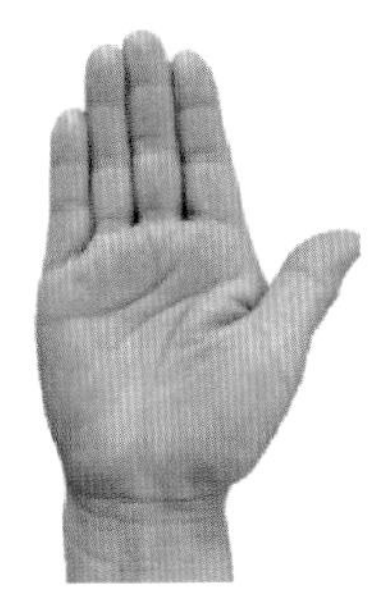

(a)　(b)

图 6－30　木形手：(a) 手背，(b) 手面

彩色多普勒检查所见

右侧腋动脉内径约：3.7mm，血流速度约：103cm/s，RI：0.73；

右侧肱动脉内径约：3.3mm，血流速度约：96cm/s，RI：0.64；

右侧尺动脉内径约：1.3mm，血流速度约：30cm/s，RI：0.49；

右侧桡动脉内径约：1.8mm，血流速度约：54cm/s，RI：0.72；

右腋静脉内径约：3.5mm，血流速度约：41cm/s；

右侧肘正中静脉内径约：2.2mm，血流速度约：11cm/s；

右侧头静脉内径约：2.8mm，血流速度约：12cm/s；

右侧手背静脉内径约：1.3mm，血流速度约：6cm/s；

左侧腋动脉内径约：4.1mm，血流速度约：85cm/s，RI：0.73；

左侧肱动脉内径约：3.8mm，血流速度约：93cm/s，RI：0.77；

左侧尺动脉内径约：1.9mm，血流速度约：42cm/s，RI：0.50；

左侧桡动脉内径约：1.9mm，血流速度约：85cm/s，RI：0.53；

左侧腋静脉内径约：3.1mm，血流速度约：34cm/s；

左侧肘正中静脉内径约：2.1mm，血流速度约：19cm/s；

左侧头静脉内径约：1.9mm，血流速度约：13cm/s；

左侧手背静脉内径约：2.2mm，血流速度约：8cm/s。

双上肢动脉血流速度增加，血流阻力紊乱。双上肢正中静脉内径减小，手背静脉内径增大，双上肢静脉血流速度快慢不匀，呈紊乱状态。

3. 李某某，女，40岁。有经现代医学检查诊断为乙型肝炎依据。木形手，大拇指连震区色黄，食指拇指侧色黄，明堂色黄，乾区障碍纹，坎区暗，如图6－31所示。

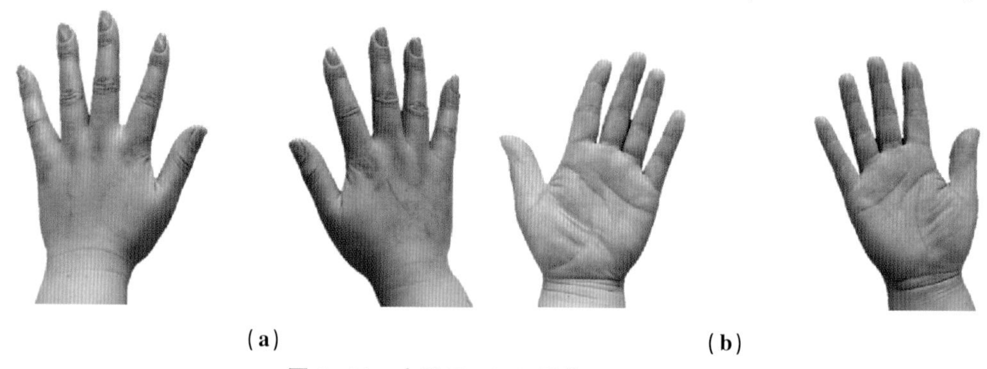

(a) (b)

图6－31　木形手：(a) 手背，(b) 手面

彩色多普勒检查所见

右侧腋动脉内径约：2.7mm，血流速度约：119cm/s，RI：0.83；

右侧肱动脉内径约：2.9mm，血流速度约：142cm/s，RI：0.79；

右侧尺动脉内径约：2.4mm，血流速度约：81cm/s，RI：0.72；

右侧桡动脉内径约：1.5mm，血流速度约：58cm/s，RI：0.63；

右腋静脉内径约：3.0mm，血流速度约：27cm/s；

右侧肘正中静脉内径约：3.9mm，血流速度约：21cm/s；

右侧头静脉内径约：2.7mm，血流速度约：23cm/s；

右侧手背静脉内径约：2.7mm，血流速度约：15cm/s；

左侧腋动脉内径约：4.2mm，血流速度约：78cm/s，RI：0.77；

左侧肱动脉内径约：3.1mm，血流速度约：104cm/s，RI：0.69；

左侧尺动脉内径约：1.8mm，血流速度约：54cm/s，RI：0.71；

左侧桡动脉内径约：1.9mm，血流速度约：65cm/s，RI：0.61；

左侧腋静脉内径约：3.6mm，血流速度约：45cm/s；

左侧肘正中静脉内径约：2.7mm，血流速度约：36cm/s；

左侧头静脉内径约：2.4mm，血流速度约：12cm/s；

左侧手背静脉内径约：2.4mm，血流速度约：22cm/s。

右上肢腋动脉，肱动脉、桡动脉内径减小，双上肢动脉血流速度增加，血流阻力有增加，双上肢手背静脉内径增宽，双上肢静脉血流速度增加。

4. 李某某，男，62岁。有经现代医学检查诊断为乙型肝炎依据。金形手，大拇指根部连及艮外侧区域色黄，明堂有黄斑，震区艮区内侧和小鱼际区有紫红色斑。天纹、人纹有障碍纹，天、人纹之间有贯桥纹，如图6－32所示。

彩色多普勒检查所见

右侧腋动脉内径约：5.8mm，血流速度约：99cm/s，RI：0.88；

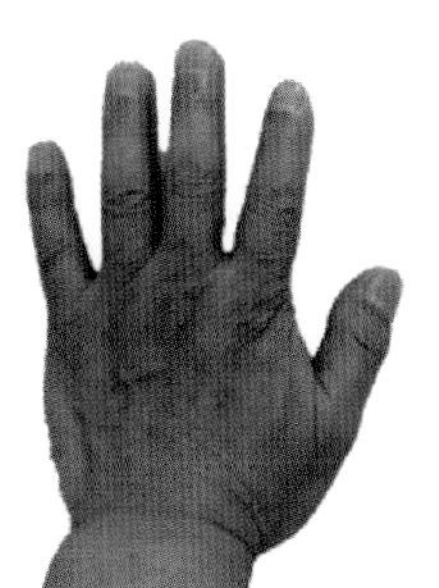
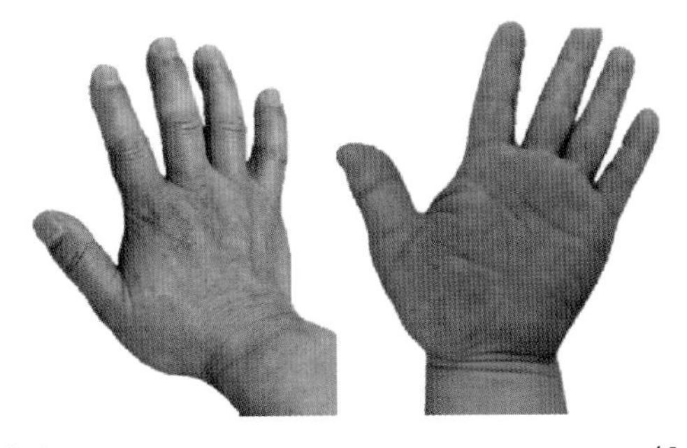
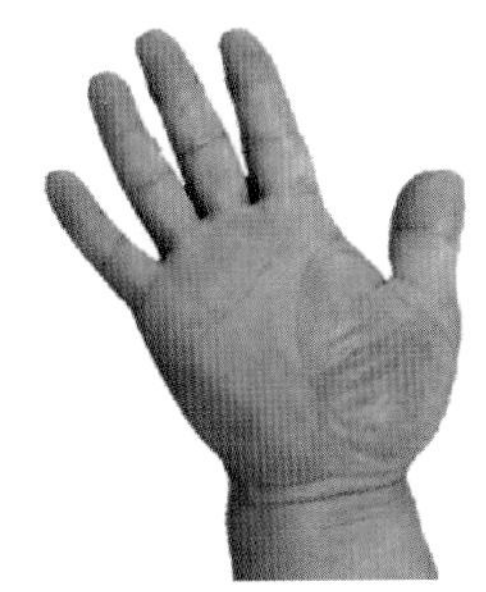

（a）　（b）

图 6－32　金形手：（a）手背，（b）手面

右侧肱动脉内径约：5.5mm，血流速度约：131cm/s，RI：0.91；

右侧尺动脉内径约：2.3mm，血流速度约：46cm/s，RI：0.67；

右侧桡动脉内径约：2.6mm，血流速度约：61cm/s，RI：0.75；

右腋静脉内径约：5.4mm，血流速度约：38cm/s；

右侧肘正中静脉内径约：4.2mm，血流速度约：17cm/s；

右侧头静脉内径约：1.7mm，血流速度约：16cm/s；

右侧手背静脉内径约：1.6mm，血流速度约：15cm/s；

左侧腋动脉内径约：6.1mm，血流速度约：80cm/s，RI：0.84；

左侧肱动脉内径约：5.5mm，血流速度约：67cm/s，RI：0.82；

左侧尺动脉内径约：2.5mm，血流速度约：87cm/s，RI：0.60；

左侧桡动脉内径约：3.0mm，血流速度约：67cm/s，RI：0.59；

左侧腋静脉内径约：3.6mm，血流速度约：30cm/s；

左侧肘正中静脉内径约：3.6mm，血流速度约：14cm/s；

左侧头静脉内径约：2.2mm，血流速度约：10cm/s；

左侧手背静脉内径约：1.1mm，血流速度约：11cm/s。

双上肢动脉血管内径增宽，血流速度增快，血流阻力亦有所增加。右上肢静脉内径增加，右上肢静脉血流速度有轻度增加，左上肢静脉血流速度紊乱。

5. 温某某，男，34 岁。有经现代医学检查诊断为乙型肝炎依据。金形手，拇指色黄，震区色黄，明堂区色黄，乾区有障碍纹，坎区暗，如图 6－33 所示。

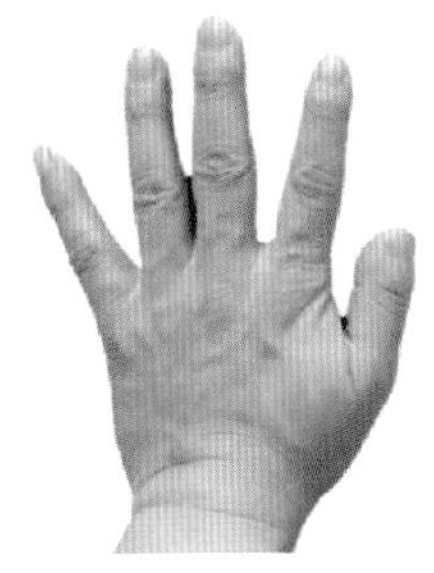
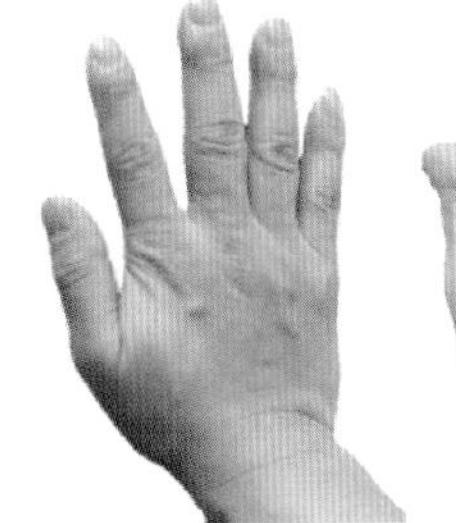
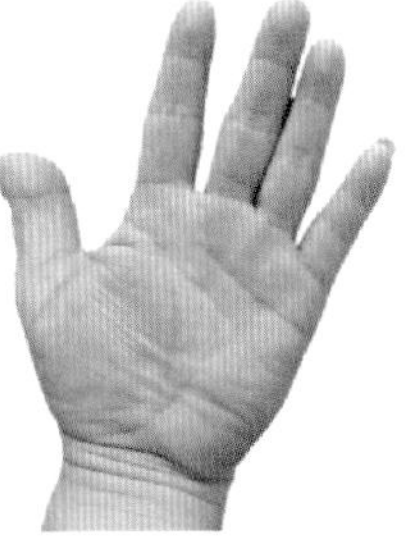
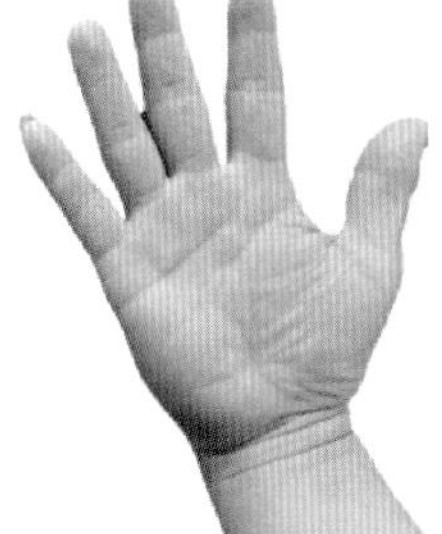

（a）　（b）

图 6－33　金形手：（a）手背，（b）手面

彩色多普勒检查所见

右侧腋动脉内径约：4.0mm，血流速度约：114cm/s，RI：0.77；

右侧肱动脉内径约：4.8mm，血流速度约：103cm/s，RI：0.73；

右侧尺动脉内径约：2.5mm，血流速度约：96cm/s，RI：0.53；

右侧桡动脉内径约：2.6mm，血流速度约：97cm/s，RI：0.54；

右腋静脉内径约：4.5mm，血流速度约：27cm/s；

右侧肘正中静脉内径约：4.4mm，血流速度约：31cm/s；

右侧头静脉内径约：3.0mm，血流速度约：23cm/s；

右侧手背静脉内径约：1.9mm，血流速度约：15cm/s；

左侧腋动脉内径约：4.5mm，血流速度约：104cm/s，RI：0.81；

左侧肱动脉内径约：5.0mm，血流速度约：120cm/s，RI：0.73；

左侧尺动脉内径约：2.5mm，血流速度约：102cm/s，RI：0.55；

左侧桡动脉内径约：1.9mm，血流速度约：71cm/s，RI：0.52；

左侧腋静脉内径约：4.4mm，血流速度约：52cm/s；

左侧肘正中静脉内径约：3.4mm，血流速度约：30cm/s；

左侧头静脉内径约：3.0mm，血流速度约：17cm/s；

左侧手背静脉内径约：2.7mm，血流速度约：13cm/s。

双上肢动脉内径有增加，血流速度明显增加，双上肢手背静脉内径增加，双上肢静脉血流速度均有增加。

乙型肝炎手象观察及彩色多普勒检测有以下特点：

第一，大拇指全部或根部色黄，艮区或艮区外侧色黄。大拇指为木（肝）、艮区为土（脾胃），艮外侧为手太阴肺经行路线，属金克木（肝），肝藏血主疏泄，木色为青为暗红，色黄为肝血瘀阻，气化功能减弱，脾土反侮之象。艮区为脾胃，主要显示胃的功能，肝血瘀阻，气机失调，泄下功能减弱，不能制约胃（土），胃气乖戾，盛过而色黄。手太阴肺循经拇指及震艮外侧，其色白，金克木，木瘀过盛，以侮肺金，金气不畅，色滞为黄。第二是明堂有黄斑或色黄，坎区红色黄暗，手明堂为土（脾）区，坎区为水（肾）区。明堂为脾土，是木火金水生发之源或称中心区。如人面部之鼻明堂区，其性虽然属土，因周边相连区与木火金水有融合性相生相连，因此该区又包含木、火、金、水的部分属性，因此其色应明亮色淡红黄。肝病明堂出现色斑为木强（瘀盛）土弱之象，说明肝病病期长，病势渐重，长期反复克制而致明堂气血瘀滞，显现黄色瘀斑。坎为肾水，黄色为脾，因其临明堂（脾）乾（脑）艮（胃）黑红黄色相混杂使色变为淡暗黄红色。肝病病程长，子病及母（水生木）使肾水不足，气血强弱失衡，而使其发生不同的色变。第三是艮区内色青紫，全手掌散在花斑，离区坤区红斑天、人纹之间有贯桥纹。小鱼际兑、乾区红斑，乾区障碍纹。小鱼际红斑为肝（木）血瘀过盛，反侮金（肺脑）致肺脑气滞血瘀，瘀久生热，气滞瘀热互结而出现红斑（肝性脑病与此机理近同）。

艮区色青紫为脾为血瘀，全手掌散在花斑，为五脏均有血瘀气滞，离区坤区红斑为心肾亢盛之象，人纹、天纹之间出现贯桥纹，系因肝不生克制侮，心脾脑之间气血生发失常，阴阳平衡长期受损而无法修复之象。表明肝病已伤及心脾脑肾肺等多脏器功能，出现因肝而致的多脏腑阴阳升降，气血出入失常障碍等多种病理表象。

本组肝病彩色多普勒检查所见，除见有因肝脏引力场因炎性病变致肝组织瘀结失软，影响肝静脉向心输送血液功能而使心肺核心引力场能量物质匮乏，为此出现代偿性心动加速传向上肢，使上肢动脉血流加速（前向性机制），肝若瘀血缓慢加重，肝组织瘀结变硬压迫肝静脉，致肝静脉向心输送血液能力过度减低或不能，血瘀在肝，肝脏引力场血瘀过盛则更克脾土，脾土引力场气伤无力，血瘀在位，使其克肾（水）更强，肾失于气化能力，水液外渗，致脾、肾血瘀水积共存，加速工作，母（土）实子（火）虚，致心脑加速运动，又由于血瘀在脾、肾，致使上肢静脉血流速度紊乱而瘀血仍在，显示在四肢末梢静脉管径增宽，瘀血和血流速度增快同在（背向性机制）。

（三）糖尿病

是常见病、多发病。是以高血糖为特征的代谢性疾病，其原因是因胰岛素分泌缺陷，或其他生物作用受损引起。长期慢性高血糖会导致身体各种组织，特别是心、肾、脑、眼、血管、神经的慢性损害、功能障碍或衰竭。1 型、2 型糖尿病均有遗传因素参与。本组共观察糖尿病患者 30 例，现选择有代表性手象表象与彩色多普勒检查分析如下。

1. 李某某，女，46 岁。有经现代医学检查诊断为糖尿病依据。金形手，明堂及震区及附近有紫红花斑，拇指根黄，艮区青紫，坎区白斑，如图 6－34 所示。

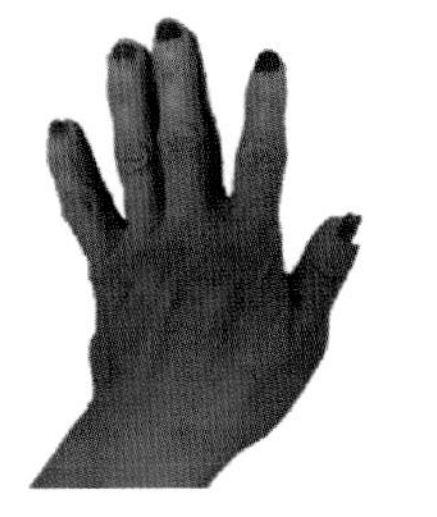
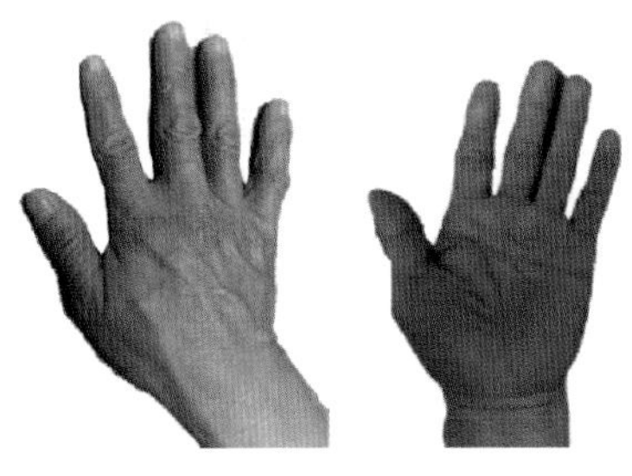
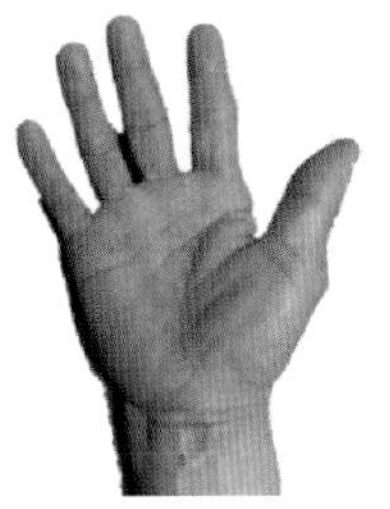

（a）　　（b）

图 6－34　木形手：（a）手背，（b）手面

彩色多普勒检查所见

右侧腋动脉内径约：4.3mm，血流速度约：86cm/s，RI：0.83；

右侧肱动脉内径约：3.7mm，血流速度约：113cm/s，RI：0.80；

右侧尺动脉内径约：2.5mm，血流速度约：56cm/s，RI：0.75；

右侧桡动脉内径约：1.6mm，血流速度约：57cm/s，RI：0.63；

右腋静脉内径约：4.3mm，血流速度约：43cm/s；

右侧肘正中静脉内径约：2.7mm，血流速度约：16cm/s；

右侧头静脉内径约：2.3mm，血流速度约：17cm/s；

右侧手背静脉内径约：1.9mm，血流速度约：17cm/s；
左侧腋动脉内径约：4.3mm，血流速度约：86cm/s，RI：0.82；
左侧肱动脉内径约：3.3mm，血流速度约：109cm/s，RI：0.74；
左侧尺动脉内径约：1.8mm，血流速度约：69cm/s，RI：0.75；
左侧桡动脉内径约：2.1mm，血流速度约：57cm/s，RI：0.72；
左侧腋静脉内径约：3.7mm，血流速度约：35cm/s；
左侧肘正中静脉内径约：3.0mm，血流速度约：14cm/s；
左侧头静脉内径约：1.8mm，血流速度约：16cm/s；
左侧手背静脉内径约：0.8mm，血流速度约：12cm/s。

双上肢静脉内径紊乱，双上肢动脉血流速度有不同程度增加，血流阻力有一定程度增加，双上肢静脉血流速度紊乱。

2. 高某某，女，68岁，有经现代医学检查诊断为糖尿病依据。水木形手，手掌面分布暗紫斑，天、人、地纹色紫，明堂大拇指外色黄，总区红斑，离区障碍纹，手指节暗，如图6－35所示。

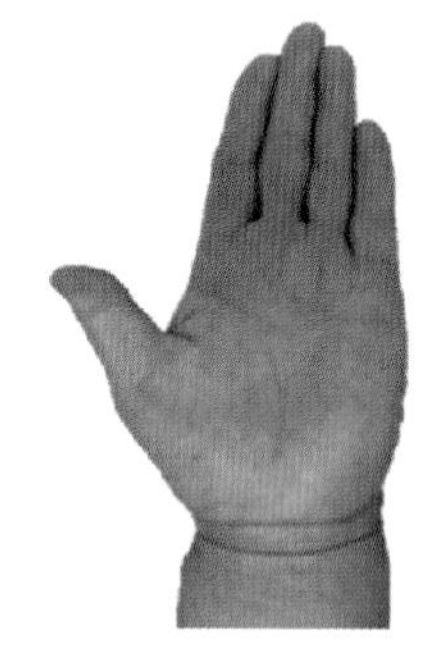
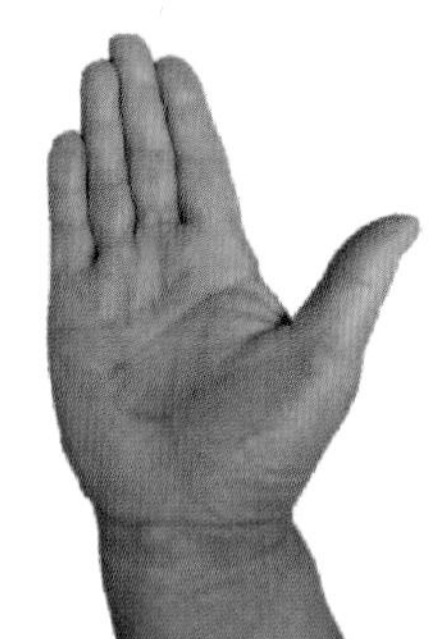
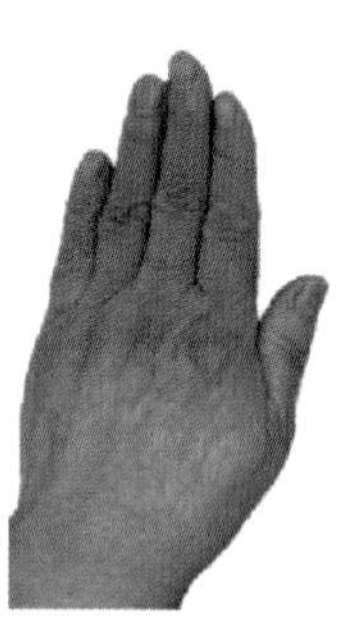
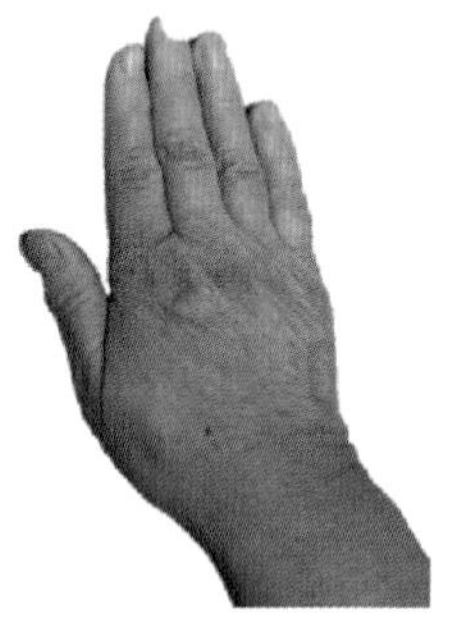

(a) (b)

图6－35 水木形手：(a) 手面，(b) 手背

彩色多普勒检查所见
右侧腋动脉内径约：3.9mm，血流速度约：102cm/s，RI：0.89；
右侧肱动脉内径约：4.6mm，血流速度约：102cm/s，RI：0.91；
右侧尺动脉内径约：2.4mm，血流速度约：59.7cm/s，RI：0.76；
右侧桡动脉内径约：1.9mm，血流速度约：59.1cm/s，RI：0.78；
右腋静脉内径约：3.4mm，血流速度约：15.6cm/s；
右侧肘正中静脉内径约：2.5mm，血流速度约：9.8cm/s；
右侧头静脉内径约：3.2mm，血流速度约：9.2cm/s；
右侧手背静脉内径约：2.0mm，血流速度约：9.9cm/s；
左侧腋动脉内径约：4.8mm，血流速度约：110cm/s，RI：0.9；
左侧肱动脉内径约：3.7mm，血流速度约：133cm/s，RI：0.89；
左侧尺动脉内径约：1.6mm，血流速度约：74.1cm/s，RI：0.8；
左侧桡动脉内径约：2.2mm，血流速度约：68.2cm/s，RI：0.8；

左侧腋静脉内径约：3.7mm，血流速度约：19.3cm/s；

左侧肘正中静脉内径约：2.7mm，血流速度约：22.2cm/s；

左侧头静脉内径约：2.2mm，血流速度约：11.1cm/s；

左侧手背静脉内径约：1.4mm，血流速度约：19.3cm/s。

双上肢动脉内径有轻度紊乱，血流速度增加，血流阻力增加，双上肢静脉血流速度紊乱明显。

3. 李某某，女，28岁，有经现代医学检查诊断为糖尿病依据。木形手，全手花斑样改变，明堂色黄，离区色黄障碍纹，艮区、乾区、坎区的皮、肌、筋塌陷变呈萎缩状态，纹深、肉陷筋弛。震区有斜向穿过地纹等障碍纹，手指花斑，拇指根黄，如图6-36所示。

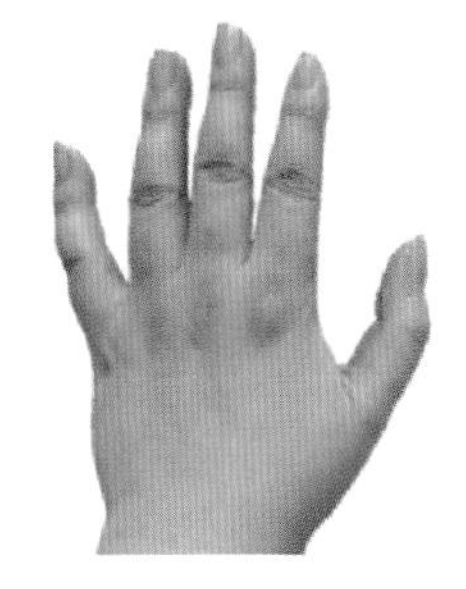
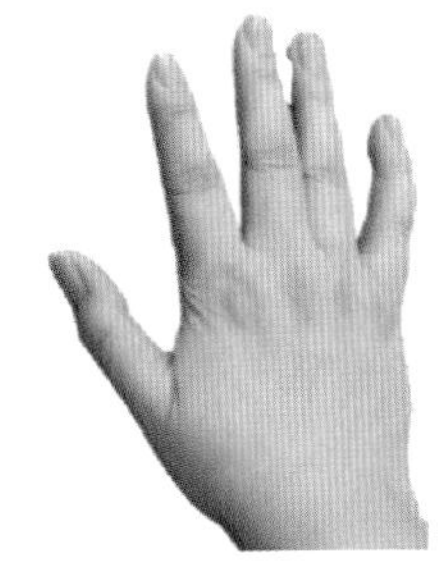
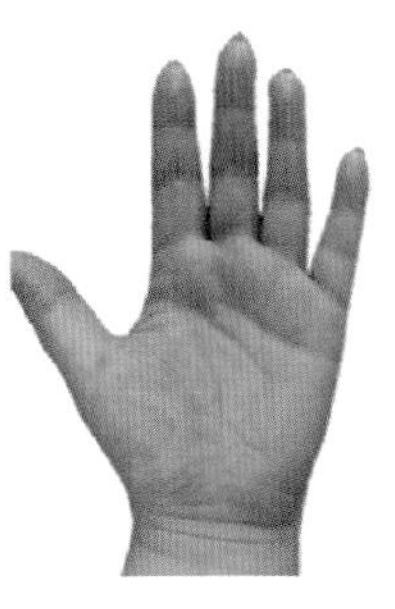
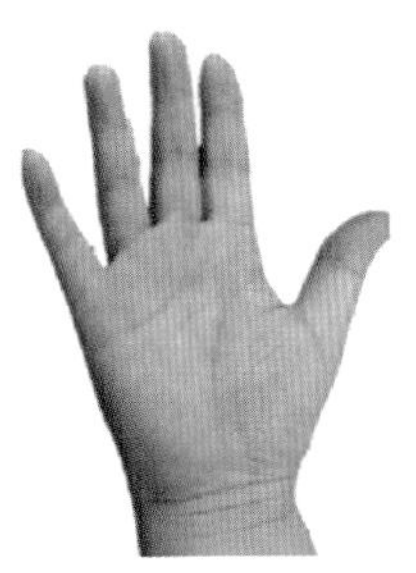

(a)　(b)

图6-36　木形手：(a) 手背，(b) 手面

彩色多普勒检查所见

右侧腋动脉内径约：3.9mm，血流速度约：126cm/s，RI：0.63；

右侧肱动脉内径约：3.1mm，血流速度约：61cm/s，RI：0.60；

右侧尺动脉内径约：2.9mm，血流速度约：57cm/s，RI：0.43；

右侧桡动脉内径约：2.1mm，血流速度约：67cm/s，RI：0.48；

右腋静脉内径约：3.8mm，血流速度约：2.6cm/s；

右侧肘正中静脉内径约：2.1mm，血流速度约：25cm/s；

右侧头静脉内径约：2.5mm，血流速度约：24cm/s；

右侧手背静脉内径约：1.8mm，血流速度约：15cm/s；

左侧腋动脉内径约：3.7mm，血流速度约：99cm/s，RI：0.63；

左侧肱动脉内径约：3.1mm，血流速度约：74cm/s，RI：0.63；

左侧尺动脉内径约：2.2mm，血流速度约：74cm/s，RI：0.42；

左侧桡动脉内径约：1.8mm，血流速度约：51cm/s，RI：0.50；

左侧腋静脉内径约：3.9mm，血流速度约：29cm/s；

左侧肘正中静脉内径约：3.0mm，血流速度约：26cm/s；

左侧头静脉内径约：2.4mm，血流速度约：17cm/s；

左侧手背静脉内径约：2.0mm，血流速度约：11.3cm/s。

双上肢动脉血流速度紊乱，血流阻力减低，双上肢静脉血流速度紊乱。

4. 尹某某，女，45 岁，有经现代医学检查诊断为糖尿病依据。金形手，全手花斑样改变，乾区红、离区黄，明堂色黄有大量不同形态障碍纹，乾区、震区、艮区，皮肌筋肉塌陷呈萎缩状态，纹深、肉陷、筋弛，如图 6－37 所示。

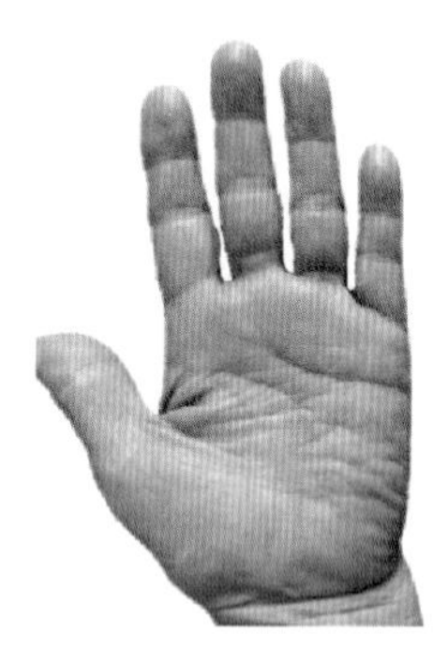
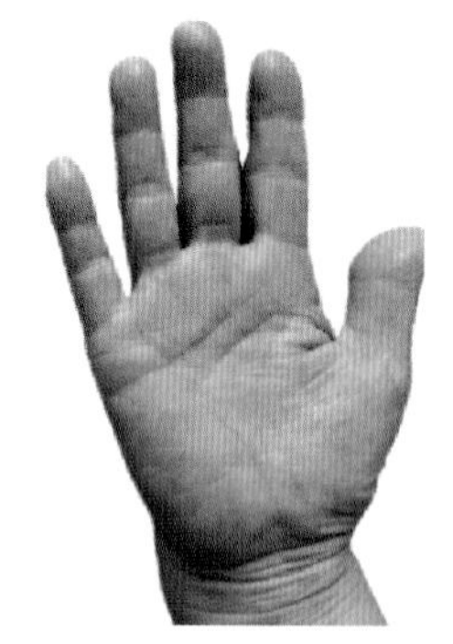
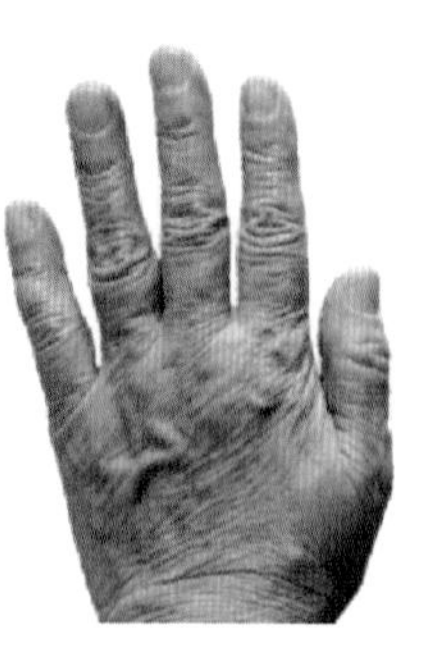
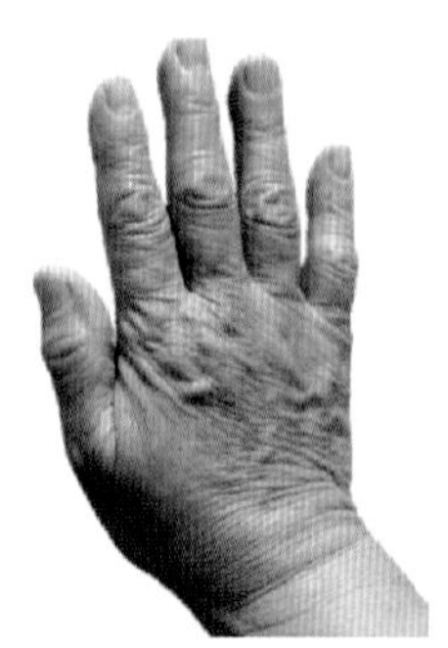

（a）　　（b）

图 6－37　金形手：（a）手面，（b）手背

彩色多普勒检查所见

右侧腋动脉内径约：4.7mm，血流速度约：69cm/s，RI：0.85；

右侧肱动脉内径约：3.4mm，血流速度约：69cm/s，RI：0.74；

右侧尺动脉内径约：1.5mm，血流速度约：72cm/s，RI：0.62；

右侧桡动脉内径约：2.7mm，血流速度约：75cm/s，RI：0.62；

右腋静脉内径约：4.6mm，血流速度约：34cm/s；

右侧肘正中静脉内径约：3.8mm，血流速度约：9cm/s；

右侧头静脉内径约：3.1mm，血流速度约：22cm/s；

右侧手背静脉内径约：1.5mm，血流速度约：9cm/s；

左侧腋动脉内径约：4.9mm，血流速度约：86cm/s，RI：0.84；

左侧肱动脉内径约：3.4mm，血流速度约：84cm/s，RI：0.83；

左侧尺动脉内径约：2.4mm，血流速度约：76cm/s，RI：0.61；

左侧桡动脉内径约：2.3mm，血流速度约：65cm/s，RI：0.60；

左侧腋静脉内径约：6.0mm，血流速度约：39cm/s；

左侧肘正中静脉内径约：4.3mm，血流速度约：33cm/s；

左侧头静脉内径约：3.2mm，血流速度约：21cm/s；

左侧手背静脉内径约：1.9mm，血流速度约：24cm/s。

双上肢动脉血流速度缓慢不均紊乱，双上肢静脉内径不同程度增宽，血流速度紊乱。

5. 马某某，女，55 岁，有经现代医学检查诊断为糖尿病依据。金形手，全手花斑，明堂障碍纹，色黄离区障碍纹，震区、艮区、坎区呈纹深、肉陷、筋驰萎缩状。坎区障碍纹，震区有斜行切断地纹之障碍纹，大拇指呈萎缩状，如图 6－38 所示。

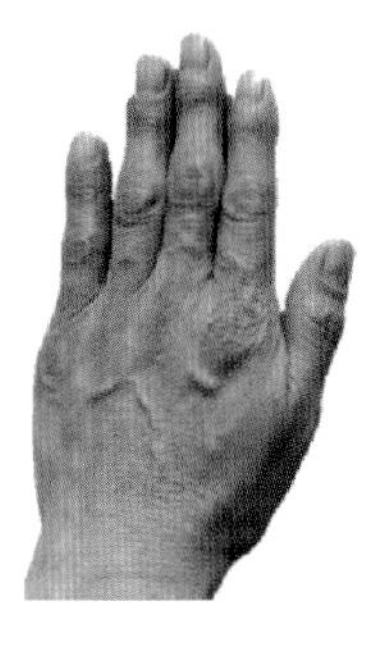
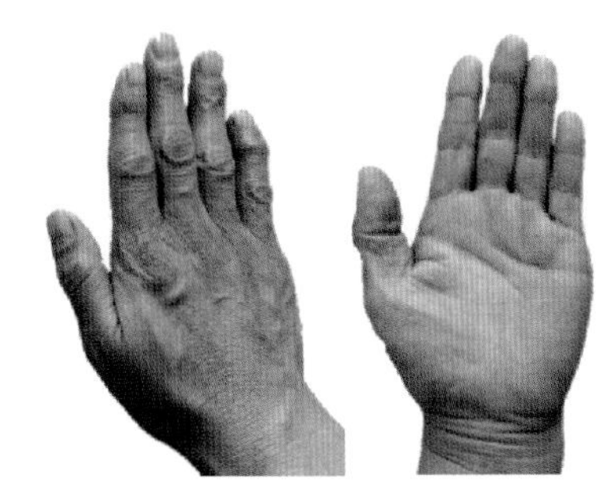
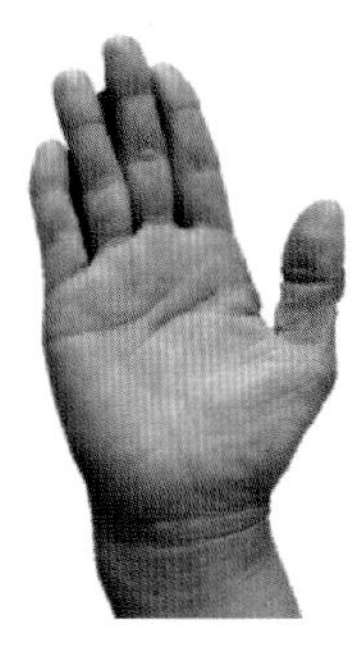

(a)　　(b)

图 6-38　金形手：(a) 手背，(b) 手面

彩色多普勒检查所见

右侧腋动脉内径约：3.8mm，血流速度约：86cm/s，RI：0.77；

右侧肱动脉内径约：3.5mm，血流速度约：124cm/s，RI：；0.62

右侧尺动脉内径约：1.8mm，血流速度约：78cm/s，RI：0.49；

右侧桡动脉内径约：2.2mm，血流速度约：72cm/s，RI：0.38；

右腋静脉内径约：2.4mm，血流速度约：64cm/s；

右侧肘正中静脉内径约：3.3mm，血流速度约：16cm/s；

右侧头静脉内径约：2.8mm，血流速度约：18cm/s；

右侧手背静脉内径约：1.9mm，血流速度约：17cm/s；

左侧腋动脉内径约：4.1mm，血流速度约：105cm/s，RI：0.74；

左侧肱动脉内径约：3.4mm，血流速度约：99cm/s，RI：0.72；

左侧尺动脉内径约：1.8mm，血流速度约：58cm/s，RI：0.46；

左侧桡动脉内径约：1.9mm，血流速度约：78cm/s，RI：0.43；

左侧腋静脉内径约：2.9mm，血流速度约：44cm/s；

左侧肘正中静脉内径约：3.4mm，血流速度约：34cm/s；

左侧头静脉内径约：2.8mm，血流速度约：18cm/s；

左侧手背静脉内径约：1.8mm，血流速度约：15cm/s。

双上肢动脉血流速度加快，血流阻力有所减小。双上肢腋静脉血流速度增加。

糖尿病手象观察及彩色多普勒检测有以下特点：

第一是手掌有紫红或暗紫花斑样改变，区或以明堂震区为明显。掌面出现花斑样变，涉及血气运行分布之畅通，脾统血（色黄），肝藏血（色青），心主血（色红），肺主气（色白），若此四脏腑因痰湿阻滞，血气运行不通，生克失序，痰、瘀、湿、热互作，则各脏腑气相血运表象失常，出现各种色泽混杂现象则花斑呈现。

第二是明堂黄或大拇指根黄或大拇指外侧色黄，明堂属土（脾）是五行生发之源，后天之本，大拇指为木（肝），大拇外侧为手大阴肺经循行部位属金（肺），糖尿病之本源病理所在为胰腺，胰腺所在之主是脾土，木为肝克土，肺金为土生，糖尿病脾土瘀盛反侮肝木，因病及累伤肺金，故而三脏瘀滞而呈黄色或灰黄色。

第三是艮区青紫坎区花斑，兑区红斑，手指节暗，离区障碍纹，乾区红，离区黄，离区色黄障碍纹，离区、坎区障碍纹，大拇指萎缩状。艮为土为脾胃，坎为水为肾。艮区青紫坎区红花斑为土克水，土（脾胃）水（肾）血气共损，寒凝瘀甚之状，亦表明脾病及肾。兑为金（肺）乾为金（脑肺）离为火（心脑）坎为水（肾），火生土，土生金，金生水，若脾土瘀滞过甚，时空长久，累及其母，则离区色变障碍纹出现，伤及其子肺脑受损兑乾区出现异常之色。瘀热则色红，虚瘀则色暗，病变时间过长则出现障碍纹。坎区障碍纹，拇指萎缩亦是重克和反侮过重之象。

第四是手、天、地、人纹色紫，乾、震、艮区皮肌筋塌变陷形变，天地人纹为人生命过程脏腋安危虚在手部全息表象，若三纹均有色变说明该病已伤及五脏，乾为金为脑，肺主精髓皮毛，震为木为肝，艮为土为脾胃，肝藏血主筋，脾统血主肌肉，若三区联结，共同塌陷，表象是皮塌肉陷，筋萎实为人体气血精髓整体崩溃说明病变已到危重地步。

本组糖尿病彩色多普勒检查所见，除见有脾胃引力场因气血瘀滞，使人体后天精微物质匮乏，而使人体核心引力场产生动力之源的能量物质匮乏，代偿性促进其功用加速，血流速度增快，表面右上肢则见动脉血流加速。因胰（脾土）为人体后天之本其病必致各脏腑运行能量短缺，特别是脾瘀过重，其脏引力场邪气横戾，伤肝伤肾、伤脑而使五脏功能俱损，协调功能紊乱，表现在人体的上肢则为动静脉血流紊乱，其严重伤肾伤脑者则为上肢动静脉血流表象严重失衡，血管内径、血流速度、阻力增加发生诸变。

（四）肾炎

主要指肾小球肾炎。肾小球肾炎包含内容很多，其中有急性肾小球肾炎，急进性肾小球肾炎，慢性肾小球肾炎等多种肾小球损害为主的急慢性肾小球损伤性病变。本组所采集的30例肾炎主要为慢性肾小球肾炎。其临床表现为病程长，发展慢，症状多样，主要表现为水肿，高血压，蛋白尿，血尿和不同程度的肾功能损害。

1. 尹某某，女，73岁。有经现代医学系统检查诊断为肾小球肾炎依据。金形手，水形指，手色红，指尖红，坎区凹陷色黄白，障碍纹，明堂色黄小指色偏黄，乾区红，震区色黄，艮区色黄，指根黄，离区色暗障碍纹，如图6－39所示。

彩色多普勒检查所见

右侧腋动脉内径约：4.9mm，血流速度约：90cm/s，RI：0.69；

右侧肱动脉内径约：4.8mm，血流速度约：113cm/s，RI：0.81；

右侧尺动脉内径约：2.2mm，血流速度约：77cm/s，RI：0.73；

右侧桡动脉内径约：2.6mm，血流速度约：112cm/s，RI：0.75；

右腋静脉内径约：4.9mm，血流速度约：56cm/s；

右侧肘正中静脉内径约：2.4mm，血流速度约：13cm/s；

右侧头静脉内径约：2.6mm，血流速度约：20cm/s；

右侧手背静脉内径约：2.6mm，血流速度约：16cm/s；

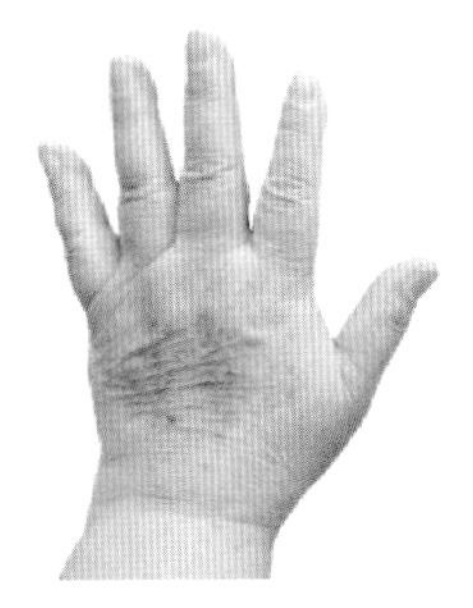
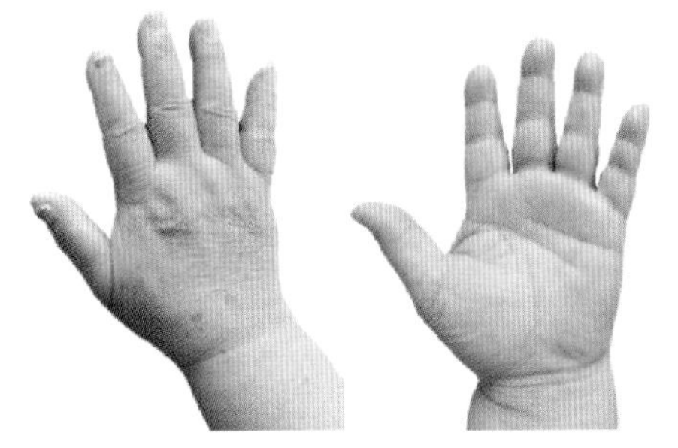
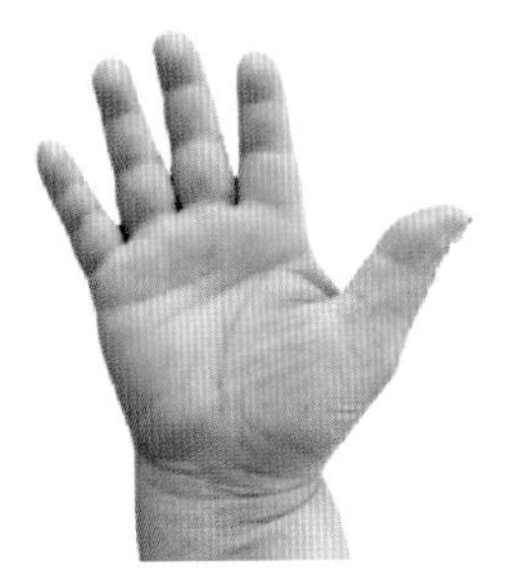

(a) (b)

图6-39 金形手：(a) 手背，(b) 手面

左侧腋动脉内径约：4.7mm，血流速度约：123cm/s，RI：0.83；
左侧肱动脉内径约：4.1mm，血流速度约：121cm/s，RI：0.90；
左侧尺动脉内径约：2.3mm，血流速度约：67cm/s，RI：0.77；
左侧桡动脉内径约：2.4mm，血流速度约：79cm/s，RI：0.76；
左侧腋静脉内径约：3.9mm，血流速度约：50cm/s；
左侧肘正中静脉内径约：3.6mm，血流速度约：23cm/s；
左侧头静脉内径约：3.0mm，血流速度约：20cm/s；
左侧手背静脉内径约：2.4mm，血流速度约：13cm/s。

双上肢动脉血流速度增快，血流阻力紊乱。双上肢静脉血流速度增加。

2. 程某某，男，33岁。有经现代医学系统检查诊断为肾小球肾炎依据。金水形手，手色灰暗，坎区色红，凹陷，指尖红斑，明堂暗斑，明堂上黄斑，震艮区青紫色，乾区红斑，如图6-40所示。

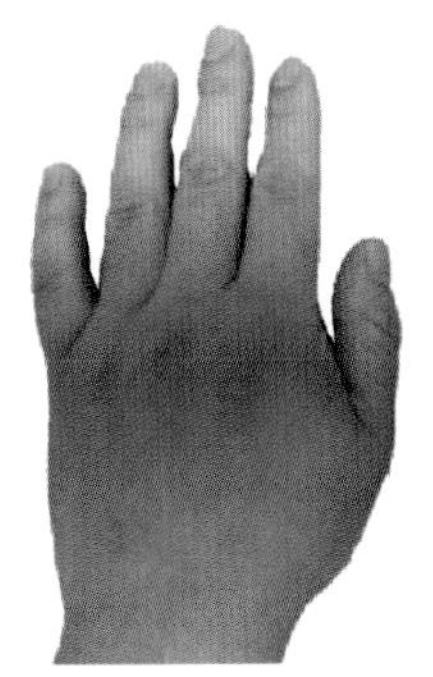
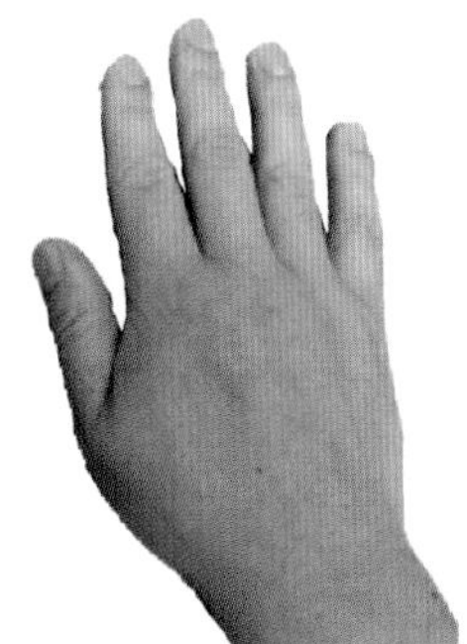
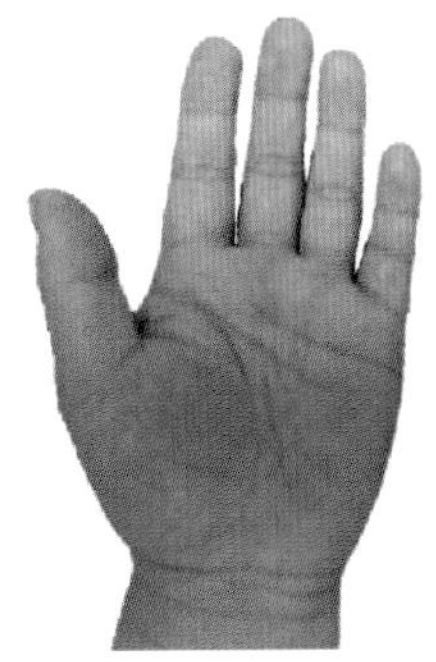
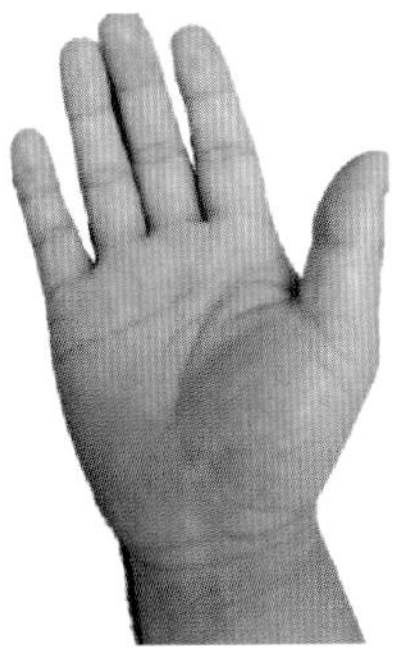

(a) (b)

图6-40 肾小球肾炎：(a) 手背，(b) 手面

彩色多普勒检查所见

右侧腋动脉内径约：4.4mm，血流速度约：110cm/s，RI：0.70；
右侧肱动脉内径约：4.1mm，血流速度约：122cm/s，RI：0.67；
右侧尺动脉内径约：3.2mm，血流速度约：81cm/s，RI：0.50；
右侧桡动脉内径约：3.2mm，血流速度约：86cm/s，RI：0.45；

右腋静脉内径约：3.0mm，血流速度约：36cm/s；
右侧肘正中静脉内径约：4.7mm，血流速度约：28cm/s；
右侧头静脉内径约：3.2mm，血流速度约：22cm/s；
右侧手背静脉内径约：1.8mm，血流速度约：16cm/s；
左侧腋动脉内径约：5.5mm，血流速度约：88.9cm/s，RI：0.60；
左侧肱动脉内径约：5.0mm，血流速度约：88.9cm/s，RI：0.59；
左侧尺动脉内径约：2.9mm，血流速度约：86.3cm/s，RI：0.48；
左侧桡动脉内径约：3.3mm，血流速度约：82.1cm/s，RI：0.45；
左侧腋静脉内径约：4.5mm，血流速度约：47.3cm/s；
左侧肘正中静脉内径约：3.4mm，血流速度约：28.2cm/s；
左侧头静脉内径约：2.9mm，血流速度约：28.9cm/s；
左侧手背静脉内径约：2.2mm，血流速度约：20.4cm/s。

左上肢腋动脉，肱动脉血管内径增加，双上肢血流速度增加，血流阻力减小，双上肢静脉血流速度增加。

3. 程某某，男，51 岁。有经现代医学系统检查，诊断为肾小球肾炎依据。金形手，手色暗灰，坎区凹陷色黄灰障碍纹，明堂色暗黄，障碍纹偏黄，乾区塌陷障碍纹，震区色暗黄紫，如图 6－41 所示。

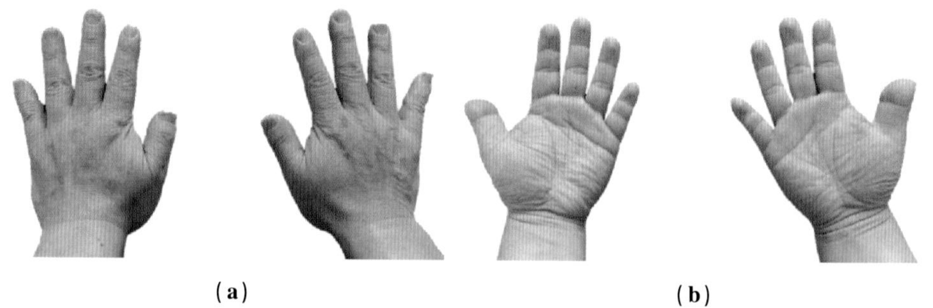

(a) (b)

图 6－41 肾小球肾炎，金形手：(a) 手背，(b) 手面

彩色多普勒检查所见
右侧腋动脉内径约：4.7mm，血流速度约：88cm/s，RI：0.81；
右侧肱动脉内径约：5.6mm，血流速度约：67cm/s，RI：0.78；
右侧尺动脉内径约：2.5mm，血流速度约：53cm/s，RI：0.72；
右侧桡动脉内径约：2.6mm，血流速度约：73cm/s，RI：0.75；
右腋静脉内径约：4.3mm，血流速度约：28cm/s；
右侧肘正中静脉内径约：4.0mm，血流速度约：16cm/s；
右侧头静脉内径约：0.8mm，血流速度约：13cm/s；
右侧手背静脉内径约：1.9mm，血流速度约：9cm/s；
左侧腋动脉内径约：4.9mm，血流速度约：104cm/s，RI：0.82；
左侧肱动脉内径约：4.3mm，血流速度约：75cm/s，RI：0.80；

左侧尺动脉内径约：2.3mm，血流速度约：49cm/s，RI：0.72；

左侧桡动脉内径约：2.4mm，血流速度约：42cm/s，RI：0.70；

左侧腋静脉内径约：3.9mm，血流速度约：23cm/s；

左侧肘正中静脉内径约：3.0mm，血流速度约：14cm/s；

左侧头静脉内径约：2.0mm，血流速度约：16cm/s；

左侧手背静脉内径约：1.6mm，血流速度约：8cm/s。

彩色多普勒检查所见，左侧头静脉血流灌注欠佳，肱动脉内径增大，上肢动脉血流速度加快，双上肢静脉血流速度紊乱。

4. 陆某某，男，31 岁。有经现代医学系统检查诊断为肾小球肾炎依据。金形手，坎区凹陷有花黄斑，明堂色黄有障碍纹，离区障碍纹，乾区花斑，小指外侧色黄，震区隆起色黄，如图 6－42 所示。

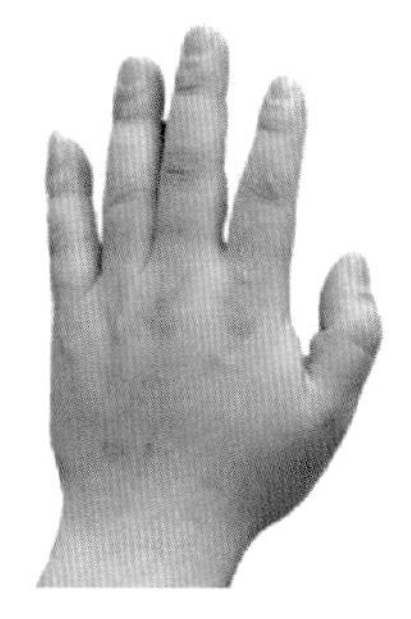
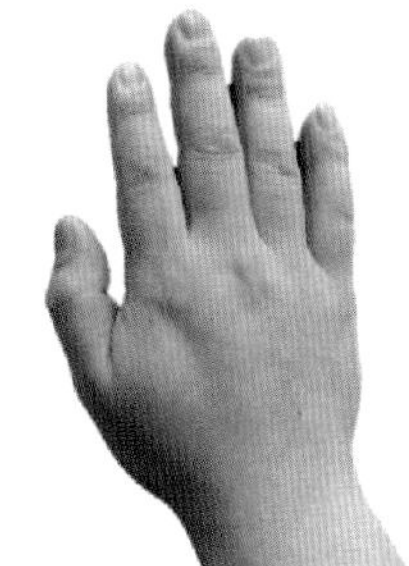

（a）

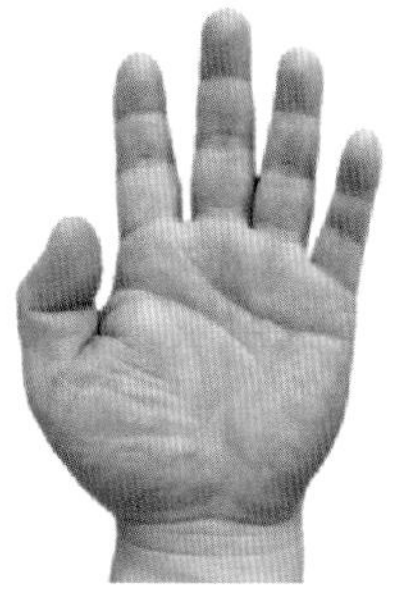
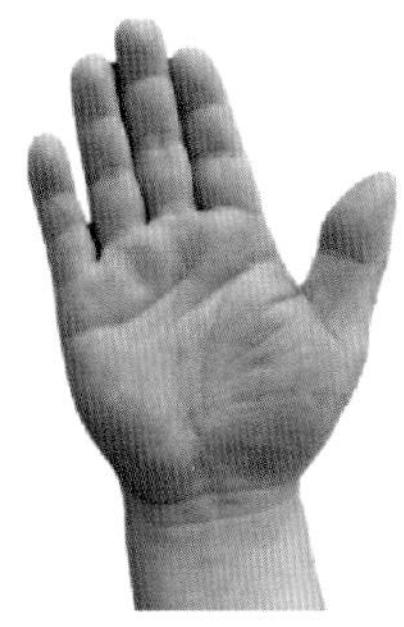

（b）

图 6－42　金形手：（a）手背，（b）手面

彩色多普勒检查所见

右侧腋动脉内径约：3.8mm，血流速度约：194cm/s，RI：0.75；

右侧肱动脉内径约：4.7mm，血流速度约：87cm/s，RI：0.66；

右侧尺动脉内径约：2.7mm，血流速度约：63cm/s，RI：0.62；

右侧桡动脉内径约：2.9mm，血流速度约：86cm/s，RI：0.49；

右腋静脉内径约：4.4mm，血流速度约：38cm/s；

右侧肘正中静脉内径约：3.4mm，血流速度约：26cm/s；

右侧头静脉内径约：2.7mm，血流速度约：21cm/s；

右侧手背静脉内径约：1.5mm，血流速度约：14cm/s；

左侧腋动脉内径约：4.1mm，血流速度约：139cm/s，RI：0.69；

左侧肱动脉内径约：4.7mm，血流速度约：113cm/s，RI：0.59；

左侧尺动脉内径约：2.3mm，血流速度约：70cm/s，RI：0.59；

左侧桡动脉内径约：2.4mm，血流速度约：73cm/s，RI：0.57；

左侧腋静脉内径约：5.0mm，血流速度约：49cm/s；

左侧肘正中静脉内径约：4.0mm，血流速度约：14cm/s；

左侧头静脉内径约：2.8mm，血流速度约：17cm/s；

左侧手背静脉内径约：2.7mm，血流速度约：14cm/s。

双上肢动脉血流速度增加，双上肢静脉血流速度增加。

5. 周某某，男，24 岁。有经现代医学系统检查诊断为肾小球肾炎依据。金形手，坎区色暗黄，障碍纹，手指尖红，明堂色黄，小指偏黄暗，震、艮区色黄，离区色暗障碍纹，如图 6－43 所示。

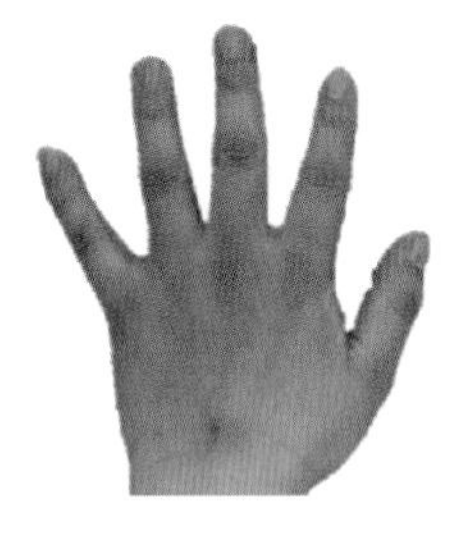
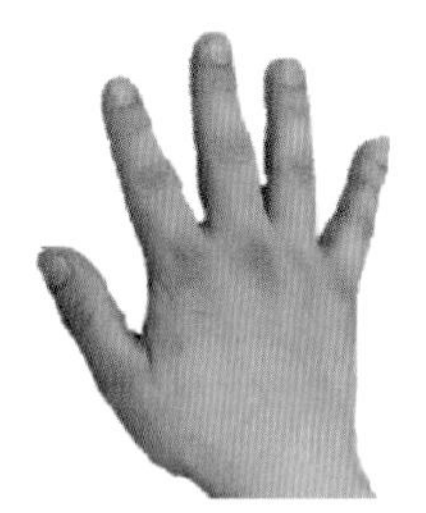
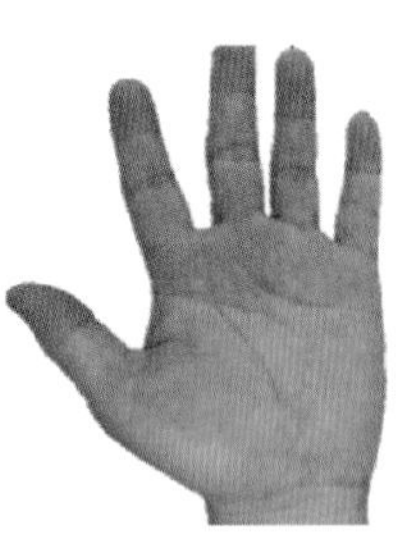
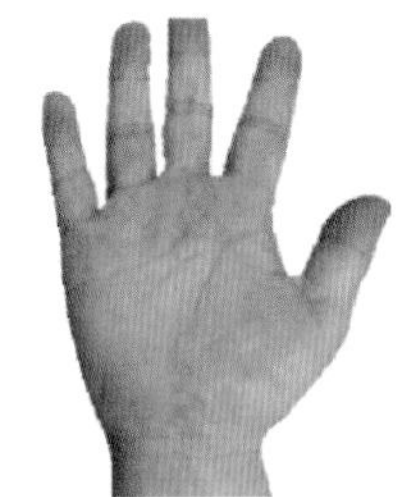

（a） （b）

图 6－43 金形手：（a）手背，（b）手面

彩色多普勒检查所见

右侧腋动脉内径约：4.2mm，血流速度约：113cm/s，RI：0.63；

右侧肱动脉内径约：4.1mm，血流速度约：108cm/s，RI：0.66；

右侧尺动脉内径约：2.2mm，血流速度约：70cm/s，RI：0.50；

右侧桡动脉内径约：2.5mm，血流速度约：90cm/s，RI：0.48；

右腋静脉内径约：3.9mm，血流速度约：37cm/s；

右侧肘正中静脉内径约：3.4mm，血流速度约：14cm/s；

右侧头静脉内径约：2.1mm，血流速度约：20cm/s；

右侧手背静脉内径约：2.6mm，血流速度约：22cm/s；

左侧腋动脉内径约：4.0mm，血流速度约：148cm/s，RI：0.71；

左侧肱动脉内径约：4.6mm，血流速度约：127cm/s，RI：0.71；

左侧尺动脉内径约：2.7mm，血流速度约：90cm/s，RI：0.51；

左侧桡动脉内径约：2.2mm，血流速度约：91cm/s，RI：0.56；

左侧腋静脉内径约：3.4mm，血流速度约：31cm/s；

左侧肘正中静脉内径约：3.5mm，血流速度约：24cm/s；

左侧头静脉内径约：2.1mm，血流速度约：22cm/s；

左侧手背静脉内径约：2.2mm，血流速度约：17cm/s。

双上肢动脉血流速度增加，血流阻力紊乱，双上肢静脉血流速度增加。

肾炎手象观察及彩色多普勒检测有以下特点：

第一是坎区色变，凹陷，黄白色障碍纹，小指色偏黄或外侧色黄，坎区花黄斑，手色红或指尖红或红斑或灰暗。坎为水为肾，肾病长期病变则坎区色变，凹陷出现障碍纹。小指为肾为水，肾病小指色偏黄或小指外侧黄。肾藏精属阴脏，肾阴虚，阴虚生内热，内热重，瘀热互加殃及五脏则手色红或五指红，黄瘀重则色灰暗色。

第二是明堂色黄，艮区色黄障碍纹，离区色变障碍纹。明堂为土为脾，离区为火为心。土脾克肾水，肾水克心火，若肾水瘀滞盛，反侮脾土，脾土瘀滞其色黄盛障碍纹出现。艮为脾胃随之受损发生巨变。水克火，肾水瘀滞，心肾不交，心火反侮则艮区色变，病变日久则障碍纹出现。

第三是乾区色红或花斑、红斑，震区色黄或青紫色或乾区塌陷障碍纹出现，乾为金为脑肺，震为木为肝，金生水，水生木，子病及母瘀久生热则轻色红，瘀滞同在则乾现花斑或红斑。母病及子震肝气血瘀滞则色黄或青紫。水瘀盛反侮其母，子强母衰则乾区皮肉塌陷，障碍纹出现病情向危。

本组彩色多普勒检查所见，由于肾为水脏，其脏腑引力场与津液关系密切，其病使肾引力场运转失灵，向心输送精液能力下降，水液不能协调心肺核心引力场之旺盛，使其运转加速，催动上肢血流增快，而使血流速度增快。由于肾水不能抑制心火，火克金加重，金衰不能生水，体液亏乏，促使末端血液加速回流以救肺金而致上肢静脉血流速度增快。

（五）尿毒症

尿毒症是因各种原因引起肾脏损害和进行恶化的结果，临床表现为肾脏气化功能减退，代谢废物滞留，水、解电质和酸碱平衡紊乱及肾脏内分泌功能障碍等为表现的临床综合征。尿毒症一般分为4期，本组采集的20例病例均为3、4期已进行透析治疗的患者。

1. 魏某某，男，30岁。经现代医学系统检查诊断尿毒症并进行透析治疗。金木形手，全手灰暗无血色，坎区色暗黄，有障碍纹，坤区有红色暗斑，手指色黄，余脏腑区均灰暗，如图6－44所示。

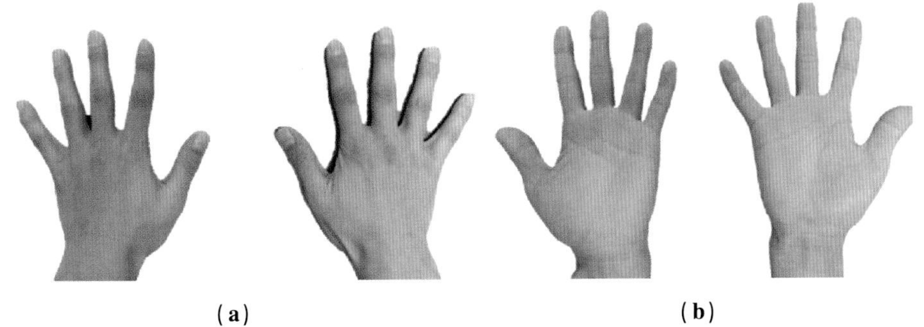

（a）　　（b）

图6－44　尿毒症，金形手：（a）手背，（b）手面

彩色多普勒检查所见

右侧腋动脉内径约：4.6mm，血流速度约：71cm/s，RI：0.82；

右侧肱动脉内径约：4.6mm，血流速度约：81cm/s，RI：0.78；

右侧尺动脉内径约：1.7mm，血流速度约：28cm/s，RI：0.71；

右侧桡动脉内径约：2.7mm，血流速度约：35cm/s，RI：0.73；

右腋静脉内径约：4.6mm，血流速度约：23cm/s；

右侧肘正中静脉内径约：2.3mm，血流速度约：10cm/s；

右侧头静脉内径约：1.7mm，血流速度约：7cm/s；

右侧手背静脉内径约：1.6mm，血流速度约：9cm/s；

左侧腋动脉内径约：6.9mm，血流速度约：118cm/s，RI：0.56；

左侧肱动脉内径约：6.4mm，血流速度约：131cm/s，RI：0.41；

左侧尺动脉内径约：3.0mm，血流速度约：96cm/s，RI：0.51；

左侧桡动脉内径约：4.7mm，血流速度约：156cm/s，RI：0.28；

左侧腋静脉内径约：5.0mm，血流速度约：39cm/s；

左侧肘正中静脉内径约：2.4mm，血流速度约：44cm/s；

左侧头静脉内径约：4.9mm，血流速度约：71cm/s；

左侧手背静脉内径约：1.1mm，血流速度约：19cm/s。

双上肢动脉内径粗细紊乱，右上肢动脉血流速度快慢不匀，血流阻力有增加。右上肢动脉管径增加血流速度明显加快，血流阻力有减少。双上肢静脉内径粗细度紊乱，左上肢静脉血流速度紊乱，右上肢静脉血流速度增快。左腕部人工动静脉瘘口血流速度 360cm/s，压差 38mmHg。

2. 张某某，男，64 岁。有经现代医学检查诊断为尿毒症并做透析治疗依据。金形手，全手暗紫黑灰色，坎区暗斑，小指根色黄圆胀，艮区色黄，艮区外侧色黑，拇指内震区色黄，震、艮间皮肌萎陷，如图 6－45 所示。

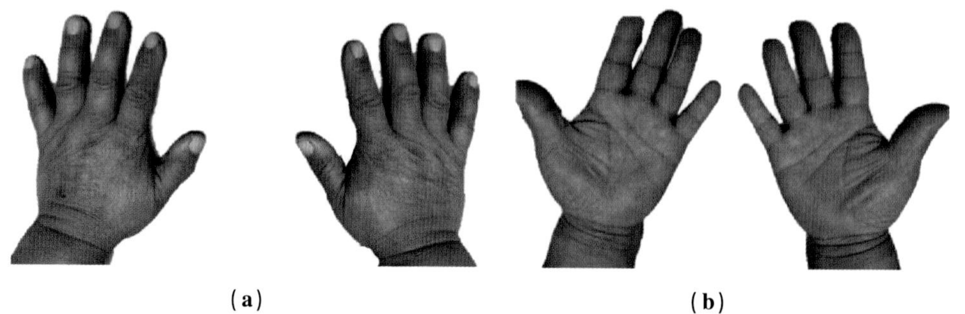

(a)　　(b)

图 6－45　尿毒症，金形手：(a) 手背，(b) 手面

彩色多普勒检查所见

右侧腋动脉内径约：5.8mm，血流速度约：154cm/s，RI：0.56；

右侧肱动脉内径约：5.1mm，血流速度约：128cm/s，RI：0.49；

右侧尺动脉内径约：1.8mm，血流速度约：94cm/s，RI：0.61；

右侧桡动脉内径约：1.9mm，血流速度约：54cm/s，RI：0.72；（瘘口远段）

右侧桡动脉内径约：3.7mm，血流速度约：137cm/s，RI：0.34；（瘘口近段）

右腋静脉内径约：5.3mm，血流速度约：48cm/s；

右侧肘正中静脉内径约：5.1mm，血流速度约：65cm/s；

右侧头静脉内径约：3.3mm，血流速度约：16cm/s；（瘘口远段）

右侧头静脉内径约：5.5mm，血流速度约：271cm/s；（瘘口近段）

右侧手背静脉内径约：2.6mm，血流速度约：18cm/s；

左侧腋动脉内径约：6.0mm，血流速度约：113cm/s，RI：0.82；

左侧肱动脉内径约：4.7mm，血流速度约：103cm/s，RI：0.77；

左侧尺动脉内径约：1.8mm，血流速度约：109cm/s，RI：0.61；

左侧桡动脉内径约：1.8mm，血流速度约：84cm/s，RI：0.73；

左侧腋静脉内径约：4.8mm，血流速度约：42cm/s；

左侧肘正中静脉内径约：3.8mm，血流速度约：25cm/s；

左侧头静脉内探及一大小约 3.8mm × 1.6mm 的强回声光斑，未见明显血流信号通过；

左侧手背静脉内径约：1.6mm，血流速度约：23cm/s。

双上肢动脉内径粗细程度紊乱，血流速度增快，血流阻力紊乱，右上肢静脉内径增粗，血流速度增快，左上肢血流速度有所增快，头静脉内探及一大小约 3.8mmx1.6mm 的强回声斑。左腕部桡动脉远段管腔细窄迂回。右桡动人工动静脉瘘口血流速度为 369cm/s。

3. 杨某某，男，40 岁。有经现代医学系统检查诊断为尿毒症并进行透析治疗依据。金形手，全手色灰黄，指尖红斑，坎区及明堂色黄，离区花斑，小鱼际黄斑，手指节暗，震区坎上区皮肌萎缩障碍纹，如图 6－46 所示。

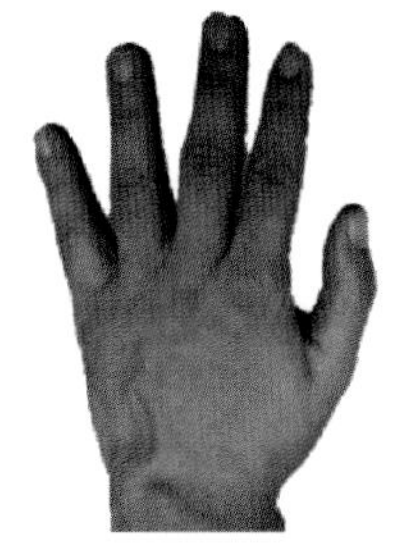
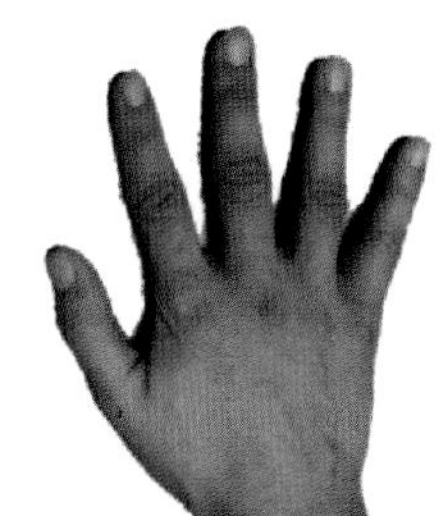
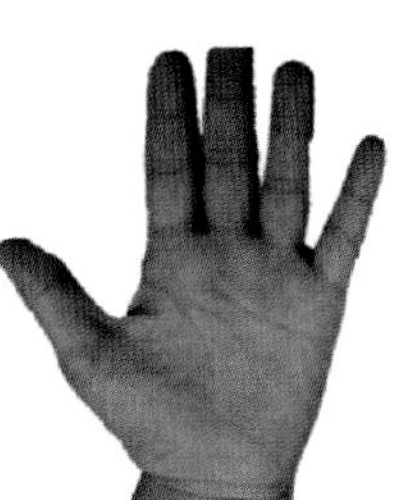
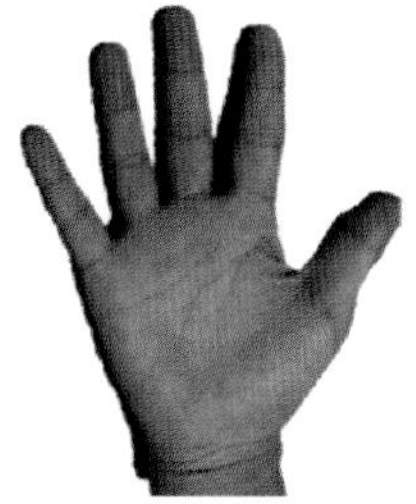

（a）　　　（b）

图 6－46　尿毒症，金形手：（a）手背，（b）手面

彩色多普勒检查所见

右侧腋动脉内径约：5.8mm，血流速度约：97cm/s，RI：0.85；

右侧肱动脉内径约：4.1mm，血流速度约：91cm/s，RI：0.78；

右侧尺动脉内径约：3.4mm，血流速度约：100cm/s，RI：0.70；

右侧桡动脉内径约：2.0mm，血流速度约：54cm/s，RI：0.68；

右腋静脉内径约：3.1mm，血流速度约：35cm/s；

右侧肘正中静脉内径约：2.6mm，血流速度约：14cm/s；

右侧头静脉内径约：2.3mm，血流速度约：24cm/s；

右侧手背静脉内径约：1.8mm，血流速度约：19cm/s；

左侧腋动脉内径约：7.4mm，血流速度约：112cm/s，RI：0.69；

左侧肱动脉内径约：6.6mm，血流速度约：160cm/s，RI：0.54；

左侧尺动脉内径约：3.0mm，血流速度约：104cm/s，RI：0.44；

左侧桡动脉内径约：5.4mm，血流速度约：128cm/s，RI：0.32；瘘口近段

左侧腋静脉内径约：3.6mm，血流速度约：83cm/s；

左侧肘正中静脉内径约：5.1mm，血流速度约：77cm/s；

左侧头静脉内径约：9.6mm，血流速度约：74cm/s；

左侧手背静脉内径约：1.1mm，血流速度约：12cm/s。

左侧头静脉内径约：3.9mm，血流速度约66cm/s，头静脉手背部属支血流反向。

左上肢桡动脉与头静脉人工造瘘瘘口内径约4.4mm，血流速度约284cm/s，RI：0.37，管腔内透声良好。

双上肢动脉血管内径增加，血流速度增快，血流阻力紊乱。双上肢静脉内径粗细紊乱，血流速度有所增加，左侧头静脉血流速度66cm/s，头静脉手背属支血流反向，左桡动脉协静脉瘘口血流速度284cm/s。

4. 宫某某，男，50岁。有经现代医学系统检查诊断为尿毒症并进行透析治疗依据。木形手，全手色呈暗灰黄色，坎区暗灰色，明堂色黄，小指色黄，震区色红，皮、肌萎陷，乾区色红，离区暗黄色，掌中有乌鸦状黑暗斑，如图6－47所示。

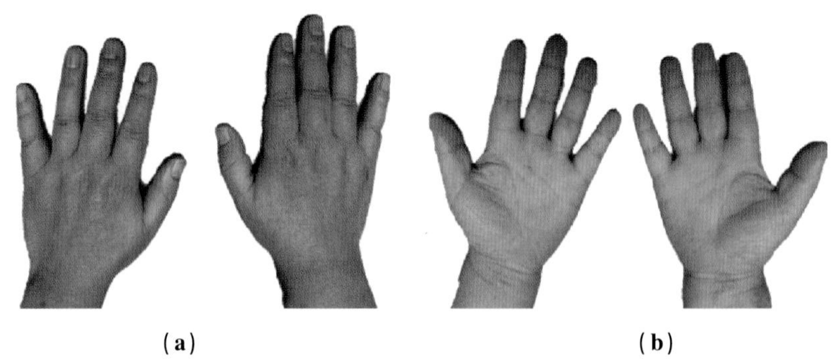

（a）　　　　（b）

图6－47　尿毒症，木形手：（a）手背，（b）手面

彩色多普勒检查所见

右侧腋动脉内径约：5.0mm，血流速度约：103cm/s，RI：0.44；

右侧肱动脉内径约：4.1mm，血流速度约：234cm/s，RI：0.58；

右侧尺动脉内径约：2.5mm，血流速度约：139cm/s，RI：0.40；

右侧桡动脉内径约：2.9mm，血流速度约：354cm/s，RI：0.38；（瘘口近段）

右侧桡动脉内径约：19mm，血流速度约：102cm/s，RI：0.28；（瘘口远段）

右腋静脉内径约：3.8mm，血流速度约：31cm/s；

右侧肘正中静脉内径约：6.1mm，血流速度约：75cm/s；

右侧头静脉内径约：6.4mm，血流速度约：60cm/s；（瘘口近段）

右侧头静脉内径约：2.2mm，血流速度约：17cm/s；（瘘口远段）

右侧手背静脉内径约：1.9mm，血流速度约：13cm/s；

左侧腋动脉内径约：4.8mm，血流速度约：94cm/s，RI：0.84；
左侧肱动脉内径约：3.7mm，血流速度约：70cm/s，RI：0.80；
左侧尺动脉内径约：2.5mm，血流速度约：56cm/s，RI：0.69；
左侧桡动脉内径约：2.3mm，血流速度约：60cm/s，RI：0.74；
左侧腋静脉内径约：4.2mm，血流速度约：30cm/s；
左侧肘正中静脉内径约：4.5mm，血流速度约：32cm/s；
左侧头静脉内径约：1.9mm，血流速度约：13cm/s；
左侧手背静脉内径约：2.5mm，血流速度约：10cm/s。

右上肢头静脉与桡动脉人工动静脉瘘瘘口内径约3.1mm，血流速度约489cm/s，压差约96mmHg，管腔内径透声良好。

双上肢动脉内径粗细度紊乱，右上肢血流速度明显增快，血流阻力降低。左上血流速度无明显增快，血流阻力紊乱。右上肢静脉内粗细程度紊乱，血流速度亦紊乱。

5. 黄某某，男，34 岁。有经现代医学系统检查诊断为尿毒症并进行透析治疗依据。金形手，全手总体呈暗紫色，明堂区呈暗黄色，坎区色黄，有静脉显露，震区色黄，小鱼际区花斑，如图 6－48 所示。

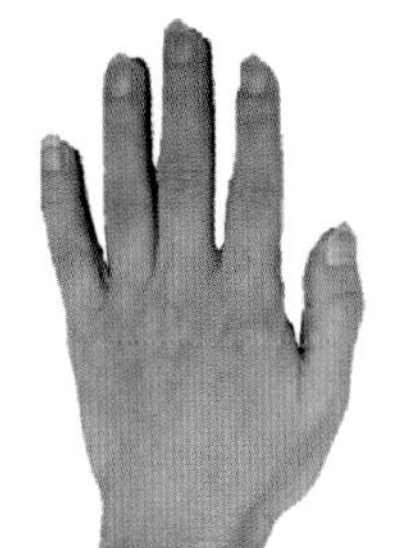
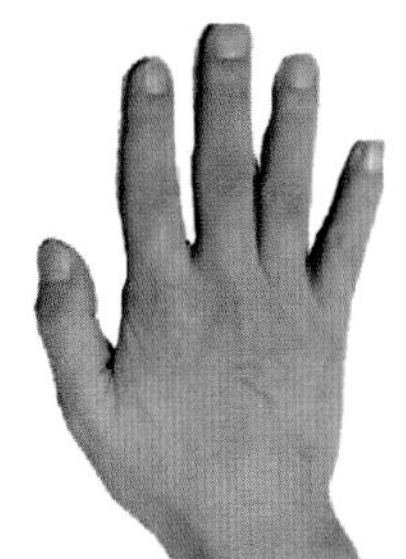
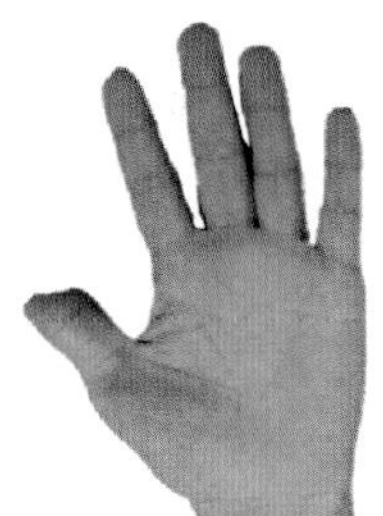
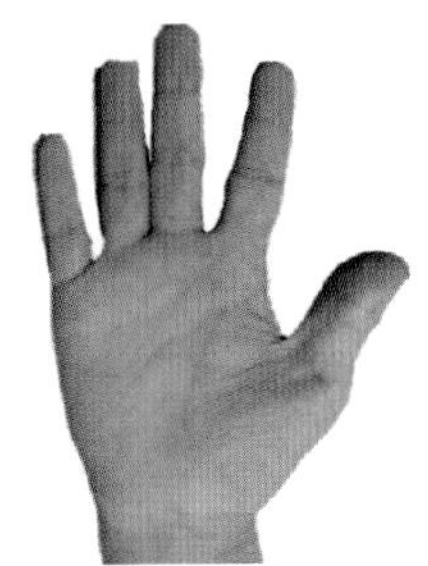

(a) (b)

图 6－48 尿毒症，金形手：(a) 手背，(b) 手面

彩色多普勒检查所见
右侧腋动脉内径约：4.8mm，血流速度约：147cm/s，RI：0.48；
右侧肱动脉内径约：5.3mm，血流速度约：182cm/s，RI：0.53；
右侧尺动脉内径约：2.3mm，血流速度约：100cm/s，RI：0.41；
右侧桡动脉内径约：2.9mm，血流速度约：201cm/s，RI：0.20；（瘘口远段）
右侧桡动脉内径约：2.6mm，血流速度约：113cm/s，RI：0.31；（瘘口段）
右腋静脉内径约：4.9mm，血流速度约：40cm/s；
右侧肘正中静脉内径约：3.1mm，血流速度约：25cm/s；
右侧头静脉内径约：1.7mm，血流速度约：11cm/s；（瘘口远段）
右侧头静脉内径约：3.2mm，血流速度约：1317cm/s；（瘘口近段）
右侧手背静脉内径约：1.7mm，血流速度约：9cm/s；
左侧腋动脉内径约：4.3mm，血流速度约：83cm/s，RI：0.86；
左侧肱动脉内径约：4.3mm，血流速度约：70cm/s，RI：0.86；

左侧尺动脉内径约：1.3mm，血流速度约：80cm/s，RI：0.80；

左侧桡动脉人工瘘术后，人工闭塞；

左侧腋静脉内径约：3.8mm，血流速度约：46cm/s；

左侧肘正中静脉内径约：2.3mm，血流速度约：12cm/s；

左侧头静脉人工瘘术后，人工闭塞；

左侧手背静脉内径约：1.9mm，血流速度约：11cm/s。

右上肢桡动脉与头静脉人工静脉瘘瘘口内径约3.0mm，血流速度约380cm/s，压差约58mmHg。

双上肢动脉内径紊乱，右上肢血流速度明显增快，血流阻力减小，左上肢血流速度紊乱，血流阻力略增加。右上肢静脉血流速度增快，右上肢静脉内径略紊乱，血流速度紊乱。

尿毒症手象观察及彩色多普勒检测有如下特点：

第一，全手灰暗无血色，或灰黄色，黑灰色，暗紫色，坎区色暗黄或灰黄或暗紫斑，有障碍纹。坎为水为肾。《易经》坎卦的意思是：“一阳陷在二阴之中，象征重重的险难。”“习坎，入于坎窞，凶。”是说病陷于坎，要入于坎窞，是陷于陷中之陷则凶险无法摆脱。肾病未得到及时治疗，时空耗长则病损日陷危险中。水肾藏精主骨生髓，为人的先天之本，肾性藏而易瘀，五脏六腑之积毒多通过肾排出，五行生克，金生水，水生木，木生火，土克水则毒性遍及全身，瘀毒互加则全手色变灰暗，灰黄色、黑灰色或暗紫色。本病所主的坎区更是瘀滞象显现。

第二，明堂色黄离区花斑或暗黄色，小鱼际黄斑，手指节暗小指色黄或小指根色黄圆胀，明堂为土为脾，离为火为心，小鱼际为金为脑，手指节主肺，小指为水为肾。肾为水，土克水，肾瘀甚则土反受侮，离为火，水克火，肾水瘀滞瘀而邪阻，反侮心火。小鱼际为金，金生水，若肾瘀过盛，积久生热。子脏累母则全现红赤，手指四指主肺（金），小指为肾（水），指节色变，小指出现异常色形变都尿毒重危之表象。

第三，震区色红，皮肌萎陷或震艮间皮肌萎缩障碍纹，拇指内震区色黄，艮区色黄，艮区外侧色黑形如乌鸦。震为木为肝，艮为土为脾胃，拇指为肝，艮外为手太阴肺。水生木，木克土，尿毒性肾病病至骨髓深入肓境。水衰无力生木，肝失所依，瘀滞互作生热克土，肝瘀强反侮肺金而至震艮区皮肌筋萎陷，再加上之前所说的离心花斑色变。肺主皮毛，脾主肌肉，肝主筋，说明病已至危。《神相铁关刀》曾言：“掌中乌鸦，病上有差”，《水镜神相》亦说：“艮上不宜铺白板（棺材纹），掌中曾认宿乌鸦”。此期掌中心现乌鸦之黑灰图形说明病危及至生命。

本组尿毒症彩色多普勒检查所见，因肾脏引力场已失去功能，水毒瘀积，致人小宇宙内水胜毒炽，水毒殃肝伤脾，向心肺引力场输血及统血功能紊乱，又加之水浸火衰，毒胜金竭，而致心肺核心引力场能量缺乏功能极度紊乱，引动功能无力而致人体小宇宙内五脏六腑引力场功能全部紊乱，衰、瘀、滞、散表象人体上肢则见手掌灰暗，动静脉结构，血流速度血流阻力全部紊乱失控，而出现各种非常异常的血管管径，血流速度，血流阻力表象。

（六）烟毒病

吸烟有害多数人有知，但危害到什么程度都伤及哪些脏腑无明确结论。所以烟毒病是多年来危害人类健康尚未被列入疾病的病症之一。本组共观察有长期吸烟史人 30 例，现将其中有代表性手象表象与彩色多普勒检查所见病人 3 例介绍如下。

1. 刘某某，女，59 岁。有吸烟史超十年，每日吸烟量大。木形手，全手色黄紫灰暗，震区，明堂，坎上区乾区皮肌筋萎缩；手指环指小指中指为中心的灰黄色，节暗、有紫斑；坎区、离区、乾区红斑，如图 6－49 所示。

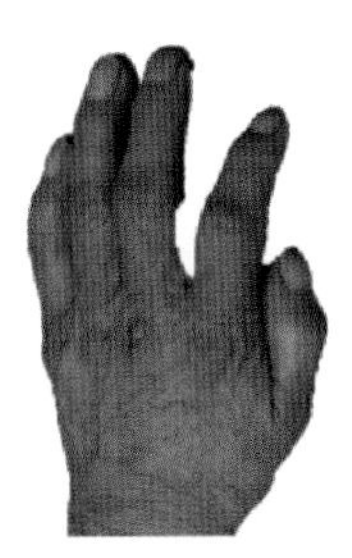
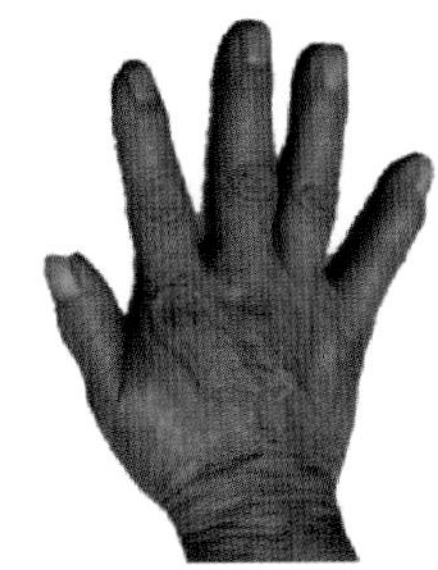
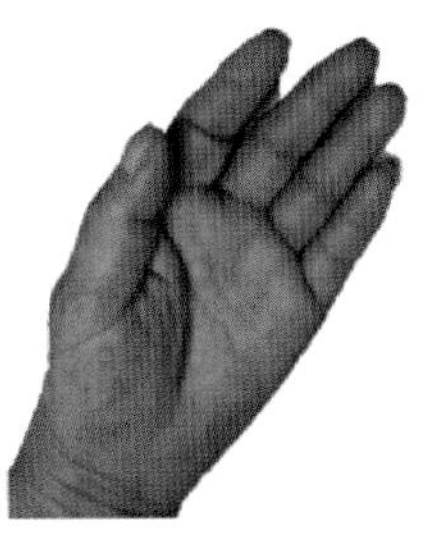
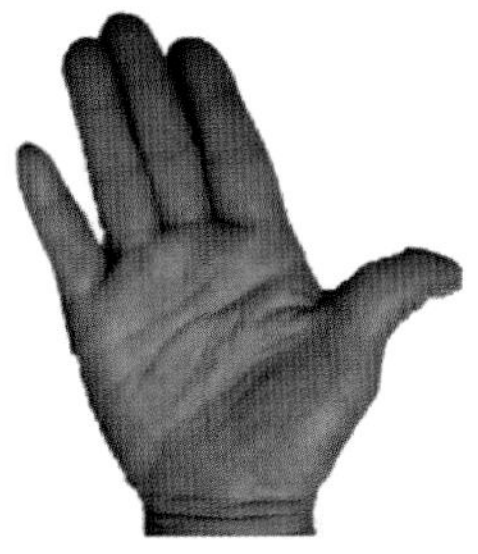

（a）　（b）

图 6－49　烟民，木形手：（a）手背，（b）手面

彩色多普勒检查所见

右侧腋动脉内径约：5.8mm，血流速度约：93cm/s，RI：0.89；

右侧肱动脉内径约：4.0mm，血流速度约：127cm/s，RI：0.83；

右侧尺动脉内径约：2.7mm，血流速度约：97cm/s，RI：0.70；

右侧桡动脉内径约：2.2mm，血流速度约：99cm/s，RI：0.63；

右腋静脉内径约：4.3mm，血流速度约：14cm/s；

右侧肘正中静脉内径约：2.5mm，血流速度约：30cm/s；

右侧头静脉内径约：2.2mm，血流速度约：28cm/s；

右侧手背静脉内径约：2.0mm，血流速度约：20cm/s；

左侧腋动脉内径约：5.6mm，血流速度约：61cm/s，RI：0.86；

左侧肱动脉内径约：3.6mm，血流速度约：118cm/s，RI：0.88；

左侧尺动脉内径约：2.1mm，血流速度约：69cm/s，RI：0.63；

左侧桡动脉内径约：1.9mm，血流速度约：94cm/s，RI：0.70；

左侧腋静脉内径约：5.1mm，血流速度约：18cm/s；

左侧肘正中静脉内径约：3.1mm，血流速度约：18cm/s；

左侧头静脉内径约：2.2mm，血流速度约：13cm/s；

左侧手背静脉内径约：1.8mm，血流速度约：14cm/s。

双上肢动脉大血管内径增加，双上肢血液速度增加，血流阻力有所增加。双上静脉内径紊乱，血流速度增加。

2. 张某某，男，57 岁。有长期吸烟史超十年，每日吸烟量大。木形手，手色暗灰，手指灰黄暗红色，指节暗黑有点状红斑，以环指中指小指为中心的坎区黄暗有障碍纹；明堂黄黑斑，各丘野红斑，震区红，障碍纹，如图 6－50 所示。

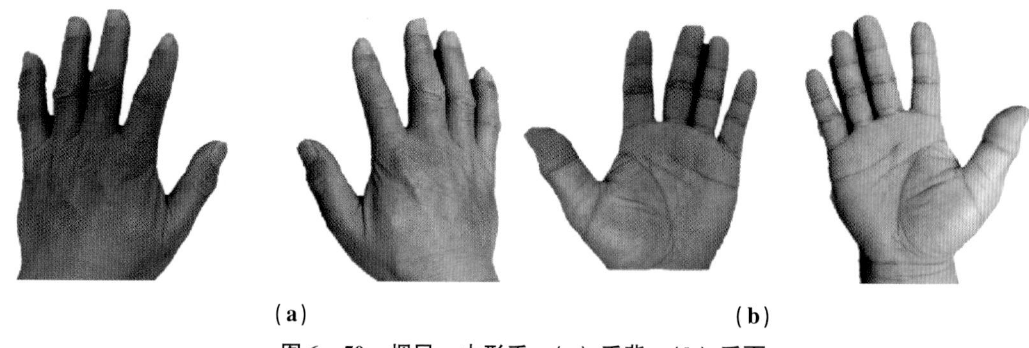

(a) (b)

图 6－50　烟民，木形手：(a) 手背，(b) 手面

彩色多普勒检查所见

右侧腋动脉内径约：5.6mm，血流速度约：99cm/s，RI：0.83；

右侧肱动脉内径约：4.2mm，血流速度约：109cm/s，RI：0.87；

右侧尺动脉内径约：1.8mm，血流速度约：53cm/s，RI：0.68；

右侧桡动脉内径约：2.6mm，血流速度约：56cm/s，RI：0.72；

右腋静脉内径约：5.0mm，血流速度约：38cm/s；

右侧肘正中静脉内径约：3.2mm，血流速度约：10cm/s；

右侧头静脉内径约：2.4mm，血流速度约：19cm/s；

右侧手背静脉内径约：1.7mm，血流速度约：10cm/s；

左侧腋动脉内径约：5.4mm，血流速度约：97cm/s，RI：0.80；

左侧肱动脉内径约：5.0mm，血流速度约：97cm/s，RI：0.76；

左侧尺动脉内径约：2.2mm，血流速度约：69cm/s，RI：0.70；

左侧桡动脉内径约：2.3mm，血流速度约：56cm/s，RI：0.66；

左侧腋静脉内径约：5.7mm，血流速度约：28cm/s；

左侧肘正中静脉内径约：3.6mm，血流速度约：22cm/s；

左侧头静脉内径约：1.7mm，血流速度约：15cm/s；

左侧手背静脉内径约：1.6mm，血流速度约：10cm/s。

双上肢腋动脉内径增加，动脉血流速度增加，血流阻力轻度增加，双上肢静脉血流速度增加。

3. 刘某某，男，55 岁。有长期吸烟史，超十年，每日吸烟量大。木形手，手色暗晦，环指中指小指为中心，手指色暗灰黄，指节暗黑或黑斑。艮区震区红斑，离心红斑，明堂灰黄色，乾区红，兑区黄斑，如图 6－51 所示。

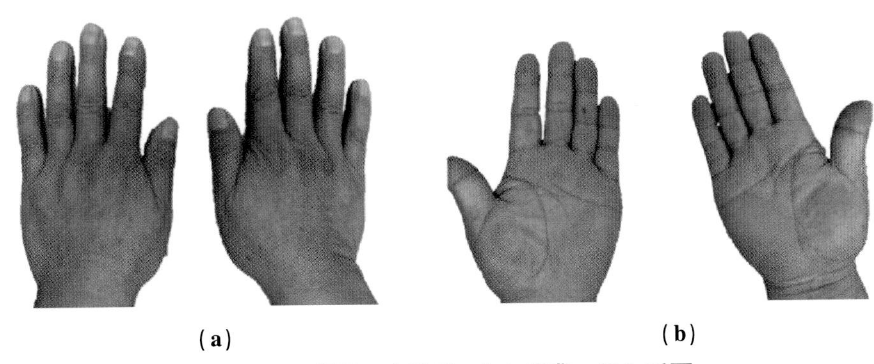

（a）　（b）

图6－51　烟民，木形手：（a）手背，（b）手面

彩色多普勒检查所见

右侧腋动脉内径约：4.8mm，血流速度约：113cm/s，RI：0.80；

右侧肱动脉内径约：4.7mm，血流速度约：115cm/s，RI：0.75；

右侧尺动脉内径约：2.9mm，血流速度约：76cm/s，RI：0.50；

右侧桡动脉内径约：3.2mm，血流速度约：85cm/s，RI：0.54；

右腋静脉内径约：4.7mm，血流速度约：22cm/s；

右侧肘正中静脉内径约：5.0mm，血流速度约：18cm/s；

右侧头静脉内径约：2.3mm，血流速度约：18cm/s；

右侧手背静脉内径约：1.1mm，血流速度约：18cm/s；

左侧腋动脉内径约：4.7mm，血流速度约：98cm/s，RI：0.71；

左侧肱动脉内径约：4.3mm，血流速度约：103cm/s，RI：0.73；

左侧尺动脉内径约：2.5mm，血流速度约：76cm/s，RI：0.54；

左侧桡动脉内径约：2.4mm，血流速度约：71cm/s，RI：0.67；

左侧腋静脉内径约：4.6mm，血流速度约：17cm/s；

左侧肘正中静脉内径约：5.3mm，血流速度约：19cm/s；

左侧头静脉内径约：2.2mm，血流速度约：11cm/s；

左侧手背静脉内径约：1.5mm，血流速度约：13cm/s。

双上肢动脉血管内径增加，血流速度明显加快，双上肢静脉管径紊乱，血流速度增加。

4. 杜某某，男，63岁。有长期吸烟史，超15年，每日吸烟量大。木形手，手色暗晦，手指以环指中指小指为中心呈灰黄黑色，节暗黑有紫斑；明堂黄，艮区红斑，乾区、坎区红斑，兑区有花斑，拇指连震区有黄色条带，乾区、震区有皮肌萎缩，如图6－52所示。

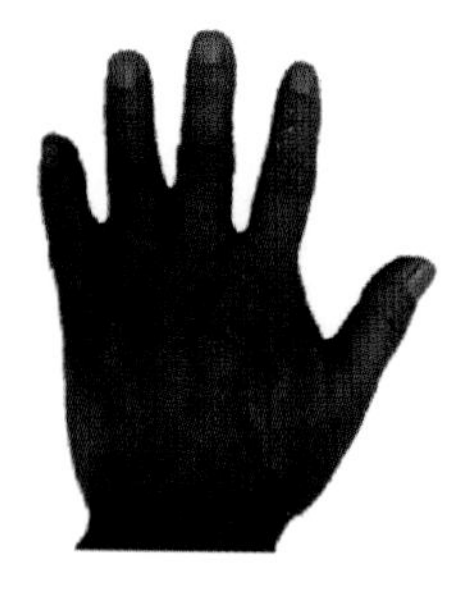
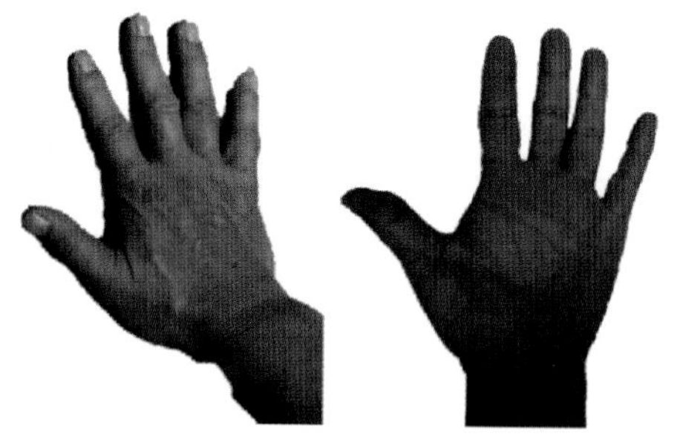
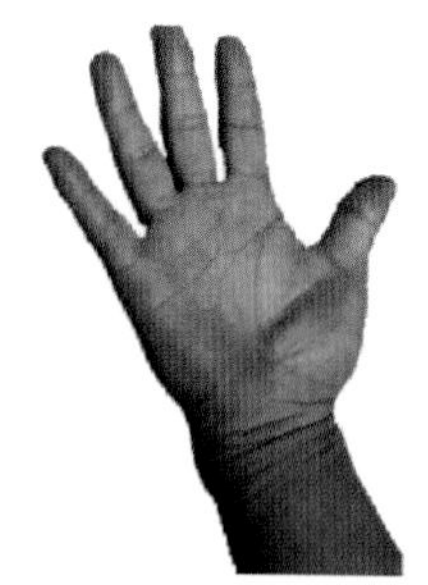

(a) (b)

图 6-52 烟民，木形手：(a) 手背，(b) 手面

彩色多普勒检查所见：

右侧腋动脉内径约：5.1mm，血流速度约：113cm/s，RI：0.89；

右侧肱动脉内径约：3.6mm，血流速度约：167cm/s，RI：0.90；

右侧尺动脉内径约：2.0mm，血流速度约：98cm/s，RI：0.72；

右侧桡动脉内径约：2.4mm，血流速度约：94cm/s，RI：0.69；

右腋静脉内径约：3.4mm，血流速度约：14cm/s；

右侧肘正中静脉内径约：3.0mm，血流速度约：11cm/s；

右侧头静脉内径约：2.5mm，血流速度约：31cm/s；

右侧手背静脉内径约：1.8mm，血流速度约：19cm/s；

左侧腋动脉内径约：5.1mm，血流速度约：128cm/s，RI：0.85；

左侧肱动脉内径约：4.0mm，血流速度约：126cm/s，RI：0.88；

左侧尺动脉内径约：1.9mm，血流速度约：80cm/s，RI：0.83；

左侧桡动脉内径约：2.3mm，血流速度约：77cm/s，RI：0.70；

左侧腋静脉内径约：4.2mm，血流速度约：23cm/s；

左侧肘正中静脉内径约：3.7mm，血流速度约：22cm/s；

左侧头静脉内径约：2.8mm，血流速度约：19cm/s；

左侧手背静脉内径约：1.8mm，血流速度约：18cm/s。

双上肢腋动脉内径紊乱，双上动脉血流速度增加明显，血流阻力增加。双上肢静脉管径紊乱。

5. 付某某，男，48 岁。有长期吸烟史，超 10 年，每日吸烟量大。木形手，手色暗晦，以环指中指小指为中心指色黄黑，指节暗黑，有暗斑；拇指根连震区色黄，乾区、艮区红斑，坎区有红斑，兑区花斑，乾区皮肌萎缩，如图 6-53 所示。

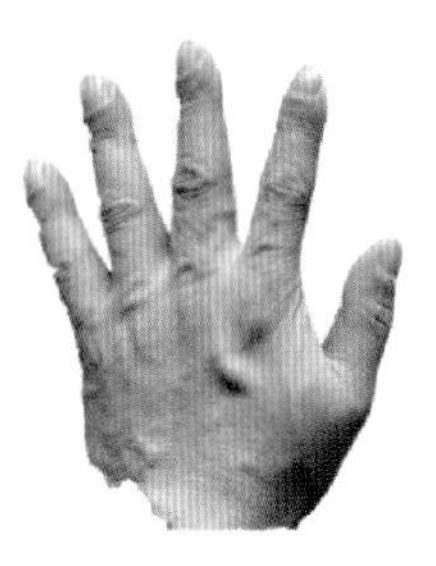
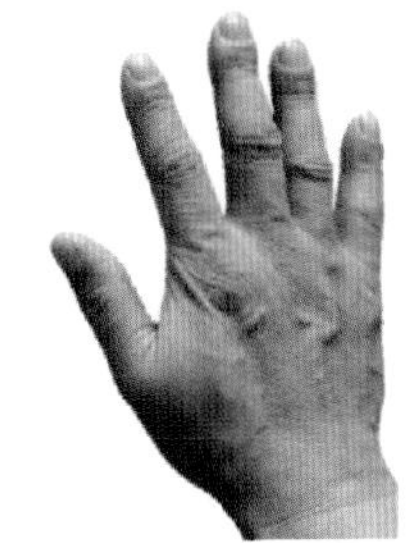
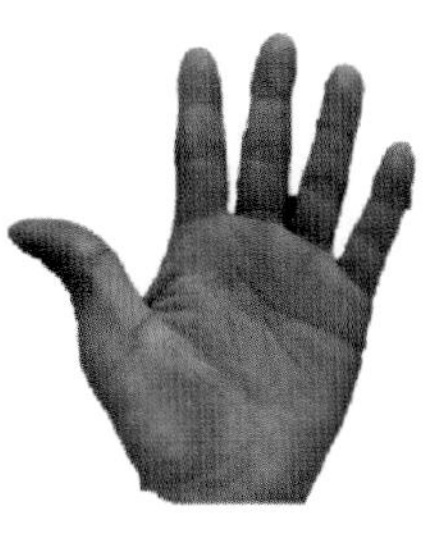
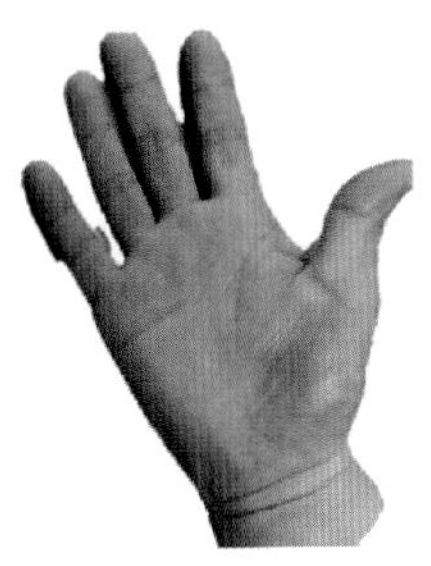

（a）　　　　　　　　　　　　（b）

图6－53　烟民，木形手：（a）手背，（b）手面

彩色多普勒检查所见：

右侧腋动脉内径约：5.0mm，血流速度约：113cm/s，RI：0.68；

右侧肱动脉内径约：4.2mm，血流速度约：82cm/s，RI：0.66；

右侧尺动脉内径约：2.5mm，血流速度约：44cm/s，RI：0.50；

右侧桡动脉内径约：2.4mm，血流速度约：53cm/s，RI：0.65；

右腋静脉内径约：4.0mm，血流速度约：21cm/s；

右侧肘正中静脉内径约：4.5mm，血流速度约：33cm/s；

右侧头静脉内径约：3.5mm，血流速度约：19cm/s；

右侧手背静脉内径约：2.6mm，血流速度约：14cm/s；

左侧腋动脉内径约：3.9mm，血流速度约：120cm/s，RI：0.58；

左侧肱动脉内径约：4.1mm，血流速度约：89cm/s，RI：0.80；

左侧尺动脉内径约：2.9mm，血流速度约：77cm/s，RI：0.39；

左侧桡动脉内径约：2.9mm，血流速度约：85cm/s，RI：0.48；

左侧腋静脉内径约：4.6mm，血流速度约：25cm/s；

左侧肘正中静脉内径约：3.9mm，血流速度约：30cm/s；

左侧头静脉内径约：3.2mm，血流速度约：24cm/s；

左侧手背静脉内径约：3.2mm，血流速度约：21cm/s。

双上肢动脉管径增宽，血流速度增加，血流阻力亦有紊乱。双上肢静脉管径有增加，脉血流速度增加。

烟毒病手象观察及彩色多普勒检测有如下特点：

第一是手指以环中小指为中心的指色灰黄暗，黄暗红色，灰黄黑色，指节黑暗色明显，有紫斑或红斑、黑斑、暗斑。人的五指以五行生克和八卦生成相关联而以序排列为木（拇指）、火（食指）、土（中指）、金（环指）、水（小指）。五个手指是以正序相生，隔位相克，逆位相依为次序。相学中的以手掌掌心为中心，之后论生五指是符合人生命过程真实情况的。胚胎学研究表明，胚胎期五周心脏开始出现功能，有手足萌芽，第11周出现椭圆的手和脚，有五条深纹会形成指（趾）。所以五指同生。中医学观手，以八卦卦位脏腑相关理论定指属性是有依据的。手指在手至高部位其性符合人体腔内五脏位置。环指属金为肺，烟毒侵袭，首当为肺，肺受毒熏，瘀而色变，反映于手则环指现出烟毒之色。中指为土，环指为金，小指为水，三者有相生相克之关系。所以环指受病，中小指必当有相而伴行出现灰黄暗或灰黄黑色。

人类手指除拇指外都为三节，按人体体腔属性分，掌指关节至指根为下焦，指根至1－2节关节指横纹处为中焦，第1节纹至2－3关节纹处为上焦，末节部位为颈头五官所在，因此肺金为病所染，在第1－2指关节横纹处着色为重，其他指节横纹着色略轻，即本章所称之的“节暗”，节暗是肺部疾病在手指表象的特征之一。

第二是明堂、震区、坎区、乾区、离区、兑区有色变、色斑或皮肌筋萎或障碍纹出现。明堂为土为脾，震区为木为肝，坎区为水为肾，乾区为金为脑肺，兑区为金为肺。肺为金，脾土生肺金，肺金克肝木，肺金生肾水，心火克肺金，兑乾均为肺脑金位。按《淮南子》五行生克“金壮，土老，水生，火囚，木死”论，可见肺金长期受烟毒熏蒸，使毒性日盛，其势不但殃其子母脏，而使相克相侮脏腑更加受累。为此使烟毒遍犯五脏，使五脏均为其毒所染，表现在手则为各脏、区轻者色变，中者色斑，重者皮塌、骨陷、肌萎筋裂，而出现手掌形态变化。说明烟毒之害，决不仅限于肺金，而五脏同时受累，是手象表象的真实发现。

第三是全手色变，黄紫、灰暗、暗晦。肺主气，心主血，气血为人体动力物质之源，其性不但输布人体内五脏六腑，还循布于四肢百骸及奇恒之腑，特别是重要之位的脑。前节已谈及乾区色变，乾为金为肺为脑，离为心亦为脑。脑为奇恒之腑，其神明之性统管人体各部位。因此烟毒所致的人体损害决不仅限于人体体腔内的五脏六腑，而是全身均有损害，特别主宰人体神明之脏——脑。由此可见烟毒对人体伤害的特殊性和危险性，手象表象应当引发人们对烟毒危害的高度重视。

本组烟毒彩色多普勒检查所见，从《过劳耗竭学》的场理论得知，肺心为人们核心引力场，在人体小宇宙内其功用近同于银河系中的中心黑洞，它的呼吸催动功能是人体其他引力场活性存在的基础。肺主气，司呼吸，主肃降，其清轻之气遍布人体各处，肺受烟毒所熏染，自体气滞血瘀与心合力形成的核心引力场严重受损，致人体气血循环功能严重失调，表现在核心引力场的尽力自救，则加强运动作功而使血液循环加速，体现在上肢则动脉血流速度明显加速。表象在肺心引力场之功用不协调，则为肺心吸引能力减弱，肺虚无力，心损功能弱，而致脏腑气血运行紊乱，表现在上肢则为动脉管径增加，静脉血流紊乱等局部血瘀状态。可见烟毒侵犯人体血管为首当其冲，不可不引发人们关注。

第七章 几种常见疾病的手象表象与微循环检测

微循环学是研究直接参与细胞、组织的物质、能量、信息传递的血液、淋巴液、组织液的流动规律、病理改变及其防治的一门学科。

初始观察阶段（17 世纪中叶至 19 世纪中叶）属于对微循环的猜测、探索、初步观察时期，发现了毛细血管和血液流动。人眼的分辨率是 100μm，微循环里的微血管、微淋巴管及组织通道的管径都是小于 100μm，因此在没有显微镜的时代不可能观察到微循环。所以这一阶段的学者对微循环的认识都是基于实际的猜测和推论。

19 世纪中叶创立了反射镜、消色差物镜，1882 年创造了优质玻璃，发明了透镜的油浸法。19 世纪末大型光学工厂建立，制造出近似现代的显微镜。这些事物的出现，为微循环的研究提供了有力的工具。开始了较为系统的观察阶段。

20 世纪 50 年代至今，科学已经从单向研究为主，发展成为综合研究为主的阶段。在理论方面，生物学、生化学、免疫学、分子生物学及血液流变学的进展；在技术方面，电子计算机、图像分析、透射及扫描电镜、激光、同位素、细胞培养、单克隆抗体、免疫酶标以及荧光抗体技术的出现和发展，促进微循环观测技术的全面发展，促使微循环学进入了多学科、多技术相结合，整体、器官、组织、细胞、分子水平相结合，基础和临床相结合的综合系统研究的新阶段。

我国微循环研究始于 20 世纪 60 年代初，一些从事临床医学和基础研究的专家与理工专家结合，开发了临床微循环显微观测的技术手段，结合传统中医药理论，建立了我国以临床微循环研究为特色的微循环学科，他们大量的临床实践工作，为我国微循环事业的发展奠定了基础。

中国人民解放军总医院的田牛教授，首次得出“不同脏器微血管的敏感性不同”，“从实质细胞、微循环、间质三方面综合判断脏器的辐射敏感性”，首次提出分隔型器官和混杂型器官的分类。阐述了微循环的定义和范畴。提出了甲襞微循环、球结膜微循环综合定量评价方法，建立了 8 个部位、8 种方法，临床微循环观测体系。

第一节　微循环检测内容方法及注意事项

一、微循环检测的仪器设备和操作

（一）微循环显微检测仪，主要由微循环显微镜、冷光源、显示器和主机等部分组成。我们使用的为ZL104型微循环检测仪（多功能多部位升降式）。如图7－1。

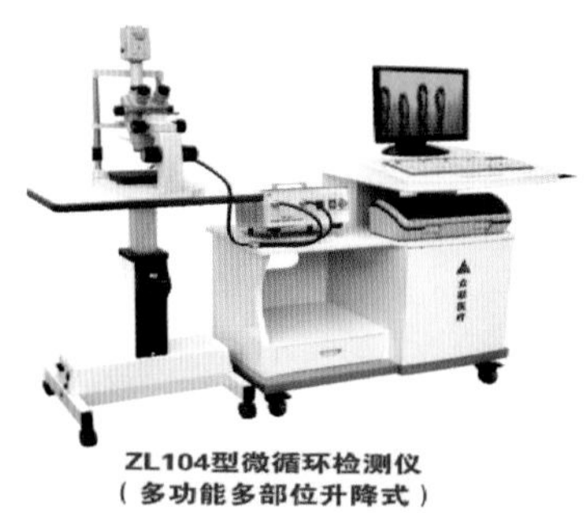

图7－1　微循环显微检测仪

（二）常规检查方法

虽然观察人体微循环部位有十余处，但甲襞是观测人体微循环状态的最好部位。因为甲襞是覆盖在手指甲根部的皮肤皱褶，其表皮较薄、透光性好、微血管表浅。上皮下为真皮乳头，每个乳头内一般有一支毛细血管走向表皮，逐渐与表皮平行，在显微镜下容易看见。此外，观察手指甲部位也十分方便。

一般用左手环指，在安静状态下涂香柏油于甲襞处，将手指放于固定架上，与心脏保持在同一水平，显微镜连接显示器，通过显示器观察甲襞微循环。

二、甲襞微循环检测内容

甲襞微循环主要从毛细血管形态、毛细血管流态和毛细血管袢周围状态三个方面进行检测。正常情况下应是微循环图像清晰、畸形血管少、无明显血管痉挛或扩张，无微血栓及明显红细胞聚集或流速过缓，毛细血管周围应无出血或组织液过多。

（一）毛细血管形态

正常的微循环毛细血管图形为发夹形，血管直，输入枝和输出枝平行且管径比例为1∶1.5，血管清晰，排列整齐、分布均匀，数目正常。分为以下几个指标：

1. 毛细血管袢清晰度：清晰度是指能够清楚地看到血管的形状，但要考虑某些因素，如室温、皮肤角质化、皮肤粗糙及某些职业的影响等。分为：清晰、不清、模糊。

正常状态：甲襞毛细血管排列整齐，分布均匀，毛细血管袢清晰可见。

异常状态：毛细血管袢排列紊乱，模糊不清（可能因为缺氧，血流不畅，疲劳等引起）。

2. 毛细血管袢数：微循环检测中，管袢数的改变具有重要的临床意义。以远心端第1排血管袢中部二分之一以上为管袢计数区，低于此线者不计，模糊不清者不计，在计数时不应改变焦距，以免将不同深度的另一排毛细血管袢计入。计数每毫米内毛细血管袢数，凡1mm范围内所有毛细血管袢均计入，取三个视野的平均值。

正常：可以看到8—10根/视野（第一排）。

异常：（1）管袢细小而多：多见于缺氧、慢性肺心病等。（2）管袢少：低血压、循环血量不足、末梢血管收缩（细动脉收缩）感染性休克等。

3. 血管管径：是指血管中上部的直径，测量部位为血管袢的中部，要避开节段性扩张或收缩处。分为输入枝管径、输出枝管径、袢顶直径、管袢长度。

正常：血管管径粗细均匀，输入支为9－13μm；输出支为：11－17μm；袢顶为12－18μm。

异常：（1）血管管径增宽：见于高血压及冠心病（早期），毛细血管袢细长，部分病例输出支扩张。高脂血症、血流黏度增加，输出支特别是毛细血管袢顶增宽。（2）血管管径变窄：肾性高血压、急性肾炎、肾病综合征，因毛细血管阻力增加，毛细血管袢特别是输入支管径明显变窄。血压低、房间隔缺血、严重贫血、因血液灌流量减少，毛细血管袢变细。(3）血管管径粗细不均匀，表明血管调节不稳定，循环状态不良，在过度疲劳中比较常见。

4. 毛细血管袢形态：

正常：为发夹型、交叉型和畸型。交叉型的比例数应不超过30%，畸型的比例应不超过10%　，三者比例为6∶3∶1。

异常：（1）交叉型及畸型增多见于高血压、类风湿性关节炎、糖尿病、心绞痛、心肌梗死（95%异型管袢）、身体出现过劳时。（2）心脑血管疾病、动脉硬化、糖尿病、局部真菌感染外伤等容易出现畸型血管比例过高。(3）自身免疫性疾病、雷诺病、精神性疾病时，变异形血管增多。

5. 毛细血管袢长度：可受观察角度、手指位置、照明度等因素影响。

正常：2—5mm。

异常：（1）管袢长度增长：见于小动脉硬化、高血压，是由于局部血液灌流量大，血流受阻所致。(2）管袢长度缩短：见于心脏病、心力衰竭、水肿、休克等，与外周循环不良，末梢供血不足，缺血有关。

6. 其他类型：(1）毛细血管袢纤细：与高血压、冠心病、末梢供血不足、缺血性疾病、糖尿病后期、老年动脉硬化症有关。(2）紧张型毛细血管袢：血管输入支变细，输出枝变粗，比例变大，提示动脉处于高度紧张状态，血管痉挛，静脉血液回流不良，在高血压、动脉硬化、头痛时常见。（3）舒张型毛细血管袢：血管输入、输出枝明显扩张，粗细不均，血流减慢，轻度红细胞聚集，表明血管紧张性降低，血液回流不良，在疲劳、自主神经调节异常、血黏度变高、高脂血症常见。（4）淤血型毛细血管袢：血管中有明显淤血现象，血流变慢，红细胞聚集严重，在红斑狼疮、雷诺病、系统性硬化病、肺心病常见。(5）增生型毛细血管袢：增生型血管在慢性缺血性疾病、肿瘤中常见。(6）毛细血管袢顶极度膨大型：是系统性硬化疾病的表现。

（二）毛细血管流态

1. 流速：由于血液是非牛顿流体，正确测定血流的速度非常困难，田牛教授采用半定量法，根据血液流动状态，将流速分为7个等级。

（1）线流：血流快、呈光滑的索条状、毫无颗粒感，形如塑料带（正常）。

（2）线粒流：血流快，呈光滑的索条状，稍有颗粒感，形如绸带（正常）。

（3）粒线流：血流较快，连续成线，有明显颗粒感，形如布带（轻度异常）。

（4）粒流：血流较慢，轴流、缘流混杂，如泥沙流，形如麻布（中度异常）。

（5）粒缓流：血流呈泥沙状，连续缓慢流动。（中、重度异常）。

（6）粒摆流：血流呈泥沙状，前后摆动，仍能向前流动。（重度异常）。

（7）停滞：血流停滞不前。

也可使用光点跟踪法，调节软件中的光点速度，使之与血流同步，此光点速度即为血流速度。

2. 红细胞聚集：是由于红细胞膜上的电荷、胶体性质改变及血流速度缓慢所造成的红细胞间相互附着的现象，是活体微循环检测的重要指标之一。发现红细胞聚集，标志微循环存在改变。

（1）发生机理：红细胞聚集的发生机理非常复杂，涉及细胞水平和分子水平，主要有以下几个方面：1 正常血流中有四种力作用于红细胞：一是形成聚集的红细胞表面大分子桥接力，二是防止聚集的三个力：电荷斥力、剪切力、膜的弯曲力，正常情况下防止聚集的力和促进聚集的力处于平衡状态，红细胞不会聚集。但当促进聚集的力大于防止聚集的力时，聚集就形成了。2 血浆中的纤维蛋白原、球蛋白的含量增加会促进红细胞聚集，而白蛋白能促进红细胞解聚。3 血浆中内皮细胞 Weibel－Palade 小体和血小板释放的 von－Willfrand Factor 的聚合体含量升高会导致红细胞聚集。4 血流速度减慢，剪切力减少，易出现红细胞聚集。

（2）意义：1 红细胞聚集是最基本的病理反应之一，聚集的红细胞不能像正常的红细胞那样运输氧，从而影响组织细胞的物质交换和能量传递，严重聚集的红细胞在动脉中不能解聚时则成为异物或栓塞微血管，引起局部组织坏死，或被网状内皮细胞吞噬。2 静脉中红细胞聚集会引起黏度增高，进一步引起血流停滞，导致血管病加重，动脉中会形成局部狭窄，加重动脉疾病，导致组织结构的严重病变。3 红细胞聚集是导致脑血管意外的重要危险因素，如导致高血压、冠心病出现心绞痛、心梗。

（3）聚集程度：红细胞聚集程度分为轻、中、重度。1 轻度：血流较慢呈粒流或粒缓流，有明显的颗粒感，失去流利光滑的状态，红细胞相互黏连，聚集在一起，混杂流动。2 中度：红细胞黏连聚集在一起，形成较大团块，血流中有明显的颗粒感，并有大小不等的红细胞聚集团块，但没有血球血浆分离。3 重度：数量较多的红细胞、十多个或数十个红细胞黏连、聚集形成较大的团块，形状不规则，大小不等，有明显的血球、血浆分离，中间有明显的血浆柱。

细胞聚集常见于高脂血症、高血液黏度、高血压、冠心病、脑血栓形成、糖尿病、肿瘤等。

3. 血管运动性：甲襞管袢自发地出现周期性管径增宽和变细，或血流速度加快和减慢的交替变化，称为毛细血管运动性。

4. 白微栓：白微栓是由血小板的聚集或血小板和白细胞的黏附、聚集而形成。又分为壁栓和流动的白微栓两种。

（1）壁栓：微血管内皮损伤时，在损伤部位黏附、聚集较多的血小板、白细胞及纤维蛋白原等形成的团块称为壁栓。

（2）流动的白色微小血栓：在血流中出现的白色不规则的团块漂浮而过，成为白色微小血栓或称白微栓。它是以血小板聚集为主、缠络部分白细胞所形成的直径大于30微米的，外形不规则的白色团块。检测时诊断白微栓标准：1出现在乳头下静脉丛，输入、输出支明显扩张。2栓体大，约为白细胞的3－10倍。3形状不规则。4明显挤胀毛细血管袢，在乳头下静脉漂浮而过。5栓体不透明。

有白色微小血栓存在反映血流黏度增高、机体处于高凝状态，提示有血栓形成、结缔组织病、巨球蛋白血症、白血病等疾病的可能。

5. 血色：注意区分淡红、浅红、暗红、暗紫色。

（1）血色过深：提示机体缺氧，见于肺心病、休克、窒息等。

（2）血色过浅：见于严重贫血。

（三）毛细血管袢周围状态

1. 渗出：是指血管内血浆成分过量地通过血管壁，并存积于微血管周围的一种现象，是常见的微循环的改变之一。其表现为毛细血管袢周围间隙扩大、明亮，管袢影像模糊，长度缩短。可见于女性月经期、病毒性心肌炎、急性出血热、病毒性肝炎、严重感染、中毒、过敏、血管通透性增强等。

2. 出血：红细胞游出至血管外的现象。表现为毛细血管袢顶呈点状、片状、帽状等。可见于中毒、感染、缺氧、变态反应性疾病。应区别外伤或其他非致病因素造成的出血，如果是漏血性出血，主要原因是微血管壁的损伤导致的通透性增强。

3. 乳头下静脉丛：是指多个毛细血管管袢连接于细静脉而成。小儿与老人可见，但不扩张，体循环回流受阻可见扩张的乳头下静脉丛。明显扩张的乳头下静脉丛可见于老年性肺心病、风湿病、类风湿性关节炎、皮肤萎缩、骨质疏松、右心衰竭、高血压、冠心病、消化系统疾病、泌尿系统疾病，大面积炎症、结缔组织疾病等。

4. 真皮乳头：正常呈锯齿状、波浪形圆丘，每个乳头下有1～2根毛细血管袢。异常可见波纹变浅和平坦，提示末梢循环障碍、血管动力差、免疫力低等。

5. 汗腺导管：在毛细血管袢之间，显示为白色线条或螺旋线条、发亮，每个甲襞不超过2根。可见于情绪紧张、自主神经功能紊乱等。

三、微循环检测注意事项

（一）检测前，应让受检者安静休息15－30分钟，特别是冬季，要在手指温度恢复正常后，在进行检查。

（二）凡右利者，检查左手环指（无名指）甲襞；左利者则检查右手环指（无名指）甲襞。被检手指必须与心脏处于同一水平高度，如遇手指有冻伤、溃烂及瘢痕者，可检查脚趾处甲襞。

（三）观察时，要认真、全面。如果发现一侧指标异常，应检查另一侧，进行对比。

（四）应注意排除光源、环境温度、活动状态、皮肤条件等对观察甲襞微循环景象的影响。

（五）注意甲襞微循环景象中易混淆指标的辨认，如渗出、微白栓、血浆柱等。

第二节　几种疾病的手象观察与微循环检测

2015 年我们在之前 1987 年以来开展的舌尖微循环检测基础上，组织专职人员应用 ZL104 型微循环检测仪，按照国内通用手指甲襞微循环检测方法所规定的检测内容及检查中应注意的事项，对 527 例病人进行了疾病—手象表象—微循环检测所见的系统性观察工作。其中发现“疲劳病”、“过劳耗竭病”、糖尿病、高血压病、肝损伤病的手象表象与手指甲襞微循环检测结果对之后一些疾病的，疾病—表象表现—微循环变化情况，可提供进一步加深研究的有意义结果。

一、疲劳病

（一）手象表象

本组观察的疲劳病均符合《疲劳学》中“症候性疲劳”的诊断标准。平均年龄 < 40 岁，手象表象主要为手少神或失神，手型以木形、火形、土形手为多。手色暗黄、暗红紫或少数呈花斑状表象。手掌九宫八卦区域，离区可见暗斑、名堂色黄或灰黄、巽区色深、艮坎区色暗。在大鱼际（震、艮）区可出现斜行、浅深不等的可变纹。离区竖纹、坤区障碍纹。手指色暗，指节暗，出现竖纹。甲色变淡或暗等，拇、食指甲出现少量竖纹。如图 7 – 2。

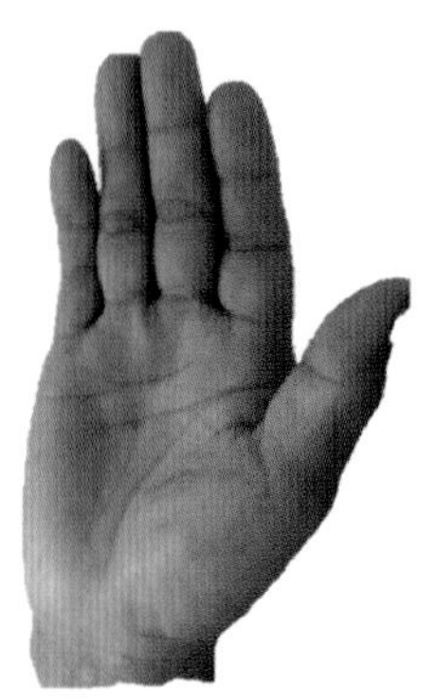
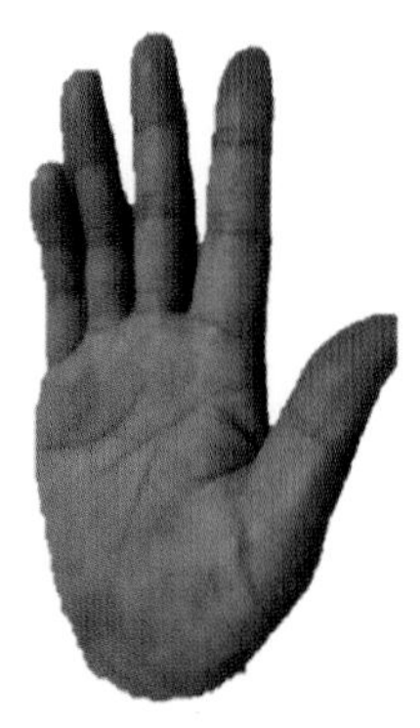
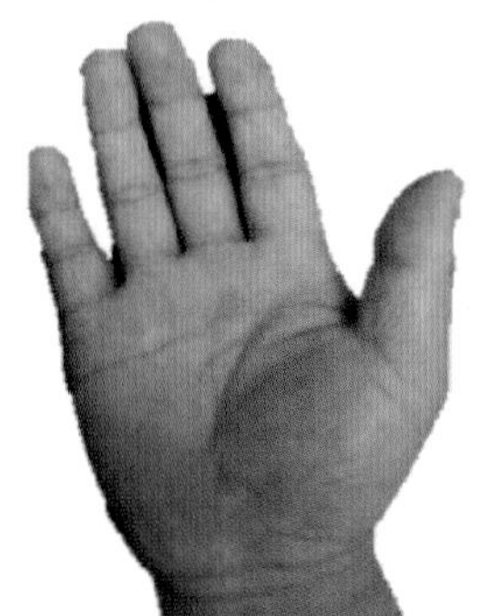

图 7 – 2　疲劳病手象

（二）微循环检测所见

疲劳病微循环检测所见，管襻数目减少，管径变细，畸形管襻增多，弯曲，长度变短；血液流态学方面主要为多数患者流速减慢，血色变淡；襻周状态主要为多数患者乳头变淡或平坦。如图 7－3 所示。

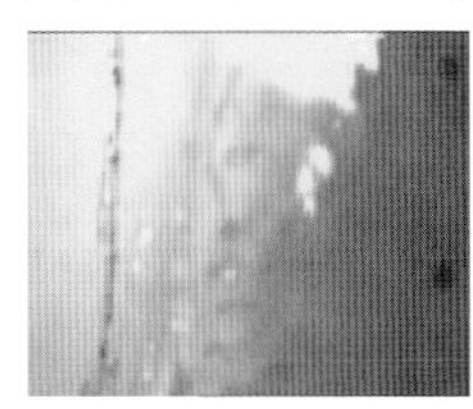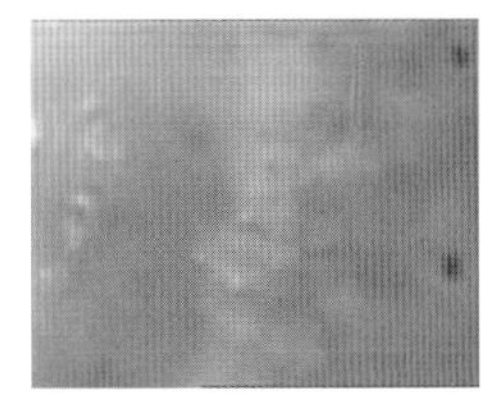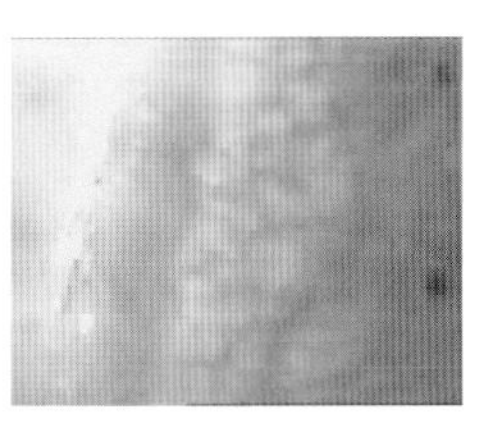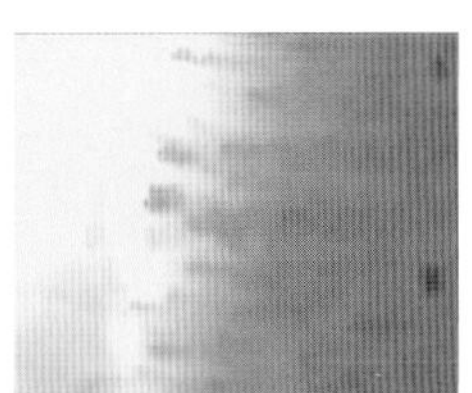

图 7－3　疲劳病微循环所见

二、过劳耗竭病

本组所选病例均符合《过劳耗竭学》所规范的“轻型过劳耗竭病”诊断标准。平均年龄 <50 岁。

（一）轻型过劳耗竭病手象表象

轻型过劳耗竭病手多少神，手触感凉或热。以木形手、火形手、水形手或火水形手为多。手色暗黄或紫或有花斑。离坤区可出现暗斑。手纹可见有事业线或太阳纹易发生过劳改变，常见手纹变化以大鱼际可变纹、震区横纹、天纹毛状、无翼纹、无离纹为多见。十字纹、角形纹、金星环纹、地纹附近岛状纹、手掌明堂区出现静脉在过劳反复发生者手掌亦可多见。

轻型过劳耗竭病人，拇指可出现黄色、暗黄色，指甲面出现斑点、蚀点、竖纹或某处缺损或凹陷。如图 7－4 所示。

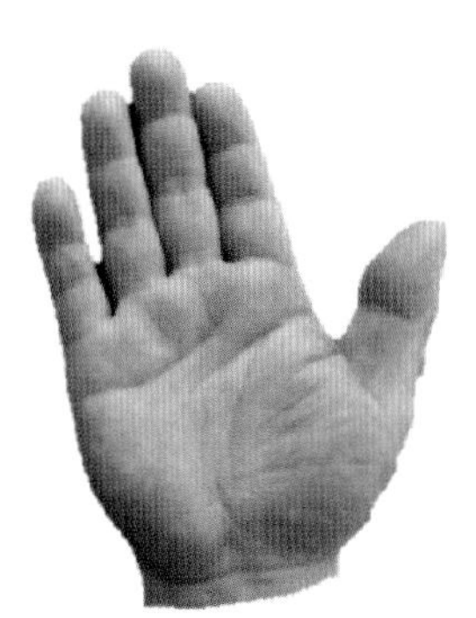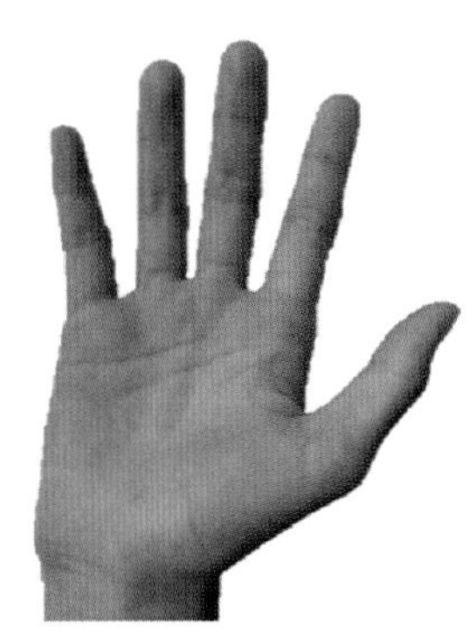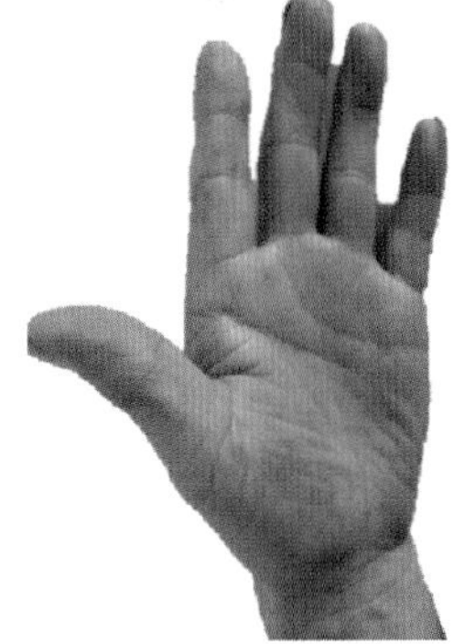

图 7－4　过劳耗竭病手象

（二）轻型过劳耗竭病的微循环检测所见

过劳病微循环检测所见，管襻数较正常人少，长度缩短，输入枝、输出枝管径及襻顶宽度明显变细。管襻形态异常性增多。绝大多数病例管襻清晰度差。多数患者血流状态不良。微血管轮廓不清或模糊，血色浅淡，输入枝和输出枝纤细，管襻顶宽度变窄，畸形管襻多见，管襻常短小，血流缓慢，可见红细胞聚集。如图 7－5 所示。

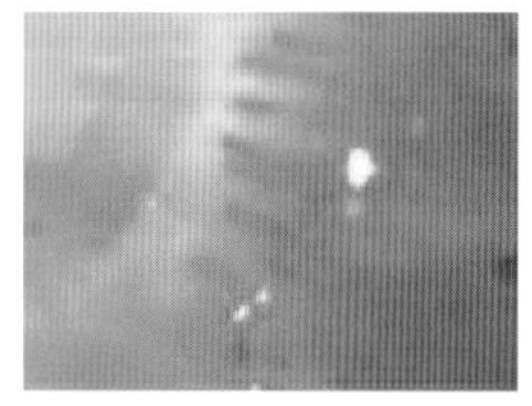
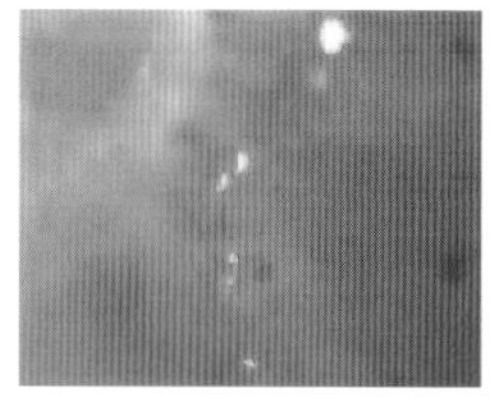
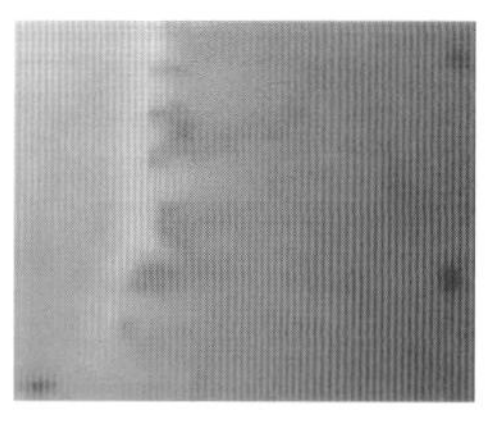
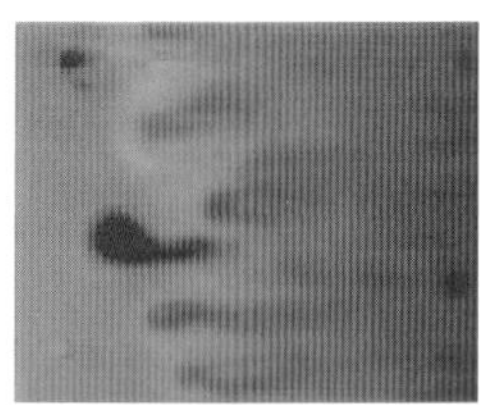

图 7－5　轻型过劳耗竭病的微循环所见

三、糖尿病

本组所选择的糖尿病人均经现代医学实验室和相关仪器系统检查，未发现特别明显并发症的Ⅱ型糖尿病人，平均年龄＞40 岁。

（一）手象表现

手多为少神，病重者为失神，手触感略失温。手型以土形手、木形手和木水形手为多见。手色多暗红或紫红，或乾区紫红，离、坤、兑、乾区亦可见花斑，震区常红。手纹可见震区横纹、大鱼际可变纹、乾区横纹、贯桥纹。病程长者，在明堂区、离、震、坎、艮区可出现角形、井形、田字形、米字、岛状等各种障碍纹。指甲可见增厚，甲面常缺损，甲色因病程长可出现暗、紫等色变。如图 7－6。

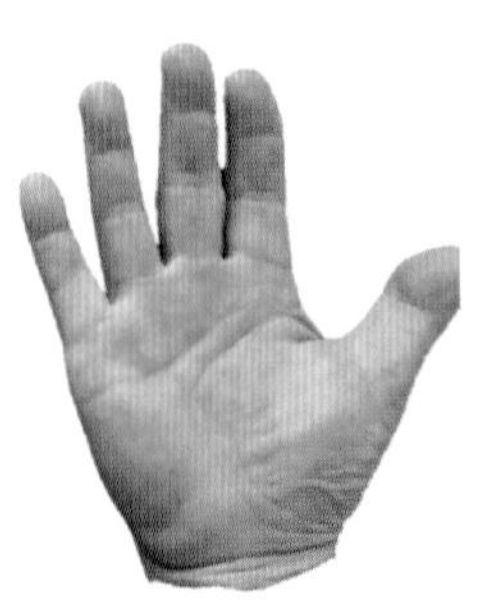
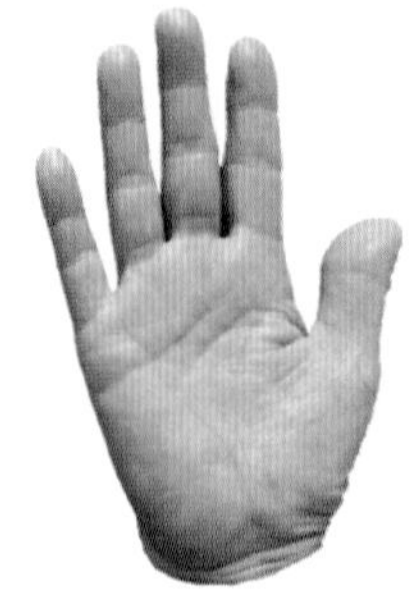
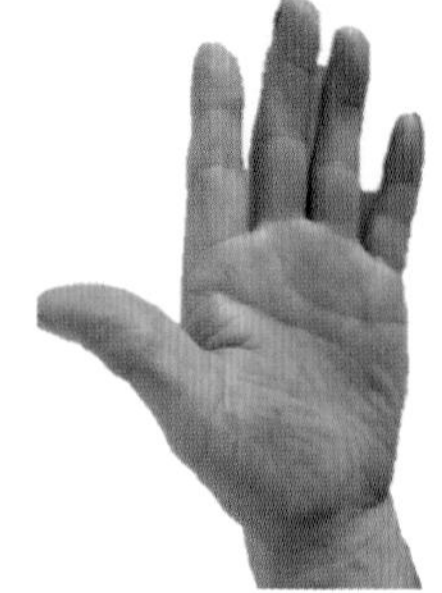

图 7－6　糖尿病手象

（二）微循环检测所见

糖尿病微循环检测所见，微血管畸形数增多，管袢长度增加，微循环血流速度减慢，红细胞聚集，白微栓，管袢周围有明显渗出及出血等改变。血液流变性异常，如黏度、红细胞刚性指数与微循环障碍，如红细胞聚集程度、白微栓均呈正相关关系。空腹血糖与微循环内血流速度呈负相关。如图 7－7。

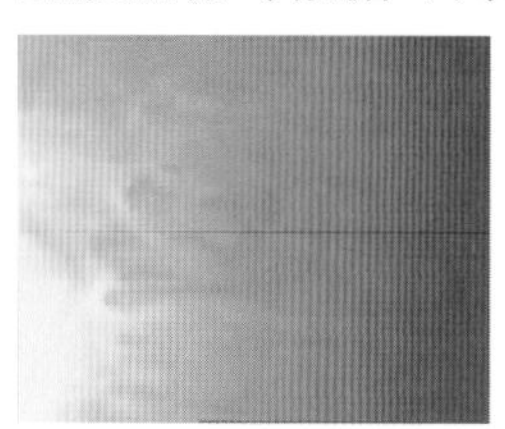
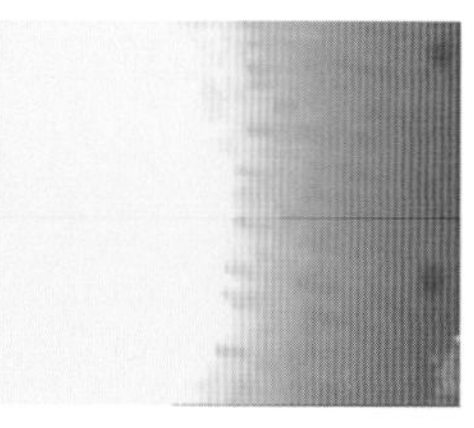
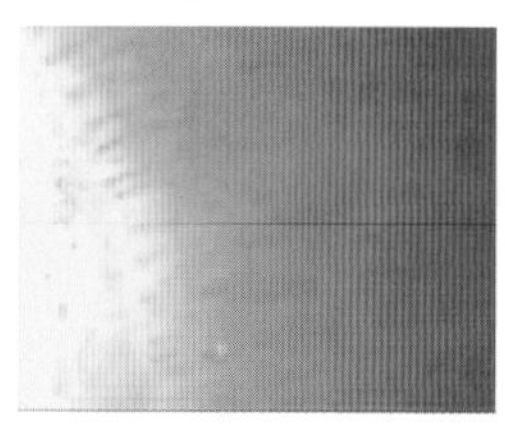
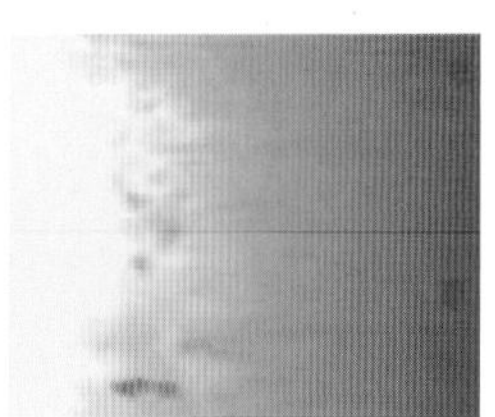

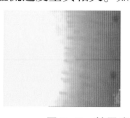

图 7－7　糖尿病病人微循环所见

四、高血压病

本组病例均为经现代医学实验室和相关仪器检查，无明显心、脑、肾并发症，明确诊断者，平均年龄 <55 岁。

（一）手象表象

高血压患者手多为少神或失神，手触感质略硬，失弹性。以水形手、木形手、金形手、木水形手为多见。手色多暗红、紫红或花斑手；坎、离、乾区可常见浅花斑状点斑，乾区可见紫红色。手纹变化多样，震区横纹、太阳纹、天纹垂线纹、贯桥文、巽区十字纹为常见，离、巽、坤区可见毛状、井字、十字、米字、星状、田字纹，坤区亦可出现岛状纹，病程长者，手掌明堂、坎区出现暗青色静脉。指甲缘常凹陷，甲面可见暗紫斑。如图 7－8。

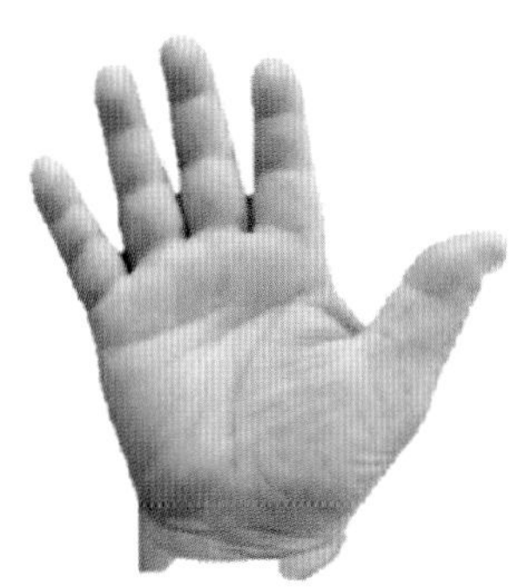
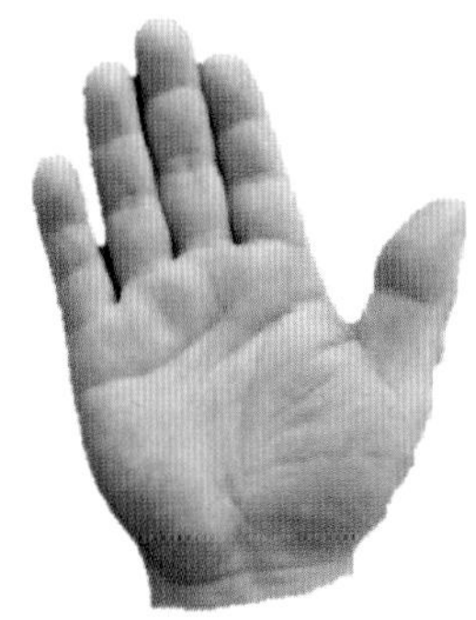
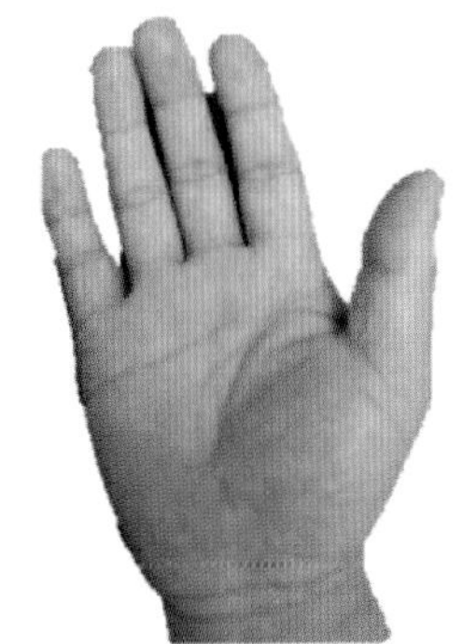

图 7－8　高血压病手象

（二）微循环检测所见

高血压的微循环改变十分广泛，微循环检测可见，部分细动脉、毛细血管、细静脉、毛细血管、淋巴管都受到侵犯。基本改变包括微血管盘旋、沿长轴形成袢、丛、捻转，管壁破坏（外形折叠、有角，多种单侧或多侧突出和内陷，囊状和柱状微血管瘤，细静脉增多）。细动脉管径变细，细静脉、细动脉迂曲，边缘不齐，毛细血管迂曲，边缘不齐，毛细血管迂曲，网格状结构，红细胞聚集，缺血区改变。如图 7－9。

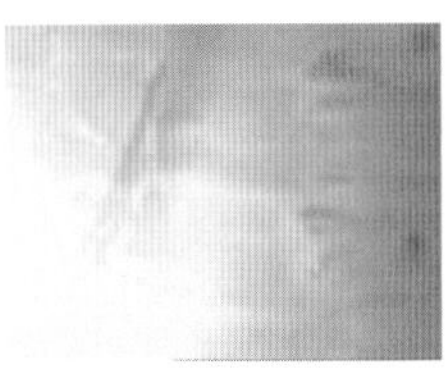
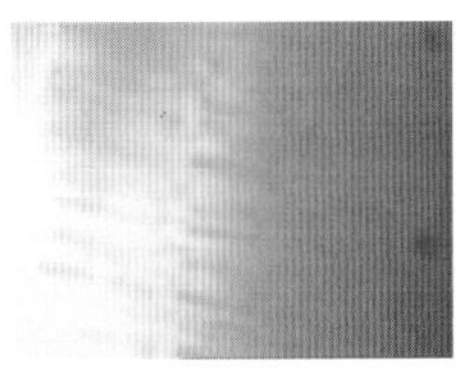
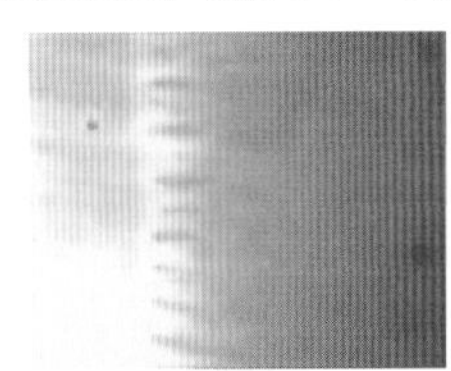

图 7－9　高血压病病人微循环所见

五、酒精、药物性肝损伤

本组所选病例均有长期饮酒、饮酒过量和服用某些损伤肝脏药物服药史。彩色多普勒或 CT 检查，见有肝脏实质性损害、脂肪变。实验室检查可见有肝功能改变。

（一）手象表象

手多表象为少神或失神，手触感失弹性。手型以水形手、木水形手多见。手色多暗黄、暗紫红色或见有花斑手，巽、离、坤、乾区可见暗斑。震区斜形纹、大鱼际可变纹为常见。离区、坤区、艮区可出现角形、十字、毛状障碍纹。拇指指甲常见有黑点和条纹状变。如图 7－10。

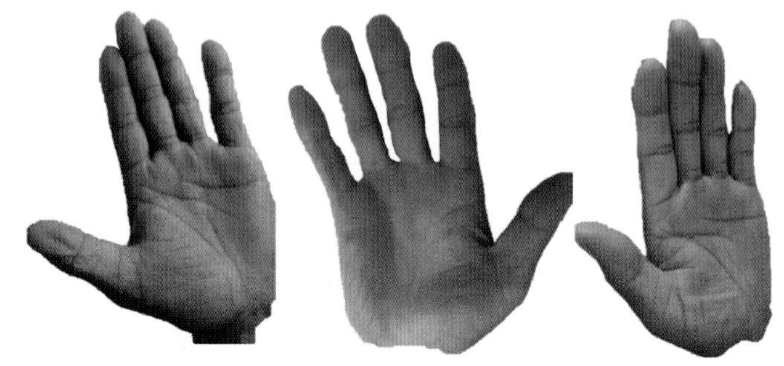

图 7－10 酒精、药物性肝损伤手象

（二）微循环检测所见

酒精药物性肝损伤微循环检测所见，管袢管径增大，重症可见输出枝扩张，管袢增长、畸形增多、静脉丛多见，血流减慢，红细胞聚集。管袢数部分出现减少、迂曲畸形增多、血流速度减慢。如图 7－11。

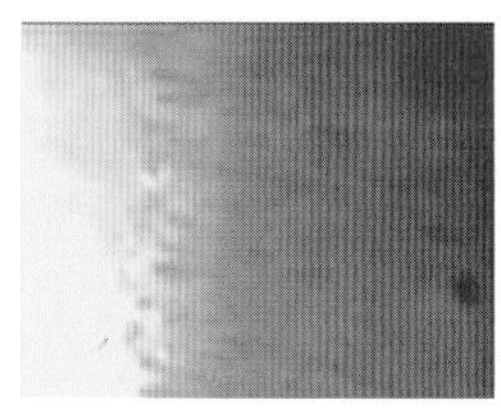
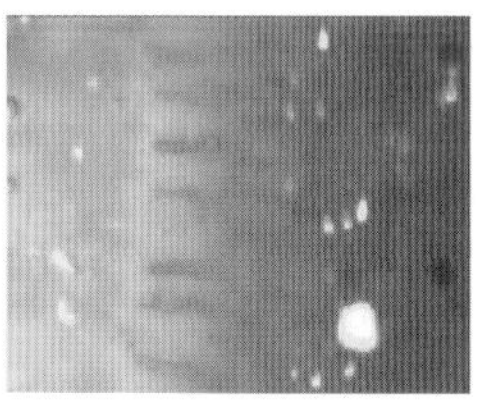
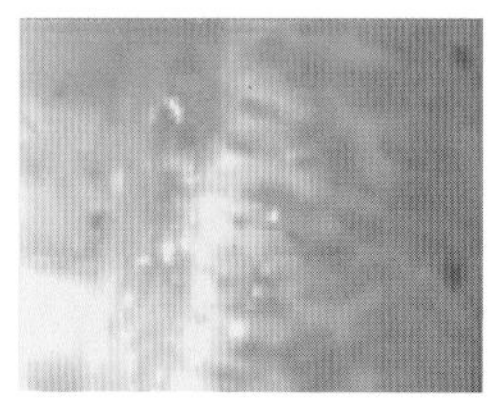
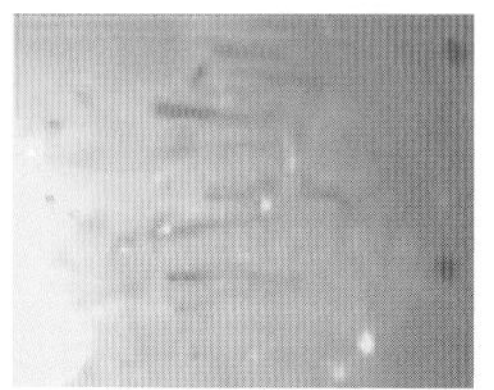

图 7－11 酒精、药物性肝损伤微循环所见

六、小结

1978 年我们在五种急腹症舌象研究和血瘀证研究中，开展舌微循环观察研究，企图为五种急腹症疾病及血瘀证找寻到一些客观诊断依据。观察研究结果获得了一些有意义的收获，见《舌诊学》《血瘀证舌象图谱》。为了探寻一些疲劳、过劳和一些疾病手象形成原理，我们在一些疾病手象观察时进行了手指甲襞微循环检测。检测中我们选择所承担过或正在承担的国家自然科学基金支持的“疲劳”和“过劳耗竭”科研项目的“疲劳”和“过劳”病人的手象观察和微循环检测研究，因为这两个项目是将中医“治未病”和苏联学者提出的“亚健康”提法落实到临床具体化的最有关人民健康的实际研究。所以，手象观察我们首选两种病症，其中“疲劳病”中，我们选择“症候性疲劳”；“过劳耗竭病”中，我们选择了“轻型过劳耗竭”；其次，我们选择高血压、糖尿病、酒精药物性肝损伤等常见多发，常不被医者所重视的三种疾病作为疾病－手象表象－微循环检测的观察对象。

观察中发现：疲劳病人手色、手纹变化多出现在手掌九宫八卦的离区、明堂区、巽区或艮区，这些区域主要与脑神经系统及人体血液系统物质供给相关，是疲劳病发生最多见的病理表现。脑神经系统高度紧张和营养不足，血容量减少，必定使微血管袢数目减少，管径变细，管型管袢弯曲变形。

“过劳耗竭病”是“疲劳病”被忽视未得到治疗而病情恶化所发生的结果。多为人体数个脏腑同时损害，而轻型“过劳耗竭病”主要损伤的脏腑为心、肝、肺，这三个脏腑在人体血液循环中主要关乎着微血管数目、管袢充盈度所形成的形态和人体气化盈亏所形成的血液流态。其微循环所观察到的管袢数明显减少，长度缩短弯曲，输入支、输出支管径宽度明显变细，血液流态不良，也正与“过劳耗竭病”手象表象为手色、手纹变化主要出现在手的离、坤、震区相吻合。

糖尿病是常见病、多发病。中医理论认为，其病源在脾，多影响心、脑和肾。手色变纹变多发生在乾、离、坤、兑、坎区，乾区横纹、震区横纹、坎区障碍纹，都反应该疾病对其他疾病的影响和脏腑五行生克变数的存在。上述多脏腑功能改变对人体微循环影响较大，其血管管袢畸型，长度、宽度增加，白血栓形成，管袢周围渗出、出血与手象表象多相吻合。

高血压病是常见的多发病。中医理论认为，人体血压升高多与肝、心功能失调相关。本组手象表象所见手触感失弹性（肝主筋），巽、离、坤区暗斑、震区多斜形纹、大鱼际可变纹，拇指指甲出现黑点、条状纹变，基本与上述脏腑病理变化相符。高血压所致的人体血液循环系统的压力、血液流态的失常，必然导致微血管形态、血液流态发生改变，其微血管盘旋状，管壁破坏、管壁有角状内陷，囊状和柱状微血管瘤出现及细静脉增加，毛细血管迂曲，相符合此疾病发生机理及手象表象。

酒精药物性肝损伤亦是临床较常见疾病。中医五行理论认为：肝（木）强则肾（水）弱、肝（木）弱则肾（水）枯，肝（木）血不足，其所胜之脾（土）则反而侮之，其所不胜之肺（金）轻而乘之。脏腑五行生克以平和为度，强、弱、乘、侮均互为损害失去平衡，太过则功能亢进，乘侮子脏至母不及而功能下降。因此酒精药物性肝损伤，不但重伤自身，肾、脾、肺等脏腑也相互受损。酒精药物性肝损伤，手触感失弹性是肝脏受损重要标志（肝主筋），而巽、坤、乾、艮区出现暗色斑或障碍纹，正是其相关脏腑五行生克所留下的手部印迹。肝藏血、脾统血、肾藏精、肺主气，这些脏腑的功能减退，使手指微循环表现为瘀血状态的血管袢管径增大，重者可见输出支扩张、管袢增长、血流减慢、红细胞聚集等血液瘀积、运用失职的血瘀状态，这些表象与酒精药物性肝损伤病理过程基本近似。

疾病－手象表象－微循环所见是本书作者探索一些疾病手象形成机理的方法之一。本组因病例数尚少，仅能为之后进一步开展这方面工作做以引路之参考，一些问题尚待在进一步工作中得以肯定。

第八章　手象的计算机研究分析

现代医学认为手部的颜色、纹理以及形状一定程度的反映了人身体病理情况。因此手部颜色、纹理以及形状等手部特征是人体在手部的病理反应。通过检测手部的这些特征，可一定程度地了解人体的病理状况。传统医学中，手部的特征都是有医师通过肉眼进行观测，该方法的优点是稳健性强和实时性。换句话说利用肉眼观测手掌特征，医师可以根据环境中的光线、湿度等情况适当调整结果。结果一定程度上不受环境的影响。并且这种方法能够当场给出结论，有助于医师做出诊断。然而这种利用肉眼观测手掌特征的方法有一定的缺陷。首先，手部特征无法完整地记录，从而无法对病理进行有效保存。其次，由于手诊需要大量的经验，才能做出较为准确的结果。因此，利用肉眼观测手掌具有一定的主观性。可能不同医师得到的诊断结果具有一定差异。再次，由于人的精力是有限的，无法对大量的数据进行准确的判断。面对大量数据，观测前期的结果较为准确，随着数据量的扩大，判断结果会很大程度地出现误差。这样对疾病诊断可能会带来很大影响。

为了克服人的主观性以及对大量图像数据，人观测的局限性，我们利用计算机对手部图像进行定量分析，已得到规范化、批量处理的结果。

计算机处理技术对手部图像进行分析具有以下优点：

1. 计算机技术分析结果具有客观性，在不同的时间对相同的图像样本分析结果具有一致性。

2. 可对大量数据进行连续批量分析。由于现在图像采集设备以及技术的提高，手象数据会被大量采集。单靠人工进行分析势必给医师带来大量沉重的劳动。并且持续的高强度的观测图像，会影响诊断精度，影响诊断结果。因此利用计算机图像技术对手象数据进行分析对节省医师的劳动力具有一定意义。由于减轻了医师的劳动强度，医师可以针对特殊的、疑难病症的手部图像进行分析，以提高诊断精确度。综上所述，利用计算机辅助诊断技术是提高手象分析效率、提升诊断精确度的手段之一，是该领域发展的研究方向之一。计算机辅助诊断技术对手象分析诊断具有深远意义。

本章对手象计算机分析技术进行描述，分为手部图像采集、手型的计算机技术研究、手色计算机技术研究、手纹计算机技术研究和甲形、甲色的计算机技术研究等四个方面。

第一节　手部图像数据采集

1. 手部图像数据采集需要考虑以下因素

（1）光线

光线是医学手部图像数据采集的重要条件之一。自然光中，可见光大致分为红、橙、黄、绿、蓝、靛、紫7中颜色。其实这些颜色是由于不同光线的波长决定的，红色的波长较长，约为640－750nm，而紫色的波长较短，约为350－400nm。由于自然光为各种波长光线的混合，因此包含多种颜色光线，最终呈现出白色的光线。在观测或采集手象数据时，手部可将光线中的部分波长光线反射出去，并可将其他波长光线吸收，从而反映出一种或多种混合颜色。这种单一或混合颜色即为物体自身颜色。然而由于采集数据时光线中的部分波长光线的缺失，可导致采集的手部颜色有所缺失，从而得到的颜色失真。为了避免这种失真的现象发生，在采集手部图像数据时尽量利用自然光，而避免利用人造光源。因为人造光源中的光谱可能不全，从而造成图像数据颜色失真。

由于医学手象检测需要较高的光线要求，要求光线尽量全的反应出手部的异常颜色，不能出现各种波段光线由于强度的不同而带来的颜色及观测纹理偏差。因此我们利用明亮并且柔和的自然光源作为采集图像光源。在我国，不同月份、时间天气情况下的光线表现不同，而对手象采集产生不同的影响，因此这些影响的选择直接影响了数据采集以及诊断的结果。以我国北方为例，经过观察，在天气晴朗情况下，1－4月上午以8:00－11:00为佳，下午以13:30－16:00为佳；5－9月上午以7:00－10:30为佳，下午以14:00－17:00为佳；10－12月，上午以8:30－11:30为佳，下午以13:30－15:00为佳。其他时间由于光线较强，或是光线较弱从而在手象中反射光线具有部分较强光谱光线或是较弱的反射光线从而得到的手象颜色有所失真。在采集手象数据时，不能将阳光直射下采集，而是在光线充足的室内进行采集，这样才能保证不同方向上光线的充足。

（2）拍摄姿态及图像采集的背景

为了计算机提取手部的便捷以及消除遮挡、旋转等方面因素带来的错误，采集设备必须和采集对象呈一定角度以保证最大限度地获得手部的图像信息。并且为了采集的便捷性以及采集对象的舒适性，我们发现采集设备角度与手部平面呈65°－80°角较为合适，并且在这个角度内，从手部表面反射出来的光线较弱，这样可以使得较大的获得手部表面信息。

对于采集背景来说，必须尽量选用和手部颜色差异较大、并且颜色较为一致的图片作为背景选择，这样可以保证在手部分割时获得完整的手部区域。一般来说不能选取黑色图片作为背景，黑色背景容易影响医师的注意力，这样使得在获取标注时影响医师给出诊断结果的准确性。因此选取纯白色图片作为采集图像的背景是较好的选择。

（3）拍摄前的准备工作

手部的清洁是手部图像数据采集的重要保障。因此在采集图像时必须要求采集对象进行净手过程。为了保证由于水分蒸发带来的手部颜色变化，因此必须在手部水分风干的10分钟后进行图像采集，这样才能保证手部血管不受水分蒸发而带来的颜色变化影响。

（4）采集设备

现在专门针对手象采集的设备较少，主要是研究者还没有认识到手象的重要医学及学术价值。目前对于手部的采集设备主要有掌纹采集设备，手指静脉采集设备等。利用采集设备对手部信息进行采集具有一定的优点。首先，该类设备具有独立的光照系统，这样避免了自然光线不合适带来的样本差异。其次，利用设备进行图像采集，能够在任何时段内进行采集图像，而不受光源的影响。第三，由于在设计采集设备时，一般固定了摄像机和采集对象之间的距离、固定光源的位置等，这样采集到的图像在一定程度上保持稳定。图像间的采集环境没有较大差异。而采集设备也具有一定的缺点。1. 通常来讲，采集设备的体积较大，携带不是很方便。2. 由于采集设备的形制固定，因此采集对象的姿势不能随时随势改变。然而采集对象千差万别，固定的采集姿势不能对所有的采集对象进行采集，可能出现无法采集某些重要样本的现象。3. 由于采集设备的光源是人造光源，而人造光源不如自然光中的光谱全面。光谱不全的光源可影响采集对象的颜色，并且可对诊断结果产生严重后果。

2. 掌纹采集设备设计

图8－1显示的是掌纹采集设备示意图，我们可以看到掌纹采集设备主要采集到的是掌纹部分，并没有采集手指部分信息。该设备主要由摄像机、光源、取样平台和箱体构成。取样台与摄像机之间保持一定距离，这是让其拥有一定的焦距，以采集清晰图像。为了得到反射光较小的图像，而选取了圆形光源，并且该光源对手掌部分照射较为均匀，避免光照不均匀问题，这样可以得到大部分的手掌信息。

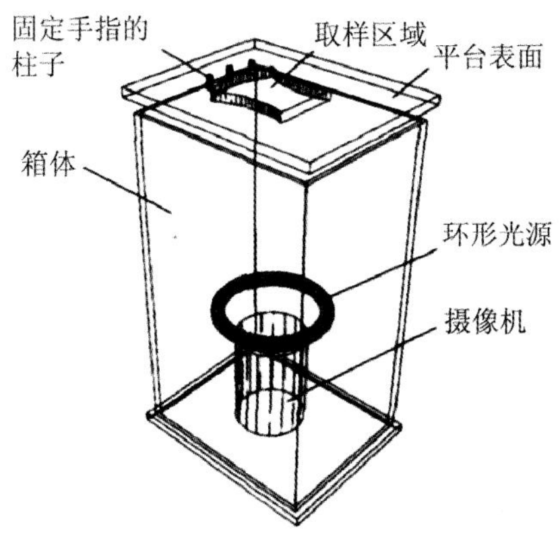

图8－1　掌纹采集设备示意图

在做机器视觉中，一定会涉及到光源。光源在机器视觉中有很重要的作用，它直

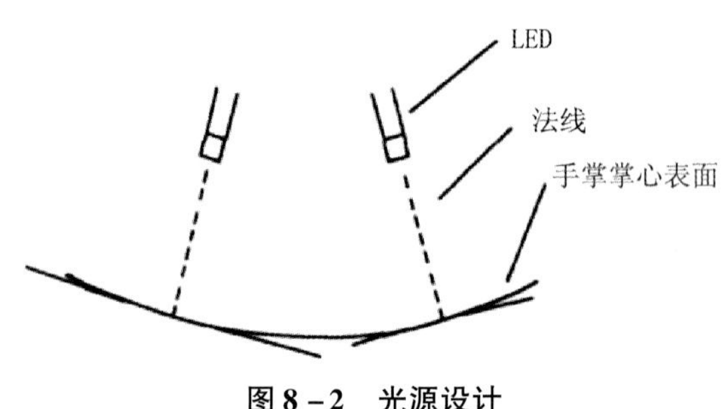

图 8－2　光源设计

接影响到图像的质量，进而影响到系统的性能。光源所起到的作用就是获得对比鲜明的图像。根据手掌自然张开的形状、纹理等特点，通过实验得到光源要采用单色环形光源，照射角度为直射。该环形光源围绕摄像机镜头，以均匀光照亮所要采集的手掌。

在通常的掌纹采集设备设计中所采用的环形光源实际就是若干 LED 的环形有序组合。手掌在自然张开情况下是凹形，并非平面。通过实验得到结论：采用低角度照射时所采集到的掌纹图像，在人眼视觉上观察可以具有比较好的掌纹纹理特征。但由于手掌在自然张开下，并不是一个平面。因此，每次采集掌纹时，手掌的略微水平位移或者旋转位移，都会因为手掌的部分遮挡而在手掌上产生不同的区域阴影，这就严重影响了识别效果。对采集到的掌纹图像进行直方图均衡化处理后，就可以很清楚地看到这种阴影现象的产生。要想得到可以识别的掌纹图像，就应该让 LED 垂直照射到手掌掌纹处，光源的入射角度应该与手掌掌心切线大致垂直，即与法线近似平行，见图 8－2 所示。垂直照射光源到手掌，光线分布均匀，可以得到很好的掌纹纹理特征，最后采集到的掌纹图像，可以达到很好的识别效果。

环形光源的发光元件选用 ALGaInP 超高亮度红色 LED，ALGaInP 四元系列高亮度 LED 技术比较成熟，具有很高的发光效率、较强的抗静电能力，理论上，寿命可以长达 1×105h。峰值波长为 635nm，主波长为 625nm，半宽度约 15nm，色纯度 0.967，具有很好的单色性，接近于单色光。625nm 波长的另一个优点是接近 CCD 敏感度较高的波长范围，照明效率很高，同时也可以用人眼观察，进行初步的对准等。

有一些掌纹采集设备采用了多光谱传感器作为图像采集设备，这样不仅可以采集掌纹还可以将手掌部分的静脉进行采集，得到多模态图像。由于掌纹图像主要是采集了手掌中，掌纹部分信息，而这部分信息主要是手掌部分的纹理以及手纹信息，而颜色信息不是必要的，因此主要采集到的是灰度图像。并且由于传感器的限制，静脉图像也必须是灰度图像。因此掌纹采集设备一般采集到的图像和静脉图像多为灰度图像，如图 8－3 所示。

3. 手指静脉采集设备

工作原理，是依据人类手指中流动的血液可吸收特定波长的光线，而使用特定波长光线对手指进行照射，可得到手指静脉的清晰图像。利用这一固有的科学特征，将实现对获取的影像进行分析、处理，从而得到手指静脉的生物特征，再将得到的手指静脉特征信息与事先注册的手指静脉特征进行比对，从而确认登录者的身份。

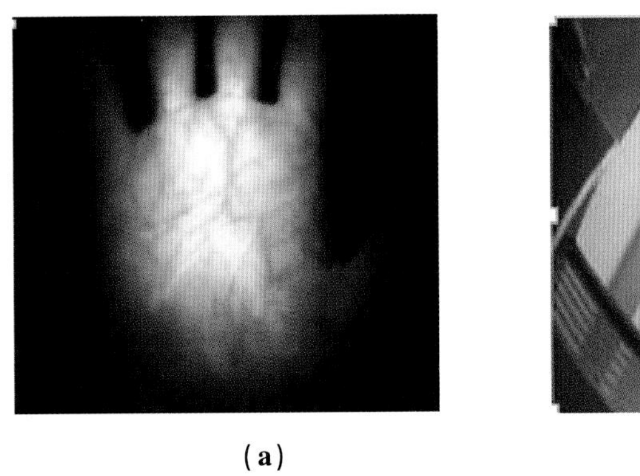

(a)

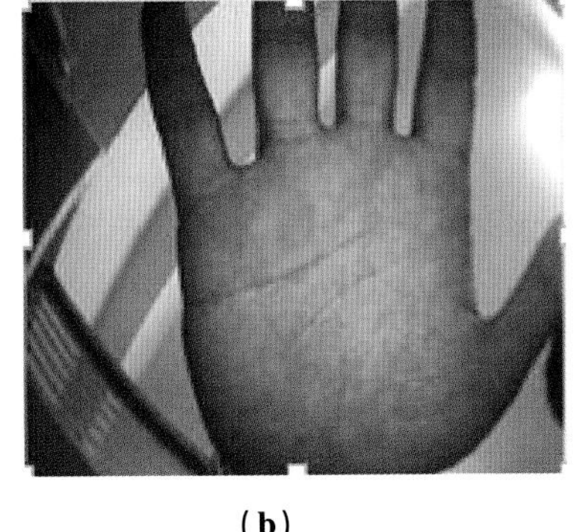

(b)

图 8－3 掌纹采集设备结果图像：(a) 手掌静脉图像；(b) 手掌设备采集结果图像

如图 8－4 所示，手指静脉采集设备框图。手指静脉采集设备分为：红外线发光管、透红外滤光片、摄像头等几部分组成。

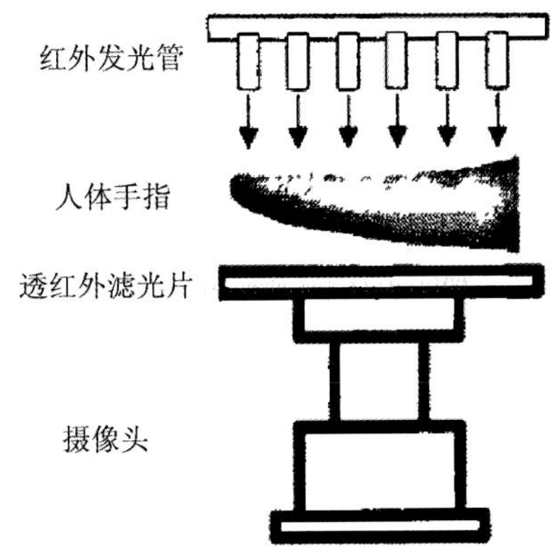

图 8－4 手指静脉采集设备示意图

图 8－4 中，红外线发光管的作用是发出红外线，一般情况下所利用的红外线波长为 830nm－950nm。由于红外线发光管是一种点光源，因此将发光管排列为一个阵列形式，如图中所示。为了避免光线的能量的流失，发光管下面就是采集对象，并且其间的距离保持较小。接下来是头红外滤波片，该滤波片是将非红外线部分滤除，而保留红外线的光线信息，这样可以保证信息的准确性。

第二节 手型的计算机技术研究

对手型的计算机定量分析，首先要对手部进行标定，然后根据标定点对手各部分进行刻画描述。通常情况下，首先需要对手部进行分割，之后再对手部所利用的标定点是手部重要的点，例如拐点，特殊的边缘点等。本书将拇指之间的拐点，手指的顶点以及手腕部两端点定义为手部的标定点，如图 8－5 所示。

图 8－5 中，白色区域为手部，红色圆点表示指尖部标记点，红色十字星表示拐点

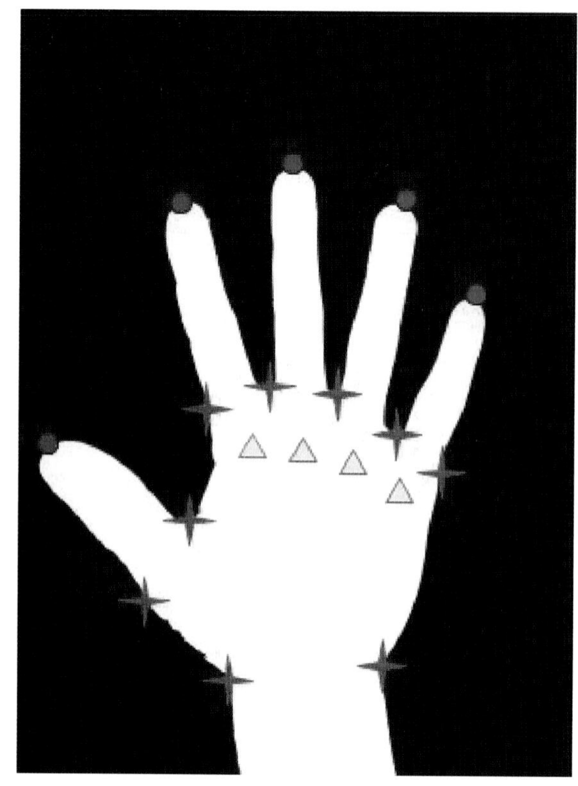

图 8－5　手部标定点示意图

处标记点，而黄色三角形表示手指的端点。本书利用以上标记点对手型进行客观性刻画与描述。

一、手部分割

手部分割是对图像数据中的手部提取出来的过程，是基于手部诊断的重要的、不可或缺的步骤之一。现在计算机的医学图像分割技术主要分为三类：基于阈值的图像分割技术、基于边缘的图像分割技术和基于区域的图像分割技术。

（一）基于阈值的图像分割技术

一般来说，物体有区别于其他物体、背景的颜色。而在计算机中，我们利用一个值作为颜色强度的表达，这个值就是所谓的像素值。由于不同物体拥有不同的颜色，那么它们就有不同像素值。我们可以利用一个阈值将我们所需物体提取出来，而屏蔽背景及其他物体。这样的图像分割思路就是基于阈值的图像分割。肤色模型是基于阈值的图像分割技术中常用于人体皮肤的提取。

肤色模型 根据皮肤颜色设定一个阈值，并利用该阈值将手部、人脸等区域分割出来的过程。在肤色模型中，颜色空间的选择是十分重要的，RGB 空间和 Ycbcr 空间常用与肤色模型检测。

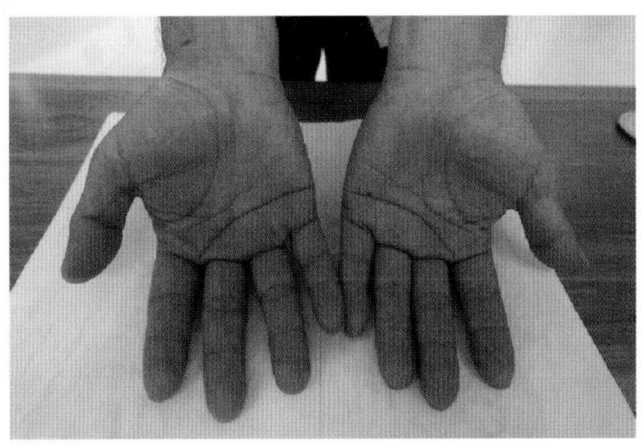

图 8－6　典型手部颜色示意图

如图 8－6 显示为一张典型的人体手部图像。我们可以看出肤色中的三个通：R 通道，G 通道和 B 通道分别有着一定的关系。我们可以利用以下关系对人体肤色进行检测，从而得到手部区域。

$$\begin{cases} R > G & G > 100 \\ G > B & B < 10 \end{cases}$$

通过以上模型，我们可以得到手部区域如图 8－7 所示。

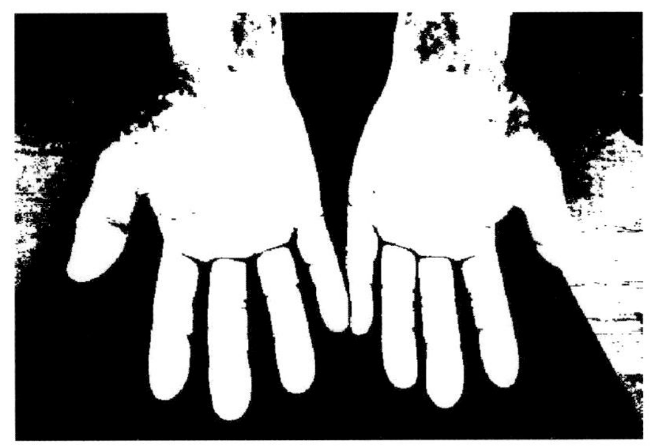

图 8－7　利用肤色模型得到手部模板

以上是我们利用一个固定的阈值对图像中手部区域进行提取。这种方法对光线、图像采集设备，背景以及特定采集对象有较强的要求。该方法适用面较窄。为了解决这一问题，我们利用面向局部图像的自适应阈值算法。

由于图像中各个区域的光照、前景与背景分布不同，我们不能利用一个统一的阈值进行处理，这样必须需要对不同区域利用不同的阈值进行处理。为了得到不同的区域信息，本书将图像等分成 4＊4 个区域，对于每个区域利用不同的阈值进行处理，如图所示。

对于图中的每一部分，我们利用自适应地得到一个阈值。由于每个区域中的结构都较为简单，那么我们可以直接利用直方图提出每一块的阈值，从而得到部分图像分割结果。最后将所有区域的分割结果拼装起来，得到最终的分割结果。

由于 YCbCr 颜色空间和肤色的联系较为紧密，并且受到光线强度影响小，该颜色

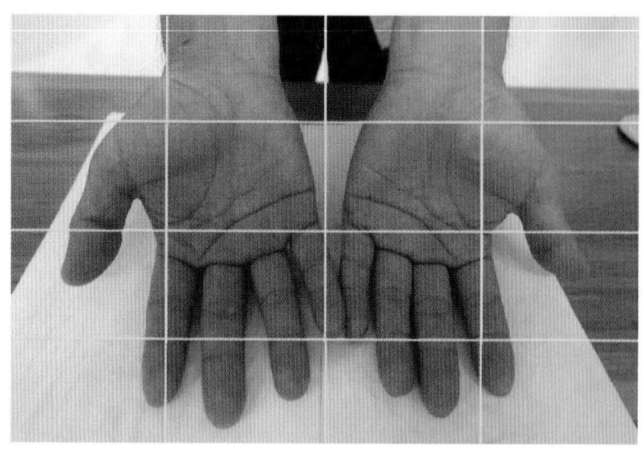

图 8 – 8　手部图像分割示意图

空间一般用于肤色检测。YCbCr 颜色空间与 RGB 颜色空间的转化公式可表示为：

$$\begin{bmatrix} Y \\ C_b \\ C_r \end{bmatrix} = \begin{bmatrix} 0.299 & 0.587 & 0.114 \\ -0.169 & -0.331 & 0.500 \\ 0.500 & -0.419 & -0.081 \end{bmatrix} \cdot \begin{bmatrix} R \\ G \\ B \end{bmatrix} \quad \text{（公式 8 – 1）}$$

$$\begin{bmatrix} R \\ G \\ B \end{bmatrix} = \begin{bmatrix} 1.000 & 0.000 & 1.403 \\ 1.000 & -0.344 & -0.714 \\ 1.000 & 1.7730 & 0.000 \end{bmatrix} \cdot \begin{bmatrix} Y \\ C_b \\ C_r \end{bmatrix} \quad \text{（公式 8 – 2）}$$

其中公式 8 – 1 为 RGB 颜色空间转换到 YCbCr 颜色空间的变换公式，而公式 8 – 2 为 YCbCr 颜色空间转换到 RGB 颜色空间的变换公式。

可以利用一个高斯型函数对肤色建立一个相似度模型，该模型可以表达为：

$$T_r(C_r, C_b) = \exp[-0.5(x-m)^{\tau}C^{-1}(x-m)] \quad \text{（公式 8 – 3）}$$

其中 m 为肤色在样本空间中的均值，C 为协方差矩阵，x 为 YCbCr 颜色空间中的值，$x = \begin{bmatrix} C_b \\ C_r \end{bmatrix}$。经过相似度转换，我们可以利用一个合适的阈值将肤色部分进行提取。

（二）基于边缘的图像分割技术

对于边缘图像分割，一些边缘提取技术应用于图像增强以得到良好的分割效果。目前主要 low – level 边缘增强算子有：Robert 边缘检测算子、Prewitt 边缘检测算子、Sobel 边缘检测算子，laplacian 算子和 Canny 边缘检测。

如图 8 – 9 所示，图像中的边缘有三种状态：屋脊型，阶跃型和冲击型。而在图像中非边缘部分，像素值较为均一。那么可以利用前后像素值的差值，即梯度，作为物体边缘检测的结果，这样就形成了基于梯度的边缘图像分割。基于梯度的图像边缘分割可以利用不同的模板对图像进行卷积操作完成。不同的边缘检测算子对图像的分割结果也有一定影响。常用的边缘检测算子有三种：Robert 边缘检测算子，Perwitt 边缘检测算子和 Sobel 边缘检测算子。

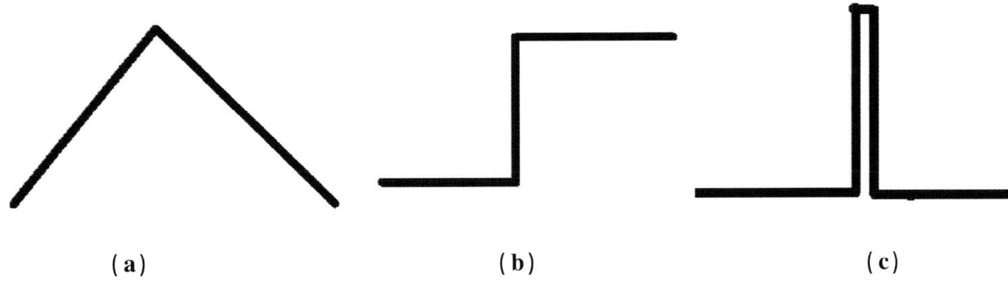

图 8-9　图像边缘的三种类型示意图：（a）屋脊型，（b）阶跃型，（c）冲激型

以上三种边缘类型可以利用梯度方法将其检测得出。梯度的数学表达式为：

$$\Delta I_p = grad(I_p) = \begin{bmatrix} I_x^p \\ I_y^p \end{bmatrix} = \begin{bmatrix} \dfrac{\partial I_p}{\partial x} \\ \dfrac{\partial I_p}{\partial y} \end{bmatrix} \qquad \text{（公式 8-4）}$$

从公式 8-4 中，我们可以发现，梯度的方向指示的是像素值（或是函数值）变换最快的方向，并且变换率为当前点的梯度长度。其梯度长度可以表示为：

$$\mathrm{M}(x,y) = mag(\nabla I_p) = \sqrt{I_x^{p^2} + I_y^{p^2}} \qquad \text{（公式 8-5）}$$

梯度长度的定义是由两个数值进行平方和再进行开方得到。然而这种方法的计算量很大，不适合作为图像的梯度进行计算，主要是由于图像中的数据量大，导致了计算庞大。我们可以利用一个简单的公式对图像梯度进行近似。本书给出的近似公式可以表示为：

$$\mathrm{M}(x,y) = |I_x^{p^2}| + |I_y^{p^2}| \qquad \text{（公式 8-6）}$$

通过以上近似公式，我们可以利用一个模板得到，如图 8-10 所示。

Z_1	Z_2	Z_3
Z_4	Z_5	Z_6
Z_7	Z_8	Z_9

图 8-10　3×3 模板

1. Robert 边缘检测算子

Robert 边缘检测算子使用一个 2x2 的模板，而且是对角线做差，其差分为：$\dfrac{\partial I_p}{\partial x} = z_9 - z_5$ 和 $\dfrac{\partial I_p}{\partial y} = z_8 - z_6$。那么计算梯度向量的长度可以表示为：

$$\mathrm{M}(x,y) = [(z_9 - z_5)^2 + (z_8 - z_6)^2]^{0.5} \qquad \text{（公式 8-7）}$$

利用绝对值简化后，得到的梯度向量长度可以表示为：

$$M(x,y)=|z_8-z_6|+|z_9-z_5| \quad （公式8-8）$$

根据以上梯度向量长度表达式，我们可以写出 Robert 边缘检测算子的模板，即：

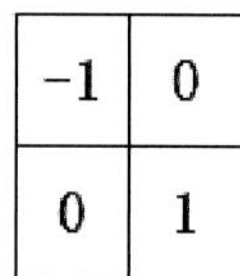

-1	0
0	1

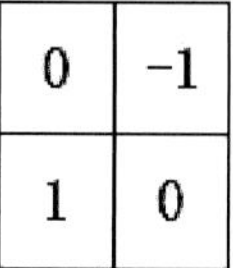

0	-1
1	0

图 8-11　Robert 边缘检测算子模板

2. Prewitt 边缘检测算子

Prewitt 边缘检测算子定义了水平、垂直和两对角线方向的梯度，其梯度可以表示为：

水平方向梯度：

$$\frac{\partial I_p}{\partial x}=(z_3+z_6+z_9)-(z_1+z_4+z_7) \quad （公式8-9）$$

垂直方向梯度：

$$\frac{\partial I_p}{\partial y}=(z_7+z_8+z_9)-(z_1+z_2+z_3) \quad （公式8-10）$$

对角线方向：

$$\frac{\partial I_p}{\partial x}=(z_2+z_3+z_6)-(z_4+z_7+z_8) \quad （公式8-11）$$

$$\frac{\partial I_p}{\partial y}=(z_6+z_8+z_9)-(z_1+z_2+z_4) \quad （公式8-12）$$

在该定义下的 Prewitt 边缘检测算子的模板可以表示为：

-1	-1	-1
0	0	0
1	1	1

水平

-1	0	1
-1	0	1
-1	0	1

垂直

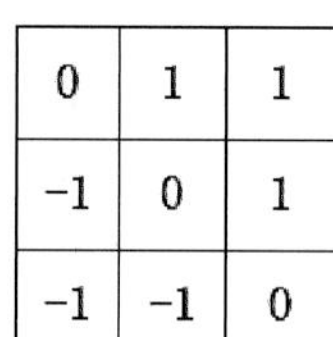

0	1	1
-1	0	1
-1	-1	0

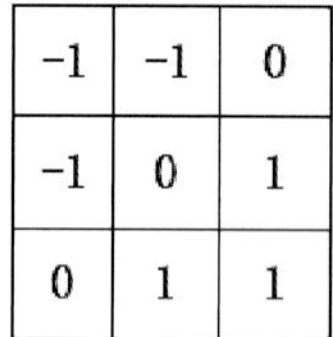

-1	-1	0
-1	0	1
0	1	1

对角线

图 8-12　Prewitt 边缘检测算子模板

3. Sobel 边缘检测算子

Sobel 边缘检测算子的梯度表达式可以表示为：

$\frac{\partial I_p}{\partial x}=(z_7+2z_8+z_9)-(z_1+2z_2+z_3)$ 和 $\frac{\partial I_p}{\partial y}=(z_3+2z_6+z_9)-(z_1+2z_4+z_7)$。根据该梯度公式，我们可以轻易写出 Sobel 边缘检测算子的模板，如图 8-13 所示。

水平

-1	-2	-1
0	0	0
1	2	1

垂直

-1	0	1
-2	0	2
-1	0	1

对角线

0	1	2
-1	0	1
-2	-1	0

-2	-1	0
-1	0	1
0	1	2

图 8－13　Sobel 边缘检测算子模板

图 8－15、图 8－16 和图 8－17 分别显示了 Roberts 边缘检测算子、Prewitt 边缘检测算子和 Sobel 边缘检测算子对手部边缘检测的结果。我们可以看出这些一阶边缘检测算子对边缘明显部分检测可产生较好结果。然而对于弱边缘部分检测结果较差。

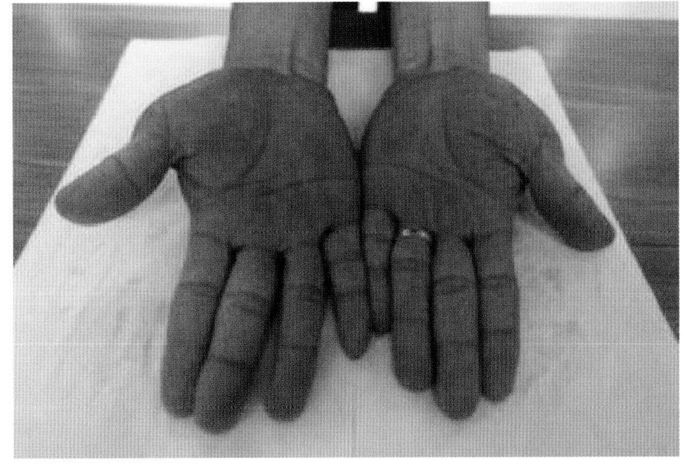

图 8－14　原始图像

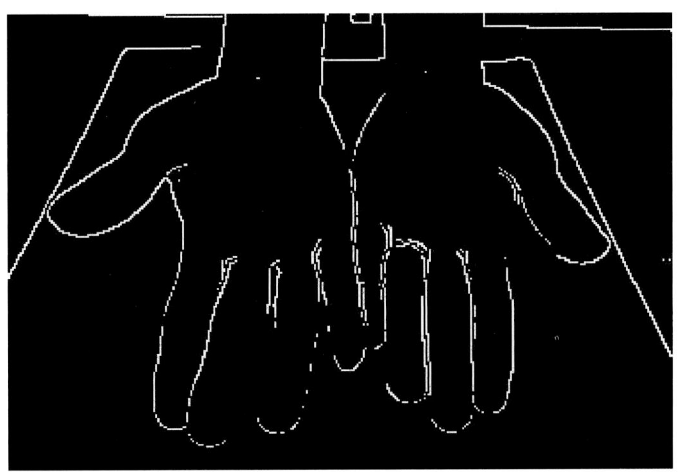

图 8－15　Roberts 边缘检测算子结果

二阶导数边缘检测算子—Lapacian 算子

对于一维信号 f 的一阶导数可以表示为：

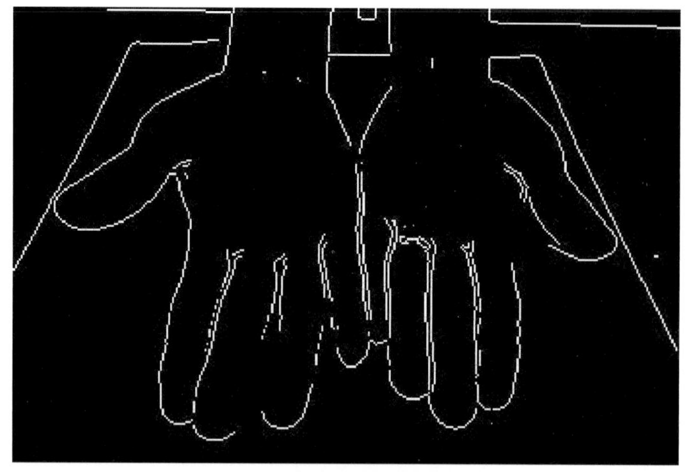

图 8－16　Sobel 边缘检测算子结果

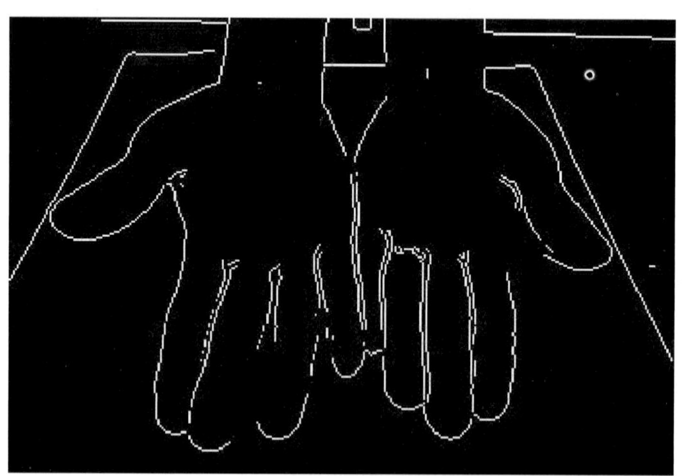

图 8－17　Prewitt 边缘检测算子结果

$$\frac{\partial f}{\partial x} = f(x) \quad \text{（公式 8－14）}$$

由于计算机中的图像是以离散的形式表示及存储的，这样利用差分近似微分。这样可以得出一阶导数的计算形式：

$$\frac{\partial f}{\partial x} = f(x) = f(x+1) - f(x) \quad \text{（公式 8－15）}$$

二阶导数可以表达为：

$$\frac{\partial^2 f}{\partial x^2} = \frac{\partial f(x)}{\partial x} = f(x+1) - f(x) \quad \text{（公式 8－16）}$$

将一阶导数定义带入到二阶导数定义中，可以得到：

$$\frac{\partial^2 f}{\partial x^2} = f(x+2) - 2f(x+1) + f(x) \quad \text{（公式 8－17）}$$

由于图像是二维信号，对图像的二阶导数可以表示为：

$$\nabla^2 f(x,y)=\frac{\partial^2 f}{\partial x^2}+\frac{\partial^2 f}{\partial y^2}$$
$$=f(x+1,y)+f(x,y+1)+f(x-1,y)+f(x,y-1)-4f(x,y)$$

（公式 8－18）

以上二阶导数表示方法所对应的模板可以表示为：

	1	
1	-4	1
	1	

图 8－18　二阶导数模板

一般情况下，我们所用的 3X3 的模板表示为：

1	1	1
1	-8	1
1	1	1

图 8－19　Lapacian 边缘检测算子

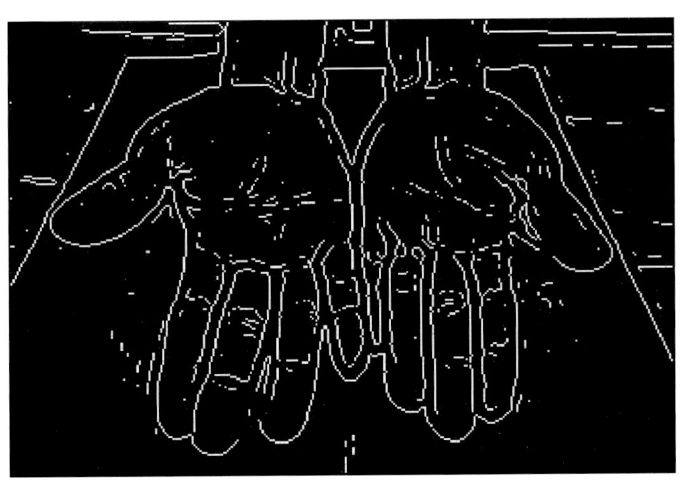

图 8－20　Lapacian 边缘检测算子结果

可以看出，Lapacian 边缘检测算子对图像中的边缘能够很好地检测出，但是该算子对噪声较为敏感，在噪声较为弱的区域，也检测出图像噪声。

4. Canny 算子

Canny 边缘检测算法是 1986 年有 John F. Canny 开发出来一种基于图像梯度计算的边缘检测算法。

Canny 边缘检测算法主要过程分为以下几步：

1. 高斯平滑。

2. 计算梯度方向，一般会用到 Sobel 算子、Roberts 算子或是 Prewitt 算子检测边缘候选点。

3. 非最大化抑制，减少多重相应。

4. 边缘跟踪，采用双阈值处理候选点。

5. 形态学细化，对粗边界进行处理。

具体步骤描述如下：

高斯平滑：高斯平滑是利用高斯滤波器对灰度化之后的图像进行平滑，以消除噪声点部分。一般来说，常用的高斯滤波器的模板有 3X3，5X5 和 7X7 三种。公式 8－19 表示为典型的 5X5 的高斯滤波器模板。

$$K=\frac{1}{139}\begin{bmatrix}2 & 4 & 5 & 4 & 2\\ 4 & 9 & 12 & 9 & 4\\ 5 & 12 & 15 & 12 & 5\\ 4 & 9 & 12 & 9 & 4\\ 2 & 4 & 5 & 4 & 2\end{bmatrix} \quad \text{（公式 8－19）}$$

计算梯度方向：Canny 边缘检测算法在进行梯度检测时，所利用的算法一般有 Sobel 边缘检测算子，Roberts 边缘检测算子或是 Prewitt 边缘检测算子。各个算法如前文所示，不再重复叙述。

非最大化抑制：做完前两步后其实我们其实已经提取到了图像的大致轮廓了，但是将幅值反向投影回灰度空间后可以看到，大多数边缘呈两边暗中间亮的屋脊状，为了取得单个像素宽度的边缘，Canny 算子对图像的幅值矩阵进行了非极大值抑制。

如图 8－21 所示，要进行非极大值抑制，就首先要确定像素点 C 的灰度值在其 8 值邻域内是否为最大。下图中蓝色的线条方向为 C 点的梯度方向，这样就可以确定其局部的最大值肯定分布在这条线上，也即出了 C 点外，梯度方向的交点 dTmp1 和 dTmp2 这两个点的值也可能会是局部最大值。因此，判断 C 点灰度与这两个点灰度大小即可判断 C 点是否为其邻域内的局部最大灰度点。如果经过判断，C 点灰度值小于这两个点中的任一个，那就说明 C 点不是局部极大值，那么则可以排除 C 点为边缘。这就是非极大值抑制的工作原理。但是像素点的分布是离散而非线性的，dTmp1 和 dTmp2 两个交点位置大多数情况下并不实际存在像素点，所以 canny 算子在做非极大值抑制时比对的像素点是距离 dTmp1 和 dTmp2 最近的两个像素点。

边缘跟踪：边缘跟踪利用了双阈值法检测，目的是去除第三步后结果中的一些噪声边缘及一些假边缘，算法和很简单：

a. 取一高一低两个阈值。

b. 假如该像素点处灰度值大于高阈值，保留作为边缘。

c. 假如该像素点处灰度值小于低阈值，舍弃。

d. 假如该像素点处灰度值大于低阈值小于高阈值，当其与一个大于高阈值的像素

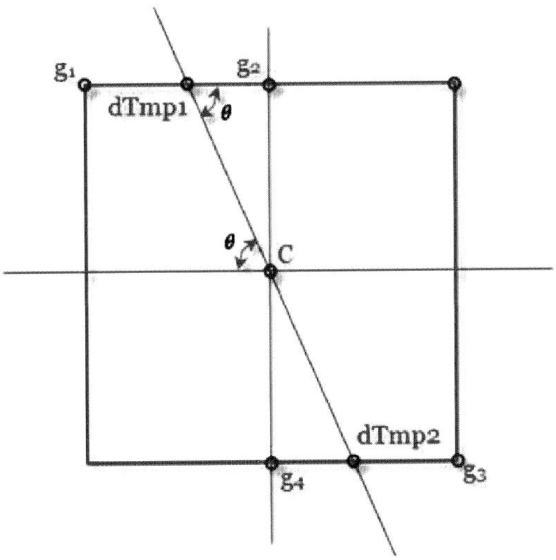

图 8－21 非最大化抑制示意图

点相邻时，保留作为边缘，否则舍弃。

图 8－22 显示了 Canny 边缘检测对图 8－14 中手部检测的结果，我们可以看出对于大部分的边缘，Canny 边缘检测可得到很好的结果。由于手部有一些伪边缘存在，例如掌纹、指纹等，导致了 Canny 边缘检测算法结果有伪边缘存在。

以上是常用的 low－level 边缘检测算子以及 Canny 边缘检测算法。可以看出这些算法一般原理较为简单，实施过程便捷，实验结果也一定程度地满足要求。但是这些算法无法解决某些特殊问题，例如弱边缘。

5. 主动轮廓模型

1988 年，Kass 等人提出了主动轮廓模型，将图像分割问题转换为求解能量泛函最小值问题，为图像分割提供一种全新的思路，称为研究的重点和热点。主动轮廓模型的主要原理通过构造能量泛函，在能量函数最小值驱动下，轮廓曲线逐渐向待检测物体的边缘逼近，最终分割出目标。由于主动轮廓模型利用曲线演化定位目标的边缘，因此也称为 Snake 模型。主动轮廓模型是当前应用最多的利用变分思想求解的图像分割方法。其最大优点是在高噪声的情况下，也能得到连续、光滑的闭合分割边界。

Snake 模型的基本思想是根据物体边缘的特征定义了一个能量泛函，利用解这个能量泛函进而求出物体的边界。一般来讲，物体的边缘是有一定特点的，主要是边缘的梯度、弹性和硬度符合一定的要求。根据该要求 Kass 等人提出了经典的基于边缘的主动轮廓模型，然后演化得到物体边缘。

对于图像 $I(x,y)$，图像中目标物体的边缘演化曲线表示为：$C(S)=C[x(s),y(s)]$，可以看出演化曲线是由一个参数化方程定义。其中 s 为曲线的参数，$0\leq s\leq 1$ 并且由于演化曲线是目标物体的边缘，而物体的边缘是一条封闭的曲线，因此 $S(1)=S(0)$。由于物体边缘一般是有平滑、连续的线条组成，因此可以利用该特性形成演化曲线的部分能量，该部分能量称为内部能量函数；另外能量泛函还要根据图

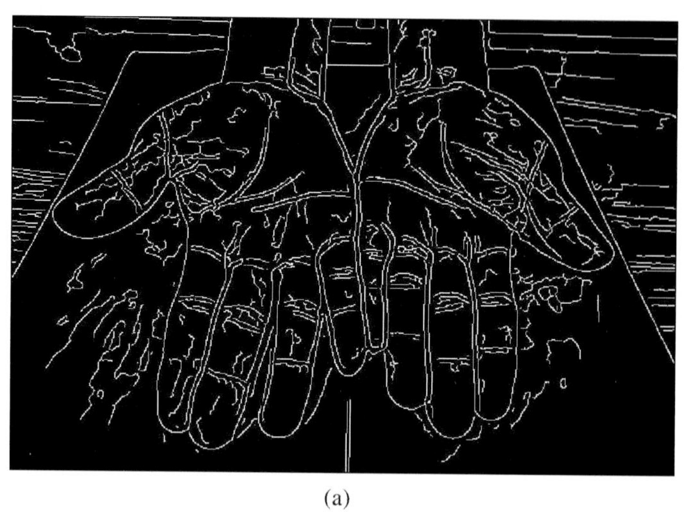

(a)

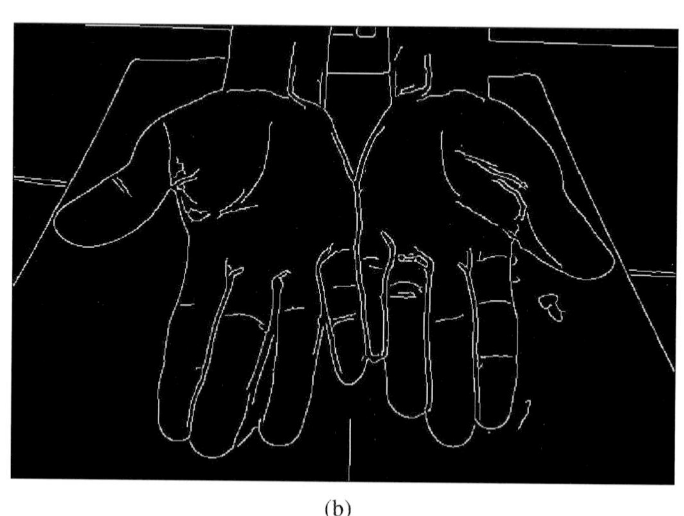

(b)

图 8－22 Canny 边缘检测算法结果

（a）阈值为 0.05，（b）阈值为 0.1

像中的信息得出，该部分能量称为外部能量函数。在部分能量泛函中，还有对轮廓所定义的能量，然而这部分能量可以忽略。根据以上描述，Kass 等人定义出了主动轮廓模型：

$$E_{snake} = E_{int} + E_{ext} \quad \text{（公式 8－20）}$$

其中 E_{snake} 表示物体边缘的总能量，E_{int} 表示物体边缘的内部能量，该部分能量使轮廓曲线在演化过程中保持连续性和光滑性；E_{ext} 表示物体边缘的外部能量，该部分能量也叫图像力，在外部能量项作用下，轮廓曲线向目标的边缘逼近。

内部能量表征了目标轮廓的先验知识，主要是轮廓的连续性和光滑性，其表达如下：

$$E_{int} = \alpha(s) \mid C_s' \mid^2 + \beta(x) \mid C_s'' \mid^2 \quad \text{（公式 8－21）}$$

其中 α（s）和 β（x）分别为弹性系数和刚性系数。α（s）控制着轮廓曲线向目标延伸，并保持连续性；β（x）为刚性系数，控制着轮廓曲线随着目标的形状发生的凹凸程度，并且保持轮廓曲线的光滑性。

外部能量由图像信息所确定，一般来说，图像中梯度较大的区域，也就是像素值有跳变的区域为较为确定的图像边缘，因此，外部能量一般确定为：

$$E_{ext} = \gamma(s)\,|\nabla I|^2 \qquad \text{（公式 8－22）}$$

根据以上公式，我们可以得到总的能量函数：

$$E_{snake} = E_{int} + E_{ext} = \alpha(s)\,|C_s'|^2 + \beta(x)\,|C_s''|^2 + \gamma(s)\,|\nabla I|^2 \qquad \text{（公式 8－23）}$$

图像上的点都是离散的，所以我们用来优化能量函数的算法都必须在离散域里定义。所以求解能量函数 E_{snake} 极小化是一个典型的变分问题。求解能量泛函利用了欧拉方程求解。欧拉方程是泛函极值条件的微分表达式，求解泛函的欧拉方程，即可得到使泛函取极值的驻函数，将变分问题转化为微分问题。

对于泛函：

$$Q[y] = \int_a^b F[x, y(x), y'(x)]\,dx \qquad \text{（公式 8－24）}$$

设 $F[x,y(x),y'(x)]$ 是三个变量的连续函数，且点 (x,y) 位于有界闭区域 Ω 内，若其满足：$y(x) \in C^1[a,b]; y(a) = y_0; y(b) = y^1$，则函数 $y(x)$ 满足微分条件方程：

$$F_y - \frac{d}{dx}F_{y'} = 0 \qquad \text{（公式 8－25）}$$

上式为泛函 $Q\lfloor y \rfloor$ 的欧拉方程。

根据欧拉方程，我们可以得到 Snake 模型得到公式：

$$-\alpha C'' + \beta C'''' + \frac{\partial E_{ext}}{\partial C} = 0 \qquad \text{（公式 8－26）}$$

设 $\frac{\partial \mathrm{E}_{ext}}{\partial \mathrm{x}} = \mathrm{f}_x$，$\frac{\partial \mathrm{E}_{ext}}{\partial \mathrm{y}} = \mathrm{f}_y$，对以上公式整理可得到：

$$\begin{cases} \beta x_{s-2} - (\alpha + 4\beta)x_{s-1} + (2\alpha + 6\beta)x_s - (\alpha + 4\beta)x_{s+1} + \beta x_{s+2} + f_x = 0 \\ \beta y_{s-2} - (\alpha + 4\beta)y_{s-1} + (2\alpha + 6\beta)y_s - (\alpha + 4\beta)y_{s+1} + \beta y_{s+2} + f_x = 0 \end{cases} \qquad \text{（公式 8－27）}$$

整理之后得以得到参数 A 为一个关于 α 和 β 的五对角矩阵，通过梯度下降法可得：

$$\begin{aligned} Ax_t + fx(x_{t-1}, y_{t-1}) &= -\gamma(x_t - x_{t-1}) \\ Ay_t + fx(x_{t-1}, y_{t-1}) &= -\gamma(y_t - y_{t-1}) \end{aligned} \qquad \text{（公式 8－28）}$$

通过以上公式可得递推公式。

在实际应用中，Snake 模型需要近似于真值的初始化才能得到较好的结果，如图 8－23 和图 8－24 所示。图 8－23 所示为 Snake 模型手动做出的手部初始轮廓。其中红色点为手动做出的初始轮廓点，蓝色点线为拟合出的轮廓线。图 8－24 表示利用 Snake 模型得到的最终手部轮廓，由于背景的影响、边缘强度弱以及手部边缘轮廓较为复杂，导致了最终轮廓线最终没有靠近手部边缘。

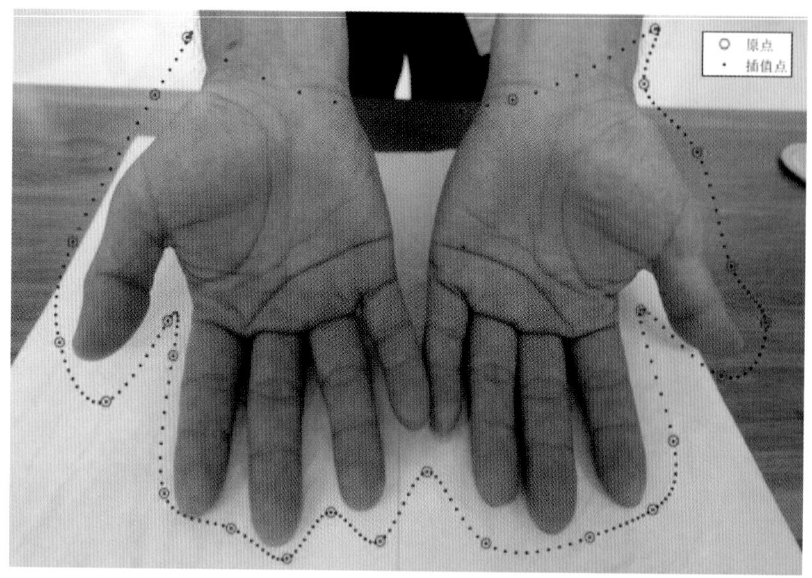

图 8-23　Snake 模型初始轮廓

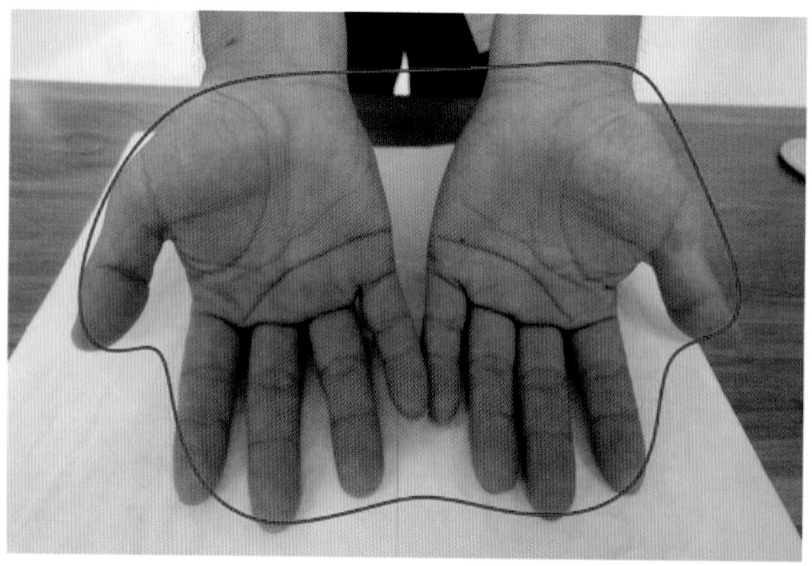

图 8-24　Snake 模型最终结果

6. 梯度矢量流模型

对于传统的 Snake 模型而言，外部能量的执行返回小，使得其演化曲线在凹陷部分停止演化，并且可能在离最有边缘很远的区域停止演化。如图 8-25 所示。

为了扩大外部能量的作用范围，Xu 和 Prince 等人提出了梯度矢量流主动轮廓模型。通过最小化梯度矢量流能连函数来确定图像的轮廓曲线位置。梯度矢量流主动轮廓模型的能连函数可表示为：

$$E(s) = \iint \mu |\nabla C|^2 + |\nabla f(x,y)|^2 |C(x,y) - \nabla f(x,y)|^2 dxdy$$

（公式 8-29）

利用欧拉方程解能量函数，可以得到能量函数的解，即：

$$u_t = \mu \nabla^2 u - |\nabla f(x,y)|^2 (u - f_x)$$

$$v_t = \mu \nabla^2 v - |\nabla f(x,y)|^2 (v - f_x)$$

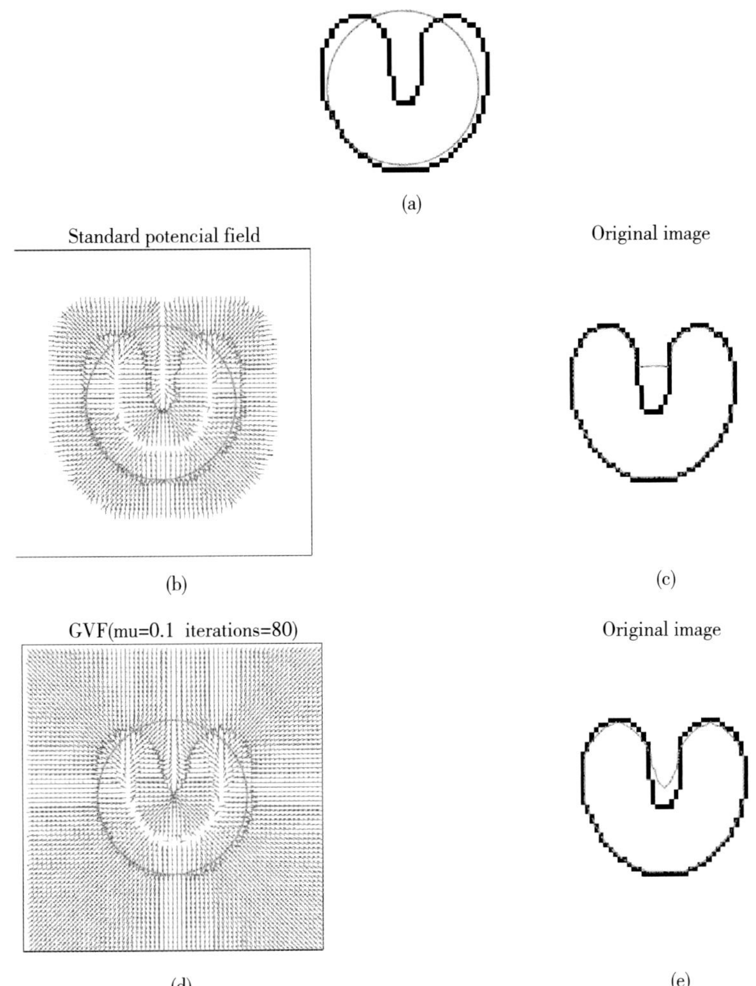

图 8－25　梯度矢量流模型和 Snake 模型对比图：

（a）原始图像及初始轮廓，（b）梯度场，（c）梯度流 Snake 结果图，

（d）梯度矢量流，（e）梯度矢量流模型结果

（三）基于区域的图像分割方法

Mumford－Shah 模型及基于 Mumford－Shah 模型的其他模型

一般来说，物体内部的颜色、纹理较为均一，而在边缘部分具有较强的梯度值；并且为了获得平滑的物体边缘，算法必须保证物体边缘的长度尽量小。根据该原则，Mumford 和 Shah 在 1989 年提出了 M－S 模型。该模型的能量函数表达为：

$$F(u,K)=\int_{\Omega-K}(u-u_0)^2+\alpha|\nabla u|^2dx+\beta\int_K d\sigma$$

式中，Ω 表示整个图像信息，K 表示分割的前景部分。$\int_K d\sigma$ 表示了 K 部分的周长。$\int_{\Omega-K}(u-u_0)^2dx$ 的意义是模型的结果要尽量与原始图像保持一致，$\int_{\Omega-K}\alpha|\nabla u|^2dx$ 的意义是图像中梯度大的部分一般是物体的边缘部分。而$\beta\int_K d\sigma$ 的意思是尽量使分割结果的边缘长度最小化，这样可使得分割出的前景信息边缘更加平滑。

为了去除边缘的影响，Chan 等人提出了 CV 模型，该模型对于要分割对象与背景的像素平均值具有明显不同的图像具有很好的效果。能量函数表示为：

$$E(c_1,c_2,C)=\mu L(C)+\lambda_1\int_{in(C)}|u_0(x,y)-c_1|^2dxdy+\lambda_2\int_{out(C)}|u_0(x,y)-c_2|^2dxdy$$

（公式 8 - 30）

对于基于 Mumford - Shah 模型的方法通常利用水平集方法解能量函数。但是在对水平集演化过程中会出现水平不稳定的现象。为了解决这一问题，Li 等人提出了一种基于距离正则的水平集演化方法。而 Zhang 等人利用反应扩散（reaction diffusion）方法解决这种水平集不稳定情况。

基于 MS 的方法一般用于对 X 光、CT、以及 MRI 等医学图像的分割。

（四）基于手部局部边缘的分割方法

通常情况下，为了更好地区别于背景，提取手部区域，采集手部是自然光下，在一个背景为白色的区域中进行采集。这使由于手部的颜色明显区别与背景颜色，如图 8 - 26（a）所示。然而，由于手型、拍摄角度及姿势等原因，一些图像样本的颜色和背景颜色较为相似，这使得手部呈现出较为模糊的边缘，如图 8 - 26（b）中的黄色椭圆显示区域。由于该部分是部分区域，因此本书利用局部图像阈值提取方法将该部分的手部区域提取，以克服全局阈值对局部图像不适合问题。

为了扩大皮肤和背景之间的在表达上的差异，本书利用提出一种基于局部边缘特征的框架对手部进行分割。图 8 - 26（b）表示为两幅典型图片，我们可以看出一般来说手部的大部分区域背景为白色，而小部分区域的背景与手掌颜色极为相似。因此，我们可以很容易检测出大部分手掌边缘，并利用该部分边缘作为初始条件，检测出其他边缘部分。

对于求背景为其他颜色的手部区域，我们的方法为，在初始化边缘的端点部分做出一个圆形区域，利用初始化部分的边缘信息求出圆内的未知边缘，并利用该部分未知区域信息求出下面的未知区域，这样我们可以迭代求出所有未知边缘区域，最终得到手部所有边缘。

算法中我们选取圆如图 8 - 28（a）表示，得到的典型边缘图像如图 8 - 28（b）

表示。

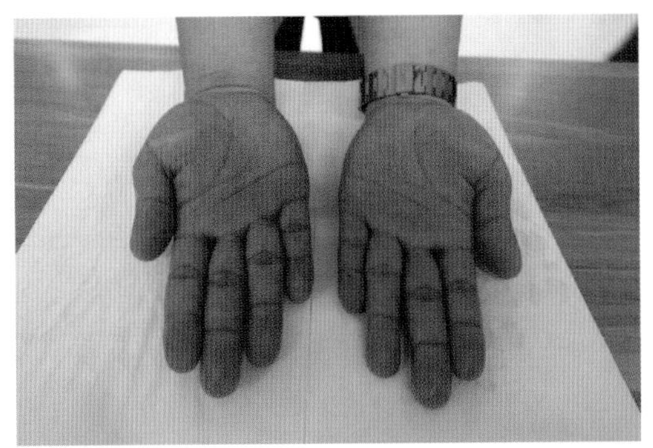

(a) 背景一致

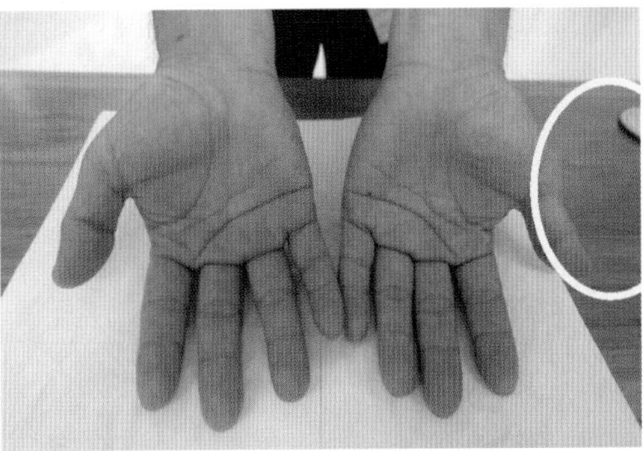

(b) 背景不一致

图 8-26 典型手部图像数据

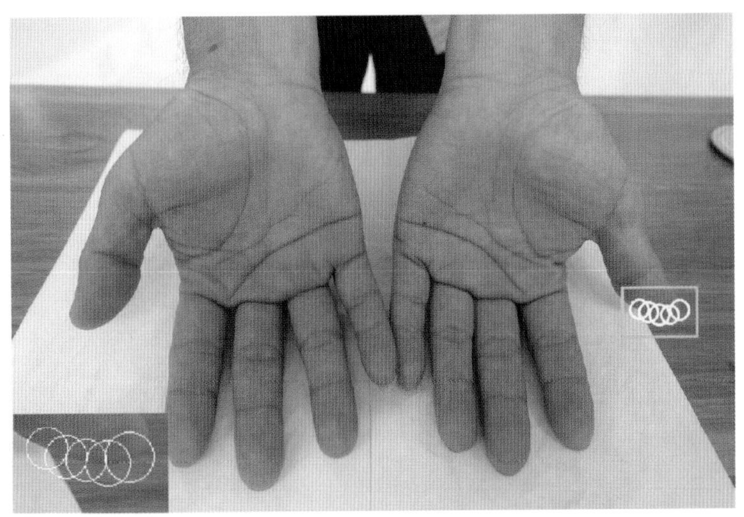

图 8-27 算法示意图

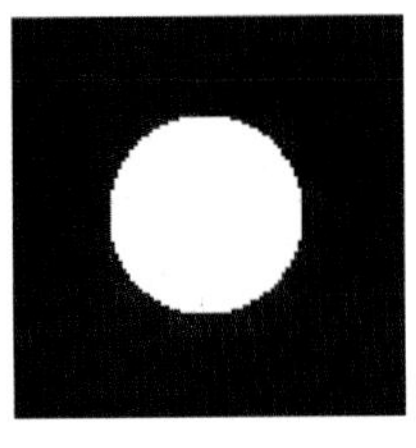

(a)

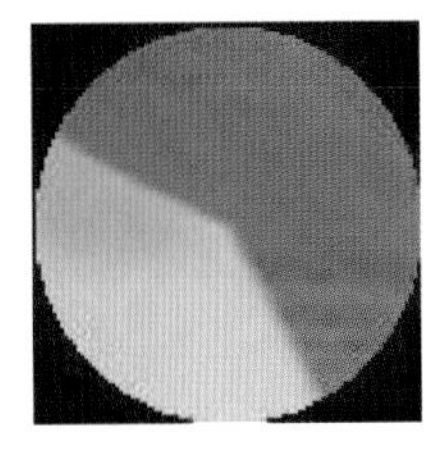

(b)

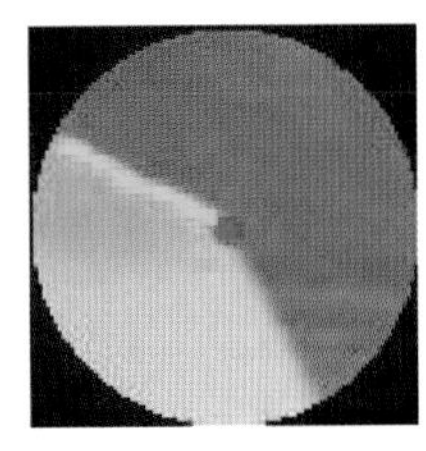

(c)

图 8-28 圆形区域及所得到的典型图像区域

本书将手腕部的两个标记点以上部分作为手部区域，将相邻最近的两个拐角标记点连线到指尖标记点部分作为手指区域，将手腕标记点到拐角标记点区域定义为手掌区域。

二、手指测量

从医学角度上来说，手指的长度是按照其骨骼的长度度量的，但是从表面上来看，指根到指尖部的长度是小于指长的。由于该部分误差比较大，不能将从指根到指尖的长度作为指长来计算和诊断，如图 8－29 所示，因此我们需要对指长进行准确估计，从而得到准确的指长以保证指长度量的准确。

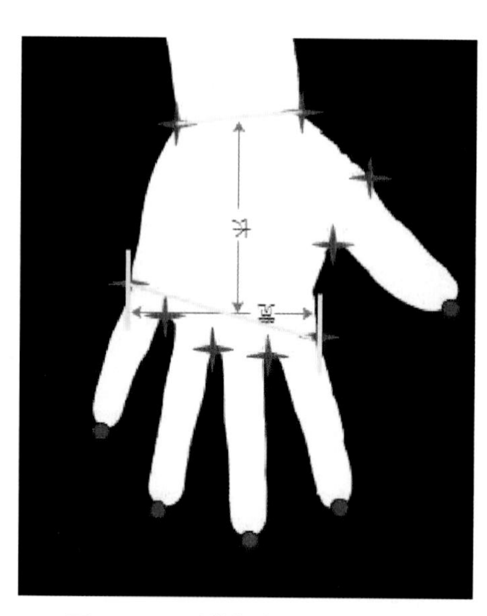

图 8－29　手掌长度、宽度示意图

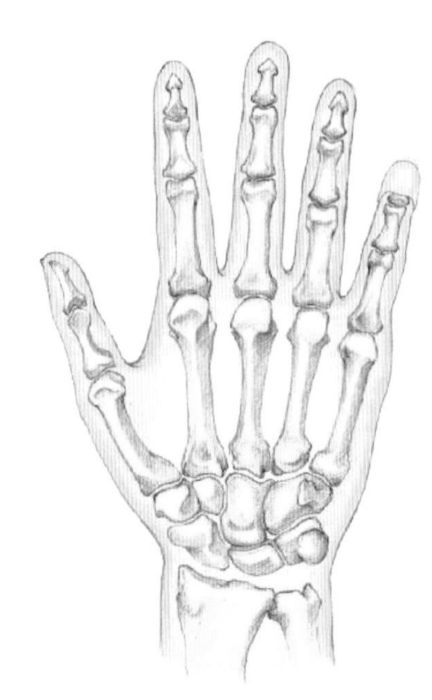

图 8－30　手掌骨骼示意图

从手掌骨骼图 8－30 中，我们可以看出手指根部和第三指关节不在一个位置上。第三指关节在手指根部的下面，因此我们利用手指根部估计第三指关节是不合理的。我们发现第三节指骨的长度和第一节第二节指骨长度之和，而指尖到指根部的 2/3 约为第二指关节。而第二指关节和第一指关节是可以根据手指判断出的。因此我们可以通过这样的关系，利用指尖到指根部的长度进行对指长进行估计。这样我们可以得到手指长度的计算方法，即：

手指长度＝4/3＊（指尖到指根长度）

结合传统中医学，我们提出了手掌区域，并对其进行命名。我们将手掌区域定义为：金、木、水、火、土五个区域。金木水火分别在手掌的边缘，而土在手掌的中心，如图 8－31 所示。

三、手指分类

本书根据手指的形状，长宽比等将手指分为以下几类。

细长型手指、短型手指、短粗型手指、木槌形手指、梭形手指、锥形手指、葫芦形手指以及其他异常手指。如图 8－32 所示。

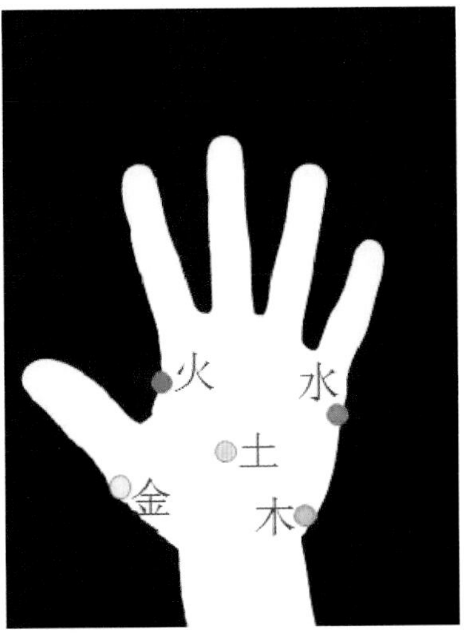

图 8－31　手掌区域示意图

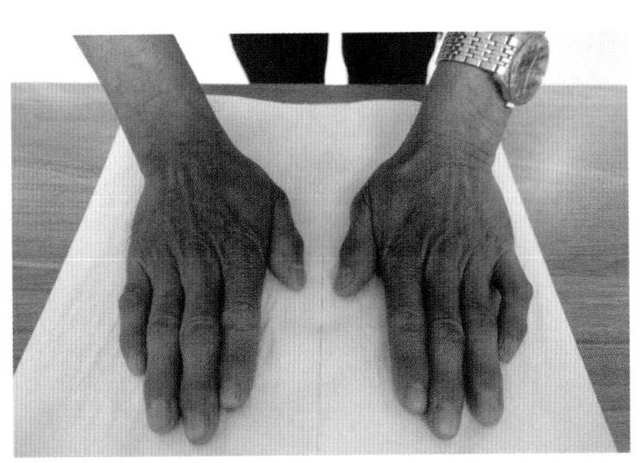

葫芦形手指

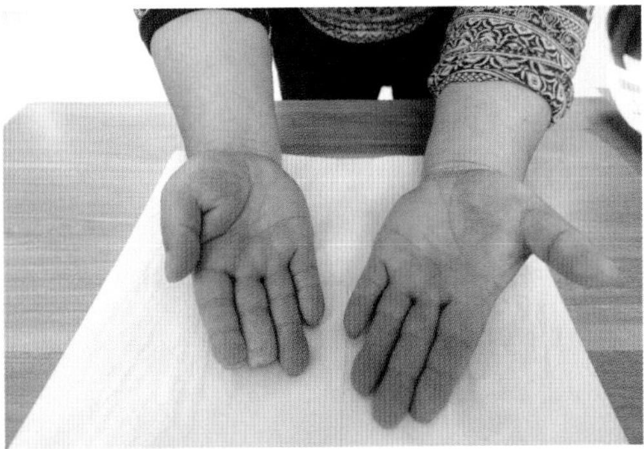

短粗型

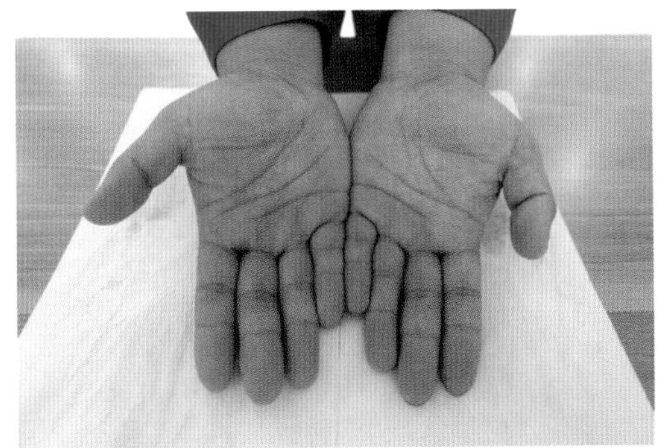

粗型

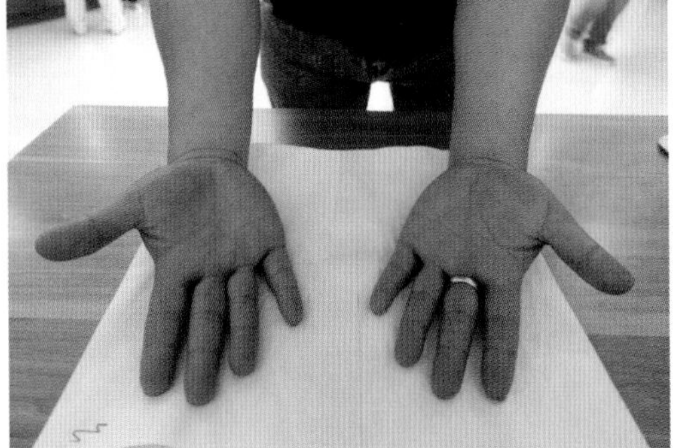

小手

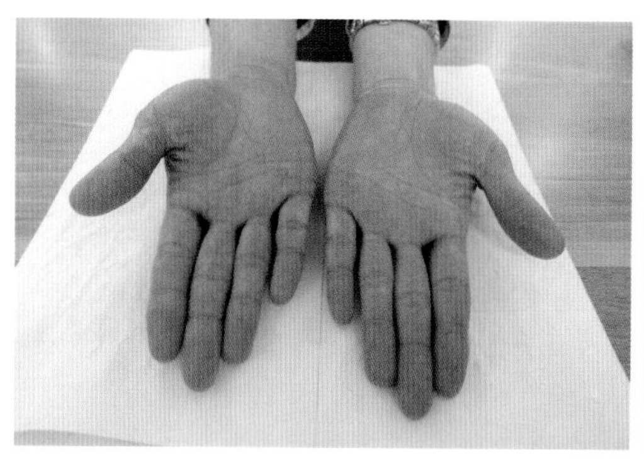

长指型

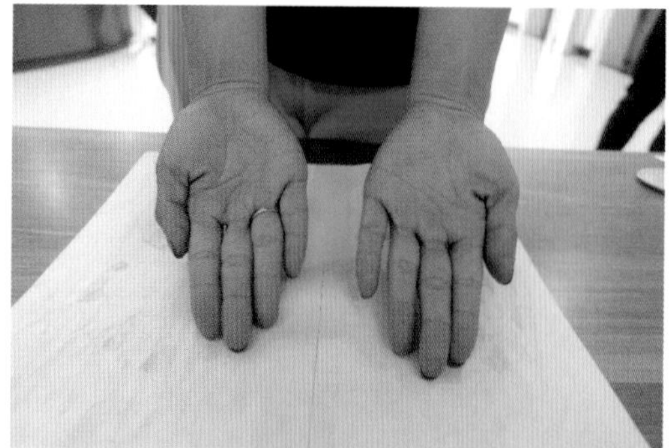

上下一致型

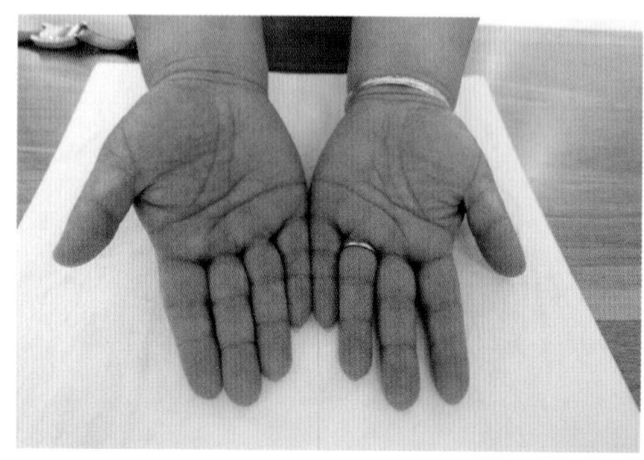

宽手型

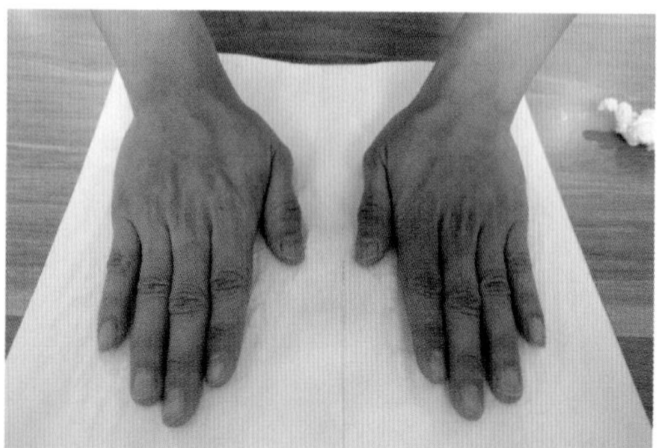

细长手型

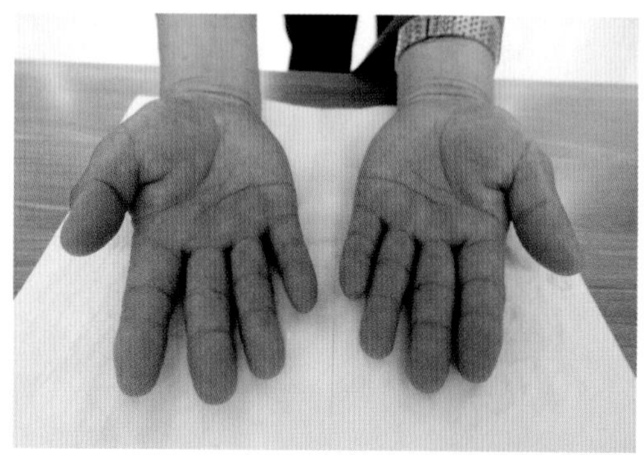

方型

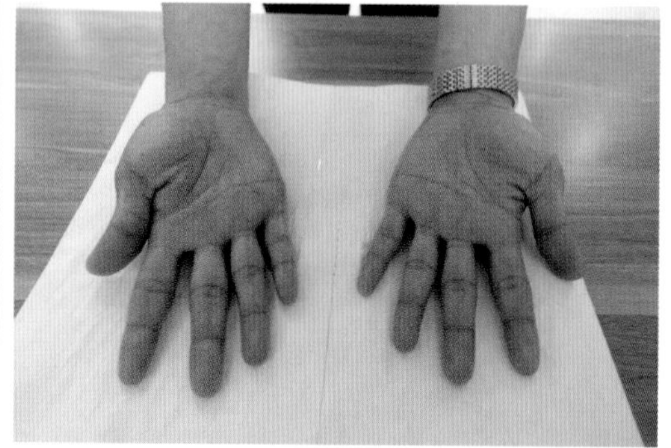

削葱根型

图 8－32　手指形状分类

第三节　手色的计算机技术研究

一、手色区域提取及分类

由于一些病理因素，健康的手部颜色和病理的手部颜色有一定不同。因此手色的改变对疾病有一定程度地体现。也就是说从手上的颜色，斑点，色素沉着可体现出身体的一些变化。本书主要对手部三个部分进行提取，第一，大鱼际部分；第二，小鱼际部分；第三，掌心部分。其中大鱼际与小鱼际位置如图 8－33 所示。

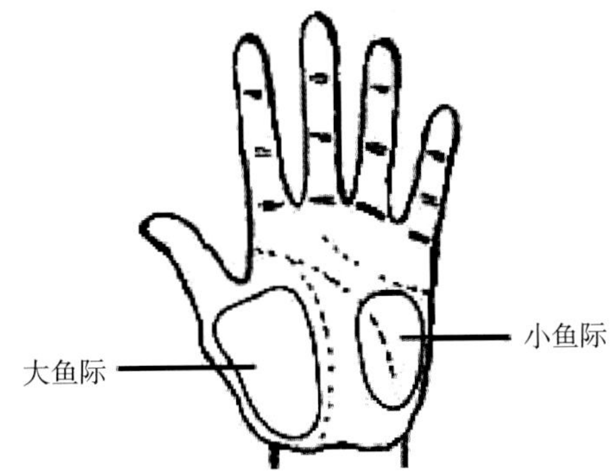

图 8－33　大小鱼际位置示意图

为了得到对手色命名的客观性，本书利用颜色的成分及其含量多少对大小鱼际以及手掌部分进行命名。命名方法表示为两个部分：第一，手色名中的成分分别代表了手色中的成分。该成分主要包括：红、绿、蓝、黄、紫、青、黑、等。主要成分的颜色示例及其像素值如图 8－34 所示。

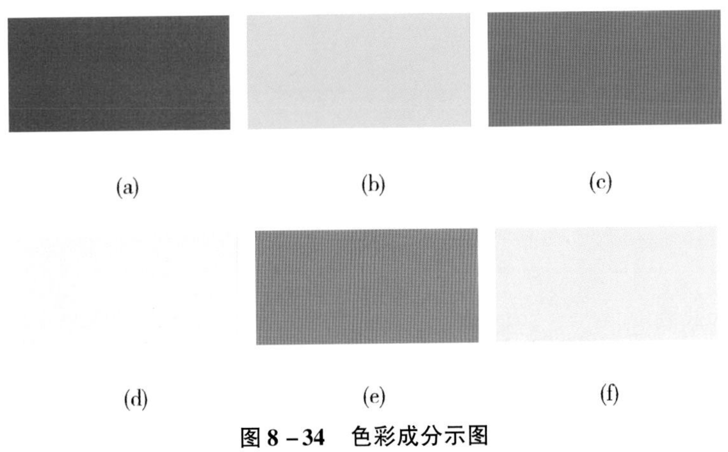

图 8－34　色彩成分示图

像素值分别为：(a)[255,0,0]，(b)[0,255,0]，(c)[0,0,255]，(d)[255,255,0]，(e)[255,0,255]，(f)[0,255,255].

第二，由于手掌、大鱼际和小鱼际部分的颜色为多种颜色的复合，并且该复合颜色的成分的含量不同，因此本书利用成分含量的顺序不同对手色进行命名。含量高的颜色排序靠前，而含量低的颜色排序靠后。例如，红黄手色，表示红色层分较高，黄色层分较低，而其他颜色成分可忽略。

通过该命名规则，本书将手色分为以下几种：红色、黄色、蓝色、黄色、紫色、青色、白色、黑色等等。手色举例如图 8－35～8－42。

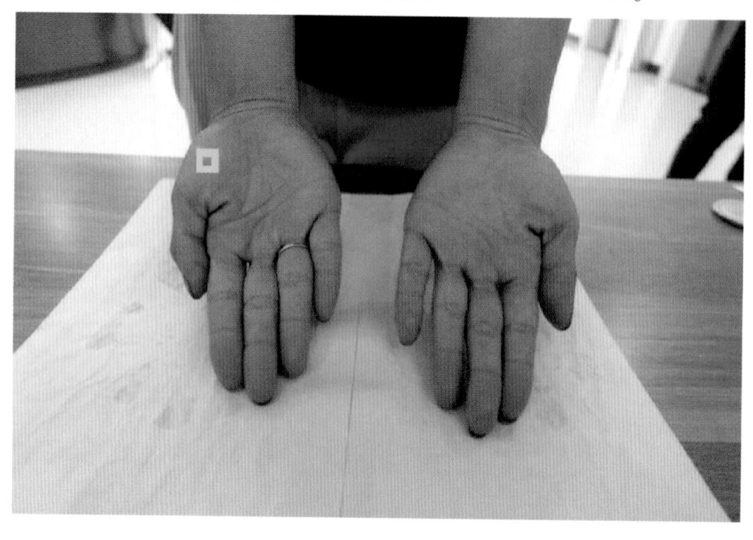

(a)

(b)

图 8－35　白色手色

像素值为（191，202，222）（a）手部，（b）颜色块

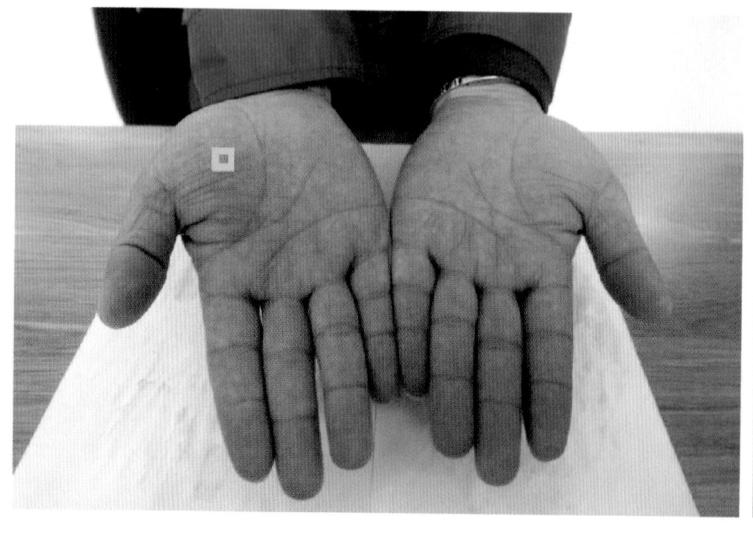

(a)

(b)

图 8－36　红色手色

像素值为：（144，94，92）（a）手部，（b）颜色块

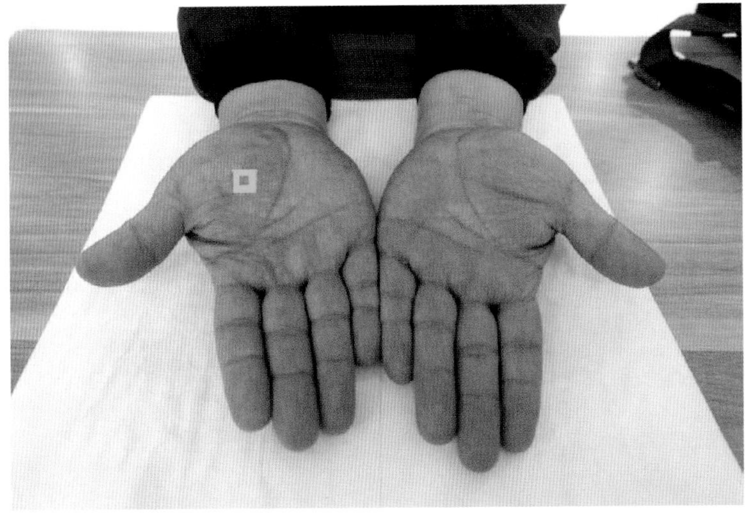

(a)　　　　(b)

图 8－37　青色手色

像素值：(166，185，192)：(a) 手部，(b) 颜色块

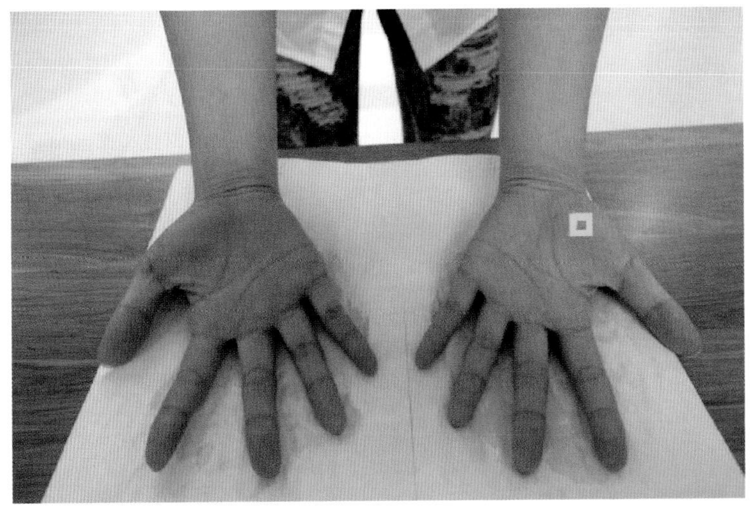

(a)　　　　(b)

图 8－38　暗红色手色

像素值：(133，113，102) (a) 手部，(b) 颜色块

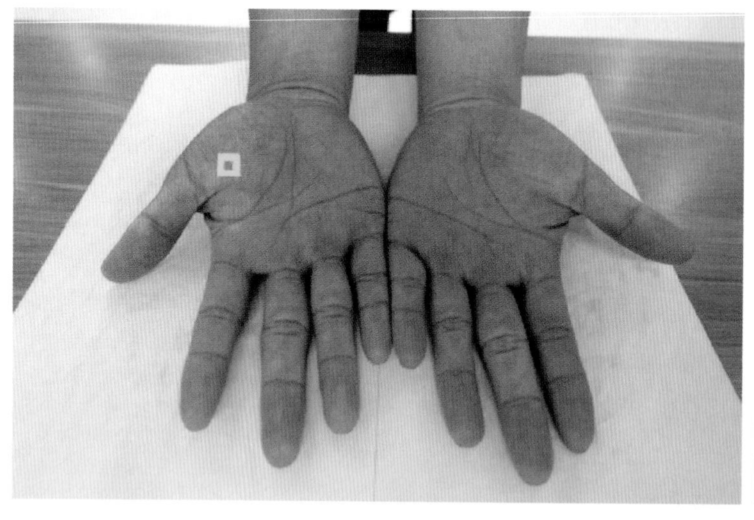

(a)

(b)

图 8－39　暗黄色手色

像素值（126，119，100）：（a）手部，（b）颜色块

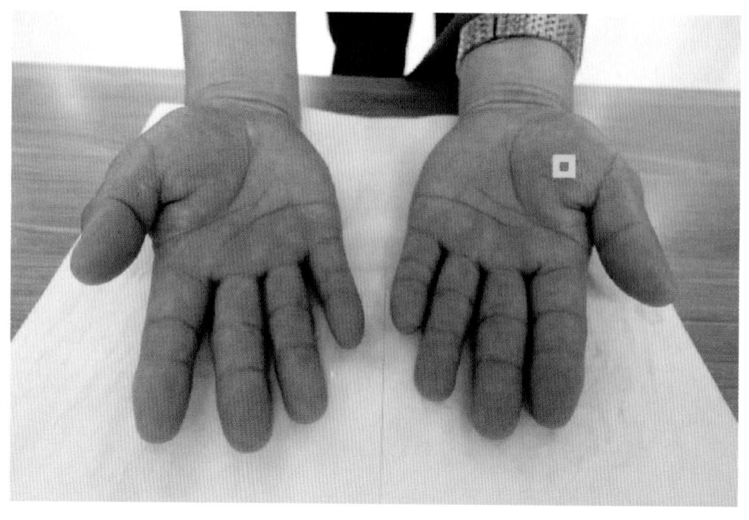

(a)

(b)

图 8－40　红色手色

像素值：（142，87，87）（a）手部，（b）颜色块

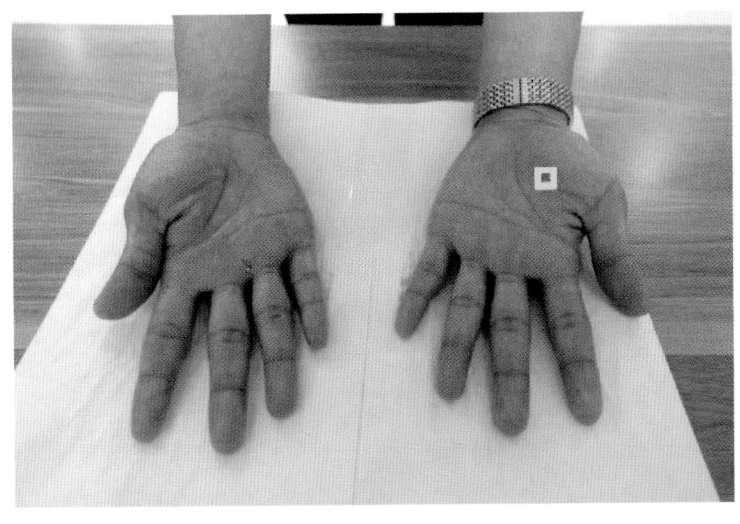

(a)　　(b)

图 8 –41　黑红色手色

像素值（106，80，76）：（a）手部，（b）颜色块

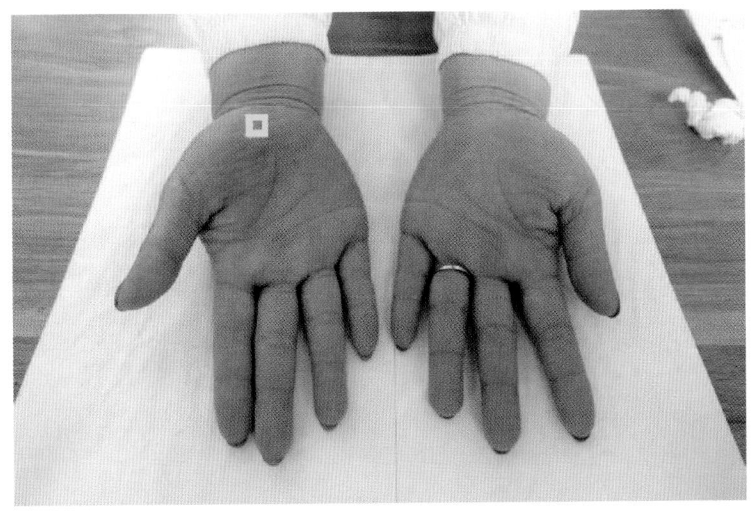

(a)手部　　(b)颜色块

图 8 –42　黑黄色手色

像素值（108，105，93）：（a）手部，（b）颜色块

二、手部颜色空间显示

人的颜色感知是在电磁波的一定波长的基础上加入了人的主观感受，一般来说颜色是人的一种心理物理现象。17 世纪，牛顿发现了太阳光是有光谱中各种波长频谱的一种组合，并使用了光学棱镜将其分解开。随后的一百年中影响着诸多科学家和哲学家。

图 8 –43 显示了电磁波谱的分布，可见只有很少部分的电磁波是人们可见的，这

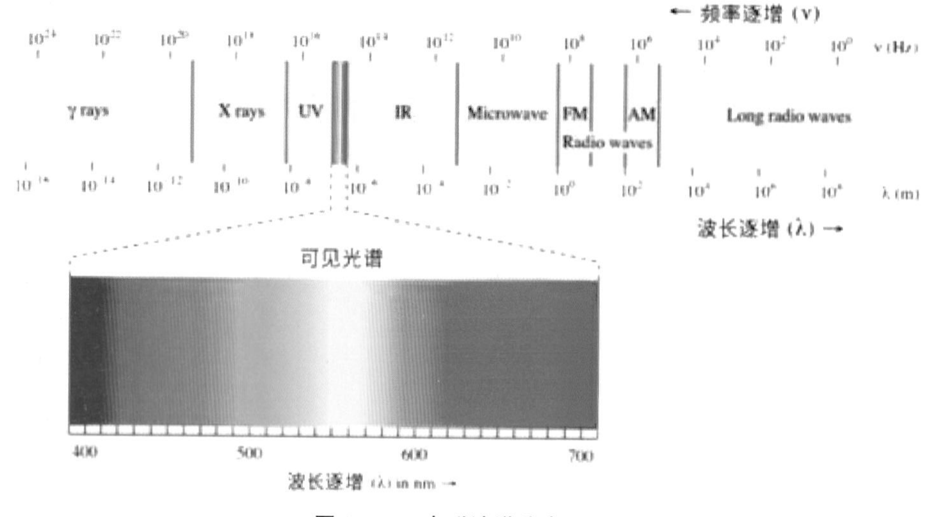

图 8 – 43　电磁波谱分布图

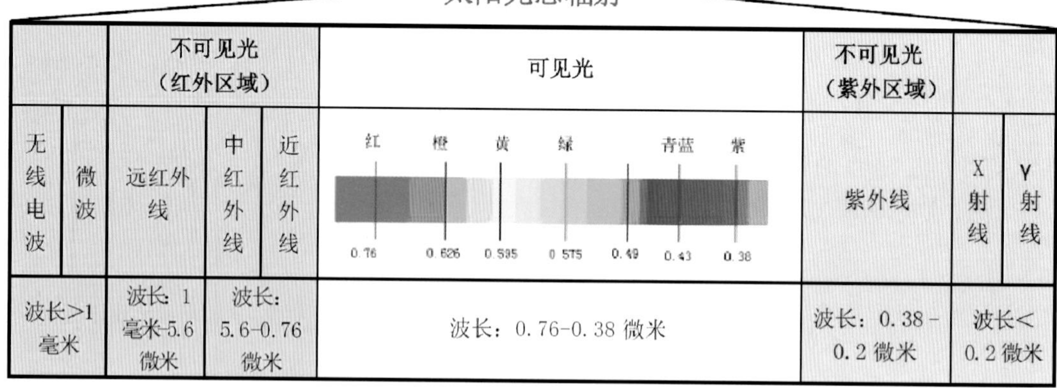

图 8 – 44　可见光波长分布

部分电磁波称为可见光。可见光的波长大约为：380nm – 740nm，如图 8 – 44 所示。不同颜色可以表达为基色的组合，一般来说基色为红绿蓝三种颜色。为了标准化基色，这三种基色分别定义为：700nm，546.1nm 和 435.8nm 波长的电磁波。大部分的颜色可以有基色组合而成，但是这并不能说明所有颜色都可以利用这三种基色组成得到。

根据物体的反射理论，我们可以看到颜色是由于物体的反射和物体表面颜色对部分光谱的吸收造成的。第一物体表面反射电磁波，使得反射出来的光线。第二部分物体表面的颜料可随机地吸收电磁波中固定的波长的电磁波，使得反射出的电磁波对该部分波长的电磁波有一定的确实，这样会造成可见光中一定色彩。

人体和很多动物能够感受到颜色，这是由于进化出了可以间接颜色感受机制。人眼中进化出来了能够对部分电磁波波长敏感的三种类型的感受器。视网膜中对颜色敏感的感受器是锥状体，对光强敏感的感受器是杆状体。杆状体主要对周边光照强度低的情况下的单色感知，锥状体可对波长约 430nm，560nm 和 610nm 波长感知敏感。

为了更好地对可见光显示和存储，人们建立了多种不同的颜色显示和存储系统，以适用于不同场景，例如打印、显示、电视传输等。

（一）CIE 颜色系统

颜色是一门很复杂的学科，它涉及物理学、生物学、心理学和材料学等多种学科。颜色是人的大脑对物体的一种主观感觉，用数学方法来描述这种感觉是一件很困难的事。现在已经有很多有关颜色的理论、测量技术和颜色标准，但是到目前为止，似乎还没有一种人类感知颜色的理论被普遍接受。

RGB 模型采用物理三基色，其物理意义很清楚，但它是一种与设备相关的颜色模型。每一种设备（包括人眼和现在使用的扫描仪、监视器和打印机等）使用 RGB 模型时都有不太相同的定义，尽管各自都工作很圆满，而且很直观，但不能相互通用。

由于颜色可以利用任意基色集合来定义，为了得到统一的颜色模型，国际社会商定确定广泛应用的基色和色彩匹配函数。引入色彩模型作为数学抽象，使得我们可以利用数字表达颜色。通常颜色的表达为三个或四个数值的元组。受到色彩应用发展的驱动，并为了从基色出发定义一种与设备无关的颜色模型，1931 年 9 月国际照明委员会在英国的剑桥市召开了具有历史意义的大会。CIE 的颜色科学家们提出了相应的技术标准，该标准用数学的方法从真实的基色推导出理论的三基色，创建一个新的颜色系统，使颜料、染料和印刷等工业能够明确指定产品的颜色。1931 年提出的技术标准被称为 XYZ 颜色空间。XYZ 颜色空间有三个理想的光和颜色匹配函数给定。光是波长为 700nm，546.1nm 和 435.8nm 三个光谱确定，这三种光谱对应于人通过提供 2°视野的光圈观察一屏幕的感知能力确定。

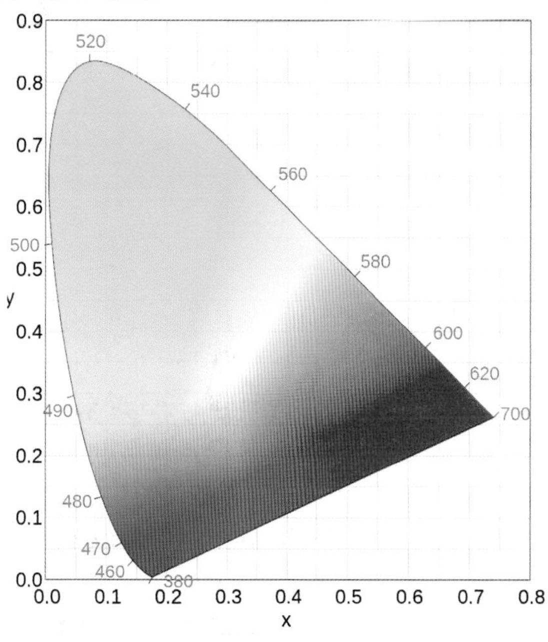

图 8－45　1931CIE 色度图

（二）常用的色彩空间

1. RGB 颜色空间

RGB 颜色空间源于阴极射线管（CRT）彩色电视的应用。RGB 颜色空间是针对颜色标准的一个例子。基色为红、绿、蓝在 CRT 荧光材料中基础颜色。通过使用加性颜色混合以获得需要发出的光谱。具体来说需要三个确定的值作为向量来确定颜色。这个向量是三个基色的亮度。每种基色可以量化为 $m = 2^n$，记录最高亮度值为 $m - 1$ 其中 n 为存储颜色的位数。对于通常的应用，每个基色占用 8 位，这样最高亮度可表达为：$2^n - 1 = 2^8 - 1 = 255$。对于整个颜色空间的表达来讲，三个通道，即三个基色空间，都为最小值时，即为［0，0，0］时，颜色表达为纯黑色；而三个通道都表达为最大值时，即为［0，0，0］时，颜色表达为纯白色。对于各通道分别表达为：红色通道是纯红色，绿色通道是纯绿色，蓝色通道表达为纯蓝色。从纯黑色到纯白色，这种颜色空间可以表达 $2^8 \times 2^8 \times 2^8 = 16\,777\,216$ 种可能的色彩。图 8－46 为 RGB 颜色模型表达示意图。

RGB 颜色模型和其他颜色模型转换可表达为一个 3×3 矩阵变换。RGB 颜色空间和 XYZ 颜色空间的变换为：

$$\begin{bmatrix} R \\ G \\ B \end{bmatrix} = \begin{bmatrix} 3.24 & -1.54 & -0.50 \\ -0.98 & 1.88 & 0.04 \\ 0.06 & -0.20 & 1.06 \end{bmatrix} \begin{bmatrix} X \\ Y \\ Z \end{bmatrix} \quad \text{（公式 8－31）}$$

而从 XYZ 颜色空间转换到 RGB 颜色空间的变换为：

$$\begin{bmatrix} X \\ Y \\ Z \end{bmatrix} = \begin{bmatrix} 0.41 & 0.36 & 0.18 \\ 0.21 & 0.72 & 0.07 \\ 0.02 & 0.12 & 0.95 \end{bmatrix} \begin{bmatrix} R \\ G \\ B \end{bmatrix} \quad \text{（公式 8－32）}$$

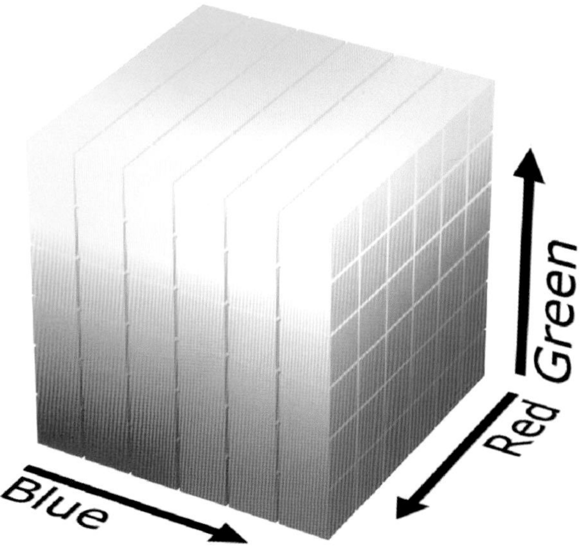

图 8－46　RGB 颜色模型

2. HSV 颜色模型

根据颜色的直观特性由 A. R. Smith 在 1978 年创建的一种颜色空间，也称六角锥体模型。HSV 颜色模型是有色调（Hue）、饱和度（Saturation）和亮度（Value）三个值表示颜色。三个通道如图 8－47 所示。

色调：用角度度量，取值范围为 0°～360°，从红色开始按逆时针方向计算，红色为 0°，绿色为 120°，蓝色为 240°。它们的补色是：黄色为 60°，青色为 180°，品红为 300°。

饱和度：饱和度 S 表示颜色接近光谱色的程度。一种颜色，可以看成是某种光谱色与白色混合的结果。其中光谱色所占的比例愈大，颜色接近光谱色的程度就愈高，颜色的饱和度也就愈高。饱和度高，颜色则深而艳。光谱色的白光成分为 0，饱和度达到最高。通常取值范围为 0%～100%，值越大，颜色越饱和。

明度表示颜色明亮的程度，对于光源色，明度值与发光体的光亮度有关；对于物体色，此值和物体的透射比或反射比有关。通常取值范围为 0%（黑）到 100%（白）。

HSV 颜色模型将亮度信息从色彩中发呢里出来，而色调和饱和度与人类感知相对应，因而使得该模型在开发图像处理算法过程中非常有用。在图像增强算法中，其用途更加明显。一般来说，将颜色增强算法应用于 RGB 模型图像，人对图像的色彩感知可能会更加不好，而仅对 HSV 模型中的亮度（V）通道信息增强，其增强效果会与期望值相近。有时 HSV 颜色模型中的 V 通道会用强度或亮度（Intensity）所代替，形成另一种颜色模型 HIS 颜色模型。

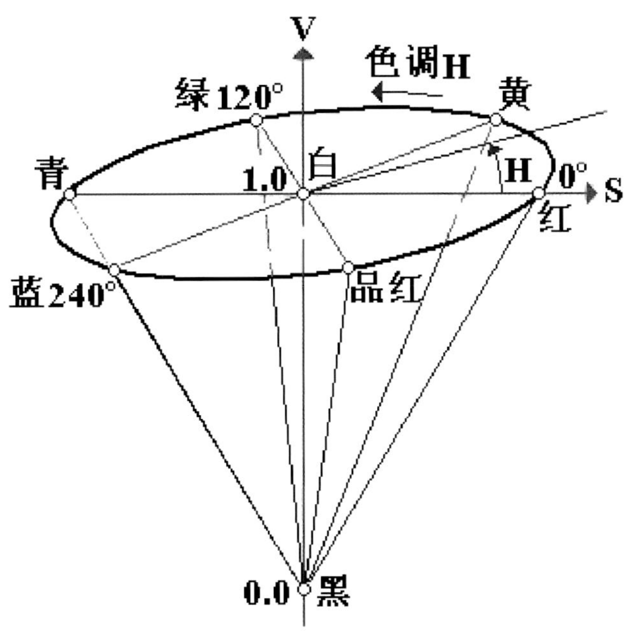

图 8－47 HSV 颜色模型

从 RGB 模型转换到 HSV 模型所利用的公式如下：

$$H=\begin{cases}0^\circ & if\ max=\min \\ 60^\circ\times\dfrac{g-b}{max-\min}+0^\circ & if\ max=r\ and\ g\geq b \\ 60^\circ\times\dfrac{g-b}{max-\min}+360^\circ & if\ max=r\ and\ g<b \\ 60^\circ\times\dfrac{g-b}{max-\min}+120^\circ & if\ max=g \\ 60^\circ\times\dfrac{g-b}{max-\min}+240^\circ & if\ max=b\end{cases}\quad（公式 8-33）$$

$$S=\begin{cases}0, & ifmax=0 \\ \dfrac{max-min}{max}-1\dfrac{min}{max}, & \text{otherwise}\end{cases}\quad（公式 8-34）$$

$$V=max\quad（公式 8-35）$$

其中 $max=\max(r,g,b)$ 并且 $min=\min(r,g,b)$ ，r，g，b 分别为 RGB 颜色空间的 R 通道、G 通道以及 B 通道颜色像素值。

从 HSV 颜色模型到 RGB 颜色模型所利用的公式可以表达为：

$$h_i=\left[\frac{h}{60}\right](mod\ 6)\quad（公式 8-36）$$

$$f=\frac{h}{60}-h_i$$

$$p=v\times(1-s)$$

$$q=v\times(1-f\times s)$$

$$t=v\times[1-(1-f)\times s]$$

对于每种颜色通道的像素值：

$$\min(R,G,B)=\begin{cases}(v,t,p), & ifh_i=0 \\ (q,v,p_1), & ifh_i=1 \\ (p,v,t), & ifh_i=2 \\ (p,q,v), & ifh_i=3 \\ (t,p,v), & ifh_i=4 \\ (v,p,q), & ifh_i=5\end{cases}\quad（公式 8-37）$$

3. YUV 颜色模型

YUV（亦称 YCrCb）是被欧洲电视系统所采用的一种颜色编码方法。在现代彩色电视系统中，通常采用三管彩色摄像机或彩色 CCD 摄影机进行取像，然后把取得的彩色图像信号经分色、分别放大校正后得到 RGB，再经过矩阵变换电路得到亮度信号 Y

和两个色差信号 R－Y（即 U）、B－Y（即 V），最后发送端将亮度和两个色差总共三个信号分别进行编码，用同一信道发送出去。这种色彩的表示方法就是所谓的 YUV 色彩空间表示。采用 YUV 色彩空间的重要性是它的亮度信号 Y 和色度信号 U、V 是分离的。如果只有 Y 信号分量而没有 U、V 信号分量，那么这样表示的图像就是黑白灰度图像。彩色电视采用 YUV 空间正是为了用亮度信号 Y 解决彩色电视机与黑白电视机的兼容问题，使黑白电视机也能接收彩色电视信号。

YUV 主要用于优化彩色视频信号的传输，使其向后相容老式黑白电视。与 RGB 视频信号传输相比，它最大的优点在于只需占用极少的频宽（RGB 要求三个独立的视频信号同时传输）。其中"Y"表示明亮度（Luminance 或 Luma），也就是灰阶值；而"U"和"V"表示的则是色度（Chrominance 或 Chroma），作用是描述影像色彩及饱和度，用于指定像素的颜色。"亮度"是透过 RGB 输入信号来建立的，方法是将 RGB 信号的特定部分叠加到一起。"色度"则定义了颜色的两个方面一色调与饱和度，分别用 Cr 和 Cb 来表示。其中，Cr 反映了 RGB 输入信号红色部分与 RGB 信号亮度值之间的差异。而 Cb 反映的是 RGB 输入信号蓝色部分与 RGB 信号亮度值之同的差异。

RGB 颜色模型转换到 YUV 颜色模型的公式如下：

$$\begin{bmatrix} Y \\ U \\ V \end{bmatrix} = \begin{bmatrix} 0.299 & 0.587 & 0.114 \\ -0.147 & -0.289 & 0.436 \\ 0.615 & -0.515 & -0.100 \end{bmatrix} \begin{bmatrix} R \\ G \\ B \end{bmatrix} \qquad (公式 8-38)$$

由 YUV 颜色空间转换到 RGB 颜色空间的公式表达如下：

$$\begin{bmatrix} R \\ G \\ B \end{bmatrix} = \begin{bmatrix} 1 & 0 & 1.14 \\ 1 & -0.390 & -0.58 \\ 1 & 2.03 & 0 \end{bmatrix} \begin{bmatrix} Y \\ U \\ V \end{bmatrix} \qquad (公式 8-39)$$

第四节　手纹的计算机技术研究

手纹在灵长类动物中，普遍存在。人类的手纹可以分为两种嵴纹和褶纹。一般情况下，褶纹是共有 3 条，分别是远侧屈褶纹、近侧屈褶纹和纵向屈褶纹。嵴纹是其他皮肤上出现的细密的皮肤纹理。

传统理论认为，手纹的形态由遗传基因控制，即使由于某种原因表皮剥落，新生的手纹纹线仍保持着原来的结构。每个人的手纹纹线都不一样，即使是孪生同胞，他们的手纹也只是比较相似，而不会完全一样。手纹常用来对身份的确认及识别。因此在计算机科学领域，对手纹的研究主要集中于手纹的识别算法。

手掌上的纹线是最直观的特征，很多文献都研究了掌纹的线特征，提取纹线特征实际上是低对比度、高噪声背景条件下的边缘检测。文献最早使用了掌纹的线特征用于掌纹识别，这种方法只提取手掌上的短直线。Han 等人则采用形态学和 Sobel 边缘特征描述掌纹，并训练一个神经网络分类器用于验证。基于堆栈滤波的金字塔边缘检测算法和依据灰度形态学中的腐蚀、膨胀等概念构造的算子也被用于提取掌纹线特征。

有很多方法是针对纹理分析处理掌纹图像的。如 Gabor 滤波、小波变换、傅立叶变换和局部能量等方法。与指纹相比，掌纹上有很多折痕，Wu 提取有向线能量特征将这些折痕特征向量化，用于掌纹识别。李文新通过傅立叶变换将掌纹图像变换到频域，然后再将变换后的图像分别计算 R 能量和 Theta 能量，最后通过分级匹配方法对提取的特征进行匹配识别。

一、常用的纹理特征提取算法

（一）灰度共生矩阵（GLDM）

统计方法是20世纪70年代初由 R. Haralick 等人提出的，它是在假定图像中各像素间的空间分布关系包含了图像纹理信息的前提下，提出的具有广泛性的纹理分析方法。该方法是基于在纹理中某一灰度级结构重复出现的情况进行描述。这个结构在精细纹理中随着距离的变化而迅速变换，而在粗糙而纹理中缓慢变化。设纹理图像为一个$M \times N$的矩形框。一个灰度级结构可以有相应的频率矩阵来表示，例如 $P_{\varphi,d}(a,d)$ 。该频率矩阵描述了具有灰度级 a 和 b 的两个像素值，在方向 φ 上间隔距离 d，一多大的频率出现在矩形框窗口中。

设图像大小为：$D=(M \times N)\times(M \times N)$ ，作为角度和距离的函数，灰度共生矩阵的形式化表示为：

$$P_{0°,d}(a,b)=|\{[(k,l),(m,n)]\in D: k-m=0, |l-n|=d, f(k,l)=a, f(m,n)=b\}|$$
$$P_{45°,d}(a,b)=|\{[(k,l),(m,n)]\in D: (k-m=d, l-n=d) V(k-m=-d, l-n=-d)\}|$$
$$P_{90°,d}(a,b)=|\{[(k,l),(m,n)]\in D: l-n=0, |k-m|=d, f(k,l)=a, f(m,n)=b\}|$$
$$P_{135°,d}(a,b)=|\{[(k,l),(m,n)]\in D: (k-m=d, l-n=-d) V(k-m=-d, l-n=d)\}|$$

（公式 8－40）

针对纹理分类灰度共生矩阵可以派生出一些准则：

1. 能量：也称二阶矩，如果图像约均匀，其值越大。

$$\sum_{a,b} P_{\varphi,d}^{2}(a,b)$$ （公式 8－41）

2. 熵：图像包含信息量的随机性度量。当共生矩阵中所有值均相等或者像素值表现出最大的随机性时，熵最大；因此熵值表明了图像灰度分布的复杂程度，熵值越大，图像越复杂。

$$-\sum_{a,b} P_{\varphi,d}(a,b) log_2 P_{\varphi,d}(a,b)$$ （公式 8－42）

3. 最大概率：表示图像中出现频率最多的变化值。

$$\min_{a,b}(P_{\varphi,d}a,b)$$ （公式 8－43）

4. 对比度：度量 矩阵的值是如何分布和图像中局部变化的多少，反映了图像的清晰度和纹理的沟纹深浅。纹理的沟纹越深，反差越大，效果越清晰；反之，对比值小，则沟纹浅，效果模糊。

$$\sum_{a,b} |a-b|^k P^k_{\varphi,d}(a,b) \qquad (公式 8-44)$$

5. 相关性：用来度量图像的灰度级在行或列方向上的相似程度，因此值的大小反映了局部灰度相关性，值越大，相关性也越大。

$$\frac{\sum_{a,b}[(ab)P_{\varphi,d}(a,b)]-\mu_x\mu_y}{\sigma_x\sigma_y} \qquad (公式 8-45)$$

其中 μ_x，μ_y，σ_x 和 σ_y 分别表示均值和标准差。

（二）局部二值模式

一种用来描述图像局部纹理特征的算子；它具有旋转不变性和灰度不变性等显著的优点。它是首先由 T. Ojala，M. Pietikäinen，和 D. Harwood 在 1994 年提出，用于纹理特征提取。而且，提取的特征是图像的局部的纹理特征；

局部二值模式的主要思想是根据中心像素的灰度值对邻近像素的亮度进行局部阈值化形成二值模式。对于一个中心像素，其纹理根据其局部近邻来描述，近邻像素包括 P 个像素点。这些点在一个半径 R > 0 并以中心像素为圆心的圆上的均匀分布，如图 8－38 所示。

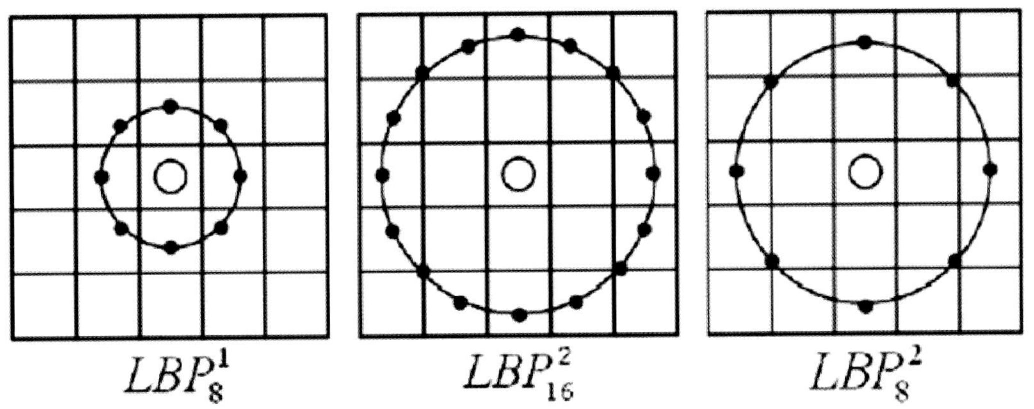

图 8－48　不同参数下的几种局部二值模式

（三）基于小波理论的多尺度纹理描述方法。

20 世纪 50 年代起，傅立叶变换一直是基于变换的图像处理的理论基础。而在八十年代末以来，出现一种新的变换方法，使得图像压缩、传输、分析等图像应用变得十分方便。不同于傅立叶变换基于的正弦以及余弦正交基，小波理论基于被称为小波的小型波。这种小波具有变化的频率和有限的持续时间。小波分析理论被 Mallat 等人首次证明了是一种全新且有效的信息处理及分析工具，是多分辨理论的理论基础。多分辨理论的主要思想是：我们观测物体时，当物体尺度较小或对比度较低时，我们可以利用较高的分辨率研究物体；而物体的尺度较大或对比度较高时，我们只要求利用粗略的分辨率观察即可。如果在同一幅图片有尺度较小和尺度较大的物体，那么利用不同的分辨率分析这些物体，这种方法就具有一定优势。

以多个分辨率来表示图像的有效且结构简单的工具是图像金字塔。其是一系列以金字塔形状排列，并且其分辨率逐步降低的图像组合。如图 8－49，表示。金字塔的地步是待处理的高分辨率图像，而顶部则是包含一个低分辨率近似。当向金字塔的上层移动时，尺度和分辨率会逐步降低。

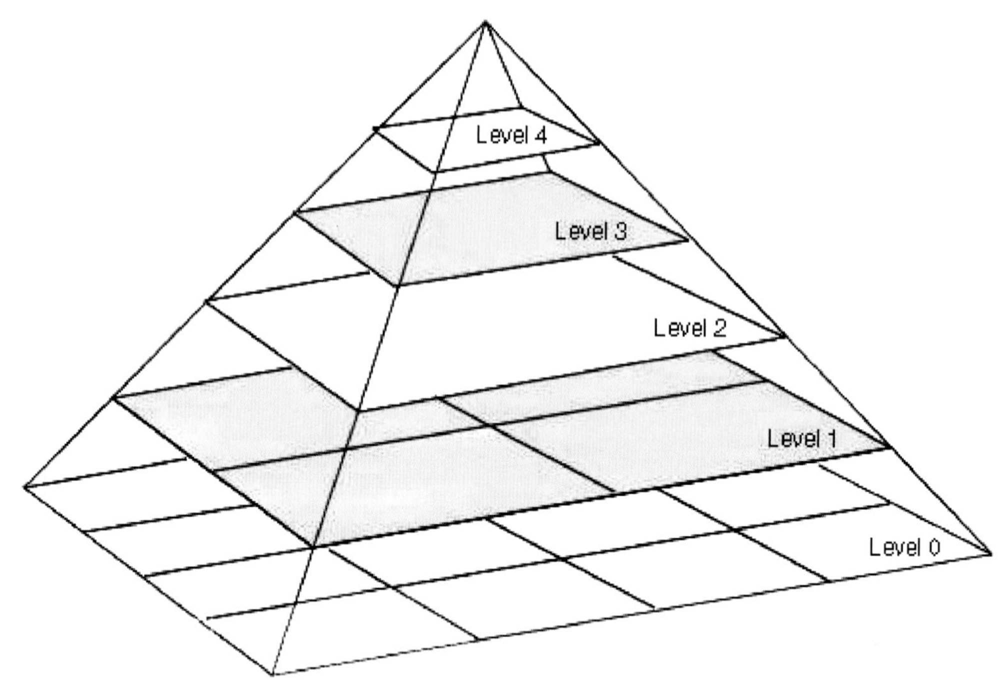

图 8－49　图像金字塔

以一维信号为例，我们讲述多尺度小波分析过程。信号可以表示为一个函数 $f(x)$，该函数可以分解成一系列展开函数的线性组合：

$$f(x) = \sum_k \alpha_k \varphi_k(x) \quad （公式 8－46）$$

其中 $\varphi_k(x)$ 是具有实数值的展开函数，如果展开值是唯一的，那么对于给定的值来说，有一组 α_k 与之对应。这里 $\varphi_k(x)$ 被称为基函数，并且展开集合 $\{\varphi_k(x)\}$ 被升为可以这样展开的一类函数的基。可展开的函数姓曾一个函数空间，被称为展开集合的闭合跨度。

考虑有整数平移和实数二值尺度、平方可积函数 $\varphi(x)$ 组成的展开函数集合，可以得到集合 $\{\varphi_{j,k}(x)\}$，其中：

$$\varphi_{j,k}(x) = 2^{j/2}\varphi(2^j x - k) \quad （公式 8－47）$$

其中 $j, k \in Z$ 并且 $\varphi(x) \in L^2(R)$ 成立。这里 k 决定了 $\varphi_{j,k}(x)$ 沿轴向 x 的位置，j 决定了 $\varphi_{j,k}(x)$ 的宽度，即沿 x 方向上的宽度。系数 $2^{j/2}$ 控制了函数的幅值。$\varphi_{j,k}(x)$ 的形状随 j 的变化而变化，所以称 $\varphi(x)$ 为尺度函数。当 j 为较小的一个值时，用于表示的子空间函数的 $\varphi_{j,k}(x)$ 会变得很宽，这样，可以表示较大尺度物体；而随着 j 的增大，用于表示子空间函数的 $\varphi_{j,k}$（x）会变得较窄，x 上有较小变化就能够分得开。

Mallat 对于简单尺度函数做多分辨分析提出了 4 个要求：

要求一：尺度函数对其整数平移是正交的。

要求二：低尺度的尺度函数跨越的子空间嵌套在高尺度跨越的子空间内部。

要求三：对于无信息表示时，所得到的展开为 0。

要求四：任意函数都可以进行任意精度表示。

通过以上要求，我们可以得到展开函数可以表示成其子空间的展开函数求和。这样我们可以得到：

$$\varphi_{j,k}(x) = \sum_{k} h_{\varphi}(n) 2^{(j+1)/2} \varphi(2^{j+1}x - n) \qquad \text{（公式 8 - 48）}$$

其中 h_{φ}（n）被称为尺度函数系数，

（四）Gabor 小波

Gabor 变换是 D. Gabor 1946 年提出的，为了由信号的 Fourier 变换提取局部信息，引入了时间局部化的窗函数，得到了窗口 Fourier 变换。由于窗口 Fourier 变换只依赖于部分时间的信号，所以，现在窗口 Fourier 变换又称为短时 Fourier 变换，这个变换又称为 Gabor 变换。

Gabor 小波与人类视觉系统中简单细胞的视觉刺激响应非常相似。在提取目标的局部空间和频率域信息方面具有良好的特性。Gabor 小波对于图像的边缘敏感，能够提供良好的方向选择和尺度选择特性，而且对于光照变化不敏感，能够很好地适应光照的变换。上述特点使得 Gabor 小波被广泛用于视觉信息理解和图像处理领域。

传统的傅立叶变换相比，Gabor 小波变换具有良好的时频局部化特性。即非常容易地调整 Gabor 滤波器的方向、基频带宽及中心频率从而能够最好的兼顾信号在时空域和频域中的分辨能力；Gabor 小波变换具有多分辨率特性即变焦能力。即采用多通道滤波技术，将一组具有不同时频域特性的 Gabor 小波应用于图像变换，每个通道都能够得到输入图像的某种局部特性，这样可以根据需要在不同粗细粒度上分析图像。此外，在特征提取方面，Gabor 小波变换与其他方法相比：一方面其处理的数据量较少，能满足系统的实时性要求；另一方面，小波变换对光照变化不敏感，且能容忍一定程度的图像旋转和变形，当采用基于欧氏距离进行识别时，特征模式与待测特征不需要严格的对应，故能提高系统的，能满足系统的实时性要求；另一方面，小波变换对光照变化不敏感，且能容忍一定程度的图像旋转和变形，当采用基于欧氏距离进行识别时，特征模式与待测特征不需要严格的对应，故能提高系统的稳健性

Gabor 滤波器和脊椎动物视觉皮层感受野响应的比较：第一行代表脊椎动物的视觉皮层感受野，第二行是 Gabor 滤波器，第三行是两者的残差。可见两者相差极小。Gabor 滤波器的这一性质，使得其在视觉领域中经常被用来作图像的预处理。

Gabor 变换的基本思想是把信号划分成很多小的时间间隔，用傅立叶变换分析每个时间间隔，以便确定信号在该时间间隔存在的频率，其处理方法是对函数 $f(x)$ 加一个滑动窗，在进行傅立叶变换。

设 f 为所要进行处理的信号，且 $f\in L^2(R)$，则 Gabor 变换定义为：

$$G_f(a,b,\omega) = \int_{-\infty}^{+\infty} f(t) g_a(t-b) e^{-\omega t} dt \qquad (公式 8-49)$$

其中，$g_a(t) = \frac{1}{2\sqrt{\pi a}} exp\left\{-\frac{t^2}{4a}\right\}$ 为高斯型窗函数，其中 $a>0, b>0$。$g_a(t-b)$ 是一个时间局部化的窗函数，其中参数 b 用于平行移动窗口。以便覆盖整个时域，对参数 b 积分，我们可以得到：

$$\int_{-\infty}^{+\infty} G_f(a,b,\omega) ab = \overline{f(\omega)} \qquad (公式 8-50)$$

利用 Gabor 变换的重构表达式为：

$$f(t) = \frac{1}{2\pi}\int_{-\infty}^{+\infty}\int_{-\infty}^{+\infty} Gf(a,b,\omega) g_a(t-b) e^{-i\omega t} d\omega db \qquad (公式 8-51)$$

在 Gabor 小波变换过程中，去 $g_a(t)$ 函数为高斯函数的原因是：高斯函数的 Fourier 变换仍为高斯函数，这使得 Fourier 逆变换也是用窗口函数局部化，同时体现了频域的局部化；Gabor 变换是最优的窗口 Fourier 变换，其意义在于 Gabor 变换出现之后，采用真正意义上的时间－频率分析。Gabor 变换可以达到时频局部化的目的：既能够在整体上提供信号的全部信息，又能提供在任意局部时间内信号变换剧烈程度的信息。简言之，可以同时提供时域和频域局部化的信息。图 8－50 所示为一维信号的 Gabor 小波的实部和虚部。图 8－51 显示为二维 Gabor 小波的实部和虚部。

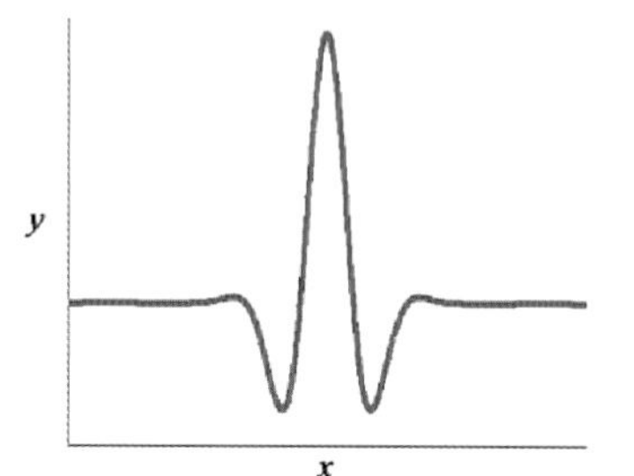

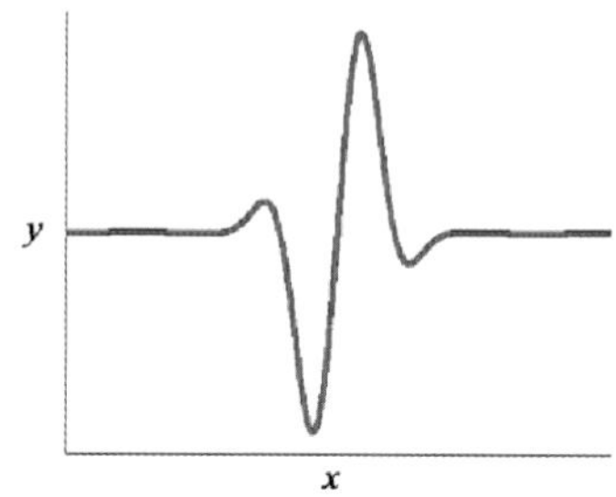

图 8－50　1D Gabor 小波图像

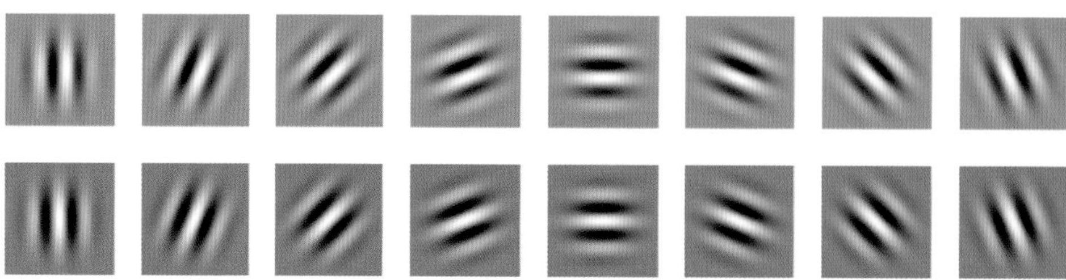

图 8－51　2D Gabor 小波图像

对于图像纹理分析，往往利用二维 Gabor 的实部对图像进行变换，然而 Gabor 变换的实部具有偶对称性，单一使用实部会使需增强的缺陷区域产生黑白相间的条纹，为后续缺陷检测带来误差。在检测处理时我们关注的是利用 Gabor 滤波器来对局部缺陷的纹理进行显著性完整增强，因此需要采用如下公式对缺陷图进行滤波变换。

$$g(x,y) = exp\left\{-\frac{x^2+\gamma^2 y^2}{2\sigma^2}\right\}exp\left\{i\left(2\pi\frac{x}{y}+\phi\right)\right\} \qquad （公式 8 - 52）$$

从实现效果上分析，2D - gabor 滤波器参数众多，每一个参数的设置和调整都会对缺陷纹理检测到的效果产生很大影响。下面为各参数的意义与对图像滤波的效果影响：

1. 波长（γ）：以像素为计量单位的正弦调制波波长。该值选取过小时（ 小于 2），缺陷图像滤波效果不明显，而当波长越大时，中心频率越小，使得滤波后的图像越模糊，局部纹理增强性越不明显。因此在应用时选择 2 - 10 为佳。

2. 方向（θ）：定义了 Gabor 滤波的特征选择的方向角度，它的取值为 0°到 360°。由于在实部中 Gabor 滤波是对称的，故取值在 0 到 180 度就能完全表达全方向。通常设计时我们关注的方向个数 n，其计算公式为：$n = \frac{\pi}{\theta}$。当 n 偏小时，缺陷图样由于滤波方向性不强，无法达到对局部纹理缺陷的检测效果，甚至原图会严重虚化。而 n 过大时会使运算速度减小无法满足实时检测要求。

3. 相位偏移（ϕ）：它的取值范围为 - 180°到 180°。0°（无偏移）代表中心对称向上函数，180°对应中心向下函数，而 - 90°与 90°则与原始波形成反对称。

4. 长宽比（γ）：二维坐标比值，决定了 Gabor 函数形状的椭圆率（ellipticity）。当 $\gamma = 1$ 时，形状是圆的。当 $\gamma < 1$ 时，形状随着平行条纹方向而拉长。当 γ 过小时，条纹过长会使图像出现毛刺干扰，通常该值设为 0.5 左右。

5. 带宽（b）：Gabor 滤波空间频率所需带宽。带宽和 σ/λ 的有关，其中 σ 表示 Gabor 中高斯函数的标准差，σ/λ 决定了 Gabor 的尺度。

不同参数选择会产生不同的滤波效果，这会影响最终的精准度。

第九章 中医常见证型手象

第一节 八纲证型手象

一、表证

1. 症候表象： 发热恶寒（或恶风），头身疼痛，舌苔薄白，脉浮，或鼻塞流涕，咽喉痒痛，微有咳嗽等。

2. 辨证要点： 新起的发热恶寒，头身疼痛，舌苔薄白，脉浮。

3. 手诊特点：

表证手象表现为手少神，手触诊常有热感，各种手形均可出现，主要以手色变为主，色偏红居多，肺区络脉色红并显示清晰，鱼际色红，可见障碍纹。如图 9－1～图 9－3 所示。

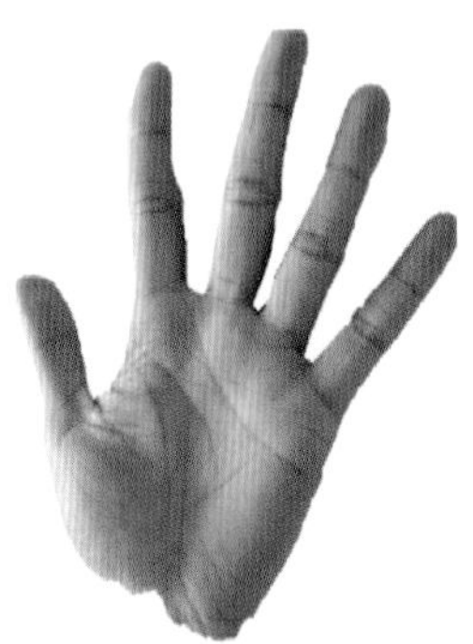

图 9－1 表证手象 1

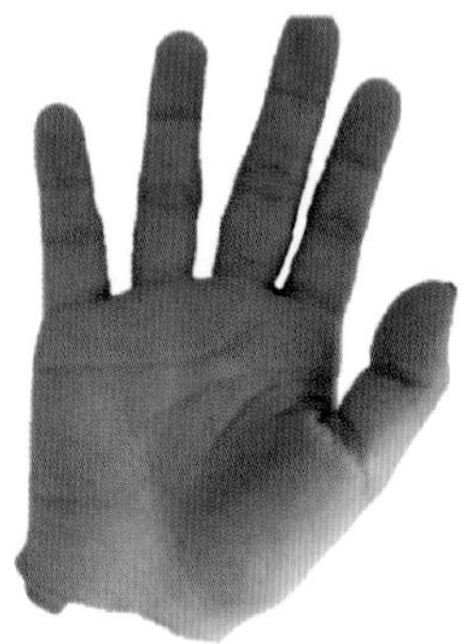

图 9－2 表证手象 2

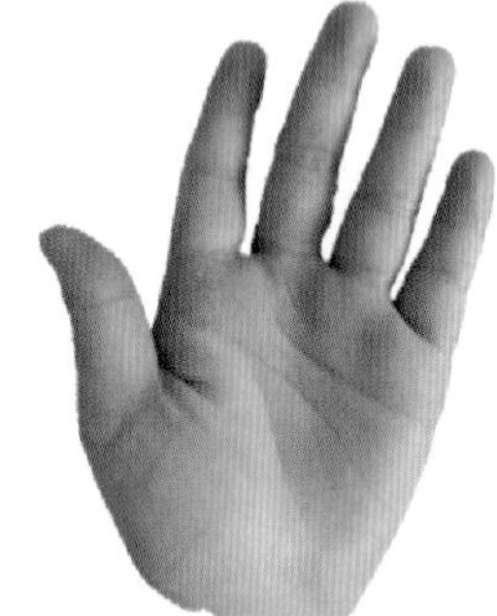

图 9－3 表证手象 3

二、里证

1. 症候表象： 里证与表证相对而言，是病位深于内（脏腑、气血、骨髓等）的证候。

2. 辨证要点： 没有新起恶寒发热，以脏腑、气血症状为主要表现。

3. 手诊特点：

手少神或失神，手部皮温高，手色多红，各种手形均可见，大、小鱼际处络脉充盈明显，手部障碍纹增多，指根处有散在障碍纹。如图 9－4～图 9－6 所示。

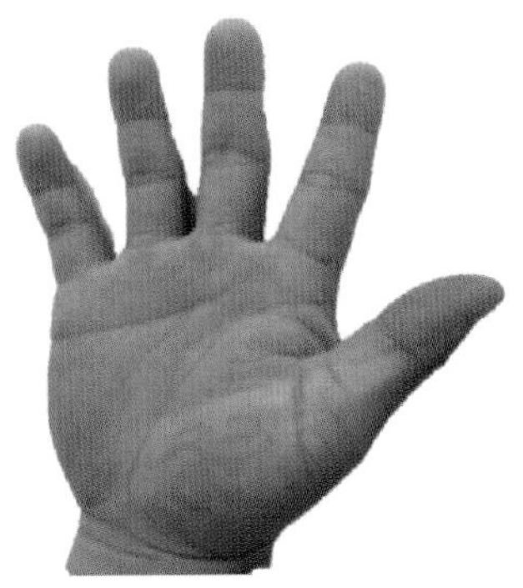

图 9－4　里证手象 1

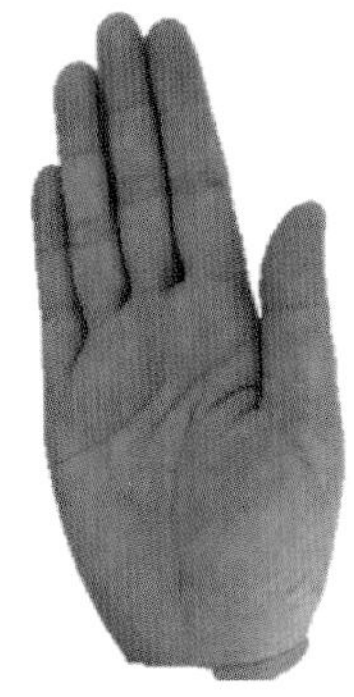

图 9－5　里证手象 2

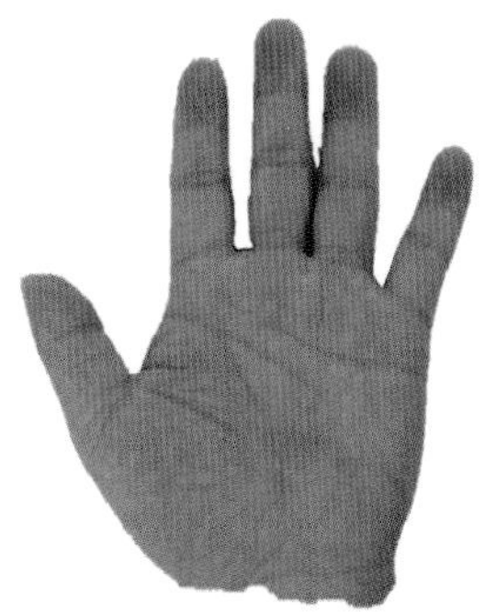

图 9－6　里证手象 3

三、寒证

1. 症候表象：恶寒，畏风，冷痛，喜暖，口淡不渴，肢冷蜷卧，痰涎涕清稀，小便清长，大便稀溏，面色白，舌淡苔白而润，脉紧或迟等。

2. 辨证要点：恶寒喜暖，口淡不渴，排出物清稀，舌淡苔白而润，脉沉紧或迟涩。

3. 手诊特点：

手表现为略失神，手色以苍白或青紫表现为主，手触之皮温低，双手明堂、坎区鱼际处泛青，同时有较多米形、星形障碍纹出现。如图 9－7～图 9－9 所示。

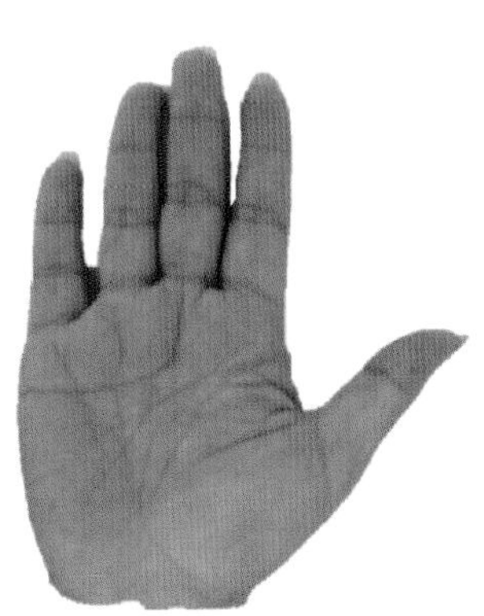

图 9－7　寒证手象 1

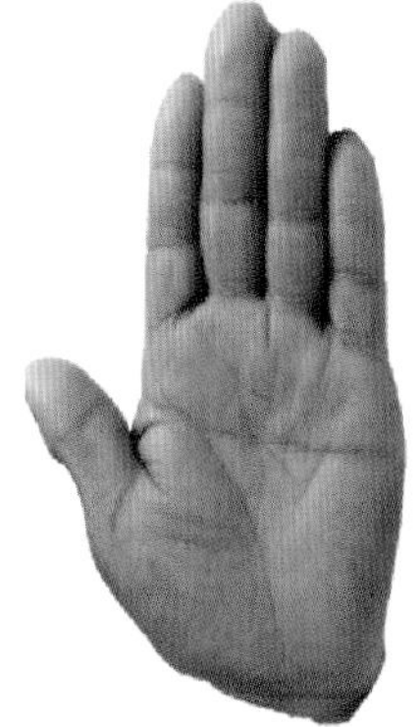

图 9－8　寒证手象 2

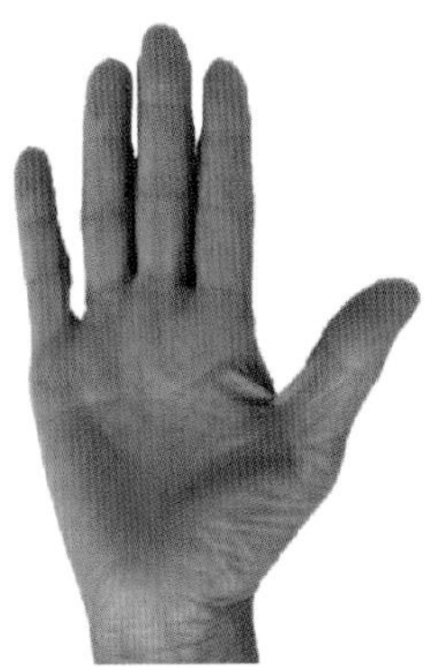

图 9－9　寒证手象 3

四、热证

1. 症候表象：恶热喜冷，口渴饮冷，面红目赤，烦躁不宁，痰黄涕稠，小便短赤，大便干燥，舌红苔黄而干燥，脉数等。

2. 辨证要点：恶热喜冷，口渴，排出物稠浊，舌红苔黄而干，脉数。

3. 手诊特点：

热证手诊显示手多少神，手部皮温高，手色深红或红紫，手部皮温高，手动增多，全手均色深或在艮、震、乾、兑区色变明显，上述区可出现较多较细小多形态障碍纹。如图9－10～图9－12所示。

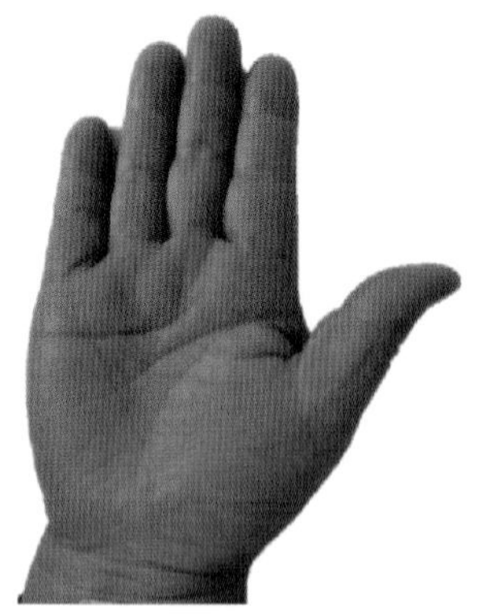

图9－10　热证手象1

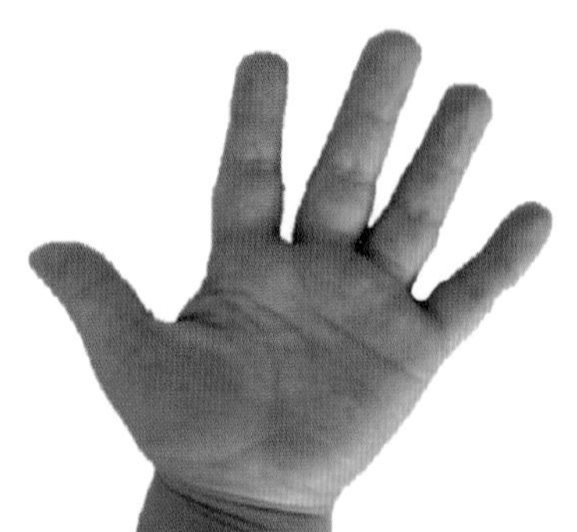

图9－11　热证手象2

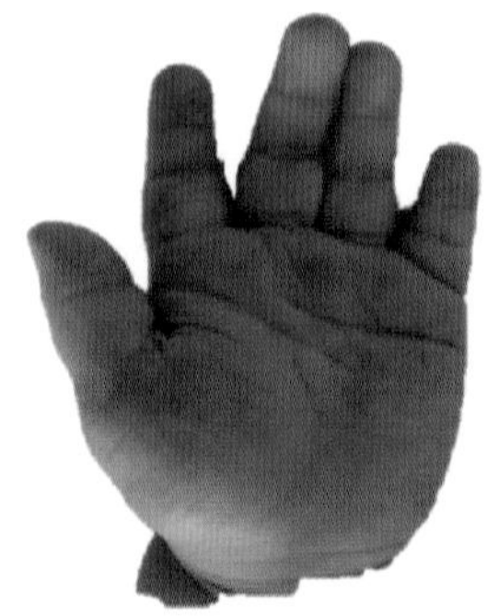

图9－12　热证手象3

五、虚证

1. 症候表象： 病程长，形体虚弱，精神萎靡，声息低微，疼痛喜按，舌象舌质淡嫩，少苔无苔，脉细软无力。

2. 辨证要点： 整体以无力萎靡，虚弱的症状为主。

3. 手诊特点： 全手呈现无神状态，手动减少无力，手温热感多见，手纹增多，手色苍白、苍黄或萎黄，暗淡无华，手部肌肉部分萎缩，因虚证产生的脏腑不同，在明堂、震、坎、离、艮区出现形态各异的障碍纹，天、地、人纹障碍纹显示较多。如图9－13～图9－19所示。

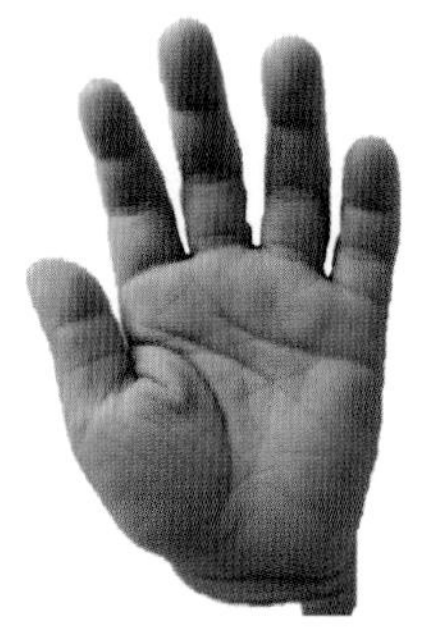

图9－13　肺气虚手象

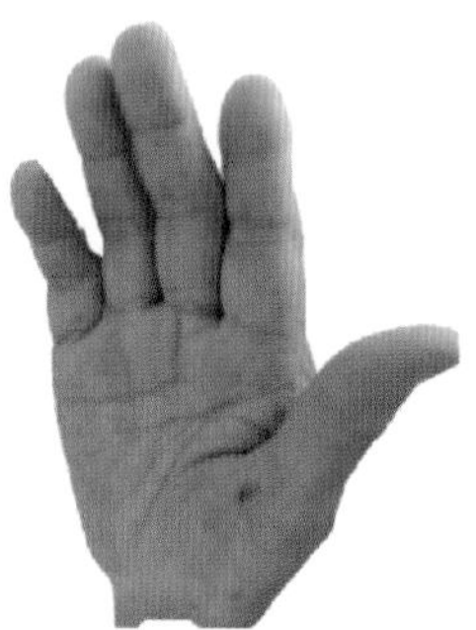

图9－14　阴虚手象

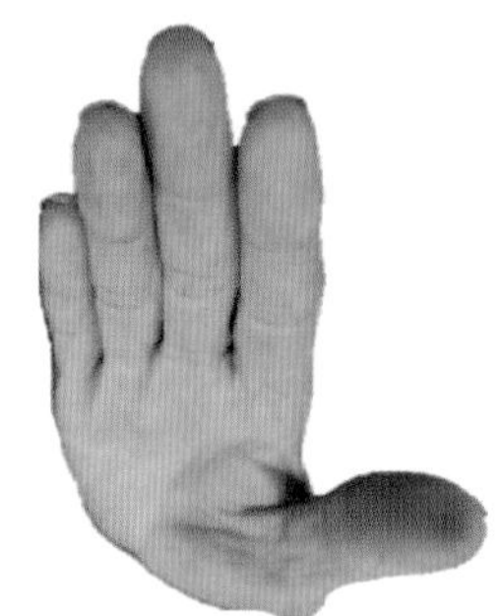

图9－15　阳虚手象

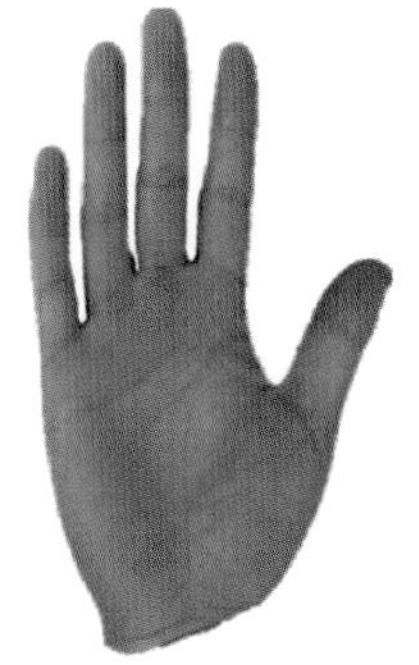

图 9－16　脾虚证手象

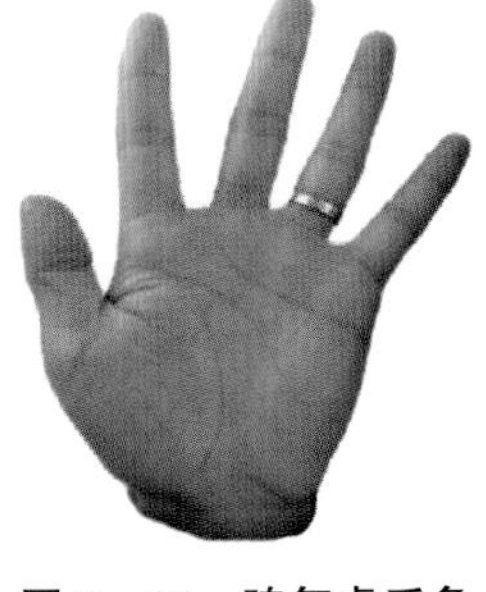

图 9－17　脾气虚手象

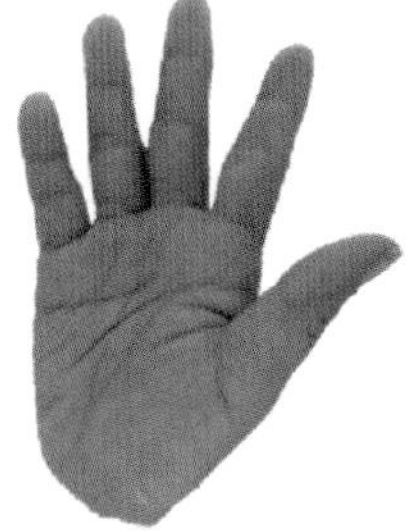

图 9－18　脾肺气虚手象

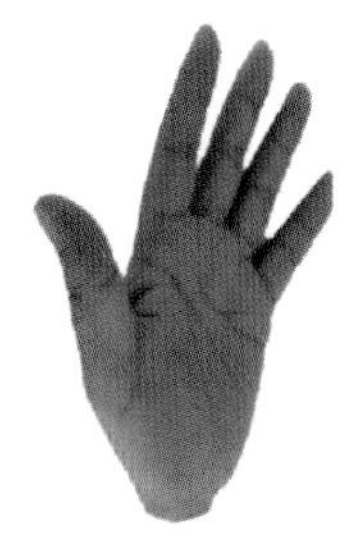

图 9－19　肺阴虚手象

六、实证

1. 症候表象：形体强健，精神亢奋，声音高粗，腹痛拒按，舌质苍老，舌苔厚腻，脉洪大、实、短长有力。

2. 辨证要点：整体表现以亢奋为主，动作增多，情绪高亢，多动。

3. 手诊特点：

手少神，双手触诊有力，手动灵活，手色以色黄红明亮为主，手天、地、人纹显示较清晰，可见震区、离区横纹及明堂多形态障碍纹。如图 9－20～图 9－22 所示。

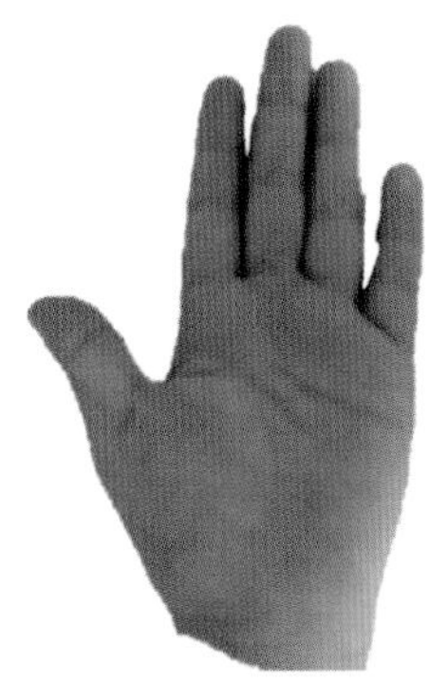

图 9－20　实证手象 1

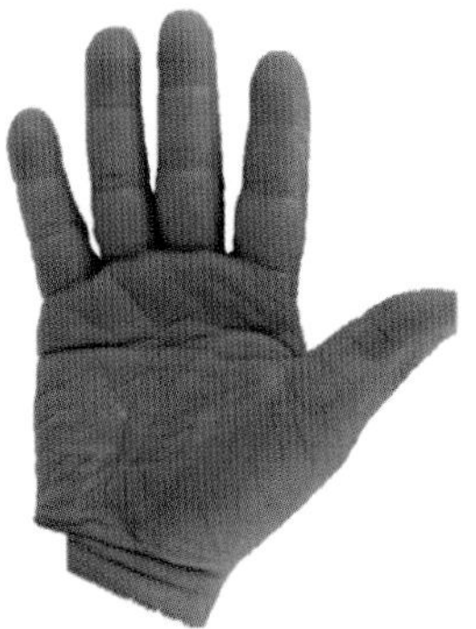

图 9－21　实证手象 2

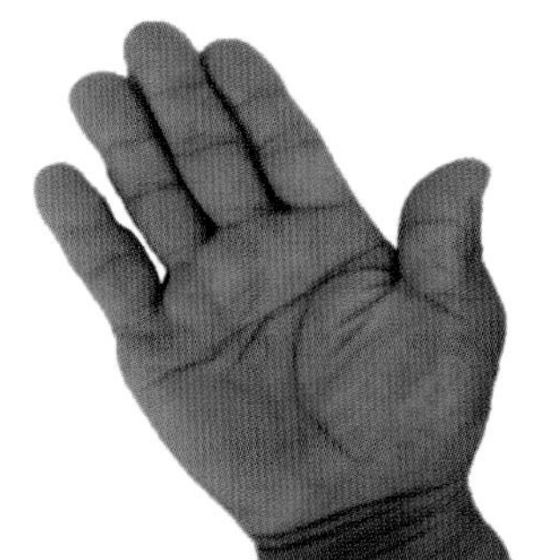

图 9－22　实证手象 3

七、阴证

1. 症候表象：形寒肢冷，萎靡，肤色暗淡，口不渴，语声低微，小便清长，大便溏薄，舌淡嫩，苔白滑，脉沉细弱无力。

2. 辨证要点：以畏寒寒象症状为主。

3. 手诊特点：

阴证多数手象表现为失神，手色晦暗不清，或晦暗，或萎黄无华，手部障碍纹增多且细小杂乱，多分布在鱼际区，明堂区、坎区手色肉萎筋陷。如图 9－23～图 9－25 所示。

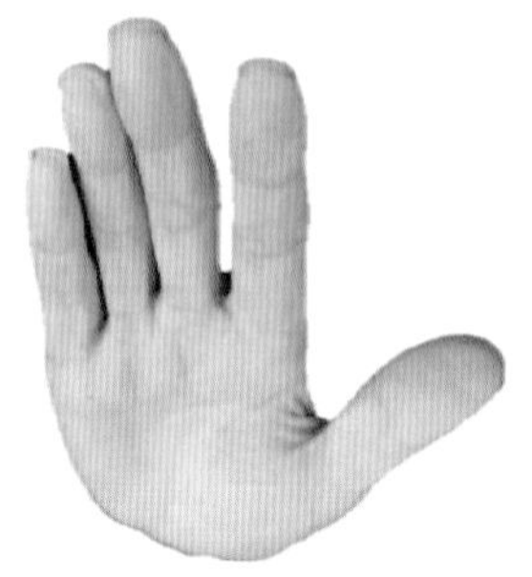

图 9－23　阴证手象 1

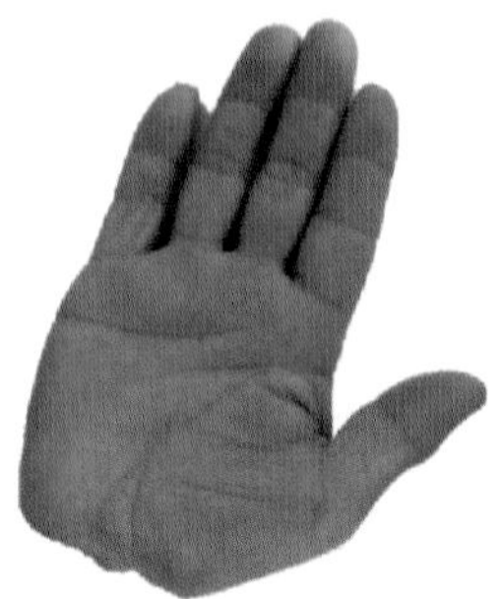

图 9－24　阴证手象 2

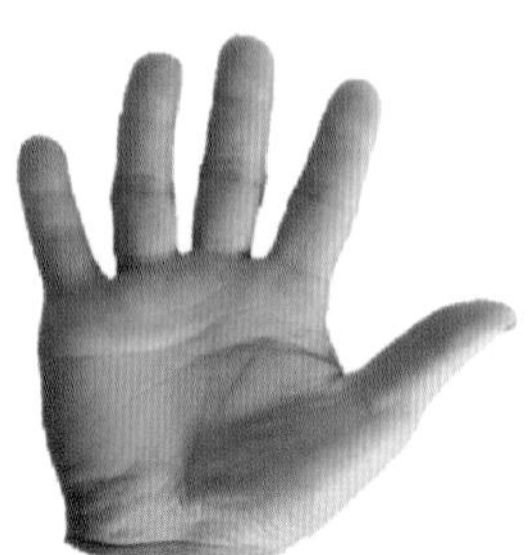

图 9－25　阴证手象 3

八、阳证

1. 症候表象：壮热烦躁不安，面色红赤，口干渴，声音高粗，小便短赤，大便干结，舌红绛，苔黄黑起刺，脉洪大滑数有力。

2. 辨证要点：面红身热，口渴喜饮，脉数有力。

3. 手诊特点：

手象多以少神为主，手部触诊筋肉力大感，手部色鲜红明亮，手动较多，部分手部多汗，手色红赤或红紫，天、地、人纹显示明显，震区、离区可见障碍纹。如图 9－26～图 9－28 所示。

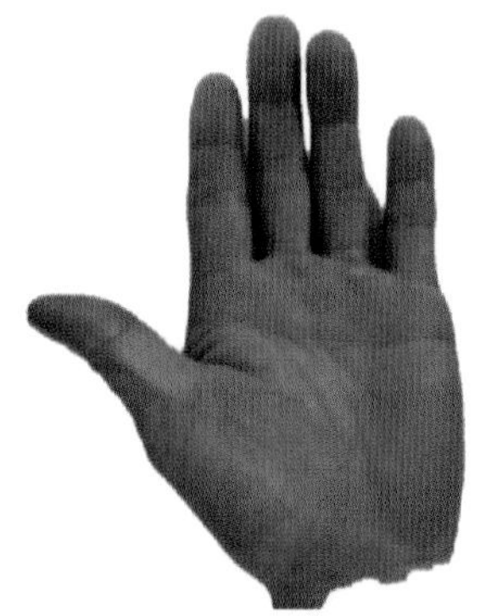

图 9－26　阳证手象 1

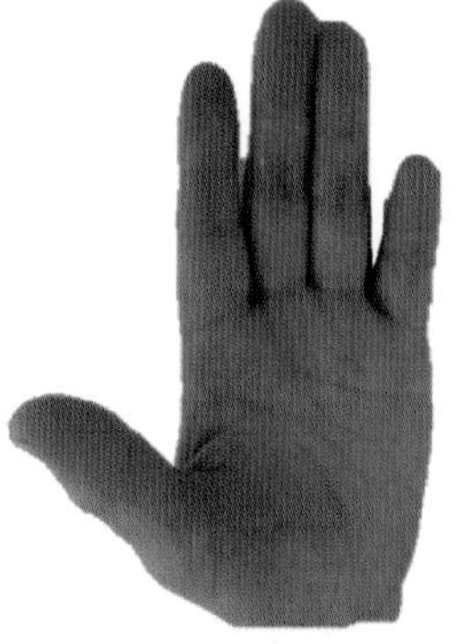

图 9－27　阳证手象 2

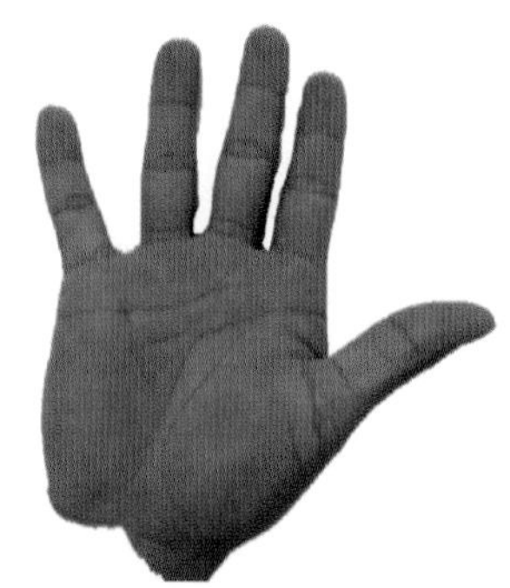

图 9－28　阳证手象 3

第二节　气血津液证型手象

一、气虚证

1. 症候表象： 少气懒言，神疲乏力，头晕目眩，自汗，活动后诸症加剧，舌淡苔白，脉虚无力。

2. 辨证要点： 以无力萎靡一派虚象为主。

3. 手诊特点： 手少神或失神，手形以木、土、金为多，手色苍白萎黄，肉脱筋弛，手纹增多，明堂、离、震区多有密布较多细小多形态障碍纹。如图 9－29～图 9－31 所示。

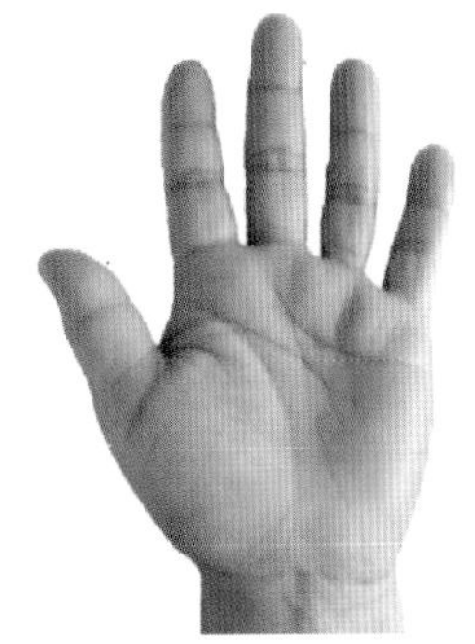

图 9－29　气虚证手象 1

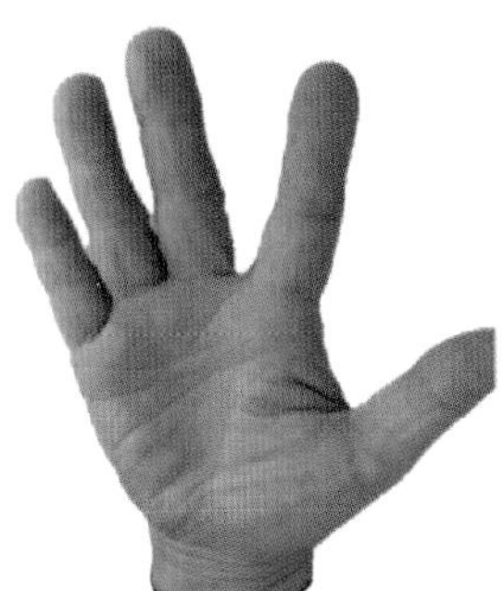

图 9－30　气虚证手象 2

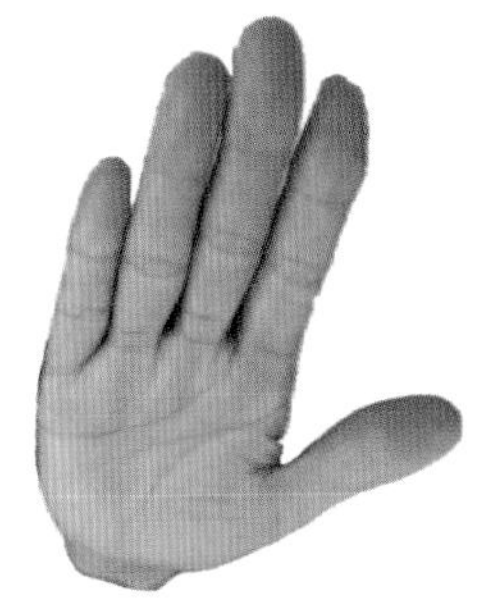

图 9－31　气虚证手象 3

二、气陷证

1. 症候表象： 神疲乏力，脘腹坠胀，久泻久痢，脏腑下垂。

2. 辨证要点： 以下坠，脏器下垂表现为主。

3. 手诊特点：

手表现为失神或无神，手形以金、木形为多，手色暗淡无光泽，手部大肉脱陷，大鱼际处肌肉萎陷明显，形成多沟状深幅斜纹横纹，明堂多凹状障碍纹，指部有较深竖纹。如图 9－32～图 9－34 所示。

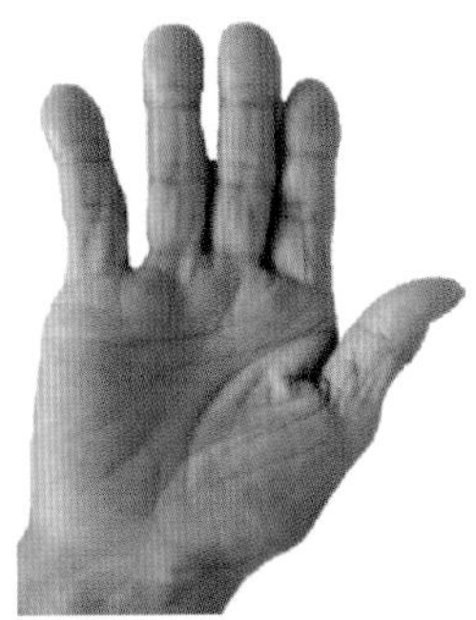

图 9－32　气陷证手象 1

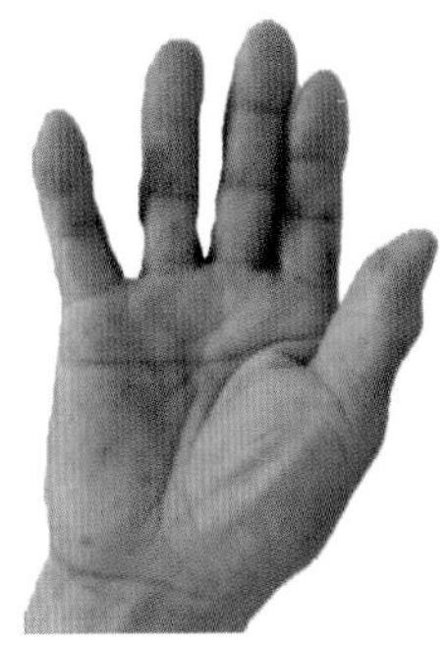

图 9－33　气陷证手象 2

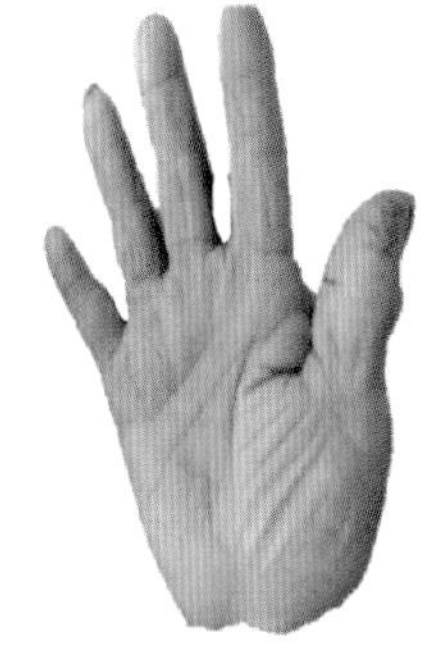

图 9－34　气陷证手象 3

三、气滞证

1. 症候表象：局部或全身疼痛痞闷，疼痛并随情绪波动而变动，脉弦。

2. 辨证要点：以痞闷滞痛表现为主。

3. 手诊特点：

手表现为少神或失神，手触感温低，糙滞无力。手形以木、金为多见，手色暗黄或红黄，大鱼际区和巽区有较多细小障碍纹，部分人鱼际区略显青紫，明堂区常有星状纹或伴有斑点。如图 9－35 ~ 图 9－37 所示。

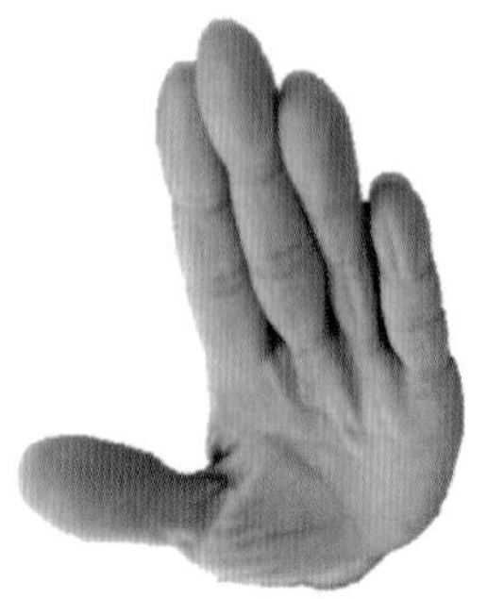

图 9－35　气滞证手象 1

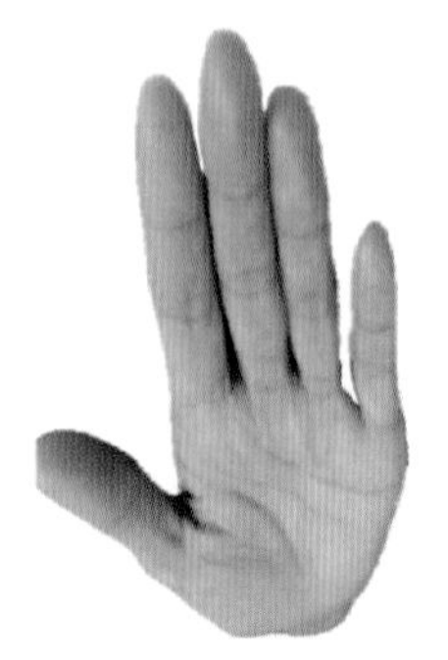

图 9－36　气滞证手象 2

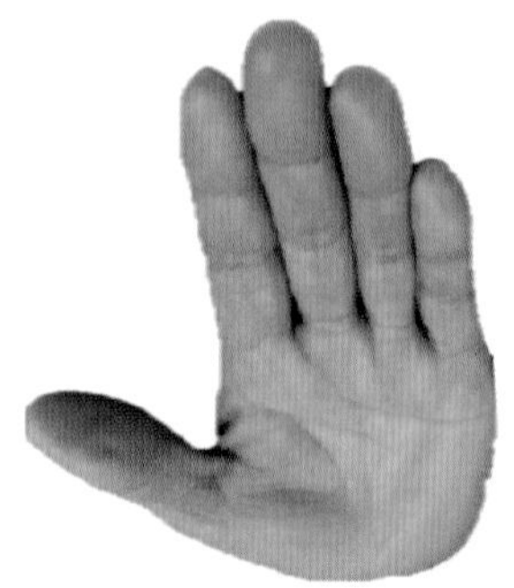

图 9－37　气滞证手象 3

四、血虚证

1. 症候表象：面色苍白或萎黄无华，唇色淡白，爪甲色淡，头晕目眩，心悸失眠，手足麻木，月经量少色淡，舌淡，脉细无力。

2. 辨证要点：以面色苍白，唇甲色淡，头晕无力为主。

3. 手诊特点：

手多表现为失神，触感湿热或凉，手动少力，色苍白，或淡黄无华，手部肌肉萎缩，手出现多处凹陷区，明堂、震区、巽、坤区可出现多形状障碍纹，指节暗，指纹增多。如图 9－38 ~ 图 9－40 所示。

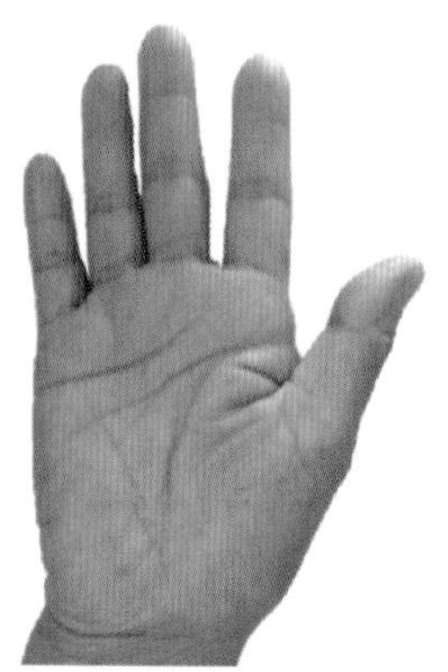

图 9－38　血虚证手象 1

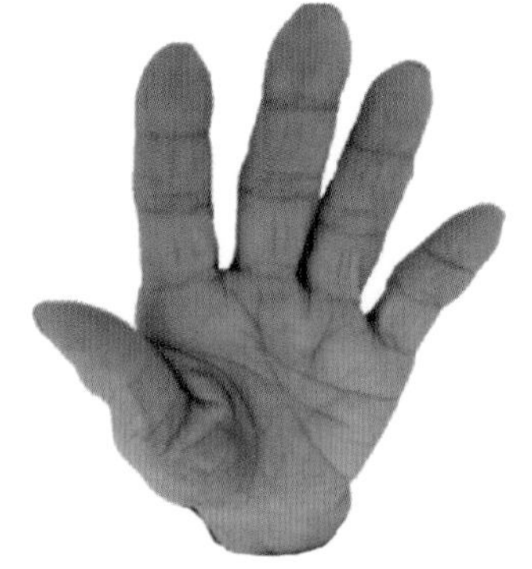

图 9－39　血虚证手象 2

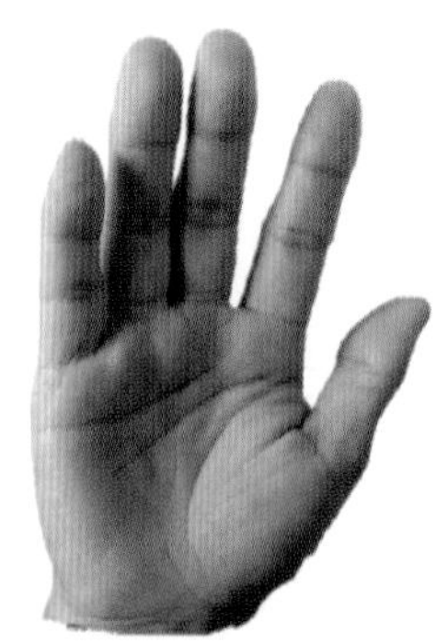

图 9－40　血虚证手象 3

五、血瘀证

1. 症候表象：疼痛部位固定，痛如针刺，夜间加重，面色、唇甲和舌色青紫、晦暗，舌上有瘀点或瘀斑，脉涩或结代。

2. 辨证要点：以刺痛，舌质紫暗，瘀斑瘀点为主要特点。

3. 手诊特点：

手少神或失神，手触感失弹性，筋肉僵硬，手湿、凉、热均可见，手动少力。手形以木、金、水形为多，手色大多青紫，脉络显露色青，手大小鱼际区、坎区青紫多明显。震、离、明堂、兑、乾区均可见横、斜纹及多形状障碍纹。如图 9－41～图 9－48 所示。

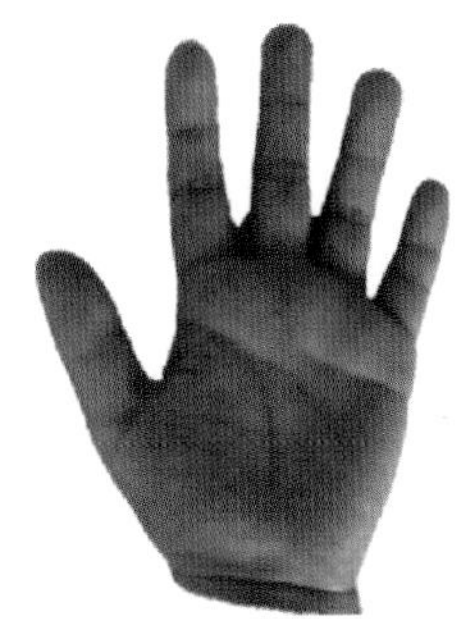

图 9－41　血瘀证手象 1

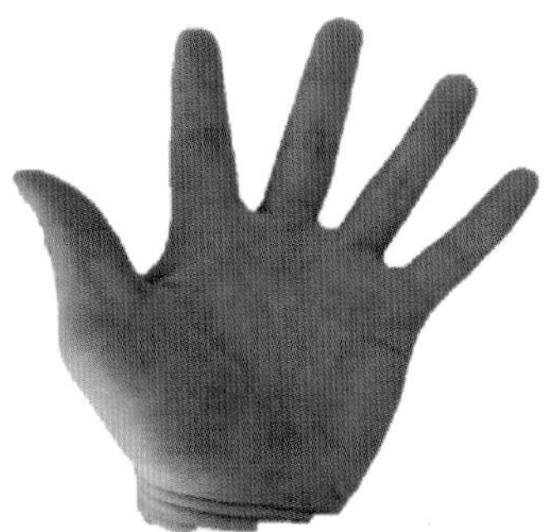

图 9－42　血瘀证手象 2

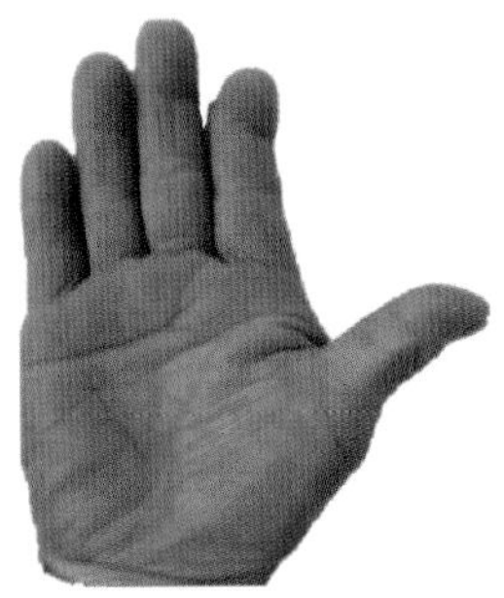

图 9－43　血瘀证手象 3

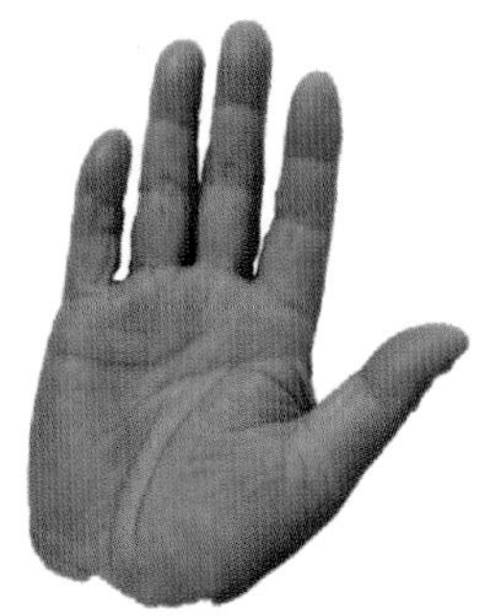

图 9－44　寒瘀证手象 1

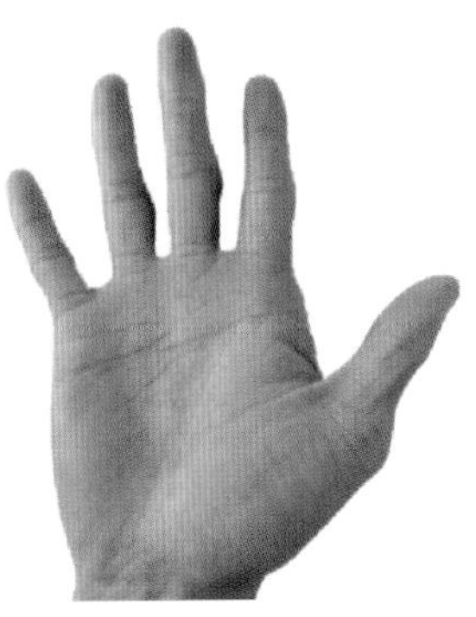

图 9－45　寒瘀证手象 2

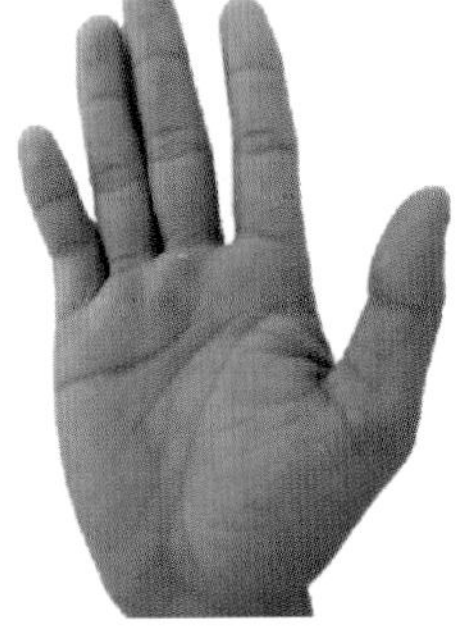

图 9－46　寒瘀证手象 3

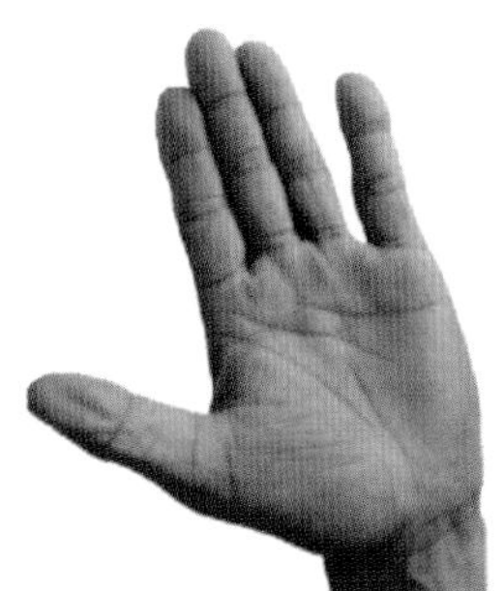

图 9－47　肝脾血瘀证手象 1

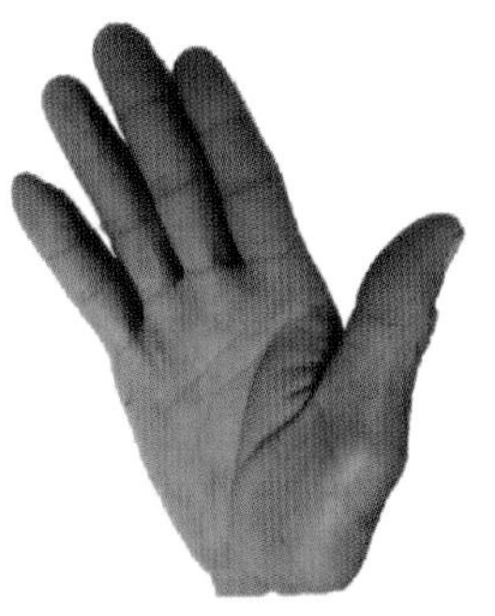

图 9－48　肝脾血瘀证手象 2

六、津液亏虚证

1. 症候表象：口燥咽干，唇燥而裂，皮肤干枯无泽，小便短少，大便干结，舌红少津，脉细数或涩数。

2. 辨证要点：以皮肤枯干，口干咽燥，失润泽表现为主。

3. 手诊特点：

手失神或无神，各型手均可见，手触感干而粗糙，手动失弹性，色泽晦暗无华，肌萎皮陷，手纹明显增多，指腹区亦肉陷，竖纹丛生，手常震、艮、巽、兑区多横纹，明堂、离、坎区多竖纹。如图 9－49 ~ 图 9－51 所示。

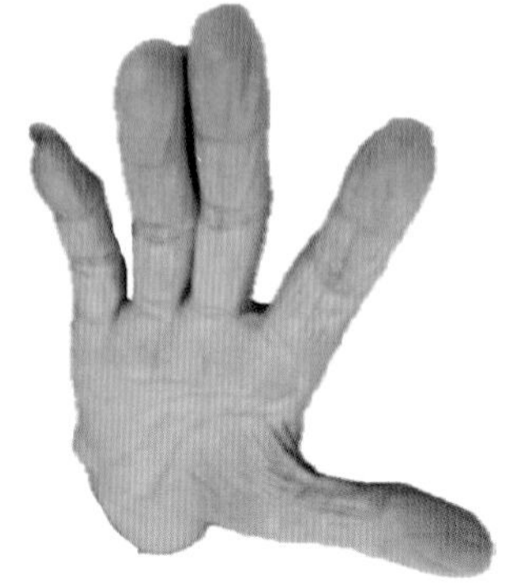

图 9－49　津液亏虚证手象 1

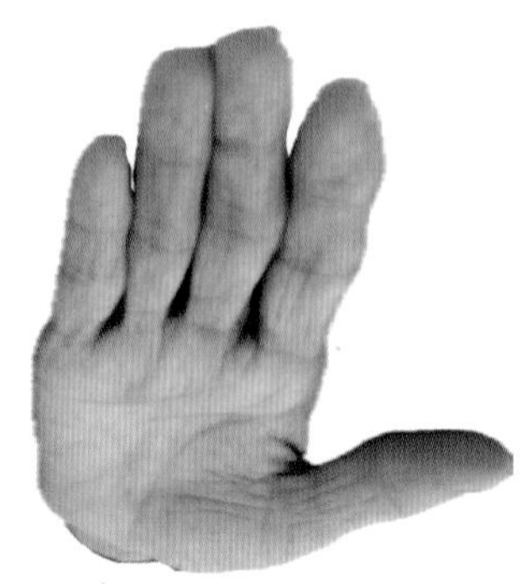

图 9－50　津液亏虚证手象 2

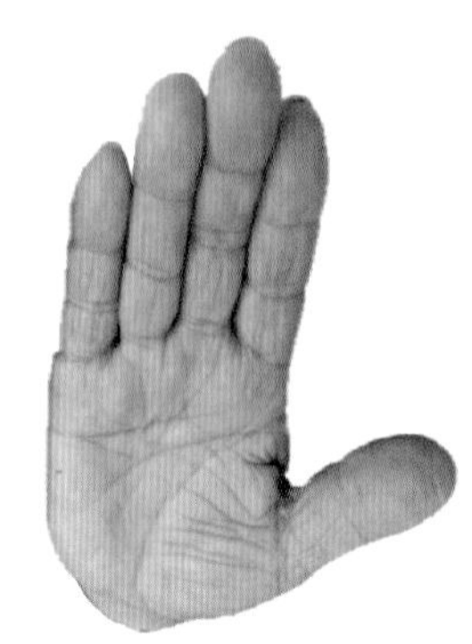

图 9－51　津液亏虚证手象 3

七、痰饮证

1. 症候表象：痰证在肺：咳嗽、咯痰、胸闷。在脾胃：纳呆、呕吐痰涎。在心神：癫、狂、痫。在脑：头晕目眩。在四肢、经络：局部冷痛、肢麻。在皮下肌肉：瘰疬、瘿瘤、乳癖。在咽喉：梅核气。舌苔腻，脉滑。

饮证在胃肠：水声漉漉，脘痞，吐清水。在肺。咳嗽气喘，痰稀白。在胸胁：满痛，咳则加剧。在心：心悸，不得午卧，下肢浮肿。舌苔白滑，脉弦。

2. 辨证要点：痰饮证均以水液停留为特点。

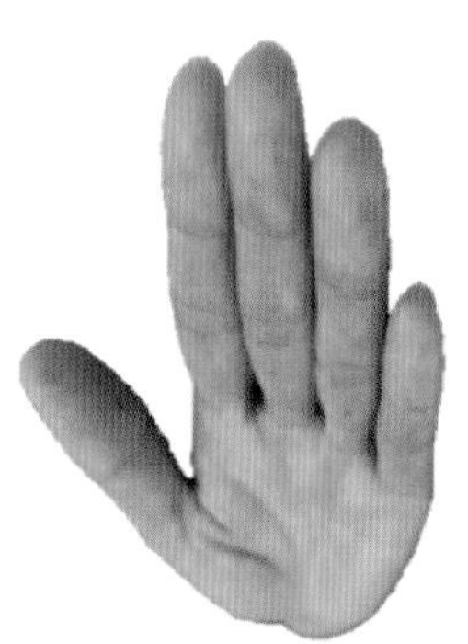

图 9－52　痰饮证手象 1

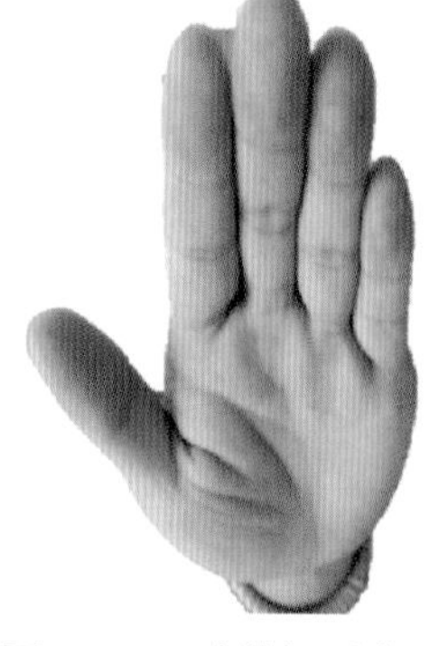

图 9－53　痰饮证手象 2

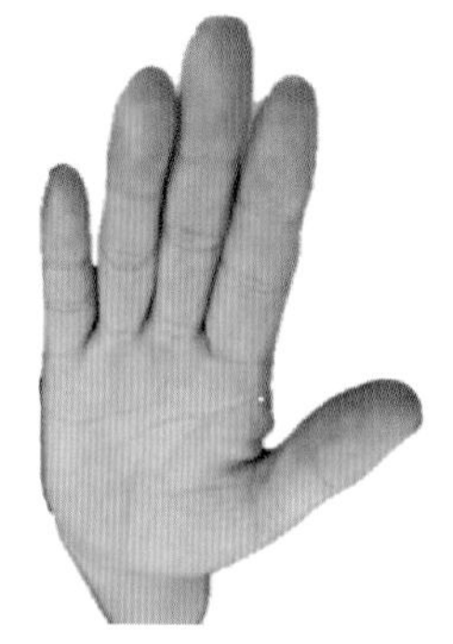

图 9－54　痰饮证手象 3

3. 手诊特点：

手少神或失神，手形以土形、水形为多见，手部肉阜饱满，手指粗胀，手指色较其他区略白，明堂区、震区、艮区可出现横、斜、竖行障碍纹。部分手肿者天、地、人基本纹显示变浅。如图9－52～9－54所示。

第三节　脏腑证型手象

一、肝阴虚证

1. 症候表象： 潮热盗汗，五心烦热，面部烘热或颧红，口咽干燥，两目干涩，视力减退，手足蠕动，胸胁隐隐灼痛，舌红少津，脉弦细而数。

2. 辨证要点： 以盗汗烦热，舌红少津表现为主。

3. 手诊特点：

手少神或失神，手触诊温热感，手形多为木形、金形为多，手色偏赤红，以小鱼际区和震区更为明显，震区、兑区、艮区可出现形态多样的障碍纹。如图9－55～图9－57所示。

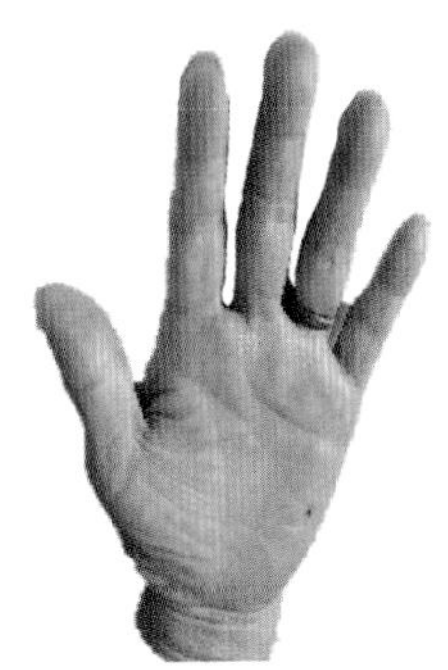

图9－55　肝阴虚证手象1

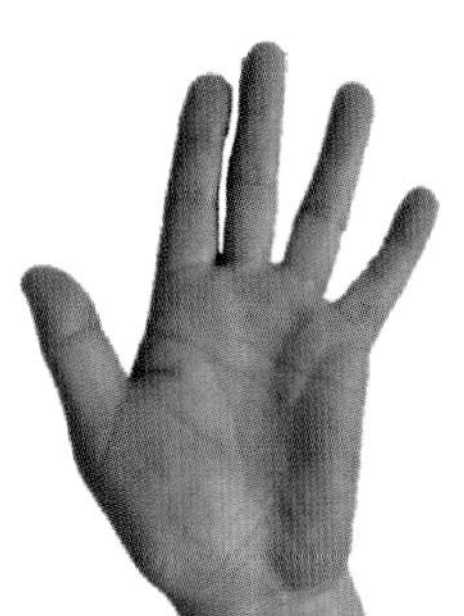

图9－56　肝阴虚证手象2

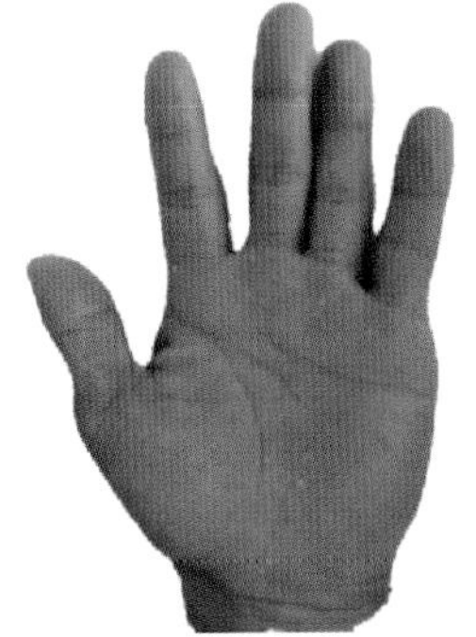

图9－57　肝阴虚证手象3

二、肝阳上亢证

1. 症候表象： 头目胀痛，眩晕耳鸣，面红目赤，急躁易怒，腰膝酸软，头重脚轻，失眠多梦，舌红少津，脉弦有力或弦细数。

2. 辨证要点： 以头晕目眩，烦躁易怒等表现为主。

3. 手诊特点：

手少神，手触感热，筋紧，手动增多。手形以木形、金形、水形为多。手色赤红或红紫，手指跟部色青紫为多，震、兑、艮区常有瘀斑瘀点，震区横纹，明堂、离区常有障碍纹，脉络显露。如图9－58～图9－60所示。

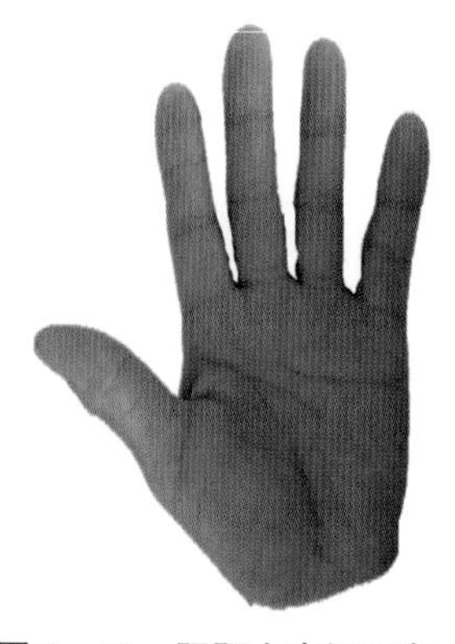

图 9－58　肝阳上亢证手象 1

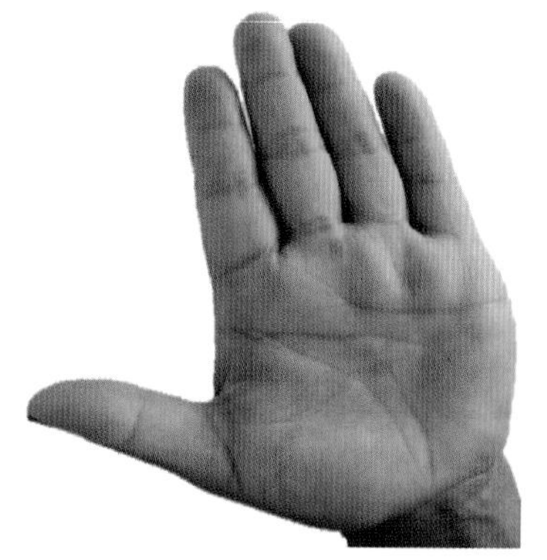

图 9－59　肝阳上亢证手象 2

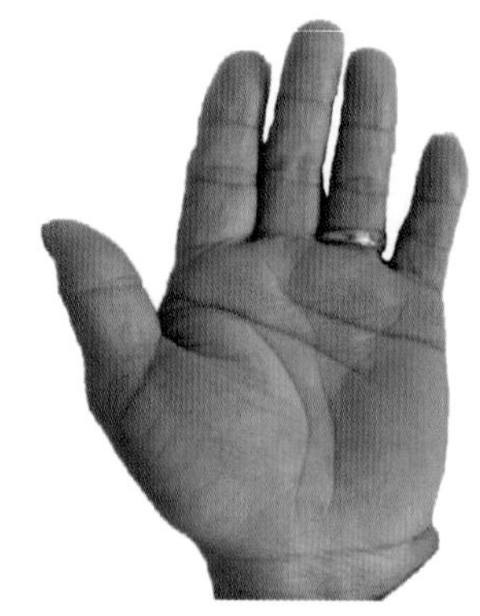

图 9－60　肝阳上亢证手象 3

三、心气虚证

1. 症候表象：气虚懒言，神疲乏力，自汗，胸闷，心悸，忧忡，失眠，多梦，舌淡苔白，脉弱。

2. 辨证要点：以心悸、失眠、脉结代为主要特点。

3. 手诊特点：

手少神或失神状，手触感略凉或略热，手形以金、水形为多见。手色多淡黄或暗黄、黄红色，部分伴肉 阜瘦削，多部有天离纹，手指根部、离区、明堂区障碍纹较多。如图 9－61 ~ 图 9－63 所示。

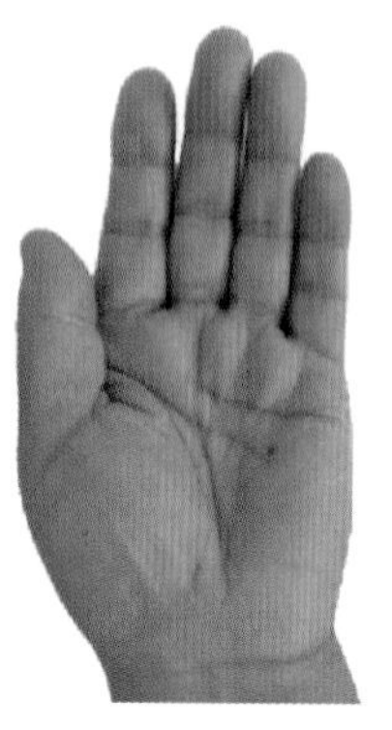

图 9－61　心气虚证手象 1

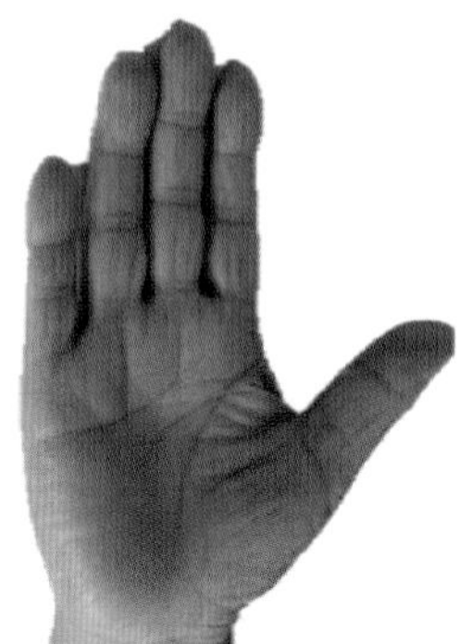

图 9－62　心气虚证手象 2

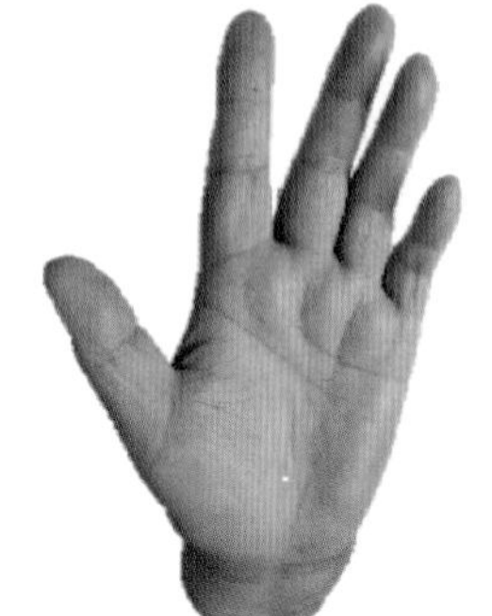

图 9－63　心气虚证手象 3

四、心脉痹阻证

1. 症候表象：心悸忧忡，心胸憋闷作痛，痛引肩背或内臂，舌淡苔白，舌下瘀脉，脉涩或结代。

2. 辨证要点：以胸闷、心悸、胸痛为主。

3. 手诊特点：

手失神或无神，手触感多凉，弹性失常，各型手均可见。手色瘀紫，大、小鱼际区脉络紫黯，手指根部色常青紫，脉络色黯。手震区、艮区、明堂区、兑区可见横、斜形和多形态障碍纹。如图 9－64～图 9－66 所示。

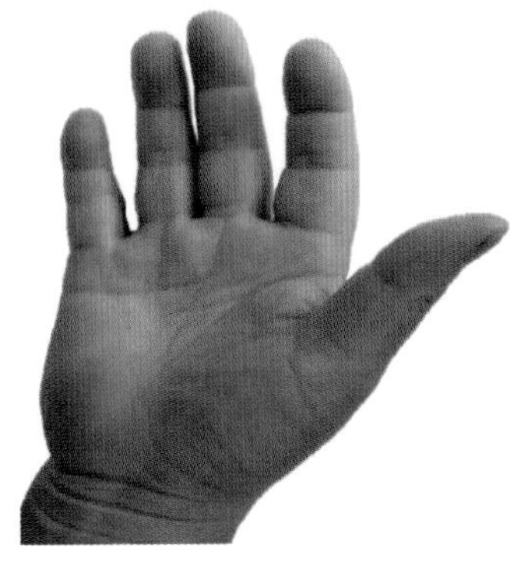
图 9－64　心脉痹阻证手象 1

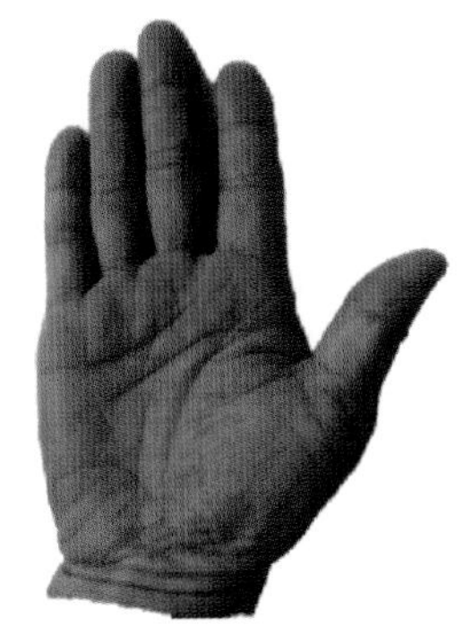
图 9－65　心脉痹阻证手象 2

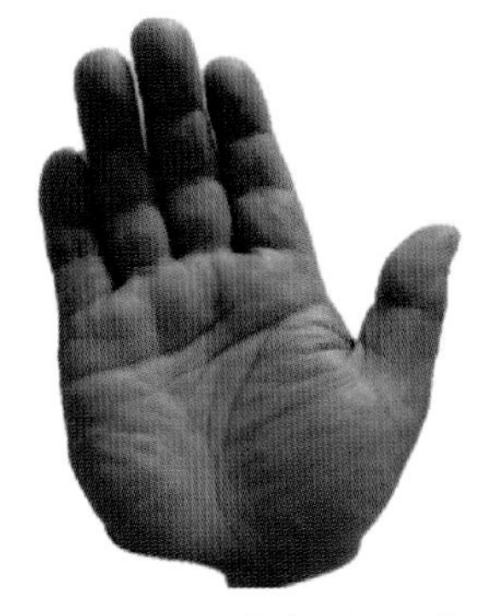
图 9－66　心脉痹阻证手象 3

五、寒湿困脾证

1. 症候表象：头身困重，面色晦暗，泛恶欲呕，脘腹痞闷胀痛，食少便溏，舌淡，苔白腻，脉沉濡缓。

2. 辨证要点：以身困脘闷，便溏为主。

3. 手象特点：

手少神，手形以土形、水形为主。手色偏暗，呈暗青或黄青色，手坎区、离区、明堂区有较多形态多样障碍纹。如图 9－67～图 9－69 所示。

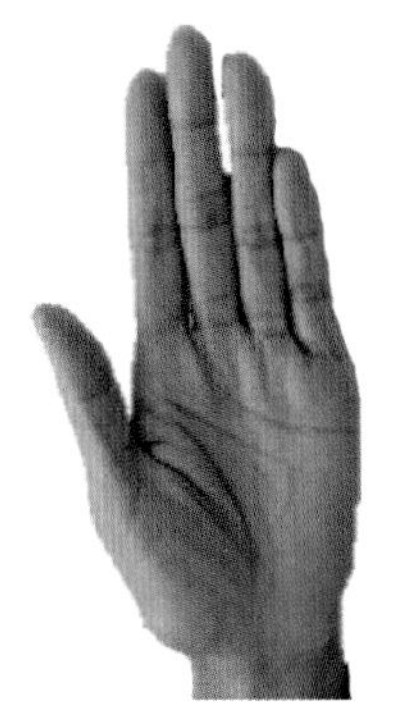
图 9－67　寒湿困脾证手象 1

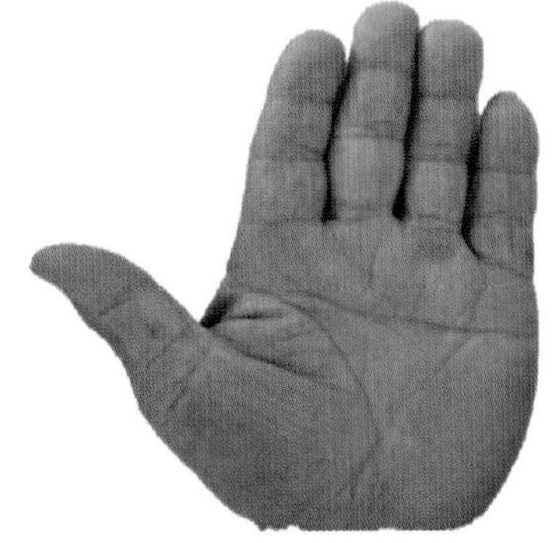
图 9－68　寒湿困脾证手象 2

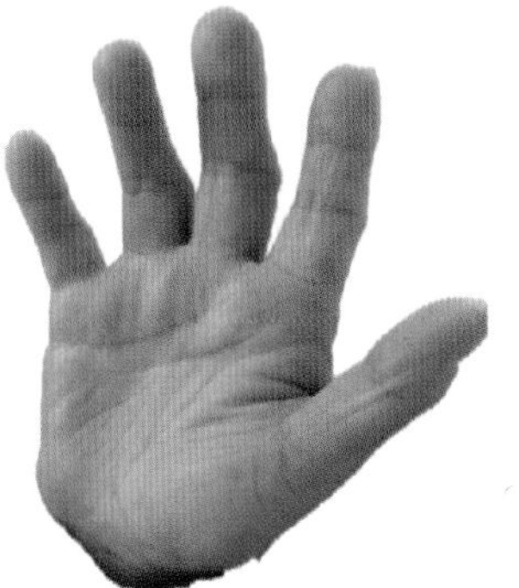
图 9－69　寒湿困脾证手象 3

六、脾胃湿热证

1. 症候表象：身热不扬，汗出不畅，肤色黄或皮肤发痒，脘腹痞闷，纳呆呕恶，大便不爽，肢体困重，渴不多饮，舌红少津，脉细数。

2. 辨证要点：以肢困脘闷，色黄便黏为主。

3. 手象特点：

手少神，手触感弹性差，温热潮湿感，手形以土、金形为多见。手色偏红，或地纹域宽，手明堂区、坤区、艮区常有横、竖、斜形障碍纹。如图 9－70～图 9－72 所示。

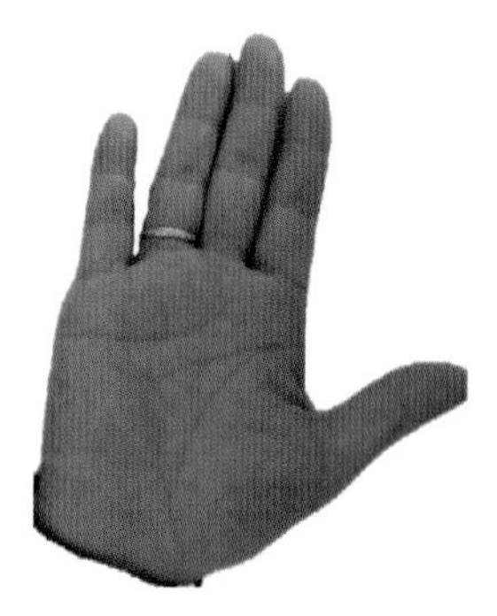
图 9－70　脾胃湿热证手象 1

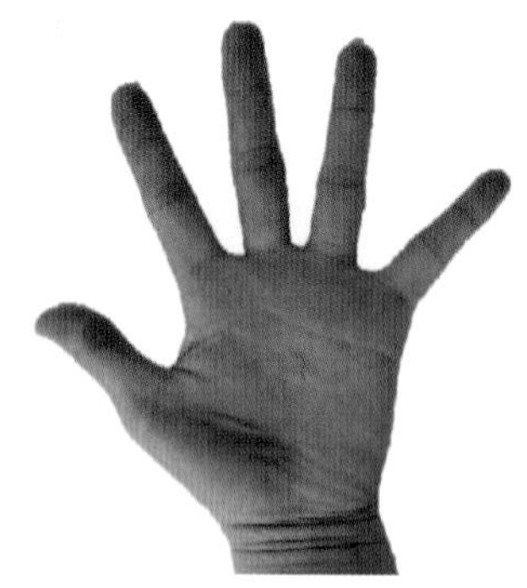
图 9－71　脾胃湿热证手象 2

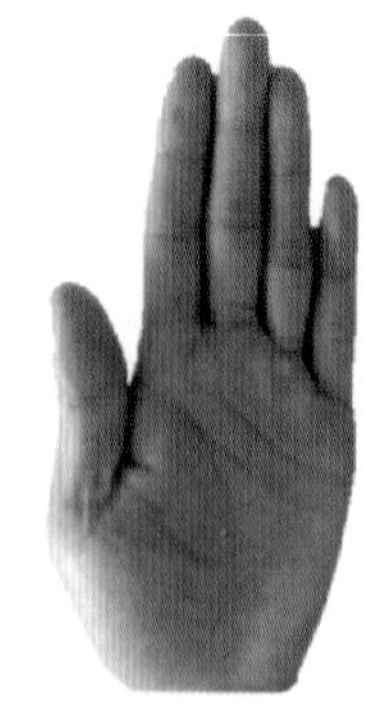
图 9－72　脾胃湿热证手象 3

七、肺气虚证

1. 症候表象： 面色淡白，少气懒言，神疲乏力，咳嗽无力，咳嗽清稀，语声低怯，自汗畏风易感冒，舌苔淡白，脉弱。

2. 辨证要点： 少气乏力，咳声轻微为主。

3. 手象特点：

手多失神，手触感肌筋松懈，温低，失光滑，手色偏淡或苍白或萎黄无光泽，手形以金、水形为多，手部明堂、离区障碍纹多，以竖形纹为主，亦可见指掌穿透纹。如图 9－73～图 9－75 所示。

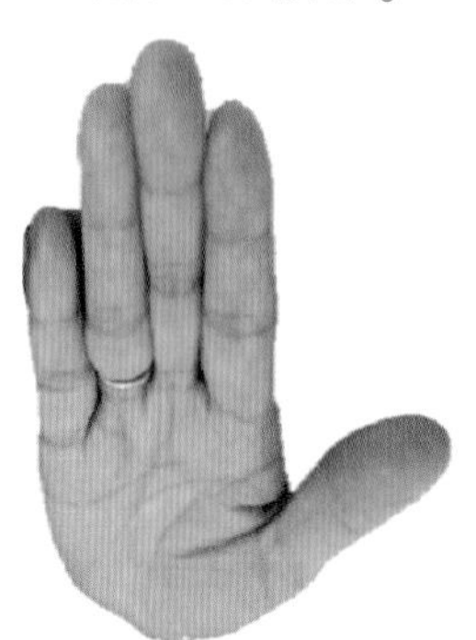
图 9－73　肺气虚证手象 1

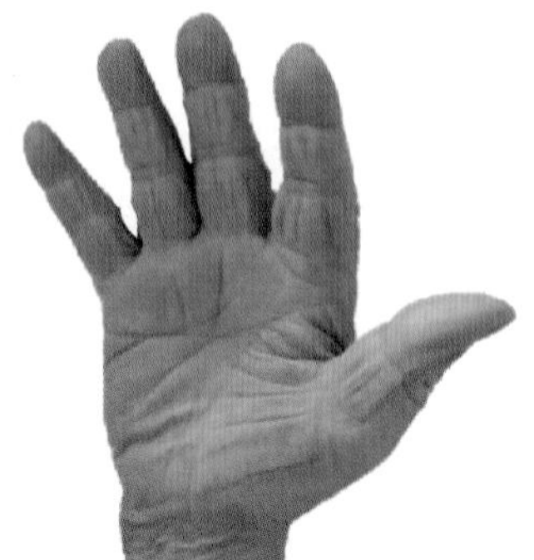
图 9－74　肺气虚证手象 2

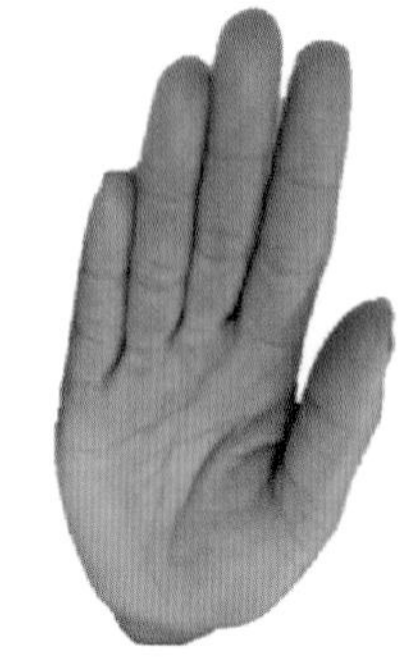
图9－75　肺气虚证手象 3

八、肺阴虚证

1. 症候表象： 口燥咽干，形体清瘦，五心烦热，潮热盗汗，颧红，干咳少痰或痰少而黏，甚则痰中带血，声音嘶哑，舌红少津，脉细数。

2. 辨证要点： 以干咳少痰，颧红盗汗为主。

3. 手诊特点：

手少神，手触感温热，手形以金、土、火、水形为多。手色多红或黄红或略红亮，手部掌指消瘦，手明堂区、震区、兑区、乾区可见横纹和米字纹、星状纹等障碍纹。如图9－76～图 9－78 所示。

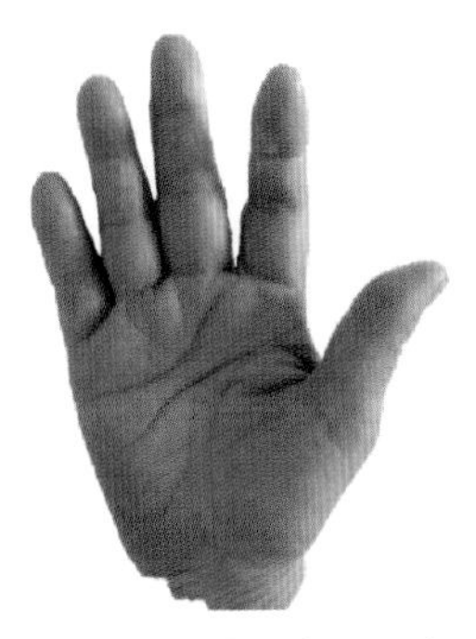
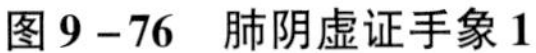
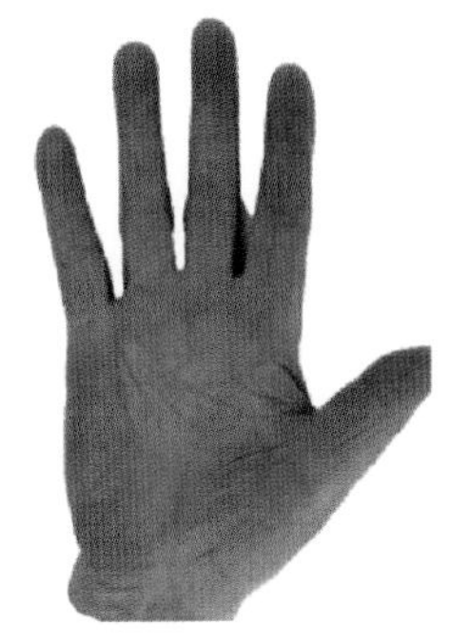
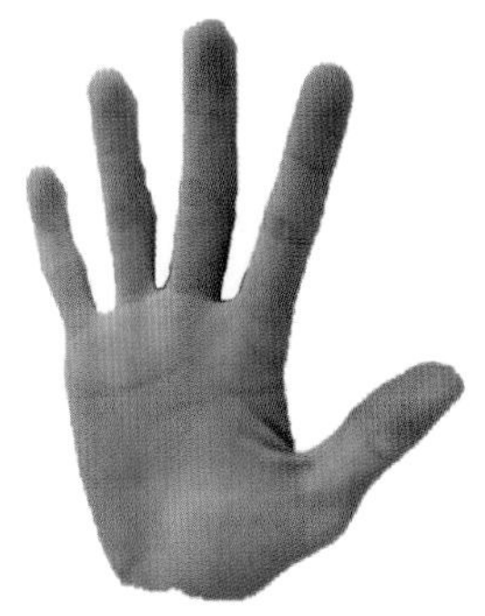

图 9－76　肺阴虚证手象 1　　图 9－77　肺阴虚证手象 2　　图 9－78　肺阴虚证手象 3

九、肺热炽盛证

1. 症候表象： 发热，口渴，烦躁不安，小便短赤，大便秘结，咳嗽，气喘，痰黄，鼻煽，胸痛甚吐痰血，腥臭痰，舌红苔黄，脉洪数有力。

2. 辨证要点： 以发热，咳嗽，气喘，痰黄为要点。

3. 手象特点：

手整体表现为少神或失神，手形以土、金、水为多见。手明堂区、乾、兑区色赤白相兼明显，指尖红，指节色略赤，手部皮温偏高，震区、坤区有障碍纹。如图 9－79～图 9－81 所示。

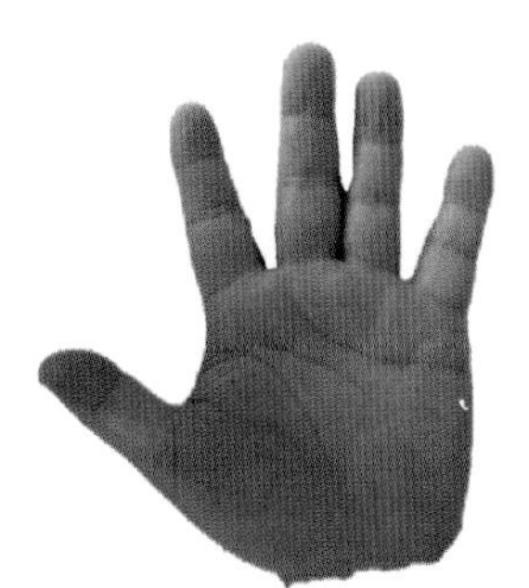
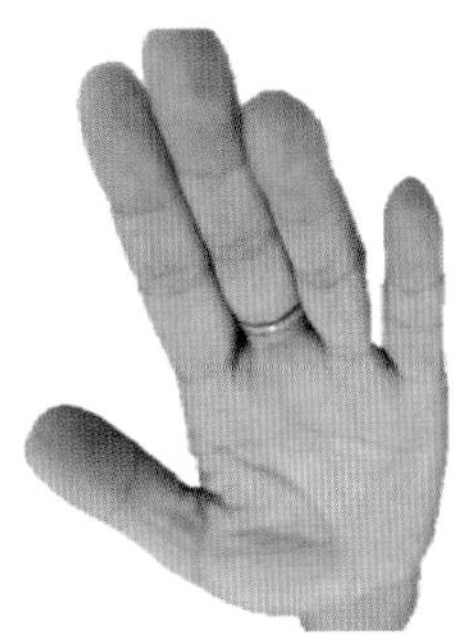
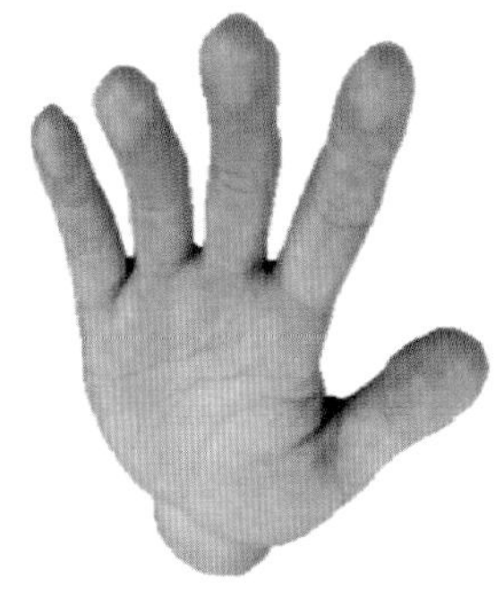

图 9－79　肺热炽盛证手象 1　　图 9－80　肺热炽盛证手象 2　　图 9－81　肺热炽盛证手象 3

十、肾阳虚证

1. 症候表象： 面色㿠白或鼻翼黑、形寒肢冷、夜尿多、小便清长、五更泄泻，男子阳痿、早泄、精冷，女子宫寒不孕。舌苔苍白，脉迟沉细无力，尺部尤甚。

2. 辨证要点： 以畏寒肢冷，小便清长，脉迟无力为特点。

3. 手象特点：

手失神或无神，手触诊弹性差，常为凉冷感，手形以木、火、金形为多，可见手部肌肉萎陷，坎区塌陷，手部障碍纹杂乱，或天纹区异常，天纹区、明堂区、坎区可出现不同形态杂乱纹理，手色多青灰无光泽。如图 9－82、图 9－83 所示。

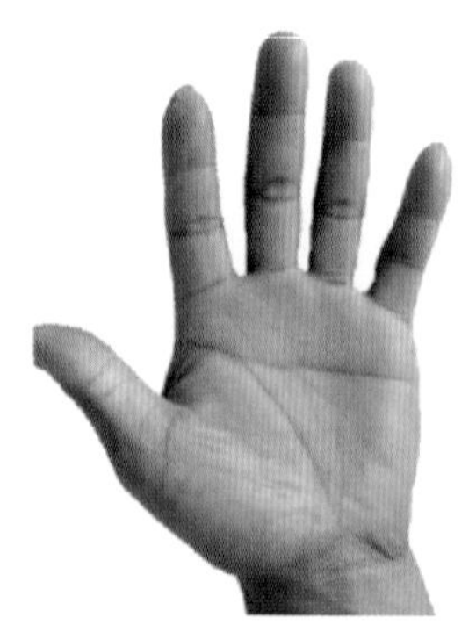

图 9-82　肾阳虚证手象 1

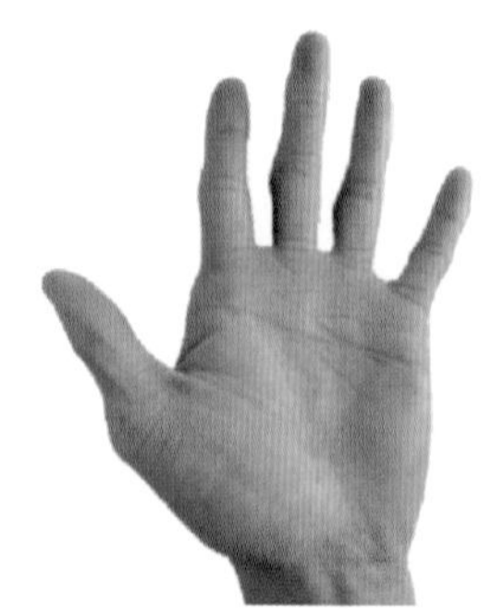

图 9-83　肾阳虚证手象 2

十一、肾阴虚证

1. 症候表象：五心烦热，潮热盗汗，或骨蒸发热，口咽干燥，形体消瘦，腰膝酸软，耳鸣，男子遗精早泄，女子闭经或崩漏，舌红少津，少苔或无苔，脉细数。

2. 辨证要点：手足虚热，潮热盗汗，腰酸遗精，舌红少苔为主要特点。

3. 手象特点：

手少神或无神，手触诊弹性差，热感，手形以金、水、火形为多，手色潮红，手部失濡养状，干枯无泽，皮肤较粗。手部障碍纹杂乱，各种形态均可见。如图 9-84 ~ 图 9-86 所示。

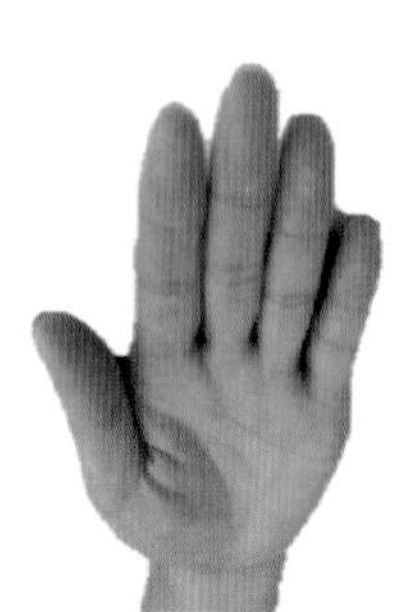

图 9-84　肾阴虚证手象 1

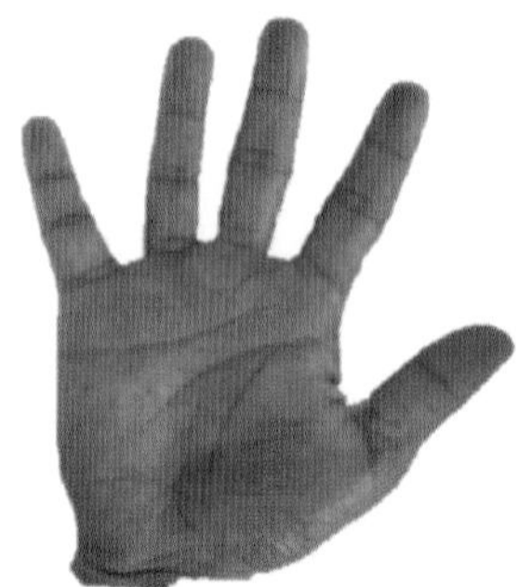

图 9-85　肾阴虚证手象 2

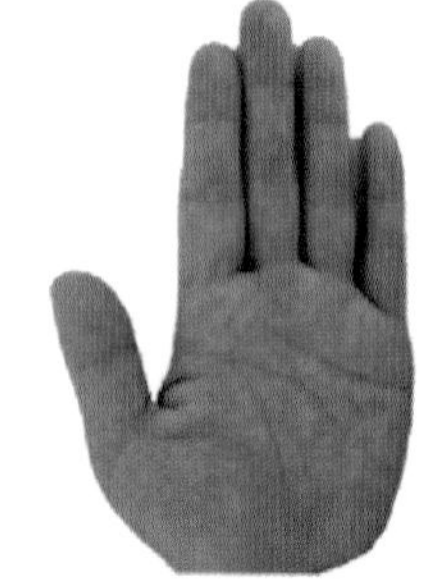

图 9-86　肾阴虚证手象 3

十二、气阴两虚证

1. 症候表象：乏力，气短，自汗，盗汗，动则加重，口干舌燥，多饮多尿，五心烦热，大便秘结，腰膝酸软，舌淡，舌苔薄白少津，脉细弱。

2. 辨证要点：以气短乏力，口干多饮为特点。

3. 手象特点：

手少神或失神，手触诊热感，手色嫩红，间或挟有白点，有时色泽略明亮，花斑手为主，手部各区域可见不同形状的障碍纹。如图 9-87、图 9-88 所示。

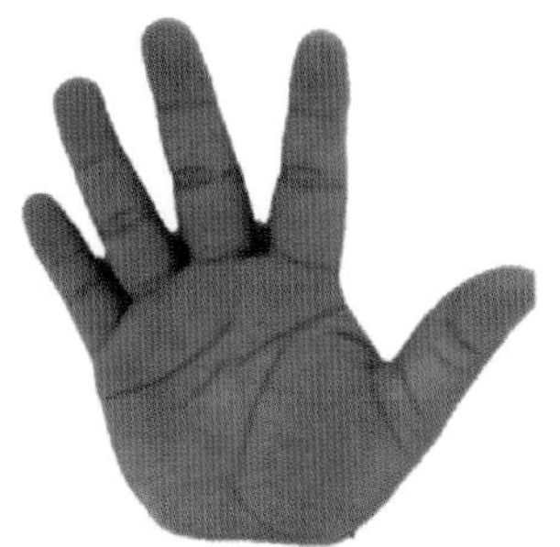

图 9－87　气阴两虚证手象 1

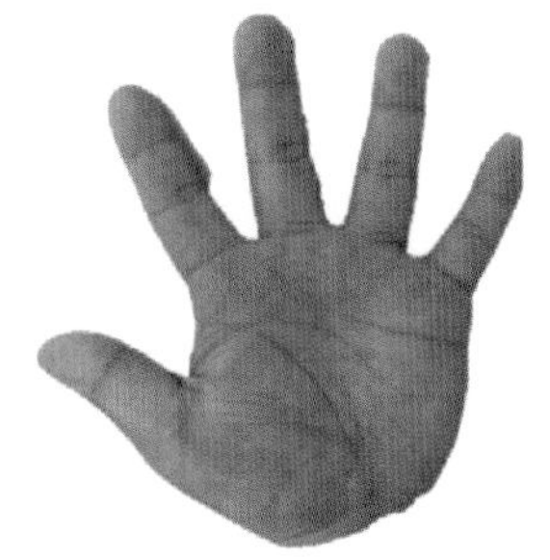

图 9－88　气阴两虚证手象 2

十三、肝胆郁热证

1. 症候表象：肝气郁滞，郁热内蕴，两胁胀痛，灼热，烦躁易怒，口苦口干，舌红苔黄，脉弦数。

2. 辨证要点：以胁痛，口干苦，脉弦为特点。

3. 手象特点：

手少神，手触诊硬韧感，失弹性，金、木形手多见。手色赤红或泛紫，以拇指色红拇指外缘出现带状黄色为主要特点，红色中也可间挟白点，巽区色红较为多见。手震区、艮区、兑区可见斜横形障碍纹。如图 9－89 ~ 图 9－92 所示。

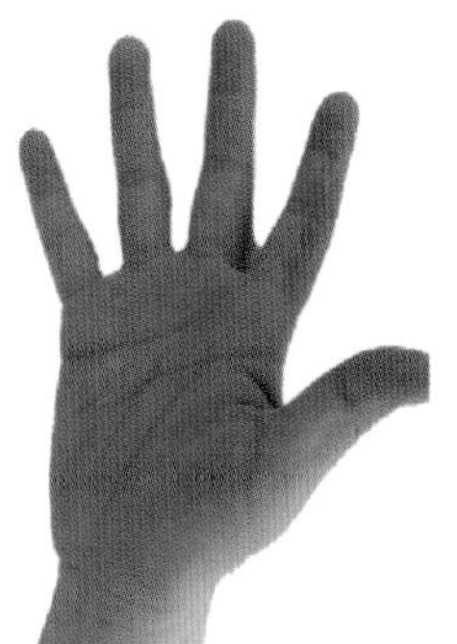

图 9－89　肝胆郁热证手象 1

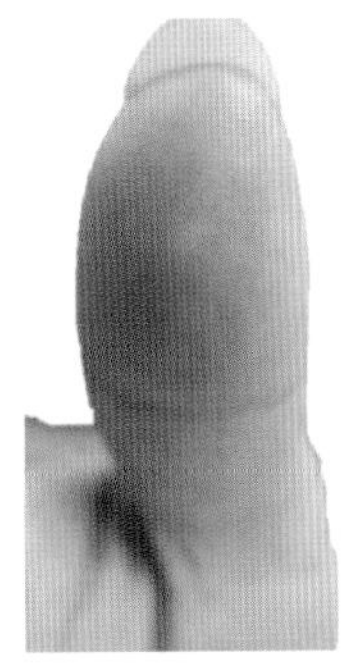

图 9－90　肝胆郁热证手象 2

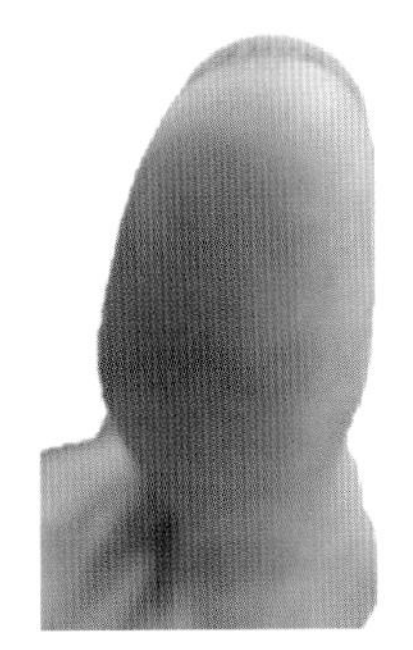

图 9－91　肝胆郁热证手象 3

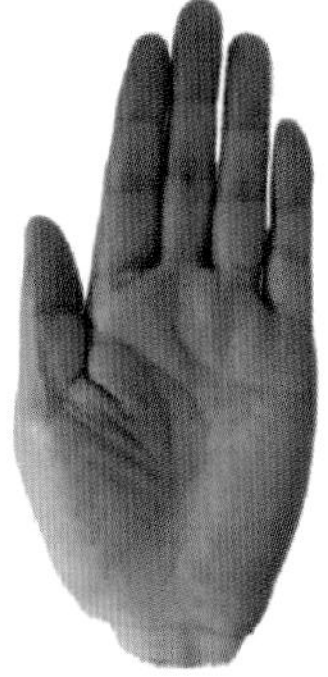

图 9－92　肝胆郁热证手象 4

十四、胞宫虚寒证

1. 症候表象：小腹不温，喜热喜按，得寒则剧，得温则舒，月经后期，量少或停闭不行，带下青稀色白。宫寒不孕或阴冷，性欲减退，腰痛腿软，畏寒肢冷，大便溏薄，舌淡苔白，脉沉细无力或沉迟。

2. 辨证要点：以带下色白，小腹喜温为特点。

3. 手象特点：

手少神，手触诊寒凉感，手形以木、水、金形为多，手色淡暗，明堂青脉，色暗灰或暗黄，坎区、艮区色青暗或灰暗，指节色暗或暗紫，手腕青脉，手纹变化多样，以坎区、明堂、离区、震区为主，可见横、斜行鸟状、米状、星状等多样障碍纹。如图9－93、图9－94 所示。

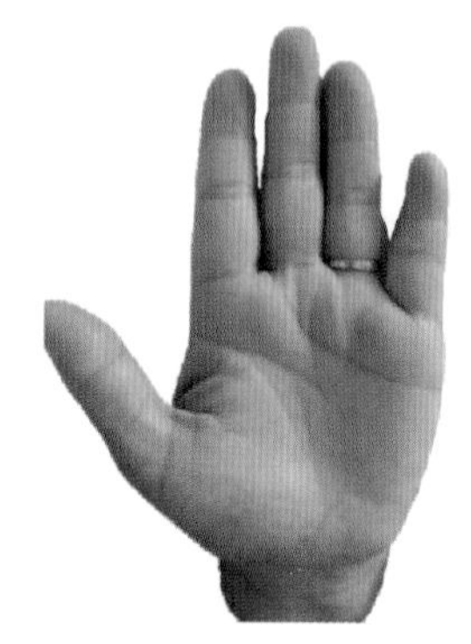

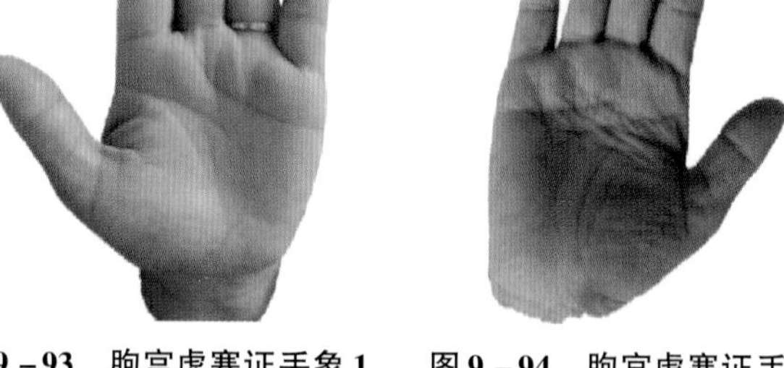

图 9－93　胞宫虚寒证手象 1　　图 9－94　胞宫虚寒证手象 2

第十章 常见疾病手象

第一节 呼吸系统疾病手象

一、上呼吸道感染

上呼吸道感染简称上感，是包括鼻腔、咽或喉部急性炎症的总称。广义的上呼吸道感染不是一个疾病诊断，而是一组疾病。冬春季较多。临床表现根据病因和病变范围的不同，可有不同的类型：普通感冒，急性病毒性咽炎或喉炎、急性疱疹性咽峡炎、咽结膜热、细菌性咽－扁桃体炎等。

（一）诊断

根据病史、流行病学、鼻咽部的症状体征，结合周围血象和阴性胸部影像学检查可做出临床诊断，一般无须病因诊断。特殊情况下可行细菌培养或病毒分离，或病毒血清学检查等确定病原体。

（二）手诊特点

手有神，手形以金形、水形为多，手触诊多有热感，指腹色红，震区、乾区、巽区、离区色赤红为主，指节色偏紫暗，因病程较短，手纹改变在大鱼际可出现可变纹，震区横纹及天纹毛状纹，观察统计发现有人兑纹和人乾纹者，发病率较高。手诊特点如图10－1所示。

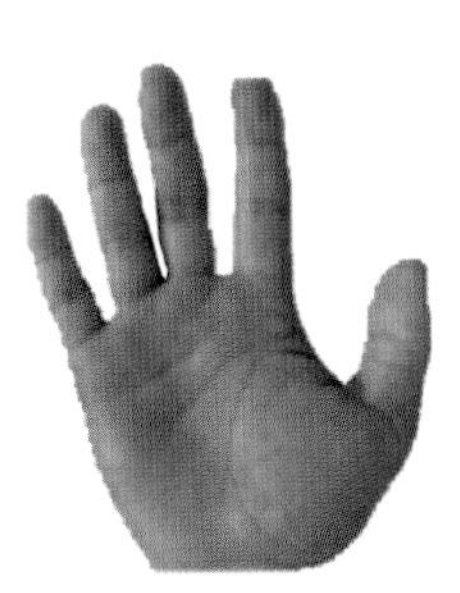
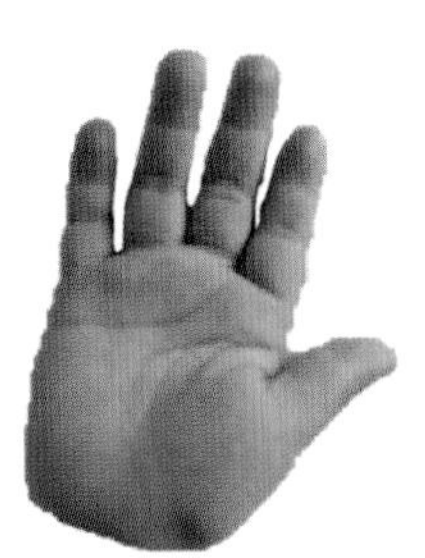
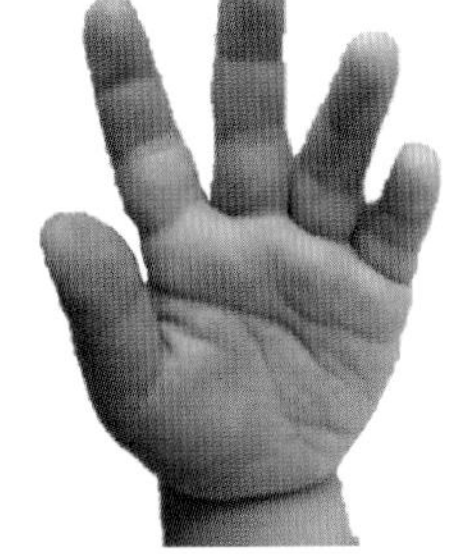

图10－1 上呼吸道感染手象

二、肺感染

肺部感染指包括终末气道、肺泡腔及在内的肺实质炎症，病因以感染最为常见，还可由理化、免疫及药物引起。

（一）诊断

①新出现的咳嗽、咳痰或原有的呼吸道症状加重；②发热；③肺实变体征和（或）闻及湿啰音；④白细胞 $>10\times10^{9}/L$ 或 $<4\times10^{9}/L$，伴或不伴中性粒细胞核左移；⑤胸部 X 线见片状、斑片状浸润性阴影或间质性改变。以上①～④项任何一项加上第⑤项并在除外肺部肿瘤、肺水肿、肺不张、肺栓塞等疾病后，即可诊断。

（二）手诊特点

手失神或少神，手形以金形、水形为多，手部触诊多有热感，指尖色红或花斑样，指节红或暗黄。乾区、震区色紫红，明堂相对显色白，障碍纹不多见，手象变化以色变为主，手部有人兑纹和人乾纹者，发病率较高，发病初期可见震区横纹，大鱼际可变纹，天纹毛状，病期长者或反复患该病者可出现贯桥纹，中、环指下垂纹、角形纹、米字纹、十字纹、人上纹等。如图 10－2 所示。

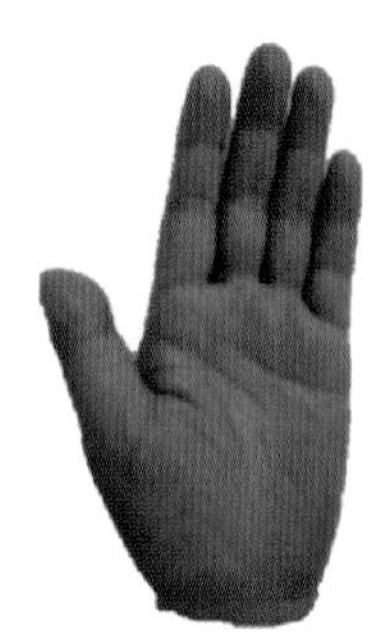
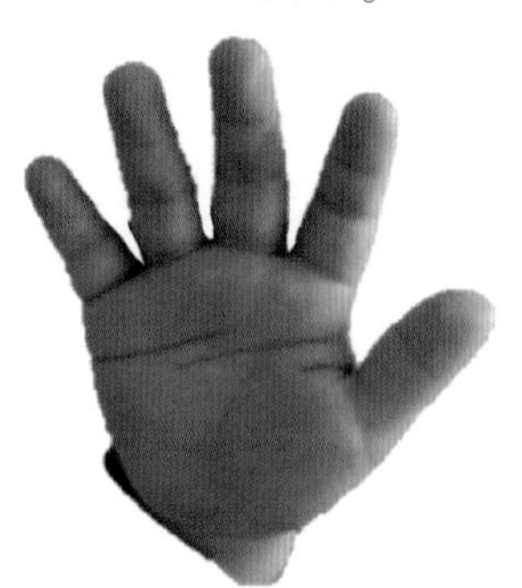
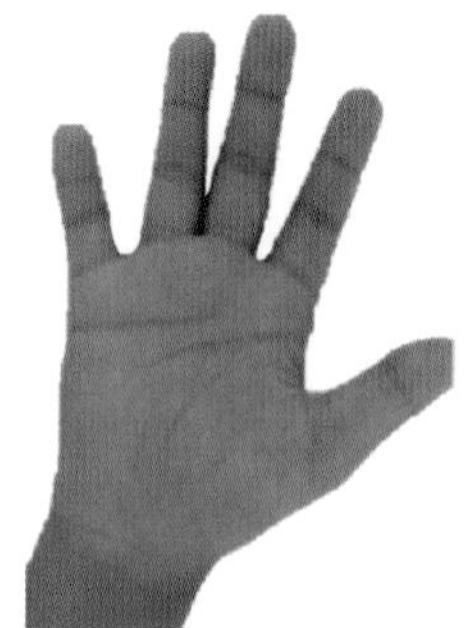

图 10－2　肺感染手象

三、烟毒肺

烟毒肺是指病人长期吸烟，烟龄达 10 年以上者。因长期吸烟对肺部及相关脏器造成影响而引发如慢性支气管炎、肺气肿、肺心病等疾病。

（一）诊断

从吸烟史及相关肺部慢性疾病症状及心血管病证候可诊断。

（二）手诊特点

手少神，触感皮肤粗糙，指弹性降低，手形以火形、木形、金形为多。手指暗黄枯槁，部分手指有烟渍明显，指甲杵状，有纵纹，指甲暗，失光泽，手指络脉明显。手掌离、坤、乾区可见角形、十字、米字、斜形等多种形态障碍纹。如图 10－3 所示。

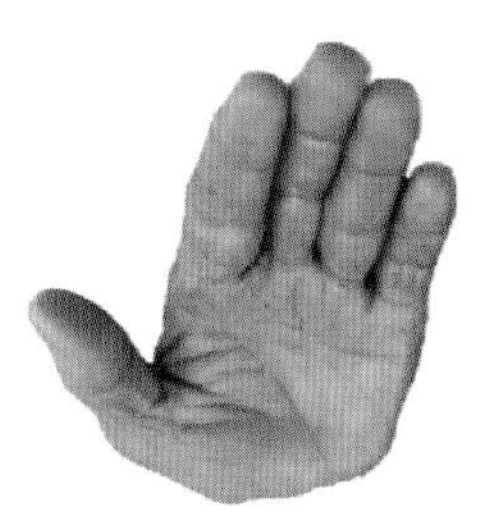
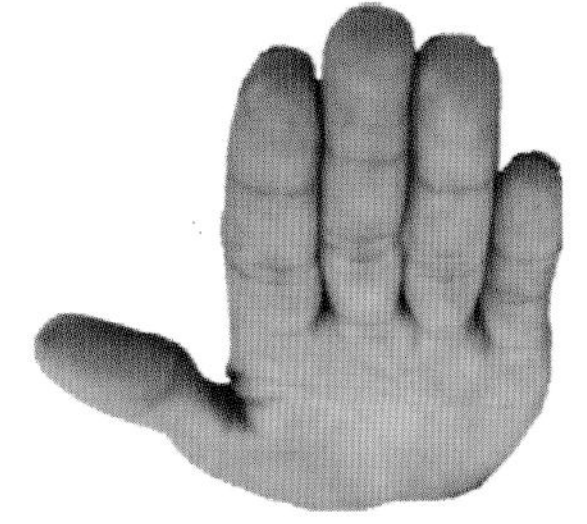
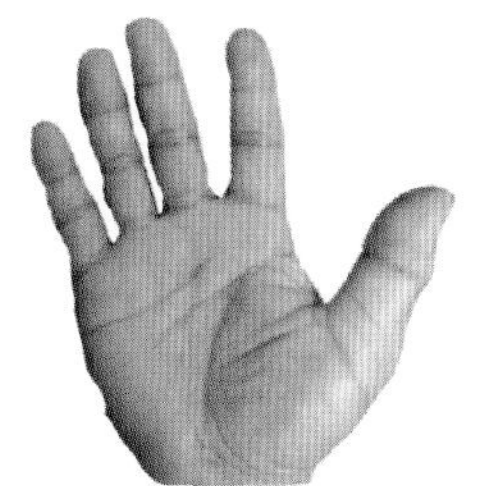

图 10－3　烟毒肺手象

第二节　循环系统疾病手象

一、冠心病

冠状动脉粥样硬化性心脏病是冠状动脉血管发生动脉粥样硬化病变而引起血管腔狭窄或阻塞，造成心肌缺血、缺氧或坏死而导致的心脏病，常被称为“冠心病”。但是冠心病的范围可能更广泛，包括炎症、栓塞等导致管腔狭窄或闭塞。世界卫生组织将冠心病分为 5 大类：无症状心肌缺血（隐匿性冠心病）、心绞痛、心肌梗死、缺血性心力衰竭（缺血性心脏病）和猝死 5 种临床类型。临床中常常分为稳定性冠心病和急性冠状动脉综合征。

（一）诊断

因体力活动、情绪激动等诱发，突感心前区疼痛，多为发作性绞痛或压榨痛，也可为憋闷感。疼痛从胸骨后或心前区开始，向上放射至左肩、臂，甚至小指和无名指，休息或含服硝酸甘油可缓解。胸痛放散的部位也可涉及颈部、下颌、牙齿、腹部等。胸痛也可出现在安静状态下或夜间，由冠脉痉挛所致，也称变异型心绞痛。一部分患者的症状不典型，仅仅表现为心前区不适、心悸或乏力，或以胃肠道症状为主。某些患者可能没有疼痛，如老年人和糖尿病患者。可伴有全身症状，如发热、出汗、惊恐、恶心、呕吐等。合并心力衰竭的患者可出现心衰的各种症状，如气喘、不能平卧、双下肢浮肿等。

（二）手诊特点

手色偏赤红，大小鱼际明显，有触感微热或凉感，指弹性减低。离区常有暗斑，甚者全手掌色红或花斑手。水、木、金、土形手都可发生，有健康纹、太阳纹者易发生。震区横纹、天纹毛状，大鱼际可变纹，天纹垂线纹为多见，离区、明堂区可出现角形、米字、十字、贯桥、井字等多种障碍纹。三线尾端有岛纹。手诊特点如图 10－4 所示。

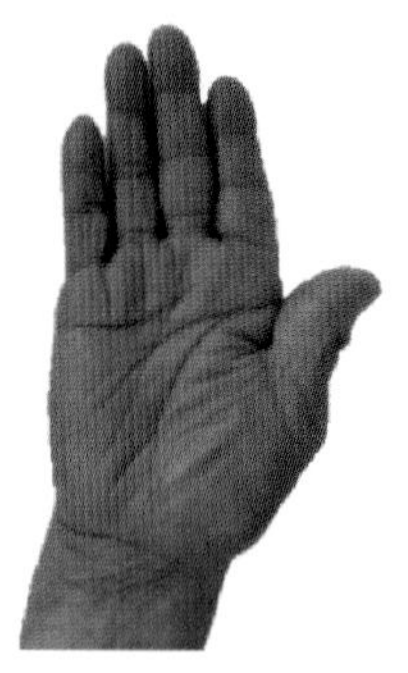
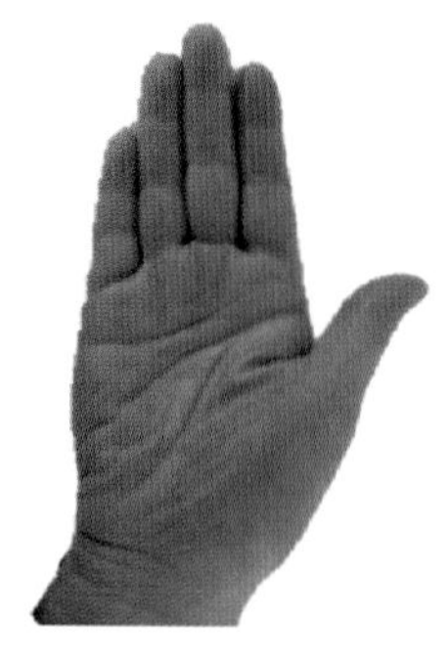
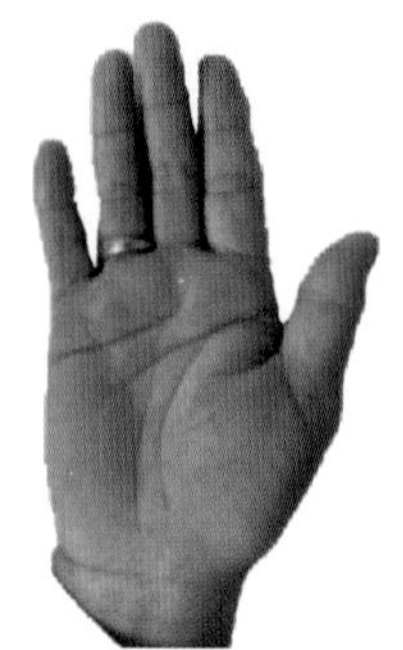

图 10－4　冠心病手象

二、心功能衰竭

心力衰竭是指由于心脏的收缩功能和（或）舒张功能发生障碍，导致静脉系统血液淤积，动脉系统血液灌注不足，从而引起心脏循环障碍症候群。此种障碍症候群集中表现为肺淤血、腔静脉淤血。心功能衰竭并不是一个独立的疾病，而是心脏疾病发展的终末阶段。其中绝大多数的心功能衰竭都是以左心衰竭开始的，即首先表现为肺循环淤血。

（一）诊断

急性心功能衰竭左心功能降低的早期征兆为心功能正常者出现疲乏、运动耐力明显减低、心率增加 15～20 次/分，继而出现劳力性呼吸困难、夜间阵发性呼吸困难、高枕睡眠等。检查可见左心室增大、舒张早期或中期奔马律、两肺底部有湿啰音、干啰音和哮鸣音。突发的严重呼吸困难、端坐呼吸、喘息不止、烦躁不安并有恐惧感，呼吸频率可达 30～50 次/分；频繁咳嗽并咯出大量粉红色泡沫样痰；心率快，心尖部常可闻及奔马律；两肺满布湿啰音和哮鸣音。

慢性心功能衰竭大多数左心衰患者是由于运动耐力下降出现呼吸困难或乏力而就医，这些症状可在休息或运动时出现。同一患者可能存在多种疾病。

呼吸困难是左心衰最主要的症状，可表现为劳力性呼吸困难、端坐呼吸、阵发性夜间呼吸困难等多种形式。严重心力衰竭患者可出现陈－施呼吸。查体除原有的心脏病体征外，还可发现左心室增大、脉搏强弱交替，听诊可闻及肺部啰音。

（二）手诊特点

手少神或无神，掌色鲜红或暗晦或暗紫失泽，无名指或中指下有垂线纹穿过天纹指向坎区，离区、明堂常有角形、毛状、井字、十字、米字纹，震区横纹，巽区有见十字纹，大鱼际可变纹。手部触弹性减低或松弛感。大鱼际肌肉可隆起，掌色鲜红。贯桥纹有超过中指中间线。如图 10－5 所示。

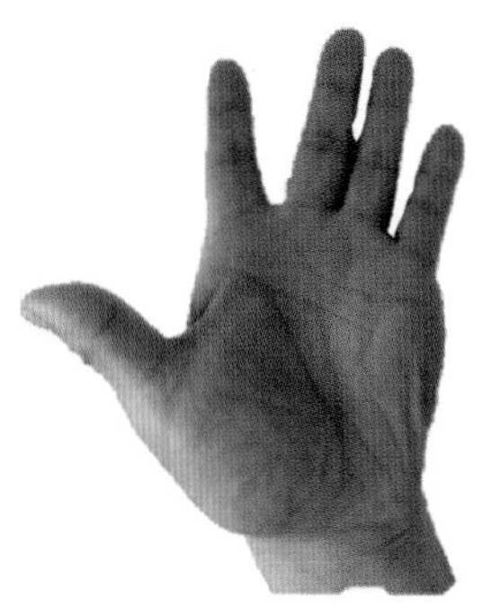
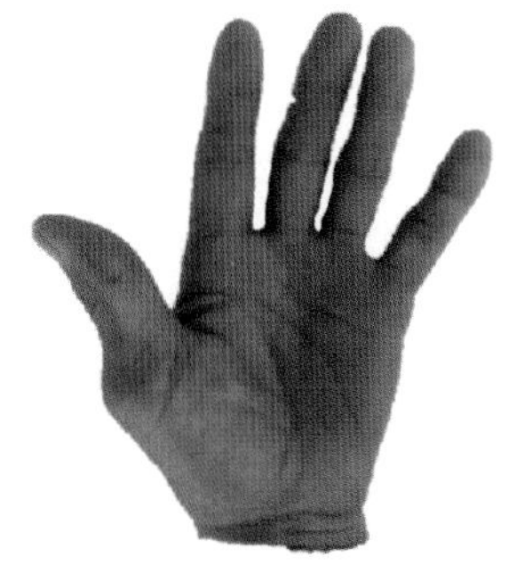
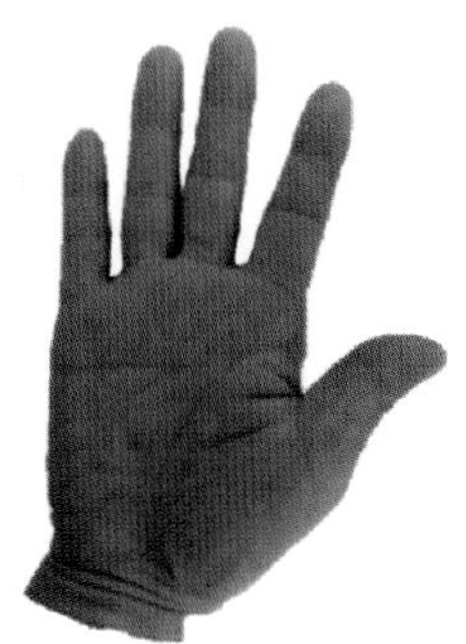

图 10－5　心功能衰竭手象

第三节　消化系统疾病手象

一、胃食管返流

胃、食管腔因过度接触（或暴露于）液体而引起的临床胃食管反流症和食管黏膜损伤的疾病称为胃食管反流。胃食管反流及其并发症的发生是多因素的。其中包括食管本身抗反流机制的缺陷，如食管下括约肌功能障碍和食管体部运动异常等；也有食管外诸多机械因素的功能紊乱。临床症状多见胸骨后和剑突下烧灼感，平卧、弯腰或腹压增高时易发生。如果反流入口腔则称为反酸。有严重食管炎或食管溃疡时可出现吞咽疼痛，剧烈刺痛并向背、肩、颈部放射，酷似心绞痛。反流物刺激咽部黏膜可引起咽喉炎，出现声嘶，咽部不适或异物感。

（一）诊断

胃食管反流临床表现复杂且缺乏特异性，临床发现不明原因反复呕吐、咽下困难、反复发作的慢性呼吸道感染、难治性哮喘、生长发育迟缓、反复出现窒息、呼吸暂停等症状时都应考虑到胃食管反流存在的可能性，一般多根据临床症状、胃镜检查等确诊。

（二）手诊特点

手少神，手触诊有凉感者为多，手形以火形、水形、木形为多，手色整体呈黄白色，艮区青紫色，指节暗，明堂灰暗无光泽，障碍纹多见于明堂区或震区。手诊特点如图 10－6 所示。

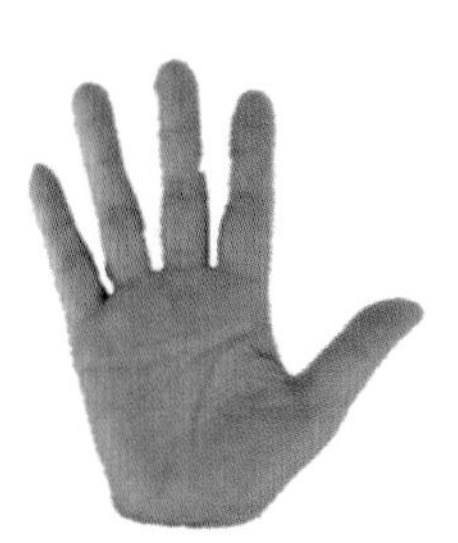
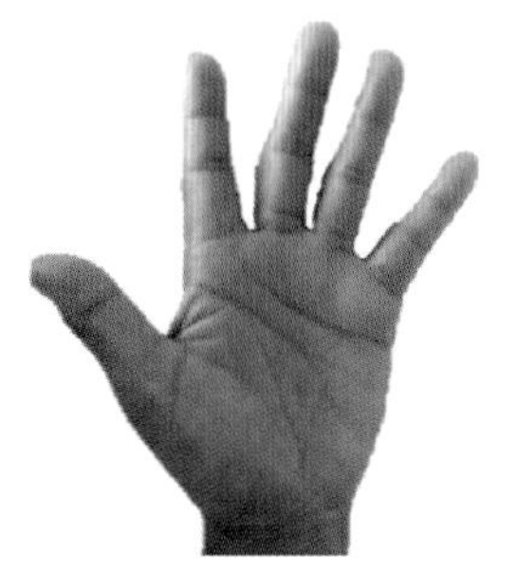
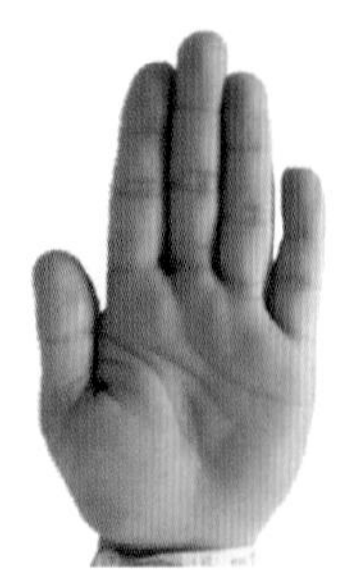

图 10－6　胃食管返流手象

二、慢性胃炎

慢性胃炎系指不同病因引起的各种慢性胃黏膜炎性病变，是一种常见病，其发病率在各种胃病中居首位。临床常见有慢性浅表性胃炎、慢性糜烂性胃炎和慢性萎缩性胃炎。慢性胃炎缺乏特异性症状，症状的轻重与胃黏膜的病变程度并非一致。大多数病人常无症状或有程度不同的消化不良症状如上腹隐痛、食欲缺乏、餐后饱胀、反酸等。慢性萎缩性胃炎患者可有贫血、消瘦、舌炎、腹泻等，个别病人伴黏膜糜烂时上腹痛较明显，并可有出血，如呕血、黑便。症状常常反复发作，无规律性腹痛，疼痛经常出现于进食过程中或餐后，多数位于上腹部、脐周、部分患者部位不固定，轻者间歇性隐痛或钝痛、严重者为剧烈绞痛。

（一）诊断

慢性胃炎症状无特异性，体征很少，X 线检查一般只有助于排除其他胃部疾病，确诊要靠胃镜检查及胃黏膜活组织检查。在我国有 50% ～80% 患者在胃黏膜中可找到幽门螺杆菌。

（二）手诊特点

手多为少神，重者失神，手触诊凉感、热感都可存在，常见手象表现为震区有长细小岛纹，或“千”字状纹、井字纹，或在艮区、震区下方出现细小紊乱的纹。明堂区或中指下方有疏浅的白色斑点或偏青暗色变，艮区常为暗晦色。如图 10－7 所示。

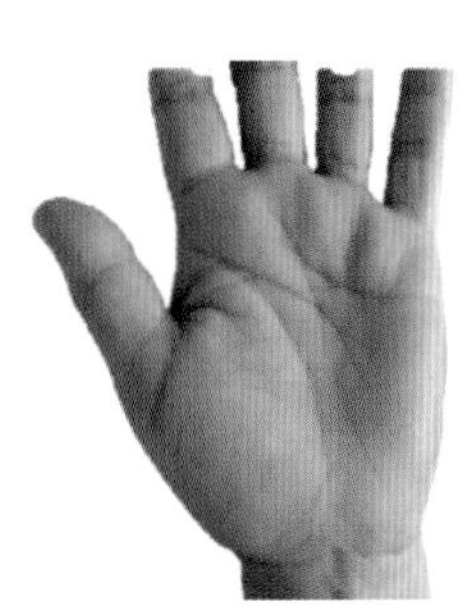
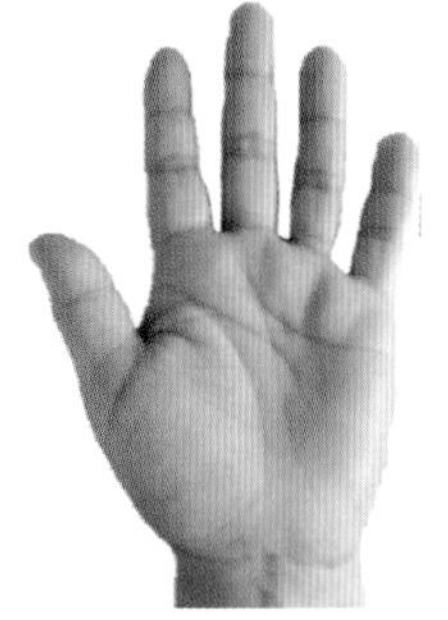
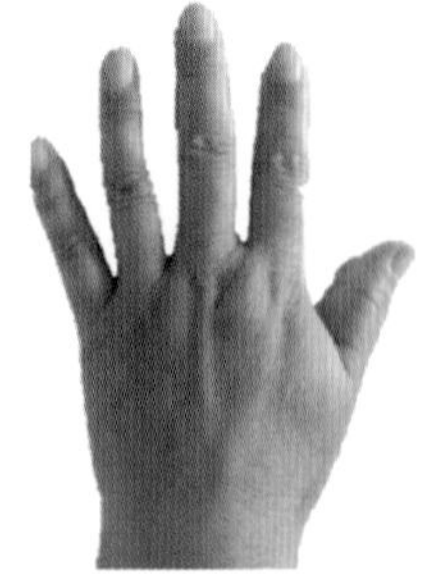

图 10－7　慢性胃炎手象

三、消化性溃疡

消化性溃疡主要指发生于胃和十二指肠的慢性溃疡，是一多发病、常见病。消化性溃疡疼痛特点是长期性、周期性和节律性，溃疡疼痛与饮食之间的关系具有明显的相关性和节律性。十二指肠溃疡的疼痛好发在两餐之间，持续不减直至下餐进食或服制酸药物后缓解。胃溃疡疼痛的发生较不规则，常在餐后 1 小时内发生，经 1 ~ 2 小时后逐渐缓解，直至下餐进食后再复出现上述节律。一般较轻而能耐受，持续性剧痛提示溃疡穿透或穿孔。疼痛常因精神刺激、过度疲劳、饮食不慎、药物影响、气候变化等因素诱发或加重；可因休息、进食、服制酸药、以手按压疼痛部位、呕吐等方法而减轻或缓解。

（一）诊断

消化性溃疡的诊断主要依靠内镜检查，其特征是因溃疡发生部位、病变程度或病理结论明确诊断。

（二）手诊特点

手象表现多为少神或失神，手触诊凉热感均可存在，手形以木形、土形、水形为多。手色可见全手紫红或花斑，明堂区发黄或其间挟有白斑，手指尖偏红色，指节呈紫色，明堂区可见少量多形态障碍纹，艮区常青暗，震区障碍纹增多，病史长者可出现天纹垂线纹，角形纹，十字纹等。如图 10 – 8 所示。

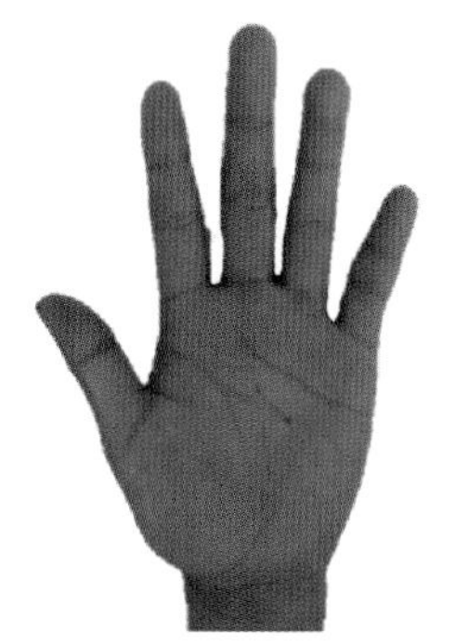
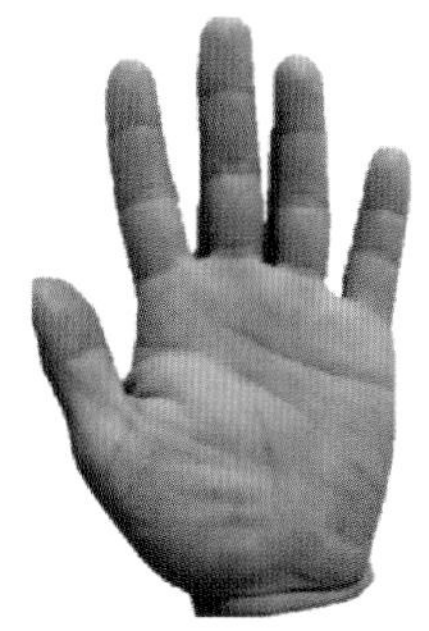
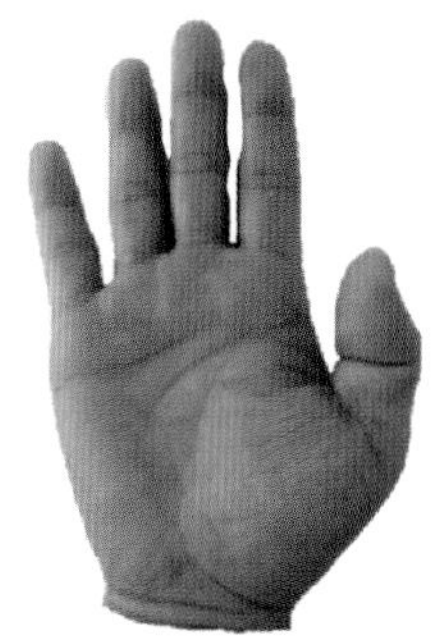

图 10 – 8　消化性溃疡手象

四、胃癌

胃癌是起源于胃黏膜上皮的恶性肿瘤，在我国各种恶性肿瘤中发病率居首位，胃癌发病有明显的地域性差别，在我国的西北与东部沿海地区胃癌发病率比南方地区明显为高。早期胃癌多数患者无明显症状，少数人有恶心、呕吐或是类似溃疡病的上消化道症状。随着肿瘤的生长，影响胃功能时才出现较为明显的症状，但均缺乏特异性。疼痛与体重减轻是进展期胃癌最常见的临床症状。患者常有较为明确的上消化道症状，如上腹不适、进食后饱胀，随着病情进展上腹疼痛加重，食欲下降、乏力。贲门胃底癌可有胸骨后疼痛和进行性吞咽困难；幽门附近的胃癌有幽门梗阻表现。当肿瘤破坏血管后，可有呕血、黑便等消化道出血症状；如肿瘤侵犯胰腺被膜，可出现向腰背部放射的持续性疼痛；如肿瘤溃疡穿孔则可引起剧烈疼痛甚至腹膜刺激征象；肿瘤出现肝门淋巴结转移或压迫胆总管时，可出现黄疸；远处淋巴结转移时，可在左锁骨上触及肿大的淋巴结。晚期胃癌患者常可出现贫血、消瘦、营养不良甚至恶病质等表现。

（一）诊断

病史、体格检查及实验室检查符合胃癌特点，且 X 线气钡双重造影或内镜发现占位性病变，即可临床诊断胃癌，但最终确诊胃癌还须根据活组织检查或细胞学检查结果。通过胃镜检查及活检获得胃癌定性诊断后，还需进行一系列影像学检查，进行胃癌的分期诊断。

（二）手诊特点

手象表现为失神或无神，手部触诊指弹性差，多为凉感，少数有热感，手形以火形、金形、水形为多见。手色可表现在明堂区明显色泽暗，发乌晦暗无光泽，形态凹陷，指根发黄或有褐色斑，指节暗，手掌乾区、坤区有褐色斑点 ，艮区色青紫，手部障碍纹多出现在明堂、震区、离区，震区横纹，大鱼际可见天纹垂线纹，明堂区角形纹、十字纹、田字纹、月形纹、岛状纹均可不同程度出现，天纹障碍纹可在各病期出现。手诊特点如图 10 -9 所示：

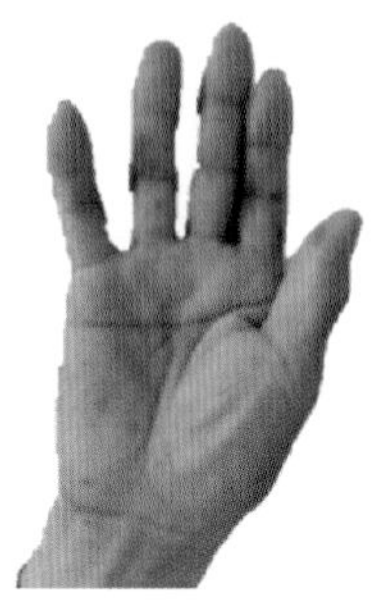
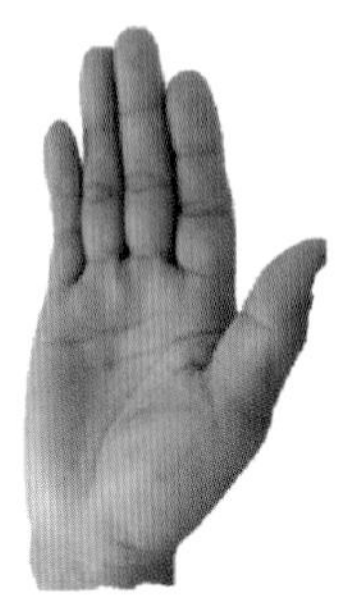
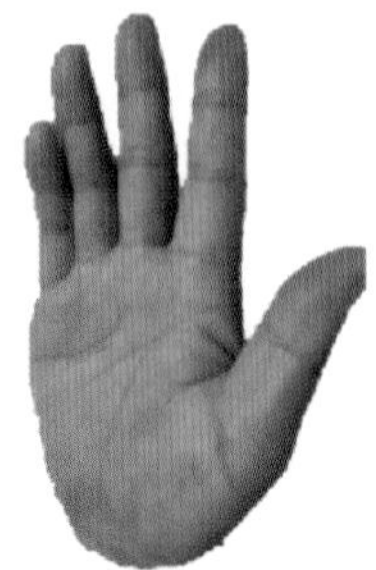

图 10 -9　胃癌手象

五、胰腺炎

胰腺炎是胰腺因胰蛋白酶的自身消化作用而引起的。胰腺有水肿、充血，或出血、坏死。临床上出现腹痛、腹胀、恶心、呕吐、发热等症状。化验血和尿中淀粉酶含量升高。

急性胰腺炎发作前多有暴饮暴食或胆道疾病史。程度不一，轻者为钝痛，重者多呈持续性绞痛。多数患者起病即呕吐胃内容物，甚至呕吐胆汁，吐后腹痛并不缓解。多数急性胰腺炎患者出现中度发热，一般持续 3 ~5 天。患者有不同程度的脱水，频繁呕吐者可发生代谢性碱中毒，重症胰腺炎常伴有代谢性酸中毒、低钙血症、血糖升高、低血钾、低血镁。

（一）诊断

1. 急性胰腺炎诊断应具备以下 4 项标准：（1）具有典型的临床表现，如上腹痛或恶心呕吐，伴有上腹部压痛或腹膜刺激征；（2）血清、尿液或腹腔穿刺液有胰酶含量增加；（3）图像检查（超声、CT）显示有胰腺炎症或手术所见或尸检病理检查证实有胰腺炎病变；（4）能除外其他类似临床表现的病变。

2. 慢性胰腺炎

慢性胰腺炎常有急性胰腺炎病史，确诊标准：（1）腹部 B 超：胰腺组织内有胰石存在。（2）CT：胰腺内钙化，证实有胰石。（3）经内镜逆行性胰胆管造影术（ERCP）：胰腺组织内胰管及其分支不规则扩张并且分布不均匀；主胰管部分或完全阻塞，含有胰石或蛋白栓子。（4）分泌试验：重碳酸盐分泌减少，伴胰酶分泌或排出量降低。（5）组织学检查：组织切片可见胰腺外分泌组织破坏、减少，小叶间有片状不规则的纤维化，但小叶间纤维化并非慢性胰腺炎所特有。（6）胰腺假性囊肿形成。

（二）手诊特点：

手表现为少神、失神，手形以金形为多，也可见木形，水形，全手色大致黄白为主，指尖红，乾区艮区紫红花斑，坎区灰暗或暗红，明堂色灰暗。手纹多见大鱼际可变纹，明堂区十字纹、米字纹和中指下天纹垂线纹及震区横纹。手诊特点如图 10－10 所示。

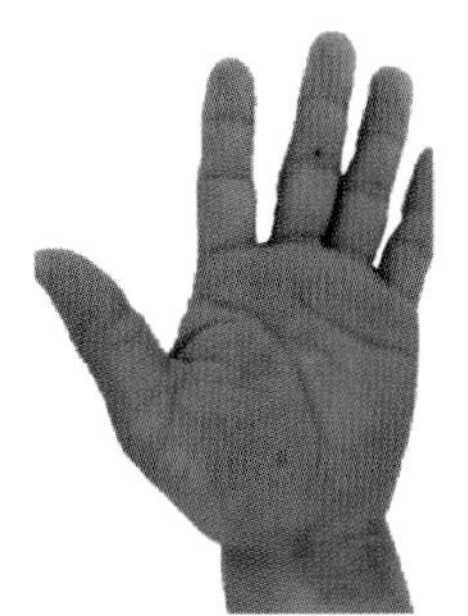
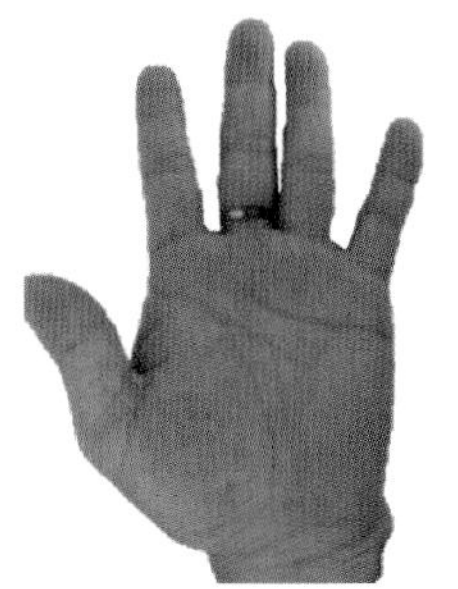
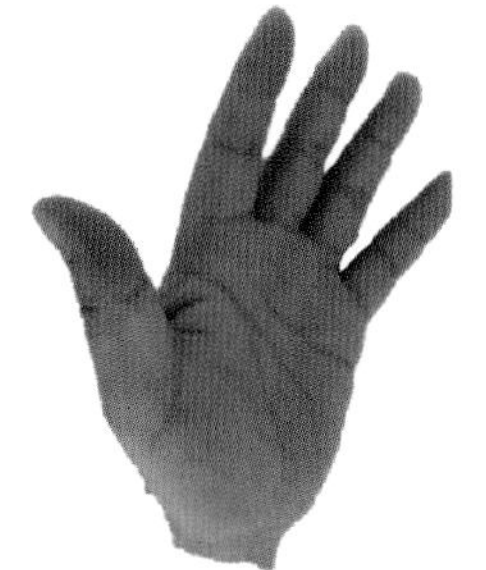

图 10－10　胰腺炎手象

六、胆囊炎

胆囊炎是较常见的疾病，发病率较高。根据其临床表现和临床经过，又可分为急性和慢性两种类型，常与胆石症合并存在。急性胆囊炎，疼痛常突然发作，呈绞痛样。胆囊管非梗阻性急性胆囊炎时，右上腹疼痛一般不剧烈，多为持续性胀痛，随着胆囊炎症的进展，疼痛亦可加重，疼痛呈放射性，最常见的放射部位是右肩部和右肩胛骨下角等处。

（一）诊断

1. 急性胆囊炎：右上腹剧痛或绞痛，疼痛常突然发作，多发生在进食高脂食物后，恶心、呕吐是最常见的症状，轻型病例常有畏寒和低热；重型病例则可有寒战和高热，热度可达39℃以上，如有黄疸一般程度较轻。

2. 慢性胆囊炎：表现持续性右上腹钝痛或不适感；有恶心、嗳气、反酸、腹胀和胃部灼热等消化不良症状；右下肩胛区疼痛；进食高脂或油腻食物后症状加重；病程长，病情经过有急性发作和缓解相交替的特点，急性发作时与急性胆囊炎症状同，缓解期有时可无任何症状。

（二）手诊特点

手表现为少神、失神，手形以火形为主，亦有木形，手色表现为巽区瘀斑，坤区、乾区瘀斑瘀点，坎区青白点或青紫色，明堂色灰暗，坤区、乾区可有障碍纹。手诊特点如图10－11所示。

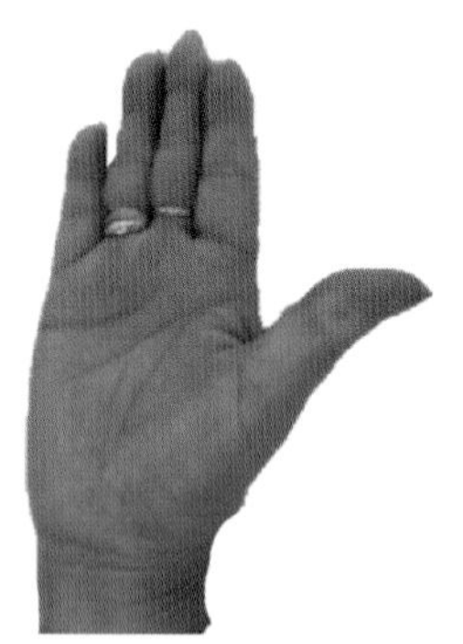
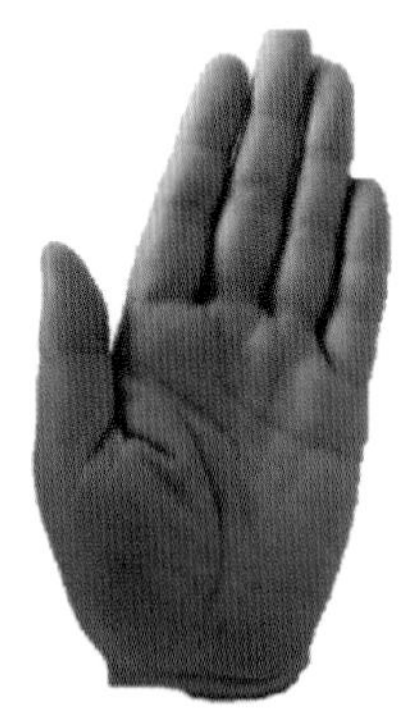
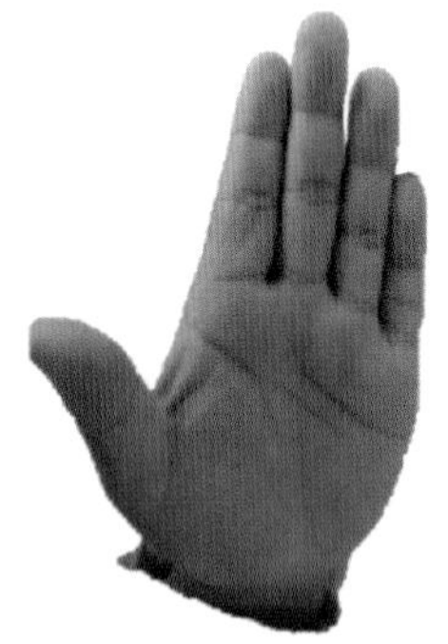

图10－11　胆囊炎手象

七、肝硬化

肝硬化是临床常见的慢性进行性肝病，由一种或多种病因长期或反复作用形成的弥漫性肝损害。早期由于肝脏代偿功能较强可无明显症状，后期则以肝功能损害和门脉高压为主要表现，并有多系统受累，晚期常出现上消化道出血、肝性脑病、继发感染、脾功能亢进、腹水、癌变等并发症。

（一）诊断

1. 代偿期可有肝炎临床表现，亦可隐匿起病。可有轻度乏力、腹胀、肝脾轻度肿大、轻度黄疸，肝掌、蜘蛛痣。

2. 失代偿期有肝功损害及门脉高压症候群。乏力、消瘦、面色晦暗，尿少、下肢水肿。食欲减退、腹胀、胃肠功能紊乱甚至吸收不良综合征。齿龈出血、鼻衄、紫癜、贫血。蜘蛛痣、肝掌、皮肤色素沉着、女性月经失调、男性乳房发育、腹腔积液、脾大、脾功能亢进。

（二）手诊特征：

手表现为少神、失神甚至无神，手触感指掌硬韧，弹力尽逐消失或有热感，手形以火形、金形为多，手色表现为震区，乾区有紫红色瘀斑，指根发黄，指节发暗，明堂色黄，坤区有瘀斑，巽区、震区、艮区多障碍纹，大鱼际可变纹，明堂近拇指根部出现毛状、角形、十字形障碍纹。如图 10 – 12 所示。

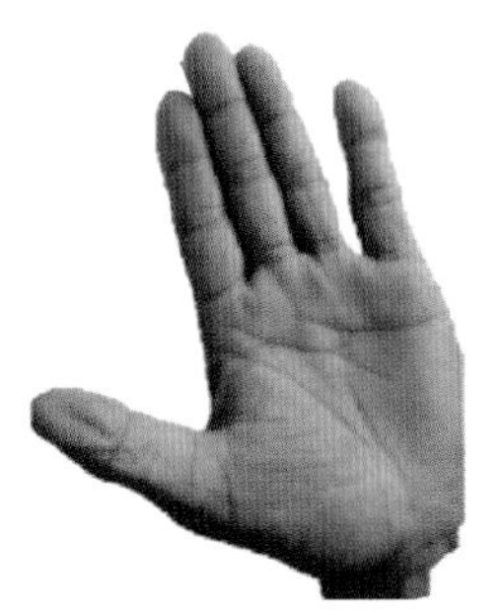
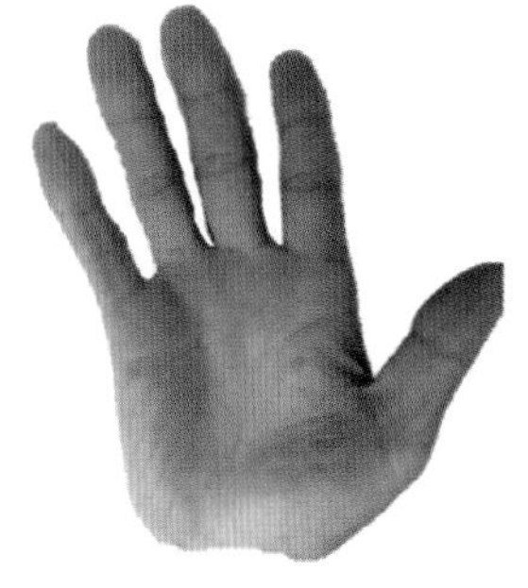
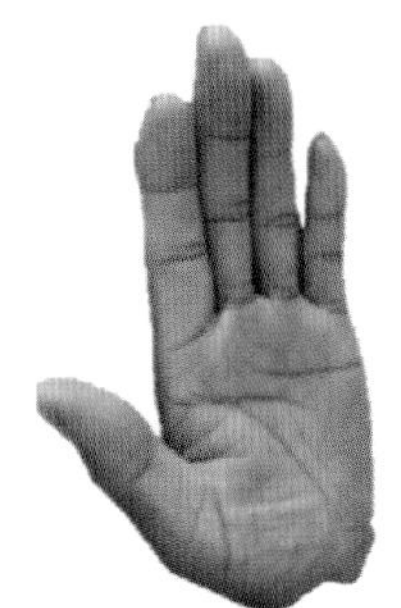

图 10 – 12　肝硬化手象

八、门脉高压症

门脉高压是一组由门静脉压力持久增高引起的症候群。大多数由肝硬化引起，少数继发于门静脉主干或肝静脉梗阻以及原因不明的其他因素。当门静脉血不能顺利通过肝脏回流入下腔静脉就会引起门静脉压力增高。表现为门 – 体静脉间交通支开放，大量门静脉血在未进入肝脏前就直接经交通支进入体循环，从而出现腹壁和食管静脉扩张、脾脏肿大和脾功能亢进、肝功能失代偿和腹水等。最为严重的是食管和胃连接处的静脉扩张，一旦破裂就会引起严重的急性上消化道出血危及生命。

（一）诊断

主要临床表现有：脾脏肿大、腹水、门体侧支循环的形成及门脉高压性胃肠病，以门体侧支循环的形成最具特征性。这些临床表现常伴有相应的并发症，如脾功能亢进、原发性腹膜炎、消化道出血、肝性脑病及低蛋白血症等。

（二）手诊特点

手表现为少神、失神或无神，手触感硬韧，失弹性。手形以木形、土形为多，手色表现明显，全掌色紫暗，散在白点，可呈花斑手，指腹色红，明堂黄色晦暗无光泽，小鱼际、兑、乾区出现紫红斑，震区、巽区红斑，横纹、斜形纹增多，明堂、坎上方可出现毛状纹、角形纹、十字纹。如图 10 – 13 所示。

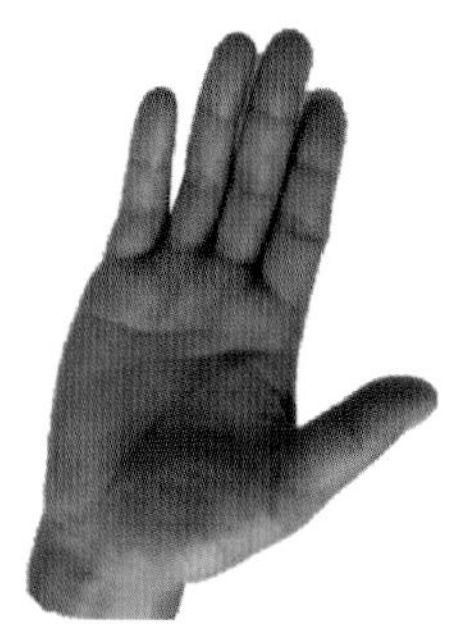 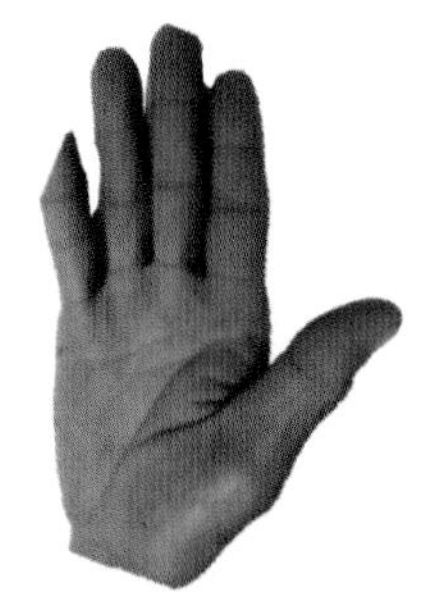 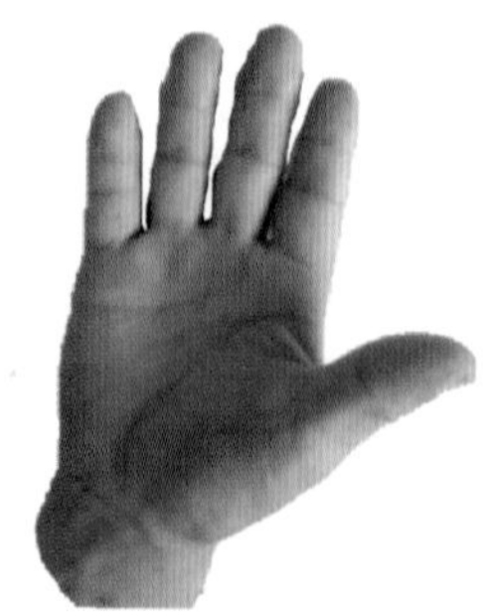

图 10－13　门脉高压症手象

九、肝癌

肝脏恶性肿瘤可分为原发性和继发性两大类。前者称为原发性肝癌，起源于肝脏的上皮或间叶组织，是我国高发的、危害极大的恶性肿瘤；后者一般多见于胃、胆道、胰腺、结直肠、卵巢、子宫、肺、乳腺等器官恶性肿瘤的肝转移。

（一）诊断

患者多有肝病史，早期原发性肝癌常症状多为乏力、消化功能失调、腹胀等，中晚期肝癌的症状则较多，常见的临床表现有肝区疼痛、腹胀、纳差、乏力、消瘦，进行性肝大或上腹部包块等；部分患者有低热、黄疸、腹泻、上消化道出血；肝癌破裂后出现急腹症表现等。也有症状不明显或仅表现为转移灶的症状。并发症常见的有上消化道出血、肝癌破裂出血、肝肾衰竭等。

继发性肝癌的临床表现上腹或肝区闷胀不适或隐痛，随着病情发展，患者出现乏力、食欲差、消瘦或发热等。体检时在中上腹部可扪及肿大的肝脏，或质地坚硬有触痛的硬结节，晚期患者可出现贫血、黄疸和腹水等。多在其他肿瘤治疗前后全面检查或在手术探查时发现原发肿瘤。部分患者经多种检查无法找到原发癌灶。

（二）手诊特点

手表现为失神、无神，手触感硬韧而失弹性，有热或凉感，手形以火形、金形、水形为多。手色表现为全手较重的紫红色瘀斑，其小鱼际、大鱼际、兑、乾区、震、巽区为主。指腹色红，明堂、震区塌陷，指根青黑晦暗，晚期病人全手色晦暗，部分患者天、人纹界限变模糊不清，艮区、巽区、离区、明堂有米字纹或十字纹。如图 10－14 所示。

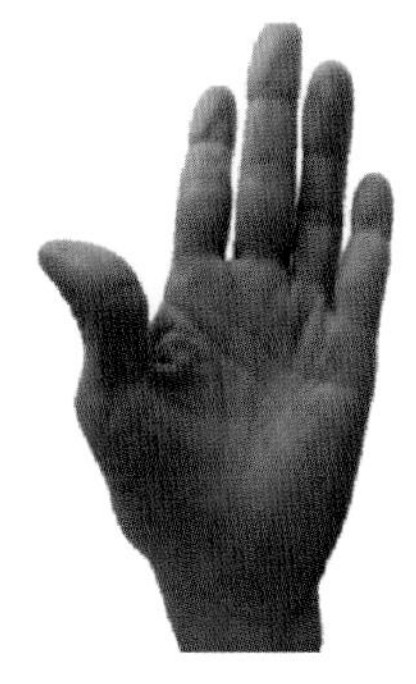 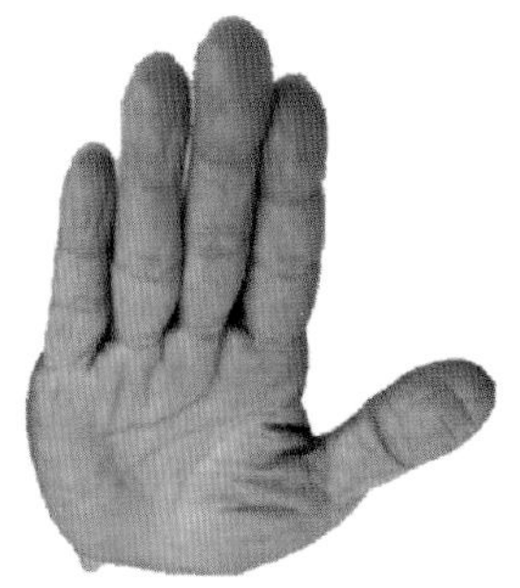 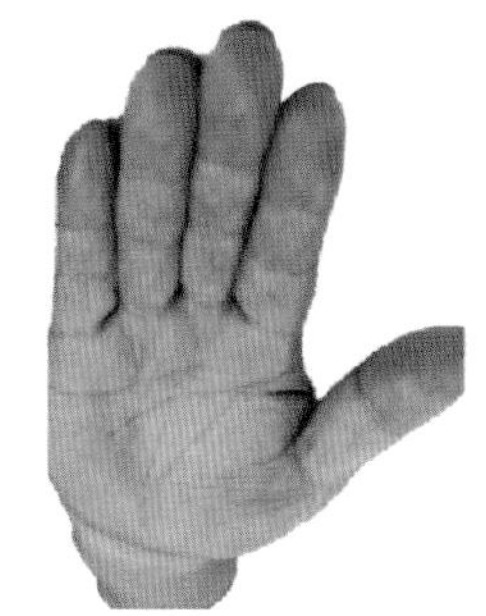

图 10－14　肝癌手象

第四节　泌尿系统疾病

一、尿路感染

尿路感染又称泌尿系统感染，是尿路上皮对细菌侵入导致的炎症反应，通常伴随有菌尿和脓尿。尿路感染根据感染部位分为上尿路感染和下尿路感染；根据两次感染之间的关系可分为孤立或散发性感染和复发性感染，复杂性尿路感染及尿脓毒血症。尿路感染常多发于女性，尤其多发于性生活活跃期及绝经后女性。

（一）诊断

急性尿路感染发病突然，女性患者发病多与性活动有关。主要表现是膀胱刺激征，即尿频、尿急、尿痛，膀胱区或会阴部不适及尿道烧灼感；尿频程度不一，严重者可出现急迫性尿失禁；尿混浊、尿液中有白细胞，常见终末血尿，有时为全程血尿，甚至见血块排出。全身感染的症状如寒战、高热、头痛、恶心、呕吐、食欲不振等，常伴有血白细胞计数升高和血沉增快。

（二）手诊特点

手少神或失神，手形以火形、金形、木形为多，手触感常有热感，手呈紫红色或紫红花斑，坎区、艮区色青暗或暗红。坤区有密集竖纹或米字纹、十字纹和岛纹，亦可见人兑纹，病期长者地纹尾端有岛状纹。如图 10－15 所示。

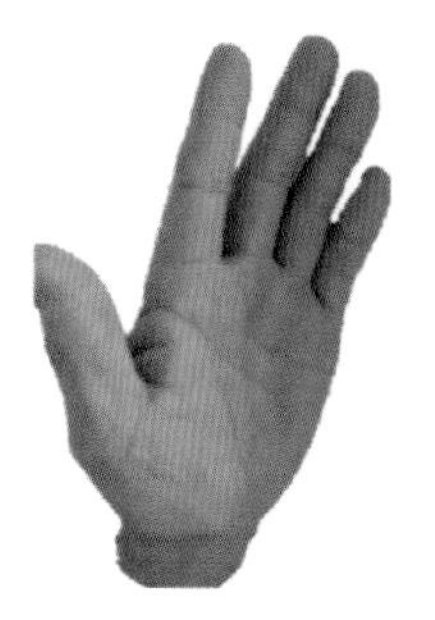
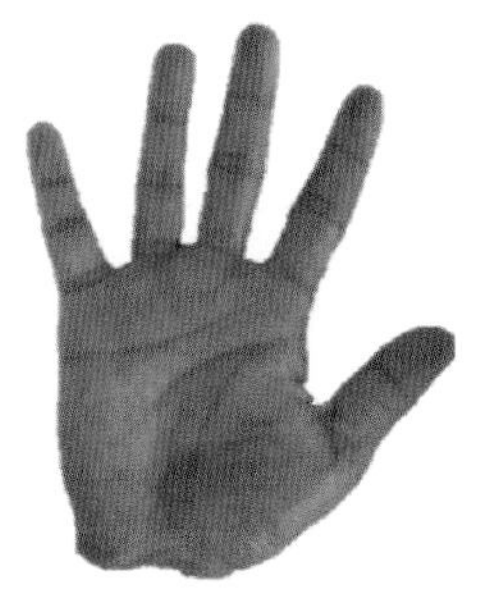
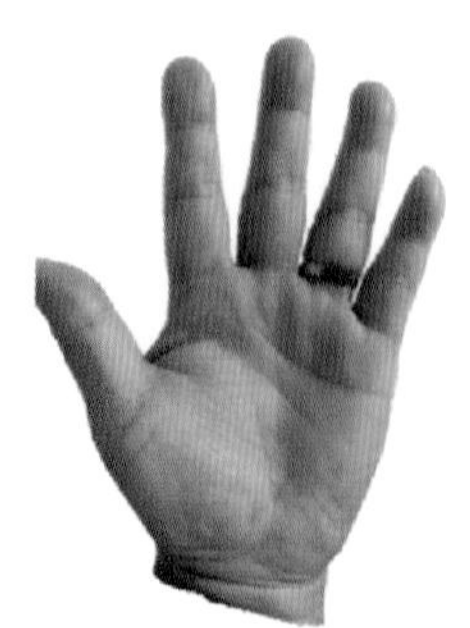

图 10－15 尿路感染手象

二、肾小球肾炎

肾小球肾炎是常见的肾脏病，临床表现为一组症候群。肾小球肾炎共同的表现为（可不同时出现）：水肿、蛋白尿、血尿、高血压，尿量减少或无尿，肾功能下降等。

（一）诊断

水肿可出现眼睑、颜面、下肢、会阴部和生殖器水肿。轻者仅有体重增加（隐性水肿），重者可全身肿胀，甚至出现胸腔和腹腔积液。蛋白尿主要表现为尿中泡沫增多，且长久不消失。出现高血压、贫血、肾功能不全和尿毒症。

（二）手诊特点

手少神或失神，手部触诊常有凉感，手形以金形、水形为主，全手色暗红或花斑，坎区红或花斑，明堂发黄，坎区有白斑或深红色斑，指甲根部白色，尖端发红。手纹表现多样，震区横纹，大鱼际可变纹多见，明堂、坎区可见角形、十字、米字、月形等多种障碍纹。如图 10－16 所示。

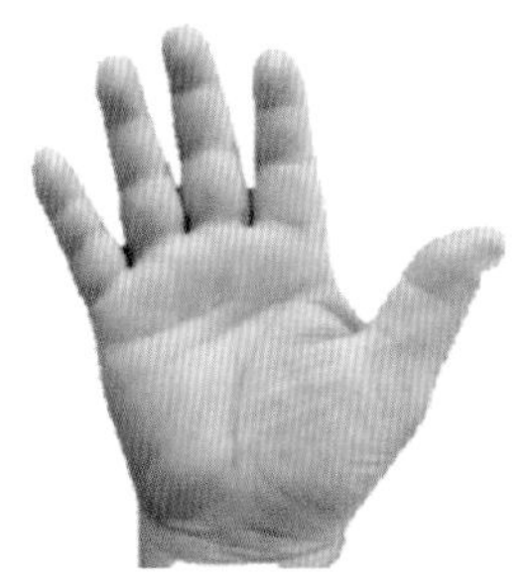
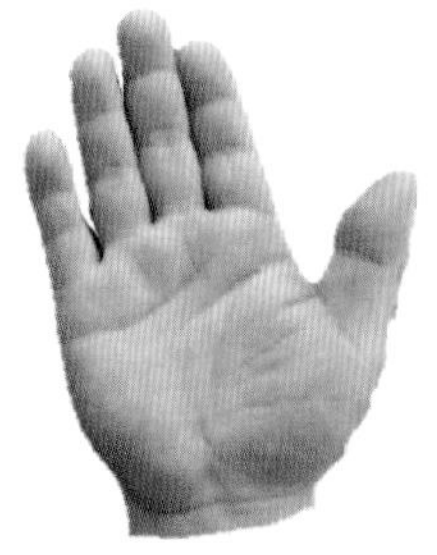
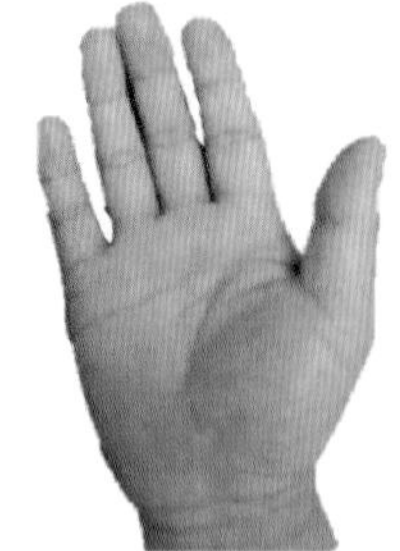

图 10－16 肾小球肾炎手象

三、肾病综合征

肾病综合征可由多种病因引起，常见为慢性肾病肾小管破坏因素引起。表现为大量蛋白尿、低蛋白血症、高度水肿、血中尿素氮肌酐升高的一组临床症候群。

（一）诊断

最基本的特征是大量蛋白尿、低蛋白血症、水肿（高度）和高脂血症，以肾功变化及其他代谢紊乱为特征的一组临床症候群。

大量蛋白尿是患者最主要的临床表现，也是肾病综合征的最基本的病理生理机制。患者易产生感染、血液高凝状态、微量元素缺乏、内分泌紊乱和免疫功能低下等并发症，以及水肿和尿毒症。

（二）手诊特点：

手失神或无神，手触诊指弹性减低，皮肤粗糙感，手形以火形、金形、水形为多，手色苍白浮肿，手部络脉不明显，病程较长者手色晦暗，或紫红，鱼际区青紫，手色晦暗灰黑或枯干如木。离区横纹，震区横纹，天纹垂线纹，天纹毛状、大鱼际可变纹；坎区、艮区、明堂可见角形、十字、月形、米字等障碍纹。如图 10－17 所示。

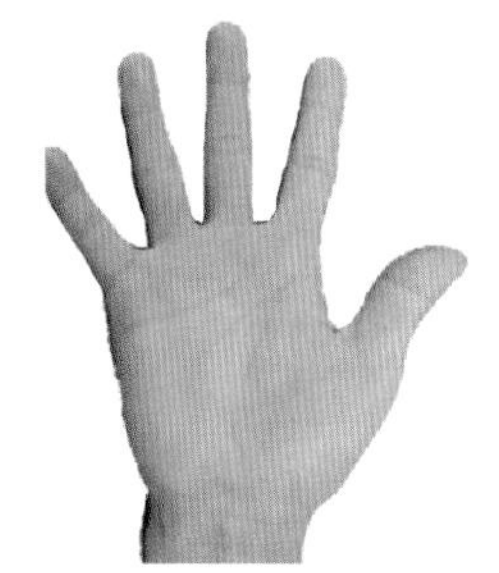
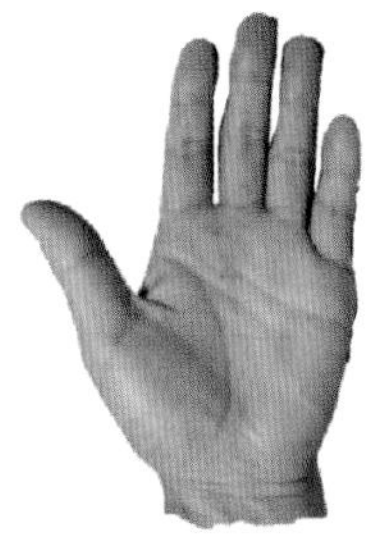
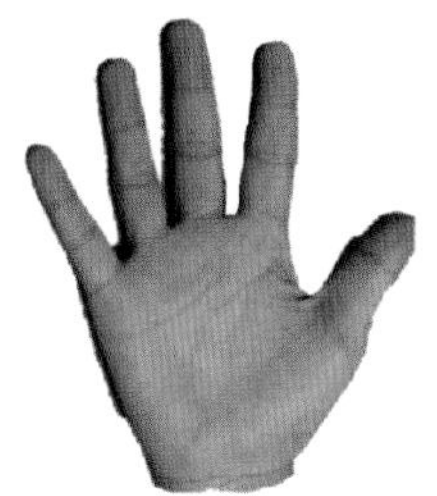

图 10－17　肾病综合征手象

第五节　血液系统疾病

一、贫血

贫血是指人体外周血红细胞容量减少，低于正常范围下限的一种常见的临床症状。临床上常以血红蛋白（Hb）浓度界定。血液病学家认为在我国海平面地区，成年男性 Hb＜120g/L，成年女性（非妊娠）Hb＜110g/L，孕妇 Hb＜100g/L 就为贫血。

（一）诊断

贫血最早出现的症状有头晕、乏力、困倦，最突出的体征是面色苍白。重度贫血时，即使平静状态也可能有气短甚至端坐呼吸。长期贫血会导致贫血性心脏病，心律失常和心功能不全，还可以出现消化不良，腹部胀满、食欲减低。长期贫血影响睾酮的分泌，减弱男性特征；对女性，因影响女性激素的分泌而导致月经异常，如闭经或月经过多。在男女两性中性欲减退等。

（二）手诊特点：

手少神或失神，触感凉或热感，手形以火形、金形、木形为多。手色苍白或暗灰白，无光泽。手指肉阜晦干。手天、地、人纹变浅，离区、震区细浅形态不整的障碍纹增多，地纹尾端有断裂。如图 10－18 所示。

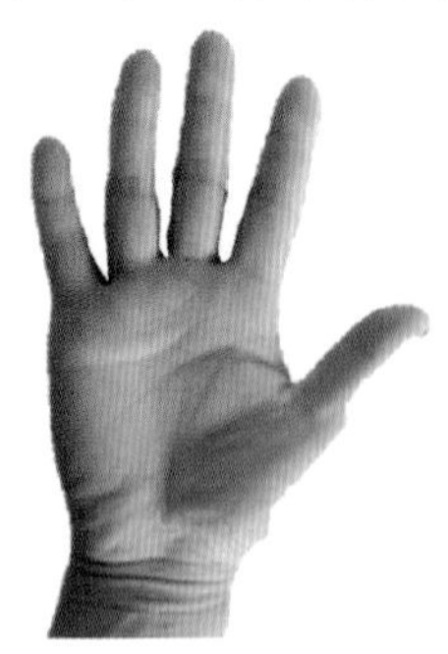
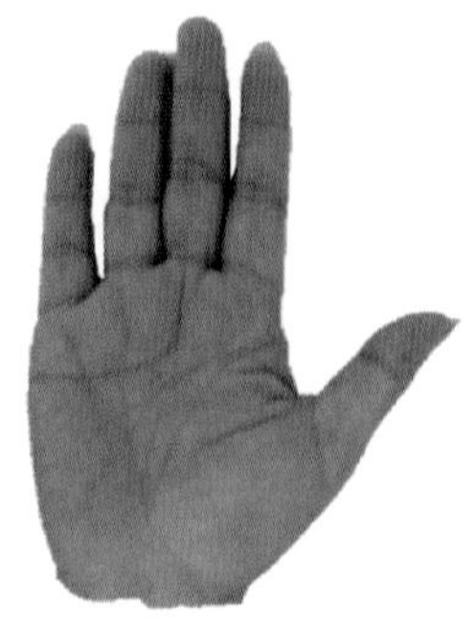
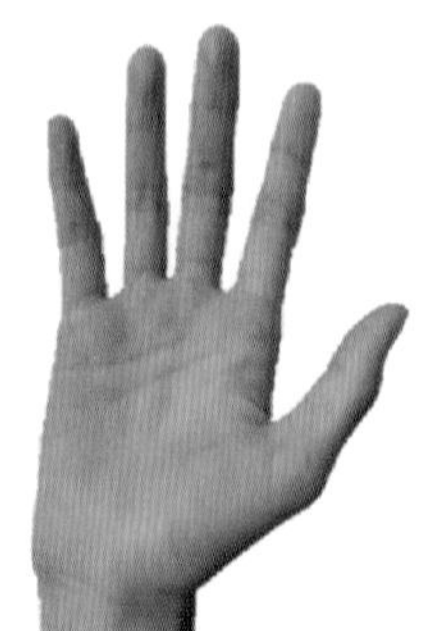

图 10－18　贫血手象

二、白血病

白血病是一类造血干细胞恶性克隆性疾病。克隆性白血病细胞因为增殖失控、分化障碍、凋亡受阻等机制在骨髓和其他造血组织中大量增殖累积，并浸润其他非造血组织和器官，同时抑制正常造血功能。临床可见不同程度的贫血、出血、感染发热以及肝、脾、淋巴结肿大和骨骼疼痛。

（一）诊断

儿童及青少年急性白血病多起病急骤。常见的首发症状包括发热、进行性贫血、显著的出血倾向或骨关节疼痛等。起病缓慢者以老年及部分青年病人居多，病情逐渐进展。此外，少数患者可有抽搐、失明、牙痛、牙龈肿胀、心包积液、双下肢截瘫等为首发症状。

（二）手诊特点：

手少神或无神，手色暗晦或灰白或黄，无明显手型多发特点。指尖色红，明堂、艮、离、坎区均有瘀斑，指节暗。手震区萎缩纹，明堂障碍纹，在人纹中部、尾部可见大岛状纹，天纹中部亦可出现岛状纹。如图 10－19 所示。

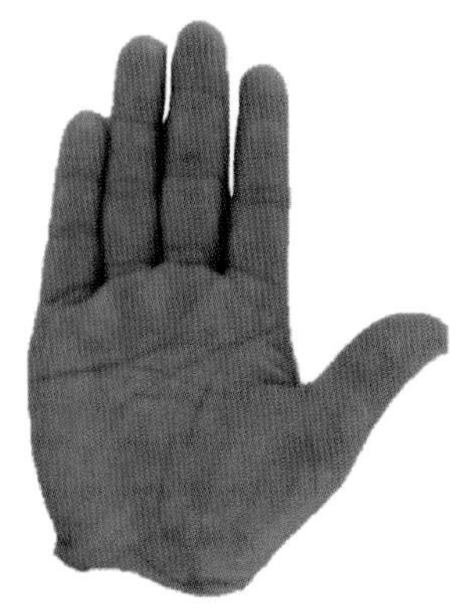
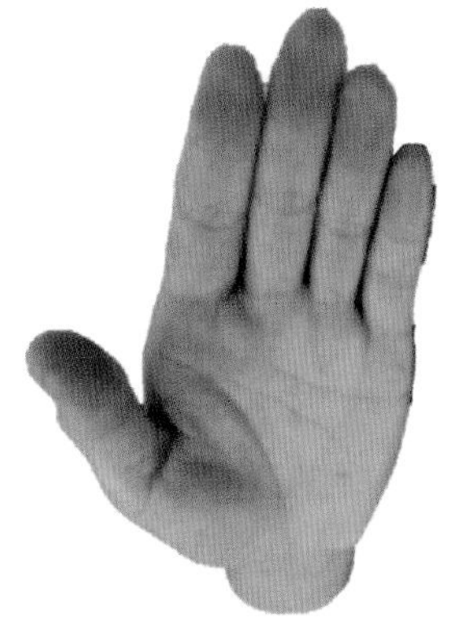
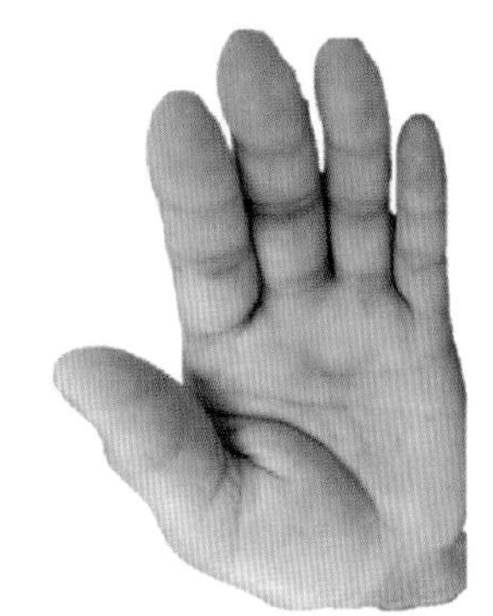

图 10－19　白血病手象

第六节　其他疾病

一、糖尿病

糖尿病是一组以高血糖为特征的代谢性疾病。高血糖则是由于胰岛素分泌缺陷或其生物作用受损，或两者兼有引起。糖尿病时长期存在的高血糖，导致各种组织，特别是眼、肾、心脏、血管、神经的慢性损害、功能障碍。

（一）诊断

严重高血糖时出现典型的“三多一少”症状，多饮、多尿、多食和消瘦，多见于1 型糖尿病。发生酮症或酮症酸中毒时“三多一少”症状更为明显。疲乏无力，肥胖多见于2 型糖尿病。2 型糖尿病发病前常有肥胖，若得不到及时诊断，体重会逐渐下降。

（二）手诊特点

手少神或失神，手触感松懈，热感多见。手形以火形、水形、木形为多。十个指端红于掌色。手指花斑，乾区花斑，震区红，巽离区花斑，明堂暗，无名指下丘上的红色用手压之不退。震区可见横纹，大鱼际可变纹，病程长者可见天纹垂线纹，乾横纹，亦可见人兑纹、人乾纹、天离纹，明堂、离区可出现十字纹、角形纹、米字纹、田字纹、井字纹等障碍纹。如图 10－20 所示。

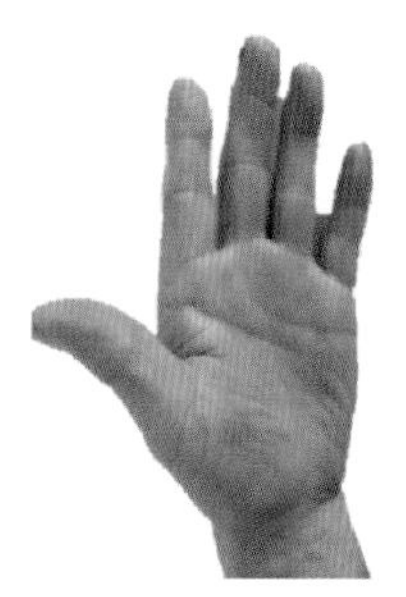
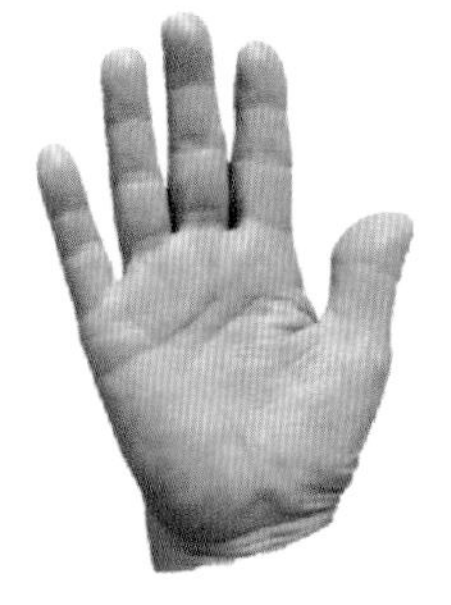
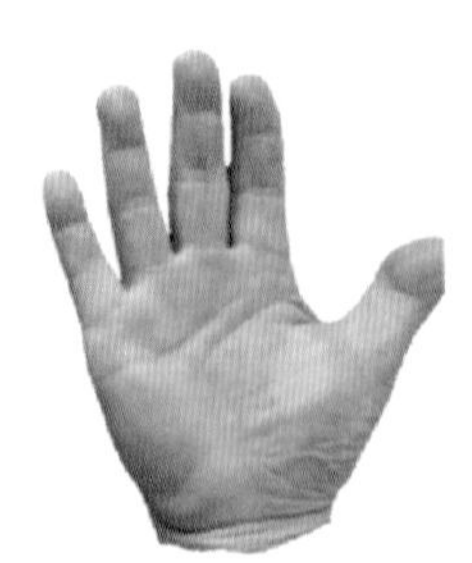

图 10－20　糖尿病手象

二、甲状腺功能亢进

甲状腺功能亢进简称“甲亢”，是由于甲状腺合成释放过多的甲状腺激素，造成机体代谢亢进和交感神经兴奋，引起心悸、出汗、进食和便次增多和体重减少的病症。多数患者还常同时有突眼、眼睑水肿、视力减退等症状。

（一）诊断

患者表现体重减少；产热增多，表现怕热出汗，个别患者出现低热；临床表现心悸、心动过速，失眠，对周围事物敏感，情绪波动，甚至焦虑。甲亢患者长期没有得到合适治疗，会引起消瘦和甲亢性心脏病。患者消瘦常常容易患急性传染病感染致残或死亡。甲亢性心脏病引起心脏扩大，致心律失常、心房纤颤或心力衰竭。

（二）手诊特点

手少神，触感热，手掌潮湿感。手形以火形、金形、土形为多，手色表现为手指花斑，乾区花斑，震区色红，巽、离区花斑，明堂色暗。天纹与人纹间有井字纹，人纹和地纹起端有较大岛状纹，离位有红色凸起，坎位有苍白凹陷。震区、离区多种形态障碍纹。如图 10－21 所示。

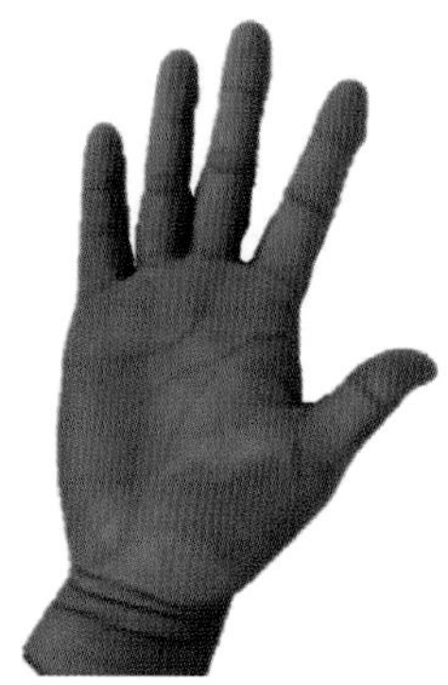
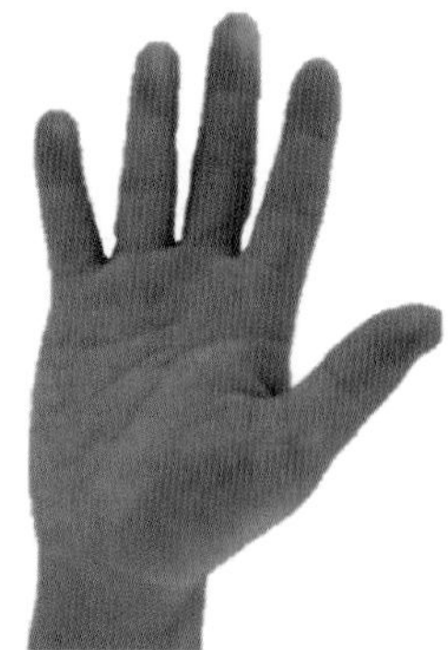
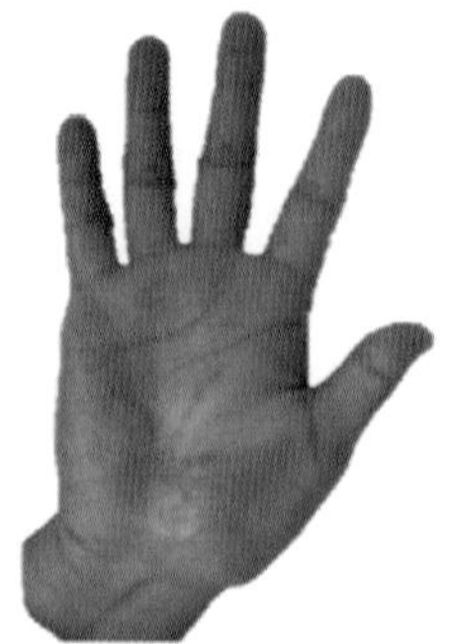

图 10－21　甲状腺功能亢进手象

三、脑梗死

旧称脑梗塞，又称缺血性脑卒中。是指因脑部血液供应障碍，缺血、缺氧所导致的局限性脑组织的缺血性坏死或软化。脑梗死的临床常见类型有脑血栓形成、腔隙性梗死和脑栓塞等，临床表现以猝然昏倒、不省人事、半身不遂、言语障碍、智力障碍为主要特征。

（一）诊断

脑梗死常见的症状有：头痛、头昏、头晕、眩晕、恶心、呕吐、运动性和（或）感觉性失语甚至昏迷。脑梗死的梗死面积小于 1.5mm^2，表现为：亚急性起病、头昏、头晕、步态不稳、肢体无力，少数有饮水呛咳，吞咽困难；也可有偏瘫、偏身感觉减退，部分患者没有定位体征。双眼向病灶侧凝视、中枢性面瘫及舌瘫、假性延髓性麻痹，如饮水呛咳和吞咽困难。中等面积梗死以基底核区侧脑室体旁丘脑、双侧额叶、颞叶区发病多见。表现为：突发性头痛、眩晕、频繁恶心、呕吐、神志清醒，偏身瘫痪或偏身感觉障碍、偏盲、中枢性面瘫及舌瘫、假性延髓性麻痹、失语等。大面积梗死患者起病急骤，表现危重，可以有偏盲偏瘫、偏身感觉减退甚至四肢瘫、脑疝、昏迷等。

（二）手诊特点

手失神或无神，手触感僵硬，失活性或凉热感并现。手形以火形、土形为多，手掌呈现红色或白色相杂，并有黄色斑点。手上各丘有脂肪堆隆起，颜色鲜红。乾位、艮位有脂肪丘隆起。鱼际区色紫，络脉隐现，小鱼际区色红，部分伴砂点。手纹变化复杂多样，有健康纹、事业纹、坎金纹（太阳线）者均可发生变化。亦可出现离区横纹，震区横纹，大鱼际可变纹，天纹垂线纹 ，人兑纹，人乾纹，贯桥纹，金星纹及离、明堂区十字纹、米字纹、角形纹、岛状纹等障碍纹。如图 10－22 所示。

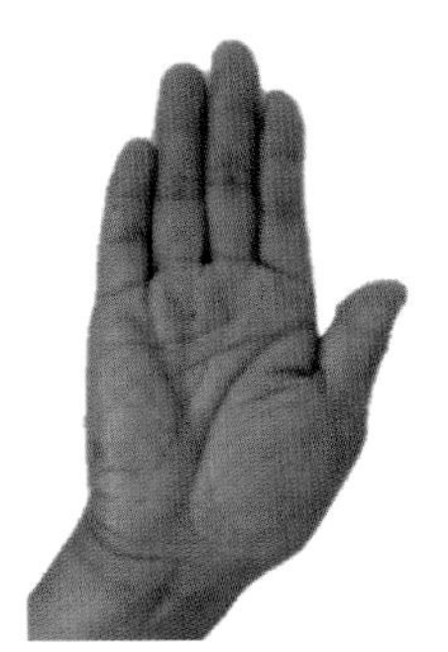
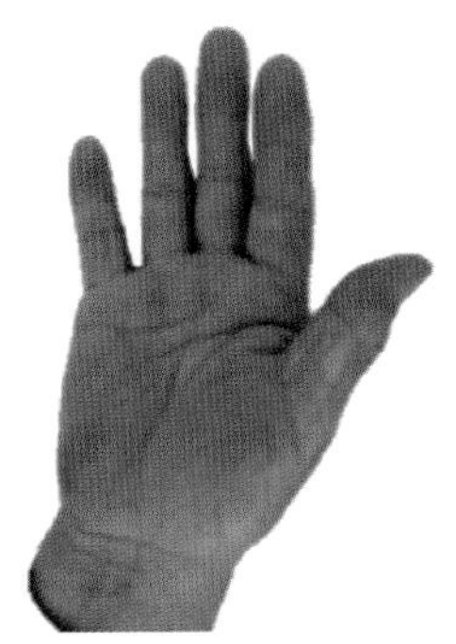
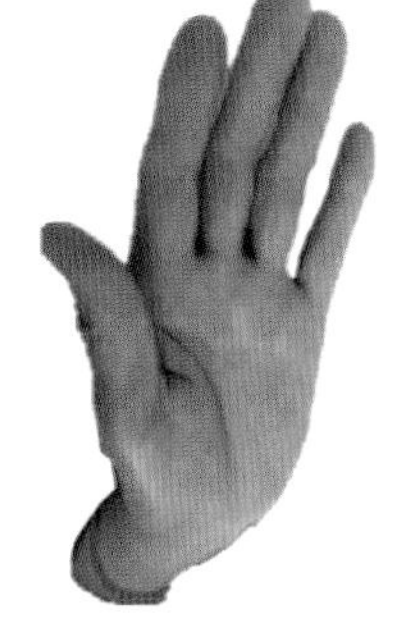

图 10－22 脑梗死手象

四、盆腔炎

盆腔炎是指女性生殖器官、子宫周围结缔组织及盆腔腹膜的炎症。慢性盆腔炎症往往是急性期治疗不彻底迁延而来，其发病时间长，病情较顽固。细菌逆行感染，通过子宫、输卵管而到达盆腔。

（一）诊断

1. 急性盆腔炎下腹痛、发热、阴道分泌物增多，腹痛为持续性，活动或性交后加重。若病情严重可有寒战、高热、头痛、食欲不振。月经期发病者可出现经量增多，经期延长，若盆腔炎包裹形成盆腔脓肿可引起局部压迫症状，压迫膀胱可出现尿频、尿痛、排尿困难；压迫直肠可出现里急后重等直肠症状。急性盆腔炎进一步发展可引起弥漫性腹膜炎、败血症、感染性休克，严重者可危及生命。慢性盆腔炎是由于急性盆腔炎未能彻底治疗或患者体质较差，病程迁延所致，慢性盆腔炎的症状是下腹部坠胀，疼痛及腰骶部酸痛，常在劳累、性交后及月经前后加剧。其次是月经异常，月经不规则。病程长时部分妇女可出现精神不振、周身不适、失眠等神经衰弱症状。往往经久不愈，反复发作，导致不孕、输卵管妊娠等。

（二）手诊特点

手少神，手形以火形、金形、水形为多，手触感以凉为主，少者有热感，坎位平坦低陷，有散乱的暗斑或灰暗色，明堂色青暗，青脉出现。地纹尾部散乱变浅，常呈羽毛形样纹；地纹尾部直伸向手腕部或伸向乾位；地纹有细长浅淡、边缘不清的岛纹样；坎位有多条不规则的十字状纹重叠；手腕部青筋浮起向大鱼际伸延；乾位下部有暗斑；乾位出现明晰的十字纹。并可见离区横纹、天纹垂线纹，大鱼际可变纹，天离纹，人兑纹，金星纹，坎、明堂区角形纹、十字纹、月形纹、井字纹、米字纹等多形态障碍纹。如图 10－23 所示。

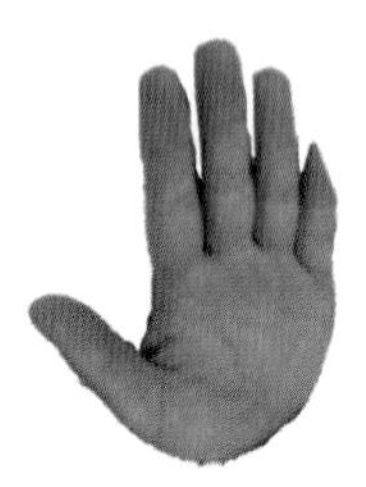
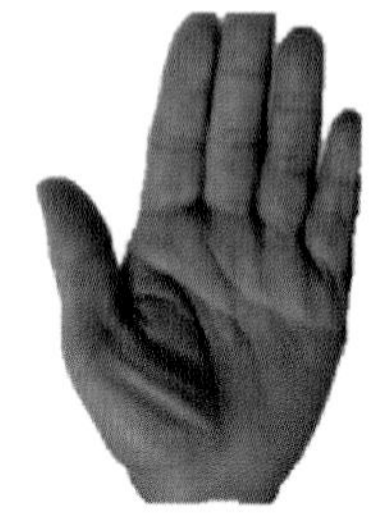
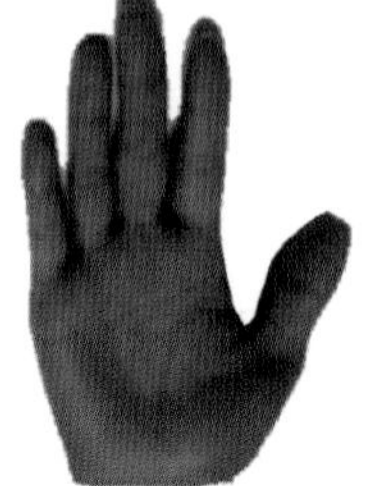

图 10－23　盆腔炎手象

五、不孕症

不孕的医学定义为一年未采取任何避孕措施，性生活正常而没有成功妊娠。主要分为原发不孕和继发不孕。原发不孕为从未受孕；继发不孕为曾经怀孕以后又不孕。引起不孕的发病原因分为男性不育和女性不孕。

（一）诊断

不孕症共同的临床表现为夫妻规律性生活 1 年，未避孕未孕。不同病因导致的不孕症可能伴有相应病因的临床症状。

（二）手诊特点

手少神或失神，坎区出现单纯的岛形样纹，或地纹似由岛形样纹连接起来。坎区有均匀的黄白色或暗红棕色的圆形或椭圆形似微微凸起的斑点或斑块。该区或凹陷、苍白且多乱细杂纹。或有岛状纹，有红色或暗红色斑点块，有时也会有水肿样的感觉或似血管状微微隆起。手腕部青筋浮露，伸向大鱼际。坤位低陷，纹理杂乱。如图10－24 所示。

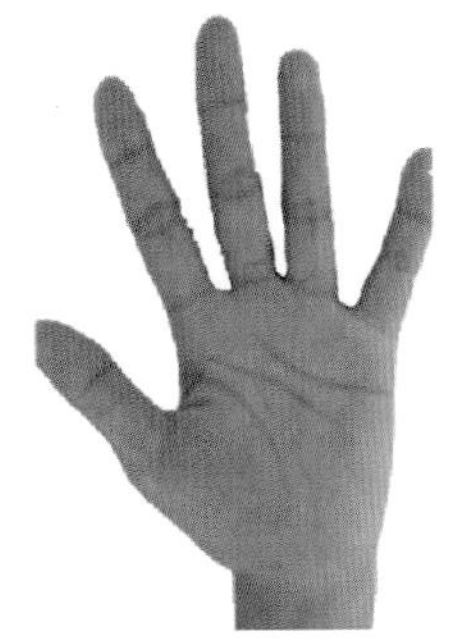
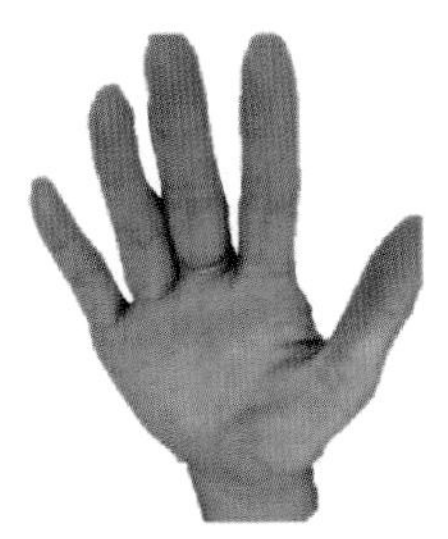
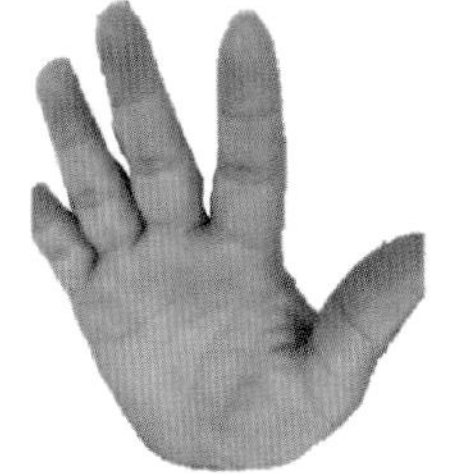

图 10－24　不孕症手象

第十一章　国外对手的生物特征研究简介

第一节　指纹

指纹识别技术在模式识别领域发展较早，到目前相关技术算法已经趋于成熟。Anil K. Jain 是密歇根州立大学计算机科学与工程系的大学杰出教授，在这一领域做出了重要贡献。他曾担任 IEEE 模式分析和机器智能学报 1991 - 1994 年的主编，是 ACM，IEEE，AAAS，IAPR 和 SPIE 的研究员，获得六项美国指纹识别专利（1999 年转入 IBM）。他还是几本生物识别领域畅销书的作者，包括《生物识别技术入门》（2011），《人脸识别手册》（第一版：2005；第二版，2011），《指纹识别手册》（第一版：2003，第二版：2009）等。以下将介绍 Jain 等学者为手部生物特征研究工作做出的贡献。

一、指纹图像增强

自动指纹匹配的关键步骤是从输入指纹图像中自动可靠地提取细节。然而，细节提取算法的性能在很大程度上依赖于输入指纹图像的质量。为了确保自动指纹识别/验证系统的性能在输入指纹图像的质量方面是稳健的，必须将指纹增强算法结合在细节提取模块中。1998 年，L Hong，Y Wan，A Jain 等人提出了一种快速指纹增强算法，该算法可以根据估计的局部脊线方向和频率自适应地提高输入指纹图像的脊和谷结构的清晰度，并使用提取的细节的良好指数和在线指纹验证系统的准确性来评估图像增强算法的性能。实验结果表明，增强算法的引入可以提高良好性指标和验证准确性。

2004 年，L Hong，A Jain，提出将输入指纹图像分解为一组滤波图像。根据滤波后的图像，估计方向场，并生成区分输入图像中的可恢复区域和不可恢复的损坏区域的质量掩模，在可恢复区域中自适应地增强输入指纹图像。2010 年，研究者们将目标聚焦到潜指纹（latent fingerprint）的研究，指出潜指纹识别的研究工作在保持匹配精度的前提下，应该集中在减少必要的手动输入而不是完全消除手动输入。这一观点得到以下事实的支持：（1）潜指纹的匹配准确性仍然是执法机构的主要关注点。（2）目前手工标记潜指纹特征非常费时费力，以及（iii）最先进的“Lights - out”潜指纹识别系统还不能为大多数案例提供令人满意的准确性。算法采用商业指纹 SDK——Neurotechnol-

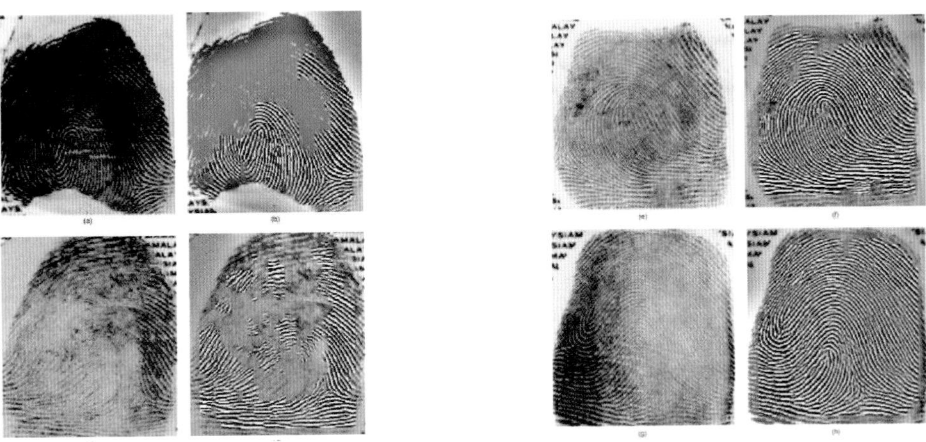

图 11－1 图像增强算法的效果

(a), (c), (e) 和 (g) 是输入图像;(b), (d), (f) 和 (h)
给出了叠加在相应输入图像上的增强的可恢复区域。

ogy VeriFinger 生成骨架图像，使用 Gabor 滤波器增强潜像。在手动标记的特征是感兴趣区域（ROI）和奇点的情况下，方法不仅可以提高潜指纹识别系统的吞吐量，还可以降低成本。2011 年，S Yoon，J Feng，A Jain 等在此基础上进一步提出了用于潜指纹的稳健方向场估计算法。通过短时傅立叶变换获得每个图像块中的多个方向元素，之后基于 RANSAC 的结果产生一组假设的方向场。NIST SD27 潜指纹数据库的实验结果表明，利用该算法增强后的潜指纹，可以显著提高商用匹配器的匹配性能。传统的方向场估计算法能够处理大多数扫描指纹和墨水指纹，对于大多数潜指纹而言效果不好。研究者们认为传统算法的一个主要限制是它们没有利用指纹中脊结构的先验知识。受自然语言处理中拼写校正技术的启发，提出了一种基于指纹结构先验知识的新型指纹方向场估计算法。NIST SD27 潜指纹数据库和重叠潜指纹数据库的实验结果证明了所提出的方向场估计算法相较传统算法的优势。

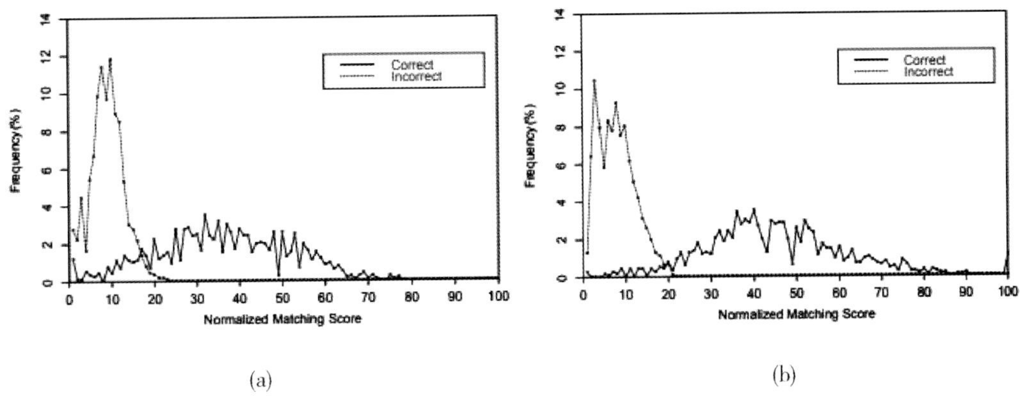

图 11－2 正确指纹匹配分数和错误指纹匹配分数的分布：纵轴表示匹配分数的百分比分布

(a) 在原始指纹图像上匹配分数分布;(b) 在增强的指纹图像上匹配分数分布。

所提出的方向场估计算法包括离线字典构建阶段和在线方向场估计阶段。在离线阶段，手动选择一组高质量的各种图案类型（拱形，环形和螺纹形）的指纹，并使用它们的方向字段构建方向修补字典。在在线阶段，给定指纹图像，其方向场使用以下步骤自动估计：

（1）初始估计：初始方向场是使用局部方向估计方法获得的，例如局部傅立叶分析。

（2）字典查找：初始方向字段被分成重叠的补丁。对于每个初始方向补丁，其在字典中的六个最近邻居被视为替换噪声初始方向补丁的候选者。

（3）基于上下文的校正：通过考虑相邻方向补丁之间的兼容性，找到候选方向补丁的最佳组合。

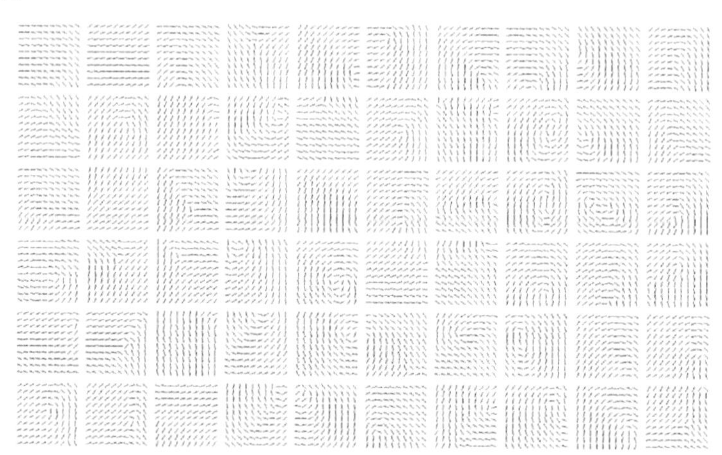

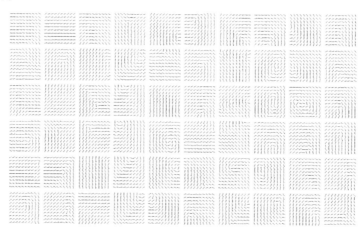

图 11－3　字典中的参考方向补丁的示例。方向补丁包含 10×10 个方向元素，方向元素对应于 16×16 像素的块

二、指纹分类

为了有效地匹配大规模数据库中的指纹，有必要引入合理的索引方案。指纹分类工作通过将指纹图像分配到多个预先指定的类中，为后续识别工作提供了一种可行的索引机制。然而，在实践中，全局模式配置的类内差距大、类间差距小以及指纹图像质量差使得分类问题非常困难。指纹分类算法需要一个强大的特征提取器，它应该能够从输入图像中可靠地提取显著特征。

Jain 等人在 1999 年提出了一种指纹分类算法，具有改进的特征提取算法和新的分类方案。该算法在 NIST－4 指纹数据库上进行了测试。对于该数据库中的4,000个图像，五类问题的错误率为 12.5%，四类问题的错误率为 7.7%。拒绝率为 20% 的情况下（可以消除数据库中大部分质量较差的图像），四类问题的误差可以降至 2.4%。

A. Jain 等人总结比较了用于自动指纹分类的方法，大致分为四大类——（1）基于模型，（2）基于结构，（3）基于频率，以及（4）基于句法——并提出了一种基于多通道的指纹分类方法。基于模型的技术使用核心点和 delta 点进行分类，要求这些奇异点存在于图像中。然而，通过光学扫描仪或固态指纹捕获设备获得的指纹图像并不总

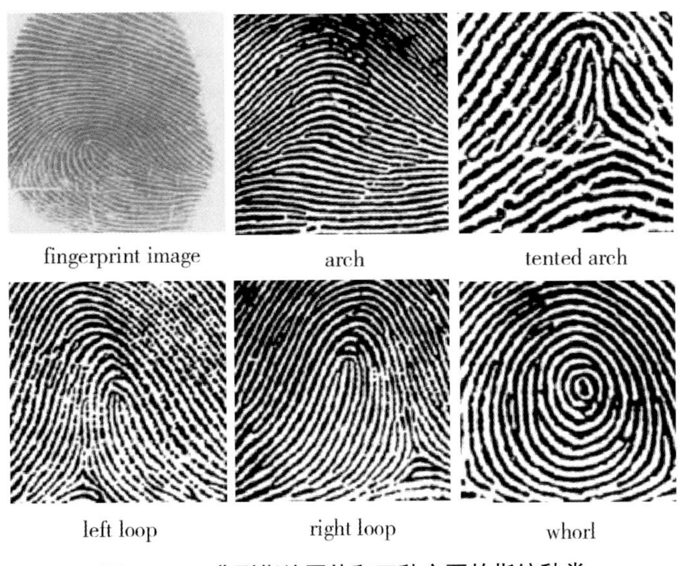

图 11－4 典型指纹图片和五种主要的指纹种类

是捕获整个指纹，并且通常缺少 delta 点。此外，在有噪声的指纹图像中难以检测核心或 delta 点。基于结构的方法需要对定向场的可靠估计，这在低质量的指纹图像中非常难以实现。A. Jain 等人提出的指纹分类方法（1）仅使用一个核心点，（2）不使用估计的方向场，（3）仅在指纹的中心部分提取信息。在输入指纹中检测中心点，围绕中心点的圆形区域被定义为感兴趣的区域。感兴趣的区域分为几个部分，每个扇区归一化为一个恒定的均值和方差，并使用一组 Gabor 过滤器进行过滤，以产生一组过滤的图像。A. Jain 等人提出的 FingerCode 的特征向量是每个过滤图像中每个扇区定义的特征（灰度值的方差）的集合。A. Jain 等人通过使用 K－最近邻居分类器和一组神经网络将特征向量分类为一个指纹类。

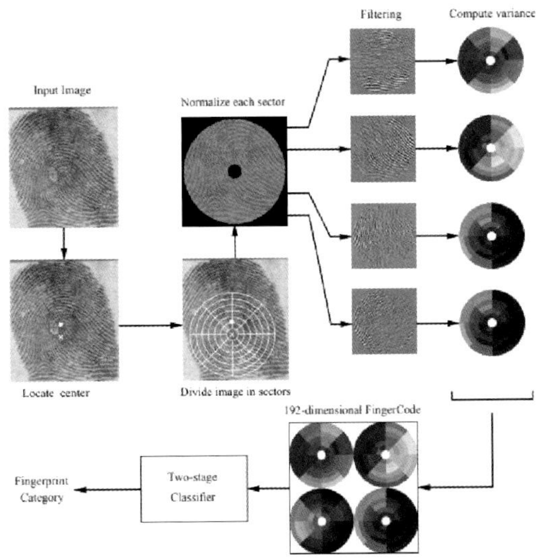

图 11－5 Jain 提出的指纹分类算法流程图

之后，与2004年，S. C Dass 和 A. K. Jain 提出了一种基于方向场生成的曲线［称为方向场流量曲线（OFFC）］来识别脊的几何特征的方法。研究者们通过研究切线平面的等距映射来分析OFFC的几何特征，等距映射描绘的路径由几个重要特征组成，例如符号变化点以及局部极值，它们唯一地标识每个OFFC的固有几何特征。而且，旋转和缩放指纹，这些特征在指纹的位置是不变的。未经训练的情况下，在NIST4数据库中应用这一算法，将指纹分为四个主要类别（拱形，左环形，右环形和螺纹形）的准确率达到了94.4%。

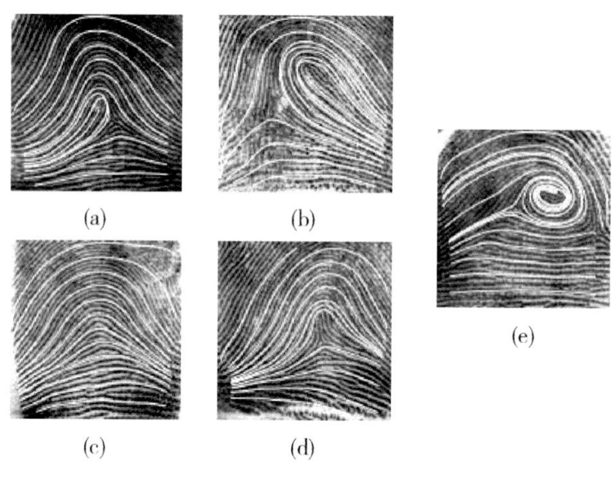

(a) (b) (c) (d) (e)

图11-6　五种不同类别的OFFC

（a）左环，（b）右环，（c）拱，（d）帐篷拱和（e）螺纹。这些指纹都被正确分类。

一种使用隐马尔可夫模型进行分类的基于结构的方法，实现了对噪声图像中脊位置的可靠估计。在另一种基于结构的方法中，B样条曲线用于表示和分类指纹。句法方法使用形式语法来表示和分类指纹，基于频率的方法使用指纹的频谱进行分类，混合方法结合了两种或更多种分类方法。

三、指纹匹配

基于滤波器组的指纹匹配是早期指纹匹配的研究工作之一，它提出，理想的指纹表示，应是尺度、平移和旋转不变的。尺度不变性不是一个重要问题，因为大多数指纹图像可以根据传感器的分辨率规范进行缩放。通过旋转和平移不变的固有指纹特征建立参考系，可以实现旋转和平移不变性。基于指纹中的若干界标结构，建立许多参考系以获得多个表示，能提供稳健的匹配性能。A. Jain 等人则考虑到固态指纹传感器的出现给传统的指纹匹配算法带来的挑战。这些传感器为指尖提供了一个小的接触区域，只能感测指纹的有限部分。因此，相同指纹的多次检测可能仅具有很小的重叠区域。由于输入和模板图像中对应点的数量不足，基于细节的匹配算法不太可能在这些图像上表现良好。A. Jain 等人提出了一种混合匹配算法，该算法使用细节（点）信息和纹理（区域）信息来匹配指纹。基于纹理和基于细节的匹配分数的组合让整体匹配性能得到显著改善。

A. Ross 等人将研究目光锁定到指纹图像的非线性失真上。指纹的独特性取决于其脊结构的起伏和细节点的存在。自动指纹匹配通过比较它们的脊结构和细节点的空间分布来实现两个指之间的相似性的度量。然而，图像采集过程在脊结构中引入非线性失真，并因此在细节点的空间位置中引入非线性失真，从而使匹配过程混乱。这种失真是几个参数的函数，包括传感器相对于手指的方向，受试者施加的压力的大小，受试者的姿势（坐或站立），手指放置在传感器上之前的运动，皮肤的含水量（干燥，油性或湿润），皮肤的弹性等。因此，指纹中观察到的形变在每一次采集中都有所不同。为了可靠匹配，在比较两个指纹图像之前必须考虑这些非线性失真。基于仿射变换的变形模型的匹配结果不能令人满意，因为形变基本上是弹性的。

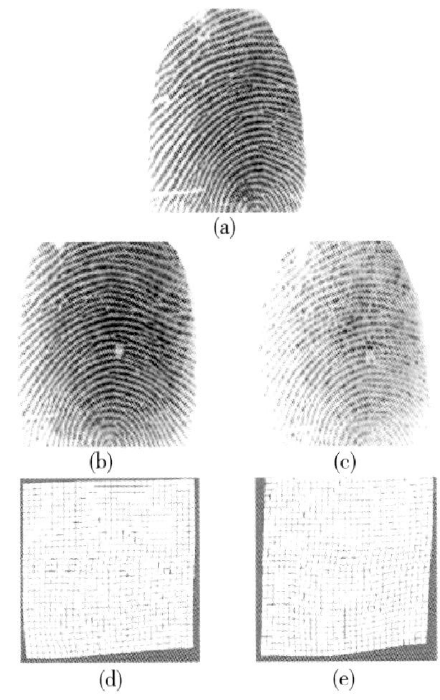

图 11 –7　混合匹配算法中与涉及相同模板的两个配对相关联的非线性变形

（a）模板图像；（b）和（c）查询图像；（d）和（e）分别为（a）至（b）和（c）的非线性变形。

Cappelli 等在使用刚性和非刚性变换技术的组合来模拟指纹图像中心周围的三个不同同心区域中的非均匀失真，但他们的模型不用于指纹匹配。Kovács – Vajna 使用三角形匹配算法来比较两组细节点并考虑大规模变形。Watson 等人在执行相关类型匹配之前为每个（模板）指纹构造了失真容限滤波器。

Jain 等提出，指纹脊细节通常以三个级别的等级顺序描述，即，级别 1（模式），级别 2（细节点）和级别 3（汗孔和脊形状）。虽然高分辨率传感器（~1000dpi）已经商用，并且可以可靠地提取 3 级细节，但大多数自动指纹识别系统（AFIS）仅采用 1 级和 2 级功能。因此，提高扫描分辨率不会提供任何匹配的性能改进。Jain 等人提出一种匹配算法，利用 3 级特征，包括汗孔和脊线轮廓，进行 1000dpi 指纹匹配。使用小波变换和 Gabor 滤波器自动提取 3 级特征，并使用 ICP 算法进行本地匹配。其在中等大小的数据库上进行的实验表明，3 级特征具有重要的判别性信息。当第 3 级功能与 1 级和

2 级功能结合使用时，EER 值会降低约 20%。

除了面向指纹匹配的可变形模型中对于非线性失真效应的研究，和 3 级特征中对于不同级别特征的判别性比较，A. Jain 等人等工作还提出了对于潜指纹的匹配问题研究。潜指纹是手指在物体表面留下的无意印记。与普通或卷曲指纹匹配相比，潜指纹匹配的主要困难是脊纹质量差，手指区域小且非线性变形大。A. Jain 等人提出了一种系统，用于将潜指纹与法医应用中所需的滚动指纹匹配。它使用了一系列扩展特征，包括奇点，脊质量图，脊流图，脊波长图和骨架。利用 NIST SD27 数据库中的 258 个潜指纹，与通过组合 NIST SD4，SD14 和 SD27 数据库获得的 29，257 个滚动指纹进行测试。当使用扩展特征时，作为基准的识别率从 34. 9% 提高到 74%。

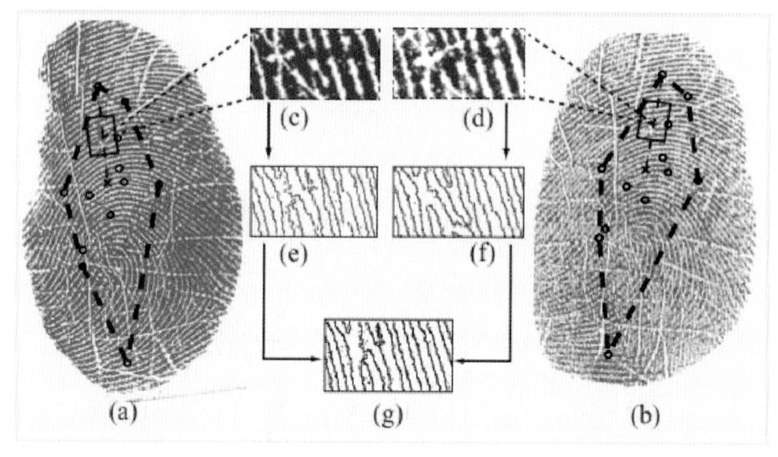

图 11-8　3 级匹配。

（a-b）模板和查询图像与相应的细节重叠。（c-d）从模板和查询图像中分割的窗口。

（e-f）从模板和查询图像的分段窗口中提取 3 级特征。（g）使用修改的 ICP 算法进行 3 级匹配。

四、指纹识别系统

Jain 等在整体指纹识别系统方面也有一些工作，提供了指纹图像采集、图像增强，特征提取与处理，指纹匹配算法等一系列子模块的设计方案，或者从性能评测等方面对整体指纹识别系统进行考量。这方面的工作较多，这里简单介绍基于指纹的身份验证系统和多模板匹配高精度指纹验证系统。基于指纹的身份验证引入了一个使用指纹的自动身份验证系统，所提出的基于对齐的弹性匹配算法能够在不借助穷举搜索的情况下找到细节之间的对应关系。该系统能够自适应地补偿不同指纹之间的非线性变形和不精确的变换。实验结果表明基于指纹的身份验证系统的表现符合响应时间要求以及精度要求。观察到系统的匹配误差主要来自 1）相应的细节数不足，2）缺失细节和虚假细节，3）不准确的对齐，以及 4）严重失真。许多因素对细节的正确定位有负面影响，其中，图像质量差影响最大。通过将增强机制集成到细节提取模块中，可以一定程度上解决该问题。然而，图像增强可能会增加系统的响应时间。虽然当前的细节匹配算法可以补偿输入指纹与其模板之间的不精确对齐和失真，但它无法处理大的对齐误差和严重失真。通过集成两个或更多个生物特征，可以提高整体验证性能。例如，众所周知，由于上述原因，指纹验证往往具有较大的错误拒绝率，但它具有非常低的错误接受率。另一方面，人脸识别不是确保真实身份的可靠方法，但它在搜索大型数据库以找到最佳匹配方面是有效的。通过组合指纹匹配和面部识别，可以在不牺牲错误接受率的情况下减少错误拒绝率。

多模板匹配系统提出各种指纹匹配算法的集成是提高指纹验证系统性能的可行方法。不同的指纹匹配算法通常基于输入指纹的不同表示，因此彼此互补。通过使用逻辑变换来整合来自三种不同指纹匹配算法的输出分数。在大型指纹数据库上进行的实验证实了其集成方案的有效性。

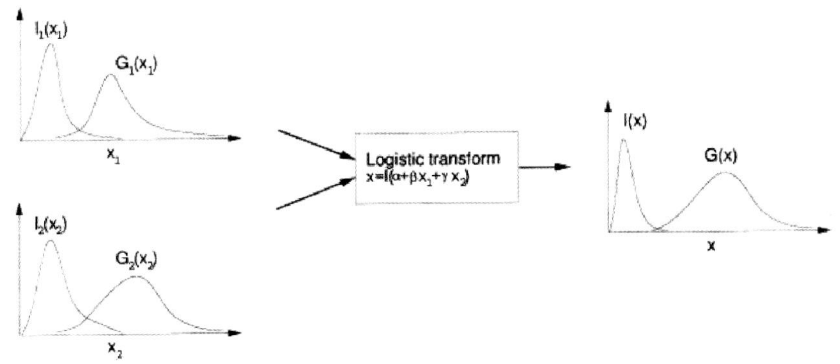

图 11－9　系统 2 使用具有可调参的逻辑变换集成两个指纹匹配算法

五、指纹识别挑战

指纹研究领域早期只有几个基准可用于比较指纹验证的进展，随后陆续出现了 FVC2000，FVC2002，FVC2004 等多个指纹竞赛。在这些竞赛创办之前，开发人员通常对自己收集的数据库执行内部测试。在实践中，唯一的公共领域数据集是美国国家标准与技术研究院（NIST）CD－ROM。由于这些图像与光学或固态传感器获得的图像明显不同，尽管它们促成了 AFIS（自动指纹识别系统）开发的优秀基准和指纹分类研究，但它们不适合测试“在线”指纹系统。NIST 也发布了一个包含实时扫描指纹数据的数字视频的数据库，由于该数据库专门用于研究影响在线采集过程的塑性失真以及手指旋转的影响，仅模拟某些指纹变化，因此不建议用于对验证算法进行一般评估。

FVC2000 计划的目的是迈出为学术界和工业界建立共同基础的第一步，以便更好地了解最新技术以及展望未来指纹技术。FVC2000 受到学术和商业组织的高度重视，一方面，它建立了一个共同的基准，允许系统开发人员明确地比较他们的算法；另一方面它提供了指纹识别的最新技术的第一个概述，并阐明了指纹特性。FVC2000 收集了四个数据库，其中一个是综合生成的。在 FVC2000 中，共有 11 个算法被提交。

第二次竞赛 FVC2002 的组织中，组织者考虑了领域专家和 FVC2000 论文读者的建议。在 FVC2002 中，参与者可以决定不公布其组织的名称，以防他们的结果不符合预期而暴露自己的劣势。FVC2002 公告明确指出，与 FVC2000 类似，FVC2002 不应被视为基于指纹的生物识别系统的通过认证，而只是作为技术评估。通过使用三种商用扫描仪收集了四个新的数据库，其中第四个数据库是使用 SFinGE 软件合成的。每个数据库的代表性子集可供参与者使用，以便根据图像大小和数据库中指纹的可变性调整其算法。

FVC2004 是第三个国际指纹验证竞赛，指纹识别算法的技术评估向公司、学术研究团体和独立开发者开放。FVC2004 的组织从 2003 年 4 月开始，最终评估于 2004 年 1 月至 3 月在意大利博洛尼亚大学进行。本次竞赛评估了 67 种算法：每种算法以符合精确输入/输出规范的二进制可执行程序的形式提供，在四个新的指纹数据库上进行了测试，这些数据库参与者从未见过的。

	FVC2000	FVC2002	FVC2004
Call for participation	November, 1999	October, 2001	April, 2003
Registration deadline	March 1st, 2000	January 10th, 2002	October 15th, 2003
Submission deadline	June 1st, 2000	March 1st, 2002	November 30th, 2003
Evaluation period	July–August, 2000	April–July, 2002	January–February 2004
Anonymous participation	Not allowed	Allowed	
Categories	-		*Open* and *Light*
Registered participants	25 (15 withdrew)	48 (19 withdrew)	110 (64 withdrew)
Algorithms evaluated	11	31	*Open Category*: 41 *Light Category*: 26
Presentation of the results	15th ICPR Barcelona, September 2000	16th ICPR Quebec, August 2002 [18]	1st ICBA Hong Kong, July 2004 [19]
Databases	Four new databases, each one containing: set A (100x8) and set B (10x8)		
DB1	Optical (KeyTronic)	Optical (Identix)	Optical (CrossMatch)
DB2	Capacitive (ST Microelectr.)	Optical (Biometrika)	Optical (Digital Persona)
DB3	Optical (Identicator Tech.)	Capacitive (Precise Biometrics)	Thermal-sweeping (Atmel)
DB4	Synthetic (SFinGe v2.0)	Synthetic (SFinGe v2.51)	Synthetic (SFinGe v3.0)
Databases availability	DVD accompanying "Handbook of Fingerprint Recognition" [20]		Not available yet
Website	http://bias.csr.unibo.it/fvc2000	http://bias.csr.unibo.it/fvc2002	http://bias.csr.unibo.it/fvc2004
HW/SW used for running the evaluation	Pentium III (450 MHz) Windows NT FVC Test suite v1.0	Pentium III (933 MHz) Windows 2000 FVC Test suite v1.2	Athlon 1600+ (1,41 GHz) Windows XP FVC Test suite v2.0

图 11-10　三次指纹竞赛信息比较

J. Wayman 等人面向比赛的指纹研究的研究也是基于 FVC2004，其中给出了三次竞赛的信息比较，见图 11-10。J. Wayman 等人首先提出了一种离线测试的分类方法，其分类如下：

（1）内部自定义测试：数据库在内部收集，测试协议是自定义的。可能是涉及隐私问题，数据库通常不公开发布，并且协议未完全明确。因此，结果可能在这些测试中不具有可比性，或者可由第三方重现。

（2）内部现有基准：根据现有协议，测试在公共数据库上执行。结果与在同一数据库上使用相同协议获得的其他结果相当。除了可信度问题，主要缺点是有过度拟合数据的风险。实际上，即使协议定义了不相交的训练、验证和测试集，整个评估（包括学习）也可能会重复多次，以提高最终测试集的性能。

（3）独立弱监督：数据库被隔离并且在测试开始之前可用。样本未标记（文件名不包含有关样本所有者身份的信息）。测试在被测试者的网站上执行，必须在给定的时间限制内完成。结果由评估者根据测试者在测试期间获得的比较分数确定。它的主要缺点是它不能阻止人为干预：理论上有足够的资源进行样本的视觉检查和结果编辑等。

（4）独立监督：这种方法非常类似于独立的弱监督评估，但是测试在评估者的硬件上的评估者的站点上执行。评估者可以更好地控制评估，但是：1 无法比较计算效率（即，可以使用不同的硬件系统），2 无法获得一些有趣的统计数据（例如，模板大小，内存使用），以及 3 没有办法防止评分归一化和模板合并

（5）独立强烈监督：数据被隔离，并且在测试结束之前不会被释放。符合给定输入/输出协议的软件组件在评估者的硬件上的评估者站点进行测试。测试算法在完全受控的环境中执行，其中所有输入/输出操作都受到严格监控。主要缺点是需要大量时间和资源。

在对数据库和算法的性能评价方面，J. Wayman 等人采用了以下指标：

- 正确指纹和错误指纹得分直方图
- 错误匹配率（FMR）图，错误非匹配率（FNMR）图和决策错误权衡（DET）图
- 失败率比较
- 等错误率（EER），FMR100，FMR1000，ZeroFMR 和 ZeroFNMR
- 为注册和比较分配的最大内存
- 平均和最大模板大小

J. Wayman 给出了以下结论：

- 顶级指纹算法的性能非常好（四个数据库上最佳 EER 为 2.07%），特别是考虑到数据库有意夸大皮肤扭曲和次优皮肤状况（例如，湿和干）等扰动来降低算法性能。
- 大多数测试的算法都基于全局细节匹配，这仍然是指纹识别最可靠的方法之一。然而，现在使用更多种类的特征（除了细节）和替代/混合匹配技术的方法也很常见，特别是对于性能最佳的算法。在定义模板存储标准时需要仔细考虑。
- 指纹验证算法不能仅通过精度指标来衡量，在给定的应用程序中，计算效率和模板大小可以影响算法的实用性。测量和比较不同算法之间的这些特征仅可用于强监督的独立评估，例如 FVC。
- 如果对最大响应时间、模板大小和内存使用情况进行限制，则导致的准确性损失可能很大。Open 类别中具有最佳 EER（2.07%）的算法在 Light 类别中表现出 4.29% 的 EER。
- 匹配难度并非在指纹对中平均分配，有些手指比其他手指更难以匹配。
- 令人惊讶的是，最佳执行算法之间的错误相关性非常低。但是，不同的算法

往往会产生不同的错误。这表明算法改进仍有很大潜力。

第二节　掌纹

A. Jian 提出了关于掌纹识别的工作。不像手掌几何形状的系统测量手的大小和手指长度，掌纹与手的内表面有关，特别是线条图案和表面形状。手掌覆盖着与指尖相同的皮肤，并且尺寸大于指尖，因此考虑使用掌纹来识别一个人是很自然的，但对基于掌纹的个人识别几乎没有人做过。掌纹识别涉及图像预处理，特征提取，特征匹配和决策。图像预处理是对原始掌纹图像进行标准化。由于捕获的掌纹可能有一些旋转和移位，并且不同手掌的大小不同，因此应在特征提取之前处理原始图像。在预处理之后，校正旋转和移位并提取固定大小的子图像，以便将不同的掌纹转换成相同尺寸的图像以提取特征。在特征提取期间，首先将掌纹图像变换为频域图像，然后在该新图像中进行特征提取。特征匹配是比较特征集，以便做出决定来判断两个掌纹是否来自同一个手掌。

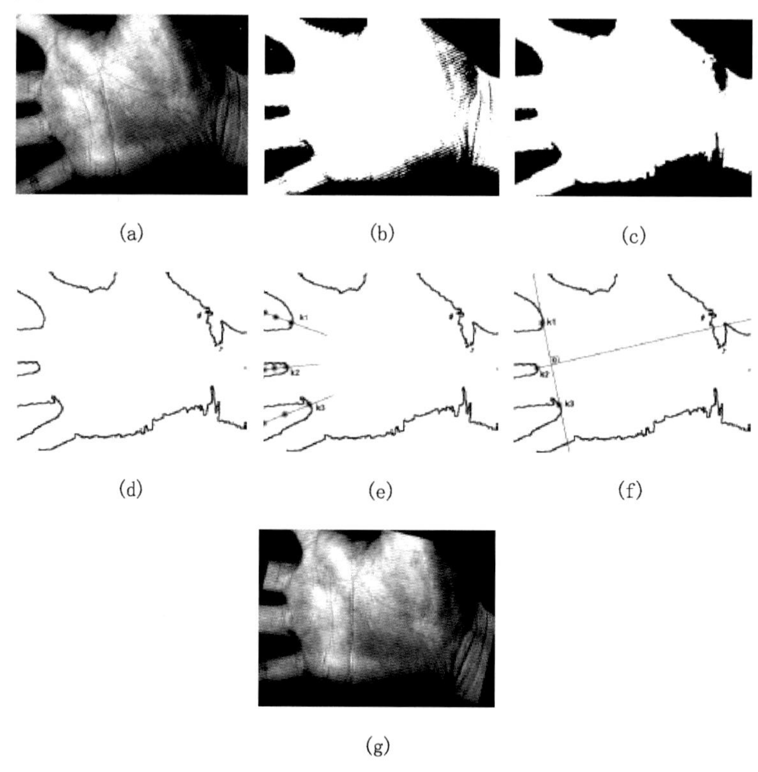

图 11－11　掌纹对齐的过程

(a) 原始图像。(b) 二进制图像。(c) 平滑的二进制图像。(d) 边界追踪。(e) 关键点确定。(f) 坐标系。(g) 旋转后图像。

给定一对掌纹，N. Duta 等人提出以下掌纹匹配范例：

1. 特征点提取。将那些位于突出掌纹上的点定义为特征点，但没有明确地提取掌纹，而是仅使用沿着掌纹的孤立点。如下提取特征点：

（1）通过将每个像素值替换为其原始值的平均值和其四个直接邻居的值来平滑手掌图像。平滑旨在消除局部噪声和非常浅的掌纹

（2）通过应用交互选择的阈值 T 对平滑后的图像进行二值化。

（3）进行一组连续的形态学腐蚀，膨胀和减少，以去除被错误分类为棕榈线的致密区域。对剩余的前景像素位置进行二次采样，以便获得一组 200－400 个像素位置，这些位置将被认为是特征点

（4）将每个特征点位置调整为其原始位置的 4x4 邻域中的最大平均灰度值的像素。

（5）对于每个特征点，其对应的手掌线的方向被计算为长度为 8 的线段的方向，其具有与其直接邻居的最大平均对比度（绝对差值）

（6）由于假特征点仍然存在，因此去除了在所有特征点中对比度最低的 30% 的点。

2. 成对距离计算。两组特征点/方向匹配，并计算匹配分数。将匹配分数定义为元组（P；D），其中 P 是相对于两组中的最小特征点数的点对应的百分比，D 是对应点之间的平均距离（以像素为单位）。这种匹配分数的选择是由存在的两种变异来源驱动的两个掌纹的分数“相似度”。通过这种方式，决策规则简化为简单的阈值处理，并采用最小化错误拒绝率（FRR）的 Neymann－Pearson 规则来计算“最佳”阈值。

3. 特征点匹配，通过欧几里得平面中的一组点以及每个特征点处的手掌线方向来表示掌纹的特征。特征点匹配是将从同一对象的图像导出的两组或更多组点几何对齐的过程。大多数情况下，点集是自动从图像中导出的，因此它们之间没有已知的对应关系。此外，某些点可能没有对应关系，因此它们应作为异常值被拒绝。

A. Kumar 等人提出的 PHGB 模型可以同时在单次拍摄中从手部图像中提取掌纹和手部几何图像。与其他生物测量系统不同，用户不必经历通过多个传感器的不便。该模型所提出的验证系统的框图如上图所示。首先对从数码相机获取的图像进行阈值处理，得到的二进制图像用于估计手的方向。旋转后的二进制图像用于计算手几何特征，以及利用已知的结构元素（SE）从形态学腐蚀的残留物估计掌纹的中心。该中心点用于从旋转的灰度级手部图像中提取固定尺寸的掌纹图像，这些掌纹图像中的每一个用于提取显著特征。因此，个人的掌纹和手几何特征从同一手图像获得。在实现的两种特征融合方案（决策层面和表示层面的融合）中，决策级别融合产生了更好的结果。

E. L 等人中在潜掌纹方面进行了新的研究。其指出犯罪现场恢复的潜像中约有 30% 是掌纹，而大多数可用的高分辨率掌纹匹配算法基本上遵循基于细节的指纹匹配策略。考虑到细节数量大（在完整掌纹中大约有 1，000 个细节，而在卷曲指纹中大约有 100 个细节）和完整掌纹面积大，需要开发新的策略以实现有效且稳健的潜在掌纹匹配。E. L 等人针对掌纹匹配，设计了一种基于细节聚类和细节匹配传播的由粗到细的匹配策略。为了处理大量的细节，设计了一种基于局部特征的细节聚类算法，将细节聚类成若干组，使得属于同一组的细节具有相似的局部特征。然后在每个簇内执行粗匹配以建立两个掌纹之间的初始细节对应关系。从每个初始对应开始，细节匹配传播算法在完整掌纹中搜索配对细节。所提出的掌纹匹配算法在潜掌纹和完整掌纹数据

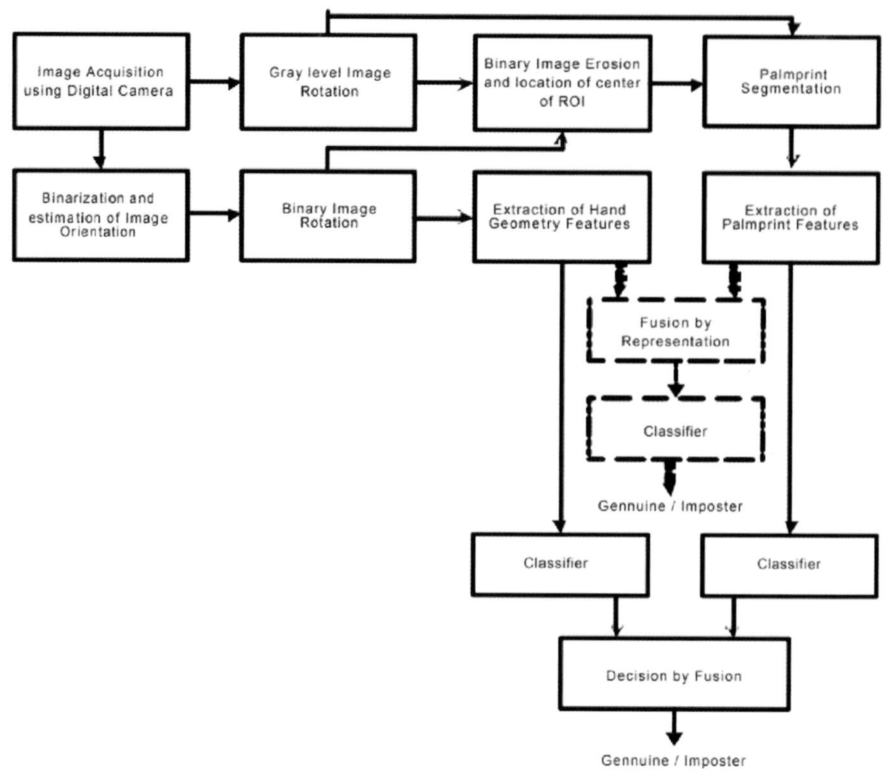

图 11－12　使用掌纹和手几何的个人验证系统的框图

库上进行了评估，该数据库由 446 个潜掌纹和 12，489 个完整掌纹组成。匹配结果显示，该方法的识别率最优，其识别准确率为 79.4%，相比同时期潜掌纹算法在速度和精度上都取得了显著的提高。

第三节　静脉

静脉识别技术相对于应用最广泛的指纹技术，具有这样一些优点：1. 部分人群的指纹状况差导致不易采集（如体力工作者），静脉识别则不存在这种情况。2. 图像的采集是非侵入性的，不会污染采集设备，简化采集过程和处理方法。3. 可以确保是活体检测，对于利用指纹等识别技术犯罪的情况能够进行有效的技术遏制。4. 难以伪造。但静脉识别技术也有难以忽视的缺点：如个体的唯一性还没有得到充分认证，同时，这一方面的研究工作也相对较少，具有一定的困难。

为了增强手指静脉图像，不同的研究人员已经使用了各种增强技术。除了使用 Gabor 滤波器，直方图均衡是用于增强手指静脉图像的对比度的另一种改进方法。许多研究人员已经成功地在手指静脉增强中实现了模糊技术。在手指静脉生物识别研究的最初几年，大多数研究人员直接应用静脉模板作为匹配的特征。直到 2009 年，Lee E. C. 等人提出了一种手指静脉识别方法，该方法使用基于细节的对齐和基于局部二值模式

(LBP）的特征提取。其研究声明有3个贡献点。首先，使用诸如手指静脉区域的分叉和终点之类的细节点进行图像对齐。其次，使用几个提取的细节点和简单的仿射变换来代替使用整个手指静脉区域，加速计算执行。第三，在基于细节点对齐手指静脉图像之后，使用LBP提取唯一的手指静脉代码，显著地减少了错误率（EER）。之后，Rosdi B. A. 等人提出了一种称为局部线二进制模式（LLBP）的新纹理描述符作为特征提取技术。LLBP中的邻域形状是直线，不同于方形的局部二元模式（LBP）。其实验结果表明，其使用的LLPP方法比使用LBP和局部导数模式（LDP）的方法具有更好的性能。Mirmohamadsadeghi L. 等人提出的LBP-LDP是2011年关注局部二元模式的另一篇工作。Mirmohamadsadeghi L. 等人提出的LBP-LDP研究了两种基于各种多尺度局部二值模式（LBP）和高阶局部导数模式（LDP）的新特征提取方法，以便识别掌静脉的最佳描述子。

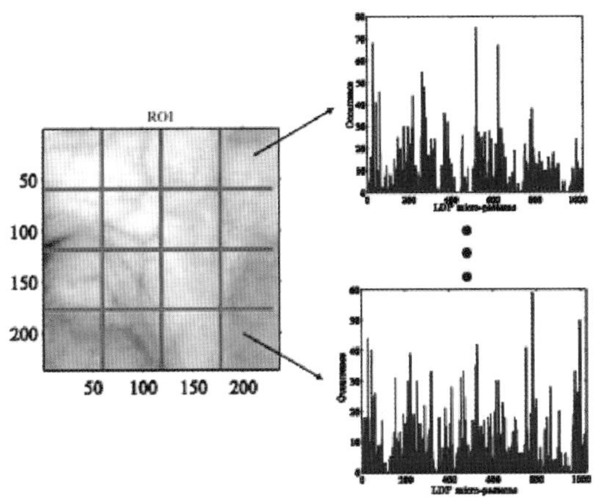

图11-13 LBP-LDP中图像块上的LDP直方图

在以前的生物识别图像恢复研究中，研究人员只考虑光学或运动散焦。然而，之前没有关于通过皮肤散射增强模糊图像的恢复方法的研究。这是因为虹膜、面部和指纹识别都是从外部而不是在体内获取图像。在生物医学成像领域，有一种皮肤散射模糊图像的恢复方法。在Lee E. C等提出的对皮肤散射模糊静脉图像的恢复算法中，通过设计深度依赖点扩散函数（PSF），提出了使用经皮荧光成像的散射抑制方法。其中使用预定的恒定参数，例如皮肤层的厚度和静脉区域处的透射照射的总功率。然而，由于皮肤厚度根据每个人而变化并且手指的位置不固定，因此这两个参数不能是恒定值。为了解决这些问题，该方法提出了一种新的手指静脉图像恢复方法，用于皮肤散射模糊图像。其所提出的恢复方法增加了静脉图案的可见性和识别精度。为了估计PSF，通过使用最小均方（LMS）方法，每个手指自动估计通过静脉的皮肤厚度和照明功率。同时使用PSF和约束最小二乘（CLS）滤波器恢复手指静脉图像。

当静脉图案不清楚时，图案提取可能变得不方便并且倾向于提取不准确的静脉图案。为了克服这个问题，研究人员开发了一种使用图像的二维离散傅立叶变换（2D-DFT）的相位分量的有效匹配技术。这种匹配技术也称为仅相位相关（POC）。这种匹

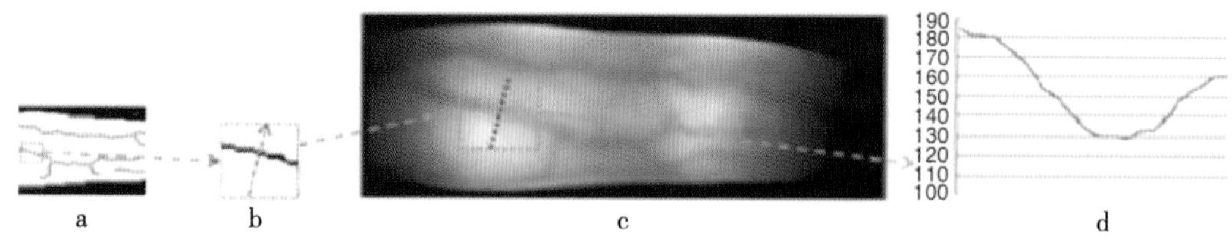

图 11－14　手指静脉图像的灰色轮廓

a. 镂空静脉图案，b 镂空静脉线的正交方向

c 原始图像中静脉线的正交方向，d 原始图像中静脉区域的灰色轮廓

配技术可靠，稳健，在模式提取方面的工作量较少。结合利用手指静脉图像作为生物特征的优势和 POC 匹配技术的性能，mahri N. 等人提出了一种利用 POC 功能的有效手指静脉识别算法。使用 POC 函数开发了一种预处理和匹配算法，该算法用于使用低成本手指静脉图像采集设备捕获的一组手指静脉图像。

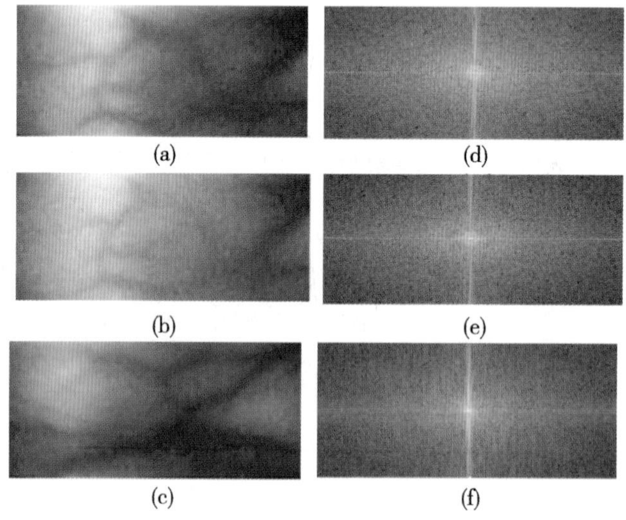

图 11－15　POC 算法中的手指静脉图像及其频谱的示例：

（a）和（b）分别是同一手指 f1（m，n）和 f2（m，n）的手指静脉图像，以及（c）g1（m，n）。（d），（e）和（f）分别是 f1（m，n），f2（m，n）和 g1（m，n）的频谱。

Park Y. H. 等人则从多模态的角度提出新的思路。其认为传统多模态生物识别系统容易使用户感到不便，因为大多数多模式系统需要若干步骤以获取多模态生物特征数据，同时也需要用户的特定行为。该方法中提出了一种新的触摸指纹和手指静脉的多模态生物识别方法。首先，通过所提出的装置同时获得指纹和手指静脉图像，其分别从手指的第一和第二指关节获取指纹和指静脉图像。之后，基于脊区域的细节点进行指纹识别，并且基于具有手指区域的外观信息的局部二值模式（LBP）执行指静脉识别。最后基于决策级融合，结合了指纹和指静脉识别的两个结果。其结果证实了这种指纹和指静脉多模态融合策略的可行性。

第四节 指节纹

指节纹是指人的手指第一、二、三指节上的曲肌线区域或者纹理区域，与指纹、掌纹等有明显区别。其形态和指纹、掌纹一样，由先天决定，但也受到后天因素影响，在不同人之间差异较大，因此也具有作为一种生物识别特征的价值。J. Lu 等人对于指节纹给出了详细的综述。

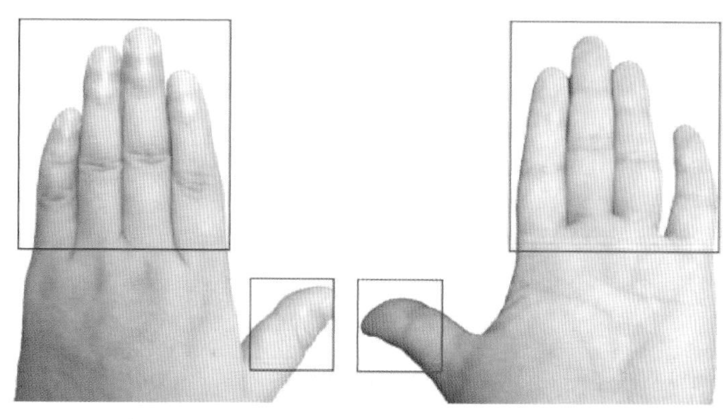

图 11－16 J. Lu 等人给出的指节纹区域分布

2005 年，D. L. WoodAR 的等人首次提出指背指节纹识别算法。2005 年，S. Ribaric 等人首次提出融合掌纹和内指节纹的多模态识别算法。2007 年，[fkp－5] 提出一种背指节纹识别算法，其开发的算法自动提取关节纹理并同时获取手指几何特征以可靠地验证用户。所提出的关节区域分割、指环检测以及手指几何特征的提取方法在实现更高性能方面比较有效。

后续研究中，2013 年，K. Usha 等人提出基于离散小波分析 DWT（Discrete Wavelet Transform）的特征提取方法，提取除拇指外的四个手指的背面特征。其在 ROI 提取算法的基础上提取指关节和指甲，并使用 Mel Frequency Cepstarl 系数和小波分解来提取指关节的特征。2014 年，Shariatmadar 等提出了一种基于 Log－Gabor 滤波器的指节纹识别方法。其整体识别系统也是一个多生物识别融合技术系统，考虑了 FKP 特征内的多个实例的信息。

同时，N. Ozkaya 等人提出基于 DCV 的指节纹识别方法。它应用基于判别公共矢量（DCV）的方法来获得唯一的特征向量，称为判别共同向量，并将欧几里得距离作为匹配策略来实现识别和验证任务。识别过程可分为以下几个阶段：捕获图像，预处理，提取判别共同向量，匹配，最后做出决策。使用最具代表性的 FKP 公共数据库和已建立的非统一 FKP 数据库证实，基于 DCV 的 FKP 识别方法有效地实现了认证任务。

G. Verma 等人提出最小平均相关能量滤波器 MACE（Minimum Average Correlation Energy Correlation）的指背指节纹识别方法。在其基础上，A. Meraoumia 等人提出 UMACE（Unconstrained MACE）的指节纹识别方法，提出了一种基于 FKP 和 FP 的开集

识别系统，并利用最小平均相关能量（MACE）和无约束 MACE（UMACE）滤波器，使用几个融合规则，在匹配分数级别和图像级别执行融合。峰值和 PSR 值用于识别 FKP 或 FP 测试图像。使用 PolyU 数据库的 FKP 和 FP 图像评估所提出的系统，所获得的实验结果表明，在两种融合技术中，FKP 和 FP 模态的组合表现最佳，并且比仅使用单一模态的识别方法性能要好得多。

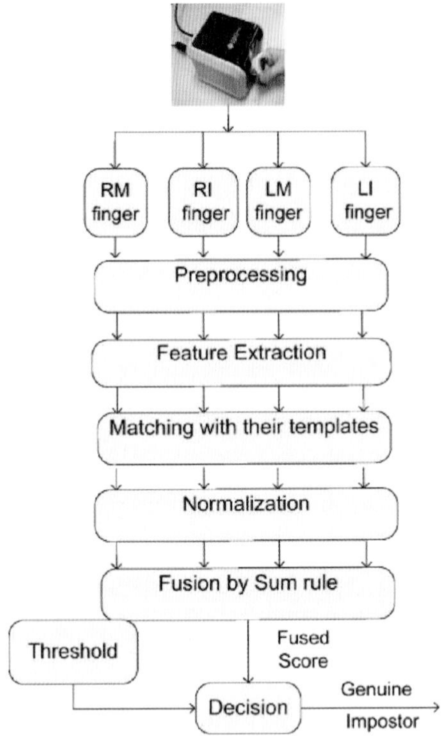

图 11-17　Shariatmadar 等人提出的基于多实例融合的 FKP 验证系统框图

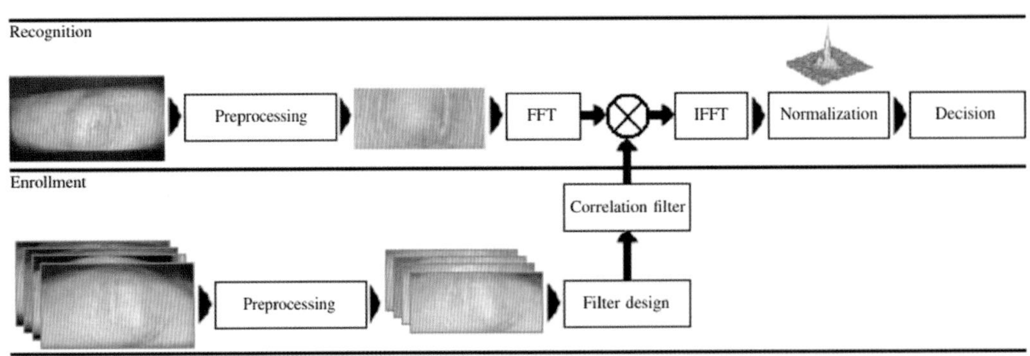

图 11-18　A. Meraoumia 等人提出的基于最小平均相关能量的所提出的单生物识别系统的框图

第五节　手形

在一些情况中，由于隐私或资源有限，我们只需要对一个人进行身份验证（确认或否认该人声称的身份），因此使用具有较少辨别力的特征也是可以接受的。手形匹配就是这种情景中的一种解决方案。

1999 年，A. K. Jain 等人给出了手形识别的一个完整流程。给定一对手持扫描仪获取的手部图像的顶视图，提出了以下手形匹配范例：

（1）去除钉子。用包含五个钉的已知位置的掩模替换具有背景颜色的钉。

（2）轮廓提取。对每个图像应用平均移位无监督分割，使用轮廓跟随算法计算手的形状。

（3）手指对齐。从每个轮廓中提取相应的 n 对，并相对于刚性变换组单独对齐。

（4）成对距离计算。步骤 3 中的每个对齐产生一组点对应关系。两个手形之间的平均对准误差（MAE）被定义为对应点之间的平均距离。

（5）判别。如果它们的 MAE 小于阈值 T，则称这对手形状属于同一只手。通常，使用 Neymann – Pearson 规则使固定的错误接受率（FAR）下的错误拒绝率（FRR）最小化来计算 T。

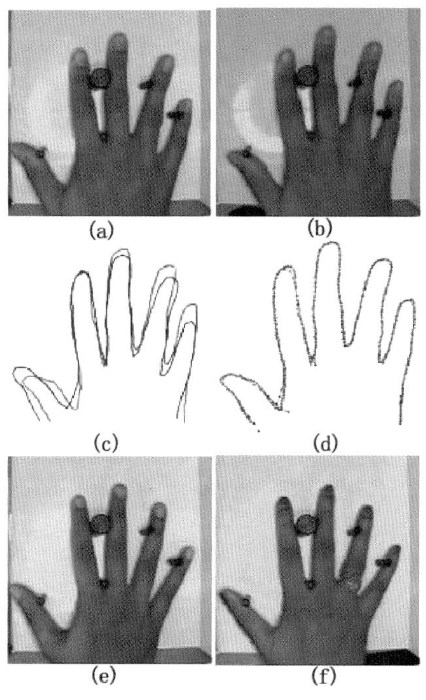

图 11 – 19　A. K. Jain 等人提出的手形对齐流程。同一只手的两次扫描：

（a） – （b） 原始图像，（c）：从 （a） 和 （b） 中提取的手形重叠，和 （d） 对齐的形状（平均对准误差 = 2:20）。两次不同手的扫描：（e） – （f） 原始图像。点对应关系显示为绿色段

Amayeh 等人给出了一种不需要钉子来确定手掌方向的方案。通过使用高阶 Zernike

矩设计实现了一种基于手的验证系统。该系统通过将手放在平面照明桌上而没有任何引导钉而获得的2D手形轮廓图像上操作，因此增加了易用性。Zernike矩对于表示手形信息非常有吸引力，因为它具有最小的冗余度（即正交基函数），并且对于平移，旋转和缩放具有不变性，并且对噪声具有稳健性。Yoruk也在2006年的提出了基于形状的手部识别算法，该算法对基于手的识别算法进行了综述。其得出结论：初步测试表明手的生物识别精度在一段时间内保持不变。但对于任何基于手的识别方案，必须对手图像进行预处理以进行标准化，以便一般手部姿势与标准位置对齐。除了手形之外，手颜色、纹理和掌纹可以组合以增强识别。之后，Gangopadhyay A. 等人提出了一种基于协作表示的分类（CRC）使用手部图像进行身份验证的新方法。该系统利用基于Radon变换的特征提取选择过程，该过程减少了所考虑的图像的维度，理想地创建了足够低估的系统，使得CRC的应用更加合适。

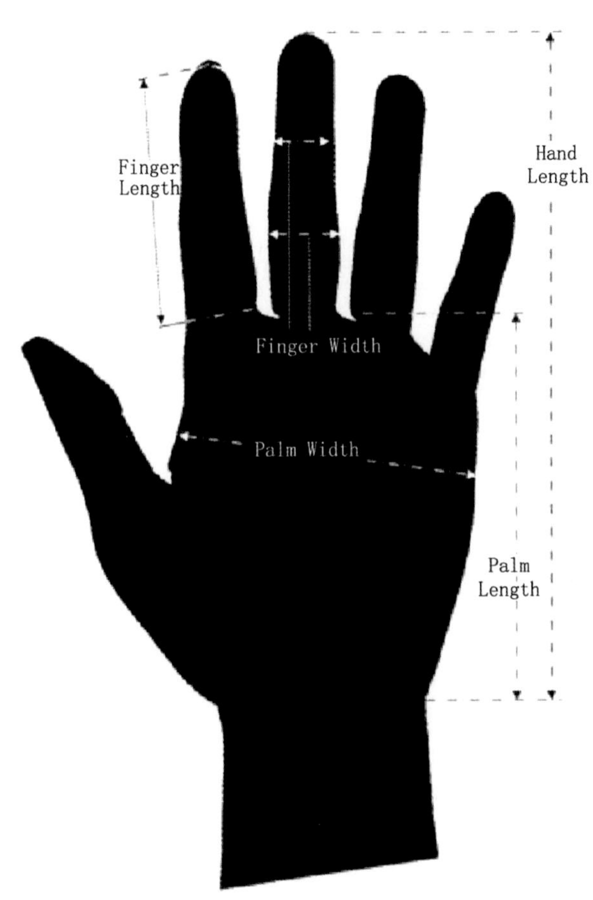

图11-20　Yoruk E. 等人提出的手部集合特征示意图

第十二章　人类的掌纹指纹识别研究

第一节　掌纹研究

一、掌纹识别的研究方法与仪器

人类对掌纹的研究有悠久历史，其最初起源于手相学。手相学的论著记载着人类对掌纹数千年的观察结果，其中有关手掌的区分、分类、点、线、颜色等特征的描述都对后来掌纹识别技术的发展有很大帮助。人的掌纹千差万别，没有任何两个手掌完全相同，即掌纹具有唯一性。掌纹识别技术利用人掌部纹理的唯一性作为生物特征进行身份的自动识别和确认，是生物特征识别领域的又一新兴技术。相对于指纹识别，掌纹识别技术具有突出的优点：（1）掌纹面积大、细节多、中心凹陷，相对于指纹，它包含了更多的有效信息；（2）掌纹特征明显、稳定且提取难度低，对图像清晰度要求较低，这样可以增加多种不同的应用场景；（3）掌纹采集设备的价格低廉；（4）从精度上来讲掌纹识别技术比其他识别技术如人脸识别拥有更高的精度，也拥有更快的运行速度。因此，掌纹识别技术在实际应用中具有较高的可操作性，且识别率与识别速度均可以达到实用系统的要求。因此，基于掌纹的身份识别技术被认为是未来社会一种具有广泛发展潜力和应用前景的身份识别方法，也是人体身份识别技术的重要内容。

一般来说，掌纹由主线、乳突纹、褶皱等组成。其主线和皱纹为掌纹独有，通过其特征能大致确定被识别者的身份。而乳突纹类似于指纹，但比指纹面积大的多，因此拥有更丰富的信息，这些信息都可以用来作为识别的根据。此外，还有一些关键的点特征（三角点）、结构特征、几何特征以及纹理特征等。在高分辨率（≥400dpi）的掌纹图像中可以提取到上述的全部特征，如图 12－1（a）所示；而对于低分辨率（≤100dpi）的掌纹图像，只能提取到主线和皱褶特征（统称为线特征），如图 12－1（b）所示。由于获取和处理高分辨率图像非常耗时，因此高分辨率掌纹识别主要应用于刑侦和司法等领域，而低分辨率掌纹识别更加适于一般的民用和商用。

利用掌纹来进行识别身份的思想最初是由香港理工大学（Poly U.）的张大鹏

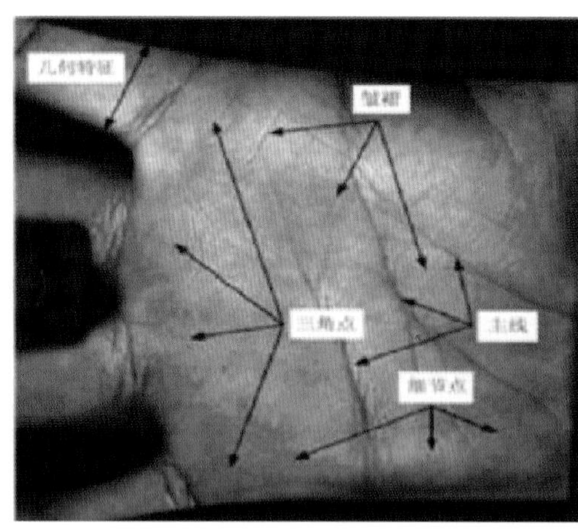

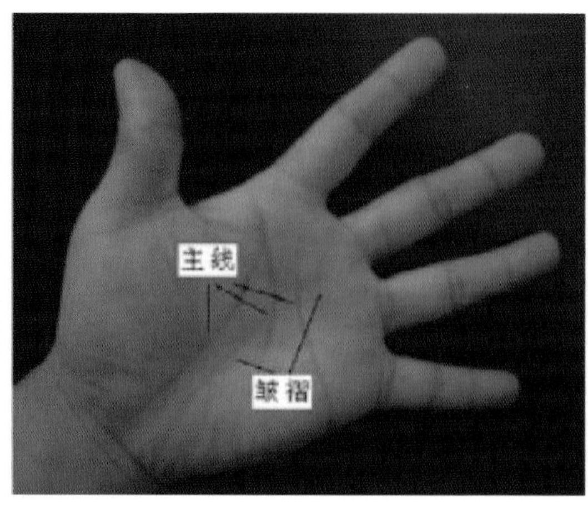

图 12－1　掌纹中的信息

（a）高分辨率掌纹图像中的特征；（b）低分辨率掌纹图像中的特征

（David Zhang）教授与清华大学（THU）的束为教授于 1998 年提出的，开辟了基于掌纹识别的新的生物特征技术。随后，两位教授基于掌纹基本特点提取了可用于生物特征识别的掌纹信息，获取掌纹的总体特征，并提出掌纹识别的可行性，为掌纹识别技术的发展和实际应用奠定了坚实的理论基础。而张大鹏教授领导的香港理工大学生物特征识别研究中心在该领域的研究一直处于世界领先地位。他们在掌纹采集装置的设计、掌纹图像的预处理、掌纹特征提取、多掌纹特征融合、层次性分类、掌纹图像的分类、孪生双胞胎掌纹的唯一性、掌纹系统研制等方面都取得了令人瞩目的成就。该团队致力于研究出快速、高效、可民用的掌纹识别系统。

虽然掌纹识别技术的研究不多短短数年，但却取得了突飞猛进的发展。现阶段的掌纹识别研究领域中已经有一套成熟的可以在现实之中使用的系统。整个系统是集成了各种掌纹图像识别所研究和积累的技术。典型的掌纹识别包括两个阶段：注册阶段和识别阶段（如图 12－2 所示）。在注册阶段，用户的掌纹图像被采集进来后，先进行预处理，然后提取特征，最后放到模板库中；在识别阶段，用户的掌纹图像被采集进来后，同样先进行预处理和特征提取，然后再与模板库中的模板进行匹配得到识别结果。掌纹识别主要由掌纹采集、预处理、掌纹特征提取和匹配等模块组成。其中，提取特征和特征匹配是掌纹识别系统中的核心算法部分，掌纹识别系统的识别精度在很大程度上依赖于掌纹特征模型建立得是否恰当，以及该特征能否被有效地提取出来。但是图像采集和预处理也很重要，因为图像在预处理阶段是否配准直接影响最终的识别率。

（一）掌纹图像采集

虽然掌纹具有丰富的纹理信息，但要想很好地将其直接提取出来是一项很困难的工作。因此可以将图像转换到其他的空间以便发现特征和进行各种处理。掌纹图像采集的目的就是利用不同的传感器实现把掌纹转换成可以用计算机处理的矩阵数据，一

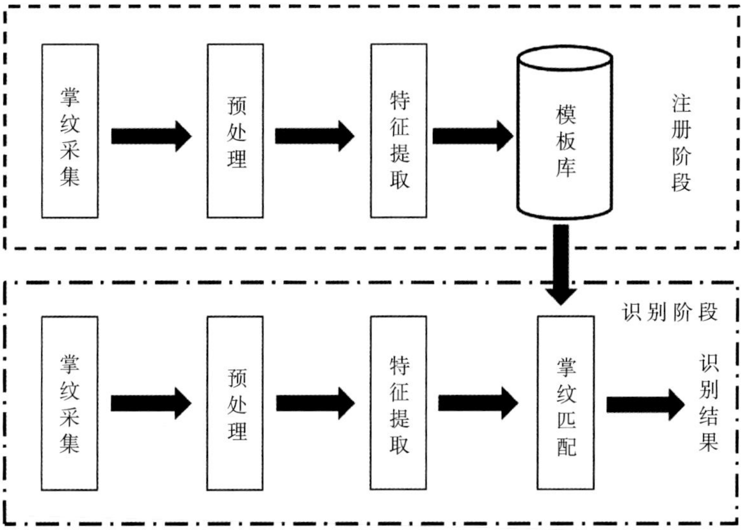

图 12－2　掌纹识别系统示意图

般采集的都是二维灰度图像。自动掌纹识别系统可分为在线和离线两大类。一个在线系统使用一个直接连接到计算机上，可进行实时处理的掌纹捕捉传感器来捕获掌纹图像，脱机掌纹识别系统通常处理以前捕获的掌纹图像进行识别。从发展状况来看，目前的掌纹图像采集方法主要有以下几种方式。

油墨按捺方式：这是较为早期的掌纹采集方法，是将手掌均匀涂上墨水或油墨，之后将手掌印在纸上留下掌纹墨迹，最后用扫描仪把带有掌纹图像的纸扫描成数字图像，如图 12－3（a）。这种采集方法速度慢，只能用于脱机掌纹识别。而且，由于手掌的生理结构，手掌中心部分的掌纹信息经常是缺失或模糊的，采集到的图像质量差。类似于指纹，该方式多用于刑侦目的，早期由于技术所限，多采用的是这种方式。

基于扫描仪方式：是指被采集者直接将手放到扫描仪上扫描获取手掌图像。该方式的优点是数据可以直接采集到计算机中；缺点是扫描速度较慢。

基于 CCD 摄像机：通常是将 CCD 摄像机或摄像头等传感器件通过数据采集卡与计算机相连，数据采集时，将手掌置于合适的位置，计算机控制相机采集获取图像。该方式的优点是采集方便、速度快、成像质量稳定可靠；缺点是采集设备相对较大而且手掌放置位置限制较大。该方式是目前使用最多、应用最广的，香港理工大学、哈尔滨工业大学、中科院自动化研究所、北京大学等均是采用这种方式。基于此，香港理工大学的 David Zhang 等人设计了一种用于联机掌纹识别的采集设备，这种设备可以直接采集到数字化的掌纹图像，如图 12－4（a）所示。这种采集设备的分辨率为 75dpi，可以获得掌纹中清晰的主线和皱褶信息。

（二）图像预处理

掌纹图像的预处理主要包括去噪、关键点定位、平移及旋转校正等。早期的掌纹识别方法提取掌纹中的纹线端点和感兴趣点作为特征，在匹配阶段采用自适应的方法

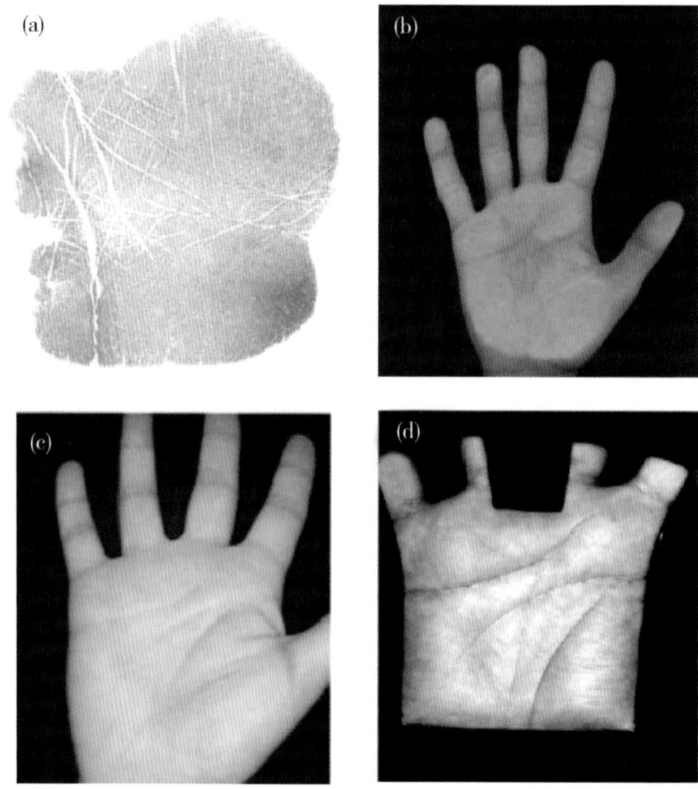

图 12－3　几种常见获取方式的掌纹图像示例

（a）油墨按捺掌纹　（b）扫描仪获取的掌纹　（c）CCD 摄像机获取的掌纹（香港理工设备）
（d）CCD 摄像机获取的掌纹（中科院自动化所设备）

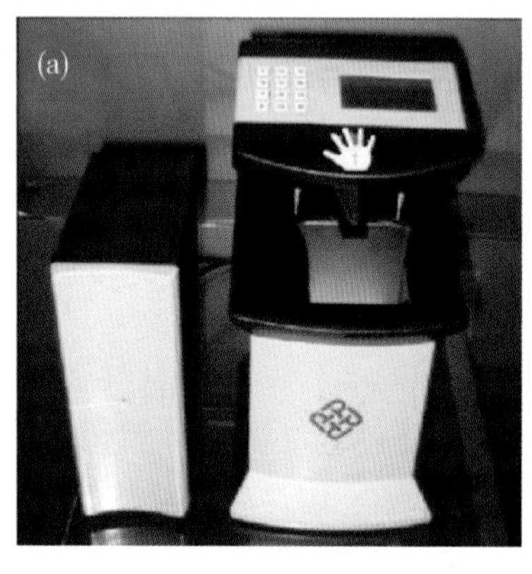

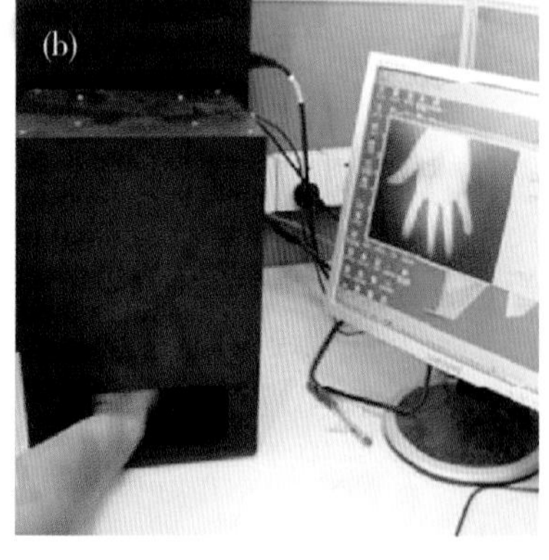

图 12－4 基于 CCD 摄像机的掌纹图像获取设备

（a）香港理工掌纹获取设备　（b）中科院自动化研究所掌纹获取设备

匹配，对于预处理的要求不是很严格。随着掌纹识别技术的发展，对匹配的速度和精度要求越来越高，因此要求在预处理阶段完成掌纹图像的平移及旋转校正。预处理主要是针对指掌纹中心块（Region of Interest，ROI）提取，中心块的提取方法与掌纹获取的方式与设备密切相关，但其基本思想大都是通过在手掌指间的凹槽中搜寻关键点，然后基于关键点建立坐标系，然后从坐标系中提取一块固定大小的区域作为中心块。对于掌纹的定位，大多数预处理算法都利用了食指与中指的缝隙以及无名指与小指的缝隙。David Zhang 教授课题组使用手指之间的间隙作为参考点来确定一个坐标系，以对齐不同的掌纹图像，来提取掌纹中心块以作为特征区域，过程如图 12－5 所示。David Zhang 等设计的采集设备已带有用于定位的圆柱，并且要求采集者的手指张开，极大地方便了掌纹图像的预处理，这可以在很大程度上克服手掌的平移及旋转带来的影响，现已成为一种广泛使用的预处理方法。

掌纹图像预处理的目的是将所采集的掌纹图像进行后续处理，如去除噪声使图像更清晰，对输入测量引起或其他因素所造成的退化现象进行复原，并对图像进行归一化处理。对于掌纹识别系统的预处理过程，还要包含掌纹定位处理。具体包括图像切割、图像去噪、图像中心区域的提取、图像的二值化、图像锐化等。

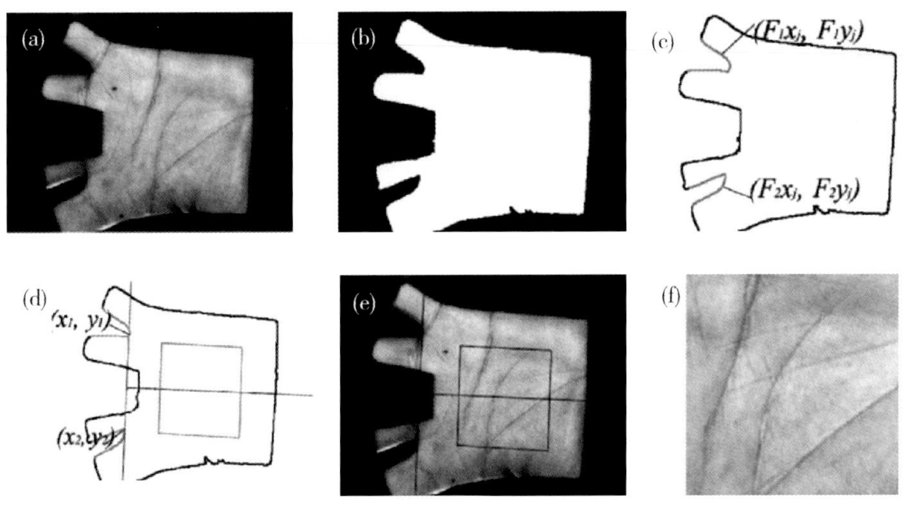

图 12－5　掌纹图像预处理步骤

(a) 原始图像　(b) 二值化图像　(c) 边界提取

(d) 关键点定位　(e) 坐标系建立　(f) 中心块

（三）特征提取和匹配

高分辨率的掌纹图像大都用于脱机掌纹识别，主要应用于刑侦、司法等领域。与指纹识别类似，对于高分辨率的掌纹图像主要利用乳突纹和细节点进行识别。特征提取阶段通常包括方向场估计、图像增强、二值化、细化和细节点提取等。对于低分辨率的掌纹图像，主要是利用主线和皱褶信息实现掌纹识别。根据掌纹中特征的表示以及匹配方法，可大致将掌纹识别方法分为四个类别，分别是基于结构的方法、基于统计的方法、基于子空间的方法和基于编码的方法。

1. 基于结构的方法

基于结构的方法主要是指利用掌纹中主线和皱褶的方向和位置信息实现掌纹识别的方法。这一类的方法主要由两个部分组成：第一是提取掌纹中的纹线特征，第二是纹线特征的有效表示和匹配。线特征的有效表示主要是便于匹配，并且占用尽可能少的存储空间。对于特征提取，较多使用的是各种线检测算子以及边缘检测算子；对于特征的表示，主要是采用直线段或特征点代替掌纹纹线；而特征的匹配大多采用特征点之间的欧氏距离，以及用于线段匹配的 Hausdorff 距离等。

David Zhang 教授和束为教授提出了一种掌纹线特征的提取和匹配方法。该方法首先使用 12 个线检测算子检测各个方向的掌纹纹线，并用直线段近似表示。之后通过后处理滤除较短的线段，合并重合的线段，得到代表该掌纹中纹线的全部直线段。最后提取出直线段的端点、截距和倾角等作为该掌纹的特征。对于直线段间的匹配，采用的是端点的欧氏距离以及截距和倾角的差别，对于小于指定阈值的则认为直线段匹配成功。两个掌纹的匹配度定义为匹配的直线段数目与直线段总数之比。该方法利用了掌纹纹线具有一定长度的特点，对噪声不敏感。匹配时考虑了纹线的长度和方向信息，大大减少了仅依赖纹线端点造成的误匹配。Wu 等人提出了一种利用高斯函数的导数提取掌纹主线特征的方法。该方法采用四个不同的检测算子，分别检测四个不同方向的纹线，最后合并各个方向的检测结果。为了克服非线性形变及旋转带来的影响，也有研究者在匹配前对表示纹线的二值图像进行旋转和形态学膨胀，之后再与其他掌纹匹配。另有人首先通过二值化获得掌纹的线特征，之后提取掌纹中最大内切圆内部的若干条跨度最长的纹线，匹配时采用的是类似 Hausdorff 距离的双向匹配方法。

由于 Hausdorff 距离本身就具有对小的形变不敏感的特性，因此以上两种方法都具有较好的稳健性。注意到掌纹纹线（尤其是主线）并不是单像素宽的，而经典的边缘检测算子只能检测到单像素宽的边缘（称为单边响应，unique edge response），Liu 等提出了一种宽线检测算子。该方法利用圆形模板中与圆心灰度相似的区域的面积来判断圆心点是否属于纹线，指出对于背景区域，该面积达到最大值，因此将最大值的一半作为阈值滤除背景，从而得到纹线。得到的掌纹纹线表示成一个二值矩阵，采用异或操作匹配。由于该方法不仅考虑了纹线的位置，还考虑了纹线的宽度，因此识别精度更高。与采用直线段表示掌纹纹线的方法不同，本类方法采用构成纹线的所有的点来表示掌纹，匹配时采用的是点集间的匹配。这类方法最大的优点是避免了用直线段近似掌纹纹线，缺点是匹配时仅考虑了纹线的位置信息，而丢弃了纹线的方向信息，因此识别精度不高。

Wu 等提出了一种不同的方法，充分利用梯度图的方向和幅值信息提取掌纹的纹线特征。在该方法中，首先计算掌纹图像梯度图的方向和幅值，之后对掌纹模糊分块，分别提取每块的方向和幅值特征，并连接为表示整个掌纹的特征矢量。匹配时采用向量间的相关系数。这种方法由于利用了统计量作为特征，因此对质量差的掌纹图像具有更好的稳健性，识别精度较高。

基于结构的方法是早期用于掌纹识别的方法。总的来说，大部分基于结构的方法都是借鉴或移植自指纹识别中的方法，特点是简单直观。但是这类方法用直线段或特征点近似地表示掌纹纹线，丢失了大量信息，因此识别率不高。此外，它们的识别性能在很大程度上依赖于边缘检测算子或宽线检测算子。掌纹中一些比较细小模糊的线包含大量的判别信息，但却无法被检测算子检测到。大量的直线段和特征点也使匹配过程非常耗时。

2. 基于统计的方法

基于统计的方法是指利用掌纹图像的重心、均值、方差等统计量方式作为特征的识别方法。该类方法可进一步分为基于局部统计量和全局统计量的方法。其中基于局部统计量的方法需要将图像分成若干小块；之后统计每块的均值和方差等统计信息；最后连接为表示整个掌纹的特征向量。而基于全局统计量的方法则直接计算整个图像的矩和重心等统计信息作为掌纹的特征。匹配时一般采用矢量比较时常用的相关系数、一阶范数或欧氏距离等。

对于基于局部统计量的方法，在提取统计特征之前，通常需要对图像做变换，例如傅立叶变换、小波变换等。Li 等首先用傅立叶变换提取掌纹图像的频域信息，之后分块并计算每块的幅值和相位的和作为特征。Zhang 等利用过完备小波变换的平移不变性和掌纹纹线方向的上下文相关性，计算小波分解后每块的四类统计特征。根据这四类特征可将掌纹分为若干个类别，识别时仅在待识别掌纹所属的类别内搜索即可。同时，利用小波变换后分块并提取每块的均值和方差作为特征也可以得到同样的结果。各种方法的分块策略略有不同，例如将图像分为半径相等的同心圆，将小波分解后的各子图分为数量相同的小块等。当只进行一级小波分解时，后两种分块的策略是相同的。与基于结构的方法不同的是，本类法考虑了掌纹图像的频域（傅立叶变换）和多尺度（小波变换）特征，而不是原始图像中纹线的位置、方向等特征，这样能够有效地减小类内差别，提升识别性能。但是在该类方法中，分块的大小以及分块的策略对最终的识别结果有很大影响，而最优的分块方法通常需要实验确定。

基于全局统计量的方法主要是指利用图像不变矩的识别方法。Li 等人提出了一种利用平移不变的 Zernike 矩提取掌纹特征的方法。根据所采用的不变矩具有的平移或旋转不变的特性，该类方法对于掌纹图像也具有相应的特性，可以有效地处理预处理带来的图像平移和旋转。该类方法的缺点是特征维数太小，丢失了大量的判别信息，因此识别率不高。

基于统计的方法将掌纹图像看作是纹理图像，并利用分析纹理图像的一些方法来分析掌纹图像，例如傅利叶变换，小波变换等。与基于结构的方法相比，基于傅立叶变换的方法可以提取掌纹的频域特征，小波变换的多分辨率特性更加适合主线和皱褶不同粗细的特点，而基于全局统计量的方法对图像平移和旋转更加稳健。总的来说，基于统计的方法比基于结构的方法有更高的准确率，统计的本质也使得该类方法对噪声不敏感。此外，由于原始掌纹图像被有效地表示为若干个统计量，因此特征所占的空间很小，匹配速度也很快。

3. 基于子空间的方法

基于子空间方法将掌纹图像看作是高维向量或矩阵，通过投影或变换，将其转化为低维向量或矩阵，并在此低维空间下对掌纹表示和匹配。根据投影或变换的性质，子空间方法可以分为线性子空间方法和非线性子空间方法。目前应用较为广泛的是线性子空间方法，主要包括独立成分分析（Independent Component Analysis，ICA）、主成分分析（Principal Component Analysis，PCA）、线性判别分析（Linear Discriminant Analysis，LDA）等。与前两类方法不同，基于子空间的方法大都需要对每个类别的掌纹图像构造训练集，在该训练集上计算最优的投影向量或矩阵，并将投影后的向量或矩阵作为该类掌纹的特征。在识别阶段，首先对待识别掌纹图像作相同投影或变换，之后采用最近邻或最近特征线（Nearest Feature Line，NFL）分类器分类。基于子空间的方法已成功地应用于人脸识别，移植到掌纹识别后也取得了很好的效果。

Lu 等提出了利用 PCA 进行降维的 Eigen Palm 方法，该方法首先将掌纹图像连接为高维向量，并计算该向量的散度矩阵的特征值和特征向量，之后保留若干较大的特征值对应的特征向量构成投影矩阵。由于 PCA 主要考虑的是掌纹的表示，而不是掌纹的判别，Wu 等又提出了在 PCA 的基础上再进行 LDA 降维的 Fisher Palm 方法。LDA 方法同时考虑类内散度和类间散度，并通过最大化类间散度同时最小化类内散度（即 Fisher 准则）计算最优的投影矩阵。由于小样本（Small Sample Size，SSS）问题，PCA 易于对训练集产生过拟合。作为一维 PCA 的推广，Yang 等提出了 2DPCA 并应用于人脸识别。在 2DPCA 中，图像被看作是由若干个行向量组成，并在此行向量上进行 PCA 降维，这就有效地解决了小样本问题。相比于 PCA，该方法具有更好的泛化能力，但缺点是特征维数较高。在此基础上，Wang 等将 2DPCA 和 LDA 结合的方法应用于掌纹识别。

Zuo 等提出了 BDPCA（Bi－Directional Principal Component Analysis）并将其应用于人脸和掌纹识别。BDPCA 可以看作是 2DPCA 的一种推广，通过分别计算行投影矩阵与列投影矩阵，将掌纹图像最终变换为一个矩阵，作为该掌纹的特征。对于该特征矩阵，Zuo 等采用集成矩阵距离（Assembled Matrix Distance，AMD）的度量方式计算相似度。相对于 PCA，BDPCA 有更好的泛化能力，可以减轻训练时带来的过拟合。该方法还省去了 PCA 中的图像连接过程，因此特征提取的效率更高。此外，BDPCA 提取的特征维数要远小于 2DPCA，因此保存特征所需的存储空间更小，匹配速度更快。

基于子空间的方法具有牢固的理论基础，并且已广泛地应用于人脸识别中。相对于基于结构的方法，具有识别率高、特征小等优点，较之基于统计的方法也有更高的识别率。尤其是在 Zuo 等提出 BDPCA 之后，特征提取阶段的计算量也大大减少，使得该类方法的优势更加明显。但是该类方法通常对每个类别都需要多个训练样本，且训练样本的选取对识别结果影响较大。

4. 基于编码的方法

基于编码的方法是指先用滤波器对掌纹图像滤波，之后根据某些规则将滤波后的结果编码的方法。通常特征都按照比特码的形式存储，对得到的特征码多采用二进制的“与”或者“异或”计算相似度。该类方法主要包括三个核心部分：滤波器的选择、编码规则、以及匹配方式。

该方法可以直接用于掌纹识别中，提取的特征码称为 Palm Code。由于只使用了一个方向为 45°的 Gabor 滤波器，不同手掌滤波后的掌纹图像都非常相似（表现为包含很多 45°的条纹）。这无疑会降低掌纹的可分性，从而影响掌纹识别系统的性能。为了克服这个缺点，Fusion Code 被提出。该方法在用两个方向的 Gabor 滤波器对掌纹图像滤波之后，对每个采样点，编码幅值最大的方向的相位信息。相位信息被量化到四个区间，因此每个采样点同样被编码为 2 个比特。相比于 Palm Code，Fusion Code 方法同时利用了幅值和相位信息，因此获得了更好的识别性能。Wu 等提出利用高斯函数的导数作为滤波器，在水平和竖直方向对图像滤波，最后根据滤波结果的符号编码，称作 DoGCode。实验结果表明该方法优于 Fusion Code 和 Palm Code。

Kong 等提出使用六个方向的实值 Gabor 滤波器对掌纹图像滤波，并对幅值最小的方向编码，称为竞争编码（Competitive Code）。在每个采样点被巧妙地编码为三个比特之后，可以通过二进制的“异或”操作高效地计算出特征间的角度距离。为了克服预处理带来的平移对匹配产生的影响，在匹配阶段需要在［-2，+2］的范围内进行竖直和水平方向上平移，并取距离最小的匹配结果为最终的距离。由于竞争编码考察了掌纹图像的方向信息，对光照强度不敏感，而且对不同时期采集的掌纹有很好的稳定性，因此获得了很高的识别精度。简单的异或操作也使得匹配速度非常快，因此该方法是一种非常有效的掌纹识别算法。

最近，Jia 等提出了一种稳健的线方向编码方法（Robust Line Orientation Code，RLOC）。RLOC 是一种利用改进的有限 Radon 变换（Finite Radon Transform，FRAT）来提取掌纹的方向特征的识别方法。Radon 变换可以有效地提取图像中的线特征，而有限 Radon 变换使得它可以处理有限长度的信号。为了去除 FRAT 的环绕（wrap around）效应，改进的 FRAT 采用了通过中心的不同方向的线形模板。在匹配过程中，为了克服掌纹的非线性形变带来的误差，RLOC 采用了点对区域的匹配方式，即待匹配图像中的一个点与模板中以该点位置为中心的一个区域中的所有点匹配，匹配时采用的是二进制的“与”操作。由于采用了整数值的模板，这种方法在特征提取时速度非常快，但点对区域的匹配方式使得匹配时速度较慢。

另一种称为二值方向共生向量（Binary Orientation Co - occurrence Vector，BOCV）的掌纹识别方法也被应用于该领域。该方法同样利用六个不同方向的 Gabor 滤波器对掌纹图像滤波，之后对结果的过零点信息进行编码，每个点被编码为六个比特。匹配时与竞争编码类似，采用异或操作计算汉明（Hamming）距离。实验结果表明该方法优于竞争编码和 RLOC。由此可以看出，不同方向的滤波结果都包含丰富的判别信息，将其全部作为特征提取出来，在识别性能上要优于提取主方向（竞争编码）或两两垂直的方向间的相互关系（序数编码）。但这种方法的缺点是特征较大，是竞争编码或序数编码的两倍。

基于编码的方法最初借鉴了虹膜识别的方法，之后研究人员根据掌纹的特点提出了一些改进方案，实验结果表明这些改进是可行的和有效的。相比于前几类方法，这类方法具有识别率高、特征小、特征提取及匹配速度快、实现简单等特点，因此最具有竞争力。

5. 各类方法的比较

从以上的分析可以看出，除少数通用的图像识别方法（如子空间方法和图像不变矩方法）之外，大多数的掌纹识别方法都考虑了掌纹的特点。例如，在特征提取阶段，考虑了掌纹纹线的位置、方向、粗细等信息，而在特征匹配阶段，通过加入平移、旋转以及点对区域的匹配方式克服手掌的位置改变以及手掌肌肉的伸缩带来的影响。基于结构的方法是以掌纹中的纹线作为特征，最为直观，但由于掌纹中的纹线的灰度、宽度等变化较大，无论经典的边缘检测算子还是宽线检测算子都无法一致地检测到所有纹线，因此识别精度不高。子空间方法并没有考虑掌纹的特点，只是将训练集中掌纹图像作为一般的模式（pattern）进行判别分析，而且子空间方法需要训练得到包含众多参数的投影矩阵，因此小样本问题是制约子空间方法的主要问题。基于全局统计量的方法在减小类内差别的同时也极大地减小了类间差别，过小的特征维数使其无法包含足够多的判别信息。基于局部统计量的方法可以得到维数较大的特征，但若同等对待全部特征通常效果并不理想，因此需要通过特征选择保留包含判别信息的特征。基于编码的方法对掌纹图像中的所有区域都相同对待，不需要明确地提取掌纹纹线，不仅实现简单，而且对于模糊的纹线具有更好的稳健性。总的来说，基于结构的方法识别精度低，特征所需的存储空间大，而且匹配速度慢；而基于编码的方法识别精度高，特征小，而且匹配速度快，是各类方法中最具有优势的一类。基于统计的方法和基于子空间的方法的识别精度和识别速度介于两者之间。

（三）掌纹识别的研究仪器

1. 多光谱掌纹图像采集系统

伴随着多光谱遥感技术的发展，在 20 世纪 80 年代出现了多光谱成像仪，并以其多光谱分辨率得到了广泛的应用。多光谱成像就是把被拍摄物体的反射或发射电磁波分割成若干个较窄的波段，利用成像工具获取不同光谱下物体的影像。多光谱成像仪结合了成像技术与光谱技术，一般由望远系统和光谱仪系统组成，其中光谱仪系统采用的分光技术直接影响着多光谱成像仪的性能。实现多光谱成像的技术有很多种。最简单的方法是使用一组滤光片，每个滤光片可以透射特定波长的光谱。在图像的采集过程中，将这一组滤光片分别置于采集器件（如 CCD 相机）与被采集物体之间，这样就可以得到一组多光谱图像。

在实际应用中广泛使用的分光技术主要有棱镜、光栅色散，傅立叶变换光谱仪，可调谐滤光器，光楔等。棱镜和光栅色散技术出现较早，技术比较成熟，绝大多数的航空和航天成像光谱仪均采用此类技术。傅立叶变换光谱仪利用光谱像元干涉图与光谱图之间的傅立叶变换关系，通过测量干涉图和对干涉图进行傅立叶变换来获取物体的光谱信息。可调滤光器的种类较多，有声光可调滤光器，电光可调滤光器，双折射滤光器，液晶可调滤光器等。其中声光可调滤光器和液晶可调滤光器的应用最广。其中声光可调滤光器主要由声敏感晶体构成，这些晶体在特定声波的影响下可以模拟特定频率的衍射光栅，从而使特定波长的光通过到达成像设备。液晶可调滤光器通过对两个线性偏光镜间的双折射晶体施加不同的电压，选择不同波长的光谱。光楔成像光谱仪包含一个安装在面阵探测器的楔形多层膜介质干涉滤光片，探测器的每一行探测像元接收与滤光片透过的光谱带的能量。所以用单个光楔光谱仪能够覆盖较宽的光谱范围。但是该技术的应用还有进一步检测。

如图 12 - 6 所示，一个典型的掌纹图像采集系统由用户界面、光学模块、A/D 转换模块，存储模块四部分组成。用户界面用于掌纹的输入，良好的用户界面能够方便简化采集的过程，减少人为的干预，从而提高采集的效率，并为图像的后处理打下良好的基础。光学模块包括光源、镜头、图像传感器。良好的光学系统能对成像的好坏起着关键性作用。A/D 转换器可以将从光学模块得到的模拟掌纹图像信号转换成数字信号，方便计算机存储。存储模块保存从 A/D 转换器得到的数字信号（数字掌纹图像）。

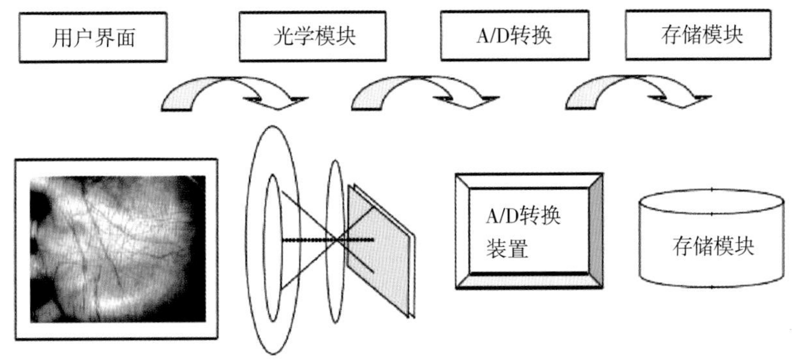

图 12 - 6 掌纹图像采集系统的基本结构

多光谱掌纹采集系统的光路如图 12 - 7 所示。系统成像基于光反射原理。在被采集对象的前方两侧放置两个光源，保证被采集对象的表面能够得到均匀的光照。光线经过被采集对象的吸收反射之后到达滤光器。滤光器对被采集对象反射的光线进行选择，使特定波长的反射光线到达后面的镜头，光线经镜头汇聚后由后面 CCD 相机转换为电信号，经视频采集卡采集并保存在计算机中。

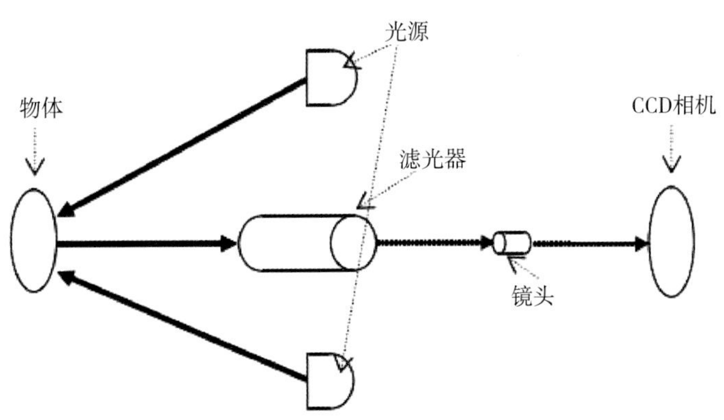

图 12 - 7 多光谱采集系统光路图

基于以上原理我们开发了多光谱采集系统。系统的开发考虑了被采集对象的定位，光源的选择，图像成像的稳定性等因素。下面做一下简单的介绍。

手掌定位：为了方便手掌的定位系统提供了一个手掌的放置界面，一个中间开孔的方形模板，模板上设立几个柱状和楔装的限位装置，使得手掌在设备面板上自然张开伸入时，有相对固定的位置和角度，同时，各个手指有自然张开的角度。食指与中指之间、无名指与小指之间的两个弧圈露出，为后续的定位和预处理打下了基础。掌纹设备的采集区域需要包含手掌纹路尽可能多的信息，同时需要包含手指张成的两侧两个弧圈的位置信息用以对准。

光源：光源的选择需要考虑两个方面的因素。一是光照的强度，二是光谱的范围。在多光谱采集系统中，经手掌反射的光线还要经过滤光器的选择，这样到达相机的光线的能量就非常有限。普通的光源的光谱范围是有限的。为了满足以上两个条件，我们采用了两个500W的卤素灯作为光源。两个光源分置在模板与光学系统轴向中心线两侧。保证掌纹能够得到均匀光照的同时，提供足够的光强。

相机：光学成像主要有CMOS和CCD两种设备。CCD是一种半导体装置，使用高感光度的材料制成，能够把感受到的光线转换为相应电荷，从而将光学影像转化为数字信号。CCD上植有微小光敏物质，即像素。一块CCD上包含的像素数越多，其提供的画面分辨率也就越高。形象地讲，CCD的作用就像胶片一样，但它是把图像像素转换成数字信号。CCD的传感器相对于其他的图像采集方式（扫描仪、捺印、数码照相等）有如下优点：高解析度、低噪声、低失真、低耗电、体积小，等等。我们选取的是具有风冷装置的CCD相机，适用于光照不强的环境，符合多光谱掌纹采集时波段范围窄，光强有限的情况。可采集的波谱范围290nm～1100nm，符合多光谱系统常用的波谱范围。

液晶可调谐滤光器：液晶可调谐滤光片利用向列液晶材料的双折射原理，将液晶材料与Lyot和Solc型双折射滤光片结合在一起形成可调谐滤光器。双折射滤光器的可调谐性是通过改变双折射波片的偏振偏移量来实现的，选择向列液晶材料作为波片，采用电光方法调节偏振偏移量，可在相当短的时间内实现光谱连续可调性。图12－8是我们采用的Meadowlark Optics公司生产的可调谐滤光器的基本结构。光谱覆盖420nm～1100nm，光谱分辨率为1nm。在未加电的情况下液晶分子的排列如图12－8（a）所示，此时光谱不可以透过滤光器。加电以后液晶分子的长轴方向会随着电压的增大向窗口倾斜。图12－8（b）所示为电压最大时液晶分子的排列。其中最外层的液晶分子因为窗口表面粗糙附着物的作用方向不会随着电压的变化而发生变化。这样通过控制加载在滤光器上的电压的大小可以调节可透过滤光器的光谱的波长。

视频采集卡：A/D转换将相机采集的模拟信号转换为数字信号。并与计算机相连通过软件将图像数据保存到计算机的存储系统当中。

操作平台：操作平台实现计算机对系统数据采集的控制，包括对液晶滤光器投射光谱，光谱波长间隔，CCD图像的格式，分辨率，曝光时间等的控制。

2. 非接触式多手部特征采集系统

生物特征的获取是实现一个生物特征识别系统首先要解决的关键问题，其效果直接影响到系统的精度和可靠性。一个有效的、界面友好的采集系统是一个生物特征识

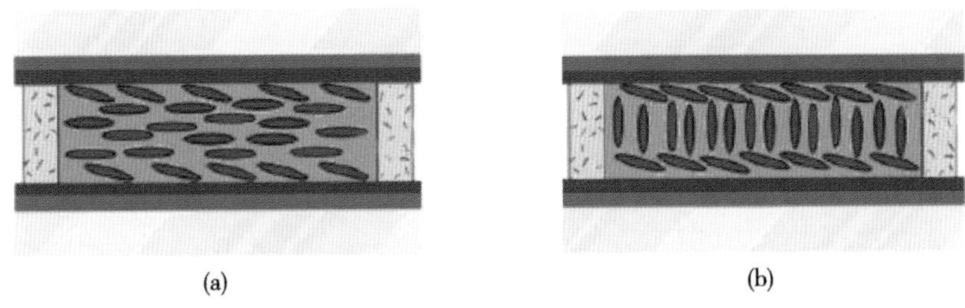

图 12 – 8　晶可调谐滤光器基本结构

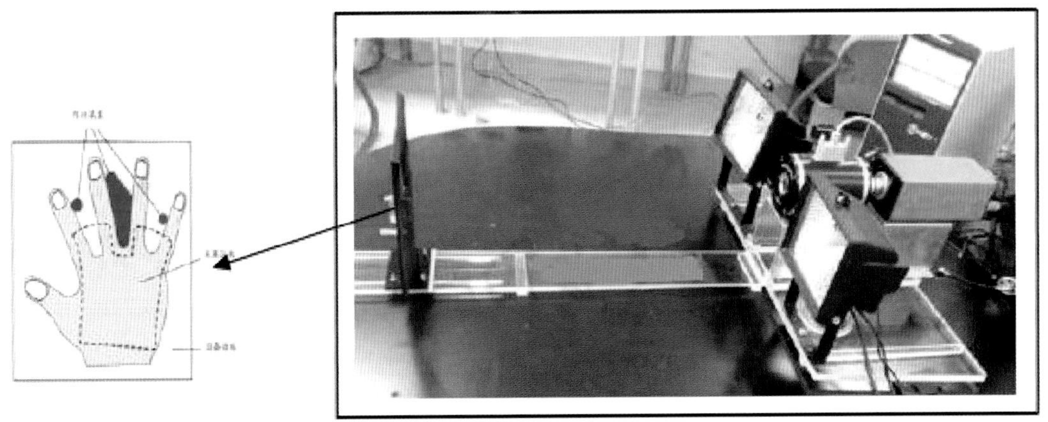

图 12 – 9　多光谱掌纹采集系统的硬件结构

别系统的一个重要组成部分。本章提出了一种非接触式多手部特征采集系统，该系统能够以非接触方式同时采集高质量的掌纹、手掌静脉和手背静脉图像。

非接触式多手部特征采集系统的基本原理原理是采用主动光源照射手掌 / 手背，通过电耦和元件（charge – coupled device，CCD）使要采集的手部特征（掌纹、手掌静脉、手背静脉）成像。图像信息经图像采集卡进行模 / 数转换后存储于存储器中，如图 12 – 10 所示。

采集系统主要由三个子系统构成：光学子系统、控制子系统和用户接口。其中光学子系统用于对手部特征进行成像，控制子系统用于控制光源和 CCD 摄像机的切换，用户接口向用户提供交互界面完成采集过程。本节后续部分将详细阐述每个模块的设计与实现过程。

（1）光学子系统

光学子系统是采集系统的核心部分，包括光源和成像传感器两部分，不同的光源和成像传感器相配合，保证了各手部特征可以良好的成像。

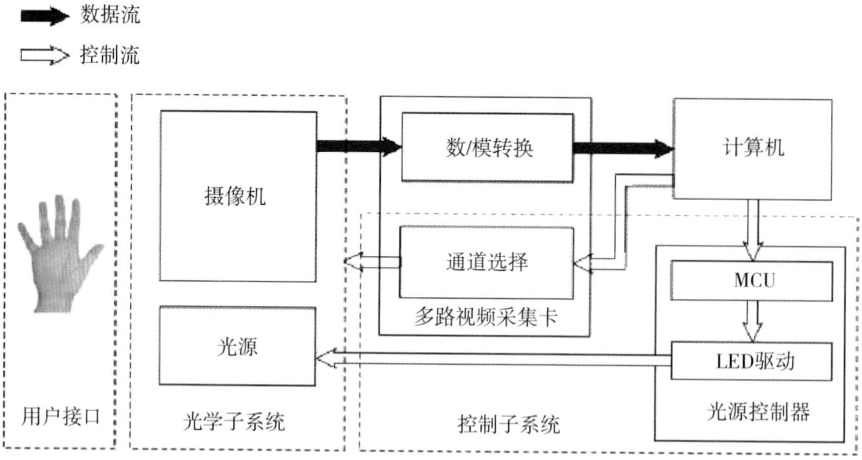

图 12－10　设备框图

①光源

由于采集系统需要同时获取两类图像，即掌纹图像和静脉图像，而这两种特征需要在不同的光源下才能良好的成像，因此，系统中需要设置两种光源。掌纹可以在可见光下成像，但在不同波长的可见光下采集的掌纹图像在纹理细节上存在较大差异。我们采用常见的 5 种不同颜色的可见光，包括红、黄、绿、白、蓝作为光源来进行实验。通过在不同光源下采集样本，并从视觉效果和识别精度两方面进行评价，我们发现用蓝光拍摄的掌纹最为清晰，对掌纹细节的分辨能力最高，具有最高的识别精度。因此，本系统选用蓝光作为拍摄掌纹图像的光源。

与掌纹不同，静脉无法在可见光下成像，而需要使用近红外（NIR）光源。生物医学研究表明，人体血液的主要成分——氧合血红蛋白和脱氧血红蛋白分别对波长为 760nm 和 850nm 的近红外光的吸收率最大。另一方面，人体皮肤对波长为 700nm～800nm 之间的近红外光具有最大的透射率。因此，拍摄静脉图像的理想光源的中心波段应该在 760nm～850nm。基于以上的分析，我们使用波长为 850nm 的近红外光源用于手部静脉成像。

本系统采用草帽型大功率（1W）LED 作为光源，这样可以获得较高的光照强度和较好的散射效果。同时，在镜头前加装红外滤光镜来避免可见光对红外成像的干扰。为了保证光照均匀，LED 光源程圆形均匀分布在摄像机的镜头周围，如图 12－11（a）所示。另外，在光源前加装柔光板进一步提高光照的均匀性，如图 12－11（b）所示。

②图像传感器和镜头

本系统选用图像传感器时首要考虑的因素就是成像质量，因此本系统采用 CCD 相机作为成像部件。

③光学子系统布局

本系统设计的光学子系统布局如图 12－12 所示。成像传感器（摄像机）分布在设备箱体的上部和下部，其中上部的摄像机（图 12－12 中的摄像机 A）对近红外光敏感，

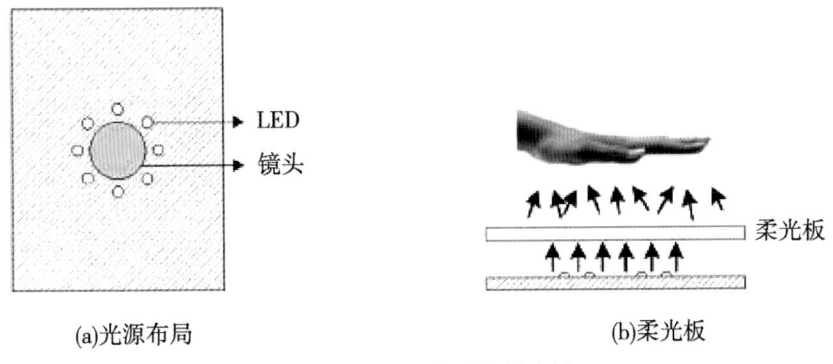

图 12－11　光源布局和柔光板

用于采集手背静脉图像，下部的摄像机（图 12－12 中的摄像机 B）对近红外光和可见光同时敏感，用于采集掌纹图像和手掌静脉图像。采集时，用户将手自然伸平，手掌向下，置于上下摄像机之间，即可完成采集。

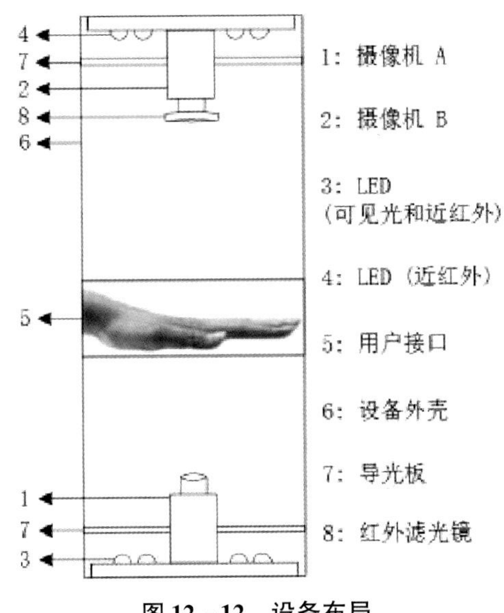

图 12－12　设备布局

（2）用户接口

本系统采用非接触方式采集图像，设备没有接触式辅助定位装置，用户在使用时不用接触设备的任何部分。在这种情况下如果不对用户的手部做任何限制，难免会影响采集到的图像质量。基于这种考虑，本系统设计了一种带有类手形窗口的非接触式辅助定位装置来引导用户采集图像，如图 12－13（a）所示。在采集图像时，用户只需将手放入类手形窗口内，而不用触碰设备的任何部分。由于类手形窗口是左右对称的，因此它同时适用于左右两手的图像采集。本文设计的用户接口在保证用户友好度的同时，保证了图像采集质量。

对于设备箱体的设计，本系统设计了一种半开放式的箱体，且配备液晶显示器，用户在使用时可以随时观察采集状态，心中有数，能更好地配合系统的运行。本文设计的非接触式多手部特征采集系统的实物图如图 12－14 所示。

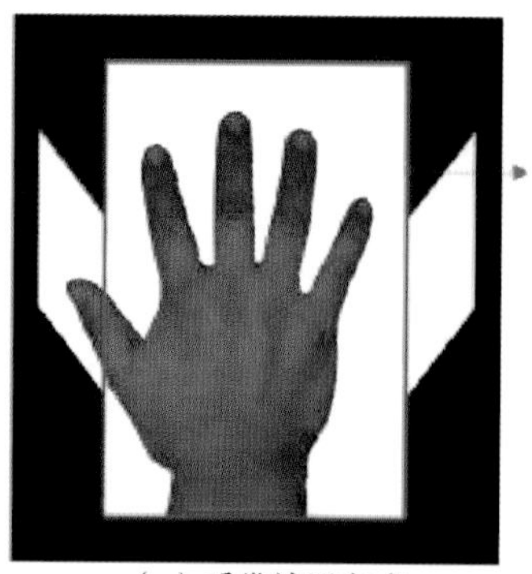

（a）手掌放置方式

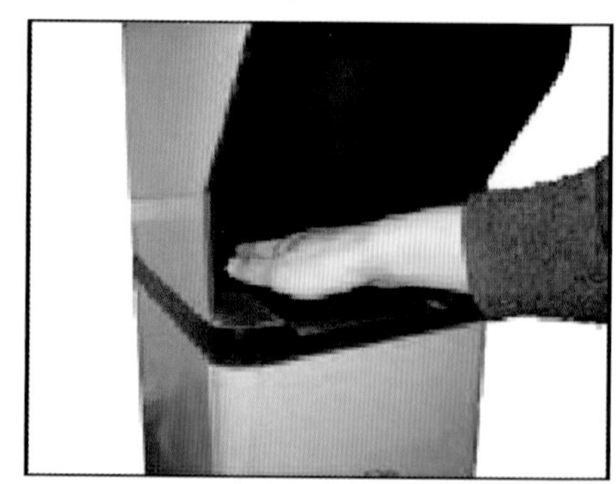

（b）用户接口

图 12－13　用户接口

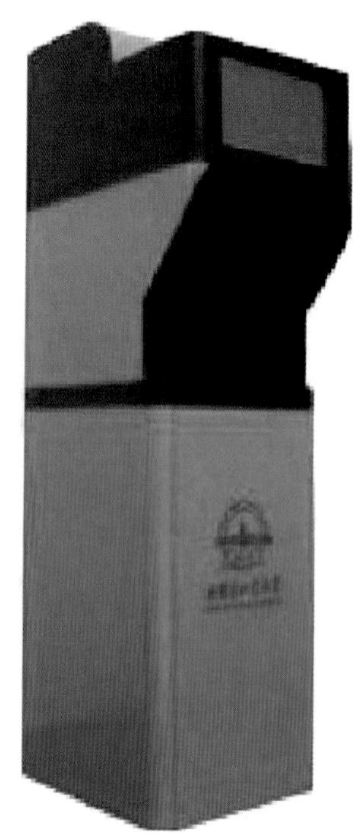

图 12－14　设备实物图

二、掌纹识别的研究内容与结果分析

（一）掌纹识别的研究内容

1. 2D 掌纹研究方法

（1）基于纹理的掌纹识别

A. PalmCode 掌纹编码

Kong 等人最先采用在虹膜识别中较为有效的二维 Gabor 相位编码方法来提取掌纹

特征。Gabor 滤波是纹理分析的一种有效方法，一个二维圆形 Gabor 滤波器可以定义如下：

$$G(x,y,\Theta,u,\sigma)=\frac{1}{2\pi\sigma^2}exp\left\{-\frac{x^2+y^2}{2\sigma^2}\right\}exp\left\{2\pi i(ux\cos\theta+uy\sin\theta)\right\}$$

其中，$i=\sqrt{-1}$ 是虚数符号。u 是正弦曲线的频率，θ 控制函数的方向，σ 则是高斯函数的标准差。将上述 Gabor 滤波器加以改进，得到如下形式的 Gabor 滤波器：

$$G^{\sim}(x,y,\Theta,u,\sigma)=G(x,y,\Theta,u,\sigma)-\frac{\sum_{i=-n}^{n}\sum_{j=-n}^{n}G(i,j,\theta,u,\sigma)}{(2n+1)^2}$$

其中 $(2n+1)^2$，是滤波器的大小。改进的 Gabor 滤波器去除了直流分量，从而使特征提取对图像亮度的变化更加稳健。

对图像的每个像素点，经上述滤波器卷积之后的结果为一个复数，根据这个复数的实部、虚部的正负即可对每个像素点进行特征编码。每个像素点的特征为两位码字（$b_r\,b_i$），其定义为：考察经 Gabor 滤波器卷积得到的复数，若其实部非负，则 为 1，否则 为 0；若其虚部非负，则 为 1，否则 为 0。对掌纹 ROI 的纹理特征的提取示意如下：

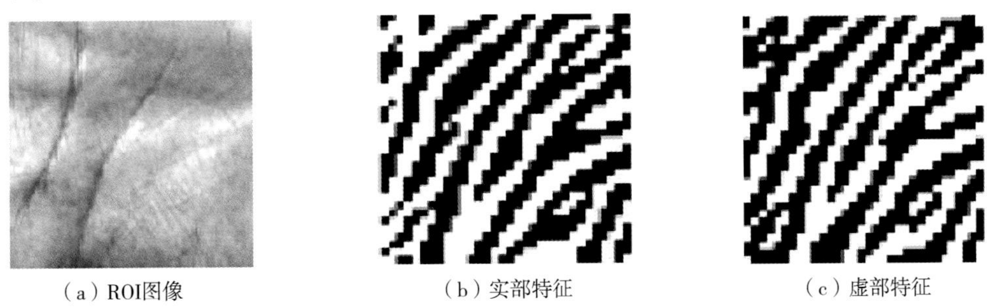

（a）ROI图像　　（b）实部特征　　（c）虚部特征

图 12－15　掌纹 ROI 图像及其 Gabor 滤波实部、虚部编码示意

B. CompCode 掌纹编码

在基于二维 Gabor 滤波器的在线识别系统的基础上，Kong 又提出了竞争编码（Competitive Coding Scheme）的特征提取策略，实验证明竞争编码的编码策略对掌纹纹理特征的识别非常有效。

竞争编码的策略是采用 6 个方向的基于神经生理学的 Gabor 滤波器（neurophysiology based Gabor filter）对 ROI 图像进行卷积之后再编码的方法。其具体内容如下：

滤波器选择方面，采用了基于神经生理学的 Gabor 滤波器，表述如下：

$$\Psi(x,y,\omega,\theta)=\frac{\omega}{\sqrt{2\pi}k}e^{-\frac{\omega}{8k2}(4x'^2+y'^2)}\left\{e^{i\omega x'}-e^{-\frac{k2}{2}}\right\}\qquad（公式 12－1）$$

其中，$x'=(x-x_0)\cos\theta+(y-y_0)\sin\theta, y'=-(x-x_0)\sin\theta+(y-y_0)\cos\theta$。$(x_0,y_0)$ 是函数的中心点，ω 是以弧度形式表示的辐射频率，θ 是 Gabor 滤波器的方向，k 由 $k=\sqrt{2ln2}\left\{\frac{2^\sigma+1}{2^\sigma-1}\right\}$ 定义。当 σ 和 κ 确定时，ω 可以通过 ω ＝κ/σ 计算得到。这种形式

的 Gabor 滤波器同样去除了直流分量的影响，因而对光照和对比度的变化比较稳健。

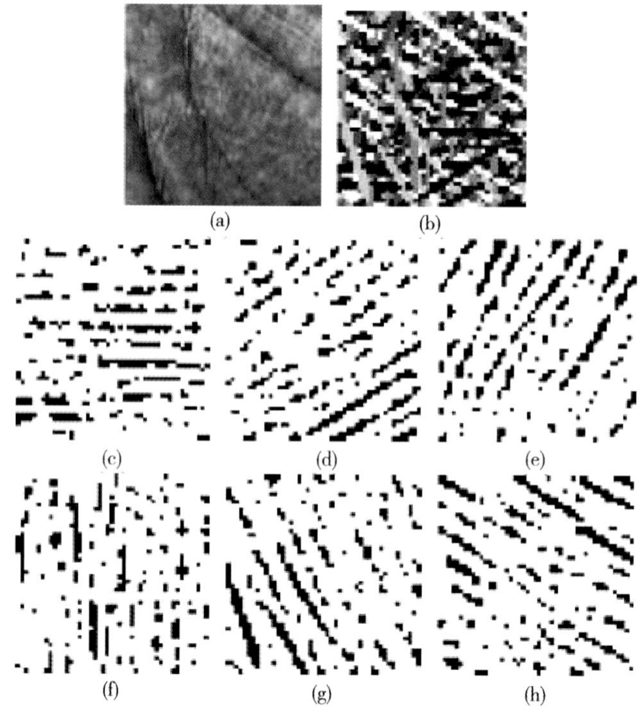

（a）掌纹 ROI 图像　（b）竞争编码结果　（c）－（h）6 方向 Gabor 滤波结果图

图 12－16　竞争编码示例

编码方式上，采用 6 方向的滤波结果进行特征编码。图像像素点（x，y）的编码值由公式 argarg $min_j(I(x,y) * \Psi_R(x,y,\omega,\theta_j))$ 定义。其中 I 表示经过预处理的掌纹 ROI 图像，ψ_R 表示函数 ψ 的实部，＊是卷积符号，θ_j 是可变参数。上式表示，在 ROI 图像的每一个像素点，使 Gabor 滤波器函数取不同的方向 θ_j 之后，选取卷积结果最小的数字 j 作为该点的特征编码。在竞争编码的算法中 $\theta_j = \left\{0, \frac{\pi}{6}, \frac{\pi}{3}, \frac{\pi}{2}, \frac{2\pi}{3}, \frac{5\pi}{6}\right\}, j = 0, \cdots, 5$，即取 6 个方向做 Gabor 滤波，编码值为 0 到 5 的整数。图 12－16 是一幅掌纹 ROI 图像的竞争编码示意图。

（二）特征层融合多光谱掌纹识别

A. 多光谱掌纹的特征层融合

在基于纹理的掌纹识别中，Gabor 小波是用来进行掌纹纹理特征的提取有效方法。从 Gabor 小波对图像进行处理得到的是一个复数特征，从中我们可以得到幅值和方向两方面的信息。本节主要利用复数特征的虚部和实部对不同光谱下的纹理特征进行加权融合。

Palm Code 对纹理特征编码主要是对图像滤波后的实部和虚部的正负分别进行编

码。Kong 指出滤波后复数的幅值的大小反映了特征的优劣。我们将公式（12－2）得到的幅值减去均值后的结果 M 作为不同光谱下提取的特征的权值。其中 ψ 代表 Gabor 小波构造的滤波器，I 代表掌纹图像，∗表示卷积运算。如公式（12－3）通过比较每个特征点权值 M_i 的大小，将权值最大的光谱下的特征 T_k 作为最终多光谱掌纹的特征 T。从图 12－17 中可以看出融合后特征更加细腻。

$$M(x,y)=\left|\left|\varphi(x,y,\omega,\theta)*I(x,y)\right|\right|-\overline{\psi*I} \qquad \text{（公式 12－2）}$$

$$T(x,y)=T_k(x,y):k=argmax_i[M_i(x,y)] \qquad \text{（公式 12－3）}$$

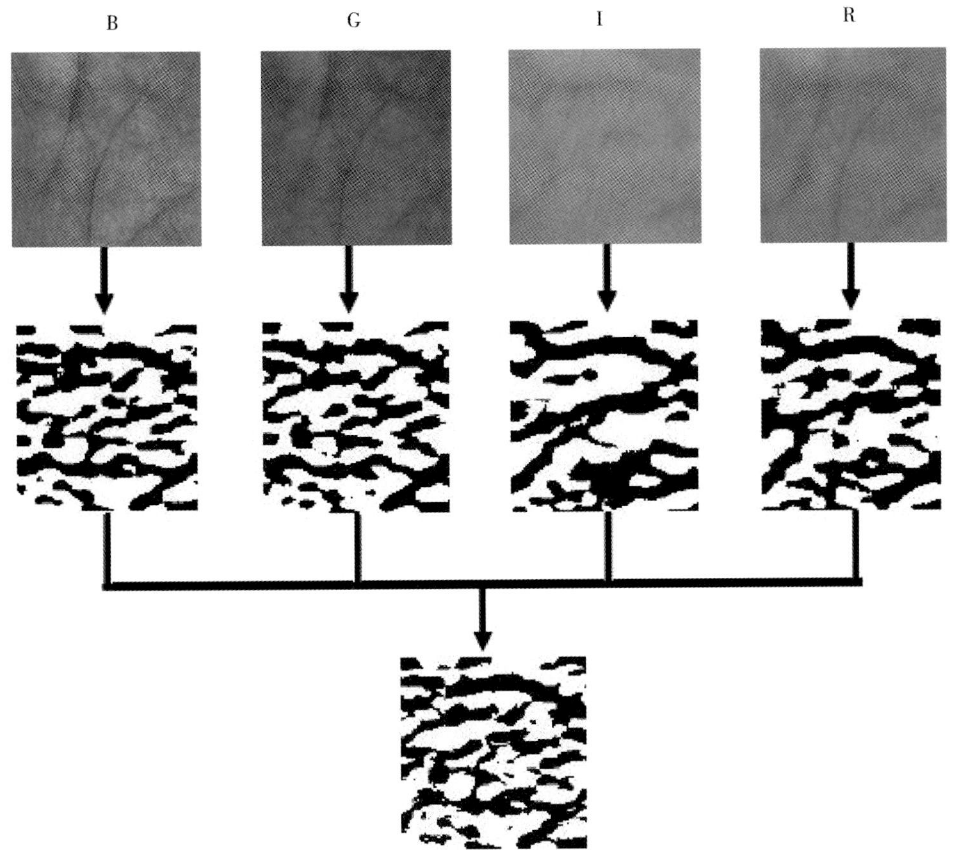

图 12－17　特征融合示例

CompCode 在提取掌纹的纹理特征时使用 Gabor 小波的实部信息，对纹理的方向进行编码。因此在选择每个光谱下的特征的权值时也只用 Gabor 小波返回的实部的值。但是实部的大小并不能反映各个光谱下提取的纹理特征的优劣。因此我们对各个光谱下的实部使用公式（12－4）进行了分别处理。其中 ψ_R 代表 Gabor 滤波器的实部，I 代表图像，$\overline{\psi*I}$ 表示所有特征点对应实部的均值。处理后的值 M_R 作为各个光谱下的掌纹纹理特征的权值。如公式（12－5）通过比较各个特征点在每个光谱下的权值 M_{Ri}，将权值最大的光谱下的特征 T_k 作为多光谱掌纹相应特征点的特征 T。

$$M_R(x,y)=\psi_R(x,y,\omega\theta)*I(x,y)-\overline{\psi*I} \qquad \text{（公式 12－4）}$$

$$T(x,y) = T_k(x,y):k = argmax_i[M_{Ri}(x,y)] \quad \text{（公式 12－5）}$$

特征匹配

对于上述两种特征提取算法，需要对得到的特征编码进行匹配，得到提取出的特征向量之间的距离，即相似度。两个掌纹特征的相似度高于某个设定值（即距离小于阈值 T），则系统判断是同一个手掌；否则，若相似度低于某个设定值（即距离大于阈值 T），则系统判断不是同一个手掌。

对于二维 Gabor 滤波器，得到的特征包含滤波结果的是由 0 和 1 组成的向量。两个特征编码之间的距离基于汉明（Hamming）距离来表示。具体的，两个特征编码 间距离在 Palm Code 和 CompCode 上定义为公式（12－6）和公式（12－7）。其中 P_M 和 Q_M 分别代表对应掌纹图像的模板，D 代表相似度，⊗代表异或运算符。

$$D(P,Q) \frac{\sum_{y=1}^{N}\sum_{X=1}^{N}\sum_{i=1}^{2}\{[P_i^b(x,y) \otimes Q_i^b(x,y)] \cap [P_M(x,y) \cap Q_M(x,y)]\}}{2\sum_{y=1}^{N}\sum_{x=1}^{N}P_M(x,y) \cap Q_M(x,y)}$$

（公式 12 －6）

$$D(P,Q) \frac{\sum_{y=1}^{N}\sum_{X=1}^{N}\sum_{i=1}^{3}\{[P_M(x,y) \cap Q_M(x,y)] \cap [P_i^b(x,y) \otimes Q_i^b(x,y)]\}}{3\sum_{y=1}^{N}\sum_{x=1}^{N}P_M(x,y) \cap Q_M(x,y)}$$

（公式 12 －7）

三、基于可调控滤波器的特征提取

（一）可调控滤波器

可调控滤波器是一种有方向的滤波器，不同方向的滤波器对图像的滤波结果可由少量几个基滤波器（basic filter）的滤波结果计算得到。也就是说，给定基滤波器的滤波结果，可以得到任意方向上的滤波结果。而且由于基滤波器的数目固定，特征提取时的计算量不会随着精度的提高而增大。此外，该方法不要求方向场变化平缓，对噪声不敏感。因此，可调控滤波器是一种非常适合掌纹方向特征提取的方法。

可调控滤波器的一般形式为

$$h(x,y) = \sum_{k=1}^{M}\sum_{i=0}^{k}\alpha_{k,i}\frac{\partial^{k-i}}{\partial_{x^{k-i}}}\frac{\partial^i}{\partial_{y^i}}g(x,y) \quad \text{（公式 12 －8）}$$

其中 g（x，y）是任意的各向同性的函数，M 是可调控滤波器的阶。图像 f（x，y）与旋转后的滤波器 h（x，y）的卷积结果可以表示为

$$f(x) * h(R_\theta X) = \sum_{k=1}^{M}\sum_{i=0}^{k}b_{k,i}(\theta)f_{k,i}(x) \quad \text{（公式 12 －9）}$$

其中 x =（x，y），R_θ是旋转矩阵

$$R_\theta = \begin{bmatrix} \cos(\theta) & \sin(\theta) \\ -\sin(\theta) & \cos(\theta) \end{bmatrix} \qquad （公式 12－10）$$

函数$f_{k,i}(x,y)$表示图像f（x，y）与滤波器$g_{k,i}(x,y)$的卷积结果

$$f_{k,i}(x,y) = f(x,y) * \underbrace{\left(\frac{\partial^{k-i}}{\partial x^{k-i}} \cdot \frac{\partial^{i}}{\partial y^{i}} g(x,y)\right)}_{g_{k,i}(x,y)} \qquad （公式 12－11）$$

依赖于方向的权值，$b_{k,i}(\theta)$由下式给出：

$$b_{k,i}(\theta) = \left(\sum_{j=0}^{k} \alpha_{k,j} \sum_{I,m \in S(k,j,i)} \binom{k-j}{I}\binom{j}{m}(-1)^{m}\cos(\theta)^{j+(I-m)}\sin(\theta)^{(k-j)-(I-m)}\right)$$

（公式 12－12）

其中 S（k，j，i）表示集合

$$S(k,j,i) = \{l,m \mid 0 \le l \le k-j; 0 \le m \le j; k-(l+m) = i\}$$

（公式 12－13）

一旦得到了$f_{k,j}(x,y)$，$f(x) * h(R_\theta x)$就可以方便地由方向 θ 的三角函数的加权和计算得到。在图像与基滤波器进行卷积运算之后，在任意方向的滤波结果可以表示为

$$f * h_\theta = q_0\cos(\theta)^M + q_1\cos(\theta)^{M-1}\sin(\theta) + \cdots + q_m\sin(\theta)^M$$

（公式 12－14）

其中h_θ是旋转后的滤波器h（x，y），q_0，…，q_M可以由基滤波器的结果以及公式（12－12）中的系数$\alpha_{k,i}$来确定。

为了确定最适于掌纹特征提取的可调控滤波器，首先需要确定公式（12－8）中各向同性的滤波器g（x，y），系数 k，iα 以及可调控滤波器的阶 M。对于函数g（x，y），本文中选取高斯函数，因为根据不确定性原则，它具有最优的时频定位特性。系数 k，iα 可由文献提出的类似 Canny 的优化准则推导得到。若将理想的掌纹线模型定义为

$$f_{\cap}(x,y) = \delta(y) \qquad （公式 12－15）$$

其中 δ 表示脉冲函数（unit impulse function），那么最优化准则后得到的系数 k，iα 就是掌纹特征提取的最优系数。此外，本文使用高阶可调控滤波器，因为这样可以有更多的自由度，特征提取的精度也会更高。由于基滤波器的个数和特征提取所需的时间随着可调控滤波器的阶的升高而增大，因此，考虑到计算复杂性，本文中令 M＝4。这样，掌纹特征提取所使用的可调控滤波器的系数可以确定为：

$$\begin{cases} \alpha_{2,0} = 0.059\sigma \\ \alpha_{2,2} = -0.204\sigma \\ \alpha_{4,0} = 0.024\sigma \\ \alpha_{4,2} = -0.194\sigma^3 \\ \alpha_{4,4} = 0.063\sigma^3 \end{cases} \qquad （公式 12－16）$$

根据公式（12－8），可调控滤波器的函数形式可以确定为：

$$h = -0.204\sigma g_{yy} + -0.059\sigma g_{xx} + 0.063\sigma^3 g_{yyyy} - 0.194\sigma^3 g_{xxyy} + 0.024\sigma^3 g_{xxxx}$$

（公式 12－17）

其中，$g_x = \partial g/\partial x, g_y = \partial g/\partial y, \sigma$ 是高斯函数的参数。该可调控滤波器包括八个基滤波器，如图 12－18（a）～（h）所示。

由这八个基滤波器组成的可调控滤波器如图 12－18（i）所示。

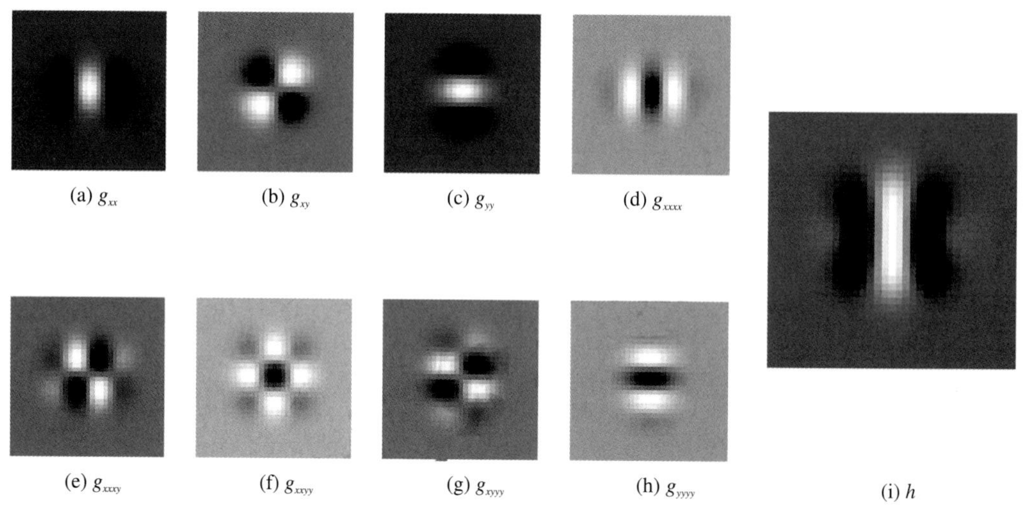
(a) g_{xx} (b) g_{xy} (c) g_{yy} (d) g_{xxxx} (e) g_{xxxy} (f) g_{xxyy} (g) g_{xyyy} (h) g_{yyyy} (i) h

图 12－18　用于掌纹特征提取的基滤波器及可调控滤波器的形貌

确定了可调控滤波器的函数形式之后，就可以对掌纹图像滤波并根据滤波结果进行特征提取。提取的方向特征可以根据需要表示为连续值或离散值。

（二）方向特征的提取

给定基滤波器的滤波结果，可调控滤波器在任意方向上的滤波结果可以表示为方向 θ 的函数，即公式（12－14）。此式中只有一个变量 θ，因此在（$f * h_\theta$）的极大值和极小值处，有

$$\frac{\partial}{\partial\theta}(f * h_\theta) = 0 \qquad \text{（公式 12－18）}$$

方向特征可由取得最大值或最小值的滤波器的方向来确定。由于掌纹线是一种暗线，即线的灰度值要低于周围区域，因此对公式（12－18）求得所有的解之后，掌纹线的方向由取得最小值时的方向确定，即

$$\theta^* = \underset{\theta}{\operatorname{argmin}}(f * h_\theta) \qquad \text{（公式 12－19）}$$

该式求得的方向特征是由实数值表示的连续值，取值范围是 0°～180°。

为了求解式（12－18），首先需要展开式（12－12）得到权值 $b_{k,i}$（θ）：

$$\begin{cases} b_{2,0} = \alpha_{2,0}\cos(\theta)^2 + \alpha_{2,2}\sin(\theta)^2 \\ b_{2,1} = \alpha_{2,0}\sin(\theta)\cos(\theta) - \alpha_{2,2}\sin(\theta)\cos(\theta) \\ b_{2,2} = \alpha_{2,0}\sin(\theta)^2 + \alpha_{2,2}\cos(\theta)^2 \\ b_{4,0} = \alpha_{4,0}\cos(\theta)^4 + \alpha_{4,2}\sin(\theta)^2\cos(\theta)^2 + \alpha_{4,4}\sin(\theta)^4 \\ b_{4,1} = \alpha_{4,0}4\sin(\theta)\cos(\theta)^3 + \alpha_{4,2}(2\sin(\theta)^3\cos(\theta) - 2\sin(\theta)\cos(\theta)^3) - \alpha_{4,4}4\sin(\theta)^3\cos(\theta) \\ b_{4,2} = \alpha_{4,0}6\sin(\theta)^2\cos(\theta)^2 + \alpha_{4,2}(\sin(\theta)^4 - 4\sin(\theta)^2\cos(\theta)^2 + \cos(\theta)^4) + \alpha_{4,4}6\sin(\theta)^2\cos(\theta)^2 \\ b_{4,3} = \alpha_{4,0}4\sin(\theta)^3\cos(\theta) + \alpha_{4,2}(2\sin(\theta)\cos^3 - 2\sin(\theta)^3\cos(\theta)) - \alpha_{4,4}4\sin(\theta)\cos(\theta)^3 \\ b_{4,4} = \alpha_{4,0}\sin(\theta)^4 + \alpha_{4,2}\sin(\theta)^2\cos(\theta)^2 + \alpha_{4,4}\cos(\theta)^4 \end{cases}$$

（公式 12－20）

再将式（12－20）代入式（12－19）中并整理，得到形如式（12－14）的等式，其中

$$\begin{cases} q_1 = \alpha_{2,0}f_{2,0} + \alpha_{2,2}f_{2,2} + \alpha_{4,0}f_{4,0} + \alpha_{4,2}f_{4,2} + \alpha_{4,4}f_{4,4} \\ q_2 = (2\alpha_{2,0} - 2\alpha_{2,2})f_{2,1} + (4\alpha_{4,0} - 2\alpha_{4,2})f_{4,1} + (2\alpha_{4,2} - 4\alpha_{4,4})f_{4,3} \\ q_3 = (\alpha_{2,0} + \alpha_{2,2})f_{2,0} + (\alpha_{2,0} + \alpha_{2,2})f_{2,2} + \alpha_{4,2}f_{4,0}(6\alpha_{4,2} - 4\alpha_{4,2} + 6\alpha_{4,4})f_{4,2} + \alpha_{4,2}f_{4,4} \\ q_4 = (2\alpha_{2,0} - 2\alpha_{2,2})f_{2,1} + (2\alpha_{4,2} - 4\alpha_{4,4})f_{4,1} + (4\alpha_{4,0} - 2\alpha_{4,2})f_{4,3} \\ q_5 = \alpha_{2,2}f_{2,0} + \alpha_{2,0}f_{2,2} + \alpha_{4,4}f_{4,0} + \alpha_{4,2}f_{4,2} + \alpha_{4,0}f_{4,4} \end{cases}$$

（公式 12－21）

在得到基滤波器的滤波结果$f_{2,0}$，$f_{2,1}$，$f_{2,2}$，$f_{4,0}$，$f_{4,1}$，$f_{4,2}$，$f_{4,3}$，$f_{4,4}$之后，将其代入式（12－21），就可以得到式（12－14）的系数。对式（12－14）求导，并令导数为零，得到

$$P_1\cos(\theta)^4 + P_2\cos(\theta)^3\sin(\theta) + P_3\cos(\theta)^2\sin(\theta)^2 + P_4\cos(\theta)\sin(\theta)^3 + P_5\sin(\theta)^0 = 0$$

（公式 12－22）

其中

$$\begin{cases} p_1 = q_2 \\ p_2 = 2q_3 - 4q_1 \\ p_3 = 3q_4 - 3q_2 \\ p_4 = 4q_5 - 2q_3 \\ p_5 = -q_4 \end{cases}$$ （公式 12－23）

将式（12－22）两端同时除以 $\sin(\theta)^4$，得到

$$p_1\text{ctg}(\theta)^4 + p_2\text{ctg}(\theta)^3 + p_3\text{ctg}(\theta)^2 + p_4\text{ctg}(\theta) + p_5 = 0$$ （公式 12－24）

求解该一元四次方程，并由式（12－20）计算得到掌纹的方向特征。

（三）方向特征的表示

由可调控滤波器提取的方向特征是连续值。由于储存和比较实数表示的连续值需

要较大的存储空间和较长的时间，因此在实际应用中通常将特征表示为离散值。设量化数目为 N，分辨率（或称为最小可分辨角度）定义为量化区间的大小：

$$r_D = 180/N \quad \text{（公式 12 - 25）}$$

对于连续值 α，它的离散表示为

$$\alpha_D = [\alpha/r_D] \quad \text{（公式 12 - 26）}$$

其中［·］为取整函数。角度 $\alpha_i = i * r_D, i = 0,1,\cdots,N-1$ 称作量化边界。

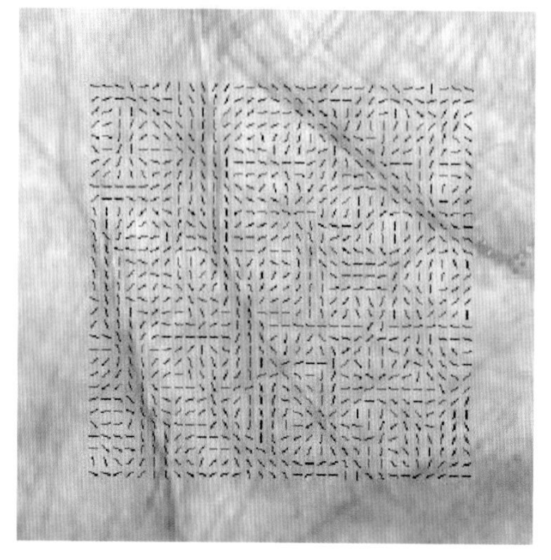

(a)连续表示

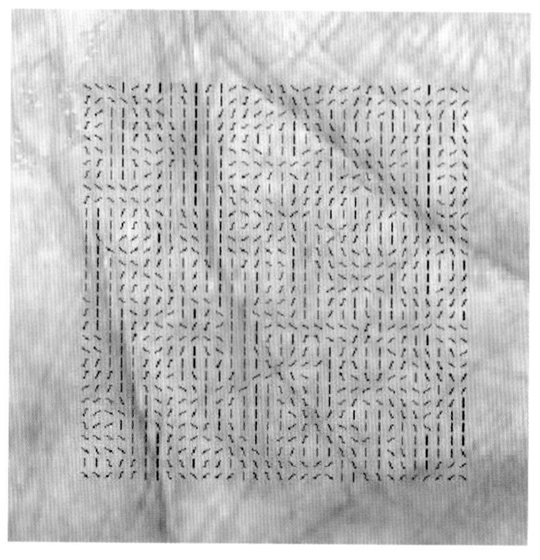

(b)离散表示

图 12－19　不同表示方法的掌纹方向特征

（四）广义角度距离

1. 对于连续表示的距离度量

首先在本小节中给出用于连续表示的方向特征的距离度量。令 α 和 β 分别表示两个连续的方向特征，d_{cw} 和 d_{ccw} 分别表示将 α 顺时针或逆时针旋转得到 β 所需的角度，即

$$d_c w(\alpha,\beta) = (\alpha - \beta) \bmod 180 \quad \text{（公式 12 - 27）}$$

$$d_c cw(\alpha,\beta) = (\beta - \alpha) \bmod 180 \quad \text{（公式 12 - 28）}$$

那么，α 和 β 间的角度距离定义为

$$d_{C\_A}(\alpha,\beta) = \min(d_{cw}, d_{ccw}) \quad \text{（公式 12 - 29）}$$

显然，角度距离的取值范围是 0～90 度。

为了处理掌纹预处理时带来的旋转和手指运动引起的局部形变，我们希望用于掌纹匹配的距离度量对于小的角度差异不敏感。具有这样的性质的角度距离可以定义为

$$d_{c\_L}(\alpha,\beta) = \begin{cases} 0, if\ d_{C\_A}(\alpha,\beta) \le T_1 \\ \dfrac{d_{C\_A}(\alpha,\beta) - T_1}{90 - T_1}, otherwise \end{cases} \quad \text{（公式 12 - 30）}$$

其中 T_l 为角度差异的阈值。可见，角度距离小于该阈值的两个方向被认为是完全相同的，它们的距离为 0。

另一方面，由于在同一手掌的匹配时较大的距离差异比较少见，因此我们希望对于较大的角度差异进行惩罚，这种距离度量方式定义为：

$$d_{c\_U}(\alpha,\beta)=\begin{cases}\dfrac{d_{C\_A}(\alpha,\beta)}{T_u}, if\ d_{C\_A}(\alpha,\beta)\le T_u\\ 1, otherwise\end{cases} \quad (公式 12-31)$$

其中 T_u 为角度惩罚的阈值。可见，角度距离超过该阈值的两个方向间的距离将会被公式（12-31）放大到 1。

如果我们希望距离度量同时具有以上两种性质，即对于小的角度差异不敏感，且对大的角度差异进行惩罚，这样的距离定义为

$$d_{C\_G}(\alpha,\beta)=\begin{cases}0 & d_{C\_A}(\alpha,\beta)\le T_l\\ \dfrac{d_{C\_A}(\alpha,\beta)-T_l}{T_u-T_l} & T_l<d_{C\_A}(\alpha,\beta)\le T_u\\ l & d_{C\_A}(\alpha,\beta)>T_u\end{cases} \quad (公式 12-32)$$

其中 T_l 和 T_u 是两个阈值，与式（12-30）和（12-31）中的定义相同，且满足 $T_l\le T_u$。这就是本章提出的广义的角度距离。若 l uT ＝T ，那么式（12-32）就变为一个简单的阈值化函数，即

$$d_{C\_T}(\alpha,\beta)=\begin{cases}0 & if\ d_{C\_A}(\alpha,\beta)\le T_l\\ 1 & otherwise\end{cases} \quad (公式 12-33)$$

图 12-20 直观地比较了各种距离度量方式。显然，角度距离是广义的角度距离当 $T_l=0$ 且 $T_u=90$ 时的一种特殊情况，而 d_{C_L} 和 d_{C_U} 分别对应于 $T_u=90$ 和 $T_l=0$ 时的广义角度距离。

2. 对于离散表示的距离度量

很容易根据公式（12-30）～（12-33）得到用于离散表示的方向特征的距离度量，本节中将其表示为 d_{D_L}，d_{D_U}，d_{D_T} 和 d_{D_G}。注意此时阈值 T_l 和 T_u 受量化表示的分辨率的限制。有效的阈值必须为 0 到 N/2 间的整数值，相应的角度阈值为该整数值与分辨率 r_D 的乘积。

当 $T_l=0$ 且 $T_u=1$ 时，d_{D_G} 与 RLOC 方法中使用的方向等同是一致的。该距离度量方式只考察两个离散的方向是否等同，记为 d_{D_O}。图 12-21 比较了当量化数目 N＝6 时的各种广义距离度量。在图 12-21 中，第一行的三个距离都属于 d_{D_L}，第一列的三个都属于 d_{D_U}，而对角线的则属于 d_{D_T}。因此，RLOC 方法中使用的方向等同（图 12-21（f））可以同时看作是 d_{D_U} 和 d_{D_T} 的特例，而竞争编码中使用的角度距离（图 12-21（a））可以同时看作是 d_{D_L} 和 d_{D_U} 的特例。也就是说，角度距离和方向等同都可以看作是广义角度距离的特殊情况。

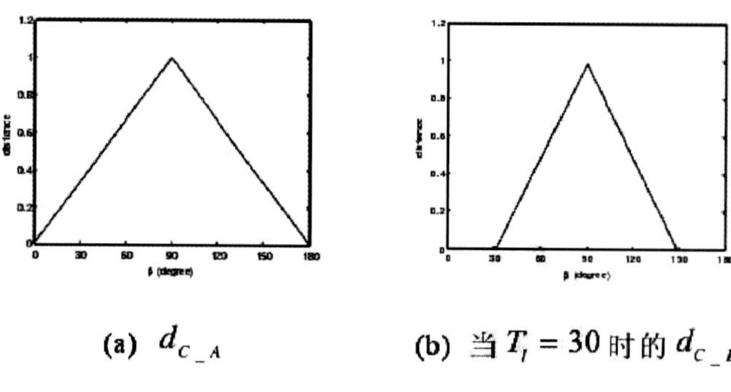

(a) d_{C_A}　　(b) 当 $T_l = 30$ 时的 d_{C_L}

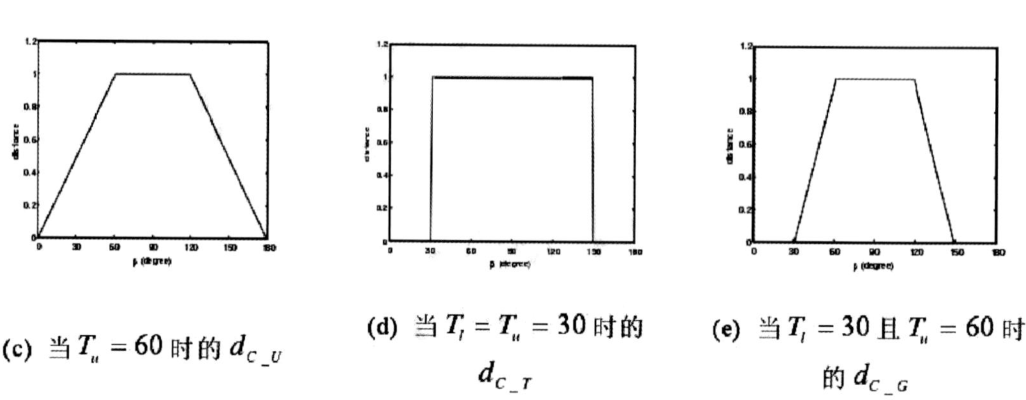

(c) 当 $T_u = 60$ 时的 d_{C_U}　　(d) 当 $T_l = T_u = 30$ 时的 d_{C_T}　　(e) 当 $T_l = 30$ 且 $T_u = 60$ 时的 d_{C_G}

图 12－20　五种用于比较连续表示的方向特征的距离度量。横轴为方向 β（0 变化到 180 度），纵轴为方向 α =0 时的距离

（1）基于模板学习的掌纹特征提取方法

①识别方法

训练过程

假设数据库内有 C 类不同的掌纹模式类别，训练集是由 C 类掌纹模式类别的若干样本构成。利用每类模式类别的样本学习得到该类的理想模板的参数估计 $\hat{\beta}$、$\hat{S}$、$\hat{t}$ 。首先选择合适的小波变换类型，将子图数据由空间域变换到小波域，然后指定线性变换矩阵集合 $T = \{t_1, t_2, \cdots, t_n\}$ 的范围。这个集合的确定取决于我们对算法时间和性能的权衡。假设我们选择平移范围在水平和垂直都是 a 个像素的矩形区域，旋转角在 ±b 度的旋转范围内的所有图像变换矩阵。为了迭代获得参数估计，初始化理想模板的状态变量 $S = (S_1, S_1, \cdots, S_1)$ ，样本图像变换序列 $t = (t_1, t_1, \cdots, t_1)$ 也初始化为集合 $T = (t_1, t_2, \cdots, t_n)$ 的任一变换矩阵序列。在这个基础上，求解合适的参数 $\beta = (\mu, \xi)$ 使得似然函数 H 最大，然后分别求解满足似然函数 H 最大的新状态变量 和变换矩阵序列 t，不断重复上述过程，直到求得参数估计不再发生变化为止。由于对于参数 β, S, t 的选择范围都是有限的，而且每次迭代似然方程都是非减的，因此一定可以在有限步迭代过程内使算法收敛，也即得到近似最优的估计值。将求得的参数估计值 $\hat{\beta}$、$\hat{S}$、$\hat{t}$ 作为该掌纹模式类别对应的理想模板参数，也即模式匹配需要的特征。

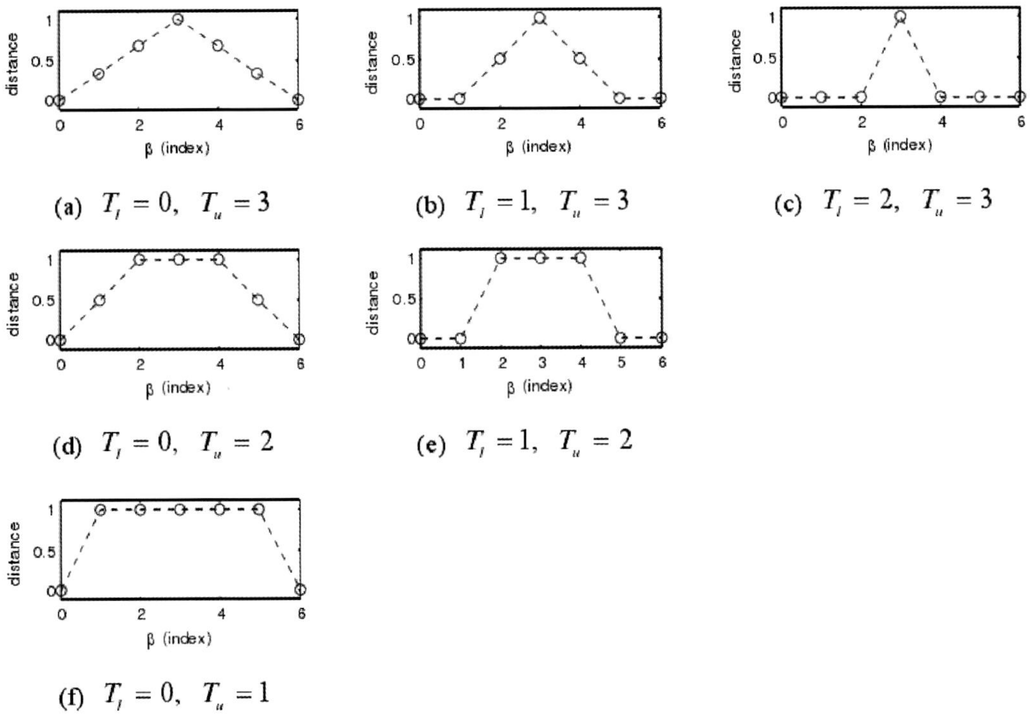

图 12－21　六种用于比较离散表示的方向特征的距离度量

横轴为方向 β（0 变化到 5，对应角度为 0，30，…，150 度），纵轴为方向 α =0 时的距离。（a）和（f）分别表示角度距离和方向等同

分类器设计

对于数据库内 C 类不同的掌纹模式，利用上面的特征提取方法学习得到每一类别的理想模板。我们用下面的公式表示 C 类不同掌纹模式理想模板的数学模型

$$(\beta_i, S_i)(i = 1, 2, \cdots, C) \qquad \text{（公式 12－34）}$$

我们对测试集中的掌纹图像数据进行分类测试。对于当前待测试样本图像，计算属于 C 类不同类别模板中任何一类的概率，根据计算得到的概率值确定待测试样本图像的估计类别归属。这种根据概率确定当前样本图像 x 归属的分类问题可以用下面的概率公式表述为

$$c = \operatorname{argmax}(\max p(x \mid \beta_i, S_i, t_j))(i = 1, 2\cdots, m) \qquad \text{（公式 12－35）}$$

其中 $t_j \in T = \{t_1, t_2, \cdots, t_m\}$，c 为当前样本图像的类别估计。即对于某种特定的类别，选择变换矩阵 $t_j \in T = \{t_1, t_2, \cdots, t_m\}$，使得概率值 $p(x \mid \beta_i, S_i, t_j)$ 最大。计算当前样本图像属于所有类别的概率值，选取概率值最大的一类作为类别估计。

分类器错误率分析

我们可以对于模式分类错误概率的分析方法。考虑 C 个不同掌纹模式类别 $\omega_1, \omega_2, \cdots, \omega_c$ 的分类问题，我们上面采用的是基于最小错误率的贝叶斯分类规则，即如果当前对象 x 满足下式

$$p(x \mid \omega_i)p(\omega_i) = \max_{j=1,2,\cdots,c} p(x \mid \omega_j)p(\omega_j) \qquad \text{（公式 12－36）}$$

则 $x \in \omega_i$。由于掌纹模式类别之间都是完全独立的，出现的概率完全相同。因此 $p(\omega_i)(i = 1,2,\cdots,C)$ 出现的概率都相同，为常数 $\frac{1}{c}$。

考虑简单的两类问题，这种分类器的错误率可以用图 12－22 表示：

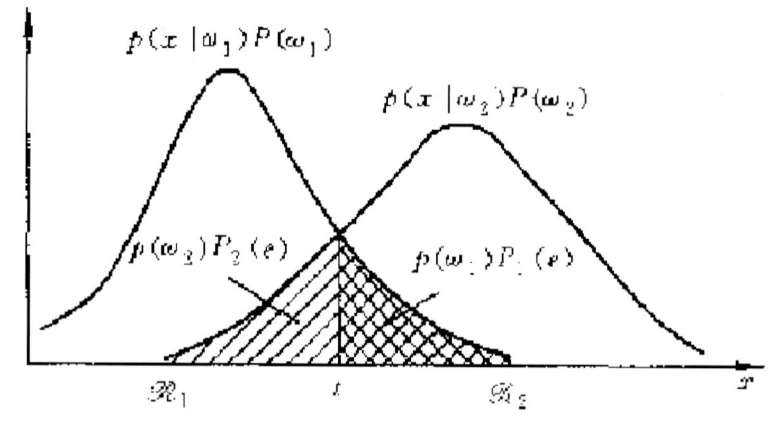

图 12－22　错误率

对于多类掌纹模式类别的分类问题而言，上面的分类器算法实际上是将所有的样本空间分成空间区域 $\Gamma_1,\Gamma_2,\cdots,\Gamma_c$，然后按照概率估计将当前样本对象化入某一空间区域 Γ_i。由于这些空间区域的划分通常会存在很多重叠区域，因此会出现分类错误的情况。设分类方法带来的平均错误率 $p_{(c)}$，则可以用如下的公式表示：

$$P(e) = \sum_{i=1}^{C}\sum_{\substack{j=1\\ j\neq 1}}^{C}(p(x \in \Gamma_j \mid \omega_i))P(\omega_i) \qquad \text{（公式 12－37）}$$

通过分析不难得之，在求解不同掌纹模式类别的模板时，由于考虑了小波系数类型情况，并用状态向量 $S = (S_1,S_2,\cdots,S_N)^T$ 区分关键小波系数和非关键小波系数，对应不同模板的随机向量有着不同长度的关键小波系数分量。这样，不同类别的模板参数之间不仅具有数值上面的区别，还有长度的差异。因此，即使当数据库内的掌纹类别迅速增加时，空间区域 $\Gamma_1,\Gamma_2,\cdots,\Gamma_c$ 之间的重叠区域也不会变得很大，错误地将当前样本对象化入其他类别的概率也非常小，该分类方法因此可以带来非常低的平均错误率，从而达到非常高的掌纹识别率。

（2）四元数模型多光谱掌纹识别方法

①基于 PCA 的掌纹识别

A. 掌纹的特征抽取

设掌纹图像的训练集为 x_1，x_2，$\cdots$，x_M，其中 M 表示训练集所拥有的样本的数量。那么通过式 12－38 可以得到训练集中所有掌纹的平均值：

$$\mu = \frac{1}{M}\sum_{i=1}^{M}x_i \qquad \text{（公式 12－38）}$$

训练集中各个掌纹图像与平均图像之间的差值为：

$$\varphi_i = x_i - \mu \qquad \text{（公式 12－39）}$$

那么｛xi｝的协方差矩阵为：

$$C = \frac{1}{M}\sum_{i=1}^{M}(x_i - \mu)(x_i - \mu)^T = \frac{1}{M}XX^T \quad （公式 12－40）$$

其中矩阵 $X = [\varphi_1, \varphi_2, \cdots, \varphi_M]$，可知协方差矩阵 C 的大小为 $N^2 \times N^2$。接下来就是要计算该矩阵的特征值与对应的特征向量，但是对于一个如此大的方阵，这个工作的计算量对计算机来说也是非常巨大的，因此需要寻找一个更加有效的方法来计算 C 的特征向量。对于矩阵 C 来说：

$$C\mu_k = \lambda_k \mu_k \quad （公式 12－41）$$

上式中，μ_k表示 C 的特征向量，λ_k则表示对应的特征值。

实际上，训练集中掌纹图像的数目 M 相对来说是比较小的，所以矩阵 $L = X^T X$（$L \in R_{M \times M}$）相比于 C 来说更容易计算它的特征向量 ν_k和对应的特征值 a_k，有：

$$X^T X v_k = \alpha_k v_k \quad （公式 12－42）$$

然后在上式中的两侧分别乘以 X：

$$XX^T(Xv_k) - \alpha_k(Xv_k) \quad （公式 12－43）$$

可以得到矩阵 C 的特征向量：

$$\mu_k = X v_k \quad （公式 12－44）$$

利用该方法，在计算矩阵 C 的特征向量时，计算量大大减小。假设选取 M'个最大特征值对应的特征向量为特征掌的主成分，那么有：

$$U' = \{u_k', k = 1, 2, \cdots, M'\} \quad （公式 12－45）$$

对一个训练样本向量 x 来说，可以利用 2－9 式将其投影到子空间中：

$$y = W^T(x - u) \quad （公式 12－46）$$

其中 $W=(v_1, v_2, \cdots, v_k)$。此时得到的结果 y 便是待测试集中的图像在子空间中的坐标。

B. 掌纹的特征匹配

这需要先计算出两个不同的掌纹图像所对应的特征间的相似程度，然后选择合适的分类器分类。在这里选择欧式距离作为衡量两个特征之间相似度的工具，选择最近邻分类器作为掌纹图像之间分类的标准。

对所有训练样本 $x_1, x_2, \cdots x_m$，每一个样本属于某个特定的类 ψ_k（$k=1, 2, \cdots a$），其中 a 为训练样本中人的个数，它们相对应的特征向量为 $Y_1, Y_2, \cdots, Y_m$。对于给定的一个掌纹测试图像 X，假设其对应的特征向量为 Y，如果有 $dist(Y, Y_i) = min\ dist(Y, Y_i)$（$j=1, 2, \cdots, m$），并且有 $Y_i \in \psi_k$，那么分类结果即为 $X \in \psi_k$。

②基于 2DPCA 的掌纹识别

在上述基于 PCA 算法的掌纹识别中，二维的图像必须首先按列重排为一维的向量才能完成特征提取操作。但是在将二维图像矩阵转化为一维的向量后，该向量的维数会非常的高，而训练集中掌纹图像样本的数量是有限的，一般来说，远远小于该一维向量的维数，这就会导致小样本问题的出现。而且在利用对应的协方差矩阵求解特征子空间时，一般的计算机也无法处理如此高的维数。更为重要的是，将图像展开成向量之后，会丢失掉图像原有的结构信息，导致所提取特征的分类能力下降，所以基于PCA的掌纹识别算法并不能获得令人满意的结果。

在对PCA算法所存在的不足之处做了细致的分析之后，Yang等人提出了2DPCA算法，本节将对该算法相比于PCA的改进之处做一详解，并以实验来验证。

A. 掌纹的特征抽取

假设掌纹类别的数目为 $c:\omega_1,\omega_2,\cdots,\omega_{1c}$，每个类别所含有的训练样本的数目为 n_i，那么 $A_1,A_2,\cdots,A_M\left(M=\sum_{i=1}^{c}n_i\right)$，为所有的训练样本图像，训练集中所有样本的大小都为m×n。那么训练集中所有样本的散度矩阵G可以用式12－47表示：

$$G=\frac{1}{M}\sum_{i=1}^{M}(A_i-\bar{A})(A_i-\bar{A})^T \quad (公式12－47)$$

其中，$\bar{A}=\frac{1}{M}\sum_{i=1}^{M}A_i$ 代表所有训练集中样本图像的均值矩阵，可以很容易地计算出G是一个m×n的方阵。

设最佳投影矩阵为：R_1，R_2，…，R_a，即取散度矩阵的前a个最大的特征值所对应的特征向量，这a个特征向量便组成了最优投影矩阵，令 $P=[R_1, R_2, \cdots, R_a]$。将最优投影矩阵用于特征抽取，对于一个已知的训练集中的掌纹图像样本A，令

$$Y_k=A^TR_k,k=1,2,\cdots,a \quad (公式12－48)$$

投影特征矢量 Y_1，Y_2，…，Y_a 便是所要求取最优投影向量。利用式12－48可以提取样本的特征：

$$B=A^T[R_1,R_2,\cdots,R_a] \quad (公式12－49)$$

B. 掌纹特征匹配

由于最后所求得的掌纹的特征是二维矩阵形式的，所以选择了矩阵的Frobenius范数作为衡量两个矩阵之间相似度的工具。

对所有训练样本 x_1，x_2，…，x_m，每一个样本属于某个特定的类 ψ_k（$k=1$，2，…a），其中a为训练样本中类别的数目，它们相对应的特征矩阵为 Y_1，Y_2，…，Y_m。现在假设有一个测试图像为X，利用上面所说的步骤，可以求得其特征矩阵Y，计算 $dist(B_i, B)=\|B_i, B\|_F=[tr(B_i-B)^T(B_i-B)]^{1/2}$，如果有 $dist(Y, Y_i)=min\ dist(Y, Y_i)$（$j=1, 2, \cdots, m$），并且有 $Y_i\in\psi_k$，那么分类结果即为 $X\in\psi_k$。

③基于 $(2D)^2$PCA 的掌纹识别

由上一节可知，相比于PCA算法来说，2DPCA算法已经有了比较大的改进，但是利用2DPCA算法提取到的特征的维数相比于PCA算法来说高出许多，而较高的特征维数的副作用在前面已经论述过。D. Q. Zhang和Z. H. Zhou针对该问题，对原算法进行了改进，提出了 $(2D)^2$PCA 算法。

由于 $(2D)^2$PCA 算法与2DPCA算法在特征提取与匹配模块大部分都相同，下面仅对它们之间的不同之处做一说明。

在上节所介绍的2DPCA方法中，首先要将训练集中的样本图像矩阵看成是由n个 $m\times1$ 的列向量所构成。既然可以将一个样本图像矩阵看作是由n个 $m\times1$ 的列向量构

成的，那么是否也可以将它看作由 m 个 $1\times n$ 的行向量构成的呢？在上一节中，其实所讲的 2DPCA 算法是列方向上的 2DPCA 算法，现在根据该算法可以很容易地得到行方向上的 2DPCA 算法。在执行步骤上，它们两个大致相同，首先需要根据式 12－47 来计算图像行方向上的散度矩阵 G_2。

$$G_2 = \frac{1}{M}\sum_{i=1}^{M}(X_i-\mu)^T(X_i-\mu) \qquad \text{（公式 12－50）}$$

然后选取 $G2$ 的前 q 个特征向量（z_1，z_2，…，z_q）作为行方向上的最优投影子空间，将训练样本利用式 12－51 来投影到该子空间内：

$$Y_2 = Z^TX = (z_1,z_2,\cdots,z_q)^TX = (y_1',y_2',\cdots,y_q')^{\mathrm{T}} \qquad \text{（公式 12－51）}$$

投影后的 Y_2 是 $q\times n$ 维。最后，在分别得到测试图像和训练图像的对应特征后，需要计算两个特征之间的距离，根据该距离来判断两个掌纹是否来自同一个人。

对一个待处理的掌纹图像利用式 12－52 来完成特征提取操作：

$$C = Z^TXU \qquad \text{（公式 12－52）}$$

在上式中，Z 和 U 分别代表了图像在行方向和列方向上的最优投影子空间，而最后所得到的特征的维数可以很容易地计算出来，为 $q\times p$。在进行特征匹配时，$(2D)^2$PCA 算法同 2DPCA 算法相同，在这里不再做说明。

四、基于分块主成分分析的掌纹识别算法

（一）分块的必要性（基于分块主成分分析的掌纹识别算法）

在上一章中所讨论的基于主成分分析的掌纹识别算法中，不管是 PCA、2DPCA 还是（2D）^{2}PCA 算法，它们都有一个共同点，即它们所提取的特征都是全局的特征，这些方法却都忽略了许多的局部细节信息，而恰恰这些细节信息对模式识别有着很大的帮助。

当掌纹的部分有污渍或者光照条件变化较大时，基于全局的算法的识别效果并不是很好。实际上当上述情况发生时，只是掌纹的部分区域变化较大，其他部分基本上没有变化，所以基于全局的特征提取方法对局部变化较敏感，而分块却可以解决这个问题。

对于 PCA 算法来说，首先需要将二维掌纹图像矩阵按列重排为一个一维向量。对于一个 128 × 128 大小的掌纹图像，转换为一维向量后，向量的维数高达 16384，而计算机很难处理如此高的维度，且训练样本的维数远远高过了训练样本的数目，这就导致了小样本问题的产生。

针对上述这些问题，可以借助于分块的思想来解决。

（二）基于分块 PCA 的掌纹识别

1. 基本思想

将掌纹图像所对应的二维矩阵 I 分块如下：

$$I=\begin{bmatrix} I_{11} & \cdots & I_{1q} \\ \vdots & \ddots & \vdots \\ I_{p1} & \cdots & I_{pq} \end{bmatrix} \quad \text{（公式 12－53）}$$

其中，每个子图像矩阵 I_{kl} 是 $m_1 \times n_1$ 的矩阵，满足 $pm_1 = mm$，$qn_1 = n$，将分块以后的图像当作一个全新的训练样本来对待，这样的话，训练集中样本的数量就会大大增加，且每个样本的维度也大幅度降低，对新的训练集利用 PCA 来处理。

设模式类别有 c 个：ω_1，ω_2，$\cdots$，ω_c，其中第 i 类所包含的样本的数目为 n_i 个：A_{i1}，A_{i2}，$\cdots$，A_{in}，那么可以知道，训练集中样本的总数目为 $N=\sum_{i=1}^{c} n_i$，每一个样本都具有相同的大小，设为 $m \times n$。根据分块的思想，将其分成 $p \times q$ 个大小相等、互不重合的子块：

$$A_{ij}=\begin{bmatrix} (A_{ij})_{11} & \cdots & (A_{ij})_{1q} \\ \vdots & \ddots & \vdots \\ (A_{ij})_{p1} & \cdots & (A_{ij})_{pq} \end{bmatrix} \quad \text{（公式 12－54）}$$

令

$(\mu_{ij})_{kl}=Vec\ (A_{ij})_{kl}$，$k=1$，2，$\cdots$，$p$，$l=1$，2，$\cdots$，$q$，则有 $(\eta_{ij})_{kl} \in R^{m_1 n_1}$，分块以后，每个子块都被看作一个训练样本，那么所有的训练样本的散度矩阵可由式 12－55 求得：

$$S_2=\frac{1}{M}\sum\nolimits_{i=1}^{c}\sum\nolimits_{j=1}^{n_i}\sum\nolimits_{k=1}^{p}\sum\nolimits_{l=1}^{q}((\eta_{ij})_{kl}-\eta)((\eta_{ij})_{kl}-\eta)^T$$

（公式 12－55）

其中：$M=(\sum\nolimits_{i=1}^{c} n_i)\ pq=Nqp$ 表示现有的训练集中样本的总的数目，$\eta=\frac{1}{M}\sum\nolimits_{i=1}^{c}\sum\nolimits_{j=1}^{n_i}\sum\nolimits_{k=1}^{p}\sum\nolimits_{l=1}^{q}(\eta_{ij})_{kl}$ 是对所有的训练集样本求取平均值后的结果。容易知道 S2 是一个 $m_1 n_1 \times m_1 n_1$ 大小的方阵。

同 PCA 方法类似，在求取最优投影矩阵时，只需要取 S2 的若干个最大的特征值所对应的特征向量即可：

$$Q=[Z_1,Z_2,\cdots,Z_r],Q \in R^{m_1 n_1 \times r} \quad \text{（公式 12－56）}$$

即是要求取的最优投影矩阵。现在有一训练样本：

$$A=\begin{bmatrix} A_{11} & \cdots & A_{1q} \\ \vdots & \ddots & \vdots \\ A_{p1} & \cdots & A_{pq} \end{bmatrix} \quad \text{（公式 12－57）}$$

那么该样本对应的特征矩阵为：

$$B=\begin{bmatrix} Q^T\eta_{11} & \cdots & Q^T\eta_{1q} \\ \vdots & \ddots & \vdots \\ Q^T\eta_{1p} & \cdots & Q^T\eta_{pq} \end{bmatrix} \quad \text{（公式 12－58）}$$

利用与训练集中相同的处理步骤对该矩阵进行分块 PCA 操作，对得到的 B 的特征矩阵，选择最近邻分类器进行分类。

假设现有测试样本：

$$R = \begin{bmatrix} I_{11} & \cdots & I_{1q} \\ \vdots & \ddots & \vdots \\ I_{p1} & \cdots & I_{pq} \end{bmatrix} \quad (公式 12-59)$$

那么该测试样本对应的特征矩阵为：

$$S = \begin{bmatrix} Q^T \eta_{11} & \cdots & Q^T \eta_{1q} \\ \vdots & \ddots & \vdots \\ Q^T \eta_{p1} & \cdots & Q^T \eta_{pq} \end{bmatrix} \quad (公式 12-60)$$

其中，$\eta_{kl} = Vec(I_{kl}), k = 1,2,\cdots,p, l = 1,2,\cdots,q$，计算

$$d(B,S) = \|B - S\|_{m1} \quad (公式 12-61)$$

其中，$|| B - S ||_{m_1}$ 表示矩阵的 m_1 范数。如果有

$$d(B,S) = min\ d(B_{ij},S), i = 1,2,\cdots,c, j = 1,2,3,\cdots,n_i \quad (公式 12-62)$$

那么有 R 和 A 属于同一个类别。

（三）基于分块 $(2D)^2$PCA 的掌纹识别

1. 基本思想

（1）对原始图像进行分块　对于一个大小为 $m \times n$ 的训练样本，首先要将其分成 $P \times Q$ 个大小相等且互不重合的子图像，式 12-63 显示了分块以后的结果：

$$A_i = \begin{bmatrix} (A_i)_{11} & \cdots & (A_i)_{1Q} \\ \vdots & \ddots & \vdots \\ (A_i)_{P1} & \cdots & (A_i)_{PQ} \end{bmatrix} \quad (公式 12-63)$$

其中 $(A_i) \in R^{m_1 \times n_1}, p = 1,2,\cdots,P, q = 1,2,\cdots,,Q, m = m_1 \times P, n = n_1 \times Q$。对于一个测试样本来说，可以利用同样的方法将其分成 $P \times Q$ 个大小相等且互不重合的子图像：

$$I = \begin{bmatrix} (I)_{11} & \cdots & I_{1Q} \\ \vdots & \ddots & \vdots \\ (I)_{p1} & \cdots & (I)_{PQ} \end{bmatrix} \quad (公式 12-64)$$

（2）特征提取　在上一章中已经讲过，$(2D)^2$PCA 算法不仅要在行方向上投影，而且在列方向上也要进行投影，所以相应的在这里要分别从行方向和列方向上求取两个散度矩阵：

$$G_1 = \frac{1}{MPQ} \sum_{i=1}^{M} \sum_{p=1}^{P} \sum_{q=1}^{Q} [(A_i)_{pq} - \eta]^T [(A_i)_{pq} - \eta] \quad (公式 12-65)$$

$$G_2 = \frac{1}{MPQ} \sum_{i=1}^{M} \sum_{p=1}^{P} \sum_{q=1}^{Q} [(A_i)_{pq} - \eta][(A_i)_{pq} - \eta]^T \quad (公式 12-66)$$

其中 $\eta = \frac{1}{MPQ} \sum_{i=1}^{M} \sum_{p=1}^{P} \sum_{q=1}^{Q} (A_i)_{pq}$。假设根据这两个散布矩阵所求得的两个最优

投影矩阵分别为 $(z_1, z_2, \cdots, z_s)$ 和 $(u_1, u_2, \cdots, u_r)$，那么利用这两个投影矩阵可以对原掌纹图像进行投影：

$$B_i = \begin{bmatrix} Z^T(A_i)_{11}U & \cdots & Z^T(A_i)_{1Q}U \\ \vdots & \ddots & \vdots \\ Z^T(A_i)_{p1}U & \cdots & Z^T(A_i)_{pQ}U \end{bmatrix} \quad \text{（公式 12-67）}$$

B_i便是将测试样本 A_i分别从两个方向进行投影后所提取出的特征，可以很容易地知道，该特征的大小为 $Ps \times Qr$，同理，在对测试样本运行同样的步骤后，也可以求得测试样本 I 的特征 B_{test}。

（3）分类识别　最后是判断两个掌纹是否属于同一个人，这需要计算两个掌纹所对应的特征的距离：

$$d(I, A_i) = \|B_{test} - B_i\| = \sum_{j=1}^{k} \|y_{test,j} - y_{i,j}\|_2, i = 1, 2, \cdots, M \quad \text{（公式 12-68）}$$

通过判断 $d(I, A_i) = min[d(I, A_i)]$ 的正确与否来判断两个掌纹是否同属于一个人。

（四）基于改进的分块 $(2D)^2$PCA 的掌纹识别

传统的基于分块的主成分分析方法都是在将掌纹分块以后，将每一个子图像都看作一个新的样本，所有的样本组成一个全新的训练集，求取该训练集所对应的散度矩阵的特征向量，最后根据主成分分析的原理，求得该训练集的最优投影子空间。这些传统的基于分块的主成分分析算法将所有的分块都看作是等同的，所以只对所有的分块组成的新的训练集求取了一次散度矩阵，它们并没有考虑过块与块之间的差异性。

本节基于此，提出了一种改进的分块策略，它的最大的不同之处就在于该方法将所有训练集样本的同一位置处的子图像看作一个单独的子集合，分别对这些子集合求对应的散度矩阵。如果共有 M 个训练样本，每个图像被分成了 $p \times q$ 块，那么就会有 $p \times q$ 个子集合，每个子集合包含的子图像数目为 M。

实际上该策略既可以应用于分块 PCA，也可以应用于分块 2DPCA 和分块 $(2D)^2$PCA 算法，本节选取了传统的分块 $(2D)^2$PCA 作为实验，对该算法的步骤进行详解。

1. 算法理论

（1）图像分块　假设训练集中共有 c 个类别的掌纹：ω_1，ω_2，…，ω_c，每个类别所包含的训练样本的数目为 ni，那么利用 A_1，A_2，…，A_M $(M = \sum_{i=1}^{c} n_i)$ 来表示训练集中的每一个样本，其中 M 表示训练集中总的样本数量，对于任意一个训练样本，其大小都是 $m \times n$，现在将该样本分成 $P \times Q$ 个大小相等且互不重合的子块：

$$A_i = \begin{bmatrix} (A_i)_{11} & \cdots & (A_i)_{1Q} \\ \vdots & \ddots & \vdots \\ (A_i)_{P1} & \cdots & (A_i)_{PQ} \end{bmatrix} \quad \text{（公式 12-69）}$$

其中 $(A_i)_{pq} \in R^{m_1 \times n_1}$, $p = 1,2,\cdots,P, q = 1,2,\cdots,,Q, m = m_1 \times P, n = n_1 \times Q$ 。利用同样的方法，也可以将测试样本分成 $P \times Q$ 个大小相等且互不重合的子块：

$$I = \begin{bmatrix} (I)_{11} & \cdots & (I)_{1Q} \\ \vdots & \ddots & \vdots \\ (I)_{P1} & \cdots & (I)_{pQ} \end{bmatrix} \qquad \text{（公式 12－70）}$$

（2）特征提取　现在让训练掌纹样本形成子图像集 Si，$i = 1, 2, \cdots, PQ$，其中每个子图像集中包含的子图像为 S_{ij}，$i = 1, 2, \cdots, OP$，$j = 1, 2, \cdots, M$，其中 i 表示第 i 个子图像集，j 表示第 i 个子图像集中的第 j 个子图像。

现在分别从行方向和列方向上对子图像集求取对应的散度矩阵：

$$Gt1_i = \frac{1}{M} \sum_{j=1}^{M} (S_{ij} - \bar{S}_t)^T (S_{ij} - \bar{S}_t) \qquad \text{（公式 12－71）}$$

$$Gt2_i = \frac{1}{M} \sum_{j=1}^{M} (S_{ij} - \bar{S}_t)(S_{ij} - \bar{S}_t)^T \qquad \text{（公式 12－72）}$$

其中，$\bar{S}_t = \frac{1}{M} \sum_{j=1}^{M} S_{ij}$。容易知道 $Gt1_i$ 和 $Gt2_i$ 分别为 $n_1 \times n_1$ 和 $m_1 \times m_1$。

现在分别在两个方向上求对应的最优投影矩阵。总体散布矩阵 $Gt1_i$ 和 $Gt2_i$ 已经知道，假设只分别取前 s 和 r 个对应散布矩阵的特征向量，可求得最优投影矩阵分别为 $(z_1, z_2, \cdots, z_s)$ 和 $(u_1, u_2, \cdots, u_r)$。

提取训练样本子图像集中的第 pq 个子图像的特征：

$$(B_i)_{pq} = U_{pq}^T (A_i)_{pq} Z_{pq} \qquad \text{（公式 12－73）}$$

B_{ij} 即是子图像 A_{ij} 提取出的特征矩阵，大小为 $r \times s$。可以利用同样的方法求出测试样本所对应的子图像的特征：

$$(B_{test})_{pq} = U_{pq}^T I_{pq} Z_{pq} \qquad \text{（公式 12－74）}$$

现在求取两者之间的距离：

$$d[I_{pq}, (A_i)_{pq}] = \| (B_i)_{pq} - (B_{test})_{pq} \| \qquad \text{（公式 12－75）}$$

如果要求取两个样本之间的距离，可以将两个样本中所有对应的子块之间的距离相加：

$$d(I, A_i) = \sum_{P=1}^{P} \sum_{q=1}^{Q} d(I_{pq}, (A_i)_{pq}) \qquad \text{（公式 12－76）}$$

（3）分类识别　利用 d（I，A_1）＝ min［d（I，A_i）］的正确与否，来判断两个样本是否属于同一个人。

五、基于分块 LBP 的掌纹识别算法

为了能够有效地分析图像的纹理特征，Ojala 于 1996 年发明了最初的 LBP 算子。由于该算子对图像的分类能力比较强，且原理简单，计算也比较方便，最重要的是它基于的是两个像素之间的灰度差值，所以该算子对图像整体的灰度变化具有较好的稳健性。

（一）LBP 算子简介

1. 基本 LBP 算子

最开始提出的 LBP 算子为了便于操作和理解，被定义在一个大小为 3 × 3 的窗口中，然后让该窗口正中心的这个点的值与他周围 8 个点的值进行比较，如果该点的值大于它周围的一个点的值那么就对它编码为 0，相反，如果正中心点的值小于它周围点的值，就将所对应的周围的点编码为 1。这样，从左上角开始，沿着顺时针方向依次对周围的 8 个点进行编码，最后所得到的结果便是一个 8 位的二进制序列。该二进制序列便是位于 3 × 3 窗口正中央的点的 LBP 二进制编码值。将该二进制序列当作一个二进制的整数，将其转换为十进制后所得的值便是对应中心点的 LBP 值。整个的生成过程如图 12－23 所示：

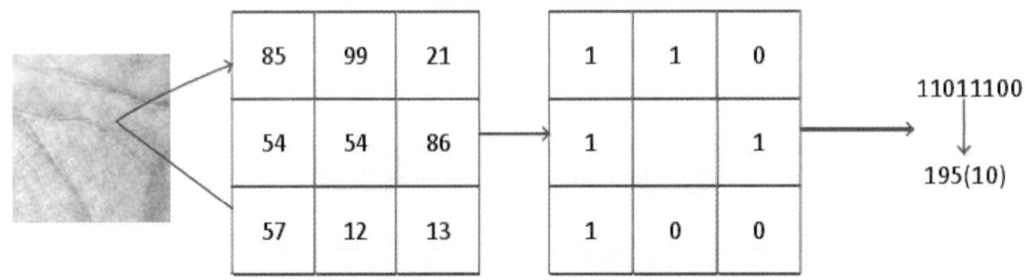

图 12－23　计算 LBP 值的流程图

在对掌纹图像中的每个像素（最外围的一圈像素除外）利用 LBP 算子过滤一遍后，仍然会得到一个二维的矩阵，不过矩阵的各位置处的值是对应的 LBP 值。

2. 改进的 LBP 算子

上一小节给出了基本 LBP 算子的定义，从中可以看出，该算子在应用上有着比较大的限制。因为基本的 LBP 算子对邻域的覆盖只能达到 8 个像素，且这八个像素也只分布在特定的位置处，这两个限制对 LBP 的应用有着较为不利的影响。针对这个问题，Ojala 等人扩展了原始的 LBP 算子，首先将方向区域扩展为圆形区域，其次将特定半径大小扩展为任意半径大小。现在利用（*P*，*R*）来表示一个像素的邻域状态，在式子中，*P* 为圆周上所穿过的像素的数目，*R* 为对应圆周的半径大小。现在假设有一个邻域的状态为 $T = t(g_c, g_0, \cdots, g_{p-1})$，其中 g_c 表示中心点的像素值，$g_0, \cdots, g_{p-1}$ 表示邻域中所包含的各个像素点。那么在 *P*、*R* 值不同的情况下，对应的邻域状态如图 12－24 所示：

g_{pp} 点的坐标可以表示为：

$$(x_p, y_p) = \left(x_c + Rcos\left(\frac{2\pi\rho}{p}\right), y_c - Rsin\left(\frac{2\pi\rho}{p}\right)\right) \quad \text{（公式 12－77）}$$

一般情况下，一个像素所处的位置是相对于中心像素而言的，最后得到的坐标值要为整数，但是式 12－77 却不一定能满足这个要求，如果计算出了非整数值的坐标，就要采用双线性差值算法通过其周围具有整数值的坐标点所对应的像素值来计算该坐标点所对应的像素的值。一个像素的邻域状态可以表示为式 12－78：

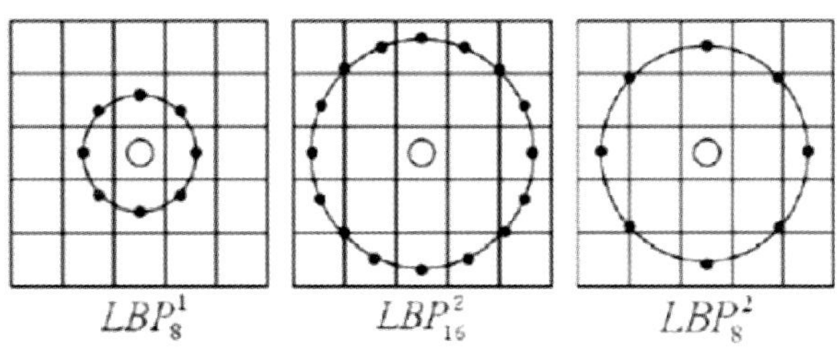

图 12-24 不同 P、R 值情况下的像素分布

$$T = t(g_c, g_0, \cdots, g_{p-1} - g_c) \quad \text{（公式 12-78）}$$

现在假设 gP-1-gc 与 gc 相互独立，那么公式可以改为：

$$T = t(g_c)t(g_0 - g_c, \cdots, g_{p-1} - g_c) \quad \text{（公式 12-79）}$$

在实际的应用中，这种假设具有两面性，首先如果这样假设的话，会丢失掉一些有用的信息，但是经过这样的假设后，该图像所对应的灰度矩阵如果具有相同形式的变化（即同时变大或者同时变小），该图像所对应的纹理特征不会发生变化。又由于 t（g_c）表示的是图像在该像素点的亮度信息，所以可以忽略不计，这就有：

$$T = t(g_0 - g_c, \cdots, g_{p-1} - g_c) \quad \text{（公式 12-80）}$$

为了保持不受光照变化的影响，要对 $g_i - g_c$ 进行二值化处理，即采用如下公式：

$$T = t(s(g_0 - g_c), \cdots, s(g_{p-1} - g_c)) \quad \text{（公式 12-81）}$$

其中

$$s(x) = \begin{cases} 1, x \geq 0 \\ 0, x < 0 \end{cases} \quad \text{（公式 12-82）}$$

对于利用式 12-82 所得到的每一个值，因为它处于邻域中的不同位置，所以在计算对应中心像素点的十进制 LBP 值时，需要对其乘上一个合适的权值，而权值的大小和遍历周围像素点的方式有关。

3. 等价模式 LBP

改进后的 LBP 算子相比于传统的 LBP 算子来说已经有了比较大的进步，但是，如果将它直接应用到掌纹识别领域中来，仍然会有比较大的问题，如过多的 LBP 模式数量。针对这个问题，Ojala 等人经过大量的实验研究发现，并不是所有的模式对于掌纹识别来说都是有用的，所要提取的特征仅仅是最能区分不同掌纹的纹理特征，而这些特征可以由一些比较特殊的 LBP 模式来表示，其特殊性表现在它们的二进制串中的符号（即 0 和 1）变化数目小于等于 2。可用公式 12-83 检验一个 LBP 模式是否为等价模式：

$$U(LBP_{P,R}) = |s(g_{p-1} - g_c) - s(g_0 - g_c)| + \sum_{p=1}^{p-1} |s(g_p - g_c) - s(g_{p-1} - g_c)| \quad \text{（公式 12-83）}$$

公式 12-83 其实很好理解：首先将原二进制串向右循环移动一位，将移动后所得到的二进制串与原二进制串比较，如果对应位置处的值是不相同的，那么就将结果值加 1，在将所有的位置都比较完毕后，所得到的结果值就是原二进制串中的符号变化数目。如果结果值小于等于 2，那么该 LBP 模式就为等价模式。

利用等价模式的意义就在于它不但充分体现了掌纹的纹理特点，而且可以达到降低特征维数的目的。以一个例子来说明这种情况：对于 3 × 3 大小的窗口，当 P = 8 时，会得到 28 = 256 种模式；对于 5 × 5 大小的窗口，当 P = 16 时，就会得到 216 = 65536 种模式，如此大的数据量对于掌纹识别中的特征提取模块有着非常严重的影响。但是如果采用了等价模式这个概念，那么模式的数量将会大幅度的减少，从最初的 $2P$ 减少到了 P（P - 1）+2 种，直接从指数级降低到了多项式级。

（二）LBP 算子在掌纹识别中的应用

利用上面提到的 LBP 算子对掌纹图像过滤一遍以后，就可以得到该掌纹图像的 LBP 图片，那么，我们是否可以直接应用该编码值对不同的掌纹图像进行分类呢？其实是不可行的，利用 LBP 算法提取到的特征并不能直接的应用于对不同掌纹图像的判别分类，因为这个特征是和掌纹中的位置紧密相关的，而我们要处理的掌纹图像很可能会发生旋转和偏移，如果要直接比较的话，那么就会因为该原因而产生错误。

相关研究人员后来发现，如果将一幅图像划分为大小相等且相互之间不重叠的若干个子图像，然后对每一个子图像都用 LBP 算子过滤一遍，那么过滤完毕后，每个子图像就会对应一个 LBP 子矩阵，如果提取每一个子图像的 LBP 统计直方图特征，那么在一定程度上，可以利用该直方图特征来代表该子图像，在将所有的子图像的直方图特征进行简单的合并后，会组成一个维数较高的新的特征，而这个特征就能够表示整个的图像。例如：对于一幅 128 * 128 大小的掌纹图像，如果将该图像其划分为 8 × 8 个子区域，那么每个子区域的大小为 16 × 16 像素，这幅图片就有 64 个子区域，如果对每一个子区域都提取其对应的 LBP 统计直方图特征，那么最后就会有 64 个统计直方图特征，将这 64 个直方图特征进行简单的合并，就会得到一个较长的新的直方图特征，新得到的直方图特征就可以表示完整的掌纹图像。整个过程如图 12 - 25 所示：

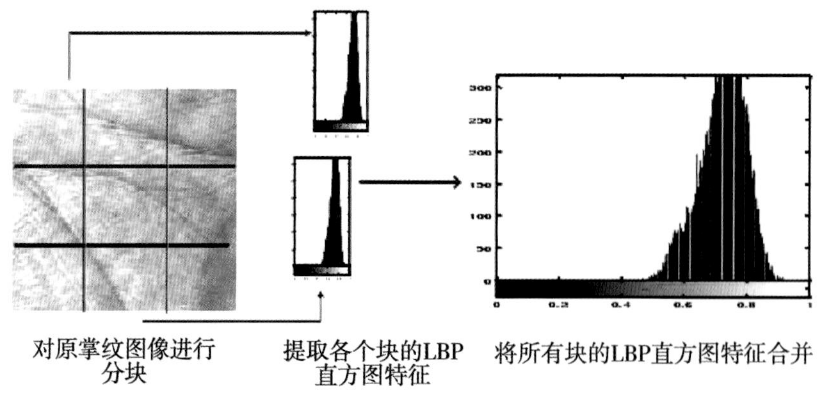

图 12 - 25　基于 LBP 的掌纹识别

(三) 基于多尺度分块 LBP 的掌纹识别算法

上一节中提到的基本的基于 LBP 的掌纹识别算法虽然有效，但是丢失掉大量的有利于分类的信息，从上一节可知，等价模式的个数为 $P\times(P-1)-2$，那么所有的非等价模式的个数为 $2^P-P\times(P-1)-2$，在传统的基于 LBP 的掌纹识别算法中，这些非等价模式被当作是一个模式来加以区分，但是这种方法丢失掉了大量的信息，经过实验，发现随着半径的增大，非等价模式所占的比例也会随着增加，下表对此进行了说明：

表 12－1　非等价模式所占的比例随半径大小的变化情况

	R＝1	R＝2	R＝3
P＝8	15.8%	23.6%	29.8%

这表明了当掌纹图像中的一个像素点在半径较大时为非等价模式，那么如果半径减小，它就有可能变为等价模式。基于此 Guo 等人提出了一种多尺度的 LBP 掌纹识别算法。基于多尺度的 LBP 识别算法分为以下几个步骤：

1. 首先定义尺度变化集，例如 {3，2，1}（需按照从大到小的顺序排布）。在 R＝3 的时候对掌纹图像进行 LBP 滤波，得到的结果可分为统一模式和非统一模式，接着使 R＝2，然后再对图像进行 LBP 滤波，这时由于非统一模式所占比例的下降，那么在 R＝3 时的非统一模式位置就有可能变为统一模式，通过对比，对这些位置进行重新编码，最后是 R＝1 时，与 R＝2 时处理方法一样。

2. 对图像进行分块，然后统计各个块中所有模式的直方图特征。当中心点邻域像素的总数目为 P 时，统一模式 u2 共有 $p\times(p-1)+3$ 种，但是由于总共计算了 3 中尺度下的 LBP 滤波特征，所以每一块中共有模式 $3\times(p\times(p-1)+3)-2$ 种。

3. 连接所有块的直方图特征，形成 LBP 特征。按照该方法，一副 128＊128 的图像，如果分成 4×4 块，且 P＝8，R＝{3，2，1}，一副图像就会得到一个 16×（3×59－2）＝2800 维的 LBP 特征。

利用图 12－26 所描述的步骤对掌纹特征提取完毕后，采用 Chi－square 距离来匹配两幅图像，衡量其相似度：

$$D(S,T)=\sum_{n=1}^{N}\frac{(S_n-T_n)^2}{S_n+T_n} \qquad (公式 12-84)$$

(四) 基于多尺度分块 LBP＋PCA 的掌纹识别算法

虽然基于多尺度分块 LBP 的算法在掌纹识别中取得了较好的效果，但是一副 128＊128 的图像，如果分成 4×4 块，且 P＝8，R＝{3，2，1}，就会得到一个 16×（3×59－2）＝2800 维的 LBP 特征，如果分成更多的块，那么特征维数会更高。过高的特征维数会导致更大的存储特征空间的需求和更长的识别时间，基于此，本课题对该方法进行了改进，利用上一章中讲到的 PCA 算法对所提取到的掌纹的 LBP 特征进行降

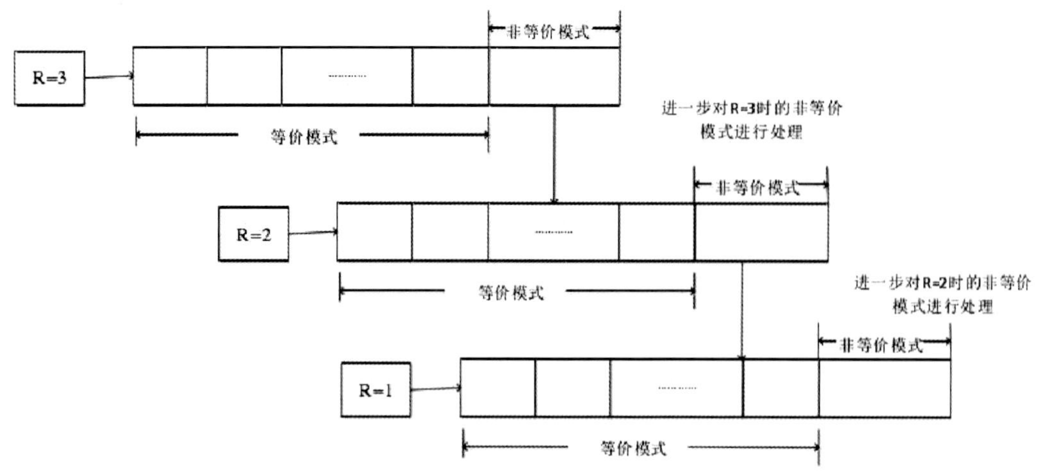

图 12－26　多尺度 LBP 算法描述

维，算法步骤如下：

1. 首先利用多尺度 LBP 算子依次对掌纹图像中的像素过滤一遍，得到该掌纹图像的对应 LBP 图像。然后对该 LBP 图像进行分块，提取每一小块的多尺度 LBP 统计直方图特征。

（1）将所有小块的多尺度 LBP 直方图特征进行简单的合并以后形成整个掌纹图像的多尺度 LBP 特征。假设该特征维数为 M，且训练集中掌纹的数目为 N，那么对所有的掌纹提取完多尺度 LBP 特征后，就会得到一个 N×M 的特征矩阵，矩阵中每一行表示一个掌纹图像的多尺度 LBP 特征。

（2）求取该特征矩阵的散布矩阵，然后对该散布矩阵利用奇异值分解定理求取特征值与对应的特征向量，只利用若干个最大的特征值所对应的特征向量来构造最优投影子空间。

（3）将训练集中的每个多尺度 LBP 特征投影到该子空间内，得到一个维数为 k 的特征向量作为该掌纹的新的特征。

（4）匹配时，对测试集中的掌纹图像首先求其多尺度 LBP 特征，然后将该特征投影到第 2 步中求出的子空间内，得到掌纹的 LBP－PCA 特征，最后利用欧氏距离进行匹配。整个过程的流程如图 12－27 所示。

2. 基于四元数模型的主成分分析法

由于我们的数据是建立在高维空间的，在进行特征提取和匹配时，计算量过于庞大，导致计算的时间和空间的开销十分巨大，不利于我们进行试验以及以后的系统应用，所以我们需要一种方法来对数据进行简化，所以我们选择使用 PCA 方法。我们的数据是建立在四元数模型上的，那么我们需要把 PCA 移植到四元数模型中。

（1）数据获取

数据获取就是得到原始数据的四元数模型。我们的工作里，每一组多光谱掌纹图像包含四个通道的图像，刚好可以用这四个通道组成四元数的四个部分。即每一组多

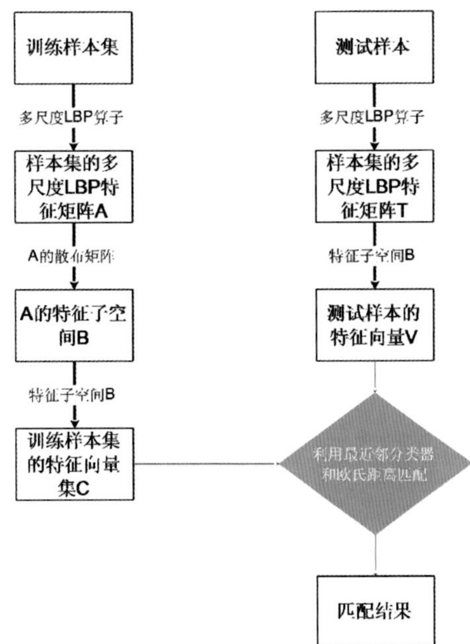

图 12－27 基于多尺度分块 LBP＋PCA 的算法流程图

光谱掌纹对应一个四元数矩阵。掌纹图像经过预处理之后的大小是 $l \times l$（在我们的试验中，$l = 64$），那么对应的会构成一个 $l \times l$ 的四元数矩阵。把这个矩阵按行拼接成一个列向量，维度为 $n = l^2$。整个掌纹库中有 m 个样本，这样我们便可以构建成一个 $n \times m$ 的四元数矩阵，这就是我们的原始数据了。我们定义这个矩阵为 S。

（2）中心化

同 PCA 一样，这里的中心化也是要让数据均匀围绕投影中心分部。对于我们的样本矩阵 S，有 n 维，每一维有 m 个观察值。我们把每一个维度减掉这个维度的均值，就得到了中心化后的样本矩阵，我们记为 E

$$E = S - \bar{S} \qquad \text{（公式 12－85）}$$

其中，

$$\bar{S} = \frac{1}{m}\sum_{y=1}^{m} S_{xy}, x = 1\cdots n, y = 1\cdots m \qquad \text{（公式 12－86）}$$

（3）计算协方差矩阵

对于中心化后的矩阵 E，我们可以计算它的协方差矩阵。但是由于 E 的维度是 $n \times m$，这样计算得到的协方差矩阵的维度将会是 $n \times n$。而在实际应用中，图像的维度一般较高，这样造成协方差矩阵的维度很大，不方便进行提取特征值与特征向量的计算。为了克服计算上的困难，我们计算矩阵的转置矩阵的协方差矩阵。

$$C = \frac{1}{m-1} E^T E \qquad \text{（公式 12－87）}$$

这样得到的协方差矩阵的维度是，对于我们来说，这个计算量就要小很多，也更加方便计算特征值与特征向量。

（4）计算协方差矩阵的特征值与特征向量

协方差矩阵是一个维的四元数方阵。在计算它的特征值和特征向量时，先要用 Householder 变换将其分解为如下形式：

$$C = P^{\Delta}BP \qquad \text{（公式 12－88）}$$

其中，B 是一个实矩阵，而且是一个对角阵，是一个四元数矩阵，Δ 是共轭转置的符号。对于矩阵，我们可以很容易求解其特征值与特征向量。观察上式的形式，我们可以推导出的特征值就是的特征值，我们记为。的特征向量可由下式求得：

$$V_c = P^{\Delta}V_B \qquad \text{（公式 12－89）}$$

其中，V_B是矩阵 B 的特征向量矩阵。由于前文讲到我们求解的是矩阵 E 的转置矩阵的协方差矩阵，那么对矩阵 E 的协方差矩阵的特征值矩阵 D 与特征向量矩阵 V 可这样计算：

$$V = E\,V_c \qquad \text{（公式 12－90）}$$

$$D = \frac{m-1}{n-1}D_c \qquad \text{（公式 12－91）}$$

矩阵 V 的每一列是一个特征向量，矩阵 D 的对角线上的每一个元素是相应的特征向量所对应的特征值。

（5）选择特征向量构建投影矩阵

我们构建投影矩阵是用来把原始数据在新的坐标系中进行投影。如果新的坐标系的维度和原数据的维度一样，那么便失去了意义，所以我们选取投影矩阵时时不会保留所有的特征向量，而是选取一部分。同 PAC 一样，我们根据特征值的大小顺序进行选取。

对于特征值矩阵 D，其对角线上的元素是每一个特征向量对应的特征值。首先，特征值按照降序排列，对应排列好特征向量。然后我们首先确定选取多少个特征向量，也就是选择多少个特征值。在这里，我们引入能量比概念。能量比可以这样计算：

$$ratio = \frac{\sum_{x=1}^{P} D_x}{\sum_{x=1}^{n} D_x \times 100\%} \qquad \text{（公式 12－92）}$$

其中，当能量比达到我们的要求是，此时的值就是我们需要的特征向量的数目。我们对于能量比的要求是一个折中的，既不要求太高，也不会导致需要的特征向量过多，这样，我们才可以在保证识别精度的条件下尽量减小投影后数据的维度。在选取了 p 个特征值之后，用这些特征值可以组成投影矩阵。我们记为 $\widehat{P}$

（6）数据降维

我们得到了投影矩阵，之后的工作就是把原始数据在这个投影矩阵所定义的坐标系中进行投影。投影的过程时这样的：

$$f_{QPCA} = \widehat{P}^{\Delta}S \qquad \text{（公式 12－93）}$$

其中，S 是原始数据中的任一组数据，我们用投影矩阵的共轭转置左乘这组数据，得到的就是投影降维后的结果，这个结果也就是我们需要的这组数据的特征数据，我们记为f_{QPCA}。

总结来说，QPCA 方法和 PCA 方法在原理上是一样的，都是要找出方差较大的几个方向，只是在计算特征向量时有所不同，QPCA 方法在计算协方差矩阵的特征向量时需要先做 Householder 变换，然后进而求解其特征值与特征向量。

（三）特征匹配

在我们的试验中，数据分为两类，一类是训练数据，一类是测试数据。我们的掌纹样本是分两次采集的，我们把第一次采集的数据作为训练数据，第二次采集的数据作为测试数据。在上一小节中，我们知道投影矩阵在 QPCA 方法中是极为重要的一个矩阵，是用来进行数据降维，特征提取的关键。而投影矩阵是通过对数据进行一系列包括计算协方差矩阵，计算特征值与特征向量等操作求得的。所以，投影矩阵是依赖于原始数据的，这也就是训练数据的作用。训练数据的另一个作用就是作为模板，在特征匹配的时候作为一个标准。

在我们由训练数据得到投影矩阵之后，用这个投影矩阵对训练数据和测试数据进行降维，提取训练数据和测试数据的特征。得到特征之后，用测试数据的特征和训练数据的特征进行比较，计算特征之间的欧氏距离，并用最近邻分类法进行分类。

对于两个特征f_1和f_2，他们之间的距离是：

$$d = |f_1 - f_2| \qquad \text{（公式 12 - 94）}$$

使用最近邻分类是，与测试数据特征距离最近的训练数据特征所属的类别就是该测试数据的类别。这样，我们就可以对测试数据进行分类了。在全部分类完成后，我们可以由分类后的结果来判断一个样本是否分类正确，并计算识别精度。

六、双向主成分分析技术

（一）主成分分析的过拟合问题

当主成分分析应用于图像特征提取时，我们往往不能获得与图像维数相当或更多的样本，从而致使出现小样本问题，主成分向量容易对训练样本产生过拟合现象，导致在测试样本集上主成分分析识别率的下降。

1. 双向主成分分析

本节提出一种双向主成分分析（BDPCA）技术，它能够解决传统的主成分分析方法的过拟合问题。让我们先比较一下使用 PCA、2DPCA 和 BDPCA 技术提取图像特征的基本过程。主成分分析方法首先将 $m \times n$ 图像矩阵 X 按列依次拼接成一个 $mn \times 1$ 维图像向量 x，然后将其线性投影到 $d_{PCA} \times 1$ 维 PCA 子空间（$d_{PCA} \ll mn$）

$$y = W_{pca}^T X \qquad \text{（公式 12 - 95）}$$

式中 W_{pca}为 PCA 投影矩阵。2DPCA 是一种直接图像投影方法，无需将图像矩阵拼接成图像向量，而是将图像矩阵直接投影到 $m \times d_{2DPCA}$维 2DPCA 特征子空间（$d_{2DPCA} \ll n$）

$$Y_{2DPCA} = X W_{row} \quad \text{（公式 12 - 96）}$$

式中 W_{row} 为 2DPCA 投影矩阵。BDPCA 也是一种直接图像投影方法，将图像矩阵投影到 $d_{col} \times d_{row}$ 维 BDPCA 特征子空间（$d_{col} \ll m$，$d_{row} \ll n$）

$$Y = W_{col}^{T} X W_{row} \quad \text{（公式 12 - 97）}$$

式中 W_{col} 和 W_{row} 分别为 BDPCA 的列投影矩阵和行投影矩阵。由上式可见，BDPCA 是分别进行行向投影和列向投影来实现数据降维的目的，所以将其命名为双向主成分分析方法。与 PCA 相比，BDPCA 具有如下优点：

（1）BDPCA 是一种直接图像投影技术，不需要在投影前先将图像矩阵 X 转变成图像向量 x；

（2）一般情况下，BDPCA 比 PCA 具有更快的特征提取速度。PCA 特征提取需要 $m \times n \times dPCA$ 次乘法操作，BDPCA 需要 $m \times n \times k_{row} + m \times k_{col} \times k_{row}$ 次乘法操作。由于一般 $k_{row} < d_{PCA}$ 能够成立，所以 BDPCA 特征提取需要的计算资源要小于 PCA。

与 2DPCA 相比，BDPCA 具有较小的特征维数。假设 $m = 112$，$n = 92$，$d_{2DPCA} = 8$，$d_{col} = 18$，$d_{row} = 8$，2DPCA 特征矩阵维数为 896，远远大于 BDPCA 特征维数（144）。

BDPCA 通过分别构造行总体散度矩阵和列总体散度矩阵来求解行投影矩阵和列投影矩阵。$\{X_1, X_2, \cdots, X_N\}$ 为一个有 N 幅 $m \times n$ 图像的训练集。将一幅图像 X_i 分解成 m 个 $1 \times n$ 行向量

$$X_i = \begin{bmatrix} X_i^1 \\ X_i^2 \\ \vdots \\ X_i^m \end{bmatrix} \quad \text{（公式 12 - 98）}$$

行总体散度矩阵 S_t^{row} 被定义为

$$S_t^{row} = \frac{1}{N_m} \sum_{i=1}^{N} \sum_{j=1}^{m} (X_i^j - \bar{X}^j)^T (X_i^j - \bar{X}^j) = \frac{1}{N_m} \sum_{i=1}^{N} (X_i - \bar{X})^T (X_i - \bar{X})$$

（公式 12 - 99）

式中 $\bar{X}$ 表示所有图像的平均图像。通过求解行总体散度矩阵 S_t^{row} 的特征值 $[\lambda_1^{row}, \lambda_2^{row}, \cdots, \lambda_n^{row}]$ 和特征向量 $[W_1^{row}, W_2^{row}, \cdots, W_n^{row}]$（$\lambda_1^{row} \le \lambda_2^{row} \le \cdots \le \lambda_n^{row}$），我们可以得到行投影矩阵

$$W_{row} = [W_1^{row}, W_2^{row}, \cdots, W_{k_{row}}^{row}] \quad \text{（公式 12 - 100）}$$

将一幅图像 Xi 分解成 n 个 $m \times 1$ 列向量，我们将列总体散度矩阵 col 定义为

$$S_t^{col} = \frac{1}{N_n} \sum_{i=1}^{N} (X_i - \bar{X})(X_i - \bar{X})^T \quad \text{（公式 12 - 101）}$$

通过求解列总体散度矩阵的特征值和特征向量，我们可以得到列投影矩阵

$$W_{col} = [W_1^{col}, W_2^{col}, \cdots, W_{kcol}^{col}] \quad \text{（公式 12 - 102）}$$

接下来我们从张量分析的角度，进一步揭示 BDPCA 方法的含义。将图像 X_i 视为一个第二阶张量 X，$\in \mathbb{R}^{m_1 \times m_2}$，并定义张量之间的内积为 $< A, B > = \sum_{i,j} A_{i,j} B_{i,j}$，范数为

$\|A\|\sqrt{<A, A>}$。通过引入张量 A 和投影矩阵的 k－节点积，$B_{i_1,\cdots,i_{k-1},i,i_{k+1}}=\sum_{i=1}^{m_k}A_{i_1,\cdots,i_{k-1},i,i_{k+1}}U_{ij}$

据此，BDPCA 的目标函数可以写为

$$(W_k^* \mid _{k=1}^{2}) = \arg\max\sum_i \|X_i \times W_k - \overline{X} \times W_k\|^2$$

（二）组合矩阵距离方法及测试结果

距离测度是影响最近邻分类器精度的一个主要因素。因此，在 BDPCA 特征提取之后，我们将进一步研究研究距离测度对基于 BDPCA 特征的分类器识别率的影响。由于 BDPCA 提取的是一个特征矩阵，而非特征向量。特征矩阵之间的距离度量除了可以直接使用矩阵距离度量方式计算（矩阵距离方法）之外，还可以通过先将矩阵转变成向量然后再使用向量距离方法计算特征矩阵之间的距离（向量距离方法）。实际上，每个向量距离方法都可以对应一个等价的矩阵距离方法。例如，显而易见，欧氏距离（向量）与 Frobenius 距离（矩阵）是完全等价的。因此，本节我们主要研究了一种矩阵距离度量方法即组合矩阵距离的属性和识别能力。

1. 组合矩阵距离方法

定义 12－1　给定两个特征矩阵 $A=(a_{ij})_{k_{col}\times k_{row}}$ 和 $B=(b_{ij})_{k_{col}\times k_{row}}$，我们定义组合矩阵距离（AMD，Assembled Metric Distance）d_AMD（A，B）为

$$d_{AMD}(A,B)=\left(\sum_{j=1}^{k_{row}}\left(\sum_{i=1}^{k_{col}}(a_{ij}-b_{ij})^{p_1}\right)^{p_2/p_1}\right)^{1/p_2},(p_1,p_2>0)$$

（公式 12－103）

定义 12－2　如果函数 f：$\mathbb{R}^{k_{col}\times k_{row}}\to\mathbb{R}$ 具有如下属性：

$$f(A)\geq 0, A\in\mathbb{R}^{k_{col}\times k_{row}}\ (f(A)=0\Leftrightarrow A=0)$$

$$f(A+B)\leq f(A)+f(B), A,B\in\mathbb{R}^{k_{col}\times k_{row}}$$

$$f(\alpha A)\leq|\alpha|f(A),\alpha\in\mathbb{R},A\in\mathbb{R}^{k_{col}\times k_{row}}$$

（公式 12－104）

则此函数为一个定义在 $\mathbb{R}^{k_{col}\times k_{row}}$ 上的矩阵范数。

定理 12－1　函数 $\|X\|_p=\left(\sum_i|x_i|^p\right)^{\frac{1}{p}}$ 是一个向量范数。

定理 12－2　函数 $\|A\|_{AMD}=\left(\sum_{j=1}^{k_{col}}\left(\sum_{i=1}^{k_{col}}(|a_{ij}|)^{p1}\right)^{\frac{p2}{p1}}\right)^{\frac{q}{p2}}$ 是一个矩阵范数。

证明：显而易见，

$\|A\|_{AMD}\geq 0$

$\|A\|_{AMD}=0\Leftrightarrow A=0$

$\|\alpha A\|_{AMD}=|\alpha|\|A\|_{AMD}$

接下来我们来证明属性 $\|A+B\|_{AMD}\leq\|A\|_{AMD}+\|B\|_{AMD}$。由定理 12－1，

$$\|A+B\|_{AMD}=\left(\sum_{j=1}^{k_{row}}\left(\sum_{i=1}^{k_{col}}(a_{ij}+b_{ij})^{p_1}\right)^{p_2/p_1}\right)^{1/p_2}\le\left(\sum_{j=1}^{k_{row}}(\|a^{(j)}\|_{p_1}+\|b^{(j)}\|_{p_1})^{p_2}\right)^{1/p_2}$$

由定理 12－1，函数

$g(a)=\left(\sum_{j=1}^{k_{row}}(\|a^{(j)}\|_{p_1})^{p_2}\right)^{1/p_2}$，$(a=[\|a^{(1)}\|_{p_1},\cdots,\|a^{(k_row)}\|_{p_1}]^T)$ 是一个向量范数。令 $b=[\|b^{(1)}\|_{p_1},\cdots,\|b^{(k_{row})}\|_{p_1}]^T$，$\left(\sum_{j=1}^{k_{row}}(\|a^{(j)}\|_{p_1}+\|b^{(j)}\|_{p_1})^{p_2}\right)^{1/p_2}=g(a+b)\le g(a)+g(b)$ $=\left(\sum_{j=1}^{k_{row}}(\|a^{(j)}\|_{p_1})^{p_2}\right)^{1/p_2}+\left(\sum_{j=1}^{k_{row}}(\|b^{(j)}\|_{p_1})^{p_2}\right)^{1/p_2}=\left(\sum_{j=1}^{k_{row}}\left(\sum_{i=1}^{k_{col}}{a_{ij}}^{p1}\right)^{\frac{p2}{p1}}\right)^{\frac{1}{p2}}+\left(\sum_{j=1}^{k_{row}}\left(\sum_{i=1}^{k_{col}}{b_{ij}}^{p1}\right)^{\frac{p2}{p1}}\right)^{\frac{1}{p2}}$ $=\|A\|_{AMD}+\|B\|_{AMD}$

所以 $\|A+B\|_{AMD}\le\|A\|_{AMD}+\|B\|_{AMD}$，$\|A\|_{AMD}$ 是一个矩阵范数。

由定理 12－2 的证明过程可以发现，$\|A\|_{AMD}$可以看作是一个 p_1 向量范数和 p_2 向量范数的组合，这就是本文将$\|A\|_{AMD}$定义为组合矩阵范数的初衷。

定义 12－3　如果函数 $f:\mathbb{R}^{k_{col}\times k_{row}}\times\mathbb{R}^{k_{col}\times k_{row}}\to\mathbb{R}$具有如下属性：

$$f(A,B)\ge 0,A,B\in\mathbb{R}^{k_{col}\times k_{row}}$$
$$f(A,B)=0\Leftrightarrow A=B$$
$$f(A,B)=f(B,A)$$
$$f(A,B)\le f(A,C)+f(C,B)$$

则此函数为一个定义在 $\mathbb{R}^{k_{col}\times k_{row}}$ 上的距离测度。

定理 12－3 $d_{AMD}(A,B)$ 是一个距离测度。

证明：由于函数$\|A\|_{AMD}$是一个矩阵范数，很容易证明 $d_{AMD}(A,B)=\|A-B\|_{AMD}$ 是一个由范数$\|A\|_{AMD}$对应的距离测度。

推论 12－1　Frobenius 距离度量 $d_F(A,B)=\left(\sum_{j=1}^{k_{row}}\sum_{i=1}^{k_{col}}(a_{ij}-b_{ij})^2\right)^{1/2}$ 是 AMD 距离测度的一个 p1 ＝ p2 ＝2 的特例。

近年来，Yang 提出了一种矩阵距离度量 $d_Y(A,B)=\sum_{j=1}^{k_{row}}\left(\sum_{i=1}^{k_{col}}(a_{ij}-b_{ij})^2\right)^{1/2}$ 实际上，我们很容易得到如下推论：

推论 12－2　Yang 距离度量 $d_Y(A,B)=\sum_{j=1}^{k_{row}}\left(\sum_{i=1}^{k_{col}}(a_{ij}-b_{ij})^2\right)^{1/2}$ 是 AMD 距离测度的一个 p1 =2 和 p2 =1 的特例。

当使用基于 p1 =2 的 AMD 距离测度的最近邻分类器时，2DPCA 与 $k_{col}=m$ 的 BDP-CA 方法是完全等价的。这个论断的正确性很容易从以下定理中推导得来：

定理 12－4　给定 m×n 图像 X，2DPCA 方法用 $A=XW_{row}$来提取特征矩阵 A，BD-PCA 方法用 $B=W_{col}XW_{row}=W_{col}A$ 来提取特征矩阵 B。如果 p1 ＝2，令 $W_{col}=[W_1^{col},W_2^{col},\cdots,W_m^{col}]$，则矩阵 A 和 B 有相同的 AMD 范数。

证明：由 AMD 范数定义，

$$\|A\|_{AMD} = \left(\sum_{j=1}^{k_{row}} \left(\sum_{i=1}^{m} (a_{ij})^2\right)^{\frac{p2}{2}}\right)^{\frac{1}{p2}}$$

$$\|B\|_{AMD} = \left(\sum_{j=1}^{k_{row}} \left(\sum_{i=1}^{m} (b_{ij})^2\right)^{\frac{p2}{2}}\right)^{\frac{1}{p2}}$$

我们首先证明，

$$\sum_{i=1}^{m} (a_{ij})^2 = \sum_{i=1}^{m} (b_{ij})^2,$$

$$\sum_{i=1}^{m} (b_{ij})^2 = \mathrm{b}_j^T \mathrm{b}_j \quad (\mathrm{b}_j = [b_{1j}, \cdots, b_{ij}, \cdots, b_{nj}]^T)$$

$$= (\mathrm{W}_{col}\mathrm{a}_j)^T(\mathrm{W}_{col}\mathrm{a}_j) \quad (\mathrm{a}_j = [a_{1j}, \cdots, a_{ij}, \cdots, a_{nj}]^T)$$

$$= \mathrm{a}_j^T(\mathrm{W}_{col}^T\mathrm{W}_{col})\mathrm{a}_j = \mathrm{a}_j^T\mathrm{a}_j \quad (\mathrm{W}_{col} \text{ 是 } m\mathrm{D} \text{ 空间的一个完备正交基})$$

$$= \sum_{i=1}^{m} (a_{ij})^2$$

2. 分类器

为了比较 BDPCA 方法和 AMD 距离对人脸和掌纹识别率的影响，我们使用了两种分类器，最近邻和最近特征线分类器。最近邻分类器首先计算距离测试样本最近的原型样本，然后将测试样本归为该原型样本的类别。给定所有原型样本 $\{M_{cl}, 1 \le c \le C, 1 \le l \le n_c\}$ 和一个测试样本 Y，最近邻规则可以形式化地表述为

$$d(Y, M_{\hat{c}\hat{i}}) = \min_{\{1 \le c \le C, 1 \le l \le n_c\}} d(Y, M_{\hat{c}\hat{i}}) \Rightarrow Y \in w_{\hat{c}} \qquad (\text{公式 } 12-105)$$

式中 C 为类别数，nc 为类 wc 的原型数目，d（Y，M_{cl}）表示样本 Y 和 M_{cl}之间的距离。

最近特征线分类器是最近邻规则的一种推广算法。当原型样本较少时，最近特征线方法能够利用线性插补方法来有效地拓宽原型样本的表达能力。给定两个原型样本 M_{cl}和 M_{ck}，测试样本 Y 到特征线$\overline{M_{cl}M_{ck}}$的距离定义为

$$d(Y, \overline{M_{ci}\, M_{ck}}) = d(Y, Y_p) \qquad (\text{公式 } 12-106)$$

式中

$$Y_p = M\,cl + \mu(M_{ck} - M_{cl})$$

$\mu = (Y - M_{ci}) \cdot (M_{ck} - M_{ci}) / (M_{ck} - M_{ci}) \cdot (M_{ck} - M_{ci})$。随后，最近特征线按照下述规则将测试样本 Y 归为类 $w_{\hat{c}}$

$$d(Y, \overline{M_{\hat{c}\hat{i}}\, M_{\hat{c}k}}) = \min_{\{1 \le c \le C, 1 \le l \le k \le n_c\}} d(Y\, \overline{M_{ci}\, M_{ck}}) \Rightarrow Y \in w_c \quad (\text{公式 } 12-107)$$

七、多光谱掌纹识别的波段选择以及融合方法

（一）基于 IBLDA 方法的多光谱掌纹识别和融合方法

如何有效地使用数学工具来融合多光谱掌纹四个波段之间的图像信息是要解决的主要问题，考虑到可以使用复数矩阵的形式将分属于同一掌纹不同波段的掌纹图像融

合在一起，因此，可以通过将 IBLDA 方法应用于多光谱掌纹的融合。

1. 线性鉴别分析方法（LDA）

LDA 方法简称为线性鉴别分析方法，其目的是使得类内散度矩阵最小的同时类间散度矩阵达到最大。即寻找一个低维空间，使得在该空间中能够同时满足类内样本的分布尽可能紧凑，类间样本的距离尽可能分开。与之前介绍的 PCA 主分量分析方法相比较，PCA 方法只是二阶统计意义上的去相关，只考虑了样本的整体分布，并没有利用样本的标签信息。LDA 方法充分利用了样本的标签信息，并可以最大化 Bayes 误差。

假定 C 是总的样本数目，iN 是第 i 类的训练样本数目，N 是总的训练样本数目。那么定义在低维空间中样本的类间散度矩阵和类内散度矩阵分别为

$$\overline{S_b} = \sum_{j=1}^{c} \frac{N_i}{N}(m_i - m)(m_i - m)^T \qquad \text{（公式 12－108）}$$

$$\overline{S_w} = \sum_{j=1}^{c} \overline{S_i} = \frac{1}{N}\sum_{i=1}^{c}\sum_{j=1}^{N_i}(y_i^j - m_i)(y_i^j - m_i)^T \qquad \text{（公式 12－109）}$$

式中 m_i——低维空间中第 i 类的样本的均值向量；

Y_i^j——低维空间中第 i 类样本中的第 j 个样本向量；

m ——低维空间中的总均值向量。

根据式 $y = w^T x$ 和（12－108）式和（12－109）式，LDA 的 Fisher 准则使得类间散度矩阵尽可能大的同时类内散度矩阵尽可能小，那么可以定义为类间离散度矩阵和类内离散度矩阵的行列式的比值，即

$$J_F(w) = \frac{|w^T S_b w|}{|w^T S_w w|} \qquad \text{（公式 12－110）}$$

式中 S_b——高维空间中的类间散度矩阵；

S_w——高维空间中的类内散度矩阵。

$$S_b = \sum_{i=1}^{c} \frac{N_i}{N}(u_i - u)(u_i - u)^T \qquad \text{（公式 12－111）}$$

$$S_w = \sum_{i=1}^{c} \frac{N_i}{N} S_i = \frac{1}{N}\sum_{i=1}^{c}\sum_{j=1}^{N_i}(x_i^j - u_i)(x_i^j - u_i)^T \qquad \text{（公式 12－112）}$$

式中x_i^j——高维空间中的第 i 类样本中的第 j 个向量样本；

u_i——第 i 类的均值向量；

u ——总的均值向量（$u = w^T m$）；

S_i——第 i 类的协方差矩阵。

因此 LDA 通过最大化准则函数式（12－110）得到投影矩阵

$$W = \arg\max_w J_F(w) \qquad \text{（公式 12－113）}$$

求解式（12－113）中的投影矩阵 W 相当于求解下面的广义特征值方程：

$$S_b w_i = \lambda_i S_w w_i \qquad \text{（公式 12－114）}$$

LDA 方法无法避免小样本问题，因为当样本个数很少时，样本个数可能远远小于样本的维数，构造散度矩阵时容易出现奇异矩阵，从而无法计算特征值和特征向量。

另外，由于 LDA 方法需要将样本图像转化为一个行向量或者列向量，再进行低维的特征抽取，这样计算复杂度和存储空间要求就比较高。

2. 基于图像的线性鉴别分析方法（IBLDA）

基于图像的线性鉴别分析方法（Image - based Linear Discriminant Analysis，IBLDA 方法）是一种基于多模态生物图像特征提出的对 LDA 方法的改进。与经典的 LDA 相比，IBLDA 有如下优点：1）IBLDA 可以避免小样本问题，而 LDA 无法避免小样本问题；2）IBLDA 方法直接对图像形式的样本进行特征抽取，而 LDA 方法还需要将图像样本转化成向量形式，因此 IBLDA 方法可以在计算特征值和特征向量时节省计算时间；3）IBLDA 方法相比较于 LDA 方法更加节省存储空间。

假设向量 A 和 B 代表同一生物个体的不同生物特征，并且他们具有相同的维数，可以组合成复数矩阵 C = A + iB。那么该复数矩阵 C 就融合了两个生物特征。基于此复数矩阵 C，首先定义它的类间散度矩阵 G_b 和类内散度矩阵 G_w：

$$G_b = \frac{1}{L}\sum_{p=1}^{L}(\overline{C_P} - \overline{C})^H(\overline{C_P} - \overline{C}) \qquad (公式 12 - 115)$$

$$G_w = \frac{1}{rL}\sum_{p=1}^{L}\sum_{j=1}^{r}(C_p^j - \overline{C_P})^H(C_p^j - \overline{C_P}) \qquad (公式 12 - 116)$$

式中 $\overline{C}$——所有训练样本的均值；

$\overline{C_P}$——第 p 个类别的样本的均值；

L——类别的个数。

C_p^i——第 p 个类别的第 j 个样本。

与 LDA 方法类似，IBLDA 方法的目的同样是寻找到一组特征向量使得类间散度矩阵与类内散度矩阵的比值达到最大化，该问题同样可转化为求特征值问题

$$G_b X = \lambda G_w X \qquad (公式 12 - 117)$$

假设向量 X 是变换矩阵，那么它仍然是一个复数矩阵，并且来自式（12 - 117）中求得的最大特征值对应的特征向量。

另一方面，如果特征抽取时需要 t 个变换轴，可以求取前 t 个大的特征值对应的特征向量。

3. 基于 IBLDA 方法的多光谱掌纹的融合策略

本方案利用 IBLDA 方法将四个波段的多光谱掌纹图像融合做掌纹识别，首先将四个波段的多光谱掌纹图像分为两组，分别对每一组两个波段的多光谱掌纹图像构造一个复数矩阵并做特征层的融合，融合之后用 LDA 方法做特征抽取。再将两组特征在匹配得分层做融合，最后用最近邻分类器做分类。使用 IBLDA 方法的优势在于充分利用了四个波段的多光谱掌纹图像，这样可以得到更多的掌纹的信息也更利于分类。具体步骤将详述如下：

第一步：在四个波段的多光谱掌纹图像中，将中心块区域的图像首先分成两组，分别将每一组的两个波段的掌纹图像组合成一个复数矩阵。如图 12 - 28 中所示，用 A，

B，C，D 来表示四个波段的多光谱掌纹，构造出两个复数矩阵 $C_1 = A + iB$ 和 $C_2 = C + iD$ 来分别表示两组掌纹样本。

第二步：对于每一组的两个掌纹波段，先使用 IBLDA 方法对两个波段的掌纹进行特征层的融合并提取掌纹的特征。也就是计算出矩阵 $C_1 = A + iB$ 对应的类内散度矩阵 G_w 和类间散度矩阵 G_b，然后通过计算 $G_bX = \lambda G_wX$ 求得前面 t 个最大的特征值对应的特征向量，构造出变换轴 X。

第三步：分别求得每一组多光谱掌纹组合的特征向量之后，采用匹配得分层融合的策略来融合两组特征，将每一组的识别率分别作为权重值。假设使用 1c 和 2c 来表示第一组和第二组分别的识别率大小，用 D_1 和 D_2 来表示第一组和第二组的匹配得分，融合后的总得分 D（1）定义为：

$$sun = \sum_{i=1}^{2} c_i \quad （公式 12－118）$$

$$D(1) = \sum_{i=1}^{2} \frac{c_i}{sum} \times D_i \quad （公式 12－119）$$

第四步：在分类阶段使用的是最近邻分类器，假设分类正确的类别个数为 c，总的类别个数为 n，那么最终的识别率大小为 r =（c/n）×100%。

本方案示意图如下图所示：

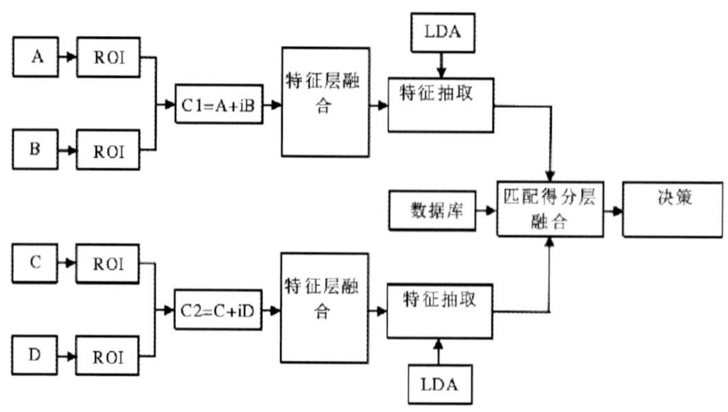

图 12－28　基于 IBLDA 方法的多光谱掌纹融合方案示意图

其中，A，B，C，D 分别代表多光谱掌纹四个波段的掌纹图像信息，即 Red，Green，Blue，Near－Infrared 四个波段。C1 和 C2 为构造出的两个复数矩阵，这样利用 IBLDA 方法对掌纹图像特征层融合时就不用将每个图像的向量展开成一行或者一列的行向量或者列向量，可以直接对复数矩阵进行操作，在求取协方差矩阵和相应的特征值和特征向量时可以降低向量的维数，这将大大减少了计算的复杂度，提高了计算效率。

（三）基于 PCA 方法与余弦相似性的多光谱掌纹融合方法

1. 余弦相似性度量

余弦相似性作为一种度量，是通过两个向量内积空间的夹角的余弦值来测量它们之间的相似性的。余弦值的范围为 -1 到 1。余弦值为 1 时对应的是 0 度角，而任何角度的余弦值都不可能大于 1，并且不可能小于 -1。使用两个向量之间的角度的余弦值可以确定两个向量是否指向相同的方向。当余弦相似度的值为 0 时，对应的是两个向量互相垂直。当余弦相似度的值为 1 时，对应着两个向量有相同的指向。当余弦相似度的值为 -1 时，对应两个向量指向完全相反的方向。在比较过程中，我们仅仅考虑到向量的指向方向，不考虑向量的指向大小。余弦相似度通常用于两个向量的夹角小于 90 度之内，因此余弦相似度的值范围为 0 到 1 之间。

令 X 与 Y 为两个待比较的向量，使用余弦度量作为相似性函数，有：

$$\cos(X,Y) = \frac{X \cdot Y}{\|X\| \cdot \|Y\|} \qquad \text{（公式 12 - 120）}$$

式中‖X‖——向量 $X=(x_1, x_2, \cdots, x_p)$ 的 l_2 范数。

‖X‖定义为 $\|X\| = \sqrt{x_1^2 + x_2^2 + \cdots + x_p^2}$。从概念上讲，它就是向量的长度。类似的，$\|Y\|$是向量 $Y = y_1 + y_2 + \cdots + y_p$ 的 l_2 范数，定义为 $\|Y\| = \sqrt{y_1^2 + y_2^2 + \cdots + y_p^2}$。该度量计算向量 X 与 Y 之间夹角的余弦，并且余弦相似度 cos（X，Y）的范围大小为［-1，1］。在这里，将利用余弦相似性度量来计算两个波段的向量之间的相关性，选择出最不相关的波段进行融合，以此来达到提高多光谱掌纹识别率的目的。

2. 基于最优波段选择的融合策略和方法

本节首先利用余弦相似性度量来对多个波段之间的样本的相关度进行测量并排序，选择出最不相关的波段并进行匹配得分层融合。首先用 PCA 方法对单个波段的多光谱掌纹进行掌纹识别实验，将识别率最高的波段选为第一波段，然后按照之前的排序选择出与第一波段最不相关的波段为第二波段，按照这个逻辑还可以依次选择出第三波段和第四波段。在匹配得分层进行第一波段与第二波段的掌纹信息的融合，如果融合之后的识别率高于第一波段单独的识别率，继续融合第三个最优波段的信息，直到融合之后的识别率不再提高。

本方案旨在多个波段的多光谱掌纹之间选择出最优的波段组合也就是相关性最小的波段组合进行融合，以达到提高掌纹识别率的目的。

波段选择步骤如下：

第一步：将每个波段的多光谱掌纹图像用 PCA 方法进行特征抽取并用最近邻分类器进行分类，得到每个波段的单波段识别率。将识别率进行排序并选出识别率最高的选为第一波段。

第二步：计算剩余所有波段与第一波段之间的余弦相似性，并进行排序。选出与第一波段的余弦相似性度量最小的为第二波段。

第三步：将选择出的第一波段与第二波段进行匹配得分层融合，并采用加权求和的方式进行融合，具体示意图如 12 - 29 所示。如果第一波段与第二波段的融合识别率高于每个单波段的识别率，那么将继续选择第三波段。

第四步：第三波段的选择与之前第二波段的选择相似，将对剩余的多个波段分别

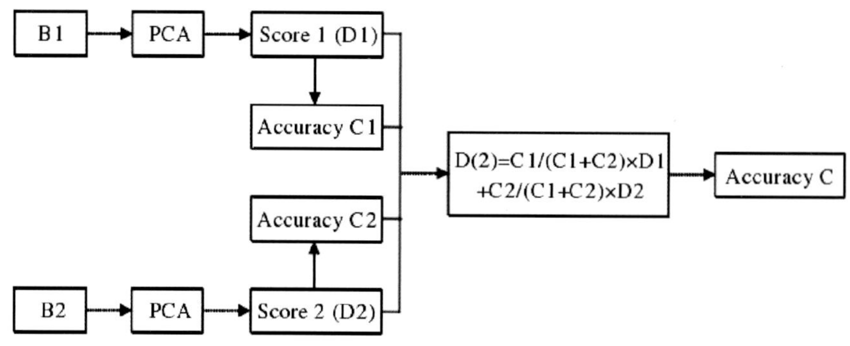

图 12-29　两个波段的多光谱掌纹融合示意图

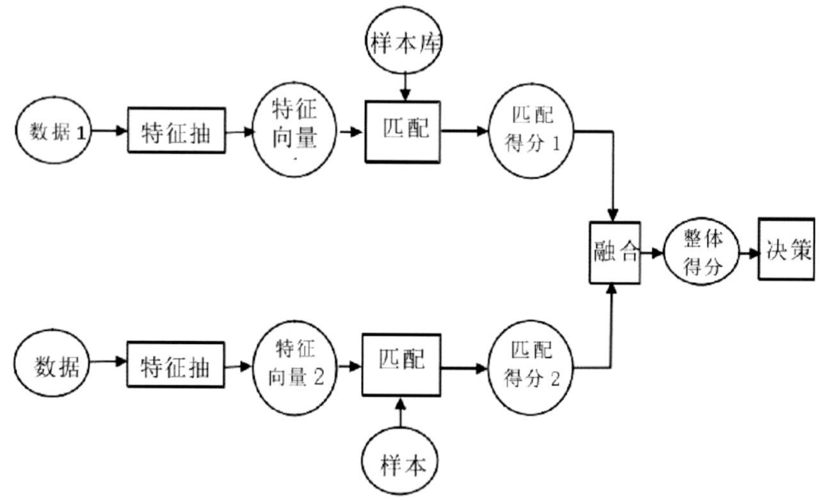

图 12-30　匹配得分层融合示意图

求取与第一波段、第二波段的余弦相似性的和并进行排序。选出余弦相似性度量之和最小的为第三波段。

第五步：将第一波段、第二波段与第三波段同样采取加权求和的匹配得分层融合方案。如果融合后的识别率高于之前的双波段识别率，将继续选择第四个最优波段并做四个波段的加权匹配得分层融合。以此类推，直到选择所需要的最优波段个数。假设最优波段个数为 k，k=1，…，q。

在加权匹配得分层融合策略中，采用单个波段的识别率作为每个波段融合时的权重。例如，将 k 个波段的多光谱掌纹进行融合时，采用如下的公式：

$$sum_i = \sum_{i=1}^{k} c_i , D(k) = \sum_{i=1}^{k} \frac{c_i}{sum_i} \times D_i \qquad (公式 12-121)$$

去计算最终的得分。k=1，…，q。在图 12-29 中，D_1 和 D_2 是 B1 和 B2 两个波段的得分，c_1 和 c_2 是 B1 和 B2 两个波段的单波段识别率。$D_{(2)}$ 是两个波段的最终融合之后的得分。

八、基于并行 GCID 方法的多光谱掌纹识别和融合方法

（一）引言

基于使用 PCA 和余弦相似性度量的波段选择和融合方案，可以选择出最优的波段组合并获得最好的融合效果。但是选择出的最优波段之间的信息不是互补的。为了更好地获得具有鉴别性的特征分量，本章使用了 GCID 模型来剔除不同波段掌纹之间的冗余信息。

（二）彩色图像鉴别分析方法

1. 彩色图像鉴别分析基本模型

彩色图像鉴别分析模型，即 CID 模型是由杨健于 2008 年提出的，其目的是寻找到一个有鉴别分析能力的色彩空间和一种有效的识别方法。CID 模型是 Color image discriminant 的简写，其包含两组矩阵，分别为：用于图像鉴别分析的彩色空间变换矩阵 X 和鉴别投影矩阵 P。CID 模型还创建了两组迭代步骤从而给出两组矩阵的解。

定义矩阵 A 是一个维数为 $I_1 \times I_2$的彩色图像，它包含三个色彩分量即 R，G 和 B 分量。那么每一个分量都是一个 I 维的向量，并且有 $I = I_1 \times I_2$。这个彩色图像 A 就可以用一个 $I \times 3$ 的矩阵 $A = [R, G, B] \in R^{I \times 3}$ 表示。如何通过表达彩色图像 A 进行更好的识别？一个最普遍的方法就是线性表达它的三个色彩分量并组合到一幅图像中，比如

$$I = \frac{1}{3}R + \frac{1}{3}G + \frac{1}{3}B \qquad \text{（公式 12 - 122）}$$

该组合图像 I 就可以用来表达原始彩色图像 A 并用于图像识别。然而，理论分析缺少了必要的支撑，该种组合图像是否是对原始彩色图像 A 的一种很好的表达？另一种对原始彩色图像 A 的表达方式是将其三个原始分量组合成灰度图像，如：

$$Y = 0.299R + 0.587G + 0.114B \qquad \text{（公式 12 - 123）}$$

此时 Y 分量实际上是等价于 YUV 空间。

那么如何才能找到对原始彩色图像 A 的一种更有效的表达来用于识别呢？CID 模型的目的就是寻找到一组最优系数来重新表达原始的 R，G，B 三个颜色分量，并且使其具有鉴别性。假设新的组合图像表达为：

$$D = x_1R + x_2G + x_3B \qquad \text{（公式 12 - 124）}$$

式中 1 2 3x，x，x ——彩色分量组合系数。

现在的目标是寻找到一组最优的系数来使得 D 是对于原始彩色图像 A 的最优的一种表达。

给出一组训练彩色图像样本和类别标签，可以对于每一个原始图像都创建出一个组合的图像 D ，且有 A = [R，G，B]．接下来将讨论在新的 D 空间中的问题，例如，所有组合图像所构成的模式向量空间形式。为了达到最优的识别效果，借鉴 Fisher linear discriminant（FLD）的思路来创建这个 CID 模型。但是 CID 模型不同于经典的 FLD 模型，因为 CID 模型涉及寻找一组变量，即彩色分量组合系数 x_1，x_2，x_3。接下来将详细叙述一下基本的 CID 模型和其相关的 CID 算法。

CID 模型的目的是寻找到一个彩色空间内的变换矩阵 X，可以将彩色图像 A 从原始的 RGB 色彩空间变换到一个新的色彩空间，这个新的色彩空间可以称为 D 空间。在得到的这一新的 D 空间内，对于原始图像 A 可以找到一种更好的表达，即：

$$D = AX = [R,G,B]X \quad \text{（公式 12－125）}$$

在 CID 模型中，公式（12－125） 可以重新表达为：

$$d^k = [R,G,B]x_k, k = 1,2,3 \quad \text{（公式 12－126）}$$

式中 $X =［x_1，x_2，x_3］$；

$D =［d^1，d^2，d^3］$；

d^k—— D 空间中的第 k 个分量。

假设使用 c 来代表样本的个数，ijA 代表第 i 类中的第 j 个彩色图像，其中 i＝1，2，…，c，j＝1，2，…，M_i，M_i为第 i 类样本的彩色图像个数。

$$\overline{A_i} = \frac{1}{M_i}\sum_{j=1}^{M_i} A_{ij} = [\overline{R_i},\overline{G_i},\overline{B_i}] \quad \text{（公式 12－127）}$$

那么所有样本个体的均值图像为：

$$\overline{A} = \frac{1}{M}\sum_{i=1}^{c}\sum_{j=1}^{M_i} A_{ij} = [\overline{R},\overline{G},\overline{B}] \quad \text{（公式 12－128）}$$

式中 M ——所有训练样本的总个数，$M = \sum_{i=1}^{c} M_i$。

原始的彩色图像 $A_{ij} =［R_{ij}，G_{ij}，B_{ij}］$，用三个彩色分量重新组合之后可以表达为：

$$D_{ij} = x_1 R_{ij} + x_2 G_{ij} + x_3 B_{ij} = [R_{ij},G_{ij},B_{ij}]X \quad \text{（公式 12－129）}$$

式中 $X =［x_1，x_2，x_3］^T$——彩色分量组合系数向量。

假设$\overline{D_i}$是第 i 类的均值向量，$\overline{D}$ 是整体均值，那么有：

$$\overline{D_i} = \overline{A_i}X \quad \text{（公式 12－130）}$$

$$\overline{D} = \overline{A}X \quad \text{（公式 12－131）}$$

给出一组训练样本的彩色图像之后，CID 模型将通过类似于 LDA 线性鉴别分析的方法创建一个新的彩色变换空间 X 和鉴别投影矩阵 P。

类似于 LDA 方法，CID 模型将首先在新的变换空间 D 空间内定义一个类间散度矩阵 S_b（x_k）和一个类内散度矩阵 S_w（x_k）：

$$\begin{aligned} S_b(X) &= \sum_{i=1}^{c} P_i[(\overline{D_i} - \overline{D})(\overline{D_i} - \overline{D})^T] \\ &= \sum_{i=1}^{c} P_i[(\overline{A_i} - \overline{A})X][(\overline{A_i} - \overline{A})X]^T \quad \text{（公式 12－132）} \\ &= \sum_{i=1}^{c} P_i[(\overline{A_i} - \overline{A})XX^T(\overline{A_i} - \overline{A})^T] \end{aligned}$$

$$
\begin{aligned}
S_w(X) &= \sum_{i=1}^{c} P_i\left(\frac{1}{M_i - 1}\sum_{j=1}^{M_i}(D_{ij} - \overline{D_i})(D_{ij} - \overline{D_i})^T\right) \\
&= \sum_{i=1}^{c} P_i \frac{1}{M_i - 1}\sum_{j=1}^{M_i}[(A_{ij} - \overline{A_i})X][(A_{ij} - \overline{A_i})X]^T \\
&= \sum_{i=1}^{c} P_i \frac{1}{M_i - 1}\sum_{j=1}^{M_i}[(A_{ij} - \overline{A_i})XX^T(A_{ij} - \overline{A_i})^T] \qquad (\text{公式 } 12-133)
\end{aligned}
$$

式中 P_i——第 i 类的先验概率，且 $P_i = M_i / M$。

因为组合系数向量 X 是未知的，那么 S_b（X）和 S_w（X）都可以被看作是 X 的线性函数。

在新的变换空间 D 空间内的广义的 Fisher 准则可以定义为：

$$J = (\varphi, X) = \frac{\varphi^T S_b(X)\varphi}{\varphi^T S_w(X)\varphi} \qquad (\text{公式 } 12-134)$$

式中 φ——维数为 $I \times d$ 维的鉴别投影基向量，且 $\varphi \neq 0$，$X \neq 0$。

如果变量 X 是固定的，那么该准则函数式是一个广义的 Rayleigh 商。由广义 Rayleigh 商的特性来看，该函数的最高点往往存在于椭圆球面上，即有 $\{\varphi\varphi^T S_w(X)\varphi = 1, \varphi \in R^N\}$ 因此最大化公式（12－134）就等价于求解如下优化模型：

$$\begin{cases} \max\limits_{\varphi, X} \varphi^T S_b(X)\varphi \\ subject\ to\ \varphi^T S_w(X)\varphi = 1 \end{cases} \qquad (\text{公式 } 12-135)$$

接下来的部分将给出一个具体的迭代算法同时确定最优的鉴别投影基向量 j * 和最优的组合系数向量 X * 。

2. GCID 模型及其扩展算法

对于多个类别的识别问题，在 CID 模型的基础上，借鉴 2DLDA 的思路，可以将 CID 模型扩展到 GCID 模型。因为在多类别的识别问题中，往往需要得到一组投影变换向量而不是单个的投影向量。也可以认为 CID 模型是 GCID 模型的一种特殊形式，GCID 模型是为了得到多个鉴别彩色空间从而提高彩色图像识别率而提出的。

一般地，在新的色彩空间 D 中定义广义的一个 Fisher 准则

$$J(P, X) = \frac{P^T S_b(X) P}{P^T S_w(X)^P} \qquad (\text{公式 } 12-136)$$

式中 P —— $N \times d$ 维的变换矩阵。

并且 P 是由一组投影基向量 φ_1，φ_2，…，φ_d 组合而成的。

最大化式（12－136）中的准则函数等价于求解如下优化模型

$$\begin{cases} \max\limits_{P, X} tr\{P^T S_b(X) P\} \\ subject\ to\ P^T S_w(X) P = I \end{cases} \qquad (\text{公式 } 12-137)$$

式中 I ——单位矩阵。

可通过给出的 GCID 算法来获得一组最优的组合系数矩阵 $X = (x_1, x_2, x_3)^T$ 和最优的变换矩阵 $P^* = [\varphi_1, \varphi_2, \cdots, \varphi_d]$ 来满足式（12－137）的模型。

GCID 算法类似于前面给出的基本的 CID 算法，用于解决式（12－137）中的模型。下面给出 GCID 算法的具体实现步骤：

首先，给出初始值 $X = X^{[k]}$，然后构造出类间散度矩阵 S_b（X）和类内散度矩阵。在这种情况下，假如 S_w（X）是非奇异的，那么式（12－137）中所对应的最优的解可以由 $P^{[k]}=$［φ_1，φ_2，…，φ_d］得到。其中 φ_1，φ_2，…，φ_d 是广义特征方程 $S_b(X)\varphi = \lambda S_w(X)\varphi$ 前 d 个最大的特征值对应的特征向量。然后，需要考虑的是如何确定下一步迭代中的基于 $P = P^{[k]}$ 对应的 X。

首先定义一个广义的彩色空间内的类间散度矩阵 L_b（P）和广义的彩色空间内的类内散度矩阵 L_w（P）即

$$L_b(P) = \sum_{i=1}^{c} P_i[(\overline{A_i} - \overline{A})^T PP^T(\overline{A_i} - \overline{A})] \quad \text{（公式 12－138）}$$

$$L_w(P) = \sum_{i=1}^{c} P_i \frac{1}{M_i - 1} \sum_{i=1}^{M_i} [(A_ij - \overline{A_i})^T PP^T(A_{ij} - \overline{A_i})]$$

（公式 12－139）

式（12－137）中的目标函数对应了如下的一些特性：

推论 2：$tr\{P^T S_b(X)P\} = X^T L_b(P)X$。

证明：

由线性代数的基本概念，可以很容易地得到如下引理：

引理 1：对于一个任意的向量 $Y = (y_1, y_2, \cdots, y_N)^T, tr(YY^T) = Y^T Y$。

引理 2：对于任意的两个矩阵 B 和 C，有 $tr(B + C) = tr(B) + tr(C)$。

从引理 1 和引理 2 中，式（12－137）可以转化为

$$\begin{aligned} tr\{P^T S_b(X)P\} &= \sum_{i=1}^{c} P_i tr\{[P^T(\overline{A_i} - \overline{A})][P^T(\overline{A_i} - \overline{A})X^T]\} \\ &= \sum_{i=1}^{c} P_i [P^T(\overline{A_i} - \overline{A})X]^T [P^T(\overline{A_i} - \overline{A})X] \\ &= X^T(\sum_{i=1}^{c} P_i(\overline{A_i} - \overline{A})^T PP^T(\overline{A_i} - \overline{A}))X \\ &= X^T L_b(P)X \end{aligned} \quad \text{（公式 12－140）}$$

式（12－140）中的限制条件 $P^T S_w(X)P = I$，意味着 $tr\{P^T S_w(X)P\} = d$，其中 d 是投影基向量的个数。然后可以得到

$$tr\{P^T S_w(X)P\} = X^T L_w(P)X = d \quad \text{（公式 12－141）}$$

上面的等式还可以重新写成

$$X^T\left[\frac{1}{d}L_w(P)\right]X = 1 \quad \text{（公式 12－142）}$$

在满足限制条件 $X^T[(1/d)L_w(P)]X = 1$ 的前提下，最大化目标函数 $X^T L_b(P)X$ 等价于寻找到广义特征方程 $L_b(P)X = \lambda[(1/d)L_w(P)]X$ 中最大特征值对应的特征向量。因为等式 $L_b(P)X = \lambda[(1/d)L_w(P)]X$ 与 $L_b(P)X = \lambda L_w(P)X$ 有同样的特征向量，那么为了简便计算，可以直接计算后者的特征向量来代替。

算法 12－1 总结了迭代的 GCID 算法的具体步骤。

最后，必须指出的是，在小样本问题中，类内散度矩阵 S_w（X）一般是奇异的或者接近奇异。为了避免过拟合问题，从而改进 GCID 算法，可以使用如下的 PCA＋FLD 的策略来代替 GCID 步骤当中的第一步。

基于 $X = X^{[k]}$，构造如下 PCA 中的整体散度矩阵 S_t（X）

$$X_t(X) = \frac{1}{M}\sum_{i=1}^{c}\sum_{j=1}^{M_i}(D_{ij} - \bar{D})(D_{ij} - \bar{D})^T$$
$$= \frac{1}{M}\sum_{i=1}^{c}\sum_{j=1}^{M_i}(A_{ij} - \bar{A})XX^T(A_{ij} - \bar{A})^T \qquad \text{（公式 12－143）}$$

算法12–1：GCID 算法[93]

第一步：设 $k=0$，初始化 $X = X^{[0]}$

第二步：构造并计算 $S_b(X), S_w(X)$ 并得出特征方程 $S_b(X)\varphi = \lambda S_w(X)\varphi$ 对应的前 d 大的特征值 $\lambda_1, \lambda_2, \ldots, \lambda_d$ 对应的特征向量 $\varphi_1, \varphi_2, \ldots, \varphi_d$，并设 $P = P^{[k+1]} = [\varphi_1, \varphi_2, \ldots, \varphi_d]$.

第三步：计算 $L_b(P), L_w(P)$ 并得出最大特征值对应的特征向量 $X^{[k+1]}$.

if $\left|J(P^{[k+1]}, X^{[k+1]}) - J(P^{[k]}, X^{[k]})\right| < \varepsilon$

then

迭代终止条件：$P^* = P^{[k+1]}$ 和 $X^* = X^{[k+1]}$

else

$X = X^{[k+1]}$ 转到第二步

end if

算法 12－1　GCID 算法步骤

计算 S_t（X）中的前 q 个最大的特征值对应的特征向量 $\beta_1, \beta_2, \cdots, \beta_q$。参数 q 往往取值小于散度矩阵 S_t（X）的秩，使得 $Q = (\beta_1, \beta_2, \cdots, \beta_q)$。构造出两个矩阵 $\overline{S_b}(X) = P^T S_b(X) P$ 和 $\overline{S_w}(X) = P^T S_w(X) P$。接着计算 $\overline{S_b}(X)$ 和 $\overline{S_w}(X)$ 的广义特征方程对应的前 q 个最大的特征值对应的特征向量 $\eta_1, \eta_2, \cdots, \eta_d$。然后用 $\varphi_1 = Q\eta_1, \cdots, \varphi_d = Q\eta_d$ 作为鉴别投影基向量 $P^{[k+1]} = [\varphi_1, \varphi_2, \cdots, \varphi_d]$。

通过 GCID 算法，可获得一个优化的色彩分量组合系数向量 $X^* = [x_1, x_2, x_3^T]$，这样也就确定了一个新的鉴别分量 $D^1 = x_{11}R + x_{21}G + x_{31}B$。一般一个鉴别色彩分量不足以表达一个彩色图像。那么就需要三个鉴别色彩分量来用于图像识别。假设原始的彩色图像 A＝［R，G，B］的三个鉴别色彩分量分别为：

$$D^i = x_{1i}R + x_{2i}G + x_{3i}B = [R,G,B]X_i = 1,2,3 \qquad \text{（公式 12－144）}$$

其中，X_i（i＝1，2，3）是对应的组合系数向量。对于 L_w（P），这些系数向量必须是正交的，也就是必须同时满足：

$$X_i^T L_w(P) X_j = 0, \forall i \neq j, i, j = 1,2,3 \quad （公式 12－145）$$

首先初始化组合系数向量 $X_1 = X^*$ 和 $P = P^*$。因为假设第二个组合系数向量正交于第一个组合系数向量，所以可以从 X_1 的 L_w（P）正交空间内选择出第二个组合系数向量。X_1 选择为 GCID 收敛条件下 L_w（P）和 L_b（P）的广义特征向量。可以求出 L_w（P）和 L_b（P）剩余的两个广义特征向量 1u 和 2u，它们都正交于 1X。因此，u_1 和 u_2 形成了 X_1 的 L_w（P）正交空间，而且第二个组合系数向量 X_2 可以由以下公式得到：

$$X_2 = (u_1, u_2)\begin{pmatrix} y_1 \\ y_2 \end{pmatrix} = UY \quad （公式 12－146）$$

事实上，应用 GCID 算法来确定 2X 时可以在第二步中做出一些改进。假设有 X = UY，且式 12－140 中的目标函数变为

$$tr\{P^T S_b(X) P\} = X^T L_b(P) X = Y^T [U^T L_b(P) U] Y$$

$$= Y^T \overline{L_b} \quad （公式 12－147）$$

其中 $\overline{L_b}(P) = U^T L_b(P) U$。

式（12－140）中的限制条件变为

$$Y^T[\frac{1}{d}U^T L_w(P) U]Y = Y^t[\frac{1}{d}\overline{L_w}(P)]Y = 1 \quad （公式 12－148）$$

其中 $\overline{L_w}(P) = U^T L_w(P) U$。

在满足限制条件 $Y^T[\frac{1}{d}L_w(P)]Y = 1$ 前提下，最大化目标函数 $Y^T \overline{L_b}(P) Y$ 就等价于寻找 $\overline{L_b}(P) Y = \lambda \overline{L_w}$ 最大特征值对应的特征向量。因此，为了计算第二个彩色分量组合系数向量 2X，将改进第二步算法。基于 $P = P^{[k+1]}$ 构造 $\overline{L_b}(P) = U^T L_b(P) U$ 和 $L_w(P) = U^T L_w(P) U$，然后计算最大特征值对应的特征向量 $Y^{[k+1]}$ +。令 $X^{[k+1]} = UY^{[k+1]}$。对于如何计算第二个色彩分量组合系数向量 2X 的详细算法如下：

最后，剩余的问题就是如何得到第三个色彩分量组合系数向量。出于 L_w（P）的正交性需要，第三个色彩分量组合系数向量 X_3 可以由 L_w（P）正交于 X_1 和 X_2 得到。那么可以由算法 12－2 直接得到第三个色彩分量组合系数向量 X_3。假设 X = Uy，$\overline{L_w}(P) = U^T L_w$ 并且 $\overline{L_b}(P) = U^T L_b(P) U$，那么 Z 将是对应于 $[L_b(P), L_w(P)]$ 的最小特征值对应的广义特征向量，并且有 $X_3 = Uz$。

3.3 并行彩色图像鉴别分析算法

在原始的 GCID 算法中，在新的色彩空间 D 中定义一个广义的 Fisher 准则，如式 12－149 所示

$$J(P, X) = \frac{P^T S_b(X) P}{P^T S_w(X) P} \quad （公式 12－149）$$

式中　P—— N × d 维的变换矩阵，是由一组投影基向量 $\varphi_1, \varphi_2, \cdots, \varphi_d$ 组合而成的。在

算法 12-2：扩展的 GCID 算法

第一步：首先使用 GCID 算法来获得第一个组合系数向量 $X_1 = X^*$ 和对应的鉴别投影变换矩阵 $P = P^*$. 计算出 $L_w(P^*)$ 和 $L_b(P^*)$ 的最小两个特征值对应的广义特征向量 u_1 和 u_2。使得 $U = [u_1, u_2]$。

第二步：设 $k = 0$，初始化 $Y = Y^{[0]}$ 和 $X = UY^{[0]}$。

第三步：构造并计算 $S_b(X), S_w(X)$，并得出特征方程 $S_b(X)\varphi = \lambda S_w(X)\varphi$ 前 d 个大的特征值 $\lambda_1, \lambda_2, \cdots, \lambda_d$ 对应的特征向量 $\varphi_1, \varphi_2, \cdots, \varphi_d$. 并设 $P = P^{[k+1]} = [\varphi_1, \varphi_2, \cdots, \varphi_d]$.

第四步：计算 $\overline{L_b}(P) = U^T L_b(P) U$ 和 $\overline{L_w}(P) = U^T L_w(P) U$，并得出最大特征值对应的特征向量 $Y^{[k+1]}$. 使得 $X^{[k+1]} = UY^{[k+1]}$.

第五步：**if** $\left| J(P^{[k+1]}, X^{[k+1]}) - J(P^{[k]}, X^{[k]}) \right| < \varepsilon$

then

迭代终止条件：$P^* = P^{[k+1]}$ 和 $X_2 = X^{[k+1]}$

else

$X = X^{[k+1]}$ 转到第三步

end if

算法 12-2 扩展的 GCID 算法

原始的 GCID 算法中，最大化式 12-149 中的准则函数等价于求解优化模型

$$\begin{cases} \max\limits_{P,X} \{ P^T S_b(X)^P \} \\ subject\ to\ P^T S_w(X) P = I \end{cases} \qquad \text{（公式 12-150）}$$

式中 I ——单位矩阵。

然后，可以给出一个 GCID 算法来获得一组最优的组合系数矩阵 $X = (x_1, x_2, x_3)^T$ 和最优的变换矩阵 $P^* = [\varphi_1, \varphi_2, \cdots, \varphi_d]$ 来满足式 12-149 的模型。

最小化 12-149 式等价于同时最小化 $P^T S_w(X) P$ 和最大化 $P^T S_b(X) P$。同时求解两个模型存在着如下问题：即因小样本问题可能导致的类内散度矩阵的奇异性或近似奇异。为了避免矩阵的奇异化，本节将考虑分开求解，可以得到如下的改进模型，称之为并行的彩色图像鉴别分析算法，即并行 GCID 算法。

为了表述所提出的方法的不同，可将式 12-149 重新表达如下。

将 Fisher 准则定义如下

$$J(u, x) = \frac{u^t S_b(x) u}{u^t S_w(x) u} \qquad \text{（公式 12-151）}$$

其中 U 是一个 $N \times d$ 维的变换矩阵，是由一组投影基向量 $u_1, u_2, \cdots, u_d$ 组合而

成的。

最大化式 12－151 中的准则函数等价于求解如下优化模型

$$\begin{cases}(u_1,\cdots,u_p) = \arg\min u^t S_w u \\ u_i^t u_j = \delta_{ij}\end{cases},(i,j = 1,\cdots,p) \qquad (公式 12-152)$$

和

$$\begin{cases}(v_1,\cdots,v_p) = \arg\min v^t S_b v \\ v_i^t v_j = \delta_{ij}\end{cases},(i,j = 1,\cdots,q) \qquad (公式 12-153)$$

将原始的 Fisher 准则转化成等价的两个模型之后，需要给出一个并行 GCID 算法来获得一组最优的组合系数矩阵 $X = (x_1, x_2, x_3)^T$ 和最优的变换矩阵 W＝［w1，w2，…wd］，其中，$W = U + i \times V$，$y = W^H x$（W 为复数矩阵）来满足式 12－152 和式 12－153 的模型。

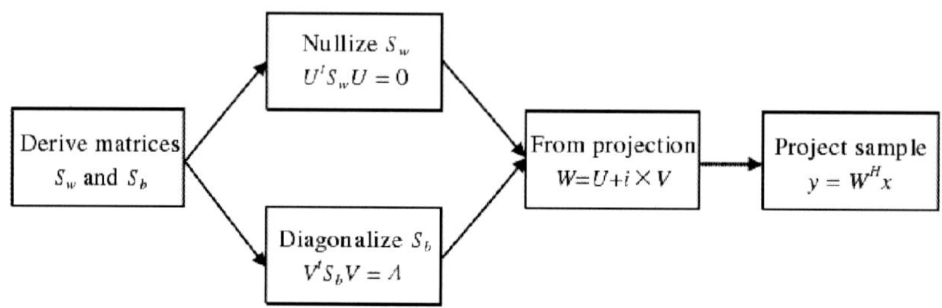

图 12－31　并行 GCID 算法中的并行求解步骤示意图

在给出的并行 GCID 模型中，需要分别求解关于类内散度矩阵和类间散度矩阵的优化方程，即求解 $u_i \in Null(S_w)$ 和 $v_i \in Range(S_b)$。因为 u_i 和 v_i 存在于不同的特征空间内，因此产生出一个问题就是：如何将两组变换向量整合到一起？可以通过构造复数矩阵的形式。假设在并行的 GCID 模型中两组变换向量个数相同，即 $p = q$，那么可以将 $U = (u_1,\cdots,u_p)$ 和 $V = (v_1,\cdots,v_q)$ 整合到一起可以得到：$W = U + i \times V$，其中，i 是虚数。那么，给定一个样本 x，就可以通过 $y = y_u + i \times y_v = W^H x$ 得到其最优的鉴别特征。$u_i \in Null(S_w)$，$Null(S_w)$ 就是求得一组向量使得 $U^t S_w U = 0$，也就是 S_w 的零特征值对应的特征向量组合。$v_i \in Range(S_b)$，$Range(S_b)$ 就是求得 S_b 所有非零特征值对应的特征向量。这些向量 v 能满足 $V^t S_b V = \Lambda$。具体求解过程如下。

假设 A 为一个维数为 $m \times n$ 的矩阵，秩为 r。那么矩阵 A 的零空间可以写为 Null（A），即方程 $AX = 0$ 的所有解构成的集合 $Null(A) = \{X | X \in R^n 且 AX = 0\}$ Range（A）是矩阵 A 的所有列向量的线性组合构成的集合表示。用集合的形式可以写为：矩阵 $Range(A) = \{b | b = AX, X \in R^n\}$。A 的 SVD 分解为：$A = U\Sigma V^t$，其中，U 的列向量被称为 A 的左奇异向量，V 的列向量被称为 A 的右奇异向量。假设 u_1，…，u_m 为左奇异向量，v_1，…，v_n 为右奇异向量，那么 $\{u_1, \cdots, u_r\}$ 是 Range（A）的正交基向量，$\{v_{r+1}, \cdots, v_n\}$ 是 Null（A）的正交基向量。因此可以由奇异值分解得到两组正交基。

给出初始值 $X = X^{[k]}$，可以直接构造出类间散度矩阵 S_b（X）和类内散度矩阵 S_w

算法 12-3：并行 GCID 算法第一步

第一步：设 $k=0$，初始化 $X=X^{[0]}$

第二步：构造并计算 $S_b(X),S_w(X)$ 并通过 $u_i\in Null(S_w)$ 即 SVD 分解的右向量计算得出特征向量 $u_1,u_2,\cdots,u_d$。并设 $U=U^{[k+1]}=[u_1,u_2,\cdots,u_d]$。

第三步：计算 $L_b(U),L_w(U)$ 并得出最大特征值对应的特征向量 $X^{[k+1]}$。

if $\left|J(U^{[k+1]},X^{[k+1]})-J(U^{[k]},X^{[k]})\right|<\varepsilon$

then

迭代终止条件：$U^*=U^{[k+1]}$ 和 $X^*=X^{[k+1]}$

else

$X=X^{[k+1]}$ 转到第二步 **end if**

算法 12－3 并行 GCID 算法第一步

算法 12-4：并行 GCID 算法第二步

第一步：设 $k=0$，初始化 $X=X^{[0]}$。

第二步：构造并计算 $S_b(X),S_w(X)$ 并通过 $v_i\in Range(S_b)$ 即 SVD 分解的左向量计算得出特征向量 $v_1,v_2,\ldots,v_d$，并设 $V=V^{[k+1]}=[v_1,v_2,\cdots,v_d]$。

第三步：计算 $L_b(V),L_w(V)$ 并得出最大特征值对应的特征向量 $X^{[k+1]}$。

if $\left|J(V^{[k+1]},X^{[k+1]})-J(V^{[k]},X^{[k]})\right|<\varepsilon$

then 迭代终止条件：$V^*=V^{[k+1]}$ 和 $X^*=X^{[k+1]}$

else $X=X^{[k+1]}$ 转到第二步

end if

算法 12－4 并行 GCID 算法第二步

（X）。在这种情况下，假如 S_w（X）是非奇异的（如果是非奇异的，那么 Null（S_w）＝空集），那么式 12－150 中所对应的最优的解可以由 $U^{[k]}=[u_1,u_2,\cdots,u_d]$ 得到。其中 u_1，u_2，…，u_d 是由 $u_i\in Null(S_w)$ 得到。然后，需要考虑的是如何确定下一步迭代中的 X。

首先定义一个广义的彩色空间内的类间散度矩阵 L_b（U）和类内散度矩阵 L_w（U）：

$$L_b(U)=\sum_{i=1}^{c}U_i[(\overline{A_i}-\overline{A})^TUU^T(\overline{A_i}-\overline{A})] \qquad \text{（公式 12－154）}$$

$$L_w(U) = \sum_{i=1}^{c} U_i \frac{1}{M_i - 1} \sum_{j=1}^{M_i} [(A_{ij} - \overline{A_i})^T U U^T (A_{ij} - \overline{A_i})]$$

（公式 12 - 155）

如算法 12 - 3 所示即是将给出并行的 GCID 算法的第一步，算法 12 - 4 是并行 GCID 算法的第二步。

得到 U 之后再求 V，并构造 W = U + i * V。

因此可以总结该算法步骤为：先给初始 X，然后 S_b 和 S_w 可求，然后再求 U，然后更新 X，把两个方程分开求解，也就是求完一个再求一个。也就是得到收敛的 U 之后再求 V，而不是根据一个相同的 X 来同时求 U 和 V。

九、特征空间上的基于向量描述方法

（一）引言

基于空间变换的方法主要是将掌纹图像从原始空间映射到特征空间，让掌纹图像在特征空间中更加可分。映射方法主要有两种：线性变换和非线性变换。有的时候可能任何方式的线性变换都不能让不同类别之间的掌纹变成可分的，这时需要某种非线性变换，图 12 - 32 显示了非线性变换对线性不可分数据的作用。

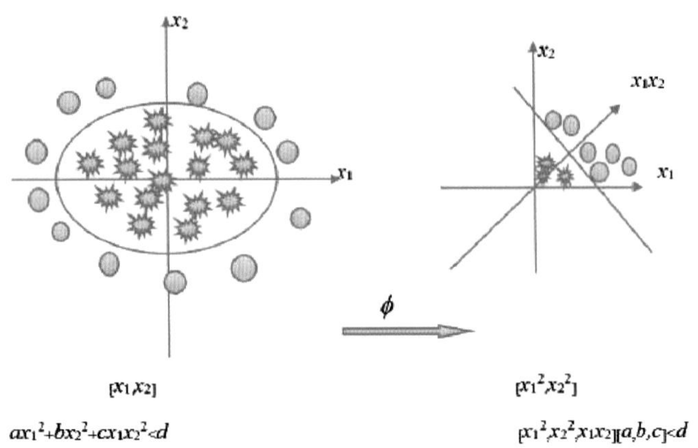

图 12 - 32　非线性变换将不可分数据变成可分数据

核方法作为一种非线性变换方法，有很多优点。首先，核方法不会对原始空间中的每个样本做映射，而是用一个核函数定义为两个原始样本的内积，然后重新定义训练样本和测试样本，这样计算量会减少很多。其次，核方法可以将原始空间中的图像映射到高维空间中，但是其运算空间的维数仅仅是训练样本的个数，不会造成维数过高的问题。其中核函数的选取尤为重要，当然核函数参数选择是很重要的。本章节选取的映射函数为高斯径向基函数，将所有的样本由原始空间映射到特征空间，然后在特征空间上做基于向量描述的方法。

（二）原始空间到特征空间的映射

这一部分，主要讨论掌纹图像怎样从原始空间映射到特征空间。假设库中总共有 c 个类，n 个训练样本 x_i（i=1，2，…，n）。如果某个训练样本来自第 k 类，那么这个样本的类标就是 k。用 y 来表示一个测试样本。

1. 核函数以及函数参数的选择

为了让掌纹图像具有更好的可分性，可以通过一个非线性空间变化，把所有的样本由原始空间映射到特征空间中。核函数可以实现从原始空间到特征空间的映射。假设 x，z（x，$z \in R_m$）是原始空间上的两个样本，其中 m 表示原始空间上图像的维数。非线性函数 j 能实现从原始空间 X 到特征空间的映射 F（$F \in R^n$），n 表示特征空间上图像的维数。这个核函数的定义如下：

$$k = (x,z) = < \varphi(x),\varphi(z)$$

其中<，>是内积运算，k（x，z）表示这个核函数。通过上式在高维空间 Rm 上的内积运算有可能会变成在低维空间 R^n 上的内积运算，由此可以解决在原始空间上的维数障碍。

高斯径向基核函数（RBF）$k(x,z,\sigma) = \exp(-\frac{\|x - z\|^2}{2\sigma^2})(x,z \in R^m)$ 是比较常用的核函数，其中 σ∈（0，∞）是一个参数［27，28］。不同的 s 对应着不同的映射 φ 并且会导致不同的识别结果。所以需要找到这个自适应参数。

对于特征空间上的两个训练样本，他们之间的夹角的余弦值是 $\cos\theta = \frac{\varphi(x_i) \cdot \varphi(x_j)}{\|\varphi(x_i)\| \cdot \|\varphi(x_j)\|} = \frac{k(x_i,x_j)}{\sqrt{k(x_i,x_i)k(x_j,x_j)}}$。从高斯径向基核函数的定义，我们可以知道 k（$x_i$，$x_i$）以及 k（$x_j$，$x_j$）的值是 1。这样就能知道 $k(x_i,x_j) = \cos\theta \geq 0$，假设 w_i 表示第 i（i=1，2，…，c）类的训练样本集合，则这个高斯径向基函数具有如下两个特点：

$(1) k(x_i,x_i,\sigma) = 1 \forall i = 1,2,\cdots,c$

$(2) 0 \leq k(x_i,x_i,\sigma) \leq 1 \forall i,j = 1,2,\cdots,n$。

基于如上两点，可以得到如下结论：（1）同类样本之间角度的余弦值接近 1。（2）不同类样本之间角度的余弦值接近 0。所以最优的参数 θ 应该满足如下要求：

$(1) k(x,z,\sigma) \approx 1 if x,z \in w_i, i = 1,2,\cdots,c$

$(2) k(x,z,\sigma) \approx 0 if x,x \in w_i, z \in w_i, z \in w_j, i \neq j$

利用下面两个参数对 φ 限制。第一个参数是

$$\omega(\sigma) = \frac{1}{\sum_{i=1}^{c} |w_i|^2} \sum_{i=1}^{c} \sum_{x \in w_i} \sum_{z \in w_j} k(x,z,\sigma) \qquad \text{（公式 12 - 156）}$$

其中 $|w_i|$ 表示第 i 类训练样本数。第二个参数是

$$b(\sigma) = \frac{1}{\sum_{i=1}^{c}\sum_{\substack{i=1\\j\neq i}}^{c}|w_i||w_j|}\sum_{i=1}^{c}\sum_{\substack{i=1\\j\neq i}}^{c}\sum_{x\in w_i}\sum_{z\in w_j}k(x,z,\sigma) \quad \text{（公式 12－157）}$$

最优的参数 σ 应该尽量使得 ω（σ）接近 1 并且使得 b（σ）接近 0。

定义 $J(\sigma) = [1 - w(\sigma)] + b(\sigma)$ 。我们可以这样得到自适应的 σ，σ = arg min。$J(\sigma)(\sigma > 0)$。J（σ）越小，σ 越接近最优。总结一下，从原始空间到特征空间的映射步骤如下：

第一步：计算所有同类训练样本之间的核函数值 ω（σ）；

第二步：计算所有不同类别训练样本之间的核函数值 b（σ）；

第三步：计算 J（σ）得到最优 σ。

第四步：找出 σ 就把核函数进行了唯一化，利用该核函数实现由原始空间到特征空间的映射。

（三）特征空间上的基于向量描述的方法

1. 匹配

通过 3.2 节的方法，可以找到高斯径向基核函数的最优参数 σ。这样就能做到将掌纹图像从原始空间映射到特征空间，在特征中间内做分类，会减少一些计算量，假设测试样本可以被所有的训练样本线性表示。

假设在特征空间中，$\varphi(y)$ 是一个测试样本，$\varphi(x_1),\varphi(x_2),\cdots,(x_n)$ 是训练样本，并且任何样本都是一个列向量。

$$\varphi(y) = \sum_{i=1}^{n}\alpha_i\varphi(x_i) \quad \text{（公式 12－158）}$$

公式 12－158 可以改写为

$$\varphi(y) = \Phi A \quad \text{（公式 12－159）}$$

其中 $\Phi = [\varphi(x_1)\cdots\varphi(x_n)],A = (\alpha_1\cdots\alpha_n)$ 。在大多数的情况下，Φ 不是一个方阵，所以可能不能直接求出 A。可以在式（12－159）的左右两边同时乘以 Φ^T，得到如下公式

$$\Phi^T\varphi(y) = \Phi^T\Phi A \quad \text{（公式 12－160）}$$

核函数为 $k(x_i,x_j) = \varphi^T(x_i)\varphi(x_j)$ ，公式（12－160）的左边为

$$\Phi^T\varphi(y) = \begin{pmatrix}\varphi^T(x_i)\\ \cdots\\ \varphi^T(x_n)\end{pmatrix}\varphi(y) = \begin{pmatrix}k(x_1,y)\\ \cdots\\ k(x_n,y)\end{pmatrix} = K_y$$ ，公式的右边变为

$$\Phi^T\Phi A = \begin{pmatrix}\varphi^T(x_i)\\ \cdots\\ \varphi^T(x_n)\end{pmatrix}(\varphi(x_1)\cdots\varphi(x_n))A = \begin{pmatrix}k(x_1,x_1)k(x_1,x_2)\cdots k(x_1,x_n)\\ \cdots \quad \cdots \quad \cdots \quad \cdots\\ k(x_n,x_1)k(x_n,x_2)\cdots k(x_n,x_n)\end{pmatrix}A = K_xA$$

所以公式 12－160 可以转换为

$$K_Y = K_x A \qquad （公式 12-161）$$

如果 K_x 是非奇异的，可以得到 $A = K_x^{-1} K_y$ 。如果 K_x 是奇异的，那么可以这样得到

$$A = (K_x + \mu I)^{-1} K_y \qquad （公式 12-162）$$

其中 m 是一个小的正常数，I 是一个单位阵。

假设 $K_x = (k_1\ k_2 \cdots k_n)$，其中 $k_i = \begin{pmatrix} k(x_1, x_i) \\ k(x_2, x_i) \\ \cdots \\ k(x_n, x_i) \end{pmatrix}$。那么公式 12-161 可以重写为

$$K_y = \sum_{i=1}^{n} \alpha_i k_i \qquad （公式 12-163）$$

在公式 12-163 中，可以看到，在特征空间中，不同的训练样本对测试样本的贡献值不同。由于需要不同类的训练样本对测试样本的贡献值，所以要把同一类训练样本的贡献值加起来得到该类训练样本对测试样本的贡献值。假设所有的训练样本中，来自第 j 类的训练样本是 $k_s, k_j, \cdots, k_t$ 所以第 j 类训练样本对测试样本的贡献值为 $g_i = \alpha_s k_s + \cdots + \alpha_t k_t$ 。那么在特征空间中，测试样本跟这个第 j 类训练样本对测试样本的贡献值的偏差定义为

$$d_j = \| K_y - g_j \|^2 \qquad （公式 12-164）$$

越小的偏差 dj 意味着第 j 类训练样本对该测试样本的贡献值越大，这个测试样本 y 跟这一类越相似。最终定义对测试样本匹配的方法为

$$l = \arg\min_j (d_j)\ j = 1, 2, \cdots, c \qquad （公式 12-165）$$

其中 j 是训练样本的类标，l 是测试样本的类标，d_j 是公式（12-165）所求。测试样本的类标的确定是通过最小化每类训练样本对测试样本的贡献值得到的。

十、基于向量描述和竞争编码得分融合

（一）引言

本小节主要讲述的是基于向量描述和竞争编码融合的掌纹识别方法，该融合方法是一种基于得分层次的融合。这种融合机制主要是根据竞争编码方法的分类得分和基于向量描述方法的分类得分之和对掌纹样本分类。该融合机制的合理性表现为：这两种方法以两种不同的方式工作，基于向量描述方法的得分与基于竞争编码方法的得分互补。这种融合方法不仅能得到掌纹的细节点，而且对掌纹的旋转或者转移稳健。

（二）基于竞争编码的匹配得分

对于方向特征，可以用整数 0~5 来编码这六个方向 $0, \frac{\pi}{6}, \frac{2\pi}{6}, \frac{3\pi}{6}, \frac{4\pi}{6}, \frac{5\pi}{6}$ 。直觉的说，平行方向间的海明距离是 0，然而垂直方向上的海明距离是 3，其他情况下的海明距离可能是 1 或者 2。假设 α 和 β 表示方向号码。我们定义如下的海明距离：

$$F(\alpha,\beta)=\min(|\alpha-\beta|,6-|\alpha-\beta|)\quad \alpha,\beta\in\{0,1,2,3,4,5\}$$

（公式 12 - 166）

很明显，F（α，β）的值会是如上提到的 0，1，2 或者 3。

定义 Dd 和 Dt 分别表示训练样本和测试样本的方向编码，定义方向之间的匹配得分为

$$R=\frac{1}{3nm}\sum_{i=1}^{n}\sum_{j=1}^{m}F(D_d(i,j),D_t(i,j))$$

（公式 12 - 167）

其中的 F 的定义如公式 12 - 166，这样就能找到测试样本和每个训练样本之间的方向距离，Dd（i，j）和 Dt（i，j）表示训练样本和测试样本在（i，j）位置的方向编码。然后就能得到测试样本和每个训练样本之间的最小方向距离，把这个距离定义为基于竞争编码的得分。

（三）基于向量描述的匹配得分

基于向量描述方法包括两个阶段，第一阶段是找出每个测试样本的 M 近邻，第二个阶段是用这个 M 个近邻对测试样本进行分类。假设样本中共有 C 类，n 个训练样本 x1 … xn，并且测试样本可以表示为：

$$y=\alpha_1x_1+\alpha_2x_2+\cdots+\alpha_nx_n$$

（公式 12 - 168）

其中 y 是测试样本，ai（i = 1，2，…，n）是训练样本的权重系数。公式 12 - 168 可以改写为

$$y=XA$$

（公式 12 - 169）

其中 $A=[\alpha_1\alpha_2\cdots\alpha_n]^T,X=[x_1x_2\cdots x_n]$。$x_1\cdots x_n$和 y 都是列向量。如果 X 是非奇异的，可以这样得到 $A=(X^TX+\delta I)^{-1}X^Ty$，其中 δ 是一个非常小的常数，并且 I 是一个单位阵。第 i 个训练样本对测试样本的贡献值定义为 aixi。第一阶段找出了对测试样本贡献最大的 M 个训练样本，即找出最大的 M 个 ajxj（j = 1，2，…，n）。可以通过如下的公式找出对测试样本贡献值最大的 M 个样本

$$e_i=\|y-\alpha_ix_i\|$$

（公式 12 - 170）

越小的 e_i表示第 i 个样本跟测试样本越近，所以可以找出所以 ei 中最小的 M 个作为测试样本的 M 近邻。

第二阶段是通过第一阶段的 M 个训练样本对测试样本匹配。假设第一阶段找出的 M 个近邻为$\overline{x_1}$，$\overline{x_2}$，…，$\overline{x_M}$，那么测试样本可以表示为

$$y=\overline{\alpha_1}\,\overline{x_1}+\overline{\alpha_2}\,\overline{x_2}+\cdots+\overline{\alpha_n}\,\overline{x_n}$$

（公式 12 - 171）

其中 y 表示测试样本，$\overline{\alpha_i}(i=1,2,\cdots,M)$ 是 M 个近邻的贡献系数，公式 12 - 171 可以重写为

$$y=\overline{X}\overline{A}$$

（公式 12 - 172）

其中 $\overline{X}=[\overline{x_1}\,\overline{x_2}\cdots\overline{x_M}],\overline{A}=[\alpha_1\alpha_2\cdots\alpha_M]$。如果 $\overline{X}$ 是奇异的，可以通过单位阵得到，$\overline{A}$，$\overline{A}=(\overline{X}^T\overline{X}+\alpha I)^{-1}\overline{X}^T y$，其中 α 是一个很小的正常数。这个测试样本的近邻可能来自不

同的类。但是分类的依据是每类训练样本对测试样本的贡献值来，所以有必要知道每类训练样本对测试样本的贡献值。假设测试样本近邻中来自第 i 类训练样本的为$\overline{x_s}$，…，$\overline{x_t}$，那么第 i 类训练样本对测试样本的贡献值为

$$c_i = \overline{\alpha_s}\,\overline{x_s} + \cdots + \overline{\alpha_a}\,\overline{x_1} \qquad \text{（公式 12 - 173）}$$

c_i表示第 i 类训练样本对测试样本的贡献值，c_i越大，则第 i 类训练样本对测试样本的贡献值越大。可以用下面的公式对测试样本分类

$$E_i = \|y - c_i\|^2, i \in C \quad E_i = \|y - c_i\|^2, i \in C \qquad \text{（公式 12 - 174）}$$

这样的话，c_i越大，E_i就会越小，第 i 类训练样本对测试样本的贡献值越大，所以可以利用公式 12 - 174 对测试样本分类，当然可以就把 Ei 当成是基于向量描述方法的得分。

（四）得分融合

现在有许多得分融合的机制，例如最小得分，最大得分，加权得分，SVM 等等，本章节的融合方法是加权得分。前文主要是运用竞争编码的方法提取掌纹的方向特征，这样会丢失一些信息。但是如果融合基于向量描述方法和竞争编码，这样的话，匹配率会大大提高。如果竞争编码仅仅是用一个方向上的滤波器提取方向特征，其他方向上的特征有可能会丢失。现在同时运用前文提到的六个方向上滤波器提取掌纹的方向特征。这个方法充分利用了 Gabor 滤波器的方向特征，并且大大提高了正确识别率。

假设样本集中总共有 C 个类，每类中有 m 个训练样本。测试样本与第 i 类训练样本的基于竞争编码的匹配得分为 R_{i1}，R_{i2}，…，R_{im}，定义测试样本与第 i 类训练样本的基于竞争编码的匹配得分 $R_i = \min(R_{i1}, R_{i2}, \cdots, R_{im})$。如前文提到的基于向量描述方法的匹配得分 Ei 为公式 12 - 174。

定义融合得分为

$$S_I = \alpha E_i + (1 - \alpha) R_i \qquad \text{（公式 12 - 175）}$$

其中 E_i是基于向量描述方法的匹配得分，表示一个全局得分。而 R_i是基于竞争编码的匹配得分，是一个局部特征匹配得分。由第 2 节可以知道基于向量描述方法的正确识别率比较高，所以在本节中应该给基于向量描述方法得分 E_i一个大点的权值。E_i越小，表示测试样本跟第 i 类训练样本越相似。R_i越小表示测试样本跟第 i 类训练样本越相近。所以 S_i越小，这个测试样本就跟第 i 类训练样本越相似。

十一、双模态下的基于向量描述方法

（一）引言

近年来，掌纹识别技术得到了快速发展，但大多数的方法都是基于 2D 掌纹图像的。2D 掌纹图像比较容易被复制，比较容易受到光照的影响。克服这些难点的一种解决方案是加入 3D 掌纹图像，3D 掌纹图像提供一些深度信息。3D 掌纹图像包括掌纹图

像的深度信息，而 2D 掌纹图像包含掌纹的大量的纹理特征。基于以上的事实，提出了自适应地融合 2D 和 3D 掌纹图像的方法。双模态下的生物识别技术能克服单模态下的生物识别技术的一些局限，并且识别结果更优于单模态生物识别技术。

（二）自适应融合机制

本章节提出了一种新的特征融合方法。具体步骤如下述。由于掌纹图像是在不同的环境下收集的，所以对于参与融合的特征常常会有很大的区别。假设参与融合的特征分别是 α 和 β，如果 α =（10，11，12），β =（0，1，2），我们以 γ = α + iβ 的组合方式融合着两种特征，其中 γ 表示通过融合两个特征得到的新特征。特征 α 和 β 以复数的形式融合得到一个新的特征 γ，以这种方式得到的新特征 γ 的维数是 α 和 β 维数的最大值，并不会像 $\gamma = \begin{pmatrix}\alpha\\ \beta\end{pmatrix}$ 那样得到 γ 的维数是 α 和 β 维数的和，这样就会大大减少计算量。

从 $\gamma = \alpha + i\beta$ 中，可以看到在这个融合机制中，α 和 β 两种特征以复数的形式融合得到一个新的特征 γ，并且 α 比 β 对 γ 的影响更大。为了让参与融合的特征都以平等的角色参与到融合机制中，需要平衡这些特征。事实上，利用一个权重系数就能让这两个特征以平等的状态参与到融合机制中。如果这个系数是通过多次试验得到的优化系数，那么这个系数并不能自适应地得到。但是如果可以通过自适应地方式求得这些优化系数，那对于后面的分类将会有很大的帮助。假设加入权重系数的融合机制是 γ = θ ∗ α + iβ，其中 θ 是权重系数。当 θ 接近于 0 的时候，新特征 γ 接近特征 β；当 θ 接近无穷时，新特征 γ 接近特征 α。

特征的长度对于权重系数 θ 来说是一个很重要的因素。如果特征 α 比特征 β 对新特征 γ 的影响大，那么特征 α 的长度应该会比特征 β 的长度更大。可以试着利用如下的自适应方式得到权重系数 θ：

$$\theta = \frac{\|\beta\|_2}{\|\alpha\|_2} \qquad \text{（公式 12 - 176）}$$

其中 $\|\alpha\|_2$ 和 $\|\beta\|_2$ 分别表示特征 α 和 β 的长度。

5.3 复空间的线性表示

在这部分主要是运用基于向量描述方法对新特征进行识别。改进的基于向量描述的方法包括两个阶段，第一阶段是用自适应机制融合 2D 和 3D 掌纹图像。

假设 2D 掌纹图像的向量表示形式为 α_j（j = 1，2，⋯，n），3D 掌纹图像的向量表示形式为 β_j（j = 1，2，⋯，n），其中 n 表示样本的总数。在空间中组合这两种掌纹图像的形式如下

$$\gamma_j = \theta * \alpha_j + i\beta_j (j = 1,2,\cdots,n) \qquad \text{（公式 12 - 177）}$$

其中 γ_j（j = 1，2，⋯，n）是在复空间中融合 2D 和 3D 掌纹图像后的向量，q 是为了权衡 2D 和 3D 掌纹图像而引入的权重系数，q 与 2D 掌纹图像的向量表示形式 α_j（j = 1，2，⋯，n）的乘积是复向量 γ_j（j = 1，2，⋯，n）的实部，3D 掌纹图像的向量表示

形式 β_j（j=1，2，…，n）是该融合向量的虚部。

第二阶段是在复空间中做基于向量描述方法。假设总共有 C 个类，n 个融合得到的新特征 $\gamma_1 \cdots \gamma_n$。可以线性表示测试样本 y 为

$$y = \alpha_1 \gamma_1 + \alpha_2 \gamma_2 + \cdots + \alpha_n \gamma_n \qquad \text{（公式 12－178）}$$

其中 y 表示测试样本，a_i（i=1，2，…，n）是线性系数，可以近似为每个训练样本的特征，或者说特征 γ_n 对测试样本的贡献值。公式（12－178）可以重写为

$$y = RA \qquad \text{（公式 12－179）}$$

其中 $R = [\gamma_1 \gamma_2 \cdots \gamma_n]$，$\gamma_1 \cdots \gamma_n$ 和 y 都是复数形式的列向量。如果 R 是非奇异的，可以通过 $A = R^- 1y$ 得到 A。如果 R 是奇异的，可以加入一个单位阵 I 以及一个小的常数 δ 来得到 A，$A = (R^T R + \delta I)^{-1} R^T y$。

$\alpha_i \gamma_i$ 可以看成是第 i 个训练样本对测试样本的贡献值，测试样本的 M 近邻可以通过训练样本的贡献值得到。可以通过以下方式得到测试样本的 M 近邻

$$e_i = \| y - \alpha_i \gamma_i \| \qquad \text{（公式 12－180）}$$

越小的 ei 表示第 i 个训练样本越接近测试样本。所以可以通过 ei 来获得测试样本的 M 近邻。

然后运用前面获得的 M 近邻对测试样本分类。假设第一阶段，可以获得的测试样本的 M 近邻为 $\overline{\gamma_1}, \overline{\gamma_2}, \cdots, \overline{\gamma_M}$，那么测试样本可以表示为

$$y = \overline{\alpha_1}\,\overline{\gamma_1} + \overline{\alpha_2}\,\overline{\gamma_2} + \cdots + \overline{\alpha_M}\,\overline{\gamma_m} \qquad \text{（公式 12－181）}$$

其中 y 是测试样本，$\overline{\alpha_i}(i = 1,2,\cdots,M)$ 是 M 近邻的线性表示系数，公式（12－181）可以重写为公式（12－182）

$$y = \overline{RA} \qquad \text{（公式 12－182）}$$

其中 $\overline{X} = [\overline{\gamma_1}\,\overline{\gamma_2} \cdots \overline{\gamma_M}]$，$\overline{A} = [\overline{\alpha_1}\,\overline{\alpha_2} \cdots \overline{\alpha_M}]^T$ 如果 $\overline{R}$ 是非奇异的，那么可以通过如下方式来得到 $\overline{A}$，$\overline{A} = (\overline{R})^- 1y$。但是我们并不能保证 $\overline{R}$ 一定是非奇异的，所以我们还需要考虑 $\overline{R}$ 奇异性，可以通过加入一个单位阵 I 和一个很小的正常数 μ 来得到 $\overline{A}$，$\overline{A} = (\overline{R}^T + \overline{R} + uI)^{-1} \overline{R}^T y$。测试样本的近邻可能来自不同的类，但是测试样本分类依据是每类训练样本对测试样本的贡献值，所以需要先获得这个贡献值。假设 M 近邻中，来自第 i 类的测试样本的所有近邻为 $\overline{\gamma_s}, \cdots, \overline{\gamma_t}$，可以获得第 i 类的贡献值如公式（12－183）

$$C_i = \overline{a_s}\,\overline{\gamma_s} + \cdots + \overline{a_t}\,\overline{\gamma_t} \qquad \text{（公式 12－183）}$$

那么可以把测试样本归类为对测试样本贡献值最大的那一类，测试样本的分类依据就是 Ei 如公式 12－184

$$E_i = \| y - c_i \|^2 i \in C \qquad \text{（公式 12－184）}$$

十二、基于掌纹图像配准的掌纹识别（基于 SIFT 和竞争编码的联合决策掌纹识别）

（一）引言

在非接触式掌纹识别中，存在的最大问题是由于取消了采集设备上的接触式定位

装置导致的手掌发生的各种形变。这些形变可以分为两大类，即线性形变和非线性形变。线性形变可以较容易的求解变换模型并通过对发生形变的掌纹图像施加一个透视变换加以矫正，而非线性形变很难求解其变换模型进而进行矫正。

本章首先对掌纹识别建立一个通用模型，并在此基础上建立形变掌纹识别模型。而后提出一种基于 SIFT 特征的掌纹图像配准方法，并在此基础上解决线性形变掌纹的识别问题。

（二）掌纹识别的理论模型

在掌纹识别中，需要首先对掌纹图像进行特征提取，而后使用相似性度量函数 δ（·，·）计算两幅掌纹图像特征的相似性，并依据其相似性度量值判断这两幅掌纹图像是否属于同一类。在这一过程中，如果将查询图像看作相对于注册图像发生形变的图像，为了减小因掌纹形变带来的影响，通常会对查询图像进行一个几何变换，而后再进行特征提取与匹配。可以看出，如果对查询图像施加不同的几何变换，最终会得到不同的相似性度量值，也就是说，我们可以将最终的相似性度量值看作几何变换函数的泛函。这样，掌纹识别中的匹配过程就可以看作一个极大化过程，即：

$$\max_{\tau(\Theta)} S\{F(I_1),\ F[\tau(I_2,\Theta)]\} \quad \text{（公式 12 - 185）}$$

其中 I_1 和 I_2 分别表示注册掌纹图像和查询掌纹图像，$F(\cdot)$ 表示掌纹特征提取算子，$\delta(\cdot,\cdot)$ 是计算由 $F(\cdot)$ 所提取的掌纹特征的相似性度量函数。$\tau(\cdot,\Theta)$ 代表一个图像几何变换函数，Θ 是该变换所对应的参数。在给定 $F(\cdot)$ 和 $\delta(\cdot,\cdot)$ 后，掌纹匹配的目的就是找到函数 $\tau(\cdot,\Theta)$，使得 $\delta(\cdot,\cdot)$ 所计算出的相似性度量最大。

在实际应用中，所使用的特征提取算子 $F(\cdot)$ 的不同，函数 $\delta(\cdot,\cdot)$ 的形式也是多种多样的，同时，由于掌纹形变的复杂性，函数 $\tau(\cdot,\Theta)$ 的形式也很难确定，因此，式 12 - 185 所述的问题很难直接求解。然而我们知道，当掌纹图像 I_1 和 I_2 被精确配准后，式 12 - 185 将取得其最大值，这说明，我们可以将上述极大化问题转化为掌纹图像的配准问题。

在传统的接触式掌纹识别中，通常假设查询掌纹图像相对于注册掌纹图像仅存在旋转、尺度和平移变化，这样，可以将查询掌纹图像通过式 12 - 186 所示的相似变换向注册掌纹图像进行配准：

$$[x'_2,y'_2]^T = \tau_s([x_2,y_2]^T,\Theta) = \begin{vmatrix} sc\cdot\cos\theta\cdot x & -sc\cdot\sin\theta\cdot y \\ sc\cdot\sin\theta\cdot x & sc\cdot\cos\theta\cdot y \end{vmatrix}[x_2,y_2]^T + [m_x,m_y]^T$$

（公式 12 - 186）

其中 $[x_2,\ y_2]^T$ 为查询（形变）掌纹图像 I2 中点的坐标，$[x'_2,y'_2]^T$ 为 $[x_2,\ y_2]^T$ 在配准后的查询图像中的对应点的坐标。参数 $\Theta=\{sc,\ \theta,\ m\}$，sc 和 θ 分别为尺度和旋转变换参数，$m=[m_x,\ m_y]^T$ 是沿 x 方向和 y 方向的平移参数。当求得 sc，θ 和 m 后，对查询掌纹图像中的每一个像素进行式 12 - 186 所示的变换，即可得到配准后的图像。

在传统的接触式掌纹识别方法中，计算 sc，θ 和 m 的方法是通过手掌上的某些关键点建立坐标系，并通过这一坐标系计算出这些参数。然而，在非接触式掌纹识别中，掌纹图像仅存在相似变化的情况是很少的，而通常还包括其他形式的形变，如手掌与摄像机平面不平行造成的形变等。因此，我们需要一种更通用、更稳健的方法来确定查询掌纹图像所发生的形变，以便将其与注册掌纹图像进行配准。

在掌纹识别中，两次拍摄的掌纹图像可以近似被看作是使用两个摄像机组成的双目视觉系统拍摄的两幅图像。因此，我们可以基于双目视觉理论推导出一种适用性更广的配准方法。由于手掌近似为一个平面，如果我们仅考虑手掌发生的刚性变化，则根据双目视觉理论，可以知道位于两个平面物体上的点的关系可以通过式 12－187 表示：

$$p' = H \cdot p \qquad (公式 12-187)$$

其中，$p' = [x', y', c]^T$，$p = [x, y, 1]^T$是齐次坐标系下点的坐标；H 是具有 8 个未知参数的 3 × 3 矩阵，即：

$$H = \begin{bmatrix} h_1 & h_2 & h_3 \\ h_4 & h_5 & h_6 \\ h_7 & h_8 & 1 \end{bmatrix} \qquad (公式 12-188)$$

根据这一结论，给定查询掌纹图像中的一点（x2，y2），与其相对应的配准后的查询图像中的点为：

$$[x'_2, y'_2, c]^T = \boldsymbol{\tau}_P([x_2, y_2, 1]^T, \Theta) = H \cdot [x_2, y_2, 1]^T \qquad (公式 12-189)$$

其中 $[x_2, y_2, 1]^T$为齐次坐标系下查询（形变）图像中点的坐标，$[x'_2, y'_2]^T$为齐次坐标系下配准后的查询图像中的对应点，且参数 $\Theta = \{h1, \cdots, h8\}$。

式 12－187 所表示的变换称为透视变换，矩阵 H 称为单应阵，而式 12－186 所示的相似变换是透视变换的特例。根据双目视觉理论，求解单应矩阵 H 的方法是在两幅图像中找到至少 4 对对应点，并根据式 12－189 建立线性方程组，通过求解该方程组来得到 H。因此，可以用上式表达的形变称为线性形变。

根据这一理论，本章提出一种基于掌纹图像配准的线性形变掌纹识别方法。在该方法中，首先对掌纹图像进行预处理（包括通过 ROI 提取进行粗配准以及掌纹图像增强），而后对预处理过的掌纹图像进行基于尺度不变特征变换（SIFT）的配准。由于 SIFT 特征是一种局部不变性特征，对掌纹的形变及光照变化具有稳健性，因此本文使用 SIFT 特征点进行图像配准，这样可以取得更好的配准效果。掌纹特征的提取在配准后的掌纹图像上进行，并使用相似性度量函数计算匹配分数进行决策。本章后续部分将依次详细阐述具体过程。

（三）掌纹图像预处理

图像预处理是基于图像的人体生物特征识别系统必不可少的一部分。掌纹识别中的图像预处理通常包括感兴趣区域（ROI）提取和图像增强。感兴趣区域提取是指从采集到的原始掌纹图像中分割出纹理最丰富的区域，并在其上进行特征提取与匹配，以便提高处理效率。另一方面，通过 ROI 提取，可以将掌纹图像进行初步配准，有利于后续的配准算法取得更好的效果。掌纹图像增强的目的是去除噪声干扰或增强掌纹图像中的某些特征，使特征提取取得更好的效果。

1. 掌纹图像增强

我们需要从掌纹图像中提取局部不变特征点用于掌纹图像配准，因此增强的目的是增强掌纹图像的局部极值点。Morales 采用固定方向的 Gabor 滤波器对掌纹图像进行滤波实现掌纹图像增强。这种方法只能增强特定方向的掌纹纹理，而当掌纹图像发生旋转时，其增强效果将会受到影响。针对这一问题，本文采用一种各向同性滤波器，即圆形 Gabor 滤波器实现掌纹图像增强。圆形 Gabor 滤波器的表达式如式 12－190 所示。

$$G(x,y) = \exp\left(-\frac{x^2+y^2}{2\sigma^2}\right)\cdot \exp(2\pi iF\ \sqrt{x^2+y^2}) \quad （公式 12－190）$$

其中，F 为滤波器的中心频率，σ 为 Gaussian 函数的尺度。图 12－33 显示了本文所使用的圆形 Gabor 滤波器在二维平面和三维空间中的形态。

掌纹图像增强通过使用式 12－190 所示的圆形 Gabor 滤波器和掌纹图像进行卷积操作实现。图 12－34 所示为在原始掌纹图像和增强后的掌纹图像上检测 SIFT 特征点的结果，其中 12－34（a）为原始掌纹图像，12－34（b）为增强后的掌纹图像。可以看出，在相同的 SIFT 特征参数设置下，增强后的掌纹图像中可以检测出更多的 SIFT 特征点。在实验部分我们将对掌纹图像增强的性能做更详细的定量分析。

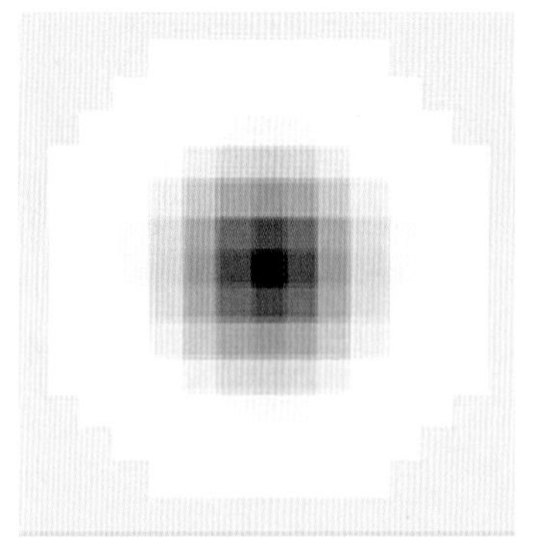

（a）二维

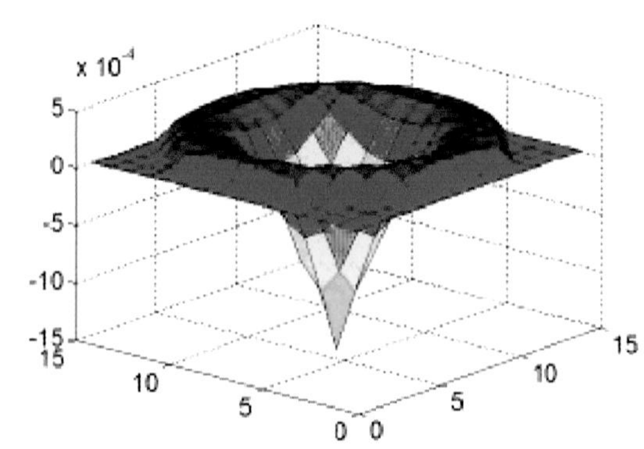

（b）三维

图 12－33 圆形 Gabor 滤波器

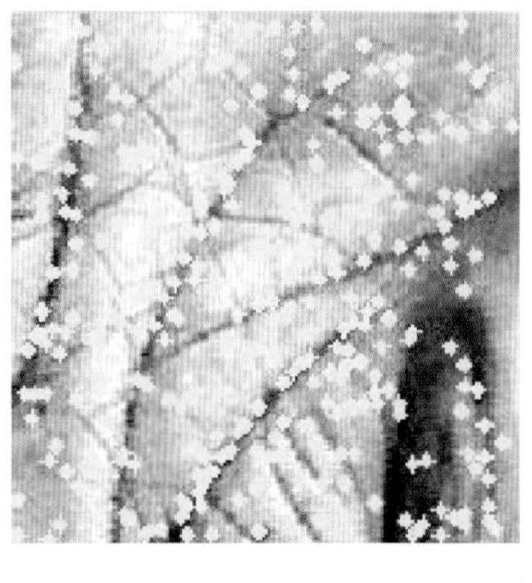

（a）原始图像

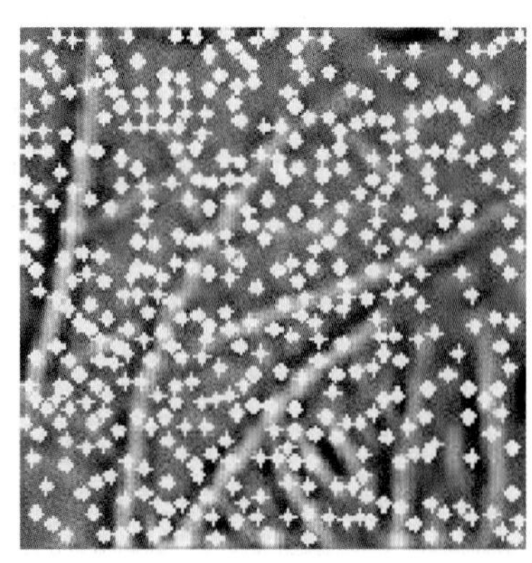

（b）增强结果

图 12－34 掌纹图像增强结果

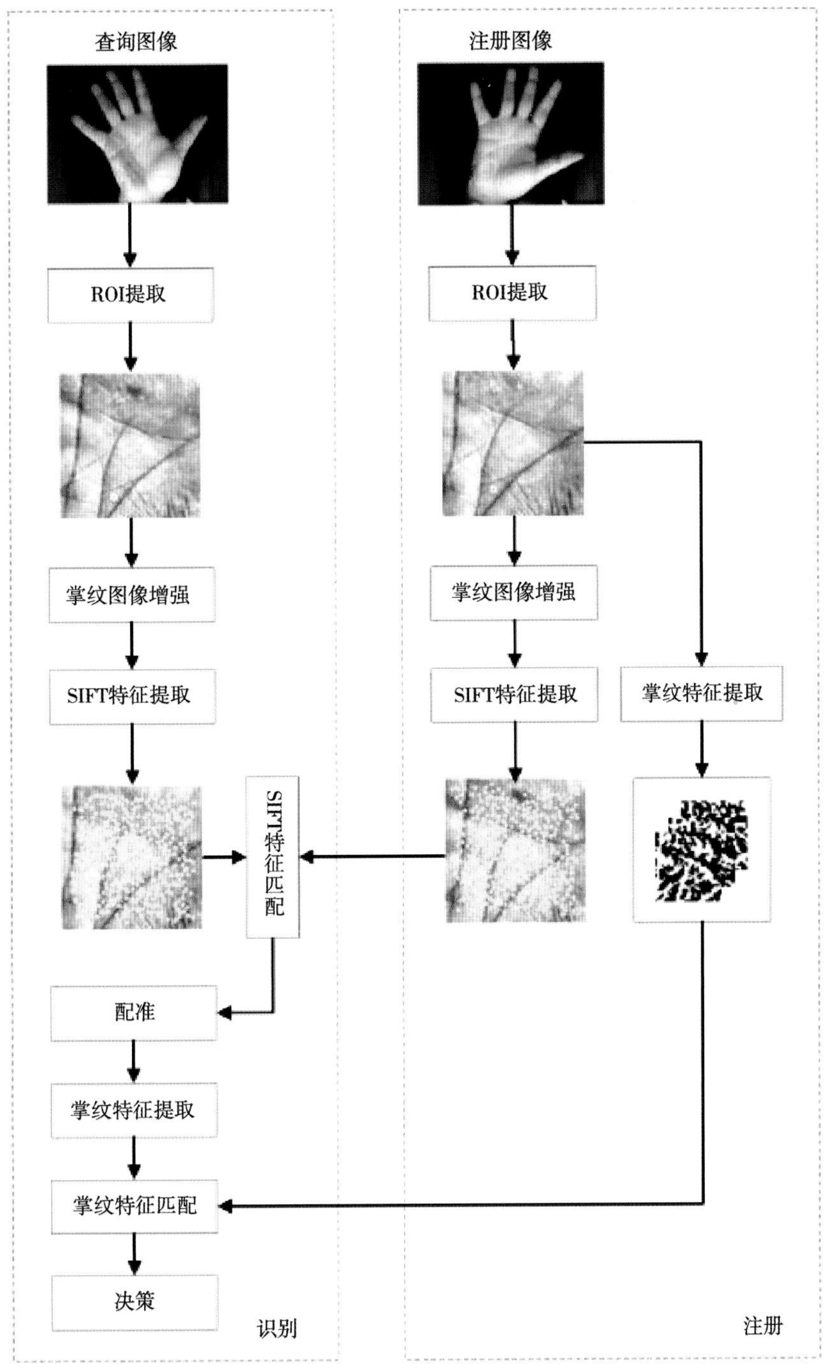

图 12－35　基于掌纹图像配准的掌纹识别方法流程图

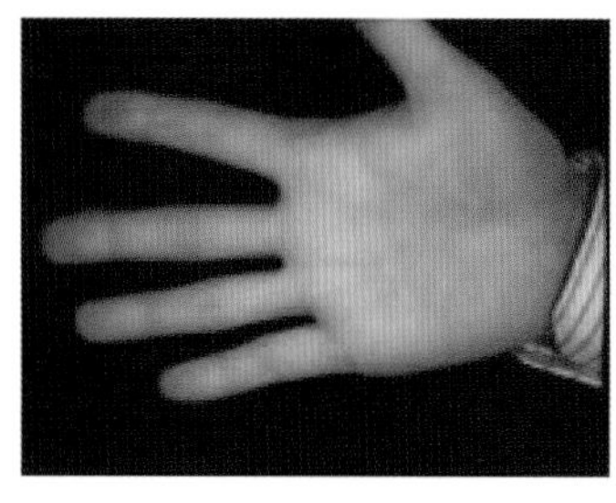
（a）原始图像

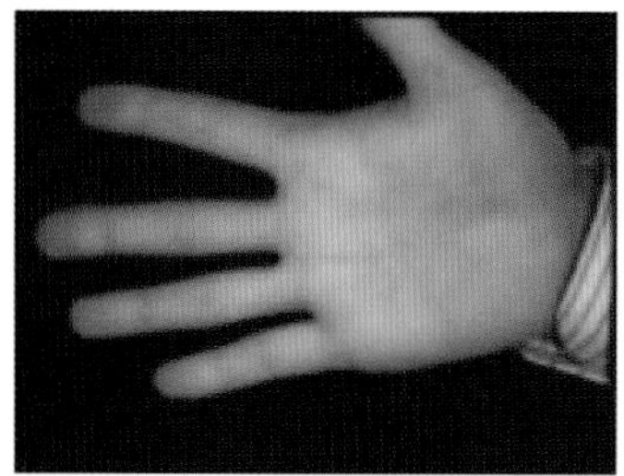
（b）低通滤波后的图像

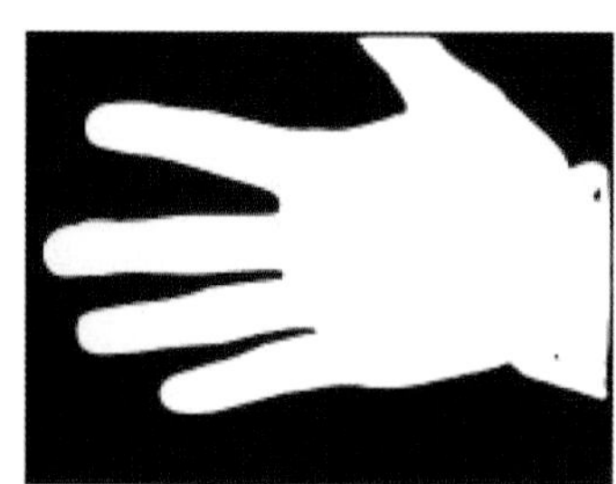
（c）二值图像

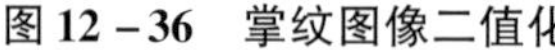
图 12 -36　掌纹图像二值化

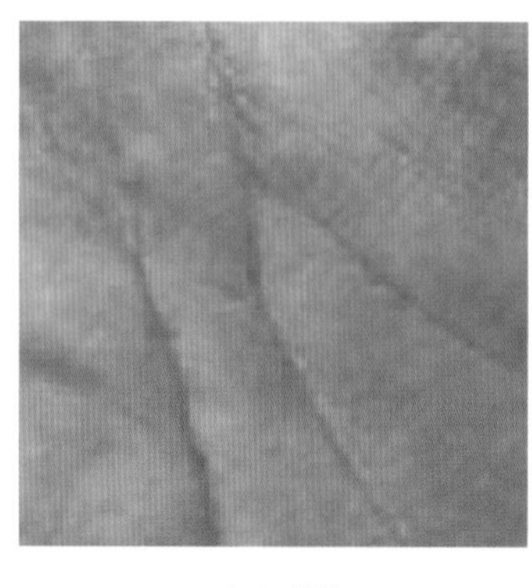
（a）掌纹

（b）手掌静脉

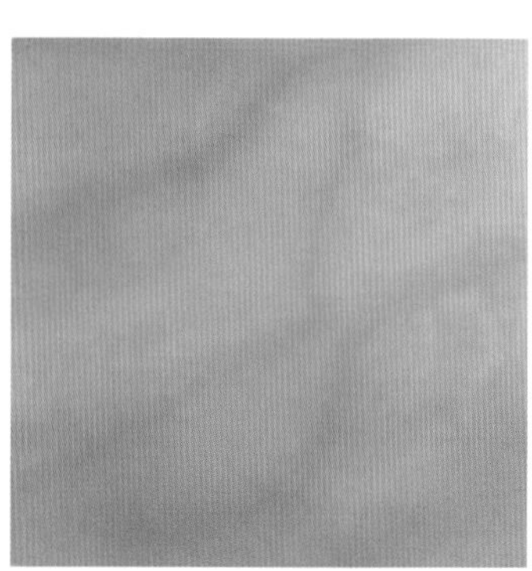
（c）手背静脉

图 12 -37　ROI 图像

（四）基于 SIFT 特征的掌纹图像配准

1. SIFT 特征提取与匹配

尺度不变特征变换（scale invariant feature transform，SIFT）是 David Lowe 于 2004 年提出的一种基于尺度空间的局部图像特征提取方法。SIFT 特征关注图像的局部信息，具有不随着图像中物体的平移、旋转、尺度变化而改变的特点，即使物体存在亮度变化或仿射变化，SIFT 特征也能正确匹配图像中的局部特征，因此具有很强的稳健性。

SIFT 特征的提取主要包括特征点的检测和描述符的计算两个步骤，其中特征点检测又包括 Gaussian 尺度空间构建、尺度空间极值点检测、确定特征点主方向等步骤。完成特征点检测后，以特征点为中心，在一个邻域内计算特征点的描述符用于匹配。

（1）Gaussian 尺度空间构建

现实世界的物体由不同尺度的结构所组成，不同的尺度表现方式也不同。尺度空间理论的思路是在提取图像特征时，引入一个尺度参数，在不同的尺度参数下对图像进行处理，以提取图像中的物体在不同尺度下的特征，达到尺度不变的目的。

SIFT 算法使用 Gaussian 核作为尺度空间变换核，这也是尺度空间理论中唯一的变换核。具体来说，在构建 Gaussian 尺度空间时，使用不同尺度的 Gaussian 核对图像进行卷积运算，得到图像的 Gaussian 金字塔表示。Gaussian 金字塔可通过式 12 - 191 构建。

$$L(x, y, \sigma) = G(x, y, \sigma) * I(x, y) \qquad (公式 12-191)$$

其中，* 代表卷积运算，G（x，y，σ）为 Gaussian 函数，即：

$$G(x,y,\sigma) = \frac{1}{2\pi\sigma^2}\exp\left(-\frac{x^2+y^2}{2\sigma^2}\right) \qquad (公式 12-192)$$

Gaussian 金字塔模型实际上是一个图像序列，该图像序列被分为若干组，每组分为若干层，每组中的第一层都是由上一组最上层采样得到，金字塔的每一组内，层与层图像之间尺度因子具有一定的比例关系。

（2）尺度空间极值点检测

在得到 Gaussian 金字塔之后，需要找出其中稳定的点，作为 SIFT 特征点。在 SIFT 算法中，定义高斯差分（DOG）空间的极值点为特征点。DOG 函数与尺度归一化的高斯拉普拉斯函数 $\sigma^2\nabla^2 G$ 非常近似，但相比于尺度归一化的高斯拉普拉斯函数在很大程度上减少了计算量。DOG 空间通过计算 Gaussian 尺度空间相邻图像的差分来得到：

$$D(x,y,\sigma) = [G(x,y,k\sigma) - G(x,y,\sigma)] * I(x,y) = L(x,y,k\sigma) - L(x,y,\sigma) \qquad (公式 12-193)$$

其中 k 为尺度因子。为寻找极值点，DOG 空间中的每一个采样点要和该点的邻域点进行比较，该过程可用图 12 - 38 描述。如图 12 - 38 所示，采样点和它同尺度的 8 邻域点以及相邻尺度中的 18 邻域点进行比较，以确保采样点在尺度空间和二维图像空间都是极值点。如果一个采样点在其 26 领域中具有最大或最小值，就认为该点是 DOG 空间中的一个极值点。

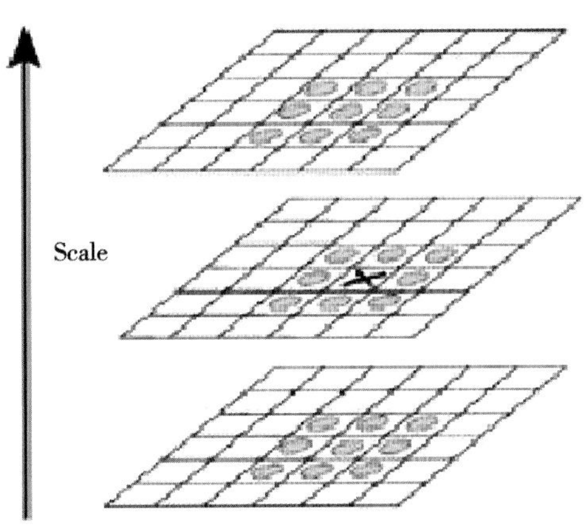

图 12 - 38 DOG 空间极值点检测

检测到的 DOG 空间的极值点不能全部作为 SIFT 特征点，还要删除其中不够稳定的点。这一过程分为两个步骤，首先，通过对 DOG 函数进行拟合删除具有低对比度的极值点；其次，通过计算候选极值点处的曲率来移除边缘处的不稳定点。删除不稳定的极值点目的是增强 SIFT 特征匹配的稳定性和抗噪声能力。

（3）特征点主方向的计算

除了尺度变化，图像还可能存在旋转变化。要达到旋转不变的目的，需要对每一个 SIFT 特征点赋予一个主方向，以便在匹配时将 SIFT 描述符进行方向归一化。SIFT 特征使用特征点邻域的梯度信息确定特征点主方向，其过程可以分为以下几个步骤：

①对于一个检测到的特征点，在该特征点所对应的高斯尺度空间图像上，以检测到的 SIFT 特征点为中心，确定一个一定大小的邻域。在此邻域内计算图像梯度的方向和幅值。

②使用高斯函数对邻域内像素梯度的幅值进行加权。通过高斯加权，使距离特征点近的梯度幅值具有较大的值，这样可以增强 SIFT 特征对仿射变化和光照变化的稳健性。

③使用直方图统计邻域内像素的梯度方向和幅值。直方图的横轴是梯度方向，纵轴是梯度方向对应的梯度幅值的累加值。在 SIFT 特征中，将 0°到 360°划分为 36 个柱。直方图中峰值所对应的方向即作为该特征点的主方向。

（4）描述符构造

在得到 SIFT 特征点的主方向后，便可以为每个特征点建立一个描述符用于匹配。SIFT 特征使用特征点邻域的梯度方向直方图作为特征点的描述符。Lowe 建议将特征点周围邻域划分为 4 × 4 共 16 个区域分别计算梯度方向直方图，最后每一个关键点生产一个 128 维的描述符。描述符的构造通过以下步骤实现：

①确定计算描述符的特征点邻域。选取一定大小的特征点邻域，并将邻域划分为 d×d（Lowe 建议 d = 4）个子区域，其中邻域的大小与特征点所在的尺度有关。

②在每一个子区域上计算梯度方向直方图。Lowe 建议在每一个子区域内计算 8 个方向的梯度方向直方图，形成 4×4×8 = 128 维特征向量。在这一过程中，需要使用特征点的主方向将每一个采样点的梯度方向进行归一化。

③对得到的 128 维向量进行归一化，得到最终的 SIFT 描述符。

（5）SIFT 特征的匹配

SIFT 特征提取完毕后，即可进行特征点的匹配。SIFT 特征描述符是 128 维实值向量，可以使用 Euclidean 距离来计算两个 SIFT 描述符的距离。在匹配时，计算两幅掌纹图像中每两个描述符之间的 Euclidean 距离，并通过式 12 – 194 所示规则判断两个 SIFT 特征点是否匹配：

$$d_{ij} < t \cdot \min d_{ik}, k = 1,2,\cdots,N, k \neq j \quad （公式 12 – 194）$$

其中，d_{ij}和 d_{ik}为描述符 p_i，q_j以及 p_i，q_k间的 Euclidean 距离。t 为阈值。也就是说，当一幅图像中的一个特征点的描述符与另一幅图像中的一个特征点的描述符之间的距离比它与其他任意特征点的描述符之间的距离都小，且小的很多（通过阈值 t 控制）的时候，认为这两个特征点是匹配的。图 12 – 39 所示为在预处理后的掌纹图像上检测到的特征点以及两幅掌纹图像之间匹配的特征点。

2. 外点的移除与单应阵的求解

在完成 SIFT 特征匹配后，即可根据匹配的 SIFT 特征点计算两幅掌纹图像之间的

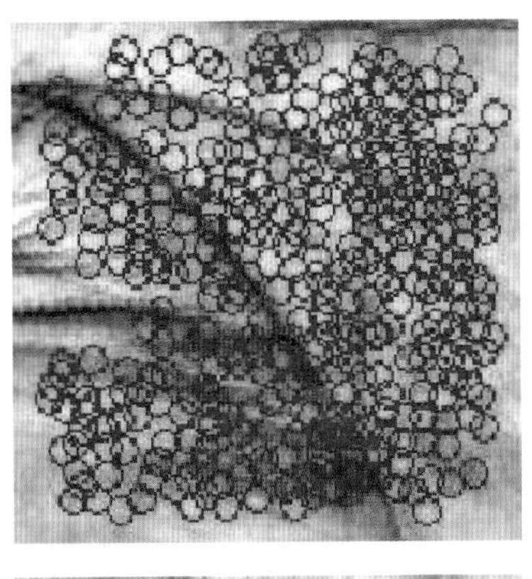
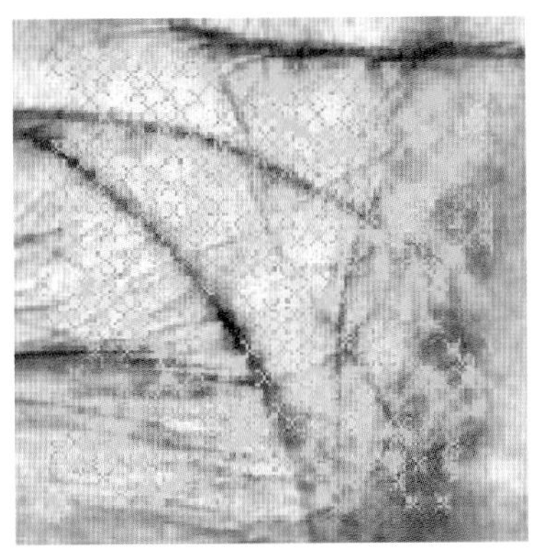
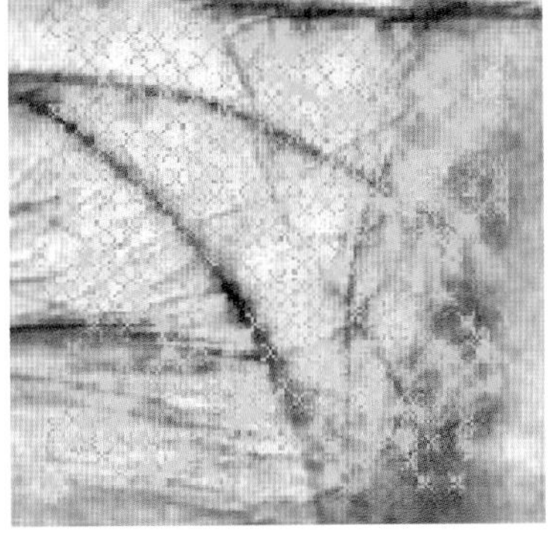
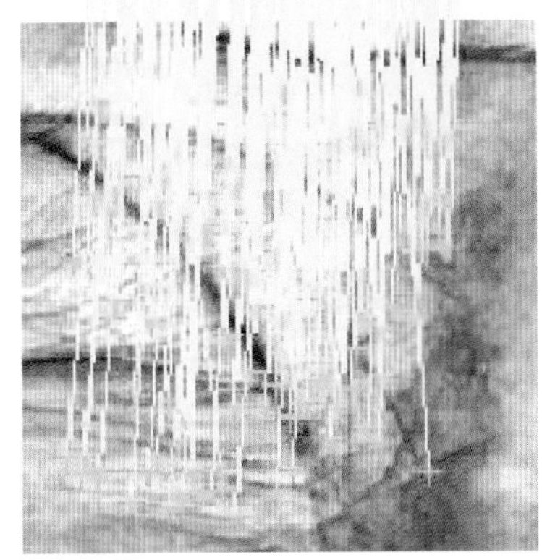

（a）检测到的特征点　　（b）匹配的特征点

图 12－39 SIFT 特征提取与匹配

变换模型（单应阵）进而实现掌纹图像配准。

根据双目视觉理论，若令 M =（X，Y，Z）T 和 $M' = (X', Y', Z')^T$ 分别为物体上同一点在两个摄像机坐标系下的坐标，其中 $m = (x, y, 1)^T$ 和 $m' = (x', y', 1)^T$ 为两个摄像机所成图像的对应点，有：

$$m \cong KM, m' \cong KM' \qquad (公式 12－195)$$

其中，≅表示在相差一个非零标量因子意义下相等，矩阵 K 为摄像机内参矩阵。

设平面 π 的规范法向量为 n，即对所有的 $M \in \pi$，有 $n^TM = 1$。若用（R，t）表示两个视点间的相对运动，其中 R 表示旋转分量，t 表示平移分量，则有：

$$M' = RM + t = (R + tn^T)M \qquad (公式 12－196)$$

所以有：$m' \cong Hm$

其中

$$H = K(R + tn^T)K^{-1} \qquad (公式 12－197)$$

称为平面 π 关于两个视点的（标准）单应阵。

单应阵 H 是一个具有 8 个自由度的 3×3 矩阵，因此，如果找到两个摄像机所成图像中 n（n ≥ 4）对对应点，就可以在相差一个常数因子的意义下计算出单应阵。具体来说，令：

$$H = \begin{bmatrix} h_1 & h_2 & h_3 \\ h_4 & h_5 & h_6 \\ h_7 & h_8 & 1 \end{bmatrix} \quad \text{（公式 12－198）}$$

将其写成向量形式为：$h = [h_1, h_2, h_3, h_4, h_5, h_6, h_7, h_8]^T$，则对于一对对应点 $m = (u, v, 1)$，$m' = (u', v', 1)$，由式3－15可以得到如下两个关于h的线性方程：

$$\begin{cases} (u,v,1,0,0,0,u'u,u'v)h = u' \\ (0,0,0,u,v,1,v'u,v'v)h = v' \end{cases} \quad \text{（公式 12－199）}$$

这样，选取至少4对对应点即可得到h的唯一解。

在原始匹配的SIFT特征点中，不可避免地存在误匹配的点，如图12－39（b）所示，如果直接使用这些点计算单应阵，势必得到错误的结果，导致后续的掌纹图像配准失败。因此需要在计算单应阵时，将匹配错误的SIFT特征点，即外点，也就是不符合两幅图像之间变换关系的点移除。

对于外点的移除，常用且有效的算法是Fischler提出的随机采样一致性（random sample consensus，RANSAC）算法。RANSAC算法的思想是从初始的匹配点集合中随机选取若干点对计算一个变换模型（在本章中为透视变换），而后逐一考虑匹配点集合中的其他点对，如果满足这一模型，则将其加入这一模型。重复以上过程，选择包含点对最多的模型作为最终结果。具体来说，RANSAC算法的步骤如下：

①确定求解模型，在本章中该模型为透视变换，同时确定所需要的最小的点对数量n；

②从原始点对集合D中随机地抽取n个点对J（称为一个样本），由该样本计算一个变换模型M；

③对于D中剩余的每一个点对，确定其与M之间的距离，将距离小于给定阈值的点对连同J合并，称为M的一致集S；

④如果S中点对的个数达到给定的阈值，则用S重新计算变换模型M，并输出结果，否则返回到步骤2；

⑤经过K次随机抽样，选择最大的一致集及其对应的变换模型，并输出结果。

对原始匹配的SIFT特征点应用RANSAC算法后，不符合两幅图像之间变换模型的那些点对（外点）将被移除掉，同时可以得到一个由所有内点计算出来的变换模型（单应阵）。图12－40所示为使用RANSAC算法移除外点的结果，其中图12－40（a）为原始匹配的SIFT特征点，图12－40（b）为移除外点后剩余的内点。

3. 掌纹图像配准

求得注册掌纹图像和查询掌纹图像之间的变换模型（单应阵）后，即可以使用式12－199对查询掌纹图像施加变换，完成掌纹图像的配准。图12－41所示为原始掌纹图像以及二者的配准结果，其中12－41（a）和12－41（b）分别为注册掌纹图像和查询掌纹图像，12－41（c）为注册掌纹图像和查询掌纹图像的叠加，12－41（d）为配准

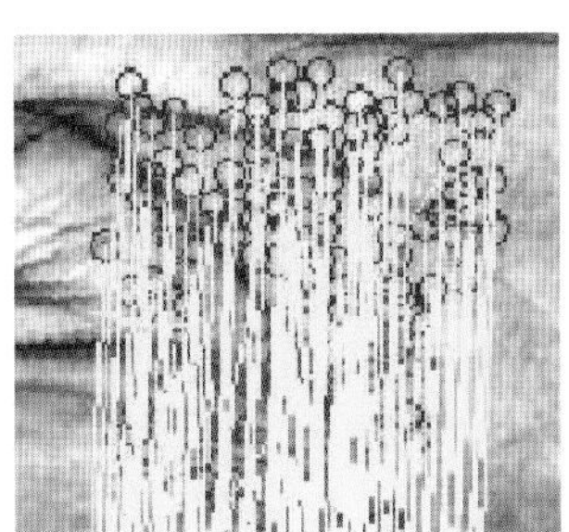
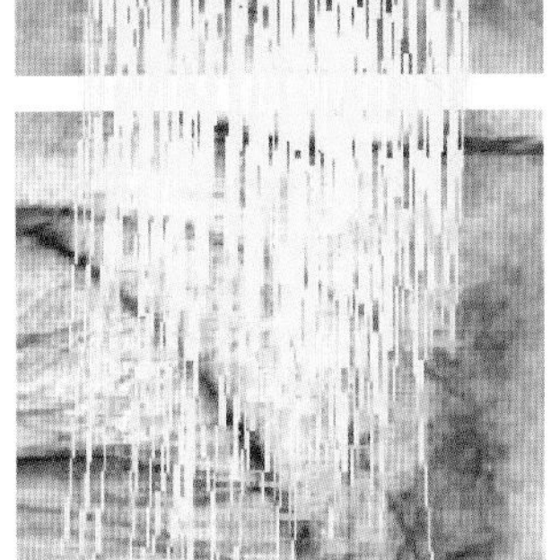
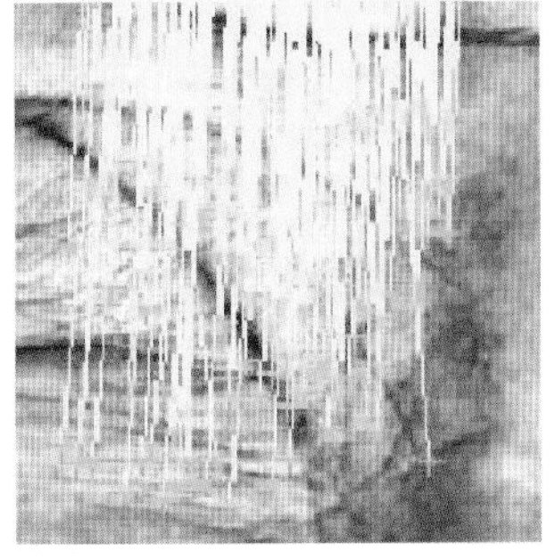
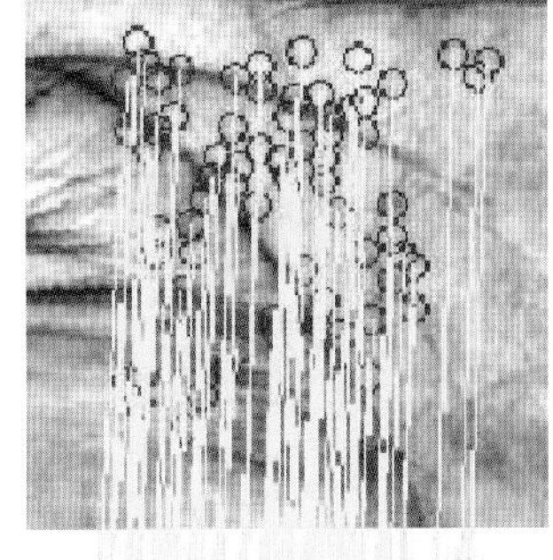
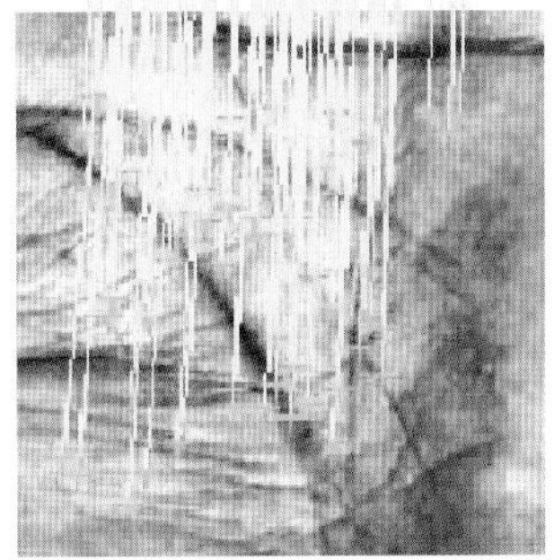

（a）匹配的SIFT特征点　　（b）移除外点后的结果

图 12－40　使用 RANSAC 算法移除外点的结果

后二者的叠加，12－41（c）和 12－41（d）中红色代表注册掌纹图像，青色代表查询掌纹图像，二者重叠部分为灰色。从图中可以看出，经过对查询掌纹图像施加变换后，二者之间存在的线性变换被消除，可以很好地将查询掌纹图像与注册掌纹图像配准。

（五）掌纹特征提取与匹配

经过配准的掌纹图像即可使用传统的接触式掌纹特征提取与匹配算法进行识别。在众多掌纹特征提取方法中，基于编码的方法是目前为止精度最高、速度最快的。在本章中，我们重点考察三种基于编码的掌纹特征提取算法，即竞争码（CompCode）、正交线定序特征（OLOF）和多尺度竞争码（MCC）特征。

1. 正交线定序特征

正交线定序特征使用 3 组 6 个两两互相垂直的椭圆 Gaussian 滤波器对掌纹进行滤波，并通过每组滤波器的滤波响应之间的大小关系来对掌纹进行编码。椭圆 Gaussian 滤波器表示为：

$$G(x,y,x_0,y_0,\sigma_x,\sigma_y,\theta) = \exp\left(-\left(\frac{x'^2}{\sigma_x^2}+\frac{y'^2}{\sigma_y^2}\right)\right) \quad \text{（公式 12－200）}$$

其中，$x' = (x-x_0)\cos\theta + (y-y_0)\sin\theta$，$y' = -(x-x_0)\sin\theta + (y-y_0)\cos\theta$，$(x_0, y_0)$ 是滤波器的中心，θ 是滤波器的方向，σ_x 和 σ_y 分别表示水平方向和垂直方向的滤波器尺度。由于正交线定序特征考虑的是两两滤波器之间响应值的大小关系，且滤波是线性操作，因此编码规则可以直接表示为：

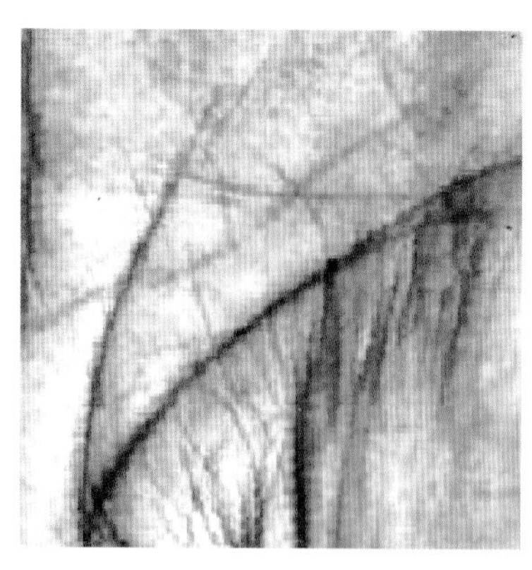

（a）注册掌纹图像

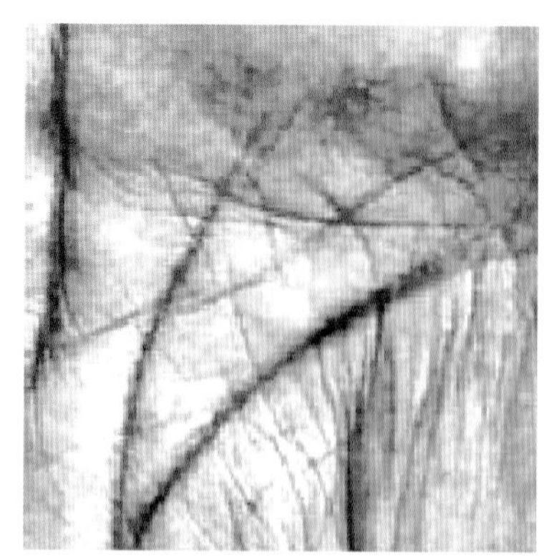

（b）查询掌纹图像

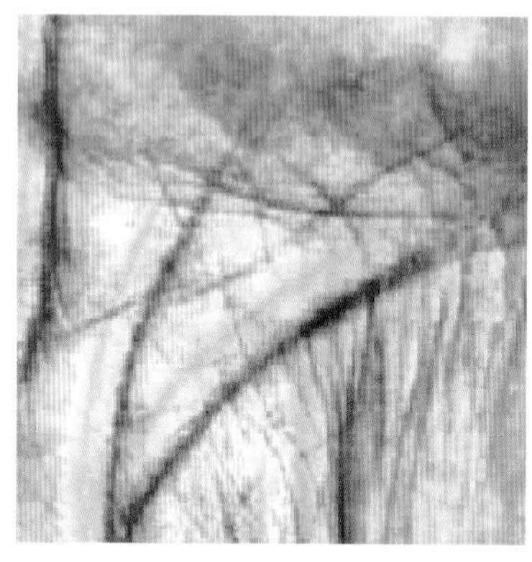

（c）原始图像叠加

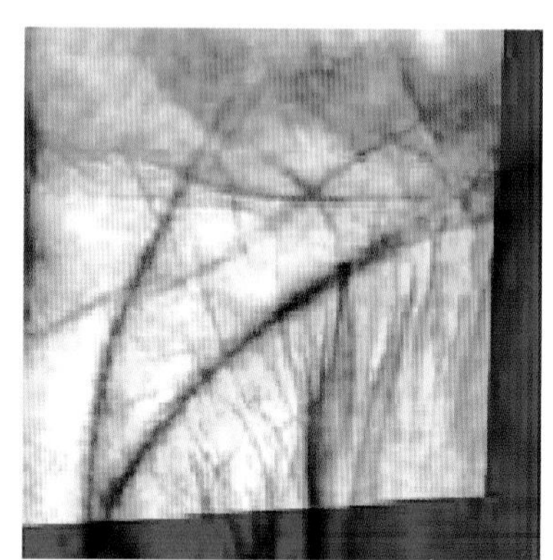

（d）配准后图像叠加

图 12－41　掌纹图像配准结果

$$C(x,y,k) = \frac{1 + \operatorname{sgn}\{I(x,y) * [G(x,y,\theta) - G(x,y,\theta + \pi/2)]\}}{2}$$

（公式 12 －201）

其中 sgn（·）表示符号函数。这样，掌纹图像中的每个像素被编码为 3 位二进制值作为特征。

正交线定序特征最后表示为 3 个二进制位平面，因此可以使用与竞争码相同的逻辑异或运算计算相似性度量，如式 12－201 所示。

2. 多尺度竞争码

与竞争码和正交线定序特征不同，多尺度竞争码（MCC）不是对滤波响应的大小或方向进行编码，而是对掌纹图像进行稀疏表达，而后将稀疏表达系数编码成二进制值。多尺度竞争码在对掌纹图像进行稀疏表达时所使用的字典为 18 个多尺度多方向高斯二阶导数滤波器，即：

$$F(\sigma_x,\sigma_y,\theta) = (x'^2 - \sigma'^2_x) \cdot \frac{A}{\sigma_x^4} \cdot \exp\left(-\left(\frac{x'^2}{2\sigma_x^2} + \frac{y'^2}{2\sigma_y^2}\right)\right)$$

（公式 12 －202）

其中，$x' = (x - x_0)\cos\theta + (y - y_0)\sin\theta, y' = -(x - x_0)\sin\theta + (y - y_0)\cos\theta$，(x0，y0）是滤波器的中心，θ是滤波器的方向，σ_x和σ_y分别表示水平方向和垂直方向的滤波器尺度。在进行稀疏表达时，多尺度竞争码使用了快速迭代收缩阈值（FISTA）算法。在得到稀疏表达系数后，对相同方向滤波器所对应的稀疏表达系数求和，这样便得到6组相加后的系数，最后仿照竞争码的编码规则，即式12－202，对相加后的系数进行编码得到最终的多尺度竞争码特征。多尺度竞争码的提取过程如图12－42所示。

多尺度竞争码特征最后表示为3个二进制位平面，因此可以使用与竞争码相同的逻辑异或运算计算相似性度量。

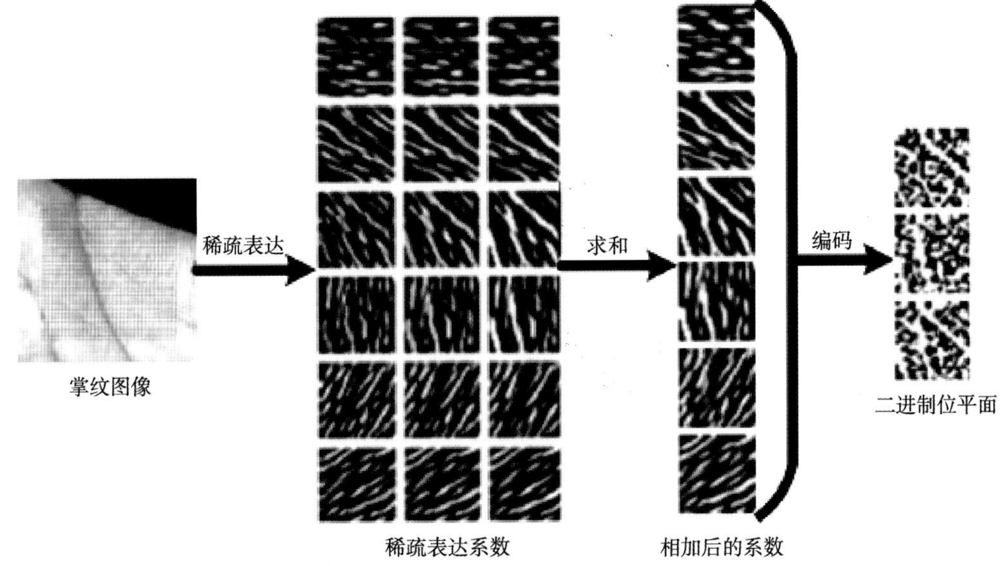

图12－42 多尺度竞争码特征提取过程

十三、基于迭代RANSAC算法和局部掌纹描述符的掌纹识别

（一）非线性形变掌纹识别的理论模型

上面，我们给出了掌纹识别的通用模型，并提出了解决线性形变掌纹识别的配准方法。在该方法中，我们基于双目视觉理论，根据两幅掌纹图像中的对应点，计算出它们之间的线性变换模型，并依此对两幅掌纹图像进行配准。在线性形变情况下，我们将式12－203表示为：

$$\max_{\tau_p(\cdot,\Theta)} S\{F(I_1), F[\tau_p(I_2,\Theta)]\} \qquad \text{（公式 12－203）}$$

这种配准方法的一个前提是发生形变的手掌仍然是一个平面，即手掌发生的是刚性形变。如果手掌发生非线性形变，那么这种配准方法将得到错误的结果。图12－43所示为使用上文的方法进行掌纹图像配准的一个例子。其中，12－43（c）中红色表示注册掌纹图像，青色表示查询掌纹图像，二者重叠的区域为灰色。从图中我们可以发现，在图像中，有一部分是配准的，而另一部分是未配准的。这说明在这两幅掌纹图像之间，只有一部分符合计算出的线性变换模型（单应阵），而其他部分并不符合这个模型。造成这一现象的原因就是掌纹图像发生了非线性形变，而计算出来的线性变换模型不足以描述二者之间的关系。在这种情况下，我们需要一个非线性模型来描述两幅掌纹图像之间的变换。

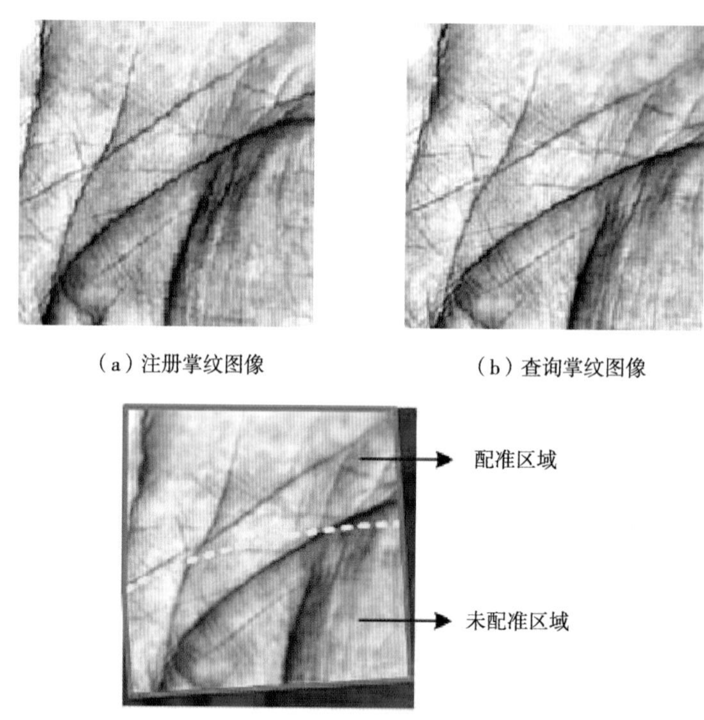

（a）注册掌纹图像　　（b）查询掌纹图像

（c）配准后两幅图像叠加

图 12－43　掌纹图像配准失败的例子

通过观察掌纹图像我们可以发现，虽然人的手掌很灵活，但非线性形变并不是在任何位置都出现，而是仅在某些特定的部位产生，并且这些形变会将整个手掌划分为若干区域，每个区域内部是相对稳定的。也就是说，可以认为每个区域只存在刚性（透视）变换，而多个这样的区域合起来形成手掌的非线性形变。基于这种考虑，我们可以将掌纹的非线性形变看作分段线性形变，其中每一个线性变换模型可以应用于形变掌纹图像上的局部区域，并且可以通过式求解其变换模型（单应阵）。

令 I1 和 I2 分别表示注册掌纹图像和查询掌纹图像，并假设 I2 存在非线性形变。设 I1 划分为 M 个区域，表示为 $R_1^1,\cdots,R_1^M$，I_2中与这些区域相对应的发生线性形变的区域表示为 $R_2^1,\cdots,R_2^M$，每一对对应区域间的变换函数表示为 $\tau_\rho(\cdot,\Theta_i)=1,\cdots,M$。定义运算符$\Cup$为图像及特征图上的拼接操作，且 $\Cup_{i=1}^{M} R^i$ 以区域原有的顺序拼接图像。这样，图像 I_1和 I_2可以表示为：

$$\begin{cases} I_1 = \mathbb{U}_{i=1}^{M} R_1^i \\ I_2 = \mathbb{U}_{i=1}^{M} R_2^i \\ I'_2 = \tau(I_2, \Theta) = \mathbb{U}_{i=1}^{M} \tau_P(R_2^i, \Theta_i) \end{cases} \quad \text{（公式 12 - 204）}$$

根据式 12－204，上文中提出的掌纹匹配模型：

$$\max_{\tau(\cdot,\Theta)} SF(I_1), F(\tau(I_2, \Theta)))$$

可以表达为：

$$\max_{\tau(\cdot,\Theta)} S(F(\mathbb{U}_{i=1}^{M} R_1^i), F(\mathbb{U}_{i=1}^{M} \tau_P(R_2^i, \Theta))) \quad \text{（公式 12 - 205）}$$

利用式 12－205 对非线性形变掌纹进行建模时，一个关键问题是如何找到用于近似非线性变换模型的多个线性变换模型。为解决这一问题，本章提出一种迭代算法逐一从匹配 SIFT 特征点中计算出符合若干线性变换模型的匹配点，并同时得到每一个线性变换的单应阵。

（二）基于迭代 RANSAC 算法的非线性形变建模

根据前面的分析可知，如果将掌纹发生的非线性形变看作分段线性形变，则在每一个发生线性形变的掌纹区域上，依然可以使用 RANSAC 算法移除外点并计算变换模型（单应阵）。在原始 RANSAC 算法中，符合特定模型的匹配点（内点）会被保留下来，而其他的不符合这一模型的点会被当作外点丢弃。但从前面的分析可知，这些外点仅是不符合当前的线性变换模型，而其中的一部分或全部可能符合另外的线性变换模型。因此，我们对这些被当作外点的匹配点重新应用 RANSAC 算法，进而得到符合新模型的内点和另外一些外点，而后再对这些外点应用 RANSAC 算法。重复以上步骤，直到没有外点产生，或余下的外点无法计算出新的模型为止。通过这种方式，可以计算出一幅掌纹图像中存在的多个线性变换模型，达到了用多个线性变换模型近似非线性变换模型的目的。我们称这一算法为迭代 RANSAC（I－RANSAC）算法。I－RANSAC 算法的过程可以用图 12－44 表示，完整的 I－RANSAC 算法如算法 12－5 所示。

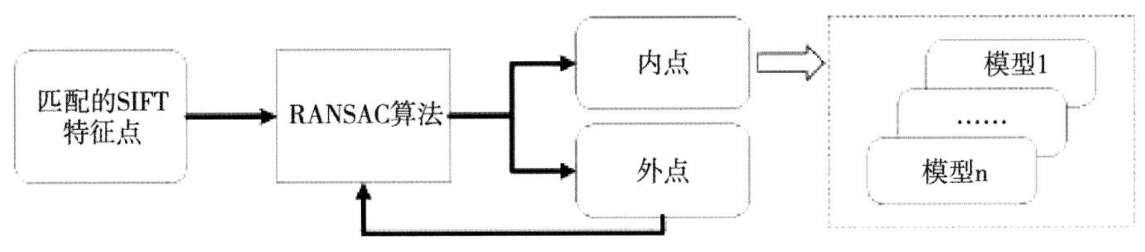

图 12－44　I－RANSAC 算法流程图

在算法 12－5 中，M_{max} 用于控制最大允许的线性模型数目，如果令 $M_{max}=1$，则 I－RANSAC 算法退化为传统 RANSAC 算法。显然，M_{max} 的取值应该与掌纹图像的非线性形变程度有关，如果掌纹的非线性形变程度较大，此时应该用更多的线性变换模型来近似该非线性变换模型，因此需要 M_{max} 取更大的值，才能较好的对非线性变换模型进行近似；相反，如果掌纹的非线性形变程度较小，则较小的 M_{max} 值便可以得到良好的近似效果。实践中 M_{max} 值的选择要兼顾近似的精确性和计算时间，我们将在本章实

算法 12-5 I-RANSAC

Input: 匹配的 SIFT 特征点 $S = (p,q)^i, i = 1,2,\cdots,N$，其中 $(p,q)^i$ 为第 i 对匹配 SIFT 特征点，N 为匹配点对的数目；最大允许线性模型数目 $M_{\max}$

Output: 实际线性模型数目 M；内点集 $S^i_{\text{I-RANSAC}} \subset S$；模型 $\mathbf{H}^i$

初始化：令 $S^0_{\text{outlier}} = S, S^0_{\text{I-RANSAC}} = \varnothing, M = M_{\max}$；

for $T = 1;\ T \leqslant M_{\max}$ **do**

  $S^T_{\text{outlier}} = S^{T-1}_{\text{outlier}} - S^{T-1}_{\text{I-RANSAC}}$；

  对 S^T_{outlier} 应用 RANSAC 算法，得到内点集 $S^T_{\text{I-RANSAC}}$，以及变换模型 $\mathbf{H}^T$；

  if $S^T_{\text{I-RANSAC}} = \varnothing$ **then**

    $M = T - 1$；

    break；

  end if

end for

算法 12-5

验部分详述 $M_{\max}$ 值的选取方法。

图 12-45 所示为使用 I-RANSAC 算法从一对掌纹图像中计算多个线性模型的结果。图中使用了 2 个线性变换模型来近似非线性变换模型，其中 12-45（a）为原始匹配 SIFT 特征点（黄色直线表示误匹配点），12-45（b）和 12-45（c）为分别符合两个线性变换模型的内点，12-45（d）为全部内点。

（三）基于迭代 RANSAC 算法和局部掌纹描述符的掌纹识别方法

在使用 I-RANSAC 算法建立了非线性变换模型后，可以得到多个线性变换模型，并同时移除了外点。显然，使用 I-RANSAC 算法得到的内点的数量将会大于或等于原始 RANSAC 算法，也就是说 I-RANSAC 算法可以保留尽可能多的内点，即使他们不符合同一个线性变换模型。如果使用内点的数目作为匹配分数进行掌纹识别，I-RANSAC 算法将得到更好的结果。

通过使用 I-RANSAC 算法，不符合任何一个线性变换的匹配点将被作为外点移除。但在某些情况下，仍然有一些错误匹配点会被保留下来，图 12-46 所示为这样一个例子，其中 12-46（a）为原始匹配 SIFT 特征点，12-46（b）为使用 I-RANSAC 移除外点后的结果。从图中可以看出，因为两幅掌纹图像来自不同类别，被保留下来的“内点”其实都是错误的。产生这种情况的原因是由于作为 SIFT 描述符的方向直方图无法足够有效地表达掌纹特征，因此在 SIFT 特征点匹配时产生了错误。由此可见，直接使用经 I-RANSAC 算法移除外点后的结果进行掌纹识别，其精度必然会受到影响。因此，有必要对 I-RANSAC 算法保留下来的点进一步进行考察，移除其中错误匹配的点。

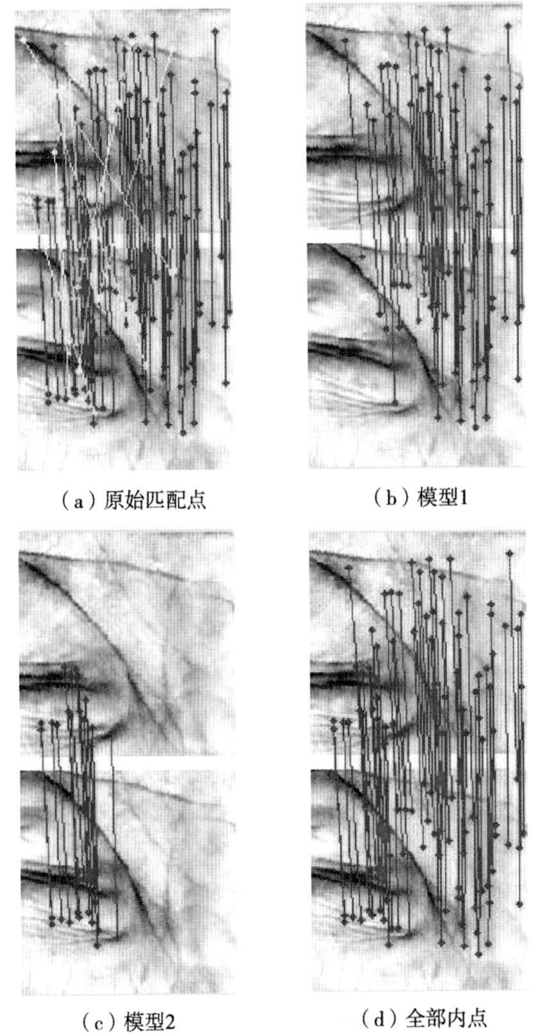

（a）原始匹配点　（b）模型1　（c）模型2　（d）全部内点

图 12－45　使用 I－RANSAC 算法计算多个线性变换模型

针对错误点产生的原因，即 SIFT 描述符的方向直方图不能够提供足够有效的掌纹区分能力，我们将采用一种区分能力更强的描述符对这些点进行进一步考察，称之为局部掌纹描述符（LPD）。

令 p（x，y）表示（x，y）处的匹配 SIFT 特征点，我们定义 p（x，y）处的局部掌纹描述符（LPD）为以点（x，y）为中心的邻域内提取到的掌纹特征，即：

$$LPD(x,y) = F(D^{d}_{(x,y)}) \qquad \text{（公式 12－206）}$$

其中，F（·）为一种掌纹特征提取算子，$D^{d}_{(x,y)}$ 表示以（x，y）为中心的半径为 d 的图像邻域。局部掌纹描述符可以使用适用于 F（·）的相似度匹配函数进行匹配。当两个局部掌纹描述符之间的匹配度大于一定阈值时，认为二者是匹配的。

在本章中，局部掌纹描述符用于从 I－RANSAC 的结果中进一步移除外点，而用于提取局部掌纹描述符的掌纹图像邻域可以通过 I－RANSAC 得到的模型进行配准，因此，用于计算局部掌纹描述符的掌纹特征提取算子 $F(\cdot)$ 可以不必具有不变性。图 12－47 所示为局部掌纹描述符中邻域的定义过程，其中 12－47（a）为使用 I－RANSAC 得到的匹配 SIFT 特征点（为清晰起见，图中只显示了一个模型的匹配点），12－47（b）为使用线性变换对两幅掌纹图像进行配准的结果，12－47（c）为用于定义局部掌纹描述符的图像邻域的定义。使用局部掌纹描述符进一步移除外点的算法。

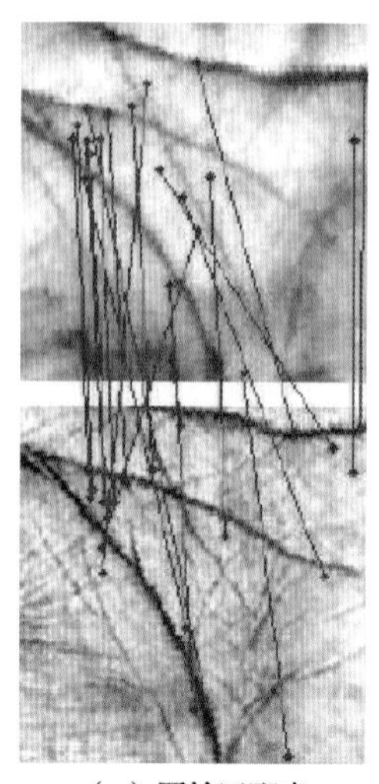

（a）原始匹配点

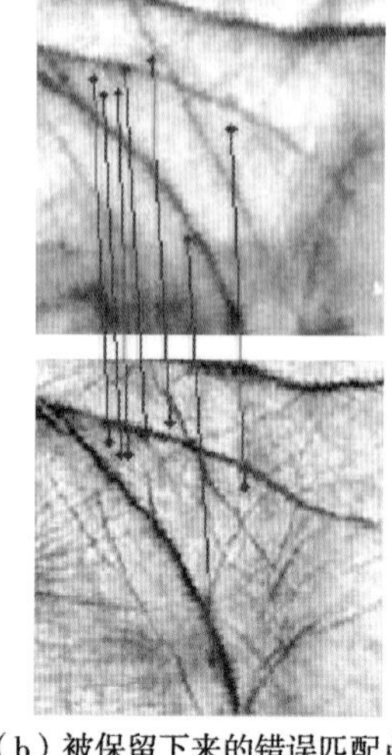

（b）被保留下来的错误匹配点

图 12－46　使用 I－RANSAC 算法被保留下来的错误匹配点

算法 12－6 中的 $F(\cdot)$ 可以选取任意具有较强区分能力的掌纹特征提取算子。本章中，我们考察三种基于编码的掌纹特征提取算子，即前应用过的竞争码（CompCode）、正交线定序特征（OLOF）和多尺度竞争码（MCC）特征。

至此，我们可以得到基于 I－RANSAC 算法和 LPD 的掌纹识别方法的流程，首先，对查询图像使用前文提出的方法对掌纹图像进行预处理，在预处理后的掌纹图像上提取 SIFT 特征，并与数据库中保存的注册图像的 SIFT 特征进行匹配。以匹配点为基础，应用 I－RANSAC 算法移除误匹配点，在此基础上，应用 LPD 进一步移除 I－RANSAC 算法保留下来的误匹配点。最后，将匹配点的数目作为匹配分数进行决策。

1. 基于块生长的掌纹图像划分

块生长算法用于确定掌纹图像中符合每一个线性变换模型的区域，进而将整个发生非线性形变的掌纹划分为若干个符合线性形变的区域。

理想情况下，区域生长应该逐像素进行，然而逐像素生长所需的运行时间较长，不利于生物特征识别这种有实时性需求的应用。因此，我们基于区域生长算法提出一种块生长算法用于掌纹图像划分。

块生长的生长元素为一定大小的图像块，由种子块开始，根据一定规则不断扩大区域，最终完成掌纹图像的划分。块生长在每一个计算出来的线性变换模型内分别进行。对于一个线性变换模型，首先使用变换模型将两幅掌纹图像进行配准，此时两幅图像仅有部分区域是配准的。配准的目的是便于种子块的选择和确定块生长的准则。

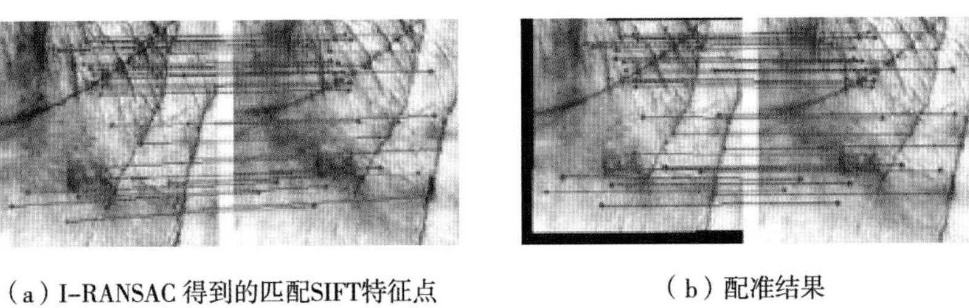

（a）I-RANSAC 得到的匹配SIFT特征点　　（b）配准结果

（c）领域定义

图 12－47　局部掌纹描述符中邻域的定义

配准之后，将注册图像和查询图像划分为规则的图像块，如图 12－48 所示。此时，两幅图像中包含与此线性变换模型相对应的匹配 SIFT 特征点的图像块一定是配准较好的，因此，我们将这些图像块作为种子块，如图 12－48（c）所示。

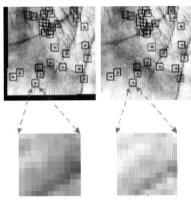

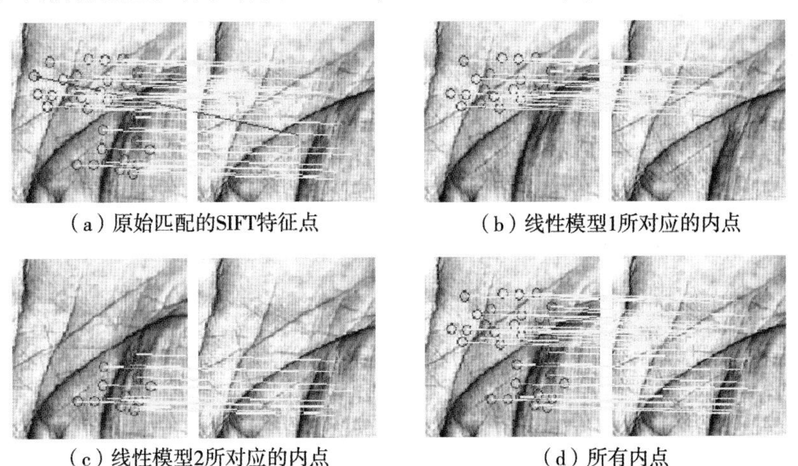

（a）原始匹配的SIFT特征点　　（b）线性模型1所对应的内点

（c）线性模型2所对应的内点　　（d）所有内点

图 12－48　I－MSAC 结果

进行块生长时，从种子块开始，依次判断当前图像块的 8 邻域块，当某一邻域图像块满足生长准则时，就将它合并到区域中来，以此类推，即可得到符合线性变换模型的区域。这个过程中，最关键的问题是如何确定生长准则，即满足何种条件的邻域块应该被合并到区域中来。

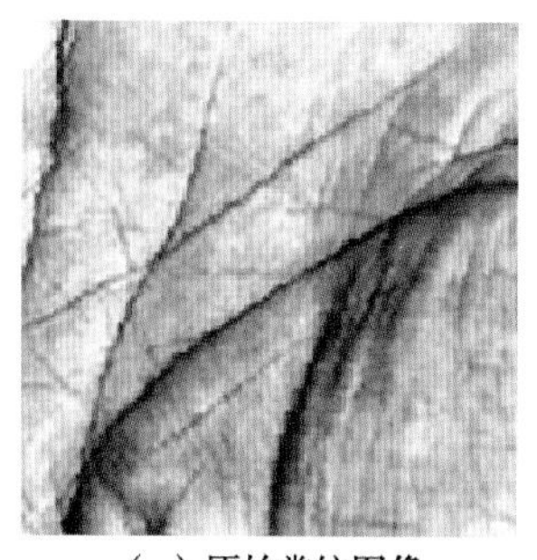
（a）原始掌纹图像

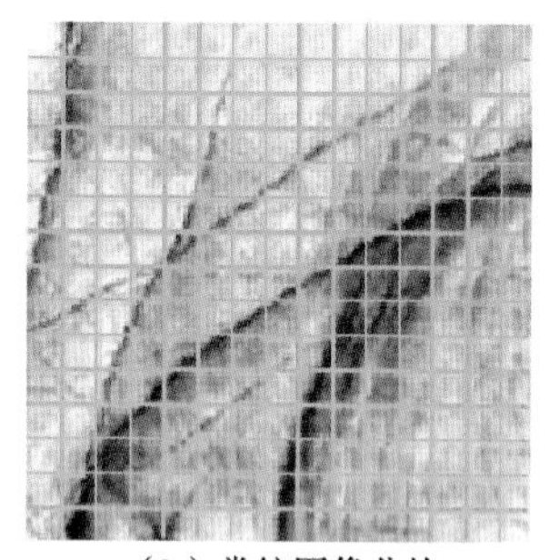
（b）掌纹图像分块

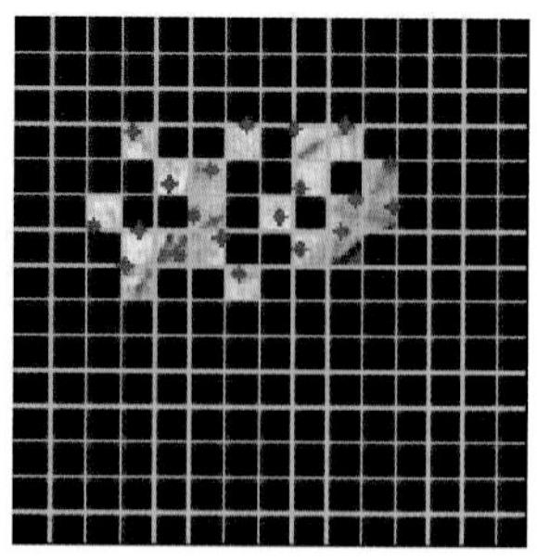
（c）种子块

图 12－49　种子块的选择

由于我们事先将两幅掌纹图像按照当前的线性变换模型进行了配准，因此，图像中能够配准的图像块应该都属于当前线性模型确定的区域，而当两幅图像配准之后，配准的图像对应块之间的相似性应该极高。同时，图像块可以看作是小的掌纹图像，因此，我们可以在两幅图像的对应块上提取掌纹特征并进行匹配，当二者的相似性较高时，则认为当前的块符合当前的变换模型，进而可以判定它属于这一区域，并将它合并到区域中来。在图像块上提取特征时，可以使用任意掌纹特征提取算子^F（·）和与其对应的相似性度量函数^(·，·）。完整的块生长算法如算法 12－6 所示。

在每一个使用 I－MSAC 算法计算出来的线性变换模型上应用算法 12－6，即可得到若干个图像区域。算法 12－6 中的第 6 行到第 10 行的目的是对种子块进行细化，去除种子块中对应种子块相似性小的块，以保证得到的区域更好地符合变换模型。图 12－50 所示为一个线性变换模型的块生长结果，其中 12－50（a）为种子块，12－50（b）为生长结果。

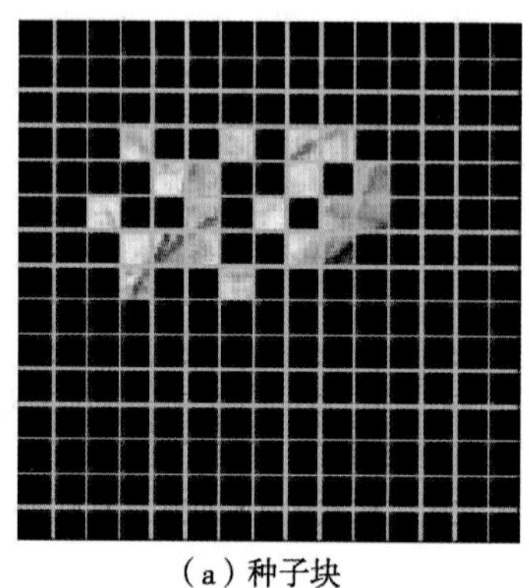
（a）种子块

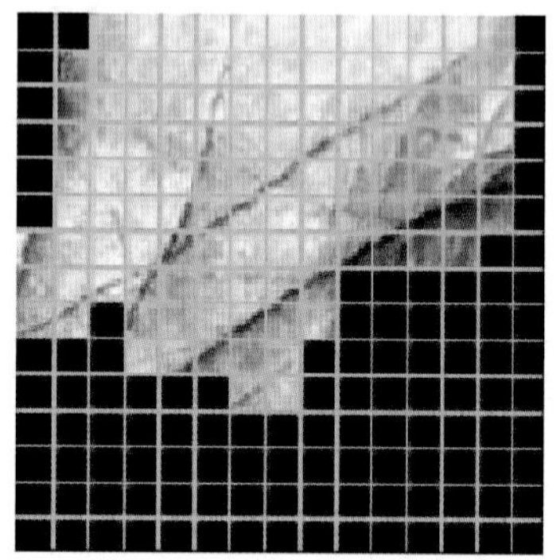
（b）块生长结果

图 12－50　块生长结果

显而易见，块生长之后，各区域之间会出现重叠的情况，这是由于某些块，尤其是区域边缘的块，会被包含进两个或多个区域。这种情况下，我们要把这些块分配给唯一的区域，以消除区域重叠的情况。分配的原则是将重叠的块分配给它最符合的那个线性形变模型所对应的区域，因此，可以根据重叠块

在各区域内的相似性度量值，分配给相似性最大的那个区域。重叠块的处理原理

算法 12-6 Block growing

```
Input: 注册掌纹图像 I1；查询掌纹图像 I2；线性变换模型 H；符合线性
       变换模型 H 的匹配 SIFT 特征点集合 P
Output: 区域 R
使用 H 将 I2 向 I1 配准，得到配准的图像 I2'；
将 I1 和 I2' 划分成规则的 m × m 大小的图像块;
根据匹配的 SIFT 特征点集 P 选择种子块，得到种子块集合 B；
while B 中包含没有处理过的图像块 do
    选取一个没有处理过的图像块 b0；
    计算 I1 中的 b0 和其在 I2' 中的对应块 b0' 的相似度 s；
    if s > τ  (τ 为给定的阈值) then
        从 B 中移除 b0；
        Continue；
    end if
    while b0 的 8 邻域中包含没有处理过的图像块 do
        选取 b0 的 8 邻域中的一个图像块 b；
        计算 I1 中的 b 和其在 I2' 中的对应块 b' 的相似度 s；
        if s < τ then
            将 b 添加进 B；
        end if
    end while
end while
```

算法 12-6

如图 12-51 所示。

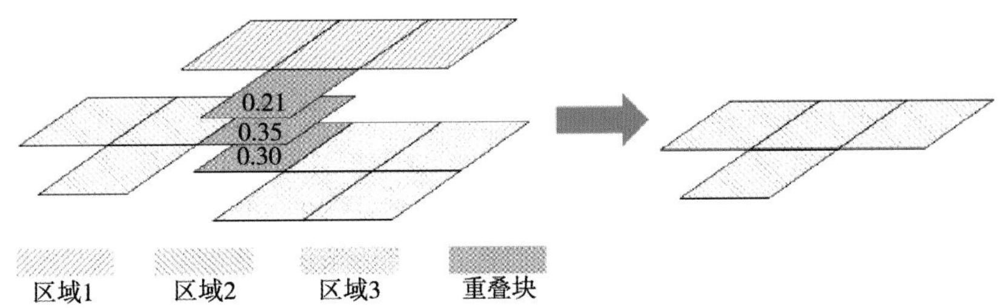

图 12-51　重叠块的处理

图 12-52 所示为带重叠块处理的块生长结果，其中 12-52（a）为种子块，12-52（b）为带重叠块的生长结果，红色框标识的块为重叠块，12-52（c）为重叠块处理后的结果。图 12-53 所示为块生长的最终结果，其中，12-53（a）为原始图像，12-53（b）为基于块生长的掌纹图像配准结果，红色区域为注册图像，青色区域为查询图像，二者重叠区域为灰色。可以看出，如果仅使用一个线性形变模型对两幅图像进行配准，仅有部分区域可以较好地配准，而其他区域未能配准，如图 12-53（c）和图

12－53（d）所示，而经过块生长得到区域后，图像的大部分均可以较好地配准。

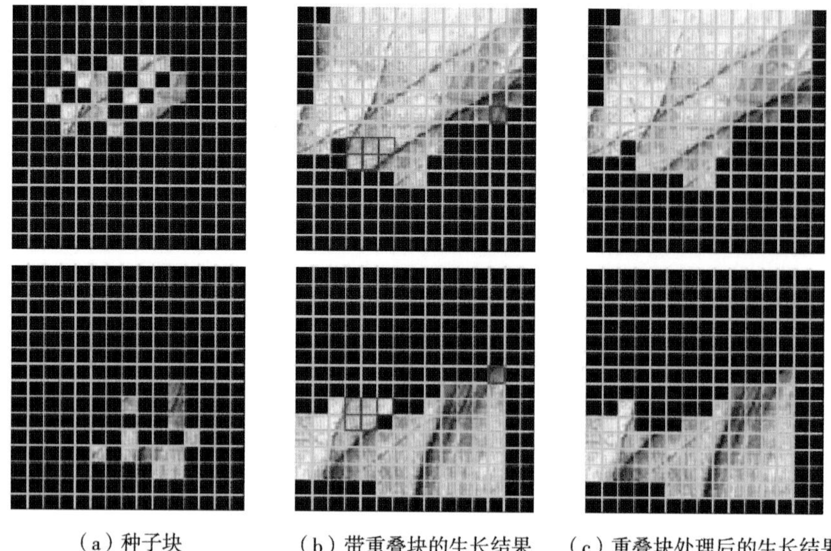

（a）种子块　（b）带重叠块的生长结果　（c）重叠块处理后的生长结果

图 12－52　带重叠快处理的块生长结果

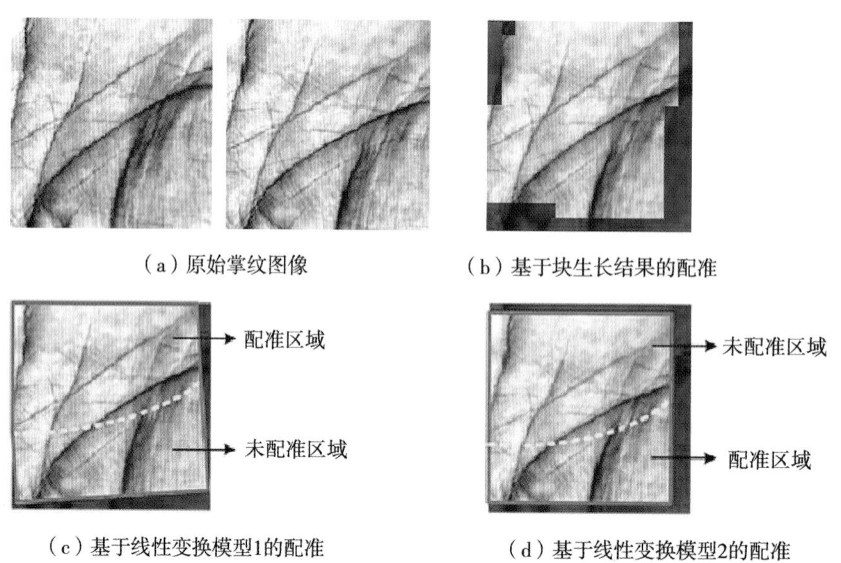

（a）原始掌纹图像　（b）基于块生长结果的配准

（c）基于线性变换模型1的配准　（d）基于线性变换模型2的配准

图 12－53　块生长结果

2. 匹配分数的计算

由式 5－3 可知，如果掌纹特征提取算子 $F(\cdot)$ 是逐像素的，且其相应的相似性度量函数 $\delta(\cdot,\cdot)$ 是可分离的，则最终的匹配分数便可以通过对掌纹上符合各个线性变换模型的区域分别提取特征并计算相似性度量，最后求和得到，即：

$$score = \frac{1}{X \times Y}\sum_{i=1}^{M} sim_i \qquad \text{（公式 12－207）}$$

其中 simi 为注册掌纹图像和查询掌纹图像中第 i 对区域的相似性度量值，M 为区域的个数，X × Y 为掌纹图像的大小。另外，对于类间掌纹图像，可能存在块生长区域为空的情况，此时的匹配分数无法使用式 12－207 计算。在这种情况下，我们规定匹配分数为 0。

十四、改进的阈值分割技术（基于阈值的掌纹识别方法）

（一）阈值处理技术的研究

1. 颜色空间模式的转换

介于本文采用彩色图像信息并以自然环境作为背景的条件下进行阈值分割，所采集图片存在大量的干扰信息，如光照以及复杂的背景等，因此本文选择 YCgCr 颜色空间作为图片的处理模式，其中，Y 表示光照强度的分量；Cg 为所采集图片绿色信息分量；Cr 为红色信息分量。因此去除 Y 表示的光照分量，而采用 Cg 和 Cr 两个颜色信息进行处理，可大大减少光照对于本项目的干扰，但是根据实验结果，此方法并不能完全消除光照对阈值处理阶段的产生的影响，因此本项目选择在不能完全消除影响的条件下，最大程度实现优化本文算法，其转换过程如公式（12－208）所示。

$$\begin{pmatrix} Y \\ Cg \\ cr \end{pmatrix} = \begin{pmatrix} 16 \\ 128 \\ 128 \end{pmatrix} + \frac{1}{256}\begin{pmatrix} 65.481 & 128.553 & 24.966 \\ -81.085 & 112 & -30.915 \\ 112 & -93.768 & -18.214 \end{pmatrix}\begin{pmatrix} R \\ G \\ B \end{pmatrix}$$

（公式 12 －208）

经此计算可将 RGB 模式的图片转换到 YCgCr 空间模式下，以此为基础进行后续研究。

2. 基于肤色聚类的阈值分割技术

本段所提出的用于人脸识别领域中基于肤色聚类的分割方法，将其运用于掌纹图片对其进行分割。通过用 YCgCr 空间模式的颜色信息 Cg 和 Cr 分量来进行处理，由于目标图像即人的手掌图像一般情况下占据整幅图像的 2/3 以上，因此，采集图像一般要求将手掌的中心部位固定在图像的中心区域。本项目采用 320 * 240 大小的图片，并且可以确定，在中心处大小为 100 * 100 的区域面积一定为目标图像，通过用手动切割图像，将属于肤色区域的图像进行剪裁处理，此阶段本项目采用 10 个人分别为 5 男 5 女并且其肤色各异进行图像采集，每人在白天采集 3 张图片晚上采集 3 张图片共 60 张图片，对此进行训练并通过直线拟合可知，$Cg \in [105,130]$，并且 $Cr \in [-Cg+260, -Cg+275]$。扫描图像的每一个像素点，当 $Cg(x,y) \in [105,130]$ 并且 $Cr(x,y) \in [-Cg+260, -Cg+275]$ 时，将阈值处理结果的图像的像素设为 1，否则即为 0。

基于肤色的固定阈值分割结果能够将特定目标图像的整体轮廓分割出来，并且其执行速度快，效率高。

3. 基于肤色相似度的阈值分割技术

基于肤色模式的分割方法以其肤色不随方向的改变而改变的优势早已应用于人脸识别等技术中，有文献使用基于肤色的神经网络方法对肤色进行分割及介绍了高斯模

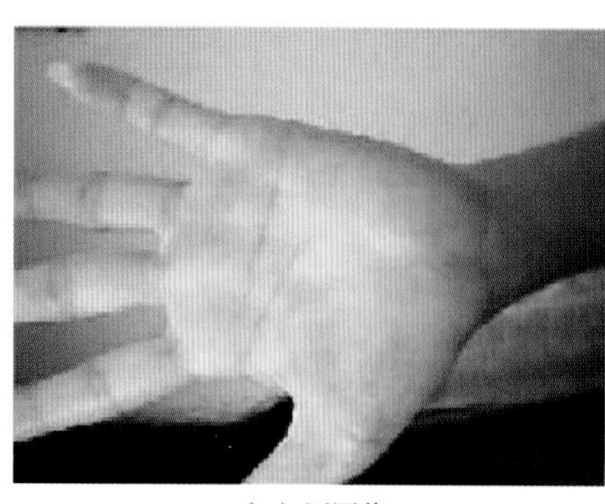
（a）原图像

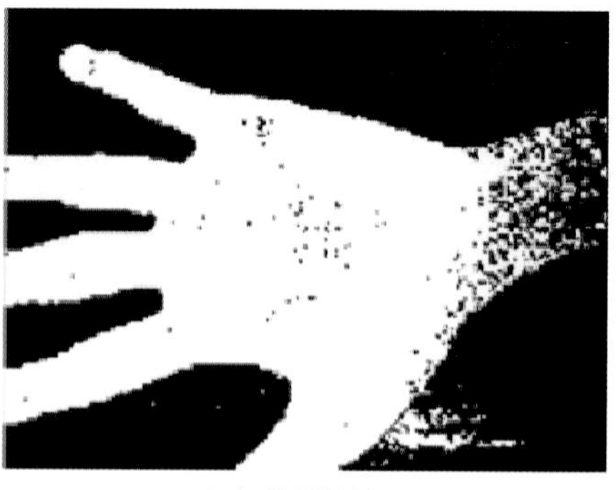
（b）分割结果

图 12－54　基于肤色固定阈值的分割结果

型进行阈值处理，通过对人脸图像进行训练获取其阈值进行分割；而本阶段内容是在 YCg Cr 空间模式下基于高斯模型的阈值分割，但为解决设备依赖的问题，本阶段内容自行做一些改进。

由于基于肤色聚类分割算法是通过采集大量的图片对其进行训练，理论上可以说，如果采集的训练图片包含各式光照已解决其光照敏感性，那么训练出的肤色像素范围分布包含单一光照的肤色分布。至此在特定光照下进行肤色分割很大程度上会增加其误分概率，此外各设备所采集的样本肤色分布范围不相同。因此，本阶段内容将继承其优势并对其不足进行改进。

协方差是度量样本中样本的相关性，正如肤色同肤色的相关性要高于肤色同背景的相关性，而马氏距离正是样本数据的协方差距离，因此所得距离值越大，证明相关性越高，即当前像素点属于肤色的概率越高，基于这一理论，该方法使用马氏距离来测量被扫描的当前点属于肤色的概率，其概率值越大说明被判为肤色的几率越高。

本算法中，通过人为规范所采取的样本中，中心处 100 * 100 的区域内都被肤色所占据，通过计算此区域的均值来决定 Cg 以及 Cr 的取值范围。在规定的范围内，将阈值设置为 255，反之则为 0。设图像的灰度值范围为 0 ~ 255，那么参考均值的灰度范围同样在 0 ~ 255 范围内，定义参考均值 m 如公式 12 － 209 所示。

$$m = \frac{1}{N*N}\sum_{i=hl}^{hl\,2}\sum_{2j=-w/2}^{w\,l2} f(x+i, y+j) \qquad (\text{公式 } 12-209)$$

$$\bar{x} = (Cg, C^T r) \qquad (\text{公式 } 12-210)$$

$$C = B[(\bar{x}-m)-(x^T m)] \qquad (\text{公式 } 12-211)$$

其中，本文取 N 为 100，h 为参考区域内的高，w 为参考区域内的宽，坐标（x，y）为图像的中心坐标。$\bar{x}$ 为 Cg、Cr 的坐标向量，C 为其协方差。

通过计算被扫描的像素点同肤色的距离得到相似度值，该距离的测距使用马氏距离来进行计算，如公式 12－212。

$$P(Cg, Cr, x, y) = \exp\frac{1}{2}^{-}[(x^T M^{-1})-C] \qquad (\text{公式 } 12-212)$$

理论上此方法削弱了上述固定阈值分割的光照敏感性，在不同光照下能够根据其肤色分布的均值进行半自适应的阈值分割。

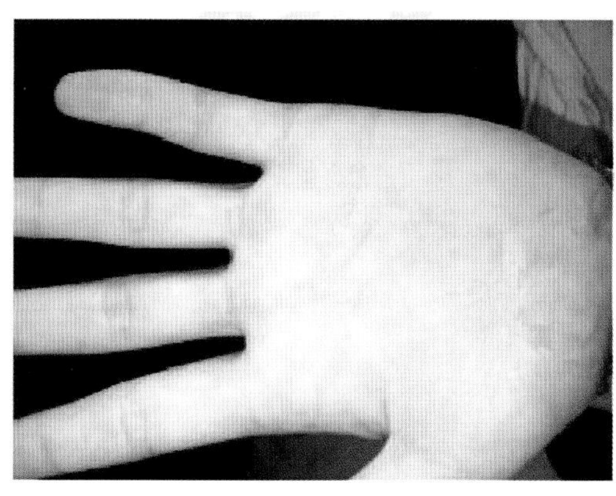

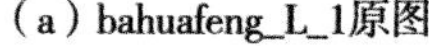

（a）bahuafeng_L_1原图

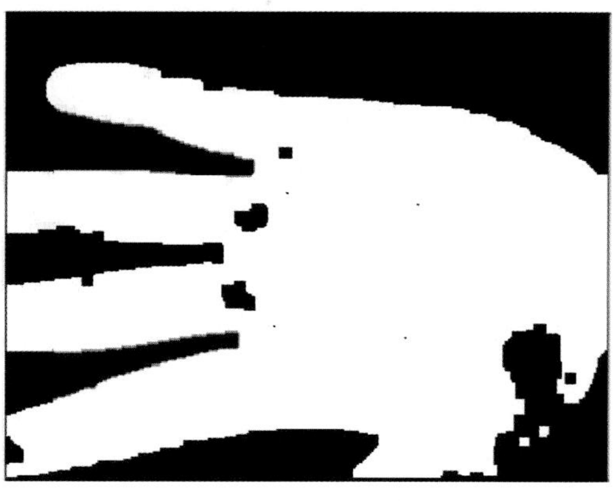

（b）bahuafeng_L_1二值图像

图 12－55　bahuafeng_ L_ 1　基于肤色相似度的分割结果

2. 基于肤色的自适应阈值分割技术

经实验结果表明，肤色相似度分割对其阈值选取不具智能性，根据所设置的参考均值作为参考，其阈值的选取受到光照的影响，这对于本项目而言是最大的弊端，因此需要一种智能的阈值分割，可以随着外界光照或者个人肤色的不同而产生相应变化的阈值分割技术。

自适应阈值分割技术是根据类间距离来确定分割门限的，即通过选取能够使其间距最大的阈值进行分割。该方法将采集的图像分为两类即背景类和目标类，通过计算能使两类的类间方差以及类内方差求取最大值的一个变量，该变量即为所求得的阈值。随机样本同样本均值间的偏离程度在概率论及数理统计中一般都是用方差来进行衡量，在样本数一定的情况下，方差同数据波动大小成正比，亦即方差值越大，他们之间的差别越大，根据图像的总灰度值作为均值的度量求取类间方差最大值并且保持类内方差的最小值。

基于肤色相似度的方法与自适应阈值方法相结合也已经应用广泛，如人脸识别的预处理等，以更精确且更智能化的求取相似度值的阈值分割。通过计算每个像素点同肤色的相似度值 P（Cg，Cr，x，y）并将其作映射变换：

$$F(x,y) = P(C,gC,r,x)y * L \qquad （公式 12－213）$$

从而得到值为 0～L－1 区间范围的相似度图 F 作为输入。若求得某个像素值使得由该像素值为分割线的两类图像 A 和 B 间的方差最大，需统计各个像素值的像素数。设 i 为 F 内各元素的值，n_i为 F 内值为 i 的元素个数，总的元素个数为：

$$N = \sum_{i=0}^{255} n_i \qquad （公式 12－214）$$

假设所求得的阈值为 t，即通过 t 值可对图像进行完整的分割，设小于阈值 t 的那一类为 A 类，大于等于 t 的那一类为 B 类

$$F(x,y)=\begin{cases}A & F(x,y)<t\\ B & F(x,y)\geq t\end{cases}$$ （公式 12－215）

为求得 t 能够使图像准确的分割 AB 两类，求使类间方差最大化的情况下满足条件的 t 值即为所求结果有：

$$D(x)=\frac{1}{n}\{[x_1-E(x)]^2+[x_2-E(x)]^2+\cdots+[x_n-E(x)]^2\}$$ （公式 12－216）

在上述公式中 n 个样本 x1，x2，…xn 是等概率分布的，而在本项目中只有两个样本，并且出现的概率并不均等，因此对上述公式做些变换即可得到类间方差为：

$$\delta^2=P_A(\omega_A-\omega_0)^2+P_B(\omega_B-\omega_0)^2$$ （公式 12－217）

类内方差分别为：

$$\delta_A^2=\sum_{i=0}^{t}(i-\omega_A)^2p_i$$ （公式 12－218）

$$\delta_B^2=\sum_{i=t+1}^{255}(i-\omega_B)^2p_i$$ （公式 12－219）

其中，p_A，p_B为类 A 类 B 出现的概率，ω_0为整幅图像的均值，$E(x)=\frac{1}{n}\sum_{i=0}^{255}$ 为类 B 内部的均值，ω_A为类 A 内部的均值，p_i为像素值为 i 的概率。首先需要统计各像素值出现的概率来求取类 A 出现的概率和类 B 出现的概率，有：

$$p_i=n_i/N\quad(p_i\geq 0\text{ 且}\sum_{i=0}^{255}p_i=1)$$ （公式 12－220）

1. B 出现的概率为

$$p_A=\sum_{i=0}^{t}p_i,p_B=\sum_{i=t+1}^{255}p_i=1-p_A$$ （公式 12－221）

A 和 B 两类的灰度均值分别为

$$\omega_A=\sum_{i=0}^{t}ip_t/p_A,\omega_B=\sum_{i=t+1}^{255}ip_t/p_B$$ （公式 12－222）

图像的总灰度值为 $\omega_0=p_A\omega_A+p_B\omega_B=\sum_{i=0}^{255}ip_iIp_B$ （公式 12－223）

由于各方差都是关于 t 的一个函数，因此通过求得满足类间方差最大，类内方差最小的 t 值，有

$$t^*=\underset{0\leq t\leq 255}{ARGMAX}\left[\frac{\delta^2}{\delta_A^2+\delta_B^2}\right]$$ （公式 12－224）

此时 t^* 即为所求得能将相似度图尽最大可能地分割的阈值，于是有

$$P(Cg,Cr,x,y)=\begin{cases}0, & P(Cg,Cr,x,y)<t^*\\ 255, & p(Cg,Cr,x,y)\geq t^*\end{cases}$$ （公式 12－225）

该算法常用于人脸识别技术中的阈值分割部分，用于解决光照敏感性，以适应在不同光照下对人脸的准确分割。

3. 改进的基于肤色的自适应阈值分割技术

本算法是对基于肤色自适应阈值算法的改进，经实验表明，由上文所描述的算法进行实验分割时发现对于黑色背景或者是近黑色背景区域一律被错分为目标区域如图 12-56 所示。在探究问题原因的过程中，用人眼可以轻易地对肤色及黑色进行分割，而在运用算法进行处理的过程中，黑色同肤色的差距理论上应是相较于其他复杂背景颜色更大。

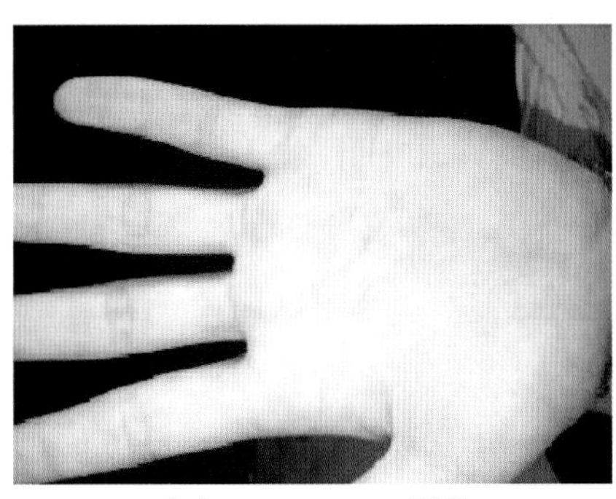

（a）bahuafeng_L_1原图

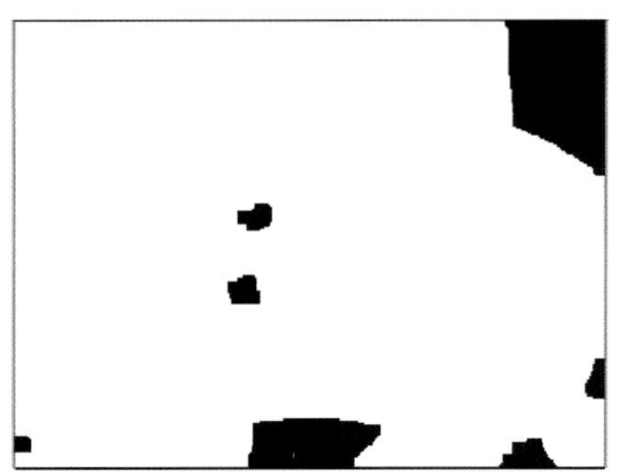

（b）bahuafeng_L_1二值图像

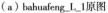

图 12-56 bahuafeng_ L_ 1 基于肤色自适应阈值的分割结果

追溯至肤色空间变换处，在本项目的实验环境下，通过训练肤色模型，可知肤色区域的范围一般在 105 至 130 有效。当作肤色变换模型将 RGB 模式下的颜色信息转变为 YCg Cr 模式时，将公式（12-208）转化成公式（12-226）。

$$\begin{cases} C_g = 128 - 0.3167 * R - 0.4375 * G + B \\ C_r = 128 + 0.4373 * R - 0.3363 * G \end{cases} \quad \text{（公式 12-226）}$$

并将 R=0 、G =0、B =0 带入公式（12-208）可得

$$\begin{cases} C_g = 128 \\ C_r = 128 \end{cases} \quad \text{（公式 12-227）}$$

因此，当遇到黑色背景时，其 RGB 的值都为 0，可得 Cg 的值为 128，Cr 的值为 128，它们恰好在肤色区间内，所以才会产生如图 12-56 中（b）图的结果。

根据实际经验可得，经 LED 补光后，背景复杂度被削弱，其颜色分布均呈暗色，即像素值分布普遍偏低。为了解决上述存在的问题，本文方法需在基于肤色阈值分割的基础上对其进行提前判定，即将不符合规定的颜色值先判定为背景色。

何为不符合规定的值。公式（12-208）所描述的问题是在模式空间转换过程中所产生的，因此，本文算法在 RGB 空间模式转换前进行提前判定。因为黑色像素值为（0，0，0），因此本文选择 30 作为暗色分割界限来将黑色像素去除。本文选择 30 来除去黑色背景，即满足

$$R < 30\&G < 30\&B \quad \text{（公式 12-228）}$$

时，将差别较大的背景色提前判黑。

假设所得的参考肤色均值 meanCg 为 Cg 分量的均值，meanCr 为 Cr 分量的均值，$M = (meanCg, meanCr)^T$ 通过计算

$$exponent(\bar{x}) = (\bar{x} - M)^T C^{-1} (\bar{x} - M) \qquad （公式 12-229）$$

以及

$$\text{Prob}(\bar{x}) = 0.5 * \text{exponent}(\bar{x}) \qquad （公式 12-230）$$

可知在 M 一定时，$exponent(\bar{x})$ 同 $\bar{x}$ 成正比，即指数值随 $\bar{x}$ 的值的增大而增大，而根据公式（12－230），其相似度值与指数值成反比，即随其增大而减小，通过迭代变换，可知相似度值与 $\bar{x}$ 成反比，即随着 $\bar{x}$ 的增大而减少。为使黑色背景的相似度值尽可能小，因此将 $\bar{x}$ 值设置为最大值，即 $\bar{x}$ =（255，255），从而使其同目标色的差别最大。

如图 12－57 是本文算法的执行结果，能够将黑色背景有效分割。

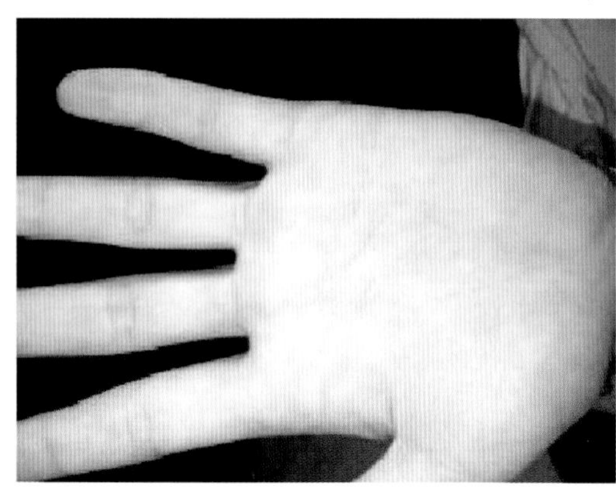

（a）bahuafeng_L_1原图

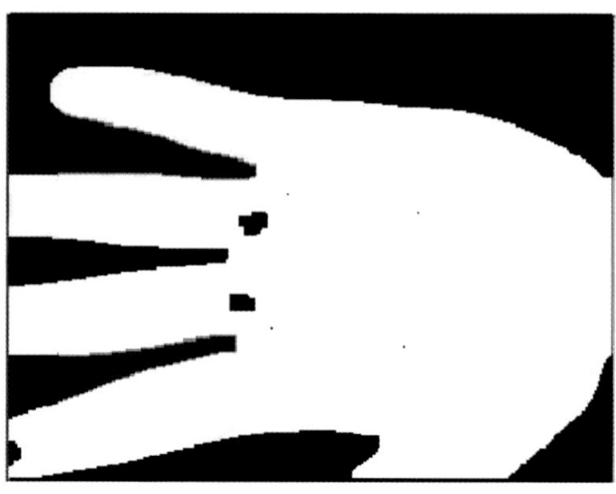

（b）bahuafeng_L_1二值图像

图 12－57　bahuafeng_ L_ 1　本文算法的分割结果

4. 后处理技术

上述分割结果都是经过后处理后所得结果，本阶段将介绍后处理阶段的技术。本项目经上述介绍的算法所得到结果为粗略的二值化图像，图像中会存在大量的的杂点以及游离点，为了优化图像，尽量使存在的杂点不影响后续工程的进行，本项目选择用文献讲述的开操作对其进行滤除噪声处理。

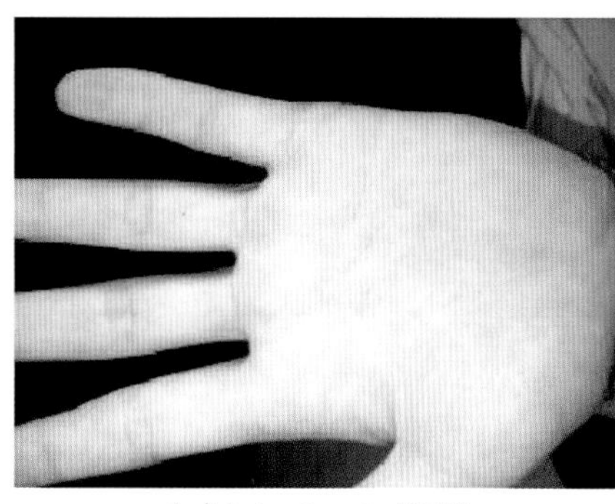

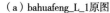

（a）bahuafeng_L_1原图

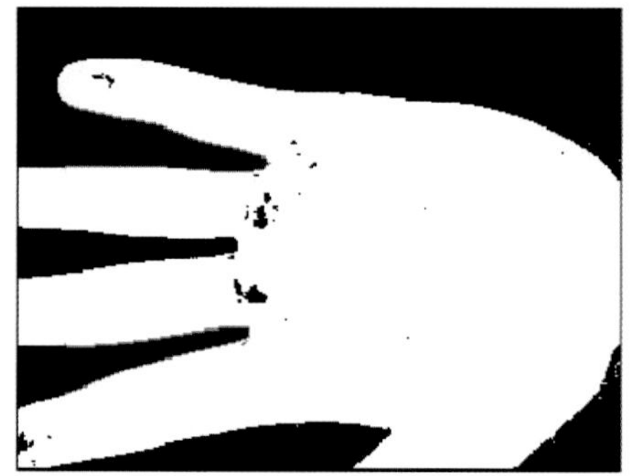

（b）bahuafeng_L_1二值图像

图 12－58　bahuafeng_ L_ 1　本文算法未经后处理的分割结果

开操作是腐蚀运算与膨胀处理的相继执行，定义一个 5＊5 全 1 的结构体元素用以扫描每个像素点，如果当前像素点为肤色点并且以该像素点为中心，周边聚集的肤色点数少于 25 个，则认为该像素点为错分点，则应该将其设置成为背景点。经腐蚀运算后，所有的目标图像都会“变瘦”，因此，需要膨胀操作来使其还原。同样适用该结构体元素扫描各像素点，如果以当前点为中心，周边总计肤色点数不为 0，就将其设置为肤色点。至此得出的结果即为经开操作后所得结果。

腐蚀运算的表述为：

$$X \otimes B = \{x \mid (B)_x \subseteq X\} \quad (\text{公式 } 12-231)$$

膨胀运算的表述为：

$$X \oplus B = \{X \mid [(B^V)_x \cap X] \neq \varphi\} \quad (\text{公式 } 12-232)$$

其中，X 表示被处理的原图像，B 表示结构元素，全 1 结构体作为本项目所用的结构元素，B^V是 B 关于原点的反射，x 表示平移的位移量。经此处理，能将图像中被错分为肤色的独立的较小的区域去掉，但是由于背景的限制，还是会存在一些杂点，在不影响结果的情况下，姑且不做考虑。

为了能够达到更好的精确度，阈值处理的后处理部分，增加补点处理，背景的复杂性导致阈值处理的过程中不能够提出完整且精准的二值化图像，因此，本文增加了补点处理，即检测当前点，若该点为背景点，其左方和右方若为肤色点，则更改该点为肤色点；上方下方的点亦可如此做变换。具体描述如下：

当 $P(x,y) = 0$ 时

判断左右方为：

$p(x+1,y) = 255 \&\& P(x-1,y) = 255 \Rightarrow P(x,y) = 255$

判断上下方为：

$p(x,y+1) = 255 \&\& P(x,y-1) = 255 \Rightarrow P(x,y) = 255$

（二）关键点提取技术

通过阈值处理得出的二值化图像，可以很清楚地得出手掌靠手指处整体三分之一部分，并且该部分图像分布比较稳定，手掌区域的红色素相对较少，在一般阈值处理技术中这一块区域都能很好地分割，因此，本文通过只对该区域进行处理来选取关键点，除上述优势之一，还能大大减少程序的执行速度。

文本选择切线定位方法来选取关键点，其优势是速度快，执行的时间复杂度仅用 O（n）就可以扫描到关键点，除此之外该方法也具备稳定这一优势，对于符合规则的图片经扫描过后，在关键区域内一定能选取出关键点。但是该方法也有些劣势，主要是手掌不能大幅度旋转，但允许在小幅度范围内手掌的偏移旋转，因此对手掌的摆放位置稍有限制，本项目需要采集者除大拇指外的四根手指的边缘准确的出现在图像区域内。

1. 边界提取的预处理

本文采用切线定位法来提取关键点是通过边界提取算法提取两对手指间的凹槽，通过对凹槽做切线求取其切点即为所需的关键点。正如上述所说本项目需要先对阈值化后的图片进行边界提取，由于提高程序的执行效率，不需对整幅图片进行提取，而只需选择感兴趣的凹槽进行提取，这就需要决定，边界是何时开始以及何时结束的。

如图 12－59 所示，本文通过顺次对图像进行纵向扫描来获得所需要的凹槽部分，纵向直线与图像的交点即为所需要的开始和结束的标志，具体的实现过程如下：

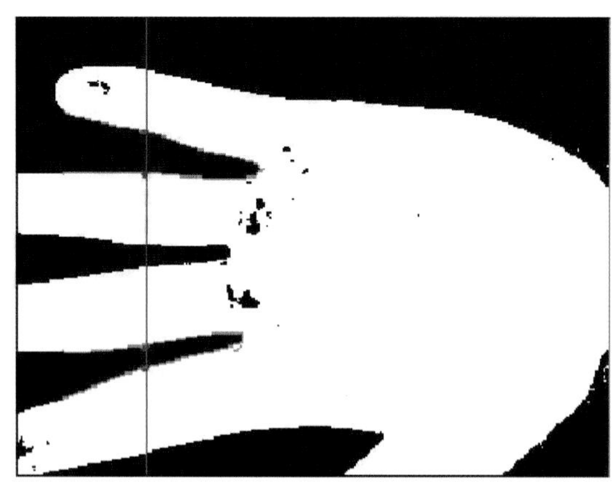

图 12－59　边界提取示意图

(1) 顺次纵向扫描所有点，寻找由白变黑的点以及由黑变白的点共 6 个点；

(2) 若没有找到则右移 10 个像素点，转步骤（1）；

(3) 若找到并恰好计数为 6 个点，将其顺序标记为 index0 ~ index5，则选取无名指和小拇指间两点即 index0 和 index1 作为一次上边界扫描的开始点和结束点，同样，选取食指和中指间的两点即 index4 和 index5 作为一次下边界扫描的开始点和结束点。

2. 边界提取算法

边界提取亦称为轮廓跟踪，是大多数图像处理过程中预处理阶段的技术之一，目的是为了从目标图像上抽取其关于形状的信息。当从目标图像中抽取到轮廓后，就会检测到该目标的不同的特征，并用于后续的分类处理当中。因此，正确的抽取轮廓会产生更精准特征，增加了正确分类的概率。

正如本文中，不采用轮廓跟踪也可以对图像进行处理，获得其中心块，抽取特征。但是，由于轮廓的像素个数相对于整个像素集来说占少数，当在轮廓上运行后续算法时与在整个图像上运行相比，计算量小、运行时间短、效率高。

根据上述的预处理部分提取出的开始点和结束点作为边界提取的输入，选取初始点，顺时针对当前点周边的八个点进行检测，选择第一个肤色点作为下一个被检测点，直至结束点。通过边界提取算法提取边界，计算两个边界的切线提取出切点就是本文第二阶段要求的关键点。边界提取算法如下所述：

将每个点分成 8 个扫描方向，从左下方开始逆时针扫描当前点的周围点，将开始点作为扫描的当前点，其过程为：

(1) 从当前点开始扫描其左下方的点，转步骤（2）；

(2) 若被扫描的点为目标点即白色，判断其是否是结束点，是结束点则扫描结束，否则则另其为当前点，继续扫描其周围点，转步骤（1），若被扫描的点为背景点，转步骤（3）；

(3) 若被扫描的点是背景点，则扫描方向逆时针旋转 45°，判断被扫描的点是否扫描过，若没有被扫描，则重复步骤（2），否则此次边界提取失败。

通过上述步骤，可以得到食指与中指以及中指与无名指间的边界点集，通过这些点集进行后续阶段的计算。

3. 关键点的提取

在提取出所需边界后，这一步的目标是去计算两个边界的切线。同样，通过对两个边界任取一点做直线，那么这条直线会同时将边界分割成两半，姑且称此直线为割线，通过下移直线在统计此直线是否为割线直至该直线将所有的边界点分为一边，此时则认为拥有边界的两点且能够将边界的所有的点都划分到一侧的直线就是要寻找的切线，如示意图 12－60 所示。

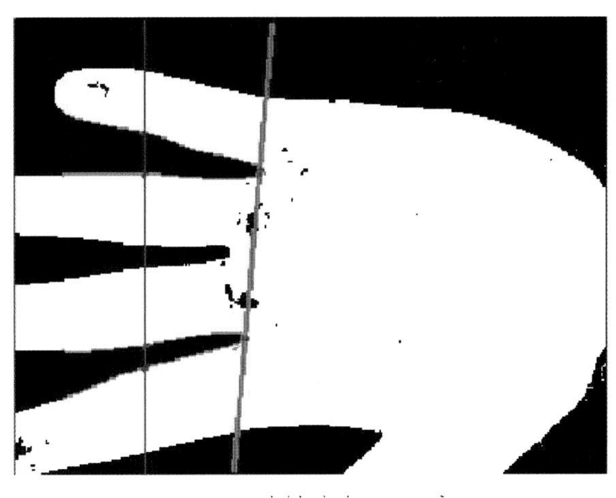

图 12－60 关键点提取示意图

通过顺次扫描直线是否将边界点全部分割至直线的一侧的原则，提取关键点的计算过程如下：

（1）通过任取上下边界两点 1 1（x，y）和 2 2（x，y）并通过两点式计算公式计算经过两点的直线方程 y ＝ mx ＋ c。

$$\frac{Y - y_1}{y_2 - y_1} = \frac{X - x_1}{x_2 - x_1} \qquad \text{（公式 12－233）}$$

（2）将边界上的点如（x_0，y_0）分别代入该方程 y ＝ mx ＋ c，通过将点代入方程，可以知道 $f(x,y) = y_0 - mx_0 - c$ 的方向即 $f(x,y) > 0$ 或 $f(x,y) < 0$。

（3）若所求的函数 f（x，y）的值全部都大于等于 0 或者全部都小于等于 0，则说该直线为切线，否则，继续取下两个点求出直线方程重复步骤（2）。

待到满足所求直线为切线时，该切线与两边界的交点即为本阶段所求的两个关键点，通过本阶段求取的关键点作为下一阶段的输入从而为后续阶段的技术打下夯实的基础。

4. 中心块的提取

在上述方法中，所提取的关键点为 1 1（x，y）和 2 2（x，y），连接两点做一条直线设为 x 轴，对以两个关键点为端点的线段做垂直平分线设为 y 轴，同时，令 d 等于两关键点之间的距离。在 y 轴上距离远点 O 为 d/2 处做一条平行于 x 轴的直线，通过截取对称于 y 轴并且长度等于 d 的直线段作为中心块的边长，分别取其四个边即为所要求的中心块区域，如图 12－61 所示，其中求取距离公式如下：

$$d = \sqrt{(x_1 - x_2)^2 + (y_1 - y_2)^2} \qquad \text{（公式 12－234）}$$

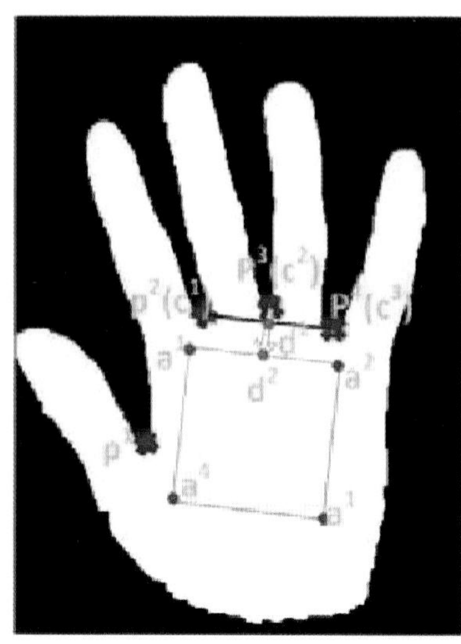

图 12－61　掌纹中心块的提取

至此，本项目的主要任务已基本完成，通过该系统本项目可以提取出所需的掌纹中心块，如图 12－62 为几组本文算法分割出的中心块及其原图的示意图，其性能留待下章进行验证。

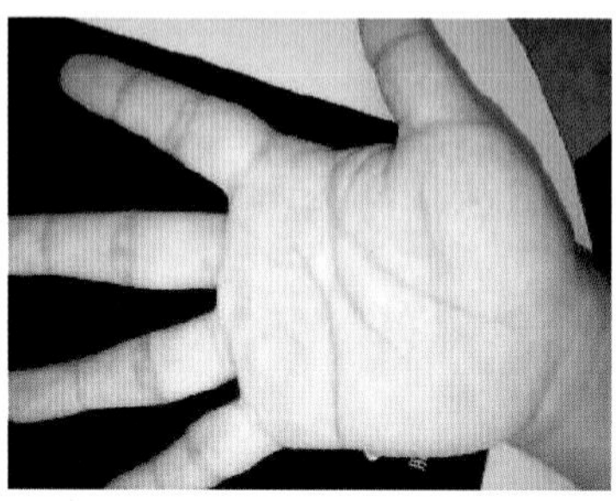

（a）lichunshan 右掌原图

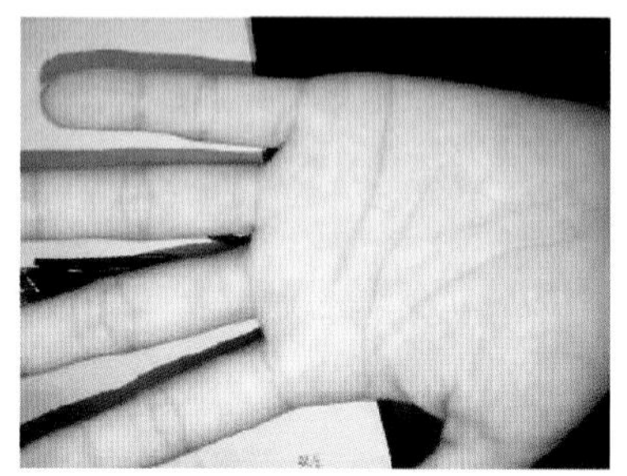

（b）lifeng左掌原图

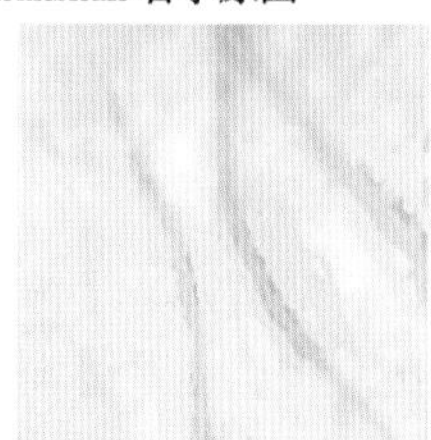

（c）lichunshan右掌中心块　（d）lifeng左掌中心块

图 12－62　本系统的掌纹原图及其中心块示例

十五、不损失精度的掌纹快速辨识方法

（一）引言

掌纹识别系统分为两种类型，一种是掌纹验证系统，另一种是掌纹辨识系统。在掌纹验证系统中，用户需声明自己的身份并提供掌纹，系统将该掌纹与系统内该用户注册的掌纹进行匹配，以判断该用户与所声明的身份是否相符。因此，掌纹验证是一对一的匹配。而在掌纹辨识系统中，用户只需提供自己的掌纹，系统在已注册的所有掌纹中进行搜索，并找出相似度最大的（即最近邻），进而判断该用户的身份。可见，掌纹辨识是一个一对多的匹配过程，比掌纹验证更具有挑战性。

（二）覆盖树方法

覆盖树方法是一种高效的最近邻搜索算法，它在构造时只需线性的空间复杂度，而在搜索时具有近似对数的时间复杂度。

1. 覆盖树方法介绍：覆盖树是一种树形的数据结构。对于树的每一层，都“覆盖”了它的下一层。树中从上到下的每一层都由从大到小的整数层号标识。树中的每一个结点都代表了数据集中的一个样本，而数据集中的每一个样本可能与覆盖树中的多个结点相关联。令 iC 表示数据集中与覆盖树的层号为 i 的结点相关联的所有样本，则对于所有的层号 i，覆盖树都具有如下三个属性：

① $C_i \subset C_{i-1}$ 嵌套性。

②覆盖性。对于 C_{i-1} 中的任一个样本 p，在 C_i 中都存在一个样本 q，满足 d（p，q）$<2^i$，而且在第 i 层中与样本 q 相关联的结点是第 i－1 层中与样本 p 相关联的结点的父结点。

③分离性。对于 iC 中的两个样本 p 和 q，它们之间的距离满足 d（p，q）$>2^i$。

覆盖树方法对样本的特征维数没有限制，唯一的条件是样本间的距离度量满足测度（metric）的四个条件：

①d（p，q）≥0（非负性）

②d（p，q）=0 当且仅当 p =q　（不可分辨的同一性）

③d（p，q）=d（q，p）　（对称性）

④d（p，q）≤d（p，r）+d（r，q）　（三角不等式）

其中第 4 条三角不等式是最重要的一个条件，该条件可以减少在搜索覆盖树的过程中不必要的比较，从而快速找到最近邻。

构造覆盖树的方法如图 12－63 所示。该算法从一株空的覆盖树开始，将数据集中的每个样本依次插入到先前构建的覆盖树中，最终得到包含全部样本的覆盖树。构造覆盖树时相对于数据集大小只需线性的空间复杂度。可以证明，由图 12－63 所示的构造算法得到的覆盖树满足前述的三个属性。

覆盖树构造好之后，可以利用图 12－64 所示的搜索方法进行最近邻的搜索。若两

Algorithm. Insert a point in a cover tree

Insert(p , Q_i , i)

Input: a point p, a cover tree Q_i, the current level i

Output: the cover tree Q_i after insertion

Set $Q = \{\mathbf{Children}(q): q \in Q_i\}$.

if $d(p,Q) > 2^i$ then return "no parent found".

else (a) Set $Q_{i-1} = \{q \in Q : d(p,q) \leq 2^i\}$.

(b) if **Insert**(p , Q_{i-1}, $i-1$)="no parent found" and $d(p,Q_i) \leq 2^i$

pick $q \in Q_i$ satisfying $d(p,q) \leq 2^i$

insert p into Children(q)

return "parent found"

(c) else return "no parent found"

图 12－63 覆盖树的构造方法

个样本间的距离是一个测度（metric）并且满足三角不等式，则在覆盖树中，对于 C_{i-1} 中的任一个样本 q，它与任一后代样本 q′的距离满足 $d(q,q') \leq \sum_{j=i-1}^{-\infty} 2^j = 2^i$。因此，图 12－62 中的 2（b）步不会丢掉 p 的最近邻的祖先结点。在从 i ＝∞到 i ＝－∞的搜索过程中，最近邻总是在 Q_i 中。最后，在图 12－64 的第 3 步中，搜索算法将返回 p 的最近邻。可以证明，该方法在搜索时相对于数据集大小具有近似对数的时间复杂度。

Algorithm. Find nearest neighbor in a cover tree

Input: a cover tree T, a query point p

Output: nearest neighbor of point p

1. Set $Q_\infty = C_\infty$, where C_∞ is the root level of T.

2. For i from ∞ down to $-\infty$

   (a) Set $Q = \{\mathbf{Children}(q): q \in Q_i\}$.

   (b) From cover set $Q_{i-1} = \{q \in Q : d(p,q) \leq d(p,Q) + 2^i\}$.

3. Return $\arg\min_{q \in Q_{-\infty}} d(p,q)$.

图 12－64 基于覆盖树的最近邻搜索方法

2. 竞争编码中角度距离的变形

为了使覆盖树方法能够应用到基于竞争编码的快速辨识中，首先要考察竞争编码中的距离度量方式是否是测度，即是否满足测度的四个条件。竞争编码中采用六个不同方向的 Gabor 滤波器对掌纹图像滤波，之后根据滤波结果提取掌纹的方向特征。在匹配阶段，竞争编码采用角度距离来计算两个方向特征的相似度。在将掌纹方向用三个比特表示之后，角度距离可以由二进制的异或操作实现高效的匹配：

$$d(T,Q)=\sum_{x=1}^{N}\sum_{y=1}^{N}T(x,y)\otimes Q(x,y)$$

其中 N 是掌纹图像中行和列采样点的数目，T 和 Q 分别表示模板（template）和查询（query），T（x，y）和 Q（x，y）是模板和查询中采样点（x，y）的方向特征，每个方向特征都表示为 3 比特的二进制码，$\otimes$是异或操作符。这种距离度量也被称作汉明距离，并且满足测度的四个条件。

为了减小掌纹预处理中可能产生的平移，在竞争编码方法的匹配阶段，需要对掌纹特征在水平和竖直方向上进行小范围的平移，平移后的角度距离可以表示为：

$$d^{(x_t,y_t)}(T,Q)=\frac{\sum_{x=1}^{N}\sum_{y=1}^{N}\{T_M^{(x_t,y_t)}(x,y)\cap Q_M(x,y)\cap[T^{(x_t,y_t)}(x,y)\otimes Q(x,y)]\}}{\sum_{x=1}^{N}\sum_{y=1}^{N}[T_M^{(x_t,y_t)}(x,y)\cap Q_M(x,y)]}$$

（公式 12 -235）

其中 $T^{(x_t,y_t)}$（x，y）表示平移了（x_t，y_t）的模板，Q_M是查询的掩码（mask），是由二值数据表示的有效采样点，$T_M^{(x_t,y_t)}$ 表示平移了（x_t，y_t）的模板的掩码。$T_M^{(0,0)}$和 Q_M都是大小为 N ×N 并且全部数据都为 1 的二值矩阵，而 $T_M^{(x_t,y_t)}$ 包含 y_t行和 x_t列的 0，如图 12 -65 所示。公式 12 -235 可以看作是部分区域上的角度距离，区域大小由平移（x_t，y_t）确定。计算完在所有平移下的距离之后，最终的匹配结果为其最小距离：

$$d_f(T,Q)=\min_{(x_t,y_t)}d^{(x_t,y_t)}(T,Q) \qquad \text{（公式 12 -236）}$$

此时，由于最终的匹配结果可能产生于不同的平移，而不同平移导致模板和查询共同的掩码区域并不一致，因此，式 12 -236 并不满足三角不等式。也就是说，平移后的角度距离并不是一个测度，因此不能用覆盖树方法加快辨识速度。

为了解决这个问题，首先考察掌纹辨识的过程。令 Q 表示查询，对于数据库中已有的全部模板 t，最终的辨识结果为：

$$T_{NN}(Q)=\mathrm{argmin}[d_f(t,Q)] \qquad \text{（公式 12 -237）}$$

最小距离为

$$d_{\min}=\min(d_f(t,Q)) \qquad \text{（公式 12 -238）}$$

在式 12 -238 中，df 表示将所有的平移中的最小距离作为最终匹配结果，min（t）表示在所有模板间的最近邻搜索。为了使用覆盖树方法加快辨识速度，根据式 12 -236 可将式 12 -238 重写为：

$$d_{\min}=\min_{t}[\min_{(x_i,y_i)}d^{(x_i,y_i)}(t,Q)] \qquad \text{（公式 12 -239）}$$

将两个求最小值的过程交换，则式 12 -239 变为：

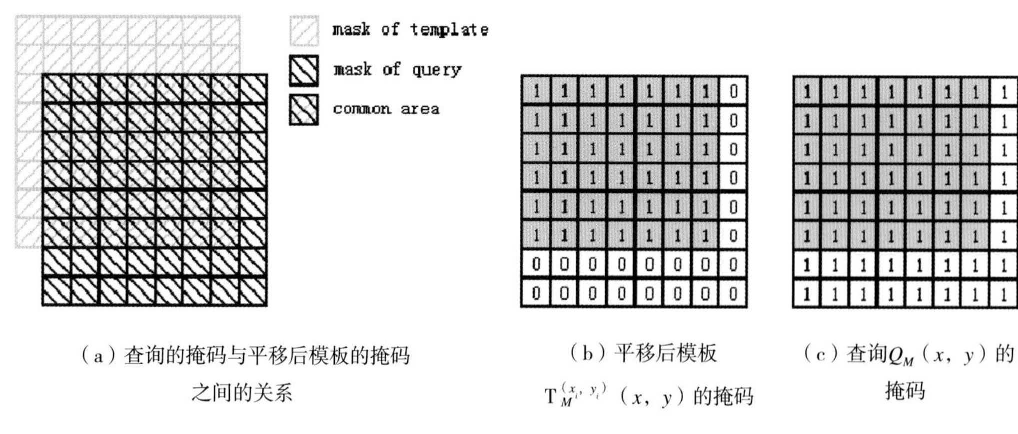

（a）查询的掩码与平移后模板的掩码之间的关系　（b）平移后模板 $T_M^{(x_i,y_i)}(x,y)$ 的掩码　（c）查询 $Q_M(x,y)$ 的掩码

图12-65　平移为（-1，-2）时的掩码

$$d_{min} = \min_{(x_i,y_i)}\left[\min_t d^{(x_i,y_i)}(t,Q)\right] \qquad \text{（公式12-240）}$$

此时，根据前面的论述，式12-240表示的 $d^{(x_i,y_i)}$ 是一个测度，因此公式（12-240）括号内的部分可以利用覆盖树方法加速。

因此，可以将相同平移下的所有模板构建为一株覆盖树。由于在构建和搜索过程中掩码的平移相同，与查询共同的掩码区域也相同，在该掩码区域上计算的角度距离即为汉明距离，因此在该覆盖树上的距离度量满足测度的三角不等式条件。利用覆盖树提供的快速最近邻搜索算法，就可以找出与查询距离最小的模板，它表示在这株覆盖树所表示的平移范围的辨识结果。对于竞争编码中的模板平移，可以构建多株覆盖树，每一株都表示不同的平移。对于每一株覆盖树都进行相同的最近邻搜索操作之后，最终的辨识结果只需在各株覆盖树的辨识结果之中搜索。完整的辨识过程如图12-65所示。显然，该辨识过程的最终结果与逐一匹配并搜索最小值的方法完全相同，但通过交换两个求最小值的过程，就可以利用覆盖树方法加速辨识。

3. 搜索策略

根据图12-66所示的覆盖树搜索算法可以看出，搜索过程的加速主要归因于算法2（b）步骤中丢弃的结点（以及它们的子结点）。根据覆盖树的属性2，对于第i层的任一结点，它与所有子结点的最大距离 d_{max} 应满足 $d_{max}<2^i$。给定一个查询Q以及当前的最小距离 d_{min}（p，Q），如果Q与第i层的结点p满足d（p，Q）$>d_{min}$（p，Q）$+d_{max}$，那么Q与结点p的任意子结点都满足 $d(p',Q) > d(p,Q) - d_{max} > d_{min}(p,Q)$，因此可以安全地丢弃结点p以及它的全部子结点而不必担心丢弃了查询Q的最近邻。因此，如果可以减小当前的最小距离 d_{min}（p，Q），或者减小当前结点到所有子结点的最大距离 d_{max}，则可以丢弃更多的结点，更加快速地搜索到最近邻。

根据覆盖树的属性2，i层结点到其子结点理论上的最大距离是 2^i，这也是在图12-66所示的搜索算法中在2（b）步使用的最大距离。然而在实际中，很少有结点会有距离为 2^i 的子结点，因此可以将其替换为实际的最大距离。这个值可以在构建覆盖树的时候得到。这个改进方案减小了当前结点到所有子结点的最大距离 d_{max}，因此可以

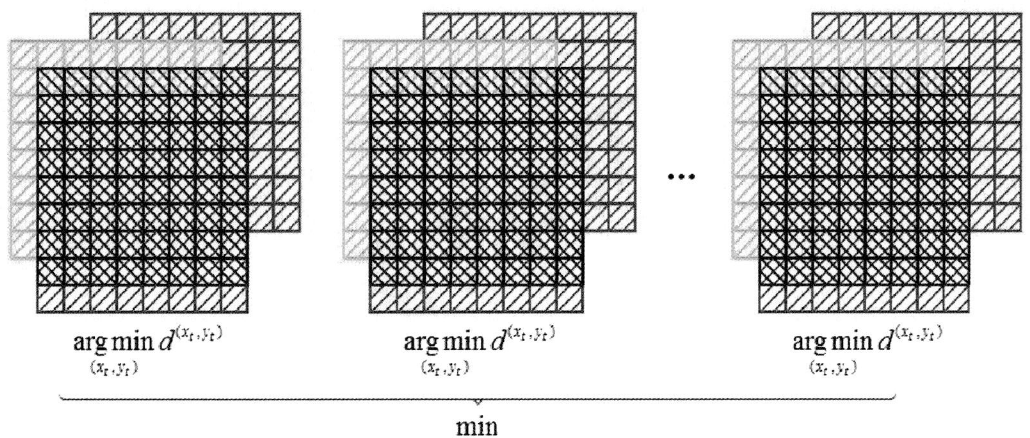

（a）首先计算不同平移下的角度距离再搜索最近邻

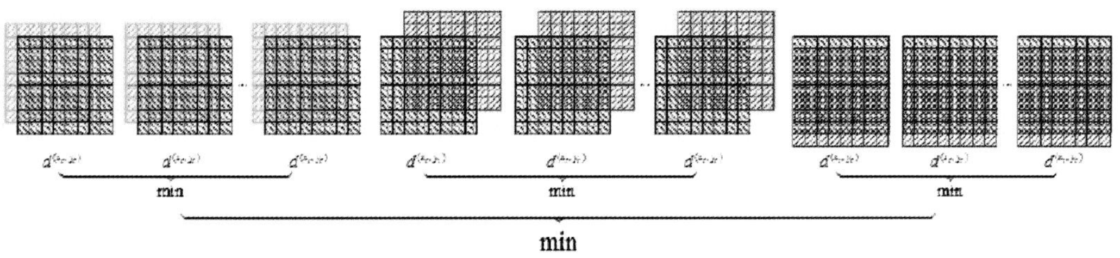

（b）首先搜索相同平移下的最近邻再计算不同平移下的最小距离

图 12－66　交换计算角度距离时的平移与辨识时的最近邻搜索过程示意图

加速最近邻的搜索过程。

另一个改进方案是尽可能地减小当前的最小距离。由于最终的目的是通过逐一搜索覆盖树，得到所有平移条件下的最小距离及其对应的模板，因此可以在搜索完一株覆盖树之后，用得到的最小距离作为搜索下一株覆盖树初始的最小距离。

（三）手掌树方法

1. 手掌树的概念

通过对覆盖树方法的深入研究与分析，可以改进上一节提出的基于覆盖树方法的掌纹快速辨识。图 12－67 显示了由掌纹模板构建的覆盖树。可以看出，由于掌纹模板间的距离都在 0～1 之间，因此除了一个根结点层号为 0 以外，覆盖树中其他结点的层号都小于等于－1。由于距离大于 0.5 的模板都属于不同手掌，因此－1 层的所有结点都属于不同手掌。而不同手掌与同一手掌的掌纹模板间距离在 0.25～0.5 之间都存在，因此，在－2 层的结点有属于不同手掌的，也有属于同一手掌的。此外，同一手掌的模板间距离在 0.125 以上的位于覆盖树的－3 层上，另一小部分距离在 0.125 以下的位于覆盖树的－4 层。由于第－1 层的结点与其子结点的最大距离都接近 12 0.5 － ＝ ，因此根据图 12－67 所示的搜索算法的第 2 步，它们的子结点，即第－2 层的全部结点，都会被搜索算法的第 2 步加以考察。这样，全部的手掌都至少会有一幅掌纹图像在搜索过程中被考察。而手掌的其他图像是否被考察，则取决于它们与根结点的图像间的距离和当前的最小距离。这样，可以将覆盖树方法简化，即用同一手掌的所有图像构建一株树，树的数目即为掌纹库中的手掌数目。由于这样的树是由同一手掌的所有掌纹模板构建的，因此称之为“手掌树”。

2. 手掌树的构造方法

由前文的分析可知，覆盖树方法中搜索过程的加速关键在于通过当前最小距离和结点到其子结点的最大距离丢弃了部分结点。由于当前的最小距离与待查询掌纹和搜索过程有关，因此要进一步加速辨识过程，只有减小结点的最大距离。为了构建最大距离为最小的手掌树，首先需要计算同一手掌两两图像间的距离，随后根据这些距离，选择某一个作为根结点，其他的作为叶结点，同时记录根结点到叶结点的最大距离。基于构建的手掌树，可以利用测度的三角不等式属性减少不必要的匹配，从而加速辨识过程。

具体的，令 A，B，C 表示同一手掌的三个掌纹模板，它们之间的距离为 d_{AB}，d_{BC} 和 d_{CA}。不失一般性，设 d_{AB}是三个距离中的最大值，那么构建手掌树时需将模板 C 作为根结点，而模板 A 和 B 都作为叶结点，同时记录 d_{BC}和 d_{CA}两者间较大的值，作为根结点到叶结点的最大距离（d_{MAX}），如图 12－67 所示。选择模板 C 作为根结点的原因是，这样构建的手掌树，它的最大距离 d_{MAX}最小，这个性质可以加速掌纹辨识过程。

3. 基于手掌树的快速辨识

构造好手掌树之后，在掌纹辨识时，只需将查询与所有手掌树的根结点分别比较，并更新当前的最小距离。令 d_c表示查询与当前的根结点之间的距离，d_{min}表示当前的最小距离。如果 $d_c - d_{MAX} > d_{min}$，那么可知当前手掌树的任意叶结点与查询的距离都不会小于 d_{min}。因此，就没有必要将它们与查询匹配。反之，如果 $d_c - d_{MAX} \leqslant d_{min}$，所有的叶结点都需要与查询进行匹配，以判断是否需要更新 dmin。

所有手掌树的根结点都要与查询匹配图 12－68 中第 3 步。然而，叶结点是否与查询进行匹配则取决于 d_c和当前根结点的 d_{MAX}。如果条件 $d_c - d_{MAX} \leqslant d_{min}$满足，那么所有的叶结点都要与查询进行匹配图 12－68 中第 3.3 步，否则，任一叶结点都不需要匹配图 12－68 中第 3.2 步。丢弃这些叶结点可以减少最近邻搜索的时间，从而加速辨识过程。根据测度的三角不等式性质，丢弃的叶结点中并不包括查询的最近邻，因此基于手掌树的搜索算法与逐一匹配方式的辨识结果是一致的。

对于匹配过程中模板的平移问题，可以利用前一节中的方法解决，即将相同平移大小的模板放在一起处理，以保证它们之间的距离是一个测度。

4. 与覆盖树的比较

手掌树的结构与覆盖树有些类似。这两种方法都利用三角不等式属性减少不必要的匹配从而加速最近邻搜索过程，不同的是，覆盖树的层数与结点数目以及它们间的距离有关，而手掌树只有两层，所有叶结点都位于第二层。这种简化的结构是由于在辨识系统中，每个手掌通常只有少量几个注册样本（3～5 个）。另一个区别是覆盖树的构建是根据输入模板的顺序，而手掌树构建时则需要选择“最优的”模板作为根结

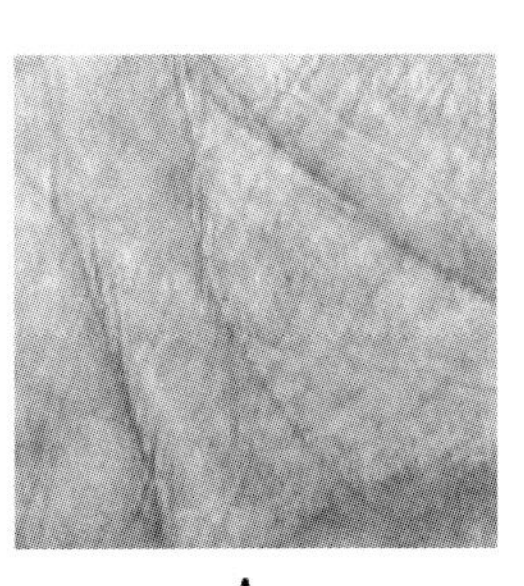

A

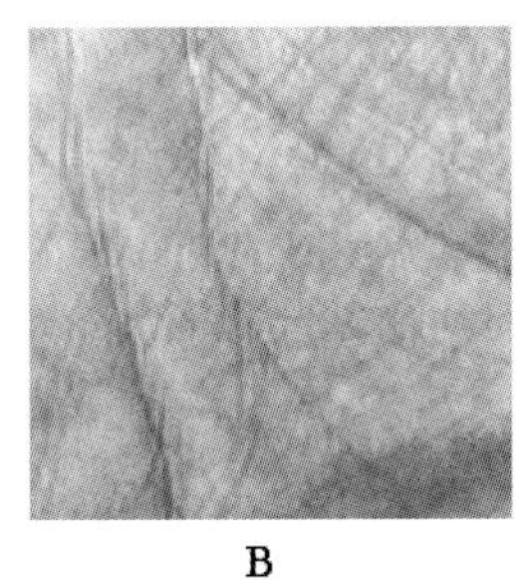

B

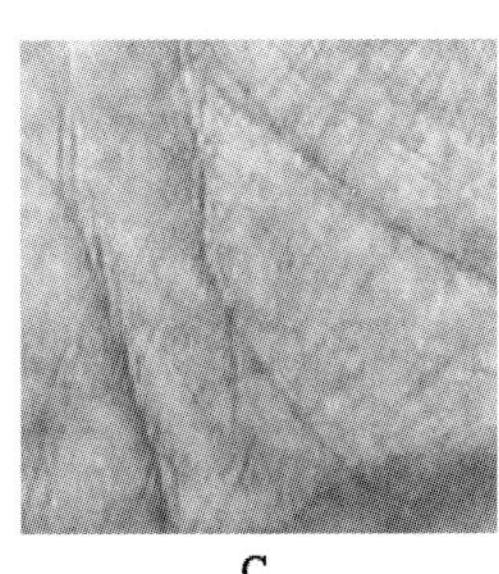

C

（a）同一手掌的三幅掌纹图像

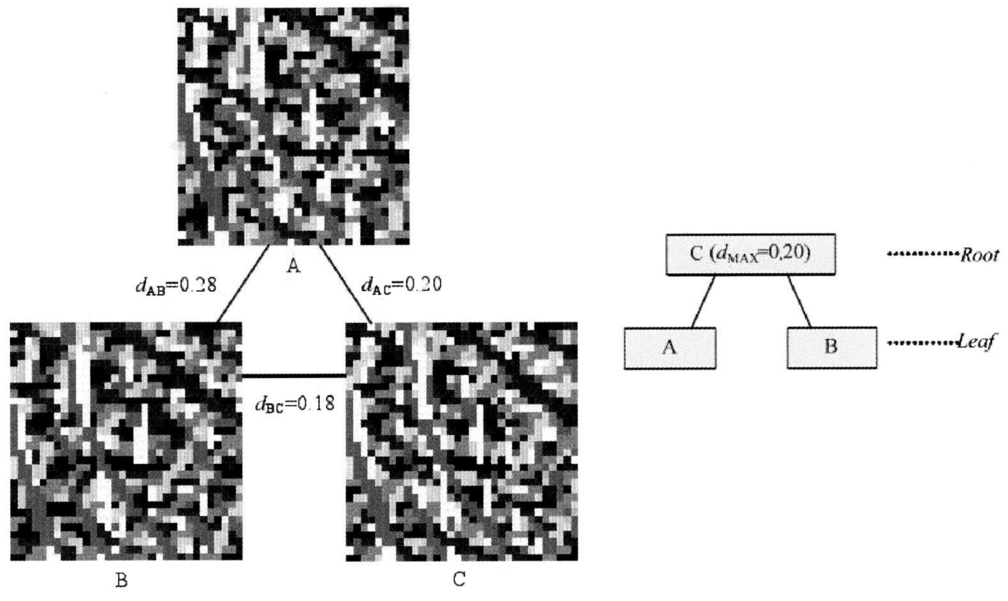

（b）三幅掌纹图像的模板（竞争编码）及它们的汉明距离

（c）由三幅掌纹图像构建的掌纹树

图 12－67　由同一手掌的三幅掌纹图像构建手掌树

点，以减小根结点到所有叶结点的最大距离。

（四）改进的手掌树方法

本节针对上一节的手掌树方法提出了改进方案。该方法首先根据同一手掌的全部模板构造平均特征，之后用模板以及平均特征构建改进的手掌树，最后利用改进的手掌树进行快速的最近邻搜索。该方法唯一的限制条件与覆盖树方法相同，即距离要满足测度的四个条件。

1. 虚拟模板的概念

根据上一节节中的讨论，利用条件 $d_c - d_{MAX} > d_{min}$ 丢弃的叶结点使得匹配次数减

Algorithm. Searching in palm trees

Input: A set of trees t in T, query palmprint q

Output: minimum distance d_{min} and the corresponding template p_{min}

1. Initialization: $d_{min} = \infty$.
2. Iterate for each tree t:
3. Compare the root node of current tree t_c with q
   - 3.1 If current distance d_c is smaller than d_{min}, then update $d_{min} = d_c$ and p_{min}, goto 3.3;
   - 3.2 If $d_c - d_{MAX}$ is greater than d_{min} then goto 2;
   - 3.3 Compare the leaf nodes of current tree t_c with q and update d_{min} and p_{min} if needed;
4. Return d_{min} and p_{min}.

图 12－68　基于手掌树的最近邻搜索方法

少，从而加速最近邻搜索。由于 d_c 和 d_{min} 与当前查询过程有关，无法人为控制，因此只能通过减小 d_{MAX} 来加速最近邻搜索。这也是手掌树优于覆盖树的原因。若能进一步减小 d_{MAX}，则可以丢弃更多的结点，进一步加速最近邻的搜索过程。

由于模板间的距离是不可改变的，而且在上一小节中，已经选择了最优的模板作为根结点，因此，为了进一步减小 d_{MAX}，只能通过"虚拟"的模板。虚拟模板可以通过真实的模板构建，它不需要是库中已有的掌纹模板，甚至不需要是代表有效的掌纹图像的模板，因此被称为虚拟模板。它的功能是尽可能地减小 d_{MAX}，以加速最近邻搜索。

2. 虚拟模板的构造方法

如何根据最小化 d_{MAX} 原则构建最优的虚拟模板已超出了本文的讨论范围。在本小节中，根据点集的质心到所有点的距离之和最小的性质，提出构建全部模板的平均模板作为虚拟模板。如果掌纹的特征是由实数表示的连续值，那么平均模板的计算将会非常简单。然而，竞争编码的特征表示为二进制码，因此计算平均模板的方法稍稍复杂一些。

假设一个手掌有 n 个模板，每个模板都可以看作是 1024 维的向量，每一维都是 3 个比特表示的特征码。这样，平均模板也是 1024 维的向量，每一维特征都是全部模板在该维上的平均特征。由于竞争编码采用汉明距离作为度量方式，该距离考察两个比特是否相同，相同则距离为 0，否则为 1，因此，在计算平均特征时，对每一维特征码的每一位都采用多数投票法（majority voting），即特征码的每一位都是全部模板中该位上出现次数较多的值。同时，记录模板被选择的次数。如果'0'和'1'的出现次数相同，就选择当前被选择次数最少的模板在当前位的值。这样可以使各模板被选择的次数尽可能地平衡，从而减小平均模板到其他模板的最大距离。例如，某个手掌有四个模板，它们在某一维上的特征码分别为‘101’，‘110’，‘000’和‘101’。在计算平均特征时，第一个比特选择‘1’，因为‘1’出现了三次而‘0’只出现了一次，同时记录四个模板分别被选择了 1，1，0，1 次，同样的，第二个比特选择‘0’，同时记录模板被选择了 2，1，1，2 次，再选择第三个比特时，‘0’和‘1’都出现了两次，但值为‘0’的第二和第三个模板被选择次数较少，因此选择‘0’作为平均特征。这样，就得到了这四个模板在该维上的平均特征‘100’。这个平均特征与各模板该维特征的最大距离为 1，而各模板间特征的最大距离为 2，因此，平均特征减小了 d_{MAX}。构造平均模板的方法如图 12－69 所示。

Algorithm. Construction of virtual template from real templates

Input: n templates $t_1,\ldots,t_n$, each of which is a 1024-dimensional vector and each dimension is 3-bit code

Output: d-dimensional virtual template m

1. Initialization: selection times: $Acc_i=0$, $i=1,\ldots,n$
2. Iterate for each dimension $v=1,\ldots,1024$:
3. Iterate for each bit $b=1,2,3$:
   - 3.1 Find the most frequent bit at current position (v,b) in all the n templates;
   - 3.2 If there is only one most frequent bit b_f
     - 3.2.1 Select this bit, i.e. set $m(v,b)=b_f$;
     - 3.2.2 $Acc_i= Acc_i+1$ for all i that equals to b_f at current position;
   - 3.3 If there are two most frequent bits
     - 3.3.1 Find the template which has minimum Acc value;
     - 3.3.2 Select the bit b_t of this template, i.e. set $m(v,b)=b_t$;
     - 3.3.3 $Acc_i= Acc_i+1$ for all i that equals to b_t at current position;
4. Return m.

图 12－69 通过真实模板构建虚拟模板的方法

图 12－70（a）显示了由三个真实模板构建的虚拟模板 M 以及它与三个真实模板之间的汉明距离。从图中可以发现，真实模板间的最大距离为 0.28，而虚拟模板到真实模板的最大距离仅为 0.16，可见虚拟模板到真实模板间的距离要大大小于真实模板之间的距离。因此，通过这种方式构建的虚拟模板达到了减小 d_{MAX} 的目的。在下一小节中，将给出利用该虚拟模板与真实模板构建改进的手掌树的方法，以及利用该手掌树加快最近邻搜索的方法。

3. 改进的手掌树

改进的手掌树的构造方法为，以虚拟模板为根结点，而其他所有真实模板为叶结

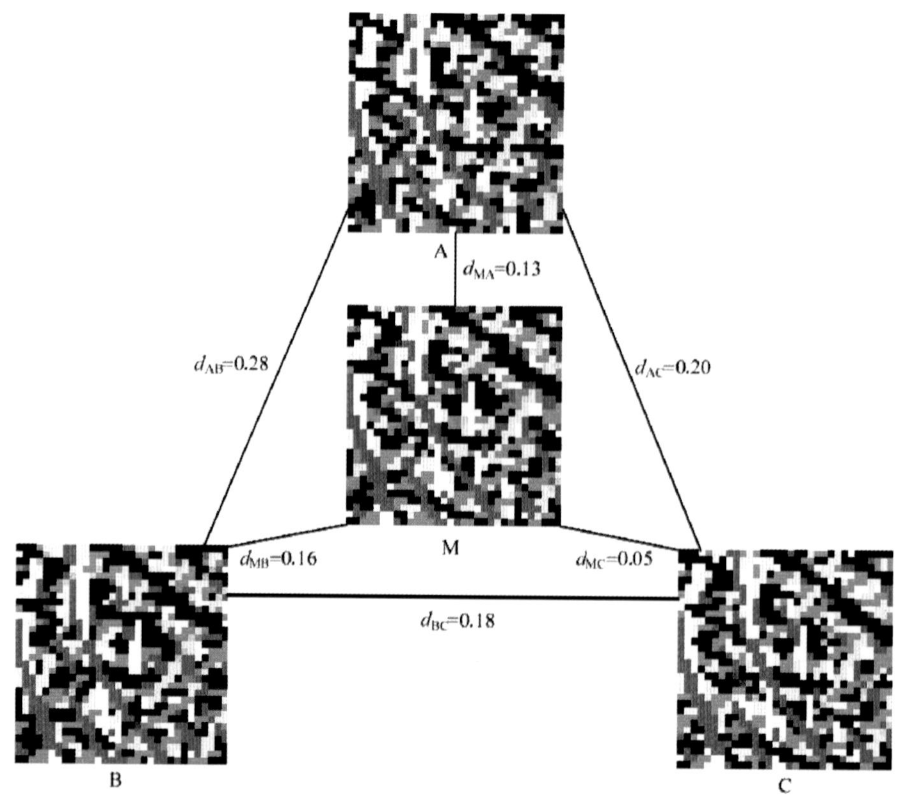

（a）真实模板和虚拟模板以及它们之间的汉明距离

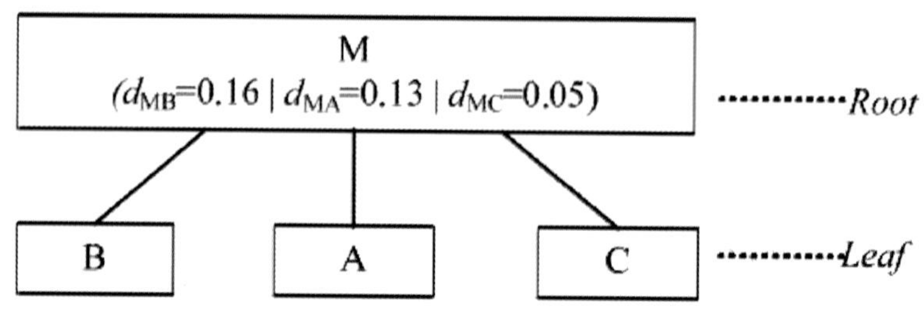

（b）利用虚拟模板和三个真实模板构建的手掌树

图 12－70　利用同一手掌的真实模板和虚拟模板构建手掌树

点。叶结点的排列顺序是按照它们到虚拟模板的距离从大到小排列。此外，根结点要记录它到每一个叶结点的距离，如图 12－70（b）所示。这是对于上一节节中的覆盖树方法和手掌树方法的一种改进：在以上两种方法中只记录根结点到叶结点的最大距离。这样，当条件 $d_c - d_{MAX} \leqslant d_{min}$ 满足时，以上两种方法需要比较所有的子结点或叶结点，而在改进的手掌树方法中，允许只比较一部分子结点，而安全地丢弃另一部分子结点。显然这种改进措施可以减少比较的次数，从而进一步加快最近邻的搜索过程。

利用改进的手掌树进行快速掌纹辨识的方法与上节节中的方法类似，区别是充分利用根结点到每一个叶结点的距离。具体的，令 A，B 和 C 表示同一手掌的三个真实模板，M 表示它的虚拟模板，d_{MA}，d_{MB} 和 d_{MC} 表示从大到小排列的虚拟模板到真实模板

Algorithm. Searching in improved palm trees constructed using virtual and real templates

Input: A set of trees t in T, query palmprint q

Output: minimum distance d_{min} and the corresponding template p_{min}

1. Initialization: $d_{min} = \infty$.
2. Iterate for each tree t :
3. Compare the root node of current tree t_c with q and obtain the current distance d_c
4. Iterate for each leaf node of tree t :
   - 4.1 If the distance to current leaf node d_l satisfies $d_c - d_l \geq d_{min}$ then goto 2;
   - 4.2 Compare the current leaf nodes with q and update d_{min} and p_{min} if needed;
5. Return d_{min} and p_{min}.

图 12－71　利用改进的手掌树方法的快速掌纹辨识算法

的距离，即 $d_{MA} \geqslant d_{MB} \geqslant d_{MC}$。搜索过程中，要逐一将 d_{MA}，d_{MB} 和 d_{MC} 作为 d_{MAX} 考虑，若满足条件 $d_c - d_{MAX} > d_{min}$，则将当前叶结点及其后面的叶结点丢弃。例如，若 d_{MA} 满足 $d_c - d_{MA} < d_{min}$，那么需要将模板 A 与查询比较，如果得到更小的距离则更新 d_{min}。下一步需要确定条件 $d_c - d_{MB} < d_{min}$ 是否满足。若满足则将模板 B 与查询进行比较，并且重复上述过程。否则，就没有必要考察模板 B 和 C，因为 $d_c - d_{MB} > d_{min}$ 且 $d_{MB} \geqslant d_{MC}$，那么就有 $d_c - d_{MC} \geqslant d_c - d_{MB} > d_{min}$，因此 B 和 C 都不会是查询的最近邻，可以安全地将它们丢弃。另一点需要注意的是虚拟模板和查询间的距离不能作为 d_{min}，虚拟模板也不能作为辨识结果，因为这样会使辨识的结果与逐一匹配方式的结果不同。详细的快速辨识算法如图 12－71 所示。

值得注意的是，通常情况下，同一个人的模板数目会比较少，一般为 3～5 个，因此我们在手掌树方法中采用简化的二层结构。而当同一人的模板数目较大时，可以考虑构造多个虚拟模板，并将手掌树设计成更加复杂的结构，如将其构建为多层结构或者分裂为二层结构的多个子树。

第二节　指纹研究

一、指纹识别的研究方法与仪器

随着科技的发展，人们在个人身份识别方面提出了更高的要求，生物特征识别技术作为目前安全级别最高的技术，受到了越来越广泛的关注。指纹由于其稳定性、唯一性和便捷性等优点，在身份识别中应用广泛。

首先，随着指纹采集设备性能日渐提升，传感器能获取更高分辨率的图像和更加丰富的指纹特征，指纹识别技术的准确率和稳健性也不断提高；其次，最近的研究发现外指关节表面的皮肤皱褶和折痕的图像模式非常独特，因此可以作为独特的生物识别标识符。另外，传统的自动指纹认证系统一般使用接触式传感器，例如光学或电容式传感器采集指纹图像，这样的采集方法采集的指纹图像容易受到环境的影响，所以图像质量较差。常用的基于细节点匹配的指纹识别算法对指纹图像质量非常敏感，因此指纹图像质量成为限制指纹识别系统性能的瓶颈之一。

（一）基于高分辨率指纹图像的研究

1. 局部高分辨率指纹识别研究

自动指纹识别系统（AFRS）如今已广泛应用用于个人识别应用，如访问控制。粗略地说，有三种类型的指纹匹配方法：基于细节点，基于相关性和基于图像。在基于细节的方法中，细节（即指纹脊的末端和分叉）被提取并匹配测量指纹之间的相似性。这些以细节为主方法现在是最广泛使用的方法。基于相关性和基于图像的方法以整体方式比较指纹。随着高分辨率指纹扫描仪的发展，采集到的样本可以可靠地提取汗孔这样的三级特征。在法医学中，汗孔早已被用于补充材料。在 AFRS 中使用汗孔信息通常有两个优点。首先，汗孔更难以被破坏或模仿。其次，指纹上的汗孔丰富，即使是一个小的指纹片段也可能有许多汗孔，如图 12－72。基于这点，我们提出了一种基于汗孔和脊线的局部指纹对齐方式。

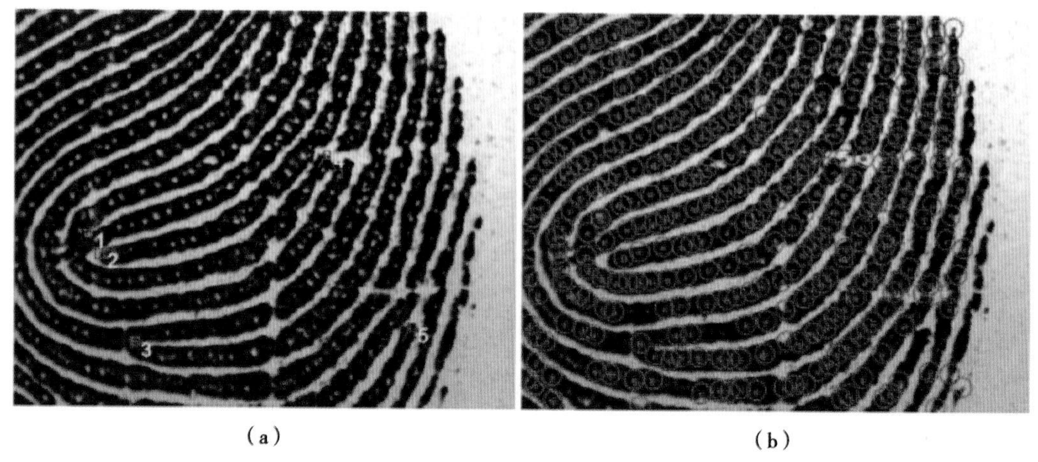

（a）　　　（b）

图 12－72　局部高分辨率指纹

如（a）所示，它只有五个细节点，但有数百个汗孔，如（b）所示。

（1）局部高分辨指纹

在实时扫描 AFRS 中，用户将手指放在棱镜上捕获指纹区域，接触区域较小导致只能捕获局部指纹图像，可用的细节可能非常有限。解决局部指纹识别问题的一种自然方法是充分利用丰富的其他精细指纹特征片段。高分辨率指纹成像使得可以可靠地提取指纹上的汗孔。大多数现有的高分辨率指纹识别方法使用全尺寸捕获大指纹区域的指纹图像。但要获取完整的指纹，高分辨率的指纹图像应该比传统的低分辨率指纹图像有更大的尺寸，也就意味着需要更多的计算资源。考虑到 AFRS 对移动设备和其他小型便携设备的需求不断增加，小型指纹扫描仪和有限的计算资源非常普遍。因此，用于局部指纹图像的对齐和的算法匹配变得重要。

尽管已经有研究提出从许多局部指纹图像构建完整的指纹模板，但这样代价往往很高，甚至不可能收集足够的指纹碎片来构建可靠的完整的指纹模板。此外，在实现过程中可能引入一些错误（例如虚假特征）。一些研究人员提出将采集的局部指纹与完整的模板指纹进行匹配。在，Jea 和 Govindaraju 提出了一种基于细节的方法来匹配不完整指纹与完整的指纹模板。由于这种方法是基于细节的，所以当细节很少时，可能会产生错误的匹配，同时也不适用于指纹碎片上没有细节的情况。提出利用汗孔位置来匹配指纹碎片。运用高分辨率指纹图像（大约 2000 dpi），他们研究了汗孔如何用于匹配局部指纹，并显示出来指纹碎片越小，使用汗孔的好处就越大。在他们的方法中，Kryszczuk 等通过最大化输入指纹片段和完整指纹模板上的候选部分之间相关性来学习转换参数，从而来对齐指纹。

上述的大多数方法在对齐碎片指纹时的一个缺点是它们主要基于指纹片段中可能很少（例如细节）或甚至不存在（例如点和初始脊）的特征（参见图 12 - 72）。当模板指纹也是小的指纹碎片，很难得到正确的结果。在中，Kryszczuk 等人提出了一个基于相关的盲搜索方法用于碎片指纹对齐。然而，正如我们稍后将要展示的那样，这种方法的准确性有限，因为它具有离散变换参数空间。因此，提出基于局部指纹之间进行对齐和识别的方法急不可待。

（2）指纹对齐

指纹对齐或配准是指纹识别中的关键步骤。它的目标是检索指纹图像之间的转换参数然后将它们对齐以进行匹配。在数据采集中，可能发生一些非刚性变形或变形。对这种模型进行建模和补救是非常昂贵的。根据所使用的特征，现有的指纹对齐方法可分为两种类别，基于细节点和非细节点特征的方法。基于细节点的方法目前是最广泛使用的方法。基于非细节特征的方法包括使用图像强度值，方向场等。将这些方法应用于局部指纹的问题在于他们所要求的信息在指纹图像的碎片可能很少，因此会导致错误的匹配。

对对齐变换进行估计的方法大致有两种。第一种方法将变换参数量化为有限的离散值集合并然后搜索最优解。由于量化，这些方法的准确性受到限制。第二种方法首先检测相应的特征点（或参考点），然后根据检测到的特征点对对齐变换进行估计。大多数此类方法都可以使用细节点作为特征点。然而，如前所述，由于在局部指纹图像中缺乏这些特征，基于细节点来对齐局部指纹碎片是有问题的。

（3）基于汗孔的局部指纹匹配

根据上面介绍的第二类对齐方法，我们需要找到指纹上细节点之后的某种特征作为对齐部分。一种可能的解决方案是使用足够密集的采样点采集脊线信息。然而，这很难，甚至不可能确保在不同的指纹图像上采样相同的点，同时密集的点采样也会带来昂贵的计算开销。相比而言，汗孔是独特的生物学特征。与细节点相比，它们在小的指纹碎片上的信息更加丰富。因此，汗孔可以作为指纹图像对齐部分的可靠参照点。虽然汗孔形状和大小也是重要的生物物理特征，但它们无法在指纹图像上可靠地捕获。首先，因为它们受指尖压在扫描仪上的压力影响很大。另一方面，汗孔状态可以不时地在打开和关闭之间变化。因此，通常仅使用孔的位置信息来识别汗孔和指纹。考虑到局部指纹上有大量汗孔，我们提出了一种基于局部高分辨率指纹汗孔的对齐方法。我们首先提出一种有效的方法来提取汗孔，然后提出汗孔的描述，即汗孔 - 谷线描述符（PVD）。具体而言，PVD 通过汗孔的位置，方向，邻域内的谷方向的非连续性以及周围的谷线结构信息来描述汗孔。首先通过 PVD 来对局部指纹进行匹配，进一步利用全局的几何信息来调整汗孔的对应关系，最后通过匹配度最高的汗孔来计算转换参数。实验证明了表明所提出的对齐方法可以显著提高局部指纹识别的识别准确率。

2. 指纹中汗孔的研究

指纹的独特性和稳定性使它成为在身份识别中使用最广泛的生物特征。大多数现有的自动指纹识别系统（AFRS）在指纹上使用细节特征，即终点和指纹脊的分叉。虽然它们可以达到很好地识别准确性并且已经在许多民用领域中使用，但当涉及大量人口或高安全级别时，它们的性能仍然需要改进。提高 AFRS 准确性的一个解决方案是采用指纹上除了细节之外的更多特征。通常，指纹特征可以分为三个级别。如图 12 - 74 所示。1 级功能是宏细节，例如奇点（例如 delta 点和中心点，图 12 - 74 中用红色三角形表示）和全局脊线图案，它们并不是很有特异性因此主要用于指纹分类而不是识别。2 级特征（红色矩形）主要指 Galton 特征或细节点，即脊尾和分叉。2 级功能独特、稳定，几乎用于所有自动指纹识别系统并且可以可靠地从低分辨率指纹图像（~500 dpi）中提取。3 级功能（红色圆圈）通常被定义为脊的尺寸属性并包括汗孔，脊线轮廓和脊边特征，所有这些都提供了定量数据支持更准确和强大的指纹识别，在法医中已经使用了很长时间。3 级功能需要高分辨率成像技术才能可靠地捕获，这限制了其在传统 AFRS 中使用。由于成像技术的进步和对更安全的生物识别系统的需求，最近研究人员越来越关注在 AFRS 中使用 3 级功能。第一个应用汗孔的 AFRS 由开发，他们结合了细节和汗孔识别人。随后，进行了调查汗孔对碎片指纹识别的贡献，表明指纹碎片越小，使用汗孔的好处就越大。最近提出了高分辨率指纹识别系统使用所有三个级别的特征（即脊方向字段，细节，脊轮廓和汗孔）。基于汗孔的 AFRS 的关键步骤是从指纹中提取汗孔图片。现有方法主要是通过使用基于骨架追踪或基于过滤的方法。基于骨架跟踪的方法非常耗时且只有在质量非常高的指纹图像上才有用。以过滤为基础方法更有效，更健壮。他们使用静态各向同性用于检测汗孔的模型。然而，正如我们稍后将看到的，真实指纹上的汗孔图像呈现各向异性，在指纹的不同区域比例变化很大。在本章中，我们将首先提出一种新的动态各向异性汗孔模型，它比以前的模型更灵活，更准确地描述汗孔，并基于该模型提取汗孔。为了评估提出的方法，我们建立了两套高分辨率指纹图像并进行了广泛的实验。结果表明了所提出的汗孔模型和汗孔提取方法可以更准确，更有效地检测汗孔，因此可以改善基于汗孔的 AFRS 的识别准确性。

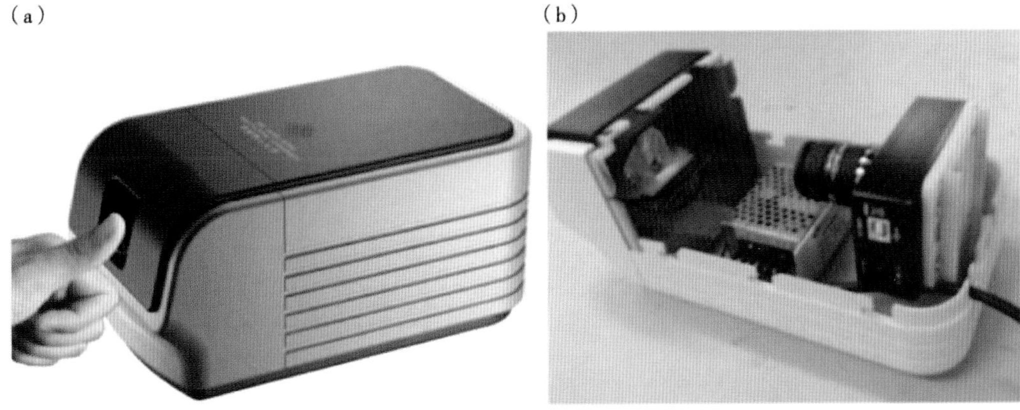

（a）　　　　　　　　　　（b）

图 12－73　（a）实验中使用的高分辨率采集装置；（b）采集装置的内部结构

3. 多分辨率的指纹识别研究

高分辨率自动指纹识别系统（AFRS）提供更高的安全性，因为他们能够利用在低分辨率（<500 dpi）图像中不可用的 3 级功能，如汗孔。我们首先设计了一个多分辨率指纹采集装置，用于图片尺寸固定时，采集多种分辨率的指纹图像。然后为了确定使用细节和汗孔进行指纹识别所需的分辨率最小值，我们进行了理论分析。我们建议参考分辨率为 800 dpi。后续测试进一步验证了提出的参考分辨率。

作为最流行的生物识别特征之一，指纹广泛用于个人身份验证，特别是出现了可用于各种指纹采集的设备和数以千计的先进指纹识别算法。这些 算法利用的独特指纹特征通常按三个细节层次分类，其中汗孔已被广泛研究，它仅在分辨率高于 500 dpi 时被认为是可靠的。分辨率是影响指纹图像质量的主要参数之一，它在设计和部署 AFRS 中具有重要作用并影响其成本和识别性能。尽管如此，AFRS 领域目前没有经过充分验证的参考分辨率或标准高分辨率。例如，Stosz 和 Alyea 以垂直方向 1270 dpi，水平方向 2400 dpi（1270x2400 dpi）的分辨率提取汗孔。基于 2005 ANSI / NIST 指纹标准更新研讨会，Jain 等人选择了 1000 dpi 的分辨率。委员会定义扩展指纹特征集以 1000 dpi 的分辨率定义了 3 级特征。赵等人提出的一些汗孔提取和匹配方法的分辨率为 902x1200 dpi。最后，国际生物识别小组分析了 3 级特征分辨率为 2000 dpi。在本章中，我们采取措施建立这样的参考分辨率，假设一个固定的图像大小，利用两个最具代表性的指纹特征，即细节和汗孔，并提供用于基于解剖学证据的汗孔提取的最小分辨率。我们对一组不同分辨率的指纹图像（从 500 到 2000 dpi）进行了实验，结果有表明 800 dpi 是参考分辨率的不错选择。最后，我们对收集的指纹图像应用最先进的自动指纹识别算法。通过交叉验证实验，我们发现了识别 700－1000 dpi 分辨率下的精度高出一个数量级，最高识别准确度几乎总是在 800 dpi 下获得。

指纹识别中最常用的手指是拇指，食指和中指。这些也是在我们的实验中所用图像的手指。我们收集了男性和女性的指纹图像，因为男性和女性的手指一般而言有不

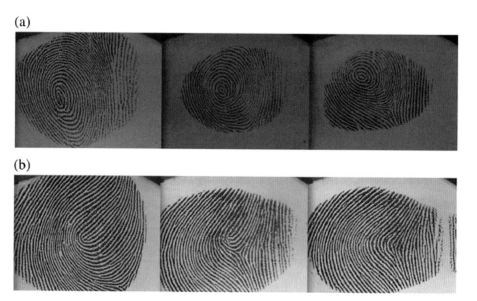

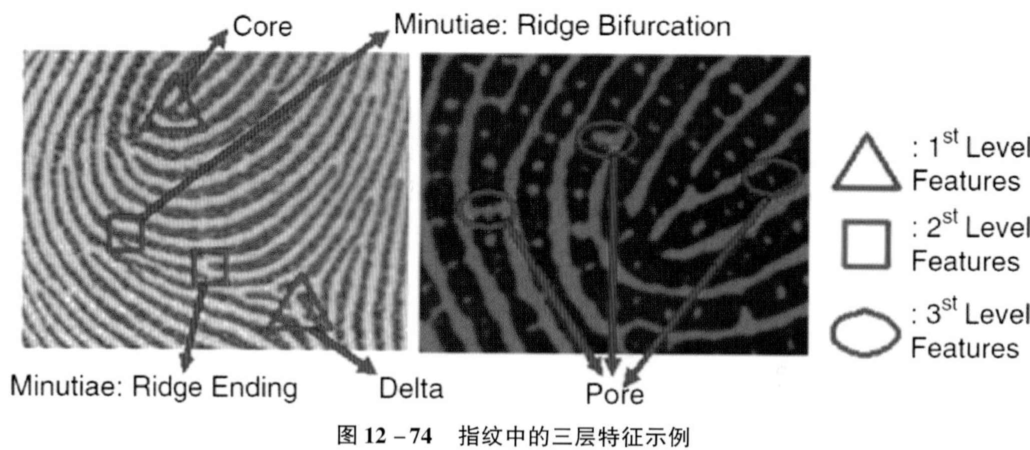

图 12－74　指纹中的三层特征示例

图 12－75　我们建立的数据库中的示例 800－dpi 指纹图像

（a）来自女性。（b）中来自男性。从左到右：拇指，食指和中指。

同的面积和脊宽（或孔径）。共有 25 名男性和 25 名女性录入了我们的数据库。从他们每个人的六个手指（即右手和左手的拇指，食指和中指）中捕获四个指纹图像，使用了以下各项分辨率：500，600，700，800，900，1000，1200，1600。图 12－75 显示了一些示例指纹图像。三个因素会影响指纹图像的质量：分辨率，捕获或感测的指纹的测量区域，以及图像的大小（像素数）。这些因素基本上不是独立的但相互关联如下：$H = 25.4 \times h/r, W = 25.4 \times w/r$ 其中 r 表示分辨率，h 和 w 表示图像的高度和宽度，H 和 W 表示捕获区域的高度和宽度（以毫米为单位）。要想生成不同分辨率的指纹图像，另外两个参数之一必须修复。表 12－2 显示了 H 和 W 设置为 640 和 480 像素时，在不同的 H 和 W 值的分辨率。可以看出，固定的图像大小，图像捕获的区域随着分辨率的增加而减小。通过调整玻璃棱镜，透镜和 CCD 之间的距离可以很容易地获得不同的分辨率。图 12－76 显示了一些示例指纹不同分辨率的图像。应该注意的是，我们的设备垂直和水平方向的分辨率并不相同。这是因为 CCD 相机具有垂直分辨率为 1040 行，水平分辨率为 1394 行。在 500 dpi，这没有太大差异，研究人员通常会忽略它。但是，当分辨率增加，垂直和水平分辨率之间的差异变得更为明显。例如，垂直分辨率为 800 dpi，水平分辨率为 1064 dpi，但垂直分辨率为 1200 dpi，水平分辨率为 1596 dpi。给定指纹图像垂直或水平分辨率和 CCD 摄像机的参数，我们可以计算出沿另一个方向指纹图像分辨率。为简单起见，在此章节，我们仅提到垂直分辨率。

表 12－2　H 和 W 的不同设置

（h，w）（pixel）	r（dpi）	（H，W）（mm）
（640x480）	500	（32.5，24.4）
	600	（27.1，20.3）
	700	（23.2，17.4）
	800	（20.3，15.2）
	900	（18.1，13.5）
	1000	（16.3，12.2）
	1200	（13.6，10.2）

（二）基于手指关节纹的研究

本部分讨论基于手指关节纹的验证技术。从四个方面进行，首先介绍一个基于指关节纹（Finger－Knuckle－print，FKP）的在线验证系统。然后研究了 FKP 中的阶段一致性引导的局部特征。随后介绍在 FKP 验证的中结合局部与全局的信息和全局信息的组合。最后介绍分数层自适应二值融合 FKP 验证方法。

1. FKP 验证系统

下图为基于 FKP 的个人身份验证系统的示意图。该系统由数据采集模块和数据处理模块组成。数据采集模块由手指支架，环形 LED 光源，镜头，CCD 相机和图像采集卡组成。被捕获的 FKP 图像输入到数据处理模块，其包括三个基本步骤：ROI（感兴趣区域）提取，特征提取和编码以及匹配。

2. 基于局部特征的 FKP 验证系统

事实上，地方定位，地方阶段和地方阶段一致性反映不同嵌入在局部图像补丁中的信息方面。而且，他们是彼此独立，其他人都不能覆盖它们。他们能为匹配生物特征提供互补的识别能力图片。因此，通过组合可以预期更好的识别性能这三个局部特征以某种方式结合在一起。但是，我们最好的知识，在生物识别技术社区，没有工作报告定义和在统一的框架中系统地分析这三个局部特征，并且有没有尝试整合这三个功能来提高性能生物识别系统。基于这些考虑，在本章中，我们首先在统一框架下定义这三个局部特征，然后呈现一个使用 PC 计算框架计算它们的有效方法。最后，我们

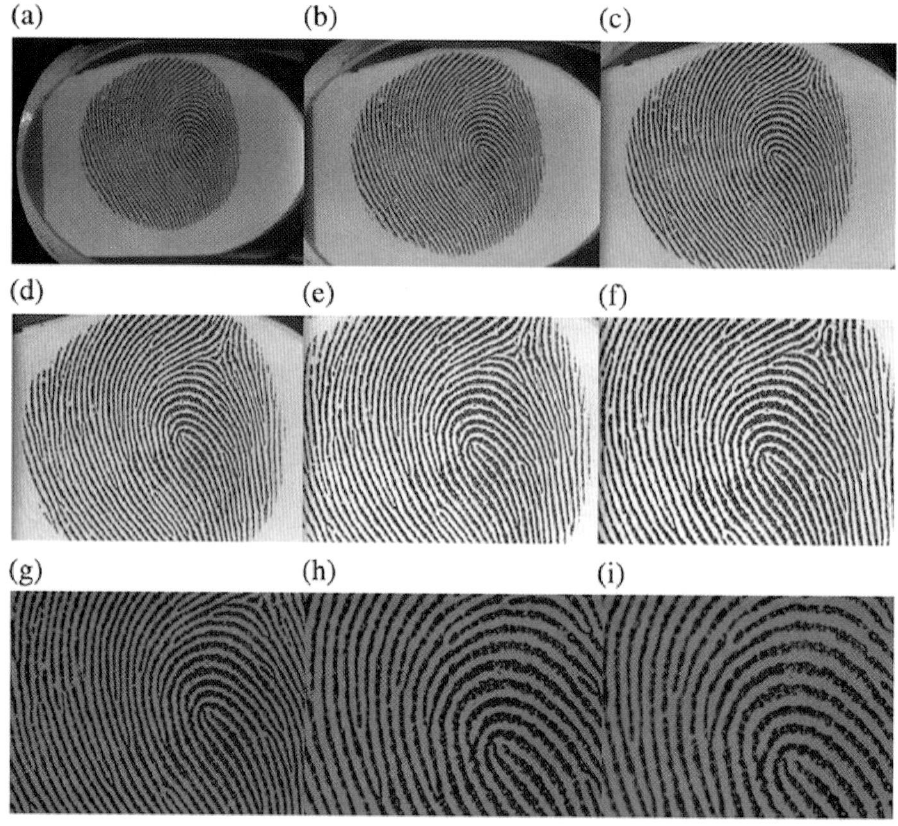

图 12－76　使用固定图像尺寸时，不同分辨率的指纹图像示例 640×480 像素

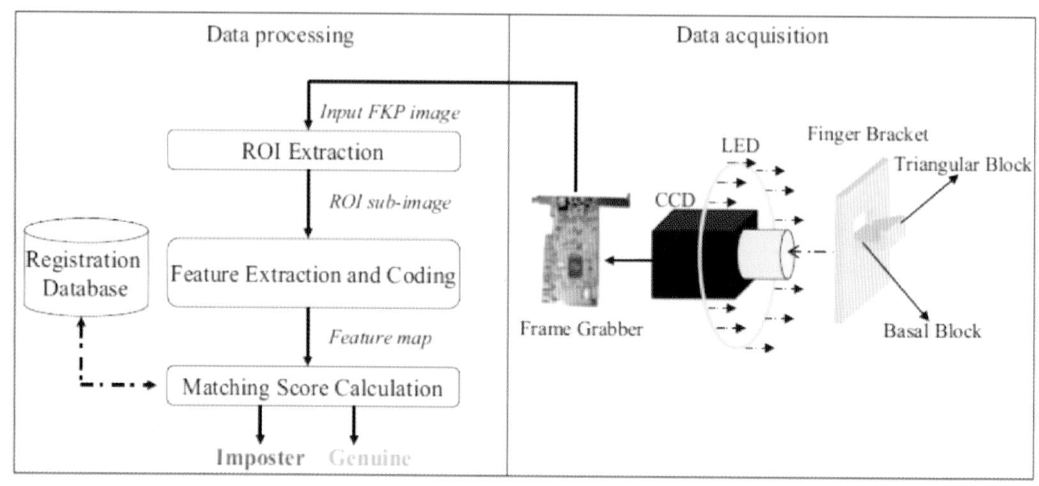

图 12－77　基于 FKP 的个人认证系统的结构。整个系统由数据采集模块和数据处理模块组成

将这三个局部特征整合在一起以进行 FKP 识别。试验结果表明，三个局部特征的集成表现更好比单独使用其中任何一个。此外，我们报告系统的性能当将三个局部特征与一个全局特征集成时，傅立叶变换系数，从而在我们的基准 FKP 上获得最佳结果数据库。这项工作与我们以前的工作不同主要表现在三个方面。首先，除了地方定位，地方阶段和对地方阶段一致性进行了调查。其次，三个地方特色是在统一框架中定义，分析和提取。第三，我们提议将三个局部特征整合在一起，以提高 FKP 的准确性承认。

3. 基于全局信息的 FKP 验证系统

在本章中，我们将重点介绍 FKP 图像的特征提取和匹配。基于特征提取中涉及的像素区域，我们可以把特征标记为“局部”或“全局”。现有的 FKP 识别方案可以分为基于局部的方法和基于全局的方法。但是，很少有章节讨论过局部全局信息组合的 FKP 识别。在心理物理学和神经生理学的文献中，许多研究表明，局部和全局信息都对于人类的图像感知和识别至关重要，他们扮演不同但互补的角色。全局特征反映了图像的整体特征，适用于粗略表示，而局部功能在特定的局部区域内编码更详细的信息，适合更精细的表示。因此，如果可以适当地组合局部和全局信息，可以预期更好的识别准确性。这种想法已经应用到虹膜识别，掌纹识别，人脸识别和指纹识别。对于虹膜匹配，Sun 等人提出了一个“级联”系统，其中第一阶段是传统的类似 Daugman 的分类器，而第二阶段的分类器则使用“全局”特征——由过零边界包围的区域。在中，作者描述了一个两级掌纹匹配方案。对于粗级过滤，使用 Hough 变换提取全局特征；用于精细匹配，从个人的位置沙方向提取的局部信息使用线条。潘等人。也提出结合局部和全局特征的掌纹识别。在他们的工作中，具有稀疏约束的非负矩阵和 PCA 的因子分解分别用于提取局部和全局特征。对于面部识别，Fang 等人提出了一个通过组合全局 PCA 功能和基于组件的哈尔小波提取局部功能的方法。在 Su 等人提出了一个通过结合全局傅立叶特征和局部 Gabor 特征的集合分类器。在指纹识别领域，也利用局部和全局信息。在本章中，我们提出了一种新颖的局部 - 全局信息组合（LGIC）FKP 识别算法。具体来说，我们采取局部定向，由 Gabor 过滤器提取的信息作为局部特征，因为局部定向已成功用于掌纹识别系统和 FKP 识别系统。通过增加 Gabor 滤波器的规模，将涉及越来越多的全局信息，但其图像局部特征将迅速减弱。特别是，如果 Gabor 滤波器规模增加到无穷大，Gabor 变换可以变为对整个图像的傅立叶变换。在这种情况下没有局部信息，但我们可以获得最佳分辨率的全局频率分析图片。因此，傅立叶变换系数自然地被视为全局变换系数。在匹配阶段，可以通过比较局部特征和全局特征来分别计算距离。最后，根据一些融合两个匹配距离的规则来获得最终的匹配距离。在我们已建立的 FKP 数据库（PolyU Finger - Knuckle - Print Database）上进行广泛的实验和比较，验证提出的 LGIC 算法的功效。

4. 基于二值分数层融合的自适应 FKP 验证系统

FKP 识别的主要困难是由查询样本中的手指姿势变化引起的错误拒绝。解决这个问题的一个策略是通过仿射校正姿势变形转换。然而，估计仿射变换参数本身这是一个非常棘手的问题，特别是对于很少有特色的 FKP 图像可以提取关键点。由于我们的最终目标是 FKP 验证，另一种策略是增强没有姿势变形校正过程的 FKP 匹配。考虑到手指的姿势变化引起的 FKP 图像变形扩大了来自同一个人的两张 FKP 图像之间的匹配距离，因此导致错误拒绝，我们提出一种基于重建的匹配方案，以减少扩大的匹配距离。首先，从模板 FKP 图像和该字典中学习字典定义库 FKP 数据集的子空间。对于给定的可能有姿势变化的查询样本，我们将其表示为原子的线性组合学习的字典。此过程实际上将查询示例投影到子画面 FKP 图像跨越子空间。然后可以是 CompCode 方案应用于重建图像以进行特征提取和匹配。尽管如此，重构查询样本不仅会减少类内距离，也减少了类间的距离。换句话说，它可以减少错误拒绝但也可能增加错误的接受。有效地利用重建前后查询样本的判别信息，提出了简单而有力的评分等级自适应二进制融合（ABF）规则，通过融合重建之前和之后的匹配分数做出最终决定。ABF 可确保大幅减少错误拒绝而不会增加太多错误的接受，实现比现有技术低得多的错误率。

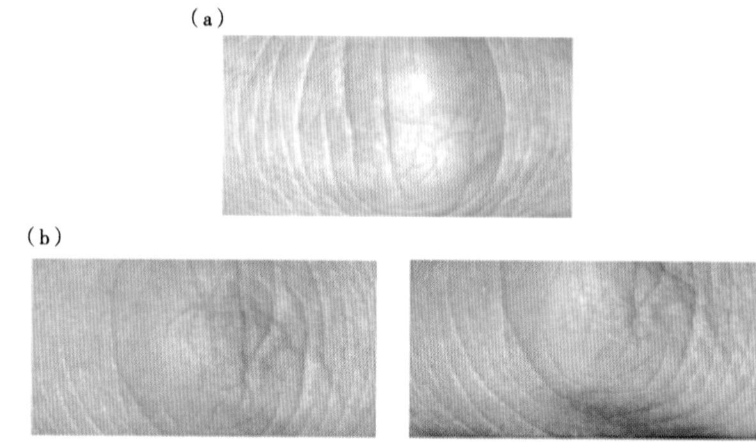

图 12－78　（a）模板 FKP 样品和（b）来自同一手指的两个测试 FKP 样品但是在不同的会议上收集。从（b）中的样本可以观察到明显的姿势变化。

5. 采集设备

由于上面的方法都是基于指关节纹，所以采集设备是相同的。数据采集模块有一个手指包含器，一个环形 LED 光源，一个镜头，一个 CCD 相机以及数据抓取器。

数据采集模块由手指支架，环形 LED 光源，镜头，CCD 摄像头和图像采集卡组成。数据采集中的一个关键问题是使数据采集环境尽可能稳定和一致，以便使同一个手指收集图像之间的差异减少到最小。一般来说，稳定的图像采集过程可以有效地降低数据处理算法的复杂性，提高图像识别的准确性。与此同时，我们想尽可能少地对用户进行约束，以便系统具有高度的用户友好性。基于上述考虑，我们的系统中设计了半封闭数据收集环境。LED 光源和 CCD 相机封闭在一个盒子里，使照明几乎不变。一个难题是如何使手指的手势几乎恒定，以便从同一个手指捕获的 FKP 图像是一致的。在我们的系统中，手指支架是专为这个目的设计的。

采集图像后，将其发送到数据处理模块预处理，特征提取和匹配（有关详细信息，请参阅本章第 3 节和第 4 节）。获得的 FKP 图像的大小是 768 × 576，分辨率约为 400 dpi。图 12－80 显示了由开发设备采集的四个样本图像。我们看到通过使用开发系统，来自同一手指但在不同时间收集的图像非常相似。同时，来自不同手指的图像非常不同，意味着 FKP 具有个人识别的潜力。

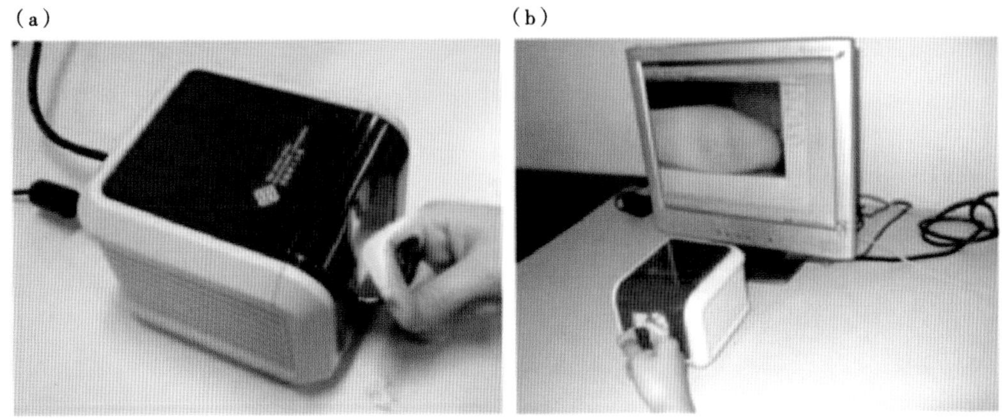

图 12－79　（a）FKP 图像采集设备；（b）用于采集 FKP 样本的装置

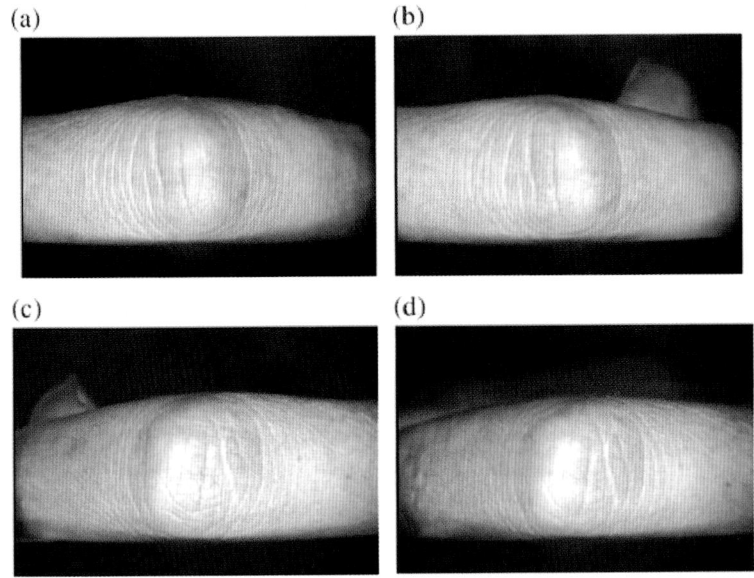

图 12－80　由开发的系统获取的样本 FKP 图像

（a）和（b）来自一个手指，而（c）和（d）来自另一个手指。
来自同一手指的图像在两个不同的会话中拍摄，间隔为 56 天

（三）3D 指纹识别的研究

在过去的十年中，生物识别技术的认识一直在迅速增长，而且很多生物识别系统已广泛用于各种应用中。但是，大多数生物识别技术的识别技术基于 1D 信号或 2D 图像。到目前为止，1D 和 2D 生物识别技术存在许多局限性：

（1）指纹可能会扭曲、不可读或无法识别指尖上有污垢。在墨水指纹中，扭曲可能会导致墨水模糊，扭曲墨水指纹的形状，并可能使其不可读。

（2）随着年龄的增长，人的声音会有所不同。当这个人有流感或喉咙感染的声音

变化，或者如果环境声音太大，此方法可能无法正确验证。

（3）对于虹膜识别，如果患有糖尿病的人，眼睛会受到影响导致差异。

传统的2D掌纹识别是一种快速有效的个人识别验证方法，但2D掌纹图像很容易被伪造，并且3D特征结构信息很多都被丢失了。因此，探索新的生物识别技术具有重要意义。随着3D技术的发展，可以实时捕获3D特征。最近，3D技术已被用于生物识别认证，例如3D面部，3D指纹，3D掌纹和3D耳朵识别，以及显示出许多优点，例如：

（4）3D生物识别技术对于照明和姿势变化比2D生物识别技术更加稳健。

（5）3D范围数据可以为特征提取提供更丰富的信息源。通常它也可以与2D生物识别融合，以提高系统的准确性。

（6）3D生物识别系统对攻击更加强大，因为3D信息更难以复制或伪造。

3D生物识别技术已成为该研究领域的新趋势。那里是一些可以获取物体的3D信息的商业设备，如柯尼卡美能达Vivid 9i／910，Cyber ware全身彩色3D扫描仪，等等。这些商用3D扫描仪具有高速度和高精度，并且可以用于3D生物识别信息收集。

作为最广泛使用的生物识别技术之一，指纹识别已经研究了一个多世纪。现在的自动指纹识别系统（AFRS）大都使用基于触摸的技术捕获指纹图像，因为这样容易获得具有高脊谷对比度的图像。但是，手指皮肤与设备表面的接触。此外，在图像采集过程中，手指表面变平成2D平面，破坏了手指的3D性质。为了解决这些问题，3D指纹成像技术开始出现。通常，这些技术捕获有一定距离的指纹图像并同时提供3D手指形状特征。这些技术的出现为现有AFRS带来了新的的挑战和机遇。

本章研究了一种基于MATLAB的多视图非接触式指纹图像三维指纹重建技术。然而，3D指纹重建的困难和压力是基于2D非接触式指纹的特征对应关系的建立和手指形状模型的估计。在本章中，几个流行使用的特征，例如尺度不变特征变换（SIFT）特征，脊功能和细节，用于通信建立。提取这些指纹特征准确，改进了指纹增强方法已经提出了根据抛光方向和脊频率图2D非接触式指纹图像的特点。因此，通信可以采用分层指纹匹配方法建立。通过分析440个通过3D扫描技术收集的3D手指数据（220个手指，每个2个图片），即结构光照明（SLI）方法，估计手指形状模型。发现二进制二次函数比其他函数更适合手指形状模型本章测试的混合模型。在我们的实验中，重建的准确性通过构造圆柱体来说明。而且，结果来自不同对指纹特征的对应关系进行分析和比较，以显示哪些功能更适合3D指纹图像生成。

目前，有三种流行的3D成像技术：多视图重建，激光扫描和结构光扫描。其中，多视图重建该技术成本低，但缺点是精度低。激光扫描通常可以实现高分辨率的3D图像，但成本太高而且收集时间很长。如中提到的，目前可用的商业广告3D扫描系统的成本从2500美元到240,000美元不等。乌龟小雕像（长18厘米）的扫描的时间对于不同的扫描仪，为4到30分钟。由于表面反射，物体的状态（湿或干）也会影响3D图像的准确性，表面越湿，精度越低。不同于多视图重建和激光扫描，结构光成像具有高精度和适中的成本。然而，收集3D数据也需要很长时间并且不稳定当投射一些结

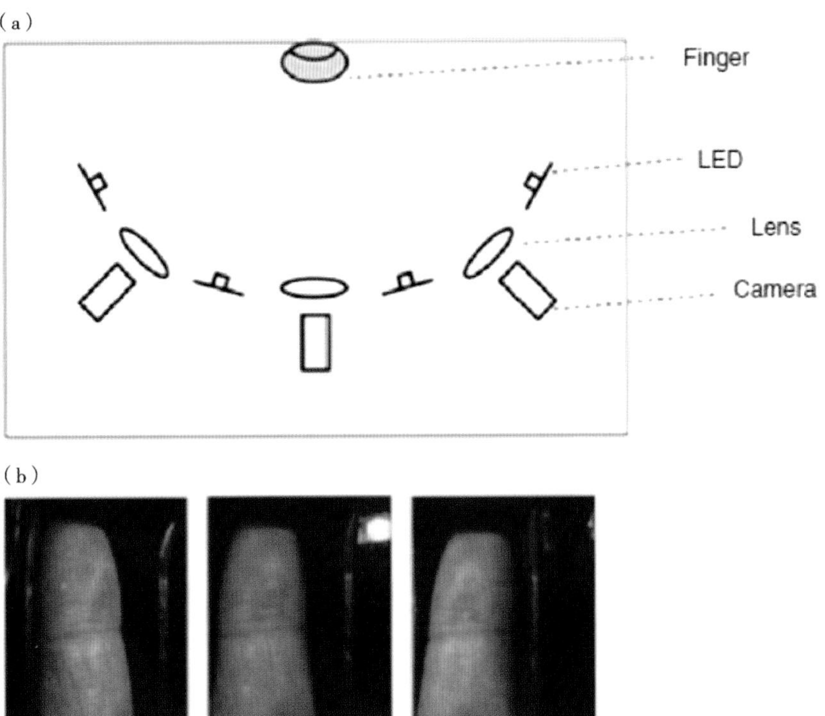

12－81 设备以及采集到的多视角指纹图片

(a) 实验中设计的无接触多视角指纹识别设备原理图;(b) 采集的图片示例。

构光时，需要保持静止的问题人类手指的模式。因此，研究基于多视图 2D 指纹图像的技术重建时考虑成本，友善，以及设备设计的复杂性是必要和重要的。根据双目立体视觉理论，如果有一些相机提供参数和相应的匹配对，3D 物体的空间坐标可从其两个不同的平面图片中获得。在作者简要介绍了 3D 重建方法，因为它与用于重建任何其他类型的 3D 对象方法相同。采用 3D 的指纹重建一般方法有几个缺点。例如，需要计算每个像素的坐标，由于这个原因很费时间。只有 3D 坐标对应物代表一对皮肤之间相同的皮肤部分可以计算邻居图像。如果，手指的 3D 可视化不可用在两个相邻图像之间找不到对应关系。为了克服上述缺点，本章提出了新的 3D 指纹重建系统，使用特征对应和先前估计的手指模型。进行了比较少的研究由于非接触的特性，进入非接触式指纹匹配指纹成像，手指形状模型几乎找不到任何工作分析。本章首次分析了非接触式指纹功能通信建立和研究人类手指形状的模型。3D 然后基于由非接触式捕获的图像重建指纹我们设计的多视点指纹成像设备。

图 12－81 显示了我们设计的采集设备的示意图和示例 2D 指纹图像。最后，基于 3D 指纹重建结果给出了不同的特征对应关系，并与基于的特征对应手动标记的对应关系。结论是这样的重建结果有助于 3D 指纹识别。在重建之前，需要提供多视图指纹图像。本章中使用的图像由我们设计的非接触式多视图指纹采集设备捕获。采集设备的示意图如图 12－81（a）所示。一个中央摄像头和两个侧面摄像头对准手指。四个蓝色

LED 用于点亮手指并布置成均匀的亮度。设计孔以将手指放置在固定位置。三个相机都是 JAI CV - A50，镜头焦距为 12 毫米，考虑到图像质量和设备尺寸，物镜距离设置为 91mm。中央摄像头和侧面摄像头之间的角度大约是 30°。该每个通道的图像大小限制为 576 × 768 像素，分辨率是 400 dpi。由设备捕获的手指的三个视图图像是如图 12 - 81（b）所示。根据计算机视觉领域的双目立体视觉理论，物体的 3D 信息可以从它的一次拍摄的两个不同平面图片获得。如图 12 - 82 所示，给出两个如果图像和 Cr 一次捕获，则 A 的 3D 坐标可以是 Cl 计算的一些相机参数（例如，左相机的焦距，焦距的焦距），右摄像头 fr，左摄像头 Ol 的主要点，右边的主要点相机或）和匹配的对 [al (ul，vl)] $ [ar (ur，vr)]，其中 a *（*）代表 a 给定图像中的 2D 点 Cr 或 Cl；u * 是 2D 图像的列轴，v * 是提供 2D 图像的行轴。一旦形状模型和几个计算出的 3D 对象的 3D 坐标是已知的，3D 对象的形状插值后可以得到。如图 12 - 82（b）所示，3D 中的三角形在计算三个顶点的三维坐标并进行插值后得到。因此，重建方法分为五个步骤，包括摄像机参数计算，通信建立，3D 坐标计算，形状模型估计和插值。相机校准是 3D 重建的第一步。它提供了每个摄像机的内部参数（焦距，主点，偏斜和失真）必要的摄像机之间的外部参数（旋转，平移）重建。它通常是离线实施的。可以注意到，我们的指纹捕获中使用了三个相机设备。选择中间摄像机的位置作为参考系统，因为指纹的中心部分更容易被这个捕获相机，通常位于中心点和 delta 点的位置。中间相机捕获的正面图像也被选为纹理图像，生成最终的 3D 指纹图像。为用户提供简单的指南正确使用该设备，以确保手指的正面视图由设备的中间摄像头捕获。信函的建立对于三维重建准确性具有重要意义。一旦摄像机参数和指纹图像之间的匹配对获得不同的视图，每个对应的 3D 坐标都可以通过使用立体三角测量法计算。基于计算的有限特征对应的 3D 坐标和估计的形状模型，最终可以重建 3D 手指形状插值。这里，经典方法，即多元线性回归使用最小二乘法因其简单性和有效性而进行插值。

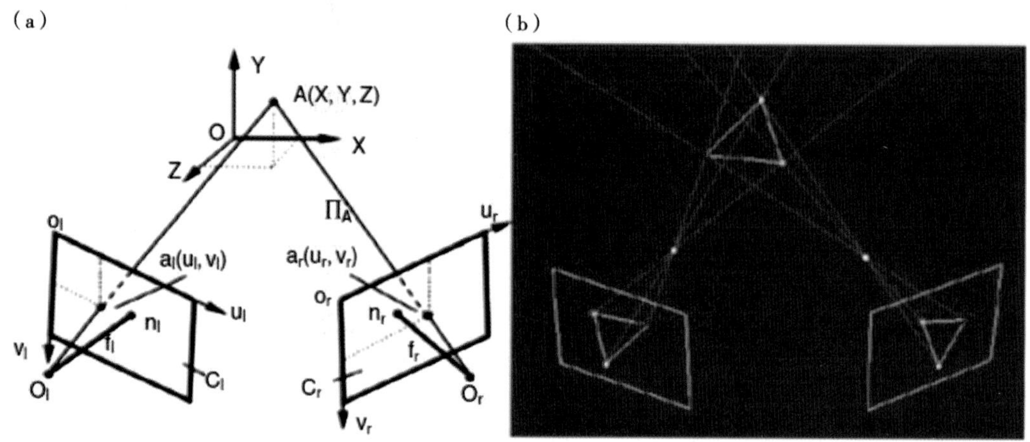

图 12 - 82　基于双目视觉的立体三角形构造

（a）在空间中的立体坐标系的计算（b）立体三角形的重构。

二、指纹识别的研究内容与结果分析

（一）基于高分辨率指纹图像的研究

这部分我们介绍基于局部高分辨率的指纹识别研究内容，主要从局部高分指纹研究，汗孔研究以及多分辨率的指纹识别进行展开。

1. 局部高分辨率指纹识别研究

（1）特征提取

①脊线和谷线提取

本文所考虑的局部指纹图像比传统的指纹图像（约 500 dpi）具有更高的分辨率（约 1200dpi），这样 3 级特征（诸如汗孔的特征）可以从它们可靠地提取。提取脊线和谷线，没有必要直接处理如此高分辨率的图像。在为了节省计算成本，我们平滑图像并将其下采样到它原始分辨率的一半，并使用中的方法来计算脊线方向和频率。根据脊线方向和频率，一组 Gabor 滤波器用于增强指纹上的脊。然后将增强的指纹图像二值化以获得二元脊图。

在指纹中，谷线和脊线互为补充。因此，我们可以很容易地将二元谷图作为二元脊图的补充。为了排除背景计算的影响，使用指纹区域掩模来滤除背景。然后将二进制谷图稀疏化以使所有谷都是单像素线。在生成的谷图上，可能会有一些由于疤痕和噪音导致的虚假和破碎谷线。对于后处理，如果他们非常接近并且方向相反，我们连接山谷结尾对其进行后处理，如果它们非常短或者它们的方向与附近的脊线方向差别很大，则移除在谷底和/或谷分叉之间的区段。最后，我们对获得的脊线方向和频率图像进行上采样，将二值脊图和谷图映射到原始分辨率。图 12－83（b）显示了骨架从图 12－83（a）中的原始指纹片段中提取的谷图。

②汗孔的提取

如图 12－83（a），基于使用光学接触式指纹传感器捕获的指纹图像，脊（谷）显示为暗（明亮）线，而汗孔是脊上的明亮斑点，可以是孤立的（即封闭的孔）或与谷相连（即开孔）。一般而言，汗孔是圆形结构，其空间分布类复合二维高斯函数。同时，横截面谷是具有不同尺度的一维高斯函数。具体而言，谷线通常比汗孔具有更大的尺度。基于这个观察，我们使用两个不同尺寸的二维高斯滤波器来进行图像增强。然后用它们的输出之间的差异作为汗孔提取的初始结果。这个方法基本上就是 DoG（高斯差分）滤波，一种经典的 blob 检测方法。这里的困难是如何对两个二维高斯滤波器的尺寸进行估计。

考虑到汗孔或谷线的尺度在同一张图中往往不是均匀分布，并且不同的指纹可以具有不同的脊/谷频率，我们将指纹划分为多个块并自适应地为每个块估计高斯滤波器的尺度。以图像 I_B 为例，假设该块上的平均脊周期是 p。我们设定了标准两个高斯滤波器的标准差分别为 k_1p 和 k_2p（$0 < k_1 < k_2$ 为两个常数）。它们的输出是：

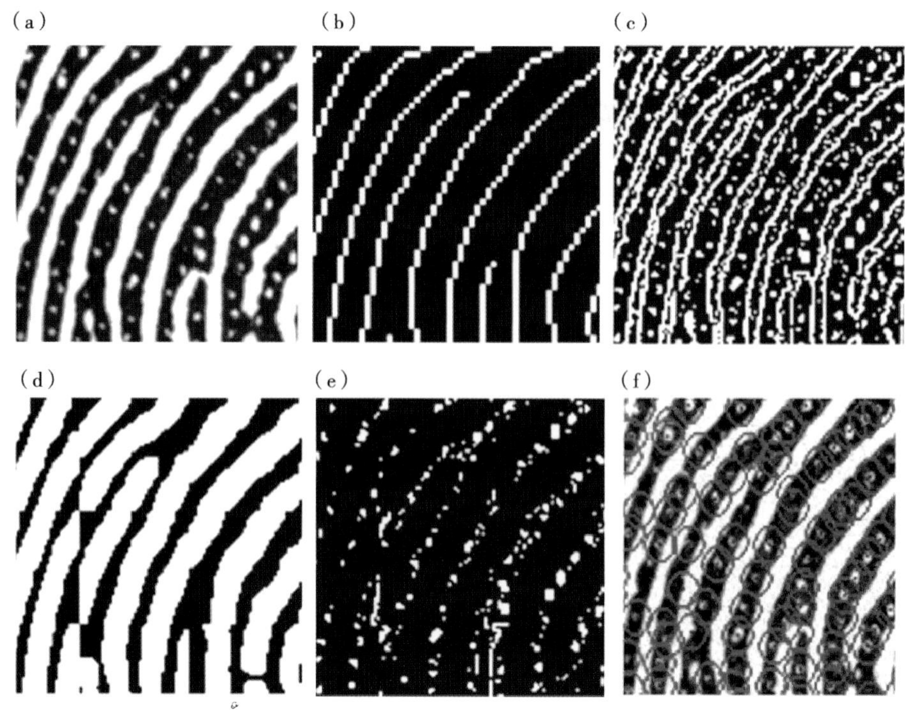

图 12－83 （a）原始指纹图像；（b）提取谷图；（c）小尺寸的高斯滤波输出；
（d）大尺寸的高斯滤波输出；（e）（c）和（d）之间的差异；
（f）提取后处理汗孔（汗孔用红色圆圈标记）

$$F_1 = G_{k_1p} * I_B, F_2 = G_{k_2p} * I_B$$

$$G_\sigma = \frac{1}{\sqrt{2\pi}\sigma} e^{-\frac{x^2+y^2}{2\sigma^2}} - m_G, |x|, |y| \le 3\sigma$$

其中´*´表示卷积运算，m_G 用于将高斯滤波器进行零均值归一化。k_1 和 k_2 是两个参数，它的设置会考虑到脊和谷的宽度和汗孔的大小。基于经验知识，在我们的实验中根据指纹数据库选择它们的值。滤波的输出 F_1 和 F_2 进一步归一化为［0，1］并进行二值化，得到 B_1 和 B_2 。小尺寸的高斯滤波器 G_{k_1p} 将增强汗孔和脊线，而大尺寸的过滤器 G_{k_2p} 只会增强谷线。因此，减去 B_1 和 B_2 ，我们获得了汗孔提取的初始结果：$P_B = B_1 - B_2$ 。

为了从初始汗孔中提取结果 P_B 中去除可能的假孔，我们应用以下约束来对结果进行后处理。(1) 汗孔应在脊线。为了实现这个约束，我们使用二进制脊映射作为掩码过滤提取出的汗孔。(2) 汗孔是圆形的特征。我们要求真的汗孔其区域的偏心率应小于阈值。从图 12－83（e），图 12－83（f）可以看出，此操作可以通过轮廓成功去除造成的假孔，即图 12－83（e）中的那些线形特征。(3) 汗孔应该是在有效尺寸范围内。我们通过计算像素来测量孔的大小在其区域内。在我们的实验中，我们将大小设置在 3 到 30 之间。(4) 真实汗孔区域强度的平均值应足够大，其方差应该小。否则，检测到的孔被视为由噪声引起的假孔。最后，我们得到提取的孔图像。图 12－83(c)

-（f）说明了基于图 12 - 83（a）的指纹汗孔提取中的过程。值得一提的是，基于类似假设的方法（即，汗孔是圆形特征）也有其他文献中提出过。和这些方法对比，这里提出的汗孔提取方法考虑了不同的汗孔尺度，因此具有更好的提取精度。后面的实验部分也论证了这点。

③汗孔 - 谷线描述子

为了使用汗孔来对齐指纹，需要描述符来描述汗孔的特征使得可以精确地确定孔之间的对应关系。一个好的描述符应该具有旋转和平移的变形不变性，这在获取指纹图片时非常常见。大多数先前基于指纹识别的关于汗孔的研究简单地通过它的位置来描述汗孔。但是，如果没有给出对齐，这种方法将无法使用。因此必须使用其他信息帮助区分汗孔。根据最近基于细节点的指纹识别研究，谷线和脊线的结构以及在细节点周围的谷方向场定向场在细节点匹配中也很帮助。因此，在本节中，我们通过使用相邻的谷线描述汗孔结构和脊线方向场。称为汗孔 - 谷线描述符（PVD）。

汗孔用其位置（X，Y）表示，定义为质量中心的坐标。在本章中，为了对齐，我们为汗孔引入方向特征 θ。它被定义为在质量中心点（X，Y）处的脊线方向。如图 12 - 84，我们以汗孔中心为原点，汗孔指向右下方方向为极轴建立了一个局部极坐标系。极角设定为逆时针角度极轴。然后选择由 N_p 表示的圆形邻域。它以原点为中心，$R_n = k_n p_{\max}$ 为半径，中 $p_{\max}$ 是最大脊周期在指纹和 k_n 是用来控制邻域大小的参数。

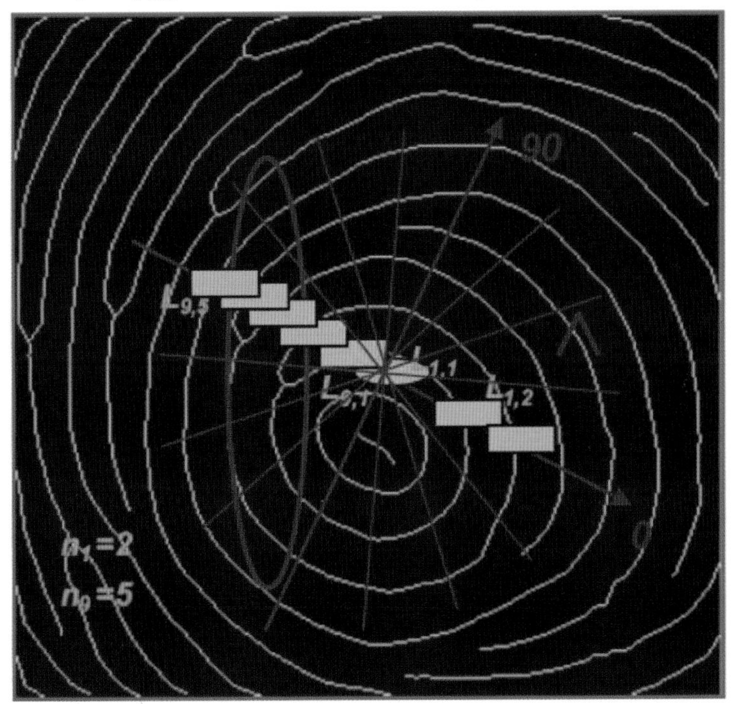

图 12 - 84　汗孔 - 谷线描述子，其中 $k_n = 4$ **，** $\theta_s = 22.5$

对于每条线，我们找到它与邻域中的谷线相交的位置。这些交叉点与汗孔一起产生许多线段。我们从内到外对这些段进行编号并计算它们的长度。如图 12 - 84 中所示，采用22.5度作为步长，因此采用16条线。以0度和180度线为例，前者有两个部分后者有五个部分。汗孔附近的山脊方向场是另一个重要特征。为了充分利用信息，我们定义脊方向不连续性（OIC）如下：

$$OIC(N_p) = \frac{1}{|N_p|}\sum_{\{i,j\}\in N_p}\{[\cos(2.\mathrm{OF}(i,j) - m_{\cos})]^2 + [\sin(2.\mathrm{OF}(i,j) - m_{\sin})]^2\}$$

其中OF是脊线方向场，$|N_p|$表示领域N_p中的像素数，

$$m_{\cos} = \sum_{(i,j)\in N_p}\cos(2\cdot OF(i,j))/|N_p|,\ m_{\sin} = \sum_{(i,j)\in N_p}\sin(2\cdot OF(i,j))/|N_p|$$

通过上述的定义，我们将PVD定义为以下向量Θ：

$$\Theta = [X, Y, \theta, OIC(N_p), \vec{S}_1, \vec{S}_2, \cdots, \vec{S}_m]$$

$$\vec{S}_k = [n_k, L_{k,1}, L_{k,2}, \cdots, L_{k,n_k}],\ k = 1,2,\cdots,m$$

其中n_k是第k条线的线段数，$L_{k,n}$是长度沿第k条线中第n个线段的长度（$1 \le n \le n_k$）。由于它们在汗孔的圆形领域内计算得到，所以上面的OIC以及PVD本身具有旋转不变性，同时它们也是在局部的汗孔坐标系下计算的，所以也具有平移不变性。我们将OIC将看作一个粗略的估计，用于初级汗孔匹配。采样的谷结构特征是更精细的特征，它们将被用于更准确的汗孔匹配。汗孔的位置和方向信息将用于双重检测汗孔的对应关系。最后，指纹之间的转换将根据对应汗孔之间的位置和方向来进行估计。

（2）基于PVD的局部指纹对齐

本章旨在通过使用汗孔来对齐局部指纹。为此，我们需要首先确定指纹上的汗孔对应关系。但是，即便是小的指纹片段可以携带许多汗孔（在我们的实验中在$6.24 \times 4.68mm^2$的图象块中包含成百上千个），汗孔对齐直接使用它们周围的谷结构（即区段记录在PVD中的长度），使得匹配非常耗时。因此，粗到精匹配策略是必要的。PVD中的OIC组件可用于粗匹配。给定两个汗孔，我们首先比较它们的OIC特征。如果在他们的OIC特征之间的绝对差值大于给定的阈值Toic，它们不会匹配；否则，进入下一个精确匹配步骤。粗匹配将消除大量的错误匹配。在随后的精细匹配，我们比较两个汗孔邻域的谷线结构。根据PVD的定义，每个汗孔与几个线段组相关联。我们逐组比较这些线段。当比较第k组中的线段时，每个汗孔的描述子有n_k^1和n_k^2个线段，我们首先在两个汗孔的描述符中划分找到组中的公共段，即$\hat{n}_k = \min\{n_k^1, n_k^2\}$。然后两个孔之间的距离定义为

$$\sum_{k=1}^{m}\left(\sum_{n=1}^{\hat{n}_k}\frac{|L_{k,n}^1 - L_{k,n}^2|}{\hat{n}_k} + \frac{(n_k^1 - n_k^2)^2}{n_k^1 \cdot n_k^2}\right)$$

公式中的第一项为计算每组中所有的平均绝对差值的常见部分，第二项用来惩罚丢失的段。相异性越小，两个孔的相似性越大。通过比较粗匹配的所有可能的孔对，可以为每对汗孔计算不相似性。然后对它们根据距离进行排序，产生初始的汗孔对应关系。K孔对应排名最靠前的（即具有最小距离的那些）进一步双重检查以获得相应的最终对用于对齐变换估计的汗孔。双重检查的目的是基于全局几何计算所有孔对应的支撑汗孔之间的关系。在双重检查开始时，对所有汗孔对应的支持被初始化为零。

图 12－85 说明我们使用的相关方式。

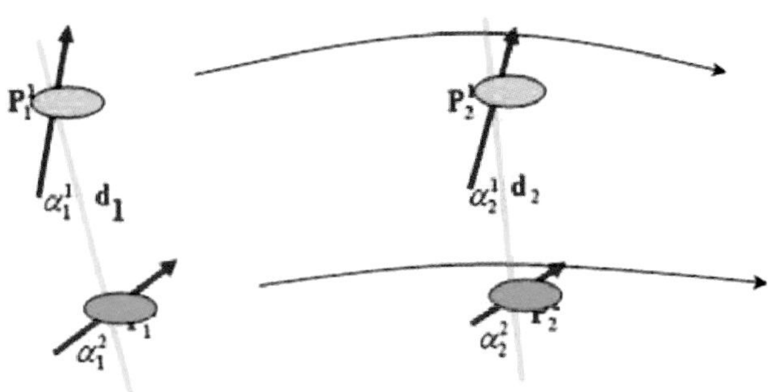

图 12－85 汗孔配对中相关性度量的双重检查机制

假设 $\{P_1^1,P_2^1\}$ 和 $\{P_1^2,P_2^2\}$ 是求解的两对相似度最高的汗孔。接着，我们从下面两个方面进行比较：(1) 两个指纹之间的汗孔之间距离，用 d1 和 d2 表示；(2) 方向和连接线之间的角度，用 $\{a_1^1,a_2^1\}$ 和 $\{a_1^2,a_2^2\}$ 表示。如果两者都有距离差和角度差低于给定的阈值 T_d 和 T_α，即 $|d_1-d_2|\le T_d$，$|\alpha_1^1-\alpha_2^1|\le T_\alpha$，$|\alpha_1^2-\alpha_2^2|\le T_\alpha$ 对这两种对应关系的支持增加 1；否则，对具有较高不相似性的对应的支持减少 1，而对另一个的支持保持不变。检查完所有顶部两个对应的 k 对应，具有非负支持的对应被视为最后的汗孔对应。如果没有任何对应关系是非负的支持，两个指纹无法对齐。如果找到一些相应的汗孔，我们就可以估算出两个指纹之间的这种转变。在这里，我们考虑轮换和翻译（因为所有指纹是由相同类型的扫描仪捕获的，我们假设缩放因子是 1）如下：

$$\begin{bmatrix}\tilde{X}_2\\ \tilde{Y}_2\end{bmatrix}=\begin{bmatrix}\cos\beta & -sin\beta\\ \sin\beta & \cos\beta\end{bmatrix}\begin{bmatrix}X_2\\ Y_2\end{bmatrix}+\begin{bmatrix}\Delta X\\ \Delta Y\end{bmatrix}=R\begin{bmatrix}\tilde{X}_2\\ \tilde{Y}_2\end{bmatrix}+t \qquad \text{（公式 12－241）}$$

其中的 (X_2,Y_2) 是第二个指纹上汗孔的坐标，$(\tilde{X}_2,\tilde{Y}_2)$ 是汗孔在第一个指纹上转换后的坐标。$R=\begin{bmatrix}\cos\beta & -sin\beta\\ \sin\beta & \cos\beta\end{bmatrix}$ 是旋转坐标，$t=\begin{bmatrix}\Delta X\\ \Delta Y\end{bmatrix}$ 是平移向量。我们的目标是对变换系数进行估计，包括旋转的角度 β 以及行列变换 ΔX 和 ΔY 等。

如果在两个指纹图像上只能找到单对汗孔对应关系，我们通过下面的方式对转换系数进行估计：

$$\beta=\begin{cases}\beta_1 & \text{if } abs(\beta_1)\le abs(\beta_2)\\ \beta_2 & else\end{cases} \qquad \text{（公式 12－242）}$$

$$\Delta X=X_1-X_2cos\beta+Y_2\sin\beta$$

$$\Delta Y=Y_1-X_2\sin\beta-Y_2\cos\beta$$

其中 $\beta_1=\theta_1-\theta_2$，$\beta_1=\text{sgn}(\beta_1)\cdot(|\beta_1|-\theta_2)$

如果有多对对应的汗孔，我们采用该方法类似于（Haralick 等人 1989）估计旋转和平移参数基于相应汗孔的位置。令 $\{(X_1^i,Y_1^i),\ i=1,2,\cdots,C\}$ 和 $\{(X_2^i,Y_2^i),\ i=1,2,$

$\cdots$,C} 是 C 对相应的汗孔。通过最小化 $\frac{1}{C}\sum_{i=1}^{C}\left\|\begin{bmatrix}X_1^i\\Y_1^i\end{bmatrix}-R\begin{bmatrix}X_2^i\\Y_2^i\end{bmatrix}-t\right\|^2$ 我们确定 R 和 t，根据（Haralick 等人 1989 年）很容易证明下面的等式：

$$t=\begin{bmatrix}\tilde{X}_1\\\tilde{Y}_1\end{bmatrix}-R\begin{bmatrix}\tilde{X}_2\\\tilde{Y}_2\end{bmatrix}$$

其中 $\tilde{X}_j=(\sum_{i=1}^{C}X_j^i)/C,\tilde{Y}_j=(\sum_{i=1}^{C}Y_j^i)/C,j=1,2$

$$B=\frac{1}{C}\begin{bmatrix}\sum_{i=1}^{C}(X_1^i-\tilde{X}_1)(X_2^i-\tilde{X}_2) & \sum_{i=1}^{C}(Y_1^i-\tilde{Y}_1)(X_2^i-\tilde{X}_2)\\\sum_{i=1}^{C}(X_1^i-\tilde{X}_1)(Y_2^i-\tilde{Y}_2) & \sum_{i=1}^{C}(Y_1^i-\tilde{Y}_1)(Y_2^i-\tilde{Y}_2)\end{bmatrix}$$

（3）对应特征点检测

检测特征点对应关系是所提出的对齐方法以及许多最先进的基于细节的方法重要步骤。基于检测到的对应来估计最佳对齐变换特征点（即汗孔或细节）。考虑到的重要性相应的特征点检测，我们进行了实验比较提出的方法与代表性的基于细节的方法在实验中，我们使用从训练集中随机选择的 200 对局部指纹评价。在每对中，两个指纹来自同一个手指，但是在不同的会议上捕获。

表 12－3　不同参数下的对应的汗孔检测准确度）（%）

M1/M2（%）	θ_s						
		15o	18o	20o	22.5o	30o	45o
k_n	3	32/45.2	44/51.6	50/57.5	50/58.2	46/52.5	40/49.1
	3.5	52/60.1	62/75.2	74/80.2	78/82.5	70/69.6	58/62.5
	4	66/74.6	80/80.5	96/95.1	98/94.7	94/88.5	80/78.2
	4.5	76/80.2	84/86	88/90.5	86/89.1	80/78.1	72/70.6
	5	54/49	62/56.7	66/60.5	60/61.7	54/59.2	52/52.1

图 12－86 显示了检测到的一些示例指纹片段相应的细节（左列）或孔（右列）。如果有超过五对相应的细节或汗孔，我们只显示前五对。在图 12－86 中，两种方法都可以正确地找到前五个特征点对应关系。但是，当会话之间的指纹质量发生变化时，例如，由于出汗，基于细节的方法将倾向于检测错误的细节，因而错误的细节通信。在图 12－86 中，破碎了谷在第二个指纹上出现。结果，检测到两个细节通信不正确。相反，提出的基于 PVD 的方法更稳健并能正确检测相应的汗孔，如图 12－86 所示。图 12－86 中的指纹碎片变形大，重叠小。因此，在重叠中可以找到很少（少于 10 个）细节区域。在这种情况下，基于细节的方法再次失败，因为缺乏足够的细节。实际上，即使两个部分指纹重叠很多，因为它们很小，所以指纹区域内仍然只有很少的细节。从图 12－86 可以看出，由于细节不足，有些错误的对应关系在两个片段上检测到。相

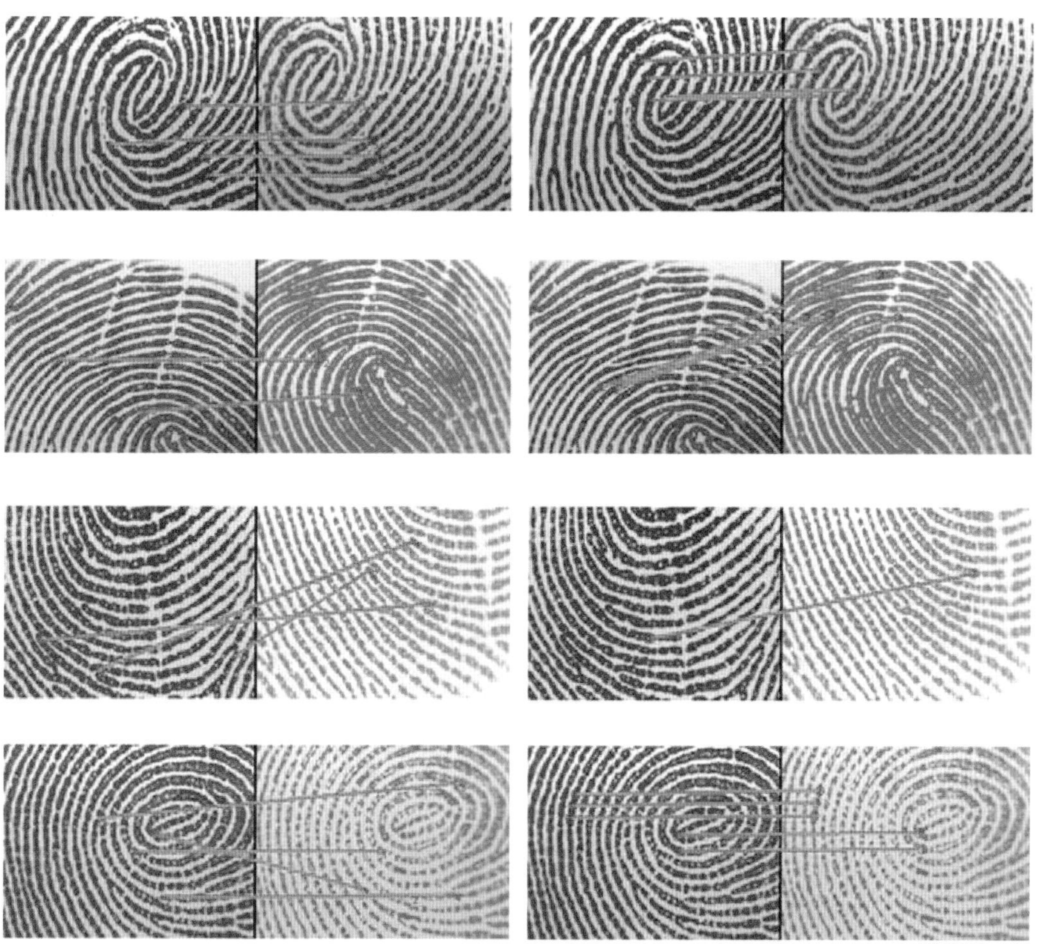

图 12-86　对应特征点检测结果的示例。左列是基于细节点的方法，右列是基于 PVD（右列）的方法

反，如图所示在图 12-86 中，所提出的基于 PVD 的方法对这些部分的结果指纹要好得多。我们计算了 200 对局部指纹两种方法的 M1 和 M2 两种方法。结果列于表 12-4 中。可以被看见基于细节的方法效果不佳，而提出的基于 PVD 的方法可以非常高的精度检测相应的特征点，与基于细节的方法相比实现了显著的改进。这证明了基于 PVD 的对准方法可以应对各种指纹片段比基于细节的方法更准确，主要得益于指纹上汗孔的丰富性和独特性。

表 12-4　对应特征点检测的准确度的比较

	M1	M2
基于细节点的方法	40%	35.1%
基于 PVD 的方法	98%	95.5%

2. 指纹中汗孔的研究

（1）动态各向异性汗孔模型（DAPM）

汗孔位于手指脊上，可以是封闭的也可以是开放的。从图 12-87 中可以看出，一个封闭的孔看起来像黑暗的山脊上一个孤立的明亮斑点，而一个正在出汗的开放的汗孔与明亮山谷相连邻近。调查汗孔的空间外观指纹图像，我们手动标记并裁剪了数百个汗孔指纹图像，包括开孔和闭孔。我们概括了三个代表性汗孔结构的类型，如图12－88所示。可以看出，两个开孔图12－88（b）和图12－88（c）不是各向同性的。沿脊方向所有这三种类型的孔都具有高斯形状的轮廓。而且，不同的汗孔高斯分布的宽度不同。这些观察清楚地表明了先前提出的汗孔模型不够准确，不能模拟各种汗孔，因为它们是各向同性和静态的（即使用单一尺度）。为了更准确地代表汗孔，我们在这里建议一个新的汗孔模型，它有两个参数来调整规模和方向。将此模型应用于真实汗孔时，这两个参数根据局部脊特征（即脊）自适应地确定方向和频率。因此，我们将建议的模型命名为动态各向异性孔模型（DAPM），定义如下：

$$\begin{cases} P_\theta(i,j) = e^{-\frac{\hat{j}^2}{2\sigma^2}} \cdot \cos(\frac{\pi}{3\sigma}i) \\ -3\sigma \le i,j \le 3\sigma \end{cases} \quad \text{（公式 12－243）}$$

$$\begin{cases} P_\theta(i,j) = Rot(P_0,\theta) = e^{-\frac{\hat{j}^2}{2\sigma^2}} \cdot \cos(\frac{\pi}{3\sigma}\hat{i}) \\ \hat{i} = i\cos(\theta) - j\sin(\theta), \hat{j} = i\sin(\theta) + j\cos(\theta) \\ -3\sigma \le i,j \le 3\sigma \end{cases} \quad \text{（公式 12－244）}$$

公式12－243是参考模型（即零度模型）和等式。12－244是旋转的模型。这里，σ是用于控制孔的标度参数尺寸。它可以通过局部脊频率来确定。θ是方向用于控制孔模型方向的参数。有可能由当地山脊方向估计。图12－89显示了一些示例实例提议的DAPM。通过提出的DAPM，接下来我们提出了一个自适应汗孔提取法。

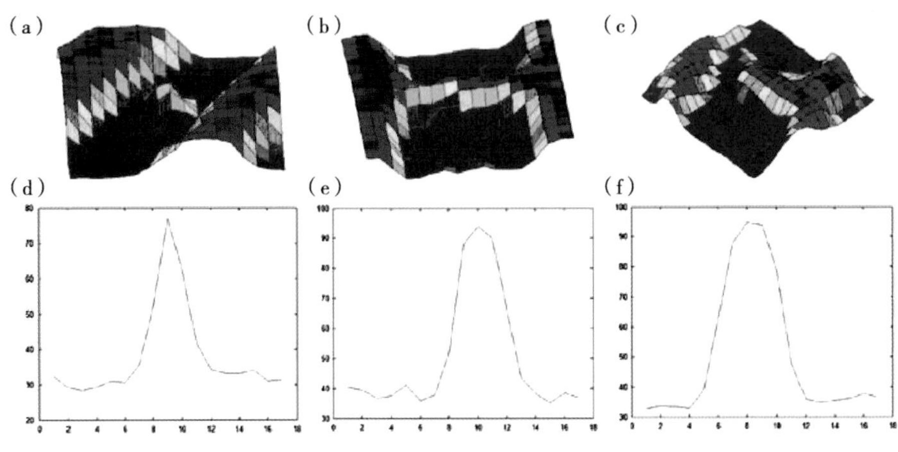

图12－87　在真实指纹图像上出现三个典型的汗孔

（a）是一个封闭的孔，和（b）和（c）是开孔。

（d）－（f）是它们沿着它们脊方向的相应强度分布。所有轮廓都是高斯形的。

（2）自适应的汗孔特征提取

汗孔提取本质上是物体检测的问题。一般来说，给定一个对象的模型，我们可以通

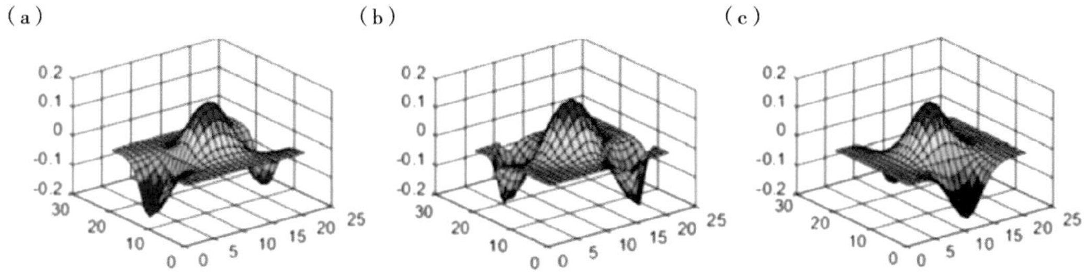

图 12 – 88 动态各向异性孔模型的示例实例

(a) θ = 0, (b) θ = 45, 和 (c) θ =90

过使用模型作为匹配的过滤器来检测对象。使用描述所需对象的匹配过滤器对图像进行卷积时，将在图像上的对象的位置处获得强响应。该匹配滤波器的技术已经成功地用于许多应用中，例如视网膜图像上的血管检测。在这我们将首先估算 DAPM 中的参数来实例化汗孔模型，然后讨论使用实例化的重要实现问题汗孔模型提取汗孔。最后，自适应汗孔提取算法将会呈现。

DAPM 参数估计：用于汗孔提取的匹配过滤器可以通过实例化汗孔来生成模型。为了在 Eqs 中实例化 DAPM。(12 –207) 和 (12 –208)，有必要初始化两个参数，方向 θ 和比例 σ。至于方向参数 θ，一种直观的方法是将其设置为局部指纹脊方向。估计在指纹上的脊形方向场，我们首先通过平滑指纹图像使用平滑内核然后通过使用一些导数运算符（例如 Sobel 运算符）计算沿 x 和 y 方向的梯度。设 $G_x(i,j)$ 和 $G_y(i,j)$ 为像素 (i,j) 处的梯度，平方梯度为 $G_{xx}(i,j) = G_x(i,j) \times G_x(i,j)$ 、$G_{xy}(i,j) = G_x(i,j) \times G_y(i,j)$ 和 $G_{yy}(i,j) = G_y(i,j) \times G_y(i,j)$ 。平方渐变是然后使用高斯内核进行平滑，得到 $\bar{G}_{xx}$ ，$\bar{G}_{xy}$ 和 $\bar{G}_{yy}$ 。脊 (i, j) 的方向估计为

$$O(ij) = \frac{\pi}{2} + \frac{1}{2} \cdot \arctan\left(\frac{\bar{G}_{xx}(i,j) - \bar{G}_{yy}(i,j)}{2 \cdot \bar{G}_{xy}(i,j)}\right) \qquad \text{(公式 12 – 245)}$$

它在 [0, π] 的范围内。有关指纹脊方向现场估算的更多详细信息，请参考。关于比例参数 σ，如果我们可以估计汗孔尺度的范围，然后我们可以使用一组多尺度匹配滤波器来检测汗孔；然而，这非常耗时。因此，我们估计并使用本章设计匹配滤波器时的汗孔尺度最大有效值。汗孔位于脊上，因此，应由脊宽度限制汗孔尺度。这促使我们将最大汗孔尺度与局部指纹脊周期的比率联系起来，即 $\sigma = \tau/k$ ，其中 τ 是局部脊周期（或局部脊频率的倒数），k 是正常数。在这章节，我们根据经验设定 k = 12。局部脊线频率在当地估计使用等人的基于投影的方法的窗口。

①汗孔特征提取算法

②基于汗孔的局部指纹识别

由于汗孔提取的目的是为指纹引入新识别功能，有必要测试通过这种方法提取汗孔的方法有助于指纹识别系统。根据当使用的指纹图像覆盖小指纹区域时，指纹识别从汗孔中获益更多。因此，在为了强调汗孔的贡献，我们在这个小节中进行了评估基

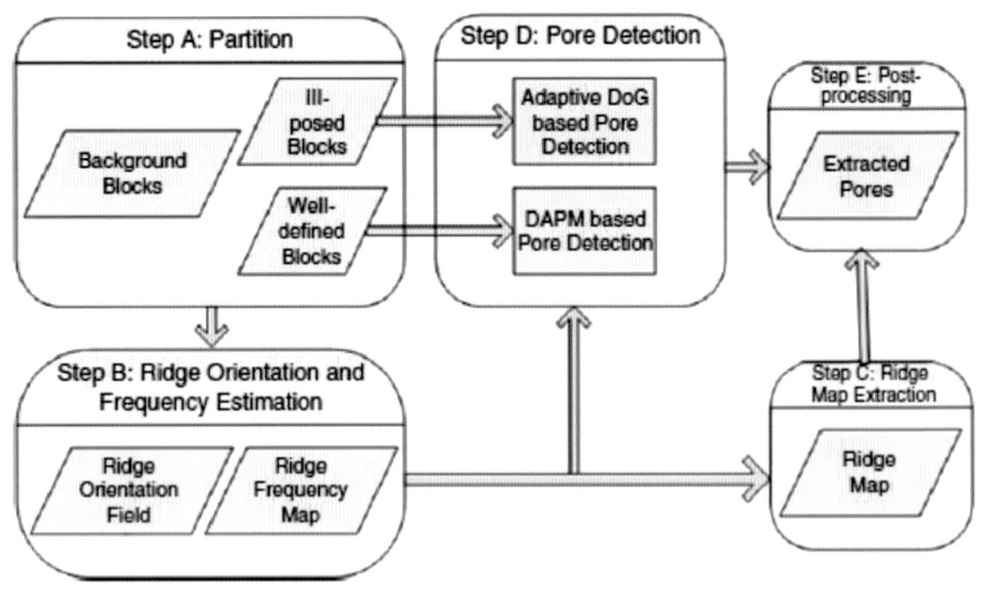

图 12－89 汗孔提取的主要步骤

于提取的汗孔提高指纹识别精度在部分指纹图像数据库 DBI 上。我们实施了像基于细节和汗孔的 AFRS。AFRS 的框图如图 12－90 所示。它由五个主要模块组成，即细节提取，汗孔提取，细节匹配，孔匹配和匹配分数融合。我们使用冯的方法［yan11］用于细节提取和匹配模块。孔匹配是通过使用的直接汗孔匹配方法完成。它首先建立两个指纹上的汗孔之间的初始对应关系根据他们的局部特征，然后使用 RANSAC（随机样本 Consensus）算法改进汗孔对应关系，最后计算两个指纹之间基于汗孔的相似性得分基于相应孔的数量。孔匹配是独立于此方法中的细节匹配。这种方法非常适合小部分指纹识别，其中细节匹配结果通常是由于小指纹碎片上的细节数量有限，因此不可靠。最终，汗孔匹配得分和细节匹配得分通过使用简单加权求和方案融合以给出最终匹配分数两个指纹图像之间。融合前，两个匹配分数归一化为 0 到 1 之间的范围如下

$$MS = \omega \cdot MS_{minu} + (1 - \omega) \cdot MS_{pore} \quad \text{（公式 12－246）}$$

其中 ω 是细节相对于汗孔的权重。通过使用数据库 DBI 和上述 AFRS，我们评估了指纹识别性能的四种汗孔提取方法。考虑到昂贵的计算成本，进行了以下匹配：（1）正版匹配：第二次会话中的每个指纹图像都是与第一个会话中的所有指纹图像相匹配，导致 3700 正版匹配，和（2）Imposter 匹配：每个手指的第一个指纹图像第二个会话与所有其他手指的第一个指纹图像相匹配在第一场比赛中，造成 21，756 次冒牌比赛。图 12－91 显示了在 DBI 下不同的四种方法获得的等错误率（EER）权重。仅使用细节，EER 为 17.67%。仅使用时的 EERRay's 方法的汗孔（即 ω = 0）分别为 21.96%，Jain's 为 21.53% 方法，22.99% 由自适应 DoG 方法，和 20.49% 提出方法。通过融合细节和汗孔，最佳结果为 12.41%（ω = 0.9），12.4% 四种方法（ω = 0.8），14.18%（ω = 0.9）和 11.51%（ω = 0.8）分别。图 12－92 显示了它们的接收器工作特性（ROC）获得最佳 EER 时的曲线。可以看出所提出的方法导致最佳识别结果。提高识

别准确率通过融合汗孔特征而仅使用细节特征制成的是 29.77%，四种方法分别为 29.82%，19.75% 和 34.86%。

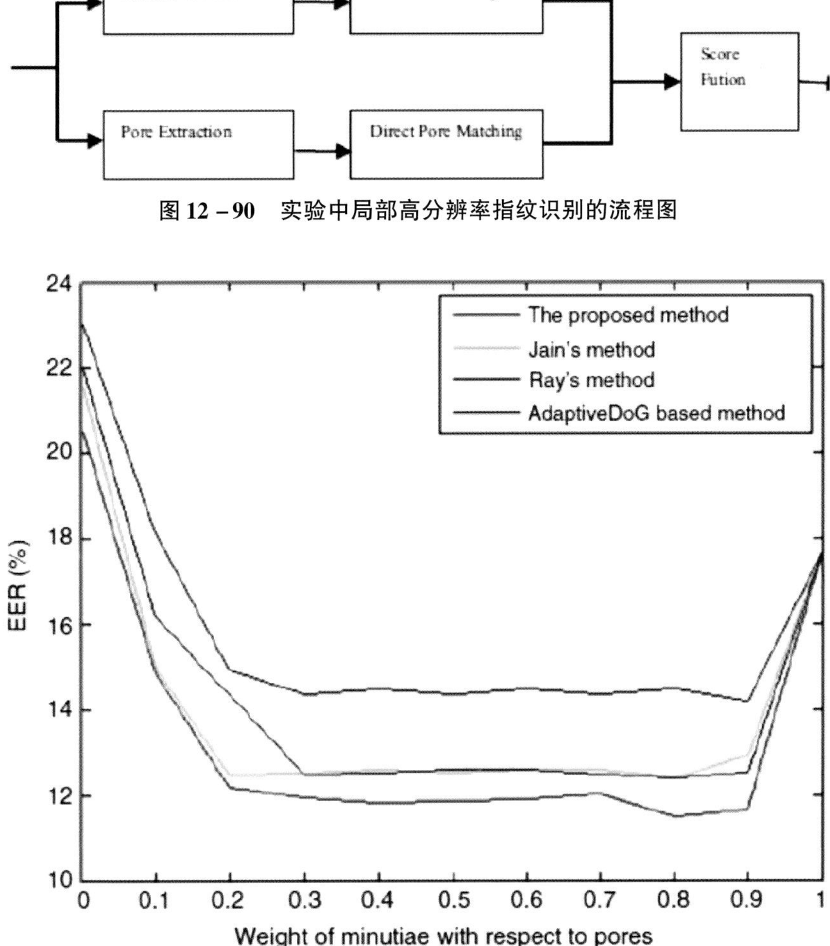

图 12－90　实验中局部高分辨率指纹识别的流程图

图 12－91　不同融合系数下不同方法的 ERRs 结果

③基于汗孔全指纹匹配

本小节中的实验是评估该分部提取汗孔对全尺寸指纹识别的贡献。我们比较了四个孔 Jain 等人使用不同的 AFRS 提取方法。这是适用于全尺寸指纹图像，并使用全尺寸指纹图像数据库 DBII。图 12－93 显示了 AFRS 的框图。我们使用相同的细节提取和匹配模块和相同的分数融合模块与最后一小节一样，但实现了汗孔匹配模块使用基于 ICP（迭代最近点）的方法。这是因为在覆盖大指纹区域的指纹图像上有足够的细节提供可靠的细节匹配结果。我们可以这样比较在匹配的细节附近的局部汗孔。就这样，汗孔可以更有效地匹配。具体来说，在匹配细节之后两个指纹，汗孔位于每对相邻的街区使用 ICP 算法匹配细节，得到 N 个匹配分数（N 是匹配的细节对的数量），其中定义为两个项的总和：所有匹配项之间的平均距离汗孔和不匹配汗孔的百分比。汗孔匹配得

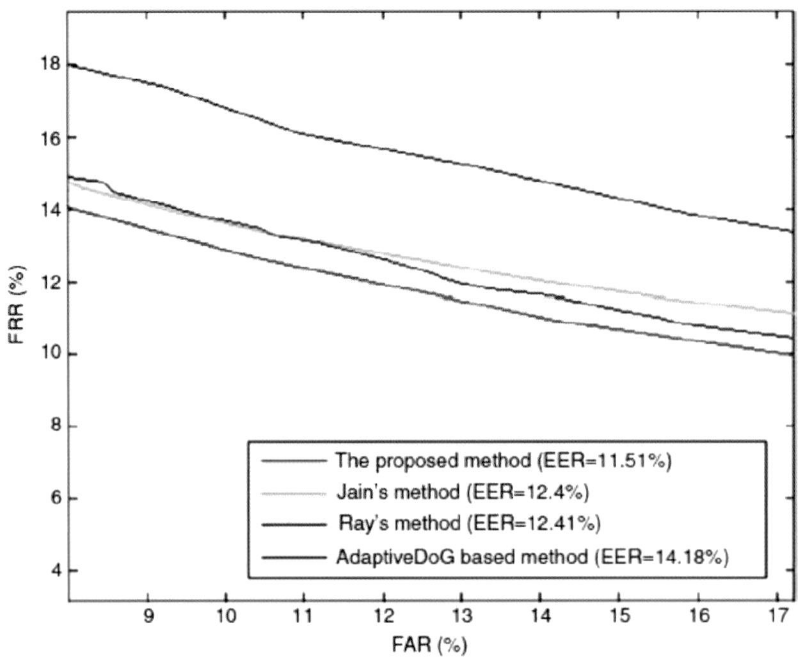

图 12－92　ERRs 最优的时候不同方法 ROI 的对比

分最终将两个指纹定义为前三个最小匹配的平均值分数。通过使用上述 AFRS，我们将所有指纹图像成对匹配 DBII（避免对称匹配），产生 6660 个真正的匹配分数和 1，087，800 个冒名顶替者得分。图 12－91 显示了获得的 EER 关于 DBII 的四种方法。因为 DBII 中的指纹图像是全尺寸指纹图像和更多的细节，可以看出只使用的 EER 细节为 0.61%，远优于 DBI（17.67%，指的是 Sect。3.5.2）。当只使用汗孔时，雷的方法的 EER 是 9.45%，Jain 的方法 8.82%，基于自适应 DoG 的方法 10.85%，和建议方法 7.81%。与细节融合后这些方法的最佳结果匹配分数为 0.59%（ω＝0.9），0.6%（ω＝0.9），0.56%（ω＝0.8）和 0.53%（ω＝0.7）。图 12－92 显示了最佳结果时的相应 ROC 曲线得到了。所提出的方法改进了 Ray 方法的最佳 EER，Jain 的方法和基于自适应 DoG 的方法分别为 10.17%，11.67% 和 5.36% 分别。

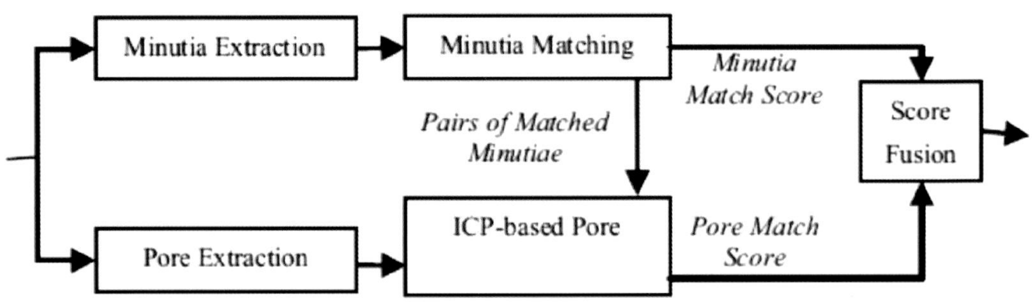

图 12－93　实验中全局指纹识别实验的流程图

(a)

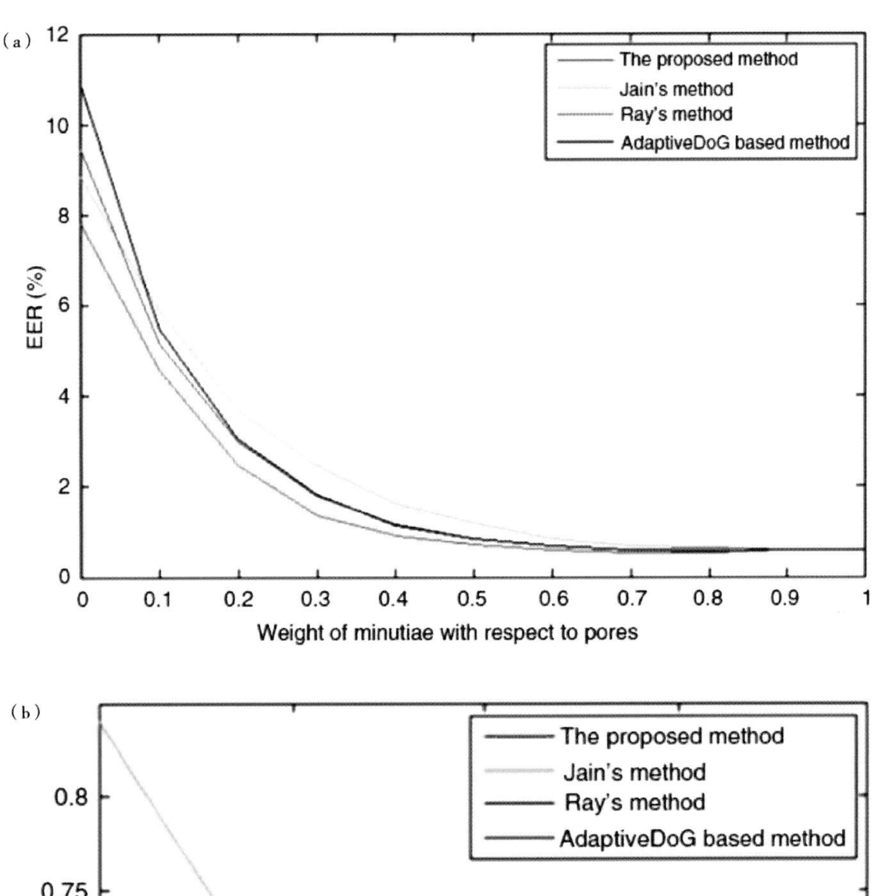

(b)

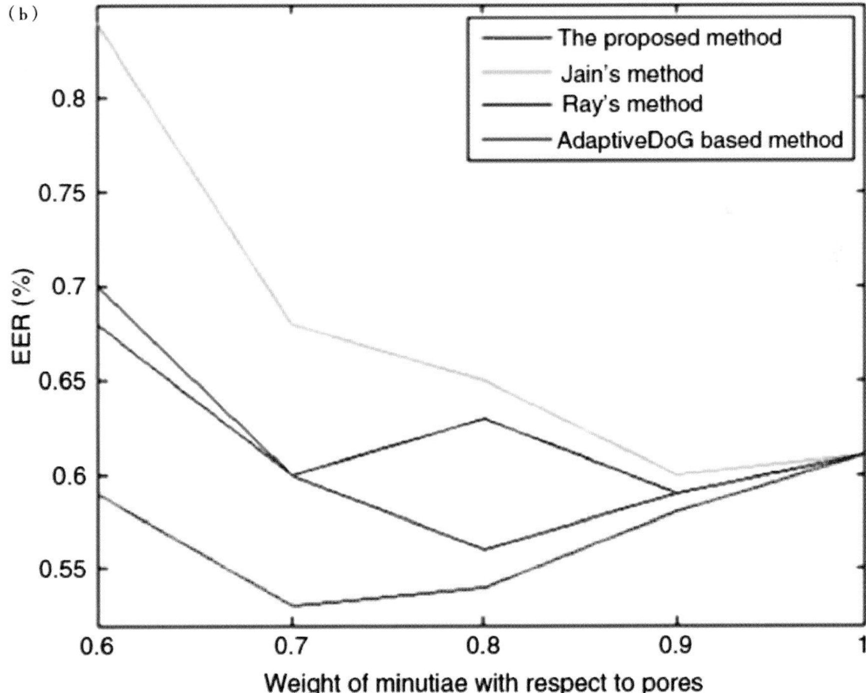

图 12－94　当使用不同权重时，DBII 上的四种方法的 EER。

（b）是放大（a）当重量从 0.6 到 1 时

3. 多分辨率的指纹识别研究

（1）基于汗孔和细节点的分辨率选择

通常，人们可能认为可以通过实现更高的识别准确度提高分辨率。如果覆盖整个指纹区域，则确实如此。然而，在实际 AFRS 中，指纹图像大小通常局限于 a 相对较小的一个用于小型化和减少计算复杂。到目前为止，大多数章节中使用最广泛的图像尺寸或在大多数公共指纹图像数据库中作为指纹验证竞赛（FVC）数据库（例如，FVC2000，FVC2002，FVC2004 和 FVC2006）是 640X480 像素。图像有限尺寸越大，分辨率越大，捕获的指纹区域就越小是。虽然增加指纹图像分辨率可以提供更多精细有关指纹匹配指纹的详细信息，会降低指纹质量如果丢失有用的判别信息（例如，细节），则识别准确性由于指纹面积减少，新出现的指纹细节占主导地位（例如，汗孔）。例如，固定大小的指纹图像可能会覆盖整个指纹区域的分辨率很低，但只捕获了很少的脊高分辨率的手指（见图 12－95）。因此，本章旨在达到平衡在各种指纹特征（特别是细节和汗孔）之间可用高分辨率指纹图像，我们调查指纹的独特性当固定图像尺寸为时，在不同分辨率下的识别精度采纳。值得一提的是，皮肤状况或噪音引起的噪音手指施加的压力量也起到了作用 AFRS 对其影响的重要作用指纹图像的质量。但是，这是指纹图像的常见问题在所有分辨率中，因此不属于本分辨率选择工作的范围章节。由于基于 500 dpi 的基于细节的 AFRS 被作为基线系统，我们选择指纹图像大小，以便捕获尽可能多的细节通过 500－dpi 指纹图像，换句话说，它可以覆盖完整的指纹区域。根据经验，我们使用的初始图像大小 640×480 像素。可以如图 12－95 所示，这个尺寸实际上可以在分辨率下捕获完整的指纹区域 500 和 600 dpi 也是如此。因此，我们裁剪了前景指纹通过使用矩形在这些 500－dpi 指纹图像上的区域。最大值在数据库中观察到的这些矩形的宽度和高度分别为 380 和 360 像素，最终将其作为拍摄下的指纹图像的图像尺寸更高的分辨率（即本章实验中的 600－2000 dpi）。这样的图像大小，可与存储在大多数现有模板中的模板进行比较基于细节的 AFRS，将非常有助于实现之间的互操作性不同的 AFRS，这是本章的一个动机。为了利用指纹上的细节和汗孔，我们必须这样做能够稳健地提取这两个功能。可以从 500dpi 或更高的图像中稳健地提取细节，但是汗孔提取需要更高的分辨率图像根据大多数关于指纹研究的章节进行调查。它因此成了有必要弄清楚提取所需的最低分辨率汗孔特征。直观地，这样的数字可以基于解剖学来达到证据，即手指上可能最小的汗孔物理尺寸。

我们最终提出了三个标准来选择高分辨率的图像分辨率 AFRS 考虑以下因素。（1）给定固定的图像大小，保留尽可能多的汗孔开始可用时，细节尽可能。（2）汗孔数量开始减少，没有其他有用的信息，但汗孔的位置将是当分辨率达到一定值时传达。（3）细节更具辨别力如果考虑相同数量的孔，则比汗孔更多。保留尽可能多的人细节尽可能同时保留可接受数量的汗孔。通过考虑图像，我们可以更好地理解标准的基本原理图 12－95 所示的示例手指的图像尺寸是 380×360 像素和分辨率从 500 增加到 2000 dpi。细节是感兴趣的特征并标有红色圆圈。在这些上也可以看到汗孔的可用性图片。人们可以清楚地观察到可用的细节和汗孔的变化这些不同分辨率的指纹图像。接下来，

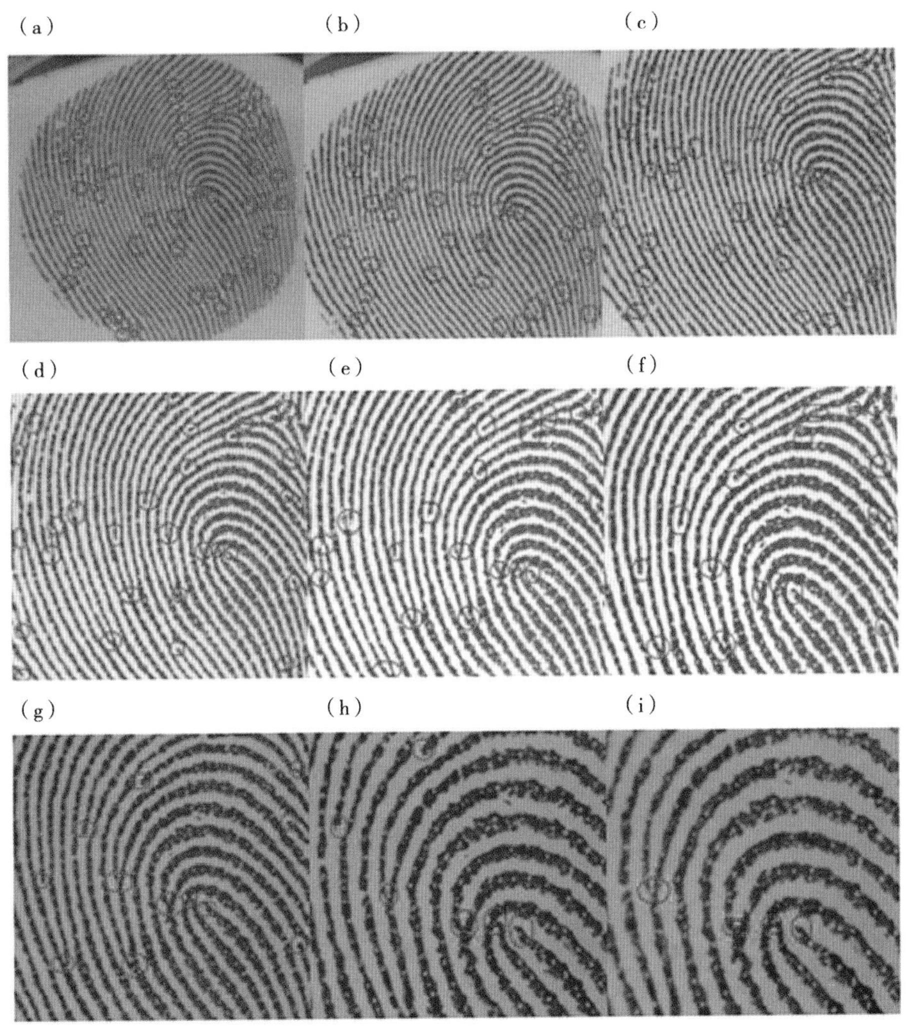

图 12－95 380x360 的指纹图像上的细节和汗孔。不同分辨率的像素。

（a） 500 dpi。（b） 600 dpi。（c） 700 dpi。（d） 800 dpi。（e） 900 dpi。（f） 1000 dpi。

（g） 1200 dpi。（h） 1600 dpi。（i） 2000 dpi

我们介绍三个选择标准详细。标准 1 给定一个固定的图像大小，尽可能保留尽可能多的细节汗孔开始可用。可以获得下限图像分辨率。大多数基于细节的 AFRS 判断两个指纹是否来自同一个手指通过计算匹配的细节数；基本上，越大细节的数量越多，做出正确判断的可能性就越高是。因此，我们应尽量保留尽可能多的细枝末节。表 12－5 列出了不同分辨率下图像中的细节和汗孔数量。正如预期的那样随着分辨率的增加，细节数减少。另一方面，随着分辨率的增加，孔的数量先增加然后减少。根据 Stosz 和 Alyea（1994）的分析，存在最小分辨率（大于 500 dpi）用于强力汗孔提取。因此，标准 1 是建立以确定分辨率的下限。标准 2 汗孔数量开始减少，没有其他有用的东西信息，但分辨率到达时将传达汗孔的位置一定的价值。可以获得上限图像分辨率。从图 12－95 可以看出，汗孔的大小和形状变得更加明显更高的分辨率通常只有汗孔的位置才是可靠的判别信息用于指纹识别；相反，一个孔的大小和形状可以从一个印象到另一个印象显著不同。两张 2000 - dpi 图片图 12 - 96 来自同一个手指但是在不同时间收集。显然，汗孔′尺寸和形状（见红色圆圈标记的汗孔）被噪音或腐蚀损坏受汗孔状况（开放或封闭）的影响。因此我们设定了另一个标准用于基于不同分辨率的孔数的分辨率选择可以为我们提供上限分辨率如果相同的数量，标准 3 细节比汗孔更具判别力每个都被考虑。保留尽可能多的细节，同时保留一个可接受的汗孔数量。然后提出参考图像分辨率。标准 1 和标准 2 分别强调细节和汗孔的数量，它只提供较低分辨率和较高分辨率的高分辨率 AFRSs。但是，很明显，这有时也需要我们制作在两者之间进行某种权衡。在这种权衡中，偏见将朝向保留细节，因为细节的分布比随机细节的分布更随机因此，图像中的细节数量会对图像产生更大的影响指纹识别。图 12 - 97 中的蓝线表示 a 上相邻的十个细节指纹图像，而红线连接相邻的汗孔。我们可以看到蓝色线穿过整个指纹图像的大约 1/3，而红线是集中在指纹图像的约 1/100 的一个区域中。从此，它似乎如果必须交换一个或另一个，即细枝末节或汗孔，那么如果我们偏向于保留细节，我们就会失去较少的歧视力量选择合适的分辨率。因此，我们确定了最后的解决标准选择保留尽可能多的细节，同时保留可接受的数量有汗孔可供选择。注意，所有上述三个标准都是关于细节的数量和具有固定图像大小的汗孔。但是，脊宽度不同种类的手指（例如，拇指，食指和中指）和不同性别（女性和男性）之间，也有对固定图像尺寸的细节和汗孔的数量有一些影响因此影响分辨率的选择。为了使参考分辨率我们根据已建立的标准选择对所有手指都是普遍的，它是研究脊宽和分辨率之间的关系是必要的。分析不同类型手指（例如拇指，食指，和中指）和来自不同性别（女性和男性）的手指是就根据既定标准选定的分辨率进行的。下一节将报告分析结果。

表 12 - 5　不同分辨率下细节点数和汗孔数

r（dpi）	500	600	700	800	900	1000	1200	1600	2000
Num_ minu	51	46	35	30	20	18	12	6	4
Num_ pore	0	85	617	683	710	609	356	172	140

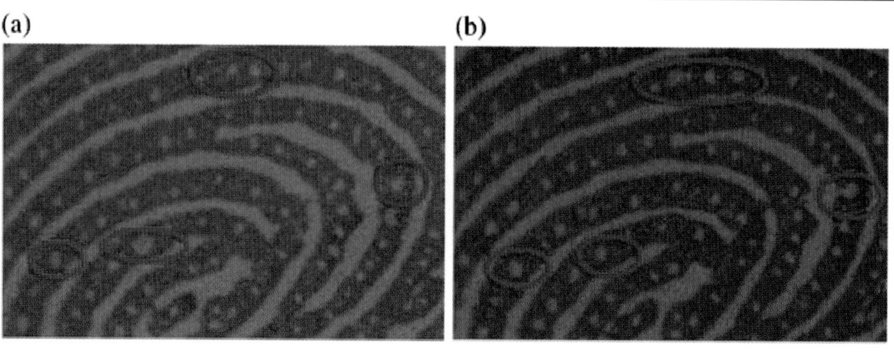

图 12 - 96　在不同时间捕获 2000 dpi 下的一个手指的两个打印件

（2）指纹识别精度

验证我们的分辨率选择及其与准确指纹的关系识别，我们使用融合策略进行了一

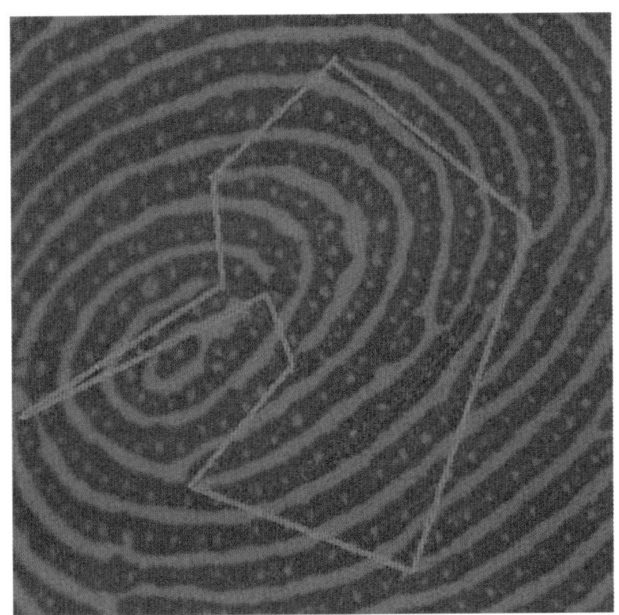

图 12－97　在指纹图像上分布相似数量的细节和汗孔 380x360 像素

系列实验 zhao 等人提出的。结合最先进的 minutiabasedJain 等人提出的方法。(1997) 和基于汗孔的方法提出在 zhao 等人。根据平等评估识别准确度错误率（EER）。具体来说，我们通过划分所有来进行交叉验证实验根据手指的类型（即拇指、食指、手指分为三组）和中指分别，以及将所有手指分成女性和女性男性团体。通过考虑我们所包含的所有手指来识别结果数据库也给出了。EER 值越低，识别度越高准确性将是。图 12－98 显示了在不同分辨率下获得的 EER 六个不同的手指组和平均 EER 通过平均那些 EERs 不同的分辨率。对于拇指，食指和中指组，EER 从 600 个真实分数中获得（从 100 个手指产生，4 个图片每个手指）和 4950 冒名顶替分数（由 100 个手指产生，比较不同手指的第一张图片）。对于女性和男性群体，EERs 从 900 个真实分数中获得（由 150 个手指产生，4 个每个手指的图片）和 11，175 个冒名顶替分数（由 150 个手指产生，比较不同手指的第一张图像）。考虑所有的手指，EER 是从 1800 个真实分数中获得的（由 300 个手指产生，每个手指的四张图片）和 44，850 个冒名顶替分数（由 300 个手指产生，比较不同手指的第一张图像）。图 12－98 显示了不同分辨率的手指组上的 EER 通过融合 Jain 等人提出的最先进的基于细节的方法。和 zhao 等人提出的基于汗孔的方法。特别，图 12－98 中的黑线表示只有男性的识别结果考虑我们数据库中的手指。分辨率时获得最低的 EER 是 700 dpi。图 12－98 中的红线显示了不同分辨率下的 EER 值当我们的数据库中只涉及女性的手指时。最低的 EER 是当分辨率为 900 dpi 时获得。代表 EER 的灰线当只考虑拇指时，表明可以获得最低的 EER 分辨率为 700 dpi。图 12－98 中的其余部分都显示出最低的 EER 以 800 dpi 的分辨率实现。但是，图 12－98 中的所有结果都显示出来当分辨率在 700 和 700 之间时，可以获得相对较低的 EER1000 dpi。在大多数情况下，800 dpi 的分辨率可以达到最低的 EER 六重实验的最低平均 EER（粉红线）。该结果进一步证实我们提出的参考分辨率。

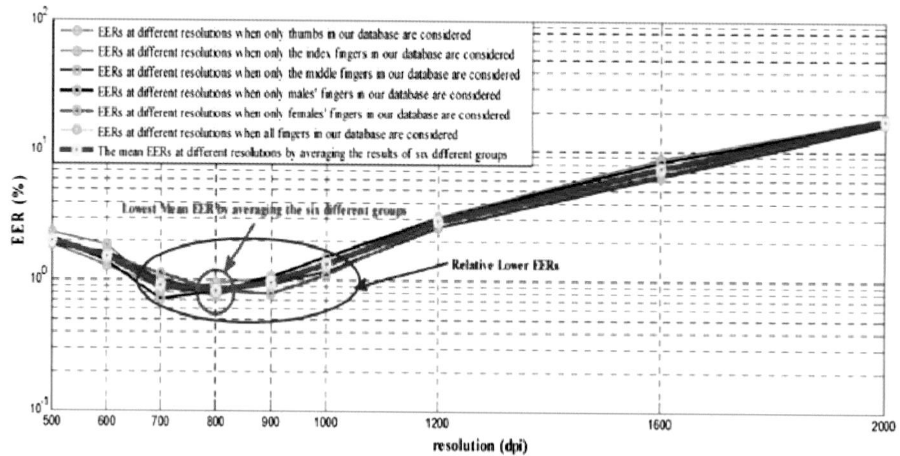

图 12－98　在六种不同的手指和手指组上获得不同分辨率的 EER 通过平均不同分辨率的 EER 来表示 EER

（五）基于手指关节纹的研究

1. FKP 验证系统：

（1）ROI 提取

从不同手指收集的 FKP 图像非常不同。另一方面，对于同一个手指，在不同收集会话中收集的图像也会有所不同因为手指的空间位置的变化。因此，这是必要的并且通过自适应地构建局部坐标来对准 FKP 图像是至关重要的每个图像的系统。利用这种坐标系，可以裁剪 ROI 从原始图像中进行可靠的特征提取和匹配。在这在本节中，我们将提出一种用于局部坐标系确定的算法和 ROI 子图像提取。因为当 FKP 图像是时，手指总是平放在基块上捕获后，手指的底部边界在每个图像中都是稳定的，并且可以作为 ROI 坐标系的 X 轴。但是，Y 轴很多更难确定。直觉上，我们希望将 Y 轴定位在中心指骨关节使 FKP 图像中的大部分有用功能都可以保留在 ROI 内。可以观察到两侧的线条特征指骨关节有不同的凸面方向。以这个事实作为暗示，我们建议根据它们的凸面方向对线像素进行编码然后再利用凸方向编码以确定 Y 轴。图 12－99 说明了主要内容坐标系确定和 ROI 提取的步骤。在下面的部分，我们详细描述了这些步骤。

①图像下采样

在 400 dpi 的分辨率下，捕获的 FKP 图像的大小为 768×576。根据我们的实验，没有必要使用如此高的分辨率特征提取和匹配。因此，我们应用高斯平滑操作到原始图像，然后将平滑后的图像下采样到约 150 dpi。下采样操作有两个好处。首先，它可以显著减少计算量通过减少数据量来降低成本。其次，高斯平滑会抑制原始图像中的噪声，这可以使以下功能受益提取和匹配步骤。我们用 ID 表示下采样图像和图 12－99（a）显示了这样的图像。

②确定坐标系的 x 轴

参见图 12－99（b），手指的底部边界可以通过 a 轻松提取 Canny 边缘探测器。实际上，这个底部边界几乎与所有 FKP 一致图像是因为在数据采集中所有手指都平放在基块上。通过将该边界拟合为直线，确定了局部坐标系的 X 轴。

③从 ID 中分割子图 IS

可用于个人识别的有用信息仅存在于整个 FKP 图像的一部分。因此，我们首先从中裁剪一个子图像 IS 原始图像，以方便后期处理。左右边界 IS 是根据经验评估的两个固定值。顶部和底部边界是根据真手指的边界估计。图 12－99（c）显示了一个示例 IS 图像。这个粗略裁剪的子图像将用于计算 Y 轴可以裁剪准确的 ROI 图像。调节投影仪可改变主体的光线。通常光源只是循环它振幅呈正弦曲线。相机检测到反射光和图像的每个像素的亮度变化和光相得到投射光的距离。结构如图 12－99 所示。

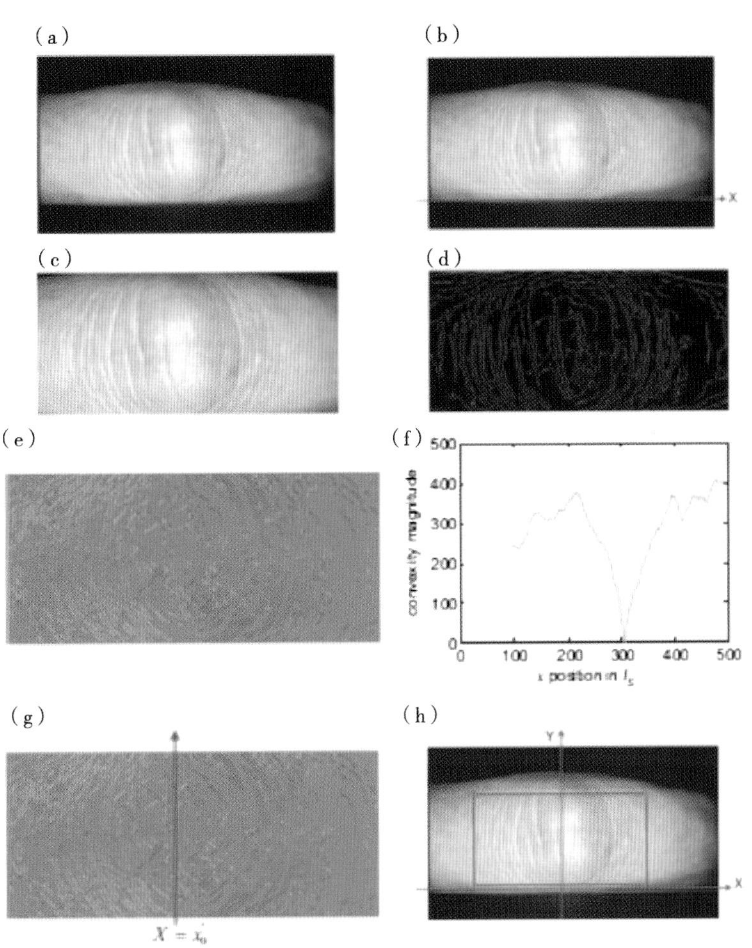

图 12－99 ROI 提取过程

④检测 Canny 边缘

通过将 Canny 边缘检测器应用于 IS，相应的边缘图 IE 可以是获得。有关示例，请参见图 12－99（d）。

⑤IE 的凸方向编码

基于边缘图 IE 的局部凸性特征，我们可以将 IE 编码为得到凸方向编码图 ICD。在该步骤，将给出 IE 上的每个像素用于表示该像素的局部凸方向的代码。基本原则该编码方案如下。基于对 FKP 图像的观察，我们摘要 FKP 图像上“曲线”的理想模型，如图 12－100（a）所示。在这模型，FKP“曲线”向左凸出或向右凸出。我们编码凸起的向左曲线上的像素为“1”，向上凸起的像素为曲线“1”，其他像素不在任何曲线上为“0”。图 12－100（b）说明了编码方案。在我们的系统中，我们将步骤 4 中获得的边缘视为“曲线”并且在 IE 上执行该凸方向编码。：在凸方向编码之后，为每个 ICD 点分配值 0，1 或 1。图 12－99（e）显示了伪彩色图像格式的 ICD 图。它上面的白色像素是凸值为“1”的那些；黑色像素是值为“1”的像素；和灰色像素的值为“0”。

⑥确定坐标系的 Y 轴

考虑在步骤 5 中设置的理想 FKP 曲线模型。对于 FKP 图像，“曲线”打开趾关节的左侧部分大多向左凸出，右侧凸出部分大多向右凸出。同时，“曲线”在周围的一个小区域内指骨关节没有明显的凸面方向。根据这一观察，在 FKP 图像的水平位置 x（x 代表列），我们定义“凸度大小”为：

$$conMag(x) = abs(\sum_{W} I_{CD}) \qquad (公式 12－247)$$

其中 W 是关于轴 X1/4x 对称的窗口，W 的大小是 d？h h 是 IS 的高度。d 在本章中通过实验选择为 35。该提出“凸度量级”来衡量显性有多强凸方向位于 FKP 图像的局部区域。的特点 FKP 图像表明 conMag（x）将在中心周围达到最小值指骨关节和此位置可用于设置坐标的 Y 轴系统。令

$$x_0^{'} = \text{argmin}(conMag(x)) \qquad (公式 12－248)$$

然后 $X = x_0^{'}$ 可以设置为 Y 轴。图 12－99（f）绘制了曲线 conMag（x）FKP 图像和图 12－99（g）显示垂直线 $X = x_0^{'}$，这是 Y 轴投资回报率系统

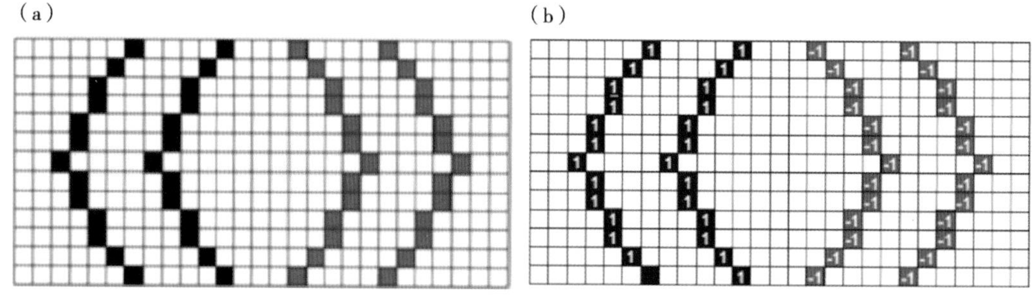

图 12－100　（a）FKP“曲线”的理想模型；（b）凸方向编码方案

图 12－101 的这四个图像是 ROI 图 12－98 分别显示了样本图像的图像。

⑦剪切 ROI 区域

现在我们已经固定了 X 轴和 Y 轴，那么局部坐标系就可以了确定。参见图 12－99（h），使用构造的坐标系，ROI 可以从具有固定大小的 ID 中提取子图像 IROI，这是根

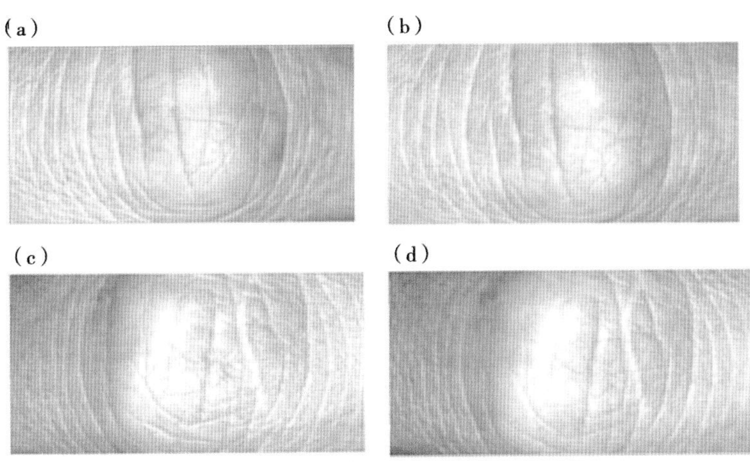

图 12－101　通过所提出的方法提取的样本 ROI 图像

据经验设置的在我们的系统中为 160x80。图 12－101 显示了提取的 ROI 图像的一些示例。我们可以看到建议的坐标系构造和 ROI 提取方法可以有效地对齐不同的 FKP 图像并规范化特征区域萃取。这样的操作大大减少了由各种引起的变化数据收集中手指的姿势。

（2）FKP 特征提取与匹配

使用 Gabor 过滤，接下来我们提出改进的竞争编码（ImCompCode）方法利用方向信息，然后我们提出利用幅度信息的幅度编码（MagCode）方法。最后，我们在 FKP 匹配中融合了这两种特征。

①改进竞争编码（ImCompCode）

在每个像素 IROI（x，y）处，我们提取方向信息并将其表示"方向代码"。这个过程类似于 CompCode 方案。使用一组 Gabor 滤波器，每个像素 IROI（x，y）的方向特征可以是提取。在我们的系统中，我们只使用 Gabor 过滤器的实际部分来执行此操作工作。在数学上，这种方向编码过程可以表示为：

$$oriCode(x,y) = \arg\min_{j}\{I_{ROI}(x,y) * G_R(x,y,\theta_j)\} \quad （公式 12－249）$$

其中星号 * 表示卷积操作。G_R 表示 Gabor 函数的实部 G，$\theta_j = j\pi/j, j = \{0,\cdots,J-1\}$，其中 J 表示方向的数量。

在这里，我们改进了原始的 CompCode 方案。通常在 FKP 图像上是位于相对"平面"区域的一些像素，即这些像素不驻留在其上任何线条，因此没有主导方向。因此，在这样的像素处的 J Gabor 滤波器响应没有太多变化。如果我们仍然分配它的方向代码，此代码可能不稳定并且对噪声很敏感，使特征表示和匹配性能下降。因此，那些"平面"像素应该从方向编码中删除。我们定义了像素处的"方向幅度"为：

$$oriMag(x,y) = \frac{abs(\max(R) - \min(R))}{\max(abs(\max(R)),abs(\min(R)))} \quad （公式 12－250）$$

其中 $R = \{R_j = I_{ROI}(x,y) * G_g(x,y,\theta_j)\}, j = \{0,\cdots,J-1\}$ 是 Gabor 滤波器在当前像素位置的响应。$oriMag(x,y)$ 可以衡量像素点（x. y）多大可能是主导方向。如果这

个值小于某个阈值，那么这个像素点的值就会被赋予 J。

根据我们的实验结果，使用 6 个不同方向的 Gabor 滤波器足够。这与李的结论一致简单神经细胞对特定方向敏感，近似带宽 $\pi/6$ 。因此，我们选择 6 个方向，$\theta_j = j\pi/6, j = 0, \cdots, 5$ ，竞赛。我们的 ImCompCode 方案的伪代码总结为下面是图 12 - 103（a） -（d），其中显示的是 FKP ROI 图像的 ImCompCode 图 12 - 102。

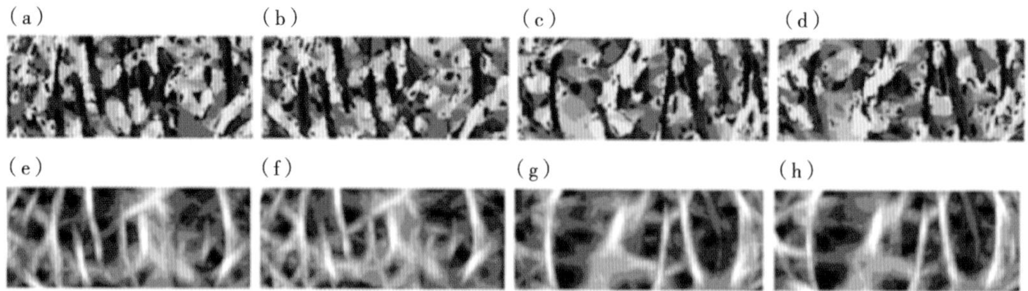

图 12 - 102 （a）-（d）和（e）-（h）是用于 FKP ROI 图像的 ImCompCode 映射和 MagCode 映射

②幅度编码（MagCode）

除了方向信息，我们还想利用幅度信息来自 Gabor 过滤器的回复。IROI（x，y）处 Gabor 滤波器响应的幅度是：

$$\sqrt{(I_{ROI}(x,y) * G_R(x,y,w,\theta_j))^2 + (I_{ROI}(x,y) * G_I(x,y,w,\theta_j))^2}$$

其中 GR 和 GI 代表 Gabor 的实部和虚部函数 G 分别为。但是，为了降低计算成本，在生成幅度代码映射时，我们希望利用临时代码“定向编码”过程产生的结果。因此，我们仍然只使用 Gabor 过滤器的实部，并将 IROI（x，y）处的幅度定义为：

$$mag(x,y) = \max_j(abs(I_{ROI}(x,y)) * G_R(x,y,\theta_j)))$$

然后将局部量化应用于 $mag(x,y)$ 以获得幅度代码。这个过程可以表示为：

$$magCode(x,y) = ceil((mag(x,y) - l\min)/\frac{l\max - l\min}{N}) \qquad (公式 12 - 251)$$

其中 N 是量化级数，$l\min = \min_{(x,y) \in W_m}(mag(x,y))$ 和最大值 $l\max = \max_{(x,y) \in W_m}(mag(x,y))$；$W_m$ 是一个以（x，y）为中心的大小为 $w \times w$ 的窗口。所结果的幅度代码是 1 - N 内的整数。w 和 N 可以通过实验来调整子数据集，它们在本章中分别通过实验设置为 49 和 8。图 12 - 102（e） -（h）显示了 FKP ROI 图像的幅度代码图图 12 - 102。

3FKP 匹配：假设我们正在比较两个 FKP ROI 图像 P 和 Q. 让 Po 和 Qo 成为两个方向代码图；让 Pm 和 Qm 成为两个幅度的代码图。首先，我们将计算 Po 和 Qo 之间的匹配距离以及匹配分别在 Pm 和 Qm 之间的距离，然后融合两个匹配距离一起作为 P 和 Q 之间的最终匹配距离。在计算 Po 和 Qo 之间的匹配距离时，我们采用了角距离，定义为：

$$angD(P,Q) = \frac{\sum_{y=1}^{Rows}\sum_{x=1}^{Cols} G(P_o(x,y), Q_o(x,y))}{(J/2) \cdot S} \qquad (公式 12 - 252)$$

S 表示是代码映射的区域，

$$G(P_o(x,y),Q_o(x,y)) = \begin{cases} 1, P_o(x,y) = 6 \ and \ Q_o(x,y) \neq 6 \\ 1, P_o(x,y) \neq 6 \ and \ Q_o(x,y) = 6 \\ 0, P_o(x,y) = Q_o(x,y) \\ \min(P_o(x,y) - Q_o(x,y), Q_o(x,y) - P_o(x,y) + 6), \text{ if } P_o(x,y) > Q_o(x,y) \text{ and } P_o(x,y) \neq 6 \\ \min(Q_o(x,y) - P_o(x,y), P_o(x,y) - Q_o(x,y) + 6), \text{ if } P_o(x,y) < Q_o(x,y) \text{ and } Q_o(x,y) \neq 6 \end{cases}$$

（公式 12 - 253）

P_m 和 Q_m 之间的匹配距离定义为：

$$magD(P,Q) = \frac{\sum_{y=1}^{Rows}\sum_{x=1}^{Cols} abs(P_m(x,y) - Q_m(x,y))}{(N-1)\cdot S}$$ （公式 12 - 254）

然后，P 和 Q 之间的最终匹配距离可以从 $angD$ 和 $magD$ 得到：

$$dist(P,Q) = (1-\lambda)\cdot angD(P,Q) + \lambda\cdot magD(P,Q)$$ （公式 12 - 255）

其中 λ 用于控制 $magD$ 对 $dist$ 的贡献，它是实验性的在我们的系统中设置为 0.15。考虑提取的 ROI 子图像中的可能翻译（关于在登记中提取的那个），执行多个匹配通过在水平和垂直方向上平移一组特征。在这样的例如，S 是两个代码映射的重叠部分的区域。最低限度得到的匹配距离被认为是最终距离。

2. 基于局部特征的 KFP 验证系统

（1）局部特征

内在维度是自由度的数量描述局部图像结构所必需的。一个 2D 图像补丁我可以被分类为由 R 表示的特定内在的局部区域尺寸。例如，常数区域的内在维度为零（i0D）

直线和边缘具有固有的一维（i1D）。在数学上，这样分类可以表示为

$$I \in \begin{cases} i0D_R, I(\mathrm{x}_i) = I(\mathrm{x}_j), \forall \mathrm{x}_i, \mathrm{x}_j \in R \\ i1D_R, I(x,y) = g(x\cos\theta + y\sin\theta), \forall (x,y) \in R, I \notin i0D_R \\ i2D_R, else \end{cases}$$ （公式 12 - 256）

其中的 g 表示一元实值函数。图 12 - 103 显示了 $i0D$, $i1D$ 和 $i2D$ 的样本示例。

图像中的点 x 可以通过其“局部特征”来表征从以它为中心的局部补丁派生而来。在我们定义局部功能之前，我们需要有一个待分析信号的模型。在我们的例子中，我们正在处理 2D FKP 图像，实际上是一种特殊的 2D 图像，因为它们很丰富线条特征。这些线状特征在区分方面起主导作用不同的人。因此，我们假设 FKP 图像是局部 i1D（内在的）一维信号。让我们首先考虑一维（1D）实信号。为了分析文献中提出了 1D 实信号的局部结构，解析信号并且它已被证实是非常有效的。分析表示使得真实信号具有某些属性更容易获得并促进调制和解调的推导技术。给定 1D 实信号 f（x），定义相应的分析信号为

$$f_A(x) = f(x) + if_H(x)$$

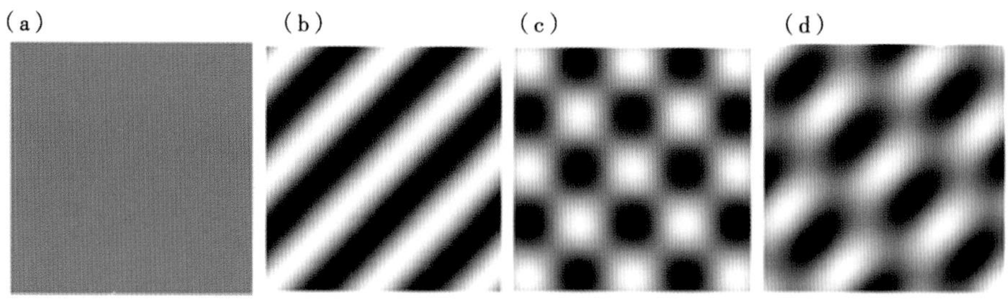

图 12－103　具有不同内在尺寸的信号：(a) i0D；(b) i1D；(c) i2D；(d) i2D

其中 $f_H(x) = f(x) * h(x)$，$i^2 = -1$，$*$ 表示卷积运算，$h(x) = 1/\pi x$ 是指空间域中的希尔伯特变换核。有这样的复杂表示，1D 解析的局部振幅和局部相位信号定义为

$$a(x) = \sqrt{f^2(x) + f_H^2(x)}, \varphi(x) = \arctan2(f_H(x), f(x))$$

（公式 12 －257）

局部幅度表示信号的能量信息，而局部相位可用于区分不同的局部结构，它是独立于局部振幅。在实践中，从那以后希尔伯特变换算子是一个不正确的积分，难以计算，研究人员通常使用一对空间滤波器构成正交对来构建分析信号。对此结束，复杂的 Gabor 或 log－Gabor 过滤器被广泛使用。当 1D 信号嵌入 2D 空间时，其方向应该被考虑到。因此，局部振幅，局部相位和局部方向是表征 2D 图像点的三个独立测量。当地阶段反映了当地建筑的类型。但是，我们不知道它在多大程度上是一个重要的特征。至解决这个问题，我们利用相位一致性（PC），一个无量纲的量，来衡量规模上的局部相位的一致性。基于生理和生理心理物理学证据表明，视觉上可辨别的特征与之相吻合那些具有最大相位一致性的点。这样的结论是进一步的最近一些使用功能磁性的神经生物学研究证实了这一点共振成像（fMRI）。阶段一致性有一个有趣的属性，它几乎不变的图像亮度或对比。因此，在围绕图像点 x 的局部窗口内，有四个特征－局部振幅，局部相位，局部方向和相位一致性提取并反映当地所含信息的不同方面窗口。但是，我们不会使用局部幅度进行识别，因为它是没有对比不变。因此，局部相位，局部方向和相位 congruency 将在本文中用作三个局部特性。对于真实的 2D 图像，可以使用定义和提取这三个局部特征一套 2D 正交滤波器对，例如 2D 复数 Gabor 或 log－Gabor 滤波器。假设采用复杂的 Gabor 滤波器，定义为

$$G(x,y) = \exp\left(-\frac{1}{2}\left(\frac{x'^2}{\sigma_x^2} + \frac{y'^2}{\sigma_y^2}\right)\right)\exp\left(i\frac{2\pi}{\lambda}x'\right)$$

（公式 12 －258）

λ 代表正弦波因子的波长，θ 表示法线的方向 Gabor 函数的平行条纹，σx 和 σy 是标准偏差二维高斯包络。从定义可以看出 Gabor 滤波器是实际上是由正弦平面波调制的高斯包络。高斯包络确保卷积由附近的图像块支配过滤器的中心。因此，Gabor 过滤器是局部操作员并且可以提取特定规模的信息和当地区域内的特定方向。

竞争性编码方案假定每个图像像素都位于负“线”上并且它提取通过使用一组具有不同的真实 Gabor 滤波器来确定线的方向取向。具体而言，Gabor 响应得到的方向此时将最小值作为特征。由 GR（GI）表示真实（虚构）Gabor 滤波器 G 的一部分。一系

列 GR 共享相同的参数，除了方向参数，图像 I 的局部方向可以提取位置（x，y）。在数学上，局部方向定义为：

$$ori(x,y) = \underset{j}{\operatorname{argmin}}\{I(x,y) * G_R(x,y,\theta_j)\} \quad \text{（公式 12 - 259）}$$

J 表示方向的数量。它需要需要注意的是，从理论上讲，理想的 i1D 2D 图像的局部方向通过基于 Riesz 变换的单基因信号可以准确地提取信号模型，是经典 1D 分析信号的二维扩展；然而，对于真实的 2D 图像，多维偶对称滤波器通常对这项任务表现更好。使用正交对滤波器提取 PC 将在 Sect。下文详细地。实际上，PC 是一维概念。可以作为检查位置的 PC 值：

$$PC_2 = \max_i\{PC_{\theta_j}(x,y) : | j = 0 \sim J - 1\} \quad \text{（公式 12 - 260）}$$

我们用 θ_m 表示 1D PC 取最大值的方向。然后，我们可以沿 θ_m 应用 Gabor 滤波并将局部相位定义为：

$$phase(x,y) = \arctan2(I(x,y) * G_I(x,y,\theta_m), I(x,y) * G_R(x,y,\theta_m)) \quad \text{（公式 12 - 261）}$$

（2）特征提取与匹配

我们定义并分析了三个局部特征。在实践中，为了计算效率的原因，我们不计算三个局部特征分别。相反，我们提出了一个基于计算框架的方案 PC in 更有效地提取这些功能。所以，在下面在子部分中，将首先描述 PC 计算。

阶段一致性：而不是假设一个特征是强度急剧变化的点，PC 模型假设在傅立叶分量所在的点处感知到特征最大相位。阶段一致性可以被视为重要性的无量纲度量独立于信号幅度的结构。该技术计算 PC 是基于 Kovesi 的突出工作。我们从 1D 信号 f（x）开始。由我表示 n 和 Mnn 是 n 阶的偶对称和奇对称滤波器，它们形成正交对。每个正交对对信号的响应将在位置 x 和比例 n 处形成响应矢量：

$$[e_n(x), o_n(x)] = [f(x) * M_n^e, f(x) * M_n^0] \quad \text{（公式 12 - 262）}$$

规模 n 的局部振幅由下式给出

$$A_n(x) = \sqrt{e_n^2(x) + o_n^2(x)}$$

局部阶段由。给出

$$\varphi_n(x) = \arctan2(o_n(x), e_n(x))$$

这些响应向量构成了我们的局部表示的基础信号和 PC 可以从它们派生。假设 $F(x) = \sum_n e_n(x)$ 和 $H(x) = \sum_n o_n(x)$ 那么，1 – PC 可以计算为：

$$PC(x) = \frac{E(x)}{\varepsilon + \sum_n A_n(x)}$$

其中 $E(x) = \sqrt{F^2(x) + H^2(x)}$，$\varepsilon$ 是一个小的常数，我们定义下民的局部阶段：

$Phase(x) = \arctan2(H(x), F(x))$。

对于 2D 图像，我们必须在几个方向上应用一维分析以某种方式结合结果。在这种情况下，具有方向的 2D 滤镜可以使用选择属性，例如 Gabor 过滤器或 log – Gabor 过滤器。让 θj，表示滤波器的方向角，其中 J 是方向的数量。通过调制 n 和 θ_j 以及与 2D 图像卷积，我们可以得到一组响应图像点 x 为

$[e_n, \theta_j(\mathrm{x}), o_n, \theta_j(\mathrm{x})]$

尺度 n 下点 x 沿方向 θ_j 的局部幅值可以表示为：

$$A_{n,\theta_j}(\mathrm{x}) = \sqrt{e_{n,\theta_j}(\mathrm{x})^2 + o_{n,\theta_j}(\mathrm{x})^2}$$

沿方向 θ_j 的局部能量为

$$E_{\theta_j}(\mathrm{x}) = \sqrt{F_{\theta_j}(\mathrm{x})^2 + H_{\theta_j}(\mathrm{x})^2}$$

其中 $F_{\theta_j}(\mathrm{x}) = \sum_n e_{n,\theta_j}(\mathrm{x})$ 和 $H_{\theta_j}(\mathrm{x}) = \sum_n o_{n,\theta_j}(\mathrm{x})$ 。沿方向 θ_j 的相位一致性可以表示为：

$$PC_{\theta_j}(\mathrm{x}) = \frac{E_{\theta_j}(\mathrm{x})}{\varepsilon + \sum_n A_{n,\theta_j}(\mathrm{x})}$$

沿 θ_j 方向的平均局部相位可以表示为：

$$Phase_{\theta_j}(\mathrm{x}) = \mathrm{arctan2}(H_{\theta_j}(\mathrm{x}), F_{\theta_j}(\mathrm{x}))$$

二维的 PC 定位为：

$$PC_2(\mathrm{x}) = \max_j PC_{\theta_j}(\mathrm{x})$$

值得注意的是 PC_2 是一个［0－1］之间的实数。

1 局部特征提取与编码

在本节中，我们将介绍每个局部的提取和编码算法特征。可以有效地提取局部方向和局部相位使用 PC 计算的中间结果获得两张图像的两张原始 PC 地图后，我们不匹配它们直。相反，我们将它们量化为几个级别，然后将它们编码为整数。在实践中，这样的方案可以具有三个优点：（a）它可以节省一个很多存储空间；（b）对于识别，它比使用原始 PC 更有效地图；（c）它允许两个地图的快速匹配。因此，我们将 PC 量化为 L 级别并将 PC 代码定义为

$$pcCode(x) = \left\lfloor \frac{PC_2(x)}{1/L} \right\rfloor \quad \text{（公式 12－263）}$$

其中 bxc 是运算符返回不大于 x 的最大整数。这很容易看每个 pcCode 是 0～L_ 1 之间的整数。虽然还有其他种类的方法来评估局部相位特征和在局部定位功能方面，我们希望充分利用中间结果在计算 PC 的过程中，以降低计算成本。这很容易在计算 PC 时，我们可以得到一组偶对称的响应和不同尺度和不同方向的奇对称正交滤波器。我们可以直接从它们计算局部方向和局部相位。对于在局部定位评估中，我们从竞争编码中借鉴了这个想法方案。随着回应来自特定尺度的偶对称滤波器，例如 $\{e_{\xi,\theta_j}(x): j = 0, \cdots, J-1\}$ 沿 x 轴的方向编码可以表示为：

$$oriCode(x) = \arg\min_j \{e_{\xi,\theta_j}(x)\}, j = 0, \cdots, J-1 \quad \text{（公式 12－264）}$$

显然，每个方向码 oriCode（x）是 0～J≤1 之间的整数。参考 Eq。12－260，根据我们的定义，2D PC 实际上是最大的 1D PC 沿不同方向。我们用 θm 表示沿着它的方向 1D PC 取最大值。然后，我们可以采取平均局部阶段沿 θm 作为 x 的局部相位。那是

$$LP(x) = Phase_{\theta_m}(x) \quad \text{（公式 12－265）}$$

LP 的范围是 $[0,2\pi]$。再一次，我们不需要确切的局部阶段角度。相反，我们将 LP 量化为几个离散的级别，以获得“相位代码”

$$phaCode(x) = \lfloor LP(x)/2\pi/M \rfloor \quad \text{（公式 12－266）}$$

其中 M 是量化级别的数量。因此，每个相位代码是整数在 0 ~ $M-1$ 之内。最后，对于给定的图像，我们可以得到它的三个代码映射：pcCode，oriCode 和 phaCode。它们的例子如图 12－104 所示。

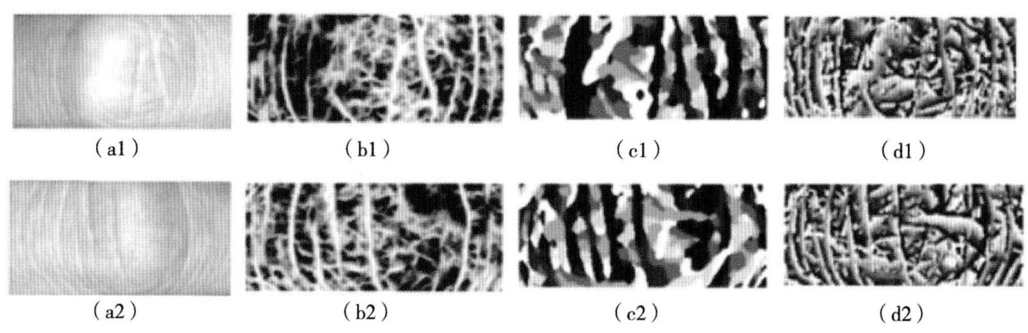

图 12－104　局部特征示例。

（a1）和（a2）是原始的指关节 ROI 图像；（b1）和（b2）是对应的 pcCode；

（c1）和（c2）是对应的 oriCode；（d1）和（d2）是对应的 phaCode；

②局部特征匹配

为每个图像获得三个代码 m aps pcCode，oriCode 和 phaCode，下一个问题是如何匹配它们以进行识别。由于 PC 是无量纲的测量，我们可以用绝对差来测量两者之间的距离 pcCode 映射。具体来说，给定两个 PC 代码映射，pcCode1 和 pcCode2，我们将它们的归一化匹配距离定义为

$$pcD = \frac{\sum\sum abs(pcCode1(x) - pcCode2(x))}{(L-1)S} \quad \text{（公式 12－267）}$$

其中 S 是图像的区域。为了比较两个方向代码映射 oriCode1 和 oriCode2，我们求助于中提出的归一化角距离定义为：

$$oriD = \frac{\sum\sum ang(oriCode1(x), oriCode2(x))}{SJ/2}$$

$$ang(p,q) = \begin{cases} \min(p-q, q-p+J), p \geq q \\ \min(p-q, q-p+J), p < q \end{cases} \quad \text{（公式 12－268）}$$

匹配两个相位代码映射时，我们使用与匹配两个相似的方法方向代码图。两个相位代码图之间的匹配距离，phaCode1 和 phaCode2 由下式给出

$$phaD = \frac{\sum\sum ang(phaCode1(x), phaCode2(x))}{SM/2} \quad \text{（公式 12－269）}$$

在实际实现中，很容易为 *pcCode* 设计“按位”表示，*oriCode* 和 *phaCode*，因此，

pcD , $oriD$ 和 $phaD$ 可以有效计算。

③局部特征集成

三个局部特征反映了信息中包含的信息的不同方面图片补丁。因此，我们可以期望在组装时更高的识别准确度来自三个特征的信息在一起。这可以通过分数水平来实现融合，我们将此功能集成方案称为局部功能集成（LFI）。假设已经有三个匹配距离 pcD，oriD 和 phaD 通过分别匹配三种局部特征来计算。这三个距离可以融合在一起以获得最终匹配距离。有一个用于匹配距离融合的几条规则，例如 Simple - Sum（SS）规则，MIn - Score（MIS）规则，MAx - Score（MAS）规则和匹配加权（MW）规则。在我们的例子中，pcD，oriD 和 phaD 可以被认为是从三个不同的匹配者获得的，我们采用 theMWrule。使用 MWw 规则，权重根据相等分配不同匹配者在训练数据集上获得的错误率（EER）。由 ek 表示匹配器的 EER，k = 1 ，…，n 然后，与之相关的权重 wk 匹配器 k 可以计算为：

$$w_k = \left(1/\sum_{j=1}^{3}\frac{1}{e_j}\right)/e_k \qquad \text{（公式 12 - 270）}$$

其中 0 < wk < 1 和 w1 + w2 + w3 = 1。很明显，权重是相反的与相应的 EER 成比例。然后，最终匹配距离使用 LFI 的两个 FKP 图像计算为：

$$d = w_1 pcD + w_2 oriD + w_3 phaD \qquad \text{（公式 12 - 271）}$$

3. 基于全局信息的 KFP 验证系统

（1）局部特征提取与匹配

Gabor 过滤器已被广泛用作实现该过程的有效工具许多生物识别系统中的特征提取任务，如面部，虹膜，指纹，palor 等．Gabor 滤波器的频率和方向表示类似于人类视觉系统。在空间上域，2D Gabor 滤波器可以表示为

$$G(x,y) = exp(-\frac{1}{2}(\frac{x^2}{\sigma_x^2} + \frac{y^2}{\sigma_y^2}))exp(i2\pi fx') \qquad \text{（公式 12 - 272）}$$

其中 $x' = x\cos\theta + y\sin\theta$, $y' = -x\sin\theta + y\cos\theta$ 。在 Eq 12 - 272，f 表示正弦因子的频率，y 表示法线的方向 Gabor 函数的平行条纹，σx 和 σy 是标准偏差 2D 高斯包络。从定义可以看出，Gabor 滤波器实际上是高斯滤波器由正弦平面波调制的包络。高斯包络确保了这一点卷积由滤波器中心附近的图像块决定。因此，当图像与 Gabor 滤波器卷积时，信息接近高斯包络的中心被编码，相反，信息远远离高斯信封的中心将被忽略。因此，Gabor 过滤器是局部运营商，可以按特定比例提取信息在当地区域内的特定方向。Gabor 滤波器可以有多种具有不同尺度和方向的不同形式。图 12 - 105 显示了实际部分 Gabor 滤波器在 4 个等级和 6 个方向上的滤波器。使用 Gabor 滤波器，三个基本特征，幅度，相位和方向，可以提取。但是，以前的研究表明，当地方向信息是掌纹的最强大和独特的局部特征和 FKP 认可。因此，在本章中，我们只采取局部方向作为局部特征，并利用基于 Gabor 滤波器的 CompCode 提取和编码的方案。

基于方向编码的特征提取方法适用于图像含有丰富的线状结构，具有高精度的优点，对照明变化的稳健性和快速匹配。的工作原理 CompCode 及其匹配度量简要回顾如

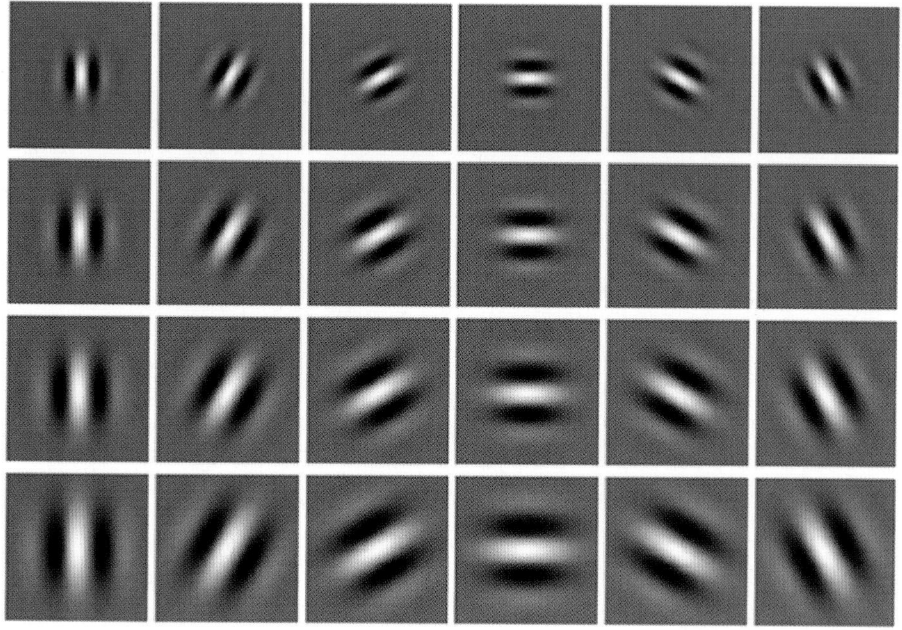

图 12－105　24 个 2D Gabor 滤波器的实部，具有四个刻度和六个方向

下。GR 表示 Gabor 滤波器的实际部分。与一组遗传资源共享相同参数，除了方向参数，局部方向信息可以提取和编码位置（x，y）处的像素值．在数学上，这个竞争性编码过程可表示为

$$CompCode(x,y) = \underset{j}{\operatorname{argmin}}\{I(x,y) * G_R(x,y,\theta_j)\} \quad (公式\ 12-273)$$

其中＊代表卷积运算，$\theta_j = j\pi/J, j = \{0,\cdots,J-1\}$，J 表示方向的数量。基于我们以前的研究，我们在本章中设置了 J ＝ 6，这是在按照 Lee 的结论，简单的神经细胞对特定方向敏感，带宽约为 π/ 6。图 12－106（c），d 显示了从 FKP ROI 图像中提取的两个 CompCode 图分别见图 12－106a，b。为了实时识别，CompCode 使用三个比特来表示每个取向。当匹配两个 CompCode 映射 P 和 Q 时，角距离基于归一化的汉明距离：

$$d_L = \frac{\sum_{Y=1}^{Rows}\sum_{x=1}^{Cols}\sum_{i=1}^{2}[p_i^b(x,y) \otimes Q_i^b(x,y)]}{3S} \quad (公式\ 12-274)$$

其中 $p_i^b(x,y) \otimes Q_i^b(x,y)$ 是 P（Q）的第 i 位平面，S 是 CompCode 映射的区域 ⊗ 表示按位“异或”运算。

（2）全局特征提取与匹配

①从局部到全局

Gabor 变换被用于提取局部的方向信息，它可以看作一个基于窗口的傅立叶变换

$$G[f](w,t) = \int_{-\infty}^{+\infty}\cdots\int_{-\infty}^{+\infty} f(x)g(x-t)e^{-i(w-x)}dx \quad (公式\ 12-275)$$

其中 $t,w.x \in \mathbb{R}^n$，$dx = dx_1 dx_2 \cdots dx_n$ 和 $w \cdot x = \sum_{k=1}^{n} w_k x_k$。待分析的信号 f（t）在 n×D 空间域中定义。是的 nxD 空间域中的坐标变量，相应地，w 是 nxD 频域中的坐标变

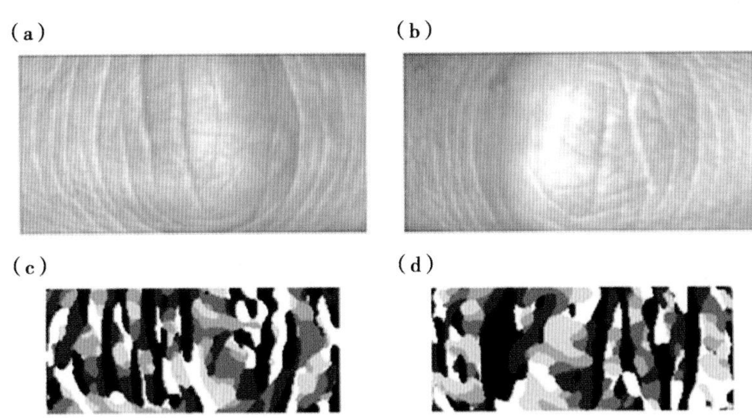

图 12－106　Gabor 小波变换 CompCode 编码结果图

（a）和（b）是两个 FKP ROI 图像。（c）和（d）分别是（a）和（b）的 CompCode 映射。

量。f 的 Gabor 变换，G［f］（w，t）可以给出 a 处的指定频率 w 的 f 的频谱指定位置 t。为方便讨论，我们仅限于此 n ＝ 1 的情况，g 是高斯形窗口，f（x）是有限长度的［0，T］。然后，f 的 Gabor 变换是

$$G[f](w,x) = \int_0^T e^{-(\tau-x)^2/2\sigma^2} f(\tau) e^{-iont} d\tau, x \in [0,T] \quad \text{（公式 12－276）}$$

参数 σ 控制局部窗口的大小和 Gabor 的比例转变。当然，当 σ 变为无穷大时，整个信号 f（x），x 2［0，T］为参与计算 G［f］（ω，t）和 Eq。12－276 减少到

$$G[f](\omega) = \int_0^T f(\tau) e^{-iont} d\tau \quad \text{（公式 12－277）}$$

以上关于 1D 情况的讨论可以容易地扩展到 2D 情况。对于 2D 图像，通过增加 Gabor 滤波器的规模，越来越全局化将涉及信息，但图像局部结构的表征将会被迅速削弱。特别是，如果 Gabor 滤波器的比例变为无穷大，则 Gabor 变换将降级为整个图像的 2D 傅立叶变换。在这种情况下，尽管局部特征完全丢失，但我们可以获得最好的用于图像分析的频率分辨率。因此，在我们的工作中傅立叶选择变换作为全局特征提取器。

②幅度对比（phase－only correlation，POC）

由于傅立叶变换系数被用作全局特征，那么下一个问题是如何测量两个给定傅立叶变换的相似性。Phaseonly 相关（POC）是一种经典的方法。在文献中，基于 POC 的方法已被广泛用于图像配准任务。最近，POC 也被采纳为一些生物识别系统中的相似性度量。与传统 POC 相比，带限相仅 Ito 等人提出的相关性（BLPOC）。更有效。因此，在本章中，我们使用 BLPOC 来评估位移参数在 FKP ROI 之间并测量傅立叶变换的相似性一致的投资回报率。在本小节中，将介绍 POC 并在下一小节中介绍将描述 BLPOC。POC 是评估两者之间平移参数的有效方法傅立叶域中的两个图像。其基本原则是翻译傅立叶变换的性质。设 f 和 g 为两个图像只有位移（x0，y0），即

$$g(x,y) = f(x - x_0, y - y_0)$$

它们相应的傅立叶变换 G（u，v）和 F（u，v）可表示为：

$$G(u,v) = \sum_{m=-M_0}^{M_0}\sum_{n=-N_0}^{N_0} g(m,n)e^{-j2k(mu/M+nv/N)} = A_G(u,v)e^{j\Phi_F(u,v)} \quad \text{（公式 12 - 278）}$$

G（u，v）和 F（u，v）之间的交叉相位谱 RGF（u，v）由下式给出

$$R_{GF}(u,v) = \frac{G(u,v)F^*(u,v)}{|G(u,v)F^*(u,v)|} = e^{-2jk(ux_0+uy_0)} \quad \text{（公式 12 - 279）}$$

其中 Fn 是 F 的复共轭。通过对 RGF 进行逆傅立叶变换回到空间域，我们将有一个以（x0，y0）为中心的狄拉克脉冲。在实践中，我们应该考虑有限离散表示。考虑两个 MxN 图像，f（m，n）和 g（m，n），其中索引范围是 m = －M0…，M0（M0 > 0）和 n = －N0，…，N0（N0 > 0）和 M = 2M0 + 1 和 N = 2N0 + 1. 由 F（u，v）和 G（u，v）表示两个图像的 2D DFT 和他们是由公式 12－280 及 12－281 给出

$$F(u,v) = \sum_{m=-M_0}^{M_0}\sum_{n=-N_0}^{N_0} f(m,n)e^{-j2k(mu/M+nv/N)} = A_F(u,v)e^{j\Phi_F(u,v)} \quad \text{（公式 12 - 280）}$$

$$G(u,v) = \sum_{m=-M_0}^{M_0}\sum_{n=-N_0}^{N_0} g(m,n)e^{-j2k(mu/M+nv/N)} = A_G(u,v)e^{j\Phi_G(u,v)} \quad \text{（公式 12 - 281）}$$

其中 u = －M0…，M0，v = －N0，…，N0，AF（u，v）和 AG（u，v）幅度组件和 ΦF（u，v）和 ΦG（u，v）是相位分量。然后，十字架 G（u，v）和 F（u，v）之间的相位谱 RGF（u，v）由下式给出

$$w_k = \left(1/\sum_{k=1}^{2}\frac{1}{e_k}\right)e_k 0 \le w_k \le 1 \sum_{k=1}^{2} w_k = 1$$

$$d' = \frac{|\mu_1 - \mu_2|}{\sqrt{(\sigma_1^2 + \sigma_2^2)/2}}(\mu_2)(\sigma_y)fU_0/M_0 = 0.25$$

$$\sigma_x = 5.0$$

$$\sigma_y = 9.0$$

$$f = 0.0435$$

$$= 1.1 \times 10^{-3} = 1.1 \times 10^{-3}$$

$$d_L$$

$$d_G$$

$$R_{GF}(u,v) = \frac{G(u,v)F^*(u,v)}{|G(u,v)F^*(u,v)|} = e^{j\{\Phi_G(u,v)-\Phi_F(u,v)\}}$$

POC 函数 PGF（m，n）是 RGF（u，v）的 2D 逆傅立叶 DFT 运算：

$$\mathrm{p_{gf}}(m,n) = \frac{1}{MN}\sum_{m=-M_0}^{M_0}\sum_{n=-N_0}^{N_0} R_{GF}(u,v)e^{j2k(mu/M+nv/N)}$$

Pgf 的峰值可以通过 $max\{p_{gf}(m,n) \mid m \in [-M_0,M_0], n \in [-N_0,N_0]\}$ 计算得到。

如果两个图像 f 和 g 相似，则它们的 POC 函数 pgf 将给出不同的尖峰。如果不是，峰值将显著下降。因此，振幅峰值可以用作相似性度量，并且峰值的位置显示两个图像之间的平移位移。

③限制通道的幅度对比（band limited phase only correlation，BLPOC）

在基于 POC 的图像匹配方法中，所有频率分量都是参与其中。然而，高频分量可能易于产生噪声。消除嘈杂的高频成分 Ito 等。提出了 BLPOC。BLPOC 限制给定 FKP 的光谱范图片。假设 FKP 纹理的固有频带范围是由 u = －U0…，U0，v = －V0，…，V0，V 其中 0≤U0≤M0，0≤V0≤N0。

因此，频谱的有效尺寸由 L1 = 2U0 + 1 和 L2 = 2V0 + 1 给出。BLPOC 功能定义为

$$p_{gf}^{U_0V}(m,n) = \frac{1}{L_1L_2}\sum_{u=-U_0}^{U_0}\sum_{v=-V_0}^{V_0} R_{GF}(u,v)e^{j2k(mu/L_1+nv/L_2)} \quad （公式 12－282）$$

其中 m = －U0…，U0，n = －V0，…，V0。从 BLPOC 的定义来看，我们可以看到 U0 / M0 和 V0 / N0 可以实现 FKP 的固有频率分布图片。从 BLPOC 的定义，可以看出 BLPOC 之间的功能两个图像 f 和 g 可以被认为是它们低通之间的 POC 函数过滤版本。因此，BLPOC 功能可以保持 POC 的属性功能。具体来说，如果两个图像相似，它们的 BLPOC 功能将具有明显的尖峰。同时，之间的平移位移可以通过峰值的位置估计两个图像。实验表明 BLPOC 功能提供了比它更高的识别能力 FKP 识别中的原始 POC 功能。这可以在匹配中反映出来例子如图 12－107 所示。图 12－107（a），（b）是来自相同的两个 FKP ROI 图像手指（捕获无关紧要的收集会话），其 POC 功能和 BLPOC 功能分别如图 12－107（c），（d）所示；图 12－107（e），（f）是两个 FKPROI 图像从不同的手指，其 POC 功能和 BLPOC 功能显示分别显示在

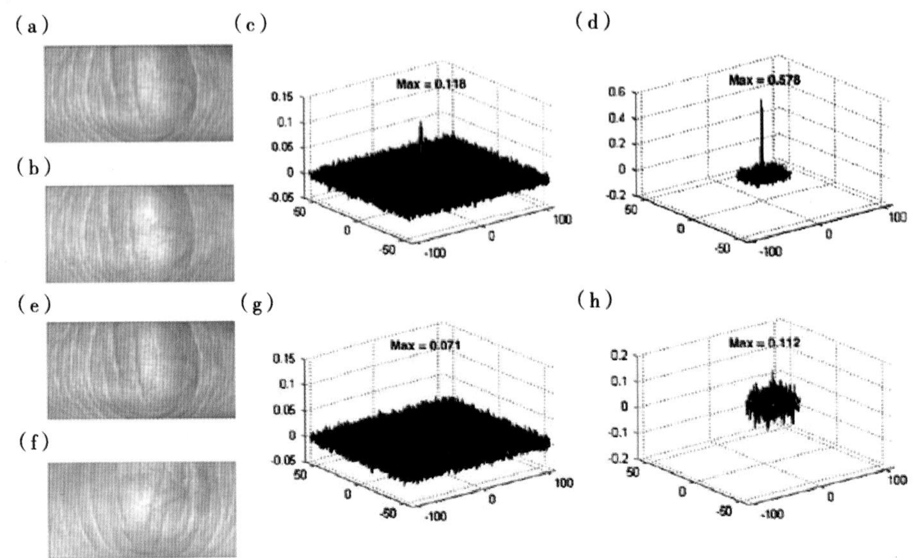

图 12－107　使用 POC 和 BLPOC 进行真正匹配和冒充匹配的示例，分别为：

（a）和（b）是来自同一手指的两个 FKPROI 图像，（c）是它们的 POC 函数（d）是他们的 BLPOC 职能；（e）和（f）是来自不同手指的两个 FKPROI 图像，（g）是他们的 POC 功能和（h）是他们的 BLPOC 功能。

局部与全局信息融合图 12－107（g），（h）。这些例子表明，在真实的情况下匹配［在一对 FKP 图像之间进行匹配手指，BLPOC 将显示比 POC 更尖锐的峰值；但是，对

于一个冒名顶替匹配（一对 FKP 图像之间的匹配）不同的手指]，BLPOC 和 POC 都不会显示出明显的尖峰。因此，在本章中，我们采用 BLPOC 来调整 FKP ROI 之间的位移图像，然后测量对齐的傅立叶变换之间的相似性投资回报率。

（3）局部与全局信息结合

在本节中，我们将介绍我们的局部 - 全局信息组合（LGIC）FKP 识别算法。我们基于 LGIC 的 FKP 匹配的整个过程是如图 12 - 108 所示。给定两个 FKPROI 图像（f）和（g），以下四个步骤将用于计算它们的相似性。

第 1 步：使用 BLPOC 通过全局功能进行变换对齐

虽然 FKP 图像采集设备和 ROI 提取算法都可以它仍然可以减少类内 ROI 之间的几何变换不可避免的是，在类内 ROI 之间存在一些位移。这将削弱真正的匹配分数。在我们以前的编码工作中，通过翻译一组特征解决了这个问题在水平和垂直方向上几次，最小的结果匹配距离被认为是最终匹配距离。在这一章当中，我们通过评估翻译参数以不同的方式解决这个问题两个 ROI 之间使用 BLPOC 功能。然后我们裁剪常见的区域，基于其执行特征匹配。翻译参数 f 和 g 之间的（t1，t2）可以从全局的峰值位置估计他们的 BLPOC。然后，我们可以根据（t1，t2）对齐 f 和 g 并提取共同区域 fc 和 gc。需要注意的是，在我们的系统中，我们会检查公共区域面积与原始 ROI 面积之比。如果是区域（fC）/ area（f） <t（或面积（gC）/面积（g） <t）其中 t 是阈值，fc 和 gc 将是简单地设置为（f）和（g）。通常，当两个 FKP 图像来自时，会发生这种情况不同的手指，即课间。

第 2 步：局部特征提取和匹配

对齐和公共区域裁剪后，两个 CompCode 映射 Cf 和 Cg 由 fc 和 gc 构造。然后，通过 Cf 匹配和 Cg，我们可以得到匹配距离 dL。

第 3 步：全局特征提取和匹配

我们使用 BLPOC 函数 pU0V0 的峰值 f CgC 在 fc 和 gc 之间进行测量傅立叶变换的相似性。由 pocS 表示 pU0V0 的峰值 f CgC，那么匹配距离定义为：dG = 1？ pocS。

第 4 步：融合匹配距离

到目前为止，已经获得了两个匹配距离 dL 和 dG。这两个距离可以融合在一起以获得最终匹配距离。有一个用于匹配距离融合的几条规则，例如 Simple - Sum（SS）规则，MIn - Score（MIS）规则，MAx - Score（MAS）规则和 Matcher - 加权（MW）规则。在我们的例子中，可以考虑 dL 和 dG 从两个不同的匹配器获得，匹配器 1（基于局部特征的匹配器）和匹配器 2（基于全局特征的匹配器），我们采用 MW 规则。随着 MW 融合规则，根据等错误率（EER）分配权重根据不同匹配者设定的训练数据获得。由 ek 表示的 EER 匹配器 k，k = 1，2。然后，与匹配器 k 相关联的权重可以计算如

$$w_k = \left(1/\sum_{k=1}^{2} \frac{1}{e_k}\right)1/e_k$$

其中 $0 \le w_k \le 1$ 并且 $\sum_{k=1}^{2} w_k = 1$。很明显，权重与相应的 EER 是成反比例。然后，最

终匹配距离是计算为

$$d = w_1 d_L + w_2 d_G$$

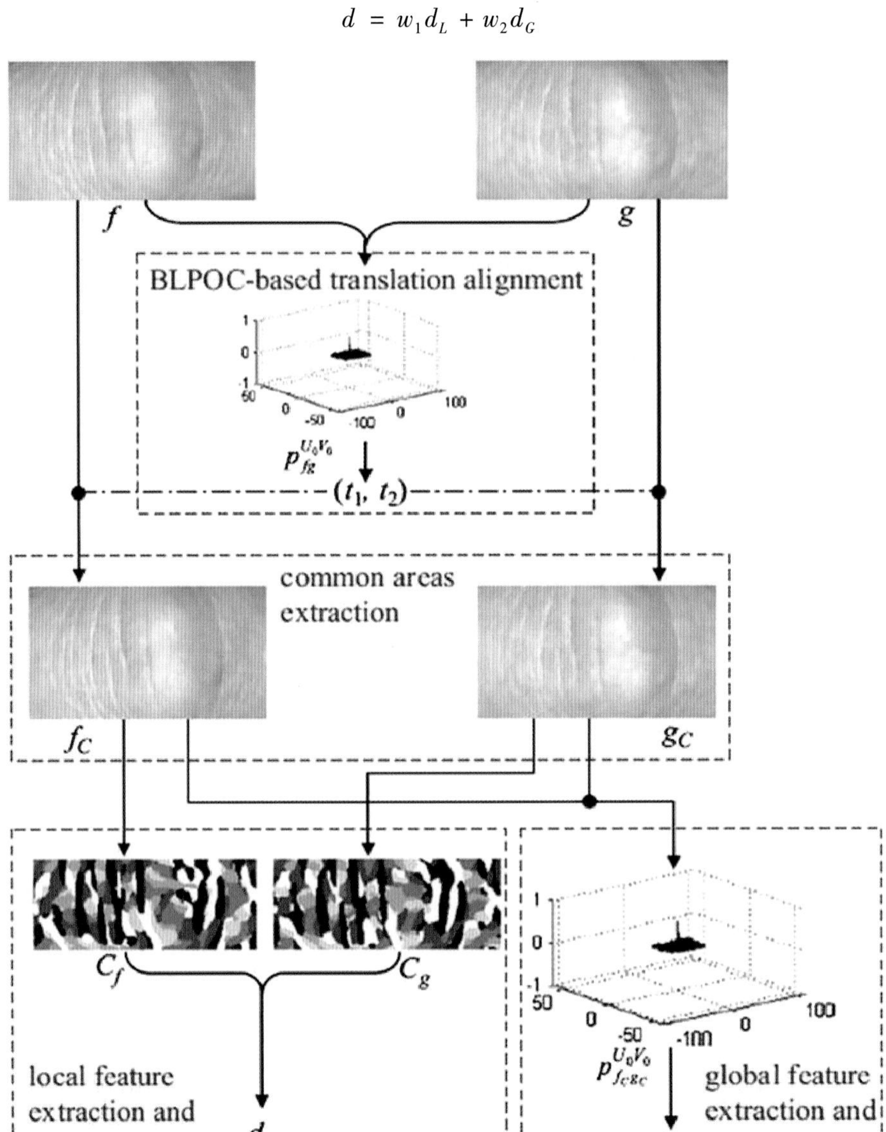

图 12－108　一对基于 LOGIC 的 FKP ROI 图像之间的匹配距离计算的图示

4. 基于二值分数层融合的自适应 FKP 验证系统

(1) 二值分数层融合的 FKP 验证方法研究

①分数级别融合

分数级别融合是一种基于组合的方法，其中匹配各个匹配器的匹配分数以生成单个标量最终决策的得分。用 s 表示 s1 和 s2 的融合结果。三常用的得分水平融合方法是简单和（SS）：

$$s = s_1 + s_2$$

最小分数（MIN）：

$s = min\{s_1, s_2\}$

最大分数（MAX）：

$$s = max\{s_1, s_2\} \tag{公式 12 - 283}$$

以上三个融合规则除了使用之外不使用任何其他信息匹配分数 s1 和 s2。另一种流行的方法是匹配器加权（MW）计划［yan97］。融合分数是加权平均值这两个分数：$s = \omega_1 \cdot s_1 + \omega_2 \cdot s_2$ 其中 $0 \leq \omega_1, \omega_2 \leq 1$ 并且 $\omega_1 + \omega_2$¼1。确定 ω_1 和 ω_2，一些先验知识需要知道。通常是两个匹配器的 EER 被使用。使用一些训练数据集，两个 EER，表示为可以获得 e1 和 e2，然后可以将权重计算为

$$\omega_j = (1/\sum_j^2 = 1(1/e_j))/e_j \tag{公式 12 - 284}$$

很明显，重量与相应的 EER 成反比。将更高的权重分配给更可靠（即，更低的 EER）匹配器，并且反之亦然。还有一些其他得分水平融合公式。例如，在中，提出了指数和规则 $s = \sum_{j=1}^{n} \exp(s_j)\omega_j$ 和 tan－hyperbolic 求和规 $s = \sum_{j=1}^{n} tahh(s_j)\omega_j$。粒子群优化算法（PSO）用于动态选择权重 ωj。这样的动态规则可能比 SS，MIN，MAX 和 MW 规则更好地工作当有多个生物识别标识符用于融合时，它们需要进行优化融合规则，权重和决策阈值。总的来说，PSO 基于动态得分水平融合是复杂的，具有很高的计算复杂度

②自适应二进制融合

通常，MW 融合规则比 SS，MIN 和 MAX 规则更好。但是，MW 规则有两个缺点。首先，它需要预设的训练数据集训练重量。其次，一旦学习了权重，它们就适用于所有人查询图像 y 和重建的图像。换句话说，MW 规则不是适应输入查询图像，限制其性能。因为查询示例是冒名顶替者，希望分配给原始图像的权重 ω1 更高（ω1 > ω2）最终匹配距离可以更大。MW 规则无法满足这一要求因为 ω1 和 ω2 是固定的。在本章中，我们提出了一种新的融合规则，它适用于查询图像，不需要预设的训练数据集。权重 ω1 和 ω2 是基于输入图像对在线自适应地确定。这个想法是这样的如下。对于声称属于 c 类的查询图像，我们可以计算其类内和类匹配距离。使用 CompCode，那些匹配距离可以通过方程式非常快速地计算出来。对于那样做也是如此重构查询图像。然后将更高的权重分配给匹配器其内部和类间匹配距离更好地分开。用 μ1，w 和 μ1 表示 b，类内和类之间的平均值分别匹配 y 的距离，并通过 σ1，w 和 σ1，b 标准偏差分别在类内和类间匹配距离。对彼此而言真正的匹配和冒名顶替匹配，计算类内距离在查询图像和它声称属于的类之间，以及在查询图像和其他类之间计算类间距离。由于 CompCode 的速度很快，这个过程可以用更少的方式实现在理大 FKP 数据库上超过一秒钟。对于超大规模的数据库，使用整个数据集计算类间距离可能是昂贵的。至节省成本，我们可以从类中随机选择足够数量的样本除了声称的类之外，计算出类之间的良好近

似值距离。可判定性指数［yan126］可用于测量可分性类内和类匹配距离之间的分布。该 y 的可判定性指数计算如下：

$$d_j = \frac{|\mu_{1,w} - \mu_{1,\varphi}|}{\sqrt{(\sigma_{1,w}^2 + \sigma_{1,b}^2)/2}} \quad \text{（公式 12 - 285）}$$

同样，我们可以计算出的可判定性指数并将其表示为 asd2。一个较大的可判定性指数意味着类内和类之间的匹配分数可以更好地分开，因此匹配器更准确，反之亦然。因此，d1 和 d2 可用于自适应地确定权重 ω1 和 ω2 分配给 s1 和 s2。可判定性指数越高，重量越高。然而，设计将 d1 和 d2 映射到 ω1 和 ω2 的最佳函数不是 a 琐碎的工作。在本章中，我们建议使用简单的二进制逻辑运算算重量确定。所谓的自适应二进制融合（ABF）规则是定义如下：自适应二进制融合（ABF）：如果 d1？d2，ω1¼1 和 ω2 = 0；否则，ω1¼0 和 ω2¼1。上面提出的 ABF 规则是一种“赢家通吃”策略而且是类似于使用群组分数进行多生物特征融合的概念。然而，他们之间有明显的差异。在基于队列分数的多生物识别中融合，一旦权重，每个生物识别标识符的融合权重是固定的离线学习。一个生物识别标识符的所有用户共享相同的预先学习融合重量。相反，在所提出的 ABF 中，融合权重是自适应的在线确定每个用户。ABF 规则很简单，但适合我们的应用程序很好。y 的重建只能导致两种情况：重建 imageby 要比验证更好或更差。因此，这是合理的有效地自适应地选择其中一个用于最终决策。

（三）基于 3D 指纹图像的研究：

1. 指纹特征提取

（1）基于 sift 的特征提取

SIFT 在物体识别和图像检索中很受欢迎，因为它是对低质量图像具有稳健性。对于非接触式指纹图像，它们具有这种特性低山谷对比。此功能使真正的对应成为可能当细节和脊部特征无法正确提取时建立。此外，它对变形变化和丰富的数量具有很强的稳定性。图 12 - 109（b），（d）说明了提取的 1911 和 1524 SIFT 功能，分别。通过使用逐点匹配来匹配 108 对图 12 - 109（a），（c）的方法，如图 12 - 109（e）所示。从图 12 - 109（e），我们可以看到那里存在错误的对应关系，因此需要采用精确的算法选择真实的。为此，经典的 RANSAC 算法，它是不敏感的初始对齐和异常值被利用。它应该是注意到 TPS 模型普遍用于指纹域在算法中采用了手指的曲面和相机引入的扭曲。图 12 - 109（f）给出当 RANSAC 与 TPS 模型作用时，最终选择的真实对应关系图 12 - 109（e）的初始对应关系。

（2）基于脊图的特征提取

在建立脊图之间的对应之前，必须提取脊并记录下来。通常，脊图是指脊部的细化图像一个像素宽度，并且脊像素具有值 1 并且背景像素具有值图 12 - 110 示了脊图提取的步骤流程图。然而，非接触式指纹图像具有低脊 - 谷对比度和它们的脊频率从中心向侧面增加，如图 12 - 109（a），（c）所示。这些使得难以提取由于指纹增强的困难，脊图准确。目前，有许多指纹增强方法，例如基于 Gabor 滤波器，基于 STFT，基

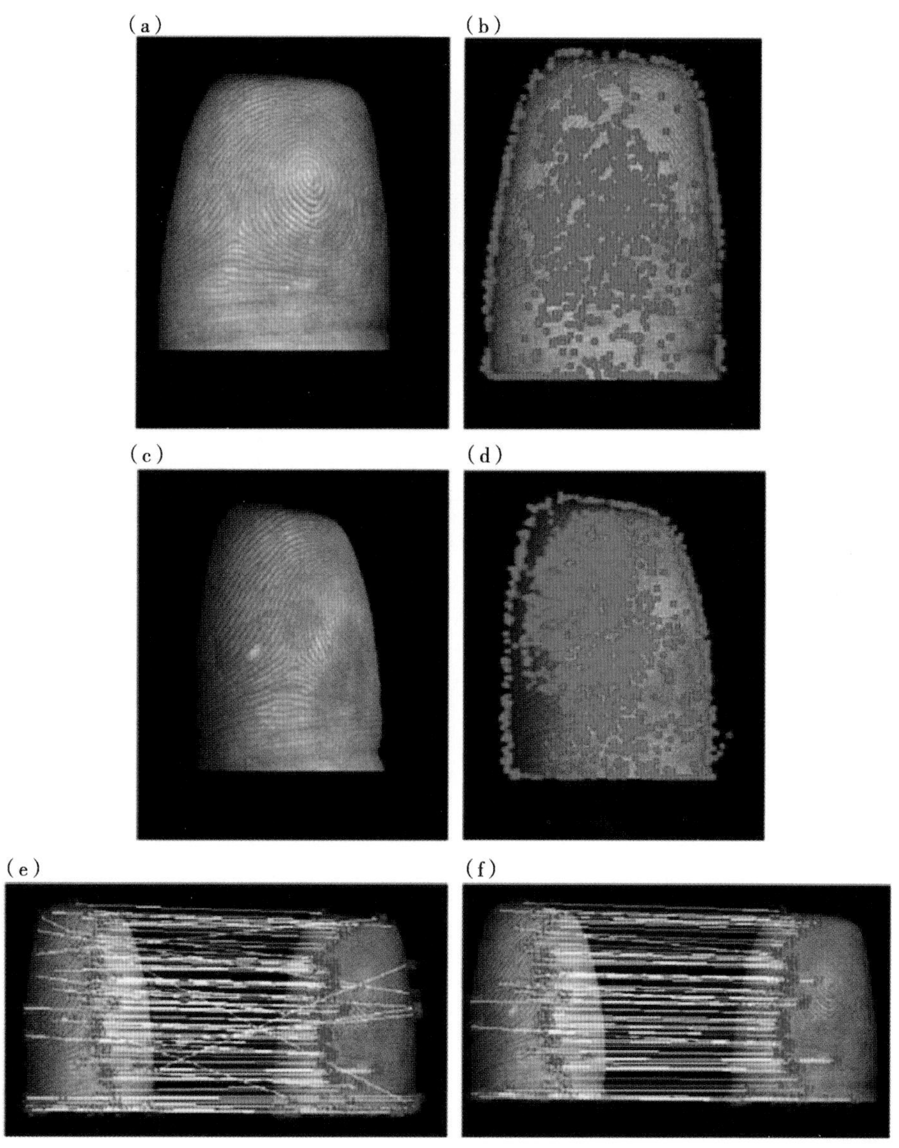

图 12－109　基于 SIFT 特征的对应建立示例。

（a）原始正面图像，（b）从（a），（c）原始左侧图像中提取 SIFT 特征，（d）提取 SIFT 特征（c），（e）通过逐点匹配建立的初始对应关系，（f）最终的对应关系经过 RANSAC 方法精炼后

于 DCT 和扩散滤波器的方法。其中，基于 Gabor 滤波器的方法是最简单和最多的传统的。它最后在本章中被采用。指纹图像增强了根据给定的指纹方向和频率生成的一组 Gabor 滤波器。方向和频率图在增强方法中起着重要作用。因此本章试图改进方向图和频率图获得更好的增强效果。如中所介绍的，基于梯度的脊定向估计方法是最简单和最直观的方法。这是高效和普遍的用于指纹识别研究。但是，它也有一些缺点，例如当方向估计太精细时，对噪声的敏感度，低时的准确度平滑因子用于方向图，如图 12－111（a）（下方矩形）所示和图 12－111（b）（右边的矩形）。保持优质区域的估

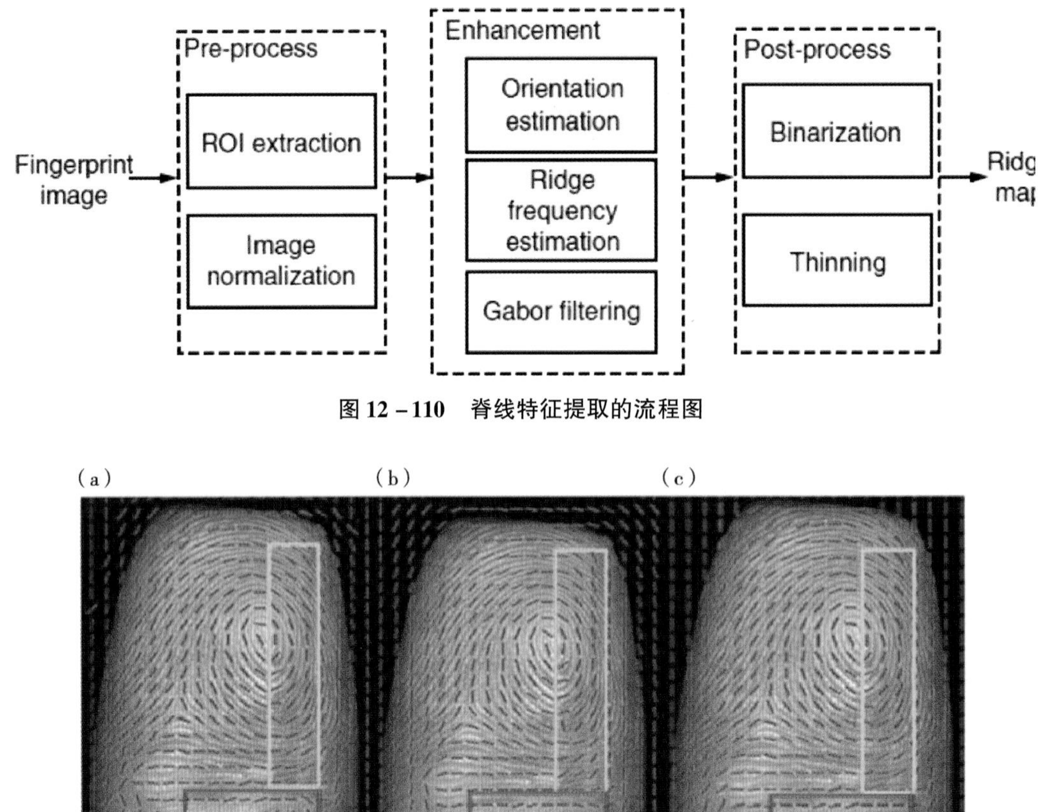

图 12－110　脊线特征提取的流程图

图 12－111　指纹脊方位图

(a) 原始方向图，(b) 平滑方向 (a)，(c) 的地图通过我们提出的方法改进了方向图

计准确性并且纠正存在噪声的方向，提出了一种对原始方法起作用的方法方向图改善方向图。主要步骤包括：(i) 部分原始方向图分为八个统一区域。制服中的小块区域代表错误的估计方向结果（见图 12－112 (a)，红色界）；(ii) 以递减的方式对具有相同颜色的均匀区域进行分类；这样将尺寸小于所有具有相同颜色的区域的平均尺寸的区域设置为零（参见图 12－112 (b)，ROI 中的暗区域）；(iii) 为点分配值根据最近邻法，通过步骤 (ii) 设置零值。改进了通过以下三个步骤获得方向图。图 12－111c 显示了改进的方向图基于图12－111 (a)，图 12－112 (c) 给出了分区图根据图 12－111 (c)。结果表明，估计精度良好保留区域并纠正错误的方向区域（图 12－111 (c)，矩形）。频率图沿假设记录每单位长度的脊数分段并垂直于局部脊线方向。最简单也最受欢迎脊频率估计方法是基于 x－签名的方法。但是，这种方法不适用于模糊或嘈杂的指纹区域。在这种情况下，插值和过滤用于后处理原始估计的频率图。对于非接触式指纹图像，频率图更难估计比基于触摸的指纹图像由于低脊－谷对比度非接触式指纹图像，简单插值或过滤时无效在邻居中估计频率。通过观察无接触的脊指纹图像，我们发现它们的频率从中心部分到侧面增加部分为水平切面，从指尖向远端指间减少垂直

截面的折痕，如图 12－113 所示（脊频率用块 32x32 像素）。这种现象可以从非接触式解释捕获技术和人类手指的观察。如公式 12－286 所示。M 是光学放大倍数。p 和 q 是镜头到物体和镜头到镜头的距离，分别。对于固定 q，大的 p 将导致小的放大倍数 M。图 12－114 说明了 p 的三个不同值。可以看出距离侧面部分的距离透镜（即 D2 或 D3）大于从中心部分到透镜的距离（即，D1），这导致侧面部分比中央部分小。越小越好放大倍数，脊频率越大。因此，它在中心处较大脊部周期的一部分比水平部分的侧视部分。垂直的脊柱周期的分布从指尖到远端指间褶皱增加，因为 p 从手指的尖端到中心部分增加，并且脊部是通过观察，远端指间褶皱附近比其他部位更宽。

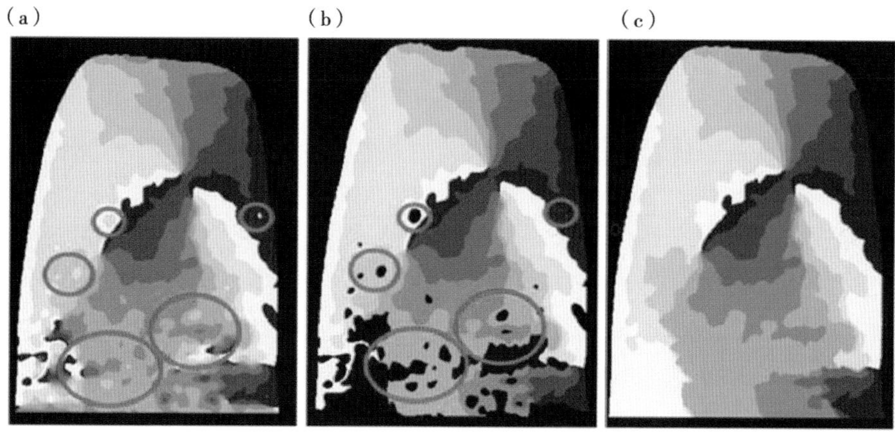

图 12－112　根据方向图分区结果

（a）按原件分配结果方向图，（b）根据我们改进的方向图划分结果

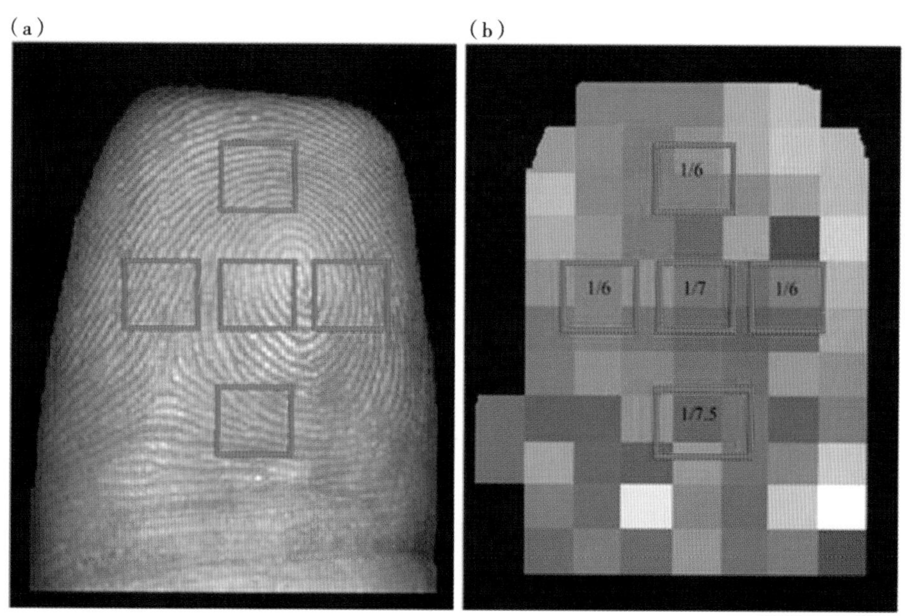

图 12－113　非接触式指纹图像的频率变化

（a）原始非接触式指纹图像和（b）相应的频率图

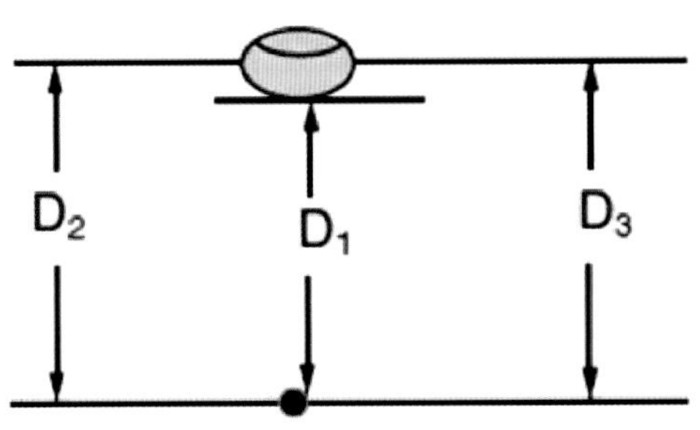

图 12－114　镜头与手指不同部位之间的距离

$$M = \frac{q}{p}$$ （公式 12 －286）

根据非接触式指纹图像的脊频分布，本章建议使用单调递增函数（对数函数）来拟合沿着垂直方向的脊周期（1 /脊频率）图沿水平方向的二次曲线。改进的脊周期图是最后通过拟合原始脊周期图与混合模型实现对数函数和二次曲线。一旦计算了方向和脊频率图，就会产生一系列 Gabor 可以基于它们生成过滤器。然后是增强的指纹图像得到，如图 12－115 所示。通过二进制化后增强指纹图像简单的阈值和形态学方法，获得最终的脊图。图 12－115（a），（b）显示了使用原始图增强的图 12－109（a）的脊图 orientationmap 和原始的脊线频率图由 themean 值插值频率图。图 12－115（c），（d）显示了使用图 12－109（a）的增强脊图改进了方向和脊频率图。使用改进后的结果更好当比较图 12－115（c），（d）时，实现了方向和脊频率图 a，b（以矩形标记）。应该注意 ROI 的预处理步骤提取和归一化与中提出的相同。在通信建立之前，在跟踪开始时记录脊从细枝末节，脊部断开。由于存在噪音，一个山脊图像经常有一些刺激和休息。在一些无关紧要的噪音的情况下，通过去除短脊或连接可以正确地恢复脊结构破碎的山脊。然而，在其他强噪声的情况下，很难恢复通过去除短脊或连接断裂的脊来纠正脊结构。在这种情况下，我们删除所有相关的脊。最后，下采样脊点每个脊的坐标记录在一个列表中。通过使用全局变换模型完成两个脊映射的粗略对齐在 Sect 中计算 SIFT 功能匹配时然后是脊图中的脊采用动态规划（DP）方法匹配。如图 12－116 所示和表 12－6，{a1，a2，…，a10} 表示模板脊图中的脊线 {b1，b2，…，b8} 表示测试脊图中的脊线。对于模板中的任何脊和测试脊图，每对比较脊线之间的欧几里得距离是计算。如果一对脊点的距离小于 a，则状态为 1 阈值（本章设置为 5 分），否则状态为 0. DP 方法用于查找数量最大的匹配脊对。粗脊然后在 DP 之后建立对应关系。RANSAC 算法在 Sect 中引入。然后从粗集中选择真实的。图 12－117 显示了结果建立的山脊通信。

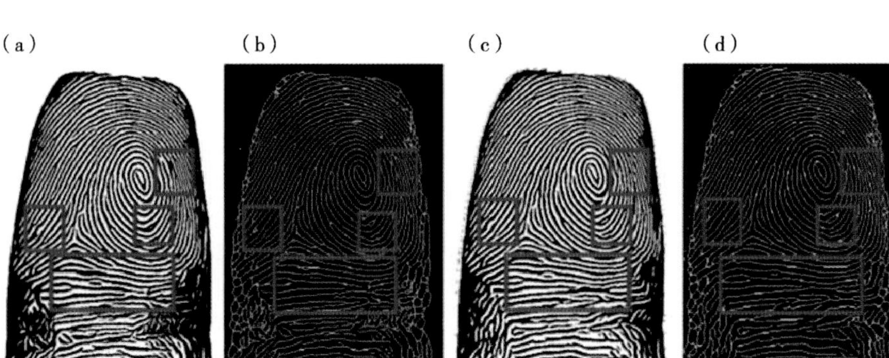

图 12－115 脊线图

(a) 通过使用原始方向和增强图 9.4a 的脊图脊频率图，(b) (9.4) 的稀疏脊图，(c) 图 9.4a 的脊图使用增强改进的方向和脊频率图，(d) 减薄的脊图 (c)

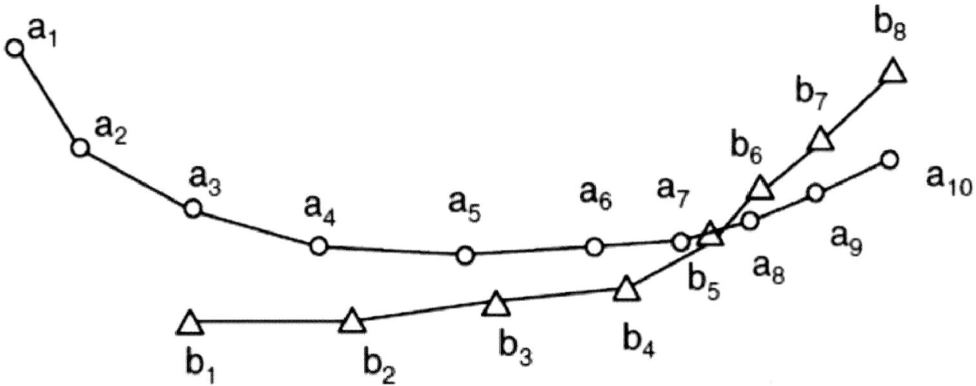

图 12－116 两个脊线之间的对应关系建立

表 12－6 脊点的状态记录

	a_1	a_2	a_3	a_4	a_5	a_6	a_7	a_8	a_9	a_{10}
b_1	0	0	0	0	0	0	0	0	0	0
b_2	0	0	0	0	0	0	0	0	0	0
b_3	0	0	0	0	1	0	0	0	0	0
b_4	0	0	0	0	0	1	1	0	0	0
b_5	0	0	0	0	0	0	1	1	0	0
b_6	0	0	0	0	0	0	0	1	0	0
b_7	0	0	0	0	0	0	0	0	1	0
b_8	0	0	0	0	0	0	0	0	0	0

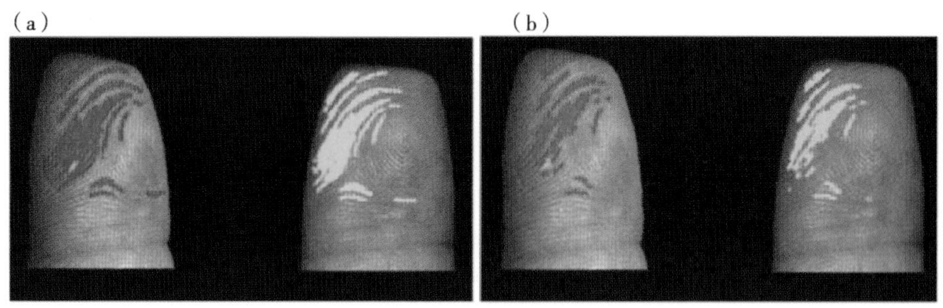

图 12－117　脊线对应关系的建立

(a) 初始对应和 (b) 在 RANSAC 之后的对应

(3) 基于细节点的特征提取

由于其独特的能力，细节被广泛用于指纹识别并在本章中进行了考虑。它们是从计算出的山脊图中提取。由于转换模型是在 SIFT 对应关系时获得的建立的细节集可以通过计算的变换粗略地对齐模型。然后，由最近邻居建立初始细节对应关系方法，最终结果通过 RANSAC 算法和 TPS 实现模型。

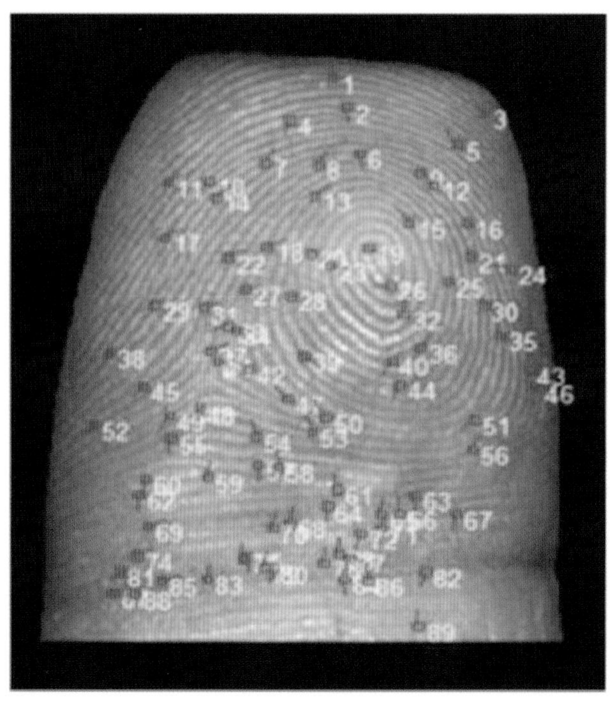

图 12－118　细节点特征提取的结果例子

2. 手指形状估计

要重建手指形状，必须在确定后知道形状模型计算手指的 3D 点。不幸的是，人类的确切模型手指形状不是直接可用的，因此应该估计。为此，我们建议通过分析 440 个 3D 点云数据来估计手指形状模型本章从人的手指（220 个手指，每个 2 张）收集。

3D 点云数据被定义为手指上每个点的深度信息。它们通过相机与使用结构光的投影仪一起收集照明（SLI）方法。结构收集装置的示意图如图 12－120 所示。13 个结构光条纹由计算机产生的液体通过使用液体投射到手指表面上水晶显示（LCD）投影仪。然后相机捕获指纹图像在其上形成投影条纹。3D 点云数据，由深度组成可以使用转换和相位来计算手指上的每个点的信息扩展技术。由于这项技术很好研究并证明用手指获取手指上每个点的 3D 深度信息高精度，获得了 3D 点云数据使用这种技术被视为人类手指构建的基本事实手指形状模型估计数据库。

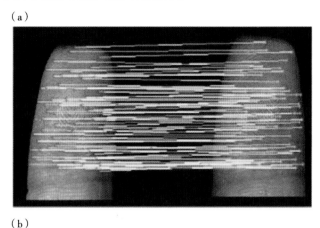

(a)

(b)

图 12－119　细节点对应的建立

(a) 初始结果；(b) RANSAC 后的结果

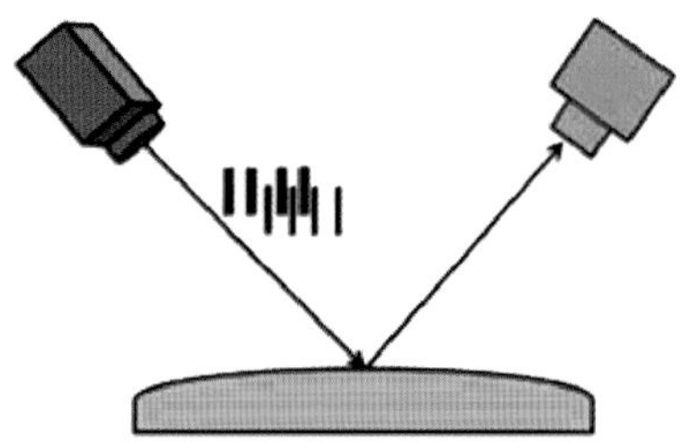

图 12－120　用于采集手指 3D 点云数据的设备结构图

图 12－121（a）显示了我们从 a 收集的 3D 点云数据的示例拇指。我们随机选择并

绘制水平轮廓和垂直3D点云数据的轮廓，如图12－122（粗线）所示。该水平剖面呈抛物线状，如图12－122（a）所示，而垂直剖面可以用二次曲线或对数函数表示（见图12－122（b））。因此，两者都是二元二次函数

$$f_1(x,y) = Ax^2 + By^2 + Cxy + Dx + Ey + F \qquad （公式12－287）$$

具有抛物线和对数函数的混合模型

$$f_2(x,y) = Ax^2 + By + C\ln(y) + D \qquad （公式12－288）$$

通过回归选择适合我们收集的所有440个3D点云手指数据方法和。注意，在12－287中12－288，A，B，C，D，E和F表示函数的系数，x是图像的列坐标变量，y是行坐标的变量图像。图9.16b给出了图12－121（a）（由V表示）的拟合结果二元二次函数而图12－121（c）给出拟合结果图12－121（a）的混合模型（由ΔVEq：3表示）。可以看出二进制二次函数更接近手指形状模型。因此，二进制二次方程式中的函数。

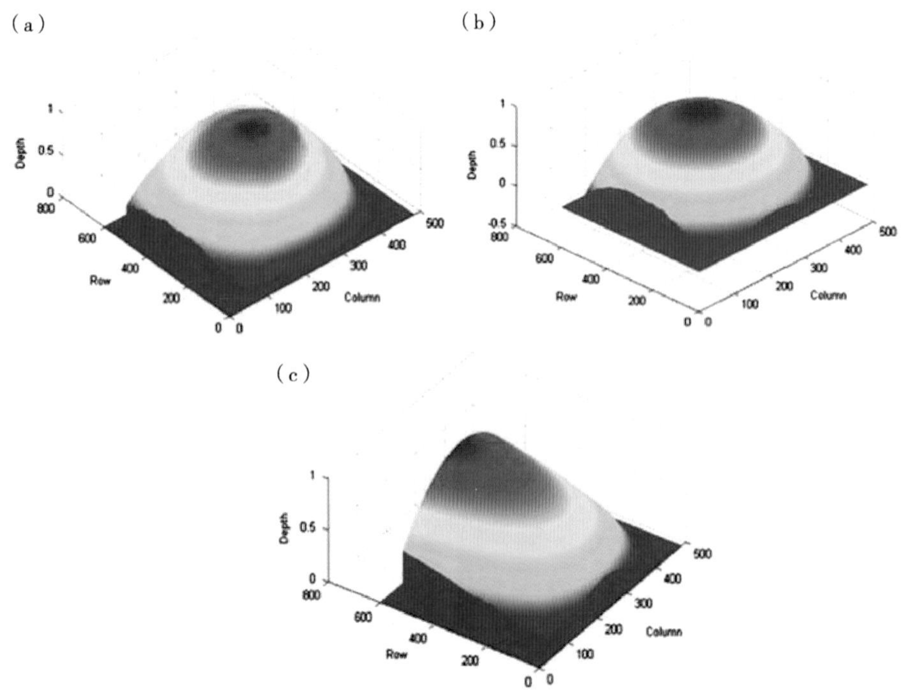

图12－121　示例3D　手指点云数据及其通过不同模型的拟合结果

（a）3D拇指的点云数据，（b）通过二进制二次函数拟合（a）的结果，（c）拟合结果

（a）具有抛物线和对数函数的混合模型

3. 弯曲度特征提取与匹配

由于我们的3D指纹图像是从多视图指纹图像重建的，3D点和2D指纹之间存在一对一的对应关系图像像素。可以进行诸如ROI提取和姿势校正的预处理在2D指纹图像中，并实现到3D情境。ROI提取步骤如图12－123所示。自指纹图像采集失控（手指位置倾斜，见图12－123（a）），姿势校正是必要的。我们完成了通过如下简单旋转原

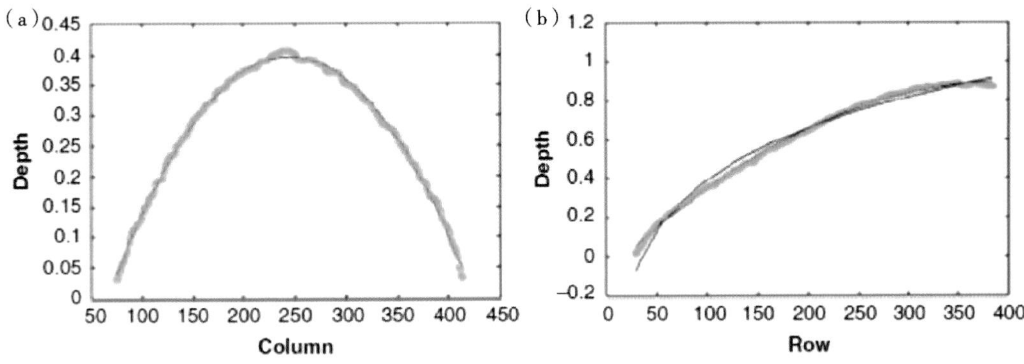

图 12－122　随机选择的图 9. 16a 的轮廓

(a) 水平轮廓，粗糙的线条描绘真实数据，细线条适合抛物线，

(b) 垂直剖面，粗粗线条描绘实际数据，通过二次曲线拟合细线条（更接近实际数据）和对数函数，分别

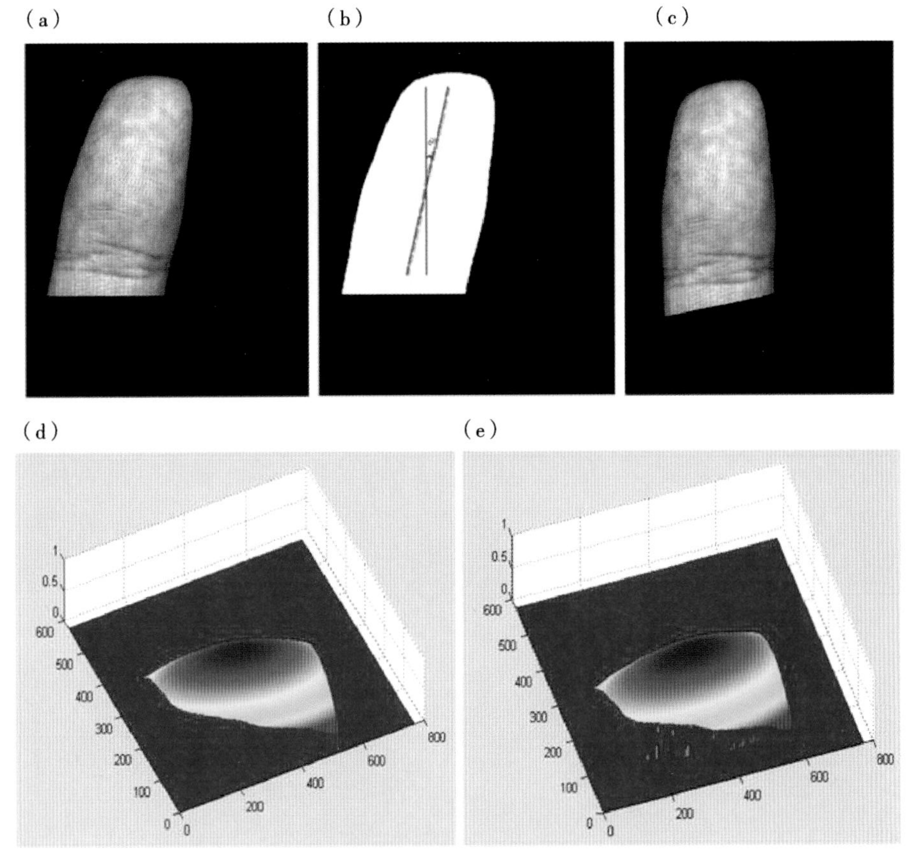

图 12－123　位置校正

(a) 原始倾斜指纹图像，(b) (a)，(c) 指纹的 ROI 姿势校正后的图像，

(d) 原始 3D 手指形状，(e) 校正 3D 手指形状

始图像：(i) 扫描每行 ROI 水平找到中心点（图 12－123（b）中的绿线)；(ii) 安装这样的中心一条线（图 12－123（b）中的红线)；(iii) 计算安装之间的角度中心线和

垂直轴（θ 见图 12－123（b））；（iv）旋转图像逆时针方向 θ。图 12－123（c）显示了最终正确的 2D 指纹图像和图 12－123（e）显示了图 12－123（d）的原始 3D 形状的正确 3D 手指形状。给定校正的 3D 指纹图像，预期具有稳定且独有的特征被提取用于以下模式匹配和识别。3D 深度信息反映了人类手指的整体结构。但是，有由于人的结构，整个 3D 手指形状中的许多无效点手指。手指上的皱纹和疤痕也会影响手指形状的局部结构。从而我们提出了提取手指形状的曲线骨架。如图 12－124 所示，不同的 3D 对象几乎完全由它们的曲线骨架表示。由于 3D 手指形状模型接近二进制二次函数，因此水平截面可用抛物线拟合，反映手指宽度的变化，垂直剖面描绘了从指尖到远端的深度变化趋势指间褶皱。3D 指纹图像的曲线骨架由代表性的垂直和水平线。由于每个水平轮廓是抛物线状的形状，我们提取每个拟合的抛物线的极值形成代表性的垂直线（图 12－125（a）中的蓝线）。三个代表在特定步长（100）处选择水平线。

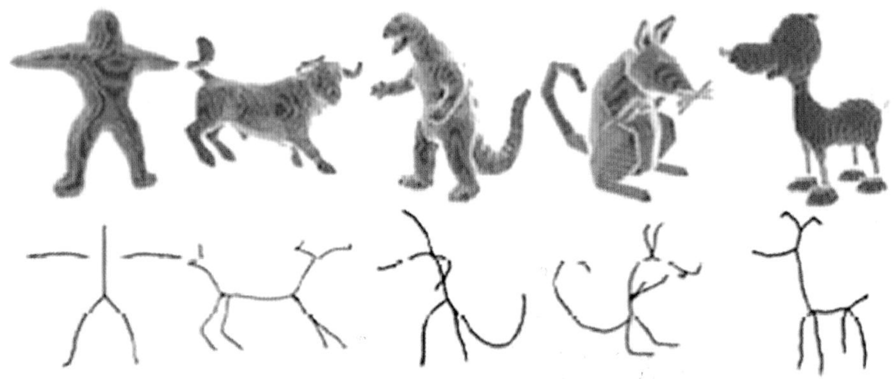

图 12－124　不同 3D 对象的曲线骨架的示例

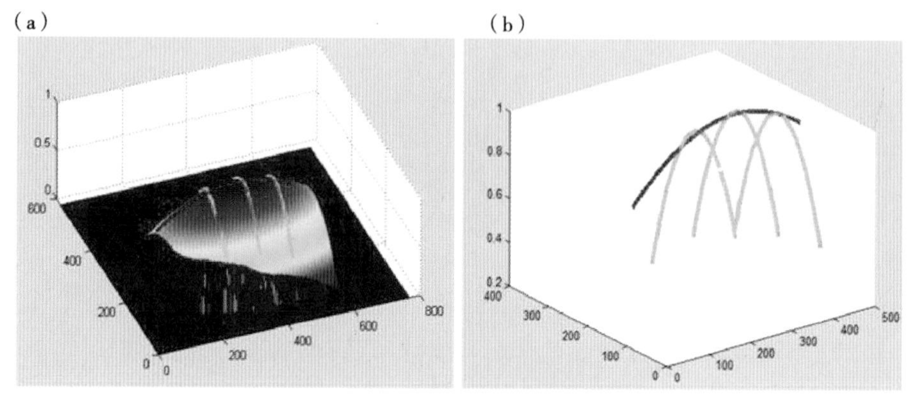

图 12－125　3D 手指的曲线骨架示例

（a）3D 手指形状，（b）提取的曲线骨架

选择指间褶皱作为基线（图 12－125（a）中的绿线）。图 12－125（b）然后显示了我们从 3D 手指深度中提取的曲线骨架地图。对于整体曲率，从我们的 3D 手指形状可以很容易地计算出它们通过模型拟合重建。二元二次函数的系数控制三维手指的最大水平和垂直曲率，即方程式中 A 和 B 的参数。因此，这两个二进制系数维持二次函数

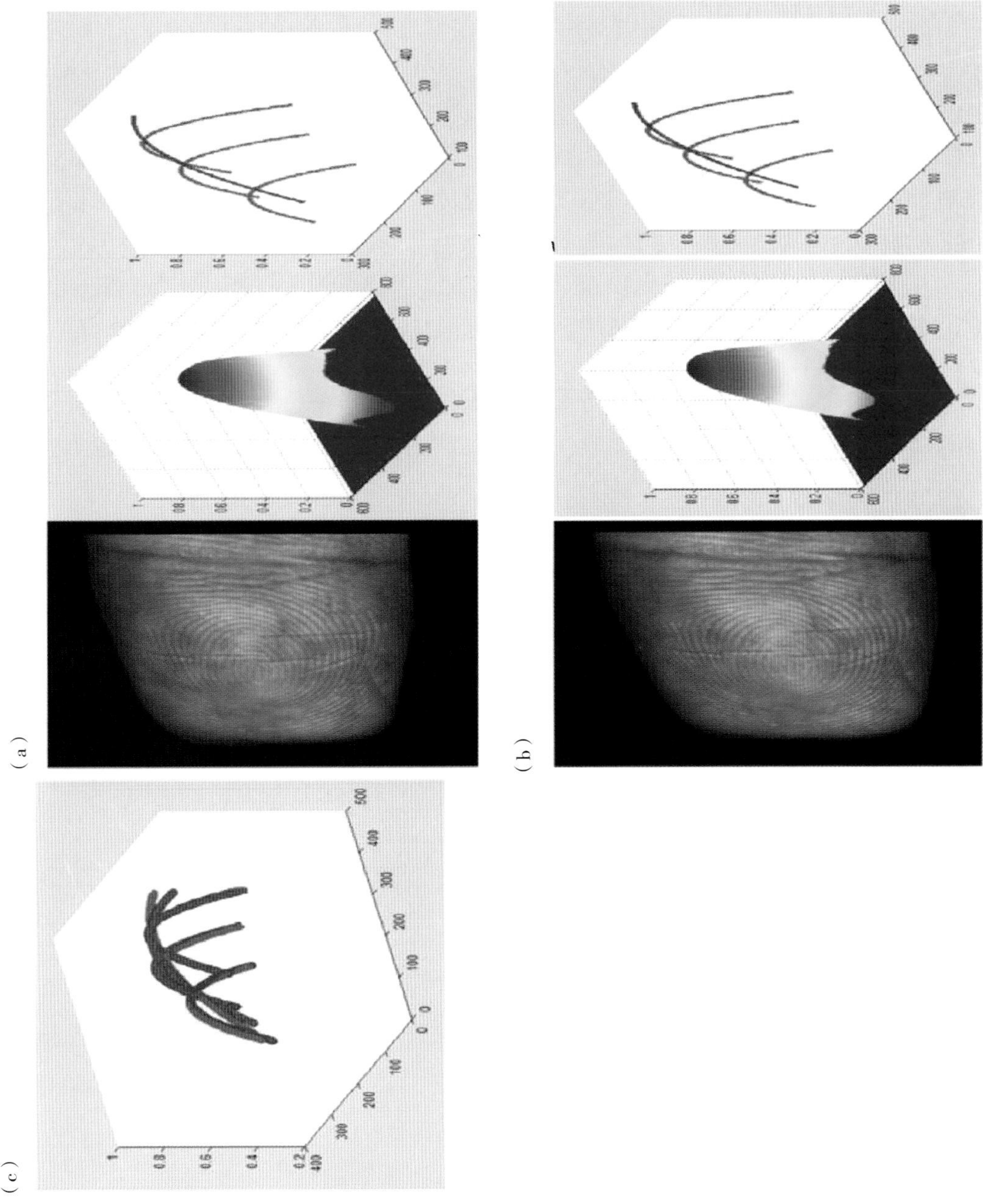

图 12－126　图像和对应的分布可能集中在一小部分指纹图像

以表示最大水平和垂直曲率，即定义的整体曲率。

$$f(x,y) = Ax^2 + By^2 + Cxy + Dx + Ey + F \qquad \text{（公式 12－289）}$$

从图 12－125（b），我们可以看到曲线骨架由几条 3D 线组成。直观地，迭代最近点（ICP）算法适合于解决这种问题匹配问题。ICP 方法广泛用于许多 3D 物体识别系统匹配。在本章中，我们略微修改了 ICP 方法来测量两组点之间的距离。该算法如下，图 12－126 显示了通过我们修改的 ICP 方法匹配两个曲线骨架的示例。

ICP 算法：

①输入：Medel 点集：D1；测试点设置 D2；

②参数初始化：距离 Td = 0.1 的停止标准；初始轮换矩阵 R0¼I；初始平移向量 T0 = [0 0 0] T；

③［在 D1 和 D2 之间找到新的通信集］{［corr，Di］=dsearchn（D1，D2）；Ki = Di > Td；丢弃 corr（Ki）；更新 Ri，Ti；D2¼Ri * D2 + Ti；

④输出：距离矢量 D，注册 D2，刚性变换参数：R 和 T。

指纹图像的较大区域可以由离散覆盖通过组合系统的两个部分的对应关系。另一个就是那个简单完成和模型前两部分组合的系统误差。

参考文献

［1］汉斯・约阿西姆・施杜里希著．吕叔君译．世界哲学史（第 17 版）．济南：山东画报出版社．2006. 11.

［2］阿尔伯特・爱因斯坦著．易洪波、李智谋编译．相对论．重庆：重庆出版社 2008. 4.

［3］尤瓦尔・赫拉利．人类简史．北京：中信出版社．2017. 10.

［4］恩格斯．自然辩证法．北京人民出版．1971. 9.

［5］傅佩荣．哲学与人生．上海：上海三联书店．2009. 8.

［6］吴前衡．前易学传．武汉：湖北人民出版社．2008. 7.

［7］臧瀚之．易经．北京：京华出版社．2009. 11.

［8］陈文斌．品读世界科学史．北京：北京工业大学出版社．2013 年 8 版．

［9］杨成寅．太极哲学．上海：学林出版社．2003. 12.

［10］汉斯・约阿西姆・施杜里希著．吕叔君．世界哲学史．济南：山东画报出版社．2006. 11.

［11］袁珂．中国古代神话．北京：华夏出版社．2004. 9.

［12］辽宁大学历史系．中国历史简表．沈阳：辽宁人民出版社．1973. 4.

［13］史蒂芬・霍金．时间简史．长沙：湖南科学技术出版社．2009. 7.

［14］高清海，胡海波，贺来．人的“类生命”与“类哲学”．长春：吉林人民出版社．1998. 10.

［15］王大奇．中国历代绝妙好词赏析．北京：中国长安出版社．2006. 1.

［16］王大有．掌纹诊病实用图谱．北京：北京科学技术出版社．1996. 5.

［17］李零．中国方術正考．中华书局．2006. 5.

［18］王明清．挥麈后录．卷二．上海书店出版社．2009.

［19］李正觉．图解佛教百科大全．西安：陕西师范大学出版社．2010. 8.

［20］翁廼健．中国古代相术总批判．武汉市：武汉工业大学出版．1993. 5.

［21］费鸿年．迷信．上海：商务印書舘．中华民国 20 年 4 月．

［22］萧艾．中国古代相术研究与批判．长沙市：岳麓书社．1996. 10.

［23］陈兴仁．神秘的相术．南宁市：广西人民出版社 1993. 4.

［24］张荣明．方术与中国传统文化．学林出版社．2000. 5.

[25] 阮元．十三经注疏．北京．中药书局 1986. 3.

[26] 王镛，刘彦湖等．中国书法简史．北京：高等教育出版社．2018. 5.

[27] 皮道坚，邵宏．中外美术简史．桂林：广西师范大学出版社．2018. 3.

[28] 徐元勇，陈伊笛．中国古代音乐史史料备览．合肥：安徽文艺出版社．2017. 2.

[29] 盧毅安．人相学之新研究．书林书局．2015. 6.

[30] 黄龙阿青．手相学浅说．书林书局．2015. 6.

[31] 袁树珊．中西相人探原．北京：北京燕山出版社．2010. 9.

[32] 林朗晖．手纹与健康．杭州：福建科学技术出版社． 1987. 2.

[33] 王大有．掌纹诊病实用图谱．北京：北京科学技术出版社．1996. 5.

[34] 王晨霞．王晨霞掌纹诊病治病．哈尔滨：北方文艺出版社． 2007. 12.

[35] 季秦安．手中有福音．西安市：世界图书出版西安有限公司．2011. 8.

[36] 廖春红．观手知健康全书．乌鲁木齐市：新疆人民出版社．新疆科学技术出版社．2015. 6.

[37] 赵理明．舌诊快速入门．沈阳：辽宁科学技术出版社．2007. 10.

[38] 李学诚．李学诚指甲诊病．太原：山西出版集团．山西科学技术出版社．2011. 7.

[39]（德）汉斯·波赛尔著．李文潮译．科学：什么是科学．上海三联书店．2002. 5.

[40] 王充，张宗祥校注．论衡．上海：上海古籍出版社．2013. 12.

[41] 刘杰，袁峻．中国八卦医学．青岛市：青岛出版社 2005. 5.

[42] 中国古代科学家史话编导组．中国古代科学家史话．沈阳：辽宁人民出版社 1974. 6.

[43] 周林东．科学哲学．上海：复旦大学出版社．2004. 8.

[44] 黄山居士．自看手相．呼和浩特：内蒙古人民出版社．2007. 12.

[45] 肖刚、李乃民．过劳耗竭学．北京：学苑出版社．2017. 8.

[46] 陆恩祥，任卫东．血管超声诊断图谱．沈阳：辽宁科学技术出版社．1999. 5.

[47] Fingerprint image enhancement: Algorithm and performance evaluation, L Hong, Y Wan, A Jain IEEE transactions on pattern analysis and machine intelligence 20 (8), 777 – 789 (1998).

[48] Fingerprint enhancement, L Hong, A Jain, Automatic Fingerprint Recognition Systems, 127 – 143 (2004).

[49] On latent fingerprint enhancement, S Yoon, J Feng, AK Jain, Proc. SPIE 7667 (766707) (2010).

[50] Latent fingerprint enhancement via robust orientation field estimation, S Yoon, J Feng, AK Jain, Biometrics (IJCB), 2011 International Joint Conference on, 1 – 8 (2011).

[51] Orientation field estimation for latent fingerprint enhancement , J Feng, J Zhou, AK Jain, IEEE transactions on pattern analysis and machine intelligence 35 (4), 925 – 940 (2013).

[52] Fingerprint classification K Karu, AK Jain, Pattern recognition 29 (3), 389 – 404 1996.

[53] A multichannel approach to fingerprint classification AK Jain, S Prabhakar, L Hong IEEE transactions on pattern analysis and machine intelligence 21 (4), 348 – 359 1999.

[54] Fingerprint Classification Using Orientation Field Flow Curves. SC Dass, AK Jain, ICVGIP, 650 – 655, 2004.

[55] A. Senior, "A hidden Markov model fingerprint classier," Proceedings of the 31st Asilomar conference on Signals, Systems and Computers, pp. 306 – 310, 1997.

[56] M. M. S. Chong, T. H. Ngee, L. Jun, and R. K. L. Gay, "Geometric framework for fingerprint

classication," Pattern Recognition, Vol. 30, No. 9, pp. 1475 - 1488, 1997.

[57] C. V. Kameshwar Rao and K. Black, "Type classication of fingerprints: A syntactic approach," IEEE Trans. Pattern Anal. and Machine Intel l., Vol. 2, No. 3, pp. 223 - 231, 1980.

[58] A. P. Fitz and R. J. Green, "Fingerprint classication using hexagonal fast Fourier transform," Pattern recognition, Vol. 29, No. 10, pp. 1587 - 1597, 1996.

[59] B. G. Sherlock and D. M. Monro, "A model for interpreting fingerprint topology," Pattern Recognition, Vol. 26, No. 7, pp. 1047 - 1055, 1993.

[60] M. Kawagoe and A. To jo, "Fingerprint pattern classication," Pattern Recognition, Vol. 17, No. 3, pp. 295 - 303, 1984.

[61] Filterbank - based fingerprint matching, AK Jain, S Prabhakar, L Hong, S Pankanti, IEEE transactions on Image Processing 9 (5), 846 - 859 2000.

[62] Fingerprint matching using minutiae and texture features, A Jain, A Ross, S Prabhakar. Image Processing, 2001. Proceedings. 2001 International Conference on 3, 282 - 285 2001.

[63] A deformable model for fingerprint matching, A Ross, S Dass, A Jain, Pattern Recognition 38 (1), 95 - 103, 2005.

[64] Pores and ridges: High - resolution fingerprint matching using level 3 features. AK Jain, Y Chen, M Demirkus IEEE Transactions on Pattern Analysis and Machine Intelligence 29 (1) 2007.

[65] Latent fingerprint matching, AK Jain, J Feng, IEEE Transactions on pattern analysis and machine intelligence 33 (1), 88 - 100, 2011.

[66] D. Roberge, C. Soutar, B. Vijaya Kumar, High - speed fingerprint verification using an optical correlator, in: Proc. SPIE 3386 (1998) 123 - 133.

[67] A. M. Bazen, G. T. B. Verwaaijen, S. H. Gerez, L. P. J. Veelenturf, B. J. van der Zwaag, A correlation - based fingerprint verification system, in: Proceedings ofthe ProRISC2000 Workshop on Circuits, Systems and Signal Processing, Veldhoven, Netherlands, 2000.

[68] D. Maio, D. Maltoni, Direct gray - scale minutiae detection in fingerprints, IEEE Trans. Pattern Anal. Mach. Intell. 19 (1) (1997) 27 - 40.

[69] A. K. Jain, L. Hong, R. Bolle, On - line fingerprint verification, IEEE Trans. Pattern Anal. Mach. Intell. 19 (4) (1997) 302 - 314.

[70] R. Cappelli, D. Maio, D. Maltoni, Modelling plastic distortion in fingerprint images, in: Proceedings ofthe Second International Conference on Advances in Pattern Recognition (ICAPR), Rio de Janeiro, 2001.

[71] Z. M. Kovács - Vajna, A fingerprint verification system based on triangular matching and dynamic time warping, IEEE Trans. Pattern Anal. Mach. Intell. 22 (11) (2000) 1266 - 1276.

[72] 、C. Watson, P. Grother, D. Cassasent, Distortion - tolerant filter for elastic - distorted fingerprint matching, in: Proceedings of SPIE Optical Pattern Recognition, 2000, pp. 166 - 174.

[73] L. R. Thebaud, Systems and methods with identity verification by comparison and interpretation ofskin patterns such as fingerprints, US Patent 5, 909, 501, 1999.

[74] A. Senior, R. Bolle, Improved fingerprint matching by distortion removal, IEICE Trans. Inform. Systems E84 - D 7 (2001) 825 - 831.

[75] An identity - authentication system using fingerprints, AK Jain, L Hong, S Pankanti, R Bolle, Pro-

ceedings of the IEEE 85 (9), 1365 – 1388 1997.

[76] Combining multiple matchers for a high security fingerprint verification system, AK Jain, S Prabhakar, S Chen, Pattern Recognition Letters 20 (11), 1371 – 1379 1999.

[77] Performance evaluation of fingerprint verification systems, R Cappelli, D Maio, D Maltoni, JL Wayman, AK Jain, IEEE transactions on pattern analysis and machine intelligence 28 (1), 3 – 18 2006.

[78] FVC2000: Fingerprint verification competition D Maio, D Maltoni, R Cappelli, JL Wayman, AK Jain, IEEE Transactions on Pattern Analysis and Machine Intelligence 24 (3), 402 – 412.

[79] FVC2002: Second fingerprint verification competition, D Maio, D Maltoni, R Cappelli, JL Wayman, AK Jain, Pattern recognition, 2002. Proceedings. 16th international conference.

[80] FVC2004: Third fingerprint verification competition, D Maio, D Maltoni, R Cappelli, JL Wayman, AK Jain, Biometric Authentication, 1 – 7.

[81] Latent palmprint matching, AK Jain, J Feng, EEE Transactions on Pattern Analysis and Machine Intelligence 31 (6), 1032 – 1047 2009.

[82] Matching of palmprints, N Duta, AK Jain, KV Mardia, Pattern Recognition Letters 23 (4), 477 – 485 2002.

[83] Personal verification using palmprint and hand geometry biometric, A Kumar, DCM Wong, HC Shen, AK Jain, International Conference on Audio – and Video – Based Biometric Person 2003.

[84] A coarse to fine minutiae – based latent palmprint matching, E Liu, AK Jain, J Tian, IEEE transactions on pattern analysis and machine intelligence 35 (10), 2307 2013.

[85] Poon C, Wong D C M, Shen H C. A new method in locating and segmenting palmprint into region – of – interest [C] //Pattern Recognition, 2004. ICPR 2004. Proceedings of the 17th International Conference on. IEEE, 2004, 4: 533 – 536..

[86] Lee E C, Lee H C, Park K R. Finger vein recognition using minutia - based alignment and local binary pattern - based feature extraction [J]. International Journal of Imaging Systems and Technology, 2009, 19 (3): 179 – 186.

[87] Rosdi B A, Shing C W, Suandi S A. Finger vein recognition using local line binary pattern [J]. Sensors, 2011, 11 (12): 11357 – 11371.

[88] Ezhilmaran D, Joseph R B. Fuzzy based finger vein recognition with rotation invariant feature matching [C] // IOP Conference Series: Materials Science and Engineering. IOP Publishing, 2017, 263 (4): 042155.

[89] Lee E C, Park K R. Restoration method of skin scattering blurred vein image for finger vein recognition [J]. Electronics Letters, 2009, 45 (21): 1074 – 1076.

[90] Mirmohamadsadeghi L, Drygajlo A. Palm vein recognition with local binary patterns and local derivative patterns [C] //Biometrics (IJCB), 2011 International Joint Conference on. IEEE, 2011: 1 – 6.

[91] Mahri N, Suandi S A S, Rosdi B A. Finger vein recognition algorithm using phase only correlation [C] //Emerging Techniques and Challenges for Hand – Based Biometrics (ETCHB), 2010 International Workshop on. IEEE, 2010: 1 – 6.

[92] Park Y H, Tien D N, Lee H C, et al. A multimodal biometric recognition of touched fingerprint and finger – vein [C] //Multimedia and Signal Processing (CMSP), 2011 International Conference on. IEEE, 2011, 1: 247 – 250.

[93] Jingting L U, Wei J, Hui Y E, et al. Finger – Knuckle – Print Recognition: A Preliminary Review [J]. Pattern Recognition & Artificial Intelligence, 2017, 30 (7): 622 – 636.

[94] D. L. Woodard, P. J. Flynn, Personal identification utilizing finger surface features, Proceedings of the IEEE Computer Society Conference on Computer Vision and Pattern Recognition2005, pp. 1030 – 1036.

[95] D. L. Woodard, P. J. Flynn, Finger surface as a biometric identifier, Computer Vision and Image Understanding, 100 (2005) 357 – 384. [15] S. Ribaric, I. Fratric, A.

[96] S. Ribaric, I. Fratric, A biometric identification system based on eigenpalm and eigenfinger features, IEEE Transactions on Pattern Analysis and Machine Intelligence, 27 (2005) 1698 – 1709.

[97] A. Kumar, C. Ravikanth, Personal Authentication Using Finger Knuckle Surface, IEEE Transactions on Information Forensics and Security, 4 (2009) 98 – 110.

[98] K. Usha, M. Ezhilarasan, Haar – Wavelet Transform based finger knukle print recognition, Recent Trends in Information Technology (ICRTIT), 2014 International Conference on, IEEE2014, pp. 1 – 6.

[99] K. V. Kale, Y. Rode, M. M. Kazi, S. Chavan, S. Dabhade, P. Deshmukh, Multimodal Biometric System Using Finger Knuckle and Nail: A Neural Network Approach, (2013).

[100] Z. S. Shariatmadar, K. Faez, Finger – Knuckle – Print recognition performance improvement via multi – instance fusion at the score level, Optik – International Journal for Light and Electron Optics, 125 (2014) 908 – 910.

[101] N. Ozkaya, N. Kurat, Discriminative common vector based finger knuckle recognition, Journal of Visual Communication and Image Representation, 25 (2014) 1647 – 1675.

[102] G. Verma, A. Sinha, Finger Knuckle Print Based Verification Using Minimum Average Correlation Energy Filter, International Journal of Electronic Commerce Studies, 5 (2014) 233.

[103] A. Meraoumia, S. Chitroub, A. Bouridane, Multimodal biometric person recognition system based on fingerprint & finger – knuckle – print using correlation filter classifier, Communications (ICC), 2012 IEEE International Conference on, IEEE2012, pp. 820 – 824.

[104] Jain A K, Duta N. Deformable matching of hand shapes for verification [C] //Proceedings of international conference on image processing. 1999, 2: 857 – 861.

[105] Kumar A, Wong D C M, Shen H C, et al. Personal authentication using hand images [J]. Pattern Recognition Letters, 2006, 27 (13): 1478 – 1486.

[106] Amayeh G, Bebis G, Erol A, et al. Peg – free hand shape verification using high order Zernike moments [C] //null. IEEE, 2006: 40.

[107] Yoruk E, Konukoglu E, Sankur B, et al. Shape – based hand recognition [J]. IEEE transactions on image processing, 2006, 15 (7): 1803 – 1815.

[108] Gangopadhyay A, Chatterjee O, Chatterjee A. Hand shape based biometric authentication system using radon transform and collaborative representation based classification [C] //Image Information Processing (ICIIP), 2013 IEEE Second International Conference on. IEEE, 2013: 635 – 639.

[109] Bazen A, Verwaaijen G, Gerez S, Veelenturf L, Zwaag B (2000) A correlation – based fingerprint verification system. In: Proceedings of the workshop on circuits systems and signal processing, pp 205 – 213.

[110] Bindra B, Jasuja O, Singla A (2000) Poroscopy: a method of personal identification revisited. Internet J Forensic Med Toxicol 1 (1).

[111] Cappelli R, Maio D, Maltoni D (2001) Modeling plastic distortion in fingerprint images. In: Proceedings of ICAPR, Rio de Janeiro.

[112] CDEFFS (2008) Data format for the interchange of extended fingerprint and palmprint features, Working Draft Version 0. 2.

[113] Chang S, Hsu W, Wu G (1997) Fast algorithm for point pattern matching: invariant to translations, rotations and scale changes. Pattern Recogn 30: 311 – 320.

[114] Chen Y, Jain A (2007) Dots and incipients: extended features for partial fingerprint matching. Paper presented at biometric symposium, BCC, Baltimore, Sept 2007.

[115] Chen Y, Dass S, Jain A (2005) Fingerprint quality indices for predicting authentication performance. In: Proceedings of AVBPA, pp 160 – 170.

[116] Chen X, Tian J, Yang X (2006a) A new algorithm for distorted fingerprints matching based on normalized fuzzy similarity measure. IEEE Trans Image Process 15: 767 – 776.

[117] Chen X, Tian J, Yang X, Zhang Y (2006b) An algorithm for distorted fingerprint matching based on local triangle feature set. IEEE Trans Inf Forensics Secur 1: 169 – 177.

[118] Choi K, Choi H, Lee S, Kim J (2007) Fingerprint image mosaicking by recursive ridge mapping. IEEE Trans Syst Man Cybern B 37: 1191 – 1203.

[119] Feng J (2008) Combining minutiae descriptors for fingerprint matching. Pattern Recogn 41: 342 – 352. .

[120] Haralick R, Joo H, Lee C, Zhuang X, Vaidya V, Kim M (1989) Pose estimation from corresponding point data. IEEE Trans Syst Man Cybern 19: 1426 – 1446.

[121] Hong L, Wan Y, Jain A (1998) Fingerprint image enhancement: algorithms and performance evaluation. IEEE Trans Pattern Anal Mach Intell 20 (8): 777 – 789.

[122] Huvanandana S, Kim C, Hwang J (2000) Reliable and fast fingerprint identification for security applications. Proc Int Conf Image Process 2: 503 – 506.

[123] Jain A, Hong L, Bolle R (1997) On – line fingerprint verification. IEEE Trans Pattern Anal MachIntell 19: 302 – 314.

[124] Jain A, Prabhakar S, Hong L, Pankanti S (2000) Filterbank – based fingerprint matching. IEEETrans Image Process 9: 846 – 859.

[125] Jain A, Che Y, Demirkus M (2007) Pores and ridges: fingerprint matching using level 3 features. IEEE Trans Pattern Anal Mach Intell 29: 15 – 27.

[126] Jea T, Govindaraju V (2005) A minutia – based partial fingerprint recognition system. Pattern Recogn 38: 1672 – 1684.

[127] Jiang X, Yau WY (2000) Fingerprint minutiae matching based on the local and global structures. Proc Int Conf Pattern Recogn 2: 1042 – 1045.

[128] Kovacs – Vajna Z (2000) A fingerprint verification system based on triangular matching and dynamic time warping. IEEE Trans Pattern Anal Mach Intell 22: 1266 – 1276.

[129] Kryszczuk K, Drygajlo A, Morier P (2004a) Extraction of level 2 and level 3 features for fragmentary fingerprints. In: Proceedings of the Second COST Action 275 workshop, Vigo, Spain, pp 83 – 88.

[130] Kryszczuk K, Morier P, Drygajlo A (2004b) Study of the distinctiveness of level 2 and level 3 features in fragmentary fingerprint comparison, BioAW2004. LNCS 3087: 124 – 133.

[131] Liu L, Jiang T, Yang J, Zhu C (2006) Fingerprint registration by maximization of mutual information. IEEE Trans Image Process 15: 1100 – 1110.

[132] Maltoni D, Maio D, Jain A, Prabhakar S (2003) Handbook of fingerprint recognition. Springer, New York.

[133] Nanni L, Lumini A (2007) A hybrid wavelet – based fingerprint matcher. Pattern Recogn 40 (11): 3146 – 3151.

[134] Nanni L, Lumini A (2008) Local binary patterns for a hybrid fingerprint matcher. Pattern Recogn 41 (11): 3461 – 3466.

[135] Parthasaradhi S, Derakhshani R, Hornak L, Schuckers SAC (2005) Time – series detection of perspiration as a liveness test in fingerprint devices. IEEE Trans Syst Man Cybern C35: 335 – 343.

[136] Ratha N, Bolle R (2004) Automatic fingerprint recognition systems. Springer, New York Ray M, Meenen P, Adhami R (2005) A novel approach to fingerprint pore extraction. Proceedings of the 37th south – eastern symposium on system theory, pp 282 – 286.

[137] Roddy A, Stosz J (1997) Fingerprint features – statistical analysis and system performance estimates. Proc IEEE 85: 1390 – 1421.

[138] Ross A, Reisman J, Jain A (2002) Fingerprint matching using feature space correlation. In: Proceedings of post – European conference on computer vision workshop on biometric authentication, LNCS 2359, pp 48 – 57.

[139] Ross A, Jain A, Reisman J (2003) A hybrid fingerprint matcher. Pattern Recogn 36: 1661 – 1673.

[140] Stosz JD, Alyea L (1994) Automated system for fingerprint authentication using pores and ridge structure. In: Proceedings of SPIE conference on automatic systems for the identification and inspection of humans, San Diego, vol 2277, pp 210 – 223.

[141] Teoh A, Ngo D, Song O (2004) An efficient fingerprint verification system using integrated wavelet and Fourier – Mellin invariant transform. Image Vis Comput 22 (6): 503 – 513.

[142] Tico M, Kuosmanen P (2003) Fingerprint matching using an orientation – based minutia descriptor. IEEE Trans Pattern Anal Mach Intell 25: 1009 – 1014.

[143] Yager N, Amin A (2005) Coarse fingerprint registration using orientation fields. EURASIP J Appl Signal Process (13): 2043 – 2053.

[144] Yager N, Amin A (2006) Fingerprint alignment using a two stage optimization. Pattern Recogn 27: 317 – 324.

[145] Zhang W, Wang Y (2002) Core – based structure matching algorithm of fingerprint verification. Proc Int Conf Pattern Recogn 1: 70 – 74.

[146] Ross A, Dass S, Jain A (2005) A deformable model for fingerprint matching. Pattern Recogn 38: 95 – 103.

[147] Ratha N, Karu K, Chen S, Jain A (1996) A real – time matching system for large fingerprint databases. IEEE Trans Pattern Anal Mach Intell 18: 799 – 813.

[148] Ashbaugh D (1999) Quantitative – qualitative friction ridge analysis: an introduction to basic and advanced ridgeology. CRC Press, Boca Raton.

[149] Bazen A, Gerez S (2002) Systematic methods for the computation of the directional fields and sin-

gular points of fingerprints. IEEE Trans Pattern Anal Mach Intell 24 (7): 905 –919.

[150] Zhang D, Kanhangad V, Luo N, Kumar A (2010) Robust palmprint verification using 2D and 3D features. Pattern Recogn 43 (1): 358 –368.

[151] CDEFFS (2009) Data format for the interchange of extended fingerprint and palmprint features. Working draft version 0. 4, June.

[152] Xie M, Wang Z (2004) Fingerprint enhancement based on edge – directed diffusion. In: Proceedings of the 11th international conference on image processing, pp 274 –277.

[153] Zhang D, Lu G, Li W (2009) Palmprint recognition using 3 – Dinformation. IEEE Trans Syst Man Cybern Part C Appl Rev 39 (5): 505 –519.

[154] Hartley R, Zisserman A (2003) Multiple view geometry in computer vision, 2nd edn. Cambridge University, Cambridge.

[155] He Y, Tian J, Li L, Chen H, Yang X (2006) Fingerprint matching based on global comprehensive similarity. IEEE Trans Pattern Anal Mach Intell 28 (6): 850 –862.

[156] Wang Y, Hassebrook L, Lau D (2010) Data acquisition and processing of 3 – D fingerprints. IEEE Trans Inf Forensics Secur 5 (4): 750 –760.

[157] Weichert J (1999) Coherence – enhancing diffusion filtering. Int J Comput Vis 31 (2 –3): 111 –127.

[158] Jain A, Chen Y, Demirkus M (2006) Pores and ridges: fingerprint matching using level 3 features. In: Proceedings of ICPR06, vol 4, pp 477 –480.

[159] Stockman G, Chen S, Hu G, Shrikhande N (1988) Sensing and recognition of rigid objects using structured light. IEEE Control Syst Mag 8 (3): 14 –22.

[160] Jain A, Flynn P, Ross A (2007b) Handbook of biometrics. Springer, New York.

[161] Rusinkiewicz S, Holt O, Levoy M (2002) Real – time 3D model acquisition. In: Proceedings of the 29th annual conference on computer graphics and interactive techniques, pp 438 –446.

[162] Saldner H, Huntley J (1997) Temporal phase unwrapping: application to surface profiling of discontinuous objects. Appl Opt 36 (13): 2770 –2775.

[163] Park U, Pankanti S, Jain A (2008) Fingerprint verification using SIFT features. In: Proceedings of SPIE 6944, 69440 K –69440K –9.

[164] Parziale G, Diaz – Santana E (2006) The surround imager: a multi – camera touchless device to acquire 3D rolled – equivalent fingerprints. In: Proceedings of international conference on biometrics (ICB), Hong Kong, China, pp 244 –250.

[165] Parsons N, Smith JQ, Thonnes E, Wang L, Wilson RG (2008) Rotationally invariant statistics for examining the evidence from the pores in fingerprints. Law Probab Risk 7: 1 – 14 databases. IEEE Trans Pattern Anal Mach Intell 18 (8): 799 –813.

[166] Hu G, Stockman G (1989) 3 – D surface solution using structured light and constraint propagation. IEEE Trans Pattern Anal Mach Intell 11 (4): 390 –402.

[167] Jirachaweng S, Areekul V (2007) Fingerprint enhancement based on discrete cosine transform. In: Proceedings of the international conference on biometrics, LNCS, pp 96 – 105.

[168] Liu F, Zhang D, Lu G, Song C (2013) Touchless multi – view fingerprint acquisition and mosaicking. IEEE Trans Instrum Meas 62: 2492 –2502. doi: 10. 1109/TIM. 2013. 2258248.

[169] Lowe D (2004) Distinctive image features from scale – invariant key points. Int J Comput Vis 60 (2): 91 – 110.

[170] Malathi S, Meena C (2010) Partial fingerprint matching based on SIFT features. Int J Comput Sci Eng 4 (2): 1411 – 1414.

[171] Hernandez C, Vogiatzis G, Cipolla R (2008) Multiview photometric stereo. IEEE Trans Pattern Anal Mach Intell 30 (3): 548 – 554.

[172] Hong L, Wan Y, Jain A (1998) Fingerprint image enhancement: algorithm and performance evaluation. IEEE Trans Pattern Anal Mach Intell 20 (8): 777 – 789.

[173] Zhang D (2000) Automated biometrics: technologies and systems. Kluwer and Academic, Dordrecht.

[174] Zhao Q, Zhang L, Zhang D, Luo N (2009) Direct pore matching for fingerprint recognition. In: Proceedings of ICB2009, pp 597 – 606.

[175] Zhao Q, Zhang D, Zhang L, Luo N (2010) High resolution partial fingerprint alignment using porevalley descriptors. Pattern Recogn 43 (3): 1050 – 1061.

[176] Acree M (1999) Is there a gender difference in fingerprint ridge density? Forensic Sci Int102 (1): 35 – 44.

[177] Hastings R (2007) Ridge enhancement in fingerprint images using oriented diffusion. In: DICTA' 07 Proceedings of the 9th biennial conference of the Australian Pattern Recognition Society on digital image computing techniques and applications pp 245 – 252.

[178] Bicz W, Banasiak D, Bruciak P, Gumienny S, Gumulinski D, Keysiak A, Kuczynski W, Pluta M, .

[178] Rabiej G. Fingerprint structure imaging based on an ultrasound camera [online] .

[179] Hao Y, Yuan C (2004) Fingerprint image enhancement based on nonlinear anisotropic reversed if fusion equations. In: Proceedings of the 26th annual international conference of the IEEE engineering in medicine and biology society, pp 1601 – 1604.

[180] Chen Y (2009) Extended feature set and touchless imaging for fingerprint matching. Michigan State University.

[181] Cummins H, Waits W, McQuitty J (1941) The breadths of epidermal ridges on the finger tips and palms: a study of variation. Am J Anat 68 (1): 127 – 150.

[182] Han J, Tan Z, Sato K, Shikida M (2005) Thermal characterization of micro heater arrays on a polyimide film substrate for fingerprint sensing applications. J Micromech Microeng 15 (2): 282 – 289.

[183] International Biometric Group (2008) Analysis of level 3 features at high resolutions (phase II) .

[184] Draper N, Smith H (1981) Applied regression analysis, 2nd edn. Wiley, New York.

[185] Fishler M, Bolles R (1981) Random sample consensus: a paradigm for model fitting with applications to image analysis and automated cartography. Commun ACM 24 (6): 381 – 395.

[186] Jain A, Chen Y, Demirkus M (2007) Pores and ridges: high – resolution fingerprint matching using level – 3 features. IEEE Trans Pattern Anal Mach Intell 29 (1): 15 – 27.

[187] Chikkerur S, Cartwright A, Govindaraju V (2007) Fingerprint enhancement using STFT analysis. Pattern Recogn 40 (1): 198 – 211.

[188] Kryszczuk K, Morier P, Drygajlo A (2004b) Study of the distinctiveness of the level 2 and level3

features in fragmentary fingerprint comparison. In: Proceedings of the biometrics authentication, ECCV 2004 international workshop, pp 124 – 133.

[189] Almansa A, Lindeberg T (2000) Fingerprint enhancement by shape adaptation of scale – space operators with automatic scale selection. IEEE Trans Image Process 9 (12): 2027 – 2042.

[190] Blais F, Rious M, Beraldin J (1988) Practical considerations for a design of a high precision 3 – Dlaserscanner system. Proc SPIE: 225 – 246.

[191] Bouguet J. Camera calibration toolbox for Matlab. doc/download/index. html.

[192] Bradley B, Chan A, Hayes M (2002) A simple, low cost, 3D scanning system using the laser lightsectioning method. In: Proceedings of the IEEE international instrumentation and easurement technology conference, Victoria, Vancouver Island, Canada, pp 299 – 304.

[193] Chatterjee S, Hadi A (1986) Influential observations, high leverage points, and outliers in linear regression. Stat Sci 1 (3): 379 – 416.

[194] Chen H, Dong G (2006) Fingerprint image enhancement by diffusion processes. In: Proceedings of the13th international conference on image processing, pp 297 – 300.

[195] Zhang L, Zhang L, Zhang D (2009c) Finger – knuckle – print verification based on band – limited phase – only correlation. In: Proceedings of international conference on computer analysis of images patterns, pp 141 – 148.

[196] Zhang L, Zhang L, Zhang D, Zhu H (2011) Ensemble of local and global information for fingerknuckle – print recognition. Pattern Recogn 44 (9): 1990 – 1998.

[197] Zhao Q, Zhang L, Zhang D, Luo N, Bao J (2008) Adaptive pore model for fingerprint pore extraction. In: Proceedings of the 18th international conference on pattern recognition, pp 1 – 4.

[198] Zhang D, Lu G, Li W, Zhang L, Luo N (2009a) Palmprint recognition using 3 – D information. IEEE Trans Syst Man Cybern C Appl Rev 39 (5): 505 – 519.

[199] Zhang L, Zhang L, Zhang D (2009b) Finger – knuckle – print: a new biometric identifier. In: Proceedings of 16th IEEE international conference on image processing, pp 1981 – 1984.

[200] Pan X, Ruan Q, Wang Y (2007) Palmprint recognition using fusion of local and global features. In: Proceedings of the ISPACS 2007, pp 642 – 645.

[201] PolyU Finger – Knuckle – Print Database (2010) .

[202] Reddy B, Chatterji B (1996) An FFT – based technique for translation, rotation, and scale – invariantimage registration. IEEE Trans Image Process 5 (8): 1266 – 1271.

[203] Snelick R, Uludag U, Mink A, Indovina M, Jain A (2005) Large – scale evaluation of multimodal biometric authentication using state – of – the – art systems. IEEE Trans Pattern Anal Mach Intell 27 (3): 450 – 455.

[204] Su Y, Shan S, Chen X, GaoW (2009) Hierarchical ensemble of global and local classifiers for face recognition. IEEE Trans Image Process 18 (8): 1885 – 1896.

[205] Sun Z, Wang Y, Tan T, Cui J (2004) Cascading statistical and structural classifiers for iris recognition. In: Proceedings of the ICPR 2004, pp 1261 – 1262.

[206] Sun Z, Wang Y, Tan T, Cui J (2005) Improving iris recognition accuracy via cascaded classifiers. IEEE Trans Syst Man Cybern Part C 35 (3): 435 – 441.

[207] Zayed A (1996) Handbook of function and generalized function transformations. CRC Press, Boca

Raton.

[208] Zhang L, Zhang L, Zhang D (2009a), Finger - knuckle - print: a new biometric identifier. In: Proceedings of the ICIP 2009, pp 1981 - 1984.

[209] Zhang L, Zhang L, Zhang D (2009b) Finger - knuckle - print verification based on band - limited phase - only correlation. In: Proceedings of the CAIP 2009, pp 141 - 148.

[210] Zhang L, Zhang L, Zhang D, Zhu H (2010) Online finger - knuckle - print verification for personal authentication. Pattern Recogn 43 (7): 2560 - 2571.

[211] Eberhart R, Kennedy J (2010) Swarm intelligence. Morgan Kaufmann, San Diego, CA.

[212] Kumar A, Kanhangad V, Zhang D (2010) A new framework for adaptive multimodal biometrics management. IEEE Trans Inf Forensics Secur 5 (1): 92 - 102.

[213] Yang M, Zhang L, Feng X, Zhang D (2011) Fisher discrimination dictionary learning for sparse representation. In: Proceedings of IEEE international conference computer vision, pp 543 - 550.

[214] Jia W, Huang D, Zhang D (2008) Palmprint verification based on robust line orientation code. Pattern Recogn 41 (5): 1504 - 1513.

[215] Kong A (2008) An evaluation of Gabor orientation as a feature for face recognition. Proc ICPR2008: 1 - 4.

[216] Kong A, Zhang D (2004) Competitive coding scheme for palmprint verification. In: Proceedings of the ICPR' 04, pp 520 - 523.

[217] Kong A, Zhang D, Kamel M (2006) Palmprint identification using feature - level fusion. Pattern Recogn 39 (3): 478 - 487.

[218] Miyazawa K, Ito K, Aoki T, Kobayashi K, Nakajima H (2008) An effective approach for iris recognition using phase - based image matching. IEEE Trans Pattern Anal Mach Intell 20 (10): 1741 - 1756.

[219] Kumar A, Ravikanth C (2009) Personal authentication using finger knuckle surface. IEEE Trans Inf Forensics Secur 4 (1): 98 - 109.

[220] Nikam S, Goel P, Tapadar R, Agarwal S (2007) Combining Gabor local texture pattern and wavelet global features for fingerprint matching. In: Proceedings of the ICCIMA 2007, pp 409 - 416.

[221] Kumar A, Zhou Y (2009b) Personal identification using finger knuckle orientation features. Electron Lett 45 (20): 1023 - 1025.

[222] Lee T (1996) Image representation using 2D Gabor wavelet. IEEE Trans Pattern Anal Mach Intell18 (10): 957 - 971.

[223] Gu J, Zhou J, Yang C (2006) Fingerprint recognition by combining global structure and local cues. IEEE Trans Image Process 15 (7): 1952 - 1964.

[224] Ito K, Nakajima H, Kobayashi K, Aoki T, Higuchi T (2004) A fingerprint matching algorithm using phase - only correlation. IEICE Trans Fundam E87 - A (3): 682 - 691.

[225] Kuglin C, Hines D (1975) The phase correlation image alignment method. In: Proceedings of the international conference on cybernetics and society' 75, pp 163 - 165.

[226] Ito K, Aoki T, Nakajima H, Kobayashi K, Higuchi T (2008) A palmprint recognition algorithm using phase - only correlation. IEICE Trans Fundam E91 - A (4): 1023 - 1030.

[227] Li F, Leung K, Yu X (2007) A two - level matching scheme for speedy and accurate palmprint identification. In: Proceedings of the MMM 2007, pp 323 - 332.

[228] Martin A, Doddington G, Kamm T, Ordowski M, Przybocki M (1997) The DET curve in assessment of detection task performance. In: Proceedings of the Eurospeech 1997, pp1895 - 1898.

[229] Fang Y, Tan T, Wang Y (2002) Fusion of global and local features for face verification. Proc ICPR2: 382 - 385.

[230] Ross A, Jain A (2004) Multimodal biometrics: an overview. In: Proceedings of the 12th European Signal Processing Conference, pp 1221 - 1224.

[231] Aguilar J, Chen Y, Garcia J, Jain A (2006) Incorporating image quality in multi - algorithm fingerprint verification. Proc ICB 3832: 213 - 220.

[232] Bracewell R (1965) The fourier transform and its applications. McGraw - Hill, New York.

[233] Daugman J (2003) The importance of being random: statistical principles of iris recognition. Pattern Recogn 36 (2): 279 - 291.

[234] RafaelC. Gonzalez, RichardE. Woods, StevenL. Eddins. 数字图像处理 [M]. 2014.

[235] Canny, John, " A Computational Approach to Edge Detection," IEEE Transactions on Pattern Analysis and Machine Intelligence, Vol. PAMI - 8, No. 6, 1986, pp. 679 - 698.

[236] Kass M, Witkin A, Terzopoulos D. Snakes: Active Contour Models [J]. International Journal of Computer Vision, 1988, 1 (4): 321 - 331.

[237] Xu C, Prince J L. SNAKES, SHAPES AND GRADIENT VECTOR FLOW [J]. IEEE Transactions on Image Processing A Publication of the IEEE Signal Processing Society, 1998, 7 (3): 359 - 69.

[238] D. Mumford, J. Shah, Boundary detection Minimizing Functional in Image Understanding, Proceedings of CVPR [C], 1985, 41 - 44.

[239] Chan T F, Vese L. Active contours without edges [J]. Image processing, IEEE transactions on, 2001, 10 (2): 266 - 277.

[240] Li C, Xu C, Member S, et al. Distance Regularized Level Set Evolution and Its Application to Image Segmentation [J]. IEEE Transactions on Image Processing, 2011, 19 (12): 3243 - 3254.

[241] Zhang K, Zhang L, Song H, et al. Reinitialization - Free Level Set Evolution via Reaction Diffusion [J]. IEEE Transactions on Image Processing, 2013, 22 (1): 258 - 271.

[242] Milan S, Roger B, Vaclav H. Image processing, analysis, and machine vision [M]. Chapman & Hall Computing, 1993.

[243] Haralick, R. M., K. Shanmugan, and I. Dinstein, " Textural Features for Image Classification", IEEE Transactions on Systems, Man, and Cybernetics, Vol. SMC - 3, 1973, pp. 610 - 621.

[244] T. Ojala, M. Pietikäinen, D. Harwood. Performance evaluation of texture measures with classification based on Kullback discrimination of distributions: Proceedings of the 12th IAPR International Conference on Pattern Recognition (ICPR 1994), 1994: 582 - 585.

[245] Stéphane G. Mallat, Member, IEEE, et al. Matching Pursuits With Time - Frequency Dictionaries [J]. IEEE Trans. on Signal Processing, 1993, 41 (12): 3397 - 3415.

[246] J. G. Daugman: Uncertainty relations for resolution in space, spatial frequency, and orientation optimized by two - dimensional visual cortical filters, Journal of the Optical Society of America A, 1985, vol. 2, pp. 1160 - 1169.